U0267482

介入心脏病学
——《Braunwald 心脏病学》姊妹卷

CARDIOVASCULAR INTERVENTION
A Companion to Braunwald's Heart Disease

介入心脏病学
——《Braunwald 心脏病学》姊妹卷

CARDIOVASCULAR INTERVENTION
A Companion to Braunwald's Heart Disease

原　著　**Deepak L. Bhatt**

主　译　葛均波

北京大学医学出版社

JIERU XINZANGBINGXUE——BRAUNWALD XINZANGBINGXUE ZIMEIJUAN

图书在版编目（CIP）数据

介入心脏病学——《Braunwald 心脏病学》姊妹卷 /（美）
迪帕克·布哈特（Deepak L. Bhatt）原著；葛均波主译
. —北京：北京大学医学出版社，2019.5
书名原文：Cardiovascular Intervention：A
Companion to Braunwald's Heart Disease
ISBN 978-7-5659-1968-8

Ⅰ .①介… Ⅱ .①迪… ②葛… Ⅲ .①心脏病 – 介入
性治疗 Ⅳ .① R541.05

中国版本图书馆 CIP 数据核字（2019）第 045185 号

北京市版权局著作权合同登记号：图字：01-2016-7703
ELSEVIER
Elsevier（Singapore）Pte Ltd.
3 Killiney Road，#08-01 Winsland House I，Singapore 239519
Tel：（65）6349-0200；Fax：（65）6733-1817

介入心脏病学——《Braunwald 心脏病学》姊妹卷

主 译：葛均波
出版发行：北京大学医学出版社
地 址：（100191）北京市海淀区学院路 38 号 北京大学医学部院内
电 话：发行部 010-82802230；图书邮购 010-82802495
网 址：http://www.pumpress.com.cn
E - m a i l：booksale@bjmu.edu.cn
印 刷：北京圣彩虹制版印刷技术有限公司
经 销：新华书店
责任编辑：高 瑾 梁 洁 责任校对：靳新强 责任印制：李 啸
开 本：889mm×1194mm 1/16 印张：42 字数：1300 千字
版 次：2019 年 5 月第 1 版 2019 年 5 月第 1 次印刷
书 号：ISBN 978-7-5659-1968-8
定 价：380.00 元
版权所有，违者必究
（凡属质量问题请与本社发行部联系退换）

主译简介

葛均波，中国科学院院士，现任复旦大学附属中山医院心内科主任，上海市心血管临床医学中心主任，上海市心血管病研究所所长，复旦大学生物医学研究院院长，复旦大学泛血管医学研究院院长，教育部"心血管介入治疗技术与器械"工程研究中心主任，中华医学会心血管病学分会前任主任委员，中国医师协会心血管内科医师分会候任会长，中国心血管健康联盟主席，世界心脏联盟常务理事，美国心血管造影和介入学会理事会理事，美国心脏病学会国际顾问。被授予"全国五一劳动奖章""谈家桢生命科学奖""转化医学杰出贡献奖"和"白求恩奖章"等荣誉称号。长期致力于心血管疾病诊疗策略的优化与技术革新，在血管内超声技术、新型冠状动脉支架及介入瓣膜研发、复杂疑难冠状动脉疾病介入策略、冠状动脉疾病细胞治疗等领域取得了一系列成果。他先后承担了 20 余项国家和省部级科研项目，作为通讯作者发表 SCI 或 SCI-E 收录论文 300 余篇，主编英文专著 1 部、中文专著 19 部。担任《内科学》(第 8 版)、《实用内科学》(第 15 版)教材

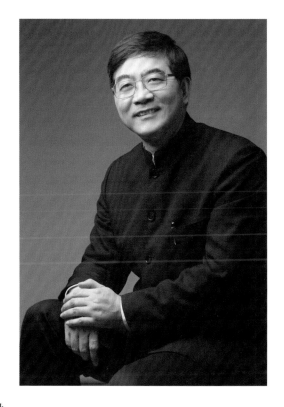

的主编工作，*Cardiology Plus* 主编、*Herz* 副主编。作为第一完成人获得国家科学技术进步奖二等奖、国家技术发明奖二等奖、教育部科技进步奖一等奖、中华医学科技奖二等奖、上海市科技进步奖一等奖等科技奖项 10 余项。

译者名单

主　译　葛均波

副主译　沈　雳

译　者（按姓名汉语拼音排序）

曹嘉添	常书福	陈佳慧	陈学颖	陈章炜	崔晓通	邓　欣
方　刚	高蓓蕾	侯　磊	胡嘉禄	季　萌	李晨光	李明辉
梁馨月	廖建泉	刘　斐	刘轶凡	毛　乐	潘文志	秦　晴
宋亚楠	孙士群	唐涵斐	吴润达	吴轶喆	徐仁德	徐世坤
杨虹波	杨继娥	姚志峰	殷嘉晟	张　蕾	张晓春	赵　昕
周　旻	周修适	朱　丽			

审　校（按姓名汉语拼音排序）

戴宇翔	董智慧	樊　冰	符伟国	葛　雷	葛均波	管丽华
郭大乔	黄　东	黄浙勇	陆　浩	马剑英	钱菊英	沈　雳
史振宇	王利新	王齐兵	王翔飞	颜　彦	姚　康	张　峰
张书宁	张英梅	周达新	周京敏		

翻译秘书：姚志峰　崔　洁　陈　涵

译者及审校者单位：复旦大学附属中山医院

献 言

谨以我最深沉的爱意和真挚的感恩之心，将此书献给：

我的爱妻，Shanthala，及我们的爱子 Vinayak，Arjun，Ram 和 Raj。感谢他们对我的爱与理解，使得我可以将大量的时间和精力投入到救治患者、工作和学术追求中；

我的父母，感谢他们最初引导我走上了治学的道路；

我的师长，感谢他们传授的知识，感谢他们的耐心和智慧，以及对我的悉心指导；

我的患者，感谢他们让我领悟到做一名医者真正重要的品质。

原著者名单

Alex Abou-Chebl, MD
Medical Director, Stroke, Baptist Health Louisville, Louisville, Kentucky
Intracranial Intervention and Acute Stroke

Farhad Abtahian, MD, PhD
Cardiology Division, Massachusetts General Hospital, Harvard Medical School, Boston, Massachusetts
Optical Coherence Tomography

Shikhar Agarwal, MD, MPH
Department of Cardiovascular Medicine, Section of Interventional Cardiology, Heart and Vascular Institute, Cleveland Clinic, Cleveland, Ohio
Hypertrophic Cardiomyopathy

Fernando Alfonso, MD
Director, Cardiac Department, Associate Professor of Medicine, Hospital Universitario de La Princesa Madrid, Madrid, Spain
Treatment of In-Stent Restenosis

Amjad T. AlMahameed, MD, MPH
Interventional Cardiologist and Endovascular Specialist, Cape Cod Hospital, Hyannis, Massachusetts
Upper Extremity Intervention

Saif Anwaruddin, MD
Assistant Professor of Medicine, Perelman School of Medicine at the University of Pennsylvania, Co-Director, Transcatheter Valve Program, Hospital of the University of Pennsylvania, Philadelphia, Pennsylvania
Transcatheter Mitral Valve Intervention

Usman Baber, MD
Assistant Professor of Medicine, The Icahn School of Medicine at Mount Sinai, New York, New York
Contrast Selection

Subhash Banerjee, MD
Chief of Cardiology, VA North Texas Healthcare System, Associate Professor, Internal Medicine, University of Texas Southwestern Medical Center, Dallas, Texas
Bypass Graft Interventions

Sripal Bangalore, MD, MHA, FACC, FAHA, FSCAI
Director of Research, Cardiac Catheterization Laboratory, Director, Cardiovascular Outcomes Group; Associate Professor of Medicine, Division of Cardiology, New York University School of Medicine, New York, New York
Vascular Access and Closure

Anthony A. Bavry, MD, MPH
Director, Cardiac Catheterization Laboratories, North Florida/South Georgia Veterans Health System, Associate Professor of Medicine, Division of Cardiovascular Medicine, University of Florida, Gainesville, Florida
Management of Thrombotic Lesions

Stefan C. Bertog, MD
Cardiovascular Center Frankfurt, Frankfurt, Germany
Renal Denervation

Deepak L. Bhatt, MD, MPH, FACC, FAHA, FSCAI, FESC
Executive Director of Interventional Cardiovascular Programs, Brigham and Women's Hospital Heart and Vascular Center, Professor of Medicine, Harvard Medical School, Boston, Massachusetts
Endomyocardial Biopsy

John A. Bittl, MD
Munroe Heart and Vascular Institute, Munroe Regional Medical Center, Ocala, Florida
Hemodialysis Access Intervention

Emmanouil S. Brilakis, MD, PhD
Director, Cardiac Catheterization Laboratories, VA North Texas Healthcare System, Associate Professor, Internal Medicine, University of Texas Southwestern Medical Center, Dallas, Texas
Bypass Graft Interventions

Robert A. Byrne, MB, BCh, PhD
Interventional Cardiologist, Deutsches Herzzentrum München, Technische Universität München, Munich, Germany
Treatment of In-Stent Restenosis

Robert Cecil, PhD
The Imaging Institute and The Heart and Vascular Institute, Department of Radiology, Cleveland Clinic, Cleveland, Ohio
Radiation Safety in the Cardiac Catheterization Laboratory

Georgios Christodoulidis, MD
The Icahn School of Medicine at Mount Sinai, New York, New York
Contrast Selection

Antonio Colombo, MD
Chief Director, Interventional Cardiology Unit, San Raffaele Scientific Institute, Interventional Cardiology Unit, EMO-GVM Centro Cuore Columbus, Milan, Italy
Bifurcations

Darshan Doshi, MD
Herbert and Sandi Feinberg Interventional Cardiology and Heart Valve Center, Columbia University Medical Center/New York-Presbyterian Hospital, and Cardiovascular Research Foundation, New York, New York
Aortic Valvuloplasty and Transcatheter Aortic Valve Replacement

Todd Drexel, MD
University of Minnesota, Minneapolis, Minnesota
Renal Denervation

David P. Faxon, MD
Vice Chair of Medicine for Clinical Strategic Planning, Division of Cardiology, Brigham and Women's Hospital; Senior Lecturer, Harvard Medical School, Boston, Massachusetts
Guidelines and Appropriateness Criteria for Interventional Cardiology

Sameer Gafoor, MD
Cardiovascular Center Frankfurt, Frankfurt, Germany
Renal Denervation

Philippe Généreux, MD
Cardiovascular Research Foundation; New York-Presbyterian Hospital/Columbia University Medical Center, New York, New York; Associate Professor, Hôpital du Sacré-Coeur de Montréal, Université de Montréal, Montréal, Canada
Percutaneous Coronary Intervention for Unprotected Left Main Disease

Sachin S. Goel, MD
Interventional Cardiology, Prairie Heart Institute at St John's Hospital, Springfield, Illinois
Patient Foramen Ovale, Atrial Septal Defect, Left Atrial Appendage, and Ventricular Septal Defect Closure

William A. Gray, MD
Associate Professor of Medicine, Columbia University, New York, New York
Carotid and Vertebral Intervention

Howard C. Herrmann, MD
Professor of Medicine, Perelman School of Medicine at the University of Pennsylvania; Director, Interventional Cardiology Program and Cardiac Catheterization Labs, Hospital of the University of Pennsylvania, Philadelphia, Pennsylvania
Transcatheter Mitral Valve Intervention

Frederick A. Heupler, Jr., MD
Director, Diagnostic Catheterization Laboratory, Robert and Suzanne Tomsich Department of Cardiovascular Medicine, Cleveland Clinic, Cleveland, Ohio
Radiation Safety in the Cardiac Catheterization Laboratory

Ilona Hofmann, MD
Cardiovascular Center Frankfurt, Frankfurt, Germany
Renal Denervation

Dani Id, MD
Cardiovascular Center Frankfurt, Frankfurt, Germany
Renal Denervation

Ik-Kyung Jang, MD, PhD
Professor of Medicine, Massachusetts General Hospital, Harvard Medical School, Boston, Massachusetts
Optical Coherence Tomography

Hani Jneid, MD, FACC, FAHA, FSCAI
Assistant Professor of Medicine, Director of Interventional Cardiology Research, Baylor College of Medicine; Director of Interventional Cardiology, The Michael E. DeBakey VA Medical Center, Houston, Texas
Pharmacotherapy in the Modern Interventional Suite

Michael Joner, MD
Deutsches Herzzentrum München, Technische Universität München, Munich, Germany; CEO, Cardiovascular Pathology, CVPath Institute, Gaithersburg, Maryland
Treatment of In-Stent Restenosis

Marwan F. Jumean, MD
Interventional Cardiology and Advanced Heart Failure, The Cardiovascular Center, Tufts Medical Center, Boston, Massachusetts
Interventions for Advanced Heart Failure

David E. Kandzari, MD
Chief Scientific Officer and Director, Interventional Cardiology, Piedmont Heart Institute, Atlanta, Georgia
Chronic Total Coronary Occlusions: Rationale, Technique, and Clinical Outcomes

Samir R. Kapadia, MD
Director, Sones Catheterization Laboratory, Department of Cardiovascular Medicine; Director, Interventional Cardiology Fellowship, The Cleveland Clinic Foundation, Cleveland, Ohio
Radiation Safety in the Cardiac Catheterization Laboratory and Patient Foramen Ovale, Atrial Septal Defect, Left Atrial Appendage, and Ventricular Septal Defect Closure

Navin K. Kapur, MD, FACC, FSCAI
Assistant Professor of Medicine, Director, Acute Circulatory Support Program, Director, Interventional Research Laboratories, Investigator, Molecular Cardiology Research Institute, The Cardiovascular Center, Tufts Medical Center, Boston, Massachusetts
Interventions for Advanced Heart Failure

Adnan Kastrati, MD
Professor of Cardiology, Director, Catheterization Laboratory, Deutsches Herzzentrum München, Technische Universität München, Munich, Germany
Treatment of In-Stent Restenosis

Morton J. Kern, MD, FSCAI, FAHA, FACC
Professor of Medicine, University California Irvine, Orange, California; Chief of Medicine, Veterans Administration Long Beach Heath Care System, Long Beach, California
Fractional Flow Reserve

Scott Kinlay, MBBS, PhD, FAHA, FACC, FSCAI, FSVM, FRACP, FCSANZ
Director, Cardiac Catheterization Laboratory and Vascular Medicine, VA Boston Healthcare System, West Roxbury, Massachusetts; Co-Director, Interventional Cardiology and Vascular Diagnostic & Interventional Clinical and Research Fellowship Program, VA Boston Healthcare System and Brigham and Women's Hospital, Associate Professor in Medicine, Harvard Medical School, Adjunct Associate Professor in Medicine, Boston University Medical School, Boston, Massachusetts
Intervention for Lower Extremity Arterial Disease

Susheel K. Kodali, MD
Herbert and Sandi Feinberg Interventional Cardiology and Heart Valve Center, Columbia University Medical Center/New York-Presbyterian Hospital, and Cardiovascular Research Foundation, New York, New York
Aortic Valvuloplasty and Transcatheter Aortic Valve Replacement

Amar Krishnaswamy, MD, FACC
Associate Director, Interventional Cardiology Fellowship
Program; Associate Director, General Cardiology
Fellowship Program; Interventional Cardiology, Cleveland
Clinic, Cleveland, Ohio
Calcified Lesions

Azeem Latib, MD
Interventional Cardiology Unit, San Raffaele Scientific
Institute, Interventional Cardiology Unit, EMO-GVM
Centro Cuore Columbus, Milan, Italy
Bifurcations

Martin B. Leon, MD
Professor of Medicine, Herbert and Sandi Feinberg
Interventional Cardiology and Heart Valve Center,
Columbia University Medical Center/New York-
Presbyterian Hospital, and Cardiovascular Research
Foundation, New York, New York
Aortic Valvuloplasty and Transcatheter Aortic Valve Replacement

Ronan Margey, MB, FACC, FESC
Consultant Interventional Cardiologist, Special Interest in
Vascular and Structural Heart Disease Intervention,
Mater Private Hospital Group, Cork and Dublin, Ireland
Pericardiocentesis and Pericardial Intervention

Roxana Mehran, MD
Professor of Medicine (Cardiology) and Health Evidence
Policy, Director of Interventional Cardiovascular
Research and Clinical Trials, The Zena and Michael A.
Wiener Cardiovascular Institute, The Icahn School of
Medicine at Mount Sinai, New York, New York
Contrast Selection

Aravinda Nanjundappa, MD, FACC, FSCAI, RVT
Professor of Medicine and Surgery, Director of TAVR
program, West Virginia University, Charleston, West
Virginia
Endovascular Management of Aortic and Thoracic Aneurysms

Brian P. O'Neill, MD
Division of Cardiology, Temple Heart and Vascular Institute,
Temple University, Philadelphia, Pennsylvania
Hemodynamic Support During High-Risk PCI

William W. O'Neill, MD, FACC, FSCAI
Division of Cardiology, Henry Ford Hospital, Detroit,
Michigan
Hemodynamic Support During High-Risk PCI

Igor F. Palacios, MD, FACC, FSCAI, FAHA
Director, Structural Heart Disease and Interventional
Cardiology, Massachusetts General Hospital, Boston,
Massachusetts
Pericardiocentesis and Pericardial Intervention

Lourdes R. Prieto, MD
Director, Pediatric Cardiac Catheterization Laboratory,
Department of Pediatric Cardiology, Cleveland Clinic
Children's Hospital, Cleveland, Ohio
*Patient Foramen Ovale, Atrial Septal Defect, Left Atrial
Appendage, and Ventricular Septal Defect Closure*

Markus Reinartz, MD
Cardiovascular Center Frankfurt, Frankfurt, Germany
Renal Denervation

John F. Rhodes, Jr., MD
Director of Cardiology, The Heart Program, Miami
Children's Hospital, Miami, Florida
Congenital Heart Disease

Nicolas W. Shammas, MD, MS, EJD, FACC, FSCAI
Adjunct Clinical Associate Professor of Medicine
University of Iowa Hospitals and Clinics; Founder and
Research Director, Midwest Cardiovascular Research
Foundation; Section Editor, Advances in Vein Therapies,
Journal of Invasive Cardiology; Consultant and
Interventional Cardiologist Cardiovascular Medicine, PC,
Genesis Heart Institute, Davenport, Iowa
Management of Chronic Venous Insufficiency

Nicholas Shkumat
Department of Radiology, Cleveland Clinic, Cleveland,
Ohio
Radiation Safety in the Cardiac Catheterization Laboratory

Horst Sievert, MD, PhD
Cardiovascular Center Frankfurt, Frankfurt, Germany
Renal Denervation

Akhilesh K. Sista, MD
Assistant Professor of Radiology, Weill Cornell Medical
College, New York, New York
*Interventional Management of Lower Extremity Deep Vein
Thrombosis and Pulmonary Embolism*

Gregg W. Stone, MD
Professor of Medicine, Columbia University, Director of
Cardiovascular Research and Education, Center for
Interventional Vascular Therapy, New York Presbyterian
Hospital/Columbia University Medical Center;
Co-Director of Medical Research and Education,
The Cardiovascular Research Foundation, New York,
New York
*Percutaneous Coronary Intervention for Unprotected Left Main
Disease*

E. Murat Tuzcu, MD
Professor of Medicine, Vice Chair for Clinical Operations,
Department of Cardiovascular Medicine, Section of
Interventional Cardiology, Heart and Vascular Institute,
Cleveland Clinic, Cleveland, Ohio
Hypertrophic Cardiomyopathy

Laura Vaskelyte, MD
Cardiovascular Center Frankfurt, Frankfurt, Germany
Renal Denervation

Suresh Vedantham, MD
Professor of Radiology and Surgery, Mallinckrodt Institute
of Radiology, Washington University School of Medicine,
St. Louis, Missouri
*Interventional Management of Lower Extremity Deep Vein
Thrombosis and Pulmonary Embolism*

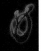

Christopher J. White, MD
Professor and Chairman of Medicine, Department of
  Cardiovascular Diseases, Ochsner Clinical School of the
  University of Queensland, Ochsner Medical Institutions,
  New Orleans, Louisiana
*Renal Artery Intervention: Catheter-Based Therapy for Renal
Artery Stenosis and Mesenteric Artery Intervention: Catheter-
Based Therapy for Chronic Mesenteric Ischemia*

Patrick L. Whitlow, MD, FACC, FAHA
Department of Cardiovascular Medicine, Cleveland Clinic,
  Cleveland, Ohio
Calcified Lesions

David O. Williams, MD
Professor of Medicine, Harvard Medical School; Senior
  Physician, Cardiovascular Division, Brigham and
  Women's Hospital, Boston, Massachusetts
The Birth of Interventional Cardiology

Kevin Wunderle, MS
Department of Radiology, Cleveland Clinic, Cleveland,
  Ohio
Radiation Safety in the Cardiac Catheterization Laboratory

James B. Young, MD
Professor of Medicine and Executive Dean, Cleveland
  Clinic Lerner College of Medicine of Case Western
  Reserve University; George and Linda Kaufman Chair,
  Kaufman Center for Heart Failure, Heart and Vascular
  Institute, Cleveland Clinic Foundation, Cleveland, Ohio
Endomyocardial Biopsy

Khaled M. Ziada, MD, FACC, FSCAI
Professor of Medicine, Gill Foundation Professor of
  Interventional Cardiology, Division of Cardiovascular
  Medicine, Director, Cardiac Catheterization Laboratories,
  Director, Cardiovascular Interventional Fellowship
  Program, Gill Heart Institute–University of Kentucky,
  Lexington, Kentucky
Intravascular Ultrasound Imaging

译者前言

2019 年 3 月，在美国心脏病学会第 68 届科学年会（ACC）上，具有里程碑意义的两项研究：PARTNER 3 研究和 Evolut Low Risk 研究揭示，即便在低危患者中，经导管主动脉瓣置换术（TAVR）也较外科手术主动脉瓣置换术（SAVR）有着更好的临床预后！会场上"现代心脏病学之父"Eugene Braunwald 教授无法抑制自己激动的心情，动情地说道："大家都将会铭记这一历史性时刻，主动脉瓣狭窄的治疗技术取得了难以置信的进步。"

回溯过去，介入心脏病学的发展本身就是一部创新的历史。1929 年，德国医生 Werner Forssmann 突破当时的常规思维，用一根导尿管从自己的左臂静脉插入直达心脏，并拍下了 X 线片，从而开启了现代介入心脏病学的篇章。1958 年，美国医生 Mason Sones 误将造影导管口顶到冠状动脉开口，意外地使冠状动脉血管显影，就这样诞生了世界第一例选择性冠状动脉造影。2002 年，Alain Cribier 突破了业界普遍认为的"只有外科手术才能治疗瓣膜病"的思维，完成了世界第一例经导管主动脉瓣置入术，从而掀起了心脏瓣膜疾病介入治疗的革命。过去只能依靠外科手术解决的诸多心血管疾病，现在通过安全、微创的介入手段就可以得到解决。

为了促进全球各地介入心脏病学专家之间的交流和学习，Deepak L.Bhatt 博士组织了一支高水平的团队，编写了《介入心脏病学》一书，Eugene Braunwald 教授给予此书高度评价，并将其列为 Braunwald 心脏病学姊妹卷系列丛书之一。该书收集了全球知名学者的最新成果，为世界各地的介入心脏病学医生提供了一个及时获取新资讯的渠道。在讲述风格上，该书深入浅出，内容丰富而不失精炼，做到了基础与临床兼顾，实践与理论相济，经典和前沿共存。在内容编排上，该书侧重于冠状动脉的介入治疗，同时也介绍了包括先天性心脏病、心脏瓣膜疾病、结构性心脏病以及周围血管疾病在内的介入治疗。

我非常荣幸能担任本书的主译，希望能将此书介绍给国内的同行，将国际最新的心脏介入前沿理念和技术传递给大家。当前，虽然从病例数来看我国已成为心脏介入大国，但我们尚缺乏原创的介入技术和临床指南，希望通过对《介入心脏病学——Braunwald 心脏病学姊妹卷》这样的经典学术专著的学习，能够提高我国心脏介入医生的基础理论水平和临床实践决策能力，进而提升介入诊疗中的自主创新能力。

由于时间仓促，可能存在一些翻译不当之处，诚望同道不吝指正。同时感谢团队中各位译者的付出及编辑们的努力。相信各位读者能从此书中获益良多，也希望读者从中发现问题，提出问题，更重要的是，用创新理念去解决现有心脏介入中尚待攻克的难题，使我国成为拥有原创理念和技术的心脏介入强国。

葛均波

2019 年 3 月 25 日于上海

原著序言

心导管检查在二十世纪的前半叶开始发展，连同心电图技术一起，成为了现代心脏病学的两大基石之一。更确切地说，这项技术能够在临床广泛应用，以评价患者的心脏功能并进行诊断，应当感谢 1956 年诺贝尔医学或生理学奖的得主——福斯曼（Forssmann）、库纳德（Cournand）和理查兹（Richards）。心导管检查使得选择性血管造影成为可能，这其中，自然也包括冠状动脉造影。通过这些有创的操作技术，我们可以测量心腔内的压力和血流，并且能够直观地看到心腔、瓣膜、大血管和冠状动脉的结构。与此同时，心脏外科手术，尤其是开胸手术取得了巨大的进展。这两种对于心脏病患者截然不同的处理手段——导管室内的精确诊断和手术室中对心血管和冠状动脉疾病的成功治疗——使得全球的导管室和心脏外科手术室在二十世纪六七十年代如雨后春笋般蓬勃发展起来。

同时，二十世纪七十年代也是新型影像技术发展的时期，其中包括超声心动图、核素显像、计算机化断层显像和磁共振成像技术，从而可以在无创的情况下评价患者的心脏结构和功能，意味着诊断性心导管检查不再必要，这是意义重大的进步。然而，从事心脏外科手术的医生并没有逐渐消失殆尽，心脏导管室也并未关门大吉。恰恰相反，在 1977 年，Andreas Grüntzig 发现使用头端带有扩张球囊的导管可以成功疏通由于动脉粥样硬化而阻塞的冠状动脉，自此之后，许多心脏外科手术医生逐渐"变身"成为介入心脏病医生。随后，支架置入辅助应用于球囊血管成形术，其功能扩展到缓解肾动脉、股动脉、颈动脉和全身动脉的阻塞。紧接着，二尖瓣和主动脉瓣狭窄也可以通过经皮球囊扩张术得以治疗。最近，经导管主动脉瓣置换术的出现改变了高危主动脉瓣狭窄患者经手术瓣膜置换的前景，同时经导管缓解二尖瓣反流的临床应用也在飞快的发展之中。现如今，许多先天性心脏病的治疗也在广泛应用导管介入技术。并且通过应用带泵导管逆行穿过主动脉瓣进入左心室，介入心脏病医生可以治疗急性心力衰竭的患者。这些介入技术和经皮器械正在不停地更新换代，并且越来越迅速。

正是得益于这些重大的进步，介入心脏病学现已成为一个重要的分支学科，拥有独自的专业委员会、培训项目、期刊和国际会议。它发源于传统心脏病学，与放射医学相交融，又同时涉及心脏和血管外科学，以及儿科和神经病学。现如今，新兴的"融合"介入手术室已经发展起来，使得经皮和经手术操作可以顺序在同一患者身上进行。与此同时，涵盖多个学科的"心脏团队"也在茁壮成长。其结果就是心脏病学和其他学科间的界限已变得模糊。

Deepak L. Bhatt 博士受邀负责《介入心脏病学》的编写工作。本书侧重于冠状动脉的介入治疗，同时包含对心脏瓣膜疾病、先天性心脏病、晚期心力衰竭以及全身动脉血管床和主动脉疾病的描述。Bhatt 博士将丰富的个人临床经验融入其中。作为一名临床介入心脏病医生，他对于日常工作中遇到的问题在本书中进行了详尽的讨论。作为一位临床试验家，他有能力评判本领域中海量研究的有效性。

Bhatt 博士为《介入心脏病学》筹划组建了一支充满智慧与经验的作者团队。本书表述精准，包含 416 幅图片和 114 张表格，总结了大量的资料，同时内容新颖。本书不仅惠及本领域的实习医生和临床医生，其价值同时有益于放射科医生、心血管外科医生以及其他与介入心脏病医生联系密切的心脏科医生。

我们无比自豪地欢迎《介入心脏病学》加入到《Braunwald 心脏病学》日益庞大的姊妹卷大家庭中！

Eugene Braunwald
Douglas Zipes
Peter Libby
Robert Bonow
Douglas Mann

原著前言

介入心脏病学的发展在成功挽救许多生命的同时，也提高了患者的生活质量。从一定程度上讲，其在全球范围的广泛应用降低了心血管疾病的死亡率——虽然就绝对数字而言，由于人口老龄化和城市化程度的不断提高，高危人群的数量与日俱增，心血管疾病在全球范围内的流行也在继续。

在医学界，像介入心脏病学这样得到突破性迅猛发展的领域寥寥无几。该领域目前涵盖了冠状动脉介入治疗、外周动脉和静脉手术、脑血管介入治疗、先天性心脏病和瓣膜病以及其他结构性心脏病的介入治疗。这一系列疾病的治疗需要多学科团队的参与，故而越来越多的多学科团队被设立在心脏和血管中心，以期优化患者的诊疗体验，改变其过去需要在不同专科间转诊的现象。

从前只能依靠手术刀解决的难题，如今只要一根导管就能够搞定。由开放的外科手术进展为真正的微创介入手术，这种转变使患者得到了更多的益处。就社会而言，一则即使是在资源相对贫乏的情况下介入心脏病学仍旧可以惠及更大的患者群体，二则在所有经济环境中其都具有更大的成本效益。

数十年间，创新与介入技术携手同行。勇敢的先驱们不断地挑战着极限，改写了无数的不可能。在这热血沸腾的漫漫旅程中，医生、科学家和工程师是对彼此而言珍贵的合作伙伴。若没有他们的精诚合作，就没有器械设备、药物治疗和操作技术的进步。同样，信息与资讯在不同国家、不同领域间自由地流通使得介入心脏病学能够以惊人的发展速度不断成长——就整个医学大背景来讲，这还是一个方兴未艾的领域。

同时，介入心脏病学从业者所需的知识量激增，这又提出了一个新的挑战——如何及时获取新的资讯。在这本《Braunwald 心脏病学》的姊妹卷中，有全球知名学者发布的最新数据以及心血管介入方面的进展报告。除此以外，书中还会分享优化操作的技术细节，并同时关注了介入心脏病学的认知和操作两个层次，使得本书成为该领域的一份必要资源。

加入《Braunwald 心脏病学》这个大家庭，《介入心脏病学——Braunwald 心脏病学姊妹卷》旨在为本领域内的众多医护人员提供介入心脏病学相关的循证信息，从而在更大程度上确保患者的最佳疗效。真诚地希望本书能够为临床决策提供帮助，为具体问题的解决提供参考，同时能够成为科学调查研究的一个可靠资源。

我希望这本书，能够让介入心脏病学医生、心脏和血管外科医生、介入放射科和神经科医生、实习生、医学生、护士、护师、医师助理、行业合作伙伴以及其他与介入心脏病患者相关的人有所收获，对他们日后护理患者的工作有一定的指导作用。因此，我真心希望，《介入心脏病学——Braunwald 心脏病学姊妹卷》能够让广大读者学到新知识，能够让作者们的真诚和热忱得到表达。我深深地折服于介入心脏病学的美丽和伟大！

Deepak L. Bhatt，MD，MPH，FACC，FAHA，
FSCAI，FESC

致　谢

请允许我将最诚挚的感激之情献给本书杰出的作者们！他们及时地完成了这些内容专业而概括全面的章节的撰写，为此，他们应该感到非常的骄傲和自豪。同样十分感谢爱思唯尔的出版人员，是他们的帮助使得这本书得以在内容和观感上完成得如此出类拔萃。在此，要特别感谢执行内容策划 Dolores Meloni，以及内容开发专员 Stacy Eastman，是他们按照我的设想全方位收集了介入心脏病学领域的权威专著。我本人对于 Eugene Braunwald 博士感激不尽，他是一位慷慨大方而鼓舞人心的导师，感谢他对我的信任，让我主编这本以他的名字命名的专著，而他的名字就是医学事业伟大成就的代名词！

目　录

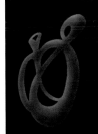

第 1 部分
介入心脏病学

1 介入心脏病学的诞生

David O. Williams
殷嘉晟　译　葛均波　审校

血管成形术的发明者

医学史上能被称为真正先驱的人并不多,但 Andreas Grüntzig 无疑位列其中(图 1-1)。他不仅命名了介入心脏病学这门学科,他就是介入心脏病学之始。许多个夜晚,Andreas Grüntzig 及其夫人 Michaela、Walter 及其夫人 Maria Schlimpf 四人在 Grüntzig 的厨房中研制球囊导管,这些正是 Grüntzig 随后通过不依赖外科手术治疗外周及冠状动脉血管疾病的原型。1977 年 9 月,Grüntzig 为 Dolf Bachmann 进行了人类历史上第一例成功的冠状动脉成形术,这例手术引起的多米诺骨牌效应彻底改变了我们对冠心病和其他需要传统外科手术治疗的疾病的治疗方案和技术。本章中,我们将会讨论血管成形术的起源以及发明人的故事。

1939 年 6 月 25 日,Andreas Roland Grüntzig 在德国德累斯顿出生,是 Charlotta 和 Wilmar Grüntzig 夫妇的次子。Andreas 是在战争中出生的孩子,他有一个哥哥名叫 Johannes,其父是一位初中科学老师,后被征召为德国空军气象员[1],在两个男孩年幼时便离世。

出于对家庭安全的考虑,Charlotta 带着她的两个孩子不停搬家,他们从德国辗转至南美洲,随后返回德国。二战后,这个单亲家庭在东德莱比锡定居。Charlotta 和两个孩子日复一日去当地火车站守望从东线返回的德军士兵,但他们等待的父亲 Wilmar 再也没有回来。

尽管两个孩子在校表现很好,但是因为他们的父亲受过教育,根据东德法律他们必须做劳工。两个孩子对现实并不满意,这时西德成为 Johannes 和 Andreas 潜在的去处,他们时常偷偷在晚上越过边境进行短暂的社交活动。最终为了更理想的生活,在 17 岁时,Andreas 和 Johannes 离开了他们的母亲永久地搬去了西德。两个年轻人如何在西德获得正规教育我们不得而知,但是他们最终都进入海德堡大学医学院学习。

在医学院求学的最后阶段,Andreas Grüntzig 开始了临床轮转,这使他有机会游历了欧洲的许多地方。28 岁时他进入伦敦经济学院学习,主修流行病及统计学。这些经历非常重要并为他后续评估冠状动脉成形术的有效性及安全性的研究打下了重要的基础。

在 30 岁时,Grüntzig 参加苏黎世大学的内科培训项目(图 1-2),但计划却因为项目负责人突然离世被迫中断。幸运的是,Alfred Bollinger 为这位刚到苏黎世的年轻人提供了血管科的培训岗位。血管学直

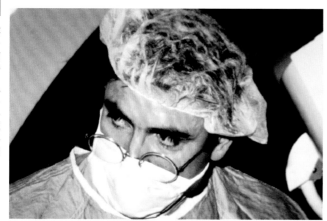

图 1-1　Andreas Grüntzig 正在进行一台冠状动脉成形术（Gary S. Roubin 医生提供）

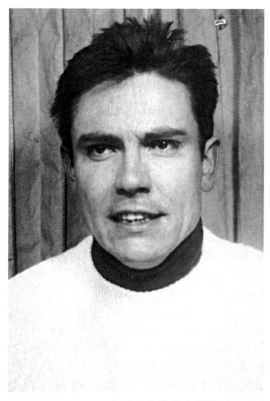

图 1-2　Andreas Grüntzig 申请在苏黎世大学附属医院进行内科医师培训（Ernst Schneider 医学博士提供）

到今天仍然是欧洲医学中的重要学科。Grüntzig 接受了这个培训岗位，从而使得他接触了大量周围血管疾病患者，这也为他提出球囊血管成形术的概念打下了基础。

在培训过程中，Grüntzig 偶然间听到了 Aggertal 诊所 Eberhard Zeitler 的讲座，讲座主要介绍了以美国医生 Charles Dotter 命名的 "Dotter 术"。Dotter 在俄勒冈生活工作，作为一名血管影像学专家，Dotter 发明了一种通过扩张狭窄动脉粥样硬化血管治疗周

围血管疾病的技术。他将这项技术命名为 "经血管腔扩张术"，这个名词后来被 Grüntzig 借鉴用于最初命名冠状动脉成形术。

Dotter 术首先通过指引导丝穿过血管狭窄部分，接着逐步将更大口径、头端为锥形的导管穿过狭窄病变。通过这种手术，血管狭窄的实际改善程度并不高，但是许多患者临床症状改善非常明显。尽管这项技术在美国发明，但是并没有获得美国同行的认可。然而 Zeitler 对应用这项技术充满热情。在 1971 年，他将 Dotter 术作为常规手术开展。Grüntzig 向他求教学习，观摩手术，最终成为其助手。

在返回苏黎世之后，Grüntzig 开始进行 Dotter 术，但结果喜忧参半。血管外科住院医师对这项手术包括腹股沟血肿在内的许多并发症非常关注，此外有限的患者数量也使得 Grüntzig 无法有效地提高手术技术。然而，通过应用球囊导管来扩张狭窄血管的概念已经在他的脑海中逐渐形成。

在 Grüntzig 和妻子 Michaela 的两居室公寓中，厨房成为了他们的创新实验室，团队成员包括 Grüntzig 夫妇和他的助手 Maria，以及 Maria 的丈夫 Walter——一位训练有素的工程师。找寻理想的导管轴和球囊材料是一个巨大的挑战。Grüntzig 最终选择了聚氯乙烯（PVC）作为导管球囊的材料。PVC 具有很高的硬度，并且易于塑形。事实上，可口可乐的塑料瓶就是由 PVC 制成的。在经过了为期两年的反复切割黏合材料后，团队终于制造完成了可重复性好、效果理想的球囊导管。

最初的导管采用单腔系统，到达合适位置后指引导丝被移除，进而用一根头端封闭的导丝替换进入导管，在导管内注射液体后，液体逐步从侧孔或者导管轴内进入球囊使其扩张。

第一例外周血管成形术

1974 年 2 月 12 日，Grüntzig 在苏黎世应用自己研发的导管为一位 67 岁患者进行了髂动脉球囊扩张术，无论从造影、血流动力学检测还是患者临床症状来看，手术都非常顺利。

毫无疑问，尽管有着更高的风险和技术要求，应用导管治疗冠心病始终是 Grüntzig 的目标。冠状动脉循环系统有别于其他血管，这也在临床实践中带来了巨大的挑战。短暂的冠状动脉闭塞会带来怎

样的临床后果？是否会造成不可逆的心肌梗死？是否会引起心室颤动？这些问题促使 Gründtzig 研发了双腔球囊导管——其中一腔用于保持冠状动脉灌注，另一腔用于球囊扩张。这样一来，操控导管将会有一定的难度，不过通过头端短小的校正导丝辅助，导管可以进入正确的冠状动脉并通过狭窄节段。

新型双腔球囊导管最初是在外周动脉上进行可行性测试的。1975 年 1 月，Gründtzig 应用自制的球囊导管成功扩张了狭窄的髂动脉。在随后的两年中，他总共进行了超过 200 例外周动脉球囊血管成形术。

冠状动脉成形术的发展

在正式应用于患者之前，建立测试冠状动脉球囊成形术效果的模型非常重要。为此，Gründtzig 通过全麻开胸手术结扎狗冠状动脉制作了冠状动脉狭窄的模型。接着在荧光显微镜的帮助下，他将头端带有球囊的导管放入了狭窄的冠状动脉内并扩张了结扎的血管节段。在 1976 年 11 月迈阿密美国心脏病协会的会议中 Gründtzig 展示了他的工作成果。尽管报告现场人头攒动，但是大部分人对这项技术持质疑态度。

第一次人体冠状动脉成形术的尝试鲜为人知。对象是一位心源性休克而无法进行心脏外科手术的 66 岁患者，为了抢救这位患者，1977 年初 Gründtzig 在苏黎世尝试为其进行了冠状动脉成形术。在并不顺利的股动脉穿刺后，他最终成功将器械送入左侧肱动脉。但是，他无法将笨重而难以操作的 9 Fr 特氟龙指引导管置入左冠状动脉开口，最终不得不放弃手术。

鉴于初次的失败尝试，Gründtzig 在后续研究中变得更加务实而谨慎。在旧金山 Richard Myler 的帮助下，Gründtzig 尝试了不同的方法。他们在一台冠状动脉旁路移植术（CABG）过程中评估了球囊导管的性能。当冠状动脉的解剖结构暴露清晰后，导管通过病变部位，随后进行球囊扩张。在积累了一定量病例后，他们确定 Gründtzig 的导管可以用于冠状动脉病变的扩张。

在 1977 年 9 月，Gründtzig 与 Dolf Bachmann 相遇。Bachmann 时年 38 岁，与 Gründtzig 同岁。与 Gründtzig 不同的是，他受困于严重心绞痛，每天需要舌下含服 15 粒硝酸甘油来改善症状却坚决拒绝进行冠状动脉旁路移植术。在与 Gründtzig 进行沟通后，他同意成为第

一位进行冠状动脉成形术的患者。很重要的一点是，如果冠状动脉成形术失败，他也愿意进行进一步的冠状动脉旁路移植术。

Bachmann 的手术在 9 月 16 日进行，同时一间外科手术室也在随时待命。Gründtzig 用头端 3 mm 短导丝球囊导管通过了左前降支病变并进行了球囊扩张，并使用球囊导管上原用于保证血流通过的第二管腔测量狭窄处远近端的压力。当导管通过狭窄处时，导管头端的压力明显下降，当球囊首次扩张后，远端压力迅速上升。根据原定方案，球囊回撤至病变近端，造影显示病变处狭窄明显改善。随后导管再次通过病变并进行第二次扩张，撤出导管，造影显示病变处几乎已无狭窄。这个病例是一次非凡的成功，Gründtzig 将新手术命名为经皮腔内冠状动脉成形术（PTCA）。

手术次日，Bachmann 心绞痛症状完全消失，他兴奋地找来报社记者想要报道此事。Gründtzig 作为一名学者意识到了小报可能带来的潜在负面影响，说服 Bachmann 暂缓报道。最终，第一例成功的 PTCA 在 1978 年 2 月 4 日的《柳叶刀》杂志上正式发表。

冠状动脉成形术的今昔变迁

第一例及后续最初几年的手术与今日的冠状动脉介入手术仍有很大不同。导管进入冠状动脉的过程十分困难，9 Fr 指引导管过于粗大，并且在绝大部分情况下无法有效操控和旋转。

当时没有整体交换球囊导管，球囊导管只有头端校正短导丝，扭矩很难有效传递到导管远端。球囊导管生产供货亦存在问题，制作球囊导管需要一整天，而且仅有施耐德公司 Hans Gleichner 一人可以制作。因此，球囊导管均进行了重复使用。在手术间隙，球囊导管被浸泡在抗菌剂戊二醛碗中。当进行手术时，球囊从碗中取出，用充满生理盐水的海绵擦洗后再用于患者。

球囊导管通常在球囊扩张病变节段后回撤至病变近端。对于导管置于病变远端可能导致冠状动脉灌注不足的恐惧始终存在。当时技术还相对粗糙，加之反复通过已扩张病变部位，常常诱发夹层加重甚至急性冠状动脉闭塞。

9 Fr 大鞘管并没有单向瓣膜，术中严重腹股沟出血需要输血的现象也时有发生。每一位患者都需要

通过静脉鞘在右心室植入临时起搏器作为术中预防措施，因为没有人知道短暂的冠状动脉闭塞导致心律失常的概率几何。

急性血管成形术失败

对于血管成形术失败的担忧始终存在，失败不仅仅代表没有成功扩张冠状动脉，同时意味着急性冠状动脉闭塞的严重后果。由于早期设备粗糙，大约 20% ～ 30% 的患者可能出现急性血管闭塞。大部分不成功的血管成形术出现了急性心肌梗死，因此心脏外科的紧密支持对于血管成形术的开展亦是必不可少的。在最初的几年中，每一位接受 PTCA 的患者在术前都需要与心脏外科医生签署一份正式的术前知情同意书，且必须在确保手术室和外科医生待命的情况下方可进行手术。

为了尽量避免急性血管闭塞的发生，患者在术中应保持完全肝素化。如果手术成功，那么股动静脉鞘会保留，患者在冠心病监护病房进行复苏，并接受密切监护。早期的手术对于医生及患者来说都是非常痛苦的，因为除了出血并发症外，手术时间也很长。各种各样的问题再加上缺乏经验和训练，即使一天仅进行一例手术都使得医护人员精疲力竭。

人们在血管成形术的早期便学习到了一些经验。其中之一与 PTCA 对左主干严重狭窄患者的作用有关。人们认为在冠状动脉深处操作血管成形术导管十分困难，而左主干血管成形术看起来较简单。在早期的 PTCA 经验中，当 Grüntzig 第一次治疗一位左主干疾病的患者时，最初他是成功的。患者出院时病情有所改善，随访显示缺血的情况得到缓解。随后，Grüntzig 得到了一个坏消息——患者猝死在家中。死亡时间提示，更有可能的解释是发生了再狭窄而不是急性闭塞。从而认识到，经皮冠状动脉介入治疗（PCI）术后再狭窄虽然发生率不高，但是发生在左主干则可能导致致死性缺血的发生，因此即使在当今，PCI 在左主干的应用也有限。

球囊血管成形术的作用机制

球囊血管成形术是如何起作用的呢？Grüntzig 对此的解释很简洁。他常以"雪地上的脚印"来类比。事实上，当他进行手术讲座时，他常常展示一张雪地中人类脚印的幻灯片。用脚在雪地上深踩使积雪压缩的道理，在某种程度上和球囊扩张中斑块被压缩是一致的。随后，病理学研究也证实动脉粥样硬化斑块在动脉直径扩大的过程中出现了破裂。斑块破裂会伴随着外弹力膜周长的扩张。急性及晚期死亡患者的病理学研究亦显示局部损伤会介导扩张血管壁组织增生[2]。为了试图"修复"球囊扩张造成的损伤，斑块裂隙中的细胞在介导下会发生增殖。理想情况下，这种增殖可以填充裂缝，从而形成光滑、扩大的管腔。然而，新生内膜增生程度远远比理想情况严重，随着内膜不断累积深入管腔，最终血管会再次狭窄，患者再次出现缺血症状，这个过程被命名为再狭窄。

冠状动脉成形术的推广

在 1978 年秋天，Andreas Grüntzig 又向前迈出了大胆的一步，他在苏黎世大学附属医院举办了展示课程，让其他医生学习这种全新的冠状动脉血运重建方式。这在心血管领域是一种前所未有的形式。诚然，外科手术展示早已有之，但在心脏导管实验室中对公众展示手术仍是闻所未闻的。另外，PTCA 仍处于襁褓期，术中出现急性冠状动脉闭塞、心肌梗死甚至死亡的可能性都存在。

大约 35 位内科医生参与了展示课程。我们坐在一个传统的小型阶梯教室中观摩，Grüntzig 在 5 天的时间里每天进行 2 例 PTCA。同时，导管室中的每例手术都电视直播到讲演厅。在所有的 10 例患者中，大约一半的患者成功了。未成功患者中有很大比例出现了急性冠状动脉闭塞，以及急性 ST 段抬高的心电图图形。每一位没有成功的患者随后进行了紧急冠状动脉旁路移植术。没有患者死亡。

参会者的评价褒贬不一，一些资深心血管专家对 PTCA 感到震惊，认定这项手术是旁门左道，无法与冠状动脉旁路移植术相比。对于另一些医生，成功治疗的患者给他们留下了深刻的印象，并察觉到这项手术蕴藏的巨大潜力。

执著、学术诚实以及坦率都是成就 Grüntzig 的重要品质。他发表了每一位手术患者的病史、临床症状，讨论了进行 PTCA 或者冠状动脉旁路移植术的潜在获益及风险，并且详细叙述了完成的每一例手术。他的风度、冷静和卓绝的技巧都是非凡的。

每一例手术完成后，他都会来到阶梯教室回顾手术的每一个步骤。我们见证的手术确实令人震撼，但是更令人肃然起敬的是术者的技巧和勇气。

在初次展示后，血管成形术逐渐为人所知。到1978 年年底，Richard Myler、Simon Stertzer、Lamberto Bentivoglio、David Williams 和 Peter Block 均在美国开展了经皮冠状动脉介入治疗。其他医生将患者送去美国可以进行血管成形术的中心，并且同时学习这项新型手术。

在 1979 年 7 月，Grüntzig 在《新英格兰医学》杂志上分享了最初 50 例 PTCA 患者的经验[3]。在这些病例报告中，32 例（62%）患者成功进行了冠状动脉病变扩张，其中 29 例（58%）临床症状得到改善。有趣的是，在那时 Grüntizg 认为只有 10% ～ 15% 的冠心病患者适合进行 PTCA。

后来在美国国家心、肺和血液研究所工作的 Michael Mock 启动了由美国国立卫生研究院（NIH）资助的注册研究，这项研究旨在评价描述进行 PTCA 患者的特征及预后，Katherine Detry 和 Sheryl Kelsey 在匹兹堡大学负责数据协调中心。该中心连续对在苏黎世和美国进行手术的患者信息进行收集。此项目也成为报告这种新型手术宝贵信息的重要途径[4]。

Grüntzig 在 1979 年春天和秋天在苏黎世又举办了几次手术展示课程。与第一次展示课程相比，后几次稍显不同。首先，在很短的时间内 PTCA 被承认是冠状动脉血运重建的合理选择，Grüntzig 开放客观的态度也增加了他个人成就及手术的可信度，同时内科医生接受并渴望学习这项手术。其次，随着 PTCA 的相关新闻铺天盖地地传播，参加展示的医生数量增加到数以百计。再次，在世界其他地区进行 PTCA 的经验仍然非常有限，而在课程中 Grüntzig 询问每一位开展过 PTCA 的医生，了解他们的手术量。他在黑板上总结并写下他们的结果——这也是汇集了全世界对于 PTCA 的经验。最后，一些医生把 PTCA 作为个人事业成功的机会，这些人努力争取名望，并且希望确立自己公认的地位。因此，会议氛围与第一次会议相比有很大区别。

生活中的 Andreas Grüntzig

在策划这些课程的过程中，Grüntzig 总是会在晚间穿插安排一些社交活动。其中包括舟行苏黎世湖、埃曼塔尔（瑞士干酪故乡）火车之旅及就近的爬山旅行等。Grüntzig 在这些活动中的表现就如在导管室中一样如鱼得水。许多参会者之间长达数十年的私交都是在这些活动中发展起来的。

随着 PTCA 技术不断成长，手术发明者的声誉亦与日俱增。Grüntzig 成为许多单位的招聘目标，特别是美国的医疗机构。Grüntzig 最终担任了埃默里大学的教员，因为该大学为进一步发展 PTCA 提供了最合适的支持，他也将 PTCA 更名为经皮冠状动脉介入治疗（PCI）。Grüntizg 的夫人 Michaela 与他同去美国，但最终发现她无法在社交及专业上融入美国的方式。很快，她自行返回苏黎世，现在仍然居住在当年她和 Grüntizg 共同发明最初血管成形导管的公寓里。

在 Spencer King 和 John Douglas 的协助下，Grüntzig 在埃默里大学开展了血管成形项目。一年两期训练课程仍在继续，课程每天都会演示多例且越来越复杂的手术。在那里，Grüntzig 遇见了埃默里大学的医学生 Margret Anne Thornton。他深深被这位佐治亚女孩吸引，在与 Michaela 离婚后与她喜结连理。很快，他们在巴克海特区买下了豪华的庄园，随后在佐治亚海洋群岛买下了第二个家。

因为钟爱快车道的速度感，Grüntzig 买了一辆新车——保时捷 911。随后他又买下了一架单引擎飞机，是去他们在佐治亚海洋群岛居所的完美选择。为了满足更大的梦想，Grüntzig 又买下了一架双引擎比奇男爵飞机。这架飞机尽管在飞行中有更高的难度和挑战性，但当时的 Grüntzig 已经可以负担得起，同时这架飞机也更符合他的身份。

1985 年 10 月 27 日是一个阴沉的周日，Andreas Grüntizg 和 Margret Anne 带着他们的两条宠物狗 Gin 和 Tonic 离开海洋群岛去亚特兰大。那天的云层很低很厚，从 Grüntzig 与交通管制中心的简短通信记录中得知，他在使用飞机自动驾驶系统时遇到了麻烦。佐治亚森林中的两个猎人仍记得那天看到一架飞机从阴云中直坠地面。在失事地点已经很难去辨别 Grüntzig 的飞机中的遇难者和遗物。Andreas Grüntizg 和 Margret Anne 被安葬在 Margret 的家乡佐治亚梅肯。既巧合又不幸，其他三位心血管领域的先驱 Melvin Judkins、Mason Sones 和 Charles Dotter 均 在那年与世长辞。

介入心脏病学及微创手术的发展

在 Grüntzig 开创性的工作后，一系列创新逐步改善了患者的临床预后，并且拓宽了介入心脏病涉及的领域。许多工程师、心脏病专家和企业家共同努力研发了可以补充替代球囊导管的装置。金属支架是第一个巨大的进步[5-8]。支架解决了球囊血管成形术两个重要的缺陷——急性血管闭塞及晚期再狭窄。

球囊血管成形术可导致局部血管壁夹层，当夹层过于广泛时会导致内膜瓣形成或者在血管中层造成血肿，而内膜瓣和血肿都会造成更严重的血管狭窄。支架提供了一个坚硬的骨架，足以压迫血管壁，同时将急性血管闭塞的风险降到最低。支架的出现使得术后持续急性血管闭塞事件极少出现，从那时起，PCI 可以在没有紧急冠状动脉旁路移植术准备的情况下安全开展[9]。

球囊血管成形术的第二个缺陷是再狭窄的发生。行球囊血管成形处理的病变在造影评估中发现了一定比例的再狭窄。所谓再狭窄指局部管腔狭窄大于50%，发生率大概是 30% ～ 40%[10]。多种药物鸡尾酒疗法被尝试以减少再狭窄发生[11-12]，但都没有成功。用以去除斑块的新型装置也很快投入了研究，但没有一种手段的效果优于冠状动脉支架。因为支架预防了球囊血管成形术后的负性重构，内膜增生的问题就显得更加突出。另外，当支架内再狭窄出现后反复使用球囊扩张的获益很有限，且病变再发非常常见。作为减少内膜增生的手段，局部放疗在减少支架内再狭窄中取得了一定成功[13-14]。

最终解决局部内膜增生的策略是在支架上加入强效抗增殖药物，这也催生了支架药物局部释放系统的开发[15]。这项技术在整合更加先进的支架材料和设计的同时，使用小口径的输送导管使得短期并发症发生率降到了很低的水平。然而长期随访中患者仍然会反复出现症状，事件的发生概率仍会增加，这些与潜在冠状动脉病变程度以及疾病的进展相关[16]。

冠状动脉球囊血管成形术开创了微创外科手术的概念，血管成形术第一次成功的通过微创手段治疗了以往只能通过冠状动脉旁路移植术治疗的疾病。

Grüntzig 的伟大成就使得我们开始寻找各种创伤性较小的手段以期替代所有类型的外科手术。目前作为标准治疗手段的腹腔镜手术是其中之一，另一个例子是经导管主动脉瓣置换术（TAVR），这项革命性的技术使得微创治疗心脏瓣膜疾病成为了可能。

另外，很重要的一点是，在我们不断尝试创造更加先进的冠心病治疗手段时，球囊血管成形术始终是基础和支柱。旋磨、激光、抽吸、切割装置都需要连接在导管上以去除动脉粥样硬化引起的动脉狭窄并增加冠状动脉灌注，然而除外一些不常见的情况，例如重度钙化病变，这些技术都没有被证明优于球囊血管成形术及支架置入[17]。

Andreas Grüntzig 是一个伟大的人。他的勇气、创造力、决心和埋头苦干的精神是他巨大成就的基础。而天妒英才，Andreas Grüntzig 英年早逝，我们永远无法了解他若仍在世还能够为人类创造多少福祉。

致谢

感谢 Carol A. Williams 在筹划著作时的帮助。

参考文献

1. Monagan D, Williams DO: *Journey into the Heart*, New York, 2007, Gotham.
2. Ferns GAA, Avades TY: The mechanisms of coronary restenosis: insights from experimental models. *Int J Exp Pathol* 81:63–68, 2000.
3. Grüntzig AR, Senning A, Siegenthaler WE: Nonoperative dilation of coronary-artery stenosis: percutaneous transluminal coronary angioplasty. *N Engl J Med* 301:61–68, 1979.
4. Venkitachalam L, Kip KE, Selzer F, et al: Twenty-year evolution of percutaneous coronary inter-vention and its impact on clinical outcomes: a report from the NHLBI-sponsored, Multicenter Percutaneous Transluminal Coronary Angioplasty and 1997-2006 Dynamic Registries. *Circ Cardiovasc Interv* 2:6–13, 2009.
5. Schatz RA, Palmaz JC, Tio FO, et al: Balloon-expandable intracoronary stents in the adult dog. *Circulation* 76:450–457, 1987.
6. Sigwart U, Puel J, Mirkovitch V, et al: Intravascular stents to prevent occlusion and restenosis after transluminal angioplasty. *N Engl J Med* 316:701–706, 1987.
7. Roubin GS, Cannon AD, Agrawal SK, et al: Intracoronary stenting for acute and threatened closure complicating percutaneous transluminal coronary angioplasty. *Circulation* 85:916–927, 1992.
8. Fischman DL, Leon MB, Baim DS, et al: A randomized comparison of coronary-stent placement and balloon angioplasty in the treatment of coronary artery disease. *N Engl J Med* 331:496–501, 1994.
9. Aversano T, Lemmon CC, Liu L, et al: Outcomes of PCI at hospitals with and without on-site cardiac surgery. *N Engl J Med* 366:1792–1802, 2012.
10. Holmes DR, Vlietstra RE, Smith HC, et al: Restenosis after percutaneous transluminal coronary angioplasty (PTCA): a report from the National Heart, Lung and Blood Institute. *Am J Cardiol* 53:77C–81C, 1984.
11. Baim DS, Cutlip DE, Sharma SK, et al: Final results of the balloon vs. optimal atherectomy trial (BOAT). *Circulation* 97:322–331, 1998.
12. Reifart N, Vandormeal M, Krajcar M, et al: Randomized comparison of angioplasty of coronary lesions at a single center: eximer laser, rotational atherectomy and balloon angioplasty compari-son (ERBAC) study. *Circulation* 96:91–98, 1997.
13. Leon MB, Tierstein PS, Moses JW, et al: Localized intracoronary gamma-radiation to inhibit the recurrence of restenosis after stenting. *N Engl J Med* 344:250–256, 2001.
14. Popma JJ, Suntharalingam M, Lansky A, et al: Randomized trial of 90SR/90Y beta-radiation versus placebo control for treatment of instent restenosis. *Circulation* 106:1090–1096, 2002.
15. Moses JW, Leon MB, Popma JJ, et al: Sirolimus-eluting stents versus standard stents in patients with stenosis in a native coronary artery. *N Engl J Med* 349:1315–1323, 2003.
16. Mohr FW, Morice MC, Kappetein AP, et al: Coronary artery bypass graft surgery versus percutane-ous coronary intervention in patients with three-vessel disease and left main disease: 5-year follow-up of the randomized, clinical SYNTAX trial. *Lancet* 381:629–638, 2013.
17. Dill T, Dietz U, Hamm C, et al: A randomized comparison of balloon angioplasty versus rotational atherectomy in complex coronary lesions (COBRA study). *Eur Heart J* 21:1759–1766, 2000.

引言

在医学研究所将关注的重点转移到患者治疗安全性和有效性，以及护理中存在的巨大差异后，医疗服务质量便成了医疗服务的主要关注点。在经典专著《跨越质量鸿沟》一书中，研究所确定了 6 个目标旨在提高美国的医疗质量[1]。它强调需要提供安全、有效、以患者为中心、及时、高效和公平的医疗服务。为了努力实现这些目标，现已出现了大量工具，并得到了广泛应用，从而改善医疗服务，包括实践指南、适宜标准、绩效评估和指南付诸实践的方法。在这些工具中，实践指南是其他质量措施的基础。由于有大量临床和随机研究作为指南推荐的基础，心脏病学走在了该过程的前列。

Califf 等人提出了"质量循环"来强调医疗质量的不断改进[2]。如图 2-1 所示，基础医学和转化医学可以发现新的或改进的诊断工具和最佳治疗方法。最初的观察性临床试验引出了更具确定性的随机对照试验。来自这些研究的证据形成了以共识为驱动的指南建议之基础。指南综合了大量的重要变异，从而优化适宜标准和治疗流程，也为患者的个体化治疗奠定了基础。指南也是绩效评估的基石，定义明确和经验证过的变量可用于监测质量等级、减少实践变异性。新的发现会提供新方向或挑战以往的临床实践，并促进新的临床研究进行，如此循环往复。

在过去的 20 年中指南的爆发式发布引人瞩目。1995 年以来，美国国立临床治疗指南数据库收录了 2352 份实践指南，其中 491 份来自心血管领域

（www.guideline.gov）。2005 年以来，美国心脏病学会基金会（ACCF）和美国心脏协会（AHA）发布了超过 100 份指南，而欧洲心脏病学会（ESC）也积极发布了类似的指南。ACCF/AHA 是发布心血管检查和流程适宜标准的领袖。其他组织机构如美国医学协会（AMA），和 ACCF 及 AHA 合作，联合发布绩效评估指南。在心血管领域，ACCF、AHA 和 ESC 发布的指南最受重视，引用最广泛。

实践指南

指南的制定

ACCF 和 AHA 对指南的制定采用了精确且严格

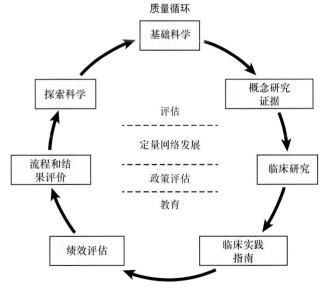

图 2-1 质量循环（Califf RM：The benefits of moving quality to a national level. Am Heart J 156：1019-1022，2008.）

8

的流程[3-4]。指南联合委员会明确主题，选择由该领域公认的专家、经验丰富的医生、全科医生、包括护士和药剂师在内的相关学科的医护人员组成写作委员会。最新建议也包括患者代表。来自临床注册研究的证据被收集、严格回顾分析以帮助委员会制定建议。这些建议分成四类。Ⅰ类推荐被定义为操作或治疗应该执行或给予；Ⅱ类推荐指进行操作/治疗是合理的（Ⅱa）或应该考虑（Ⅱb）；Ⅲ类推荐指预计无获益或操作或治疗可能有害。每个推荐的证据等级是该过程的重要组成部分。多项随机研究或一项meta分析支持为A级；单项随机研究或非随机研究支持为B级；有限的证据、专家共识或治疗标准为C级。最终指南由外部专家同行评审，并获得参与机构的批准。当来自临床试验新的信息改变实践时，冗长的流程限制了指南迅速修改的能力。目前已经作出努力改进流程、提高指南制定的速度及严格程度[5]。虽然临床试验数据对于指南的形成至关重要，但在很多实践领域由于缺少临床研究，证据等级为C级的建议（专家建议）占了所有指南

建议推荐的48%[6]。

本章仅回顾目前ACCF/AHA的指南，仅讨论和介入心脏病实践直接相关的重要推荐。有关指南及支持推荐的证据的详细讨论请参阅指南原文。

ST段抬高型心肌梗死指南

2013 ST段抬高型心肌梗死（STEMI）指南是在既往指南和文献的基础上制定的。应该参考该指南和既往文献，深入讨论指南推荐及相关的支持证据[7]。

指南推荐急性STEMI患者的起始治疗是梗死相关动脉的快速再灌注。冠状动脉闭塞的时间缩短可导致梗死面积和死亡率下降。在溶栓和血管成形术两种再灌注策略中，如果能够迅速进行，经皮冠状动脉介入治疗（PCI）是首选策略。指南推荐应该在一定的时间范围内完成，发病12 h内的患者从首次医疗接触（FMC）到首次器械使用时间短于90 min，最好在60 min内（推荐类别Ⅰ，证据等级A）（图2-2，因版权限制保留英文）。为达到这一目标，建议所有社区创建和维持区域医疗系统，该系统具备

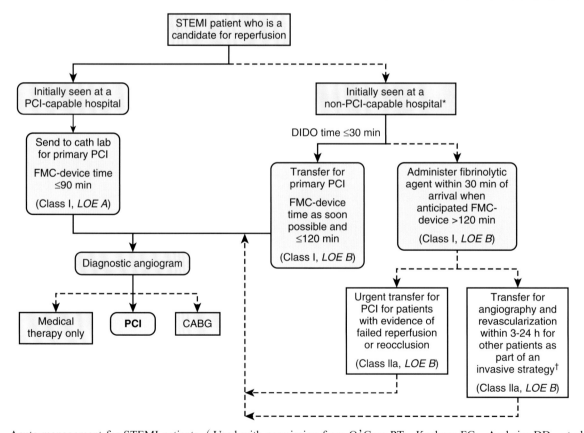

图2-2 Acute management for STEMI patients.（Used with permission from O'Gara PT，Kushner FG，Ascheim DD，et al：2013 ACCF/AHA guideline for the management of ST-elevation myocardial infarction：a report of the American College of Cardiology Foundation/American Heart Association task force on practice guidelines. Circulation 127：e362-e425，2013.[7]）
译者注：按原文资料出处。*心源性休克或心力衰竭患者应尽快由不能行介入治疗的医院转诊至心导管室行血运重建，不考虑从心肌梗死发病起的时间延迟（推荐类别Ⅰ，证据等级B）。†纤溶治疗后的前2～3 h内不可行血管造影或血运重建

综合急救医疗服务（EMS）和医院系统以符合快速诊断和筛选分类的指南要求（推荐类别Ⅰ，证据等级B）。EMS应将患者转运至有能力行PCI的医院行直接PCI。当患者在无能力行PCI的医院就诊时，应尽快转运到有能力行PCI的医院，目标是FMC到器械使用的时间不超过120 min（推荐类别Ⅰ，证据等级B），首诊医院从初次就诊至转出时间在30 min以内。预计从FMC到器械使用时间超过120 min者，应首先给予溶栓药，除非有禁忌证。在3～24 h内将此类患者转运至有行PCI能力的医院行PCI是合理的（所谓药物-介入联合策略）（推荐类别Ⅱa，证据等级B）。如果选择这种策略，溶栓药应该在抵达医院后30 min内给予。

建议对于心源性休克或者严重心力衰竭的患者行PCI应更加积极，不管症状发作或首次医疗接触的时间。在这种情况下，紧急转运至有行PCI能力的医院至关重要。转运溶栓治疗失败的患者也是合理的策略（所谓补救血管成形术）（推荐类别Ⅱa，证据等级B）。

国家大力推进缩短缺血时间（症状发生至器械/药物使用）主要聚焦于FMC至器械使用的时间，特别是该时间中就诊至球囊扩张（D2D）时间这一重要组成部分。例如AHA的Mission Lifeline项目和ACCF的D2B项目等公开报道已经成功缩短了D2D时间[8-9]。达到时间缩短这一目的的方法包括行院前心电图（ECG）并于来院途中激活导管室，急诊室激活PCI团队，一键式激活导管室，导管室人员20 min内到达，并及时反馈给STEMI医疗小组[10]。虽然这些措施行之有效，但再灌注最大的延误经常是症状发作到呼叫911或到达医院过程中的延误。这种延迟的原因很多，但不幸的是，缩短该时间的国家范围内的努力并不成功[11]。

一旦患者到达导管室，应立即开始介入手术。开始医疗接触时应尽快给予抗血小板和抗凝治疗。应使用双联抗血小板治疗（阿司匹林和氯吡格雷或普拉格雷或替格瑞洛）和抗凝治疗（普通肝素或比伐卢定）。血小板膜糖蛋白Ⅱb/Ⅲa受体拮抗剂（GP Ⅱb/Ⅲa受体拮抗剂）（阿昔单抗、替罗非班或依替巴肽）联合普通肝素使用是合理的（推荐类别Ⅱa-b）。由于出血风险增加，目前临床实践中GP Ⅱb/Ⅲa受体拮抗剂的使用已经减少，新型更强效的P_2Y_{12}抗血小板药物和比伐卢定等广泛使

用[12]。基于随机试验的结果，指南委员会认为使用血栓抽吸术并非不合理（推荐类别Ⅱa，证据等级B）。最近的研究结果并不一致，一些术者将血栓抽吸术仅限于血栓负荷严重的情况下使用[13-14]。如果可能，应该使用药物洗脱支架（DES）或裸金属支架（BMS）（推荐类别Ⅰ，证据等级A）。根据大型随机研究改善长期预后的证据，特别是靶血管再次血运重建减少且支架内血栓风险并不增加，大部分术者更倾向于使用DES[15]。如果出血风险增加或对服用1年双联抗血小板药物有顾虑，应使用BMS（推荐类别Ⅰ，证据等级C）。直接PCI应限于梗死相关动脉，目前的指南不建议同时处理其他严重的狭窄。建议在有自发性缺血症状的患者（推荐类别Ⅰ，证据等级C）和出院前无创性检查显示为中高危的患者中，对其多支冠状动脉病变行介入治疗（推荐类别Ⅱa）。目前的指南建议受到PRAMI研究结果的质疑，该研究显示直接经皮冠状动脉介入治疗的同时行多支冠状动脉病变的介入治疗可以改善预后[16]。一些大型随机研究正在进行以回答这一问题。

冠状动脉旁路移植术（CABG）被推荐用于不能行PCI的患者，以及有进行性或复发心肌缺血、心源性休克、严重的心力衰竭或其他高危特征的患者（推荐类别Ⅰ，证据等级B）。CABG很少作为直接再灌注治疗的策略，但常用于住院期间的其他适应证，特别是多支冠状动脉病变或不能行PCI的患者。

包括双联抗血小板治疗、口服抗凝药物、β受体阻滞剂、血管紧张素转化酶抑制剂（ACEI）或血管紧张素受体拮抗剂（ARB）、他汀类药物在内的后续药物治疗，危险因素控制和心脏康复对于改善长期预后、预防远期事件都非常重要。读者可参考STEMI指南中的具体建议。

不稳定型心绞痛/非ST段抬高型心肌梗死指南

ACCF/AHA关于不稳定型心绞痛和非ST段抬高型心肌梗死（UA/NSTEMI）的指南于2007年发布，然后发布了两次更新版，最近一次是在2012年[17-19]。这次报告更新了关于抗血小板和抗凝治疗的使用和特定人群比如糖尿病和慢性肾脏病患者的处理。

UA/NSTEMI的治疗指南建议概述见图2-3。根据患者的病史、体格检查、心电图、实验室检查、心脏标志物和危险因素对患者进行初始评估以确定

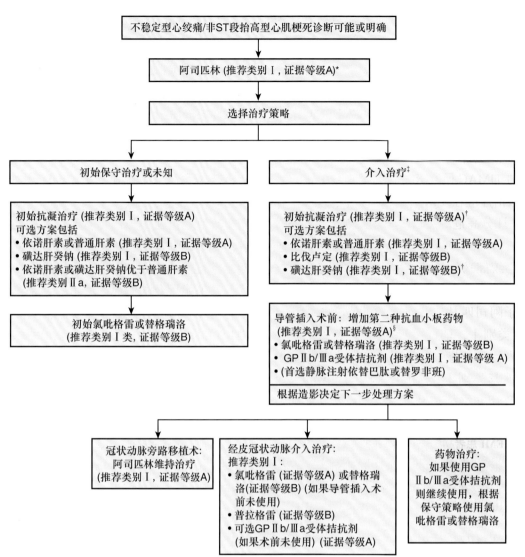

图2-3 美国心脏病学会基金会/美国心脏协会指南推荐的不稳定型心绞痛/急性非ST段抬高型心肌梗死的治疗［引自Jneid H，Anderson JL，Wright RS，et al：2012 ACCF/AHA focused update of the guideline for the management of patients with unstable angina/non-ST-elevation myocardial infarction（updating the 2007 guideline and replacing the 2011 focused update）：a report of the American College of Cardiology Foundation/American Heart Association task force on practice guidelines. Circulation 126：875-910, 2012.[19]］

译者注：按原文资料出处。* 若不稳定型心绞痛/非ST段抬高型心肌梗死患者因过敏或存在胃肠道不适而无法耐受阿司匹林，则应给予每日维持量的氯吡格雷（证据等级B）、普拉格雷（PCI患者）或替格瑞洛（证据等级C）。† 若在PCI术中使用磺达肝癸钠（推荐类别Ⅰ，证据等级B），则须合用另一种具有Ⅱa因子活性的抗凝药（如普通肝素）。‡ 介入治疗的时机一般选择在4～48 h内。若行即刻血管造影，具体请参照STEMI指南。§ 介入治疗前三联抗血小板治疗（阿司匹林、氯吡格雷、替格瑞洛）对某些高危患者来说为推荐类别Ⅱb，证据等级B。此外，应注意目前尚无证据支持联用两种P_2Y_{12}受体阻滞剂的治疗，在阿司匹林过敏时不推荐

诊断急性冠脉综合征（ACS）的可能性。如果考虑诊断或明确诊断，指南建议使用已有的危险评分比如心肌梗死溶栓治疗（TIMI）评分或全球急性冠状动脉事件注册（GRACE）评分之一评估患者的危险程度（推荐类别Ⅱa，证据等级B）。ACS低危和（或）诊断可能性小的患者可在胸痛中心治疗或留院观察24 h，监测连续心电图和心脏特异性的酶学指标。如果这些检查无缺血或梗死证据，患者应进行无创性

检查进行风险分层评估，如运动平板试验（ETT）、负荷核素显像或冠状动脉CT造影检查。如果无创性检查结果为阴性或提示心脏事件风险低，患者可出院在门诊随访。如果无创性检查结果为阳性且提示心脏事件风险增高，患者应紧急进行诊断性心导管插入术。

中高危患者应收住入院进行观察和更积极的药物治疗，并可行心导管插入术。需要注意的是单独

心脏酶学升高并不意味着高危，其可能由心肌梗死以外的其他原因所致，同样，高危患者也可能并不伴有心脏酶学升高[20-21]。

患者的危险程度影响了初始介入治疗和保守治疗策略的决定，高危患者最好接受介入治疗。选择恰当的策略，早期介入治疗或保守治疗的指南建议见表2-1。早期介入治疗的时机在三项研究中得到了验证。最大的TIMAC研究未能达到其主要终点，但强烈提示介入治疗应在发病后12～24h内进行，特别是GRACE评分高危的患者（推荐类别Ⅱa，证据等级B）[22]。

除了抗心绞痛药物治疗，所有患者均应给予抗凝治疗。抗血小板治疗的Ⅰ类推荐见图2-3和表2-2。建议尽快给予阿司匹林（阿司匹林过敏者给予氯吡格雷）（推荐类别Ⅰ，证据等级A）。中高危患者或选择初始介入治疗的患者PCI术前应给予双联抗血小板治疗（推荐类别Ⅰ，证据等级A），氯吡格雷或替格瑞洛负荷和维持使用，或GPⅡb/Ⅲa受体

表2-1　UA/NSTEMI患者初始介入治疗和保守治疗的建议

通常首选策略	患者特征
介入治疗	尽管积极药物治疗仍有静息或轻微活动后复发心绞痛或缺血 心脏标志物升高（TnT或TnI） 新出现或可能新出现的ST段压低 HF的征象或症状，或新出现或恶化的二尖瓣反流 无创性检查有高危发现 血流动力学不稳定 持续性室性心动过速 6个月内行PCI 既往CABG 评分高危（如TIMI，GRACE评分） 轻中度肾功能不全 糖尿病 LV功能下降（LVEF＜40%）
保守治疗	评分低危（如TIMI，GRACE评分） 无高危特征，患者或医生选择

引自Jneid H，Anderson JL，Wright RS，et al：2012 ACCF/AHA focused update of the guideline for the management of patients with unstable angina/non-ST-elevation myocardial infarction（updating the 2007 guideline and replacing the 2011 focused update）：a report of the American College of Cardiology Foundation/American Heart Association task force on practice guidelines. Circulation 126：875-910，2012.[19]
CABG，冠状动脉旁路移植术；GRACE，全球急性冠状动脉事件注册；HF，心力衰竭；LV，左心室；LVEF，左心室射血分数；PCI，经皮冠状动脉介入治疗；TIMI，心肌梗死溶栓治疗；TnI，肌钙蛋白I；TnT，肌钙蛋白T

拮抗剂静脉使用。如果PCI术前未使用，在PCI术中应给予氯吡格雷、替格瑞洛和普拉格雷或冠状动脉内使用GPⅡb/Ⅲa受体拮抗剂。由于有了强效的口服抗血小板药物，以及可使出血风险增加，GPⅡb/Ⅲa受体拮抗剂的临床使用已经减少。但对于复发缺血性胸痛者，指南仍推荐使用GPⅡb/Ⅲa受体拮抗剂。研究表明上游使用GPⅡb/Ⅲa受体拮抗剂无效。如果使用比伐卢定抗凝，不再使用GPⅡb/Ⅲa受体拮抗剂是合理的，因为其缺乏更大的获益并增加出血风险。推荐的抗凝药物包括普通肝素、依诺肝素、磺达肝癸钠和比伐卢定（推荐类别Ⅰ）。磺达肝癸钠和依诺肝素更适用于选择保守治疗且不太可能行介入治疗的患者。如果患者使用磺达肝癸钠，由于导管血栓的风险增加，PCI时应额外使用普通肝素。

某些更高危亚组患者需要特别考虑。已经证实糖尿病患者ACS相关的近期和远期不良事件的风险更大。随机研究结果提示这些患者初始介入治疗或保守治疗策略的选择应和非糖尿病患者类似（推荐类别Ⅰ，证据等级A）。但是，指南建议这些患者伴多支冠状动脉病变需行血运重建时首选CABG，而不是PCI（推荐类别Ⅱa，证据等级B）。FREEDOM研究比较糖尿病患者使用DES和行CABG的效果，结果显示所有亚组患者CABG的效果更好，强烈支持指南建议[23]。有证据显示2期或3期慢性肾脏病患者出现近期和远期并发症的风险也更大。指南建议这些患者行介入治疗是合理的（推荐类别Ⅱa，证据等级B）。因为行介入治疗的患者造影剂肾病的风险增加，指南建议所有患者行PCI前应计算肌酐清除率，慢性肾脏病患者冠状动脉造影和PCI前应充分水化治疗（推荐类别Ⅰ，证据等级B）。有关这些患者早期和晚期治疗的详细内容，读者可参阅ACCF/AHA的UA/NSTEMI指南[17]。

稳定型缺血性心脏病指南

2012 ACCF/AHA稳定型缺血性心脏病（SIHD）指南在2002年指南和2007年指南更新的基础上制定[24-26]。早期指南关注稳定型心绞痛，但最近的指南包括了所有SIHD疾病谱。

2012指南建议所有确诊或怀疑为SIHD的患者应根据病史、临床因素、心电图、运动试验或心脏影像学检查进行起始危险分层。运动试验除了能确

表 2-2　抗血小板治疗的 I 类推荐

2012 重点推荐更新

推荐类别 I

1. UA/NSTEMI 患者入院后应尽快给予阿司匹林，如能耐受应长期使用（证据等级 **A**）

2. 阿司匹林过敏或胃肠道不耐受的 UA/NSTEMI 患者应给予氯吡格雷（证据等级 **B**）、普拉格雷[*]（介入治疗的患者）（证据等级 **C**）或替格瑞洛[†]（证据等级 **C**）负荷剂量，随后为每日维持剂量

3. UA/NSTEMI 诊断明确，初始选择有创性治疗的中高危患者，在入院时应接受双联抗血小板治疗（证据等级 **A**）。入院应给予阿司匹林（证据等级 **A**）。入院时除阿司匹林以外的第二种抗血小板药物包括以下几种（注意没有数据支持两种 P_2Y_{12} 受体阻滞剂联用，且如有阿司匹林过敏不建议使用）：

   PCI 前：
   - 氯吡格雷（证据等级 **B**）
   - 替格瑞洛[†]（证据等级 **B**）
   - 静脉使用 GP II b/ III a 受体拮抗剂（证据等级 **A**）。首选的 GP II b/ III a 受体拮抗剂是依替巴肽和替罗非班（证据等级 **B**）

   PCI 时：
   - 氯吡格雷，如果 PCI 前未开始使用（证据等级 **A**）
   - 普拉格雷[*]（证据等级 **B**）
   - 替格瑞洛[†]（证据等级 **B**）
   - 静脉使用 GP II b/ III a 受体拮抗剂（证据等级 **A**）

4. UA/NSTEMI 患者选择初始保守治疗（即非介入治疗），除阿司匹林和抗凝治疗外，入院后应尽快给予氯吡格雷或替格瑞洛[†]（负荷剂量后每日维持剂量），并维持 12 个月（证据等级 **B**）

5. UA/NSTEMI 患者选择初始保守治疗，如果发生症状 / 缺血复发、心力衰竭或严重心律失常，应进行诊断性冠状动脉造影（证据等级 **A**）。在行诊断性冠状动脉造影前（上游），除阿司匹林和抗凝治疗外，应给予 GP II b/ III a 受体拮抗剂［依替巴肽或替罗非班（证据等级 **A**）］、氯吡格雷（证据等级 **B**）或替格瑞洛[†]（证据等级 **B**）（负荷剂量后每日维持剂量）（证据等级 **C**）

6. 计划行 PCI 的 UA/NSTEMI 患者建议给予负荷剂量 P_2Y_{12} 受体阻滞剂[‡]。应使用以下方案中的一种：
   a. 在 PCI 前或治疗时尽早给予 600 mg 氯吡格雷（证据等级 **B**）
   b. 一旦冠状动脉病变明确，且决定行 PCI[7]，应尽快且在 PCI 后 1 h 内给予普拉格雷[*] 60 mg（证据等级 **B**）
   c. 在 PCI 前及治疗时应尽早给予替格瑞洛[†] 180 mg（证据等级 **B**）

7. P_2Y_{12} 受体阻滞剂的使用时间和剂量如下：
   a. 行 PCI 的 UA/NSTEMI 患者，氯吡格雷 75 mg 或普拉格雷 10 mg 每日 1 次，或替格瑞洛 90 mg 每日 2 次至少 12 个月（证据等级 **B**）
   b. 如果使用 P_2Y_{12} 受体阻滞剂出血死亡的风险高于期望获益，应考虑提前终止治疗（证据等级 **C**）

美国心脏病学会基金会 / 美国心脏协会指南。经允许引自 Jneid H，Anderson JL，Wright RS，et al：2012 ACCF/AHA focused update of the guideline for the management of patients with unstable angina/non-ST-elevation myocardial infarction（updating the 2007 guideline and replacing the 2011 focused update）：a report of the American College of Cardiology Foundation/American Heart Association task force on practice guidelines. Circulation 126：875-910，2012.[19]

[*] 在不能行 PCI 的医院首诊的心源性休克或严重心力衰竭的患者应尽快转运行心导管插入术和血运重建，不管心肌梗死起病后的时间延迟（推荐类别 I，证据等级 **B**）

[†] 溶栓治疗后的 2 ～ 3 h 内不应行冠状动脉造影及血运重建

译者注：[‡] 适用于未长期接受这些药物治疗的患者

定冠状动脉阻塞性疾病的可能性，还提供关于运动能力的有价值信息，可以进一步帮助危险分层和治疗。2012 指南详细讨论了评估 SIHD 的最佳无创性方法，更多相关内容可参阅该指南。两类患者不应首先进行无创性检查，一是心脏性猝死或危及生命的室性心律失常患者，二是出现心力衰竭症状和体征的 SIHD 患者，这些患者应首选冠状动脉造影作为初始危险分层的检查（推荐类别 I，证据等级 **B**）。既往心肌梗死、病理性 Q 波、出现心力衰竭症状和体征、复杂性室性心律失常或未明确的心脏杂音患者应评估左心室收缩和舒张功能，并建议评估心包和瓣膜结构（推荐类别 I，证据等级 **B**）。通常使用二维超声心动图就可以获得这些信息。

如果患者行无创性检查未发现任何高危特征（标准见表 2-3），在考虑行冠状动脉造影前应给予初步试验性药物治疗。治疗应包括抗心绞痛药物、改善生活方式（饮食和运动）、控制冠状动脉危险因素（高血压、高脂血症、吸烟）。无创性检查发现高危特征的

表 2-3　稳定型缺血性心脏病的无创性风险评估

高危（年死亡率或 MI 发生率 > 3%）

1. 不能由非冠状动脉原因解释的严重静息 LV 功能不全（LVEF < 35%）
2. 既往无 MI 病史或证据的患者静息心肌灌注异常 ≥ 10%
3. 负荷心电图发现低负荷下 ST 段压低 ≥ 2 mm 或持续至恢复、运动导致 ST 段抬高或运动诱发室性心动过速 / 心室颤动
4. 严重的负荷诱发的 LV 功能不全（运动峰值 LVEF < 45% 或负荷 LVEF 下降 ≥ 10%）
5. 负荷导致的灌注异常心肌 ≥ 10% 或负荷节段评分显示多支血管病变
6. 负荷导致 LV 扩张
7. 可诱发室壁活动异常（涉及 ≥ 2 个节段或冠状动脉两支供应区域）
8. 低剂量多巴酚丁胺［< 10 mg/（kg·min）］或低心率情况下（< 120 次 / 分）发生室壁运动异常
9. CAC 评分 > 400 Au
10. CCTA 显示多支阻塞性冠心病（> 70% 狭窄）或左主干狭窄（> 50% 狭窄）

中危（年死亡率或 MI 发生率 1% ~ 3%）

1. 不能由非冠状动脉原因解释的轻 / 中度静息 LV 功能不全（LVEF 35% ~ 49%）
2. 既往无心肌梗死病史或证据的患者静息心肌灌注异常 5% ~ 9.9%
3. 劳力性症状时 ST 段压低 < 1 mm
4. 负荷导致的灌注异常心肌 5% ~ 9.9% 或负荷节段评分（多个节段）显示单支血管范围异常但无 LV 扩张
5. 涉及 1 ~ 2 个节段的小范围室壁活动异常，且只有冠状动脉单支供应区域
6. CAC 评分 100 ~ 399 Au
7. CCTA 显示冠状动脉单支 ≥ 70% 狭窄或 ≥ 冠状动脉两支中度狭窄（50% ~ 69% 狭窄）

低危（年死亡率或 MI 发生率 < 1%）

1. 低危运动平板试验评分（< 5）或达到最大运动水平时没有新的 ST 段改变或运动诱发的胸痛症状
2. 静息状态下正常或小范围的心肌灌注缺损，或负荷导致的灌注异常心肌 < 5%[*]
3. 负荷试验正常，或负荷试验时静息下的局限性室壁活动异常无变化
4. CAC 评分 < 400 Au
5. CCTA 无冠状动脉狭窄 > 50%

经允许引自 Fihn SD, Gardin JM, Abrams J, et al: 2012 ACCF/AHA/ACP/AATS/PCNA/SCAI/STS guideline for the diagnosis and management of patients with stable ischemic heart disease: a report of the American College of Cardiology Foundation/American Heart Association task force on practice guidelines, and the American College of Physicians, American Association for Thoracic Surgery, Preventive Cardiovascular Nurses Association, Society for Cardiovascular Angiography and Interventions, and Society of Thoracic Surgeons. Circulation 126: e354-e471, 2012.[26]

[*]尽管公布的数据有限，伴有高危运动平板试验评分或严重的静息 LV 功能异常（LVEF < 35%）的患者可能并不低危。

CAC，冠状动脉钙化；CCTA，冠状动脉 CT 造影；LV，左心室；LVEF，左心室射血分数；MI，心肌梗死

患者，应行冠状动脉造影明确冠状动脉病变程度以进一步行危险分层（推荐类别Ⅰ，证据等级 B）。

是否行血运重建基于以下 2 个指征：CABG 或 PCI 能否提高生存率，以及冠状动脉血运重建能否缓解初始药物治疗未能完全缓解的严重的缺血症状。建议由心脏团队来决定左主干和复杂性冠心病患者行冠状动脉血运重建的策略（推荐类别Ⅰ，证据等级 C）。建议计算 STS 和 SYNTAX 积分协助决策。对于每项技术和药物治疗都应仔细权衡风险和获益，从而选择最佳个体化方案。

有关 PCI 或 CABG 的具体血运重建建议见图 2-4 和图 2-5。指南建议行冠状动脉血运重建提高生存率的病变包括无保护左主干病变、冠状动脉三支病变或冠状动脉两支病变合并左前降支近段病变。在这种情况下，CABG 优于 PCI（推荐类别Ⅰ，证据等级 B）。部分原因是在冠状动脉多支病变患者中比较 PCI 和药物治疗的研究很少，而在冠状动脉三支病变患者中，CABG 较 PCI 死亡率更低。

采用 CABG 或 PCI 行血运重建均可以改善症状，复杂性病变（如 SYNTAX 积分 > 22）的患者首选 CABG，而既往行 CABG 的患者则首选 PCI（推荐类别Ⅱa）。

糖尿病是决定最佳血运重建方法的重要因素。随机研究和 meta 分析结果显示冠状动脉多支病变和糖尿病患者行 CABG 死亡率低于 PCI[27]。FREEDOM 研究将冠状动脉多支病变患者随机分配至 DES 介入治疗组或 CABG 组。结果显示 CABG 组死亡率和心肌梗死发生率更低。但心血管死亡率并

解剖学情况	推荐类别	证据等级
无保护左主干或复杂性冠心病		
CABG和PCI	I—推荐心脏团队处理	C
CABG和PCI	IIa—计算STS和SYNTAX积分	B
无保护左主干*		
CABG	I	B
PCI	IIa—稳定型缺血性心脏病，如果下列两种情况均存在： • 解剖学情况提示PCI并发症低危、长期预后良好可能性高（如SYNTAX积分≤22，左主干开口或体部病变） • 临床特征提示外科手术预后不佳的风险显著升高（如STS预测手术死亡率≥5%）	B
	IIa—不稳定型心绞痛/非ST段抬高型心肌梗死，非CABG适应证	B
	IIa—ST段抬高型心肌梗死，远段冠状动脉血流<TIMI 3级，PCI比CABG更快、更安全	C
	IIb—稳定型缺血性心脏病，如果下列两种情况均存在： • 解剖学情况提示PCI并发症中低危、长期预后良好可能性中至高（如SYNTAX积分<33，左主干分叉病变） • 临床特征提示外科手术预后不佳的风险升高（如中重度慢性阻塞性肺疾病、既往卒中致残或既往心脏手术史；STS预测手术死亡率>2%）	B
	III：有害——解剖学结构不适合行PCI的稳定型缺血性心脏病患者，适合行CABG	B
三支病变伴或不伴前降支近段病变*		
CABG	I	B
	IIa—对于适合行CABG的复杂性三支病变患者选择CABG而不是PCI是合理的	B
PCI	IIb—是否获益不明确	B
两支病变伴前降支近段病变*		
CABG	I	B
PCI	IIb—是否获益不明确	B
两支病变不伴前降支近段病变*		
CABG	IIa—广泛缺血	B
	IIb—无广泛缺血，是否获益不明确	C
PCI	IIb—是否获益不明确	B
单支前降支近段病变		
CABG	IIa—使用左内乳动脉可长期获益	B
PCI	IIb—是否获益不明确	B
单支非前降支近段病变		
CABG	III：有害	B
PCI	III：有害	B
左心室功能不全		
CABG	IIa—射血分数35%～50%	B
CABG	IIb—射血分数<35%且无严重左主干病变	B
PCI	数据不足	
心脏性猝死存活患者伴可能由缺血介导的室性心动过速		
CABG	I	B
PCI	I	C
不符合血运重建解剖学或生理学标准		
CABG	III：有害	B
PCI	III：有害	B

图2-4　血运重建可较药物治疗提高生存率（引自 Fihn SD，Gardin JM，Abrams J，et al：2012 ACCF/AHA/ACP/AATS/PCNA/SCAI/STS guideline for the diagnosis and management of patients with stable ischemic heart disease：a report of the American College of Cardiology Foundation/American Heart Association task force on practice guidelines，and the American College of Physicians，American Association for Thoracic Surgery，Preventive Cardiovascular Nurses Association，Society for Cardiovascular Angiography and Interventions，and Society of Thoracic Surgeons. Circulation 126：e354-e471，2012.[26]）

译者注：*冠状动脉多支病变伴糖尿病的患者，应选择行CABG而非PCI（推荐类别IIa，证据等级B）

临床情况	推荐类别	证据等级
≥1个严重狭窄应该行血运重建，经指南指导的药物治疗后仍有不能忍受的心绞痛	Ⅰ—CABG Ⅰ—PCI	A
≥1个严重狭窄，不能忍受的心绞痛，因为药物禁忌证、不良反应或患者的选择而不能接受指南指导的药物治疗	Ⅱa—CABG Ⅱa—PCI	C C
既往行CABG，≥1个严重狭窄，经指南指导的药物治疗后仍有缺血和不能忍受的心绞痛	Ⅱa—PCI Ⅱb—CABG	C C
复杂性三支病变（如SYNTAX积分>22）伴或不伴前降支近段病变，适合行CABG	Ⅱa—CABG 优于PCI	B
存活的缺血心肌由不能行移植术的冠状动脉供应	Ⅱb—心肌血运重建术辅助CABG	B
不符合无血运重建的解剖学或生理学标准	Ⅲ：有害——CABG Ⅲ：有害——PCI	C C

图 2-5　血运重建改善症状（引自 Fihn SD，Gardin JM，Abrams J，et al：2012 ACCF/AHA/ACP/AATS/PCNA/SCAI/STS guideline for the diagnosis and management of patients with stable ischemic heart disease：a report of the American College of Cardiology Foundation/American Heart Association task force on practice guidelines，and the American College of Physicians，American Association for Thoracic Surgery，Preventive Cardiovascular Nurses Association，Society for Cardiovascular Angiography and Interventions，and Society of Thoracic Surgeons. Circulation 126：e354-e471，2012.[26]）

未下降[23]。研究还发现 SYNTAX 积分和预后并不相关。相反，SYNTAX 研究并未发现糖尿病对预后有独立影响，但发现 SYNTAX 积分和预后的相关性很强[28]。这些研究的结果不同可能和每个研究中患者的疾病程度不同有关。

患者成功行冠状动脉血运重建后的管理很重要（图 2-6）。定期随访应至少每年 1 次，评估患者的症状、功能状态、药物治疗是否充分、是否有并发症包括心力衰竭和心律失常，以及危险因素的最佳治疗和生活方式改善（推荐类别Ⅰ，证据等级 C）。不稳定型心绞痛症状复发的患者（推荐类别Ⅰ，证据等级 B）和中度及以上功能受限、明确或怀疑冠状动脉多支病变的患者（推荐类别Ⅱa，证据等级 B）应行无创性检查。通常，运动试验或运动负荷核素心肌灌注显像或超声心动图更佳。

适宜标准

制定过程

ACCF/AHA 指南为临床实践的很多方面提供了坚实的基础，但仍然有一些临床情况无适用的指南。即使有相关指南，其也经常基于有限的临床研究或注册数据。一项 ACCF/AHA 指南的研究表明Ⅰ类推荐仅占指南建议的 30%，其中仅 1/3 基于 A 级证据[6]。

几乎一半的指南推荐是基于专家的意见（证据等级 C）。另一个局限性是这些推荐经常不考虑在临床决策中很重要的多种因素，比如年龄、性别、症状的严重程度、病变程度，另外，是否适合行 PCI 或 CABG 及其风险也是临床决定血运重建策略时常常要考虑的。

制定适宜标准是用来解决指南的这些不足之处，并关注那些实际工作中所记录到的有创性操作使用中的广泛差异性（包括过度使用和使用不足）。适宜标准最适合用于诊断或治疗过程。标准的制定是使用 RAND 公司创建的改良 Delphi 程序。专家委员会审查证据，包括指南以及观察性和随机研究，决定使用一项检查的决策中需要考虑的关键性因素。委员会构建这些因素的所有可能组合，将每种临床情况下支持使用该操作的证据根据"适宜""不确定""不适宜"进行排序。最近，这些术语已经改成"处理恰当""处理可能恰当"和"处理很少恰当"。和指南一样，标准经外部评审，并由主办机构批准。

冠状动脉血运重建的推荐总结

ACCF/SCAI（美国心血管造影和介入学会）/STS（美国胸外科医师协会）/AATS（美国心胸外科协会）/AHA/ASNC（美国核心脏病学会）于 2009 年联合发布了冠状动脉血运重建的适宜标准，并于 2012 年更

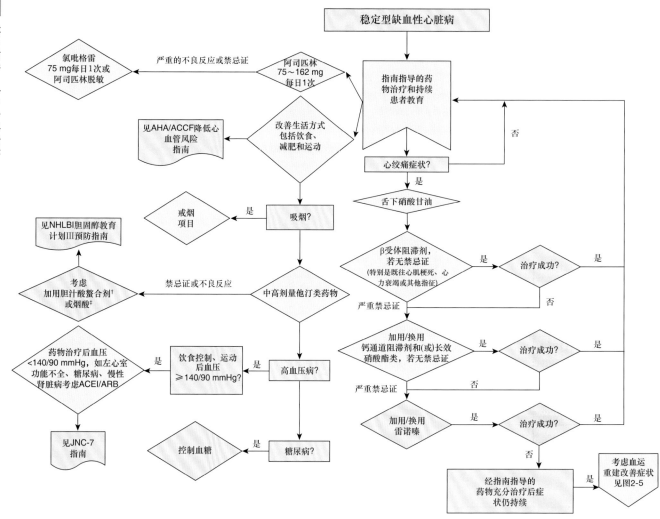

图2-6 稳定型缺血性心脏病患者的治疗。ACEI，血管紧张素转化酶抑制剂；ARB，血管紧张素受体拮抗剂；JNC，美国预防、检测、评估与治疗高血压全国联合委员会；NHLBI，美国国家心、肺和血液研究所（引自 Fihn SD，Gardin JM，Abrams J，et al：2012 ACCF/AHA/ACP/AATS/PCNA/SCAI/STS guideline for the diagnosis and management of patients with stable ischemic heart disease：a report of the American College of Cardiology Foundation/American Heart Association task force on practice guidelines，and the American College of Physicians，American Association for Thoracic Surgery，Preventive Cardiovascular Nurses Association，Society for Cardiovascular Angiography and Interventions，and Society of Thoracic Surgeons. Circulation 126：e354-e471，2012.[26]）译者注：† 甘油三酯＞200 mg/dl 时，胆汁酸螯合剂为相对禁忌，当甘油三酯＞500 mg/dl 时，胆汁酸螯合剂为绝对禁忌。‡ 营养强化剂烟酸不可作为处方药烟酸的替代

新[29-30]。在最近的版本中，5个因素被用于产生超过180个独立的临床情况。这5个因素包括临床表现（ACS 或 SIHD）、心绞痛的严重程度[加拿大心血管协会（CCS）分级]、无创性检查缺血的程度、药物治疗的程度和病变的解剖学范围（左主干、冠状动脉单支、两支或三支病变伴或不伴左前降支近段）。委员会使用1～8分将每个情况分为适宜、不确定、不适宜。非急诊指征（SIHD）患者的分级见图2-7。完整的适宜标准请参阅原文。症状轻微、没有或基本没有抗心绞痛治疗的患者，冠状动脉单支或两支病变的患者，无创性检查低危的患者，委员

会认为这些患者行 PCI 是不适宜的。相反，如果各组患者心绞痛严重（CCS Ⅱ～Ⅳ级）行 PCI 是适宜的，只要能做 PCI（无慢性完全闭塞）或负荷试验低危（译者注：原文如此，但此处应为负荷试验中危或高危）。

根据这些标准，Chan 等研究了美国国家心血管注册研究数据库（NCDR）中超过50万例 PCI 符合适宜指征的手术比例[31]。他们发现有急诊指征的大部分患者（大部分是 ACS）是适宜的（98.6%），非急诊指征（大部分是 SIHD）仅50.4% 是适宜的，11.6% 是不适宜的。其他研究表明不适宜的手术比例在

SIHD 患者中高达 25%[32]。Chan 等的研究也显示各个医院之间指征不恰当的比例差异较大（四分位距为 6.0% ～ 16.7%），这说明存在质量改进的机会。不适宜手术的最常见原因之一是症状轻微或无症状、未进行无创性评估或评估为低危、未进行药物治疗。

适宜标准的优势是其通过考虑特定流程决策中的大量关键因素能更准确地反映实践。但是，尽管已考虑多达 5 个因素，其仍不能考虑在特定患者中可能左右决策的所有因素[33]。此外，它们源自一个专家小组，绝大多数标准依赖于专家建议[34]。这导致标准作为实践和可重复性的代表的公信力下降。一项研究显示使用相同的有关心导管插入术的循证证据，两个专家小组之间的适宜性分类差异显著（多达两倍）[35]。标准能够让人们更好地理解临床实

无创性检查低危						无症状					
症状 药物治疗						负荷试验 药物治疗					
III或IV级 最充分治疗	不确定	适宜	适宜	适宜	适宜	高危 最充分治疗	不确定	适宜	适宜	适宜	适宜
I或II级 最充分治疗	不确定	不确定	适宜	适宜	适宜	高危 无/极少治疗	不确定	不确定	适宜	适宜	适宜
无症状 最充分治疗	不适宜	不适宜	不确定	不确定	不确定	中危 最充分治疗	不确定	不确定	不确定	不确定	适宜
III或IV级 无/极少治疗	不适宜	不确定	适宜	适宜	适宜	中危 无/极少治疗	不适宜	不确定	不确定	不确定	适宜
I或II级 无/极少治疗	不适宜	不适宜	不确定	不确定	不确定	低危 最充分治疗	不确定	不确定	不确定	不确定	不确定
无症状 无/极少治疗	不适宜	不适宜	不确定	不确定	不确定	低危 无/极少治疗	不适宜	不适宜	不确定	不确定	不确定
冠状动脉解剖	单支慢性完全闭塞；无其他病变	单支或两支病变；无左前降支近段病变	左前降支近段的单支病变	两支病变，包括左前降支近段	三支病变；无左主干病变	冠状动脉解剖	单支慢性完全闭塞；无其他病变	单支或两支病变；无左前降支近段病变	左前降支近段的单支病变	两支病变，包括左前降支近段	三支病变；无左主干病变

无创性检查中危						CCS心绞痛分级 I 或 II 级					
症状 药物治疗						负荷试验 药物治疗					
III或IV级 最充分治疗	适宜	适宜	适宜	适宜	适宜	高危 最充分治疗	适宜	适宜	适宜	适宜	适宜
I或II级 最充分治疗	不确定	适宜	适宜	适宜	适宜	高危 无/极少治疗	不确定	适宜	适宜	适宜	适宜
无症状 最多治疗	不确定	不确定	不确定	不确定	适宜	中危 最充分治疗	不确定	适宜	适宜	适宜	适宜
III或IV级 无/极少治疗	不确定	不确定	适宜	适宜	适宜	中危 无/极少治疗	不确定	不确定	不确定	适宜	适宜
I或II级 无/极少治疗	不确定	不确定	不确定	适宜	适宜	低危 最充分治疗	不确定	不确定	适宜	适宜	适宜
无症状 无/极少治疗	不适宜	不适宜	不确定	不确定	适宜	低危 无/极少治疗	不适宜	不适宜	不确定	不确定	不确定
冠状动脉解剖	单支慢性完全闭塞；无其他病变	单支或两支病变；无左前降支近段病变	左前降支近段的单支病变	两支病变，包括左前降支近段	三支病变；无左主干病变	冠状动脉解剖	单支慢性完全闭塞；无其他病变	单支或两支病变；无左前降支近段病变	左前降支近段的单支病变	两支病变，包括左前降支近段	三支病变；无左主干病变

图 2-7　非急诊指征的适宜标准（引自 Patel MR，Dehmer GJ，Hirshfeld JW，et al：ACCF/SCAI/STS/AATS/AHA/ASNC/HFSA/SCCT 2012 appropriate use criteria for coronary revascularization focused update：a report of the American College of Cardiology Foundation appropriate use criteria task force，Society for Cardiovascular Angiography and Interventions，Society of Thoracic Surgeons，American Association for Thoracic Surgery，American Heart Association，American Society of Nuclear Cardiology，and The Society of Cardiovascular Computed Tomography. J Am Coll Cardiol 59：857-881，2012.[30]）

第 1 部分　介入心脏病学

无创性检查高危						CCS心绞痛分级 III 或 IV 级				
症状 药物治疗						负荷试验 药物治疗				
III 或 IV 级 最充分治疗	适宜	适宜	适宜	适宜	适宜	高危 最充分治疗	适宜	适宜	适宜	适宜	适宜
I 或 II 级 最充分治疗	适宜	适宜	适宜	适宜	适宜	高危 无/极少治疗	适宜	适宜	适宜	适宜	适宜
无症状 最充分治疗	不确定	适宜	适宜	适宜	适宜	中危 最充分治疗	适宜	适宜	适宜	适宜	适宜
III 或 IV 级 无/极少治疗	适宜	适宜	适宜	适宜	适宜	中危 无/极少治疗	不确定	不确定	适宜	适宜	适宜
I 或 II 级 无/极少治疗	不确定	适宜	适宜	适宜	适宜	低危 最充分治疗	不确定	适宜	适宜	适宜	适宜
无症状 无/极少治疗	不确定	不确定	适宜	适宜	适宜	低危 无/极少治疗	不适宜	不确定	适宜	适宜	适宜
冠状动脉解剖	单支慢性完全闭塞;无其他病变	单支或两支病变;无左前降支近段病变	左前降支近段的单支病变	两支病变,包括左前降支近段	三支病变;无左主干病变	冠状动脉解剖	单支慢性完全闭塞;无其他病变	单支或两支病变;无左前降支近段病变	左前降支近段的单支病变	两支病变,包括左前降支近段	三支病变;无左主干病变

图 2-7 （续）

践中对治疗方法的应用，有助于发展更好的体系来降低差异。它们也被用于验前筛查以减少差异。由于标准可靠性较低，不应作为医疗保险的依据。

提高医疗质量的其他方式

绩效评估

绩效评估是经过选择的质量指标，这些指标是循证的、可解释的、可定义的、可操作的、可靠的、有效的、易于收集和报告。它们最常用于评估质量、比较不同机构之间的结局，已用于公众报告中[36]。因此通常数量很少。最近，ACCF/AHA/SCAI/ 美国医学会内科医生效果改善联合会（AMA-PCPI）/ 国家质量保证委员会（NCQA）发布了 2013 成人经皮冠状动脉介入治疗的绩效评估报告[37]。既往心脏病学的绩效评估都集中在急性心肌梗死（AMI）和充血性心力衰竭（CHF），而 2013 年的报告首次针对冠状动脉介入的操作。委员会确定了 10 项措施以适应以上标准，这些措施对质量改进有重要影响（表2-4）。评估范围包括诊断、患者教育和治疗。作为唯一标准，心脏康复转诊也纳入到患者对疾病的自我管理和监测。选择这些标准的详细描述和原因参见参考文献。

虽然很多 PCI 的绩效评估是为了内在质量控制，但其他绩效评估措施也用于医院质量监测和医院之间的比较。如果能收集到所有绩效的准确数据，将来可用于评估医院质量。

美国医疗保险和医疗补助服务中心（CMS）以及保险公司采用已建立的有关 AMI 和 CHF 的绩效评估方法来进行绩效工资（P4P）经济激励政策。目前的研究并未证明 P4P 是否能优于其他途径从而切实改进医疗质量[38]。此外，并不清楚 P4P 能否减少不必要的手术、降低医院和卫生保健费用。需要进一步的研究以明确 P4P 是否是改进医疗质量的有效方法。

表 2-4　ACC/AHA/SCAI/AMA-PCPI/NCQA 2013 成人经皮冠状动脉介入治疗的绩效评估报告

1. PCI 指征的完整记录
2. 选择 PCI 的适宜指征
3. 双联抗血小板治疗的评估
4. 在隐静脉移植相关疾病的治疗中使用栓子保护装置
5. PCI 前肾小球滤过率和术中造影剂使用剂量的记录
6. 放射剂量记录
7. PCI 后最佳药物治疗方案
8. 心脏康复患者转诊
9. 参与国家或地区 PCI 注册
10. 术者和医院的年 PCI 数量

引自 Nallamothu BK，Tommaso CL，Anderson HV，et al：ACC/AHA/SCAI/AMA-Convened PCPI/NCQA 2013 performance measures for adults undergoing percutaneous coronary intervention：a report of the American College of Cardiology/American Heart Association task force on performance measures, the Society for Cardiovascular Angiography and Interventions，the American Medical Association-Convened Physician Consortium for Performance Improvement，and the National Committee for Quality Assurance. Circulation 2013.[37]

公众报告

美国一些州公布了各医院经风险校正后心脏手术的预后。目的是向公众提供信息，这样患者能根据自己了解的情况决定到哪里获得最佳治疗，并且通过激励高死亡率医院改进医疗质量来改善预后。PCI预后的公众报告最近才发布[39]。公众报告能否降低费用和死亡率尚不清楚。发布PCI公众报告的3个州（纽约州、宾夕法尼亚州、马萨诸塞州）的数据显示AMI行PCI的比例低于没有发布公众报告的其他州[40]。行PCI的比例差异最大的是心源性休克患者。有趣的是，发布或未发布公众报告的各州之间死亡率并无差别。其他研究表明公众报告对于降低死亡率有积极影响[41]。这些研究中死亡率的下降可能是由于在对手术无效的患者不进行干预的选择上有了改进，但其他因素可能也产生影响，包括因被排除而未报告的死亡人数[42]。需要进一步研究确定公众报告的价值。

指南付诸实践

指南对心血管疾病的治疗提供了权威建议。但文件很长，难以阅读和综合应用于临床实践。目前已经做出了一些努力使指南更有效地应用于实践。包括AHA的"跟着指南走（Get-with-the-Guidelines）"。这是项自愿性的医院项目，出院时在简单的网络表格中记录以下信息：患者的人口学资料、住院过程、对急性冠脉综合征、卒中、复苏、心房颤动和心力衰竭二级预防指南的使用。在参加的医院中，已经显现出对绩效评估依从性的提高，以及在以上所列的所有情况中报告了更好的短期预后[43-44]。这种方法的局限性在于指南（特别是绩效评估）不适用于最不确定的领域，不适用于当地实践的差异，不适用于共病，且对基于预后的持续质量改进无处理流程。

克服这些不足的新方法是引入标准化临床评估和管理计划（SCAMP）[45-46]。目标是通过限制临床变异来改进质量，同时不断改进关键途径。由于检查和治疗的改进，SCAMP也能降低费用。该流程从识别由于不确定性和缺少足够的数据所导致的重要实践差异的领域开始。临床医生团队根据指南和专家意见创建治疗路径。明确识别知识差距的领域，并识别那些需要收集的数据，用于理解实践类型中的差距和差异。每个SCAMP倾向于简短和集中，实践中的变异作为关键组成部分不会被阻止，而是被鼓励。当出现临床路径的偏离时，医生应及时记录原因。数据应收集在特定的表格中，录入数据库。在规定的时间后，通常为6～12个月，分析SCAMP数据，关注初始阶段不确定和实践变异的领域。委员会基于结果修改SCAMP，特别关注这些偏离路径的患者。这就使得基于新知识和经验的路径持续更新，特别是针对机构和实践而言。9个州的49项SCAMP的初步经验表明临床变异减少，非必需医疗资源的使用下降、同时费用降低，权益相关人参与度提高[45-46]。

结语

医疗质量的提高是医疗卫生各个方面的根本目标。指南的制定是提高医疗质量的奠基石。尽管指南有已知的局限性，但它们仍为临床实践提供了有价值的指导，是所有其他质量改进措施的基础。适宜标准和介入心脏病学关系最密切，因为它们最适用于手术，并可能有助于减少变异、提高质量。绩效评估、绩效工资（P4P）和公众报告可能也有帮助，但需要进一步研究。更新的临床路径比如SCAMP也需要进一步研究，但通过评估实践中的变异、关注最不确定的领域，和其他方法相比已显示出优势。

参考文献

1. Geoffrey M: *Crossing the quality chasm*, Washington, DC, 2001, Institute of Medicine.
2. Califf RM: The benefits of moving quality to a national level. *Am Heart J* 156:1019–1022, 2008.
3. Gibbons RJ, Smith S, Antman E: American College of Cardiology/American Heart Association clinical practice guidelines: part i: where do they come from? *Circulation* 107:2979–2986, 2003.
4. Gibbons RJ, Smith SC, Jr, Antman E: American College of Cardiology/American Heart Association clinical practice guidelines: part ii: evolutionary changes in a continuous quality improvement project. *Circulation* 107:3101–3107, 2003.
5. Jacobs AK, Kushner FG, Ettinger SM, et al: ACCF/AHA clinical practice guideline methodology summit report: a report of the American College of Cardiology Foundation/American Heart Association task force on practice guidelines. *Circulation* 127:268–310, 2013.
6. Tricoci P, Allen JM, Kramer JM, et al: Scientific evidence underlying the ACC/AHA clinical practice guidelines. *JAMA* 301:831–841, 2009.
7. O'Gara PT, Kushner FG, Ascheim DD, et al: 2013 ACCF/AHA guideline for the management of ST-elevation myocardial infarction: a report of the American College of Cardiology Foundation/ American Heart Association task force on practice guidelines. *Circulation* 127:e362–e425, 2013.
8. Krumholz HM, Herrin J, Miller LE, et al: Improvements in door-to-balloon time in the United States, 2005 to 2010. *Circulation* 124:1038–1045, 2011.
9. Menees DS, Gurm HS: Door-to-balloon time and mortality. *N Engl J Med* 370:181–182, 2014.
10. Bradley EH, Herrin J, Wang Y, et al: Strategies for reducing the door-to-balloon time in acute myocardial infarction. *N Engl J Med* 355:2308–2320, 2006.
11. Denktas AE, Anderson HV, McCarthy J, et al: Total ischemic time: the correct focus of attention for optimal ST-segment elevation myocardial infarction care. *JACC Cardiovasc Interv* 4:599–604, 2011.
12. Stone GW, Witzenbichler B, Guagliumi G, et al: Bivalirudin during primary PCI in acute myocardial infarction. *N Engl J Med* 358:2218–2230, 2008.
13. De Luca G, Navarese EP, Suryapranata H: A meta-analytic overview of thrombectomy during primary angioplasty. *Int J Cardiol* 166:606–612, 2013.
14. Frobert O, Lagerqvist B, Olivecrona GK, et al: Thrombus aspiration during ST-segment elevation myocardial infarction. *N Engl J Med* 369:1587–1597, 2013.
15. Sabate M, Cequier A, Iniguez A, et al: Everolimus-eluting stent versus bare-metal stent in ST-segment elevation myocardial infarction (examination): 1 year results of a randomised controlled trial. *Lancet* 380:1482–1490, 2012.
16. Wald DS, Morris JK, Wald NJ, et al: Randomized trial of preventive angioplasty in myocardial infarction. *N Engl J Med* 369:1115–1123, 2013.
17. Anderson JL, Adams CD, Antman EM, et al: ACC/AHA 2007 guidelines for the management of

patients with unstable angina/non ST-elevation myocardial infarction: a report of the American College of Cardiology Foundation/American Heart Association task force on practice guidelines (writing committee to revise the 2002 guidelines for the management of patients with unstable angina/non ST-elevation myocardial infarction): developed in collaboration with the American College of Emergency Physicians, the Society for Cardiovascular Angiography and Interventions, and the Society of Thoracic Surgeons: endorsed by the American Association of Cardiovascular and Pulmonary Rehabilitation and the Society for Academic Emergency Medicine. *Circulation* 116:e148–e304, 2007.

18. Anderson JL, Adams CD, Antman EM, et al: 2011 ACCF/AHA focused update incorporated into the ACC/AHA 2007 guidelines for the management of patients with unstable angina/non-ST-elevation myocardial infarction: a report of the American College of Cardiology Foundation/ American Heart Association task force on practice guidelines. *Circulation* 123:e426–e579, 2011.

19. Jneid H, Anderson JL, Wright RS, et al: 2012 ACCF/AHA focused update of the guideline for the management of patients with unstable angina/non-ST-elevation myocardial infarction (updating the 2007 guideline and replacing the 2011 focused update): a report of the American College of Cardiology Foundation/American Heart Association task force on practice guidelines. *Circulation* 126:875–910, 2012.

20. Lindner G, Pfortmueller CA, Braun CT, et al: Non-acute myocardial infarction-related causes of elevated high-sensitive troponin t in the emergency room: a cross-sectional analysis. *Intern Emerg Med* 2013.

21. Sanchis J, Bodi V, Nunez J, et al: New risk score for patients with acute chest pain, non-ST-segment deviation, and normal troponin concentrations: a comparison with the TIMI risk score. *J Am Coll Cardiol* 46:443–449, 2005.

22. Mehta SR, Granger CB, Boden WE, et al: Early versus delayed invasive intervention in acute coronary syndromes. *N Engl J Med* 360:2165–2175, 2009.

23. Farkouh ME, Domanski M, Fuster V: Revascularization strategies in patients with diabetes. *N Engl J Med* 368:1455–1456, 2013.

24. Gibbons RJ, Abrams J, Chatterjee K, et al: ACC/AHA 2002 guideline update for the management of patients with chronic stable angina—summary article: a report of the American College of Cardiology/American Heart Association task force on practice guidelines (committee on the management of patients with chronic stable angina). *Circulation* 107:149–158, 2003.

25. Fraker TD, Jr, Fihn SD, Gibbons RJ, et al: 2007 chronic angina focused update of the ACC/AHA 2002 guidelines for the management of patients with chronic stable angina: a report of the American College of Cardiology/American Heart Association task force on practice guidelines writing group to develop the focused update of the 2002 guidelines for the management of patients with chronic stable angina. *Circulation* 116:2762–2772, 2007.

26. Fihn SD, Gardin JM, Abrams J, et al: 2012 ACCF/AHA/ACP/AATS/PCNA/SCAI/STS guideline for the diagnosis and management of patients with stable ischemic heart disease: a report of the American College of Cardiology Foundation/American Heart Association task force on practice guidelines, and the American College of Physicians, American Association for Thoracic Surgery, Preventive Cardiovascular Nurses Association, Society for Cardiovascular Angiography and Interventions, and Society of Thoracic Surgeons. *Circulation* 126:e354–e471, 2012.

27. Hlatky MA, Boothroyd DB, Baker L, et al: Comparative effectiveness of multivessel coronary bypass surgery and multivessel percutaneous coronary intervention: a cohort study. *Ann Intern Med* 158:727–734, 2013.

28. Kappetein AP, Head SJ, Morice MC, et al: Treatment of complex coronary artery disease in patients with diabetes: 5-year results comparing outcomes of bypass surgery and percutaneous coronary intervention in the syntax trial. *Eur J Cardiothorac Surg* 43:1006–1013, 2013.

29. Patel MR, Dehmer GJ, Hirshfeld JW, et al: ACCF/SCAI/STS/AATS/AHA/ASNC 2009 appropriateness criteria for coronary revascularization: a report of the American College of Cardiology Foundation appropriateness criteria task force, Society for Cardiovascular Angiography and Interventions, Society of Thoracic Surgeons, American Association for Thoracic Surgery, American Heart Association, and the American Society of Nuclear Cardiology: endorsed by the American Society of Echocardiography, the Heart Failure Society of America, and the Society of Cardiovascular Computed Tomography. *Circulation* 119:1330–1352, 2009.

30. Patel MR, Dehmer GJ, Hirshfeld JW, et al: ACCF/SCAI/STS/AATS/AHA/ASNC/HFSA/SCCT 2012 appropriate use criteria for coronary revascularization focused update: a report of the American College of Cardiology Foundation appropriate use criteria task force, Society for Cardiovascular Angiography and Interventions, Society of Thoracic Surgeons, American Association for Thoracic Surgery, American Heart Association, American Society of Nuclear Cardiology, and the Society of Cardiovascular Computed Tomography. *J Am Coll Cardiol* 59:857–881, 2012.

31. Chan PS, Patel MR, Klein LW, et al: Appropriateness of percutaneous coronary intervention. *JAMA* 306:53–61, 2011.

32. Hannan EL, Samadashvili Z, Cozzens K, et al: Appropriateness of diagnostic catheterization for suspected coronary artery disease in New York State. *Circ Cardiovasc Interv* 2014.

33. Marso SP, Teirstein PS, Kereiakes DJ, et al: Percutaneous coronary intervention use in the United States: defining measures of appropriateness. *JACC Cardiovasc Interv* 5:229–235, 2012.

34. Faxon DP: Assessing appropriateness of coronary angiography: another step in improving quality. *Ann Intern Med* 149:276–278, 2008.

35. Hemingway H, Chen R, Junghans C, et al: Appropriateness criteria for coronary angiography in angina: reliability and validity. *Ann Intern Med* 149:221–231, 2008.

36. Bonow RO, Masoudi FA, Rumsfeld JS, et al: ACC/AHA classification of care metrics: performance measures and quality metrics: a report of the American College of Cardiology/American Heart Association task force on performance measures. *Circulation* 118:2662–2666, 2008.

37. Nallamothu BK, Tommaso CL, Anderson HV, et al: ACC/AHA/SCAI/AMA-Convened PCIP/NCQA 2013 performance measures for adults undergoing percutaneous coronary intervention: a report of the American College of Cardiology/American Heart Association task force on performance measures, the Society for Cardiovascular Angiography and Interventions, the American Medical Association-Convened Physician Consortium for Performance Improvement, and the National Committee for Quality Assurance. *Circulation* 2013.

38. Eijkenaar F, Emmert M, Scheppach M, et al: Effects of pay for performance in health care: a systematic review of systematic reviews. *Health Policy (New York)* 110:115–130, 2013.

39. Resnic FS, Welt FG: The public health hazards of risk avoidance associated with public reporting of risk-adjusted outcomes in coronary intervention. *J Am Coll Cardiol* 53:825–830, 2009.

40. Joynt KE, Blumenthal DM, Orav EJ, et al: Association of Public Reporting for Percutaneous Coronary Intervention with utilization and outcomes among Medicare beneficiaries with acute myocardial infarction. *JAMA* 308:1460–1468, 2012.

41. McCrum ML, Joynt KE, Orav EJ, et al: Mortality for publicly reported conditions and overall hospital mortality rates. *JAMA Intern Med* 173:1351–1357, 2013.

42. McCabe JM, Joynt KE, Welt FG, et al: Impact of public reporting and outlier status identification on percutaneous coronary intervention case selection in Massachusetts. *JACC Cardiovasc Interv* 6:625–630, 2013.

43. Tam LM, Fonarow GC, Bhatt DL, et al: Achievement of guideline-concordant care and in-hospital outcomes in patients with coronary artery disease in teaching and nonteaching hospitals: results from the Get with the Guidelines-coronary artery disease program. *Circ Cardiovasc Qual Outcomes* 6:58–65, 2013.

44. Somma KA, Bhatt DL, Fonarow GC, et al: Guideline adherence after ST-segment elevation versus non-ST segment elevation myocardial infarction. *Circ Cardiovasc Qual Outcomes* 5:654–661, 2012.

45. Rathod RH, Farias M, Friedman KG, et al: A novel approach to gathering and acting on relevant clinical information: SCAMPs. *Congenit Heart Dis* 5:343–353, 2010.

46. Farias M, Jenkins K, Lock J, et al: Standardized clinical assessment and management plans (SCAMPs) provide a better alternative to clinical practice guidelines. *Health Aff (Millwood)* 32:911–920, 2013.

通常情况下，冠状动脉和血管手术经股动脉、桡动脉、尺动脉和肱动脉入路。最近，经锁骨下动脉和直接经主动脉入路的方法被用于经导管主动脉瓣置换术。但是介入手术常常会引起动脉穿刺点并发症[1]，因此对解剖、最佳入路选择以及最佳术后止血方法的深入探讨对于减少并发症至关重要。

经股动脉入路

引言

尽管经桡动脉入路在美国和世界范围内日益流行，但股动脉（CFA）仍然是最常用的经皮冠状动脉造影及介入治疗、结构性心脏病和周围血管疾病的手术入路[2]。股动脉因其管径较大，易于推进器械抵达心脏，深受医生的喜爱。

解剖学基础

股动脉是髂外动脉的延续，行经股鞘，分成股浅动脉（SFA）和股深动脉（PFA）（图 3-1A）。股鞘由三部分组成，从内侧到外侧分别是股管（淋巴管、淋巴结和结缔组织穿行其中），股静脉，股动脉（图 3-1B）。股动脉外侧是股神经。三者的解剖关系很重要，熟悉解剖结构可防止穿刺到股静脉和神经。股动脉在股鞘内的位置正是股动脉穿刺的理想位点，因为此处动脉管径较粗，器械容易送至心脏，受动脉粥样硬化影响小，而且正对股骨头，易于触诊和压迫止血。另外，股鞘提供了有力的限制作用，限制其内血肿扩散并填塞动脉切开处，预防假性动脉瘤的形成[3]。

对股动脉的解剖认识十分重要。熟悉解剖结构，有利于寻找正确穿刺点，减少并发症，解决穿刺中遇到的困难。找到理想的股动脉穿刺位点，不仅可有效预防穿刺点并发症，还能避免穿刺点过高和过低的问题。还要考虑到股动脉分叉的解剖变异。在大多数情况下（约77%），股骨头中点低于腹股沟韧带 15 mm，而股动脉分叉又低于股骨头[4]。因此，最佳的目标穿刺区域是在股骨头中点到股骨头下缘（图 3-2，B 区域）。但是，最理想的穿刺点则是在股骨头最内侧缘外约 1 cm、上下缘之间的区域（Rupp 法则）（图 3-2 和图 3-3）[4]。

若穿刺点过低，会穿入股浅动脉或股深动脉中，由于这些动脉管径小，可增加缺血性并发症的风险；可增加出血、血肿和假性动脉瘤的风险，因为这些小动脉没有骨性结构压迫止血，也没有股鞘的限制

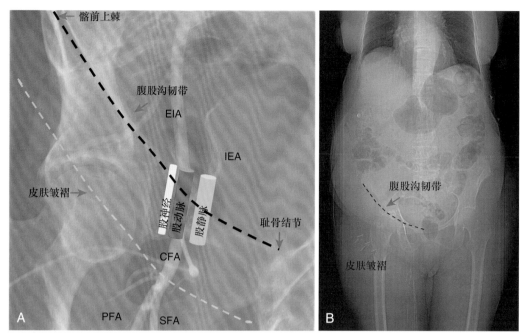

图 3-1 股动脉解剖。**A.** 股动脉与股神经、股静脉及腹股沟韧带的解剖关系。**B.** 腹股沟韧带与腹股沟皮肤皱褶的解剖变异。CFA，股动脉；EIA，髂外动脉；IEA，腹壁下动脉；PFA，股深动脉；SFA，股浅动脉（图 A 引自 Bangalore et al：Circulation 124（5）：e147-e156，2011）

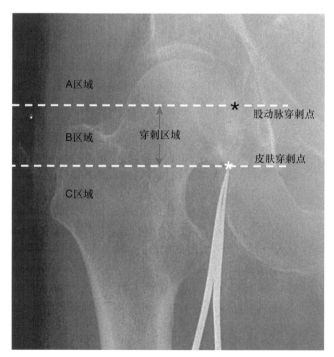

图 3-2 股动脉穿刺区域。止血钳及白色星号：理想的皮肤穿刺点；黑色星号：理想的股动脉穿刺点

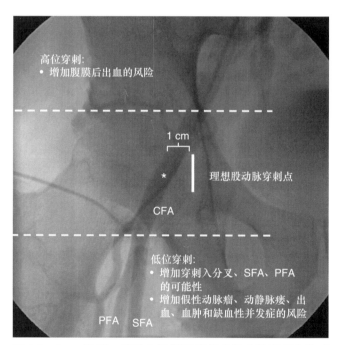

图 3-3 Rupp 法则：前后位透视下理想的股动脉穿刺点位于股骨头中点内侧缘外 1 cm 处。CFA，股动脉；PFA，股深动脉；SFA，股浅动脉

作用而导致止血效果差；同时会增加动静脉瘘和完全穿透动脉的风险，因为股静脉横跨股浅动脉[3]。另一方面，穿刺点高于腹股沟韧带时（股动脉造影示位于腹壁下动脉下界上方）会穿到髂外动脉处，因为此处缺少骨性结构，难以压迫止血，从而易发生腹膜后出血[5]。另外，在腹股沟韧带下缘进入的高位穿刺由于腹股沟韧带的阻碍，不能有效的压迫止血，因此也会导致出血和血肿。

术前注意事项

术前详细的病史和体格检查可提供一些股动脉走行路径的特点，能够排除不能选择股动脉穿刺的

患者。一些重要的临床病史，比如手术适应证，需要及时收集并记录在案。严重周围血管疾病特别是严重股动脉疾病的患者，曾行髂动脉-股动脉旁路移植术或支架置入术、腹股沟穿刺部位感染或重度肥胖、心力衰竭、严重腰背疼痛不能久卧、正在抗凝或溶栓治疗、近期使用胶原栓式血管闭合器及近期有股动脉相关并发症（如假性动脉瘤、动静脉瘘）的患者可能不适合经股动脉入路，应该考虑其他入路，如经桡动脉入路。但是，上述情况并不是股动脉穿刺的绝对禁忌证，对于这些患者来说，可以使用较细的鞘管，或选择经对侧股动脉入路。除了常规的体格检查外，还要注意腹股沟是否有感染迹象，股动脉和远端血管搏动情况（双侧足背动脉、胫后动脉及腘动脉），听诊血管杂音，并做记录。另外，若术前已行股动脉造影，仔细评估造影结果可帮助术前定位理想的穿刺部位。同时术前应评估患者的服药史及实验室检查，如血红蛋白、血细胞比容、血小板数量、凝血功能、肌酐及电解质。

穿刺过程

一侧或双侧腹股沟区需消毒备皮。应结合临床经验及患者年龄（老年患者应减量）、肝肾功能等联合使用镇静药和镇痛药物实施清醒镇静。清醒镇静相较于局部麻醉可以确保患者在术中更好的配合。手术第一步是定位与理想穿刺点对应的皮肤部位。关于股动脉穿刺的定位标志有许多（表 3-1）[6]，目前使用最多的是透视下定位（图 3-2）。在透视情况下，后前位投影可观察到股骨头，在股骨头下缘放置一金属夹。此处与皮肤穿刺点相对应，经 30° ～ 45° 进针可穿入股动脉，此处正对股骨头中点，是理想的穿刺部位。表 3-2 罗列了股动脉穿刺的相关步骤。穿刺成功后，需连接压力传感器，检测股动脉压力波形。此时波形的降低可提示股动脉或髂外动脉粥样硬化或穿刺鞘进入动脉夹层。强烈建议在进行冠状动脉造影前需进行股动脉造影（同侧 30° ～ 45° 体位）（除非患者估算的肾小球滤过率较低），以确保穿刺鞘放置正确，同时检测可能出现的并发症，如夹层、穿孔或股动脉严重动脉粥样硬化病变。同侧斜位造影不可用于确诊穿刺点过高。若在同侧斜位造影时怀疑穿刺点过高，需进行后前位或对侧斜位造影。在此阶段发现问题有助于在应用抗凝剂前制订下一步的手术方案（对穿孔、夹层患者可考虑延

表 3-1　理想股动脉穿刺点的外部标志

腹股沟 / 皮肤皱褶	皮肤穿刺点位于皮肤皱褶中点下方 2 ～ 3 cm。缺点：腹股沟韧带与皮肤皱褶之间的解剖关系存在变异，特别是在重度肥胖的患者身上，从而缺乏定位股动脉穿刺点的稳定性（图 3-1）
骨性标志	皮肤穿刺点位于腹股沟中点（髂前上棘与耻骨结节连线中点）的下方 2 ～ 3 cm。缺点：腹股沟韧带与腹股沟中点之间存在解剖变异，从而缺乏定位股动脉穿刺点的稳定性
搏动最强点	皮肤穿刺点位于股动脉搏动最强处。缺点：搏动最强处可能与理想穿刺点位置不符，尤其是重度肥胖者，导致穿刺点过高或过低
透视下的标志	透视下皮肤穿刺点位于股骨头下缘。为最稳定的股动脉穿刺标志

表 3-2　股动脉穿刺步骤

步骤 1：使用足量的局部麻醉药在皮肤穿刺点处注射皮丘然后逐层麻醉，在股动脉的上下、左右区域浸润麻醉。一般要注射 10 ～ 20 ml

步骤 2*：用一只手的食指与中指触摸股动脉，在透视下，另一手持 18 G 穿刺针，使用改良的 Seldinger 技术（血管前壁穿刺技术）在股骨头下缘呈 30° ～ 45° 穿刺。部分术者在此阶段使用透视来确保穿刺针位于股骨头中点水平

步骤 3：一旦穿刺针进入股动脉，见搏动性血液喷出后，将 0.035 英寸 J 形导丝送入股动脉、髂动脉及降主动脉。推送过程中若遇阻力，应在透视下推送导丝

步骤 4：作一 2 ～ 3 mm 的皮肤切口，退出穿刺针，并送入带有扩张管的股动脉鞘

步骤 5：撤去 J 形导丝及扩张管，用肝素盐水冲洗鞘管

步骤 6：行同侧 30° ～ 45° 斜位股动脉造影，明确鞘管与股动脉分叉处关系，如果在同侧前斜位时发现穿刺点过高，可考虑在前后位重新穿刺。部分术者倾向于在造影前保留 J 形导丝，以避免穿入血管壁增加夹层的风险

* 部分术者使用皮下隧道（nick and tunnel）法穿刺股动脉，作一与腹股沟皮肤皱褶平行的皮肤切口，用动脉钳作一隧道。优点：若有出血，血液可渗出，而非形成血肿。缺点：若在皮肤切口处未穿刺到股动脉，皮肤切口与隧道之间需要分开

迟 PCI）及术后的止血方案（人工压迫或使用闭合器）。另外，术中更换导管时，应冲洗鞘管，防止鞘管内血栓形成。

特殊注意事项

使用微穿刺针

用于 Seldinger 技术穿刺股动脉的标准穿刺针为

18G。21G 微穿刺针可将穿刺孔缩小 56%，经孔出血减少 6 倍，从而减少穿刺失误或刺穿后壁等导致的并发症[7]。但是，并没有有力证据能证明所有病例常规使用微穿刺针都可减少并发症的发生。使用微穿刺针时，如 21G 针，皮肤穿刺点对应透视下的股骨头下缘。一些术者会在刺入血管前进行透视，以确保针头到达正确的穿刺点，否则需重新调整位置。在确认有血液流出时（可能不是搏动的），将 0.018 英寸（1 英寸 = 25.4 mm）的软导丝置入股动脉及髂外动脉。最好在透视下推进导丝，因其能比细导丝更好地观察前进阻力。退出穿刺针，送入内置 3 Fr 扩张器的 4 Fr 短鞘管，撤出导丝及扩张器，可见搏动性血流，送入 0.035/0.038 英寸的导丝，并更换大小合适的股动脉鞘管。或者，可通过内置的扩张器行股动脉造影。若穿刺点过高或过低，则取出扩张器行压迫止血，并重新穿刺。

使用 SmartNeedle 经皮多普勒血管通路装置

对于难以触诊股动脉搏动的患者，可以采用 SmartNeedle（Vascular Solutions，Inc.，Minneapolis，Minn.）。SmartNeedle 是在标准导引针内腔内含有一个可分离的多普勒探头。另一端与手持式监测器相连，并通过音频输出检测血流。将 SmartNeedle 与监测器连接后调整音频参数。把针放到水中来回移动可用来测试系统，这时可听到多普勒信号。用生理盐水排尽针内空气，使用连有生理盐水注射器的穿刺针经皮穿刺，并注意听取多普勒信号。向针头注射少量生理盐水以排除气泡，当听到多普勒血流信号时，转动穿刺针。当针接近动脉时，多普勒信号会变强且有搏动性，从而协助股动脉穿刺。动脉血流的多普勒信号为搏动性的高频信号，而静脉血流为低频信号。在穿刺过程中，注意不要压迫动静脉，从而导致静脉信号缺如。穿刺点应位于信号最强的部位。当穿刺针进入动脉后，可见搏动性血流（由于探头的存在，血流可能不如使用常规穿刺针时强）。同时移去多普勒探头，并送入导丝，后续步骤与表 3-2 所述相似。与标准穿刺针相比，SmartNeedle 的优势在于初次穿刺成功率更高，并降低血肿的风险[8]。

使用超声引导

对于难以触诊股动脉搏动的患者，在超声引导下行股动脉穿刺也是一种选择。超声引导下股动脉穿刺与中心静脉穿刺相似，二者使用的方法也相似。

此方法的优点在于在穿刺前能够直接观察到血管，从而避免穿刺至病变区域，当存在解剖变异时避免穿刺至动脉分支（高分叉），或当股静脉及其分支横跨股动脉时避免损伤股静脉。其缺点是需要超声探头以及布置这些设备及操作所需要的额外时间。使用无菌套管封装 7 MHz 的血管超声探头后，将探头置于将要穿刺的皮肤位置（在透视下进行），移动探头找到股动脉分叉处（图 3-4）。股动脉可通过动脉压迫后不易变形、彩色多普勒血流方向及脉冲多普勒上的三相信号与股静脉区分（图 3-5）。在确定了无病变的股动脉节段后，可以一手持穿刺针，另一只手或由另一位术者持超声探头行超声引导下股动脉穿刺。在超声引导下行动脉周围局部麻醉，并调整穿刺针方向行股动脉穿刺。穿刺成功后可见搏动性血流。目前的超声探头具备完整的穿刺针引导及内置穿刺针位置传感器（图 3-4），能更清楚地观察穿刺针进入组织和目标血管的过程。一旦穿刺路径确定后，将穿刺针放入引导装置并在超声引导下进入血管并借助搏动的血流确认穿刺成功（图 3-4）。然后置入导丝，更换与股动脉大小匹配的动脉鞘管。

超声引导下的股动脉穿刺能够解决动脉搏动无法触及和触诊搏动穿刺失败的患者的血管入路问题[9]。但有关对所有患者均使用超声引导下股动脉穿刺的证据强度较弱。在一项对比经超声引导股动脉穿刺和触诊搏动股动脉穿刺的随机试验中，超声引导仅仅在动脉搏动微弱和大腿围达 60 cm 及以上的患者中能显著减少穿刺成功所需的穿刺次数和时间[10]。相反，在动脉搏动较强的患者中，超声引导穿刺的时间显著增加，而并发症方面二者无显著性差异。在 FAUST 研究中，常规实时超声引导仅提高股动脉高分叉患者的股动脉穿刺成功率，减少穿刺次数和时间、血管并发症和穿入静脉的风险[11]。

穿刺困难患者的股动脉穿刺方法：

严重肥胖患者

严重肥胖患者的股动脉较难触及，理想穿刺位置的皮肤可能脱落且皮下脂肪组织堆积从而造成穿刺困难。这部分患者可选择桡动脉入路，使用 SmartNeedle 或超声引导及微穿刺针也可帮助股动脉穿刺。穿刺时进针角度需大于 30°～45° 以避免高位穿刺。在穿刺针进入皮下组织穿入动脉前，可在透视下穿刺以保证正确的位置，在交换鞘管时，需

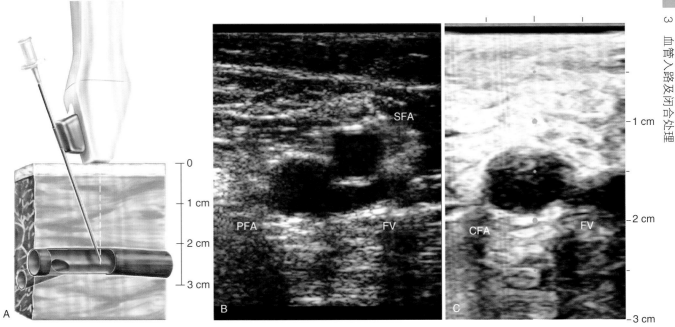

图 3-4 超声引导下股动脉穿刺。**A.** 带有穿刺引导架的超声探头。安装的穿刺引导架根据选择的不同可固定穿刺针的穿刺角度，并穿刺至皮肤下 1.5 cm、2.5 cm 或 3.5 cm 处的血管。**B.** 股动脉分叉处轴切面，分出股深动脉（PFA）及股浅动脉（SFA）。股静脉（FV）及股动脉可通过压迫来区分。**C.** 探头扫过股动脉（CFA）。在穿刺过程中，保持血管前壁在靶区域内（绿色圆点），来指引穿刺针走向（引自 Seto et al：JACC Cardiovasc Interv 3（7）：751-758，2010）

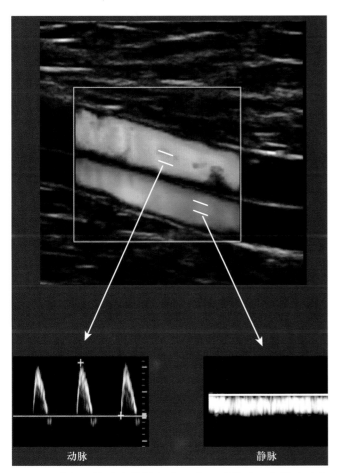

动脉　　　　　　　静脉

图 3-5 彩色及脉冲多普勒超声区分股动脉及股静脉（引自 Bangalore et al：Circulation 124（5）：e147-e156，2011）

使用长导丝及长鞘管。

髂-股动脉旁路移植患者

对于已行髂-股动脉旁路移植的患者，应该考虑其他部位的穿刺入路，如经桡动脉或对侧股动脉（如果可能的话）。若一定要行移植侧股动脉穿刺，需考虑使用微穿刺针，避免损伤移植血管。需在透视下推送导丝，过程中如遇阻力，需经微穿刺针或更换 3 Fr 的扩张器后行动脉造影，明确移植血管走行。明确血管走行后，再经原位血管或移植血管穿刺置管。

股动脉钙化患者

部分患者在透视下可见股动脉钙化，钙化灶可能显示血管的轮廓及走形。对于这些患者，可在透视引导下行股动脉穿刺，保证穿刺针（最好使用微穿刺针）在股骨头正中位置进入股动脉。该类患者股动脉可能有严重的动脉粥样硬化病变，导致血管破口不易闭合，并增加下肢缺血的风险。同时，严重钙化病变血管出血风险增加。这种情况下应选择其他血管入路，如桡动脉入路。

术后护理

股动脉穿刺的并发症与鞘管直径直接相关，因此要尽可能使用最小直径的鞘管[12]。另外，鞘管在动脉内留置时间也应最大限度地缩短。拔出鞘管时，需压迫止血或使用血管闭合器。应该避免鞘管长时间的留置，特别是大于 4 Fr 的鞘管。若手术时间较长，可考虑经桡动脉入路。术后患者需卧床休息并密切监测。卧床时间取决于穿刺位点和鞘管大小、止血措施和患者的服药情况。并定期监测患者穿刺部位及远端血管搏动情况、尿量、心脏症状、疼痛及其他可能提示系统并发症的重要症状及体征。卧床结束后，需密切监测患者活动后有无出血表现。

并发症

穿刺部位并发症是最常见的并发症。并发症的发生率根据所研究的患者人群、并发症类型和对并发症的定义不同在 < 1% 和 > 20% 的范围变化。但随着技术的发展，虽然近年来对高龄患者行介入治疗及使用抗血小板及抗凝药物的比例升高，并发症发生率却在显著下降[13-14]。股动脉穿刺点并发症可延长住院时间，并显著增加心血管疾病发生甚至死亡的概率[15-16]。股动脉穿刺点并发症的发生与患者特异性及穿刺过程特异性因素相关。患者特异性危险因素包括高龄、女性、低体重指数、高血压、周围血管疾病、出血倾向、严重肾功能不全、术前及术后抗凝治疗、活化凝血时间延长及手术时间等[13, 16-19]。手术特异性危险因素包括使用较大内径的鞘管（大于 6 Fr）[13, 20]、穿刺位点的定位[21]和 GP Ⅱ b/ Ⅲ a 受体拮抗剂的应用[22]。

出血 / 血肿

出血或血肿最常见于穿刺部位，发生率为 0.8% ~ 23%，也是最常见的穿刺部位相关的并发症[13, 23-24]。术后出现严重股动脉出血的患者相较于未出血患者，其住院时间显著延长，30 天内发病率及死亡率显著增加[13, 16, 19]。穿刺部位血肿发生的因素包括：穿刺点过高或过低、压迫止血不到位、损伤股动脉后壁、穿刺至股静脉及 GP Ⅱ b/ Ⅲ a 受体拮抗剂的应用[22]。血肿通常表现为穿刺点周围肿胀、疼痛、移动困难和（或）皮肤瘀斑。症状取决于血肿的大小（大血肿 > 5 cm，中等血肿 1 ~ 5 cm，小血肿 < 1 cm）和血肿发生的急慢性程度。血肿较大可导致血流动力学紊乱，比如心动过速和（或）低血压。一些患者可因为剧烈疼痛或血肿对血管的压迫作用

出现迷走神经反射，引起心动过缓和低血压。处理措施包括：血肿部位的按压、补液或输血（血流动力学不稳定时）、延长卧床时间以及必要时暂停抗凝抗血小板治疗。此外，密切监测血肿范围、大腿围及血常规，对于观察有无活动性出血非常重要。极少数患者可能需要手术切开引流。大多数的血肿可在数周内吸收，但要严格预防血肿部位的感染。

腹膜后出血

腹膜后出血是位于覆盖在腹腔或骨盆的浆膜层（腹膜）后的出血，通常是由穿刺点过高，穿到腹股沟韧带以上（透视下位于腹壁下动脉下缘）和（或）穿到血管后壁引起的。发生率大约 0.1% ~ 0.4%，若不能及时发现可能造成致命后果[13-14, 23-24]。危险因素包括：女性、体表面积较小、穿刺点过高、GP Ⅱ b/ Ⅲ a 受体拮抗剂的应用和慢性肾功能不全[25-26]。患者常表现为同侧胁腹或腰背部疼痛、腹部隐痛和低血压症状或体征。体格检查可见心动过速和低血压伴 Grey Turner 征（皮肤瘀斑 / 双侧胁腹皮肤青紫）或 Cullen 征（瘀斑 / 脐周青紫）（图 3-6）。通常，股动脉穿刺点未见血肿，临床仅见心动过速和低血压时需考虑腹膜后出血的可能。确诊可通过盆腔 CT 平扫（图 3-7）或股动脉造影见造影剂渗漏至盆腔（图 3-8）。处理措施包括：血流动力学不稳定时给予补液或输血，延长卧床时间，必要时暂停抗凝治疗，动态监测血压及血常规变化情况。根治活动性出血的方法包括手术清除血肿，并进行局部动脉修复或经对侧股动脉行球囊填塞。大多数情况下，延长球囊填塞时间能够达到有效止血的目的，但部分情况下可能需要使用覆膜支架。

动静脉瘘

股动脉穿刺后形成动静脉瘘（图 3-9A）的发生率比较低（ < 0.2%）[14, 23-24]。动静脉瘘的危险因素包括：穿刺位点过高或过低、多次穿刺、穿到股静脉及其分支、无效的压迫止血。患者可以无临床表现，也可以表现为腹股沟区的疼痛和肿胀。少数患者可能出现心排血量增加、下肢缺血（间歇性跛行，溃疡）或深静脉血栓形成的症状及体征。体格检查时听诊可闻及血管杂音，触诊可及震颤。

诊断多采用彩色多普勒超声检查，极少数患者需要血管造影（图 3-9A）或 CT 检查（图 3-9B）。对

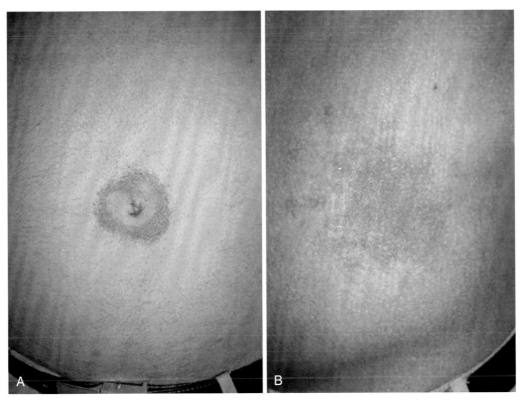

图 3-6 Cullen 征（**A**）和 Grey Turner 征（**B**）（引自 Chauhan et al：Lancet 372（9632）：54，2008）

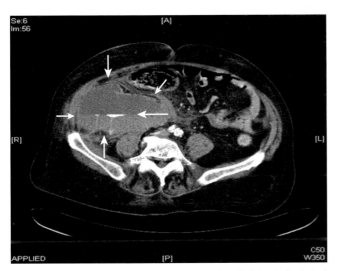

图 3-7 腹部增强 CT 显示巨大腹膜后血肿（箭头）及液平（引自 Heuer M et al：Int J Case Rep Images 1（3）：15-16，2010）

于小的动静脉瘘和临床无表现的患者，处理措施主要是观察及超声随访。对大的动静脉瘘，可以采用超声引导下压迫止血。其他措施还有球囊压迫、覆膜支架、弹簧圈封堵，若均无效，可采取手术封堵。

假性动脉瘤

假性动脉瘤是动脉管壁的一层或多层发生破裂，被周围的纤维肌性组织包裹，通过颈部或瘘道与动脉相连。其发生率约为 0.3% ～ 9.0%[14, 23-24]。

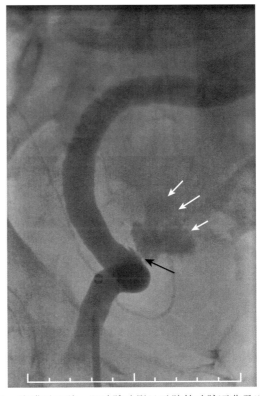

图 3-8 腹膜后血肿：股动脉造影显示髂外动脉迂曲及造影剂外渗至盆腔（白色箭头）。黑色箭头提示穿孔位置。置入覆膜支架止血失败，后行外科手术修补动脉（图片由纽约大学医学院 Ivan Pena Singh 和 Sohah Iqbal 博士提供）

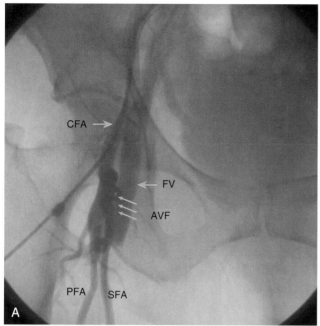

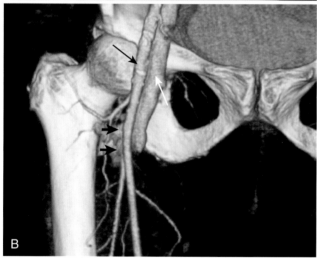

图 3-9　动静脉瘘。**A.** 股动脉造影提示股动脉及股静脉间的交通（蓝色箭头）。**B.** CT 三维重建显示股动脉（黑色箭头）及股静脉（白色箭头）间的交通。AVF，动静脉瘘；CFA，股动脉；FV，股静脉；PFA，股深动脉；SFA，股浅动脉（图 A 引自 Bangalore et al：Circulation 124（5）：e147-e156，2011。图 B 引自 Ozyuksel and Dogan. Case Rep Vasc Med 2013：712089，2013）

危险因素包括：穿刺点过低和鞘管拔出后按压不到位。患者常表现为穿刺部位的肿痛或大血肿。大的假性动脉瘤患者可表现为神经压迫症状（下肢无力和感觉异常）。假性动脉瘤破裂时可出现肿胀范围显著增加和剧烈的疼痛。体格检查可发现带有杂音和（或）震颤的搏动性肿块。彩色多普勒超声可以明确诊断（图 3-10A），也可通过血管造影或 CT 加以确诊（图 3-11）。治疗措施取决于假性动脉瘤的大小。小的假性动脉瘤（≤ 2 cm）通常可自愈，可进行人

工或机械按压止血、延长卧床时间、暂停抗凝治疗，并密切观察和超声随访。大的假性动脉瘤，可在超声引导下行人工或机械压迫或局部注射凝血酶（图 3-10B）。通常只有很少的患者需要手术治疗。

动脉闭塞

股动脉穿刺后下肢缺血的发生率较低，小于 0.8%[14, 23-24]，常由动脉血栓栓塞导致。常见的危险因素包括动脉较细、鞘管型号偏大、周围血管疾病、穿刺部位较低致穿入股浅或股深动脉、使用具有动脉内部件的血管闭合器（如 Angio-Seal）和鞘管留置时间过长。另外，足趾缺血可能是由于胆固醇栓子栓塞所致（图 3-12）。临床上典型的症状和体征包括 5P 征：疼痛、皮肤苍白、无脉、感觉异常和麻痹。可通过超声多普勒诊断，动脉造影可确定闭塞的位置。处理措施主要包括：抗凝治疗，经对侧穿刺行血管造影，行血栓切除术、血管成形术、支架置入术或进行动脉内溶栓治疗。有些病例可能需要手术切除血栓并行旁路移植。极少数病例中缺血是由于使用血管闭合器如 Perclose 或 Angio-Seal（图 3-13A-C）。斑块脱落、动脉内胶原沉积（Angio-Seal）或股动脉内膜剥脱（Perclose）是闭合器导致缺血性并发症的主要原因。

夹层

股动脉夹层是股动脉穿刺较为少见的并发症（0.2% ～ 0.4%）[24]。危险因素包括股动脉或髂外动脉粥样硬化病变，推进导丝或血管造影过程中血管迂曲、夹层等。大多数患者临床无表现，需要血管造影加以诊断。少数患者可在鞘管移除后出现下肢缺血的相关症状。处理措施：密切观察，绝大多数夹层可自愈。极少数患者可能出现病情进展，可以考虑经对侧穿刺行血管造影及血管成形术或支架置入术，或进行手术修复。

股神经病变

股神经病变是由于股动脉穿刺时损伤股神经和（或）血肿或假性动脉瘤压迫股神经所致。发生率大约 0.2%[23]。患者常表现为穿刺部位的疼痛或感觉异常，并向下肢放射，或下肢无力。体格检查可发现局部的体征，包括肢体感觉减退、肌力下降、膝反射减弱。治疗上主要是对因治疗（如针对血肿、假性动脉瘤的治疗）、对症治疗和物理治疗。

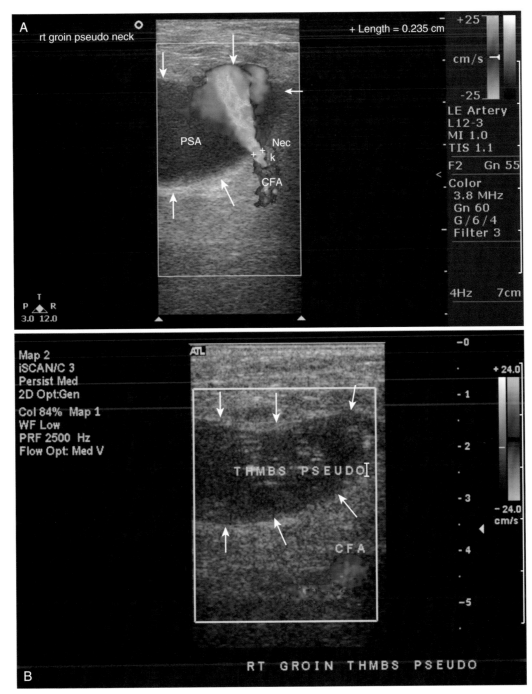

图 3-10 假性动脉瘤。**A.** 彩色多普勒超声显示假性动脉瘤（PSA）通过颈部与股动脉（CFA）相连。**B.** 超声引导下局部凝血酶注射后行彩色多普勒超声提示假性动脉瘤不再与股动脉相交通

腹股沟区感染

穿刺部位感染的发生率很低（小于 0.1%）[23]，但可能造成严重的后果，如败血症。危险因素包括：肥胖导致穿刺部位脂肪堆积、穿刺部位存在浅表感染、糖尿病、手术过程中存在污染、鞘管留置时间过长、血管闭合器的使用等。患者表现为穿刺部位的疼痛、肿胀和分泌物增加、发热和（或）白细胞增多。治疗措施包括应用抗生素和对症治疗以缓解

疼痛。极少数情况下，特别是使用血管闭合器的患者，需要手术清创及取出血管闭合器。血管闭合器相关性感染属于严重的并发症，发病率和死亡率都较高，需要积极药物治疗和手术干预[28]。大部分患者感染发生在使用闭合器后 7～10 天，需要较长时间的抗生素治疗（28 天），必要时需行外科清创和血管重建。

第 1 部分　介入心脏病学

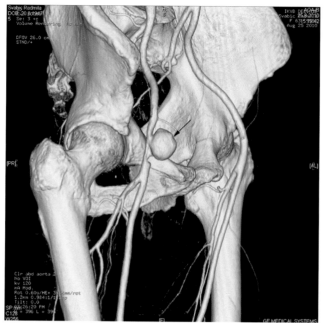

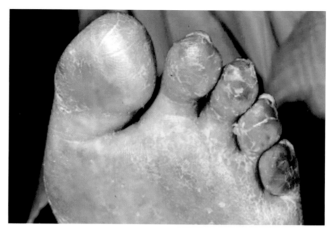

图 3-12　胆固醇栓子：脚趾处的外周栓塞性病变（引自 Dupont et al：BMJ 321：1065，2000）

图 3-11　假性动脉瘤：股动脉假性动脉瘤（黑色箭头）的 CT 三维重建（引自 Predrag Matic et al：Case Rep Vasc Med 2012，Article ID 292945，4 pages，2012. doi：10.1155/2012/292945）

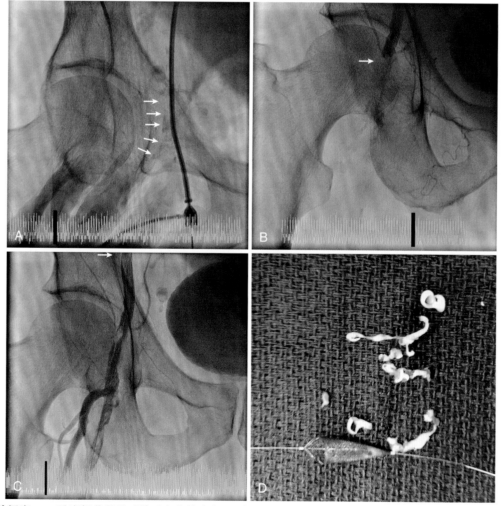

图 3-13　股动脉闭塞。**A.** 重度钙化的股动脉（白色箭头）。**B.** 钙化处使用 Angio-seal 闭合器后未见血流。**C.** 血栓切除术后重建血流可见钙化处血栓形成（白色箭头）。**D.** 使用 SilverHawk 斑块切除系统行旋切术取出胶原海绵（图 A-C 由纽约大学医学院 Sohah Iqbal 博士提供。图 D 由纽约大学医学院 Pawan Hari 和 Anvar Babaev 博士提供）

经股动脉入路的闭合处理

引言

术后对穿刺点的止血是股动脉穿刺置管术的重要部分，因为术后并发症可能很严重。导致并发症（缺血和出血）的危险因素与鞘管留置时间直接相关。因此鞘管留置时间应尽可能缩短，若没有使用抗凝药物，在诊断明确后应立即拔除动脉鞘管。术后动脉入路的止血方法有 4 种：①人工压迫止血；②机械压迫止血；③辅助加压装置 / 局部止血敷料；④血管闭合器。

人工压迫止血

人工压迫止血被认为是股动脉穿刺术后止血的金标准，也是目前全世界广泛应用的止血方法。正确的止血方法不仅可以有效止血，还能减少并发症的发生，比如出血或血肿、假性动脉瘤等。以下几种情况，应立即拔除鞘管：未使用抗凝药物且诊断明确后；肝素应用后活化凝血时间（ACT）小于 150 ~ 160 s 或部分凝血活酶时间（PTT）小于 45 s；停用依诺肝素 6 ~ 8 h 后；停用比伐卢定 2 h 后；溶栓治疗后纤维蛋白原大于 150 mg/dl。对于充分抗凝的患者，拔除鞘管后应考虑使用血管闭合器。人工压迫止血的一般原则为按压部位正确、按压时间充分。需要强调的是，动脉穿刺点位于皮肤穿刺点正中偏上 2 cm 处，因此应按压动脉穿刺点，而不是直接按压皮肤穿刺点。按压时间不尽相同，取决于鞘管大小及其他因素，如患者的血压，抗凝情况等。通常来讲，每 1 个 Fr 对应 5 min。但 4 Fr 或 5 Fr 的动脉鞘管一般压迫 10 ~ 15 min 可止血，8 Fr 或 9 Fr 的静脉鞘管需要压迫 5 ~ 10 min。同时可辅助采用机械压迫装置进行长时间压迫。表 3-3 列出了人工压迫止血的步骤。人工压迫止血的优点是并发症发生率低，动脉内外没有残留物[29-31]。缺点包括：若应用抗凝剂，需等待较长时间才能拔除鞘管；拔除鞘管时的不适感（术者及患者均存在）；卧床时间较长；按压不到位可导致并发症（如出血、血肿、假性动脉瘤或动静脉瘘等）及住院时间延长。最近的研究证明，拔除 5 Fr 鞘管后 1 h[12, 32] 或 6 Fr 鞘管后 1.5 h[33-34] 下床活动是安全的，从而缩短住院时间。

机械压迫止血

机械压迫止血是指利用机械装置外部加压达

表 3-3　人工压迫股动脉止血步骤

术前准备：

- 确认距最后一次抗凝已有足够的时间（如文中所述）
- 确保患者血压正常，如有必要应行降压治疗
- 心电监护，连续监测心率，每 1 ~ 2 min 测量 1 次血压
- 调整病床至操作舒适高度（防止术者背部劳损）
- 将患者移动至病床边缘靠近术者（防止术者背部劳损）
- 通知护士备好药物，以应对迷走神经反射发生
- 观察穿刺点有无血肿
- 评估远端血管搏动情况（足背动脉及胫后动脉）

手术步骤

- 鞘管及周围组织消毒
- 剪去固定线
- 回抽鞘管，除去可能存在的血栓
- 用三根手指触诊皮肤出口近心端 1 ~ 2 cm 处
- 用三根手指轻轻压迫动脉穿刺处（注意不是皮肤出口处），拔出股动脉鞘，此时允许血液回流，以带走可能残留的血栓。此时施加过大的压力，可能会压迫鞘管，或导致已经形成的血栓脱落
- 继续用三根手指沿股动脉走行压迫。或沿动脉走形放置一卷纱布，用手掌压迫动脉
- 双肘不要弯曲，身体前倾，用上半身的体重施加压力
- 压迫时间随使用鞘管大小的不同而变化（通常来讲，每 1 个 Fr 对应 5 min）。但一般情况下，4 Fr 或 5 Fr 的动脉鞘管压迫 10 ~ 15 min 可止血，8 Fr 或 9 Fr 的静脉鞘管需要压迫 5 ~ 10 min
- 如有静脉鞘管，需先移除静脉鞘管 5 min 后再移除动脉鞘管（避免动静脉瘘的形成）
- 在压迫的最后 5 min 中，逐渐降低压力至初始压力的 25%
- 若有迷走神经反射的任何症状（恶心、呕吐、出汗、心动过缓或低血压），降低压迫力度（在确保止血的前提下），如有需要，可注射阿托品或补液治疗
- 评估并记录远端血管搏动情况（足背动脉及胫后动脉）

术后管理

- 局部消毒
- 使用透明敷贴覆盖（应避免使用不透明敷料，因其可能掩盖出血或血肿）
- 监测有无出血症状（穿刺部位、心率、血压监测）
- 患侧下肢伸直并卧床休息。大致的时间标准为 1 Fr 的鞘管内径对应 1 h（如 6 Fr 对应 6 h）
- 嘱患者勿在咳嗽时抬头或用力，以防腹压增高导致动脉穿刺点出血

到止血的目的。这种压迫止血方法可以单独使用，也可作为人工按压的辅助加压措施。目前机械压迫止血主要有两种形式，分别为 C 形夹压迫止血器［CompressAR（Advanced Vascular Dynamics）、Clamp Ease（PressureProducts，Inc.）］和气压装置（FemoStop，Radi MedicalSystems AB，St. Jude

Medical，Inc.）。C 形夹压迫止血器由金属底座、与底座相连的可旋转的金属杆、滑动式调节臂和上下两个压力锁定装置组成（图 3-14A）。术前注意事项与表 3-3 所述相似。首先将滑动式调节臂升到最高位置，旋转支撑杆使调节臂不要对着患者。将底座放置在患者股动脉鞘管处臀部的床垫下。将调节臂旋转至需要的高度，在调节臂头端放置 1 个一次性透明垫。触诊距皮肤穿刺点近心端 1 ～ 2 cm 处，缓慢下调调节臂至合适位置，确保鞘管正对圆盘中心的 V 形缺口（图 3-14B）。注意不要在一次性透明垫和皮肤之间加垫任何东西，包括纱布。然后锁定顶端，一手拔除动脉鞘管，另一手加压，确保有足够的血液回流冲走残余的血栓后立即施加足够的压力止血。压力以保证止血，且不影响远端血管的搏动为宜（图 3-14C）。若有出血，可增加压力。若远端血管搏动消失，需在 2 ～ 3 min 内减少压力。施加压力时，应缓慢上下滑动调节臂，使压力缓慢释放，同时检查穿刺点是否有出血。若有出血，降低调节臂高度至出血停止。重复上述步骤直至彻底去除装置且不再出血。术后管理见表 3-3。

　　气压装置如 FemoStop，由可充气的透明袋、放置于患者臀部下的可调节皮带和一个带有压力计的

充气泵组成，压力计可使其压力调节至所需的最佳水平（图 3-15A）。使用前的注意事项同表 3-3。将皮带放置于穿刺点水平的臀部下方，并确保两侧长度相等（图 3-15B）。检查患者足背动脉搏动情况并记录。将可充气透明袋定位于动脉穿刺点处（皮肤穿刺点中部上方 1 ～ 2 cm 处），再用置于患者臀下的皮带将塑料弓板固定（图 3-15C）。回撤鞘管至其中点远离充气透明袋压迫部位，调节皮带以确保弓板与股动脉穿刺部位垂直。若同时使用股静脉鞘管，应将压力调至 20 ～ 30 mmHg，在拔除股动脉鞘管前先撤去静脉鞘管。充气至 60 ～ 80 mmHg，拔除股动脉鞘管，并迅速将压力调至高于患者收缩压 10 ～ 20 mmHg 或不再出血水平。高于收缩压的加压时间最多不应超过 3 min，然后逐渐减压，以能摸到足背动脉搏动而又无穿刺部位出血为度。压迫后需要注意的事项已在表 3-3 列出。压迫适当时间后，每 2 ～ 3 min 降低压力 10 ～ 20 mmHg 直至压力降为 0。若再出血，充气加压至 10 ～ 20 mmHg 或出血停止，等待 10 min 后再降低压力。止血成功后，如表 3-3 所述使用透明无菌敷贴覆盖穿刺部位。FemoStop 装置与人工按压或 C 形夹压迫止血器相比，其优点包括：患者感觉更舒适，与血液直接接触少，压力计使压力更精确

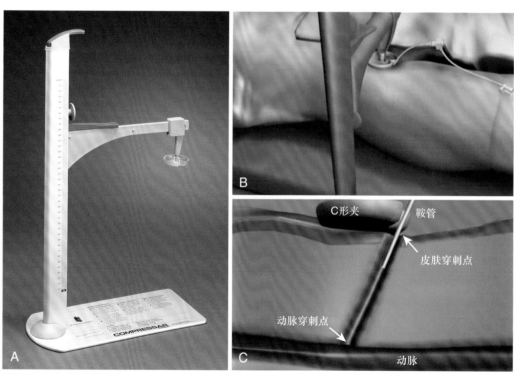

图 3-14　**A.** C 形夹压迫止血器［CompressAR（Advanced Vascular Dynamics）］由金属底座、旋转金属杆、滑动式调节臂和连接在调节臂上的透明盘组成。**B.** C 形夹压迫止血器使用方法：降低 C 形夹调节臂位置，确保鞘管正对圆盘中心的 V 形缺口。**C.** C 形夹压迫止血器使用方法：C 形夹应放置在动脉穿刺点（箭头）的上方，而非皮肤穿刺点（箭头）（引自 Advanced Vascular Dynamics™，© 2014。版权所有）

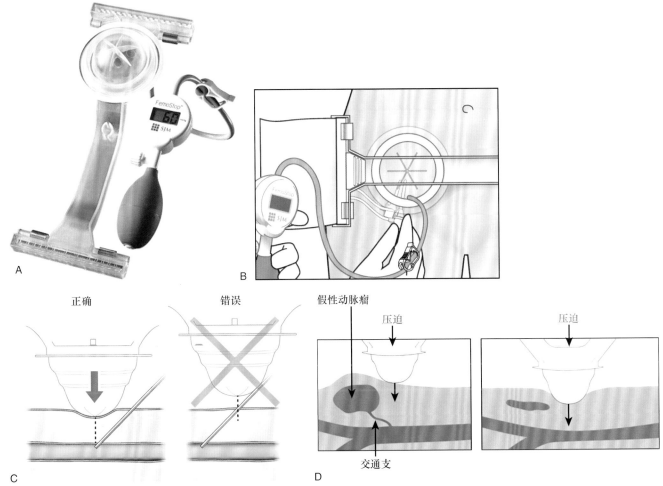

图 3-15 **A.** FemoStop 装置（St. Jude Medical）。**B.** FemoStop 装置（St. Jude Medical）使用方法：回撤部分股动脉鞘管，将皮带放置于患者穿刺点水平臀部下，确保两侧皮带长度相等，连接装置，股动脉鞘管中点应位于充气透明袋压迫范围外。**C.** FemoStop 装置（St. Jude Medical）使用方法：充气透明袋位于动脉穿刺点处，而非皮肤穿刺点处。**D.** FemoStop 装置（St. Jude Medical）用于治疗假性动脉瘤：在超声引导下，将透明充气袋置于交通支上，并延长压迫时间（引自 St. Jude Medical™，© 2014。版权所有）

可控，止血效果明显等。另外，该装置还能在超声引导下对假性动脉瘤进行加压治疗（图 3-15D）。

辅助加压装置 / 局部止血敷料

此种方法主要使用可加快局部凝血的药物，并常作为人工压迫及机械压迫的辅助方法。术前的注意事项同表 3-3。首先，穿刺部位消毒后，在皮肤穿刺点正中上方 1～2 cm 处触及动脉搏动。压迫动脉穿刺点，并在穿刺部位覆盖止血敷料。嘱患者深吸气，在深呼气的同时拔除动脉鞘管，此时允许血液回流，从而冲走残存的血栓，并激活敷料上的止血药物（图 3-16）。继续压迫动脉穿刺处至血管闭塞，3 min 后缓慢释放压力同时保持穿刺点及止血敷料部位的压力。止血后，使用无菌纱布及透明敷料覆盖止血敷料。止血敷料可明显缩短人工压迫时间。表

3-4 列出了几种常用的局部止血敷料。一些小规模的随机试验对比了使用止血敷料与单独使用人工压迫的效果，但结果不尽相同，而且暂时还没有可靠证据能证明此方法能缩短患者的卧床时间[35-37]。

血管闭合器

血管闭合器（VCD）于发明于 20 世纪 80 年代，是一类替代血管造影后人工压迫和机械压迫的有效止血方法。该装置通过机械方法闭合动脉穿刺点，经常在介入导管室甚至充分抗凝患者身上使用。美国一项包括 180 万行 PCI 患者的数据显示血管闭合器使用率高于 60%，是美国用于动脉通路止血的主要方式[24]。早期研究显示使用血管闭合器发生血管相关并发症的风险高于人工压迫止血[28-30, 38-41]，但也有研究指出血管闭合器在减少并发症方面不劣

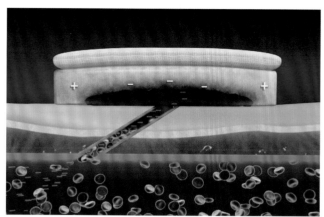

图 3-16　局部止血敷料（Clo-Sur P.A.D.）。敷料带正电荷，可吸引带负电荷的红细胞，加快组织通道的凝血过程（引自 Merit Medical System™，© 2014。版权所有）

于[31, 42]，甚至优于后者[43-46]。目前为止，来自 180 万行 PCI 患者的大数据显示，与单纯人工压迫止血相比，Angio-Seal、Perclose、StarClose、Boomerang ClosureWire 及止血敷料可显著降低出血及血管并发症的发生率[24]。需要强调的是，随着技术和（或）理念的进步，各种止血方式包括人工压迫止血的并发症发生率都在降低。这些止血装置的优点在于缩短止血时间、卧床时间及住院时间，利于门诊 PCI 手术的开展，手术当天即可出院并可提高患者的满意度[45, 47-52]。缺点在于费用较高及下面谈到的一些并发症。一项针对 23 813 例行冠状动脉介入手术的患者的分析显示，血管闭合器应用失败（定义为未成功放置血管闭合器或未能立即达到穿刺点止血）的发生率，StarClose 最高（9.5%），Perclose 次之（6.1%），Angio-Seal 最低（2.1%）[53]。同时，血管闭合器应用失败的患者，之后发生血管并发症的风险也显著增加，包括严重并发症如腹膜后出血、下肢缺血、需外科手术修补的并发症及轻微并发症如腹股沟区出血、血肿（≥ 5 cm）、假性动脉瘤或动静脉瘘[54]。这是因为血管闭合器常常应用于接受充分抗凝治疗的患者，所以一旦当血管闭合器应用失败，常导致严重的并发症。另外，血管闭合器也是感染的重要来源（参见"腹股沟感染"）。

常用的血管闭合器已在表 3-5 列出。血管闭合器的分类方法有很多，例如根据作用模式、是否有残留物、残留物在血管内还是血管外、残留物是暂时的还是永久的来进行分类[7]。

1. 主动型血管闭合器与被动型血管闭合器

主动型是通过锚钉及胶原海绵（Angio-Seal）、缝线（Perclose）或镍钛夹（StarClose）主动闭合血管穿刺处。被动型血管闭合器则是通过密封剂、凝胶泡沫（Mynx，FISH，Exoseal）或凝血酶（促进凝血）被动封堵血管穿刺点。

2. 有残留物和无残留物

Angio-Seal，Perclose，StarClose，Mynx 等血管闭合器会有异物（锚钉、胶原海绵、缝线、夹、密封剂）残留在体内，可能导致感染。新的装置如

表 3-4　局部止血敷料

产品名称	活性药物	作用机制
CELOX Vascular（Advanced Vascular Dynamics）	壳聚糖	天然多聚糖，不依赖机体正常的凝血机制
D-Stat Dry（Vascular Solutions）	凝血酶介导	凝血酶介导的促凝血药。有些包含氯化银，具有抗菌作用
HemCon Patch PRO（Hemcon）	具有抗菌作用的壳聚糖衍生物	带有正电荷的聚合物可吸引及黏附红细胞，加速止血。同时具有抗菌作用，不具有促凝物质，对抗凝患者有效
Neptune Pad（Biotronik）	藻酸钙	促进凝血反应，具有抗菌作用
QuikClot（Z-medica）	白陶土	激活凝血反应及血小板黏附
Scion Clo-Sur Plus PAD（Merit Medical Systems，Inc.）	醋酸多聚亚胺硫磷（壳聚糖形式）	带有正电荷的聚合物可吸引及黏附红细胞，加速止血
StatSeal ADVANCED（Medline）	局部止血粉	激活机体自身的凝血反应
Syvek Patch，PS，NT（Marine Polymer Technologies）	聚乙酰氨基葡萄糖	通过促进红细胞及血小板聚集加速凝血过程。具有局部收缩血管功能
V + Pad（Angiotech）	右旋氨基葡萄糖	激活机体自身的凝血反应

表 3-5　临床中使用的血管闭合器

主动型	被动型
Angio-Seal（St. Jude Medical, Inc., St. Paul, Minn.）	Boomerang（Cardiva Medical,
Mountain View, Calif.）	
AngioLink（Medtronic CardioVascular, Santa Rosa, Calif.）	Duett（Vascular Solutions, Inc., Minneapolis, Minn.）
FISH（Morris Innovative Research, Bloomington, Ind.）	Mynx（AccessClosure, Mountain View, Calif.）
Perclose（Abbott Vascular, Santa Clara, Calif.）	VasoSeal（Datascope Corp., Montvale, N.J.）
StarClose（Abbott Vascular, Santa Clara, Calif.）	ExoSeal（Cordis Corporation, Miami Lakes, Fla.）
SuperStitch（Sutura, Inc., Fountain Valley, Calif.）	
Catalyst（Cardiva Medical, Inc., Sunnyvale, Calif.）	

表中仅列出 FDA 批准的闭合器。
引自 Bangalore S, Bhatt DL：Femoral arterial access and closure. Circulation 124（5）：E147-E156，2011.

AXERA Access 装置（Arstasis）穿刺角度小且穿刺路径更长，可自行封闭穿刺部位，且止血时不留异物（图 3-17）[56]。与此相似的还有 Cardiva Catalyst（Cardiva Medical, Inc.），其包含一个双凸形的催化盘，经导丝递送至血管穿刺处后，表面生物相容性的涂层可加速组织通道的止血过程。成功止血后，催化盘被降解，并被机体清除，无异物残留（图 3-18）。

3. 残留物位于动脉内和动脉外

StarClose 和 Mynx 闭合器会在动脉外残留异物，而 Angio-Seal 和 Perclose 会在动脉内残留异物。

4. 残留物为暂时的和永久的

Angio-Seal 和 Mynx 血管闭合器的残留物经过一段时间后可以自行降解吸收，但有些闭合器如 PerClose 和 StarClose 血管闭合器残留的异物是永久存在的。

下面我们将讨论最常用的四种血管闭合器——基于胶原海绵（Angio-Seal）、基于缝线（Perclose）、基于镍钛夹（StarClose）和基于密封剂的闭合器（Mynx）。

基于胶原海绵的血管闭合器——Angio-Seal

Angio-Seal 闭合器（St. Jude Medical, St. Paul,

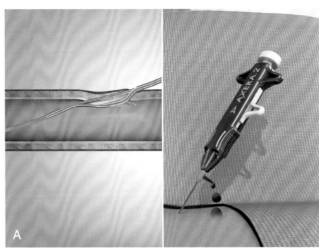
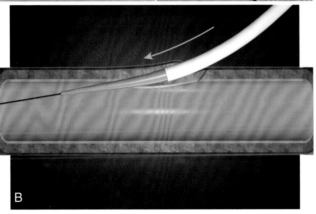

图 3-17　AXERA Access 装置（Arstasis）。**A.** 该装置穿刺角度小，穿刺路径长，止血时不留异物。图片显示穿刺针进入血管时，角度小，路径长。**B.** 鞘管进入血管时，形成小角度，长路径（引自 Arstasis™，© 2014。版权所有）

Minn.）是美国最常用的一种血管闭合器，其使用方法易于掌握，且成功率高（＞ 97%）[57]。装置包括 1 个小型可吸收固定锚板（2 mm×10 mm）、1 个可吸收胶原海绵及 1 根可吸收缝线。闭合器到位后锚板于血管腔内打开，并于血管外释放胶原海绵，胶原海绵与锚板通过缝线相连，形成类似三明治结构从而达到封闭血管的目的。胶原海绵、锚板及缝线在 3 个月内可自行吸收，不留异物。

该装置主要由定位鞘、可通过缝线固定锚板及胶原海绵的输送装置及 0.035 英寸或 0.038 英寸的 70 cm 长的 J 形导丝组成。操作方法在表 3-6 列出（图 3-19）。90 天后缝线、锚板和胶原海绵均会被吸收，动脉内没有残留物。所以 90 天后可再次行穿刺术，若在此之前需要行穿刺术，可以在旧穿刺点附近 1 cm 处穿刺。需要注意的是 Angio-Seal 闭合器只有 6 Fr 和 8 Fr 两个型号。但有利用两个 Angio-Seal 闭合器成功封堵 10 Fr 动脉穿刺处的病例报道[58]。在此

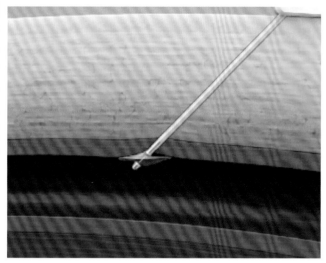

图 3-18　Cardiva　Catalyst 装置（Cardiva Medical，Inc.）。双凸催化盘经导丝递送至动脉内封闭血管穿刺处。其表面生物相容性的涂层可加速组织通道的止血过程。VASCADE 血管闭合系统（vascular closer system，VCS）是研发的新版本。VASCADE VCS 是血管外的、可生物降解的股动脉闭合系统，不遗留永久性异物，在一项包含了 420 例患者的多中心前瞻性随机研究中，相较于人工压迫止血，VASCADE VCS 可显著降低轻微并发症的发生率（1% vs. 7%）。数据来源于 RESPECT 研究［Journal of Invasive Cardiology，2015（in press）］（引自 Cardiva Medical Inc.™，© 2014。版权所有）

报道中，利用两根 Angio-Seal 的 J 形导丝送入 10 Fr 的鞘管内并将鞘管撤除。然后将一个 Angio-Seal 闭合器沿其中一根导丝送入穿刺通路，此时若能止血，在保证胶原海绵压力的同时拔出另一根导丝；若仍有出血，将另一个闭合器沿另一根导丝送入穿刺通路达到封堵的目的［58］。

基于密封剂的血管闭合器——Mynx

Mynx 闭合器（AccessClosure，Mountain View，Calif.）主要作用于血管外，准确定位后于血管外表面释放合成水凝胶（聚乙二醇密封剂），其头端的小球囊在血管内壁封闭穿刺口。水凝胶可迅速吸收血液和其他皮下积液而膨胀，对穿刺点形成物理性压迫，达到止血目的。止血满意后抽瘪球囊并撤除，血管内不留异物，密封剂亦于 30 天内完全吸收。该装置的作用原理为被动闭合。

这种闭合器主要由球囊导管、聚乙二醇密封剂（MynxGrip 装置）和 10 ml 球囊注射器组成。通常用于 5 ～ 7 Fr 鞘管的血管封堵。具体步骤已在表 3-7 列出（图 3-20）。此闭合器的成功率为 91% ～ 93%，

表 3-6　Angio-Seal 使用步骤

术前准备

- 行同侧股动脉造影（30°～ 45°）观察股动脉鞘管位置，并排除并发症（夹层、穿孔）
- 不适用 Angio-Seal 的情况包括：血管直径较小（< 4 mm），穿刺点过低（分叉处、股浅动脉、股深动脉），穿刺点过高（高于腹壁下动脉水平），股动脉置管处有中重度周围血管疾病，对牛肉制品、聚乳酸或胶原制品过敏
- 股动脉置管区域消毒
- 回抽股动脉鞘管以抽出可能存在的血栓，生理盐水冲洗鞘管

手术步骤

- 根据动脉鞘大小选择 6 Fr 或 8 Fr 的 Angio-Seal 闭合器
- 送入 J 形导丝，并撤除鞘管
- 将导引管送入定位鞘管，直至听到咔嚓声，沿 J 形导丝送入定位鞘管，至搏动性血液从导引管涌出
- 回撤定位鞘管和导引管至血液不再涌出，然后再送入至血液再次涌出，此时定位鞘管远离血管穿刺点，并位于股动脉内
- 一手固定定位鞘管，另一手拔出导引管及导丝
- 将闭合器装置送入定位鞘管并向前推进直至其卡紧。此时锚板呈漂浮状释放在血管中
- 固定定位鞘管，回抽安全帽完全至后方锁定位置。此时锚板卡紧在鞘的前端，与血管壁平行
- 慢慢回撤装置，直到感到阻力，此时锚板已紧贴血管壁，同时暴露胶原海绵
- 退出整个装置，并将调节管向内推，将胶原海绵压缩至接近锚板处
- 在缝线上有 Clear stop 标记，在标记以下部位剪断缝线，移除调节管
- 在皮肤表层下剪断缝线，遗留尽可能短的缝线
- 此时已放置好 Angio-Seal 闭合器

术后管理

- 检查股动脉及肢体远端血管搏动并记录
- 穿刺点使用透明敷贴覆盖
- 锚板、胶原海绵及缝线可被人体完全吸收（90 天内）
- 术后 90 天可在原穿刺位点再次穿刺。若 90 天内需重新穿刺，穿刺点应位于原穿刺点近心端或远心端 1 cm 处

欲了解更多详情，请参阅产品信息

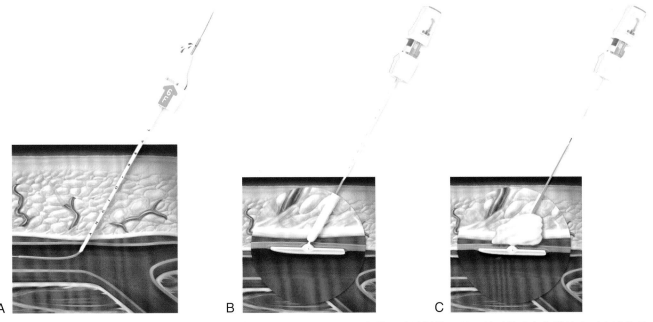

图 3-19 Angio-Seal 闭合器（St. Jude Medical）使用方法。**A.** 通过导丝交换股动脉鞘管，送入导引管及定位鞘管直至血液从导引口涌出。**B.** 安置锚板，同时可见胶原海绵。**C.** 胶原海绵被调节管压缩至接近锚板处（引自 St. Jude Medical™，© 2014。版权所有）

表 3-7 Mynxgrip 血管闭合器使用步骤

术前准备

- 行同侧股动脉造影（30° ～ 45°）观察股动脉鞘管位置，并排除并发症（夹层、穿孔）
- 不适合使用 Mynx 闭合器的情况包括：血管直径小于 5 mm，穿刺部位严重周围血管疾病，既往股动脉手术、支架置入或血管移植，凝血功能异常，不能控制的高血压及严重肥胖
- 股动脉穿刺区域消毒
- 回抽股动脉鞘管以抽出可能存在的血栓，生理盐水冲洗鞘管

手术步骤

- 根据动脉鞘管大小（5 Fr 或 6/7 Fr）选择 MynxGrip 闭合器
- 使用注射器抽吸 2 ～ 3 ml 的生理盐水，将其连接至活塞并抽真空，向球囊内充气，直至充气指示器上的黑色标记完全暴露，检查球囊是否漏气，后抽出球囊内的气体并保持注射器位于中间位置
- 将 MynxGrip 送入股动脉鞘管直至白色标记处，此时球囊远离股动脉鞘管
- 使用注射器向球囊内充气直至充气指示器黑色标记完全暴露，关闭活塞结束充气
- 抓住手柄并回撤导管直至感觉到两次阻力。第一次是球囊靠近鞘管远端，第二次是球囊紧靠血管穿刺点
- 打开鞘上的活塞，此时不应有血液流出，用膨胀的球囊充分止血
- 轻轻回拉装置并保持一定的张力，将滑梭推进直至感觉到阻力，此时将密封剂送入
- 回撤动脉鞘管直至滑梭在指定部位锁紧，并继续回撤装置保持一定张力
- 向前推送白色小管直至绿色标记完全暴露，此时已将密封剂紧贴于血管外壁
- 保持 30 s，然后将装置放下 90 s
- 将注射器抽至负压并锁定，轻压腹股沟，打开活塞，放出球囊内气体
- 撤去装置，并按压 60 s
- 评估止血效果，如有需要继续按压

术后管理

- 检查股动脉及肢体远端血管搏动并记录
- 穿刺点使用透明敷贴覆盖
- 密封剂于 30 天内吸收

欲了解更多详情，请参阅产品信息

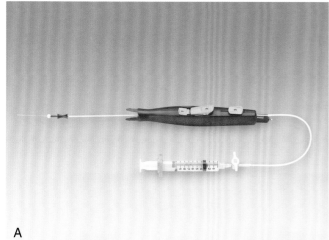

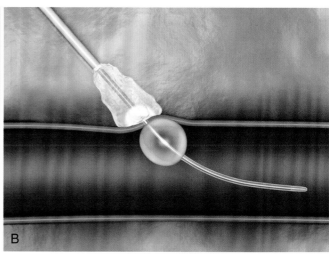

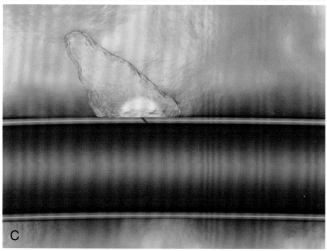

图 3-20　Mynx 装置（AccessClosure，Inc.）使用方法。**A.** MynxGrip 装置包括球囊导管及注射器。**B.** 在血管穿刺处打开球囊。可见密封剂及白色小管。**C.** 撤出装置并遗留密封剂，促进止血（引自 AccessClosure，Inc.™，© 2014。版权所有）

止血迅速（平均 1.3 min），患者下床活动早（平均 2.6 h）[59-60]。

缝合介导的血管闭合器

Perclose ProGlide 闭合器（Abbott Vascular，Santa Clara，Calif.）是一类基于缝合技术的血管闭合器，基于主动工作模式，会残留不可吸收的聚丙烯缝线。6 Fr 的 ProGlide 闭合器可用于封堵 5 ～ 21 Fr 的穿刺点。Prostar XL 闭合器包含 2 条编织涤纶缝线，可用于缝合更大的穿刺点（8.5 ～ 24 Fr）。当穿刺点大于 8 Fr 时，应使用至少 2 个 ProGlide 装置。Perclose ProGlide 和 Prostar XL 闭合器为缝合介导的机械闭合装置，不依赖凝血过程。

Perclose ProGlide 闭合器由递送装置（包括针柄、手柄、导管、鞘管和预先打好的可活动结），推结器，缝线调整器组成。使用步骤如表 3-8 所述（图 3-21）。与 Angio-Seal 相比，此闭合器使用方法较难掌握，失败率更高[57, 61]，止血所需时间更长[61]。但感染率（0.3%）与 Angio-Seal 接近[62]。

当需要缝合的动脉鞘管口径大于 8 Fr 时，必须使用至少 2 个 ProGlide 闭合器。股动脉穿刺后置入 6 Fr 鞘管应行股动脉造影评估血管条件是否合适使用 ProGlide 闭合器。通过鞘管将导丝送入股动脉，撤出鞘管。通过导丝置入第一把缝合器，直至导丝出口接近皮肤表面。撤去导丝，继续推进缝合器直至标记腔端口看见搏动性喷血。将闭合器向患者右侧旋转 30°（大约 10 点钟方向），向上扳起线脚控制柄，缓慢回撤缝合器直至遇到阻力时，停止回撤。此时线脚位于股动脉内壁，同时看到标记腔停止出血。扶稳缝合器，按下针柄，直至针柄与缝合器体部紧密接触，顶住把手缓慢拔出针柄，拉紧缝线，使用快速剪刀口或无菌的剪刀 / 手术刀割断缝线。放松缝合器，推送线脚控制柄回复原位，直到针柄肩与缝合器主体紧密接触，收起线脚。回撤缝合器，释放预先打好的结，继续回撤直至导丝出口出现在皮肤表面。缓缓拉出两根缝线，立即使用止血钳或夹钳将两根缝线末端同时固定并放于一边。重新插入导丝，撤走缝合器时需在穿刺口上加压止血。经导丝

表 3-8　Perclose 血管闭合器使用步骤

术前准备

- 行同侧股动脉造影（30°～45°）观察股动脉鞘管位置，并排除并发症（夹层、穿孔）
- 不适合使用 Perclose 闭合器的情况包括：股动脉直径小于 5 mm，穿刺部位严重周围血管疾病，穿刺部位严重钙化，股动脉手术、支架置入或血管移植史，穿刺点过低（分叉处、股浅动脉、股深动脉），穿刺点过高（高于腹壁下动脉），或在股动脉分叉处置管
- 股动脉穿刺区域消毒
- 回抽股动脉鞘管以抽出可能存在的血栓，生理盐水冲洗鞘管

手术步骤

- 5～21 Fr 选用 Perclose ProGlide，8.5～10 Fr 选用 ProStar
- 送入 0.035 英寸或 0.038 英寸的 J 形导丝，并移除鞘管
- 通过导丝送入 Perclose 闭合器，直至导丝出口接近皮肤表面
- 撤去导丝，继续推进缝合器，直至标记腔端口看见搏动性喷血
- 向上扳起线脚控制柄
- 稍稍回撤缝合器直至遇到阻力时，此时线脚位于股动脉内壁，同时看到标记腔停止出血
- 扶稳缝合器，保持适当的牵引力，按下针柄进行打针
- 缓慢拔出针柄，使针柄与针完全从装置上脱离，使用快速剪刀口或无菌手术刀 / 剪刀剪断缝线
- 放松缝合器，推送线脚控制柄恢复原位，收起线脚
- 回撤缝合器，释放线结，继续回撤缝合器直至在远端部分看见两根缝线末端，从装置上释放缝线末端，缝线末端为蓝色是轨线，缝线末端为白色是轴线，用来锁结
- 将轨线置入推结器
- 用左手食指绕紧蓝色缝线，将推结器送至缝合器水平
- 右手撤出缝合器，拉紧轨线，并用左手拇指推进推结器
- 固定推结器，拉紧轨线，缓缓拉动轴线并保持与组织通道同轴方向进行锁结
- 放松推结器，观察止血效果。若止血效果不佳，继续推进推结器，并保持至止血为止。通过拉紧白色轴线进行锁结
- 撤回推结器，利用缝线调整器剪断缝线

术后管理

- 检查股动脉及肢体远端血管搏动并记录
- 穿刺点使用透明敷贴覆盖
- 可在使用 Perclose 闭合器后进行重复穿刺

欲了解更多详情，请参阅产品信息

送入第二把缝合器并重复上述步骤，第二把缝合器应向患者的左侧旋转约 60°（大致为 2 点钟方向）。第二把缝合器的两根缝线应固定，并置于患者的左侧，直至完成手术后再进行打结。插入导丝，撤去缝合器，更换大小合适的鞘管，并经此鞘管行介入治疗。手术结束后，将 J 形导丝送入鞘管，将第一把缝合器的蓝色缝线末端（轨线）置于推结器内，并缠绕于左手食指，用左手拇指将推结器送入鞘管内，右手回撤鞘管，并将推结器送至导丝上。请勿在导丝还留在血管内时进行锁结或过度收结。从第二根缝线处移除夹钳，并使用同样的方法收结并保持导丝的通路。评估止血效果，如果观察到有出血情况，可放置第三把缝合器，放置时面向 12 点钟方向，并重复上述步骤。若达到满意的止血效果，顶住推结器，请助手撤除导丝，再将推结器沿轨线推至血管

壁表面进一步收紧结扣。再次检查出血情况，若止血效果满意，拉紧蓝色缝线，缓缓拉紧锁结线头端完成锁结。使用缝线调整器剪断缝线。在一项包括了 36 项研究、2257 例病例、3606 次动脉穿刺的 meta 分析显示，94% 行经皮血管内主动脉瓣修复术的患者可通过预缝合技术达到有效止血。并发症的发生率较低（3.6%），需要手术治疗的并发症只有 1.6%[63]。另外，该技术对 12～16 Fr 鞘管的止血成功率达到 99%，对 18～24 Fr 鞘管的止血成功率约为 91%[64]。但与 Angio-Seal 相比，其失败风险更高[54]。

基于夹的闭合器——StarClose

StarClose 装置（Abbott Vascular，Redwood City，Calif.）使用一个 4 mm 的镍钛夹置于血管壁外夹闭穿刺点。闭合夹夹住穿刺点周围血管壁，使之聚拢

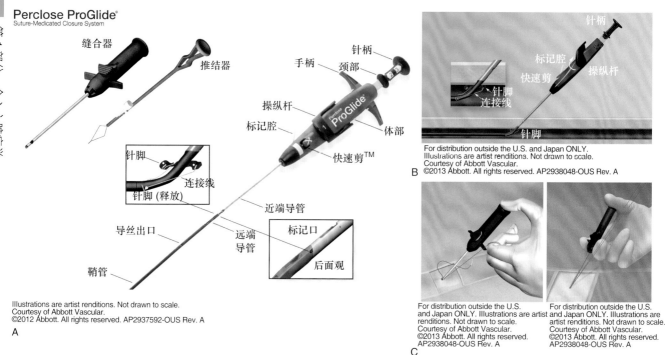

图 3-21 Perclose ProGlide 装置（Abbott Vascular）使用方法。**A.** Perclose ProGlide 装置组成部件。**B.** 装置置入动脉后标记腔端口可见搏动性喷血。**C.** 沿轨线使用推结器将线结置入动脉穿刺部位，右图显示沿缝线置入缝线调整器，并尽量靠近血管穿刺处剪断缝线（Courtesy Abbott Vascular，© 2012—2013。版权所有）

闭合。其作用原理为主动闭合，主要利用机械力夹闭血管穿刺点，在血管腔内不残留异物。但闭合夹永久留在动脉外。此闭合器被批准用于 5 ～ 6 Fr 的穿刺点，也可用于 7 ～ 8 Fr 的穿刺点。对于 7 Fr 的穿刺点，其成功率和严重血管并发症发生率分别为 91.0% 和 4.1%，对于 8 Fr 的穿刺点，其成功率和严重血管并发症发生率分别为 90.0% 和 2.5%[65]。尽管不建议用于股动脉分叉或分叉附近穿刺点的封闭，但此装置应是安全的，且其血管并发症发生率也较低（0.9%）[66]。

　　此闭合器由闭合夹释放装置及 6 Fr 鞘管组成。闭合夹释放装置包含 1 个镍钛夹，并经鞘管递送。操作步骤见表 3-9（图 3-22）。尽管目前缺少可靠的研究证据，但仍可在使用 StarClose 后进行重复穿刺。在猪模型中，经闭合夹中心重新穿刺也是可行的，且重复使用 StarClose 封闭穿刺点仍可达到满意的止血效果。

经桡动脉入路和闭合

引言

　　桡动脉是连续血压监测及血气分析常用的穿刺部位。Campeau 首先提出经桡动脉行冠状动脉造影[67]，Kiemeneij 和 Laarman 首先实施了经桡动脉介入治疗[68]。最初桡动脉是作为备选动脉入路，但后来在美国迅速流行起来，现已成为世界范围内传统经股动脉入路的首选备用入路[2]。在一项针对美国 280 多万冠状动脉手术患者的研究中发现，16.1% 的患者是经桡动脉入路，占 2012 年的 1/6[2]。该入路也是很多欧洲和亚洲国家首选的动脉入路[69]。除了用于冠状动脉造影和介入治疗外，经桡动脉入路方式还可用于周围动脉疾病、肾动脉疾病和颈动脉的介入治疗[70-71]。与传统的股动脉入路相比，桡动脉入路的优点包括：即使患者接受积极的抗凝及抗血小板治疗仍可减少出血的风险、减少血管并发症、降低费用、缩短卧床时间、缩短住院时间及提高患者满意度[2, 72-73]。在 RIVAL 研究中，患者被随机分成经桡动脉入路组及经股动脉入路组。在桡动脉入路组中，91% 的患者表示如果需要二次手术，首选意向仍是经桡动脉入路。而在经股动脉入路组中，只有 49% 的患者表示首选原术式[74]。如前所述，出血和血管并发症与发病率和死亡率直接相关[75]。但是，与经股动脉入路相比，经桡动脉入路仅减少某些高危患者的死亡率，如急性 ST 段抬高型心肌梗死患者[74, 76-78]，因其不增加就诊至球囊扩张时间。其缺

表 3-9   **StarClose 血管闭合器使用步骤**

术前准备

- 行同侧股动脉造影（30°～45°）观察股动脉鞘管位置，并排除并发症（夹层、穿孔）
- 不适合使用 StarClose 闭合器的情况包括：股动脉直径小于 5 mm，鞘管大于 6 Fr，穿刺点有严重周围血管疾病，穿刺点严重钙化，股动脉手术、支架置入或血管移植史，穿刺点过低（分叉处、股浅动脉、股深动脉），穿刺点过高（高于腹壁下动脉），股动脉分叉处置管或对镍钛过敏
- 股动脉穿刺区域消毒
- 回抽股动脉鞘管以抽出可能存在的血栓，生理盐水冲洗鞘管
- 在鞘管位置作一 5～7 mm 的皮肤切口，用止血钳钝性分离皮下组织，形成组织窦道，使之可送入闭合夹释放装置

手术步骤

- 经 J 形导丝拔出股动脉鞘管，更换为闭合器鞘管
- 撤去导丝
- 经鞘管送入闭合夹释放装置与鞘管接口对合，到位时可听到咔嚓声
- 回撤装置 3～4 cm，按下释放装置尾部的按钮打开位于腔内的定位翼
- 将拇指推进器向前推，分割鞘管的同时送入装置并确保装置可通过组织窦道
- 左手呈 45°固定装置，并轻轻回撤直至感到阻力。此时，定位翼抵在血管壁上
- 继续固定装置，并推进拇指推进器至鞘管完全分离，此时可听到咔嚓声
- 将释放装置尾部抬起与皮肤呈 60°～75°，轻轻按压装置，此时可感到股动脉搏动
- 轻轻向下按压，按动触发器释放闭合夹
- 按压 2～3 s
- 用左手的食指与中指在鞘管出口处提供反压力，慢慢撤出装置
- 观察止血效果，必要时行人工按压

术后管理

- 检查股动脉及肢体远端血管搏动并记录
- 穿刺点使用透明敷贴覆盖
- 尽管目前缺少可靠的研究证据，但仍可在使用 Starclose 闭合器后进行重复穿刺

欲了解更多详情，请参阅产品信息

点包括透视和辐射时间延长[79-80]，技术难度更大[8]，鞘管大小要求严格，穿刺失败可能性大，可出现穿刺点相关并发症如桡动脉闭塞。此外，左内乳动脉移植术后的患者，手术难度大大增加，特别是经右侧桡动脉入路时。但经左侧桡动脉入路仍是安全的[82]。有研究指出，桡动脉入路与股动脉入路在穿刺成功率、操作时间及放射暴露之间的差异随着术者经验

的增加而缩小[72, 83-84]。表 3-10 比较了二者用于冠状动脉造影及介入治疗的优缺点。

解剖学基础

掌握桡动脉及手部动脉循环的解剖结构对实施桡动脉穿刺及减少穿刺并发症至关重要。桡动脉由肱动脉在肘部分出，走行于前臂桡侧肱桡肌下方，在腕部走行于桡骨茎突及舟骨之上，绕过第五掌骨基底部与尺动脉掌深支交通构成掌深弓。桡动脉掌浅支与尺动脉末端吻合成掌浅弓。在茎突处，桡动脉较浅表，直径约为 2～3 mm，无重要静脉及神经伴行，是理想的穿刺位点。

术前注意事项

虽然在大部分患者中，经桡动脉入路比较安全，但伴有雷诺病、血栓闭塞性脉管炎（Buerger 病）（增加桡动脉闭塞的风险）、穿刺部位重度烧伤、腕管综合征、穿刺部位感染或同侧透析的患者，不建议采用该术式。手术之前，应该先行触诊桡动脉并检查侧支循环或掌侧动脉弓的侧支分流，可以通过 Allen 试验或 Barbeau 试验加以判断。另外，术前还应询问病史并进行体格检查、系统回顾既往治疗、实验室检查和血管造影等资料。

改良 Allen 试验

由 Edgar Van Nuys Allen 医生于 1929 年首次提出，是一种通过观察掌侧动脉弓检查侧支循环的床旁检查手段（图 3-23A）。首先压闭腕部的桡动脉和尺动脉，嘱患者用力做握拳动作以排出手掌内血液，然后嘱患者伸开手掌，但手掌和腕不能过伸，否则会引起假阳性。此时手掌变白（图 3-23B），解除按压，记录手掌由苍白转红的最长时间（图 3-23C）。若转红时间在 5～9 s 内，认为改良 Allen 试验阴性（正常），可以进行桡动脉穿刺术；否则认为阳性（异常）。但应注意的是，目前在确认为阳性结果的转红时间上暂时没有统一意见。另外，对结果的记录更常用正常 / 异常表示，这样可以避免阳性 / 阴性造成的误解。但改良 Allen 试验也存在不足之处，比如主观性较强，很多因素会导致假阴性或假阳性结果。

Barbeau 试验

Barbeau 试验最初由 Gerald Barbeau 于 2004 年提

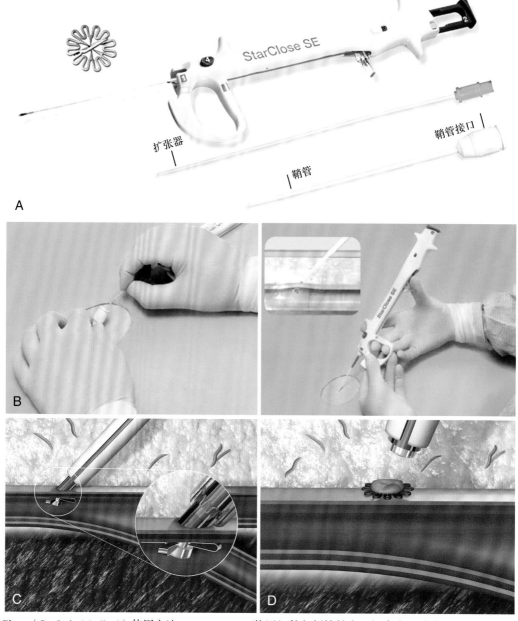

图3-22　StarClose（St. Jude Medical）使用方法。**A.** StarClose装置组件包括镍钛夹、闭合夹释放装置、扩张器和鞘管。**B.** 将闭合夹释放装置与鞘管接口对合。右图显示部分分离鞘管。**C.** 定位翼位于动脉穿刺处，在闭合夹释放装置中可见镍钛夹。**D.** 释放镍钛夹（引自St. Jude Medical™，© 2014。版权所有）

出[86]，是一种更为客观的检查方法，借助脉搏氧饱和度仪测定脉搏氧饱和度和体积描记评估掌侧动脉弓的循环情况。首先将体积描记传感器夹在待检查侧手掌食指或中指上，观察血氧曲线，然后按压腕部桡动脉和尺动脉2 min，再松开尺动脉，根据反应进行如下分型：A型，按压桡动脉后脉搏无减弱；B型，脉搏减弱；C型，脉搏消失，但2 min内又恢复；D型，脉搏消失，2 min内未恢复（图3-24）。研究证明，本试验比Allen试验敏感性更高[86]。在改良的Barbeau试验中，桡动脉和尺动脉均被按压后，描

记曲线会呈直线。借此我们就能知道尺动脉的血压，而且曲线的回升即代表尺动脉循环良好（图3-25）。

　　然而，以上两种试验对于评估桡动脉穿刺术后缺血性并发症的作用尚存争议，有专家指出术后止血更为重要。Allen/Barbeau试验结果异常提示远端血供不良的准确性可能并不如光体积描记曲线[87]、荧光成像[88]、指端毛细血管乳酸水平等项目（如RADAR试验所述）[89]。另外，除了掌侧动脉弓外，还有其他侧支循环途径，如骨间动脉等。桡动脉接受过旁路移植的患者，上述试验的结果往往显示异常，但还没

表 3-10　经桡动脉及股动脉入路行冠状动脉造影及介入治疗的比较

因素	桡动脉入路	股动脉入路
解剖特点		
血管直径	2～3 mm	6～10 mm
血管走形	变异较大	稳定
血管位置与皮肤关系	稳定、浅表	变异较大，与身体状态相关
毗邻的神经血管	无	有
穿刺特点		
成功率	稍低	稍高
穿刺时间	大致相当	大致相当
造影剂用量	大致相当	大致相当
透视时间	稍长	稍短
可选鞘管大小	严格	相对不受限制
学习曲线	长	短
换用其他血管通路	概率较高	概率较低
内乳动脉移植后穿刺难度	差异较大	简单
并发症		
穿刺部位出血	较低	较高
穿刺血管闭塞	30%	5%
穿刺部位假性动脉瘤	0.05%	5%
PCI 预后		
主要不良心血管事件概率	大致相当	大致相当
死亡率	ST 段抬高型心肌梗死患者较低	ST 段抬高型心肌梗死患者较高
患者管理		
患者意愿	高	低
下床活动时间	立即	2～6 h
住院时间	短	长

引自 Byrne RA，Cassese S，Linhardt M，et al：Vascular access and closure in coronary angiography and percutaneous intervention. Nat Rev Cardiol 10（1）：27-40，2013.

有相关的术后并发症的报道[90]。然而在另外一方面，有报道指出即使 Allen 试验显示正常，但也存在缺血性损伤的情况[91]，桡动脉穿刺后出现缺血性损伤也可能因为侧支的栓塞或神经受压。

穿刺注意事项

手术开始前，应该先确认患者信息、回顾患者病史、手术指征和实验室检查结果，确认患者已签署知情同意书，然后进行术前准备，无菌铺单覆盖。

定位

给患者前臂用一些小夹板或垫板，这样可以提供足够的穿刺区域，也能提高患者术中舒适感。嘱患者仰卧位，将手臂伸直放平，手掌朝上，暴露腕部。穿刺点备皮，用纱布或毛巾将手腕垫起30°，再用胶布将手和前臂固定在板上（图 3-26）。最后用无菌洞巾覆盖手臂。有些术者还会准备股动脉穿刺部位作为备用，但有经验的术者几乎用不到。

清醒镇静和局部麻醉

清醒镇静通常是联合使用镇静药（如咪达唑仑）和镇痛药（如芬太尼）。局部麻醉药（如利多卡因）通常是用 25 G 针或胰岛素针在桡动脉穿刺部位先打一皮丘。局部麻醉药要足量，防止患者术中出现不

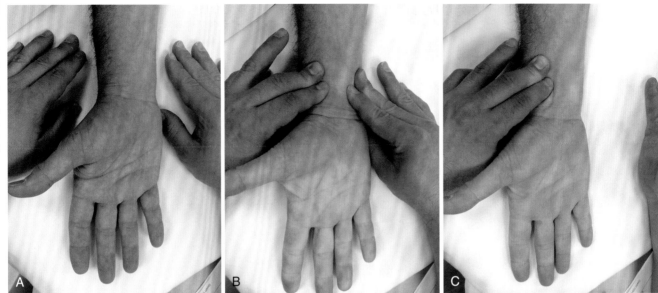

图 3-23　改良 Allen 试验评估手部侧支循环。**A.** 按压桡动脉及尺动脉前手掌的颜色。**B.** 同时按压桡动脉及尺动脉，反复用力握拳及展开手掌后，手掌颜色发白。**C.** 松开对尺动脉的压迫，若手掌颜色在 5 ～ 9 s 内变红，说明改良 Allen 试验正常（图片由纽约大学医学院 John Coppola 博士提供）

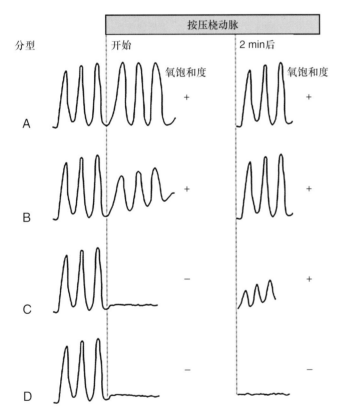

图 3-24　Barbeau 试验评估手部侧支循环情况。A 到 D 型改编自 Barbeau 的原始描述（引自 Barbeau et al：Am Heart J 147（3）：489-493，2004）

适，但也不能过量，防止脉搏消失。注意，局部麻醉药绝对不能注入动脉内，因为利多卡因有严重的致心律失常作用。

穿刺步骤

桡动脉可以用 20 或 21 G 空心针进行穿刺，但现在已有专门的穿刺包，有的穿刺包使用的是 21 G 空心针，有的则使用套有金属针的微导管。理想的穿刺点是腕横纹上 2 ～ 3 cm 处。如果桡动脉搏动难以触及，可以按压桡动脉远端使穿刺部位搏动增强。穿刺时既可透壁穿刺亦可前壁穿刺，通常选择前者。透壁穿刺时，套有穿刺针的微导管以 30° ～ 45° 推进直至看见搏动性血液流出（图 3-27A-B），然后继续推进，直到针头穿透动脉后壁时，血流不再溢出（图 3-27B）。此时即可撤出穿刺针，再缓慢回撤微导管，直至搏动性血液再次流出（图 3-27C）。然后插入 0.018 或 0.021 英寸的导丝，撤出微导管，换成型号合适的带有扩张器的鞘管（图 3-27D）。有时候可能需要在插入鞘管前作一个皮肤小切口，特别是大于 5 Fr 的鞘管。但要注意，手术刀片刀口朝上，远离动脉，防止意外切断桡动脉。然后撤出导丝和内扩张器，盐水冲洗鞘管，动脉内给予血管扩张剂（维拉帕米 / 地尔硫䓬或硝酸甘油）[92]。通常使用的鞘管是亲水性的，这样能减少血管痉挛和创伤。另外还要给予抗凝治疗，如普通肝素或比伐卢定，防止桡动脉的血栓形成[93]。推荐剂量是经动脉或静脉给予普通肝素至少 50 U/kg，但最高不超过 5000 U[94]。应用肝素后血小板减少的患者，应改用

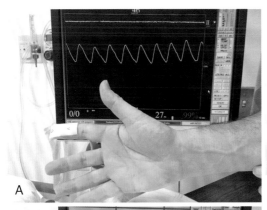
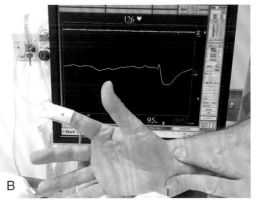
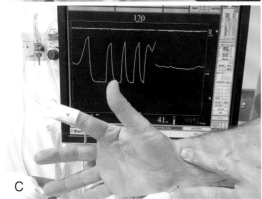

图 3-25 改良 Barbeau 试验评估手部侧支循环情况。**A.** 基线水平。夹在食指上的传感器显示正常的体积描记波形及氧饱和度。**B.** 压闭桡动脉及尺动脉后波形变平坦。**C.** 放松尺动脉后，波形恢复至基线水平（图片由纽约大学医学院 John Coppola 博士提供）

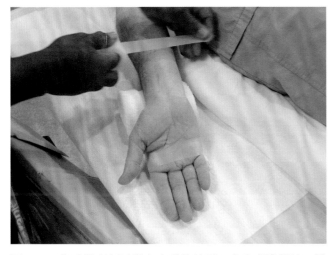

图 3-26 桡动脉穿刺过程中右手的放置。在患者腕部垫一卷纱布或毛巾，使其背屈（图片由纽约大学医学院 John Coppola 博士提供）

比伐卢定[94]。

血管闭合和术后护理

血管闭合

与股动脉穿刺相同，鞘管的留置时间应尽可能短，以减少并发症的发生。在撤去鞘管前，应该先

回抽部分血液冲掉残留血栓，再用盐水冲洗。闭合血管时既可采用人工按压的方式，也可采用一些特殊器械对腕部加压。桡动脉充气止血带就是其中一类，其由一条透明绑带和双球囊组成。使用该装置前，先把鞘管向外抽出 2～3 cm，将桡动脉充气止血带的绿色标记对准穿刺点近心端 2～3 mm 处，然后用调节器拉紧带子（图 3-28）。注射器内抽进 18 ml 的空气（最大允许值）并连接充气止血带。先往球囊打一半气体，然后一手撤去鞘管，另一手打进剩下的气体。此时缓慢放气 1 ml，直到穿刺点看到血液流出，这时停止放气并向球囊再注入 1～2 ml 气体达到止血效果。可使用无菌纱布擦去止血带下面残留的血液。因此，桡动脉充气止血带可以在不影响桡动脉血流的情况下对穿刺部位加压止血。止血后，注射器应保留，以备患者放气时使用。可进行反向 Barbeau 试验评估桡动脉是否通畅。首先将脉搏氧饱和度仪夹在患侧食指或拇指上，通过压闭尺动脉评估桡动脉开放程度。观察描记曲线，若压闭尺动脉时曲线上没有波动，此时应缓慢放气同时按压尺动脉，直到曲线出现波动（即开放止血）。此时桡动脉是开通的。保持手腕中立位或在腕部下放置小

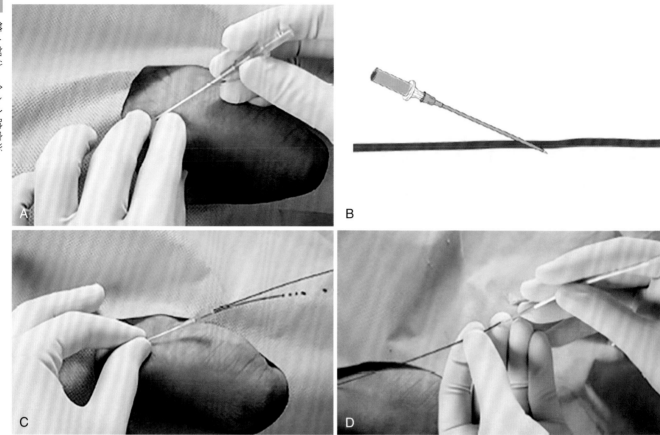

图3-27 桡动脉穿刺。**A.** 理想的穿刺位点位于腕横纹近端2～3 cm处。穿刺针应与皮肤呈30°～45°进针。**B.** 透壁穿刺法。穿刺针进入动脉后可见针内有回血，继续进针穿透桡动脉后壁，直至回血消失。**C.** 拔出穿刺针，缓慢回撤微导管，直至有搏动性血液喷出。送入导丝。**D.** 拔出微导管，沿导丝送入合适的动脉鞘管（引自 Patel's Atlas of Transradial Intervention. HMP Communications LLC［HMP］）

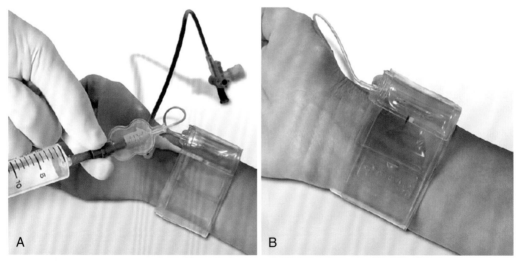

图3-28 使用桡动脉充气止血带（Terumo）压迫桡动脉穿刺点。**A.** 轻轻回撤桡动脉鞘管2～3 cm，将充气止血带上绿色标记对准动脉穿刺点（不是皮肤穿刺点）。向球囊内充气（最多18 ml）。**B.** 拔出鞘管，缓慢放气至有少量出血，再次向球囊内充气1～2 ml至止血（引自 Terumo™，© 2014。版权所有）

枕头确保患者更为舒适。撤掉桡动脉充气止血带之前，还应定期进行体格检查，特别注意出血、水肿、指端颜色、皮温、毛细血管充盈状态、疼痛和肌力

变化的征象。并嘱患者穿刺侧手臂不要用力并保持手臂伸直。

　　解除桡动脉充气止血带时（造影后30 min后、PCI

2 h 后、比伐卢定停药 2 h 后）后，先放气 1 ～ 2 ml，观察是否有出血。若仍有出血，立即注气至出血停止，5 ～ 10 min 后再次尝试放气；若无出血，每 2 ～ 3 min 放气 1 ～ 2 ml，在保证不出血的前提下，将气体排尽。最后，撤去桡动脉充气止血带，无菌透明敷贴覆盖，观察是否有出血。

术后护理

患者应在出院前和术后第一次复查时评估桡动脉循环情况。嘱患者术后 24 h 内不要使用腕部，之后的 2 天不要提重量大于 1.4 ～ 2.3 kg 的物品。下列出院指导可能有用，但缺少相关证据，而且各地实践情况也不尽相同：

- 48 h 内不要屈腕，深屈曲会导致出血；
- 48 h 内（1 周内）不要提、拉、推任何重量大于 2.3 kg（4.5 kg）的物品；
- 48 h 内不要写字或打字；
- 48 h 内不要用手掌或手臂在椅子或床上做支撑动作；
- 若没有医生允许，48 h 内不要开车；
- 48 h 内不要操作割草机、电锯或驾驶摩托车、全地形车；
- 1 周内不要浸泡手臂或游泳，可以洗澡；
- 若 1 周内未出现任何问题，1 周后即可自由活动；
- 一旦出现出血、疼痛、肿胀等情况，立即就诊。

并发症

桡动脉闭塞

桡动脉穿刺术后相对常见的并发症是桡动脉的早期或晚期闭塞，但大部分患者没有临床表现，且能在 1 个月内自愈。由于患者数量和使用的诊断方法不同，其发生率为 1.1% ～ 20.0%。危险因素包括：鞘管型号（鞘管与动脉比值）大、血栓栓塞、未进行抗凝治疗。其他危险因素如鞘管长度、非亲水性涂层等尚有争议[95]。无症状的桡动脉闭塞可以通过彩色多普勒超声和体积描记加以诊断。桡动脉缺血的症状和体征表现为——5P 征：疼痛、感觉异常、麻痹、皮肤苍白、无脉，但这对存在侧支循环的手掌来说十分少见[96]。即使没有临床表现，桡动脉闭塞会影响以后桡动脉穿刺、透析、动脉旁路移植术或有创性动脉血压检测，因此应该尽可能避免此类并发

症。减少并发症的方法包括使用比动脉管腔小的鞘管、抗凝治疗、减少穿刺次数、鞘管取出后采取开放止血措施[94, 97]。其他可能降低闭塞风险的措施包括使用亲水性鞘管、使用抗痉挛药物、限制按压时间[94]。采取以上措施后，桡动脉闭塞发生率降为 1.1% ～ 1.8%[97]。针对无临床表现的患者，主要措施是观察。若桡动脉闭塞在术后早期即出现（桡动脉充气止血带撤去 3 ～ 4 h），应按压患侧尺动脉 1 h，可以实现桡动脉再通[98]。另外，抗凝治疗（依诺肝素或磺达肝素）4 周也能增加再通的机会[99]。临床表现明显的患者，可通过经皮介入或外科手术进行血运重建，但此类患者很少见。

穿刺失败

许多研究评估了穿刺失败的预测因素。经桡动脉入路穿刺失败可由动脉置管失败、血管痉挛、成环或曲折而无法将导管送入升主动脉、指引导管支撑力不足等造成。上述情况均应转换为其他穿刺入路，如股动脉、尺动脉、对侧桡动脉。还有一些患者本身的因素如高龄、女性、身材矮小等，也会增加失败的概率[100]。

- 桡动脉痉挛（图 3-29）：可以在手术前（甚至局部麻醉前）充分镇静以减少循环儿茶酚胺介导的血管痉挛。另外，穿刺成功后动脉内应用血管扩张剂也能减少血管痉挛。常用维拉帕米 / 地尔硫䓬（联用或不联用硝酸甘油）。此外，使用带有亲水性涂层的较小尺寸的鞘管和导管亦能减少痉挛的发生。

- 桡动脉环（图 3-30）：是一种常见的解剖变异，会阻碍导丝和导管的推进，增加动脉痉挛和穿孔的风险。大部分桡动脉环可以通过导丝（首选亲水性导丝）或 0.014 英寸的冠状动脉导丝加以纠正。球囊协助的方式是用冠状动脉球囊构造一个从导管头端到导丝端更为光滑的通道，促进导管沿 0.014 英寸的导丝顺利推进。一旦导管通过该动脉环，则动脉环会立刻变直。只有很少的患者需要选择其他部位穿刺。

- 锁骨下动脉 / 头臂干迂曲（图 3-31）：老年人或高血压患者因主动脉不能充分舒张，锁骨下动脉 / 头臂干会发生迂曲。通常的应对措施是嘱患者深呼吸以使迂曲的血管节段变直或

第1部分 介入心脏病学

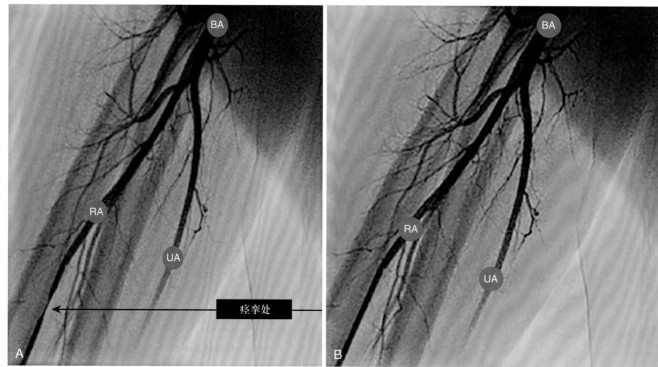

图 3-29 桡动脉痉挛。**A.** 痉挛靠近桡动脉鞘管远端（黑色箭头）。**B.** 动脉内注射血管扩张剂后痉挛解除。BA，肱动脉；RA，桡动脉；UA，尺动脉（引自 Patel's Atlas of Transradial Intervention. HMP Communications LLC［HMP］）

使用带有角度的亲水性导丝。另外，也可考虑换到左侧桡动脉进行手术。

- **缺少指引导管支撑（图 3-32）**：可以根据需要更换导管或使用特殊的导管协助引导，因为它们具有二次弯曲，能够依托对侧主动脉壁提供支持作用。另外，无鞘指引导管可在不增加外

径的前提下增加内径从而增加支撑力[101]。还有一种方法是不将鞘管（管径比指引导管大）完全送入桡动脉，这样能送入更大型号的指引导管而不引起血管痉挛，另外也可考虑换至左侧桡动脉进行手术。

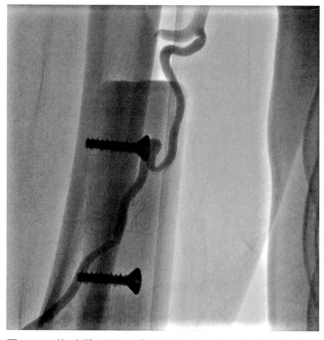

图 3-30 桡动脉环及迁曲（图片由纽约金斯郡医疗中心 Sudhanva Hegde 博士提供）

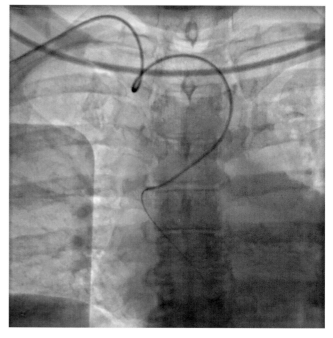

图 3-31 锁骨下动脉/头臂干迁曲（图片由纽约金斯郡医疗中心 Sudhanva Hegde 博士提供）

1

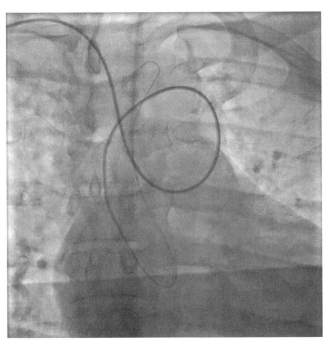

图 3-32 低位插入头臂干至降主动脉（图片由纽约金斯郡医疗中心 Sudhanva Hegde 博士提供）

穿孔

桡动脉穿孔通常是由于操作亲水性导丝、鞘管、导管时用力过大造成的，发生率约 1%。穿孔的位置可以是动脉走行过程中的任意位置，但常见的是前臂和上臂。危险因素包括桡动脉环和迂曲。诊断方法是血管造影时可见造影剂外漏。若不及时止血，

会造成前臂血肿和（或）骨筋膜室综合征。如果在推进导管的过程中发现穿孔，应该继续推进导管跨过穿孔处，继续行冠状动脉手术。因为导管可以起到内部止血作用，防止造影剂继续外漏。在手术结束时，再将导管连同导管内的导丝缓慢抽出，并再次造影评估穿孔处是否还有造影剂外漏（图 3-33）。大部分穿孔经上述方法即可封堵。使用血压计袖带在上臂穿孔部位充气至 30 ～ 50 mmHg 也有封堵效果。血肿和骨筋膜室综合征的处理将在下文阐述。

血肿

血肿发生率大约为 14.4%[102]，可能发生在穿刺部位，也可能在动脉走行的全程，如前臂、上臂，甚至锁骨下。穿刺部位的血肿通常是因为按压无效，前臂血肿是因为推进导丝、导管或鞘管时造成的穿孔。大部分小的血肿是无症状的，大的血肿表现为手部缺血症状，特别是患侧手侧支循环差的患者。针对性治疗包括人工按压和停止抗凝治疗。使用血压计袖带加压也能获得有效的止血，但有可能造成骨筋膜室综合征。

骨筋膜室综合征

骨筋膜室综合征是一类发生率极低的并发症，报道的发生率为 0.1% ～ 0.4%[103]，是由于前臂桡动脉穿孔导致的。前臂的前筋膜室容纳着肌肉和神经

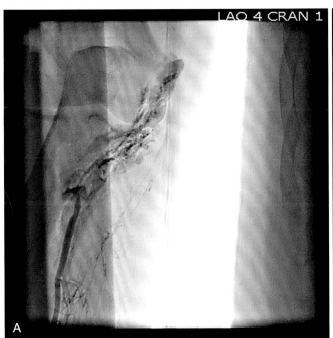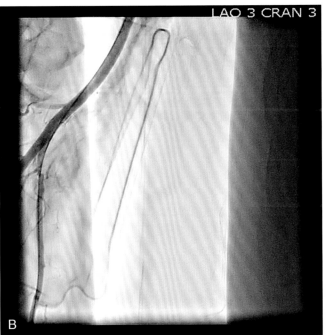

图 3-33 桡动脉穿孔。**A.** 一位 ST 段抬高型心肌梗死患者在手术开始时导丝导致桡动脉穿孔。真腔连接后，指引导管通过该处，在罪犯血管内行经皮冠状动脉介入治疗。**B.** 手术结束后，造影未见造影剂在穿孔部位外渗

血管，再由前臂筋膜（也叫深筋膜）包裹。因此任何出血都会导致筋膜室内压力增高（使静脉和淋巴回流受阻，发生水肿）、神经损伤和肌肉损伤，合称筋膜室综合征。患者常表现为 5P 征：疼痛、感觉异常、麻痹、皮肤苍白和无脉。疼痛通常不能准确反映病情，特别是因疼痛被动伸展手指的患者（可作为病理体征）。桡动脉和尺动脉搏动相对更可靠。治疗手段是紧急手术（广泛筋膜切开术），耽误病情会导致肢体缺血、手麻痹、败血症甚至死亡。

桡动脉假性动脉瘤（图 3-34）

与股动脉假性动脉瘤相似，桡动脉假性动脉瘤也是由于止血不充分导致纤维结缔组织与动脉之间形成血栓，并与动脉相通，形似动脉瘤而得名，发生率大约 0.1%[103]。危险因素包括：多次穿刺、强效抗凝治疗、鞘管型号大、按压不充分等[103]。患者表现为穿刺点的疼痛和（或）肿胀。诊断依赖彩色

多普勒超声检查。治疗主要有延长按压时间，如有必要停止抗凝，超声引导下按压或注射凝血酶，少部分患者需要手术处理。

桡动脉动静脉瘘

桡动脉与其周围静脉间形成动静脉瘘是桡动脉穿刺后发生率极低的一种并发症（0.3%）[104]。患者常表现为疼痛和肿胀，很少有高输出性心力衰竭的症状或体征。体格检查可触及震颤和（或）闻及血管杂音。诊断依靠彩色多普勒超声检查。处理措施主要是延长按压时间，若不能纠正，可行手术或覆膜支架置入予以纠正。

无菌性肉芽肿

无菌性肉芽肿是由于亲水性涂层鞘管引起的穿刺部位慢性炎症导致的，老式鞘管的发生率近 2%[105]。患者表现为术后 2 ～ 3 周出现肿胀，通常没有发热和

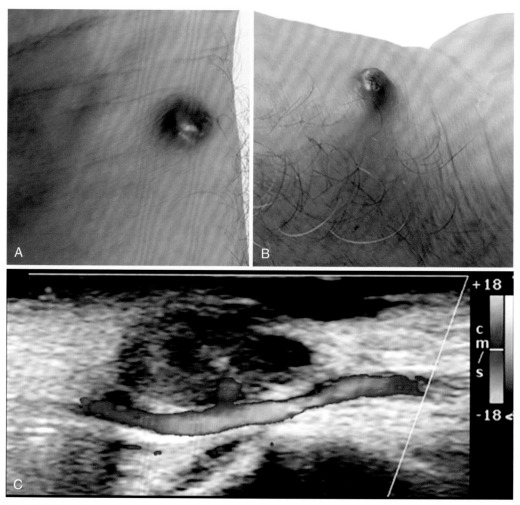

图 3-34　晚期桡动脉假性血管瘤。**A** 和 **B** 显示桡动脉穿刺 5 个月后穿刺部位肿胀。**C.** 桡动脉多普勒超声可见一根大的静脉通过短颈与部分血栓化的假性动脉瘤囊腔相交通（图片由美国佛罗里达州圣彼得堡大学 Ravikiran Korabathina 和 Bayfront Health 博士及纽约大学医学院 John T. Coppola 博士提供）

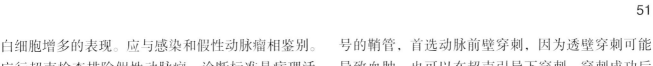

白细胞增多的表现。应与感染和假性动脉瘤相鉴别。应行超声检查排除假性动脉瘤。诊断标准是病理活检显示伴有慢性炎症和巨细胞反应的无菌性肉芽肿。治疗主要是手术引流。

桡动脉撕脱

为罕见并发症，是由于拔出鞘管时动脉严重痉挛导致的[106]。发生严重痉挛时，应动脉内使用血管扩张剂和镇静药，缓慢拔出鞘管。有些患者可能需要几小时后再拔出鞘管。很少一部分患者可能需要全身麻醉才能彻底解除痉挛。

经尺动脉入路和闭合

尺动脉可以作为替代桡动脉行经皮冠状动脉手术和外周血管手术的动脉。其管径较桡动脉更细（虽然存在变异），在前臂和腕部走行更深、脉搏难以触及，在腕部紧靠神经血管束。术前准备、手术步骤和术后护理均与经桡动脉入路类似。但与桡动脉相比，尺动脉穿刺失败所致穿透动脉的概率较高。还有少数患者，其尺动脉搏动比桡动脉强，因此其尺动脉可以作为桡动脉穿刺失败后的备选动脉。

经肱动脉入路和闭合

引言与解剖学基础

随着经桡动脉入路的广泛使用，经肱动脉入路的使用逐渐减少，因为后者的并发症更多。肱动脉的优点是动脉管径更粗，可以容纳更大型号的鞘管。但其也有导致远端缺血或血栓的风险。肱动脉是腋动脉在大圆肌下缘的延续，在上臂腹侧沿肱二头肌内侧向下走行至肘窝，并分为桡动脉和尺动脉。走行过程与正中神经伴行，在肘窝处正中神经在肱动脉内侧。周围由筋膜包裹，血肿发生时容易导致骨筋膜室综合征。

穿刺过程

首先将手臂固定于板上，肘前窝及其周围消毒，然后铺单。术前注意事项与桡动脉穿刺所述类似。在靠近肘前窝部位进行触诊，可以触及动脉和肱二头肌腱。首选 21 G 微穿刺包以减少并发症的发生。使用改良 Seldinger 技术穿刺，进针后更换合适型

号的鞘管，首选动脉前壁穿刺，因为透壁穿刺可能导致血肿，也可以在超声引导下穿刺。穿刺成功后应给予血管扩张剂，抑制血管痉挛。给予肝素抗凝（肝素引起的血小板减少症患者应用比伐卢定）也能够减少缺血性并发症。

血管的闭合和并发症

手术之后鞘管应短期留置，在诊断性造影或介入治疗的抗凝作用消失后，应立即拔出鞘管（如"经股动脉入路"所述），拔管时最常用的止血措施还是人工按压止血。文献报道肱动脉穿刺的并发症发生率比较高，且很多患者需要手术才能纠正（如肱动脉血栓栓塞和假性动脉瘤）[107]。另外还可以局部使用止血药辅助人工按压。或者使用血管闭合器，如 Angio-Seal，成功率也很高，但亦有引起血管闭塞或假性动脉瘤的风险[108]。

静脉入路和闭合

通过贵要静脉进行右心导管插入术

解剖学基础

贵要静脉起源于手背，走行于前臂、上臂内侧，延伸为腋静脉和锁骨下静脉，锁骨下静脉与颈内静脉汇合成头臂静脉，延续为上腔静脉，最后注入右心房。肘部贵要静脉被越来越多地应用于右心导管插入术。

穿刺过程

首先在备皮区域向贵要静脉注射肝素抗凝。通常使用 18 或 20 G 针，在导管室内消毒铺单后，换成 5 Fr 的鞘管，然后用 Swan-Ganz 导管逐步推进，同时注射生理盐水，经腋静脉、锁骨下静脉、头臂静脉、上腔静脉，最终到达右心房。有些患者的锁骨下静脉汇合颈内静脉以一定角度汇入头臂静脉，使得 Swan-Ganz 导管推进困难。此时可借助 0.021 或 0.025 英寸的 Swan 导丝或 0.014 或 0.018 英寸的冠状动脉导丝协助导管推进。

并发症

少数患者会发生静脉穿孔，特别是进入锁骨下静脉时，可导致锁骨下血肿。

其他静脉入路——股静脉 / 颈内静脉

穿刺过程

超声引导下经股静脉或颈内静脉进行中心静脉插管的方法日益常见。首先是无菌备皮和铺单。然后超声定位静脉位置。与动脉区分时，静脉易于按压，且超声下三相信号的特点有助于将两者区分开来。确定理想穿刺点后，给予局部麻醉，首先是皮肤，然后逐层浸润（可借助超声）。然后用 18 或 20 G 针在超声引导下使用改良 Seldinger 技术穿刺。

闭合血管

静脉插管术后最常用的止血方法依然是人工按压止血。但对于大静脉，如股静脉，可以使用血管闭合器，如 Perclose 闭合器（未经 FDA 批准）。需要注意的是，切忌用力回拉闭合器，因为静脉管壁较薄，易撕裂。血管闭合器特别适用于充分抗凝和溶栓治疗的患者。另外，对于接受结构性心脏病手术使用的鞘管大于 10 Fr 的患者，利用上文所介绍的 Perclose 闭合器对静脉进行闭合处理效果很好，并发症也很少[109]。

并发症

常见并发症是穿刺点出血和血肿，其他还有动静脉瘘形成等。

结语

血管入路仍然是介入治疗中大部分手术的关键初始步骤。虽然经桡动脉入路已成为越来越受欢迎的动脉穿刺方式，但依然要详细制订手术方案，选择最佳穿刺部位。另一方面，针对那些需要较大穿刺点的手术，如经皮瓣膜手术或需要使用循环支持的手术，股动脉依然占有重要地位。另外，止血过程也极为重要，因为止血对减少介入手术最常见并发症——血管并发症的意义重大。

参考文献

1. Babu SC, Piccorelli GO, Shah PM, et al: Incidence and results of arterial complications among 16,350 patients undergoing cardiac catheterization. *J Vasc Surg* 10(2):113–116, 1989.
2. Feldman DN, Swaminathan RV, Kaltenbach LA, et al: Adoption of radial access and comparison of outcomes to femoral access in percutaneous coronary intervention: an updated report from the national cardiovascular data registry (2007-2012). *Circulation* 127(23):2295–2306, 2013.
3. Rapoport S, Sniderman K, Morse S, et al: Pseudoaneurysm: a complication of faulty technique in femoral arterial puncture. *Radiology* 154(2):529–530, 1985.
4. Rupp SB, Vogelzang RL, Nemcek AA, Jr, et al: Relationship of the inguinal ligament to pelvic radiographic landmarks: anatomic correlation and its role in femoral arteriography. *J Vasc Interv Radiol* 4(3):409–413, 1993.
5. Ellis SG, Bhatt D, Kapadia S, et al: Correlates and outcomes of retroperitoneal hemorrhage complicating percutaneous coronary intervention. *Catheter Cardiovasc Interv* 67(4):541–545, 2006.
6. Grier D, Hartnell G: Percutaneous femoral artery puncture: practice and anatomy. *Br J Radiol* 63(752):602–604, 1990.
7. Turi ZG: Overview of vascular closure. *Endovascular Today* Wayne, PA: Bryn Mawr Communications. 24–32, 2009.
8. Blank R, Rupprecht HJ, Schorrlepp M, et al: [Clinical value of Doppler ultrasound controlled puncture of the inguinal vessels with the "Smart Needle" within the scope of heart catheter examination]. *Z Kardiol* 86(8):608–614, 1997.
9. Wacker F, Wolf KJ, Fobbe F: Percutaneous vascular access guided by color duplex sonography. *Eur Radiol* 7(9):1501–1504, 1997.
10. Dudeck O, Teichgraeber U, Podrabsky P, et al: A randomized trial assessing the value of ultrasound-guided puncture of the femoral artery for interventional investigations. *Int J Cardiovasc Imaging* 20(5):363–368, 2004.
11. Seto AH, Abu-Fadel MS, Sparling JM, et al: Real-time ultrasound guidance facilitates femoral arterial access and reduces vascular complications: FAUST (Femoral Arterial Access With Ultrasound Trial). *JACC Cardiovasc Interv* 3(7):751–758, 2010.
12. Chhatriwalla AK, Bhatt DL: Walk this way: early ambulation after cardiac catheterization–good for the patient and the health care system. *Mayo Clin Proc* 81(12):1535–1536, 2006.
13. Doyle BJ, Ting HH, Bell MR, et al: Major femoral bleeding complications after percutaneous coronary intervention: incidence, predictors, and impact on long-term survival among 17,901 patients treated at the Mayo Clinic from 1994 to 2005. *JACC Cardiovasc Interv* 1(2):202–209, 2008.
14. Applegate RJ, Sacrinty MT, Kutcher MA, et al: Trends in vascular complications after diagnostic cardiac catheterization and percutaneous coronary intervention via the femoral artery, 1998 to 2007. *JACC Cardiovasc Interv* 1(3):317–326, 2008.
15. Yatskar L, Selzer F, Feit F, et al: Access site hematoma requiring blood transfusion predicts mortality in patients undergoing percutaneous coronary intervention: data from the National Heart, Lung, and Blood Institute Dynamic Registry. *Catheter Cardiovasc Interv* 69(7):961–966, 2007.
16. Manoukian SV, Feit F, Mehran R, et al: Impact of major bleeding on 30-day mortality and clinical outcomes in patients with acute coronary syndromes: an analysis from the ACUITY Trial. *J Am Coll Cardiol* 49(12):1362–1368, 2007.
17. Akhter N, Milford-Beland S, Roe MT, et al: Gender differences among patients with acute coronary syndromes undergoing percutaneous coronary intervention in the American College of Cardiology-National Cardiovascular Data Registry (ACC-NCDR). *Am Heart J* 157(1):141–148, 2009.
18. Kinnaird TD, Stabile E, Mintz GS, et al: Incidence, predictors, and prognostic implications of bleeding and blood transfusion following percutaneous coronary interventions. *Am J Cardiol* 92(8):930–935, 2003.
19. Moscucci M, Fox KA, Cannon CP, et al: Predictors of major bleeding in acute coronary syndromes: the Global Registry of Acute Coronary Events (GRACE). *Eur Heart J* 24(20):1815–1823, 2003.
20. Grossman PM, Gurm HS, McNamara R, et al: Percutaneous coronary intervention complications and guide catheter size: bigger is not better. *JACC Cardiovasc Interv* 2(7):636–644, 2009.
21. Turi ZG: An evidence-based approach to femoral arterial access and closure. *Rev Cardiovasc Med* 9(1):7–18, 2008. Winter.
22. Exaire JE, Tcheng JE, Kereiakes DJ, et al: Closure devices and vascular complications among percutaneous coronary intervention patients receiving enoxaparin, glycoprotein IIb/IIIa inhibitors, and clopidogrel. *Catheter Cardiovasc Interv* 64(3):369–372, 2005.
23. Nasser TK, Mohler ER, 3rd, Wilensky RL, et al: Peripheral vascular complications following coronary interventional procedures. *Clin Cardiol* 18(11):609–614, 1995.
24. Tavris DR, Wang Y, Jacobs S, et al: Bleeding and vascular complications at the femoral access site following percutaneous coronary intervention (PCI): an evaluation of hemostasis strategies. *J Invasive Cardiol* 24(7):328–334, 2012.
25. Tiroch KA, Arora N, Matheny ME, et al: Risk predictors of retroperitoneal hemorrhage following percutaneous coronary intervention. *Am J Cardiol* 102(11):1473–1476, 2008.
26. Farouque HM, Tremmel JA, Raissi Shabari F, et al: Risk factors for the development of retroperitoneal hematoma after percutaneous coronary intervention in the era of glycoprotein IIb/IIIa inhibitors and vascular closure devices. *J Am Coll Cardiol* 45(3):363–368, 2005.
27. Derham C, Davies JF, Shahbazi R, et al: Iatrogenic limb ischemia caused by angiography closure devices. *Vasc Endovascular Surg* 40(6):492–494, 2006–2007.
28. Sohail MR, Khan AH, Holmes DR, Jr, et al: Infectious complications of percutaneous vascular closure devices. *Mayo Clin Proc* 80(8):1011–1015, 2005.
29. Dangas G, Mehran R, Kokolis S, et al: Vascular complications after percutaneous coronary interventions following hemostasis with manual compression versus arteriotomy closure devices. *J Am Coll Cardiol* 38(3):638–641, 2001.
30. Koreny M, Riedmuller E, Nikfardjam M, et al: Arterial puncture closing devices compared with standard manual compression after cardiac catheterization: systematic review and meta-analysis. *JAMA* 291(3):350–357, 2004.
31. Nikolsky E, Mehran R, Halkin A, et al: Vascular complications associated with arteriotomy closure devices in patients undergoing percutaneous coronary procedures: a meta-analysis. *J Am Coll Cardiol* 44(6):1200–1209, 2004.
32. Doyle BJ, Konz BA, Lennon RJ, et al: Ambulation 1 hour after diagnostic cardiac catheterization: a prospective study of 1009 patients. *Mayo Clin Proc* 81(12):1537–1540, 2006.
33. Gall S, Tarique A, Natarajan A, et al: Rapid ambulation after coronary angiography via femoral artery access: a prospective study of 1,000 patients. *J Invasive Cardiol* 18(3):106–108, 2006.
34. Chhatriwalla AK, Bhatt DL: You can't keep a good man (or woman) down. *J Invasive Cardiol* 18(3):109–110, 2006.
35. Nguyen N, Hasan S, Caufield L, et al: Randomized controlled trial of topical hemostasis pad use for achieving vascular hemostasis following percutaneous coronary intervention. *Catheter Cardiovasc Interv* 69(6):801–807, 2007.
36. Mlekusch W, Dick P, Haumer M, et al: Arterial puncture site management after percutaneous transluminal procedures using a hemostatic wound dressing (Clo-Sur P.A.D.) versus conventional manual compression: a randomized controlled trial. *J Endovasc Ther* 13(1):23–31, 2006.
37. Balzer JO, Schwarz W, Thalhammer A, et al: Postinterventional percutaneous closure of femoral artery access sites using the Clo-Sur PAD device: initial findings. *Eur Radiol* 17(3):693–700, 2007.
38. Brown DB: Current status of suture-mediated closure: what is the cost of comfort? *J Vasc Interv Radiol* 14(6):677–681, 2003.
39. Cura FA, Kapadia SR, L'Allier PL, et al: Safety of femoral closure devices after percutaneous coronary interventions in the era of glycoprotein IIb/IIIa platelet blockade. *Am J Cardiol* 86(7):780–782, A789, 2000.
40. Kahn ZM, Kumar M, Hollander G, et al: Safety and efficacy of the Perclose suture-mediated closure device after diagnostic and interventional catheterizations in a large consecutive population. *Catheter Cardiovasc Interv* 55(1):8–13, 2002.
41. Wagner SC, Gonsalves CF, Eschelman DJ, et al: Complications of a percutaneous suture-mediated closure device versus manual compression for arteriotomy closure: a case-controlled study. *J Vasc Interv Radiol* 14(6):735–741, 2003.
42. Applegate RJ, Sacrinty MT, Kutcher MA, et al: Propensity score analysis of vascular complications after diagnostic cardiac catheterization and percutaneous coronary intervention 1998-2003. *Catheter Cardiovasc Interv* 67(4):556–562, 2006.
43. Arora N, Matheny ME, Sepke C, et al: A propensity analysis of the risk of vascular complications after cardiac catheterization procedures with the use of vascular closure devices. *Am Heart J* 153(4):606–611, 2007.
44. Tavris DR, Gallauresi BA, Lin B, et al: Risk of local adverse events following cardiac catheteriza-

tion by hemostasis device use and gender. *J Invasive Cardiol* 16(9):459–464, 2004.

45. Chevalier B, Lancelin B, Koning R, et al: Effect of a closure device on complication rates in high-local-risk patients: results of a randomized multicenter trial. *Catheter Cardiovasc Interv* 58(3):285–291, 2003.

46. Vaitkus PT: A meta-analysis of percutaneous vascular closure devices after diagnostic catheterization and percutaneous coronary intervention. *J Invasive Cardiol* 16(5):243–246, 2004.

47. Gerckens U, Cattelaens N, Lampe EG, et al: Management of arterial puncture site after catheterization procedures: evaluating a suture-mediated closure device. *Am J Cardiol* 83(12):1658–1663, 1999.

48. Kussmaul WG, 3rd, Buchbinder M, Whitlow PL, et al: Rapid arterial hemostasis and decreased access site complications after cardiac catheterization and angioplasty: results of a randomized trial of a novel hemostatic device. *J Am Coll Cardiol* 25(7):1685–1692, 1995.

49. Nasu K, Tsuchikane E, Sumitsuji S: Clinical effectiveness of the Prostar XL suture-mediated percutaneous vascular closure device following PCI: results of the Perclose AcceleRated Ambulation and DIScharge (PARADISE) Trial. *J Invasive Cardiol* 15(5):251–256, 2003.

50. Slaughter PM, Chetty R, Flintoft VF, et al: A single center randomized trial assessing use of a vascular hemostasis device vs. conventional manual compression following PTCA: what are the potential resource savings? *Cathet Cardiovasc Diagn* 34(3):210–214, 1995.

51. Ward SR, Casale P, Raymond R, et al: Efficacy and safety of a hemostatic puncture closure device with early ambulation after coronary angiography. Angio-Seal Investigators. *Am J Cardiol* 81(5):569–572, 1998.

52. Baim DS, Knopf WD, Hinohara T, et al: Suture-mediated closure of the femoral access site after cardiac catheterization: results of the suture to ambulate aNd discharge (STAND I and STAND II) trials. *Am J Cardiol* 85(7):864–869, 2000.

53. Vidi VD, Matheny ME, Govindarajulu US, et al: Vascular closure device failure in contemporary practice. *JACC Cardiovasc Interv* 5(8):837–844, 2012.

54. Bangalore S, Arora N, Resnic FS: Vascular closure device failure: frequency and implications: a propensity-matched analysis. *Circ Cardiovasc Interv* 2(6):549–556, 2009.

55. Bangalore S, Bhatt DL: Femoral arterial access and closure. *Circulation* 124(5):E147–E156, 2011.

56. Turi ZG, Wortham DC, Sampognaro GC, et al: Use of a novel access technology for femoral artery catheterization: results of the RECITAL trial. *J Invasive Cardiol* 25(1):13–18, 2013.

57. Applegate RJ, Grabarczyk MA, Little WC, et al: Vascular closure devices in patients treated with anticoagulation and IIb/IIIa receptor inhibitors during percutaneous revascularization. *J Am Coll Cardiol* 40(1):78–83, 2002.

58. Bui QT, Kolansky DM, Bannan A, et al: "Double wire" Angio Seal closure technique after balloon aortic valvuloplasty. *Catheter Cardiovasc Interv* 75(4):488–492, 2010.

59. Scheinert D, Sievert H, Turco MA, et al: The safety and efficacy of an extravascular, water-soluble sealant for vascular closure: initial clinical results for Mynx. *Catheter Cardiovasc Interv* 70(5):627–633, 2007.

60. Azmoon S, Pucillo AL, Aronow WS, et al: Vascular complications after percutaneous coronary intervention following hemostasis with the Mynx vascular closure device versus the Angio-Seal vascular closure device. *J Invasive Cardiol* 22(4):175–178, 2010.

61. Martin JL, Pratsos A, Magargee E, et al: A randomized trial comparing compression, Perclose Proglide and Angio-Seal VIP for arterial closure following percutaneous coronary intervention: the CAP trial. *Catheter Cardiovasc Interv* 71(1):1–5, 2008.

62. Cherr GS, Travis JA, Ligush J, Jr, et al: Infection is an unusual but serious complication of a femoral artery catheterization site closure device. *Ann Vasc Surg* 15(5):567–570, 2001.

63. Jaffan AA, Prince EA, Hampson CO, et al: The preclose technique in percutaneous endovascular aortic repair: a systematic literature review and meta-analysis. *Cardiovasc Intervent Radiol* 36(3):567–577, 2013.

64. Lee WA, Brown MP, Nelson PR, et al: Total percutaneous access for endovascular aortic aneurysm repair ("Preclose" technique). *J Vasc Surg* 45(6):1095–1101, 2007.

65. Branzan D, Sixt S, Rastan A, et al: Safety and efficacy of the StarClose vascular closure system using 7- Fr and 8- Fr sheath sizes: a consecutive single-center analysis. *J Endovasc Ther* 16(4):475–482, 2009.

66. Bangalore S, Vidi VD, Liu CB, et al: Efficacy and safety of the nitinol clip-based vascular closure device (Starclose) for closure of common femoral arterial cannulation at or near the bifurcation: a propensity score-adjusted analysis. *J Invasive Cardiol* 23(5):194–199, 2011.

67. Campeau L: Percutaneous radial artery approach for coronary angiography. *Cathet Cardiovasc Diagn* 16(1):3–7, 1989.

68. Kiemeneij F, Laarman GJ, Odekerken D, et al: A randomized comparison of percutaneous transluminal coronary angioplasty by the radial, brachial and femoral approaches: the access study. *J Am Coll Cardiol* 29(6):1269–1275, 1997.

69. Bertrand OF, Rao SV, Pancholy S, et al: Transradial approach for coronary angiography and interventions: results of the first international transradial practice survey. *JACC Cardiovasc Interv* 3(10):1022–1031, 2010.

70. Sanghvi K, Kurian D, Coppola J: Transradial intervention of iliac and superficial femoral artery disease is feasible. *J Interv Cardiol* 21(5):385–387, 2008.

71. Patel T, Shah S, Ranjan A, et al: Contralateral transradial approach for carotid artery stenting: a feasibility study. *Catheter Cardiovasc Interv* 75(2):268–275, 2010.

72. Jolly SS, Amlani S, Hamon M, et al: Radial versus femoral access for coronary angiography or intervention and the impact on major bleeding and ischemic events: a systematic review and meta-analysis of randomized trials. *Am Heart J* 157(1):132–140, 2009.

73. Cooper CJ, El-Shiekh RA, Cohen DJ, et al: Effect of transradial access on quality of life and cost of cardiac catheterization: a randomized comparison. *Am Heart J* 138(3 Pt 1):430–436, 1999.

74. Jolly SS, Yusuf S, Cairns J, et al: Radial versus femoral access for coronary angiography and intervention in patients with acute coronary syndromes (RIVAL): a randomised, parallel group, multicentre trial. *Lancet* 377(9775):1409–1420, 2011.

75. Chhatriwalla AK, Amin AP, Kennedy KF, et al: Association between bleeding events and in-hospital mortality after percutaneous coronary intervention. *JAMA* 309(10):1022–1029, 2013.

76. Mehta SR, Jolly SS, Cairns J, et al: Effects of radial versus femoral artery access in patients with acute coronary syndromes with or without ST-segment elevation. *J Am Coll Cardiol* 60(24):2490–2499, 2012.

77. Romagnoli E, Biondi-Zoccai G, Sciahbasi A, et al: Radial versus femoral randomized investigation in ST-segment elevation acute coronary syndrome: the RIFLE-STEACS (Radial Versus Femoral Randomized Investigation in ST-Elevation Acute Coronary Syndrome) study. *J Am Coll Cardiol* 60(24):2481–2489, 2012.

78. Mamas MA, Ratib K, Routledge H, et al: Influence of access site selection on PCI-related adverse events in patients with STEMI: meta-analysis of randomised controlled trials. *Heart* 98(4):303–311, 2012.

79. Shah B, Bangalore S, Feit F, et al: Radiation exposure during coronary angiography via transradial or transfemoral approaches when performed by experienced operators. *Am Heart J* 165(3):286–292, 2013.

80. Lange HW, von Boetticher H: Randomized comparison of operator radiation exposure during coronary angiography and intervention by radial or femoral approach. *Catheter Cardiovasc Interv* 67(1):12–16, 2006.

81. Looi JL, Cave A, El-Jack S: Learning curve in transradial coronary angiography. *Am J Cardiol* 108(8):1092–1095, 2011.

82. Sanmartin M, Cuevas D, Moxica J, et al: Transradial cardiac catheterization in patients with coronary bypass grafts: feasibility analysis and comparison with transfemoral approach. *Catheter Cardiovasc Interv* 67(4):580–584, 2006.

83. Jolly SS, Niemela K, Xavier D, et al: Design and rationale of the radial versus femoral access for coronary intervention (RIVAL) trial: a randomized comparison of radial versus femoral access for coronary angiography or intervention in patients with acute coronary syndromes. *Am Heart J* 161(2):254–260, e251–254, 2011.

84. Jolly SS, Cairns J, Niemela K, et al: Effect of radial versus femoral access on radiation dose and the importance of procedural volume: a substudy of the multicenter randomized RIVAL trial. *JACC Cardiovasc Interv* 6(3):258–266, 2013.

85. Byrne RA, Cassese S, Linhardt M, et al: Vascular access and closure in coronary angiography and percutaneous intervention. *Nat Rev Cardiol* 10(1):27–40, 2013.

86. Barbeau GR, Arsenault F, Dugas L, et al: Evaluation of the ulnopalmar arterial arches with pulse oximetry and plethysmography: comparison with the Allen's test in 1010 patients. *Am Heart J* 147(3):489–493, 2004.

87. Stead SW, Stirt JA: Assessment of digital blood flow and palmar collateral circulation. Allen's test vs. photoplethysmography. *Int J Clin Monit Comput* 2(1):29–34, 1985.

88. McGregor AD: The Allen test–an investigation of its accuracy by fluorescein angiography. *J Hand Surg* 12(1):82–85, 1987.

89. Valgimigli M, Campo G, Penzo C, et al: Trans-radial coronary catheterization and intervention across the whole spectrum of Allen's test results. *J Am Coll Cardiol*. In press.

90. Hata M, Sezai A, Niino T, et al: Radial artery harvest using the sharp scissors method for patients with pathological findings on Allen's test. *Surg Today* 36(9):790–792, 2006.

91. Mangano DT, Hickey RF: Ischemic injury following uncomplicated radial artery catheterization. *Anesth Analg* 58(1):55–57, 1979.

92. Coppola J, Patel T, Kwan T, et al: Nitroglycerin, nitroprusside, or both, in preventing radial artery spasm during transradial artery catheterization. *J Invasive Cardiol* 18(4):155–158, 2006.

93. Plante S, Cantor WJ, Goldman L, et al: Comparison of bivalirudin versus heparin on radial artery occlusion after transradial catheterization. *Catheter Cardiovasc Interv* 76(5):654–658, 2010.

94. Rao SV, Tremmel JA, Gilchrist IC, et al: Best practices for transradial angiography and intervention: a consensus statement from the Society for Cardiovascular Angiography and Intervention's transradial working group. *Catheter Cardiovasc Interv* 2013.

95. Rathore S, Stables RH, Pauriah M, et al: Impact of length and hydrophilic coating of the introducer sheath on radial artery spasm during transradial coronary intervention: a randomized study. *JACC Cardiovasc Interv* 3(5):475–483, 2010.

96. Rhyne D, Mann T: Hand ischemia resulting from a transradial intervention: successful management with radial artery angioplasty. *Catheter Cardiovasc Interv* 76(3):383–386, 2010.

97. Pancholy S, Coppola J, Patel T, et al: Prevention of radial artery occlusion-patent hemostasis evaluation trial (PROPHET study): a randomized comparison of traditional versus patency documented hemostasis after transradial catheterization. *Catheter Cardiovasc Interv* 72(3):335–340, 2008.

98. Bernat I, Bertrand OF, Rokyta R, et al: Efficacy and safety of transient ulnar artery compression to recanalize acute radial artery occlusion after transradial catheterization. *Am J Cardiol* 107(11):1698–1701, 2011.

99. Zankl AR, Andrassy M, Volz C, et al: Radial artery thrombosis following transradial coronary angiography: incidence and rationale for treatment of symptomatic patients with low-molecular-weight heparins. *Clin Res Cardiol* 99(12):841–847, 2010.

100. Dehghani P, Mohammad A, Bajaj R, et al: Mechanism and predictors of failed transradial approach for percutaneous coronary interventions. *JACC Cardiovasc Interv* 2(11):1057–1064, 2009.

101. Sciahbasi A, Mancone M, Cortese B, et al: Transradial percutaneous coronary interventions using sheathless guiding catheters: a multicenter registry. *J Interv Cardiol* 24(5):407–412, 2011.

102. Scheer B, Perel A, Pfeiffer UJ: Clinical review: complications and risk factors of peripheral arterial catheters used for haemodynamic monitoring in anaesthesia and intensive care medicine. *Crit Care* 6(3):199–204, 2002.

103. Tizon-Marcos H, Barbeau GR: Incidence of compartment syndrome of the arm in a large series of transradial approach for coronary procedures. *J Interv Cardiol* 21(5):380–384, 2008.

104. Kwac MS, Yoon SJ, Oh SJ, et al: A rare case of radial arteriovenous fistula after coronary angiography. *Korean Circ J* 40(12):677–679, 2010.

105. Kozak M, Adams DR, Ioffreda MD, et al: Sterile inflammation associated with transradial catheterization and hydrophilic sheaths. *Catheter Cardiovasc Interv* 59(2):207–213, 2003.

106. Abu-Ful A, Benharroch D, Henkin Y: Extraction of the radial artery during transradial coronary angiography: an unusual complication. *J Invasive Cardiol* 15(6):351–352, 2003.

107. Alvarez-Tostado JA, Moise MA, Bena JF, et al: The brachial artery: a critical access for endovascular procedures. *J Vasc Surg* 49(2):378–385, discussion 385, 2009.

108. Lupattelli T, Clerissi J, Clerici G, et al: The efficacy and safety of closure of brachial access using the Angio-Seal closure device: experience with 161 interventions in diabetic patients with critical limb ischemia. *J Vasc Surg* 47(4):782–788, 2008.

109. Mahadevan VS, Jimeno S, Benson LN, et al: Pre-closure of femoral venous access sites used for large-sized sheath insertion with the Perclose device in adults undergoing cardiac intervention. *Heart* 94(5):571–572, 2008.

4 药物治疗在现代介入治疗中的应用

Hani Jneid

胡嘉禄 译 颜彦 审校

在经皮冠状动脉介入治疗（PCI）和侵入性心脏手术过程中进行药物治疗的主要目的是避免在球囊扩张血管成形术和支架置入术中医源性斑块破裂导致的不良结果，减少冠状动脉 PCI 装置中血栓形成的危害，缓解心肌缺血和围术期并发症。知情、有效、合理地在现代介入治疗过程中使用药物辅助，可以使侵入性心血管手术在保持患者血流动力学和心电活动稳定的情况下安全进行，并能够减少并发症。

动脉血栓形成的病理生理学机制

血栓形成是急性冠脉综合征（ACS）和 PCI 造成动脉损伤的基础。冠状动脉血栓形成的发病机制是粥样硬化斑块断裂（通常是破裂或侵蚀），随后血小板活化聚集最终血栓形成。不管斑块断裂是自发性还是由球囊血管成形术中机械破坏引起，血小板首先通过结合 Ⅰ 类糖蛋白（GP）[1] 黏附于受损内皮细胞（图 4-1）。凝血酶和其他激动剂，如二磷酸腺苷（ADP）和肾上腺素，可激活血小板，使血小板膜糖蛋白 Ⅱ b/ Ⅲ a（GP Ⅱ b/ Ⅲ a）受体的构象改变和血小板脱颗粒[1]。这导致更多血管活性物质如 5- 羟色胺、血栓素 A2（TXA2）和 ADP 的释放，这些都是进一步促进血小板活化聚集使血栓形成的重要介质。ADP 特异性嘌呤 P_2Y_{12} 受体的激活引起 GP Ⅱ b/ Ⅲ a 受体激活，颗粒释放，使血小板聚集进一步扩大，血小板聚集体更稳定[2]。TXA2 是另一个重要的血小板激动剂，是通过环加氧酶（环氧合酶）-1 和血栓素合成酶转化花生四烯酸而来[3]。这些激动剂与血小板受体的结合最终激活 GP Ⅱ b/ Ⅲ a 受体，从而促进相邻血小板通过纤维蛋白原相互作用，使激活的血小板之间形成交叉桥进一步促进血小板聚集（图 4-2）。

凝血级联反应产生的纤维蛋白使得血小板团块

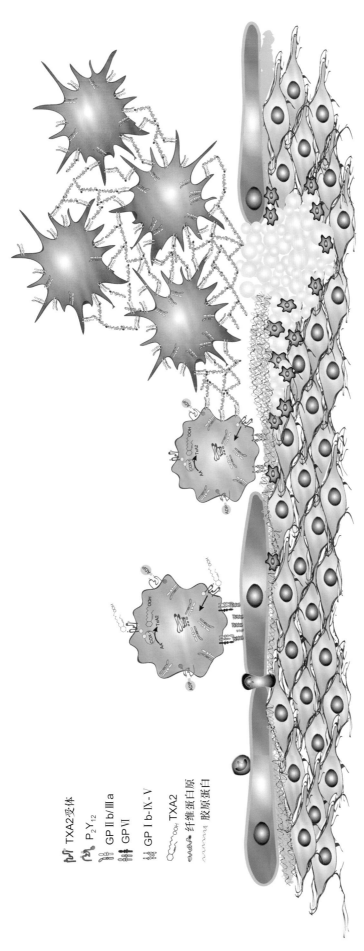

图 4-1 血管损伤后，血小板黏附通常是第一步。在此期间，单个血小板通过特异性膜受体（如 GP I b-IX-V，GP VI）结合到血管壁的细胞外基质成分（如胶原蛋白、血管性血友病因子、纤连蛋白）。然后，血小板被激活并释放多种介质，包括分别结合 TXA2 和 P₂Y₁₂ 受体的 TXA2 和二磷酸腺苷（ADP）。GP II b/ III a 受体激活，血小板释放更多的血管活性生物质，最终发生血小板聚集。GP II b/ III a，血小板膜糖蛋白 II b/ III a；GP I b-IX-V，糖蛋白 I b-IX-V；TXA2，血栓素 A2

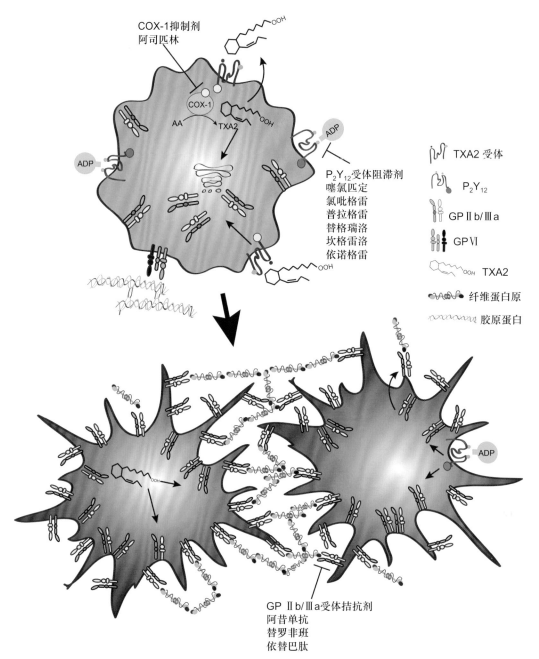

COX-1抑制剂
阿司匹林

COX-1

AA　TXA2

ADP

P_2Y_{12}受体阻滞剂
噻氯匹定
氯吡格雷
普拉格雷
替格瑞洛
坎格雷洛
依诺格雷

TXA2 受体

P_2Y_{12}

GP Ⅱ b/Ⅲ a

GP Ⅵ

TXA2

纤维蛋白原

胶原蛋白

GP Ⅱ b/Ⅲ a受体拮抗剂
阿昔单抗
替罗非班
依替巴肽

图 4-2　凝血酶及其他激动剂（如 ADP 和肾上腺素）能激活血小板，并使 GP Ⅱ b/ Ⅲ a 受体构象改变和血小板脱颗粒。这导致更多血管活性物质如 5- 羟色胺、TXA2 和 ADP 的释放，其与受体结合并引起 GP Ⅱ b/ Ⅲ a 受体的激活，进一步释放颗粒，并最终促进共同途径，通过纤维蛋白原在相邻血小板上交联 GP Ⅱ b/ Ⅲ a 受体而形成血小板聚集体。ADP，二磷酸腺苷；AA，花生四烯酸；COX-1，环氧合酶 -1

更加稳定[4]（图 4-3 ）。启动凝血主要是由管腔内斑块破裂后，一种膜糖蛋白即组织因子（TF）暴露并和血液接触后引发。凝血酶是另一种强效的血小板激动剂，通过与血小板表面的蛋白酶激活受体（PAR-1）结合激活血小板[5]。凝血酶介导纤维蛋白原裂解为纤维蛋白对凝血过程比其介导的血小板活化更为重要[5]。

阿司匹林

　　1899 年阿司匹林因可有效缓解风湿病而上市，当时制造商保证阿司匹林对心脏没有不良影响。一个多世纪后，阿司匹林已经成为全球最常用的药物之一。它是一种廉价、安全、有效的抗血小板药物，能够不可逆地抑制环氧合酶，抑制花生酸类物质生成［如前列环素（PGI_2）、TXA2][6]。因为 TXA2 促进血小板

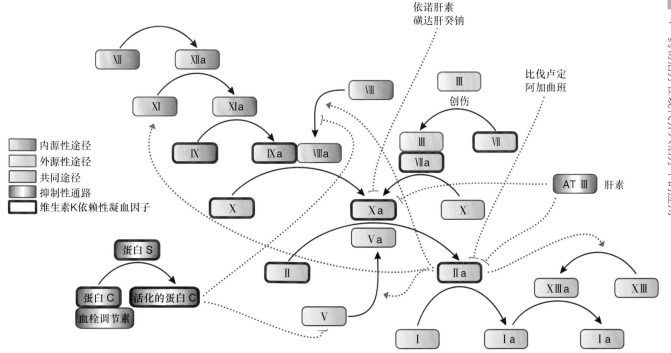

图 4-3 纤维蛋白原通常在血液中以无活性的形式循环。凝血级联反应包括内源性和外源性途径，是在血管损伤和组织因子（TF）暴露于血液后被激发。两种途径最终汇聚为共同途径，并将凝血酶原激活成有活性的凝血酶，催化纤维蛋白原转化为纤维蛋白。图中显示了在 PCI 期间使用的各种抗凝药的靶点

聚集，阿司匹林通过将环氧合酶乙酰化，使其在血小板内合成 TXA2 减少，从而在血小板 7 ~ 10 天的寿命中降低血小板的聚集力[7]。阿司匹林在 20 min 内可以达到理想的血浆浓度，并在 60 min 内发挥血小板抑制作用（表 4-1）。使用肠溶制剂和缓释剂并不减少消化道出血（GIB）并发症，这与阿司匹林的全身效应有很大关系[8]。

阿司匹林剂量

一项由抗血栓试验协作组织进行的 meta 分析表明，长期低剂量使用阿司匹林（每日 75 ~ 150 mg）是有效的[9]。PCI-CURE 试验证实，低剂量阿司匹林（≤ 100 mg）与高剂量相比，在有效预防缺血性事件的同时有较小的出血风险[10]。2011 ACC/AHA PCI 指南推荐对于已经接受长期阿司匹林治疗的患者，在 PCI 术前应给予阿司匹林 81 ~ 325 mg 负荷剂量治疗[11]。如果是第一次使用阿司匹林，应该在术前给予至少 1 次非肠溶阿司匹林 325 mg（至少术前 2 h，最好是提前 24 h）[11]。2011 年的 PCI 指南也重申，每日 81 mg 的阿司匹林维持治疗优于高剂量。使用低剂量阿司匹林（美国 81 mg，其他地区 75 mg 或 100 mg）进行抗血小板治疗，是因为研究显示在

低剂量时阿司匹林已经达到饱和的抗血小板作用，即其抗缺血效果不存在剂量-效应关系，但出血副作用却存在剂量-效应关系。

口服 P_2Y_{12} 受体阻滞剂

近十余年，阿司匹林联合氯吡格雷的双联抗血小板治疗（DAPT）已成为 PCI 术后抗血小板治疗的主体[12]。然而还是有相当比例的用药患者仍然会发生动脉粥样硬化血栓事件，使得临床上出现更新更有效的抗血小板药物。其中，普拉格雷和替格瑞洛分别在 2009 年和 2011 年被美国 FDA 批准临床使用（表 4-1）。

噻氯匹定

噻氯匹定是第一个应用于临床的 P_2Y_{12} 受体阻滞剂，具有能减少冠状动脉支架置入术中支架内血栓形成和缺血性并发症的优越性（联合阿司匹林作为 DAPT）[13-14]。meta 分析比较噻氯匹定和氯吡格雷应用于接受冠状动脉支架置入术后患者的疗效，氯吡格雷有更高的耐受性和更少的副作用，在降低主要不良心血管事件（MACE）方面与噻氯匹

表 4-1　行 PCI 术患者的口服抗血小板药物

药物	给药途径	可逆性	剂量	半衰期	血小板抑制时间	适应证	禁忌证	CABG 术前术后用药	建议
阿司匹林	口服	不可逆	81～325 mg/d	剂量依赖性：母体化合物 15～20 min；单剂量时为 2～3 h，高剂量时可达 2～19 h	与药物剂型相关：速释片为 30～60 min；缓释包衣片为 45 min	所有冠心病患者和（或）临床心血管疾病患者	对阿司匹林过敏反应、荨麻疹或支气管痉挛等），消化道出血或活动性出血，严重的血小板减少症	除非出现禁忌症，否则建议持续使用至手术前——在 CABG 术后 6 h 内需重新开始使用	有多种剂型，包括直肠栓剂；高剂量可导致消化道毒性，如患者对阿司匹林过敏，而需要长期使用阿司匹林时，可行脱敏治疗
氯吡格雷	口服	不可逆	负荷剂量：300～600 mg（PCI 术前推荐 600 mg 负荷剂量）维持剂量：75 mg/d。在 600 mg 负荷剂量后使用，可以考虑在前 6 天剂量为 150 mg/d，然后维持 75 mg/d（可作为行 PCI 的 ACS 患者的双剂量氯吡格雷方案之一）	6 h	2 h	所有冠心病患者和（或）临床心血管疾病患者	活动性病理性出血（如消化道出血，颅内出血），对氯吡格雷过敏；严重的血小板减少症	5 天	该药物在低代谢患者中使用有效性降低；说明书：避免与奥美拉唑或艾美拉唑同时使用；可参考 CYP2C19 基因分型，虽然未经证实；如患者对氯吡格雷过敏，而需要长期使用时，可行脱敏治疗
普拉格雷	口服	不可逆	负荷剂量：60 mg/d 维持剂量：10 mg/d 或体重（年龄≥75 岁或体重<60 kg 5 mg/d）	2～15 h	1～2 h	接受 PCI 的 ACS 患者（已行血管造影显示冠状动脉解剖学结构）	活动性病理性出血（如消化道出血，颅内出血），对普拉格雷过敏；严重血小板减少症 既往有短暂性脑缺血发作（TIA）/卒中的患者不应使用普拉格雷（FDA 黑框警告）	7 天	疗效变异性较小；在只接受药物治疗的患者或≥75 岁的患者中没有益处，除非既往有心肌梗死或糖尿病≥75 岁老年人使用 5 mg 剂量，但心血管结局尚未被证实

续表

药物	给药途径	可逆性	剂量	半衰期	血小板抑制时间	适应证	禁忌证	CABG 术前术后用药	建议
替格瑞洛	口服	可逆	负荷剂量：180 mg/d；维持剂量：90 mg 每日 2 次	6～13 h	2 h（最大血小板抑制时间）	接受 PCI 或保守治疗的 ACS 患者	活动性出血，既往颅内出血，严重血小板减少症，严重心动过缓	5 天	阿司匹林的维持剂量不应超过 100 mg/d CYP3A4/5 底物，因此易发生多种相互作用：苯巴比妥、卡马西平、地塞米松、利福平、苯妥英可降低有效性 已证实治疗合并慢性肾脏病（CKD）的 ACS 患者的有效性和安全性（与氯吡格雷相比）

定同样有效[15]。噻氯匹定是一种口服噻吩吡啶类药物（250 mg 每日 2 次）。它的使用因有其他更安全、更有效的 P_2Y_{12} 受体阻滞剂而受到限制，尤其是因为它具有显著的血液学毒性（如中性粒细胞减少症、粒细胞缺乏症）。

氯吡格雷

作用机制

氯吡格雷是一种噻吩吡啶类似物，不可逆地结合血小板 ADP P_2Y_{12} 受体，抑制 ADP 与其受体的结合。它比噻氯匹定起效快并且更安全。它是一种前体药物，需要通过两步肝生物转化成为其活性代谢产物。

证据

氯吡格雷在预防支架内血栓形成方面具有与噻氯匹定相似的临床疗效和更好的安全性，它已经取代噻氯匹定成为药物支架置入后首选的噻吩吡啶类药物[16-17]。CREDO 试验表明，择期 PCI 术后氯吡格雷长期治疗（1 年）可显著降低 MACE 风险[18]。择期 PCI 术前至少 6 h 使用氯吡格雷预处理，显著降低复合 MACE 发生率，6 h 内则不能降低风险[18]。PCI-CURE 试验表明非 ST 段抬高型急性冠脉综合征（NSTE-ACS）患者在 PCI 术前使用氯吡格雷和阿司匹林预处理并且术后持续治疗（平均 8 个月），可降低 MACE 风险，且不增加出血风险[12]。CLARITY 研究将氯吡格雷的适应证拓展至 ST 段抬高型心肌梗死（STEMI）[19]。

适应证

在使用阿司匹林的基础上，氯吡格雷被推荐用于治疗行 PCI 的 ACS 和非 ACS 患者。

剂量

ACS 和非 ACS 患者 PCI 术前可使用 600 mg 氯吡格雷进行负荷治疗。然而，溶栓后接受 PCI 的患者的负荷剂量在溶栓后 24 h 内为 300 mg，24 h 后为 600 mg。之后推荐氯吡格雷维持剂量 75 mg/d[11, 19]。

氯吡格雷的疗效变异性

氯吡格雷血小板抑制作用的广泛变异性限制了其使用。由于基因、细胞以及患者依从性等因素的影响，患者对氯吡格雷的低反应率为 5%～40%[20-21]。

氯吡格雷的低反应导致不良缺血事件增加[21]。

CURRENT-OASIS 7 试验表明，在接受 PCI 的 ACS 患者中，为期 7 天的双倍剂量氯吡格雷治疗方案与标准剂量相比可减少 MACE 发生率和支架内血栓形成[22]。该策略被提出用以减少氯吡格雷的变异性[23]。但上述研究结果是一项试验中的亚组分析，而完整研究人群没有达到预设的主要结局[24]。最近关于血小板功能测试（PFT）的前瞻性研究没有表现出临床获益。目前还不确定基于当前的 PFT 平台对血小板功能进行检测是否可以影响临床结局[25]。美国和欧洲的实践指南已经将 PFT 用于高危患者 PCI 术后协助选择 P_2Y_{12} 受体阻滞剂治疗列为 Ⅱ b 类推荐，但不推荐作为常规检测（推荐类别Ⅲ）。重要的是，最近的研究表明，治疗中血小板对 ADP 低反应仍与较高的出血风险相关，为 P_2Y_{12} 受体阻滞剂治疗窗的概念提供了依据[21]。

与质子泵抑制剂的相互作用

实验和观察性研究都发现，部分质子泵抑制剂（PPI）与氯吡格雷联用可影响氯吡格雷的代谢并且与临床预后较差相关。COGENT 试验证实，联用氯吡格雷和奥美拉唑 20 mg 并不增加心血管缺血事件，并且有较低的消化道出血发生率[26]。因此，大多数患者可以安全地应用 PPI 和氯吡格雷，但应该有 PPI 治疗的明确指征。

基因分型的作用

氯吡格雷是一种前体药物，需要在肝内通过多种 CYP450 同工酶，经过两步转换为其活性代谢产物。其中 CYP2C19 同工酶是最重要的[27]。至少 3 种基因多态性与 CYP2C19 同工酶功能丧失有关。如果检测结果将改变治疗计划，那么接受氯吡格雷治疗的患者可以考虑进行 CYP2C19 基因分型[23, 27]。基因分型应针对特定的个体进行分析，目前尚无明确的数据支持其在普通人群中的实用性和成本效益。

普拉格雷

作用机制

普拉格雷是噻吩吡啶类前体药物，它在结合血小板 P_2Y_{12} 受体前需要转化成活性代谢产物，才能具有抗血小板的功能[28]。普拉格雷比氯吡格雷具有更快、更持久、更强的抑制 ADP 诱导的血小板聚集的作用。

证据

TRITON-TIMI 38 试验比较了普拉格雷与氯吡格雷在行 PCI 的 ACS 患者中的作用[29]。中位随访期为 15 个月，普拉格雷与氯吡格雷相比，复合终点事件［心血管死亡、心肌梗死（MI）、卒中］的相对风险降低 19%（绝对风险降低 2.2%），主要源于普拉格雷显著降低了非致命性 MI 的发生率[29]。同时普拉格雷可减少支架内血栓形成和紧急靶血管血运重建。然而，普拉格雷会引起更高概率的安全终点事件（大出血）和危及生命或致命性出血事件[29]。

适应证

在使用阿司匹林的基础上，普拉格雷适用于行 PCI 的 ACS（STEMI 和 NSTEMI）患者。没有充足的研究证据表明在行 PCI 的非 ACS 患者中使用普拉格雷有更多获益。普拉格雷在进行药物治疗的 ACS 患者中的风险获益比与氯吡格雷相似。但因为它比氯吡格雷更昂贵，普拉格雷一般不用于 ACS 患者的药物治疗[30]。

剂量

对于 STEMI 患者及 PCI 术前已明确冠状动脉存在病变的 NSTEMI 患者，应尽快使用 60 mg 负荷剂量的普拉格雷[29]。之后使用 10 mg/d 维持剂量的普拉格雷。

其他注意事项

事后分析表明，体重过轻的患者（< 60 kg）和老年人（≥ 75 岁）使用普拉格雷没有临床净获益，而对既往卒中或短暂性脑缺血发作（TIA）患者则有危害[29]。有卒中史或 TIA 史的 ACS 患者不应使用普拉格雷（FDA "黑框警告"）[11]。尽管普拉格雷对 ADP 依赖的血小板功能具有更强和更持久的抑制作用且可减少 MACE 发生，但使用普拉格雷后患者间的血小板反应也并不完全一致，尽管变异性小于氯吡格雷[31-33]。

替格瑞洛

作用机制

与噻吩吡啶类药物氯吡格雷和普拉格雷不同，替格瑞洛是一种可逆的、直接起效的口服 P_2Y_{12} 受体阻滞剂[34]。与氯吡格雷相比具有更快、更强、更持久的 P_2Y_{12} 抑制作用[34]。

证据

PLATO 试验是一项随机对照研究，其在 18 624 例 ACS（STEMI 和 NSTEMI）患者中比较了替格瑞洛及氯吡格雷预防血管事件的作用[35]。与氯吡格雷相比，替格瑞洛使复合终点事件（血管性死亡、MI、卒中）的相对风险降低达 16%（绝对风险降低 1.9%），主要源于替格瑞洛显著降低了 MI 和血管性死亡发生率。值得注意的是，在 12 个月的随访中，替格瑞洛治疗组总死亡率的绝对风险比氯吡格雷降低了 1.4%[35]。尽管替格瑞洛不增加研究定义的大出血风险，但它有更高的非 CABG 相关性出血和致死性颅内出血发生率[35]。

适应证

在使用低剂量阿司匹林（75 mg、81 mg 或 100 mg）的基础上，建议对所有 ACS（STEMI 和 NSTEMI）患者，不管是行 PCI 或者单纯药物治疗，均使用替格瑞洛治疗[35-36]。

剂量

应尽早或在 PCI 前口服 180 mg 替格瑞洛负荷剂量，此后使用 90 mg 每日 2 次的维持剂量。

其他注意事项

由于替格瑞洛对 P_2Y_{12} 受体抑制作用的可逆性，与氯吡格雷相比，其药效消失得更快，循环血小板功能恢复得也更快。这可能给依从性差的患者带来问题，尤其是替格瑞洛还需要每日 2 次给药[23]。FDA 发布黑框警告表明阿司匹林每日维持剂量 > 100 mg 降低替格瑞洛的净获益，同时禁止在活动性出血或有颅内出血史的患者中使用。在对氯吡格雷无反应的患者中，使用替格瑞洛可以显著抑制血小板活性，降低缺血风险[32]。在慢性肾脏病（CKD）患者（eGFR < 60 ml/min）中，替格瑞洛与氯吡格雷相比，也表现出卓越的疗效和相对安全性[37]。因此对 CKD 患者来说，替格瑞洛是一个更有效的 P_2Y_{12} 受体阻滞剂[38]。

口服 P_2Y_{12} 受体阻滞剂的疗程

无论支架类型如何，行 PCI 的 ACS 患者应在服用阿司匹林的基础上口服 P_2Y_{12} 受体阻滞剂至少 12 个月[12, 29, 35]。非 ACS 患者使用药物洗脱支架（DES）行 PCI 后，应口服 P_2Y_{12} 受体阻滞剂至少 12 个月[39]。另一方面，非 ACS 患者使用裸金属支架行 PCI 后应至少口服 1 个月的 P_2Y_{12} 受体阻滞剂，12 个月为佳（如果患者处于非常高的出血风险下，2 周的治疗也可以接受）[11, 18]。

最近的 OPTIMIZE 研究比较了在低血栓风险患者（稳定性冠心病或低风险的 ACS）中，佐他莫司洗脱支架治疗后进行 3 个月和 12 个月 DAPT 的差异[40]。研究表明，3 个月 DAPT 疗程与 12 个月相比，没有增加复合终点（全因死亡、心肌梗死、卒中、大出血）的发生，也没有增加支架内血栓形成的风险[40]。

如果出血风险大于预期的抗缺血获益，提前（≤12 个月）终止 P_2Y_{12} 受体阻滞剂治疗是合理的。另一方面，维持治疗（>12 个月）在缺血事件风险较高（如长期置入重叠 DES 会增加血栓风险）的患者中也可能是合理的[11]。根据 2014 ACC/AHA 围术期指南，PCI DES 术后，如果进一步延迟手术的风险大于缺血和支架内血栓形成的风险预期，择期非心脏手术可在 180 天后进行[41]。

口服 P_2Y_{12} 受体阻滞剂的选择

随机对照试验证实，普拉格雷和替格瑞洛与氯吡格雷相比均显示出优越性，替格瑞洛更是显示能够明显降低死亡率[29, 35]。然而，2011 ACCF/AHA/SCAI PCI 指南和 2012 ACCF/AHA ACS 指南对所有 FDA 批准的口服 P_2Y_{12} 受体阻滞剂（氯吡格雷、普拉格雷、替格瑞洛）提出同样的推荐类别。但欧洲的指南却推荐在无禁忌证的情况下，相对于氯吡格雷，优选替格瑞洛或普拉格雷[11, 23]。这是由于受到多重因素的影响，包括缺乏关于成本效益、真实世界结局、出血率的数据以及这些新的治疗方法与氯吡格雷相比的价值的不确定性等。2014 AHA/ACC NSTE-ACS（非 ST 段抬高型急性冠脉综合征）指南指出，在适当的临床环境（指 ACS 患者，且普拉格雷仅用于行 PCI 的 ACS 患者）优先选择替格瑞洛或普拉格雷而非氯吡格雷是合理的[42]。

口服 P_2Y_{12} 受体阻滞剂与纤溶治疗

应给予不能进行 PCI 和不能在 120 min 内送至医院进行直接 PCI 的急性 STEMI 患者溶栓治疗以实现及时再灌注[43]。在这些患者中，使用 75 mg/d 氯吡格雷（在阿司匹林基础上）已被证明可以在不增大出血风险的情况下，减少短期死亡率和主要心血管（CV）事件[44]。但缺乏有效性和安全性数据支持在接受纤溶治疗的患者中使用口服 P_2Y_{12} 受体阻滞剂。

口服 P_2Y_{12} 受体阻滞剂的停药时机

为了减小需要输血的可能性，计划行冠状动脉旁路移植术（CABG）的患者若口服 P_2Y_{12} 受体阻滞剂，则氯吡格雷和替格瑞洛应停药至少 5 天，普拉格雷至少 7 天[11, 23, 43, 45]。行急诊 CABG 的患者，应停药至少 24 h，以减少出血并发症[45]。

口服 GP Ⅱb/Ⅲa 受体拮抗剂

4 种口服 GP Ⅱb/Ⅲa 受体拮抗剂在临床随机对照试验中均显示死亡风险增加和显著的出血风险[46]。口服 GP Ⅱb/Ⅲa 受体拮抗剂的发展因此停止。

静脉注射抗血小板药

静脉注射 GP Ⅱb/Ⅲa 受体拮抗剂

临床常用的静脉 GP Ⅱb/Ⅲa 受体拮抗剂有 3 种：阿昔单抗、替罗非班和依替巴肽（表 4-2）。尽管这些药物在特定的临床情况中有一定价值，但随着 P_2Y_{12} 受体阻滞剂以及新型抗凝药的出现和广泛应用，它们的使用已减少。

作用机制

GP Ⅱb/Ⅲa 受体是血小板表面表达最丰富的受体，并且是血小板聚集的最后共同通路，GP Ⅱb/Ⅲa 受体拮抗剂可以干扰血小板交联，并且通过与纤维蛋白原和血管性血友病因子竞争性结合 GP Ⅱb/Ⅲa，从而干扰血栓形成。

证据

支持静脉使用 GP Ⅱb/Ⅲa 受体拮抗剂的证据早于 DAPT 的广泛应用及比伐卢定的出现。早期的研究表明，静脉注射 GP Ⅱb/Ⅲa 受体拮抗剂可以在使用阿司匹林和肝素治疗的 PCI 患者中降低围术期缺血性并发症，主要是围术期心肌梗死[47-51]。

表 4-2　行 PCI 患者的静脉抗血小板药物 *

药物	给药途径	可逆性	剂量	调整剂量	消除方式	半衰期	适应证	禁忌证
阿昔单抗	静脉	不可逆	首先静脉注射 250 μg/kg，然后使用维持剂量 0.125 μg/(kg·min)，持续 12 h（最大滴速为 10 μg/min）	无	蛋白水解	30 min	对于接受择期支架置入术并使用普通肝素的患者，当患者未使用足量氯吡格雷预处理，使用 GP IIb/IIIa 受体拮抗剂是合理的。即使在使用氯吡格雷充分预处理的稳定性 CAD 患者中，给予 GP IIb/IIIa 受体拮抗剂也是合理的 在高风险的 NSTE-ACS 患者中，未使用氯吡格雷充分预处理及使用普通肝素的患者，在 PCI 时应用 GP IIb/IIIa 受体拮抗剂是有效的。即使在 NSTE-ACS 患者中，在 PCI 时使用 GP IIb/IIIa 受体拮抗剂也是合理的 在接受普通肝素治疗并行直接 PCI 的 STEMI 患者中，无论患者是否接受氯吡格雷预处理，使用 GP IIb/IIIa 受体拮抗剂是合理的	对阿昔单抗过敏；活动性出血；近期有消化道/泌尿生殖道出血；近期手术；近期有心血管意外事件；易出血体质；血小板减少症；严重高血压 不应作为行 PCI 的 ACS 患者的首选抗凝策略
依替巴肽	静脉	不可逆	推荐双推注：首先静脉推注 180 μg/kg，10 min 后再静脉注射 180 μg/kg；然后使用维持剂量 2 μg/(kg·min) 持续 72 h（15 mg/h）	CrCl < 50 ml/(min·1.73 m²)：180 μg/(kg·min) 静脉推注，然后 1 μg/(kg·min) 静脉推注维持 72 h；禁用于血液透析患者	主要经肾	2.5 h	对于接受择期支架置入术并使用普通肝素的患者，当患者未使用足量氯吡格雷预处理，使用 GP IIb/IIIa 受体拮抗剂是合理的。即使在使用氯吡格雷充分预处理的稳定性 CAD 患者中，给予 GP IIb/IIIa 受体拮抗剂也是合理的 在高风险的 NSTE-ACS 患者中，未使用氯吡格雷充分预处理及使用普通肝素的患者，在 PCI 时应用 GP IIb/IIIa 受体拮抗剂是有效的。即使在 NSTE-ACS 患者中，在 PCI 时使用 GP IIb/IIIa 受体拮抗剂也是合理的 在接受普通肝素治疗并行直接 PCI 的 STEMI 患者中，无论患者是否接受氯吡格雷预处理，使用 GP IIb/IIIa 受体拮抗剂是合理的	对依替巴肽过敏；活动性出血；近期有消化道/泌尿生殖道出血；近期手术；近期有心血管意外事件；易出血体质；血小板减少症；严重高血压 不应作为行 PCI 的 ACS 患者的首选抗凝策略

药物	给药途径	可逆性	剂量	调整剂量	消除方式	半衰期	适应证	禁忌证
替罗非班	静脉	不可逆	首先推荐高剂量静脉注射25 μg/kg（大于3 min），随后维持剂量为0.15 μg/（kg·min），持续18 h	CrCl < 30 ml/（min·1.73 m²）：维持剂量减少 50%	主要经肾	2 h	在接受择期支架置入术并未接受普通肝素的患者中，当患者未使用氯吡格雷充分预处理时，使用GP Ⅱ b/Ⅲ a 受体拮抗剂是合理的。即使在使用氯吡格雷充分预处理的稳定性CAD患者中，给予GP Ⅱ b/Ⅲ a 受体拮抗剂也是合理的 在高风险的NSTE-ACS患者中，未使用氯吡格雷充分预处理并接受普通肝素的患者，在PCI时应用GP Ⅱ b/Ⅲ a 受体拮抗剂是有效的。即使在使用氯吡格雷充分预处理的NSTE-ACS患者中，在PCI时使用GP Ⅱ b/Ⅲ a 受体拮抗剂也是合理的 在接受普通肝素治疗并行直接PCI的STEMI患者中，无论患者是否接受氯吡格雷预处理，使用GP Ⅱ b/Ⅲ a 受体拮抗剂是合理的	对替罗非班过敏；活动性出血；近期有消化道/泌尿生殖道出血；近期手术；近期有心血管意外事件；易出血体质；血小板减少症；严重高血压 不应作为行PCI的ACS患者的首选抗凝策略

* 坎格瑞洛是一种三磷酸腺苷类似物，能够可逆性地结合并抑制 P_2Y_{12} 受体。静脉推注给药时，能够迅速而持久地高效抑制血小板功能，停药后 60 min 可恢复正常血小板功能。截至本文完成，该药尚未获得 FDA 批准。

ACS，急性冠脉综合征；CAD，冠心病；NSTE-ACS，非 ST 段抬高型急性冠脉综合征；PCI，经皮冠状动脉介入治疗

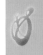

在当代，支持静脉使用 GP Ⅱb/Ⅲa 受体拮抗剂的最有力的证据来自 ISAR-REACT-2 随机对照研究，2022 例 PCI 术前经 DAPT 充分预处理的 NSTE-ACS 患者（所有患者至少在术前 2 h 接受了 600 mg 氯吡格雷负荷治疗）[52]。在这项研究中，阿昔单抗使 30 天内缺血性复合终点（死亡、心肌梗死或者紧急靶血管血运重建）的绝对风险降低 3%，相对风险降低 25%[52]。阿昔单抗的益处只限于有肌钙蛋白升高的患者。在应用 DAPT 充分治疗 STEMI 患者的时代，GP Ⅱb/Ⅲa 受体拮抗剂的效果并不一致并且不具有决定性作用[53-54]，其只在风险最高的患者中更有益处[55]。类似地，在行择期 PCI 的症状稳定患者中，阿司匹林和氯吡格雷预处理后使用 GP Ⅱb/Ⅲa 受体拮抗剂治疗并没有表现出益处[56]。

因此，这些药物不应常规使用，而是应有选择性地使用，例如用于存在较大血栓负荷或没有充分使用 P_2Y_{12} 受体阻滞剂预处理的患者。

适应证

行直接 PCI 和使用普通肝素（UFH）治疗的患者，无论患者是否进行口服 P_2Y_{12} 受体阻滞剂预处理，使用 GP Ⅱb/Ⅲa 受体拮抗剂均是合理的。在使用普通肝素并且没有使用氯吡格雷充分预处理的情况下，这些药物对高血栓风险的 NSTE-ACS 患者（如肌钙蛋白升高）也有作用。然而，即使经过 DAPT 充分预处理，高危 NSTE-ACS 患者在 PCI 术中使用 GP Ⅱb/Ⅲa 受体拮抗剂仍然是合理的[11]。同样，GP Ⅱb/Ⅲa 受体拮抗剂应用于接受 PCI 的高血栓风险的稳定性冠心病患者，尤其是没有预先进行 DAPT 治疗的患者也是合理的[11]。

在某些未常规预先使用 P_2Y_{12} 受体阻滞剂的临床情况下，静脉注射 GP Ⅱb/Ⅲa 受体拮抗剂应被考虑使用。推荐在难治性缺血患者、接受高风险 PCI 的患者、PCI 术中发生血栓并发症（如远端栓塞、侧支循环阻塞、导丝血栓、侧支闭塞、阻塞性夹层、冠状动脉内血栓、持续的残余狭窄、长时间缺血等）的患者中静脉使用 GP Ⅱb/Ⅲa 受体拮抗剂。静脉注射 GP Ⅱb/Ⅲa 受体拮抗剂不应常规用于移植静脉桥的 PCI，因为没有证据证明是有益的[57]。随着更新和更有效的 P_2Y_{12} 受体阻滞剂的使用，GP Ⅱb/Ⅲa 受体拮抗剂的使用可能会进一步下降。

剂量

双推注依替巴肽（180 μg/kg 静脉推注，10 min 后再推注 180 μg/kg）和高剂量替罗非班（25 μg/kg）已经可以实现与阿昔单抗类似的高度血小板抑制[58-59]。静脉使用阿昔单抗通常首次负荷静注 0.25 mg/kg，随后进行长达 12 h 的 0.125 μg/（kg·min）维持治疗（表 4-2）。

疗程

阿昔单抗通常在术中使用，并在术后持续使用 12 h，而依替巴肽和替罗非班应持续使用 18～24 h。较长时间的输注与出血风险增加和血小板减少症有关，除非绝对必要，否则应避免。短时间输注（< 18 h）即使在高危 NSTE-ACS 患者仍可能是安全的[60]。在某些临床情况下甚至可以缩短为 < 2 h[61]。

其他注意事项

一项 meta 分析研究了在 STEMI 患者中使用阿昔单抗的获益。在进行直接血管成形术治疗的患者中，使用阿昔单抗与短期和长期死亡率的显著下降相关，但在接受纤溶治疗的患者中则非如此[62]。接受两种再灌注策略治疗的患者 30 天再梗死率明显降低，但阿昔单抗联合纤溶治疗增加了大出血的发生[62]。同时在接受比伐卢定作为主要抗凝血剂的患者中，也不常规推荐使用 GP Ⅱb/Ⅲa 受体拮抗剂，但在特定病例中可作为紧急治疗措施[11]。

冠状动脉内注射（IC）GP Ⅱb/Ⅲa 受体拮抗剂的益处并不确定[11, 63-64]。在高危 STEMI 患者中，冠状动脉内注射阿昔单抗（单次注射 0.25 mg/kg）而非静脉注射是合理的[11, 65-66]，至少二者安全性相当[67]。INFUSE-AMI 研究报道，在进行直接 PCI 和比伐卢定治疗的广泛前壁 STEMI 患者中，梗死区冠状动脉内注射阿昔单抗相比于血栓抽吸，可以使梗死面积显著减小[68]。

GP Ⅱb/Ⅲa 受体拮抗剂的使用时机

由于缺乏有效的治疗效果[54, 69]和出血风险的增加（无论是否再灌注），不推荐 STEMI 患者 PCI 术前使用 GP Ⅱb/Ⅲa 受体拮抗剂。同样在使用 DAPT 预处理的 NSTE-ACS 患者中，常规静脉使用依替巴肽（造影前 ≥ 12 h），并不优于 PCI 术中临时使用，且实际上会增加出血和输血风险[70]。

GP Ⅱ b/ Ⅲ a 受体拮抗剂的选择

纳入 5 项随机对照试验的 meta 分析表明，对于接受直接 PCI 的 STEMI 患者，阿昔单抗与小分子 GP Ⅱ b/ Ⅲ a 受体拮抗剂的疗效没有差异（包括短期死亡率、再梗死、出血）[71]。另一项 meta 分析通过血管造影、心电图和临床结果也证实，在接受直接 PCI 的 STEMI 患者中，阿昔单抗和小分子 GP Ⅱ b/ Ⅲ a 受体拮抗剂之间有相似的结果[72]。因此，即使是在极高血栓风险的患者中，所有的 GP Ⅱ b/ Ⅲ a 受体拮抗剂似乎表现相当，GP Ⅱ b/ Ⅲ a 受体拮抗剂的疗效似乎不与特定药物相关，而是类效应。

GP Ⅱ b/ Ⅲ a 受体拮抗剂的停药时机

依替巴肽和替罗非班应在急诊 CABG 术前 2 ～ 4 h 停用，而长效阿昔单抗应停用 ≥ 12 h。接受 GP Ⅱ b/ Ⅲ a 受体拮抗剂治疗并存在危及生命的活动性出血患者，尤其是使用阿昔单抗的患者，需要输注血小板（可能需要重复输血）。然而，它们并不能直接有效地逆转小分子 GP Ⅱ b/ Ⅲ a 受体拮抗剂、依替巴肽或替罗非班的作用，尽管它们对逆转阿司匹林或氯吡格雷的效果仍有帮助。新鲜冰冻血浆或冷沉淀单独输注或与血小板组合输注可以帮助逆转依替巴肽和替罗非班的抗血小板作用。此外，替罗非班可被透析清除，可在需要时立即进行血液透析治疗。

坎格雷洛

坎格雷洛，非噻吩吡啶类三磷酸腺苷（ATP）类似物，是一种直接作用的选择性、特异性的 P_2Y_{12} 受体阻滞剂，其半衰期很短（3 ～ 6 min）。血小板功能可在停药 30 ～ 60 min 后恢复正常。因此，坎格雷洛很可能会在需要快速、可预测、强效但可逆转地抑制血小板的患者中发挥作用。CHAMPION PCI[73] 和 CHAMPION PLATFORM[74] 随机对照研究验证了在 PCI 术中使用坎格雷洛的疗效，研究显示坎格雷洛与氯吡格雷或安慰剂相比，在改善缺血结局方面没有更多益处。另一方面，CHAMPION PHOENIX 试验纳入 11 145 例接受急诊或择期 PCI 的患者，根据指南予以静脉注射坎格雷洛或 300 ～ 600 mg 负荷剂量氯吡格雷治疗[75]。结果显示，坎格雷洛显著降低缺血事件发生率，包括 PCI 术中支架内血栓形成发生率，同时不增加严重出血事件[75]。综合分析上述 3 项研究数据显示，与对照组（氯吡格雷或安慰剂）相比，坎格雷洛可以减少 PCI 相关血栓并发症，但会增加出血风险[76]。

静脉抗凝药物

除不少于两种抗血小板药物外，应给予所有接受 PCI 的患者抗凝药（表 4-3），以预防动脉损伤处或介入装置（如导丝、导管）上的冠状动脉内血栓形成。术前所有患者应评估出血风险，同时也是预测 PCI 术后死亡率。应实施减少出血风险的策略，例如使用低出血风险的药物（如比伐卢定）、根据体重调整肝素剂量、监测活化凝血时间（ACT）和活化部分凝血活酶时间（APTT）、对慢性肾脏病患者进行剂量调整、使用桡动脉入路行介入治疗[77]。

普通肝素

普通肝素（UFH）是在 PCI 术中使用的最古老和最常用的抗凝药物。它易于使用，快速起效，易于监测，并且可以用鱼精蛋白逆转抗凝效果。因为效果可逆，使普通肝素成为 PCI 术中和治疗慢性完全闭塞病变（CTO）首选的抗凝药。

作用机制

普通肝素是一种间接的抗凝血酶药物，它是由多种不同长度的糖胺聚糖混合而成，对抗凝血酶具有很高的亲和力。

证据

虽然被广泛应用，但没有前瞻性随机对照试验证明其在 PCI 术中的疗效（与安慰剂相比）。

适应证

在没有其他抗凝药的情况下，尽管缺乏高等级的证据，静脉注射普通肝素仍被推荐在 PCI 术中使用[11]。在仅使用阿司匹林治疗的情况下单纯使用普通肝素抗凝治疗，不足以预防血栓并发症的发生[11]，因此至少要添加第二种抗血小板药物（口服 P_2Y_{12} 受体阻滞剂或静脉注射 GP Ⅱ b/ Ⅲ a 受体拮抗剂）。

表 4-3 PCI 术中常用的肠外抗凝药物

肠外抗凝药物	给药途径	剂量	调整剂量	消除方式	半衰期	禁忌证
普通肝素	静脉	不使用 GP Ⅱb/Ⅲa 受体拮抗剂时:100 U/kg;使用 GP Ⅱb/Ⅲa 受体拮抗剂时:70 U/kg,必要时根据活化凝血时间(ACT)水平再次推注(如 1000～5000 U)	不使用 GP Ⅱb/Ⅲa 受体拮抗剂时:调整剂量至 ACT 在 250～300 s 范围内(HemoTec 测定法)或 300～350 s(Hem-ochron 测定法);使用 GP Ⅱb/Ⅲa 受体拮抗剂时:调整剂量至 ACT 在 200～250 s 范围内	肝和网状内皮系统	1.5 h(1～6 h)(遵循零级动力学)	活动性出血;肝素诱导的血小板减少症(HIT)/肝素诱导的血栓性血小板减少症(HITT)
依诺肝素	皮下	每 12 h 1 mg/kg 皮下注射用于治疗 ACS 依诺肝素 0.3 mg/kg 静脉注射用于 PCI 术前<2 次皮下注射或在 PCI 术前 8～12 h 接受最后一次皮下给药 如果最后一次皮下注射依诺肝素超过 12 h 进行 PCI,患者应接受全剂量头孢凝方案 如果最后一次皮下注射依诺肝素≤8 h 内行 PCI(并且已经接受多次皮下注射),则不需要依诺肝素 如果没有给予抗凝治疗,应在 PCI 术中静脉推注 0.5～0.75 mg 依诺肝素	CrCl<30 ml/(min·1.73m²)的患者减少至 1 mg/(kg·d)皮下注射	肝,肾清除率为药物有效剂量的 10%	4.5 h(3～6 h)	活动性出血;HIT/HITT
磺达肝癸钠	皮下	2.5 mg/d 皮下注射	CrCl<30 ml/(min·1.73m²)者禁用	主要经肾	17～21 h	严重肾功能不全;过敏;活动性出血;体重<50 kg;血小板减少症
比伐卢定	静脉	PCI 术中首先 0.75 mg/kg 静注,然后 1.75 mg/(kg·h)维持(如果需要,维持至术后 4 h)如果 PCI 后最初 4 h 后仍需继续抗凝治疗,则可继续以 0.2 mg/(kg·h)持续输注 20 h	CrCl=10～30 ml/(min·1.73m²):减少剂量至 1 mg/(kg·h)	肾(20%),蛋白水解(80%)	25 min(正常肾功能情况下)	过敏;活动性出血;血小板减少症

剂量

药物剂量的选择取决于是否使用静脉注射 GP Ⅱ b/ Ⅲ a 受体拮抗剂。在未使用 GP Ⅱ b/ Ⅲ a 受体拮抗剂治疗的情况下，PCI 术中（在进入冠状动脉之前）应给予 70 ～ 100 U/kg 的普通肝素以达到 ACT 250 ～ 300 s 的目标（Hemo Tec 测定法）或 300 ～ 350 s（Hemochron 测定法）。在使用 GP Ⅱ b/ Ⅲ a 受体拮抗剂的情况下，应该使用 50 ～ 70 U/kg 的普通肝素来达到 ACT 200 ～ 250 s。应根据手术需要追加剂量使用（通常 2000 ～ 5000 U 的增量），以在 PCI 术中保持上述的 ACT 目标。虽然仍然被广泛使用，但无论是 Hemo Tec 测定法或 Hemochron 测定法都不够精确[78]。此外，ACT 水平和预后的关联，以及 ACT 监测在 PCI 中的应用效果都是不确定的[79]。类似的剂量方案可以用于经桡动脉入路的 PCI。

其他注意事项

普通肝素有许多局限性，包括血小板激活、无法结合血块结合的凝血酶、治疗窗窄和不可预测的抗凝作用。它还能引起肝素诱导的血小板减少症（HIT），甚至是罕见的肝素诱导的血栓性血小板减少症（HITT）综合征[80]。PCI 后，一般在 ACT < 150 ～ 180 s（或者当 APTT < 50 s）时，才会移除股动脉鞘。对于近期已皮下注射依诺肝素的患者，不应使用普通肝素，因为难以确定药物剂量及可能增加出血率[81]。

依诺肝素

作用机制

依诺肝素是一种低分子量肝素（3 ～ 5 kDa），与抑制凝血酶相比，具有更强大的抗 Xa 因子活性作用。它具有更可预测和持久的抗凝作用[82]，产生 HIT 和 HITT 的风险比普通肝素低。

证据

针对依诺肝素在 PCI 术中的治疗效果是否优于普通肝素的研究结果并不一致[81, 83-86]。对随机试验进行的一项大型 meta 分析（纳入 13 项研究的 7318 个病例）表明，低分子量肝素（主要是依诺肝素）与普通肝素相比，其作为抗凝药在 PCI 术中使用可以显著降低大出血风险（OR = 0.57；95% CI 0.40 ～ 0.82），但在改善缺血事件发生率方面没有差异[87]。

适应证

对于未接受过抗凝治疗的患者或已接受术前皮下注射依诺肝素的 NSTE-ACS 患者，在 PCI 术中静脉注射依诺肝素可能是合理的（推荐类别Ⅱ b）[11]。

剂量

依诺肝素可以皮下注射（通常为 ACS 患者术前使用）或静脉注射（通常在 PCI 术中使用）。初次接受药物治疗的 ACS 患者给予 1 mg/kg 每日 2 次的皮下依诺肝素。如果皮下注射少于 2 次，或者在 PCI 术前 8 ～ 12 h 接受了最后一次皮下注射，应该在 PCI 术中静脉使用 0.3 mg/kg 的追加剂量[88]。在 PCI 术前最后一次皮下注射依诺肝素超过 12 h 的患者，应接受全剂量的术中抗凝治疗，而在 PCI 术前 8 h 内皮下注射过依诺肝素（并且已经接受了多次皮下注射）的患者通常会得到充分的抗凝治疗，术中不再需要额外的抗凝治疗。STEEPLE 研究证实，对于未接受过抗凝治疗的患者来说，与普通肝素相比，PCI 术中静脉注射 0.5 ～ 0.75 mg/kg 的依诺肝素是安全有效的[89]。不需要在 PCI 术中常规测量抗 Xa 因子水平。

其他注意事项

尽管有更好的安全性和更多的证据，根据 2011 ACCF/AHA/SCAI PCI 指南，依诺肝素的推荐类别仍低于普通肝素（推荐类别Ⅱ b vs. 推荐类别Ⅰ）[11]。因为其具有较长的半衰期、无法被鱼精蛋白完全逆转、剂量计算复杂、需要对慢性肾脏病患者进行剂量调整等缺点，依诺肝素在 PCI 术中并未广泛使用。

比伐卢定

作用机制

比伐卢定是一种人工合成多肽，可作为直接凝血酶抑制剂。与普通肝素不同的是，比伐卢定与结合的或游离的凝血酶都可以结合，并直接抑制凝血酶。比伐卢定的其他优点包括半衰期短（25 min）、不需要抗凝监测、不会激活血小板。此外，它不会引起 HIT 或 HITT，是这些患者的首选药物（同阿加曲班）。

证据

比伐卢定已经在多种 PCI 情况中进行了研究，

包括择期 PCI[90-92]、NSTE-ACS[92-93] 和 STEMI[94]。总的来说，比伐卢定可以减少出血，在大多数情况下，与普通肝素联用静脉注射 GP Ⅱ b/ Ⅲ a 受体拮抗剂相比，不增加缺血事件发生。重要的是，比伐卢定降低了 STEMI 患者的心脏性死亡率（这一效果只能部分归因于出血的差异）[95]。这种降低死亡率的益处是有争议的，在近期的 EUROMAX 试验中并没有观察到类似结果[96]。EUROMAX 研究中术前使用比伐卢定并增加了桡动脉入路和新型 P2Y12 受体阻滞剂的使用，但是结果显示直接 PCI 仍有早期支架内血栓形成的风险[96]。充分的氯吡格雷预处理（600 mg）可能会减少由比伐卢定引起的早期血栓形成的潜在风险[97]。最近的 HEAT-PPCI 试验在 GP Ⅱ b/ Ⅲ a 受体拮抗剂使用率相同（14%）的背景下，比较了比伐卢定和普通肝素在接受直接 PCI 的 STEMI 患者中的抗凝效果[98]。在这项单中心的研究中，普通肝素与比伐卢定相比降低了 MACE 的发生率，并且没有增加出血风险。这一有争议的结果被认为存在方法学上的缺陷（如非盲法设计，单中心，事件的判定等）[99]。

适应证

比伐卢定可以在所有行 PCI 的冠心病患者中使用（推荐类别 Ⅰ，与普通肝素相同），无论之前是否接受过普通肝素治疗[11]。在 HIT 患者中比伐卢定可以替代普通肝素作为抗凝剂的选择。

剂量

比伐卢定首剂 0.75 mg/kg 静脉推注，在 PCI 术中可给予 1.75 mg/（kg·h）（如果需要可延长至术后 4 h）（表 4-3）。

其他注意事项

比伐卢定带来的较低出血率在与静脉注射 GP Ⅱ b/ Ⅲ a 受体拮抗剂联用时可被消除。值得注意的是，在主要的比伐卢定试验中，与 GP Ⅱ b/ Ⅲ a 受体拮抗剂联用的救助率一致保持在 7% 左右[90, 93-94]。比伐卢定的缺点是①没有逆转药物，因此一般要避免在冠状动脉慢性完全闭塞病变行 PCI 时使用；②单独使用时（没有充分的 DAPT 预处理），ACS 患者可能会有轻微的血栓风险（尤其是急性支架内血栓风险）；③比普通肝素贵。

磺达肝癸钠

作用机制

磺达肝癸钠是一种人工合成的五糖，它间接地抑制了 X a 因子，但对凝血酶没有影响。

证据

OASIS-5 试验评估了行 PCI 的 ACS 患者使用磺达肝癸钠的情况，与依诺肝素相比，其在 9 天内表现出类似的缺血事件发生率，但大大改善了出血和长期死亡率[100]。

适应证

对于 NSTE-ACS 患者，在住院期间或在进行 PCI 之前，磺达肝癸钠应持续使用[42]。临床试验证实了磺达肝癸钠治疗中较多的导管相关性血栓事件[100-101]，因此不推荐在 PCI 中单独应用磺达肝癸钠。Ⅱ a 因子抑制剂（如普通肝素或比伐卢定）应该与磺达肝癸钠联用，以降低这种风险[11]。

剂量

ACS 患者住院期间或至 PCI 之前常规治疗剂量为每日 1 次皮下注射 2.5 mg 磺达肝癸钠。

其他注意事项

磺达肝癸钠的半衰期长（17 ~ 20 h），且禁用于严重慢性肾脏病患者（因为其主要通过肾排泄）。无需监测抗 Xa 因子活性，磺达肝癸钠不影响 APTT 或 ACT 水平。

其他肠外抗凝药物

阿加曲班是另一种静脉使用的直接凝血酶抑制剂，在 2002 年被美国 FDA 批准上市，用于 HIT 或有 HIT 风险的行 PCI 的患者[102]。与比伐卢定不同，其可以用于慢性肾脏病患者。但其主要经肝代谢，故应避免在有明显肝功能不全的患者中使用。

PCI 后抗凝治疗的持续时间

PCI 后长时间的抗凝治疗会导致过多的出血发生和延长住院时间，但并不会减少缺血事件发生。与口服 DAPT 不同，抗凝药不应在 PCI 之后常规地继续使用[13]，除非有充分的理由来使用三联药物（如心房颤动、人工心脏瓣膜等）。

血管扩张药和抗高血压药

高血压危象 / 急救

有很大比例的心导管检查患者有高血压（HTN）基础，主要是原发性高血压。这些患者在心导管室中常会经历高血压的恶化。焦虑、术前降压药物剂量的减少以及 PCI 过程中的容量超负荷可能都是诱发因素。在冠状动脉造影和（或）PCI 中，控制不佳的高血压可能会使患者易于发生心肌缺血，并导致心肌缺氧。因此为了减轻心肌缺血，同时不影响冠状动脉灌注或抑制心脏收缩功能，熟悉心导管插入术中急性高血压危象的治疗方法是很重要的。其中诸如硝酸甘油等血管扩张药尤为有效，因为它们能通过减少心室壁张力，减轻缺血，并促进冠状动脉血管扩张，从而减轻高血压的影响。高血压急症通常表现为持续的靶器官损伤，并需要使用肠外药物快速作用和消除。然而血压（BP）的突然快速下降可能是危险的，应该避免。

无复流现象

无复流现象通常是由于冠状动脉远端血管栓塞、痉挛和（或）内皮损伤引起的，常常导致静脉桥血管退化、冠状动脉扩张并加重血栓性病变而使 PCI 变得复杂。据报道，无复流现象在 STEMI 后更为常见，大约 30% 接受直接 PCI 的患者出现这种情况[103]。在一项对 489 例 STEMI 患者行直接 PCI 的四中心研究中，1 年随访时发生无复流是 MACE 唯一的独立预测因子[104]。无复流可能与更多的充血性心力衰竭、心源性休克和死亡事件有关。因此，无复流的及时治疗是至关重要的。冠状动脉内注射血管扩张药（如腺苷、硝普钠）治疗 PCI 相关无复流是合理的（推荐类别Ⅱb，根据 2011 ACCF/AHA/SCAI PCI 指南[11]）。在无复流的情况下，最好是通过微导管（或通过一个放置在远端的球囊导管腔）来向远端血管注射扩张药物，而不是在指引导管的头端，以确保输送药物到微血管床。

选择性血管扩张药和抗高血压药

硝酸甘油

硝酸甘油（NTG）是血管活性物质一氧化氮（NO）的供体，它主要通过血管扩张效应来降低前负荷、左心室壁张力和心肌需氧，从而改善心肌缺血。NO 有抑制血小板黏附的作用，也有抗炎活性。在心导管检查时通常通过静脉或舌下含服途径给药。由于其作用时间短，静脉注射 NTG（5 ～ 10 μg/min，最多 200 μg/min）可以相对选择性地扩张静脉容量血管，对于有 PCI 相关缺血和（或）心力衰竭的患者尤其有用。在高剂量（> 200 μg/min）的情况下，NTG 可有效地扩张阻力血管，并能有效地治疗高血压急症。NTG 可以扩张心外膜冠状动脉和大动脉（> 100 μm），因此使用冠状动脉内注射 NTG（通常 100 ～ 400 μg 冠状动脉内推注）可以改善冠状动脉灌注和缓解血管痉挛（如导管引起的痉挛）。NTG 对微循环没有影响，不会引起充血，对无复流现象治疗作用有限。

腺苷

冠状动脉内注射腺苷（40 ～ 100 μg）经常在 PCI 中被用于血管扩张，以防止或治疗无复流现象[105-106]。在纳入 10 项随机对照试验的 meta 分析中，比较 ACS 患者中腺苷与安慰剂的使用，腺苷与安慰剂相比使无复流现象减少了 75%[107]。然而，在使用腺苷辅助治疗时，没有观察到死亡率或临床结局的获益[107]。

使用冠状动脉内注射和静脉注射腺苷都可以引起最大程度的充血，从而辅助有创性生理学检查对冠状动脉临界病变进行评估，例如血流储备分数（FFR）。虽然冠状动脉内注射腺苷（40 ～ 100 μg 或更高剂量）更容易使用，成本效益高，并有较少的全身副作用，而静脉注射腺苷[通常为 140 μg/（kg·min），有时为 180 μg/（kg·min）]则可达到更稳定和更长时间的充血，对于评估开口病变尤其有用，并且在弥漫性病变血管缓慢回撤检查时是必要的[108]。最近一项小型研究（n = 45）表明，高剂量的冠状动脉内注射腺苷（高达 600 μg）可以获得类似于静脉注射腺苷的 FFR 值，且不增加副作用[109]。

在诊断和治疗 PCI 过程中发生的室上性心动过速时，腺苷也是很有价值的。腺苷可引起房室传导阻滞和心动过缓，因此在某些情况下，需要使用临时起搏器，并应谨慎应用于传导功能异常和严重支气管痉挛性疾病的患者。幸运的是，它的半衰期很短，它的作用通常通过红细胞的新陈代谢迅速地被消除（5 ～ 10 s）。

表4-4 常用的肠外抗高血压药在心导管插入术中的应用

抗高血压药物	剂量		药代动力学	系统效应			不良反应
	初始剂量	最大剂量		心排血量	心率	体循环阻力	
硝酸甘油	初始剂量：以5 μg/min起始，每3～5 min增加5 μg/min直至20 μg/min；然后每3～5 min增加10～20 μg/min	200 μg/min	半衰期：1～4 min　肝；血浆	↔/↓	↔/↑	↓	低血压；头痛；皮疹；快速耐受；高铁血红蛋白症
硝普钠	初始剂量：0.25～0.3 μg/(kg·min)，然后以0.5 μg/(kg·min)的速度增加至3 μg/(kg·min)	10 μg/(kg·min)	半衰期：2 min　血浆	↑	↔/↑	↓↓	氰化物中毒；心律失常；血压；出血；肠梗阻；代谢性酸中毒；高铁血红蛋白血症
艾司洛尔	50 μg/(kg·min)[每5 min滴定50 μg/(kg·min)]	300 μg/(kg·min)	半衰期：9 min　起效时间：立即　酯酶；肾	↓	↓↓	↓	心动过缓；头晕；嗜睡；低血压；心脏传导阻滞
拉贝洛尔	静脉注射：在2 min内推注10～20 mg；然后0.5～2 mg/min滴定（每1 h滴定0.5 mg/min）	8 mg/min不超过300 mg/d	半衰期：2.5～8 h（正常肾功能情况下）　肝（葡萄糖醛酸化）；胆；肾（最少，约5%）	↓	↓↓	↓	心动过缓；头晕；嗜睡；低血压；心脏传导阻滞；直立性低血压；晕厥
尼卡地平	初始剂量：5 mg/h，每5～15 min增加2.5 mg/h；维持剂量：3 mg/h	15 mg/h	半衰期：2～4 h　肝；血浆	↓	↔/↑	↓	急性肝炎；心肌缺血；头痛；低血压

硝普钠

硝普钠是一种直接的 NO 供体和强效的血管扩张药，可迅速降低心室充盈压和全身血管阻力。它起效迅速（2 ～ 5 min），作用效果在停止注射后很快消散。因此，对于心力衰竭（HF）和有心肌梗死后机械并发症的患者来说，硝普钠是理想的治疗方法。但长时间的注射，尤其是在肾或肝疾病的基础上，可能导致罕见但严重的氰化物或硫氰酸盐中毒。冠状动脉内注射硝普钠（100 ～ 200 μg）也可以有效地治疗慢血流和无复流[110-112]，并且预防性使用可能也是有益的[113]。

钙通道阻滞剂

钙通道阻滞剂可以降低血压，通过扩张外周血管和冠状动脉改善冠状动脉血流，抑制心肌收缩力，还可以降低心率（通过抑制窦房结的自律性和房室传导）。因此是非常好的抗缺血和抗高血压药物，但是对有疾病基础的患者（尤其是心脏选择性的药物）也容易引起心力衰竭。维拉帕米、地尔硫䓬以及二氢吡啶类药物具有完全不同的药理学作用特点。具有心脏选择性的维拉帕米和地尔硫䓬具有较强的抗高血压作用，同时也对心脏有负性变时、变力作用，而二氢吡啶类药物则主要是血管效应（对心脏收缩的影响很小），是非常有效的高血压药物。二氢吡啶类，如尼卡地平，是比维拉帕米更强效的血管扩张药，而维拉帕米比地尔硫䓬有效。静脉注射尼卡地平（5 ～ 15 mg/h）可以应用于高血压急症，尽管它可能加重心肌缺血或引起低血压。

冠状动脉内注射尼卡地平治疗 PCI 术中无复流是安全且有效的（一项研究的平均剂量为 460 μg）[114]。在直接 PCI 中，早期冠状动脉内注射维拉帕米，可提高术后心肌灌注心肌梗死溶栓治疗（TIMI）评分级别[115]。在急性心肌梗死的直接 PCI 中，冠状动脉内注射地尔硫䓬（50 ～ 200 μg）或维拉帕米（50 ～ 200 μg）可以比硝酸甘油更有效地逆转无复流[116]。地尔硫䓬和维拉帕米作用类似，但地尔硫䓬可能更安全[116]。在一项纳入 347 例行 PCI 的 STEMI 患者的研究中，尼卡地平、硝普钠和维拉帕米在改善血流方面均有相同效果[103]。总体来说，根据心肌灌注分级和 TIMI 分级，药物治疗使得分别 40% 和 79% 患者的冠状动脉血流恢复正常。

β 受体阻滞剂

β 受体阻滞剂通过对心脏的负性变力和变时作用，并且降低动脉血压，从而可以有效地治疗高血压危象和减少心肌耗氧量。在心脏储备受限的患者中，对肾上腺素能受体激活依赖性很强，β 受体阻滞剂可导致左心室功能的显著降低，引发或加重心力衰竭和心源性休克。由于后一种原因，β 受体阻滞剂不再被提倡在急性心肌梗死（AMI）后的 24 h 内使用[117]，而由于心源性休克的风险增加，应特别避免使用静脉制剂[118]。

对于可卡因相关的 ACS 和高血压危象患者，在导管室内静脉注射拉贝洛尔（静脉推注 10 ～ 20 mg，随后 0.5 ～ 2 mg/min，最多输注总累积剂量 300 mg）可治疗肾上腺素危象[119]。由于半衰期短，静脉注射艾司洛尔 [50 ～ 300 μg/（kg·min）] 可能在急性主动脉综合征患者术前血管造影中（通常与静脉注射硝普钠联合使用）快速降低血压和主动脉壁剪切应力特别有用（尽管绝大多数此类患者应该直接去手术并不需要造影）。

血管升压药和正性肌力药

低血压

在冠状动脉介入治疗过程中出现低血压的原因有很多。恰当的治疗依赖于对病因及时准确地诊断。在注射造影剂后的几分钟内血压突然下降，通常是由于过敏性血管扩张反应（通过左心导管测量发现左心室舒张末压降低）。在这种情况下，应立即进行容量复苏和使用肾上腺素。如果是通过股动脉入路，还需要考虑血管出血的可能。其他需要鉴别的原因包括导丝出口处和冠状动脉穿孔，在这种情况下应立即心包穿刺，并停止或者逆转抗凝治疗。心律失常和瓣膜病变（如严重的主动脉瓣狭窄或急性缺血性二尖瓣反流）有不同的治疗方法（如抗心律失常药物、心脏复律、球囊瓣膜成形术和血运重建）。心源性休克通常可以通过右心导管检查和动脉血流动力学监测（心内压升高、心脏指数降低、低动脉血压）进行诊断，并且在大多数情况下都需要血管升压药/正性肌力药、经皮心室辅助装置和血运重建。在上述情况下，不管其病因如何，在特定治疗的基础上（如血运重建、输血、血管修复），血管升压药都应是最基本的治疗策略（不管是否补充血容量）。

急性心力衰竭 / 心源性休克

在心导管室发生急性心力衰竭可能有多种相互关联的诱因：大量使用造影剂导致容量超负荷、手术时间的延长导致肺血管重新分布、医源性过多和不恰当地使用 β 受体阻滞剂或钙通道阻滞剂、心律失常、PCI 术中心肌缺血（如急性闭塞、远端栓塞、心肌顿抑等）以及许多其他原因。最初的治疗需要在使用正性肌力药、强效利尿和心室辅助装置的同时，通过插管和机械通气来进行呼吸道保护。大约 6% ～ 8% 的急性心肌梗死患者会出现心源性休克，其中 60% ～ 75% 可能会在住院期间发生。其中许多会发生在心导管室中，需要使用血管升压药和正性肌力药支持[120]。

选择性血管升压药和正性肌力药

苯肾上腺素

苯肾上腺素是一种合成的儿茶酚胺，为 α 受体激动剂，它主要引起外周血管收缩。用于治疗 PCI 过程中由心肌缺血、心肌顿抑或无复流或合并动态的左心室流出道梗阻引起的急性低血压，通常静脉注射 50 ～ 100 μg，可重复使用。

多巴胺

多巴胺是一种内源性儿茶酚胺类药物，可用于治疗低血压、心力衰竭和心源性休克。药效与剂量相关，低剂量 [2 μg/（kg·min）] 通常引起内脏血管扩张，增强利尿；中等剂量 [2 ～ 8 μg/（kg·min）] 激动 β₁ 受体；高剂量 [> 8 μg/（kg·min）] 可通过激动 α₁ 受体引起外周血管收缩。最大正性肌力作用可能出现在 5 μg/（kg·min）的剂量下。多巴胺通过收缩血管以及增加心排血量来治疗发生在心导管室的低血压和休克。但是，由于会引起心动过速、加重心律失常或心肌缺血故可能会限制多巴胺的使用。

去甲肾上腺素

去甲肾上腺素是一种内源性儿茶酚胺，具有选择性 β₁ 受体激动作用（而不是 β₂ 受体），以及强大的 α₁ 和 α₂ 受体的拟交感神经作用。静脉注射去甲肾上腺素（2 ～ 4 μg/min，最多 30 μg/min）可作为强效血管收缩药，且比肾上腺素和多巴胺的变力和变时性影响更小，更少引起心律失常。在一项纳入 1679 例休克患者的多中心随机对照试验中，多巴胺作为一线血管升压药来恢复和维持血压，并与去甲肾上腺素进行了直接对比[121]。虽然在 28 天的死亡率中没有明显的组间差异，但在多巴胺治疗的患者中，出现了更多的心律失常[121]。在 280 例心源性休克患者的亚组分析中，去甲肾上腺素与较低的死亡率有关[121]。去甲肾上腺素可能引起肠系膜血管收缩，引起内脏缺血和败血症。

多巴酚丁胺

多巴酚丁胺是一种肠外拟交感神经药，能同时激动 β₁ 和 β₂ 受体，但对 α 受体的作用却很小。在急性心肌梗死时，它是首选的可以仅提供正性肌力作用的药物，同时不会产生加重缺血的血管收缩效应。多巴酚丁胺不会增加梗死面积，也不会引起显著的心律失常。因为它的血管扩张作用（通过激动 β₂ 受体），多巴酚丁胺比多巴胺更适合用于心力衰竭患者。通常使用 2 ～ 20 μg/（kg·min）静脉注射。有时多巴酚丁胺会引起低血压，所以通常会加用低剂量的多巴胺。在心导管室中，有时会使用中低剂量多巴酚丁胺来增强心脏收缩，从而检查心肌收缩功能的储备情况以及瓣膜狭窄的严重程度（如对低输出的主动脉瓣狭窄患者）。

肾上腺素

肾上腺素是一种拟交感神经药物，它能激动 α、β₁ 和 β₂ 受体。在低剂量的情况下，它可通过激动 β₁ 受体增加心排血量（因为 α 受体激动引起的血管收缩被 β₂ 受体激动诱导的血管舒张所抵消）。在高剂量的情况下，α 受体的血管收缩作用占主导地位，导致心排血量和全身血管阻力增加。在心导管室，肾上腺素可用于治疗心脏停搏、无脉性室性心动过速 / 心室颤动（VT/VF）（通常是每隔 3 ～ 5 min 静脉注射 1 mg，直至自主循环恢复）和过敏反应（0.2 ～ 0.5 mg 肌内注射 / 皮下注射，根据需要每 5 ～ 15 min 重复使用；或者 0.1 mg 静脉缓慢推注 5 min 以上；或者 1 ～ 4 μg/min 静脉注射治疗难治性患者）。它也可用于治疗心动过缓和严重的低血压。

表4-5 心导管室常用的肠外血管升压药和正性肌力药

血管升压药	剂量	药代动力学	系统效应			不良反应	给药途径
			心排血量	心率	体循环阻力		
多巴胺	初始剂量: 5~10 μg/(kg·min) 最大剂量: 50 μg/(kg·min)(成人)	肾; 肝; 血浆 半衰期: 2~5 min	5~10 μg/(kg·min): ↑ >10 μg/(kg·min): ↑↑	5~10 μg/(kg·min): ↑ >10 μg/(kg·min): ↑↑	5~10 μg/(kg·min): ↔/↑ >10 μg/(kg·min): ↑↑	心绞痛; 异位搏动; 呼吸困难; 恶心/呕吐; 头痛; 心动过速	持续静脉输注
去甲肾上腺素	初始剂量: 8~12 μg/min, 滴定至所需反应 维持剂量: 2~4 μg/min 最大剂量: 30 μg/min 心脏停搏后: 0.1~0.5 μg/(kg·min)	肾; 肝; 血浆 半衰期: 1 min	↔/↓	↑	↑↑	心律失常; 反射性心动过缓; 头痛; 外渗; 呼吸困难	持续静脉输注
苯肾上腺素	初始剂量: 20~180 μg/min 或 0.5 μg/(kg·min), 滴定至所需的反应 维持剂量: 40~60 μg/min(也可给予100 μg静脉注射用于治疗导管室内短暂性低血压发作)	肝 半衰期: 5 min	↔	↔/↓	↑	心律失常; 外渗; 肺水肿; 心肌梗死	持续静脉输注
肾上腺素	低血压/休克: 初始剂量 0.1~0.5 μg/(kg·min), 滴定到所需反应 过敏反应: 肌内注射/皮下注射 0.2~0.5 mg(1:1000), 每5~15 min 静脉注射: 5 min内 0.1 mg(1:1000); 或以1~4 μg/min输注 心脏停搏/无脉性室性心动过速或心室颤动: 常规剂量1 mg静脉注射3~5 min重复, 直到自主循环恢复	肾上腺素能神经元的摄取和代谢(单胺氧化酶等) 肝代谢 半衰期: 2 min	↑	↑	低剂量↔/↓; 高剂量↑	心律失常; 内脏血管收缩和肠系膜缺血; 高血压; 脸色苍白; 焦虑; 肺水肿	持续静脉滴注 静脉注射、肌内注射和皮下注射途径 下注射途径用于过敏反应同 静脉注射、骨内注射和气管内注射途径可用于心脏搏动和无脉性心室颤动/室性心动过速

续表

血管升压药	剂量	药代动力学	系统效应			不良反应	给药途径
			心排血量	心率	体循环阻力		
血管加压素	心脏停搏: 给予1次40 U, 作为第一次或第二次肾上腺素的替代 维持剂量: 0.02~0.04 U/min	肾; 肝 半衰期: 10~20 min ~18 min	↔	↔	↑	心律失常; 外渗; 呼吸困难; 水中毒综合征; 过敏反应	静脉注射, 骨内注射, 气管内注射, 持续静脉滴注
正性肌力药							
多巴酚丁胺	初始剂量: 急性心功能不全1~20 μg/(kg·min) 最大剂量: 40 μg/(kg·min)	肝 半衰期: 2 min	↑	↑	↔/↓	心律失常; 心绞痛; 恶心; 呼吸困难; 心动过速	持续静脉输注
米力农	初始负荷剂量(可选): 10 min内50 μg/kg 维持剂量: 0.125~0.750 μg/(kg·min)	肝(12%) 半衰期: 2.5 h	↑	↑	↓	心律失常; 低血压; 胸部疼痛; 心绞痛/头痛	持续静脉输注

其他药物

血管加压素是一种抗利尿激素类似物，对极其严重的休克患者具有重要的血管加压作用。常用方法为静脉注射 0.01～0.04 U/min。在心脏停搏期间，可静脉注射（或气管内注射）40 U。米力农是一种正性肌力药，静脉注射［0.125～0.750 μg/（kg·min）］能通过抑制磷酸二酯酶 III 增加心肌收缩力，而不依赖于 β 受体的激动作用。它对心力衰竭患者很有效，但能诱导外周动脉和静脉扩张并导致低血压，同时也会加重心律失常。

术中镇静：抗焦虑药和镇痛药

大多数 PCI 是在最小剂量的镇静（抗焦虑）或中度镇静（意识欠清，但有能力对口头指令作出反应）作用下进行的（表 4-6）[122]。在导管室中很少使用深度镇静，通常会需要麻醉医师来进行气道保护。

苯二氮䓬类药物（如咪达唑仑、劳拉西泮和地西泮）是可以用来治疗焦虑和顺行性遗忘的镇静药。咪达唑仑由于半衰期很短而应用广泛，通常可每 5 min 重复静脉注射 1 次 0.5～1 mg，最高可达 0.1～0.2 mg/kg。然而，苯二氮䓬类药物应该合用阿片类药物（如芬太尼或硫酸吗啡），可提供止痛效果（表 4-7）。芬太尼（25～100 μg 静脉注射）起效迅速，小剂量注射后迅速失效，不释放组胺，对心血管抑制作用最低。因此，在接受 PCI 的患者中，芬太尼是首选的止痛药，尤其是那些心功能不全的患者。静脉注射异丙酚是一种快速作用的镇静药（＜1 min），其作用时间短，可用于有监护的麻醉镇静［0.5 mg/kg 缓慢注射 3～5 min，随后 25～75 μg/（kg·min）维持注射］；然而，它会引起严重的低血压和心肺抑制。因此，不常规推荐非麻醉医师对未插管患者使用异丙酚。

其他药物

抗心律失常药

在接受有创性心脏手术的患者中，可能会出现心律失常。它们可能是由心肌缺血、疼痛或焦虑增加交感神经张力、某些心脏结构的导管操作（如右心导管插入术中）、左心室收缩功能不全引起的。利

多卡因是一种 IB 类抗心律失常药物，特别适用于治疗心肌缺血时发生的室性心律失常。静脉注射利多卡因的致心律失常作用不常见，但可能出现中枢神经系统副作用，眼球震颤是利多卡因毒性的早期迹象（表 4-8）。静脉注射胺碘酮在紧急终止室性心动过速治疗中有效[123]，并在这些患者中可取代利多卡因作为一线治疗（表 4-8）[124]。通常还可用于心房颤动伴快速心室率的处理。及时的心脏电复律和除颤仍然是治疗不稳定性心律失常和心室颤动的基石。腺苷是一种抗心律失常药物，可以减慢房室结的传导，阻断房室结折返路径。它起效迅速，作用时间短暂（半衰期＜10 s），在导管室常用于治疗阵发性室上性心动过速（6～12 mg 静脉注射）。阿托品是一种抗胆碱能药物，作用迅速，半衰期短（2～3 h），在导管室常用于治疗心动过缓（每 3～5 min 静脉注射 0.5 mg，不超过 3 mg）。

利尿剂

袢利尿剂是最强效的利尿药物，可以降低肾对氯化钠的重吸收。它们是在导管室中发生急性肺水肿和容量超负荷患者的首选药物。在肾功能正常的情况下，静脉注射 40 mg 呋塞米（相当于 1 mg 布美他尼或 20 mg 托拉塞米）可以在 15 min 内达到最大利尿效应。然而，在充血性心力衰竭或肾功能不全的情况下，可能需要增加 2～5 倍的剂量。但袢利尿剂可能导致低血容量、低血压或电解质异常。

结语

心脏介入医生可以选择的药物疗法很多。随着新的证据、适应证和药物的出现，心脏介入医生不断地更新和熟悉变化趋势是非常重要的。此外，导管室的术者和所有工作人员都应关注每一类药物中常用药物的应用，从而加深对它们的了解以更好地应用。医生和工作人员应该了解他们使用的药物的复杂性，包括证据、适应证、剂量、起效时间和持续时间、逆转方法、药物相互作用、排泄/代谢、肝肾功能不全患者剂量的调整，以及副作用（包括罕见的）。应当编写并不断更新常用的治疗方案。最后，重要的是，医生必须平衡治疗的费用和整体价值，包括患者的疗效以及当前环境下有限的资源。

表4-6 常用肠外镇静药在心导管插入术中的应用

镇静药	剂量		药代动力学	首选给药途径	拮抗剂	不良反应
	初始剂量	最大剂量				
苯二氮䓬类						
咪达唑仑	0.02～0.04 mg/kg，常规剂量为1～2 mg静脉注射（老年人或同时使用镇痛药时应考虑减少初始剂量）；前30～60 min为0.07～0.08 mg/kg或5 mg肌内注射	直到达到所需的临床反应或0.1～0.2 mg/kg；通常不超过5 mg静脉注射，除非有重度酒精使用史	起效时间：2～5 min 持续时间：小于2 h（单剂量）	半衰期：2～6 h（在肾衰竭，老年，心力衰竭患者中延长）	肝	静脉注射（可肌内注射）	氟马西尼（0.2 mg/min,可用至1 mg）	遗忘症；呼吸抑制；低血压；头痛；嗜睡/过度镇静；恶心/呕吐；疼痛和注射部位反应
劳拉西泮	0.044 mg/kg静脉注射/肌内注射，常规剂量为2 mg；前2 h 0.05 mg/kg或2 mg肌内注射	4 mg静脉注射/肌内注射	起效时间：2～3 min 持续时间：高达8 h	半衰期：约12～14 h	肝	静脉注射（可肌内注射）	无	遗忘症；呼吸抑制；低血压；嗜睡/过度镇静；头晕；头痛；肾衰竭患者静脉注射出现丙二醇毒性（乳酸酸中毒，高渗透压，低血压）；疼痛和注射部位反应
非苯二氮䓬类						
异丙酚	50～150 μg/(kg·min)[3～9 mg/(kg·h)]	直到达到所需的临床反应或200 μg/(kg·min)[12 mg/(kg·h)]	起效时间：30 s 持续时间：3～10 min	半衰期（双相）：最初约40 min；终末期4～7 h 如果长时间输注可长达1～3天（约10天）	肝	静脉注射/滴注	无	呼吸抑制；低血压；癫痫；不自主运动；疼痛或注射部位反应；呼吸暂停；高甘油三酯血症；锌缺乏
依托咪酯	诱导期：0.2～0.4 mg/kg静脉注射，维持期：5～15 μg/(kg·min)	诱导期：0.6 mg/kg静脉注射，维持期：20 μg/(kg·min)	起效时间：30～60 s 持续时间：3～5 min	半衰期：约1.25～2.6 h	肝	静脉注射/滴注	无	呼吸抑制；疼痛和注射部位反应；不自主运动；恶心/呕吐；呼吸暂停；肾上腺抑制；丙二醇毒性（肾衰竭）

表 4-7　常用肠外镇痛药在心导管插入术中的应用

镇痛药	剂量		药代动力学	首选给药途径	拮抗剂	不良反应
	初始剂量	最大剂量				
芬太尼	25～100 μg 静脉注射/肌内注射，每 3 min 1 次	除非长期使用阿片类药物，否则很少需要大于 200 μg 的剂量	起效时间：静脉注射 1 min 内肌内注射约 7～8 min 持续时间：静脉注射剂量依赖性，单剂量约 0.5～1 h，重复剂量后作用时间延长 肌内注射 1～2 h（呼吸效应可能会持续更长的时间）半衰期：2～4 h（重复剂量半衰期延长） 肝；肠	静脉注射（可皮下注射或持续静滴）	纳洛酮（0.2～2 mg 静脉注射；可在 2～3 min 内重复，不超过 10 mg）	呼吸抑制；呼吸暂停；低血压；过度镇静；恶心/呕吐；便秘；心律失常；头痛；瘙痒
吗啡	1～4 mg 静脉注射/肌内注射，每 5 min 1 次	除非长期使用阿片类药物，否则很少需要大于 6 mg 的剂量	起效时间：5～10 min；持续时间：4 h 半衰期：2～4 h 肝	静脉注射（可皮下注射或持续静滴）		呼吸抑制；低血压；过度镇静；兴奋；恶心/呕吐；尿潴留；便秘；口干；瘙痒；视物模糊

表 4-8　注射用抗心律失常药物在心导管插入术中的应用概况

抗心律失常药物	剂量		药代动力学		不良反应	给药途径
	初始剂量	最大剂量				
胺碘酮	无脉性 VT 或 VF：300 mg IV 推注；如无法转复，加推注 150 mg 血流动力学稳定的 VT 或 AF：150 mg IV 重力输液；后维持剂量注射。维持剂量为前 6 h 1 mg/min，后 18 h 0.5 mg/min；后过渡为口服	24 h 内 2.2 g	$t_{1/2}$：40 ～ 55 d（范围为 26 ～ 107 d）	肝、胆汁（少量）	急性不良反应：低血压；心动过缓；充血性心力衰竭；心律失常；急性呼吸窘迫综合征；过敏反应；共济失调；恶心/呕吐 慢性不良反应：肺纤维化；肝炎/肝毒性；甲状腺功能不全；光毒性；角膜色素沉着；神经毒性	IV
利多卡因	无脉性 VT 或 VF，若未使用胺碘酮：1 ～ 1.5 mg/kg；如无法转复，每 5 ～ 10 min 重复给药 0.5 ～ 0.75 mg/kg 维持剂量为 1 ～ 4 mg/min；如肝功能不全、心力衰竭或肌肉不发达，则 1 ～ 2 mg/min	3 mg/kg	$t_{1/2}$：最初在药物分布阶段为 7 ～ 30 min，后为 1.5 ～ 2 h IV 给药起效快，为 10 ～ 20 min	肝、血浆	中枢神经系统不良反应（眼球震颤；癫痫；震颤等）；心律失常；关节软骨溶解；意识丧失；高铁血红蛋白血症	IV、骨髓腔、气管内给药

AF，心房颤动；d，天；h，小时；IV，静脉注射；min，分钟；$t_{1/2}$，半衰期；VF，心室颤动；VT，室性心动过速

参考文献

1. Capodanno D, Ferreiro JL, Angiolillo DJ: Antiplatelet therapy: new pharmacological agents and changing paradigms. *J Thromb Haemost* 11(Suppl 1):316–329, 2013.
2. Dorsam RT, Kunapuli SP: Central role of the P2Y12 receptor in platelet activation. *J Clin Invest* 113(3):340–345, 2004.
3. Jneid H, Bhatt DL, Corti R, et al: Aspirin and clopidogrel in acute coronary syndromes: therapeutic insights from the CURE study. *Arch Intern Med* 163(10):1145–1153, 2003.
4. Angiolillo DJ, Ferreiro JL: Antiplatelet and anticoagulant therapy for atherothrombotic disease: the role of current and emerging agents. *Am J Cardiovasc Drugs* 13(4):233–250, 2013.
5. Leger AJ, Covic L, Kuliopulos A: Protease-activated receptors in cardiovascular diseases. *Circulation* 114(10):1070–1077, 2006.
6. Jneid H, Bhatt DL: Advances in antiplatelet therapy. *Expert Opin Emerg Drugs* 8(2):349–363, 2003.
7. Patrignani P, Filabozzi P, Patrono C: Selective cumulative inhibition of platelet thromboxane production by low-dose aspirin in healthy subjects. *J Clin Invest* 69(6):1366–1372, 1982.
8. Kelly JP, Kaufman DW, Jurgelon JM, et al: Risk of aspirin-associated major upper-gastrointestinal bleeding with enteric-coated or buffered product. *Lancet* 348(9039):1413–1416, 1996.
9. Antithrombotic Trialists C: Collaborative meta-analysis of randomised trials of antiplatelet therapy for prevention of death, myocardial infarction, and stroke in high risk patients. *BMJ* 324(7329):71–86, 2002.
10. Jolly SS, Pogue J, Haladyn K, et al: Effects of aspirin dose on ischaemic events and bleeding after percutaneous coronary intervention: insights from the PCI-CURE study. *Eur Heart J* 30(8):900–907, 2009.
11. Levine GN, Bates ER, Blankenship JC, et al: 2011 ACCF/AHA/SCAI guideline for percutaneous coronary intervention. A report of the American College of Cardiology Foundation/American Heart Association Task Force on Practice Guidelines and the Society for Cardiovascular Angiography and Interventions. *J Am Coll Cardiol* 58(24):e44–e122, 2011.
12. Mehta SR, Yusuf S, Peters RJ, et al: Effects of pretreatment with clopidogrel and aspirin followed by long-term therapy in patients undergoing percutaneous coronary intervention: the PCI-CURE study. *Lancet* 358(9281):527–533, 2001.
13. Schomig A, Neumann FJ, Kastrati A, et al: A randomized comparison of antiplatelet and anticoagulant therapy after the placement of coronary-artery stents. *N Engl J Med* 334(17):1084–1089, 1996.
14. Leon MB, Baim DS, Popma JJ, et al: A clinical trial comparing three antithrombotic-drug regimens after coronary-artery stenting. Stent Anticoagulation Restenosis Study Investigators. *N Engl J Med* 339(23):1665–1671, 1998.
15. Bhatt DL, Bertrand ME, Berger PB, et al: Meta-analysis of randomized and registry comparisons of ticlopidine with clopidogrel after stenting. *J Am Coll Cardiol* 39(1):9–14, 2002.
16. Moussa I, Oetgen M, Roubin G, et al: Effectiveness of clopidogrel and aspirin versus ticlopidine and aspirin in preventing stent thrombosis after coronary stent implantation. *Circulation* 99(18):2364–2366, 1999.
17. Taniuchi M, Kurz HI, Lasala JM: Randomized comparison of ticlopidine and clopidogrel after intracoronary stent implantation in a broad patient population. *Circulation* 104(5):539–543, 2001.
18. Steinhubl SR, Berger PB, Mann JT, 3rd, et al: Early and sustained dual oral antiplatelet therapy following percutaneous coronary intervention: a randomized controlled trial. *JAMA* 288(19):2411–2420, 2002.
19. Sabatine MS, Cannon CP, Gibson CM, et al: Effect of clopidogrel pretreatment before percutaneous coronary intervention in patients with ST-elevation myocardial infarction treated with fibrinolytics: the PCI-CLARITY study. *JAMA* 294(10):1224–1232, 2005.
20. Depta JP, Bhatt DL: Aspirin and platelet adenosine diphosphate receptor antagonists in acute coronary syndromes and percutaneous coronary intervention: role in therapy and strategies to overcome resistance. *Am J Cardiovasc Drugs* 8(2):91–112, 2008.
21. Tantry US, Bonello L, Aradi D, et al: Consensus and update on the definition of on-treatment platelet reactivity to adenosine diphosphate associated with ischemia and bleeding. *J Am Coll Cardiol* 62(24):2261–2273, 2013.
22. Mehta SR, Tanguay JF, Eikelboom JW, et al: Double-dose versus standard-dose clopidogrel and high-dose versus low-dose aspirin in individuals undergoing percutaneous coronary intervention for acute coronary syndromes (CURRENT-OASIS 7): a randomised factorial trial. *Lancet* 376(9748):1233–1243, 2010.
23. Jneid H, Anderson JL, Wright RS, et al: 2012 ACCF/AHA focused update of the guideline for the management of patients with unstable angina/non-ST-elevation myocardial infarction (updating the 2007 guideline and replacing the 2011 focused update): a report of the American College of Cardiology Foundation/American Heart Association Task Force on Practice Guidelines. *J Am Coll Cardiol* 60(7):645–681, 2012.
24. Investigators C-O, Mehta SR, Bassand JP, et al: Dose comparisons of clopidogrel and aspirin in acute coronary syndromes. *N Engl J Med* 363(10):930–942, 2010.
25. Price MJ, Berger PB, Teirstein PS, et al: Standard- vs high-dose clopidogrel based on platelet function testing after percutaneous coronary intervention: the GRAVITAS randomized trial. *JAMA* 305(11):1097–1105, 2011.
26. Bhatt DL, Cryer BL, Contant CF, et al: Clopidogrel with or without omeprazole in coronary artery disease. *N Engl J Med* 363(20):1909–1917, 2010.
27. Mega JL, Close SL, Wiviott SD, et al: Cytochrome p-450 polymorphisms and response to clopidogrel. *N Engl J Med* 360(4):354–362, 2009.
28. Niitsu Y, Jakubowski JA, Sugidachi A, et al: Pharmacology of CS-747 (prasugrel, LY640315), a novel, potent antiplatelet agent with in vivo P2Y12 receptor antagonist activity. *Semin Thromb Hemost* 31(2):184–194, 2005.
29. Wiviott SD, Braunwald E, McCabe CH, et al: Prasugrel versus clopidogrel in patients with acute coronary syndromes. *N Engl J Med* 357(20):2001–2015, 2007.
30. Roe MT, Armstrong PW, Fox KA, et al: Prasugrel versus clopidogrel for acute coronary syndromes without revascularization. *N Engl J Med* 367(14):1297–1309, 2012.
31. Michelson AD, Frelinger AL, 3rd, Braunwald E, et al: Pharmacodynamic assessment of platelet inhibition by prasugrel vs. clopidogrel in the TRITON-TIMI 38 trial. *Eur Heart J* 30(14):1753–1763, 2009.
32. Gurbel PA, Bliden KP, Butler K, et al: Response to ticagrelor in clopidogrel nonresponders and responders and effect of switching therapies: the RESPOND study. *Circulation* 121(10):1188–1199, 2010.
33. Fuster V, Bhatt DL, Califf RM, et al: Guided antithrombotic therapy: current status and future research direction: report on a National Heart, Lung and Blood Institute working group. *Circulation* 126(13):1645–1662, 2012.
34. Storey RF, Husted S, Harrington RA, et al: Inhibition of platelet aggregation by AZD6140, a reversible oral P2Y12 receptor antagonist, compared with clopidogrel in patients with acute corona-

syndromes. *J Am Coll Cardiol* 50(19):1852–1856, 2007.

35. Wallentin L, Becker RC, Budaj A, et al: Ticagrelor versus clopidogrel in patients with acute coronary syndromes. *N Engl J Med* 361(11):1045–1057, 2009.
36. Mahaffey KW, Wojdyla DM, Carroll K, et al: Ticagrelor compared with clopidogrel by geographic region in the Platelet Inhibition and Patient Outcomes (PLATO) trial. *Circulation* 124(5):544–554, 2011.
37. James S, Budaj A, Aylward P, et al: Ticagrelor versus clopidogrel in acute coronary syndromes in relation to renal function: results from the Platelet Inhibition and Patient Outcomes (PLATO) trial. *Circulation* 122(11):1056–1067, 2010.
38. Basra SS, Tsai P, Lakkis NM: Safety and efficacy of antiplatelet and antithrombotic therapy in acute coronary syndrome patients with chronic kidney disease. *J Am Coll Cardiol* 58(22):2263–2269, 2011.
39. Grines CL, Bonow RO, Casey DE, Jr, et al: Prevention of premature discontinuation of dual antiplatelet therapy in patients with coronary artery stents: a science advisory from the American Heart Association, American College of Cardiology, Society for Cardiovascular Angiography and Interventions, American College of Surgeons, and American Dental Association, with representation from the American College of Physicians. *Circulation* 115(6):813–818, 2007.
40. Feres F, Costa RA, Abizaid A, et al: Three vs twelve months of dual antiplatelet therapy after zotarolimus-eluting stents: the OPTIMIZE randomized trial. *JAMA* 310(23):2510–2522, 2013.
41. Fleisher LA, Fleischmann KE, Auerbach AD, et al: 2014 ACC/AHA Guideline on Perioperative Cardiovascular Evaluation and Management of Patients Undergoing Noncardiac Surgery: Executive Summary: a report of the American College of Cardiology/American Heart Association Task Force on Practice Guidelines. *J Am Coll Cardiol* 2014.
42. Amsterdam EA, Wenger NK, Brindis RG, et al: 2014 AHA/ACC Guideline for the Management of Patients With Non-ST-Elevation Acute Coronary Syndromes: a report of the American College of Cardiology/American Heart Association Task Force on Practice Guidelines. *J Am Coll Cardiol* 2014.
43. O'Gara PT, Kushner FG, Ascheim DD, et al: 2013 ACCF/AHA guideline for the management of ST-elevation myocardial infarction: a report of the American College of Cardiology Foundation/American Heart Association Task Force on Practice Guidelines. *Circulation* 127(4):e362–e425, 2013.
44. Chen ZM, Jiang LX, Chen YP, et al: Addition of clopidogrel to aspirin in 45,852 patients with acute myocardial infarction: randomised placebo-controlled trial. *Lancet* 366(9497):1607–1621, 2005.
45. Hillis LD, Smith PK, Anderson JL, et al: 2011 ACCF/AHA guideline for coronary artery bypass graft surgery. A report of the American College of Cardiology Foundation/American Heart Association Task Force on Practice Guidelines. Developed in collaboration with the American Association for Thoracic Surgery, Society of Cardiovascular Anesthesiologists, and Society of Thoracic Surgeons. *J Am Coll Cardiol* 58(24):e123–e210, 2011.
46. Yousuf O, Bhatt DL: The evolution of antiplatelet therapy in cardiovascular disease. *Nat Rev Cardiol* 8(10):547–559, 2011.
47. Topol EJ, Califf RM, Weisman HF, et al: Randomised trial of coronary intervention with antibody against platelet IIb/IIIa integrin for reduction of clinical restenosis: results at six months. The EPIC Investigators. *Lancet* 343(8902):881–886, 1994.
48. Investigators E: Platelet glycoprotein IIb/IIIa receptor blockade and low-dose heparin during percutaneous coronary revascularization. *N Engl J Med* 336(24):1689–1696, 1997.
49. Investigators E: Randomised placebo-controlled and balloon-angioplasty-controlled trial to assess safety of coronary stenting with use of platelet glycoprotein-IIb/IIIa blockade. *Lancet* 352(9122):87–92, 1998.
50. Hamm CW, Heeschen C, Goldmann B, et al: Benefit of abciximab in patients with refractory unstable angina in relation to serum troponin T levels. c7E3 Fab Antiplatelet Therapy in Unstable Refractory Angina (CAPTURE) Study Investigators. *N Engl J Med* 340(21):1623–1629, 1999.
51. Therapy EIESotPIIRwI: Novel dosing regimen of eptifibatide in planned coronary stent implantation (ESPRIT): a randomised, placebo-controlled trial. *Lancet* 356(9247):2037–2044, 2000.
52. Kastrati A, Mehilli J, Neumann FJ, et al: Abciximab in patients with acute coronary syndromes undergoing percutaneous coronary intervention after clopidogrel pretreatment: the ISAR-REACT 2 randomized trial. *JAMA* 295(13):1531–1538, 2006.
53. Ellis SG, Tendera M, de Belder MA, et al: Facilitated PCI in patients with ST-elevation myocardial infarction. *N Engl J Med* 358(21):2205–2217, 2008.
54. Mehilli J, Kastrati A, Schulz S, et al: Abciximab in patients with acute ST-segment-elevation myocardial infarction undergoing primary percutaneous coronary intervention after clopidogrel loading: a randomized double-blind trial. *Circulation* 119(14):1933–1940, 2009.
55. De Luca G, Navarese E, Marino P: Risk profile and benefits from Gp IIb-IIIa inhibitors among patients with ST-segment elevation myocardial infarction treated with primary angioplasty: a meta-regression analysis of randomized trials. *Eur Heart J* 30(22):2705–2713, 2009.
56. Kastrati A, Mehilli J, Schuhlen H, et al: A clinical trial of abciximab in elective percutaneous coronary intervention after pretreatment with clopidogrel. *N Engl J Med* 350(3):232–238, 2004.
57. Roffi M, Mukherjee D, Chew DP, et al: Lack of benefit from intravenous platelet glycoprotein IIb/IIIa receptor inhibition as adjunctive treatment for percutaneous interventions of aortocoronary bypass grafts: a pooled analysis of five randomized clinical trials. *Circulation* 106(24):3063–3067, 2002.
58. Gilchrist IC, O'Shea JC, Kosoglou T, et al: Pharmacodynamics and pharmacokinetics of higher-dose, double-bolus eptifibatide in percutaneous coronary intervention. *Circulation* 104(4):406–411, 2001.
59. Danzi GB, Capuano C, Sesana M, et al: Variability in extent of platelet function inhibition after administration of optimal dose of glycoprotein IIb/IIIa receptor blockers in patients undergoing a high-risk percutaneous coronary intervention. *Am J Cardiol* 97(4):489–493, 2006.
60. Hess CN, Schulte PJ, Newby LK, et al: Duration of eptifibatide infusion after percutaneous coronary intervention and outcomes among high-risk patients with non-ST-segment elevation acute coronary syndrome: insights from EARLY ACS. *Eur Heart J Acute Cardiovasc Care* 2(3):246–255, 2013.
61. Fung AY, Saw J, Starovoytov A, et al: Abbreviated infusion of eptifibatide after successful coronary intervention The BRIEF-PCI (Brief Infusion of Eptifibatide Following Percutaneous Coronary Intervention) randomized trial. *J Am Coll Cardiol* 53(10):837–845, 2009.
62. De Luca G, Suryapranata H, Stone GW, et al: Abciximab as adjunctive therapy to reperfusion in acute ST-segment elevation myocardial infarction: a meta-analysis of randomized trials. *JAMA* 293(14):1759–1765, 2005.
63. Deibele AJ, Jennings LK, Tcheng JE, et al: Intracoronary eptifibatide bolus administration during percutaneous coronary revascularization for acute coronary syndromes with evaluation of platelet glycoprotein IIb/IIIa receptor occupancy and platelet function: the Intracoronary Eptifibatide (ICE) Trial. *Circulation* 121(6):784–791, 2010.
64. Bertrand OF, Rodes-Cabau J, Larose E, et al: Intracoronary compared to intravenous abciximab and high-dose bolus compared to standard dose in patients with ST-segment elevation myocardial infarction undergoing transradial primary percutaneous coronary intervention: a two-by-two factorial placebo-controlled randomized study. *Am J Cardiol* 105(11):1520–1527, 2010.
65. Shimada YJ, Nakra NC, Fox JT, et al: Meta-analysis of prospective randomized controlled trials comparing intracoronary versus intravenous abciximab in patients with ST-elevation myocardial infarction undergoing primary percutaneous coronary intervention. *Am J Cardiol* 109(5):624–628, 2012.
66. De Luca G, Verdoia M, Suryapranata H: Benefits from intracoronary as compared to intravenous abciximab administration for STEMI patients undergoing primary angioplasty: a meta-analysis of 8 randomized trials. *Atherosclerosis* 222(2):426–433, 2012.
67. Thiele H, Wohrle J, Hambrecht R, et al: Intracoronary versus intravenous bolus abciximab during primary percutaneous coronary intervention in patients with acute ST-elevation myocardial infarction: a randomised trial. *Lancet* 379(9819):923–931, 2012.
68. Stone GW, Maehara A, Witzenbichler B, et al: Intracoronary abciximab and aspiration thrombectomy in patients with large anterior myocardial infarction: the INFUSE-AMI randomized trial. *JAMA* 307(17):1817–1826, 2012.
69. Ellis SG, Tendera M, de Belder MA, et al: 1-year survival in a randomized trial of facilitated reperfusion: results from the FINESSE (Facilitated Intervention with Enhanced Reperfusion Speed to Stop Events) trial. *JACC Cardiovasc Interv* 2(10):909–916, 2009.
70. Giugliano RP, White JA, Bode C, et al: Early versus delayed, provisional eptifibatide in acute coronary syndromes. *N Engl J Med* 360(21):2176–2190, 2009.
71. Gurm HS, Tamhane U, Meier P, et al: A comparison of abciximab and small-molecule glycoprotein IIb/IIIa inhibitors in patients undergoing primary percutaneous coronary intervention: a meta-analysis of contemporary randomized controlled trials. *Circ Cardiovasc interv* 2(3):230–236, 2009.
72. De Luca G, Ucci G, Cassetti E, et al: Benefits from small molecule administration as compared with abciximab among patients with ST-segment elevation myocardial infarction treated with primary angioplasty: a meta-analysis. *J Am Coll Cardiol* 53(18):1668–1673, 2009.
73. Harrington RA, Stone GW, McNulty S, et al: Platelet inhibition with cangrelor in patients undergoing PCI. *N Engl J Med* 361(24):2318–2329, 2009.
74. Bhatt DL, Lincoff AM, Gibson CM, et al: Intravenous platelet blockade with cangrelor during PCI. *N Engl J Med* 361(24):2330–2341, 2009.
75. Bhatt DL, Stone GW, Mahaffey KW, et al: Effect of platelet inhibition with cangrelor during PCI on ischemic events. *N Engl J Med* 368(14):1303–1313, 2013.
76. Steg PG, Bhatt DL, Hamm CW, et al: Effect of cangrelor on periprocedural outcomes in percutaneous coronary interventions: a pooled analysis of patient-level data. *Lancet* 382(9909):1981–1992, 2013.
77. Jolly SS, Yusuf S, Cairns J, et al: Radial versus femoral access for coronary angiography and intervention in patients with acute coronary syndromes (RIVAL): a randomised, parallel group, multicentre trial. *Lancet* 377(9775):1409–1420, 2011.
78. Doherty TM, Shavelle RM, French WJ: Reproducibility and variability of activated clotting time measurements in the cardiac catheterization laboratory. *Catheter Cardiovasc Interv* 65(3):330–337, 2005.
79. Chew DP, Bhatt DL, Lincoff AM, et al: Defining the optimal activated clotting time during percutaneous coronary intervention: aggregate results from 6 randomized, controlled trials. *Circulation* 103(7):961–966, 2001.
80. Warkentin TE: Drug-induced immune-mediated thrombocytopenia–from purpura to thrombosis. *N Engl J Med* 356(9):891–893, 2007.
81. Ferguson JJ, Califf RM, Antman EM, et al: Enoxaparin vs unfractionated heparin in high-risk patients with non-ST-segment elevation acute coronary syndromes managed with an intended early invasive strategy: primary results of the SYNERGY randomized trial. *JAMA* 292(1):45–54, 2004.
82. Martin JL, Fry ET, Sanderink GJ, et al: Reliable anticoagulation with enoxaparin in patients undergoing percutaneous coronary intervention: the pharmacokinetics of enoxaparin in PCI (PEPCI) study. *Catheter Cardiovasc Interv* 61(2):163–170, 2004.
83. Gibson CM, Murphy SA, Montalescot G, et al: Percutaneous coronary intervention in patients receiving enoxaparin or unfractionated heparin after fibrinolytic therapy for ST-segment elevation myocardial infarction in the ExTRACT-TIMI 25 trial. *J Am Coll Cardiol* 49(23):2238–2246, 2007.
84. Montalescot G, Gallo R, White HD, et al: Enoxaparin versus unfractionated heparin in elective percutaneous coronary intervention 1-year results from the STEEPLE (SafeTy and efficacy of enoxaparin in percutaneous coronary intervention patients, an international randomized evaluation) trial. *JACC Cardiovasc Interv* 2(11):1083–1091, 2009.
85. Montalescot G, Ellis SG, de Belder MA, et al: Enoxaparin in primary and facilitated percutaneous coronary intervention: a formal prospective nonrandomized substudy of the FINESSE trial (Facilitated INtervention with Enhanced Reperfusion Speed to Stop Events). *JACC Cardiovasc Interv* 3(2):203–212, 2010.
86. Brieger D, Collet JP, Silvain J, et al: Heparin or enoxaparin anticoagulation for primary percutaneous coronary intervention. *Catheter Cardiovasc Interv* 77(2):182–190, 2011.
87. Dumaine R, Borentain M, Bertel O, et al: Intravenous low-molecular-weight heparins compared with unfractionated heparin in percutaneous coronary intervention: quantitative review of randomized trials. *Arch Intern Med* 167(22):2423–2430, 2007.
88. Cohen M, Levine GN, Pieper KS, et al: Enoxaparin 0.3 mg/kg IV supplement for patients transitioning to PCI after subcutaneous enoxaparin therapy for NSTE ACS: a subgroup analysis from the SYNERGY trial. *Catheter Cardiovasc Interv* 75(6):928–935, 2010.
89. Montalescot G, White HD, Gallo R, et al: Enoxaparin versus unfractionated heparin in elective percutaneous coronary intervention. *N Engl J Med* 355(10):1006–1017, 2006.
90. Lincoff AM, Bittl JA, Harrington RA, et al: Bivalirudin and provisional glycoprotein IIb/IIIa blockade compared with heparin and planned glycoprotein IIb/IIIa blockade during percutaneous coronary intervention: REPLACE-2 randomized trial. *JAMA* 289(7):853–863, 2003.
91. Lincoff AM, Kleiman NS, Kereiakes DJ, et al: Long-term efficacy of bivalirudin and provisional glycoprotein IIb/IIIa blockade vs heparin and planned glycoprotein IIb/IIIa blockade during percutaneous coronary revascularization: REPLACE-2 randomized trial. *JAMA* 292(6):696–703, 2004.
92. Schulz S, Mehilli J, Ndrepepa G, et al: Bivalirudin vs. unfractionated heparin during percutaneous coronary interventions in patients with stable and unstable angina pectoris: 1-year results of the ISAR-REACT 3 trial. *Eur Heart J* 31(5):582–587, 2010.
93. Stone GW, McLaurin BT, Cox DA, et al: Bivalirudin for patients with acute coronary syndromes. *N Engl J Med* 355(21):2203–2216, 2006.
94. Stone GW, Witzenbichler B, Guagliumi G, et al: Bivalirudin during primary PCI in acute myocardial infarction. *N Engl J Med* 358(21):2218–2230, 2008.
95. Stone GW, Clayton T, Deliargyris EN, et al: Reduction in cardiac mortality with bivalirudin in patients with and without major bleeding: the HORIZONS-AMI trial (Harmonizing Outcomes with Revascularization and Stents in Acute Myocardial Infarction). *J Am Coll Cardiol* 63(1):15–20, 2014.
96. Steg PG, van 't Hof A, Hamm CW, et al: Bivalirudin started during emergency transport for primary PCI. *N Engl J Med* 369(23):2207–2217, 2013.
97. Dangas G, Mehran R, Guagliumi G, et al: Role of clopidogrel loading dose in patients with ST-segment elevation myocardial infarction undergoing primary angioplasty: results from the HORIZONS-AMI (harmonizing outcomes with revascularization and stents in acute myocardial infarction) trial. *J Am Coll Cardiol* 54(15):1438–1446, 2009.
98. Shahzad A, Kemp I, Mars C, et al: Unfractionated heparin versus bivalirudin in primary percutaneous coronary intervention (HEAT-PPCI): an open-label, single centre, randomised controlled trial. *Lancet* 2014.
99. Berger PB, Blankenship JC: Is the heat on HEAT-PPCI appropriate? *Lancet* 2014.
100. Fifth Organization to Assess Strategies in Acute Ischemic, Syndromes I, Yusuf S, Mehta SR, et al: Comparison of fondaparinux and enoxaparin in acute coronary syndromes. *N Engl J Med* 354(14):1464–1476, 2006.
101. Yusuf S, Mehta SR, Chrolavicius S, et al: Effects of fondaparinux on mortality and reinfarction in patients with acute ST-segment elevation myocardial infarction: the OASIS-6 randomized trial. *JAMA* 295(13):1519–1530, 2006.
102. Dhillon S: Argatroban: a review of its use in the management of heparin-induced thrombocy-

topenia. *Am J Cardiovasc Drugs* 9(4):261–282, 2009.

103. Rezkalla SH, Dharmashankar KC, Abdalrahman IB, et al: No-reflow phenomenon following percutaneous coronary intervention for acute myocardial infarction: incidence, outcome, and effect of pharmacologic therapy. *J Interv Cardiol* 23(5):429–436, 2010.

104. Bruder O, Breuckmann F, Jensen C, et al: Prognostic impact of contrast-enhanced CMR early after acute ST segment elevation myocardial infarction (STEMI) in a regional STEMI network: results of the "Herzinfarktverbund Essen." *Herz* 33(2):136–142, 2008.

105. Fischell TA, Carter AJ, Foster MT, et al: Reversal of "no reflow" during vein graft stenting using high velocity boluses of intracoronary adenosine. *Cathet Cardiovasc Diagn* 45(4):360–365, 1998.

106. Stoel MG, Marques KM, de Cock CC, et al: High dose adenosine for suboptimal myocardial reperfusion after primary PCI: a randomized placebo-controlled pilot study. *Catheter Cardiovasc Interv* 71(3):283–289, 2008.

107. Navarese EP, Buffon A, Andreotti F, et al: Adenosine improves post-procedural coronary flow but not clinical outcomes in patients with acute coronary syndrome: a meta-analysis of randomized trials. *Atherosclerosis* 222(1):1–7, 2012.

108. Jeremias A, Whitbourn RJ, Filardo SD, et al: Adequacy of intracoronary versus intravenous adenosine-induced maximal coronary hyperemia for fractional flow reserve measurements. *Am Heart J* 140(4):651–657, 2000.

109. Leone AM, Porto I, De Caterina AR, et al: Maximal hyperemia in the assessment of fractional flow reserve: intracoronary adenosine versus intracoronary sodium nitroprusside versus intravenous adenosine: the NASCI (Nitroprussiato versus Adenosina nelle Stenosi Coronariche Intermedie) study. *JACC Cardiovasc Interv* 5(4):402–408, 2012.

110. Hillegass WB, Dean NA, Liao L, et al: Treatment of no-reflow and impaired flow with the nitric oxide donor nitroprusside following percutaneous coronary interventions: initial human clinical experience. *J Am Coll Cardiol* 37(5):1335–1343, 2001.

111. Wang HJ, Lo PH, Lin JJ, et al: Treatment of slow/no-reflow phenomenon with intracoronary nitroprusside injection in primary coronary intervention for acute myocardial infarction. *Catheter Cardiovasc Interv* 63(2):171–176, 2004.

112. Jaffe R, Dick A, Strauss BH: Prevention and treatment of microvascular obstruction-related myocardial injury and coronary no-reflow following percutaneous coronary intervention: a systematic approach. *JACC Cardiovasc Interv* 3(7):695–704, 2010.

113. Su Q, Li L, Naing KA, et al: Safety and effectiveness of nitroprusside in preventing no-reflow during percutaneous coronary intervention: a systematic review. *Cell Biochem Biophys* 68(1):201–206, 2014.

114. Huang RI, Patel P, Walinsky P, et al: Efficacy of intracoronary nicardipine in the treatment of no-reflow during percutaneous coronary intervention. *Catheter Cardiovasc Interv* 68(5):671–676, 2006.

115. Hang CL, Wang CP, Yip HK, et al: Early administration of intracoronary verapamil improves myocardial perfusion during percutaneous coronary interventions for acute myocardial infarction. *Chest* 128(4):2593–2598, 2005.

116. Huang D, Qian J, Ge L, et al: REstoration of COronary flow in patients with no-reflow after primary coronary interVEntion of acute myocaRdial infarction (RECOVER). *Am Heart J* 164(3):394–401, 2012.

117. Krumholz HM, Anderson JL, Bachelder BL, et al: ACC/AHA 2008 performance measures for adults with ST-elevation and non-ST-elevation myocardial infarction: a report of the American College of Cardiology/American Heart Association Task Force on Performance Measures (Writing Committee to develop performance measures for ST-elevation and non-ST-elevation myocardial infarction): developed in collaboration with the American Academy of Family Physicians and the American College of Emergency Physicians: endorsed by the American Association of Cardiovascular and Pulmonary Rehabilitation, Society for Cardiovascular Angiography and Interventions, and Society of Hospital Medicine. *Circulation* 118(24):2596–2648, 2008.

118. Chen ZM, Pan HC, Chen YP, et al: Early intravenous then oral metoprolol in 45,852 patients with acute myocardial infarction: randomised placebo-controlled trial. *Lancet* 366(9497):1622–1632, 2005.

119. McCord J, Jneid H, Hollander JE, et al: Management of cocaine-associated chest pain and myocardial infarction: a scientific statement from the American Heart Association Acute Cardiac Care Committee of the Council on Clinical Cardiology. *Circulation* 117(14):1897–1907, 2008.

120. Francis GS, Bartos JA, Adatya S: Inotropes. *J Am Coll Cardiol* 63(20):2069–2078, 2014.

121. De Backer D, Biston P, Devriendt J, et al: Comparison of dopamine and norepinephrine in the treatment of shock. *N Engl J Med* 362(9):779–789, 2010.

122. American Society of Anesthesiologists Task Force on S, Analgesia by N-A: Practice guidelines for sedation and analgesia by non-anesthesiologists. *Anesthesiology* 96(4):1004–1017, 2002.

123. Levine JH, Massumi A, Scheinman MM, et al: Intravenous amiodarone for recurrent sustained hypotensive ventricular tachyarrhythmias. Intravenous Amiodarone Multicenter Trial Group. *J Am Coll Cardiol* 27(1):67–75, 1996.

124. Dorian P, Cass D, Schwartz B, et al: Amiodarone as compared with lidocaine for shock-resistant ventricular fibrillation. *N Engl J Med* 346(12):884–890, 2002.

高危 PCI 术中血流动力学支持

William W. O'Neill and Brian P. O'Neill

徐世坤 译 王齐兵 审校

引言

1977 年出现了经皮腔内冠状动脉成形术（PTCA）[1]，起初仅限于局灶、非钙化、近端、同心性冠状动脉病变，最初选择的病例是左心功能正常的单支冠状动脉病变患者[2]。其在技术上无法解决复杂病变（偏心、分支、慢性闭塞）和多支病变的问题。随着导丝技术的显著进步、球囊技术的发展、新的经皮腔内斑块旋切器械和柔韧/易于释放的支架的出现，大大提高了不同病变种类的手术成功率。随着人口老龄化和预期寿命的增长，有严重冠状动脉疾病（CAD）的患者越来越多。医生们需要面对越来越多有严重症状、合并多种疾病的老年患者，这使得 PCI 和 CABG 的风险增加。这种情况下，冠状动脉介入术者被要求实施 PCI。为了安全地进行这些高危操作，需要血流动力学支持。本章主要讲述哪些患者需要血流动力学支持，什么方法是最安全有效的。

高危定义的阐述

20 世纪 90 年代至 2005 年之间，有大量关于高危经皮冠状动脉介入治疗（HRPCI）研究的报道[3]。但大多数是单中心注册研究或少量前瞻性多中心注册研究[4-6]，报道的结果多种多样，但结果较为一致

的是增加了心功能受损的风险。

Keelan[7] 已证实射血分数低于 40% 的患者其死亡风险比射血分数正常的患者增加 30 倍。导致潜在左心室功能降低的原因很多，增加了死亡的风险。首先，左心室射血分数低于 40% 的患者多有大面积急性心肌梗死（MI）病史，这通常是由慢些闭塞病变导致。急性心肌梗死的生还者往往在不久之后再次出现症状，多因为另外一支冠状动脉病变恶化。冠心病发病的年龄段通常会合并其他疾病，例如糖尿病、慢性肾功能不全（CKD）和慢性阻塞性肺疾病（COPD）等，均增加了手术风险。严重左心功能不全的患者其介入手术具有特殊挑战。术者通常对近端为正常左心室舒缩功能节段、远端心肌节段血流主要来自侧支循环的狭窄病变进行手术。注射造影剂、球囊扩张、置入支架会反复阻断血流，从而导致正常心肌节段缺血，进而导致左心室充盈压显著增加，很快引起持续性低血压或心血管损伤。两个主要的前瞻性对照研究，比较了使用 Impella 2.5 进行血流动力学支持与主动脉内球囊反搏[8]以及球囊泵辅助冠状动脉介入治疗[9]的效果。两个研究都将严重左心功能不全作为主要危险因素。其中 BCIS 的研究者选择 Jeopardy 危险积分 ≥ 8/12 的患者，Protect Ⅱ 的研究者增加了终末冠状脉 PCI 作为入选标准（表 5-1）。这些简明扼要的标准实际上将患病人群定义为死亡风险高于正常情况下接受多支血

表 5-1　高危 PCI 的定义

	BCIS	Protect Ⅱ
入选	对原位血管或静脉移植血管进行 PCI	对原位血管或静脉移植血管进行 PCI
	超声提示 LVEF ≤ 30%	对终末冠状动脉 PCI
	Jeopardy 危险积分≥ 8/12	LVEF ≤ 30% 合并三支病变
		LVEF ≤ 35% 合并无保护左主干病变
排除	急性心肌梗死或休克	急性心肌梗死或休克
	急性室间隔缺损或二尖瓣反流	急性室间隔缺损或二尖瓣反流
	超声提示轻度以上主动脉瓣反流	超声提示左心室血栓形成肌酐≥ 3
	计划分次手术	瓣口面积≤ 1.5 cm² 的主动脉瓣狭窄

LVEF，左心室射血分数；PCI，经皮冠状动脉介入治疗
Jeopardy 危险积分（改良的 Duke 危险积分，允许锁骨下动脉和左主干病变）。
和 Syntax 相比，BCIS 以及 Protect Ⅱ 试验入选的患者年龄更大，左心室功能更差且既往有 CABG 手术史和心肌梗死病史的患者比例更高。从 30 天到 90 天，主要不良心血管事件发生率持续升高。
*Protect Ⅱ 中 68% 的患者被外科医生否定需要接受外科手术干预。目前尚不清楚其余 32% 的人是否接受过 CABG 的评估[8]

管成形术患者 30 倍的患者人群（表 5-2）。未来临床研究和未来质量保证工作需要使用这些基线入选标准和研究结果以进行安全性比较的分析。

临床表现

　　本章主要讨论非急性心肌梗死或非心源性休克的重症患者的处理方法。这些患者的动脉粥样硬化病史出现晚，平均年龄＞ 70 岁。很大一部分人群合并糖尿病、肾功能不全，且多合并严重的症状。BCIS 研究中 60% 的患者心功能分级为 NYHA Ⅲ～Ⅳ，Protect Ⅱ 为 65%，症状可能是逐步恶化的心功能不全或心绞痛。实际上，大部分患者合并糖尿病，较难区分的是心功能恶化还是缺血加重。在 Protect Ⅱ 研究中，26% 的患者有外周血管疾病，64% 的患者最终由外科医生否定需要 CABG。年老、症状明显的患者除非接受高风险 PCI，否则治疗手段有限。年老、心功能不全、糖尿病、慢性肾功能不全和外周血管疾病都会增加手术风险。此外，冠状动脉成形术、IVUS、冠状动脉球囊扩张、旋磨或复杂支架置入技术（对吻、crush、coulotte）可能限制存活心肌节段的冠状动脉血流。没有血流动力学支持，这些冠状动脉操作可导致心血管破裂。为了避免心

表 5-2　基线特征和结果

BCIS，Protect Ⅱ 和 Syntax 研究			
	Syntax	BCIS	Protect Ⅱ
年龄（岁）	65±10	75±10	68±10
CHF（%）	NR	6	87
CABG 史（%）	0	15	33
MI 史（%）	32	73	68
Syntax 评分（平均值）	28	32	30
LVEF ≤ 35% 的比例	2.3%	100%	95%
LMCA PCI（%）	39	27	22
外科备选	100%	NR	＜ 32%*
30 天死亡（%）	2	2	7.6
90 天死亡（%）	3	5	10
30 天 MACE（%）	6	15	10
90 天 MACE（%）	15	NR	22

引自 Syntax、BCIS and Protect Ⅱ：Outcomes of trails. Serruys PW，Morice MC，Kappetein AP et al：Percutaneous coronary intervention versus coronary-artery bypass grafting for severe coronary artery disease，N Engl J Med 360：961-972.
CHF，充血性心力衰竭；CABG，冠状动脉旁路移植术；LMCA，左主干；LVEF，左心室射血分数；MACE，主要不良心血管事件；MI，心肌梗死。
*Protect Ⅱ 中 68% 的患者被外科医生否定需要接受心脏外科手术干预

脏破裂，医生可能选择无需保护的最小程度冠状动脉成形术、减少 IVUS 检查、简单的球囊和支架扩张及不完全的再血管化。即便有这些预防措施，BCIS 研究中未接受血流动力学支持的实验组患者中出现严重低血压者占 10%，12% 接受了补救 IABP 植入。为了提高长期临床安全性及有效性，必须有一个可控、准备充分的 PCI 辅助策略。

高危 PCI 术中的冠状动脉血流和心肌能量

　　冠状动脉血流生理学是用哺乳类动物模型定义的（图 5-1）[10]。众所周知，在最大压力下，静息血流可以增加 4 倍。冠状动脉闭塞开始影响 50% 闭塞面积的血管舒张储备，且限制 80% 闭塞处血管舒张能力。此后静息冠状动脉血流大大降低，同时闭塞严重程度稍有增加。这也很好理解，哺乳类动物需要从 30 mmHg 到 50 mmHg 的灌注梯度以保证血流灌注心肌（图 5-2）[11]。心脏收缩时，主动脉和心室压力是一样的，当心室开始收缩，出现少量的前向

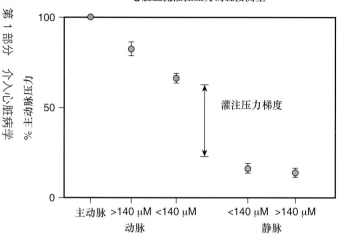

图 5-1　心肌灌注。利用微创穿刺技术，研究动脉和静脉血管对左心室血管压力的影响。绝大多数压力下降发生在小口径动脉之间。冠状窦（或右心房压力）对灌注梯度的影响很小。假设左心室舒张末期压力（LVEDP）为 10 mmHg，则需要最低的主动脉舒张压为 40 mmHg，以确保顺压力梯度跨壁血流。（经允许引自 Marcus ML：The coronary circulation in health and disease，New York，1983，McGraw-Hill.）

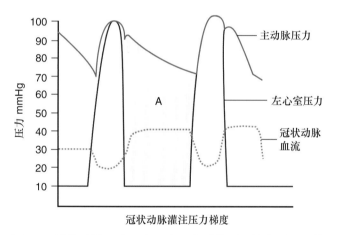

图 5-2　冠状动脉血流＋左心室＋主动脉压。没有严重冠状动脉病变时，冠状动脉血流（CBF）主要为舒张期（虚线）。CBF 由冠状动脉调节，冠状动脉在生理刺激下扩张。任何降低舒张期或降低舒张灌注梯度的因素都会降低 CBF。低血压降低舒张压；缺血提高 LVEDP。这两种情况在高危 PCI 中经常发生，可减少冠状动脉血流而导致心力衰竭。（William W. O'Neill 博士提供）

血流。因此，哺乳类动物冠状动脉血流很大程度上取决于舒张压。当冠状动脉狭窄程度加重，主要由平均动脉压保证血流，这需要 30 ～ 50 mmHg 的压差保证灌注。这些原则如何用于高危人群呢？首先，大部分患者的三支冠状动脉都有严重的动脉粥样硬化。一根或多根冠状动脉在梗死后出现了慢性完全

闭塞。患者会出现非梗死相关血管扩张，以降低血管舒张储备或减少静息冠状动脉血流。为闭塞区域提供侧支循环的未闭塞存留血管通常有严重病变。增加冠状动脉血流以补充侧支血流的需求以及非梗死区域功能亢进会导致存留冠状动脉扩张到极限状态，此时冠状动脉血流完全由灌注梯度驱动（图 5-3）[10]。因为血管有严重病变，血管舒张程度无法增加，所以冠状动脉树血流无法增加（图 5-4）。冠状动脉血流完全由心血管灌注梯度和舒张间期决定。当患者出现疼痛，将会引发心悸、左心室舒张末压增加和收缩期低血压。这些因素主要增加心肌需氧量（MVO$_2$）（图 5-5）[12] 或减少供氧。与此同时，灌注压降低、冠状动脉血流减少会导致缺血恶化和血压降低的快速循环，从而导致冠状动脉血流更少、心肌收缩能力进一步下降以及难治性休克。为了避免发生上述情况，必须采取措施以最大限度增大心肌灌注梯度、降低心肌需氧量，并维持足够的心脏输出以满足重要器官的灌注。

除了冠状动脉血流生理学外，还需要了解心肌能量消耗来制订这类患者的最佳辅助策略。可用压力容积的相互关系来研究心肌能量消耗。Suga[13] 和 Burkhoff[14] 等证实压力容积环是定义心脏循环中心脏表现的最佳方法（图 5-6）。理想状态下，降低舒张末期压力–容积关系的干预措施可通过降低心室壁张力来降低心肌需氧量，从而改善心肌能量消

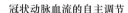

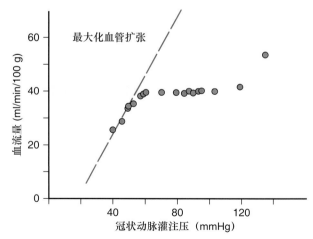

图 5-3　血管扩张时最大血流。正常循环在充分扩张时，压力可以在较大范围内自动调节。一旦冠状动脉灌注压降至 50 mmHg 以下，CBF 就会迅速下降。一旦灌注梯度低于 20 mmHg，冠状动脉血流将停止。（经允许引自 Marcus ML：The coronary circulation in health and disease，New York，1983，McGraw-Hill.）

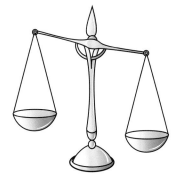

增加 CBF	减少 CBF
• 冠状动脉扩张 • 主动脉压力增加 • LVEDP降低	• LVEDP增加 • 灌注压力降低 • 严重冠状动脉狭窄 • 心动过速 • 多次造影剂注射 • 冠状动脉操作 • 球囊扩张 • 无复流

图 5-4 高危 PCI 术中影响冠状动脉血流的因素。临床医生在高危 PCI 期间面临着一场艰苦的战斗。介入过程中面对着许多可能导致 CBF 减少或消失的因素，而维持或改善 CBF 的手段有限。CBF，冠状动脉血流。LVEDP：左心室舒张末期压力

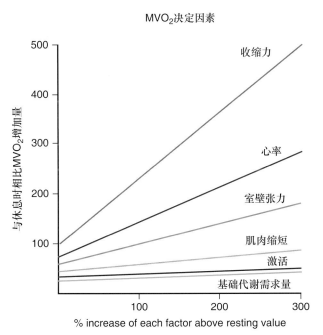

图 5-5 MVO$_2$ 增加的因素。理想的高危 PCI 支持策略是使左心室休息，降低收缩力、室壁张力，甚至心率，从而降低心肌需氧量（MVO$_2$）。相反，高危 PCI 期间，心肌收缩可能以增加 MVO$_2$ 为代价升高收缩压，造成了供需不匹配。（经允许引自 Marcus ML：The coronary circulation in health and disease，New York，1983，McGraw-Hill.）

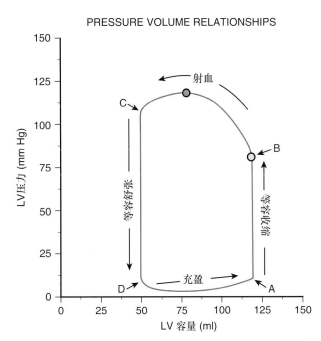

图 5-6 压力关系。这是血流动力学支持和心导管介入的科学基础。最好在舒张末期和收缩末期评估舒张期和收缩期顺应性。为了优化心脏性能，需要降低 LVEDP、增加 LVESP。（经允许引自 Burkhoff D，Naidu SS：The science behind percutaneous hemodynamic support：a review and comparison of support strategies. Catheter Cardiovasc Interv 80（5）：816-829，2012.）

耗。同时，增加收缩末期压力-容积关系的干预措施可以增加透壁灌注压，改善冠状动脉血流。当跨心肌灌注梯度降到 30 mmHg 以下时可导致平均动脉压降低，或可导致 LVEDP 升高，接踵而至的是冠状动脉血流降低和心血管损伤。因此有三重血流动力学支持的目标。首先，保持平均动脉压 ≥ 60 mmHg 以保证冠状动脉血流。其次，保持心脏收缩力 ≥ 0.6 瓦特以防止收缩期低灌注[15]。最后，降低心室舒张压可以增加冠状动脉灌注梯度，并降低左心室壁张力。Burkhoff 和 Naidu 使用循环模拟装置总结了血流动力学支持策略对这三个变量的影响[16]。

每个血流动力学支持策略都被模型化（图 5-7）。首先，影响心肌收缩表现为 MAP 和心输出量增加，但代价是增加了舒张期充盈压（肺毛细血管楔压），从而增加 MVO$_2$。心肌收缩通过增加收缩力、心率和心腔壁张力来增加 MVO$_2$。如果 LVEDP 增加比例超过 MAP，心肌灌注压和冠状动脉血流将会下降。高水平 α 肾上腺素能会导致冠状动脉收缩，进一步降低冠状动脉血流。因此，增加收缩力只能为 MAP 提供适度的支持，而代价是增加了 MVO$_2$，且冠状动脉血流可能更少。

主动脉内球囊反搏可以对平均动脉压提供更多

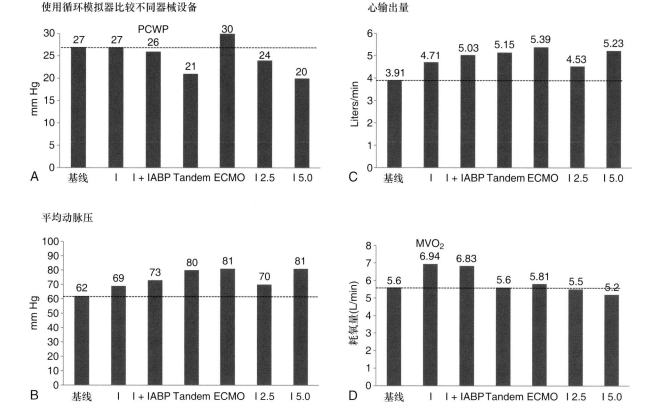

图 5-7　建模。Burkhoff 通过不同辅助策略模拟了血流动力学的变化。计算肺毛细血管楔压（PCWP）（**A**）、心输出量（**C**）、平均主动脉压（**B**）和心肌耗氧量（**D**）变化。虚线是基线值，可以看到支持策略提高或降低后的每个参数。（经允许引自 Burkhoff D：Pressure-volume loops in clinical research：a contemporary view. J Am Coll Cardiol 62（13）：1173-1176，2013.）

的支持以提高心输出量，但代价是增加了室壁张力和 MVO_2。MVO_2 需求增加很可能与冠状动脉血流增加不匹配，且为心肌缺血提供基质。30 年来，IABP 对冠状动脉血流的影响引起研究者的兴趣。IABP 问世不久就表现出对反复发作、难治性不稳定型心绞痛患者病情有稳定作用。Williams 等选取了 6 名患者，其前降支近端有严重病变且合并难治性心绞痛，在他们的心大静脉内放置热稀释法导管来测量前降支血流[17]。他们发现当 IABP 开始工作时，心大静脉内血流从（78±11）ml/min 下降到（69±8）ml/min，$P=0.048$。此外，收缩压显著下降，舒张压升高。因此得出结论，心绞痛缓解的机制与后负荷降低、MVO_2 降低相关，而不是冠状动脉血流增加。Yoshanti 在 16 名不稳定型心绞痛患者体内使用 Radi 导丝（Radi Medical Systems，Uppsala，Sweden）测量冠状动脉压力。共测量了 16 个罪犯血管和 5 个正常血管远端的压力，当 IABP 在严重狭窄节段远端时，启动 IABP 则远端收缩压不变 [（42.8±17）mmHg 至（44±21）mmHg，$P=NS$]。IABP 工作后正常血管的远端收缩压增加 [从（78±9）mmHg 升高至

（97±8）mmHg，$P<0.05$]。Kern 等通过多普勒导管测量冠状动脉血流流速（Millar 仪器）[19-20]。在 IABP 开始工作后，他们发现狭窄病变远端的冠状动脉血流流速改变，对病变进行球囊扩张后再使用 IABP 支持，可使得冠状动脉血流流速显著增加。因此，当发生严重低血压并且一个或多个冠状动脉没有病变时，IABP 辅助可能有益。这种情况下，舒张压增加可以增加冠状动脉血流。因为大部分高危 PCI 的患者有多支病变，所以 IABP 支持在维持或支持冠状动脉血流方面没有什么临床价值。

TandemHeart 泵（Cardiac Assist Inc.，Pittsburgh，Pennsylvania）大大降低充盈压，增加平均动脉压和心输出量。因为室壁张力降低和平均动脉压升高，所以 MVO_2 降低，且冠状动脉血流量升高。在血流动力学支持设备中，Impella 是唯一一个可以直接排空左心室并增加心脏前向血流的装置。当心输出量从 2.5 L 增加至 5 L 时，充盈压降低、平均动脉压升高，且心肌灌注梯度加大。这个装置在 MVO_2 降低时具有维持平均动脉压和心脏前向血流的理想功效。该装置看起来很适合在短期及长期血流动力学

支持中使用。最后，体外人工膜肺（extracorporeal membrane oxygenator，ECMO）也是一种体外心肺旁路（peripheral cardiopulmonary bypass，CPS），在左右心功能不全同时出现时明确有效。ECMO 可以提供良好的心输出和 MAP 支持，然而这也是以增加充盈压和 MVO_2 为代价的。该装置对有严重多支病变的冠心病患者来说，短期内可以提供良好的心脏输出量和平均动脉压支持，长时间使用该装置可能造成心肌缺血。简而言之，先前关于模型的讨论为临床医师提供了各种支持策略选择的理论基础。除此以外，患者体表面积、外周循环状态、血流动力学支持的紧迫性以及操作人员器械使用的培训及使用经验在个体化最佳支持策略的选择方面起主要作用。理想情况下，需要在专门的转诊中心进行这些复杂的操作，并且有条件选用不同类型的辅助技术，无论是自身具备相关条件，还是快速可用的 LVAD 和移植转诊支持。

高危 PCI 左心室辅助设备的发展历史

1985—1986 年，（美国）国家心肺血液研究所（National Heart Lung and Blood Institute，NHLBI）冠状动脉血管成形术注册研究记录了支架出现之前的研究结果[22]。有多支病变的冠心病患者可表现出左心室功能不全。当左心室射血分数 ≤ 35% 时死亡率为 3%，而 LVEF > 45% 的患者死亡率只有 0.1%。IABP 自 1968 年开始使用[23]，并广泛用于心源性休克患者。Voudris 报道了 IABP 在欧洲首次使用的经验[24]，Kahn 报道了美国使用 IABP 辅助高危 PTCA 的使用经验[25]。两组患者的入选标准均为左心室功能不全和（或）无保护左主干血管成形术。

IABP 在高危 PCI 中的使用历史

Goeffrey Hartzler 博士领导的中美洲心脏团体倡议冠状动脉多支病变患者使用球囊成形术[26]，这一团体也首先报道了高危 PCI 使用辅助 IABP 的病例。Kahn 等报道了针对 28 名平均射血分数 24%、三支病变比例为 93% 的患者的研究经验，此外 255 名患者左主干病变在 IABP 辅助下得以进行球囊血管成形术[25]。所有患者中均出现收缩压增加大于

90 mmHg。不久之后，Voudris 报道了欧洲高危 PCI 辅助治疗的初步经验。一年时间里，在法国图卢兹 1385 名患者中 27 名使用辅助高危 PCI[24]。27 个病例中 24 个出现射血分数低于 40%，未发现院内死亡或心肌梗死。1993 年 NHLBI 报道了左心功能不全对转归的影响，从而引起大家的关注。NLHBI PTCA 注册研究在 1985—1986 年间共纳入 1802 名患者，Holmes 等发现其中 244 名患者射血分数 ≤ 45%[27]。左心室功能不全的患者相对于正常患者而言，血管成形术成功率（76% vs. 84%，P < 0.01）和 4 年生存率更低。随着冠状动脉支架置入技术的问世，在 20 世纪 90 年代早期开始对无保护左主干病变进行 PCI。Briguori 等报道了意大利米兰 219 名患者连续置入支架的经验[28]，其中共有 69 名患者预防性使用 IABP，150 名采用传统无辅助治疗。8% 无辅助治疗组患者出现了严重的血流动力学紊乱，而 IABP 辅助治疗组未出现该现象。无辅助治疗组的主要危险事件发生率更高（9.5% vs. 1.5%，P = 0.032）。因此左心室功能不全和无保护左主干支架置入均属于高危 PCI。近年来，不断有关于 IABP 辅助治疗价值的注册研究数据涌现。Mishra 等总结了华盛顿心脏中心关于预防性和补救性 IABP 辅助治疗的经验[29]。在 2000 年 1 月至 2004 年 12 月间，入选了 68 名患者使用预防性 IABP 辅助治疗，46 名患者在血流动力学不稳定时使用 IABP 补救，并比较了两组患者的预后。在 6 个月的随访期内，选择性 IABP 支持的死亡率（8% vs. 29%，P < 0.01）和 MACE 发生率（12% vs. 32%，P = 0.02）均更低。这些单中心研究结果推荐使用更安全的选择性 IABP 辅助。而 Curtis 等在国家心血管注册研究中发现更复杂的现象[30]，他们报道了 2005 年 1 月至 2007 年 12 月期间 181 599 例高危 PCI 操作的研究结果。1170 名患者有心源性休克，80% 的患者有急性 ST 段抬高型心肌梗死，2% 接受无保护左主干 PCI，20% 的患者射血分数值低于 30%。44% 心源性休克的患者、28% 无保护左主干病变患者及 14% 的射血分数值低于 30% 的患者使用了 IABP。总体来说，共有 10.5% 高危 PCI 病例使用了 IABP 辅助治疗，但不同医院之间使用情况差别迥异。各医院使用 IABP 的情况分为四类（6.5%，6.6% ~ 9.2%，9% ~ 14%，> 14%）。没有确凿证据证明使用 IABP 可以改善预后。全美医院 IABP 使用率存在如此大的差异，这一现象表明术者偏好巨大

及在预防性球囊泵治疗的选择上缺乏强有力的支持证据。

IABP 由聚乙烯球囊包裹在可以通过鞘或无鞘装置输送的导管上，为高危 PCI 患者提供血流动力学支持。紧急情况下可能没有射线引导 IABP 植入股动脉，但如果条件允许仍推荐在射线引导下操作，这有助于更好定位。在球囊植入之前将一个单向阀连接在导丝腔，使用一个大注射器负压抽吸以缩小球囊尺寸，从而使其便于穿过鞘管。使用 Cook 针按标准操作技术穿刺股动脉，使用刀片在皮下组织上做一个小切口，接着鞘管通过 0.035 英寸导丝引导置入体内。大部分装置都可经 0.018 英寸导丝通过鞘管送入升主动脉。球囊通过导丝前送至左侧锁骨下动脉远端 2 cm。确认位置后，反搏球囊按程序根据心电监护进行充气-放气。球囊内最多可充满 50 ml 氦气，可以迅速充放气以增加冠状动脉灌注，同时降低收缩期左心室负荷。对于有严重外周动脉病变的患者，反搏球囊不仅可以放在主动脉，也可放在腋动脉。未来反搏球囊可进一步缩小，可通过 6 F 球囊，从而可用于透视下球囊反搏支持治疗，至少短期内是可行的。大部分球囊反搏程序可以将心率提高至 150 次 / 分，并且可依靠电池在有限时间内工作（Maquet Quick Reference Guide IABP insertion/CS300 Operation，2014 Maquet）。当心率大于 130 次 / 分时，最佳球囊反搏充放气比例为 2∶1。每天都要随访 X 线检查以确定导管是否移位。此外，植入球囊反搏装置侧大腿需固定膝关节以保持大腿固定不动，进而避免导管移位。如果需要增加辅助，球囊反搏泵可以更换为更大尺寸的鞘。

在进行该操作时，需要一个 260 cm、0.018 英寸的硬导引钢丝穿过球囊泵管腔，同时回撤球囊。在撤除球囊反搏泵时需要用大口径注射器负压抽吸。扩皮装置固定不动，撤回 0.018 英寸导丝，送入 0.035 英寸导引导丝，然后即可更换大尺寸鞘管。如果插入气囊泵时存在顾虑，可以使用一个常规的 8 F 鞘，从而可以便捷地移除反搏球囊。反搏球囊可以植入在股动脉或腋动脉以提供血流动力学支持。

BCIS 研究

在高危 PCI 中常规使用 IABP 辅助没有争议，基于此，英国研究者开展了球囊辅助冠状动脉介入治疗的研究（Balloon-Pump Assisted Coronary Intervention Study，BCIS）[9]。该前瞻性、随机研究比较了常规选择性球囊反搏辅助策略与临时或待命球囊反搏治疗策略。在 2005 年 12 月和 2009 年 1 月之间，301 名有严重左心室功能不全或高 Jeopardy 危险积分的患者被随机分到 IABP 支持组和常规治疗组。目前还不清楚这些中心有多少患者处于该研究入选范围之外。医生在对患者是否需要辅助治疗不确定前提下进行随机分组。主要终点事件定义为 MACCE（死亡、急性心肌梗死、脑血管意外及再次血运重建），151 名选择性 IABP 辅助患者中的 23 名患者出现主要终点事件，150 名对照组患者中 24 名患者出现 MACCE（$P=$ NS）。6 个月时试验组和对照组的死亡率分别为 4.6% 和 7.4%（$P=0.32$）。IABP 组的术中主要并发症发生率更少（1.3% vs. 10.7%，$P<0.001$）。对照组患者中共有 18 名患者（12%）因为严重的术中低血压接受了补救 IABP。研究结果表明，尽管常规使用 IABP 的患者 6 个月有更低死亡率的趋势令人鼓舞，但没有足够证据证明常规使用 IABP 在安全性方面存在优势。

BCIS 研究者对所有入选患者随访了 5 年[31]。在 5 年随访时，最初改善生存率的趋势进一步加强（图 5-8）。在 51 个月的平均随访中，IABP 组 42/301 名患者死亡，对照组中有 58/300 名患者死亡（$P=0.039$），因此风险降低了 33%。其他血运重建研究（包括 Shock[32]、Protect II 研究[8]）也发现 IABP 组生存率有升高的趋势，但其机制尚不明确。这些研究都建议延长随访时间以充分评估血流动力学支持对高危患者的影响。

大家意识到高危患者需要更加强有力的血流动力学支持，所以 Shawl[33] 和 Vogel[5] 报道了在选择性血管成形术患者中使用经股-股心肺旁路（cardiopulmonary bypass，CPS）的经验。Schreiber[34] 比较了 William Beaumont 医院使用 CPS 和 IABP 的经验。在该非随机化连续系列研究中，CPS 的使用提高了血管成形术的成功率（97% vs. 87%，$P=0.005$），但 CPS 组出现血管并发症并需要外科修复的比例更高，输血比例更高（60% vs. 27%，$P=0.0001$）。目前尚无随机研究比较 CPS 与无辅助治疗或其他辅助器械的效果。IABP 广为人知且使用简便，但可导致不完全血运重建，且在自身心肌功能缺失时不能最大程度地提供辅助功能。虽然 CPS 提供了良好的系统支

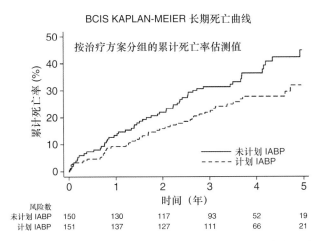

BCIS KAPLAN-MEIER 长期死亡曲线

图 5-8　BCIS 存活情况。描述了 IABP 和对照组患者的 5 年生存率。随着时间的推移，对照组患者的死亡率逐步上升。（经允许引自 Perera D，Stables R，Clayton T，et al：Long-term mortality data from the balloon pump-assisted coronary intervention study（BCIS-1）：a randomized，controlled trial of elective balloon counterpulsation during high-risk percutaneous coronary intervention. Circulation 127（2）：207-212，2013.）

持，但大动脉插管和血液与膜氧合器接触造成了过多的出血和血管并发症。更令人担忧的是，Stack 等的研究表明 CPS 启动会直接导致高风险 PTCA 人群发生心肌缺血[35]。此外，Pavlides[36] 表明狭窄程度 > 50% 的冠状动脉供血区的心肌其室壁运动会随着 CPS 的启动而恶化。因此，需要寻找可以同时提供系统性和心肌血供的血流动力学辅助方法。

TandemHeart 发展历史

左心充盈压升高是严重左心室功能不全患者的特征，可降低 PCI 术中左心室负荷的辅助设备对于降低室壁张力和 MVO$_2$ 十分重要，其中一个设备就是 TandemHeart（Cardiac Assist Inc.，Pittsburgh，Pennsylvania，USA）经皮心室辅助装置（pVAD）（图 5-9）。TandemHeart 是一个离心连续血流泵[37]。先穿刺股静脉，置入 21 F 静脉置管，穿刺房间隔送入左心房。再选择一个 14～19 F 鞘管置入股动脉。含氧血从左心房输送到降主动脉，可以同时有效降低左心室收缩期和舒张期负荷。TandemHeart 在最大转速 7500 转速 / 分（RPM）时，每分钟可以运转 4 L 的血液。

TandemHeart 被证实在改善心源性休克血流动力学方面非常有效[39-40]，可用于心脏移植和心肌炎恢

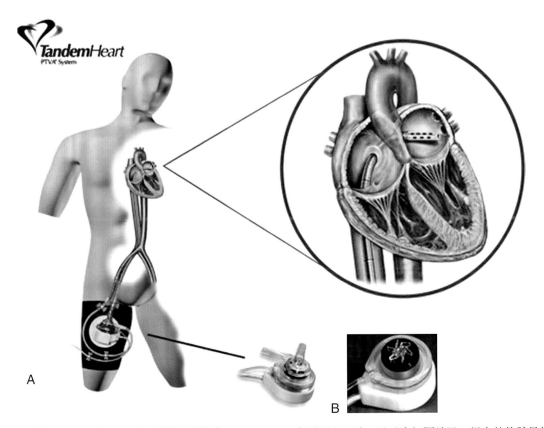

图 5-9　心脏辅助装置（A，B）。通过股动脉和静脉将 TandemHeart 串联置入心脏。通过房间隔放置一根大的静脉导管，从左心房吸入含氧血液，血液通过离心泵输送回股动脉。（经允许引自 Vranckx P，Otten A，Schultz C，et al：Assisted circulation using the Tandemheart，percutaneous transseptal left ventricular assist device，during percutaneous aortic valve implantation：the Rotterdam experience. EuroIntervention 5（4）：465-469，2009.）

复期的过渡期[41]。此外，TandemHeart 在一名下壁 ST 段抬高型急性右心室梗死患者的使用过程中表现出潜在的右心室辅助作用[42]。

有大量研究比较 TandemHeart 和 IABP 在心源性休克中的作用。一项纳入 12 个中心、42 名患者的研究中，Burkhoff 等表明在改善心脏指数和平均动脉压方面 TandemHeart 优于 IABP[21]。60% 的患者在辅助治疗前或辅助治疗时接受了血运重建，且这些患者中大部分都被随机分配到 TandemHeart 组，该组患者在 TandemHeart 植入前已经植入了球囊泵。两组患者 30 天死亡率和严重不良事件发生率相仿[15]。Thiele 等入选了 41 名急性心肌梗死和心源性休克的患者，随机分入 TandemHeart 组和 IABP 组[43]，两组患者 30 天死亡率相仿，然而 TandemHeart 组在严重出血和下肢缺血方面发生率更高[43]。Kar 等开展了最大的一项相关研究[44]，共 117 名心源性休克患者植入了 TandemHeart。其中，82% 的患者在植入 TandemHeart 之前接受了主动脉球囊反搏治疗，48% 的术者在 CPR 期间使用了 TandemHeart。那些植入 TandemHeart 的患者中，过渡至心脏移植患者的存活率高于后续接受 LVAD 治疗及逐步修复的患者。腹股沟血肿和下肢缺血发生率均较低[44]。

TandemHeart 在高危 PCI 患者中使用的经验局限于单中心注册研究。在两个入选人数少于 10 人的小型研究中，无保护左主干合并严重左心功能不全[45]、且不适合进行 CABG 手术的高危患者使用 TandemHeart 辅助的手术成功率为 100%[38]。Schwartz 等进行了一项队列研究，共 32 名患者植入 TandemHeart，器械植入成功率 100%，血管造影成功率为 97%[46]。1 名患者出现脑栓塞，猜测可能来自主动脉粥样硬化，2 名患者出现下肢缺血，移除器械或调整器械位置后症状改善。Kovacic 等比较了在高危患者中使用 TandemHeart 和 Impella 2.5 的差异。两组患者 PCI 成功率均为 99%[46]，30 天死亡率，死亡或心肌梗死率，死亡、心肌梗死或靶病变血运重建率相似。1 名患者启动 TandemHeart 后出现左心房穿孔[46]。这些研究都表明，使用 TandemHeart 辅助的高危 PCI 术具有较高的血运重建术成功率。

跨瓣轴流泵

首个跨瓣轴流泵是由 Wampler 团队研发的[47]。

Hemopump 是一个动脉内 LVAD，在外科手术中进行了首次测试。该器械是一个 7 mm 的跨瓣轴流泵。由一个外部控制台驱动，通过一个可传输的驱动电缆将电力输送到泵。Frazier 等[48] 报道了 12 名使用该装置的患者的随访结果，其中 8 名患者心脏术后休克，2 名患者有急性同种异体移植排斥反应。辅助支持治疗时间从 26 h 至 139 h 不等，12 名患者中 10 名患者成功脱机。植入及修复大尺寸导管（21 F）时需外科处理。

如要在导管室使用这些装置，则需要轴的尺寸更小，因此发明了 14 F 导管。1993—1996 年期间在日内瓦共 13 名患者使用了该装置，Panos 等[49] 报道了研究结果。该装置外径为 14 F，血流流速在 1.5 L/min 至 2.2 L/min 之间（图 5-10），术后心脏指数稍增加 [（2.0±0.3）L/（min·m²）至（2.2±0.5）L/（min·m²），$P = 0.04$]，PCWP 稍降低 [（17±8）mmHg 至（14±8）mmHg，$P = 0.004$]，未出现院内死亡。Dubois-Rande 发现 13 名患者高危 PCI 术

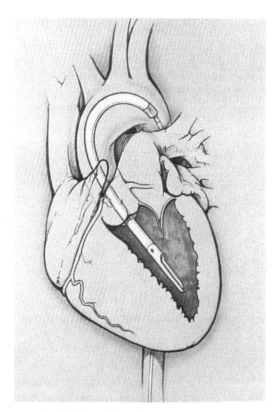

图 5-10　经股动脉放置轴流泵。自股动脉或髂动脉植入轴流泵。导管尖端连接有一根柔性长传动轴。传动轴与外部马达相连。长度和高频转动的需要使得传动轴断裂成为辅助装置长期使用的主要障碍。（经允许引自 Frazier OH, Wampler RK, Duncan JM, et al: First human use of the Hemopump, a catheter-mounted ventricular assist device. Ann Thorac Surg 49（2）: 299-304, 1990.）

中 PWCP 降低，但是冠状动脉血流未发生改变[50]。最初的使用经验让研究者非常振奋，但在随后的研究中发现，电缆断裂发生率较高，设备进而被弃用。但该设备的出现建立了跨瓣轴流装置的概念。

Impella 的发展历史

在 Hemopump 引入了跨瓣轴流血流动力学支持装置的概念框架后，德国亚琛的心血管系统有限公司开发了一系列 LVAD 和右心室辅助装置（RVAD）。Impella 左心室系统是一个直径仅 6.4 mm 的微型轴流泵，放置于导管顶端，这样设计是为了通过主动脉移植物，并逆行通过主动脉瓣。该导管的头端为泵，通过输送装置将该泵经由主动脉瓣逆行植入左心室。转子初始转速最高可达 32 000 转 / 分钟，心输出量可高达 5.2 L。电力由导管轴输送到 Impella 头端。为防止血栓的形成，需使用高渗肝素溶液持续冲洗泵。此外，RVAD 也已设计完成，也是在心脏手术中植入体内。

这些植入物是作为不停跳心脏外科手术的辅助而逐步发展起来的[51]。在不使用泵式氧合器进行冠状动脉旁路移植（搭桥）术（CABG）的条件下，不停跳心脏手术可能更安全，是那些不适用氧合装置泵进行 CABG 的患者一个潜在的更安全的适用方法。外科医生进行左心室后侧和下缘吻合时较困难，当手术涉及这些区域时会出现严重低血压。Impella 导管通过穿刺主动脉植入体内，进而提供左心室辅助功能，通过穿刺或旁路进入肺动脉提供右心室辅助功能（图 5-11）。Meyns 等发表了一个小型对照研究，比较了 Impella 辅助治疗和常温心脏搭桥术[52]。尽管在心脏停跳术中提供心脏支持是研发 Impella 的初衷，但很快发现它还有其他用途。2001 年 1 月至 2002 年 9 月期间，有 16 名难治性心源性休克患者接受了 Meyns 等的治疗[52]。Impella 通过增加心脏输出（4.1 L/min 至 5.5 L/min，$P = 0.01$）、降低平均 PCWP ［（29±10）mmHg 至（18±7）mmHg，$P = 0.04$］、增加平均动脉压［（74.9±13）mmHg 至（80.6±17）mmHg，$P = 0.003$］提供了良好的血流动力学支持。使用辅助治疗 6 h，可增加心脏血流，进而降低血清乳酸水平。尽管在血流动力学和生化方面获益，但患者存活率只有 37%。后来又出现与 ECMO 和 TandemHeart 相互比较的研究。这三个器

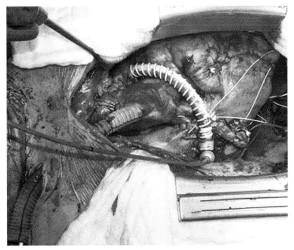

图 5-11 RV 辅助支持。开胸后患者的头偏向左侧。器械可跨过主动脉瓣用于左心支持，也可从右心房进入，缝合在肺动脉用于右心支持。（经允许引自 Jurmann MJ, Siniawski H, Erb M, et al: Initial experience with miniature axial flow ventricular assist devices for postcardiotomy heart failure. Ann Thorac Surg 77（5）: 1642-1647，2004.）

械短期内效果良好，可挽救生命。但如果没有明确的最终治疗策略（植入 LVAD 或移植），这些严重休克的患者只有不到 50% 可以存活下来。自 2002 年 5 月至 2002 年 11 月，Jurmann 等治疗了 6 个心脏切开术后心力衰竭的患者，其中 3 个患者有心源性休克，1 个患者有移植后移植失败[53]。该团队术中通过旁路将 LVAD 缝合在升主动脉。左心室 Impella 装置通过旁路植入、跨主动脉瓣放置。右心室辅助装置（RVAD）通过右侧颈静脉放置在体外，入口处靠近右心房，出口用人工设备建立旁路，并缝在肺动脉上。因此，双心室辅助时可以提供 5 L/ 分的血流。相似的，Garatti 等[54] 在 2002 年 9 月至 2003 年 4 月期间收治了 5 名患者，其中 2 名患者有爆发性心肌炎，2 名患者等待心脏移植，1 名患者有心脏术后心功能不全。使用了辅助装置 3 ～ 18 天不等，2 名患者在 15 天和 18 天时脱机，1 名患者在第 10 天心脏移植成功。使用这一辅助装置可以获得极好的血流动力学支持。

最初经验积累后，研究者进一步研发了第二代 Impella 微型轴流泵。Impella Recover LP2.5 装置的尺寸缩小，从而可使器械通过 13 F 鞘管。Dens 等首次报道了在 13 名休克患者和 27 名接受高危 PCI 患者中的使用效果[55]。原先设备导致 9 名患者出现溶血，3 名患者器械出现故障，装置改良后未再发生故障。植入辅助装置 6 h 可以增加心输出量（4.4 L/min

至 4.81 L/min，$P = 0.018$）、降低肺毛细血管楔压 [（22±7.5）mmHg 至（16± 6）mmHg，$P = 0.0008$]。Impella 辅助装置最初设计通过外科手术方式植入，但随着导管和操作杆尺寸缩小，尖端设计为猪尾巴导管，使经股动脉入路成为可能（图 5-12）。Valgimigli 等最早报道了 Impella Recover LP2.5 在接受高危 PCI 人群中的使用[56]，一名 56 岁、既往有 4 次心肌梗死病史的患者，EF 为 27%，因为不稳定型心绞痛收入院。患者为左回旋支优势型，回旋支有严重溃疡型斑块。在 PCI 术前，获取患者血流动力学变化和压力体积环（图 5-13）。Impella 高流速（RPM = 50 000）工作时，左心容积下降，收缩压升高，左心室充盈压降低。这些变化可在保持或增

加冠状动脉血流的同时降低 MVO_2。Remmelink 等证实 Impella 辅助装置在冠状动脉血流动力学方面有益[57]。该研究入选了 11 名接受高危 PCI 的患者，并且评估其冠状动脉压力、正常冠状动脉或最后一支通畅血管支架置入术后的血流流速。他们发现使用 Impella 后冠状动脉压力增高。随着辅助水平的增加，冠状动脉血流流速增加，冠状动脉微血管阻力降低。但遗憾的是没有收集到狭窄远端压力和血流的相关数据。与此同时，Remmelink 等进一步阐述了 Impella 导管血流动力学益处[58]。该团队分析了室壁压力和左心室容积，在高水平支持时，即便 LVEDP 大幅度下降、室壁张力降低，仍可保持收缩压（图 5-14），这有利于维持冠状动脉血供，改善左心室壁

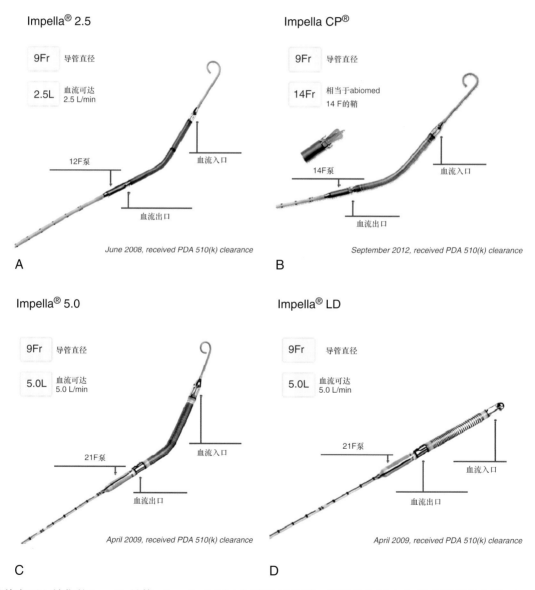

图 5-12 目前市面上销售的 Impella 导管。Impella 2.5（**A**）需要 13 F 鞘，可产生 2.5 L/min 的心脏前向血流。Impella CP（**B**）需要 14 F 鞘，可产生 4 L/min 的流量。Impella 5.0（**C**）需要 22 F 鞘，可通过手术或经导管植入。Impella LD（**D**）是在心脏手术中通过主动脉插管植入的。所有设备都有一个 9 F 轴。（经允许引自 Abiomed，Danvers，MA.）

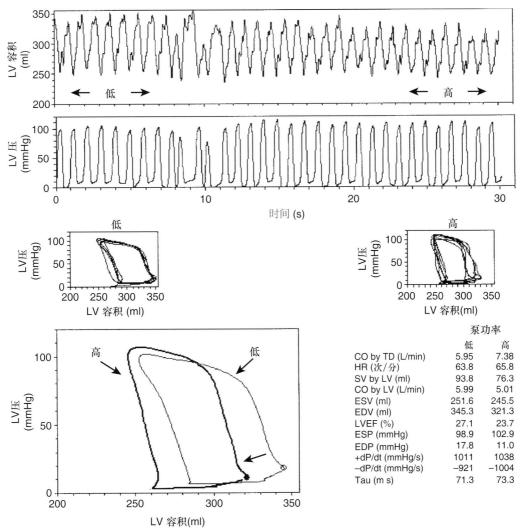

泵功率		
	低	高
CO by TD (L/min)	5.95	7.38
HR (次/分)	63.8	65.8
SV by LV (ml)	93.8	76.3
CO by LV (L/min)	5.99	5.01
ESV (ml)	251.6	245.5
EDV (ml)	345.3	321.3
LVEF (%)	27.1	23.7
ESP (mmHg)	98.9	102.9
EDP (mmHg)	17.8	11.0
+dP/dt (mmHg/s)	1011	1038
-dP/dt (mmHg/s)	-921	-1004
Tau (m s)	71.3	73.3

图 5-13　Impella 辅助过程中的压力－体积环。在高流速工作时，左心室（LV）容积下降（第 1 行），而左心室压力保持恒定（第 2 行）。P-V 环的平均变化情况在图的下半部分标示出来。高流速工作时左心室舒张末期压力降低，而收缩压升高或维持不变。（转载自 Valgimigli M，Steendijk P，Sianos G，et al：Left ventricular unloading and concomitant total cardiac output increase by the use of percutaneous Impella Recover LP 2.5 assist device during high-risk coronary intervention. Catheter Cardiovasc Interv 65（2）：263-267，2005.）

张力下降所致的微血管抵抗，是高危 PCI 期间提供血流动力学支持的理想方法。

在高危 PCI 中使用 Impella 的临床研究

2004 年 10 月至 2005 年 8 月，Academic 医学中心共 19 名接受高危 PCI 患者使用了 Impella LP 2.5 辅助系统[59]，Henriques 等报道了研究结果。超声心动图检查未发现主动脉反流增加。他们首次使用了预关闭技术，在 19 名患者中的 15 名患者的闭塞血管中植入两个闭合器（Abbott Laboratory，Abbott Park，Illinois）（图 5-15）。所有患者 EF 均 ≤ 40%，其中 12 名患者 EF ≤ 25%。10 名患者接受左主干 PCI 或仅存血管 PCI。所有患者均成功植入 Impella。1 名患者因为出现心室内血栓而被剔除。部分患者成功撤下 Impella，并且未发生血管并发症。因此，选择性高危 PCI 患者使用 Impella 可行，但需要前瞻性试验证实。

该器械在 2004 年获得欧洲合格认证。Sjauw 发表了早期欧洲注册研究（Europella）结果[61]，该研究总结了 144 名高危 PCI 患者的临床数据。高危 PCI 定义为左主干病变、仅存一支有血流的血管或多支病变合并射血分数低下。该研究中 20 天死亡率为 5.5%，5.5% 的患者需要输血，1 名患者出现卒中。这些结果与高危 PCI 的注册研究结果相仿。

美国 2006 年 7 月开展了高危 PCI 中使用 Impella 安全性和有效性相关研究。Dixon 报道了 20 名接受

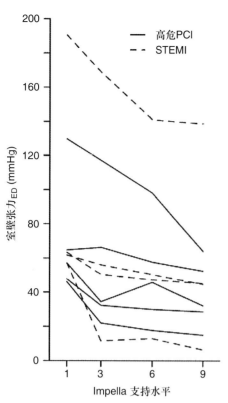

图 5-14 Impella 辅助过程中的压力-体积环。增加辅助可以降低接受高危 PCI 治疗患者和接受 PCI 治疗的 STEMI 患者左心室壁张力。（经允许引自 Remmelink M, Sjauw KD, Henriques JP, et al: Effects of left ventricular unloading by Impella Recover LP2.5 on coro-nary hemodynamics. Catheter Cardiovasc Interv 70（4）：532-537，2007.）

高危 PCI 患者的研究结果[62]，该研究为美国医生提供使用经验，并且为随机研究确定 MACE 终点事件计算样本量。入组要求患者 EF ≤ 35% 且准备对左主干和仅存血管进行 PCI。排除标准为既往 24 h 内有心肌梗死病史、确证有左心室血栓、机械性主动脉瓣或者瓣口面积 ≤ 1.5 cm² 的主动脉瓣狭窄患者。入组了 20 名患者，其中 14 名患者接受了左主干 PCI，6 名患者对仅存冠状动脉进行 PCI。平均辅助治疗时间为（1.7±0.6）h，平均泵流速为 2.5 L/min。所有患者均成功撤机，没有器械故障发生。30 天时，20% 的患者发生了不良的安全终点事件。在基线和 30 天随访时超声心动图未发现主动脉瓣损伤，射血分数改善（25%±10% 至 33%±10%，P < 0.001）。2 名患者实验室检查表明有轻度溶血。2 名患者分别在 PCI 术后第 12 天和 14 天死亡。术中没有患者出现血流动力学改变，尽管其中 1 名患者在 Impella 辅助期间出现中度主动脉瓣反流，但撤除器械后反流改善。该研究结果振奋人心，为进一步开展高危 PCI 期间使用 Impella 的确证性随机研究提供了依据。

Impella 2.5 在 2008 年获得 FDA 批准。目前有 2 项选择性 PCI 术中使用 Impella 的系列研究报道。2008 年 8 月至 2010 年 4 月，来自底特律医疗中心的单中心研究发现，术后死亡率为 5%。该研究中纳入的患者群体病情复杂，左心室射血分数为 23%±15%，Syntax 评分为 30±9，左主干介入治疗占 55%[63]。

Maini 等报道了一项大型多中心注册研究的结果[64]。该 USpella 注册研究报道了 Impella 经 FDA 批准以后，美国 175 名患者使用的数据。血管造影成功率为 99%，Syntax 积分从 36±15 降至 18±15（P < 0.01），LVEF 从 31%±15% 升高到 36%±14%（P < 0.0001）。30 天 MACE 发生率为 8%，生存率为 96%。两项美国注册研究都建议在高危 PCI 时使用 Impella 2.5，血管造影成功率高，并发症少。然而仍需进行前瞻多中心随机研究来明确该辅助装置在高危 PCI 中所扮演的角色。

Protect II 研究

在 Protect I 结束以后，Abiomed（Danvers, Massachusetts）向 FDA 申请牵头进行随机研究[8]。同时使用欧洲和 Protect I 的研究数据申请 510（k）上市批准。在与 FDA 谈判期间，参考 Protect I 研究数据，假定对照组有 30% 主要不良事件（MAE），Impella 组的 MAE 假设降低至 20%。654 名患者需要达到 80% 可信度和双侧 5% 的 α 误差。FDA 的标准要求是将 30 天设为终点，但因为高危患者在 30 天时病情尚不稳定，所以可以将 90 天设为终点。治疗意向和每个记录分析都是为了评估治疗效果。

未来亚组分析的内容已经确定。首先，既然是个新器械，有人担心存在学习曲线。因为公司不支付各中心学习费用，那么每个中心的第一例患者需要排除，以完成学习曲线分析。其次，使用旋磨会导致心肌酶升高，因为存在这个顾虑，所以针对接受和未接受旋磨的患者进行分析。最后，针对 STS 评分以及对左主干和三支病变的治疗效果进行前瞻性评估。

Protect II 研究从 2007 年 11 月开始入组。该设备在 2008 年 7 月获得 FDA 510（k）批准。商业标准导致一些大型中心决定停止入组，只在高危 PCI 患者中使用已上市的 Impella 辅助装置，从而导致入组减慢。独立的安全检测委员会（Data Safety Monitoring Board,

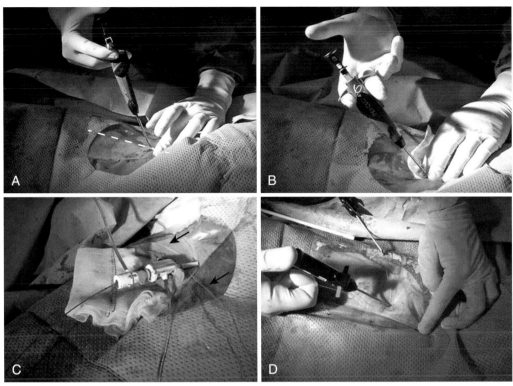

图 5-15 大血管预封闭止血技术。在使用 Preclose（Abbott Labs，Chicago，IL，ICC）缝合之前，需要进行股血管造影，以确保进入股总动脉。将两个闭合装置以 90°角放置（**A** 和 **B**），然后插入大鞘管（**C**）。在手术结束时，将两根缝线依次系紧（**D**）。如果出血持续，可人工压迫。当长期支持需要保留鞘管时不应使用该技术。（经允许引自 Dangas GD，Kini AS，Sharma SK，et al：Impact of hemodynamic support with Impella 2.5 versus intra-aortic balloon pump on prognostically important clinical outcomes in patients undergoing high-risk percutaneous coronary intervention（from the PROTECT Ⅱ randomized trial）. Am J Cardiol 113（2）：222-228，2014.）

DSMB）对器械进行了安全性分析，提供了在入组 25% 和 50% 时、术后的非盲分析结果。入组到一半时发现 30 天的安全性终点类似，DSMB 认为不太可能出现明显的差异，所以建议停止入组。当该建议被接受的时候，入组计划已经完成了 70%，最终分析并发表了这部分试验结果。但遗憾的是，DSMB 没有将 90 天终点纳入效果分析，也无法评估学习曲线的巨大影响（图 5-16）。

共有 448 名患者根据治疗意向（intention to treat，ITT）原则进行随机分组和分析。427 名患者符合入组标准，并按照方案（per protocol，PP）进行分析。因此，需要对治疗策略（ITT）和设备（PP）测试。在 PCI 手术期间，Impella 明确提供更好的血流动力学支持，使用 Impella 辅助组较 IABP 辅助组术中低血压事件更少（0.45±1.37 vs. 0.96±2.05 事件 / 患者，P = 0.001）。使用 Impella 辅助治疗的患者可以更好地保留心脏功能，仅出现心脏功能轻度下降 [（− 0.04±0.24）W vs.（− 0.14±0.27）W，P = 0.001）]。换言之，使用 Impella 治疗后低血压事件

出现更少，心功能保护得更好。图 5-17 阐述了研究的主要终点。两组患者 30 天内 Kaplan-Meier 无事件生存曲线几乎没有差别，然而在 90 天时出现了差异，使用 Impella 治疗的患者无事件生存率更高。30 天终点之后发生的事件均出现在门诊患者中，事件包括死亡、再次心肌梗死、卒中、再入院和再次冠状动脉介入治疗，这些事件均是公开的。除了总体研究结果外，还报告了两个前瞻性的亚组分析结果。

第一个亚组研究：Cohen 等表明 Impella 组患者使用旋切术的频率更高（8% vs. 14%，P = 0.08）[65]。此外，接受 Impella 治疗的患者使用冠状动脉旋切术更积极，斑块旋切的操作时间更长，左主干介入频率更高，这导致出现心肌酶升高的比例更高，进而导致更高比例的围术期心肌梗死发生率。88% 的患者没有使用冠状动脉内旋切术，主要的获益出现在 30 天和 90 天终点（图 5-18）。

第二个亚组研究公布的结果表明该器械存在学习曲线，Henriques 等[66] 分析了所有研究人群的结果，其中第一例入组患者被排除。因为该研究中，

第 1 部分　介入心脏病学

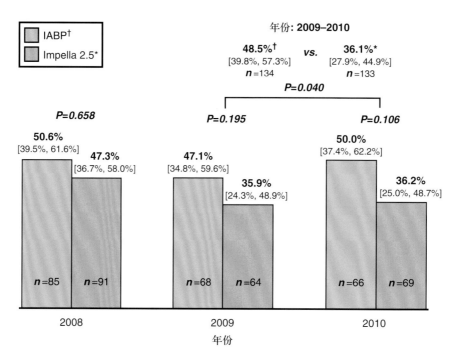

图 5-16　Protect Ⅱ 中 Impella 的学习曲线。主要不良事件基于患者接受治疗的年份。由于 IABP 是一种成熟的治疗方法，3 年内的发生率相似；相反，在 2009 年和 2010 年接受 Impella 治疗的患者中，事件发生率显著下降。（经允许引自 Henriques JP，Remmelink M，Baan J，Jr，et al：Safety and feasibility of elective high-risk percutaneous coronary intervention procedures with left ventricular support of the Impella Recover LP 2.5. Am J Cardiol 97（7）：990-992，2006.）

按方案或治疗意向处理统计的主要不良事件

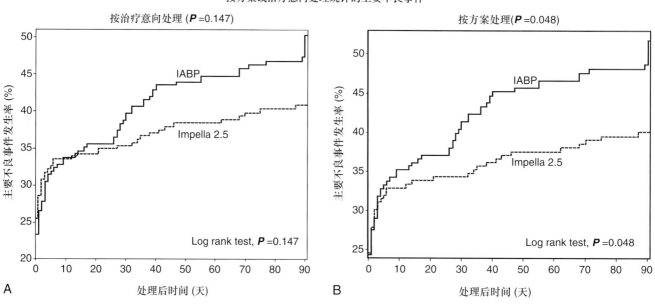

图 5-17　Protect Ⅱ 总体结果（A，B）。事件曲线显示，30 天后，发生许多明显临床事件，尤其是在接受 IABP 治疗的患者中。（经允许引自 O'Neill WW，Kleiman NS，Moses J，et al：A prospective，randomized clinical trial of hemodynamic support with Impella 2.5 versus intra-aortic balloon pump in patients undergoing high-risk percutaneous coronary intervention：the PROTECT II study. Circulation 126（14）：1717-1727，2012.）

很多中心是首次使用 Impella，整个研究过程中均存在学习曲线。当手术医生熟练掌握了操作技术，可显著改善接受 Impella 治疗患者的预后。除了这两个前瞻性亚组分析结果公布以外，另外还发表了两个重要的析因分析研究结果。Dangas 等报道了围术期心肌梗死对 Protect Ⅱ 研究结果的影响[60]。在 Protect Ⅱ 研究开始之前，FDA 使用的是旧的围术期心肌梗死定义，即任何原因导致心肌酶升高到正常值上限的 3

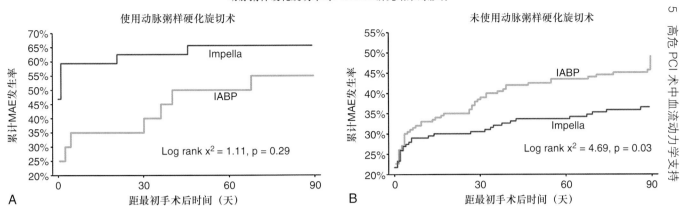

图 5-18　Cohen MRA。左侧（**A**）为动脉粥样硬化旋切术患者的事件曲线，右侧（**B**）为单纯支架治疗患者的事件曲线。对于 885 例未行动脉粥样硬化旋切术的患者，30 天和 90 天主要不良事件发生率均显著降低。（经允许引自 Cohen MG，Ghatak A，Kleiman NS，et al：Optimizing rotational atherectomy in high-risk percutaneous coronary interventions：insights from the PROTECT IotaIota study. Catheter Cardiovasc Interv 2013.）

倍以上。在 Stone 等对纳入 8000 名患者、使用现代器械治疗的临床研究进行 meta 分析之后，该定义受到了质疑[67]。Stone 认为重要心肌酶升高指的是超正常上限 8 倍及以上。在 Protect Ⅱ 人群中，Dragas 按照升高 8 倍的标准进行分析，接受 Impella 治疗的患者在 30 天和 90 天时无事件生存率明显增加（图 5-19）。总体上，可忽略性 MI 的发生率与预测意义较大的 MI 的发生率无差异。使用 Impella 治疗的患者发生轻度心肌梗死（心肌酶升高 > 3 倍且 < 8 倍）的数量升高了一倍（9/124 *vs.* 18/225，$P = 0.078$）。多因素分析结果表明，使用 Impella 使心肌梗死风险在 90 天下降了 25%（OR 0.76，CI 0.61 ～ 0.96，$P = 0.02$）。

　　Kovacic 等在治疗病变数量的基础上发表了最初分析结果[68]。当仅对一支血管介入治疗时，使用 Impella 和 IABP 的两组患者之间结果差别很小。相反，当两支或多支血管接受介入治疗时，IABP 治疗组患者心功能较 Impella 组明显下降。当 Impella 治疗组患者两支或多支血管接受介入治疗时，90 天预后明显改善。

　　综合分析所有试验结果和亚组研究报告，Impella 辅助装置在高危 PCI 中的价值显而易见。首先，任何一个新器械在进行评估时都存在学习曲线，随着时间的推移手术收效会逐步提高。Protect Ⅱ 研究中，克服学习曲线后结果要比初始好很多。高危 PCI 研究必须提供长期有效性分析数据，这也可能是未来最重要的研究点。传统的 30 天外科终点是不够的，Shock[69] 和 BCIS[31] 两个研究在 30 天的结果都是

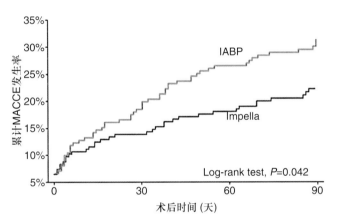

图 5-19　MACCE。比较 Impella 和球囊反搏患者主要不良心脑血管事件（MACCE）伴 CK MB 升高大于 8 倍的发生率。在 90 天的随访中，Impella 组发生 MACCE 的风险明显降低。（经允许引自 Dangas GD，Kini AS，Sharma SK，et al：Impact of hemodynamic support with Impella 2.5 versus intra-aortic balloon pump on prognostically important clinical outcomes in patients undergoing high-risk percutaneous coronary intervention（from the PROTECT II randomized trial）. Am J Cardiol 113（2）：222-228，2014.）

中性的，门诊患者在最初 90 天仍有事件发生，但在术后 1 年或 5 年反搏球囊治疗优势逐步体现。所以使用院内或 30 天结果去评估辅助策略的有效性是不够的。此外，使用预后相关（> 8 倍）心肌酶升高定义围术期心肌梗死，Impella 较 IABP 的不良事件发生率降低。最可能从中受益的患者是置入支架的患者而非接受旋切术的患者。最后，Impella 较 IABP 的优势多在多支血管介入治疗时体现出来。在这些患者中，Impella 可提供优良的血流动力学支持，并改善 90 天时的无事件生存率。

Impella 在血流动力学支持中的最佳应用

为了提供最安全和有效的支持治疗，术前需要有详尽的操作流程。因为需要使用 13 F 到 14 F 动脉鞘管，所以术前需要测量髂股血管的尺寸。在这方面，术前完善腹主动脉和髂股血管增强 CT 非常有用。如果没有条件做增强 CT，可以使用 5 F 或 6 F 猪尾巴导管做低位腹主动脉造影，从而指导最佳股血管的选择。需要避免选择过度弯曲或严重钙化的血管。一旦靶血管选定，可以在术后闭合股血管时选择前闭合技术。如果这种办法不可行，另一种止血方法是待 ACT 正常后人工压迫。理想情况下，使用超声或对侧注射造影剂来引导靶血管穿刺，可以保证穿刺入腹股沟韧带下方的正常股动脉内。我们青睐超声引导的方法，因为这可以保证可靠地穿刺入正常的股动脉，并避免穿刺时通过有较多钙化的动脉前壁进入，其可能导致血管闭合器不能成功地闭合血管。

股动脉准备好后送入猪尾巴导管至左心室。将 0.18 英寸金属导丝穿过猪尾巴导管，以推送 Impella。0.18 英寸导丝可以提供足够的支撑力传送器械至左心室。值得注意的是，如果经髂股动脉推送时遇到阻力，暴力前送会损伤血管或器械。导管必须回撤，此外，大的鞘管（14 F）需要前送至腹主动脉。当血管弯曲或钙化时，采用该技术可能是必要的。

当 Impella 送到心室时，开启设备（P9 水平）。如果压力报警或者未触发最佳血流，需要调整器械的位置。通常情况下，推动血流通过装置的力会进一步将装置推入心室，因此需要撤拉装置。术中调整设备位置的情况并不少见，经常需要调整 1 ～ 2 次才能找到最稳定的位置。如果术后需要保留装置，就需要使用膝部固定支架来固定膝部。弯曲膝盖有导致器械移位的风险。找到一个较稳定的位置方可开始冠状动脉介入治疗。当 PCI 手术进入尾声，Impella 可以调至 P2 水平，如果患者病情稳定，可以从心室移除器械，关闭后移出体外。使用闭合器止血，如需人工压迫止血，则需待 ACT 达正常范围后方可拔除鞘管。人工压迫 45 min，然后局部压迫 4 ～ 6 h 以保证止血充分。

穿刺点的选择

所有动脉血流动力学装置都需要穿刺股动脉，IABP 需要 8 F 鞘管，TandemHeart 或者 ECMO 需要 17 F 鞘管。如果无法使用股动脉，可以使用其他备用通路（图 5-20）。传统上，髂动脉可以通过侧侧腹膜后路来获取[70]。可将血管移植物缝合在髂动脉上，经皮下隧道从股动脉区撤出。该技术的优点是不需要探查腹膜后情况，通过缝合达到稳定入路的目的。该技术已用于需要 22 F 鞘的 Impella 5.0。也可将器械缝合在右侧锁骨下动脉，并从胸骨区域穿出体外。当需要 Impella 5.0 辅助治疗时间更长时可使用此技术。术后患者可以半卧坐，可以洗澡和吃饭。该装置可移除，远端部分缝合。可对左腋动脉进行直接穿刺和缝合止血[71]。最近，Greenbaum 等[72]发现可通过经导管入路放置大口径动脉鞘，通过 VSD 或 PDA 闭合器实现动脉封闭（St. Jude's Medical，Memphis，Tennessee）。这种方法允许经股动脉入路，即使是 Impella 5.0，也无需考虑肢体缺血。

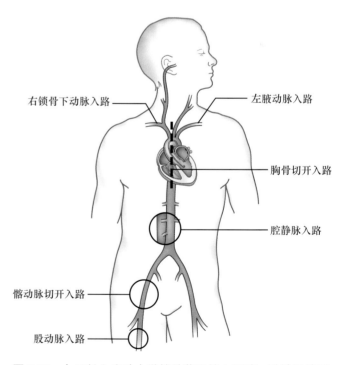

图 5-20 大口径血流动力学辅助装置植入通路。动脉通路对大口径左心室辅助装置的安全性来说是一大挑战。通常首选经皮穿刺股总动脉。当不能进行股动脉插管时，可通过外侧腹膜入路手术切开髂动脉，并可切开有或左腋动脉。为了获得更长的辅助，可将器械插入右锁骨下动脉。外科手术人群可直接用正中胸骨切开术穿刺主动脉。（William W. O'Neill 提供）

图中标注：
右锁骨下动脉入路
左腋动脉入路
胸骨切开入路
腔静脉入路
髂动脉切开入路
股动脉入路

病例

2013 年 8 月，在 Henry Ford 导管室治疗的一名患者中使用了 Impella 2.5。患者是一名 85 岁的耶和华见证人，她在入院前两周在医院接受造影，被诊断为 NSTEMI，导管检查发现左心室功能受损，右冠状动脉近端完全闭塞，左主干分叉复杂病变伴钙化，前降支近段、钝缘支钙化。导管术后出现造影剂肾病，并被认为不适合外科手术，建议患者做高危 PCI。术后 2 周，肾功能恢复到基线水平。

最初，每组患者均行腹部血管造影，确认双侧髂动脉均适合穿刺。通过左股动脉鞘递送 Impella 2.5 装置，并采用预封闭技术。Impella 到位后开启 P8 水平流速，输出为 2.4 L/min。然后开始复杂的介入治疗，对 LMCA 以及 LAD 和 OM 分支（图 5-21）中

的斑块行经皮动脉粥样硬化斑块旋切术。随后，在 LAD 和 LCX 内同时进行球囊扩张。在此期间冠状动脉血流被阻断。球囊充气时，搏动血流停止，但肺动脉压力保持不变，MAP 维持在 100 mmHg。球囊放气后，压力立即恢复到基线（图 5-22）。最后，在 LAD、OM 和 LM 中置入支架。最终血管造影显示三支介入治疗血管通畅。介入治疗后立即拔除 Impella，缝合止血。

这个病例阐明了支持高危 PCI 的血流动力学原理。首先，这名老年、症状严重的女性被认为不适合接受冠状动脉旁路移植术。因此，下一步治疗选择高危 PCI 或临终关怀均可。一旦决定介入治疗，由于解剖结构复杂和左心室功能不佳，血流动力学支持是必要的。此外，严重钙化的血管需要采用冠状动脉斑块旋切术。该病例技术复杂，首先，即使

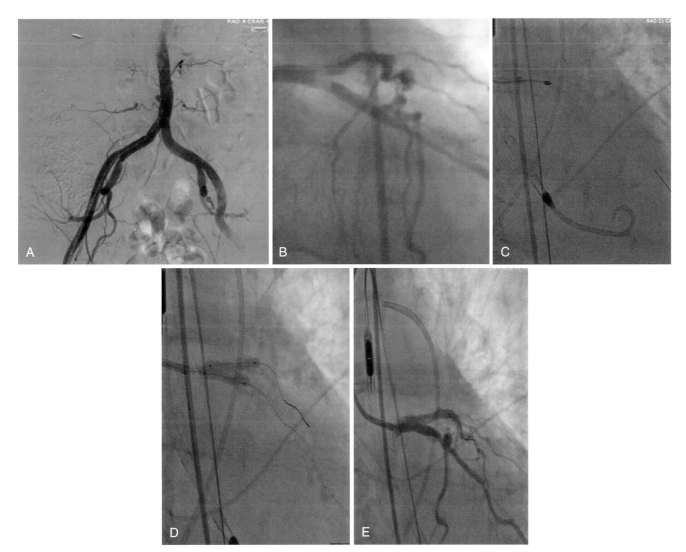

图 5-21 高危 PCI 操作流程。**A.** 腹部血管造影显示两侧股动脉均有足够的管径可供介入。**B.** 术前血管造影显示 LMCA 远端高度钙化分叉灶。**C.** 磁共振血管造影显示 LMCA、LAD 和 LCX 动脉粥样硬化旋切术的应用。**D.** 同时扩张 LAD 和 LCX 内球囊。**E.** LAD、LCX 和 LMCA 支架置入术后的最终血管造影。（William W. O'Neill 博士提供）

LMCA 球囊充气时股动脉和肺动脉压力

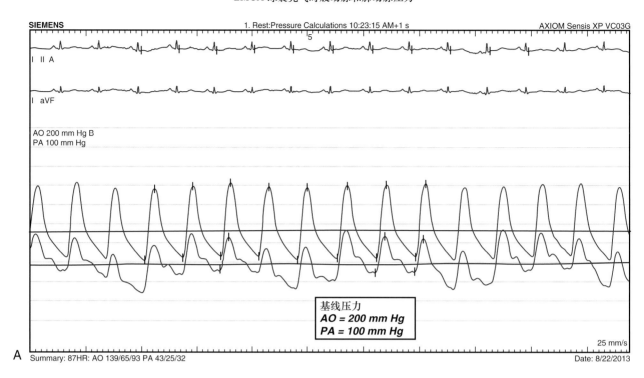

A Summary: 87HR: AO 139/65/93 PA 43/25/32

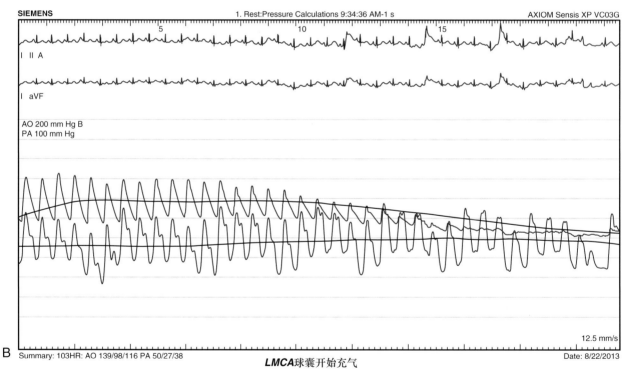

LMCA球囊开始充气

B Summary: 103HR: AO 139/98/116 PA 50/27/38   Date: 8/22/2013

图 5-22 LMCA 球囊充气时股动脉和肺动脉压力。记录主动脉（AO）和肺动脉（PA）的基线压力（**A**）。当 LAD 和 LCX（**B**）的球囊充气时，主动脉脉搏压力降低，但平均主动脉压力维持在 100 mmHg。注：肺动脉压力或波形差异很小。在球囊放气后（下图），主动脉和肺动脉压力立即恢复正常。（William W. O'Neile 博士提供）

是金属导丝操作也可能在没有辅助支持的情况下导致心脏衰竭。其次，采用冠状动脉斑块旋切术可能导致冠状动脉无复流。多血管支架置入需要在 IVUS 引导下进行。即便是在球囊同时充气时出现冠状动脉血流阻断，也要确保患者清醒、可交流、心律稳定。通过这种方式，可以进行仔细、完整和系统的冠状动脉介入治疗。

Impella 的并发症

与所有侵入性器械一样，Impella 的并发症也有报道。最令人担忧的并发症来自股动脉入路。13 F ～ 14 F 鞘插入股动脉可引起损伤，需要手术修复。术前血管造影引导股总动脉穿刺可降低这一风险。Protect Ⅱ 研究[8] 中，1.4% 的 IABP 患者和 0.9% 的 Impella 患者需要进行血管手术（ P = NS ）。因此，这种并发症应该很少见。

如果术后保留器械、撤除鞘管、送入闭合装置，这样只有 Impella 的 9 F 轴保留在股动脉中。重要的是要固定器械的支柱，这样就不会发生导管脱位。

长时间器械辅助最常见的并发症是导管移位。当出现压力报警时应考虑到这一点。导管复位可能需要超声或透视引导。如果入口部分陷在乳头肌中，剪切率会增高，并可能出现溶血。在短期使用时，溶血十分罕见。Protect Ⅱ 研究中，21% 的患者出现溶血。Tanawuttiwat 等报道了一例纤维包裹在 Impella 设备入口部分导致严重溶血的病例[73]。Elhussein 等报道了放置 Impella 5.0 作为辅助而导致二尖瓣连枷样改变和严重二尖瓣反流的病例[74]。相反，Toggweiler[75] 报道了一例导管移位至二尖瓣前叶的病例，结果出现了功能性二尖瓣狭窄。

Ranc 等[76] 报道了为治疗心源性休克而植入 Impella 5.0 的患者发生主动轴（ inlet shaft ）急性血栓形成。他们的理论是，植入 27 h 后发生的急性血栓形成与亚治疗性抗凝或心室内血栓栓塞有关。这些报告强调了最佳安全使用需要警惕血栓形成。必须对患者进行治疗性抗凝，以避免血栓形成和主动轴血栓形成。应仔细进行超声心动图检查，当存在左心室血栓时应避免使用该设备。小心地将导管置于心室，并间歇检查确保导管处于最佳位置。通常在启动设备后不久，需向体外稍撤出。

当保留器械在原位时，应每日进行胸部 X 线和超声心动图检查。如果发生血流动力学不稳定，应考虑二尖瓣功能受损。建议在透视下重新定位。有了这些预防措施，可以安全地获得良好、持久的心输出量支持。

Impella 的新用途

经瓣膜血流动力学支持装置使临床医生可以治疗包括接受高危 PCI 和心源性休克的高危患者。Garatti 等首次报道在旁路移植和暴发性心肌炎恢复期的患者中使用 Impella 100（ 1R100 ）辅助过渡[77]。

ECMO 支持的主要局限性之一是左心室没有减压。一系列报告[78-81] 证明了 Impella 和 ECMO 支持组合的可靠性。Pozzi 报告了一种通过右腋动脉入路使用 Impella 5.0 的创新方法[82]。通常，先通过股动脉植入 Impella，但严重心脏衰竭或呼吸衰竭时需要启动 ECMO 支持。这种结合可以支持右心室和最佳氧合，减小左心室壁张力，并产生足够的心输出量。此外，Impella 的使用使得恢复期 ECMO 尽早撤机。该联合用法对暴发性心肌炎患者疗效显著。Parane[83] 和 La Torre[84] 报道了在急性心肌梗死后出现急性心功能不全的患者中使用 Impella 5.0 的经验。众所周知，立即外科手术风险很高，因为心肌梗死区边界不清并且缝线撕裂与修补失败可能是致命的。La Torre 报道了支持器械植入方法，术后出现左向右分流，肺动脉压下降，肝肾功能趋于稳定。在他们的报道中，60% 的患者术后幸存下来。

Londono 和 Martinez[85-86] 报道了在严重主动脉狭窄和左心室功能不全的患者中同时使用 Impella 和球囊瓣膜成形术的经验。在二叶式主动脉瓣（ BAV ）患者中快速右心室起搏时，心功能急剧恶化风险高，此时植入 Impella 器械可以避免 BAV 患者出现心功能恶化，并且可以改善瓣口面积（直径从 0.6 cm 到 1.0 cm，P < 0.001 ）。

Impella 的另一个创新应用涉及室性心动过速（ VT ）时的心输出量增加。Miller 描述了在美国芒特西奈 20 名 VT 定位和消融患者中使用器械辅助的初步经验[87]。充分支持可使 95% 的患者维持足够的脑灌注。只有 1/20 的患者出现认知功能障碍。因此，这部分患者中使用血流动力学支持似乎给标测和消融提供了足够的时间。预计最新的 Impella CP 装置提高心输出量的效果会更好。Lu 等[88] 也报道了使用 Impella 或体外循环支持 VT 消融的患者。这些初步报告表明，手术中 Impella 辅助发挥着重要作用。

未来发展方向

已有大量研究使用 Impella 2.5 来验证经股动脉使用 Impella 的效果。近期，Impella CP 问世，该器械需要经 14 F 鞘植入，可产生 4 L 的前向血流。该器械最初设计理念是针对大体重（＞ 80 kg）或存在较低心输出量的患者。目前 USPella 注册研究评估在心源性休克患者中使用该辅助器械后 1 ～ 2 年的效果。大型、丹麦国家性随机研究"Dan Shock"目前在招募患者。该试验评估在心源性休克患者中使用 Impella CP 与传统治疗相比辅助介入治疗的效果。该器械在 PCI 术前置入，于 2016 年报道其随访结果。

血流动力学支持的一个重大进展将发生在 Impella RP 装置的评估中。这个装置被设计用来提供经皮右心室辅助。该设备设计的形状可以实现入口置于右心房-腔静脉交界处，出口置于肺动脉主干。右股静脉置入 22 F 鞘，通过导丝送入器械，可以提供高达 4 L 的正向流动。目前已有初始用于治疗急性心肌梗死后右心室心源性休克的报道[89]。目前，纳入 30 名患者的人道主义装置豁免（HDE）单臂试验 Recover Right 临床试验正在进行。2014 年完成注册，2015 年可在临床使用。

结语

随着西方世界人口老龄化，临床医生将面对越来越多的严重老年晚期冠心病患者。随着技术的进步，经皮血运重建术成为 10 ～ 15 年前无法治疗的重症患者的另一种选择，这些患者中有许多会出现极低心室功能，辅助心室功能和维持冠状动脉血流对于这些患者的手术而言是必不可少的。BCIS 和 Protect Ⅱ 研究已经证明，在血流动力学的支持下，术中和中长期无事件生存率均得到改善。尽管有这种器械辅助，但此类患者的住院死亡率和长期生存率仍明显低于左心室功能正常的患者。这些患者需要独立分析报告，因为操作者和医院的经验差异很大，因此结果也会有很大差异。理想情况下，拥有专业知识的中心应组织研究并报告结果，以确保这些患者获得最佳治疗。

参考文献

1. Gruntzig AR, Senning A, Siegenthaler WE: Nonoperative dilatation of coronary-artery stenosis: percutaneous transluminal coronary angioplasty. N Engl J Med 301(2):61–68, 1979. doi:10.1056/NEJM197907123010201.
2. Mullin SM, Passamani ER, Mock MB: Historical background of the National Heart, Lung, and Blood Institute Registry for Percutaneous Transluminal Coronary Angioplasty. Am J Cardiol 53(12):3C–6C, 1984.
3. Morrison DA, Sethi G, Sacks J, et al: A multicenter, randomized trial of percutaneous coronary intervention versus bypass surgery in high-risk unstable angina patients. The AWESOME (Veterans Affairs Cooperative Study #385, angina with extremely serious operative mortality evaluation) investigators from the Cooperative Studies Program of the Department of Veterans Affairs. Control Clin Trials 20(6):601–619, 1999.
4. Sharma S, Lumley M, Perera D: Intraaortic balloon pump use in high-risk percutaneous coronary intervention. Curr Opin Cardiol 28(6):671–675, 2013. doi:10.1097/HCO.0b013e3283652dcc.
5. Vogel RA, Shawl F, Tommaso C, et al: Initial report of the National Registry of Elective Cardiopulmonary Bypass Supported Coronary Angioplasty. J Am Coll Cardiol 15(1):23–29, 1990.
6. Teirstein PS, Vogel RA, Dorros G, et al: Prophylactic versus standby cardiopulmonary support for high risk percutaneous transluminal coronary angioplasty. J Am Coll Cardiol 21(3):590–596, 1993.
7. Keelan PC, Johnston JM, Koru-Sengul T, et al: Comparison of in-hospital and one-year outcomes in patients with left ventricular ejection fractions < or =40%, 41% to 49%, and > or =50% having percutaneous coronary revascularization. Am J Cardiol 91(10):1168–1172, 2003.
8. O'Neill WW, Kleiman NS, Moses J, et al: A prospective, randomized clinical trial of hemodynamic support with Impella 2.5 versus intra-aortic balloon pump in patients undergoing high-risk percutaneous coronary intervention: the PROTECT II study. Circulation 126(14):1717–1727, 2012. doi:10.1161/CIRCULATIONAHA.112.098194.
9. Perera D, Stables R, Thomas M, et al: Elective intra-aortic balloon counterpulsation during high-risk percutaneous coronary intervention: a randomized controlled trial. JAMA 304(8):867–874, 2010. doi:10.1001/jama.2010.119.
10. Rouleau J, Boerboom LE, Surjadhana A, et al: The role of autoregulation and tissue diastolic pressures in the transmural distribution of left ventricular blood flow in anesthetized dogs. Circ Res 45(6):804–815, 1979.
11. Nellis SH, Liedtke AJ, Whitesell L: Small coronary vessel pressure and diameter in an intact beating rabbit heart using fixed-position and free-motion techniques. Circ Res 49(2):342–353, 1981.
12. Marcus ML: The coronary circulation in health and disease, New York, 1983, McGraw-Hill.
13. Suga H, Sagawa K, Shoukas AA: Load independence of the instantaneous pressure-volume ratio of the canine left ventricle and effects of epinephrine and heart rate on the ratio. Circ Res 32(3):314–322, 1973.
14. Burkhoff D: Pressure-volume loops in clinical research: a contemporary view. J Am Coll Cardiol 62(13):1173–1176, 2013. doi:10.1016/j.jacc.2013.05.049.
15. Mendoza DD, Cooper HA, Panza JA: Cardiac power output predicts mortality across a broad spectrum of patients with acute cardiac disease. Am Heart J 153(3):366–370, 2007. doi:10.1016/j.ahj.2006.11.014.
16. Burkhoff D, Naidu SS: The science behind percutaneous hemodynamic support: a review and comparison of support strategies. Catheter Cardiovasc Interv 80(5):816–829, 2012. doi:10.1002/ccd.24421.
17. Williams DO, Korr KS, Gewirtz H, et al: The effect of intraaortic balloon counterpulsation on regional myocardial blood flow and oxygen consumption in the presence of coronary artery stenosis in patients with unstable angina. Circulation 66(3):593–597, 1982.
18. Yoshitani H, Akasaka T, Kaji S, et al: Effects of intra-aortic balloon counterpulsation on coronary pressure in patients with stenotic coronary arteries. Am Heart J 154(4):725–731, 2007. doi:10.1016/j.ahj.2007.05.019.
19. Kern MJ, Aguirre FV, Tatineni S, et al: Enhanced coronary blood flow velocity during intraaortic balloon counterpulsation in critically ill patients. J Am Coll Cardiol 21(2):359–368, 1993.
20. Kern MJ, Aguirre F, Bach R, et al: Augmentation of coronary blood flow by intra-aortic balloon pumping in patients after coronary angioplasty. Circulation 87(2):500–511, 1993.
21. Burkhoff D, Cohen H, Brunckhorst C, et al: A randomized multicenter clinical study to evaluate the safety and efficacy of the TandemHeart percutaneous ventricular assist device versus conventional therapy with intraaortic balloon pumping for treatment of cardiogenic shock. Am Heart J 152(3):469 e461–e468, 2006. doi:10.1016/j.ahj.2006.05.031.
22. Kent KM, Bentivoglio LG, Block PC, et al: Percutaneous transluminal coronary angioplasty: report from the Registry of the National Heart, Lung, and Blood Institute. Am J Cardiol 49(8):2011–2020, 1982.
23. Laird JD, Madras PN, Jones RT, et al: Theoretical and experimental analysis of the intra-aortic balloon pump. Trans Am Soc Artif Intern Organs 14:338–343, 1968.
24. Voudris V, Marco J, Morice MC, et al: "High-risk" percutaneous transluminal coronary angioplasty with preventive intra-aortic balloon counterpulsation. Cathet Cardiovasc Diagn 19(3):160–164, 1990.
25. Kahn JK, Rutherford BD, McConahay DR, et al: Supported "high risk" coronary angioplasty using intraaortic balloon pump counterpulsation. J Am Coll Cardiol 15(5):1151–1155, 1990.
26. Hartzler GD: Percutaneous transluminal coronary angioplasty in multivessel disease. Cathet Cardiovasc Diagn 9(6):537–541, 1983.
27. Holmes DR, Jr, Detre KM, Williams DO, et al: Long-term outcome of patients with depressed left ventricular function undergoing percutaneous transluminal coronary angioplasty. The NHLBI PTCA Registry. Circulation 87(1):21–29, 1993.
28. Briguori C, Airoldi F, Chieffo A, et al: Elective versus provisional intraaortic balloon pumping in unprotected left main stenting. Am Heart J 152(3):565–572, 2006. doi:10.1016/j.ahj.2006.02.024.
29. Mishra S, Chu WW, Torguson R, et al: Role of prophylactic intra-aortic balloon pump in high-risk patients undergoing percutaneous coronary intervention. Am J Cardiol 98(5):608–612, 2006. doi:10.1016/j.amjcard.2006.03.036.
30. Curtis JP, Rathore SS, Wang Y, et al: Use and effectiveness of intra-aortic balloon pumps among patients undergoing high risk percutaneous coronary intervention: insights from the National Cardiovascular Data Registry. Circ Cardiovasc Qual Outcomes 5(1):21–30, 2012. doi:10.1161/CIRCOUTCOMES.110.960385.
31. Perera D, Stables R, Clayton T, et al: Long-term mortality data from the balloon pump-assisted coronary intervention study (BCIS-1): a randomized, controlled trial of elective balloon counterpulsation during high-risk percutaneous coronary intervention. Circulation 127(2):207–212, 2013. doi:10.1161/CIRCULATIONAHA.112.132209.
32. Hochman JS, Sleeper LA, Webb JG, et al: Early revascularization in acute myocardial infarction complicated by cardiogenic shock. SHOCK Investigators. Should We Emergently Revascularize Occluded Coronaries for Cardiogenic Shock. N Engl J Med 341(9):625–634, 1999. doi:10.1056/NEJM199908263410901.
33. Shawl FA, Domanski MJ, Wish MH, et al: Percutaneous cardiopulmonary bypass support in the catheterization laboratory: technique and complications. Am J Cardiol 120(1):195–203, 1990.
34. Schreiber TL, Kodali UR, O'Neill WW, et al: Comparison of acute results of prophylactic intraaortic balloon pumping with cardiopulmonary support for percutaneous transluminal coronary angioplasty (PCTA). Cathet Cardiovasc Diagn 45(2):115–119, 1998.
35. Stack RK, Pavlides GS, Miller R, et al: Hemodynamic and metabolic effects of venoarterial cardiopulmonary support in coronary artery disease. Am J Cardiol 67(16):1344–1348, 1991.
36. Pavlides GS, Hauser AM, Stack RK, et al: Effect of peripheral cardiopulmonary bypass on left ventricular size, afterload and myocardial function during elective supported coronary angioplasty. J Am Coll Cardiol 18(2):499–505, 1991.
37. Thiele H, Lauer B, Hambrecht R, et al: Reversal of cardiogenic shock by percutaneous left atrial-to-femoral arterial bypass assistance. Circulation 104(24):2917–2922, 2001.
38. Vranckx P, Otten A, Schultz C, et al: Assisted circulation using the TandemHeart, percutaneous transseptal left ventricular assist device, during percutaneous aortic valve implantation: the Rotterdam experience. EuroIntervention 5(4):465–469, 2009.
39. Brinkman WT, Rosenthal JE, Eichhorn E, et al: Role of a percutaneous ventricular assist device in decision making for a cardiac transplant program. Ann Thorac Surg 88(5):1462–1466, 2009. doi:10.1016/j.athoracsur.2009.07.015.
40. Bruckner BA, Jacob LP, Gregoric ID, et al: Clinical experience with the TandemHeart percutaneous ventricular assist device as a bridge to cardiac transplantation. Tex Heart Inst J 35(4):447–450, 2008.
41. Chandra D, Kar B, Idelchik G, et al: Usefulness of percutaneous left ventricular assist device as a bridge to recovery from myocarditis. Am J Cardiol 99(12):1755–1756, 2007. doi:10.1016/j.amjcard.2007.01.067.

42. Giesler GM, Gomez JS, Letsou G, et al: Initial report of percutaneous right ventricular assist for right ventricular shock secondary to right ventricular infarction. *Catheter Cardiovasc Interv* 68(2):263–266, 2006. doi:10.1002/ccd.20846.

43. Thiele H, Sick P, Boudriot E, et al: Randomized comparison of intra-aortic balloon support with a percutaneous left ventricular assist device in patients with revascularized acute myocardial infarction complicated by cardiogenic shock. *Eur Heart J* 26(13):1276–1283, 2005. doi:10.1093/eurheartj/ehi161.

44. Kar B, Gregoric ID, Basra SS, et al: The percutaneous ventricular assist device in severe refractory cardiogenic shock. *J Am Coll Cardiol* 57(6):688–696, 2011. doi:10.1016/j.jacc.2010.08.613.

45. Aragon J, Lee MS, Kar S, et al: Percutaneous left ventricular assist device: "TandemHeart" for high-risk coronary intervention. *Catheter Cardiovasc Interv* 65(3):346–352, 2005. doi:10.1002/ccd.20339.

46. Kovacic JC, Nguyen HT, Karajgikar R, et al: The Impella Recover 2.5 and TandemHeart ventricular assist devices are safe and associated with equivalent clinical outcomes in patients undergoing high-risk percutaneous coronary intervention. *Catheter Cardiovasc Interv* 82(1):E28–E37, 2013. doi:10.1002/Ccd.22929.

47. Scholz KH, Figulla HR, Schweda F, et al: Mechanical left ventricular unloading during high risk coronary angioplasty: first use of a new percutaneous transvalvular left ventricular assist device. *Cathet Cardiovasc Diagn* 31(1):61–69, 1994.

48. Frazier OH, Wampler RK, Duncan JM, et al: First human use of the Hemopump, a catheter-mounted ventricular assist device. *Ann Thorac Surg* 49(2):299–304, 1990.

49. Panos A, Kalangos A, Urban P: High-risk PTCA assisted by the Hemopump 14F: the Geneva experience. *Schweiz Med Wochenschr* 129(42):1529–1534, 1999.

50. Dubois-Rande JL, Teiger E, Garot J, et al: Effects of the 14F hemopump on coronary hemodynamics in patients undergoing high-risk coronary angioplasty. *Am Heart J* 135(5 Pt 1):844–849, 1998.

51. Vercaemst L, Vandezande E, Janssens P, et al: Impella: a miniaturized cardiac support system in an era of minimal invasive cardiac surgery. *J Extra Corpor Technol* 34(2):92–100, 2002.

52. Meyns B, Dens J, Sergeant P, et al: Initial experiences with the Impella device in patients with cardiogenic shock—Impella support for cardiogenic shock. *Thorac Cardiovasc Surg* 51(6):312–317, 2003. doi:10.1055/s-2003-45422.

53. Jurmann MJ, Siniawski H, Erb M, et al: Initial experience with miniature axial flow ventricular assist devices for postcardiotomy heart failure. *Ann Thorac Surg* 77(5):1642–1647, 2004. doi:10.1016/j.athoracsur.2003.10.013.

54. Garatti A, Colombo T, Russo C, et al: Different applications for left ventricular mechanical support with the Impella Recover 100 microaxial blood pump. *J Heart Lung Transplant* 24(4):481–485, 2005. doi:10.1016/j.healun.2004.02.002.

55. Dens J, Meyns B, Hilgers RD, et al: First experience with the Impella Recover(R) LP 2.5 micro axial pump in patients with cardiogenic shock or undergoing high-risk revascularisation. *Euro-Intervention* 2(1):84–90, 2006.

56. Valgimigli M, Steendijk P, Sianos G, et al: Left ventricular unloading and concomitant total cardiac output increase by the use of percutaneous Impella Recover LP 2.5 assist device during high-risk coronary intervention. *Catheter Cardiovasc Interv* 65(2):263–267, 2005. doi:10.1002/ccd.20380.

57. Remmelink M, Sjauw KD, Henriques JP, et al: Effects of left ventricular unloading by Impella Recover LP2.5 on coronary hemodynamics. *Catheter Cardiovasc Interv* 70(4):532–537, 2007. doi:10.1002/ccd.21160.

58. Remmelink M, Sjauw KD, Henriques JP, et al: Effects of mechanical left ventricular unloading by Impella on left ventricular dynamics in high-risk and primary percutaneous coronary intervention patients. *Catheter Cardiovasc Interv* 75(2):187–194, 2010. doi:10.1002/ccd.22263.

59. Henriques JP, Remmelink M, Baan J, Jr, et al: Safety and feasibility of elective high-risk percutaneous coronary intervention procedures with left ventricular support of the Impella Recover LP 2.5. *Am J Cardiol* 97(7):990–992, 2006. doi:10.1016/j.amjcard.2005.10.037.

60. Dangas GD, Kini AS, Sharma SK, et al: Impact of hemodynamic support with Impella 2.5 versus intra-aortic balloon pump on prognostically important clinical outcomes in patients undergoing high-risk percutaneous coronary intervention (from the PROTECT II randomized trial). *Am J Cardiol* 113(2):222–228, 2014. doi:10.1016/j.amjcard.2013.09.008.

61. Sjauw KD, Konorza T, Erbel R, et al: Supported high-risk percutaneous coronary intervention with the Impella 2.5 device the Europella registry. *J Am Coll Cardiol* 54(25):2430–2434, 2009. doi:10.1016/j.jacc.2009.09.018.

62. Dixon SR, Henriques JP, Mauri L, et al: A prospective feasibility trial investigating the use of the Impella 2.5 system in patients undergoing high-risk percutaneous coronary intervention (The PROTECT I Trial): initial U.S. experience. *JACC Cardiovasc Interv* 2(2):91–96, 2009. doi:10.1016/j.jcin.2008.11.005.

63. Alasnag MA, Gardi DO, Elder M, et al: Use of the Impella 2.5 for prophylactic circulatory support during elective high-risk percutaneous coronary intervention. *Cardiovasc Revasc Med* 12(5):299–303, 2011. doi:10.1016/j.carrev.2011.02.002.

64. Maini B, Naidu SS, Mulukutla S, et al: Real-world use of the Impella 2.5 circulatory support system in complex high-risk percutaneous coronary intervention: the USpella Registry. *Catheter Cardiovasc Interv* 80(5):717–725, 2012. doi:10.1002/ccd.23403.

65. Cohen MG, Ghatak A, Kleiman NS, et al: Optimizing rotational atherectomy in high-risk percutaneous coronary interventions: insights from the PROTECT IotaIota study. *Catheter Cardiovasc Interv* 2013. doi:10.1002/ccd.25277.

66. Henriques PS, Ouweneel D, Naidu S, et al (2014) How can we best observe a learning curve in an ongoing clinical trial of percutaneous left ventricular support system? *Am Heart J* (In Press).

67. Stone GW, Mehran R, Dangas G, et al: Differential impact on survival of electrocardiographic Q-wave versus enzymatic myocardial infarction after percutaneous intervention: a device-specific analysis of 7147 patients. *Circulation* 104(6):642–647, 2001.

68. Kovacic J, Kini A, Banerjee S, et al: TCT-445 patients with 3-vessel coronary artery disease and impaired LVEF undergoing PCI with Impella 2.5 hemodynamic support have improved 90-day outcomes compared to intra-aortic balloon pump: a substudy of the PROTECT II trial. *J Am Coll Cardiol* 2013;62(18_S1):B137-B137 doi:10.1016/j.jacc.2013.08.1187.

69. Hochman JS, Sleeper LA, White HD, et al: One-year survival following early revascularization for cardiogenic shock. *JAMA* 285(2):190–192, 2001.

70. Kumpati GS, Tandar A, Patel A, et al: Impella 5.0 support in severe peripheral vascular disease via iliac artery approach. *Innovations (Phila)* 7(5):379–381, 2012. doi:10.1097/IMI.0b013e31827e3c0b.

71. Lotun K, Shetty R, Patel M, et al: Percutaneous left axillary artery approach for Impella 2.5 liter circulatory support for patients with severe aortoiliac arterial disease undergoing high-risk percutaneous coronary intervention. *J Interv Cardiol* 25(2):210–213, 2012. doi:10.1111/j.1540-8183.2011.00696.x.

72. Greenbaum A, O'Neill WW, Paone G, et al: Caval aortic access to allow transcatheter aortic valve replacement in patients otherwise ineligible: initial human experience. *JACC* 2014 (In Press).

73. Tanawuttiwat T, Chaparro SV: An unexpected cause of massive hemolysis in percutaneous left ventricular assist device. *Cardiovasc Revasc Med* 14(1):66–67, 2013. doi:10.1016/j.carrev.2012.10.011.

74. Elhussein TA, Hutchison SJ: Acute mitral regurgitation: unforeseen new complication of the Impella LP 5.0 ventricular assist device and review of literature. *Heart Lung Circ* 23(3):e100–e104, 2014. doi:10.1016/j.hlc.2013.10.098.

75. Toggweiler S, Jamshidi P, Erne P: Functional mitral stenosis: a rare complication of the Impella assist device. *Eur J Echocardiogr* 9(3):412–413, 2008. doi:10.1093/ejechocard/jen029.

76. Ranc S, Sibellas F, Green L: Acute intraventricular thrombosis of an Impella LP 5.0 device in an ST-elevated myocardial infarction complicated by cardiogenic shock. *J Invasive Cardiol* 25(1):E1–E3, 2013.

77. Garatti A, Colombo T, Russo C, et al: Impella Recover 100 microaxial left ventricular assist device: the Niguarda experience. *Transplant Proc* 36(3):623–626, 2004. doi:10.1016/j.transproceed.2004.02.051.

78. Cheng A, Swartz MF, Massey HT: Impella to unload the left ventricle during peripheral extracorporeal membrane oxygenation. *ASAIO J* 59(5):533–536, 2013. doi:10.1097/MAT.0b013e31829f0e52.

79. Vlasselaers D, Desmet M, Desmet L, et al: Ventricular unloading with a miniature axial flow pump in combination with extracorporeal membrane oxygenation. *Intensive Care Med* 32(2):329–333, 2006. doi:10.1007/s00134-005-0016-2.

80. Koeckert MS, Jorde UP, Naka Y, et al: Impella LP 2.5 for left ventricular unloading during venoarterial extracorporeal membrane oxygenation support. *J Card Surg* 26(6):666–668, 2011. doi:10.1111/j.1540-8191.2011.01338.x.

81. Chaparro SV, Badheka A, Marzouka GR, et al: Combined use of Impella left ventricular assist device and extracorporeal membrane oxygenation as a bridge to recovery in fulminant myocarditis. *ASAIO J* 58(3):285–287, 2012. doi:10.1097/MAT.0b013e31824b1f70.

82. Pozzi M, Quessard A, Nguyen A, et al: Using the Impella 5.0 with a right axillary artery approach as bridge to long-term mechanical circulatory assistance. *Int J Artif Organs* 36(9):605–611, 2013. doi:10.5301/ijao.5000237.

83. Patane F, Grassi R, Zucchetti MC, et al: The use of Impella Recover in the treatment of post-infarction ventricular septal defect: a new case report. *Int J Cardiol* 144(2):313–315, 2010. doi:10.1016/j.ijcard.2009.03.042.

84. La Torre MW, Centofanti P, Attisani M, et al: Posterior ventricular septal defect in presence of cardiogenic shock: early implantation of the Impella Recover LP 5.0 as a bridge to surgery. *Tex Heart Inst J* 38(1):42–49, 2011.

85. Londono JC, Martinez CA, Singh V, et al: Hemodynamic support with Impella 2.5 during balloon aortic valvuloplasty in a high-risk patient. *J Interv Cardiol* 24(2):193–197, 2011. doi:10.1111/j.1540-8183.2010.00625.x.

86. Martinez CA, Singh V, Londono JC, et al: Percutaneous retrograde left ventricular assist support for interventions in patients with aortic stenosis and left ventricular dysfunction. *Catheter Cardiovasc Interv* 80(7):1201–1209, 2012. doi:10.1002/ccd.24303.

87. Miller MA, Dukkipati SR, Chinitz JS, et al: Percutaneous hemodynamic support with Impella 2.5 during scar-related ventricular tachycardia ablation (PERMIT 1). *Circ Arrhythm Electrophysiol* 6(1):151–159, 2013. doi:10.1161/CIRCEP.112.975888.

88. Lu F, Eckman PM, Liao KK, et al: Catheter ablation of hemodynamically unstable ventricular tachycardia with mechanical circulatory support. *Int J Cardiol* 168(4):3859–3865, 2013. doi:10.1016/j.ijcard.2013.06.035.

89. Margey R, Chamakura S, Siddiqi S, et al: First experience with implantation of a percutaneous right ventricular Impella right side percutaneous support device as a bridge to recovery in acute right ventricular infarction complicated by cardiogenic shock in the United States. *Circ Cardiovasc Interv* 6(3):e37–e38, 2013. doi:10.1161/CIRCINTERVENTIONS.113.000283.

6 心导管室辐射安全问题

Frederick A. Heupler，Jr.，Kevin Wunderle，Nicholas Shkumat，
Robert Cecil，Samir R. Kapadia

朱丽 译 葛均波 审校

引言

过去几十年来，心导管室设备取得重大技术革新，使得能在尽可能低的辐射剂量下获取质量更佳的图像。同时，由于造影流程的数量和复杂程度都在增加，因此术者、患者和工作人员所面临的辐射暴露的风险也相应增加。造影术者有责任确保正确安全地使用放射设备（表 6-1）。

了解以下原则十分必要：

- 透视设备的功能
- 透视模式和辐射剂量的相关术语
- 辐射损伤
- 透视图像质量
- 术中辐射暴露最小化

本章将概述与心血管造影和介入治疗相关的这五个方面。关于这一主题有许多综述可供参考[1-5]。

透视设备的功能

透视仪可生成 X 射线并提供实时的透视图像。心导管室的透视设备通常包括一个大的 C 形臂、X 线球管、图像探测器、生成器以及操作台。随后透视图像由一个具有高分辨率的**图像显示器**进行处理

表 6-1 心导管室医生的职责

- 控制辐射剂量
- 对辐射导致的损伤负责
- 必须学会如何降低辐射剂量

和显示[3]。

C 形臂

X 线球管和图像探测器分别固定在 C 形臂的两端。C 形臂上的球管通常在操作台面以下并与探测器成一固定角度。而探测器则固定在台面以上的可移动悬吊架上，因此术者可以通过调节悬吊架来升高或者降低探测器以调整其与患者的距离。整个 C 形臂支持系统可以直接固定于地面、天花板或者可以机械操控的设备上。

大部分 C 形臂的旋转速度可以达到每秒 35°，而 CT 血管造影和旋转血管造影则可高达每秒 100°。C 形臂的移动通常由近距离传感器控制，当 C 形臂与患者或者 X 线台面到达一定距离后会减慢或停止转动。

X 线球管

X 线球管由一个真空的玻璃管或者金属包裹的

装置构成，其中包含了一个环状阳极（正极）和有一根或多根灯丝连接的阴极（负极）。当电流经过灯丝时，灯丝温度升高从而使电子以热离子发射的方式释放。这些电子通过电势差加速后集中在快速旋转的正极上的一个很小的区域，这一区域通常被称作焦斑。X线的能量分布取决于阳极材料和球管电压。通常X线球管所接收的能量中只有不到1%会生成X线，而大部分会以热能的形式散失。如何处理产生的热能是设计X球管时需要着重思考的问题。

X线球管有以下几个参数：

1. 毫安（mA）：是指每秒流经球管正负极间的电流或电荷量。X线输出量与球管电流呈线性相关。

2. 脉宽：X线生成一张透视图像所需的时间。脉宽越短则获取移动物体图像的能力越强。心血管造影中的脉宽大约6～10 ms。X线输出量与脉宽呈线性相关。

3. 毫安秒（mAs）：生成一张透视图像的总电荷，即毫安量和脉宽（以秒计）。X线输出量也与毫安秒呈线性相关。

4. 千伏峰值（kVp）：正负极间电压即X线束中的光子能量分布。增加千伏峰值会增加X线光谱的平均光子能量，从而产生更具穿透力的X线束。球管电压与X线输出量的关系非常复杂，可以近似地用幂函数方程 $\left[\dfrac{kVp_{final}}{kVp_{initial}}\right]^2$ 来表示。例如，千伏峰值加倍会使X线输出量增加约3倍。

5. 焦斑：阳极上加速电子聚集和X线产生的区域。大多数X线球管有两个或更多的焦斑，每一个都与相应的阴极灯丝配对。心血管造影中所使用的焦斑大小为0.3～1.0 mm。由于阳极的热容量有限，当总热能超过一定阈值后，焦斑必须变大从而将电子分散于更大的区域从而避免损坏阳极。

6. X线滤过：X线束在到达患者之前需要穿透多个物体，包括与球管连接的物体（玻璃／金属装置、油、输出通道）和那些在准直管内用来使光谱成形的物体［铝片和（或）铜片］。目前的透视系统支持在术中或术间进行不同程度的X线滤过。这一添加的滤过功能在不同程度上减少低能量的光子数量，从而提高平均光子能量。这一过程被称为"光束强化"，可在检查剂量一定的情况下减少皮肤暴露剂量。

图像探测器

在现代心导管室设备中，数字平板探测器已经完全取代老式的图像增强技术。绝大部分探测器都用到与二维薄膜晶体管相连的非晶硅探测器。探测器元素（像素）的大小为80～200 μm，或者是0.08～0.20 mm。

1. 图像探测器的功能：数字平板探测器可将X线能量转化为数字信号，这一过程是通过先将X线转化为光，并进一步通过二极管转化为电信号来实现的。一旦X线脉冲终止，储存的信息会被读取、放大、数字化并传输到临近的工作站中。最终的数据在显示前还要经过图像处理。

2. 自动化剂量率控制（或自动化亮度控制）：在所有透视系统中，探测器都作为反馈回路中关键的一环来调节X线的输出（毫安、千伏峰值、脉宽、过滤和焦斑大小）。自动化剂量率控制可以确保在考虑到患者体型、厚度差异和存在严重减弱X线穿透力的物体的情况下探测器所接收的剂量足够提供良好的图像质量。例如，角度上从窄到宽的变化会增加实际的患者厚度。自动化剂量率控制可通过增加输出参数来确保图像质量与之前获得的图像相一致。

操作台

造影术者通过操控床旁操作台来控制C形臂和台面的移动、视野、放大模式和临床方案／技术。同时，脚踏板可用来调节X线暴露时间和图像类型（透视／获取图像）。旁边控制室内的操作台可提供术者和图像以及心电图／血流动力学系统的界面。它与图像显示系统、图像存储与传输系统（PACS）和电子病历（EMR）相连接。

图像显示器

通过图像显示器提供可视化图像是所有造影手术的核心部分。显示器的大小为0.43～1.52 m（17～60英寸），而且可以进行常规调试从而确保合适的亮度、灰度显示、对比度、分辨率、空间线性并且消除噪点。任何影响术者评估透视影像的因素都可能延长手术时间和增加不必要的辐射量。而且不仅显示器很重要，显像环境也很重要，其中重要的变量如下：

- **距离**：术者和显示器间最佳的距离是显示器

对角线长度的 1.5 ～ 2.0 倍。例如，对于一个 19 英寸的显示器来说，术者到显示器之间的距离为 0.76 ～ 0.91 m 或稍长于 C 形臂的长度。

- **观察条件**：造影室内周围光线太亮会增加显示器上的炫光，从而影响术者判断灰阶差异。同样，术者身旁的聚光灯所产生的炫光和反光也有可能干扰图像评估。

透视模式和辐射剂量的相关术语

描述透视操作模式和辐射剂量的术语有很多而且不尽相同。为了避免读者混淆，本章所涉及到的术语如下。

透视模式的相关术语

从历史角度来说，"透视"和"摄影"这两个术语被用来表示两种不同的放射图像的观察和（或）记录模式。透视这一术语被用来描述在较低辐射剂量下实时观察所产生的图像而非记录。而摄影这一术语则被用来描述记录较高辐射剂量和较高图像质量时的图像。然而，摄影这一术语还意味着使用电影胶片的方式来记录放射图像。而我们当前所用的系统不再使用电影胶片；所用记录全部数字化而且可以在各种操作模式包括透视的情况下进行记录。

本章中对这两种操作模式的定义如下：

1. 透视（或者透视观察） 是指在管理部门所规定的辐射输出范围内获取实时图像。透视通常默认为不记录图像；但是，术者可以操控并选择存储单张透视图像还是连续的影像。

2. 拍片摄影 是指需要记录实时影像的操作模式，在这种模式下为了获取高质量图像通常使用较高的辐射剂量。这一模式没有对辐射剂量的条例限制，而只取决于硬件容量或者供应商的设定参数，而使用者通常需要在客服支持的情况下才能获取这些参数。

在透视仪的操作模式中通常有三种级别的辐射输出 / 图像质量可供选择。透视级别是可以定制的，而且不同透视仪间差异很大。通常来讲，有"低辐射"和"高辐射"两个透视级别可供选择。"低辐射"为"标准辐射剂量"的 50%，而"高辐射"则为 200%。在美国，政府规定了生产商对于特定条件下透视模式所用的辐射输出量。对于标准和低辐射的透视模式而言，空气比释动能的最大值为 88 mGy/min

（传统单位为 10 R/min）。而对于高辐射的透视模式，满足特定附加条件的情况下空气比释动能则最高可达到 176 mGy/min（20 R/min）。对于 C 形臂透视仪来说这一限制是指距图像接收器 30 cm 处的空气比释动能，而跟 X 线源与图像接收器的距离（SID）无关。而且，在拍片摄影的操作模式下没有辐射剂量的条例限值。拍片摄影的空气比释动能率的范围大约为 10 ～ 3000 mGy/min，而在大部分情况下则在 100 ～ 300 mGy/min 范围内。

辐射剂量的相关术语

对术者而言，熟悉辐射剂量的相关术语从而理解减少辐射剂量的基本概念是很重要的。这些术语很复杂，因为"剂量"本身包括很多方面，而且不同操作系统对于剂量的命名是不同的。本章内的剂量单位遵循国际单位制标准[1, 5-6]（表 6-2）。

1. 吸收剂量 / 最大皮肤剂量（$D_{skin, max}$）

吸收剂量是指单位质量物质所吸收的能量值，以戈［瑞］（Gy）为单位。这一数值不代表所吸收的能量总和，因为它根据质量进行了标准化处理。因为透视过程中辐射是分散的，所以最大皮肤剂量是反映辐射所致皮肤损伤的最佳指标。最大皮肤剂量是指在透视检查中任意一个区域的皮肤在 X 线束进入身体时所吸收的最大辐射剂量。由于缺少简便的计算方法，这一数值并不会呈现在当前的透视设备

表 6-2　辐射剂量的相关术语

剂量类型	国际单位	定义 / 目的
比释动能（K）	戈［瑞］（Gy）	单位质量物质内释放的动能之和
介入参考平面空气比释动能（$K_{a, r}$）	戈［瑞］（Gy）	介入参考平面处的空气比释动能
介入参考平面空气比释动能率（$\dot{K}_{a, r}$）	格瑞每秒（Gy/s）	介入参考平面空气比释动能的瞬时率
空气比释动能面积乘积（KAP 或 DAP）	戈瑞平方厘米（Gy·cm²）	空气比释动能与区域面积的乘积；随机性损伤的指标
吸收剂量（D）	戈［瑞］（Gy）	单位质量物质吸收的电离辐射平均能量
最大皮肤剂量（$D_{skin, max}$）	戈［瑞］（Gy）	一个皮肤局部区域吸收的最大剂量；提示皮肤损伤风险
有效剂量（ED）	希［沃特］（Sv）	估计 X 线暴露导致的随机性损伤

上。但是可以使用辐射变色薄膜剂量计在后期计算出最大皮肤剂量。通过在辐射源和 X 线光束所到达的患者皮肤之间放置一片很薄的辐射变色薄膜，可以在手术结束后显示出二维的辐射剂量分布，包括反向散射[4]。使用合适的标准曲线便可以计算出皮肤最大剂量。也可以通过在预计的最大吸收剂量的皮肤区域使用多个小型的标准化热发光剂量计来得到类似结果。

2. 介入参考平面空气比释动能（$K_{a,r}$）

比释动能（K）是指物质内释放的动能，单位为 Gy。而介入参考平面空气比释动能表示介入参考平面（IRP）空气中的比释动能，单位为 Gy。IRP 由国际电工委员会（IEC）定义，是指在 C 形臂等中心点下焦斑方向 15 cm 处的平面。这一平面与台面高度、辐射源与图像距离或者 C 形臂的位置无关。对于一位 30 cm 厚度的患者而言，患者的皮肤表面需在这一平面或与之接近，而身体的轴心则与 C 形臂的等中心点一致。由于没有简便的方法计算最大皮肤剂量，所以通常使用 $K_{a,r}$ 来代替[4, 6]。

关于 $K_{a,r}$ 并不总能精确反映最大皮肤剂量有诸多原因：

a. 通常 IRP 和皮肤入口平面并不一致，它取决于 C 形臂的旋转和成角、X 线球管和患者之间距离、患者身体厚度和术中台面的高度。下面有两个例子可以说明使用 $K_{a,r}$ 来直接替代最大皮肤剂量的问题：

①在患者身体很单薄（20 cm）的情况下，将台面尽可能升高、X 线球管尽量远离患者并且将图像探测器贴近患者胸部，此时会在两个非常浅并且不重叠的区域内获得两个不同视野。此时得出的 $K_{a,r}$ 值可能会超过最大皮肤剂量的 3 倍。

②在患者身体很厚（50 cm）的情况下，将 X 线球管贴近患者，可以获得一个侧面视野，此时 $K_{a,r}$ 可能会低于最大皮肤剂量实际值的一半（图 6-1）。

b. 术者通常会在透视和拍片摄影的过程中尝试多个角度，从而导致大范围的皮肤接收辐射，而一般不会使某一区域的皮肤接受覆盖式的连续性辐射。然而，$K_{a,r}$ 会将所有的透视和拍片摄影过程计算在内并假定它们是重叠的。其结果就是当皮肤所接受的辐射没有连续性地重叠时 $K_{a,r}$ 值会超过最大皮肤剂量的实际值。

c. 空气比释动能只代表空气中的比释动能，而皮肤剂量则表示皮肤所吸收的辐射剂量，它受皮肤的吸收特性影响。

d. 最大皮肤剂量包括了患者体内反向散射的辐射量，但 $K_{a,r}$ 并没有。反向散射可能使最大皮肤剂量增加 10%～40%，这取决于 X 线束的区域和能量。

e. 目前要求空气比释动能显示值的准确度为 ±35%（IEC 标准）。这意味着对于同一患者同一手术而言，在不同导管室内的操作可能会导致空气比释动能出现 70% 的差异。这些量值的准确度应该由有资质的医学物理学专家每年进行评估，而且包含在所有正式的辐射剂量评估中。

f. 操作台面和垫子是 X 线在到达皮肤前需要先穿透的。这些物体可能使 X 线束减弱大约 20%～40%，

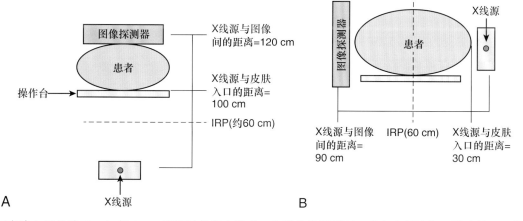

图 6-1 IRP 与皮肤入口的关系。**A.** 例 1：X 线源远离瘦小患者。在后前位摄影下，瘦小患者远离 X 线球管。X 线源与图像之间的距离是 120 cm，与皮肤入口的距离是 100 cm，而 IRP 在 X 线源以上 60 cm 的位置。IRP 处的空气比释动能高于皮肤入口处。**B.** 例 2：X 线源靠近肥胖患者。在侧位摄影下，肥胖患者靠近 X 线球管。X 线源与图像探测器之间的距离是 90 cm，与皮肤入口的距离是 30 cm，而 IRP 在 X 线源以上 60 cm 的位置。IRP 处的空气比释动能低于皮肤入口处（经允许引自 Griffin et al. The Cleveland Clinic Cardiology Board Review，2e. LWW. ）

它取决于光子能量和其他次要因素。而这种 X 线束的损失并未计入 $K_{a,r}$ 显示值内。

由于上述原因，$K_{a,r}$ 值可能会是最大皮肤剂量实际值的 4 倍或者 1/4[1, 2, 5]。

介入参考平面空气比释动能率（$\dot{K}_{a,r}$）

介入参考平面空气比释动能率是每单位时间内 IRP 处的空气比释动能值。它通常以 mGy/min 为单位。由于它是瞬时测量的，所以通常只会在 X 线产生过程中显示。对于造影术者来说，空气比释动能率是一个很便捷的可以瞬时反映辐射输出量随 C 形臂角度变化而变化的指标。

3. 空气比释动能面积乘积（$P_{k,a}$）或者剂量面积乘积（DAP）

空气比释动能面积乘积或者剂量面积乘积是指 $K_{a,r}$ 和参考平面上 X 线束面积的乘积。它通常以 $Gy \cdot cm^2$ 为单位。（当 $P_{k,a}$ 的单位是 $\mu Gy \cdot m^2$ 时，应该除以 100 将其转换为 $Gy \cdot m^2$）。由于 $P_{k,a}$ 是 X 线束区域内 $K_{a,r}$ 的总和，所以它反映患者体表所接收的总能量。在导管室内，$P_{k,a}$ 通常由位于 X 线准直器内部的大电离室（"DAP 计"）来测量。DAP 与测量平面无关：在患者旁测量和在 X 线球管旁测量的结果是一样的。

4. 有效剂量（ED）

有效剂量用毫希［沃特］（mSv）来表示，它将辐射吸收剂量和辐射生物学意义与随机性损伤例如肿瘤发生联系起来。ED 可以通过将 DAP 乘以一个转换因子来估算，这一因子取决于特定的手术类型和接收辐射的组织类型。对于诊断性冠状动脉造影来说，这一转换因子大约为 0.12 mSv/（$Gy \cdot cm^2$），而冠状动脉介入手术时则为 0.18 ～ 0.28 mSv/（$Gy \cdot cm^2$）。透视设备并不能提供 ED 值。心导管室手术中典型的 ED 通常如下：诊断性手术大约为 4 ～ 8 mSv，而介入手术则为 8 ～ 15 mSv[7-10]。

辐射损伤

辐射导致的非随机性损伤

辐射导致的非随机效应是指损伤程度随着辐射剂量的增加而增加，而且存在剂量阈值。典型的非随机性损伤包括皮肤红斑、局部脱发、色素沉着、白内障，严重者还会出现皮肤坏死和溃疡[5, 11]（表

6-3）。

很多因素可能会影响皮肤对于辐射损伤的敏感性，包括皮肤白皙度、胶原疾病、营养不良、类固醇、糖尿病、化疗以及既往同一部位辐射暴露。预测反复辐射导致皮肤损伤出现的可能性非常复杂，它取决于累积辐射剂量和多次辐射暴露间的时间间隔。只要先前辐射未导致永久性皮肤损伤，那么接收辐射的皮肤很可能会痊愈，只是这个过程需要至少 6 个月或者更长的时间。

只有当最大皮肤剂量超过 2 Gy 时才会出现轻微的一过性皮肤红斑。而只有当最大皮肤剂量超过 5 Gy 时才可能会出现持续性或永久性脱发或者色素沉着（图 6-2）。只有当最大皮肤剂量超过 10 Gy 时才会出现毛细血管扩张、皮肤萎缩和皮肤硬化。健康患者通常不会出现皮肤坏死和溃疡，但如果最大皮肤剂量超过 15 Gy 时可能会出现[11]。

关于这些辐射损伤的估计通常只适用于**当局部皮肤接收的辐射总量超过上述阈值**。这些都经过重叠最大剂量模式在辐射变色薄膜上得到了很好的验

表 6-3　皮肤损伤和辐射剂量

损伤效应	吸收剂量（Gy）	发生时间
一过性红斑、脱发	2 ～ 3	数小时 / 周
持续性红斑、脱发	6 ～ 7	1 ～ 3 周
皮肤纤维化、萎缩	10 ～ 11	1 ～ 3 个月
皮肤湿性缺损	15	1 个月
皮肤坏死、溃疡	18 +	2 ～ 5 个月

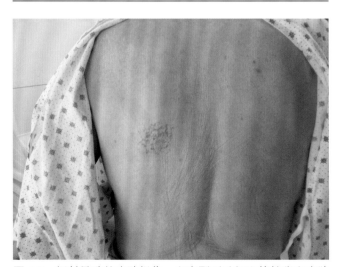

图 6-2　辐射导致的皮肤损伤。左肩胛下毛细血管扩张和皮肤硬结。5 次左冠状动脉经皮介入术后发生轻微皮肤瘙痒、硬化伴毛细血管扩张。再次行左冠状动脉介入治疗会导致这一区域皮肤发生严重损伤

证。由于诊断性冠状动脉造影通常包含了头位、足位、右前斜位和左前斜位等多种投射方式，因此辐射剂量会分散在皮肤的多个区域。而冠状动脉介入治疗时，治疗某一病变血管通常会在同一或类似视野下进行（表6-4）。

目前对患者在接受冠状动脉造影或介入治疗时的最大皮肤剂量没有明确限制。然而，对于单一区域累积皮肤辐射剂量超过15 Gy的情况，联合委员会（JC）称之为"警讯事件"，此时需要向机构的质量审查委员会报告。联合委员会并没有给出"累积"这一术语的准确定义，但是推荐将6～12个月内的辐射检查全部包含在内。如果患者在该时间范围内经历了多次高剂量造影，建议在进行其他择期高剂量手术前应就辐射导致皮肤损伤的可能性向有资质的医学物理学专家咨询。

辐射导致的随机性损伤

随机性辐射损伤是指发生的可能性基于统计学概率的损伤。随机性损伤发生的**可能性**与辐射剂量相关，但其**严重程度**与辐射剂量并不相关。虽然仍存在争议，但通常认为随机性损伤不存在剂量阈值。目前普遍接受的随机性损伤模型是"线性无阈值"（LNT）模型，假设损伤风险与剂量呈线性相关。该模型认为在任何剂量下都可能发生辐射损伤[8, 10, 12-13]。

随机性辐射损伤包括恶性肿瘤和出生缺陷。有些组织对辐射导致的恶性肿瘤特别敏感，包括结肠、胃、乳房、肺和骨髓。辐射暴露后出现恶性肿瘤的潜伏期在不同组织和不同患者间变异性非常大：最短者如白血病只有7年，其他恶性肿瘤可长达20年以上。

辐射暴露所致恶性肿瘤的终生风险不仅与辐射剂量有关，还与辐射暴露时的年龄有关。接收辐射时的年龄越小，则恶性肿瘤的终生风险越高[13]。

恶性肿瘤发生的全因"平均"终生风险为30%，而由恶性肿瘤所致的死亡风险为15%。辐射暴露对这一风险的贡献较小。每100 mSv的急性辐射暴露会增加大约1%的恶性肿瘤终生风险。自然界辐射暴露的平均有效剂量约为每年3 mSv。为了便于比较，表6-5总结了不同放射操作的常用有效剂量。请注意，不同放射操作的剂量变化范围并不固定，近年来一直有下降的趋势[10, 12, 14]（表6-5）。

透视图像质量

透视显像的首要目的是为了获取足够高的图像质量以确保诊断或介入治疗的顺利进行。降低辐射剂量可能会降低图像质量。因此，我们不能一味考虑降低辐射剂量而不考虑其对图像质量的影响[3]。以下是有关透视图像质量的关键特征。

空间分辨率

空间分辨率指区分精细细节的能力，"限制性"空间分辨率是使两个物体能被区分并且仍可显示出差异的空间最短距离，这对于心血管造影中小血管、细导丝和解剖学界限的辨认和划定十分重要，能够明显影响可获得的空间分辨率的因素有焦斑大小、几何放大率和物体的移动，由于焦斑大小有限使得投影图像上物体的边缘变得模糊，这一现象被称为"半影"，与焦斑大小呈线性相关。半影也受与X线球管和探测器相关的成像物体位置的影响，随着几何放大率的增加（物体离辐射源更近），模糊区域也会变大。物体在单次脉宽的时间内移动同样会增加模糊区域，称为运动模糊[3]。

对比度分辨率

对比度分辨率是系统解决信号强度（像素）或灰度差异的能力，在心脏血管造影中对于区分衰减过程中的微小差异十分重要，例如脊柱或膈肌上的造影动脉。对比度可以分为3类，分别是物体对比度、探测器对比度、显示器对比度。物体对比度与

表6-4　不同手术类型的常用辐射剂量

剂量	冠状动脉造影	PCI
$K_{a, r}$（mGy）	400～800	800～1500
KAP（Gy·cm²）	30～60	60～120

表6-5　X线暴露的常用有效剂量

操作类型	有效剂量（mSv）
自然界辐射剂量/年（E. Coast/Denver, Col.）	2.5/9.0
后前位/侧位胸片	0.1
诊断性冠状动脉造影	4.0～8.0
冠状动脉CT造影	8.0～12.0
PCI	8.0～15.0
介入心脏科医生/年	3.0

成像物体（组成、大小）和 X 线束质量（千伏峰值、滤过）有关，探测器对比度与探测器类型和对辐射的反应有关，显示器对比度则受周围光线、显示器亮度和线性、矩阵大小、位深等因素影响，通常心血管图像的灰度设置在 256 级。

时间分辨率

时间分辨率是指区分时间上间隔的两个事件的能力。因为是对多个图像进行评估，它依赖于透视脉宽和脉冲间的时长，例如，以 30 帧 / 秒获得的图像的时间分辨率是 3 帧 / 秒的图像的 10 倍。时间分辨率和空间分辨率无关，因为空间分辨率发生在单个脉宽内并且用于单个图像的评估。为了减少噪音和（或）剂量，我们通常以牺牲部分时间分辨率为代价，使用平均帧。

噪声

广义的噪声为图像中无用或者干扰临床工作的信息，通常被分为 3 类：量子噪声、探测器噪声和解剖学噪声。

1.量子噪声：最常见的噪声类型，又称"斑点"，是 X 线图像的固有特质。量子噪声与 X 线用来成像的量子数量成正比，并且随着探测器接收剂量的增加而减少。图像噪声和探测器接收剂量之间近似成平方根关系，降低 50% 的噪声需要增加 4 倍的 X 线剂量。图像处理技术如空间过滤和时间过滤可以减少图像的量子噪声，然后这样处理的同时也降低了空间分辨率和时间分辨率。

2.探测器噪声：平板探测器并不是毫无瑕疵，它们有着各种非均匀性。与量子噪声不同，这些非均匀性从本质上来讲既是非随机的，也是随机的。非随机噪声是由探测器固定的非均匀性（如探测器响应、敏感程度和线性响应程度的不同）引起。随机噪声包括电子噪声和由零星元器件或电子器件故障引起的噪声。非随机噪声可以被校准或者图像处理技术消除掉，但是随机噪声无法被消除。

3.解剖学噪声：解剖学噪声是对于诊断或者治疗并不重要的影像学信息。在心脏介入治疗中，最常见的解剖学噪声形式是骨骼解剖学噪声。在非常高的探测器剂量下，解剖学噪声会超过量子噪声和探测器噪声。

4.减影血管造影：减影血管造影是针对噪声的一种特殊情况。从一幅图像中减去另一幅图像的过程可以显著降低解剖学噪声和某些形式的探测器噪声。然而，减影血管造影并不能减少量子斑点，因为这种形式的噪声是随机分布在这两个图像上。如果使用标准辐射剂量，这会在减影图像中产生增加的噪声。为了保持相似的噪声特性，相较于无减影图像，减影图像需要增加探测器剂量。这可能是标准剂量采集图像剂量 / 帧的 10 ～ 20 倍。血管造影术者通常采用低帧速率的减影血管造影来保持较高的辐射剂量。

透视图像质量的特征小结

透视图像质量不可避免地会被空间分辨率、时间分辨率、对比度分辨率和噪声之间的相互作用影响。提高其中任一因素都有可能降低剩余的几个因素。造影术者有责任了解它们之间的相互作用。

术中辐射暴露最小化

心导管室中操控透视设备的造影术者在获得充足图像信息的同时有责任使辐射暴露最小化。ALARA（as low as reasonably achievable）原则是指对于患者、术者和导管室工作人员来说辐射暴露应尽可能少，它鼓励术者应用最小的辐射剂量而获得对于研究目标来说足够的图像质量，并不是一定要得到最佳的图像质量。除了使患者暴露的辐射剂量尽可能少之外，确保术者和工作人员得到合适的保护同样重要。这两方面的辐射防护见下文。

患者辐射暴露

每位造影术者都应熟知减少患者辐射暴露的特定方法，表 6-6 对方法进行了总结，以下是具体内容。

1.减少透视和摄影的次数和时长：应权衡摄影次数的限制和获得充足造影解剖学信息量的临床需要，尤其是血管起源和分叉处，当足够看清侧支循环时，摄影时长就应加以限制。当不注视显示器时术者不应按下踏板。为了不使 X 线球管温度过高，我们可以通过编程来限制摄影时长。尽管默认的摄影最大时长为 30 s，通常设定为不超过 15 s 或 20 s，再长则没有必要。术者应尽可能减少透视和摄影的次数和时长。

2.降低透视和摄影的帧速：多数血管造影系

表 6-6　患者辐射暴露最小化

　1. 减少透视和摄影的次数和时长
　2. 降低透视和摄影的帧速
　3. 减少每帧的剂量
　4. 用透视记录取代标准剂量摄影
　5. 缩短患者和图像探测器之间的距离
　6. 增加辐射源与皮肤的距离
　7. 尽可能减小 C 形臂的角度
　8. 调整 C 形臂的角度来使重复暴露最小化
　9. 将不必要的身体部位移至靶区外
　10. 使用低剂量摄影软件或硬件
　11. 限制数字化放大的应用
　12. 适当应用准直器
　13. 尽可能减少减影血管造影的应用
　14. 再次行介入手术时采用"frequent flyer"规则

统可选择透视和摄影帧速大小，通常帧速设定低至 7.5 ~ 10 帧 / 秒，当重叠的冠状动脉在某些角度下可前后移动时，为了获得更多信息或提高血流相关现象的显像能力，摄影帧速可增至 15 帧 / 秒或更高。造影术者在获得足够信息量的情况下应采用最低的脉冲速率和帧速。

3. 减少每帧的剂量：在现代透视系统中，脉冲式透视被广泛应用，几乎所有的系统都提供透视摄影时每帧探测剂量的选择。术者应从最低剂量起，按需增加。这些设置需要供应商服务和应用支持的协助，造影术者应在获得足够诊断信息的情况下在透视摄影时每帧采用最低剂量。

4. 用透视记录取代标准剂量摄影：一些血管造影系统能够记录剂量为标准摄影剂量 1/10 ~ 1/5 的

透视图像，当透视记录模式能够提供足够的图像质量时，我们不必采用标准剂量来采集图像。

5. 缩短患者和图像探测器之间的距离：当图像探测器没有离患者尽可能近时，会发生以下后果：

　　a. 患者剂量增加。

　　b. 散射辐射增加，导致需要更高剂量。

　　c. 几何放大率增加图像模糊。

　　总之，患者离探测器较远时，要承受的后果是双倍的，图像质量下降同时辐射剂量增加[1]（图 6-3）。在放射成像时术者应使图像探测器尽可能贴近患者胸壁表面。

6. 增加辐射源与皮肤的距离：X 线球管到患者皮肤的距离越近，最大皮肤剂量和散射剂量也随之增加，升高操作台时辐射源离患者更远，因为 X 线球管固定在桌子下面的 C 形臂上。身高更高的术者更有优势，因为随着操作台升高他们进行导管操控更加轻松。某些国家规定 X 线球管之上需放置一个圆锥体来隔出空间，确保患者和 X 线球管间的最短距离（图 6-3）[1]。术者应使患者尽可能远离辐射源以减少辐射剂量。

7. 尽可能减小 C 形臂的角度：同后前位相比，当 C 形臂被放置在左前斜位 / 右前斜位或者头位 / 足位的角度时，X 线穿行患者身体的路径长度会相应增加，此时最大皮肤剂量也会增加，有以下两个原因：

　　a. 辐射源与皮肤间的距离缩短。

　　b. 为了维持连续的探测剂量，自动化剂量率控制（ADRC）增加了辐射能量输出。根据经验，每 1 cm 的

C形臂位置与X线剂量

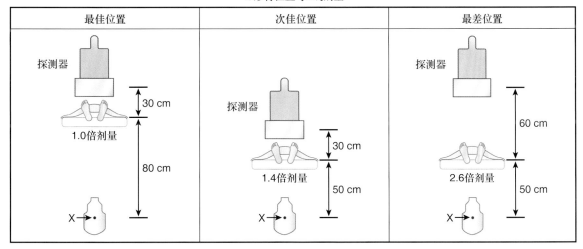

图 6-3　操作台高度和皮肤入口剂量的关系。最佳位置：患者距离 X 线源较远；探测器距离患者较近。这个位置使皮肤入口剂量最小。次佳位置：患者距离 X 线源更近，探测器和患者的距离不变。这一改变造成皮肤入口的辐射剂量增加约 40%。最差位置：患者距离 X 线源更近，探测器远离患者，这样的双重改变导致皮肤入口的辐射剂量是最佳位置时的 2.5 倍多

软组织会使 X 线束的强度减少近 25%，当穿行额外的 4 cm 软组织后，X 线束相比原始强度减少约 1/3，患者身体厚度的增加意味着剂量的增加，增加角度同样如此。这说明为了补偿额外的衰减，X 线束的强度需要增加近 3 倍。

当 C 形臂旋转至头位、足位、侧位投影时，增加的辐射剂量约为角度的平方，这意味着在小于 30°的角度上的细微增加所造成的剂量增加同样微小，但是当在 30°～ 60°的角度上增加同样角度时增加的剂量是相当大的[1, 15]（图 6-4）。

剂量较高时，增加焦斑尺寸或脉宽，或两者同时增加可以防止阳极温度过高。焦斑变大则图像接收器上的半影也会增大，这就是"焦点模糊"，同时空间分辨率和图像质量都会下降。在快速移动的结构中，脉宽变大会增加运动模糊。

患者在左前斜位 / 右前斜位和头位 / 足位时，造影术者在获得所需信息的前提下应尽可能减小 C 形臂的角度。

8. 调整 C 形臂的角度来使重复暴露最小化：术者通常在诊断性血管造影和随后的摄影中采用不同的 C 形臂角度，而这种调整在冠状动脉介入手术中

则较少。C 形臂角度的不同使得同一入口的辐射重复暴露最小化，从而减少此部位的皮肤剂量。尽管在诊断性血管造影中这种调整很容易实现，但在冠状动脉介入手术中却很困难，因为需要反复的观察同一区域的图像[1]。

术者应尽可能调整 C 形臂的角度以避免皮肤同一区域的重复暴露。

9. 将不必要的身体部位移至靶区外：当 C 形臂成角过大时，患者的手臂常常会出现在术野中，与显影的动脉重叠。当这种情况发生时，术者应将患者手臂移出靶区，以避免更高的辐射剂量和不必要的暴露[3]。

术者应将与造影血管重叠的身体部位加以调整。

10. 使用低剂量摄影软件或硬件：一些透视系统提供单独的"低剂量摄影"踏板或者可以降低标准剂量的可选步骤。相比标准模式，低剂量摄影模式下每帧的剂量可降低 50%。尽管低剂量摄影并不适用于肥胖患者或者成角过大的情况，但其他情况都可使用。

如果能够获得足够的图像质量，术者应使用低剂量摄影模式。

11. 限制数字化放大的使用：数字控制面板可将图像放大，例如视野从 22 cm（7 英寸）缩小到 16 cm（5 英寸），这种应用能够使最大皮肤剂量增加近 50%。尽管数字化放大能够增加成像的解剖学结构尺寸，但剂量的增加意味着需要更大的焦斑，导致了更低的空间分辨率。

如果在大的视野能够获得足够的信息量，那么术者应限制数字化放大技术的应用。

12. 适当使用准直器：准直器缩小了视野中的 X 线域，从而减少了术野外的组织辐射剂量。散射的减少也提高了图像质量，减少了辐射暴露。准直器缩小了剂量辐射区域，却不能降低照射区域的最大皮肤剂量。

准直器的正确应用可以减少患者的有效剂量但不能减少最大皮肤剂量。

13. 尽可能减少减影血管造影的应用：尽管减影血管造影有着消除解剖学噪声如骨骼结构的优势，但它也显著增加了每帧的剂量。所以减影图像的帧速通常设定在 3 ～ 4 帧 / 秒[1, 3]。考虑到每帧显著增加的辐射剂量，只有在必要的情况下术者才应采用减影血管造影。

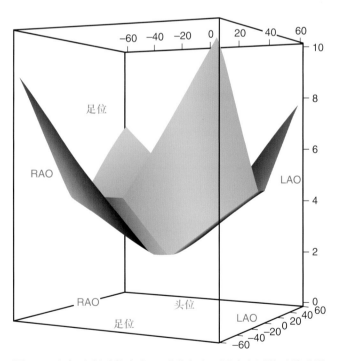

图 6-4 空气比释动能率和 C 形臂角度。图为在冠状动脉造影过程中，空气比释动能率（纵坐标以 mGy/s 为单位）和 C 形臂角度关系的三维示意图。数据全部来自于克利夫兰医学中心的超过 35 000 例病例。左前斜位（LAO）每度的空气比释动能率比右前斜位（RAO）更大，足位的空气比释动能率同样大于头位（图片由 Samir Kapadia 博士提供）

14. 再次行介入手术时采用"Frequent Flyer"规则：既往有冠状动脉介入手术史的患者再次手术时，面临着评估皮肤损伤风险的难题，尤其是患者同一闭塞处经历多次手术时或者因为某些病变例如慢性完全闭塞需要更长的手术时间时。即使前次手术仅造成了轻度的永久性皮肤损伤，严重皮肤损伤的风险也会明显增加（图 6-2）。面对有疑问的病例时，术者应就同一部位再次手术面临的风险咨询有资质的医学物理学专家。

再次手术前，术者应对有介入手术史的患者进行评估和检查，了解其皮肤损伤的风险。

术者和工作人员辐射暴露

美国国家辐射防护和测量委员会（NCRP）建议对于辐射相关工作人员有效剂量限制在 50 mSv 每年，终生累积剂量限制在 10 mSv 乘以年龄，而对于普通人群则限制在 1 mSv 每年。职业性辐射剂量的测量是通过个人放射性剂量计测定的，普遍使用的测量计包括胶片剂量计、热释光剂量计（TLD）、光致发光剂量计（OSL）和固态电子剂量计。辐射相关工作人员随身佩戴这种仪器，通常挂在铅衣外的脖颈间。

任何减少患者辐射剂量的措施都同样有可能减少术者和工作人员的辐射剂量。除了减少患者辐射剂量，还有 3 种主要的措施可以减少职业暴露：减少接近辐射源的时长、增加与辐射源的距离、防护屏障数量最大化（表 6-7）。

1. 减少接近辐射源的时长：
a. 除非必要，限制术中导管室内工作人员的数量。
b. 减少透视和摄影的次数和时间。

2. 增加与辐射源的距离：来自患者的散射辐射是术者和工作人员最主要的辐射来源，另一个则是源于 X 线球管的辐射泄露。对于点状辐射源来说，距离增加辐射强度以平方比例衰减，因此与辐射源的距离由 1 m 增加到 2 m 时，辐射强度减少 4 倍。导管室工作人员应与所有辐射源保持尽可能远的距离，

这同样也是他们的责任。

3. 防护屏障数量最大化：手术台边不同类型的防护用品都能为术者和工作人员带来辐射防护作用，防护效果用"铅当量"表示。例如，一个铅当量为 1 的铅玻璃罩提供的辐射保护作用相当于 1mm 厚的铅。心导管室的标准辐射防护屏障分为 3 类：个人防护、台边防护和可移动防护。

a. 个人防护用品包括铅围裙、铅围脖和可选的含铅眼镜。

b. 悬挂在手术台一侧的铅帘可以提供手术台以下的辐射防护。

c. 头部上方的可移动铅玻璃罩可以减少下方区域 95% 的辐射，包括术者的头部、甲状腺、眼睛和胸部。这个装置应靠近患者，放置在术者和患者体表的 X 线入口之间。铅玻璃罩是对铅围裙和铅围脖的补充。

还有多种类型的附加防护用品，比如患者上方的射线无法透过的垫子。只要 X 线束无法穿透垫子，散射辐射就可以减少。如果 X 线束穿透了垫子，患者和术者的辐射剂量就会增加，对于合理使用以上 3 类主要防护屏障的术者来说，这种类型的防护用品只提供了少许附加的保护作用。附加防护从来都不能替代标准辐射防护。此外，无菌处理射线无法透过的铅帘会增加额外的手术费用，且对术者几乎没有益处。术者使用的射线无法透过的手术帽也存在同样的问题，其重量还会给术者带来不便。

附加防护在以下情况中是合理的：

a. 极度肥胖患者，因其散射辐射可能会非常多。

b. 由于手术数量过多或者要求高辐射剂量的手术过多，术者经常达到或超过当月的辐射剂量限制。

c. 桡动脉手术：为了确保导管室内的术者和工作人员有足够的辐射防护，所有主要的防护屏障都应常规使用。附加防护在特殊情况下可以合理使用。

4. 避免直接的辐射暴露：术者应避免把双手直接放在 X 线束下，尽管铅手套有保护作用，但这样做会增加 X 线束的能量输出。由于手指上的双层铅屏障，这种能量削弱直接导致了需要剂量的增加，术者和患者辐射暴露相应也会增加。因此术者需避免将手直接放在 X 线束下。

5. 尽量减少 X 线球管在术者附近的投影：散射辐射的空间分布是不对称的。当处于侧位或斜位视角时，站在 X 线球管的患者侧时散射辐射最大，例

表 6-7　术者和工作人员辐射暴露最小化

1. 减少接近辐射源的时长
2. 增加术者和工作人员与辐射源的距离
3. 防护屏障数量最大化
4. 避免直接的辐射暴露
5. 当 X 线球管接近术者时尽可能减小 C 形臂的角度

第 1 部分　介入心脏病学

如，当 C 形臂处于左前斜位时，术者站在患者右侧。术者应尽量减少 X 线球管在其身体周围的投影。

未来心导管室技术

心导管实验室未来的科技发展将着重于减少辐射剂量和提高图像质量，以下是科技进展的 3 个主要领域。

X 线生成

在提高能量传输、改善降温处理性能和增强阳极加热能力方面 X 线球管和生成器有许多最新进展，使得获得图像时能够产生尽可能大的电流，同时辐射滤过也有所增强，导致皮肤剂量减少。电流的增加使脉宽的减小成为可能，因此运动模糊减弱，空间分辨率增加。这些进展也使在更长时间的手术过程中 X 线球管的温度不再成为问题，更小尺寸的焦斑能够投入使用，从而提高空间分辨率。

新的平面发射阴极技术可以提升焦斑性能。不同于传统的灯丝起源的焦斑，它产生的焦斑不是矩形而是正方形的，有着更均匀的温度分布，更好的冷却性能，更小的总面积。这使得产生更清晰的图像时需要的辐射剂量有可能会更少。

X 线探测

新一代 X 线探测器提高了 X 线能量向数字化信息的转化能力，可直接减少辐射剂量。效率更高的转化金属、减少电子噪声的方法、使读取速度更快的新技术是这一结果能够出现的原因。与非晶体硅探测器相比，晶体硅探测器减少了电子噪声，提升了空间分辨率，实现了辐射剂量的减少。读取速度更快，那么帧速就可以更快，这对于二维平面和三维摄影尤其重要，空间和时间分辨率能够进一步增加。

图像处理

在透视和摄影过程中，实时处理是最近发展出的创新性图像处理技术。先进的图像处理方法可以减少噪声，提高对比度、空间和时间分辨率，因此可在不降低图像质量的情况下降低辐射剂量。

辐射剂量追踪

在介入手术中，更复杂有效的皮肤剂量显示图像可以通过新技术实现。皮肤剂量可以由三维彩色图像来显示，通过几何学和剂量参数，近似的皮肤剂量就能被计算出来。尽管这种近似计算不如辐射变色胶片测量出来的准确，但它也可以帮助术者确定操作角度和时间。

心导管室创新技术小结

这些即将问世的技术创新都有可能提升图像质量，减少心导管室的辐射暴露。无论是单独作用还是联合使用，未来这些进展都需整合入心血管介入手术的整套设备中，术者应该在物理学家和制造商的协助下正确应用这些装置。

结语

临床检查和治疗中，我们应把关注点更多地放在患者累积辐射暴露上。在最新成像系统的设计过程中，减少患者和术者辐射暴露成为考虑重点，但是术者掌握权衡图像采集和辐射安全最大化的基础原则才是关键。未来的研究需要找到更多的途径来降低介入手术环境中每个人的辐射风险。

参考文献

1. Hirshfeld JW, Balter S, Brinker JA, et al: ACCF/AHA/HRS/SCAI clinical competence statement on physician knowledge to optimize patient safety and image quality in fluoroscopically guided invasive cardiovascular procedures. A report of the American College of Cardiology Foundation/American Heart Association/American College of Physicians task force on clinical competence and training. J Am Coll Cardiol 44:2259–2282, 2004.
2. Balter S, Moses J: Managing patient dose in interventional cardiology. Catheter Cardiovasc Interv 70:244–249, 2007.
3. Balter S: Interventional fluoroscopy. In Physics, technology and safety, New York, 2001, Wiley-Liss.
4. International Atomic Energy Agency (IAEA). Patient Dose Optimization in Fluoroscopically Guided Interventional Procedures. Final report of a coordinated research project. IAEA TEC DOC-1641. Vienna, 2010.
5. Stecker MS, Balter S, Towbin RB, et al: Guidelines for patient radiation dose management. J Vasc Interv Radiol 20:S263–S273, 2009.
6. Balter S: Capturing patient doses from fluoroscopically based diagnostic and interventional systems. Health Phys 95:535–540, 2008.
7. National Council on Radiation Protection and Measurements, 2007. Ionizing Radiation Exposure of the Population of the United States, Report 160, Bethesda, MD (2009).
8. IAEA. Radiation Protection of Patients (RPOP). Patient and staff dose in fluoroscopy. 2014. https://rpop.iaea.org/RPOP/RPoP/Content/InformationFor/HealthProfessionals/4_InterventionalRadiology/patient-staff-dose-fluoroscopy.htm (Accessed on August 22, 2014.).
9. Padovani R, Vano E, Trianni A, et al: Reference levels at European level for cardiac interventional procedures. Radiat Prot Dosimetry 129:104–107, 2008.
10. Picano E, Vañó E, Rehani MM, et al: The appropriate and justified use of medical radiation in cardiovascular imaging: a position document of the ESC associations of cardiovascular imaging, percutaneous cardiovascular interventions and electrophysiology. Eur Heart J 35:665–672, 2014. Advance Access January 8, 2014.
11. Balter S, Hopewell JW, Miller DL, et al: Fluoroscopically guided interventional procedures: a review of radiation effects on patients' skin and hair. Radiology 254:326–341, 2010.
12. Einstein AJ: Effects of radiation exposure from cardiac imaging. how good are the data? J Am Coll Cardiol 59:553–564, 2012.
13. Foffa I, Cresci M, Andreassi MG: Health risk and biological effects of cardiac ionising imaging: from epidemiology to genes. Int J Environ Res Public Health 6:1882–1893, 2009.
14. Ron E: Ionizing radiation and cancer risk: evidence from epidemiology. Radiat Res 150:S30–S41, 1998.
15. Kuon E, Dahm JB, Empen K, et al: Identification of less-irradiating tube angulations in invasive cardiology. J Am Coll Cardiol 44:1420–1428, 2004.

7 造影剂的选择

Georgios Christodoulidis，Usman Baber，Roxana Mehran

赵昕 译 樊冰 审校

引言

碘造影剂（contrast media，CM）被广泛用于介入心脏病学。其效果来源于充盈血管组织使之不透过射线的能力。然而，在选择造影剂时，还要考虑其他重要的因素。最需要注意的是化学特性，包括电离度、渗透压和黏度，以及潜在的不良反应，都是选择造影剂时需要权衡的。本章将对介入心脏病学中常用造影剂的结构和性质进行综述；同时重点讨论了造影剂潜在的不良反应及对其基于循证医学的防治建议。

化学结构

造影剂的基本结构是一个有机载体分子（苯环），其2，4，6位连接碘，1，3，5位连接有机支链。因此造影剂通常按照其结构、电离度、渗透压、黏度进行分类。但必须强调，上述性质间存在关联性。

结构是指每个分子中苯环的数量。单体只含有1个三碘苯环，二聚体含有2个相连的三碘苯环。根据非碘支链将造影剂分为离子型和非离子型。离子型造影剂含有羧基侧链（阴离子），其上结合有阳离子（通常为钠离子），因而形成水溶性复合物。相反地，非离子型造影剂含有亲水性羟基基团，因此在溶液中不能解离。图7-1列举了不同结构和电离度的造影剂。

渗透压是指单位溶液中渗透活性分子的数量。如前所述，离子型造影剂置于溶液中会发生解离，从而具有更高的渗透压。根据渗透压对造影剂进行分类是以正常人体血浆渗透压［280 mOsm/（kg·H_2O）］为参照。

黏度代表液体流动的阻力。它主要由造影剂的其他化学性质所决定，也受到温度的影响。一般来说，黏度与颗粒大小呈正相关，与渗透压呈负相关，加热时黏度下降。需要注意，依据黏度的定义，低黏度的液体在低注射压力时保持流速的能力较强[1]。

分类

第一代造影剂是渗透压大于1400 mOsm/kg的高渗性造影剂（HOCM），由碘离子单体构成，包括泛影葡胺、甲基泛影葡胺和碘酞酸盐（图7-2）。此类造影剂的高渗透压导致显著的液体移动，但其电离度和含有的添加剂具有心脏毒性和致心律失常作用[2]。

第二代造影剂是渗透压为600～850 mOsm/kg的低渗性造影剂（LOCM）。第一类是离子型二聚体碘格利，渗透压为600 mOsm/kg（图7-3）。第二类是非离子型单体LOCM，渗透压为500～850 mOsm/kg。许多目前十分常用的造影剂都属于此类，如碘帕醇、碘海醇、碘普罗胺、碘佛醇和碘昔兰等（图7-2）。早期研究提示LOCM较HOCM在致心律失常、血流

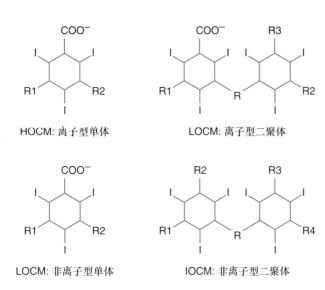

图 7-1　不同类型碘造影剂的原型结构

动力学异常及造影剂肾病（CIN）等方面的安全性有显著提高，从而导致 HOCM 的使用有所减少[3-4]。

第三代造影剂是渗透压与血浆渗透压（290 mOsm/kg）相似的等渗性造影剂（IOCM）。目前仅有非离子型二聚体碘克沙醇，其独特之处在于具有较高的黏度[1]（图 7-2）。

造影剂的性质

造影剂在经皮冠状动脉介入治疗（PCI）中有一些具有临床意义的特性，包括血液学效应、血流动

力学效应和电生理效应。

血液学效应

最初提出造影剂对于凝血的影响，是因为观察发现造影导管中血液和非离子型造影剂混合时形成血栓的速度更快[5]。后续研究提示造影剂对于凝血级联反应具有多种作用，包括影响内源性和外源性凝血途径、血小板和纤溶系统[6]。

体外研究显示离子型 LOCM 碘格利有显著的抗凝作用，主要机制是抑制凝血因子 V 和 Ⅷ 的激活，减少凝血酶诱导的纤维蛋白多聚体形成[7-8]。进一步的体外研究表明所有造影剂都有内在的抗凝作用，但是离子型造影剂碘格利的抗凝作用强于其他非离子型造影剂[9-10]。但需要强调，上述作用的临床意义存在争议，特别是不同非离子型造影剂的抗凝作用差异在使用肝素后并不明显[11]。

造影剂的电离度不同，对血小板的效应也不同。一项体外研究评估不同类型造影剂对血小板功能的影响，检测指标是血小板因子 4（PF4）、5- 羟色胺，以及血小板源性生长因子 -AB（PDGF-AB）。碘格利对于血小板功能无影响，而碘克沙醇和碘海醇分别显示出了中等和显著程度的血小板激活作用[9]。

由于造影剂具有致栓（通过血小板激活）和抗凝特性，因此有研究进一步评估了血栓形成和纤维蛋白溶解的净效应。一项体外试验显示，离子型造

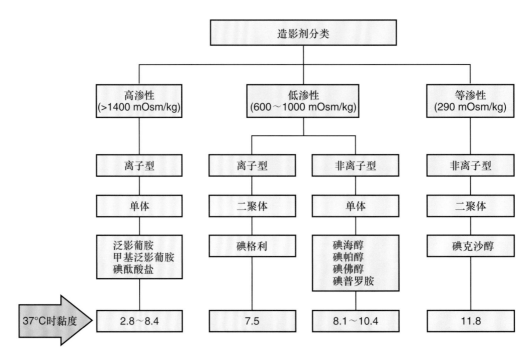

图 7-2　造影剂的分类

造影剂急性肾损伤风险评估流程图

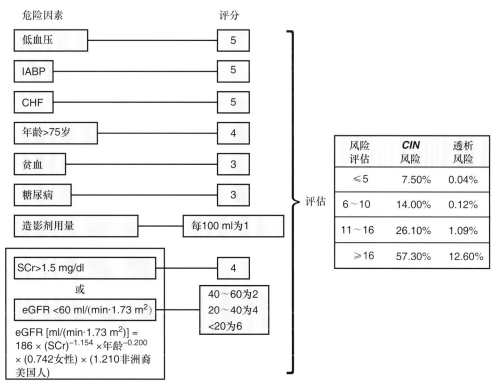

图 7-3　CIN 风险评估流程图。CHF，NYHA 分级 Ⅲ～Ⅳ级或有肺水肿病史的充血性心力衰竭；CIN，造影剂肾病；eGFR，估算的肾小球滤过率；SCr，血肌酐。贫血：男性基线血细胞比容＜ 39%，女性＜ 36%。低血压：收缩压＜ 80 mmHg 持续至少 1 h，需要用正性肌力药物或围术期 24 h 内需要使用主动脉内球囊反搏（IABP）

影剂碘格利与血栓形成无关，而非离子型造影剂碘海醇和碘克沙醇相比于生理盐水组，血栓形成可增加 10 倍，且形成的血栓对于纤溶作用的抵抗性更强[12]。

血流动力学效应

　　造影剂的血流动力学效应包括液体转移、外周血管舒张以及心脏收缩力的改变。

　　除了 IOCM 碘克沙醇，大部分造影剂的渗透压都高于血浆渗透压，因此快速注射大量造影剂可以导致细胞外液转移至血管腔内，导致容量负荷加重甚至肺水肿。

　　另外，造影剂也可能导致全身血管舒张继而出现低血压。渗透压升高也是该现象的主要原因[13]；另外，嗜碱性粒细胞释放组胺也是一种可能的原因[14]。造影剂亦可直接导致一过性心肌收缩力减弱，从而导致心排血量下降、血压降低[1]。

　　最后，造影剂还有一些其他效应，常见的如血管迷走神经反射，少见的如室性心律失常。冠状动脉内注射造影剂数秒后，可能发生一过性窦性心动过缓和房室传导延迟，这可能与迷走神经反射有关[15]。出

现这些反应不必停止注射造影剂，但合理的措施是减慢注射速度，从而减轻上述反应。

电生理效应

　　造影剂可以引起心肌细胞膜兴奋性的改变，从而降低心室颤动的阈值，增加室性心律失常易感性。加入钙离子后室性心律失常的发病率明显降低，提示钙离子将离子型造影剂解离出的阴离子耦合至少是该效应的部分原因[16]。另外，此类心律失常在 HOCM 中更为常见，提示高渗透压是该过程的发病机制之一[17]。

造影剂相关不良反应

超敏反应

　　造影剂所致的超敏反应相对常见，不同类型的造影剂发病率不同。Sutton 等在一项研究中比较了最常用的造影剂碘格利、碘克沙醇和碘帕醇的超敏反应发生率，早发型超敏反应（24 h 内）的发生率依次为 22.2%、7.6% 和 8.8%；迟发型皮肤超敏反应（24 h～

7 d）的发生率分别为 4.3%、12.2% 和 4.2%[18]。

造影剂超敏反应的病理生理学机制尚有争议。尽管临床表现类似于过敏反应，但该反应很少由 IgE 介导[19]。最可能的解释是造影剂直接激活肥大细胞和嗜碱性粒细胞，从而释放组胺[20]。

造影剂超敏反应的危险因素有很多，包括造影剂类型、过敏史、过敏体质以及使用 β 受体阻滞剂。

造影剂的类型与超敏反应易感性有很强的相关性。一般来说，HOCM 较 LOCM 超敏反应发生率更高[21]。另外有证据表明非离子型 IOCM 碘克沙醇较少引起超敏反应[18]。

个人过敏史可能是最重要的危险因素[21]，而过敏体质将使风险加倍[22]。另外，使用 β 受体阻滞剂也会增加过敏反应风险[23-24]。

常见的一种误解认为造影剂过敏与碘相关，然而实际上真正的抗原表位在有机组分中。碘是人体的必需元素，如果真的对碘过敏，生命将无法维持。另外也需要澄清，对贝类过敏并非是造影剂过敏的高危因素[25]。贝类过敏的过敏源是一种贝类特异性原肌球蛋白[25]。

超敏反应的临床表现大致分为数分钟至 1 小时发生的早发型超敏反应和 1 小时至 1 周发生的迟发型超敏反应。

早发型超敏反应通常表现为荨麻疹或瘙痒。少数情况下可出现血管性水肿、喉痉挛或气管痉挛引起的喘鸣、哮鸣，甚至呼吸窘迫。另外，发生低血压或心动过缓时可致循环衰竭甚至死亡。

迟发型超敏反应通常在 2 天内发生，尽管如前所述按其定义可延迟至 1 周。常见表现包括皮疹、乏力、发热、淤血、腹痛、腹泻、便秘和多关节病[6]。有迟发型超敏反应史的患者反复暴露于造影剂后出现早发型超敏反应的风险将会提高。

过敏反应的治疗取决于其严重程度。轻度过敏如荨麻疹、瘙痒，需停止注射造影剂，予苯海拉明 50 mg 静脉注射，并严密观察症状是否进展[26]。一般来说，在注射造影剂过程中或短期内出现的过敏反应如果不经治疗往往会进展；注射造影剂后 5 min 以上发生的过敏反应常常可以自限。

严重超敏反应的治疗与过敏反应的治疗相同。第一步是立即停止注射造影剂并给予肾上腺素 0.3 ～ 0.5 mg 肌内注射。如果有指征，需行气管插管并吸氧。如果有低血压，应当予生理盐水团注扩容。另

外，为了预防过敏复发，可予甲泼尼松 125 mg，苯海拉明 50 mg 以及雷尼替丁 50 mg 静脉注射。如果上述治疗无效，肾上腺素可以 2 ～ 10 μg/min 的速度静滴并根据血压情况滴定；必要时可联用 1 种升压药物。服用 β 受体阻滞剂的患者可予胰高血糖素 1 ～ 5 mg 静脉注射 5 min，继之以 5 ～ 15 μg/min 的速度静滴[26]。表 7-1 总结了超敏反应的治疗措施。

对有造影剂过敏史的患者进行预防同样重要，目前已有许多方案。最为确切的方案包括术前 13 h、7 h、1 h 分别口服 50 mg 泼尼松及术前 1 h 静脉注射 50 mg 苯海拉明[27]。如果是急诊手术，推荐使用 LOCM 或 IOCM，氢化可的松 200 mg 静脉注射 1 次，苯海拉明 50 mg 静脉注射。需要注意，无造影剂过敏病史的患者不推荐预防性用药。表 7-2 总结了推荐的预防用药方案。

表 7-1 造影剂超敏反应的表现和治疗

严重程度	症状	治疗
轻度	荨麻疹 瘙痒	停止注射 苯海拉明 50 mg 静脉注射 观察是否进展为重度
重度	泛发风团 血管性水肿 喉痉挛引起的喘鸣 气管痉挛引起的哮鸣 呼吸窘迫 循环衰竭（低血压和心动过速）	停止注射 肾上腺素 0.3 ～ 0.5 mg 肌内注射 如果临床判断有必要则气管插管 吸氧（至少 8 ～ 10 L） 生理盐水扩容 甲泼尼松 125 mg 静脉注射 苯海拉明 50 mg 静脉注射 雷尼替丁 50 mg 静脉注射
难治性表现	患者对于肾上腺素静脉注射和生理盐水静脉注射反应不佳	肾上腺素静脉持续输注，2 ～ 10 μg/min 必要时加用升压药 如果患者在使用 β 受体阻滞剂并对肾上腺素无反应：胰高血糖素 1 ～ 5 mg 静脉注射 5 min

表 7-2 造影剂过敏的预防

患者状况	推荐方案
无造影剂过敏史	不建议预防性用药
有造影剂过敏史（择期手术）	术前 13 h、7 h、1 h 分别泼尼松 50 mg 口服 术前 1 h 苯海拉明 50 mg 口服
有造影剂过敏史（急诊手术）	氢化可的松 200 mg 静脉注射 1 次 苯海拉明 50 mg 静脉注射

缺血性并发症

如本章前文所述，体外研究表明造影剂对于凝血级联反应、血小板、纤溶系统有着多重效应。另外，早期观察发现非离子型造影剂较离子型造影剂具有更明显的致栓作用[5]。随后进行了多项临床试验评估不同造影剂的致栓效应。因为 HOCM 如今已经很少使用，所以我们重点关注研究离子型或非离子型 LOCM 和 IOCM 的临床试验。

在 20 世纪 90 年代，进行了 6 项临床试验来比较离子型 LOCM 碘格利和其他非离子型 LOCM 在 PCI 患者中的作用[28-33]。在这 6 项研究中，血栓事件和亚急性反跳在非离子型造影剂组中更为常见。值得注意的是，上述研究所处的时代 GP Ⅱ b/ Ⅲ a 受体拮抗剂还未常规使用。

Schrader 等率先进行了 2000 例患者的随机对照研究，比较了在支架置入时代离子型和非离子型造影剂的致栓作用[34]。结果显示需要再次介入治疗的再狭窄发生率在非离子型造影剂碘美普尔组为 2.9%，在离子型造影剂碘格利组为 3.0%。另外，主要缺血事件发生率在两组间无显著差异（急诊冠状动脉旁路移植术：0.8% *vs.* 0.7%；心肌梗死：1.8% *vs.* 2.0%；住院期间心脏性死亡：0.2% *vs.* 0.2%）[34]。

对比非离子型 IOCM 碘克沙醇和离子型 LOCM 碘格利的研究尚存在争议。多中心 VIP 试验纳入 1411 例进行 PCI 的患者[35]，术后随访 2 天，主要不良心血管事件（MACE），即死亡、卒中、心肌梗死、冠状动脉旁路移植术和再次血运重建的复合终点事件的发生率在两组间相当，碘克沙醇组 4.7%，碘格利组 3.9%（*P* = 0.45）。同样在随访 1 个月后因 MACE 导致的再入院率亦无统计学差异（*P* = 0.27）[35]。

与 VIP 研究相反，同期进行的 COURT 试验提示碘克沙醇比碘格利缺血终点事件的发生率更低[36]。具体表现在住院期间 MACE 发生率存在显著差异，碘克沙醇组为 5.4%，碘格利组为 9.5%（*P* = 0.027）。然而该差异在 30 天后随访时减弱至没有统计学差异（9.1% *vs.* 13.2%；*P* = 0.07）[36]。另外在使用 GP Ⅱ b/ Ⅲ a 受体拮抗剂的亚组中，住院期间 MACE 发生率也无统计学差异。

随后 Le Feuvre 等在一项单中心前瞻性研究中纳入 498 例患者[37]，当时更新的措施包括氯吡格雷、依诺肝素、GP Ⅱ b/ Ⅲ a 受体拮抗剂和药物洗脱支架已被广泛使用。结果提示碘格利的住院期间 MACE 发生率比碘克沙醇更低并有统计学差异（0.3% *vs.* 4.8%，*P* < 0.005）[37]。

另外，仍缺乏比较碘克沙醇和非离子型 LOCM 导致缺血事件的研究数据。目前仅有 VICC 研究以摘要形式报告了一组数据，该研究纳入了 1276 例进行 PCI 的患者，分别使用碘克沙醇或非离子型 LOCM 碘帕醇[38]，结果提示碘帕醇组住院期间 MACE 发生率较高，主要是依据心肌酶升高诊断的围术期心肌梗死发生率较高[38]。然而，该研究的基线心肌酶水平未全部获取，因此围术期心肌梗死的诊断受到了强烈质疑。

总之，不同类型造影剂是否存在致栓效应目前尚有争议。在支架前时代，离子型 LOCM 碘格利相比非离子型 LOCM 缺血事件的发生率更低。但这些差异在使用了更强抗栓治疗的今天已经明显弱化。尚需更多研究对比非离子型 IOCM 碘克沙醇与非离子型 LOCM 在致栓效应上的差异。

造影剂肾病（CIN）

定义和病程

CIN 是造影剂使用过程中常见的并发症，也是医院获得性急性肾衰竭（ARF）的第三大原因[39]。

CIN 是指除外其他原因后，使用造影剂引起的肾功能恶化。不同文献的具体定义有所不同，最公认的是造影剂使用 48 h 内肌酐绝对值升高 0.5 mg/dl 或较基线值升高 25%[6]。

CIN 的典型病程包括使用造影剂 24 ~ 48 h 内肌酐开始升高，3 ~ 5 天达峰，1 ~ 2 周后逐渐下降[40]。永久性肾损伤较为罕见[40]。

发病率

不同研究因为定义和人群特征不同，得出的 CIN 发病率也不同。在一项回顾性非选择性注册研究中，进行 PCI 的患者 CIN（定义为肌酐绝对值升高 > 0.5 mg/dl）发病率为 3.3%[41]。然而有慢性肾脏病（CKD）和其他高危因素的患者 CIN 的发病率可提高到 50%[42]。

需要强调的是，行冠状动脉 CT 血管造影的患者 CIN 的发病率比行 PCI 的患者低（可能的原因是使用的造影剂较少），为 2% ～ 9%，具体取决于患者的基线水平[43-44]。

危险因素

CIN 的易感因素大致分为患者本身因素和外源性因素。

最重要的患者本身因素是既往存在肾功能不全[41-42, 44-45]。在一项包含了 222 例进行血管造影患者的前瞻性研究中，按照肌酐水平分为 ≤ 1.2 mg/dl、1.3 ～ 1.9 mg/dl、≥ 2 mg/dl 三组，其 CIN 的发生率分别为 2.0%、10.4% 和 62.0%[46]。如果慢性肾脏病的病因是糖尿病，则 CIN 风险更高[42]。

年龄也是 CIN 的独立危险因素[47]。该现象可能的解释是随着年龄增加，肾功能会自然减退，另外老年患者合并症也较多。

所有引起肾灌注不足的情况都可能成为重要危险因素。特别是心力衰竭、血容量不足、血流动力学不稳定，以及使用主动脉内球囊反搏，都可能增加 CIN 的发病率[48]。

贫血作为 CIN 的危险因素虽有较多报道，但并未得到广泛认可。在一项纳入 6773 例行 PCI 患者的研究中，Nikolsky 等发现 CIN 的发病率与基线血细胞比容呈负相关[49]。贫血患者有多种合并症可以部分解释该现象，另外低氧性肾损伤也是一种可能的解释。

操作相关性因素，例如造影剂的种类和剂量，也可以影响 CIN 的发病率。造影剂剂量的重要性最初由 McCullough 等在一项纳入 1826 例进行 PCI 患者的研究中进行了报道[50]。造影剂剂量增加是 CIN 的主要危险因素，当造影剂少于 100 ml 时，CIN 的危险性非常低。随后，Freeman 等提出了一项计算造影剂最大剂量（MRCD）的公式，用以避免需要透析的 CIN[51]。根据这项研究，MRCD = 5 ml × 体重（kg）÷ 血肌酐（mg/dl），研究者证实通过多因素校正，超过 MRCD 是透析最强的独立危险因素[51]。

造影剂的种类也影响 CIN 的患病风险。20 世纪 90 年代多项研究显示在有肾损伤的患者中，使用 HOCM 较使用 LOCM 的 CIN 发病率更高[52-53]。比较非离子型 IOCM 碘克沙醇和不同 LOCM 的研究结果尚不统一。一般来说，碘克沙醇较离子型 LOCM 碘格利和非离子型 LOCM 碘海醇获益更多[54-55]。然而，碘克沙醇与非离子型 LOCM 碘帕醇或碘佛醇相

比没有观察到显著差异[56-57]。

为了评价上述危险因素的累积风险度，Mehran 等提出了一项简易风险评分系统，纳入了简单易得的因素去预测 PCI 术后 CIN 的危险度[48]（图 7-3）。最近，Gurm 等使用密歇根 68 573 例 PCI 患者的数据，研发了一个计算机软件来预测 CIN 风险[58]，登录 https://bmc2.org/calculators/cin 可获取该软件。

病理生理学

导致 CIN 发生发展的具体机制尚不清楚。研究发现使用造影剂后肾血流量轻度减少[59]，尽管这些改变很有可能不会引起 CIN 中观察到的肾功能改变。

根据生理学特点，髓质外侧对缺氧较为敏感，因此可能会受到造影剂注射和血流灌注减少的影响[60]。具体来说，有研究显示造影剂可以破坏髓质局部血管扩张物质（NO、PGE2、多巴胺）和血管收缩物质（血管紧张素 II、内皮素、肾上腺素）之间微妙的平衡，继而引发低氧[61]。

另外，肾髓质血管的解剖结构也可以提供一定解释。供应肾髓质的直小管长而细，因此随着黏度变化，特别是高黏度的 IOCM 可使髓质血流减少[62]。

造影剂也会增加活性氧类（ROS）的形成[63]。高水平的氧化应激反应可以进一步减少 NO 的形成，从而促进血管收缩[64]。

最后，有证据表明造影剂有直接的细胞毒性作用。体外研究显示不同造影剂可加速培养状态下的肾小球系膜和肾小管细胞的凋亡[65]。这些毒性反应由细胞能量代谢衰竭、钙离子稳态破坏以及肾小管细胞极性失调等引起，最终导致细胞凋亡[66]。

预防策略

围术期水化

静脉液体扩容是 CIN 预防的基石。第一个显示水化有效的研究是由 Solomon 等进行的一项前瞻性研究，纳入了 78 例患者，随机分为 0.45% 氯化钠注射液和 0.45% 氯化钠注射液加甘露醇或加呋塞米三组[67]。结果提示 0.45% 氯化钠注射液组对于 CIN 的预防作用更强，三组的 CIN 发生率分别为 10.7%、28.0% 和 40.0%，$P = 0.02$[67]。

随后有研究证明等张氯化钠注射液较半张氯化钠注射液在预防 CIN 方面更优[68]，但经静脉和经口

两种给药途径何者更优在不同研究中尚存争议[69-70]。

另外，最优的疗程和剂量也存在争论。总体来说，CIN 工作小组推荐住院患者生理盐水剂量为每小时 1 ～ 1.5 ml/kg，术前 12 h 开始使用，维持到术后 6 ～ 24 h。基于对现实因素的考虑，门诊患者可在术前至少 3 h 开始给药，术后维持到 12 h[71]。

等张碳酸氢钠

使用碳酸氢钠可以碱化尿液，从而减少自由基的形成、降低 CIN 风险。在此理论基础上，不同的研究评估了换用碳酸氢钠进行水化的方案，但结果尚不统一。

3 项随机研究的结果提示碳酸氢钠水化方案优于生理盐水，且与其他预防措施无关[72-74]。相反，另外 3 项研究并未发现碳酸氢钠水化可提供额外的获益[75-77]。而且 1 项由梅奥诊所进行的纳入 7977 例患者的回顾性队列研究显示，静脉注射碳酸氢钠与 CIN 发病率的升高有关[78]。

最终，Brar 等进行了一项 meta 分析比较碳酸氢钠和生理盐水在预防 CIN 方面的作用，共纳入 3 项大型研究和 12 项小型研究[79]。3 项大型研究的荟萃结果表明两者无显著差异［相对风险率（RR）= 0.85；95% CI 0.63 ～ 1.16］；而 12 项小型的、方法学并不严格的研究荟萃结果显示碳酸氢钠组获益更多[79]。

"肾卫士"系统

如上所述，生理盐水水化对预防 CIN 有效。然而，研究者注意到了过度水化的问题，因此开始探索替代方案，包括联合利尿剂使用。从理论上来说，除了防止过度水化，增加肾血流量还可以促进造影剂排泄，从而减少其对肾小管细胞的直接毒性[80]。然而，早期验证该假设的研究结果令人失望，部分原因可能是过度利尿[67]。

最近研发的"肾卫士"系统使用计算程序来实时平衡水化和利尿速率。最初评价其可行性的 II 期研究由 Dorval 等进行，初步显示出了该系统的效果和安全性[81]。接下来进行的 REMEDIAL II 研究在 294 例行 PCI 的严重慢性肾脏病患者中进行，CIN 定义为肌酐升高 ≥ 0.3 mg/dl。在 146 例使用"肾卫士"系统的患者中有 16 例发生 CIN，对照组 146 例中有 30 例［比值比（OR）= 0.47；95% CI 0.24 ～ 0.92］[82]。随后由 Marenzi 等进行的 MYTHOS 研究也报道了类似的结果[83]。

目前，U.S. Pivotal 试验正在招募患者，目标样本量至少 326 例，用以比较"肾卫士"系统与当前标准治疗的效果（ClinicalTrials.gov 认证编号：NCT01456013）。

体外途径清除造影剂

因为造影剂主要由肾清除，因此可以合理假设不同体外治疗途径清除造影剂有可能预防 CIN。

然而在已有肾功能损害的患者中，术后立即血液透析尽管可以有效清除造影剂，但无法保护患者免于 CIN[84-85]。相反，围术期连续静脉-静脉血液滤过可减少慢性肾脏病患者行 PCI 后发生 CIN，但因其费用相对昂贵需注意平衡支出和收益[86]。

肾动脉扩张剂

非诺多泮是一种选择性 D1 受体激动剂，因此理论上可以通过扩张肾动脉来减轻造影剂对肾的毒性作用。然而，在 CONTRAST 研究中，系统输注非诺多泮加上水化并未降低 CIN 发病率[87]。接着有一项初期研究，通过导管肾内给药系统注射非诺多泮，结果提示其可以增加肾血流量同时减少系统性低血压[88]。但需要注意，仍然缺乏比较肾内使用非诺多泮和安慰剂的随机对照试验。

茶碱是一种腺苷受体拮抗剂，可以引起局部肾血管扩张，从而减轻造影剂的肾毒性。然而，验证茶碱降低 CIN 发病率的随机试验结果目前仍有争议[89-90]。

抗氧化治疗

因为氧化所致肾损伤与 CIN 的病理生理学有关联，故抗氧化剂例如 N- 乙酰半胱氨酸（NAC）和维生素 C 对 CIN 的预防作用得到了许多验证。

早期评估 NAC 对 CIN 预防作用的研究显示出了充满前景的结果[91-92]。然而，截至目前最大的随机对照试验结果提示 NAC 对于预防高危患者 CIN 无效[93]。该项研究对行心导管插入术的慢性肾脏病患者在水化方案基础上随机静脉给予 NAC 500 mg 或安慰剂，招募了 487 例患者后，数据安全监督委员会判定该方案无获益，提前终止了该研究[93]。

Briguory 等纳入 326 例行血管造影的慢性肾脏病患者来评价维生素 C 对于 CIN 的预防作用[73]。结果发现在生理盐水水化和使用 NAC 的基础上，加用维生素 C 对于 CIN 无进一步预防作用[73]。

他汀类药物

多项观察性研究结果提示他汀类药物对于预防 CIN 有益，可能的机制是其抗氧化和抗炎效应。然而，后续的随机研究结果尚不统一。一项 meta 分析纳入了 8 项临床试验，总样本量为 1423 例，结果显示短期高剂量他汀类药物治疗较常规剂量或安慰剂可以降低 CIN 的发病率（RR = 0.51；P = 0.001）[94]。

在这项研究之后，还进行了 2 项随机研究。Han 等将 2998 例 2 型糖尿病合并慢性肾脏病且进行血管造影的患者进行随机分组，试验组术前 2 天和术后 3 天使用瑞舒伐他汀，对照组不使用他汀类药物[95]。预防性的水化治疗根据医师的判断决定是否加用，结果显示 CIN 的发病率在试验组显著降低（2.3% vs. 3.9%；OR = 0.58；P = 0.01）[95]。类似地，Leoncini 等研究了瑞舒伐他汀在非 ST 段抬高型急性冠脉综合征（NSTE-ACS）患者中对 CIN 的预防作用[96]。患者在水化和 NAC 治疗的基础上被随机分为使用瑞舒伐他汀和不使用他汀类药物两组，结果提示瑞舒伐他汀组 CIN 的发病率显著降低（6.7% vs. 15.1%；校正的 OR = 0.58；P = 0.003）[96]。

总体上，他汀类药物显示出对 CIN 的预防作用。然而需要进一步的研究来评估对不同亚组患者（特别是慢性肾脏病患者）以及不同他汀类药物方案之间的效果。

表 7-3 总结了 CIN 的不同预防策略以及我们的建议。

预后

一般来说，CIN 是一种自限性疾病，只有少数会进展至需要血液透析的终末期肾病[40]。然而，多项观察性研究发现 CIN 的进展与住院时间延长、不良心血管事件以及较高死亡率相关。

最近一项系统综述和 meta 分析纳入了 34 项研究，进一步探索了 CIN 的不良预后[97]。在死亡率方面，11 项未校正混杂因素的研究表明 CIN 可致死亡风险升高 8 倍（合并的 RR = 8.19；95% CI 4.30 ～ 15.60）；并且当校正潜在的混杂因素后，该关联仍然有统计学差异（合并的 RR = 2.39；95% CI 1.98 ～ 2.90）[97]。

在不良心血管事件方面，纳入 14 项研究，70 031 例患者，发现 CIN 患者的不良心血管事件增加（RR = 2.42；95% CI 1.62 ～ 3.64），不论是否校正混杂因素，

表 7-3　CIN 的预防策略

预防策略	建议
生理盐水水化	强烈推荐用于所有患者
碳酸氢钠水化	在生理盐水基础上无附加获益
"肾卫士"系统	研究用设备——尚未用于商业用途
减少造影剂用量	强烈推荐用于所有患者
使用非离子型 LOCM 或 IOCM	推荐用于所有患者，特别是已有肾损害的患者
血液透析	不推荐
连续静脉-静脉血液滤过	也许有益，但不符合成本效益
全身用非诺多泮	不推荐
肾内用非诺多泮	需要进一步研究确定有效性
茶碱	有争议——目前不推荐
N- 乙酰半胱氨酸	无证据提示有益 考虑到该药安全且便宜，故不反对使用
维生素 C	不推荐
他汀类药物	也许有益——需要进一步研究

都没有统计学差异[97]。

在住院时间方面，纳入 10 项研究，19 674 例患者，结果发现 CIN 患者未校正的平均住院天数为 0.5 ～ 8.3 天，其异质性有显著差异（Q 统计量的 $P < 0.001$；$I^2 = 99.2\%$）。仅有 1 项研究校正了基线临床数据，发现 CIN 导致了 1.6 天的额外住院时间（P = 0.005）[97]。

总之，CIN 与心血管事件发病率和死亡率升高以及住院时间延长相关。然而，目前尚不明确 CIN 与不良心血管事件是否存在因果关系，抑或只是在极高危患者亚组中才存在。

综合考量

造影剂的最终选择应是个体化的。需要考虑的重要因素分为患者自身因素和操作相关因素。患者自身因素中需要重点关注 CIN 的多种危险因素（最重要的是慢性肾脏病史）、造影剂过敏反应病史以及过敏体质。

操作相关因素例如介入部位也需要考虑。二氧化碳（CO_2）可作为造影剂的替代品，可以被用于外周动脉介入治疗，而且在 CIN 及过敏反应方面是绝对安全的[98]。但是，CO_2 禁用于膈以上的血管，包括胸主动脉、冠状动脉和颈动脉，以免引起栓塞[98]。这限制了 CO_2 在外周血管和静脉循环血管介入操作中

的使用。

最后，鉴于缺乏绝对优效的造影剂，因此费用也需要被考虑。特别是新型造影剂碘克沙醇要比大多数常用的非离子型 LOCM 昂贵。

结语

碘造影剂通常依据其渗透压分为 HOCM、LOCM 和 IOCM，然后进一步分为离子型和非离子型。HOCM 因其不良反应较多已逐渐退出一线。离子型造影剂与超敏反应的相关性更高，而有证据表明 IOCM 在超敏反应方面更为安全。在如今这个强效抗血小板及抗凝治疗的时代，血栓事件的发生率在不同类型造影剂之间已相似。CIN 是造影剂使用中最常见的不良反应，特别是在已有危险因素的患者中。CIN 可提高不良心血管事件发病率及死亡率。循证依据较为充分的预防 CIN 的措施是生理盐水水化、使用非离子型 LOCM 或 IOCM，以及减少造影剂的使用量。

参考文献

1. Voeltz MD, Nelson MA, McDaniel MC, et al: The important properties of contrast media: focus on viscosity. *J Invasive Cardiol* 19:1A–9A, 2007.
2. Zukerman LS, Friehling TD, Wolf NM, et al: Effect of calcium-binding additives on ventricular fibrillation and repolarization changes during coronary angiography. *J Am Coll Cardiol* 10:1249–1253, 1987.
3. Piao ZE, Murdock DK, Hwang MH, et al: Hemodynamic abnormalities during coronary angiography: comparison of Hypaque-76, Hexabrix, and Omnipaque-350. *Cathet Cardiovasc Diagn* 16:149–154, 1989.
4. Barrett BJ, Carlisle EJ: Metaanalysis of the relative nephrotoxicity of high- and low-osmolality iodinated contrast media. *Radiology* 188:171–178, 1993.
5. Robertson HJ: Blood clot formation in angiographic syringes containing nonionic contrast media. *Radiology* 162:621–622, 1987.
6. Klein LW, Sheldon MW, Brinker J, et al: The use of radiographic contrast media during PCI: a focused review: a position statement of the Society of Cardiovascular Angiography and Interventions. *Catheter Cardiovasc Interv* 74:728–746, 2009.
7. Al Dieri R, Beguin S, Hemker HC: The ionic contrast medium ioxaglate interferes with thrombin-mediated feedback activation of factor V, factor VIII and platelets. *J Thromb Haemost: JTH* 1:269–274, 2003.
8. Brass O, Belleville J, Sabattier V, et al: Effect of ioxaglate—an ionic low osmolar contrast medium—on fibrin polymerization in vitro. *Blood Coagul Fibrinolysis* 4:689–697, 1993.
9. Corot C, Chronos N, Sabattier V. In vitro comparison of the effects of contrast media on coagulation and platelet activation. *Blood Coagul Fibrinolysis* 7:602–608, 1996.
10. Grabowski EF, Kaplan KL, Halpern EF: Anticoagulant effects of nonionic versus ionic contrast media in angiography syringes. *Invest Radiol* 26:417–421, 1991.
11. Mukherjee M, Scully MF, Thomas M, et al: The potential thrombogenic action of a nonionic radiographic contrast medium used during coronary angiography is offset by heparin during coronary angioplasty. *Thromb Haemost* 76:679–681, 1996.
12. Jones CI, Goodall AH: Differential effects of the iodinated contrast agents ioxaglate, iohexol and iodixanol on thrombus formation and fibrinolysis. *Thromb Res* 112:65–71, 2003.
13. Dawson P, Grainger RG, Pitfield J: The new low-osmolar contrast media: a simple guide. *Clin Radiol* 34:221–226, 1983.
14. Assem ES, Bray K, Dawson P: The release of histamine from human basophils by radiological contrast agents. *Br J Radiol* 56:647–652, 1983.
15. Kyriakidis M, Jackson G, Jewitt D: Contrast media during coronary arteriography: electrocardiographic changes in the presence of normal coronary arteries. *Br J Radiol* 51:799–801, 1978.
16. Thomson KR, Violante MR, Kenyon T, et al: Reduction in ventricular fibrillation using calcium-enriched Renografin 76. *Invest Radiol* 13:238–240, 1978.
17. Wolf GL, Mulry CS, Kilzer K, et al: New angiographic agents with less fibrillatory propensity. *Invest Radiol* 16:320–323, 1981.
18. Sutton AG, Finn P, Grech ED, et al: Early and late reactions after the use of iopamidol 340, ioxaglate 320, and iodixanol 320 in cardiac catheterization. *Am Heart J* 141:677–683, 2001.
19. Brockow K, Ring J: Anaphylaxis to radiographic contrast media. *Curr Opin Allergy Clin Immunol* 11:326–331, 2011.
20. Idee JM, Pines E, Prigent P, et al: Allergy-like reactions to iodinated contrast agents. A critical analysis. *Fundam Clin Pharmacol* 19:263–281, 2005.
21. Katayama H, Yamaguchi K, Kozuka T, et al: Adverse reactions to ionic and nonionic contrast media. A report from the Japanese Committee on the Safety of Contrast Media. *Radiology* 175:621–628, 1990.
22. Enright T, Chua-Lim A, Duda E, et al: The role of a documented allergic profile as a risk factor for radiographic contrast media reaction. *Ann Allergy* 62:302–305, 1989.
23. Lang DM, Alpern MB, Visintainer PF, et al: Elevated risk of anaphylactoid reaction from radiographic contrast media is associated with both beta-blocker exposure and cardiovascular disorders. *Arch Intern Med* 153:2033–2040, 1993.
24. Lang DM, Alpern MB, Visintainer PF, et al: Increased risk for anaphylactoid reaction from contrast media in patients on beta-adrenergic blockers or with asthma. *Ann Intern Med* 115:270–276, 1991.
25. Huang SW: Seafood and iodine: an analysis of a medical myth. *Allergy Asthma Proc* 26:468–469, 2005.
26. Goss JE, Chambers CE, Heupler FA, Jr: Systemic anaphylactoid reactions to iodinated contrast media during cardiac catheterization procedures: guidelines for prevention, diagnosis, and treatment. Laboratory Performance Standards Committee of the Society for Cardiac Angiography and Interventions. *Cathet Cardiovasc Diagn* 34:99–104, discussion 105, 1995.
27. Greenberger PA, Patterson R: The prevention of immediate generalized reactions to radiocontrast media in high-risk patients. *J Allergy Clin Immunol* 87:867–872, 1991.
28. Esplugas E, Cequier A, Jara F, et al: Risk of thrombosis during coronary angioplasty with low osmolality contrast media. *Am J Cardiol* 68:1020–1024, 1991.
29. Piessens JH, Stammen F, Vrolix MC, et al: Effects of an ionic versus a nonionic low osmolar contrast agent on the thrombotic complications of coronary angioplasty. *Cathet Cardiovasc Diagn* 28:99–105, 1993.
30. Lefevre T, Bernard A, Bertrand M, et al: [Electron microscopic comparison of the antithrombotic potential of 2 low osmolality iodine contrast media in percutaneous transluminal coronary angioplasty]. *Arch Mal Coeur Vaiss* 87:225–233, 1994.
31. Grines CL, Schreiber TL, Savas V, et al: A randomized trial of low osmolar ionic versus nonionic contrast media in patients with myocardial infarction or unstable angina undergoing percutaneous transluminal coronary angioplasty. *J Am Coll Cardiol* 27:1381–1386, 1996.
32. Qureshi NR, den Heijer P, Crijns HJ: Percutaneous coronary angioscopic comparison of thrombus formation during percutaneous coronary angioplasty with ionic and nonionic low osmolality contrast media in unstable angina. *Am J Cardiol* 80:700–704, 1997.
33. Malekianpour M, Bonan R, Lesperance J, et al: Comparison of ionic and nonionic low osmolar contrast media in relation to thrombotic complications of angioplasty in patients with unstable angina. *Am Heart J* 135:1067–1075, 1998.
34. Schrader R, Esch I, Ensslen R, et al: A randomized trial comparing the impact of a nonionic (iomeprol) versus an ionic (ioxaglate) low osmolar contrast medium on abrupt vessel closure and ischemic complications after coronary angioplasty. *J Am Coll Cardiol* 33:395–402, 1999.
35. Bertrand ME, Esplugas E, Piessens J, et al: Influence of a nonionic, iso-osmolar contrast medium (iodixanol) versus an ionic, low-osmolar contrast medium (ioxaglate) on major adverse cardiac events in patients undergoing percutaneous transluminal coronary angioplasty: a multicenter, randomized, double-blind study. Visipaque in Percutaneous Transluminal Coronary Angioplasty [VIP] Trial Investigators. *Circulation* 101:131–136, 2000.
36. Davidson CJ, Laskey WK, Hermiller JB, et al Randomized trial of contrast media utilization in high-risk PTCA: the COURT trial. *Circulation* 2000;101:2172-2177.
37. Le Feuvre C, Batisse A, Collet JP, et al: Cardiac events after low osmolar ionic or isosmolar nonionic contrast media utilization in the current era of coronary angioplasty. *Catheter Cardiovasc Interv* 67:852–858, 2006.
38. Harrison KJHJ, Vetrovec GW, et al: A randomized study of 1276 patients undergoing PCI using iodixanol (Visipaque) vs. iopamidol (Isovue): comparison of in-hospital and 30 day major adverse cardiac events. The results of the VICC trial. *Circulation* 108(Suppl IV):IV354–IV355, 2003.
39. Nash K, Hafeez A, Hou S: Hospital-acquired renal insufficiency. *Am J Kidney Dis* 39:930–936, 2002.
40. Thomsen HS, Morcos SK: Contrast media and the kidney: European Society of Urogenital Radiology (ESUR) guidelines. *Br J Radiol* 76:513–518, 2003.
41. Rihal CS, Textor SC, Grill DE, et al: Incidence and prognostic importance of acute renal failure after percutaneous coronary intervention. *Circulation* 105:2259–2264, 2002.
42. Manske CL, Sprafka JM, Strony JT, et al: Contrast nephropathy in azotemic diabetic patients undergoing coronary angiography. *Am J Med* 89:615–620, 1990.
43. Dittrich R, Akdeniz S, Kloska SP, et al: Low rate of contrast-induced nephropathy after CT perfusion and CT angiography in acute stroke patients. *J Neurol* 254:1491–1497, 2007.
44. Cheruvu B, Henning K, Mulligan J, et al: Iodixanol: risk of subsequent contrast nephropathy in cancer patients with underlying renal insufficiency undergoing diagnostic computed tomography examinations. *J Comput Assist Tomogr* 31:493–498, 2007.
45. Rich MW, Crecelius CA: Incidence, risk factors, and clinical course of acute renal insufficiency after cardiac catheterization in patients 70 years of age or older. A prospective study. *Arch Intern Med* 150:1237–1242, 1990.
46. Hall KA, Wong RW, Hunter GC, et al: Contrast-induced nephrotoxicity: the effects of vasodilator therapy. *J Surg Res* 53:317–320, 1992.
47. Gussenhoven MJ, Ravensbergen J, van Bockel JH, et al: Renal dysfunction after angiography; a risk factor analysis in patients with peripheral vascular disease. *J Cardiovasc Surg (Torino)* 32:81–86, 1991.
48. Mehran R, Aymong ED, Nikolsky E, et al: A simple risk score for prediction of contrast-induced nephropathy after percutaneous coronary intervention: development and initial validation. *J Am Coll Cardiol* 44:1393–1399, 2004.
49. Nikolsky E, Mehran R, Lasic Z, et al: Low hematocrit predicts contrast-induced nephropathy after percutaneous coronary interventions. *Kidney Int* 67:706–713, 2005.
50. McCullough PA, Wolyn R, Rocher LL, et al: Acute renal failure after coronary intervention: incidence, risk factors, and relationship to mortality. *Am J Med* 103:368–375, 1997.
51. Freeman RV, O'Donnell M, Share D, et al: Nephropathy requiring dialysis after percutaneous coronary intervention and the critical role of an adjusted contrast dose. *Am J Cardiol* 90:1068–1073, 2002.
52. Taliercio CP, Vlietstra RE, Ilstrup DM, et al: A randomized comparison of the nephrotoxicity of iopamidol and diatrizoate in high risk patients undergoing cardiac angiography. *J Am Coll Cardiol* 17:384–390, 1991.
53. Rudnick MR, Goldfarb S, Wexler L, et al: Nephrotoxicity of ionic and nonionic contrast media in 1196 patients: a randomized trial. The Iohexol Cooperative Study. *Kidney Int* 47:254–261, 1995.
54. Jo SH, Youn TJ, Koo BK, et al: Renal toxicity evaluation and comparison between Visipaque (iodixanol) and Hexabrix (ioxaglate) in patients with renal insufficiency undergoing coronary angiography: the RECOVER study: a randomized controlled trial. *J Am Coll Cardiol* 48:924–930, 2006.
55. Aspelin P, Aubry P, Fransson SG, et al: Nephrotoxic effects in high-risk patients undergoing angiography. *N Engl J Med* 348:491–499, 2003.
56. Solomon RJ, Natarajan MK, Doucet S, et al: Cardiac angiography in renally impaired patients (CARE) study: a randomized double-blind trial of contrast-induced nephropathy in patients with chronic kidney disease. *Circulation* 115:3189–3196, 2007.
57. Rudnick MR, Davidson C, Laskey W, et al: Nephrotoxicity of iodixanol versus ioversol in patients with chronic kidney disease: the Visipaque Angiography/Interventions with Laboratory Outcomes in Renal Insufficiency (VALOR) Trial. *Am Heart J* 156:776–782, 2008.
58. Gurm HS, Seth M, Kooiman J, et al: A novel tool for reliable and accurate prediction of renal complications in patients undergoing percutaneous coronary intervention. *J Am Coll Cardiol* 61:2242–2248, 2013.
59. Mockel M, Radovic M, Kuhnle Y, et al: Acute renal haemodynamic effects of radiocontrast media in patients undergoing left ventricular and coronary angiography. *Nephrol Dial Transplant* 23:1588–1594, 2008.
60. Brezis M, Rosen S: Hypoxia of the renal medulla—its implications for disease. *N Engl J Med* 332:647–655, 1995.
61. Heyman SN, Brezis M, Epstein FH, et al: Early renal medullary hypoxic injury from radiocontrast and indomethacin. *Kidney Int* 40:632–642, 1991.
62. Persson PB, Hansell P, Liss P: Pathophysiology of contrast medium-induced nephropathy. *Kidney Int* 68:14–22, 2005.

63. Bakris GL, Lass N, Gaber AO, et al: Radiocontrast medium-induced declines in renal function: a role for oxygen free radicals. *Am J Physiol* 258:F115–F120, 1990.

64. Araujo M, Welch WJ: Oxidative stress and nitric oxide in kidney function. *Curr Opin Nephrol Hypertens* 15:72–77, 2006.

65. Peer A, Averbukh Z, Berman S, et al: Contrast media augmented apoptosis of cultured renal mesangial, tubular, epithelial, endothelial, and hepatic cells. *Invest Radiol* 38:177–182, 2003.

66. Haller C, Hizoh I: The cytotoxicity of iodinated radiocontrast agents on renal cells in vitro. *Invest Radiol* 39:149–154, 2004.

67. Solomon R, Werner C, Mann D, et al: Effects of saline, mannitol, and furosemide to prevent acute decreases in renal function induced by radiocontrast agents. *N Engl J Med* 331:1416–1420, 1994.

68. Mueller C, Buerkle G, Buettner HJ, et al: Prevention of contrast media-associated nephropathy: randomized comparison of 2 hydration regimens in 1620 patients undergoing coronary angioplasty. *Arch Intern Med* 162:329–336, 2002.

69. Taylor AJ, Hotchkiss D, Morse RW, et al: PREPARED: preparation for angiography in renal dysfunction: a randomized trial of inpatient vs outpatient hydration protocols for cardiac catheterization in mild-to-moderate renal dysfunction. *Chest* 114:1570–1574, 1998.

70. Trivedi HS, Moore H, Nasr S, et al: A randomized prospective trial to assess the role of saline hydration on the development of contrast nephrotoxicity. *Nephron Clin Pract* 93:C29–C34, 2003.

71. Stacul F, Adam A, Becker CR, et al: Strategies to reduce the risk of contrast-induced nephropathy. *Am J Cardiol* 98:59K–77K, 2006.

72. Merten GJ, Burgess WP, Gray LV, et al: Prevention of contrast-induced nephropathy with sodium bicarbonate: a randomized controlled trial. *JAMA* 291:2328–2334, 2004.

73. Briguori C, Airoldi F, D'Andrea D, et al: Renal Insufficiency Following Contrast Media Administration Trial (REMEDIAL): a randomized comparison of 3 preventive strategies. *Circulation* 115:1211–1217, 2007.

74. Ozcan EE, Guneri S, Akdeniz B, et al: Sodium bicarbonate, N-acetylcysteine, and saline for prevention of radiocontrast-induced nephropathy. A comparison of 3 regimens for protecting contrast-induced nephropathy in patients undergoing coronary procedures. A single-center prospective controlled trial. *Am Heart J* 154:539–544, 2007.

75. Brar SS, Shen AY, Jorgensen MB, et al: Sodium bicarbonate vs sodium chloride for the prevention of contrast medium-induced nephropathy in patients undergoing coronary angiography: a randomized trial. *JAMA* 300:1038–1046, 2008.

76. Adolph E, Holdt-Lehmann B, Chatterjee T, et al: Renal Insufficiency Following Radiocontrast Exposure Trial (REINFORCE): a randomized comparison of sodium bicarbonate versus sodium chloride hydration for the prevention of contrast-induced nephropathy. *Coron Artery Dis* 19:413–419, 2008.

77. Maioli M, Toso A, Leoncini M, et al: Sodium bicarbonate versus saline for the prevention of contrast-induced nephropathy in patients with renal dysfunction undergoing coronary angiography or intervention. *J Am Coll Cardiol* 52:599–604, 2008.

78. From AM, Bartholmai BJ, Williams AW, et al: Sodium bicarbonate is associated with an increased incidence of contrast nephropathy: a retrospective cohort study of 7977 patients at Mayo Clinic. *Clin J Am Soc Nephrol* 3:10–18, 2008.

79. Brar SS, Hiremath S, Dangas G, et al: Sodium bicarbonate for the prevention of contrast-induced acute kidney injury: a systematic review and meta-analysis. *Clin J Am Soc Nephrol* 4:1584–1592, 2009.

80. Liss P, Nygren A, Ulfendahl HR, et al: Effect of furosemide or mannitol before injection of a non-ionic contrast medium on intrarenal oxygen tension. *Adv Exp Med Biol* 471:353–359, 1999.

81. Dorval JF, Dixon SR, Zelman RB, et al: Feasibility study of the RenalGuard balanced hydration system: a novel strategy for the prevention of contrast-induced nephropathy in high risk patients. *Int J Cardiol* 166:482–486, 2013.

82. Briguori C, Visconti G, Focaccio A, et al: Renal Insufficiency After Contrast Media Administration Trial II (REMEDIAL II): RenalGuard System in high-risk patients for contrast-induced acute kidney injury. *Circulation* 124:1260–1269, 2011.

83. Marenzi G, Ferrari C, Marana I, et al: Prevention of contrast nephropathy by furosemide with matched hydration: the MYTHOS (Induced Diuresis With Matched Hydration Compared to Standard Hydration for Contrast Induced Nephropathy Prevention) trial. *JACC Cardiovasc Interv* 5:90–97, 2012.

84. Lehnert T, Keller E, Gondolf K, et al: Effect of hemodialysis after contrast medium administration in patients with renal insufficiency. *Nephrol Dial Transplant* 13:358–362, 1998.

85. Sterner G, Frennby B, Kurkus J, et al: Does post-angiographic hemodialysis reduce the risk of contrast-medium nephropathy? *Scand J Urol Nephrol* 34:323–326, 2000.

86. Marenzi G, Marana I, Lauri G, et al: The prevention of radiocontrast-agent-induced nephropathy by hemofiltration. *N Engl J Med* 349:1333–1340, 2003.

87. Stone GW, McCullough PA, Tumlin JA, et al: Fenoldopam mesylate for the prevention of contrast-induced nephropathy: a randomized controlled trial. *JAMA* 290:2284–2291, 2003.

88. Teirstein PS, Price MJ, Mathur VS, et al: Differential effects between intravenous and targeted renal delivery of fenoldopam on renal function and blood pressure in patients undergoing cardiac catheterization. *Am J Cardiol* 97:1076–1081, 2006.

89. Huber W, Ilgmann K, Page M, et al: Effect of theophylline on contrast material-nephropathy in patients with chronic renal insufficiency: controlled, randomized, double-blinded study. *Radiology* 223:772–779, 2002.

90. Erley CM, Duda SH, Rehfuss D, et al: Prevention of radiocontrast-media-induced nephropathy in patients with pre-existing renal insufficiency by hydration in combination with the adenosine antagonist theophylline. *Nephrol Dial Transplant* 14:1146–1149, 1999.

91. Tepel M, van der Giet M, Schwarzfeld C, et al: Prevention of radiographic-contrast-agent-induced reductions in renal function by acetylcysteine. *N Engl J Med* 343:180–184, 2000.

92. Marenzi G, Assanelli E, Marana I, et al: N-acetylcysteine and contrast-induced nephropathy in primary angioplasty. *N Engl J Med* 354:2773–2782, 2006.

93. Webb JG, Pate GE, Humphries KH, et al: A randomized controlled trial of intravenous N-acetylcysteine for the prevention of contrast-induced nephropathy after cardiac catheterization: lack of effect. *Am Heart J* 148:422–429, 2004.

94. Zhang BC, Li WM, Xu YW: High-dose statin pretreatment for the prevention of contrast-induced nephropathy: a meta-analysis. *Can J Cardiol* 27:851–858, 2011.

95. Han Y, Zhu G, Han L, et al: Short-term rosuvastatin therapy for prevention of contrast-induced acute kidney injury in patients with diabetes and chronic kidney disease. *J Am Coll Cardiol* 25:5353–5359, 2013.

96. Leoncini M, Toso A, Maioli M, et al: Early high-dose rosuvastatin for contrast-induced nephropathy prevention in acute coronary syndrome. Results from Protective effect of Rosuvastatin and Antiplatelet Therapy On contrast-induced acute kidney injury and myocardial damage in patients with Acute Coronary Syndrome (PRATO-ACS Study). *J Am Coll Cardiol* 63:71–79, 2014.

97. James MT, Samuel SM, Manning MA, et al: Contrast-induced acute kidney injury and risk of adverse clinical outcomes after coronary angiography: a systematic review and meta-analysis. *Circ Cardiovasc Interv* 6:37–43, 2013.

98. Back MR, Caridi JG, Hawkins IF, Jr, et al: Angiography with carbon dioxide (CO_2). *Surg Clin North Am* 78:575–591, 1998.

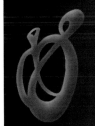

第 2 部分
冠状动脉介入治疗

8 无保护左主干病变的经皮冠状动脉介入治疗

Philippe Généreux，Gregg W. Stone

杨继娥 译 张峰 审校

引言

冠状动脉左主干病变定义为冠状动脉造影（CAG）结果显示左主干（LM）狭窄程度 ≥ 50%。LM 病变约占进行冠状动脉造影患者的 3% ~ 5%[1-4]。若不接受血运重建治疗，3 年随访的死亡率高达 50%[5-10]。目前的治疗指南推荐大多数无保护 LM 病变患者接受冠状动脉旁路移植术（CABG）[11-12]；然而，支架技术、血运重建技术及抗血栓治疗的显著改善已经使得经皮冠状动脉介入治疗（PCI）成为大多数左主干病变患者的一种安全、可行、有效的血运重建方法。本章将就目前 LM PCI 策略的临床证据作一综述并介绍不同解剖结构的 LM 病变的 PCI 技术。

随机对照试验

到目前为止，共有 4 项临床随机对照试验（RCT）对比了 LM 病变行 PCI 和 CABG（表 8-1）。LE MANS 研究是第一项对比 PCI 与 CABG 在无保护 LM 病变治疗中的安全性和有效性的随机对照研究[13]。LE MANS 研究入组了 105 例 LM 狭窄 > 50%，伴有或不伴有多支冠状动脉疾病（CAD）的有症状患者接受 PCI 或 CABG 进行血运重建。研究的主要终点事件是 12 个月后通过二维超声心动图测量的左心室射血分数（LVEF）的变化。次要终点事件是主要不良心脑血管事件（MACCE）。MACCE 是由全因死亡、心肌梗死（MI）、休克或靶血管血运重建（TVR）构成的复合终点。术

表 8-1　对比 LM 病变患者行 PCI 和 CABG 的随机对照试验和 meta 分析

研究	年份	患者数量	随访时间（年）	研究对象/研究	主要终点	PCI %	CABG %	P 值
随机对照试验								
LE MANS[13]	2008	105	1	稳定和不稳定型心绞痛	LVEF 的改变（%）	3.3±6.7	0.5±0.8	0.047
SYNTAX[14-16]	2009	705	5	稳定和不稳定型心绞痛	MACCE	36.9	31.0	0.12
PRECOMBAT[17]	2011	600	1	心绞痛，非 ST 段抬高型急性冠脉综合征	MACCE	8.7	6.7	0.01
Boudriot et al.[18]	2011	201	1	稳定和不稳定型心绞痛	MACE	19	13.9	0.19
meta 分析								
Capodanno et al.[19]	2011	1611	1	随机对照研究	MACCE	14.5	11.8	0.11
Athappan et al.[20]	2013	14 203	5	随机对照研究；注册研究	MACCE*	—	—	NS

* 未提及主要终点事件，结果以比值比的形式展示
CABG，冠状动脉旁路移植术；LVEF，左心室射血分数；MACCE，主要不良心脑血管事件；MACE，主要不良心脏事件；NS，无显著差异；PCI，经皮冠状动脉介入治疗

后 30 天的结果显示：PCI 具有较低的 MACCE 发生率（2% vs. 13%；P = 0.03）和较短的住院时间［（6.8±3.7）天 vs.（12.0±9.6）天；P = 0.0007］。1 年的随访结果显示，PCI 后 LVEF 较 CABG 显著升高（3.3%±6.7% vs. 0.5%±0.8%；P = 0.047），这导致 PCI 组的 LVEF 显著高于 CABG 组（58.0%±6.8% vs. 54.1%±8.9%；P = 0.01）。而两组之间的心绞痛程度和运动心电图表现则没有明显的差异。两组之间的全因死亡率及术后 1 年的 MACCE 发生率没有显著统计学差异［相对风险率（RR）= 1.09；95% 置信区间（CI）0.85 ~ 1.38］。随访时间（28±9.9）个月的结果显示，两组的 MACCE 发生率没有显著差异，但 PCI 组的死亡率较低（P = 0.08）。该研究的主要局限性是样本量较小，手术组的左内乳动脉使用率相对较低（72%），PCI 组裸金属支架（BMS）的使用率较高（65%），其余使用的主要是第一代药物洗脱支架（DES）。

　　SYNTAX 研究是目前为止规模最大的评价 LM 病变患者最佳血运重建治疗策略（PCI vs. CABG）的随机对照试验[14]。SYNTAX 研究入组了 1800 例冠状动脉三支病变或 LM 病变的患者，将其随机分配为 PCI 组和 CABG 组。PCI 组所用的支架为第一代 TAXUS 紫杉醇药物洗脱支架（PES）。该研究根据有无 LM 病变及需要药物治疗的糖尿病进行分层分析。研究的主要终点事件是 1 年后 MACCE（由

全因死亡、休克、MI 或再次血运重建构成的复合终点）的发生率，所有患者随访至 5 年。该研究使用分层统计分析的方法，当 PCI 组和 CABG 组的主要终点事件（1 年的 MACCE 发生率）在整体人群中表现出非劣效时才进行 LM 病变的亚组分析。由于在试验中，PCI 已被证实不劣于 CABG（1 年 MACCE 发生率：PCI 组 17.8% vs. CABG 组 12.4%；P = 0.002），因此，LM 病变亚组的结果被认为是具有高度的假设性。

　　共计 705 例 LM 病变患者被纳入到该研究中。LM 病变组的平均 EuroSCORE 为 3.8，平均 SYNTAX 积分为 3.0，与复杂和广泛 CAD 相符。两组之间 1 年 MACCE 发生率相似（PCI 组 15.8% vs. CABG 组 13.7%；P = 0.44）[15]。PCI 组 1 年 TVR 的发生率显著高于 CABG 组（11.8% vs. 6.5%；P = 0.02）；然而，卒中发生率则是 CABG 组显著高于 PCI 组（2.7% vs. 0.3%；P = 0.009）。全因死亡及 MI 没有显著差异。与 CABG 组相比，PCI 组中单纯 LM 病变患者或仅伴有单支 CAD 的患者 1 年 MACCE 发生率较低（7.5% vs. 13.2%），而同时伴有两支或三支 CAD 患者 1 年 MACCE 的发生率较高（分别为 19.8% vs. 14.4% 和 19.3% vs. 15.4%）。当以 SYNTAX 积分区间（0 ~ 22，23 ~ 32，> 32）进行分层后，PCI 组和 CABG 组的 MACCE 发生率在两个低评分区间相似；然而，在高评分区间 PCI 组的 MACCE

发生率显著高于 CABG 组。

最近发表了 SYNTAX 研究的五年随访结果[16]。MACCE 的发生率在两个治疗组间没有显著差异（PCI 组 36.9% *vs.* CABG 组 31.0%；*P* = 0.12）。当以 SYNTAX 积分区间（0～22，22～32，> 32）进行分层时，PCI 组和 CABG 组 MACCE 的发生率在两个低评分区间没有显著差异，然而在高评分区间，PCI 组 MACCE 的发生率显著高于 CABG 组（图 8-1）。虽然这些数据提示，对于较低或中等 SYNTAX 积分的患者，使用 TAXUS 支架的 PCI 可能是一个合理的 CABG 替代选择，但由于该亚组的样本量较小，因此，PCI 的广泛应用还需要进一步的前瞻性研究来证实。

PRECOMBAT 研究随机分配 600 例 LM 病变患者接受第一代 Cypher 雷帕霉素药物洗脱支架（SES）

治疗或 CABG[17]。主要终点事件为 1 年 MACCE 发生率（由全因死亡、MI、卒中或缺血引起的 TVR 构成）。该研究为非劣效性研究。平均 EuroSCORE 为 2.7，平均 SYNTAX 积分为 25。1 年的随访结果显示，从 MACCE 的发生率来看，PCI 不劣于 CABG（PCI 组 8.7% *vs.* CABG 组 6.7%；非劣效性检验 *P* = 0.01）。另外，主要终点事件的各构成部分 1 年的发生率在两组之间均没有差异。2 年的研究结果显示，虽然缺血引起的 TVR 在 PCI 组更为常见（9.0% *vs.* 4.2%；*P* = 0.02），但 MACCE 发生率在两组之间仍然没有显著的统计学差异（PCI 组 12.2% *vs.* CABG 组 8.1%；*P* = 0.12）。该研究的主要局限性是中等数量的入组患者、较宽的非劣效性检验区间及两组间较低的事件发生率使得该研究结果具有较高的假设性而不能得出确凿的结论。

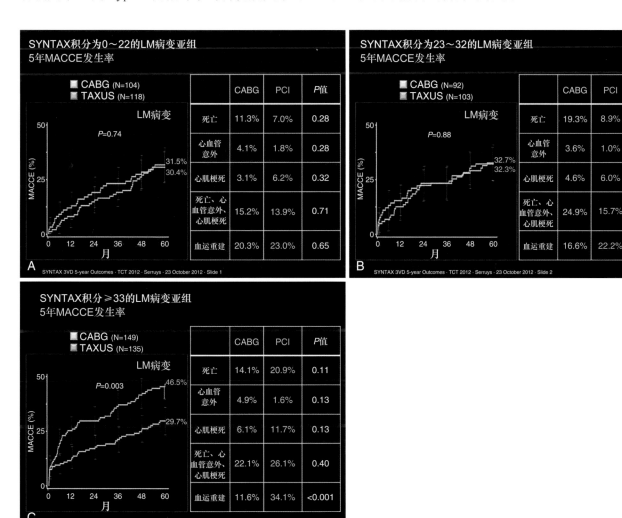

图 8-1　SYNTAX 研究中根据基础 SYNTAX 积分对 LM 病变亚组进行分层分析的最终 5 年结果。CABG 组和 PCI 组之间 MACCE 的发生率在低（**A**）和中（**B**）SYNTAX 积分区间的患者中没有显著差异。然而，在高 SYNTAX 积分区间的患者，PCI 组 MACCE 的发生率显著高于 CABG 组（**C**）

第四项比较无保护 LM 病变中 PCI 和 CABG 治疗的随机对照试验是一项来自于 Boudriot 等的小型研究[18]。这项研究入组了 201 例具有明显缺血和 LM 狭窄 > 50% 伴有或不伴有多支血管病变的患者，主要临床终点是 1 年主要不良心血管事件（MACE）各构成部分的发生率，包括心脏性死亡、MI 和 TVR，研究采用非劣效性检验。与 CABG 组相比，PCI 组 1 年 MACE 的发生率并未达到非劣效性。（PCI 组 19.0% vs. CABG 组 13.9%；非劣效性检验 $P = 0.19$），主要原因是 PCI 后较高的 TVR 发生率。整体研究结论在延长至 3 年随访后仍未改变。该研究主要的局限性包括样本量小、终点事件中未包括休克以及第一代 DES 的使用。

Meta 分析

多项纳入观察性注册研究和随机对照试验的 meta 分析比较了 PCI 和 CABG 血运重建治疗 LM 病变。在最近的一项 meta 分析中，Athappan 等比较了在无保护 LM 病变中采用第一代 DES 进行 PCI 和 CABG 的长期临床结果[20]。该分析纳入了 21 项观察性研究和 3 项随机对照研究的 14 203 例患者。结果显示：5 年全因死亡［比值比（OR）= 0.79；95% CI 0.57～1.08］、心脏性死亡（OR = 0.95；95% CI 0.36～2.50）或非致命性 MI（OR = 1.38；95% CI 0.71～2.70）的发生率在两组之间无显著统计学差异。与 CABG 组相比，PCI 组具有较低的 5 年卒中发生率（OR = 0.27；95% CI 0.13～0.55）和 MACCE 累计发生率（OR = 0.64；95% CI 0.51～0.80），但具有较高的 TVR 发生率（OR = 3.77；95% CI 2.43～5.87）。以 SYNTAX 积分对患者基础冠状动脉病变的复杂性及严重性进行评估，并以此为依据对患者进行分层（仅在 3 项研究中报道），PCI 组和 CABG 组的全因死亡率、MI 和 MACCE 发生率在低 SYNTAX 积分区间（< 32）没有显著差异；然而，对于伴有更复杂病变的患者（SYNTAX 积分 > 32），CABG 组则具有更好的 3 年临床结果。由于注册研究的患者数量占了绝对优势，因此将注册研究与随机对照研究混杂在一起分析限制了该项 meta 分析对结果的解释。

Capodanno 等对比较无保护 LM 病变患者使用第一代 DES 行 PCI 和 CABG 的 4 项随机对照试验（共计 1161 例患者）进行了 meta 分析[19]。虽然 PCI 后 TVR 的发生率较高（11.4% vs. 5.4%；OR = 2.25；95% CI 1.54～3.29；$P = 0.001$），但 1 年 MACCE 发生率在两组间没有显著差异（14.5% vs. 11.8%；OR = 1.28；95% CI 0.95～1.72；$P = 0.11$）。相反，PCI 后卒中的发生率较低（0.1% vs. 1.7%；OR = 0.15；95% CI 0.03～0.67；$P = 0.013$），全因死亡率（3.0% vs. 4.1%；OR = 0.74；95% CI 0.43～1.29；$P = 0.29$）和 MI 发生率（2.8% vs. 2.9%；OR = 0.98；95% CI 0.54～1.78；$P = 0.95$）在两组间没有显著差异。该分析没有报道长期结果。

进行中的试验

基于以上研究数据，2 项大型试验正在进行中，这两项研究将有望证实应用当代 DES 的 PCI 与 CABG 的相对风险与获益。两项研究均是基于目前已完成研究的观察结果：对于低度或中度复杂病变的患者，应用第一代 DES 的 PCI 似乎可与 CABG 相媲美，然而对于伴有严重多支 CAD 的患者则不然。两项研究也都应用了第二代 DES，其临床表现较早期研究中使用的第一代 DES 显著提高。EXCEL 研究（NCT01205776）是一项前瞻性、多中心、随机对照研究。该研究入组了 1950 例来自 148 个国际临床中心，具有严重 LM 病变且 SYNTAX 积分 ≤ 32 的患者并将其按 1∶1 的比例随机分配接受 XIENCE 依维莫司药物洗脱支架 PCI 或 CABG。主要终点事件是由全因死亡、MI 或卒中构成的中位 3 年随访的复合终点，研究采用顺序非劣效性和有效性检测。患者的计划随访时间至少为 5 年，并可选择额外随访至 10 年。第二项随机对照试验正在 126 个欧洲地区进行招募。该研究比较了近 1200 例伴有 ≤ 3 个非复杂性病变（排除病变长度 > 25 mm、冠状动脉慢性完全闭塞病变、需要进行双支架治疗的分叉病变、钙化或扭曲血管）的 LM 病变患者使用生物可吸收多聚物 BIOMATRIX 洗脱支架进行 PCI（$n = 600$）或 CABG（$n = 600$）（NCT01496651）。主要终点事件为死亡、卒中、非治疗相关的心肌梗死或再次血运重建，随访时间为 5 年。

当前指南及适宜标准

在 EXCEL 和 NOBLE 研究得出结果之前，来自比较第一代 DES 与 CABG 的随机对照试验证据已经反映在目前的指南中（表 8-2 和表 8-3）。在美国心脏病学会 / 美国心脏协会 / 美国心血管造影与介入学会（ACC/AHA/SCAI）的指南中，对于冠状动脉解剖结构适合 PCI 且手术风险较高的患者，LM PCI 的推荐类别已从 2006 年的 Ⅲ 类推荐升级为 2009 年的 Ⅱ b 类和 2011 年的 Ⅱ a 类推荐（表 8-2）[11]。为了指导严重无保护 LM 病变选择最合理的血运重建治疗方法，指南推荐如下：

①由包括至少 1 位介入心脏病学专家和 1 位心胸外科医师构成的心脏团队共同参与决策（推荐类别 Ⅰ，证据等级 C）

②使用 SYNTAX 积分进行血管造影危险分层和美国胸外科医师协会（STS）评分进行临床风险分层（推荐类别 Ⅱ a，证据等级 B）

对于 SYNTAX 积分 < 22 的稳定型缺血性心脏病且 STS 预测手术死亡率 > 5% 的 LM 开口 / 体部病变患者（推荐类别 Ⅱ a，证据等级 B）和 SYNTAX 积分 < 32 且 STS 预测手术死亡率 > 2% 的 LM 分叉病变患者（推荐类别 Ⅱ b，证据等级 B），PCI 是一种替代 CABG 的合理选择。需要重点指出的是，大多数对比 PCI 和 CABG 的随机对照试验入组的患者可采用任何一种方式进行血运重建并可达到相同的效果。

适宜标准（AUC）推荐也已经纳入了临床随机对照试验数据的长期证据[21]。表 8-3 总结了相关适宜标准。

表 8-2　2011 美国心脏病学会基金会 / 美国心脏协会 / 美国心血管造影与介入学会（ACCF/AHA/SCAI）无保护 LM 病变 PCI 指南

推荐类别	证据等级	建议
Ⅰ	C	心脏团队共同参与无保护 LM 病变或复杂 CAD 患者血运重建方法的讨论
Ⅱ a	B	对无保护 LM 或复杂 CAD 患者进行 STS 和 SYNTAX 积分是合理的
Ⅱ a	B	对伴有明显狭窄（> 50%）的无保护 LM 病变的特定稳定型患者，PCI 可作为提高生存率的一种合理的 CABG 替代选择： ● 解剖学结构与 PCI 手术并发症风险低和远期预后良好可能性高相关［如低 SYNTAX 积分（< 22），LM 开口或体部病变］ ● 临床特征提示手术不良事件风险显著增加（如 STS 预测手术死亡率 > 5%）
Ⅱ a	B	无保护 LM 为罪犯血管的 UA/NSTEMI 患者不适合 CABG 时，PCI 是提高患者生存率的一种合理的选择
Ⅱ a	B	应用 IVUS 评估血管造影显示中度狭窄的 LM CAD 是合理的
Ⅱ a	C	急性 STEMI 患者，若无保护 LM 为罪犯血管，远端冠状动脉血流低于 TIMI 3 级，PCI 比 CABG 更快速和安全，进行 PCI 以提高患者的生存率是合理的
Ⅱ b	B	对伴有明显狭窄（> 50%）的无保护 LM 病变的特定稳定型患者，PCI 可作为提高生存率的一种合理的 CABG 替代选择： ● 解剖学结构与 PCI 手术并发症风险较低和远期预后良好可能性较高相关（SYNTAX 积分 < 33，LM 分叉病变） ● 临床特征提示手术不良事件风险较高（中重度慢性阻塞性肺疾病、既往卒中致残、既往心脏手术史、STS 预测手术死亡率 > 2%）
Ⅱ b	C	IVUS 可考虑用于指导冠状动脉支架置入，尤其是 LM 支架置入
Ⅲ	B	严重狭窄（> 50%）的无保护 LM 病变，解剖学结构不适于 PCI 但适合 CABG 的患者，不应该选用 PCI 来提高患者的生存率

CABG，冠状动脉旁路移植术；CAD，冠状动脉疾病；PCI，经皮冠状动脉介入治疗；STEMI，ST 段抬高型心肌梗死；STS，美国胸外科医师协会；IVUS，血管内超声；UA/NSTEMI，不稳定型心绞痛 / 非 ST 段抬高型心肌梗死；LM，左主干

引自 Levine GN，Bates ER，Blankenship JC，et al：2011. ACCF/AHA/SCAI Guideline for Percutaneous Coronary Intervention. A report of the American College of Cardiology Foundation/American Heart Association Task Force on Practice Guidelines and the Society for Cardiovascular Angiography and Interventions. J Am Coll Cardiol 58：e44-e122，2011.

表 8-3　无保护 LM 病变血运重建的适宜标准

	适宜使用评分（1～9）	
	PCI	CABG
单纯 LM 狭窄	不确定（6）	适宜（9）
LM 狭窄伴有其他低负荷的 CAD（如单支或两支血管病变，低 SYNTAX 积分）	不确定（5）	适宜（9）
LM 狭窄伴有其他中高负荷的 CAD（如三支血管病变，高 SYNTAX 积分）	不适宜（3）	适宜（9）

多支 CAD、加拿大心血管协会心绞痛分级（CCS）≥Ⅲ级和（或）无创性检查具有中高风险证据的血运重建方法；CAD，冠状动脉疾病；PCI，经皮冠状动脉介入治疗；CABG，冠状动脉旁路移植术；LM，左主干

引自 Patel MR, Dehmer GJ, Hirshfeld JW, et al: ACCF/SCAI/STS/AATS/AHA/ASNC/HFSA/SCCT 2012. Appropriate use criteria for coronary revascularization focused update: a report of the American College of Cardiology Foundation Appropriate Use Criteria Task Force, Society for Cardiovascular Angiography and Interventions, Society of Thoracic Surgeons, American Association for Thoracic Surgery, American Heart Association, American Society of Nuclear Cardiology, and the Society of Cardiovascular Computed Tomography. J Am Coll Cardiol 59: 857-881, 2012.

欧洲心脏病学会和欧洲心胸外科学会（ESC/EACTS）2014 年心肌血运重建指南提高了 LM 病变行 PCI 血运重建的推荐类别[12]。SYNTAX 积分 ≤ 22 的 LM 病变的推荐类别为Ⅰ类（证据等级 B）；而 SYNTAX 积分为 22～32 的 LM 病变的推荐类别为Ⅱa 类推荐（证据等级 B）。SYNTAX 积分 > 32 的 LM 病变的推荐类别为Ⅲ类推荐（证据等级 B）。ESC/EACTS 还突出了多学科心脏团队共同讨论在所有涉及复杂多支 CAD 和无保护 LM 病变情况中的核心作用。

评分算法

评分算法可用于评价临床风险及病变的解剖复杂性，为危险分层提供了客观依据。其与临床判断相结合，可用于指导决策制定过程，为特定患者选择最合适的血运重建策略。表 8-4 展示了 ESC/EACTS 对不同评分的推荐。临床 STS 和 EuroSCORE Ⅱ被推荐用于评估进行 CABG 的适合程度（分别为推荐类别Ⅰ，证据等级 B 和推荐类别Ⅱa，证据等级 B），而解剖 SYNTAX 积分用于区分 PCI 和 CABG 的相对预后（推荐类别Ⅰ，证据等级 B）。

SYNTAX 积分最早用于 SYNTAX 研究中[14, 22]，并在随后许多无保护 LM 病变的研究中得到验证和研究[15, 23-28]。在多数研究中，PCI 后复合缺血终点［死亡、MI、靶病变血运重建（TLR）或 TVR］的发生率在高 SYNTAX 积分区间显著高于两个低 SYNTAX 积分区间。Capodanno 等的研究显示 SYNTAX 积分 > 34 的 LM 病变患者接受 PCI 比接受 CABG 具有较高的缺血事件发生率[23]。重要的是，

表 8-4　ESC/EACTS 对 PCI 和 CABG 的危险分层推荐

评分	变量数		评估结果	推荐类别（证据等级）	
	临床	解剖		PCI	CABG
EuroSCORE	17	0	手术死亡率	Ⅲ（C）	Ⅲ（B）
EuroSCORE Ⅱ	18	0	住院期间死亡率	Ⅱb（C）	Ⅱa（B）
SYNTAX 积分	0	11	MACCE	Ⅰ（B）	Ⅰ（B）
NCDR Cath PCI	8	0	住院期间死亡率	Ⅱb（B）	—
STS 评分	40	2	住院期间或 30 天死亡率，住院期间并发症发生率（永久性卒中、肾衰竭、延长通气、胸骨深部伤口感染、再次手术、6 天或 14 天的住院时间）	—	Ⅰ（B）
ACEF 评分	3	0	住院期间或 30 天死亡率	Ⅱb（C）	Ⅱb（C）

ACEF，年龄、肌酐、射血分数；NCDR，美国国家心血管注册数据库；STS，美国胸外科医师协会；MACCE，主要不良心脑血管事件；PCI，经皮冠状动脉介入治疗；CABG，冠状动脉旁路移植术

引自 Authors/Task Force members, Windecker S, Kolh P, et al: 2014. ESC/EACTS Guidelines on myocardial revascularization: the Task Force on Myocardial Revascularization of the European Society of Cardiology（ESC）and the European Association for Cardio-Thoracic Surgery（EACTS）. Developed with the special contribution of the European Association of Percutaneous Cardiovascular Interventions（EAPCI）. Eur Heart J 35（37）: 2541-2619, 2014.

只有基线 SYNTAX 积分具有预测预后的价值；病变在 LM 的位置（开口、体部或分叉）和支架置入的数量对临床结果不具有预测价值。同时，来自 ISAR-Left Main 研究的分析结果显示通过 SYNTAX 积分评估的 CAD 病变负荷及复杂性与 3 年 TLR 和 MACE 的发生率具有明显的相关性[29]。

通过结合临床变量和血管造影 SYNTAX 积分，已经创建并研究了多种评分，以提高单纯解剖学 SYNTAX 积分的预测能力。值得注意的是，全球风险分级（global risk classification）是 SYNTAX 积分和 EuroSCORE 评分的结合，具有预测不良事件（如 LM PCI 后的死亡率）的最佳校准度和辨别能力[30]。此外，全球风险分级可用于识别可以安全接受 PCI 的低风险组患者（低 SYNTAX 积分）[31]。

最近提出的 SYNTAX Ⅱ 积分将 SYNTAX 积分与解剖和临床变量相结合，这些变量可影响 CABG 和 PCI 之间达到长期死亡率相平衡的临界值，其包括年龄、肌酐清除率、LVEF、无保护 LM 病变（vs. 三支血管 CAD）、周围血管疾病、女性和慢性阻塞性肺疾病[32]。该评分可用于鉴定那些可能受益于 CABG 但被 SYNTAX 积分判断为低风险的患者，以及那些可能受益于 PCI 但被 SYNTAX 积分判断为高风险的患者（图 8-2）。SYNTAX Ⅱ 积分在被广泛采用之前，还需要进一步验证（包括除死亡率以外的终点评估）[33]。

支架选择的影响

通常 ≥ 70% 的心肌组织由 LM 灌注，鉴于这一事实，支架失败（如再狭窄和支架内血栓形成）可能会带来灾难性的后果[34]。尽管 LM 直径较大，但 LM 病变经常会累及远端分叉和分支（SB）。表 8-5 显示了比较 LM PCI 的不同支架类型的观察性注册研究和随机对照试验数据。一项纳入了来自观察性研究和随机对照试验的 10 342 例患者的 meta 分析结果显示 DES 在 6 ～ 12 个月、2 年和 3 年的死亡率、再次血运重建和 MACE 的发生率低于 BMS。5081 例患者的校正分析结果显示，DES 在 2 年（OR = 0.42；95% CI 0.28 ～ 0.62；$P < 0.001$）和 3 年（OR = 0.70；95% CI 0.53 ～ 0.92；$P < 0.01$）随访中的死亡率显著低于 BMS。鉴于其回顾性分析的性质，这些分析结果被视为具有高度的假设性，但这些数据在大多

数情况下支持首选 DES 的 LM PCI 策略，除非存在长期双联抗血小板治疗禁忌证[35]。

到目前为止，只有两项随机对照试验比较了 LM PCI 中的不同 DES[38-39]。在 ISAR-Left Main 试验中，由死亡、MI 或 TLR 构成的 1 年复合终点在 Cypher SES 和 Taxus PES（两者均为第一代 DES）中无显著差异[38]。同样，ISAR-Left Main Ⅱ 试验显示了相同终点事件在佐他莫司洗脱支架（ZES）和依维莫司洗脱支架（EES）（两者均为第二代 DES）中没有观察到显著差异[39]。然而，这些研究的中等患者数量（约 600 例）使得这些结论不能作为确凿的证据。最近，一项回顾性研究比较了第一代 DES（PES）与第二代 DES（EES）。结果显示，第二代 DES 在靶病变失败率（TLF）（由心脏性死亡、靶血管相关的 MI 或 TLR 共同构成的复合终点）方面表现出了更好的中期（2 年）结果[41]。需要再次指出的是，由于研究中纳入的患者数量较少（$n = 344$）和其回顾性分析的性质，研究结果具有较高的假设性。尽管如此，鉴于与第一代 DES 和 BMS 相比，大量重要的证据支持第二代 DES 具有较高的安全性和有效性[42-43]，因此在没有其他禁忌证的情况下，第二代 DES 应该被默认为无保护 LM PCI 的首选支架[11-12]。

支架内再狭窄

迄今为止，还没有专门针对 LM 支架内再狭窄（ISR）治疗方案的随机对照试验。目前的大部分证据源于注册研究和系列观察性研究的数据结果。在 CORPAL 注册研究中，7% 接受 DES 治疗的无保护 LM 病变患者在中位随访 9 个月的时间里发生了 ISR[44]。再狭窄的位置均衡分布于主支血管［LM/左前降支（LAD）］或单独分布于左回旋支（LCX）或两支血管的开口。从血管造影上来看，ISR 病变分为局限性（47%）和弥漫性（51%）。79% 的 ISR 患者进行了血管内超声（IVUS）检查，结果显示其中 14% 的病例支架膨胀不全。除 4 例外，所有患者均接受使用 DES 的再次 PCI——58% 采用单支架技术，42% 采用双支架技术。在 4 年的随访期间，总体 MACE 复发率为 22%，单支架技术与双支架技术相比具有显著增高的无 MACE 生存率（85% vs. 53%；$P < 0.05$）。同样地，仅有 1 个分叉节段的 ISR 患者比累及多于 1 个节段的患者具有更高的无 MACE 生

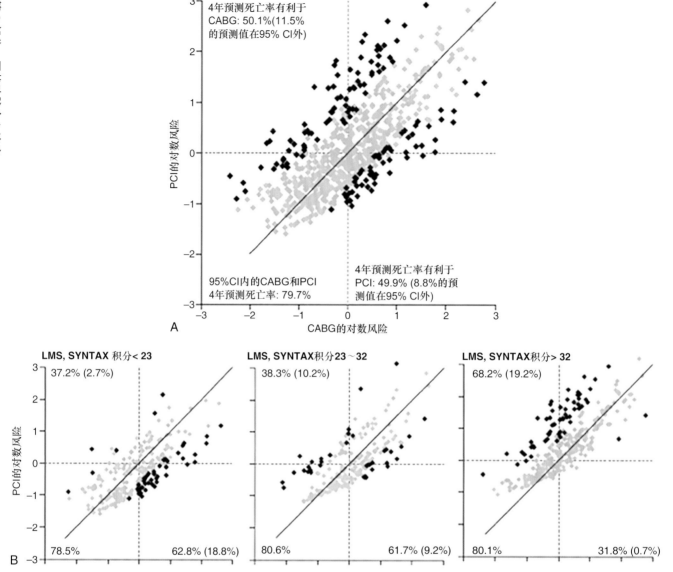

图 8-2　在 SYNTAX 研究中，根据 SYNTAX Ⅱ积分预测 LM 病变患者接受 CABG 和 PCI 后的 4 年死亡率。顶部的图表（**A**）是整个 LM 病变队列，底部的 3 个图表（**B**）是 LM 病变队列的低、中、高 SYNTAX 积分区间的患者。对角线代表 CABG 组和 PCI 组的死亡率预测。对角线左侧的患者支持 CABG（实际百分比标记在左上角），对角线右侧的患者支持 PCI（实际百分比标记在右下角）。每个患者行 CABG 或 PCI 的死亡率预测能够被 95% CI 分开（$P < 0.05$），并以黑色表示（实际百分比标记在相应角落的括号里）。不能被 95% CI 分开（$P > 0.05$）的死亡率预测以灰色表示，用于识别 4 年死亡率相似的患者。各组患者百分比如图所示。（引自 Farooq V，van Klaveren D，Steyerberg EW，et al：Anatomical and clinical characteristics to guide decision making between coronary artery bypass surgery and percutaneous coronary intervention for individual patients：development and validation of SYNTAX score II. Lancet 381：639-650，2013.）

存率（84% *vs.* 47%；$P < 0.05$）。

　　在 MITO 注册研究中，474 例接受使用 DES 的 PCI 的无保护 LM 病变患者中有 92 例（19%）发生了 ISR，其中 84 例（19%）接受重复 PCI（43 例仅使用了球囊扩张成形术，41 例接受了再次 DES 置入）[45]。值得注意的是，局限性 LCX 狭窄的患者通常无症状，仅在血管造影随访中被发现。在 2 年的

随访期间，球囊扩张成形术与应用 DES 的再次 PCI 相比具有更高的 MACE 发生率（HR = 2.75；95% CI 1.26 ~ 5.98；$P = 0.01$）。

　　LM ISR 的一个重要的独立预测因子是 IVUS 检查显示的最终最小支架面积[46]。目前已确立了 PCI 术后 LM、LAD、LCX 以及分叉血管多边汇合区域（POC）的最佳值，并证实这些最佳值与良好的临床

表 8-5 比较 LM PCI 支架类型的随机试验和大型观察性研究

研究	年份	患者数量	研究类型	随访时间（年）	支架类型	主要终点	主要终点结果	靶血管血运重建/靶病变血运重建	支架内血栓形成
BMS vs. DES									
Erglis et al.[36]	2007	103	随机对照研究	0.5	BMS vs. PES	无死亡/心肌梗死/靶病变血运重建生存率	70.0% vs. 86.8% P=0.036	16.0% vs. 2.0% P=0.014	—
Palmerini et al.[34]	2008	1453	非随机对照试验	2.0	BMS vs. DES	无心脏性死亡生存率	82.4% vs. 93.1% P=0.000 01	—	—
Kim et al.[37]	2009	1217	非随机对照试验	3.0	BMS vs. DES	死亡/心肌梗死生存率	14.9% vs. 14.3% P=0.85	12.1% vs. 5.4% P<0.001	—
Onuma et al.[25]	2010	227	非随机对照试验	4.0	BMS vs. SES/PES	死亡/心肌梗死/靶血管血运重建发生率	53.2% vs. 51.4% P=0.9	13.9% vs. 16.2% P=0.7	—
Brennan et al.[4]	2012	2765	非随机对照试验	2.5	BMS vs. DES	死亡率	52.7% vs. 39.6% P<0.05	—	—
DES vs. DES									
ISAR-LM[38]	2009	607	随机对照试验	1.0	PES vs. SES	死亡/心肌梗死/靶病变血运重建发生率	13.6% vs. 15.8% P=0.44	6.5% vs. 7.8% P=0.49	0.3% vs. 0.7% P=0.57
ISAR-LM II[39]	2013	650	随机对照试验	1.0	ZES vs. EES	死亡/心肌梗死/靶病变血运重建发生率	17.5% vs. 14.3% P=0.25	11.7% vs. 9.4% P=0.35	0.9% vs. 0.6% P=0.99
PRECOMBAT II[40]	2012	661	非随机对照试验	1.5	EES vs. SES	死亡/心肌梗死/卒中/靶血管血运重建发生率	8.9% vs. 10.8% P=0.51	6.5% vs. 8.2% P=0.65	0% vs. 0.3% P=0.11
LEMAX[41]	2013	344	非随机对照试验	2.0	EES vs. PES	靶病变失败率	7.6% vs. 16.3% P=0.01	—	*1.7% vs. 7.0% P=0.01

BMS，裸金属支架；DES，药物洗脱支架；EES，依维莫司洗脱支架；PES，紫杉醇洗脱支架；SES，雷帕霉素洗脱支架；ZES，佐他莫司洗脱支架

* 确定的，很可能的或可能的支架内血栓形成

预后具有相关性（图 8-3）。

病变部位：左主干开口 / 中段体部病变与远端分叉病变

在大多数（但不是全部）的研究中，LM 远端分叉病变行 PCI 与单纯 LM 开口或中段病变行 PCI 相比具有较高的 MACE 发生率。DELTA 注册研究是为了验证这一问题而设计的一项最大的研究[47]。研究共纳入 1612 例 LM PCI 患者，其中包括 1130 例远端分叉病变患者。在 3.4 年的中位随访期间，与开口 / 中段病变相比，远端分叉病变患者的 MACE（由死亡、MI 或 TVR 构成的复合终点）发生率更高［倾向评分校正后的风险比（HR）= 1.48；95% CI 1.16 ～ 1.89；$P = 0.001$）］，主要归因于较高的 TVR 发生率（倾向评分校正后的 HR = 1.68；95% CI 1.19 ～ 2.38；$P = 0.003$）。其他研究中也有类似的结果[29]。

在另外一项包含 1111 例患者的 2 年随访的注册研究中，Palmerini 等发现与 LM 开口 / 中段病变相比，远端分叉病变的无 MACE 生存率较低（72% *vs.*

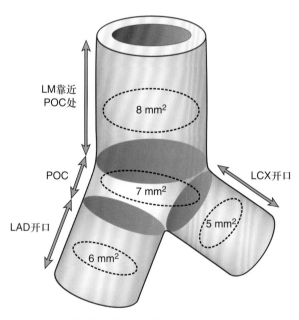

图 8-3 与 LM 病变支架置入后 2 年无再狭窄和主要不良缺血事件相关的不同冠状动脉节段在超声下的最小管腔面积（MLA）近似值。LAD，左前降支；LCX，左回旋支；LM，左主干；POC，血管多边汇合区域（引自 Kang SJ，Ahn JM，Song H，et al：Comprehensive intravascular ultrasound assessment of stent area and its impact on restenosis and adverse cardiac events in 403 patients with unprotected left main disease. Circ Cardiovasc Interv 4：562-569，2011）

80%；$P = 0.03$）[48]。然而，虽然 LM 远端分叉病变患者采用双支架策略具有更差的临床结果，但采用单支架策略治疗的远端分叉病变患者与 LM 开口 / 中段病变患者具有相似的临床结果。鉴于 LM 远端分叉病变和 LM 非分叉性病变 PCI 术后的结局差异，ACC/AHA 指南将 PCI 作为远端分叉病变的 Ⅱ b 类推荐，作为开口 / 中段病变的 Ⅱ a 类推荐。

左主干分叉病变的单支架与双支架策略

分叉病变占所有 LM PCI 病例的 50% 以上[15]。真性远端分叉病变可以通过单支架或双支架策略进行治疗。除了术者的经验和专业知识外，策略的选择还基于血管和病变的特征（斑块分布、分支直径和成角、分支的解剖结构）。

很少有随机对照试验专门比较 LM 分叉病变的不同支架策略。大多数针对分叉病变的研究包括非 LM 和 LM 分叉病变的人群，而后者通常仅占所有分叉病变的 2% ～ 10%。然而，这些研究的结果可能推及 LM 病变患者，但不良事件的结果在 LM 病变的患者中可能更严重。在非 LM 分叉病变中，几乎所有的随机对照试验都证实了与单支架策略（仅对主支进行支架置入，对分支进行球囊扩张成形术）相比，常规的双支架策略（主支和分支均置入支架）没有取得更好的血管造影或临床获益[49-54]。虽然有一项试验确实报道了采用常规双支架策略具有较低的血管造影和临床再狭窄率[55]，但另外一项试验却证实了双支架策略的不良缺血事件（主要是围术期 MI）发生率增加[56]。然而，所有这些研究的结果都受到了样本量较小、分支病变的严重程度和长度的不均一性以及双支架技术的多样性的限制。

一项包括 782 例接受 DES-PCI 的 LM 分叉病变患者的注册研究显示，与常规双支架策略相比，单支架置入在 2 年随访时具有较高的无 MACE 生存率（75% *vs.* 67%；$P = 0.02$）。单支架组中较低的 MACE 发生率主要源于较高的无 TLR 生存率（87% *vs.* 73%；$P = 0.000\ 01$）[48]。因此，大多数专家认为单支架置入应该是大多数 LM 分叉病变患者的首选治疗策略。除非同时伴有 LAD 和 LCX 的严重病变和（或）分支开口急剧成角。

双支架技术

虽然已经有大量文献描述了双支架策略的许多技术（本章不作详细描述），但仅有少数技术在随机对照试验中进行了比较。Nordic Stent Technique 研究将 424 例接受 PCI 的分叉病变患者随机分配接受 Crush 或 Culotte 技术治疗[36]。该研究仅包括 10% 的 LM 分叉病变。主要终点事件是由心脏性死亡、MI、TVR 或支架内血栓构成的复合终点 MACE。在 6 个月时，两组比较无显著差异（Crush 组 4.3% vs. Culotte 组 3.7%；P = 0.87）。然而，手术相关的心肌损伤生物标志物升高的发生率在 Crush 组和 Culotte 组分别为 15.5% 和 8.8%（P = 0.08）。在 8 个月时，Culotte 组倾向于具有更低的节段内再狭窄发生率（12.1% vs. 6.6%；P = 0.10）和显著减少的 ISR（10.5% vs. 4.5%；P = 0.046）。

唯一一项专门针对 LM 分叉病变应用双支架技术的试验——DKCRUSH Ⅲ 研究入组 450 例无保护 LM 病变患者进行了双对吻（DK）Crush 技术与 Culotte 技术的比较[57]。与 DK Crush 组相比，12 个月时 Culotte 组具有较高的 MACE（主要终点）发生率（16.3% vs. 6.6%；P = 0.001），主要原因是 TVR 的增加（11.0% vs. 4.3%；P = 0.016）。值得注意的是，与 DK Crush 组相比，Culotte 组分支 ISR 的发生率也显著升高（12.6% vs. 6.8%；P = 0.037）。DK Crush 组在分叉角度 > 70°（3.8% vs. 16.5%；P < 0.001）和 SYNTAX 积分 ≥ 23（7.1% vs. 18.9%；P < 0.001）的患者中，MACE 的发生率也较 Culotte 组低。然而，角度较大的分叉病变可能更适合采用改良 T 支架技术或 TAP 技术治疗，这在该研究中未被涉及。然而，ISAR-Left Main 研究的事后分析显示：Culotte 技术 6 ～ 9 个月的 ISR 发生率（21% vs. 56%；P = 0.02）和 1 年的 TLR 发生率（15% vs. 56%；P < 0.001）低于 T 支架技术，但常规血管造影随访使这些结果的解释变得复杂化[29]。

分叉专用支架

计划采用双支架策略的患者可能适合选择分叉专用支架。在最近报道的非 LM 分叉病变的 TRYTON 随机试验中，与单支架相比，用于辅助 Culotte 技术的裸金属 Tryton 分支支架（Tryton Medical，Durham，NC）没有达到 9 个月的主要非劣效性终点（单支架组 12.9% vs. Tryton 组 17.4%；P = 0.11；由心脏性死亡、靶血管 MI 和失败构成的复合终点），主要原因在于较高的围术期 MI（13.6% vs. 10.1%；P = 0.19）[58]。然而，试验确实达到了 9 个月血管造影随访的次要优效性终点：分支的狭窄率降低（单支架组 38.6%，vs. Tryton 组 31.6%；P = 0.002）。这些发现强调了在血管造影随访中分支的再狭窄并不常见，特别是较小分支的再狭窄。在累及 LM 的真性分叉病变中使用 Tryton 已经有报道，并且证明其是安全的[58a, 59]（图 8-4）。还有其他正处于不同评估阶段的分叉专用支架，包括 Nile PAX（Minvasys SAS，Gennevilliers，France）和 AXXESS-LMTM（AXXESS，Biosensors，Singapore）支架[60-61]。但尚需要进行更多的研究来验证分叉专用支架在 LM（和非 LM）分叉病变中的作用。

最终球囊对吻扩张的重要性

虽然最终球囊对吻扩张被认为是使用双支架策略时的必需步骤[62-63]，但是对于单支架策略，尤其是当分支仅通过球囊扩张成形术就能达到满意的最终结果时，是否需要进行常规的球囊对吻扩张仍然

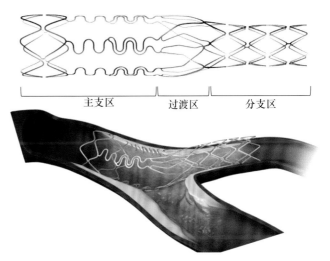

图 8-4 分叉病变专用 Tryton 支架。Tryton 分支支架是由 3 个区域组成的裸金属支架：①分支区；②过渡区；③主支区。分支区是用于插入分支的典型开槽管；过渡区由波浪形支架组成，用于提供足够的径向强度和覆盖整个峰；主支区域具有最小的金属血管比，可为主支血管支架置入提供一个开放的路径。置入术涉及病变准备（主支和分支的预扩张）、将 Tryton 分支区域送入到分支中，以及在主支内置入标准金属药物洗脱支架（或生物可吸收的支架）。然后同时或顺序进行最后的球囊对吻扩张

图中标注：主支区　过渡区　分支区

是一个具有争议的话题[64]。NORDIC Ⅲ研究比较了单支架置入术进行常规球囊对吻扩张和不进行球囊对吻扩张的临床结果。尽管在真性分叉病变（非 LM 分叉病变）的 8 个月血管造影随访中，球囊对吻扩张组分支再狭窄减少，但临床终点无明显差异（6 个月 MACE 发生率 2.1% vs. 2.5%；P = 1.00）；球囊对吻扩张增加了手术时间、造影剂用量和透视时间[65]。虽然在 LM 分叉病变的单支架策略中，未置入支架的分支是否需要常规进行后扩张从未被研究过，但人们普遍认为，在真性分叉病变的 LM PCI 中，当病变狭窄 > 70%、分支血管的血流受到影响、压力导丝测量的血流储备分数（FFR）证实有显著缺血时，需要进行常规球囊对吻扩张[64, 66]。

影像学评价

虽然血管造影一直被认为是评估冠状动脉的金标准，但已有文献报道了其在 LM 评估和血运重建中的局限性。血管造影用于评估 LM 病变的严重程度时具有一定的挑战性，部分原因是由于缺少相对正常的参考节段使得 LM 弥漫性及同轴性病变的诊断变得困难。此外，由于血管重叠、开口角度及变形、缩短、造影剂从导管头端流出，即使是对于最有经验的临床医师也很难准确评估 LM 节段（图 8-5）。研究显示血管造影与 IVUS[67] 和 FFR[68] 两者之间存在显著的不匹配，特别是在血管造影显示中度病变时。因此，关于是否对 LM 中度狭窄病变进行血运重建的最终决定不应仅基于冠状动脉造影。充分了解

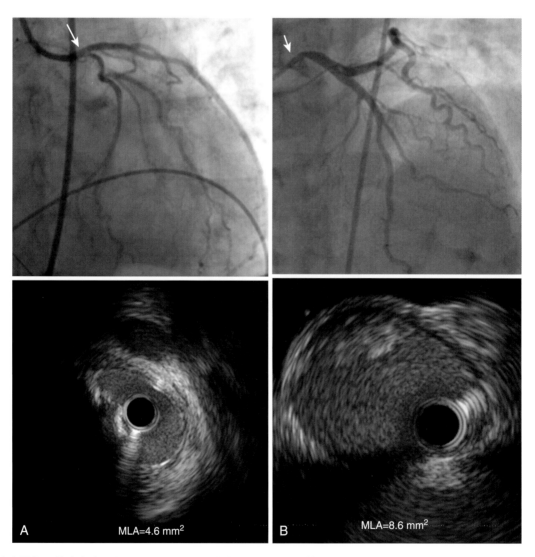

图 8-5 血管造影与血管内超声之间的差异。**A.** 冠状动脉造影显示 LM 体部节段模糊，无明显狭窄。血管内超声检查提示明显狭窄（MLA = 4.6 mm²）。**B.** 冠状动脉造影显示可能的开口病变。血管内超声检查显示无明显狭窄（MLA = 8.6 mm²）（图片由 Akiko Maehara 提供）

IVUS 和 FFR 的优点和缺点是正确评估 LM 病变的前提。联合 IVUS/FFR 的评估可以避免对无显著功能学意义的 LM 病变进行血运重建，从而进一步避免其相关并发症和花费。

血管内超声

血管内超声（IVUS）在 LM 病变行 PCI 前后均发挥着重要的作用。在 PCI 之前，IVUS 可用于客观地评估病变的严重程度、病变范围（包括分支累及情况）、管腔空间结构、斑块分布和钙化范围。Abizaid 等首先强调了在评估病变严重程度时，血管造影和 IVUS 之间缺乏相关性[69]。他们还证明了最小管腔直径（MLD）在预测未来发生缺血性不良事件中的重要性。Jasti 等证实了 LM MLD ＜ 2.8 mm 和 MLA ＜ 5.9 mm^2 是 FFR ＜ 0.75 的最佳预测性指标[70]。Kang 等报道，在具有较小体表面积的患者队列中，FFR ＜ 0.80 的唯一独立预测因子是 LM MLA 值，其＜ 4.8 mm^2 是最准确的相关值[71]。

随后的研究尝试确定 IVUS MLA 的临界值，以安全地指导 LM 病变血运重建决策过程。LITRO 是一项多中心的前瞻性研究，其目的在于验证将 IVUS 测量的 MLA 临界值 6 mm^2 作为一个安全参数指导临界 LM 病变的血运重建[67]。研究共纳入 354 例患者，其中 LM MLA ≥ 6 mm^2 的 179 例接受药物治疗，LM MLA ＜ 6 mm^2 的 152 例接受血运重建（PCI 占 45%，CABG 占 55%）。两组之间 2 年的心脏性死亡和 MI 发生率无差异。虽然 6 mm^2 的 MLA 值被广泛认为是可以安全推迟血运重建的 IVUS 临界值，但最佳 MLA 临界值仍然是一个具有争议的话题，在亚洲队列中 4.8 mm^2 的 MLA 值也显示具有临床效用[71]。

除了评估临界病变之外，IVUS 在指导 LM 病变的介入治疗中也起着重要的作用，包括选择支架的直径和长度、判断是否需要斑块切除以及技术选择（如单支架与双支架策略）。LM 支架置入后，IVUS 可用于评估斑块移位、POC 的几何变化以及最佳 MLA（支架扩张）[72]。支架膨胀不全是影响 LM PCI 预后的一个最重要的因素，其与支架内血栓形成和再狭窄具有很强的相关性[46]。支架膨胀不全在双支架技术中最为常见，尤其是在 LCX 的开口处，这也部分解释了该位置较高的 ISR 发生率。通常情况

下，最小支架面积（MSA）越大，不良事件发生率越低，目前提出的 MSA 临界值如图 8-3 所示。Kang 等已经评估了最佳 IVUS 支架面积，用于预测 LM 病变患者置入 SES 后 ISR 的发生[46]。以 LM 的各节段为依据，预测 PCI 术后 ISR 发生的最佳 MSA 值分别为：LM 体部为 8.2 mm^2，POC 为 7.2 mm^2，LAD 开口为 6.3 mm^2，LCX 开口为 5.0 mm^2（或 4.0 mm^2，如果 LCX 开口没有支架）。上述位置的支架膨胀不全是 2 年 MACE 发生率的独立预测因子，尤其是对再次血运重建的预测；而支架贴壁不良不能预测 ISR 或 MACE。据 Park 等报道，患者接受 IVUS 引导下的 LM 支架置入较单纯血管造影下的 LM 支架置入具有较低的远期死亡率[73]。

最后，光学相干断层扫描（OCT）是一种分辨率比 IVUS 更高的新型冠状动脉内成像手段，能够提供对管腔和内膜更详细的评估。OCT 用于评估 LM 病变的缺点包括：与 IVUS 相比，其穿透力较弱，并且 LM 管腔内的血液难以完全冲洗干净。虽然最近出现了一些关于 OCT 优化 LM 分叉 PCI 的令人感兴趣的观察结果[74-78]，但在广泛推荐该技术来指导 LM 病变治疗决策之前，需要进一步的数据验证。

血流储备分数

通过压力导丝测量的血流储备分数（FFR）是冠状动脉狭窄生理学功能评估的金标准[11-12, 79-82]，在对分叉病变的处理中可能具有一定的作用[66, 83]。针对非 LM CAD 患者的随机试验 DEFER、FAME Ⅰ 和 FAME Ⅱ 已经证明，对于处理冠状动脉单支或者多支病变，FFR 指导的血运重建策略与单纯血管造影策略相比，临床结果显著改善[79-80, 82]。随后几名研究者证实了 FFR 在 LM PCI 中的作用[68, 70, 84-89]。

Hamilos 等评估了 215 例血管造影显示疑似 LM 狭窄的患者接受 FFR 指导的 LM 血运重建的长期临床结果[68]。FFR ≥ 0.80 的患者接受药物治疗（非手术组，n = 138），而 FFR ＜ 0.80 的患者，接受 CABG（手术组；n = 75）。两组 5 年生存率相似（非手术组 89.8% vs. 手术组 85.4%；P = 0.48）。非手术组和手术组的 5 年无事件生存率（由死亡、MI 或再次血运重建构成的复合终点）分别为 74.2% 和 82.8%（P = 0.50）。通过测量 FFR 发现，在 LM 狭窄＜ 50% 的患者中，23% 的患者具有显著的血流动力学异常。这

项研究证实了当通过血管造影不能确定 LM 狭窄程度时，应用 FFR 指导治疗的价值。

虽然 FFR 在衡量单纯 LM 病变的生理学功能方面具有较高的应用价值，但应该明确的是 FFR 在伴有多支病变的 LM 病变患者中的应用具有一定理论局限。FFR 的测量值可能受远端冠状动脉节段病变的影响，因此，当压力传感器被置于 LM 远段时，LAD 或 LCX 内的重度狭窄可能会增加 LM 节段的 FFR 值[89]。在这种情况下，应从两个分支血管开始进行回撤并测量 FFR，以期在 LM 远段和两个分支血管的开口部位之间找到显著狭窄病变的位置[89-90]。另一方面，当 LM 病变下游有一处严重的狭窄时，如果将压力传感器置入另一支没有严重病变的血管中，那么将会人为地造成 LM 病变的 FFR 值偏低。为了揭示 LM 病变节段的真实血流动力学情况，需要对具有显著功能学差异的远端狭窄病变进行 PCI。FFR 也可用于确定单支架置入术后血管造影显示 LCX 开口处狭窄的功能学意义，特别是当开口狭窄 > 75% 时[83]。

使用 FFR 评估临界 LM 病变时要考虑的其他问题如下：

①用于评估 LM 病变的 FFR 临界值尚无明确共识。虽然普遍认为 FFR ≤ 0.80 即可进行血运重建，但一些人认为当 FFR 值为 0.80 ~ 0.85 时，需重复测量 1 次，并应该用 IVUS 进行辅助评估。

②在进行 FFR 测量时，应特别注意避免指引导管的深插（压力下降），这可能会增加 FFR 值。

③鉴于 LM 供应的心肌范围较大，如果 FFR 值位于临界值附近时（如 < 0.85 但 > 0.80），则应增加腺苷剂量以确保心肌最大的充血。

总之，IVUS 和 FFR 指导下的 LM PCI 对手术过程和临床结果的改善已经在几项中等样本量的非随机对照试验中得到证实。然而，鉴于 LM 内支架失败（血栓形成或再狭窄）可能导致的严重临床后果，强烈建议在 IVUS 和（或）FFR 指导下进行 LM PCI，以达到优化短期和长期临床结果的目的。

左主干血栓形成导致的心肌梗死

大多数针对 LM 血运重建的研究都排除了 ST 段抬高型心肌梗死（STEMI）患者。尽管直接 PCI 是 STEMI 患者的首选血运重建策略，但针对 LM 血栓

形成患者的研究数据有限。在一项纳入 977 例患者的 meta 分析中，26% 的 LM STEMI 患者出现了心源性休克；与没有出现休克的患者相比，这些患者的 30 天全因死亡率显著升高（55% vs. 15%；P < 0.001）[91]。同样，在 AMIS Plus 注册研究中，348 例接受 LM 直接 PCI 的患者与 6318 例接受非 LM 直接 PCI 的患者进行了比较，LM 病变患者心源性休克的发生率较高（12.2% vs. 3.5%；P = 0.001），死亡率较高，尤其是当同时伴有非 LM 病变时[92]。最后，Patel 等使用英国心血管介入学会数据库比较了 568 例无保护闭塞性 LM 病变（TIMI 血流 0/1 级且狭窄 > 75%）的 STEMI 患者和 1045 例非闭塞性 LM 病变接受急诊治疗的患者的 3 年临床结果[93]。与非闭塞性 LM 病变相比，闭塞性 LM 病变的 STEMI 患者出现围术期休克（57.9% vs. 27.9%；P < 0.001）和（或）需要 IABP 支持（52.5% vs. 27.2%；P < 0.001）的可能性增加了 1 倍。住院期间（43.3% vs. 20.6%；P < 0.001）、1 年（52.8% vs. 32.4%；P < 0.001）、3 年（73.9% vs. 52.3%；P < 0.001）的死亡率在闭塞性 LM 病变的患者中也显著增高。

血流动力学支持

在接受 LM PCI 的特定患者中建议常规使用血流动力学支持装置，例如 IABP 或左心室支持（如微轴推进泵等）以降低围术期风险[94-97]。在 PROTECT Ⅱ 试验中，452 例接受 PCI 的高危患者被随机分配接受 Impella 2.5 或 IABP 血流动力学支持，结果证实 30 天和 90 天的死亡率或不良事件并未减少[98]。在 107 例接受 PCI 的无保护 LM 病变患者中，30 天 [1.02（0.65 ~ 1.60）] 和 90 天 [0.88（0.59 ~ 1.33）] 的主要不良事件的相对风险率（95% CI）在两种支持装置间无显著差异。目前普遍认为，不需要在 LM PCI 中常规使用血流动力学支持装置，但在某些临床情况下，使用这些装置降低手术风险可能是合理的（表 8-6）。

双联抗血小板治疗的选择和疗程

在 SYNTAX 研究中，TAXUS PES 组 5 年支架内血栓形成发生于约 10% 的患者，这导致了 PCI 队列中 MACE 的发生率显著增加[99]。值得注意的

表 8-6　LM PCI 术中给予血流动力学支持可能获益的情况

心源性休克
难治性或失代偿性心力衰竭
低左心室射血分数（＜ 40%）
伴有严重的右冠状动脉病变
严重多支血管病变
应用旋磨术
高血栓负荷或高无复流 / 慢血流风险
左冠状动脉优势型

是，在 SYNTAX 研究中，19.4% 的支架内血栓形成发生在 LM 节段。早期停止双联抗血小板治疗（DAPT）是支架内血栓形成的重要预测因子[100]。在 GISE 调查中，大多数死亡或 MI 发生在 DAPT 不足 6 个月的患者中，尤其是急性冠脉综合征的患者[101]。鉴于 LM PCI 后停止 DAPT 可能导致的严重后果，应尽一切努力确保患者服用药物的依从性。尽管新一代 DES 的安全性得到提高[42]，但是使用 DES 进行 PCI 后，DAPT 的最佳疗程仍然是一个有争议的话题[102-104]。在没有强有力的数据支持的情况下，对于行 LM PCI 的患者，推荐至少持续 1 年的 DAPT 似乎是合理的[11-12]。

Migliorini 等的研究显示在接受 LM PCI 的患者中，给予 600 mg 氯吡格雷的负荷剂量后仍有较高残留血小板反应者，支架内血栓形成和心脏性死亡的风险可增加 4 倍[105]。在该研究中，高残留血小板反应是支架内血栓形成和心脏性死亡的唯一独立预测因子。研究证明更有效的 P_2Y_{12} 受体阻滞剂替格瑞洛和普拉格雷可以减少接受 PCI 的急性冠脉综合征患者的支架内血栓形成，尽管这些研究中 LM 病变患者较少[106-107]。虽然迄今为止还没有结论性的研究证明替格瑞洛或普拉格雷在 LM 病变患者中的疗效，但对于血栓形成风险高（如复杂 CAD 采用分叉部位多支架置入术）和出血风险低的患者，使用这些药物可能是合理的。

左主干经皮冠状动脉介入治疗后的随访

SYNTAX 研究的结果显示了使用 DES 行 LM PCI 的相对安全性，并且根据最新发布的指南，无保护 LM 病变行 PCI 后，不推荐常规进行血管造影随访（之前为推荐类别 Ⅱ a）[11]。常规或选择性计算机断层显像（有或没有生理学评估）在 LM PCI 后的作用仍有待探究。

左主干分叉病变的经皮冠状动脉介入治疗技术

LM 远端分叉病变仅累及一个分支通常应采用单支架技术（计划的单支架，采用或不采用分支球囊扩张成形术，行或不行最终球囊对吻扩张）。对于累及 LM 远端分叉部位和需要双支架治疗的真性分叉病变，已有多种技术被报道和介绍。对于这种技术，为了达到优化长期临床结果和保证分支血管未来的通畅性，最终球囊对吻扩张是必需的。最合适的双支架 LM PCI 技术的选择根据斑块分布（Medina 分类）、病变位置（开口、中段或远端分叉）、LM 分叉角度、术者经验和专业知识等因素而不同。

单支架技术（图 8-6）

单支架技术是在 LM 和 LAD（或极少数在 LCX）中首先置入单个支架并跨过另外一个分支。步骤如下：

①主支和分支导丝保护。
②球囊预扩张主支和分支（分支可选）。
③在两根血管导丝到位的前提下在主支中置入支架
④评估分支情况：考虑是否需要进行球囊扩张成形术或支架置入术。如果狭窄程度＜ 50%，没有慢血流和夹层的发生，分支治疗可以推迟；否则通常需要进行干预。最常见的是首先进行球囊扩张成形术以达到可接受的结果。如果 TIMI 血流＜ 3 级、出现严重的开口部位狭窄加重（＞ 80% 狭窄）、可能导致分支闭塞、夹层≥ B 型或 FFR ＜ 0.75，则约 20% 的病例可能需要支架置入（尽管这一比例根据术者的不同而波动在小于 10% 至大于 30% 的范围中）。在分支中放置第二个支架可以通过 T 支架技术、TAP 技术、反向 Crush 技术或者 Culotte 技术进行。
⑤重置分支的导丝和最终球囊对吻扩张（如果没有放置分支支架，由术者自行决定是否进行最终球囊对吻扩张；双支架技术则必须进行最终球囊对吻扩张）。

保留分支中的导丝直到主支支架置入和（或）后扩张完成，以防分支闭塞或开口病变加重，这是一个非常重要的步骤，特别是在复杂解剖（血管迂

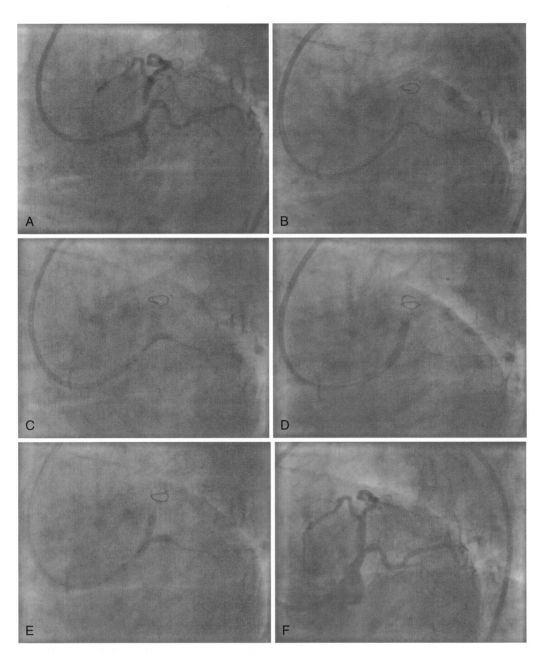

图 8-6　应用最终球囊对吻的单支架技术进行 LM PCI。**A.** 基线血管造影显示严重 LM 远段病变累及 LAD 近段和 LCX 临界病变。**B.** LM 和 LAD 的预扩张。**C.** LCX 预扩张。**D.** LM-LAD 支架置入。**E.** 回撤和重置 LCX 导丝后，同时进行最后的对吻扩张。**F.** 最终血管造影显示出很好的效果

曲、急剧成角、严重狭窄、重度钙化）存在的情况下。临时拘禁导丝通常可以轻易地回撤。不应该使用聚合物涂层的导丝，否则聚合物可能在拘禁导丝回撤的过程中脱落。然而在重置分支中的导丝时，则可选择多聚物涂层导丝。在 LM 支架置入后，且球囊对吻扩张第二个置入支架前，强烈建议充分后扩张近段主支支架［近端优化技术（POT）］以优化分叉部位的几何结构，并能通过主支支架远端的侧孔提高分支血流的通畅性[64, 108-109]。

双支架技术

目前，已经有多种双支架技术。特定技术的选择应基于分叉的特征、术者的偏好和经验。针对特定的患者选择最合适的支架技术时，应考虑以下一般原则：

①分支的大小。在 LM PCI 中，分支（一般为 LCX）供血的心肌范围相对较大（特别是在左冠状动脉优势型的情况下），故保持其通畅性和完整性是非常重要的。如果分支和 LM 主体部分的血管直径

差异显著（即分支显著小于主支），那么 Culotte 技术可能会带来很多问题，应当避免使用。在这种情况下，应选择 T 支架技术、Crush 技术或 DK Crush 技术。

②分支的病变长度。长度＜ 5 mm 的局限性病变，即使血管造影显示狭窄严重，也很少具有功能学意义，通常应采用单支架方法进行治疗，随后测量 FFR 评估和指导下一步处理，并选择是否需要最终对吻扩张以达到最优结果。然而，如果严重狭窄的病变延伸数毫米进入分支（＞ 5 mm），特别是在同时伴有成角或钙化的情况下，则应考虑采用双支架方法。

③分叉成角。对于成角＜ 70° 或 Y 形分支容易进入，但是斑块移位（或嵴移位）可能也比较容易发生并且较严重。当病变位于成角≥ 70° 或 T 形分支中，分支进入较为困难，但斑块移位不明显。对于需要使用双支架技术的分支成角≥ 70°

的 LM 分叉病变，通常会使用 T 支架技术、改良 T 支架技术或 TAP 技术[110]。如果分支成角＜ 70°，则通常优选 Crush 技术、DK Crush 技术、Culotte 技术。

④钙化程度及范围。与 IVUS 相比，行血管造影时钙化程度及范围常被低估。如果存在至少中等程度的钙化，则推荐使用切割或嵌入式球囊或粥样斑块切除术进行斑块修饰。虽然进行粥样斑块切除术的患者并不强制要求双支架技术，但由于这类患者通常具有弥漫性动脉粥样硬化性斑块，使得其可能更多的获益于双支架技术。

技术介绍

Culotte 技术（图 8-7）

该技术使用两个支架，并且可以完全覆盖分叉部位（特别是嵴和分支开口），但在近段主支中具有两层金属支架。这里描述的步骤引自 Nordic Stent

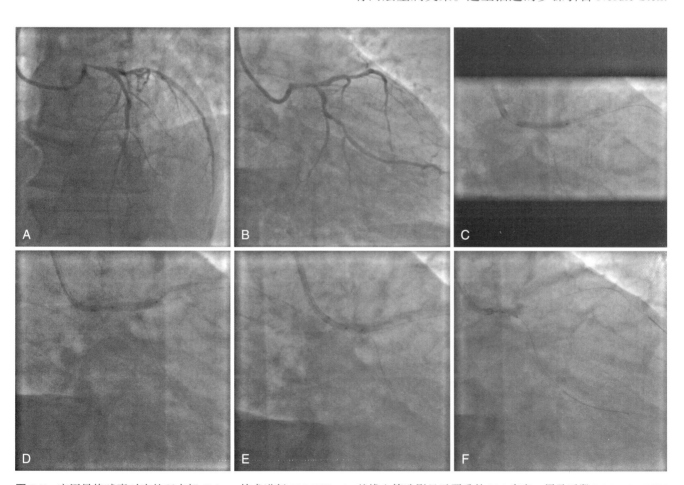

图 8-7 应用最终球囊对吻的双支架 Culotte 技术进行 LM PCI。**A.** 基线血管造影显示严重的 LM 病变，累及近段 LAD。**B.** LCX 开口临界病变，LCX 近段重度病变。**C.** LM 和 LAD 预扩张。**D.** LM-LAD 支架置入。**E.** 选择一个短的非顺应性球囊，从支架近端到 LCX 开口部位，扩张支架的 LM 部分［近端优化技术（POT）］。**F.** 撤出 LCX 中的导丝并重置 LCX 导丝后，通过 LM 支架网眼预扩张 LCX 开口

第 2 部分 冠状动脉介入治疗

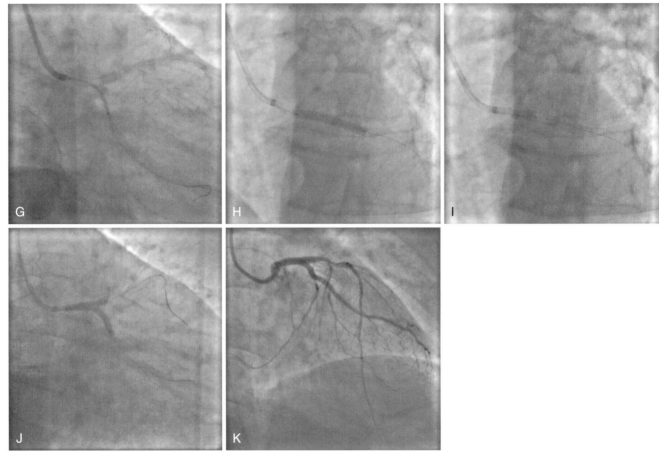

图 8-7（续） G. 撤出 LAD 导丝，通过 LM-LAD 的支架网眼将支架送入 LCX 中。H. LM-LCX 支架置入。I. 选择一个短的非顺应性球囊，从支架近端到 LAD 开口部位，扩张支架的 LM 部分（POT）。J. 重置 LAD 导丝，同时最终球囊对吻扩张。K. 最终血管造影显示出很好的效果

Technique Study[36]：

①主支和分支导丝保护。

②预扩张主支和（或）分支（可选但推荐）。

③主支支架置入。

④通过主支支架网眼重置导丝至分支，并撤出分支中的拘禁导丝。

⑤通过主支支架网眼扩张分支。

⑥通过主支支架网眼在近段主支和分支中置入支架。

⑦通过分支支架网眼重置主支导丝。

⑧最终球囊对吻扩张。

通常，第一枚支架应置入开口角度较大的一支血管中，无论是主支还是分支。为了保证分支的完全开放和分支支架结构的较好维持，在进行 Culotte 技术时，应选用开孔支架而不是闭孔支架。此外，如果主支和分支的血管直径存在较大差异（≥ 1.5 mm），则不应使用该技术[110]。

Crush 技术（图 8-8）

该技术最先由 Colombo 等提出[112-113]，并随着时间的推移进行了一些改进：

①主支和分支导丝保护。

②预扩主支和（或）分支（可选但推荐）。

③将未扩张的支架（或球囊）预先放置到主支中，分支置入支架。分支支架的近端应突出到主支数毫米，但未扩张的主支支架（或球囊）的近端必须靠近分支支架的近端边缘。

④评估分支的通畅性和血流，确保分支不需要额外的支架或即时球囊扩张成形术。

⑤撤出分支中的导丝和支架球囊。

⑥用主支中预先置入的支架或球囊扩张挤压分支支架（若为球囊挤压，则随后在主支中置入支架）。

⑦通过主支支架网眼重置导丝至分支。

⑧分支的高压扩张（可选）。

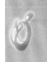

⑨最终球囊对吻扩张（必须进行）。

目前，已有多种该技术的变型。如今，大多数术者试图尽量减少主支内的分支支架长度（2～3 mm），以减少分支开口处的多层支架（miniCrush 技术）[110, 114]。如果分支支架在主支支架内被挤压，则称为 internal Crush 或 reverse Crush 技术。在另一种变型中，主支支架被分支支架挤压（inverted Crush 技术）[115]。另外一种变型的产生是为了使该技术能够使用 6 Fr 的指引导管通过桡动脉途径进行。在这种技术中，使用球囊挤压分支支架，并且两个支架被顺序送入和释放（顺序 Crush 或改良球囊 Crush）。Crush 技术的缺点包括重置分支导丝进行球囊对吻扩张难度较大，以及分支开口处存在多层挤压支架，进而导致分支开口处支架内再狭窄发生率大大增加。在传统导丝难以到位的情况下，亲水导丝可能有助于穿过主支支架到达分支。最近一次更新是 DK Crush 技术[57, 116]。这一技术需要两次球囊对吻扩张，第一次是分支支架被挤压后（促进重置导丝进行最终对吻），第二次（最终对吻）是在主支支架置入后

（图 8-9）。

T 支架技术（图 8-10）

当采用单支架技术后分支支架不能达到最佳效果，或计划采用双支架技术且分支角度 ≥ 70° 但 ≤ 100° 时，则需要使用 T 支架技术：

①主支和分支导丝保护。

②预扩张主支和（或）分支（推荐但可选）。

③分支导丝到位的情况下在主支中置入支架（或者先在分支中置入支架）。

④重置导丝至分支，并回撤分支中的拘禁导丝。

⑤通过主支支架扩张分支。

⑥通过主支支架网眼置入分支支架，分支中的支架不突入到主支中（如果首先将支架置于分支，则在主支中置入支架）。

⑦最终球囊对吻扩张。

这种技术的主要缺点是由于在分叉区域，特别是开口部位支架覆盖不全导致分支的开口处再狭窄率较高。然而，如果从主支分出分支的角度接近

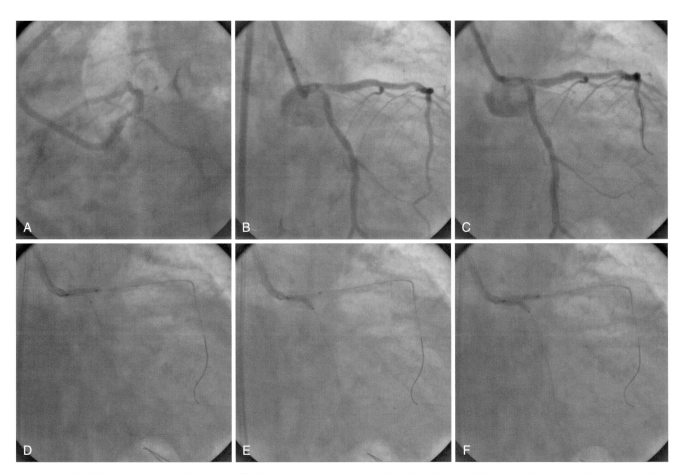

图 8-8 应用最终球囊对吻的双支架 Crush 技术进行 LM PCI。**A-B.** 基线血管造影显示累及 LM 远段、LAD 开口和 LCX 开口（Medina 分型 1，1，1）的严重病变。**C.** 两个分支导丝保护。**D.** LAD 预扩张。**E.** LCX 预扩张。**F.** 同时球囊对吻预扩张

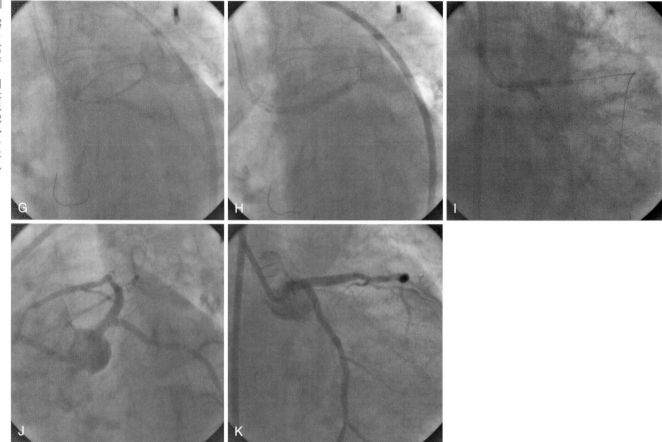

图 8-8（续）　G. 两个支架同时置于分叉病变部位：最终被挤压的支架位于 LCX 中，最小（约 2～3 mm）突出到 LM；"挤压"支架位于 LM-LAD 中。首先释放 LCX 支架，LM-LAD 支架到位，但未释放。H. 撤出 LCX 支架球囊和导丝后，释放 LM-LAD 支架，挤压之前释放的 LCX 支架。I. 通过被挤压的支架网眼重置导丝到 LCX 后，最终球囊对吻扩张。J 和 K 显示出很好的效果

90°，则使用该技术可以达到完全覆盖开口的效果。另外，TAP 技术是将分支支架少量突出到主支中，适用于处理分叉角度＞ 70° 的病例。在 MV 支架置入后，将分支支架少量突出到 MV 中，同时将球囊放置在 MV 中。分支支架释放后，将支架球囊从分支中移除，然后 MV 球囊扩张。重置分支导丝，进行最终球囊对吻扩张。如果能够操作正确，这种技术可使支架完全覆盖开口的可能性提高，而不会发生支架变形或支架钢梁不完全贴壁。

V 支架技术（图 8-11）

该技术中，主支和分支同时置入支架。它主要用于病变位于分叉远端的情况（Medina 分型 0，1，1）。

①主支和分支导丝保护。

②预扩张主支和分支。

③在两个分支中置入支架，近端少量突入主支中。

④将球囊放置在两个分支中，同时（或顺序）释放支架。

⑤最终球囊对吻扩张。

在分叉近端存在病变的情况下（Medina 分型 1，1，1），两个支架排列在 LM 中，形成一个新的嵴，这种方法称为 Y 支架技术、同步对吻支架技术（SKS）或双筒技术。该技术的另一个变型被用于主支近段弥漫性病变，在分叉支架置入之前首先在主支近段置入支架。这被称为 Skirt 或延长 Y 支架技术。Y 支架技术很少使用，因为新形成的嵴通常是偏心性的，并且在发生支架内再狭窄的情况下难以重新置入导丝。并且如果近端夹层形成，则必须转换成较为复杂的 Crush 或 Culotte 技术。在 Y 支架置入术后，MACE 发生率也有所上升[117-118]。但在血流动力学不稳定的患者中，应该优先快速稳定严重的 LM 狭窄，因此 Y 支架技术可能是有用的。

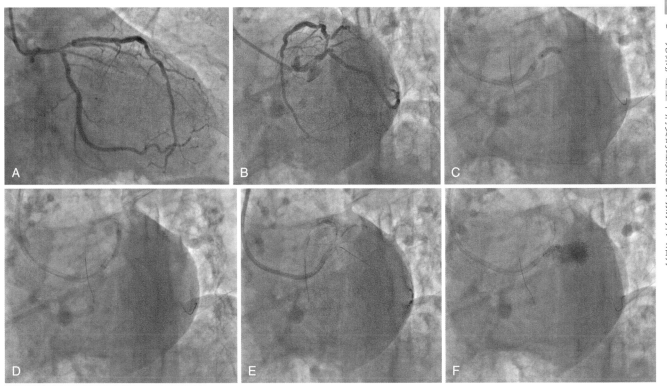

图 8-9 应用 DK Crush 技术进行 LM PCI。**A-B.** 基线血管造影显示 LM 分叉病变（Medina 分型 1，1，1），累及 LAD（主支远段）和 LCX（分支）。**C.** 分别预扩张两个分支后，将第一枚支架置入分支（LCX），并且主支远段预埋球囊。**D.** 撤出 LCX 中的支架球囊后，扩张 LM-LAD 中的球囊以"挤压"在 LM 中突出的 LCX 支架部分。**E.** 撤出 LAD 球囊后，取出 LCX 中的导丝并重置导丝至 LCX。第一次球囊对吻扩张 LCX 的开口（**F**），然后同时球囊对吻扩张（**G**）

左主干开口病变的经皮冠状动脉介入治疗

当 LM 长度允许单个支架置入时，通常可直接对 LM 开口进行 PCI。LM 开口支架置入相关的难题包括：对狭窄的正确评估（痉挛、成角、严重程度）、指引导管引起的支架变形（纵向压缩）、置入支架较短（8 mm 的支架不应该置入 LM 开口部位）导致的支架内血栓形成、逆行窦部或主动脉夹层以及由于支架过度突出到主动脉而导致随后指引导管再次进入 LM 开口困难（图 8-12）。目前，对于开口病变有专门的装置来帮助和引导更精确的支架定位（如 Ostial Pro，Merit Medical Systems，Inc，South Jordan，Utah）。

结语

LM 病变患者血运重建策略的制订是复杂的，需要经过无创性和有创性检查对病变的正确评估，通过预后评分（如解剖学 SYNTAX 积分及临床和解剖结合的 SYNTAX Ⅱ 积分）进行危险分层，并需要多学科心脏团队共同参与讨论。伴有多支病变的 LM 病变患者最好选择 CABG。然而，目前来自随机对照试验的证据表明：对于伴中低复杂度的冠状动脉解剖结构的 LM 病变患者，PCI 的治疗效果至少可与 CABG 相媲美。鉴于 LM 供血的心肌范围较大，LM PCI 本身就具有较高的风险，其结果取决于术者的专业知识和经验，这是心脏团队讨论中必须考虑的一个因素。然而，到目前为止所有完成的随机对照试验均不足以给出一个确定性的结论，而注册研究报告则受到选择偏倚和混杂因素的限制。正在进行的 EXCEL 和 NOBLE 试验将为适于两种血运重建治疗的 LM 病变患者提供采用 DES 进行 PCI 与 CABG 相比的安全性和有效性数据。

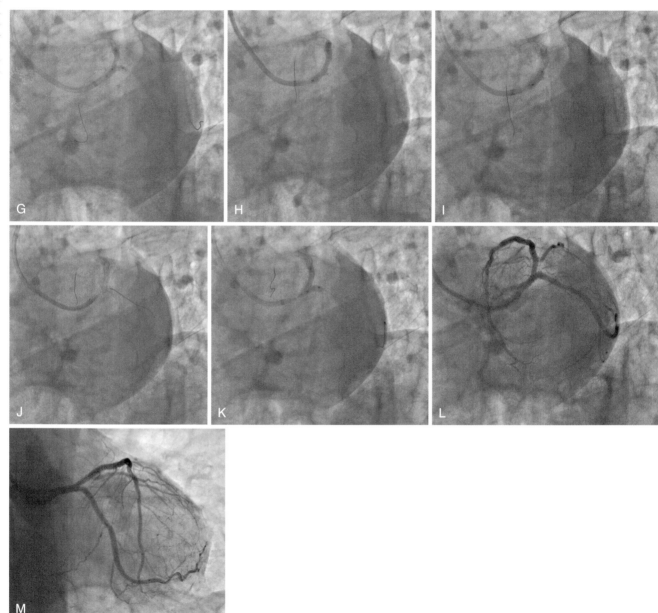

图 8-9（续）　**H.** LM-LAD 置入支架。**I.** 后扩张 LM 近段支架，其中球囊的远端部分在 LCX 开口之前（近端优化技术；POT）。**J.** 撤出 LCX 中的导丝并重置 LCX 导丝。**K.** 第二次球囊对吻扩张。**L-M.** 最终血管造影结果

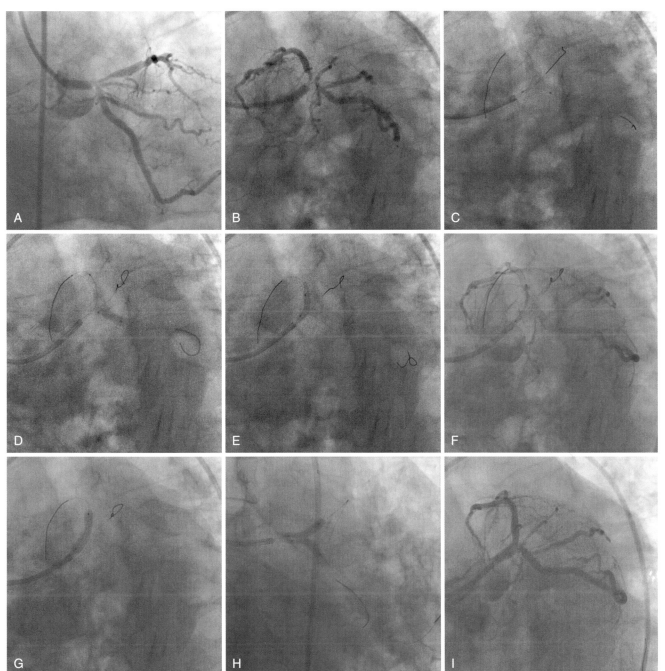

图 8-10　应用 T 支架技术进行 LM PCI。**A-B.** 基线血管造影显示三分叉病变累及 LM 远段、LAD、LCX 和中间支。在 LM 和 LCX 之间存在直角（约 90°），首选 T 支架技术。**C.** LCX 预扩张。**D.** 在 LCX 中置入支架，LCX 支架少量突出到 LM。注意 LAD 和中间支中的导丝有助于将支架置入 LCX。**E.** LCX 支架释放，预扩张 LAD。如果 LCX 支架钢梁突出在 LM 中，则它们将被挤压，便于支架通入 LAD。**F.** 在 LM-LAD 中置入支架。**G.** LM-LAD 支架释放。**H.** 撤出 LCX 导丝并重置导丝到 LCX，进行最终球囊对吻扩张。**I.** 最终血管造影显示出很好的效果

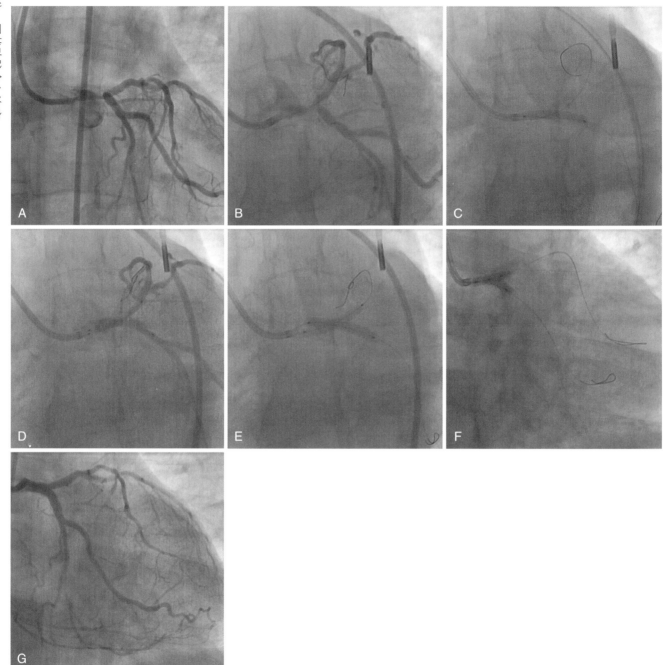

图 8-11 应用 V 支架（双筒）技术进行 LM PCI。**A-B.** 基线血管造影显示分叉病变累及 LM 远段，LAD 近段和 LCX 近段（Medina 分型 1，1，1）。**C.** 球囊预扩张 LCX。**D.** 同时支架置入。**E.** 同时支架释放。**F.** 同时球囊后扩张（不撤出导丝）。**G.** 最终血管造影显示出很好的效果

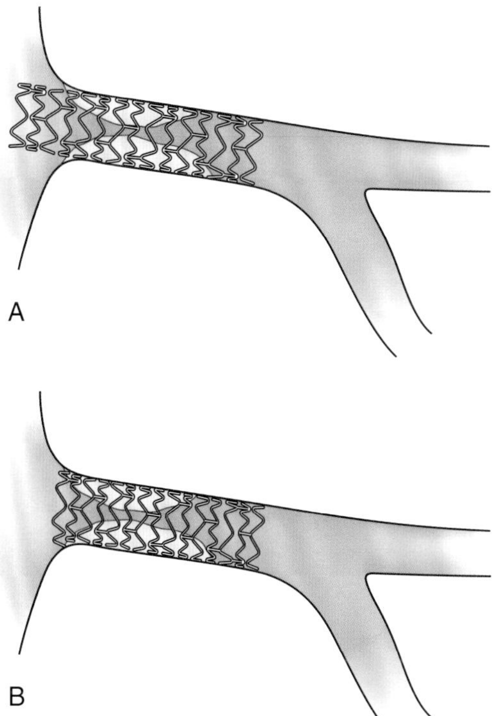

图 8-12 LM 开口病变行 PCI。**A.** 支架置入 LM 并大部分突出到主动脉中。**B.** 支架主要定位于 LM 开口，极少突出到主动脉（引自 SJ Park's presentation "Left Main CTO Summit 2013," New York.）

参考文献

1. DeMots H, Rosch J, McAnulty JH, et al: Left main coronary artery disease. *Cardiovasc Clin* 8:201–211, 1977.
2. Ragosta M, Dee S, Sarembock IJ, et al: Prevalence of unfavorable angiographic characteristics for percutaneous intervention in patients with unprotected left main coronary artery disease. *Catheter Cardiovasc Interv* 68:357–362, 2006.
3. Cohen MV, Cohn PF, Herman MV, et al: Diagnosis and prognosis of main left coronary artery obstruction. *Circulation* 45:I57–I65, 1972.
4. Brennan JM, Dai D, Patel MR, et al: Characteristics and long-term outcomes of percutaneous revascularization of unprotected left main coronary artery stenosis in the United States: a report from the National Cardiovascular Data Registry, 2004 to 2008. *J Am Coll Cardiol* 59:648–654, 2012.
5. Taylor HA, Deumite NJ, Chaitman BR, et al: Asymptomatic left main coronary artery disease in the Coronary Artery Surgery Study (CASS) registry. *Circulation* 79:1171–1179, 1989.
6. Chaitman BR, Fisher LD, Bourassa MG, et al: Effect of coronary bypass surgery on survival patterns in subsets of patients with left main coronary artery disease. Report of the Collaborative Study in Coronary Artery Surgery (CASS). *Am J Cardiol* 48:765–777, 1981.
7. Cohen MV, Gorlin R: Main left coronary artery disease. Clinical experience from 1964-1974. *Circulation* 52:275–285, 1975.
8. Yusuf S, Zucker D, Peduzzi P, et al: Effect of coronary artery bypass graft surgery on survival: overview of 10-year results from randomised trials by the Coronary Artery Bypass Graft Surgery Trialists Collaboration. *Lancet* 344:563–570, 1994.
9. Caracciolo EA, Davis KB, Sopko G, et al: Comparison of surgical and medical group survival in patients with left main equivalent coronary artery disease. Long-term CASS experience. *Circulation* 91:2335–2344, 1995.
10. Takaro T, Peduzzi P, Detre KM, et al: Survival in subgroups of patients with left main coronary artery disease. Veterans Administration Cooperative Study of Surgery for Coronary Arterial Occlusive Disease. *Circulation* 66:14–22, 1982.
11. Levine GN, Bates ER, Blankenship JC, et al: 2011 ACCF/AHA/SCAI Guideline for Percutaneous Coronary Intervention. A report of the American College of Cardiology Foundation/American Heart Association Task Force on Practice Guidelines and the Society for Cardiovascular Angiography and Interventions. *J Am Coll Cardiol* 58:e44–e122, 2011.
12. Task Force members, Windecker S, Kolh P, et al: 2014 ESC/EACTS Guidelines on myocardial revascularization: the Task Force on Myocardial Revascularization of the European Society of Cardiology (ESC) and the European Association for Cardio-Thoracic Surgery (EACTS) Developed with the special contribution of the European Association of Percutaneous Cardiovascular Interventions (EAPCI). *Eur Heart J* 35(37):2541–2619, 2014.
13. Buszman PE, Kiesz SR, Bochenek A, et al: Acute and late outcomes of unprotected left main stenting in comparison with surgical revascularization. *J Am Coll Cardiol* 51:538–545, 2008.
14. Serruys PW, Morice MC, Kappetein AP, et al: Percutaneous coronary intervention versus coronary-artery bypass grafting for severe coronary artery disease. *N Engl J Med* 360:961–972, 2009.
15. Morice MC, Serruys PW, Kappetein AP, et al: Outcomes in patients with de novo left main disease treated with either percutaneous coronary intervention using paclitaxel-eluting stents or coronary artery bypass graft treatment in the Synergy Between Percutaneous Coronary Intervention with TAXUS and Cardiac Surgery (SYNTAX) trial. *Circulation* 121:2645–2653, 2010.
16. Mohr FW, Morice MC, Kappetein AP, et al: Coronary artery bypass graft surgery versus percutaneous coronary intervention in patients with three-vessel disease and left main coronary disease: 5-year follow-up of the randomised, clinical SYNTAX trial. *Lancet* 381:629–638, 2013.
17. Park SJ, Kim YH, Park DW, et al: Randomized trial of stents versus bypass surgery for left main coronary artery disease. *N Engl J Med* 364:1718–1727, 2011.
18. Boudriot E, Thiele H, Walther T, et al: Randomized comparison of percutaneous coronary intervention with sirolimus-eluting stents versus coronary artery bypass grafting in unprotected left main stem stenosis. *J Am Coll Cardiol* 57:538–545, 2011.
19. Capodanno D, Stone GW, Morice MC, et al: Percutaneous coronary intervention versus coronary artery bypass graft surgery in left main coronary artery disease: a meta-analysis of randomized clinical data. *J Am Coll Cardiol* 58:1426–1432, 2011.
20. Athappan G, Patvardhan E, Tuzcu ME, et al: Left main coronary artery stenosis: a meta-analysis of drug-eluting stents versus coronary artery bypass grafting. *JACC Cardiovasc Interv* 6:1219–1230, 2013.
21. Patel MR, Dehmer GJ, Hirshfeld JW, et al: ACCF/SCAI/STS/AATS/AHA/ASNC/HFSA/SCCT 2012 Appropriate use criteria for coronary revascularization focused update: a report of the American College of Cardiology Foundation Appropriate Use Criteria Task Force, Society for Cardiovascular Angiography and Interventions, Society of Thoracic Surgeons, American Association for Thoracic Surgery, American Heart Association, American Society of Nuclear Cardiology, and the Society of Cardiovascular Computed Tomography. *J Am Coll Cardiol* 59:857–881, 2012.
22. Yadav M, Palmerini T, Caixeta A, et al: Prediction of coronary risk by SYNTAX and derived scores: synergy between percutaneous coronary intervention with taxus and cardiac surgery. *J Am Coll Cardiol* 62:1219–1230, 2013.
23. Capodanno D, Capranzano P, Di Salvo ME, et al: Usefulness of SYNTAX score to select patients with left main coronary artery disease to be treated with coronary artery bypass graft. *JACC Cardiovasc Interv* 2:731–738, 2009.
24. Kim YH, Park DW, Kim WJ, et al: Validation of SYNTAX (Synergy between PCI with Taxus and Cardiac Surgery) score for prediction of outcomes after unprotected left main coronary revascularization. *JACC Cardiovasc Interv* 3:612–623, 2010.
25. Onuma Y, Girasis C, Piazza N, et al: Long-term clinical results following stenting of the left main stem: insights from RESEARCH (Rapamycin-Eluting Stent Evaluated at Rotterdam Cardiology Hospital) and T-SEARCH (Taxus-Stent Evaluated at Rotterdam Cardiology Hospital) Registries. *JACC Cardiovasc Interv* 3:584–594, 2010.
26. Capodanno D, Caggegi A, Capranzano P, et al: Validating the EXCEL hypothesis: a propensity score matched 3-year comparison of percutaneous coronary intervention versus coronary artery bypass graft in left main patients with SYNTAX score </= 32. *Catheter Cardiovasc Interv* 77:936–943, 2011.
27. Chakravarty T, Buch MH, Naik H, et al: Predictive accuracy of SYNTAX score for predicting long-term outcomes of unprotected left main coronary artery revascularization. *Am J Cardiol* 107:360–366, 2011.
28. Shiomi H, Morimoto T, Hayano M, et al: Comparison of long-term outcome after percutaneous coronary intervention versus coronary artery bypass grafting in patients with unprotected left main coronary artery disease (from the CREDO-Kyoto PCI/CABG Registry Cohort-2). *Am J Cardiol* 110:924–932, 2012.
29. Tiroch K, Mehilli J, Byrne RA, et al: Impact of coronary anatomy and stenting technique on long-term outcome after drug-eluting stent implantation for unprotected left main coronary artery disease. *JACC Cardiovasc Interv* 7:29–36, 2014.
30. Capodanno D, Miano M, Cincotta G, et al: EuroSCORE refines the predictive ability of SYNTAX score in patients undergoing left main percutaneous coronary intervention. *Am Heart J* 159:103–109, 2010.
31. Serruys PW, Farooq V, Vranckx P, et al: A global risk approach to identify patients with left main or 3-vessel disease who could safely and efficaciously be treated with percutaneous coronary intervention: the SYNTAX Trial at 3 years. *JACC Cardiovasc Interv* 5:606–617, 2012.
32. Farooq V, van Klaveren D, Steyerberg EW, et al: Anatomical and clinical characteristics to guide decision making between coronary artery bypass surgery and percutaneous coronary intervention for individual patients: development and validation of SYNTAX score II. *Lancet* 381:639–650, 2013.
33. Xu B, Genereux P, Yang Y, et al: Validation and comparison of the long-term prognostic capability of the SYNTAX score II among 1,528 consecutive patients who underwent left main percutaneous coronary intervention. *JACC Cardiovasc Interv* 7(10):1128–1137, 2014.
34. Palmerini T, Marzocchi A, Tamburino C, et al: Two-year clinical outcome with drug-eluting stents versus bare-metal stents in a real-world registry of unprotected left main coronary artery stenosis from the Italian Society of Invasive Cardiology. *Am J Cardiol* 102:1463–1468, 2008.
35. Pandya SB, Kim YH, Meyers SN, et al: Drug-eluting versus bare-metal stents in unprotected left main coronary artery stenosis: a meta-analysis. *JACC Cardiovasc Interv* 3:602–611, 2010.
36. Erglis A, Kumsars I, Niemela M, et al: Randomized comparison of coronary bifurcation stenting with the crush versus the culotte technique using sirolimus eluting stents: the Nordic stent technique study. *Circ Cardiovasc Interv* 2:27–34, 2009.
37. Kim YH, Park DW, Lee SW, et al: Long-term safety and effectiveness of unprotected left main coronary stenting with drug-eluting stents compared with bare-metal stents. *Circulation* 120:400–407, 2009.
38. Mehilli J, Kastrati A, Byrne RA, et al: Paclitaxel versus sirolimus-eluting stents for unprotected left main coronary artery disease. *J Am Coll Cardiol* 53:1760–1768, 2009.
39. Mehilli J, Richardt G, Valgimigli M, et al: Zotarolimus versus everolimus-eluting stents for unprotected left main coronary artery disease. *J Am Coll Cardiol* 62:2075–2082, 2013.
40. Kim YH, Park DW, Ahn JM, et al: Everolimus-eluting stent implantation for unprotected left main coronary artery stenosis. The PRECOMBAT-2 (Premier of Randomized Comparison of Bypass Surgery versus Angioplasty Using Sirolimus-Eluting Stent in Patients with Left Main Coronary Artery Disease) study. *JACC Cardiovasc Interv* 5:708–717, 2012.
41. Moynagh A, Salvatella N, Harb T, et al: Two-year outcomes of everolimus vs. paclitaxel-eluting stent for the treatment of unprotected left main lesions: a propensity score matching comparison of patients included in the French Left Main Taxus (FLM Taxus) and the LEft MAin Xience (LEMAX) registries. *EuroIntervention* 9:452–462, 2013.
42. Palmerini T, Biondi-Zoccai G, Della Riva D, et al: Stent thrombosis with drug-eluting and bare-metal stents: evidence from a comprehensive network meta-analysis. *Lancet* 379:1393–1402, 2012.
43. Bangalore S, Kumar S, Fusaro M, et al: Short- and long-term outcomes with drug-eluting and bare-metal coronary stents: a mixed-treatment comparison analysis of 117,762 patient-years of follow-up from randomized trials. *Circulation* 125:2873–2891, 2012.
44. Ojeda S, Pan M, Martin P, et al: Immediate results and long-term clinical outcome of patients with unprotected distal left main restenosis: the CORPAL (cordoba and las palmas) registry. *JACC Cardiovasc Interv* 7(2):212–221, 2014.
45. Ielasi A, Takagi K, Latib A, et al: Long-term clinical outcomes following drug-eluting stent implantation for unprotected distal trifurcation left main disease: the Milan-New TOkyo (MITO) registry. *Catheter Cardiovasc Interv* 83(4):530–538, 2013.
46. Kang SJ, Ahn JM, Song H, et al: Comprehensive intravascular ultrasound assessment of stent area and its impact on restenosis and adverse cardiac events in 403 patients with unprotected left main disease. *Circ Cardiovasc Interv* 4:562–569, 2011.
47. Naganuma T, Chieffo A, Meliga E, et al: Long-term clinical outcomes after percutaneous coronary intervention for ostial/mid-shaft lesions versus distal bifurcation lesions in unprotected left main coronary artery: the DELTA Registry (Drug-Eluting Stent for Left Main Coronary Artery Disease): a multicenter registry evaluating percutaneous coronary intervention versus coronary artery bypass grafting for left main treatment. *JACC Cardiovasc Interv* 6:1242–1249, 2013.
48. Palmerini T, Sangiorgi D, Marzocchi A, et al: Ostial and midshaft lesions vs. bifurcation lesions in 1111 patients with unprotected left main coronary artery stenosis treated with drug-eluting

stents: results of the survey from the Italian Society of Invasive Cardiology. *Eur Heart J* 30:2087–2094, 2009.

49. Colombo A, Moses JW, Morice MC, et al: Randomized study to evaluate sirolimus-eluting stents implanted at coronary bifurcation lesions. *Circulation* 109:1244–1249, 2004.
50. Pan M, de Lezo JS, Medina A, et al: Rapamycin-eluting stents for the treatment of bifurcated coronary lesions: a randomized comparison of a simple versus complex strategy. *Am Heart J* 148:857–864, 2004.
51. Steigen TK, Maeng M, Wiseth R, et al: Randomized study on simple versus complex stenting of coronary artery bifurcation lesions: the Nordic bifurcation study. *Circulation* 114:1955–1961, 2006.
52. Ferenc M, Gick M, Kienzle RP, et al: Randomized trial on routine vs. provisional T-stenting in the treatment of de novo coronary bifurcation lesions. *Eur Heart J* 29:2859–2867, 2008.
53. Colombo A, Bramucci E, Sacca S, et al: Randomized study of the crush technique versus provisional side-branch stenting in true coronary bifurcations: the CACTUS (Coronary Bifurcations: Application of the Crushing Technique Using Sirolimus-Eluting Stents) Study. *Circulation* 119:71–78, 2009.
54. Song YB, Hahn JY, Song PS, et al: Randomized comparison of conservative versus aggressive strategy for provisional side branch intervention in coronary bifurcation lesions: results from the SMART-STRATEGY (Smart Angioplasty Research Team-Optimal Strategy for Side Branch Intervention in Coronary Bifurcation Lesions) randomized trial. *JACC Cardiovasc Interv* 5:1133–1140, 2012.
55. Chen SL, Santoso T, Zhang JJ, et al: A randomized clinical study comparing double kissing crush with provisional stenting for treatment of coronary bifurcation lesions: results from the DKCRUSH-II (Double Kissing Crush versus Provisional Stenting Technique for Treatment of Coronary Bifurcation Lesions) trial. *J Am Coll Cardiol* 57:914–920, 2011.
56. Hildick-Smith D, de Belder AJ, Cooter N, et al: Randomized trial of simple versus complex drug-eluting stenting for bifurcation lesions: the British Bifurcation Coronary Study: old, new, and evolving strategies. *Circulation* 121:1235–1243, 2010.
57. Chen SL, Xu B, Han YL, et al: Comparison of double kissing crush versus Culotte stenting for unprotected distal left main bifurcation lesions: results from a multicenter, randomized, prospective DKCRUSH-III study. *J Am Coll Cardiol* 61:1482–1488, 2013.
58. Genereux P, Kumsars I, Lesiak M: A randomized trial of a dedicated bifurcation stent versus provisional stenting in the treatment of coronary bifurcation lesions. *J Am Coll Cardiol* 2015. In press.

58a. Magro M, Girasis C, Bartorelli AL, et al: Acute procedural and six-month clinical outcome in patients treated with a dedicated bifurcation stent for left main stem disease: the TRYTON LM multicentre registry. *EuroIntervention* 8:1259–1269, 2013.

59. Grundeken MJ, Asgedom S, Damman P, et al: Six-month and one-year clinical outcomes after placement of a dedicated coronary bifurcation stent: a patient-level pooled analysis of eight registry studies. *EuroIntervention* 9:195–203, 2013.
60. Hasegawa T, Ako J, Koo BK, et al: Analysis of left main coronary artery bifurcation lesions treated with biolimus-eluting DEVAX AXXESS plus nitinol self-expanding stent: intravascular ultrasound results of the AXXENT trial. *Catheter Cardiovasc Interv* 73:34–41, 2009.
61. Costa RA, Abizaid A, Abizaid AS, et al: Procedural and early clinical outcomes of patients with de novo coronary bifurcation lesions treated with the novel Nile PAX dedicated bifurcation polymer-free paclitaxel coated stents: results from the prospective, multicentre, non-randomised BIPAX clinical trial. *EuroIntervention* 7:1301–1309, 2012.
62. Ge L, Airoldi F, Iakovou I, et al: Clinical and angiographic outcome after implantation of drug-eluting stents in bifurcation lesions with the crush stent technique: importance of final kissing balloon post-dilation. *J Am Coll Cardiol* 46:613–620, 2005.
63. Chen SL, Zhang JJ, Ye F, et al: Effect of coronary bifurcation angle on clinical outcomes in Chinese patients treated with crush stenting: a subgroup analysis from DKCRUSH-1 bifurcation study. *Chin Med J* 122:396–402, 2009.
64. Hildick-Smith D, Lassen JF, Albiero R, et al: Consensus from the 5th European Bifurcation Club meeting. *EuroIntervention* 6:34–38, 2010.
65. Niemela M, Kervinen K, Erglis A, et al: Randomized comparison of final kissing balloon dilatation versus no final kissing balloon dilatation in patients with coronary bifurcation lesions treated with main vessel stenting: the Nordic-Baltic Bifurcation Study III. *Circulation* 123:79–86, 2011.
66. Koo BK, Park KW, Kang HJ, et al: Physiological evaluation of the provisional side-branch intervention strategy for bifurcation lesions using fractional flow reserve. *Eur Heart J* 29:726–732, 2008.
67. de la Torre Hernandez JM, Hernandez Hernandez F, Alfonso F, et al: Prospective application of pre-defined intravascular ultrasound criteria for assessment of intermediate left main coronary artery lesions results from the multicenter LITRO study. *J Am Coll Cardiol* 58:351–358, 2011.
68. Hamilos M, Muller O, Cuisset T, et al: Long-term clinical outcome after fractional flow reserve-guided treatment in patients with angiographically equivocal left main coronary artery stenosis. *Circulation* 120:1505–1512, 2009.
69. Abizaid AS, Mintz GS, Abizaid A, et al: One-year follow-up after intravascular ultrasound assessment of moderate left main coronary artery disease in patients with ambiguous angiograms. *J Am Coll Cardiol* 34:707–715, 1999.
70. Jasti V, Ivan E, Yalamanchili V, et al: Correlations between fractional flow reserve and intravascular ultrasound in patients with an ambiguous left main coronary artery stenosis. *Circulation* 110:2831–2836, 2004.
71. Kang SJ, Lee JY, Ahn JM, et al: Intravascular ultrasound-derived predictors for fractional flow reserve in intermediate left main disease. *JACC Cardiovasc Interv* 4:1168–1174, 2011.
72. Park SJ, Ahn JM, Kang SJ: Unprotected left main percutaneous coronary intervention: integrated use of fractional flow reserve and intravascular ultrasound. *J Am Heart Assoc* 1:e004556, 2012.
73. Park SJ, Kim YH, Park DW, et al: Impact of intravascular ultrasound guidance on long-term mortality in stenting for unprotected left main coronary artery stenosis. *Circ Cardiovasc Interv* 2:167–177, 2009.
74. Kubo T, Akasaka T, Shite J, et al: OCT compared with IVUS in a coronary lesion assessment: the OPUS-CLASS study. *JACC Cardiovasc Imaging* 6:1095–1104, 2013.
75. Di Mario C, Iakovou I, van der Giessen WJ, et al: Optical coherence tomography for guidance in bifurcation lesion treatment. *EuroIntervention* 6(Suppl J):J99–J106, 2010.
76. Okamura T, Onuma Y, Yamada J, et al: 3D optical coherence tomography: new insights into the process of optimal rewiring of side branches during bifurcational stenting. *EuroIntervention* 2014.
77. Fujino Y, Attizzani GF, Bezerra HG, et al: Serial assessment of vessel interactions after drug-eluting stent implantation in unprotected distal left main coronary artery disease using frequency-domain optical coherence tomography. *JACC Cardiovasc Interv* 6:1035–1045, 2013.
78. Fujino Y, Bezerra HG, Attizzani GF, et al: Frequency-domain optical coherence tomography assessment of unprotected left main coronary artery disease—a comparison with intravascular ultrasound. *Catheter Cardiovasc Interv* 82:E173–E183, 2013.
79. Tonino PA, De Bruyne B, Pijls NH, et al: Fractional flow reserve versus angiography for guiding percutaneous coronary intervention. *N Engl J Med* 360:213–224, 2009.
80. De Bruyne B, Pijls NH, Kalesan B, et al: Fractional flow reserve-guided PCI versus medical therapy in stable coronary disease. *N Engl J Med* 367:991–1001, 2012.
81. Melikian N, De Bondt P, Tonino P, et al: Fractional flow reserve and myocardial perfusion imaging in patients with angiographic multivessel coronary artery disease. *JACC Cardiovasc Interv* 3:307–314, 2010.
82. Pijls NH, De Bruyne B, Peels K, et al: Measurement of fractional flow reserve to assess the functional severity of coronary-artery stenoses. *N Engl J Med* 334:1703–1708, 1996.
83. Koo BK, Kang HJ, Youn TJ, et al: Physiologic assessment of jailed side branch lesions using fractional flow reserve. *J Am Coll Cardiol* 46:633–637, 2005.
84. Bech GJ, Droste H, Pijls NH, et al: Value of fractional flow reserve in making decisions about bypass surgery for equivocal left main coronary artery disease. *Heart* 86:547–552, 2001.
85. Jimenez-Navarro M, Hernandez-Garcia JM, Alonso-Briales JH, et al: Should we treat patients with moderately severe stenosis of the left main coronary artery and negative FFR results? *J Invasive Cardiol* 16:398–400, 2004.
86. Legutko J, Dudek D, Rzeszutko L, et al: Fractional flow reserve assessment to determine the indications for myocardial revascularisation in patients with borderline stenosis of the left main coronary artery. *Kardiol Pol* 63:499–506, discussion 507–508, 2005.
87. Suemaru S, Iwasaki K, Yamamoto K, et al: Coronary pressure measurement to determine treatment strategy for equivocal left main coronary artery lesions. *Heart Vessels* 20:271–277, 2005.
88. Lindstaedt M, Yazar A, Germing A, et al: Clinical outcome in patients with intermediate or equivocal left main coronary artery disease after deferral of surgical revascularization on the basis of fractional flow reserve measurements. *Am Heart J* 152(156):e1–e9, 2006.
89. Puri R, Kapadia SR, Nicholls SJ, et al: Optimizing outcomes during left main percutaneous coronary intervention with intravascular ultrasound and fractional flow reserve: the current state of evidence. *JACC Cardiovasc Interv* 5:697–707, 2012.
90. Pijls NH, De Bruyne B, Bech GJ, et al: Coronary pressure measurement to assess the hemodynamic significance of serial stenoses within one coronary artery: validation in humans. *Circulation* 102:2371–2377, 2000.
91. Vis MM, Beijk MA, Grundeken MJ, et al: A systematic review and meta-analysis on primary percutaneous coronary intervention of an unprotected left main coronary artery culprit lesion in the setting of acute myocardial infarction. *JACC Cardiovasc Interv* 6:317–324, 2013.
92. Pedrazzini GB, Radovanovic D, Vassalli G, et al: Primary percutaneous coronary intervention for unprotected left main disease in patients with acute ST-segment elevation myocardial infarction: the AMIS (Acute Myocardial Infarction in Switzerland) Plus registry experience. *JACC Cardiovasc Interv* 4:627–633, 2011.
93. Patel N, De Maria GL, Kassimis G, et al: Outcomes after emergency percutaneous coronary intervention in patients with unprotected left main stem occlusion: the BCIS national audit of percutaneous coronary intervention 6-year experience. *JACC Cardiovasc Interv* 7:969–980, 2014.
94. Briguori C, Airoldi F, Chieffo A, et al: Elective versus provisional intraaortic balloon pumping in unprotected left main stenting. *Am Heart J* 152:565–572, 2006.
95. Mishra S, Chu WW, Torguson R, et al: Role of prophylactic intra-aortic balloon pump in high-risk patients undergoing percutaneous coronary intervention. *Am J Cardiol* 98:608–612, 2006.
96. Briguori C, Sarais C, Pagnotta P, et al: Elective versus provisional intra-aortic balloon pumping in high-risk percutaneous transluminal coronary angioplasty. *Am Heart J* 145:700–707, 2003.
97. Dixon SR, Henriques JP, Mauri L, et al: A prospective feasibility trial investigating the use of the Impella 2.5 system in patients undergoing high-risk percutaneous coronary intervention (The PROTECT I Trial): initial U.S. experience. *JACC Cardiovasc Interv* 2:91–96, 2009.
98. O'Neill WW, Kleiman NS, Moses J, et al: A prospective, randomized clinical trial of hemodynamic support with Impella 2.5 versus intra-aortic balloon pump in patients undergoing high-risk percutaneous coronary intervention: the PROTECT II study. *Circulation* 126:1717–1727, 2012.
99. Farooq V, Serruys PW, Zhang Y, et al: Short-term and long-term clinical impact of stent thrombosis and graft occlusion in the SYNTAX trial at 5 years: synergy between Percutaneous Coronary Intervention with Taxus and Cardiac Surgery trial. *J Am Coll Cardiol* 62:2360–2369, 2013.
100. Iakovou I, Schmidt T, Bonizzoni E, et al: Incidence, predictors, and outcome of thrombosis after successful implantation of drug-eluting stents. *JAMA* 293:2126–2130, 2005.
101. Palmerini T, Marzocchi A, Tamburino C, et al: Temporal pattern of ischemic events in relation to dual antiplatelet therapy in patients with unprotected left main coronary artery stenosis undergoing percutaneous coronary intervention. *J Am Coll Cardiol* 53:1176–1181, 2009.
102. Airoldi F, Colombo A, Morici N, et al: Incidence and predictors of drug-eluting stent thrombosis during and after discontinuation of thienopyridine treatment. *Circulation* 116:745–754, 2007.
103. Park DW, Yun SC, Lee SW, et al: Stent thrombosis, clinical events, and influence of prolonged clopidogrel use after placement of drug-eluting stent data from an observational cohort study of drug-eluting versus bare-metal stents. *JACC Cardiovasc Interv* 1:494–503, 2008.
104. Schulz S, Schuster T, Mehilli J, et al: Stent thrombosis after drug-eluting stent implantation: incidence, timing, and relation to discontinuation of clopidogrel therapy over a 4-year period. *Eur Heart J* 30:2714–2721, 2009.
105. Migliorini A, Valenti R, Marcucci R, et al: High residual platelet reactivity after clopidogrel loading and long-term clinical outcome after drug-eluting stenting for unprotected left main coronary disease. *Circulation* 120:2214–2221, 2009.
106. Wallentin L, Becker RC, Budaj A, et al: Ticagrelor versus clopidogrel in patients with acute coronary syndromes. *N Engl J Med* 361:1045–1057, 2009.
107. Wiviott SD, Braunwald E, McCabe CH, et al: Prasugrel versus clopidogrel in patients with acute coronary syndromes. *N Engl J Med* 357:2001–2015, 2007.
108. Mylotte D, Routledge H, Harb T, et al: Provisional side branch-stenting for coronary bifurcation lesions: evidence of improving procedural and clinical outcomes with contemporary techniques. *Catheter Cardiovasc Interv* 82:E437–E445, 2013.
109. Stankovic G, Lefevre T, Chieffo A, et al: Consensus from the 7th European Bifurcation Club meeting. *EuroIntervention* 9:36–45, 2013.
110. Burzotta F, Gwon HC, Hahn JY, et al: Modified T-stenting with intentional protrusion of the side-branch stent within the main vessel stent to ensure ostial coverage and facilitate final kissing balloon: the T-stenting and small protrusion technique (TAP-stenting). Report of bench testing and first clinical Italian-Korean two-centre experience. *Catheter Cardiovasc Interv* 70:75–82, 2007.
111. Foin N, Sen S, Allegria E, et al: Maximal expansion capacity with current DES platforms: a critical factor for stent selection in the treatment of left main bifurcations? *EuroIntervention* 8:1315–1325, 2013.
112. Colombo A: Balloon crush: new tool in bifurcation treatment armamentarium. *Catheter Cardiovasc Interv* 63:417–418, 2004.
113. Colombo A, Stankovic G, Orlic D, et al: Modified T-stenting technique with crushing for bifurcation lesions: immediate results and 30-day outcome. *Catheter Cardiovasc Interv* 60:145–151, 2003.
114. Galassi AR, Colombo A, Buchbinder M, et al: Long-term outcomes of bifurcation lesions after implantation of drug-eluting stents with the "mini-crush technique." *Catheter Cardiovasc Interv* 69:976–983, 2007.
115. Furuichi S, Airoldi F, Colombo A: Rescue inverse crush: a way of get out of trouble. *Catheter Cardiovasc Interv* 70:708–712, 2007.
116. Chen S, Zhang J, Ye F, et al: DK crush (double-kissing and double-crush) technique for treatment of true coronary bifurcation lesions: illustration and comparison with classic crush. *J Invasive Cardiol* 19:189–193, 2007.
117. Siotia A, Morton AC, Malkin CJ, et al: Simultaneous kissing drug-eluting stents to treat unprotected left main stem bifurcation disease: medium term outcome in 150 consecutive patients. *EuroIntervention* 8:691–700, 2012.
118. Stinis CT, Hu SP, Price MJ, et al: Three-year outcome of drug-eluting stent implantation for coronary artery bifurcation lesions. *Catheter Cardiovasc Interv* 75:309–314, 2010.

9 冠状动脉慢性完全闭塞病变：理论基础、治疗手段和临床结果

David E. Kandzari

李晨光　邓欣　译　葛雷　审校

引言

尽管经皮血运重建的手术结果和临床预后都有显著改善，但冠状动脉慢性完全闭塞病变（CTO）始终代表着心血管介入治疗尚未攻克的技术挑战和临床困境。虽然每 3～5 例诊断性心导管插入术中就会发现 1 例冠状动脉 CTO，但仅有不到 10% 的病例尝试血运重建，占所有经皮冠状动脉介入治疗（PCI）的 8% 以下（图 9-1）[1-2]。发病率和治疗率的差别不仅反映了这些复杂病变的手术难度，也反映了 CTO 血运重建给患者所带来的临床获益的不确定性。迄今为止，慢性闭塞病变仍然是放弃 PCI 而采取冠状动脉旁路移植术（CABG）或者单纯药物治疗的一大重要原因[3]。例如，在对比冠状动脉多支病变行 PCI 和 CABG 两种治疗策略的 SYNTAX 研究中，CTO 在对照组中仅为 10%，但在 CABG 组中高达 40%[4]。

与冠状动脉非闭塞病变的经导管血运重建不同的是，由于针对患者行血运重建的手术和临床结果的研究相对匮乏，因而限制了我们对完全闭塞病变的很多理解；此外，研究的回顾性和观察性设计、术者操作熟练度的差异、对完全闭塞定义的不一致以及患者选择偏倚等因素都使研究具有一定的局限性。由于血管闭塞时间是手术结果的独立预测因子[5-7]，而具体闭塞时间无法明确，再加上病变成分不尽相同，因此在一定程度上限制了对于新型血运重建技术的评估。直到最近，许多用于治疗完全闭塞病变的技术都只是在应用于非闭塞病变后被简单地建模，但假定这些病变亚组之间的病理生理学机制相似的前提是不恰当的。

解剖学基础

冠状动脉 CTO 的定义反映了管腔狭窄的程度、前向血流的程度以及闭塞的时间。一般来说，CTO 被定义为前向血流减少（TIMI 血流 0 级或 1 级）的严重冠状动脉阻塞，闭塞时间不小于 3 个月。然而，由于缺少连续冠状动脉造影，冠状动脉闭塞的

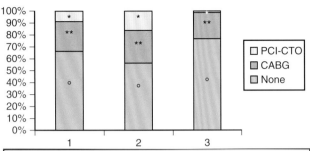

-1697例患者中有18.4%被诊断为CTO
-在CTO患者中，仅40%有既往心肌梗死病史，26%患者在CTO分布区有Q波
-3家医院PCI治疗率为1%～16%
-CTO患者中仅有10%进行了PCI，成功率为70%

图 9-1 冠状动脉 CTO 的发病率和治疗方案的差异。尽管在 3 家医院进行冠状动脉造影均显示较高的 CTO 比例，但 PCI 仅占治疗策略的 10%。（经允许引自 Fefer P，Knudtson ML，Cheema AN，etal：Current perspective for coronary chronic total occlusion：the Canadian Multicenter Chronic Total Occlusion Registry. J Am Coll Cardiol 59：991-997，2012.）

持续时间难以明确，必须根据导致血管闭塞的事件的发生时间等临床信息来预估，例如心肌梗死的临床病史、心绞痛类型突然变化以及和闭塞位置对应的心电图变化。此外，仅有不到半数的患者的临床病史或心电图提示既往心肌梗死[2]。在大多数患者中，CTO 的闭塞时间无法确定。此外，目前用于定义 CTO 的闭塞时间标准在不同的注册研究、临床试验和数据库之间各有不同，相关定义最短大于 2 周，最长大于 3 个月，这在一定程度上解释了各研究间病变特征和手术成功率的差异。

CTO 的组织病理学

冠状动脉慢性闭塞最常发生于血栓性闭塞，其次是血栓机化和组织老化。与选择 PCI 行 CTO 血运重建尤为相关的是其组织学特征：尽管血管造影显示完全闭塞，TIMI 血流 0 级，但通过组织病理学检查，大约一半的 CTO 都是 < 99% 的狭窄[8]。此外，组织病理性管腔狭窄的严重程度与斑块成分或病变闭塞时间之间几乎没有关联[8]。

CTO 的典型动脉粥样硬化斑块由细胞内和细胞外脂质、平滑肌细胞、细胞外基质和钙质成分组成[9]。胶原蛋白是细胞外基质的主要结构组分，主要是 I 型和 III 型（少量 IV 型、V 型和 VI 型），存在于动脉粥样硬化斑块的纤维基质中。富含胶原蛋白的纤维组织在病变的近端和远端特别致密，导致由机化血栓和脂质构成的较软核心外面形成钙化、坚硬的柱状

纤维组织。

CTO 的主要组织病理学特征包括钙化程度、炎症和新生血管形成。典型的 CTO 可以分为"软""硬"或两者的混合。软斑块由含胆固醇的细胞和具有松散纤维组织和新生血管通道的泡沫细胞组成，其在短期闭塞患者中（< 1 年）更常见。软斑块更有可能允许导丝直接通过组织平面或通过新生血管通道进入远端管腔。相反，硬斑块的特征是致密的纤维组织，并且通常包含没有新生血管通道的大纤维钙化区域。因此在经皮血运重建期间，这些闭塞病变更易将冠状动脉导丝偏转到内膜下区域，从而产生切割面。随着 CTO 时间的延长（> 1 年），硬斑块更为普遍。然而，值得注意的是，尽管钙化的范围和程度随着闭塞持续时间的延长而增加，但钙化主要发生在 CTO 形成的前 3 个月内。CTO 的钙化和胶原形成程度随着时间的延长而加重是长期闭塞病变行 PCI 时治疗难度加大的原因。

CTO 中浸润的炎症细胞由巨噬细胞、泡沫细胞和淋巴细胞组成。尽管炎症作用在内膜中最为主要，但 CTO 的中膜和外膜亦可能存在炎症。随着纤维化 CTO 时间的延长，血管通常会经历负性重构，外弹力膜的面积减小，这是由外膜血管反应引起的现象。不常见的是，斑块出血和炎症可能导致正性重构。值得注意的是，CTO 血运重建成功后，尽管会先观察到负性重构，但连续血管造影监测可能会发现血管逐渐恢复为正常管腔直径[10]。

CTO 常见的另一种现象是在整个血管壁范围内存在广泛的新生血管形成。毛细血管密度和血管生成随着闭塞时间的延长而增加。在 CTO 时间 < 1 年时，外膜新生毛细血管形成最为明显。在更长时间的 CTO 中，内膜毛细血管的数量和大小可增加到与外膜相同或更大的程度。即使在短期的闭塞病变中，CTO 血管壁也经常存在相对较大（> 250 μm）的毛细血管，这表明 CTO 内的血管生成是早期事件。尽管不清楚炎症是否是 CTO 中新生血管形成的原因或影响因素，但两者在内膜斑块和外膜中经常共定位的现象表明两者密切相关。

丰富的新生血管网通常会穿过 CTO 血管壁，由外膜滋养血管跨越中膜并进入内膜，这提示血管生长从早期病变中的外膜开始。小动脉粥样硬化病变的尸检结果表明，新生内膜血管起源于狭窄 > 70%的外膜滋养血管，但很少来自冠状动脉腔[11]。这种

可以使远端管腔再通的微通道可能是由血栓引起的血管生成刺激导致的，形成时间较长的 CTO 在造影中缺乏近段纤维帽或闭塞残端可以证明这一点。在这方面，应该区分同侧心外膜血管造影下的"桥接"侧支血管和真正的微血管侧支。新通道可能随着血栓机化而进展，连接近端和远端腔，血管造影中锥形的 CTO 近段纤维帽可以证明这一点。这样的通道可以被用作导丝到达远段血管的途径，因此可具有治疗价值。

CTO 和侧支循环

在 CTO 病变中，侧支可以在一定程度上保留心肌功能，避免闭塞动脉分布区域的心肌细胞死亡。Rentrop 方法是最常用的描述侧支的血管造影分级系统，但实际上它并没有说明侧支本身的情况，而是强调侧支对于闭塞动脉段的供血贡献[12]。最近，一个专门用于 CTO 侧支连接的分级方法将应用于逆向治疗策略中，以帮助介入决策的制订[13]（图9-2）。

值得指出的是，一个常见的误解是没有意识到在运动期间即使形成良好的侧支也不能预防缺血[14]。侧支良好的 CTO 血管在功能上等同于 90% 狭窄的非CTO 血管[15]。CTO 早期再通后行 FFR 检查，FFR值会提示持续缺血（Pd/Pa ＜ 0.80），同时，78% 的患者会出现静息缺血[16]。所有 CTO 病例均存在缺血，其不依赖于侧支发育程度和是否存在严重区域性左心室功能不全。在需氧量增加期间，心肌保持活力但会产生局部缺血，因此有这些部位病变的患者很可能会发生劳力性心绞痛。尽管由于慢性闭塞病变引起的自发性急性冠脉综合征的风险不高，但CTO 分布区可能在需氧量增加或者供应侧支的动脉受损的情况下发生梗死。

靶血管

关于不同靶血管［如左前降支（LAD）、左回旋支（LCX）或右冠状动脉（RCA）］CTO 血运重建的

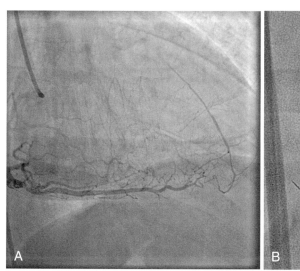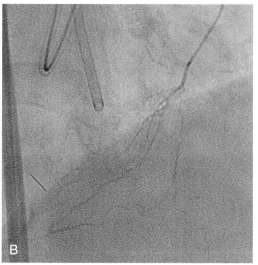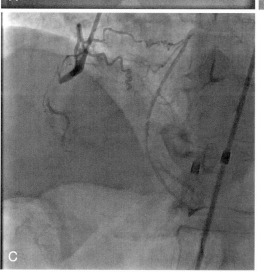

图 9-2　CTO 的冠状动脉侧支循环。血管造影示隔膜（A 和 B）和心外膜（C）侧支循环。图 B 显示用微导管选择性注射造影剂到右冠状动脉远段的间隔侧支。侧支可以分为 0 级，供体和受体动脉之间无连续连接；1 级，连续的线状连接；2 级，整个过程中可见连续的、小的、分支样侧支（经允许引自 Surmely JF, Katoh O, Tsuchikane E, et al: Coronary septal collaterals as an access for the retrograde approach in the percutaneous treatment of coronary chronic total occlusions. Catheter Cardiovasc Interv 69: 826-832, 2007.）

临床获益差异的数据较少。在一项大型单中心注册研究中，位于 LAD 的 CTO 行 PCI 与长期生存率的改善有关[17]。这项研究纳入 2608 例患者，其中 936 例的靶血管是 LAD（36%），682 例为 LCX（26%），990 例为 RCA（38%）；血管造影成功率在各组分布相似（LAD 77%；LCX 76%；RCA 72%）。与手术失败组相比，LAD 成功血运重建与 5 年生存率提高有关（88.9% *vs.* 80.2%；*P* ＜ 0.001），但 LCX（86.1% *vs.* 82.1%；*P* ＝ 0.21）和 RCA（87.7% *vs.* 84.9%；*P* ＝ 0.23）未见明显差异。在多因素分析中，LAD 成功行 CTO PCI 与死亡风险降低有关（HR ＝ 0.61；95% CI 0.42～0.89）。除其他临床特征外，该信息可能有助于筛选适合 PCI 的 CTO 患者。

适应证

一般来说，当 CTO 为冠状动脉系统中唯一的严重病变，且以下 3 个条件全部满足时，PCI 是有必要的：①闭塞血管对患者的胸痛或心力衰竭症状有影响，或者闭塞血管与心室功能的下降相关（如果可以证明大面积心肌区域存在风险，即使无缺血症状，也可以考虑 PCI）；②闭塞血管所供应的心肌保持活力；③手术成功的可能性较大（＞ 60%），预期的主要并发症发生率＜ 1%，心肌梗死发生率＜ 5%[18]。如果 PCI 尝试失败，进一步的管理将取决于症状状态和危及缺血心肌的程度。如果大范围心肌缺血或患者症状非常明显，则有必要在初次失败后重复 PCI（通常在合并夹层的情况下允许几周的血管愈合期）或外科手术血运重建。作为选择，如果重复的 PCI 成功率较低并且可以利用抗心绞痛药物控制患者的症状，则保守治疗可能是适当的。

尽管在直观判断上开通闭塞血管是有益的，但行 CTO PCI 的理论基础被 OAT 试验所质疑，它证明近期心肌梗死后对亚急性期完全闭塞病变行血运重建没有临床获益[19]。然而值得注意的是，尽管适应证和病理生理学特点存在差异，与研究中患者的临床特征不同，我们在现实诊疗中建议选择尝试 PCI 的 CTO 患者大多表现为药物治疗难以改善的临床症状、左心室功能异常、冠状动脉多支病变和（或）通过无创性检查证实的广泛缺血，而上述患者恰恰是 OAT 试验排除的研究人群。而基于上述适应证的 CTO 血运重建策略也符合最近的多学科委员会关于

在特定患者和病变亚组中进行合理 PCI 的建议[20-21]。

最近，关于 PCI 适用性的共识建议强调了与基于狭窄严重程度行经皮血运重建有关的不同结论[22]。2011 ACC/AHA PCI 指南将 CTO PCI 列为 Ⅱa 类推荐，指出对于具有临床适应证和合适解剖条件的 CTO 患者，由具有专业资质的术者来进行 PCI 是合理的[20]。同样，2010 年欧洲心脏病学会指出，与非 CTO 血管相似，当出现心绞痛或相应心肌区域缺血时 CTO 可以考虑行血运重建[21]。相比之下，通过评估 36 种临床情况中的 10 种，2012 年冠状动脉血运重建适宜标准中，与具有单支或双支冠状动脉疾病但非 CTO 的患者相比，CTO 行 PCI 的推荐类别较低[22]。特别是，对于有症状和无症状的患者，在一些情况下非 CTO 行 PCI 被认为是"适宜"或者"不确定"，而相同情况对于 CTO 却变成了"不确定"或"不适宜"。虽然这些标准可能是基于相应证据和意见，但并未提供与指南建议不同的理由。此外，由于临床症状、心肌缺血或左心室功能不全的程度、多支血管病变或其他增加手术风险的合并症（如慢性肾脏病）等因素，血运重建的风险 / 获益比在不同个体中可能会有很大差异。因此，该文件应被视为治疗指南而不是绝对标准，CTO 的存在不应对血运重建决策产生影响，因为 CTO PCI 对部分患者是有效的。

心绞痛和生活质量

负荷诱导的缺血常见于 CTO 患者中，特别是在没有既往心肌梗死史的情况下，而不论是否存在侧支[23-24]。通过心血管磁共振成像可进一步明确 CTO 患者 PCI 术后相关节段以及远端心肌的收缩性、充血程度和静息下心肌血流量的逐渐变化情况[25]。在一项前瞻性研究中将患者分为 3 组，分别为 17 例 CTO PCI 患者、17 例伴狭窄的非 CTO PCI 患者和 6 例不计划进行血运重建的 CTO 患者。在 CTO 治疗组中，心肌收缩能力在 PCI 术后 24 h 和 6 个月均有改善，但非 CTO PCI 组仅在 6 个月得到改善。在两个干预组中，与远端部分相比，治疗节段的心肌血流量或收缩力不再降低（图 9-3A）。在 CTO 节段未行血运重建和单纯药物治疗的患者中，心肌血流量和室壁增厚在随访时没有得到改善（图 9-3B）。

大多数接受 CTO PCI 的患者伴有稳定型或进展性心绞痛，而许多无症状的 CTO 患者和影像学检查

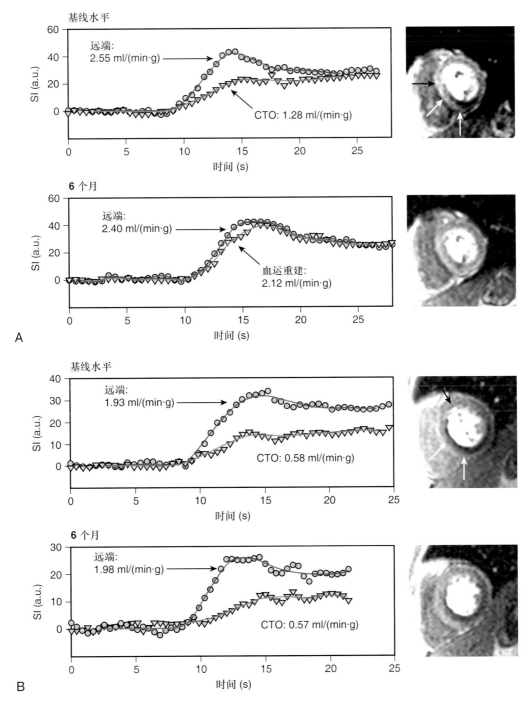

图 9-3 CTO 血运重建对局部心肌血流量的影响。在 CTO PCI 后，与没有冠状动脉疾病的远端心肌区域相比，治疗节段不再具有心肌血流量减少或收缩力受损的情况（**A**）。相比之下，在非血运重建 CTO 节段和单纯使用药物治疗的患者中，心肌血流量和室壁增厚在随访时没有改善（**B**）（经允许引自 Cheng AS，Selvanayagam JB，Jerosch-Herold M，et al：Percutaneous treatment of chronic total coronary occlusions improves regional hyperemic myocardial blood flow and contractility：insights from quantitative cardiovascular magnetic resonance imaging. J Am Coll Cardiovasc Interv 1：44-53，2008.）

提示轻度或无缺血的患者可接受药物治疗。在几个大型数据库中，仅有 10% ~ 15% 行 CTO 血管成形术的患者无临床症状。相反，由 CTO 引起的不稳定型心绞痛的比例也相当低，患病率与无症状患者相似。具有药物无法改善的顽固性心绞痛或中重度缺血负荷的患者应考虑经皮血运重建，特别是当症状或心肌存活范围足以将外科手术血运重建作为选择时。中重度缺血被认为与 CTO 患者较差的临床结果相关[26]，在一项纳入 301 例患者的对比 CTO PCI 手术前后心肌灌注成像的研究中，基线缺血负荷

＞ 12.5% 的患者最有可能在 PCI 术后出现缺血负荷显著降低，表明 CTO 血运重建的最大获益可能在基线缺血负荷大的患者中实现[27]。

在一项纳入 6 项评估 CTO PCI 术后心绞痛的观察性研究的 meta 分析中，与 PCI 失败的患者相比，经历成功血运重建的患者在 6 年随访期间心绞痛复发率显著降低（OR = 0.45；95% CI 0.30 ～ 0.67）[28]。在 FACTOR 研究中要求接受 CTO PCI 的患者具有症状和（或）负荷测试异常[29]，其中 2/3 的患者具有心绞痛，其余 1/3 无心绞痛。使用西雅图心绞痛量表（SAQ）对心绞痛状况进行客观评估，并定义心绞痛频率分数 ＜ 90。对于基线存在心绞痛的患者，心绞痛可引起相关生活质量的显著下降，而 CTO PCI 可明显改善自我报告的心绞痛情况。

Safley 等首次评估了 CTO 患者最常见的心绞痛等同症状（呼吸困难）[30]，研究中对比 98 例单支 CTO 病变患者与 687 例非 CTO 患者基线和 PCI 后的 SAQ 和 Rose 呼吸困难量表评分，CTO 和非 CTO 患者中都有呼吸困难，两组的基线 Rose 呼吸困难量表评分分别为 1.9 分和 1.7 分，P = 0.21（评分越高显示呼吸困难越严重）。与非 CTO 的 PCI 组相比，CTO 经皮血运重建组在减轻呼吸困难和心绞痛上具有非劣效的统计学结果（对于所有区域，P ＜ 0.02），表明 CTO 和非 CTO PCI 的临床获益至少是相似的。

左心室功能不全的改善

相关研究显示 CTO 患者在 PCI 后左心室局部收缩功能得到改善[25, 31-37]，基线左心室收缩功能下降的患者改善程度尤为明显，而基线功能正常的患者则未达到预期的射血分数变化[25, 37]。心肌梗死病史或闭塞持续时间无法作为左心室功能改善的预测因素[37]。另外，CTO 血运重建后心室功能受损的恢复与侧支功能并无直接关系，因为侧支血管的形成似乎不需要存活心肌[37]。左心室功能改善取决于 CTO 靶血管持续通畅和被灌注区域的心肌活力[34-37]。

心律失常事件的减少

尽管没有研究证明 CTO PCI 可减少室性心律失常事件，但 CTO 对缺血诱导的或瘢痕相关性心律失常事件的影响最近已被证明。在 VACTO 研究

纳入的 162 例植入埋藏式心脏复律除颤器（ICD）的缺血性心肌病患者中，44% 的患者至少合并 1 处 CTO[38]。中位随访 26 个月时，有 CTO 的患者与无 CTO 的患者相比具有更高的室性心律失常发病率和死亡率。特别是与无 CTO 的冠状动脉多支病变患者相比，CTO 患者接受合理的除颤器治疗更为常见。

缺血耐受性的提高

高危急性冠脉综合征患者存在 CTO 和短期、远期临床预后差具有相关性。潜在的机制包括既往存在的左心室功能不全、有限侧支血流供应导致的缺血耐受性差，以及和不同冠状动脉区域中同时发生急性和慢性冠状动脉闭塞相关的"双重危机"现象。

在 3277 例急性 ST 段抬高型心肌梗死接受直接 PCI 的患者中，相比于不合并 CTO 的多支血管疾病（HR = 1.6；95% CI 1.2 ～ 2.2；P = 0.01），合并 CTO 是 30 天死亡率（HR = 3.6；95% CI 2.6 ～ 4.7；P ＜ 0.01）的强独立预测因子（图 9-4）[39]。在相关危险因素中，仅休克对死亡率的预测价值高于 CTO。一项标志性分析中，随访 30 天～ 5 年的存活患者发现，CTO 的存在仍然是死亡率的一个独立预测因子，超过了不合并 CTO 的单支血管或多支血管疾病的相关风险（图 9-4）。

同样，在入组 HORIZONS-AMI 研究的 3283 例患者中，8.6% 的患者存在非梗死相关动脉 CTO[40]。与既往研究类似，非梗死相关动脉存在 CTO 是 30 天死亡率（HR = 2.88；95% CI 1.41 ～ 5.88；P = 0.004）和 30 天～ 3 年死亡率的独立预测因子（HR = 1.98；95% CI 1.19 ～ 3.29；P = 0.009）。相比之下，不合并 CTO 的多支血管病变具有更高的 30 天死亡率（HR = 2.20；95% CI 1.00 ～ 3.06；P = 0.049），但和远期（30 天～ 3 年）死亡率无关。最后，TAPAS 研究也报道了具有 CTO 的急性心肌梗死患者的死亡率更高（1071 例患者中为 8%）：中位随访期为 2.1 年，CTO 患者的死亡率比非 CTO 患者高 2 倍（HR = 2.41；95% CI 1.26 ～ 4.61；P = 0.008）[41]。

尽管急性冠脉综合征中的 CTO 意味着手术高风险，但仅有少量证据支持在开通非 CTO 的梗死相关靶血管后常规尝试 CTO 血运重建的策略。一项小型回顾性研究表明，急性 ST 段抬高型心肌梗死患者行直接 PCI 后，成功行 CTO PCI 可改善患者临床

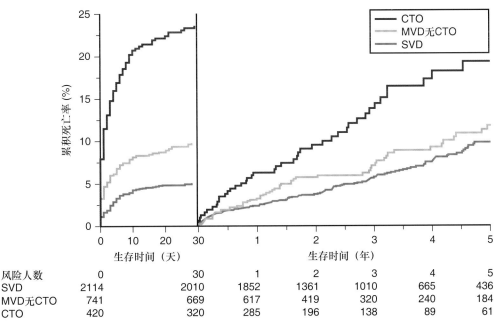

图 9-4 CTO 对非 CTO 相关动脉导致的急性心肌梗死后生存率的影响。在行直接 PCI 的急性 ST 段抬高型心肌梗死患者中，与无 CTO 的多支血管疾病（MVD）相比，CTO 的存在是 30 天死亡率更强的独立预测因子[39]。在随访 30 天～ 5 年时，CTO 的存在仍然是死亡率的独立预测因子，超过了无 CTO 的单支血管疾病（SVD）或多支血管疾病的相关风险

预后[42]。正在进行的 EXPLORE 研究旨在探讨直接 PCI 后 1 周内对非梗死相关动脉的 CTO 行 PCI 是否可改善左心室大小和功能[43]。

血运重建的完成和生存率

尽管对照研究正在进行（www.clinicaltrials.gov，注册号 NCT01760083 和 NCT01078051），但目前尚无公布的随机对照研究去比较 CTO PCI 与药物治疗或手术血运重建的效果差异。然而，几个与 CTO 血运重建相关的问题在一定程度上影响了随机研究的进行，如术者经验的差异、选择和治疗偏倚以及患者交叉和治疗意向的管理。此外，虽然全因死亡率被提议作为一个单独的试验终点[44]，但要求 CTO 血运重建达到不同于非 CTO PCI 的标准这一点尚有争议。

然而，多项观察性研究比较了尝试 PCI 成功与失败的 CTO 患者的远期生存率[45-50]，尽管研究设计存在局限性，但这些研究一致表明成功的 CTO 血运重建和生存率改善具有直接联系。例如，在一项针对接受择期 PCI 的 6996 例患者的单中心观察性研究中，836 例（11.9%）接受了 CTO PCI，其中 69.6% 的患者手术成功[50]，尽管组间的基线特征相似，但 PCI 失败组的 CTO 患者既往血运重建频率更高；PCI 失败组的术中并发症也更为常见，但并不影响院内

主要不良心脏事件的发生率；5 年随访 CTO PCI 失败组的患者全因死亡率为 17.2%，PCI 成功组为 4.5%（P < 0.0001；图 9-5A）。此外，成功行 CTO PCI 后，需行冠状动脉旁路移植术（CABG）的概率降低（3.1% vs. 22.1%；P < 0.0001；图 9-5B）。多变量分析表明，手术成功是死亡率降低的独立预测因子（HR = 0.32；95% CI 0.18 ～ 0.58），在经过倾向评分校正后仍是独立预测因子（HR = 0.28；95% CI 0.15 ～ 0.52）。在一项纳入 13 项观察性研究的 meta 分析中，随访加权平均超过 6 年，其中 5056 例血运重建成功的 CTO 患者死亡率为 14.3%，2232 例血运重建失败的患者死亡率为 17.5%（OR = 0.56；95% CI 0.43 ～ 0.72）[28]。

无论是 CABG 还是 PCI，不完全冠状动脉血运重建与完全血运重建相比都有较差的临床结果，CTO 的存在是不完全血运重建的主要原因之一[51-52]。尽管这些观察结果是提示性的，并未证实 CTO 血运重建可改善患者结局；但值得注意的是，随着冠状动脉疾病复杂性的增加，通过剩余 SYNTAX 积分反映出的完全血运重建却减少，这是自相矛盾的[52]。在包括 CTO 的冠状动脉多支疾病患者中，完全血运重建（即包括成功的 CTO PCI）与不完全血运重建相比，心血管疾病生存率得到改善[48]。SYNTAX 试验研究了 CTO 对不完全血运重建的影响及其临床意义[53]，

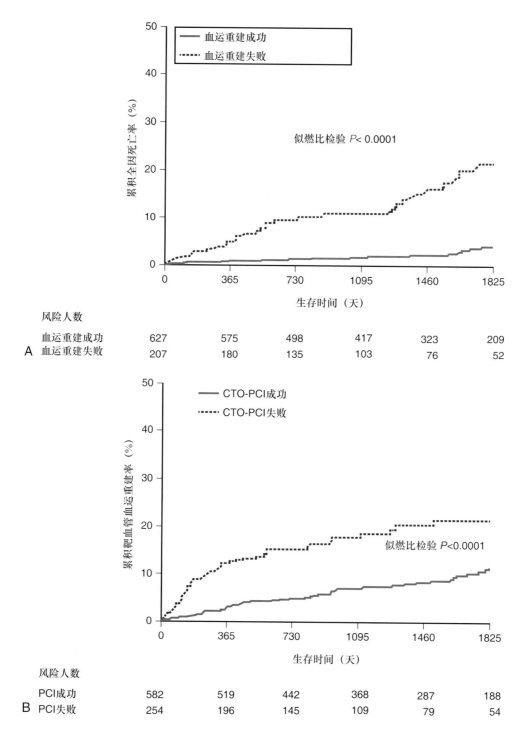

图 9-5 CTO PCI 成功和失败的远期生存率以及需要再次血运重建的情况。Kaplan Meier 曲线显示远期生存的累积概率（**A**），以及 CTO PCI 成功和失败后需要靶血管血运重建的概率（**B**）（经允许引自 Jones DA，Weerackody R，Rathod K，et al：Successful recanalization of chronic total occlusions is associated with improved long-term survival. J Am Coll Cardiol Interv 5：380-388，2012.）

在该研究中，PCI 组和 CABG 组的 CTO 发病率分别为 26.3% 和 36.4%。所有 CTO 中有近 70% 位于冠状动脉的近段或中段，表明至少在中等大小区域存在缺血风险，CTO PCI 成功率较低（49.4%）。CTO 的存在是 PCI 后不完全血运重建的最重要预测因子（HR = 2.70；95% CI 1.98 ～ 3.67；P < 0.001）。在 4 年的随访中，不完全血运重建具有显著增高的死亡率和严重心脑血管不良事件发生率，但与 PCI 或 CABG 的治疗方式无关。

手术结局和原理

与研究结果一致, CTO 血运重建后的益处以及药物洗脱支架 (DES) 在维持靶血管通畅方面取得的成功是显而易见的, 但 CTO PCI 的潜在优势从一开始就受到手术失败率高的制约。CTO PCI 的技术和手术成功率在过去 20 年中稳步提升, 这是因为操作经验不断丰富, 设备和手术技术也在不断改进。尽管如此, CTO 仍然是血管成形术最有可能失败的病变亚型, 直到现在, 尝试和手术成功率仍然相对停滞不前[54]。在近期的研究中, 手术成功率从大约 50% 到超过 80% 的差异反映了术者技术和经验、高级导丝的应用、对 CTO 定义和患者选择方面的差异。CTO PCI 最常见的失败原因就是无法成功地将导丝穿过病变进入远端血管的真腔。

手术结局的预测因素

大多数既往研究认为, 闭塞时间、病变长度、闭塞端缺如、闭塞部位的侧支来源、血管和病变过度扭曲、钙化、开口闭塞以及远段血管缺乏可视性等因素都会对 CTO 行 PCI 产生不利影响[55]。然而, 新型导丝以及先进方法的应用在许多情况下克服了既往 CTO 手术失败相关的预测因子 (如 CTO 长度、钙化、累及侧支)。在近期的研究中, 部分临床和病变变量已被纳入模型中用来预测手术时间和成功率。具体来说, 一项日本多中心 CTO (J-CTO) 注册研究纳入了大约 500 例 CTO PCI 患者, 确定了 5 个独立预测因子以预测在 30 min 内通过闭塞以及总体手术成功的概率[56]: ①钙化; ②CTO 节段弯曲 > 45°; ③钝性近端纤维帽; ④闭塞节段的长度 > 20 mm; ⑤既往尝试失败。当存在这些独立变量时, 每个变量赋值 1 分, 从而组成评分模型。CTO 病例行 PCI 的复杂程度进一步分为简单 (J-CTO 评分 0 分)、中等 (1 分)、困难 (2 分)、非常困难 (3 ~ 5 分)。但是, 在 J-CTO 注册研究中, 许多先进技术包括逆向和杂交策略应用较少。在最近外部验证 J-CTO 模型时, 一个单中心研究报告表明, J-CTO 对 30 min 内通过闭塞病变的预测价值很高[57]。然而, 使用前向和逆向杂交技术和夹层再进入技术时, 总体成功率不受评分影响。

血管入路、设备选择和血管造影

关于股动脉或桡动脉入路的选择通常根据术者的偏好, 尽管如此, 患者特异性因素也可能会有一定影响。一般来说, 股动脉入路可以容纳较大且可能更具支撑性的指引导管, 桡动脉入路可以减少血管并发症并提高患者舒适度。重要的是, 最近研究证明经验丰富的桡动脉入路术者应用复杂技术 (如前向和逆向技术) 的手术成功率和同期研究中使用传统股动脉入路的成功率相似[58]。选择血管入路的指导原则是术者应选择能匹配其常用和最佳技术的血管入路。

在某种程度上, 基于血管入路的选择, 桡动脉入路的指引导管尺寸通常限于 6 Fr (或偶尔选择无鞘 7 Fr), 股动脉入路则可以选择 6 ~ 8 Fr 的鞘管。当选择经股动脉入路时, 建议使用 45 cm 的长鞘管以增加被动支撑。指引导管的支撑力和同轴性从一开始便至关重要而不是在导丝进入 CTO 之前才寻求最佳支撑。此外, CTO 术者应熟悉辅助导管支撑方法, 包括球囊锚定和子母导管技术。

CTO PCI 成功进行的基础是专业的诊断性血管造影及其读片能力; 只有罕见的特定病例在尝试 CTO 血运重建之前不建议进行对侧血管造影。即使只有同侧侧支供应时, 夹层形成和血管组织平面剪切力引起前向血流受损可能会导致优先侧支血流移位到逆向通道, 否则表现不明显。诊断性血管造影可让 CTO 术者了解侧支供应以及识别 CTO 近端和远端纤维帽, 也是在尝试血运重建之前进行排除问题的关键。临时对 CTO 进行 PCI 并不鼓励, 相反, 诊断性血管造影可提供多视角成像, 并且通常同时进行对侧血管造影, 从而在 CTO 手术期间充分评估冠状动脉解剖结构而无须在 CTO 术中增加造影剂和辐射暴露。

导丝和微导管

利用导丝通过 CTO 病变是 PCI 手术中最为重要和最具挑战性的步骤, 亦是 CTO 尝试 PCI 失败的最常见原因。通过 CTO 病变通常有 3 个步骤: ①穿透近端纤维帽; ②穿过 CTO 中间部分到达远端纤维帽; ③穿透远端纤维帽。特别为治疗 CTO 而设计的导丝可以大致分为两大类: ①聚合物涂层 (亲水或超滑) 导丝; ②硬度更高的非聚合 (非亲水、疏水或非超滑) 导丝。较硬的非亲水导丝通常更加可控并提供更好的触感, 并且不太可能导致血管夹层。亲水导丝可在扭曲血管中提供较大可操作性以便于在急性扭曲后在真腔中转向。另一方面，它们更容易穿刺至斑块下方从而比非涂层导丝更易导致内膜下夹层。多种 CTO 专用导丝具有锥形（如 0.009 ～ 0.010 英寸）头端以便于在微通道中穿过。一旦 CTO 专用导丝穿过闭塞病变并进入远端管腔，应该替换为软头导丝以减少远端穿孔或夹层的风险。

微导管或 OTW 小外径（如 1.2 mm 或 1.25 mm）球囊导管可用于支撑以及交换导丝，球囊导管还可通过扩张血管作为治疗选择以及作为锚点来增加支撑。当球囊导管不能扩张病变时，以下装置可用于产生更大的内腔，包括不锈钢编织 Tornus 导管（Asahi Intecc，Inc.，Nagoya，Japan）和 Corsair 导管（Asahi Intecc，Inc.）等，Corsair 导管（图 9-6）也被称为通道扩张导管，因为其能够穿过严重成角和小口径的侧支通道，因而最常用于 CTO 逆行 PCI。

术中抗血栓治疗

普通肝素是 CTO PCI 术中首选的抗凝药物，在发生罕见的影响血流动力学的穿孔时，可以利用鱼精蛋白逆转。尽管已经有在 CTO PCI 中使用比伐卢定的报道[59]，但逆行 PCI 期间侧支血管血栓形成以及无法立即逆转抗凝作用的报道限制了直接凝血酶抑制剂和低分子量肝素的使用。由于普通肝素可以在手术期间更准确地评估和滴定抗凝作用，因此与其他抗凝血酶治疗相比显示出了优势。对于前向和逆行 CTO PCI，建议活化凝血时间分别为 > 300 s 和 > 350 s。在逆行 CTO PCI 的情况下，

- 锥形柔软聚亚安酯头端
- 20 cm 螺纹头部结构
- 亲水多聚物涂层
- 聚四氟乙烯腔内涂层

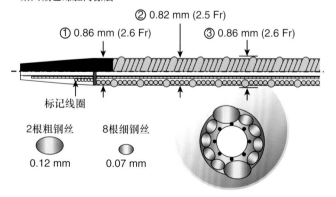

② 0.82 mm (2.5 Fr)
① 0.86 mm (2.6 Fr)　③ 0.86 mm (2.6 Fr)

标记线圈

2根粗钢丝　8根细钢丝
0.12 mm　0.07 mm

图 9-6 Corsair 通道扩张导管。Corsair 导管，也称通道扩张导管，最常用于逆行 CTO PCI，因为其能够穿过严重成角和小口径的侧支通道

需要更强的抗凝治疗以防止供体血管和侧支血栓形成，特别是考虑到器械在动脉中的停留时间更长。提倡密切监测（如至少每 30 min 1 次）活化凝血时间。

与非 CTO PCI 类似，推荐术前使用阿司匹林和噻吩并吡啶；特别是在阿司匹林和噻吩并吡啶用药之前，不应尝试 CTO PCI。除非为难治性冠状动脉血栓形成的罕见病例，否则不推荐使用 GP Ⅱ b/ Ⅲ a 受体拮抗剂。

技术策略

除了用于穿过闭塞冠状动脉段的各种新颖但最终令人失望的技术外[60-62]，专用的冠状动脉导丝仍然是 CTO 工具箱中的主要工具[63]。与 CTO 专用导丝技术所取得的进步一样，使用这些工具的技能和策略也取得了革命性的进步。特别是复杂的前向和逆向导丝操作以及夹层再进入方法[64-67]已经改变了传统的手术技术并有助于改善临床结果。

传统前向技术

前向导丝技术是尝试 CTO 血运重建最常见的初始策略。初始器械可能因病变特征和解剖结构而异。具有足够支撑力的导管（OTW 球囊导管或者微导管）以及刚性、非亲水导丝或锥形 / 非锥形头端的亲水导丝常用于初始的穿刺和病变探查。如果近端纤维帽无法被穿透或导丝不能在病变内部前行，则可以逐步升级导丝硬度。在针对 CTO 的前向导丝技术中所使用的导丝形状显著不同于非闭塞病变。一般来说，初始导丝应具有与头端距离大约 1 mm 的小于 30° 的弯曲；如果进入 CTO 需要更大的角度，则应使用软导丝进行，然后更换 CTO 导丝，以避免 CTO 导丝带来的近段血管损伤。

两种专门用于 CTO 再通的前向技术由初始导丝进入病变失败后演变而来，尽管随着夹层再进入技术的出现，平行导丝技术使用的机会越来越少，但仍然是再进入真腔的传统方法。有时导丝可能会离开闭塞血管真腔并进入血管内膜下夹层通道，在这种情况下，导丝可作为视觉标记留在原位以避免进一步的血管损伤并阻止进入假腔。第二根导丝（硬导丝或亲水涂层导丝的选择取决于病变）前进到第一根导丝的出口处后重新定向到真腔。另一种方法是血管内膜下寻找真腔和再入（STAR）技术[68]。

这是一种利用头端脱垂的亲水导丝故意剥离内膜的方法，将导丝穿过闭塞处推进到血管远段。环状的"Knuckle 导丝"可沿内膜下通道到达夹层无法继续扩大的位置，并可能会自动重新进入主支真腔或者更常见于分支中。最终，形成的广泛夹层需要多枚支架进行覆盖，或者先使用血管成形术以达到更快速的血管愈合，几周后再行选择性支架置入。这种方法会导致分支的丢失和闭塞，应该被作为症状明显的难治性患者的补救治疗技术。

器械辅助的前向夹层再进入技术

慢性闭塞血管再通失败的主要原因是导丝进入假腔，无法到达远端真腔。近年来技术的发展实现了可预测的夹层再进入，从而减少对补救性逆向技术的需求，增加了手术成功率。Bridgepoint 系统由 Crossboss 导管、Stingray 球囊和 Stingray 再进入导丝（Bridgepoint Medical/Boston Scientific，Plymouth，Minnesota）组成（图 9-7）[69]。Crossboss 导管是由金属编织的 OTW 支撑导管，具有 1 mm 钝性头端，可以支撑标准导丝操控，可借助或者不借助导丝的引导而通过快速旋转进入远端真腔或内膜下区域，从而允许 Stingray 系统的启动。

如果 Crossboss 导管或导丝保留在内膜下空间但远离闭塞段，考虑到会出现更大夹层和血肿形成而进一步压缩远段真腔故不应再继续进入。相反，可以用 Stingray 系统实现血管真腔再进入。Stingray 球囊是一个 1 mm 外径的 OTW 球囊导管，具有 3 个出口（1 个远端出口和 2 个呈 180° 直径相对的侧口；图 9-7）。当球囊膨胀时，一个出口指向外膜，一个指向内腔，术者可以通过透视检查使用专用的 Stingray 导丝选择管腔端口，刺穿内膜组织进入远端管腔。重要的是，这种方法不应该等同于基于导丝的夹层再进入技术（如 STAR 技术），因为靶向重返真腔的目的在于限制夹层形成的范围并最大可能保留分支。

逆向技术：CART 和反向 CART

针对高难度 CTO 的更加先进的技术包括逆向技术以及控制性正向和逆向内膜下寻径（CART）和反向 CART 技术[64-67，70]（图 9-8）。2006 年，Katoh 及其团队率先推行逆行 CTO 血运重建[71]，该方法的创新之处在于以通过间隔支或心外膜侧支为目标，

从而逆行通过病变，通过利用球囊扩张导管连接前向和逆向通道来实现内膜下重返真腔。目前，逆行手术占所有 CTO PCI 的 15% ～ 35%[72-73]，所有这些方法都需要在间隔支或心外膜侧支（偶尔在移植血管）成功放置微导管进入远端 CTO 血管。由于侧支通常来自对侧冠状动脉，故需要双侧动脉导管入路，缩短的指引导管（85 ～ 90 cm）是至关重要的（至少对于逆行"供体"导管），从而实现适当的操作长度。侧支的选择性血管造影是必要的，用来确定血管的位置、大小和迂曲度。一旦定位，则可以用柔软而无创伤的导丝如［Sion、Fielder（Asahi-Intecc，Inc.）或 Pilot 50（Abbott Vascular，Santa Clara，California）］和 Corsair 微导管穿过侧支。有时可以使用逆向导丝直接通过闭塞病变。在 CTO 的近端使用血管内超声引导也可以辅助导丝进入真腔。在直接通过病变的情况下，可以通过前向指引导管将特制的长达 325 cm 的逆向导丝体外化，然后在外部导丝上行前向 PCI。

在不使用额外的控制性夹层和（或）前向导丝技术的情况下，直接逆向导丝技术通过病变的成功率小于 70%[73-74]。当直接逆向通过病变失败时，可使用多种逆向技术包括 CART 和反向 CART 的控制性夹层技术。当使用前向和逆向导丝穿过 CTO 时，前向及逆向导丝相对于血管真腔和内膜通常位于以下 4 个位置：①前向位于斑块内 / 逆向位于斑块内；②前向位于斑块内 / 逆向位于假腔；③前向位于假腔 / 逆向位于斑块内；④前向位于假腔 / 逆向位于假腔。反向 CART 技术可避免通过侧支通道前送球囊导管因而更加常用。使用反向 CART 技术时，球囊通过定位于假腔内的前向导丝在 CTO 近端腔内扩张，逆向导丝穿过 CTO 的远端纤维帽并进入内膜下空间。当前向球囊扩张时扩大了内膜下空间从而形成靠近真腔的夹层，此时逆向导丝正对前向球囊，一旦逆向导丝进入球囊所占据的空间，则可由前向导丝和球囊的路径进入真腔。在反向 CART 中，血管内超声可更方便地识别导丝间的关系，并有助于其进入管腔[74]。CART 是相同的概念，但角色相反；具体地说，球囊经逆向导丝在 CTO 的远端扩张，随后前向导丝进入到内膜下区域。和大多数其他介入手术不同的是，这两种技术均需要专门的器械且操作技能需经专业培训。

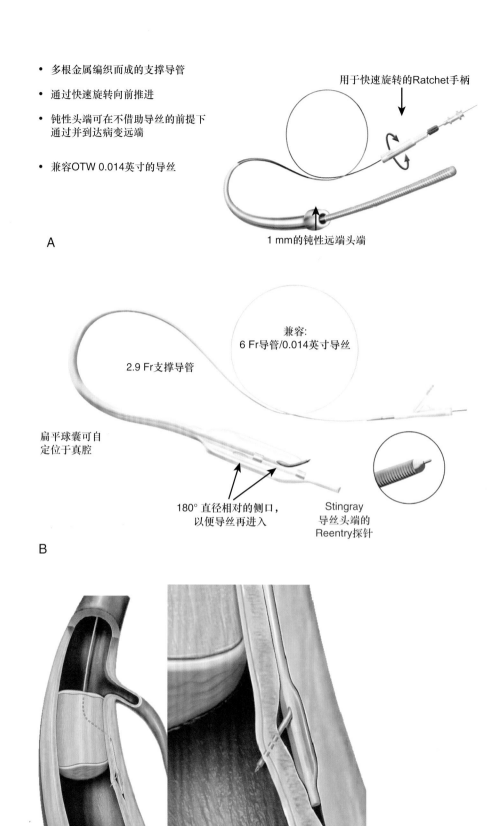

- 多根金属编织而成的支撑导管

- 通过快速旋转向前推进

- 钝性头端可在不借助导丝的前提下
  通过并到达病变远端

- 兼容OTW 0.014英寸的导丝

用于快速旋转的Ratchet手柄

1 mm的钝性远端头端

A

兼容:
6 Fr导管/0.014英寸导丝

2.9 Fr支撑导管

扁平球囊可自
定位于真腔

180° 直径相对的侧口,
以便导丝再进入

Stingray
导丝头端的
Reentry探针

B

C

图 9-7　Stingray 球囊和 Stingray 再入导丝。Crossboss 导管（**A**）是一种金属编织的 OTW 支撑导管，具有 1 mm 钝性头端，可以支撑标准导丝操控，或者可通过借助或者不借助导丝引导的快速旋转进入。Stingray 球囊（**B**）是一个带有 3 个出口（1 个远端出口和 2 个呈 180° 直径相对的侧口）的球囊导管。当球囊膨胀时，一个出口总是指向外膜（**C**），一个总是指向内腔，允许专用的导丝进入真腔

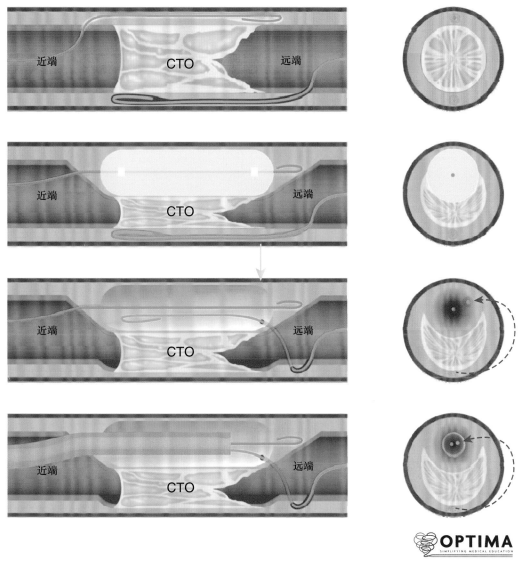

图 9-8　反向 CART 技术。反向 CART 技术是逆向夹层再进入最常用的技术。球囊导管沿着前向导丝前进，然后前进至再入区。球囊被充气以产生更大的内膜下空间，然后使用逆向导丝进入该空间，由此建立前向和逆向空间之间的连接。然后将逆向微导管推进到前向指引导管中，并且该过程以前向顺序的方式在外部导丝上完成（图片来自 Dr. James Spratt/Optima Education. ）

杂交技术

　　并非所有 CTO 手术都能成功，即便使用逆向技术也仍然只有约 75% 的侧支通道可以用导丝穿过[73]，这也是预期手术失败的最大决定因素。此外，前向策略仍然是 CTO 血运重建最常用的方法。因此，若想成为一名熟练的 CTO 术者，临床医生就必须掌握前向和逆向技术。在此基础上提出了杂交技术，以通过基于流程的方法来探索技术选择，从而缩短手术时间、减少造影剂和辐射剂量并提高手术成功率[75]（图 9-9）。特别是，杂交技术基于 4 个病变特征对 CTO PCI 的流程进行了标准化，从而限制了不同术者间技术和策略的差异：①病变长度 > 20 mm；②近端

CTO 纤维帽的模糊；③介入性侧支的存在；④远端血管适合靶向再进入。最近，杂交技术已被证明可以实现总体超过 90% 的 CTO PCI 成功率，并且在更复杂病变（如 J-CTO 评分 ≥ 3）中比传统方法具有更高的成功率[76]。

影像学：CT 血管造影和血管内超声

　　一旦决定行 CTO 血运重建，必须明确斑块的特征（即钙化）和优化远端血管的可视化。通常可以通过血管造影来实现，即对侧注射造影剂到供应侧支和远端血管的动脉里。然而，如果对血管解剖学位置存在疑问，特别是在闭塞段内，则三维重建 CT 血管造影非常有帮助。此外，CT 血管造影可以筛选

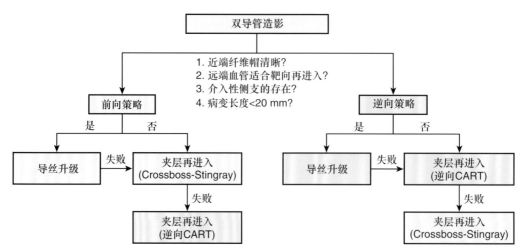

图 9-9　CTO PCI 的杂交策略。杂交策略将前向、逆向和夹层 / 再进入技术纳入基于 CTO 血管造影特征的流程中

更适合 CTO 血运重建的患者，减少手术所需的时间和造影剂用量，减少并发症，并最终改善临床预后[77]。三维重建 CT 和二维荧光成像的整合算法可以确定最佳的血管造影体位，并可以通过常规透视无法看到的闭塞节段提供定向指导，从而有助于 CTO 手术成功[78]。

血管内超声已经成为介入心脏病学中常规的成像手段，对 CTO 的评估和治疗具有重要作用（见第 16 章）。在前向技术中血管内超声可用于：①在分支中使用血管内超声导管识别近端纤维帽位置；②确认导丝穿入近端纤维帽；③在导丝进入内膜下区域后重新定向到真腔；④优化支架置入、扩张和定位。当进行逆向方法时，可以使用 IVUS 来帮助引导逆向导丝进入 CTO 的近端管腔[74]。

最后，虽然血运重建的血管造影结果是明确的（即失败或成功进行心外膜血管再通），但在心肌水平上对于完全闭塞和再灌注的评价有所欠缺。为确定哪些患者可能受益于血运重建，磁共振成像（MRI）可用于鉴定与 CTO 对应的存活和缺血心肌。尽管其他成像方法提示对应的局部室壁运动异常，但临床经验也可用于确定存活的心肌组织[79]。在一项纳入 44 例患者共 58 处 CTO 的研究中，37 例（64%）患者的心脏 MRI 提示存在不大于 50% 的透壁梗死，12 例（21%）无梗死迹象。此外，侧支的存在不能预测心肌活力和血运重建后的改善情况。在基线无严重梗死的区域，血运重建后局部室壁运动显著改善；而腺苷负荷 MRI 显示经皮冠状动脉血运重建后能显著改善缺血[25]。

CTO 血运重建的支架选择

药物洗脱支架用于冠状动脉闭塞病变经皮血运重建的临床理论基础

CTO 血运重建后建议使用药物洗脱支架（DES）提高长期血管通畅率不仅与 DES 在其他复杂病变形态中的成功使用有关，而且与裸金属支架在这种特定亚组病变中无力维持通畅率的临床不足有关。例如，在加拿大的 TOSCA-1 试验中，裸金属支架血运重建术后 6 个月的再狭窄和再闭塞率分别超过 50% 和 10%（表 9-1）[80]。

总之，在 CTO 再通后未能实现或维持血管通畅与局部和整体左心室收缩功能受损、复发性心绞痛和靶血管血运重建相关，并且需要远期 CABG 的可能性更大。在 TOSCA-1 试验的 3 年随访中，靶血管再闭塞与死亡率升高有关，重复血运重建的需要显著增加。因此，提高冠状动脉的长期无再狭窄通畅率，具有重大的潜在临床影响。

目前 CTO 血运重建的药物洗脱支架试验

在 PRISON Ⅱ 随机研究（$n = 200$）中，西罗莫司药物洗脱支架（SES）治疗组 6 个月血管造影支架内再狭窄（36% vs. 7%；$P < 0.0001$）、再闭塞（13% vs. 4%；$P < 0.04$）和 1 年内再次血运重建（21% vs. 5%；$P < 0.0001$）的概率都显著降低[81]。5 年随访结果显示尽管明确或可疑的支架内血栓形成（ST）在数值上更高，但 SES 的获益是持续的，靶病变血运重建（TLR）（30% vs. 12%；$P = 0.001$）和主要不良心脏事件都显著减少[82]。在关于第一代 DES 的

表 9-1 CTO 血运重建中支架试验的演变：CTO PCI 支架研究的时间表突出显示 DES 降低血管造影术再狭窄率、重复血运重建和再闭塞率

时间	试验	比较对象	再闭塞率 %，RR	再狭窄率 %，RR	重复血运重建率 %，RR
1996—1999	GISSOC，TOSCA，STOP，SPACTO，SICCO	PTCA vs. BMS，随机试验	22 vs. 9，↓ 59%	67 vs. 37，↓ 45%	35 vs. 19，↓ 46%
2003—2009	ACROSS，ASIAN，RESEARCH 等	DES，观察性研究	2	8	8
2006	PRISON Ⅱ，GISSOC Ⅱ	BMS vs. DES，随机试验	15 vs. 2，↓ 87%	52 vs. 9，↓ 83%	33 vs. 7，↓ 79%
2005—2007	ASIAN，RESEARCH 等	PES vs. SES，观察性研究	—	18 vs. 7，↓ 61%	6 vs. 4，↓ 33%
2010	Meta 分析	BMS vs. DES	10 vs. 5，↓ 50%	37 vs. 10，↓ 73%	30 vs. 5，↓ 83%
2011	PRISON Ⅲ，CIBELES	SES vs. ZES/EES，随机试验	3.2 SES vs. 1 EES	10.5 SES vs. 9.1 EES	11.6 SES vs. 7.9 EES
2011	EXPERT CTO，ACE CTO，Florence 注册研究	EES，观察性研究	—	Florence 3.0%，ACE CTO 45%	Florence 10.5%（MACE）

非随机研究中也有相似的临床和血管造影获益结果（表 9-1）[83-87]。在 ACROSS/TOSCA-4 研究使用 SES 治疗的 200 例 CTO 患者中，TLR 和 ST 的 3 年发生率分别保持在 10.9% 和 1.0%，在 1 年左右无 ST 发生。

越来越多的关于在 CTO 血运重建中使用 DES 的临床试验使得针对造影和临床结果的 meta 分析成为可能[88-89]。在对比 CTO 血运重建中使用 SES 和（或）紫杉醇洗脱支架（PES）与裸金属支架的 17 项研究中，DES 的使用和影像证实的再狭窄（OR = 0.15；95% CI 0.08 ~ 0.26）、再次血运重建（OR = 0.13；95% CI 0.06 ~ 0.26）的减少显著相关，同时与其他组具有类似的死亡率、心肌梗死或 ST 的远期发生率[89]。

这些发现进一步支持了 DES 在 CTO 血运重建中的安全性和有效性，同时也对手术技术产生了一定影响。例如由于血运重建后整个治疗节段的再狭窄发生率在支架边缘处几乎是支架内的两倍，DES 治疗暴露在预扩张血管成形的整个节段，可能会比单纯球囊扩张成形术或与裸金属支架结合使用的再狭窄和 TLR 发生率更低[80, 90]。然而，考虑到 CTO 的经皮血运重建往往和更广泛的支架置入有关，再狭窄的改善是否会被潜在的更高的血栓闭塞风险或与支架断裂、获得性贴壁不良有关的并发症所抵消，净获益尚不确定[80]。

在更复杂的病变形态尤其是 CTO 中，是否会出现血管造影和临床结果的差异是当前研究的一个热点问题。迄今为止已有至少 5 项关于 CTO 使用 SES 和 PES 的对比研究。整体来说，这些研究由于受到样本量小、试验设计之间的差异性以及临床和血管造影随访等方面的限制，故研究结果不太一致。最近，PRISON Ⅲ 试验将 300 例 CTO 患者随机分组接受 SES 或两种不同的佐他莫司洗脱支架（Endeavour 和 Resolute，Medtronic CardioVascular，Santa Rosa，California）[91] 治疗，与 SES 相比，在以节段内晚期管腔丢失（LLL）作为主要终点的 8 个月血管造影随访中，Endeavour 组 LLL 明显更高，但和 Resolute 组相似；鉴于样本量小，在 DES 组间的临床结果没有统计学差异。

另有研究对 PES 和依维莫司洗脱支架（EES）进行了评估对比[92-94]，结果显示 EES 组具有较低的血管造影和临床再狭窄发生率。CIBELES 随机研究对比了 SES 与 EES（n = 207），9 个月随访支架内晚期丢失（主要终点，EES 组 0.13 mm±0.69 mm vs. SES 组 0.29 mm±0.60 mm；P = 0.12）以及血管造影再狭窄发生率在不同支架类型组间无差异[94]；在 12 个月时，SES 治疗组发生 TLR 和 ST 的患者数量较多但未达到显著性差异。在一项纳入 1035 例患者的单中心注册研究中，CTO PCI 成功率为 77%（n = 802），66% 的患者接受了第一代 SES 或 PES 治疗，34% 的患者接受 EES[92]，82% 的患者在成

功血运重建后 6 ～ 9 个月进行造影随访。在接受 EES 的患者中有 3% 出现再闭塞，而 DES 组发生率为 10.1%（$P = 0.001$）。在多变量分析中，再闭塞的预测因子是 STAR 手术（$OR = 29.5$；$P < 0.001$）。重要的是，该试验中应用的内膜下寻径方法不应等同于以前详细介绍的更现代的靶向再进入方法，评估 CTO 血运重建中使用 EES 的其他研究即将到来（EXPERT CTO 试验，www.clinicaltrials.gov，注册号 NCT01435031）。

局限性

CTO 的并发症

血管成形术治疗 CTO 传统上被认为是有利的，其前提是由于动脉已经被侧支循环阻塞，所以不会造成伤害。但是，研究表明 CTO 血管成形术具有与常规 PCI 相同的风险[95-96]，尽管冠状动脉穿孔在 CTO PCI 中是常见的（一项研究中发生率为 27.6%[97]），但大多数穿孔与局部导丝从血管结构退出有关，并仅限于血管造影证据。绝大多数穿孔没有严重的临床后果，压塞风险较低（0.3%）[95]；然而，临床上明显的冠状动脉穿孔可能与显著升高的发病率和死亡率相关，一项案例报告（不限于 CTO PCI）的死亡率为 42%，急诊手术为 39%，心肌梗死为 29%，需要输血治疗为 65%[98]。穿孔相关处理包括：①延长球囊或 OTW 球囊导管压迫时间；②拮抗抗凝药物；③置入覆膜支架、急诊手术或栓塞术；④心包穿刺。为了避免靶血管和供体血管血栓形成，如果能通过机械手段实现止血，通常不建议拮抗抗凝。

如果怀疑穿孔，术者需要保持警惕。重要的是要认识到穿孔通常不会发生在闭塞节段，且多与辅助装置（如球囊或支架释放、斑块旋切术）有关而非导丝本身，此外，穿孔在手术过程中并不总是表现出来，在另一项非选择性 CTO PCI 和非 CTO PCI 的研究中，31 例穿孔事件中 45% 是在离开导管室之后才被诊断出来[98]。必须行对侧血管造影排除通过侧支外渗的可能性，用 Swan-Ganz 导管和连续超声心动图进行密切监测可能是必要的。如果发生渗出而没有压塞，许多情况可以保守治疗而无须心包穿刺。如果确诊心包积液，但不确定是否存在持续外渗，超声心动图造影可能提供有用信息[99]。如果在心包中未见造影剂，则可进行保守治疗（即不进行

心包穿刺术）。其他与手术相关的并发症包括血栓形成、冠状动脉夹层、分支或侧支闭塞，可导致围术期心肌梗死。导管嵌顿也是罕见但曾报道过的并发症。

造影剂肾病和放射性损伤并不局限于 CTO PCI，但与手术的复杂程度和持续时间相关。造影剂引起肾损伤的风险和造影剂使用量以及基线肾功能受损相关。类似地，辐射诱导的皮肤损伤亦是剂量依赖性的，需要对接受大量辐射暴露的患者进行严密监测[100]。介入参考点的总空气比释动能比透视时间更加适于监测辐射暴露，即术中在介入参考点的累积空气比释动能（传递到空气的 X 线能量），可被用于监测确定的皮肤效应。减少焦点辐射暴露的措施包括准直、频繁改变投射位以及降低透视帧速。

结语

改善早期手术结果和长期临床结果对于 CTO 患者而言具有重要意义。然而直到现在，由于介入心脏病学相关的重要临床试验会系统或优先排除具有 CTO 靶病变的人群，使得我们对 CTO PCI 的手术结果、血管造影和临床结果的了解仍然深受限制。此外，目前尚无有效技术可以明确预测 CTO 血运重建患者的手术成功率。与非闭塞性病变的血运重建相比，CTO 的复杂性反映在病变长度、斑块负荷、负性血管重塑、血栓和钙化方面的差异。

尽管 CTO 诊疗的形势依然严峻，但同样显而易见的是我们对于 CTO 血运重建益处的了解日益加深，使得我们对 CTO 的兴趣日益增长，体现在与日俱增的 CTO 手术量、新技术的开发以及更多针对 CTO 血运重建的试验设计。在过去十年间，多种替代技术和改良技术纷纷涌现，其中包括复杂的前向和逆向导丝技术、微小夹层以及器械辅助真腔再进入技术等。无创性成像检查通过评估心肌活力和明确模糊的冠状动脉解剖结构，从而进一步扩大了 CTO PCI 的适用人群。近期报告显示尽管 CTO PCI 资源利用率较高，但并未形成经济负担[95]。总而言之，通过扩大临床研究、区域和国际教育课程、在线教学计划以及直接示教，CTO 技术的学习过程在逐渐被简化。

因此，虽然 CTO 在一定程度上反映了目前 PCI 在实现初次手术成功以及后续维持无再狭窄通畅率等方面的不足，但同时也代表了征服介入心脏病学中最困难但最常见的病变之一的独特机会。而我们

仍有改进的机会，通过创新技术和技术的进步从而安全攻克这类被称为“PCI 成功路上最后的堡垒”的复杂病变。

参考文献

1. Srinivas V, Borrks MM, Detre KM, et al: Contemporary percutaneous coronary intervention versus balloon angioplasty for multivessel coronary artery disease. A comparison of the National Heart, Lung, and Blood Institute Dynamic Registry and the Bypass Angioplasty Revascularization Investigation (BARI) study. *Circulation* 106:1627–1633, 2002.
2. Fefer P, Knudtson ML, Cheema AN, et al: Current perspectives on coronary chronic total occlusions: the Canadian Multicenter Chronic Total Occlusions Registry. *J Am Coll Cardiol* 59:991–997, 2012.
3. King SB, Lembo NJ, Weintraub WS, et al., for the Emory Angioplasty versus Surgery Trial Investigators: A randomized trial comparing coronary angioplasty with coronary bypass surgery. *N Engl J Med* 331:1044–1050, 1994.
4. Serruys PW: *SYNTAX trial: chronic total occlusion subsets*. Presented at Cardiovascular Research Technologies 2009, Washington, D.C., March 4, 2009.
5. Serruys PW, van Geuns RJ: Arguments for recanalization of chronic total occlusions. *J Am Coll Cardiol Intv* 1:54–55, 2008.
6. Bell MR, Berger PB, Bresnahan JF, et al: Initial and long-term outcome of 345 patients after coronary balloon angioplasty of total coronary artery occlusions. *Circulation* 85:1003–1011, 1992.
7. Noguchi T, Miyazaki S, Morii I, et al: Percutaneous transluminal coronary angioplasty of chronic total occlusions: determinants of primary success and long-term outcome. *Cathet Cardiovasc Interv* 49:258–264, 2000.
8. Srivatsa SS, Edwards WD, Boos CM, et al: Histologic correlates of angiographic chronic total coronary artery occlusions influence of occlusion duration on neovascular channel patterns and intimal plaque composition. *J Am Coll Cardiol* 29:955–963, 1997.
9. Katsuragawa M, Fujiwara H, Miyamae M, et al: Histologic studies in percutaneous transluminal coronary angioplasty for chronic total occlusion: comparison of tapering and abrupt types of occlusion and short and long occluded segments. *J Am Coll Cardiol* 21:604–611, 1993.
10. Galassi AR, Tomasello SD, Crea F, et al: Transient impairment of vasomotion function after successful chronic total occlusion recanalization. *J Am Coll Cardiol* 59:711–718, 2012.
11. Kumamoto M, Nakashima Y, Sueishi K: Intimal neovascularization in human coronary atherosclerosis: its origin and pathophysiological significance. *Hum Patho* 26:450–456, 1995.
12. Rentrop KP, Cohen M, Blanke H, et al: Changes in collateral channel filling immediately after controlled coronary artery occlusion by an angioplasty balloon in human subjects. *J Am Coll Cardiol* 5:587–592, 1985.
13. Surmely JF, Katoh O, Tsuchikane E, et al: Coronary septal collaterals as an access for the retrograde approach in the percutaneous treatment of coronary chronic total occlusions. *Catheter Cardiovasc Interv* 69:826–832, 2007.
14. Werner GS, Figulla HR: Direct assessment of coronary steal and associated changes of collateral hemodynamics in chronic total coronary occlusions. *Circulation* 106:435–440, 2002.
15. Puma JA, Sketch MH, Jr, Thompson TD, et al: Support for the open artery hypothesis in survivors of acute myocardial infarction: analysis of 11,228 patients treated with thrombolytic therapy. *Am J Cardiol* 83:482–487, 1999.
16. Sachdeva R, Agrawal M, Flynn SE, et al: The myocardium supplied by a chronic total occlusion is a persistently ischemic zone. *Catheter Cardiovasc Interv* 83:9–16, 2014.
17. Safley DM, House JA, Marso SP, et al: Improvement in survival following successful percutaneous coronary intervention of chronic total occlusion: variability by target vessel. *J Am Coll Cardiol Intv* 1:295–302, 2008.
18. Stone GW, Kandzari DE, Mehran R: Percutaneous recanalization of chronically occluded coronary arteries: a consensus document: part I. *Circulation* 112:2364–2372, 2005.
19. Hochman JS, Lamas GA, Buller CE, et al: Coronary intervention for persistent occlusion after myocardial infarction. *N Engl J Med* 355:2395–2407, 2006.
20. Levine GN, Bates ER, Blankenship JC, et al: 2011 ACCF/AHA/SCAI Guideline for Percutaneous Coronary Intervention. A report of the American College of Cardiology Foundation/American Heart Association Task Force on Practice Guidelines and the Society for Cardiovascular Angiography and Interventions. *J Am Coll Cardiol* 58:e44–e122, 2011.
21. Wijns W, Kolh P, Danchin N, et al: Guidelines on myocardial revascularization: The Task Force on Myocardial Revascularization of the European Society of Cardiology (ESC) and the European Association for Cardio-Thoracic Surgery (EACTS). *Eur Heart J* 31:2501–2555, 2010.
22. Patel MR, Dehmer GJ, Hirshfeld JW, et al., for the Coronary Revascularization Writing Group: ACCF/SCAI/STS/AATS/AHA/ASNC 2009 Appropriateness Criteria for Coronary Revascularization: a Report by the American College of Cardiology Foundation Appropriateness Criteria Task Force, Society for Cardiovascular Angiography and Interventions, Society of Thoracic Surgeons, American Association for Thoracic Surgery, American Heart Association, and the American Society of Nuclear Cardiology. *J Am Coll Cardiol* 53:530–553, 2009.
23. He ZX, Mahmarian JJ, Verani MS: Myocardial perfusion in patients with total occlusion of a single coronary artery with and without collateral circulation. *J Nucl Cardiol* 8:452–457, 2001.
24. Aboul-Enein F, Kar S, Hayes SW, et al: Influence of angiographic collateral circulation on myocardial perfusion in patients with chronic total occlusion of a single coronary artery and no prior myocardial infarction. *J Nucl Med* 45:950–955, 2004.
25. Cheng AS, Selvanayagam JB, Jerosch-Herold M, et al: Percutaneous treatment of chronic total coronary occlusions improves regional hyperemic myocardial blood flow and contractility: insights from quantitative cardiovascular magnetic resonance imaging. *J Am Coll Cardiovasc Interv* 1:44–53, 2008.
26. Galassi AR, Werner GS, Tomasello SD, et al: Prognostic value of exercise myocardial scintigraphy in patients with coronary chronic total occlusions. *J Interv Cardiol* 23:139–148, 2010.
27. Safley DM, Koshy S, Grantham JA, et al: Changes in myocardial ischemic burden following percutaneous coronary intervention of chronic total occlusions. *Catheter Cardiovasc Interv* 78:337–343, 2011.
28. Joyal D, Afilalo J, Rinfret S: Effectiveness of recanalization of chronic total occlusions: a systematic review and meta-analysis. *Am Heart J* 160:179–187, 2010.
29. Grantham JA, Jones PG, Cannon L, et al: Quantifying the early health status benefits of successful chronic total occlusion recanalization: results from the FlowCardia's Approach to Chronic Total Occlusion Recanalization (FACTOR) Trial. *Circ Cardiovasc Qual Outcomes* 3:284–290, 2010.
30. Safley DM, Grantham J, Jones PG, et al: Health status benefits of angioplasty for chronic total occlusions; an analysis from the OPS/PRISM studies. *J Am Coll Cardiol* 59:E101, 2012.
31. Danchin N, Angioi M, Cador R, et al: Effect of late percutaneous angioplasty recanalization of total coronary artery occlusion on left ventricular remodeling, ejection fraction, and regional wall motion. *Am J Cardiol* 78:729–735, 1996.
32. Van Belle E, Blouard P, McFadden EP, et al: Effects of stenting of recent or chronic coronary occlusions on late vessel patency and left ventricular function. *Am J Cardiol* 80:1150–1154, 1997.
33. Sirnes PA, Myreng Y, Molstad P, et al: Improvement in left ventricular ejection fraction and wall motion after successful recanalization of chronic coronary occlusions. *Eur Heart J* 19:273–281, 1998.
34. Piscione F, Galasso G, De Luca G, et al: Late reopening of an occluded infarct related artery improves left ventricular function and long term clinical outcome. *Heart* 91:646–651, 2005.
35. Baks T, van Geuns RJ, Duncker DJ, et al: Prediction of left ventricular function after drug-eluting stent implantation for chronic total coronary occlusions. *J Am Coll Cardiol* 47:721–725, 2006.
36. Kirschbaum SW, Baks T, van den Ent M, et al: Evaluation of left ventricular function three years after percutaneous recanalization of chronic total coronary occlusions. *Am J Cardiol* 101:179–185, 2008.
37. Werner GS, Surber R, Kuethe F, et al: Collaterals and the recovery of left ventricular function after recanalization of a chronic total coronary occlusion. *Am Heart J* 149:129–137, 2005.
38. Nombela-Franco L, Mitroi CD, Fernandez-Lozano I, et al: Ventricular arrhythmias among implantable cardioverter-defibrillator recipients for primary prevention: impact of chronic total coronary occlusion (VACTO Primary Study). *Circ Arrhythm Electrophysiol* 5:147–154, 2012.
39. Claessen BE, van der Schaaf RJ, Verouden NJ, et al: Evaluation of the effect of a concurrent chronic total occlusion on long-term mortality and left ventricular function in patients after primary percutaneous coronary intervention. *J Am Coll Cardiol Intv* 2:1128–1134, 2009.
40. Claessen BE, Dangas GD, Weisz G, et al: Prognostic impact of a chronic total occlusion in a non-infarct-related artery in patients with ST-segment elevation myocardial infarction: 3-year results from the HORIZONS-AMI trial. *Eur Heart J* 33:768–775, 2012.
41. Lexis CP, van der Horst IC, Rahel BM, et al: Impact of chronic total occlusions on markers of reperfusion, infarct size, and long-term mortality: a substudy from the TAPAS-trial. *Catheter Cardiovasc Interv* 77(4):484–491, 2011.
42. Yang ZK, Zhang RY, Hu J, et al: Impact of successful staged revascularization of a chronic total occlusion in the non-infarct-related artery on long-term outcome in patients with acute ST-segment elevation myocardial infarction. *Int J Cardiol* 165:76–79, 2013.
43. van der Scaaf RJ, Claessen BE, Hoebers LP, et al: Rationale and design of EXPLORE: a randomized, prospective, multicenter trial investigating the impact of recanalization of a chronic total occlusion on left ventricular function in patients after primary percutaneous coronary intervention for acute ST-elevation myocardial infarction. *Trials* 11:89, 2010.
44. Whitlow P, Muhammed K: Chronic total coronary occlusion percutaneous revascularization: the case for randomized trials. *J Am Coll Cardiol Intv* 4:962–964, 2011.
45. Suero JA, Marso SP, Jones PG, et al: Procedural outcomes and long-term survival among patients undergoing percutaneous coronary intervention of a chronic total occlusion in native coronary arteries: a 20-year experience. *J Am Coll Cardiol* 38:409–414, 2001.
46. Olivari Z, Rubartelli P, Piscione F, et al: Immediate results and one-year clinical outcome after percutaneous coronary interventions in chronic total occlusions: data from a multicenter, prospective, observational study (TOAST-GISE). *J Am Coll Cardiol* 41:1672–1678, 2003.
47. Hoye A, van Domburg RT, Sonnenschein K, et al: Percutaneous coronary intervention for chronic total occlusions: the Thoraxcenter experience 1992-2002. *Eur Heart J* 26:2630–2636, 2005.
48. Valenti R, Migliorini A, Signorini U, et al: Impact of complete revascularization with percutaneous coronary intervention on survival in patients with at least one chronic total occlusion. *Eur Heart J* 29:2336–2342, 2008.
49. Mehran R, Claessen BE, Godino C, et al: Long-term outcome of percutaneous coronary intervention for chronic total occlusions. *J Am Coll Cardiol Intv* 4:952–961, 2011.
50. Jones DA, Weerackody R, Rathod K, et al: Successful recanalization of chronic total occlusions is associated with improved long-term survival. *J Am Coll Cardiol Intv* 5:380–388, 2012.
51. Hannan EL, Wu C, Walford G, et al: Incomplete revascularization in the era of drug-eluting stents: impact on adverse outcomes. *J Am Coll Cardiol Intv* 2:17–25, 2009.
52. Genereux P, Palmerini T, Caixeta A, et al: Quantification and impact of untreated coronary artery disease after percutaneous coronary intervention: the residual SYNTAX (Synergy Between PCI with Taxus and Cardiac Surgery) score. *J Am Coll Cardiol* 59:2165–2174, 2012.
53. Farooq V, Serruys PW, Garcia-Garcia HM, et al: The negative impact of incomplete angiographic revascularization on clinical outcomes and its association with total occlusions: the SYNTAX (Synergy Between Percutaneous Coronary Intervention with Taxus and Cardiac Surgery) Trial. *J Am Coll Cardiol* 61:282–294, 2013.
54. Grantham JA, Marso SP, Spertus J, et al: Chronic total occlusion angioplasty in the United States. *J Am Coll Cardiol Intv* 2:479–486, 2009.
55. Stone GW, Reifard NJ, Moussa I, et al: Percutaneous recanalization of chronically occluded coronary arteries: a consensus document part II. *Circulation* 112:2530–2537, 2005.
56. Morino Y, Abe M, Morimoto T, et al., for the J-CTO Registry Investigators: Predicting successful guidewire crossing through chronic total occlusion of native coronary lesions within 30 minutes: the J-CTO (Multicenter CTO Registry in Japan) score as a difficulty grading and time assessment tool. *J Am Coll Cardiol Intv* 4:213–221, 2011.
57. Nombela-Franco L, Urena M, et al: Validation of the J-chronic total occlusion score for chronic total occlusion percutaneous coronary intervention in an independent contemporary cohort. *Circ Cardiovasc Interv* 6:635–643, 2013.
58. Rinfret S, Joyal D, Nguyen CM, et al: Retrograde recanalization of chronic total occlusions from the transradial approach; early Canadian experience. *Catheter Cardiovasc Interv* 78:366–374, 2011.
59. Kini AS, Rafael OC, Sarkar K, et al: Changing outcomes and treatment strategies for wire induced coronary perforations in the era of bivalirudin use. *Catheter Cardiovasc Interv* 74:700–707, 2009.
60. Baim DS, Baden G, Heuser R, et al: Utility of the Safe-Cross–guided radiofrequency total occlusion crossing system in chronic coronary total occlusions. *Am J Cardiol* 94:853–858, 2004.
61. Serruys PW, Hamburger JN, Koolen JJ, et al: Total occlusion trial with angioplasty by using laser guidewire: the TOTAL trial. *Eur Heart J* 21:1797–1805, 2000.
62. Cannon LA, John J, LaLonde J: Therapeutic ultrasound for chronic total coronary artery occlusions. *Echocardiography* 18:219–223, 2001.
63. Sumitsuji S, Inoue K, Ochiai O, et al: Fundamental wire technique and current standard strategy of percutaneous intervention for chronic total occlusion with histopathological insights. *J Am Coll Cardiol Intv* 4:941–951, 2011.
64. Surmely JF, Katoh O, Tsuchikane E, et al: Coronary septal collaterals as an access for the retrograde approach in the percutaneous treatment of coronary chronic total occlusions. *Cathet Cardiovasc Interv* 69:826–832, 2007.
65. Rathore S, Katoh O, Matsuo H, et al: Retrograde percutaneous recanalization of chronic total occlusion of the coronary arteries: procedural outcomes and predictors of success in contemporary practice. *Circ Cardiovasc Interv* 2:124–132, 2009.
66. Saito S: Different strategies of retrograde approach in coronary angioplasty for chronic total occlusion. *Cathet Cardiovasc Interv* 71:8–19, 2008.
67. Thompson CA, Jayne JE, Robb JF, et al: Retrograde techniques and the impact of operator volume on percutaneous intervention for coronary chronic total occlusions: an early United States experience. *J Am Coll Cardiol Intv* 9:834–842, 2009.
68. Colombo A, Mikhail GW, Michev I, et al: Treating chronic total occlusions using subintimal tracking and reentry: the STAR technique. *Cathet Cardiovasc Interv* 64:407–411, 2005.
69. Whitlow PL, Burke MN, Lombardi WL, et al: Use of a novel crossing and re-entry system in coronary chronic total occlusions that have failed standard crossing techniques: results of the FAST-CTOs (Facilitated Antegrade Steering Technique in Chronic Total Occlusions) Trial. *JACC Cardiovasc Interv* 5:393–401, 2012.
70. Joyal D, Thompson CA, Grantham JA, et al: The retrograde technique for recanalization of chronic total occlusions: a step-by-step approach. *J Am Coll Cardiol Intv* 5:1–11, 2012.
71. Surmely JF, Tsuchikane E, Katoh O, et al: New concept for CTO recanalization using controlled antegrade and retrograde subintimal tracking: the CART technique. *J Invasive Cardiol* 18:334–338, 2006.
72. Galassi AR, Tomasello SD, Reifart N, et al: In-hospital outcomes of percutaneous coronary

intervention in patients with chronic total occlusion: insights from the ERCTO (European Registry of Chronic Total Occlusion) registry. *EuroIntervention* 7:472–479, 2011.

73. Karmpaliotis D, Michael T, Brilakis ES, et al: Retrograde coronary chronic total occlusion revascularization: procedural and in-hospital procedural outcomes from a multicenter registry in the United States. *J Am Coll Cardiol Intv* 5:1273–1279, 2012.

74. Rathore S, Katoh O, Tuschikane E, et al: A novel modification of the retrograde approach for the recanalization of chronic total occlusion of the coronary arteries intravascular ultrasound-guided reverse controlled antegrade and retrograde tracking. *J Am Coll Cardiol Intv* 3:155–164, 2010.

75. Brilakis ES, Grantham JA, Rinfret S, et al: A percutaneous treatment algorithm for crossing coronary chronic total occlusions. *J Am Coll Cardiol Intv* 5:367–379, 2012.

76. Karmpaliotis D, Michael TT, Brilakis ES, et al: Coronary chronic total occlusion revascularization: procedural outcomes from a multicenter United States registry. *Am J Cardiol* 112:488–492, 2013.

77. Mollet NR, Hoye A, Lemos PA, et al: Value of preprocedure multislice computed tomographic coronary angiography to predict the outcome of percutaneous recanalization of chronic total occlusions. *Americ J Cardiol* 95:240–243, 2005.

78. Magro M, Schultz C, Simsek C, et al: Computed tomography as a tool for percutaneous coronary intervention of chronic total occlusions. *EuroIntervention* 6(Suppl G):G123–G131, 2010.

79. Kim HW, Shah D, Patel M, et al: Assessment of viability in patients with chronic total occlusions. *Circulation* 108:IV–698, 2003.

80. Kandzari DE, Rao SV, Moses JW, et al: Clinical and angiographic outcomes with sirolimus-eluting stents in total coronary occlusions: the ACROSS/TOSCA-4 (Approaches to Chronic Occlusions With Sirolimus-Eluting Stents/Total Occlusion Study of Coronary Arteries-4) trial. *J Am Coll Cardiol Intv* 2:97–106, 2009.

81. Suttorp MJ, Laarman GJ, Rahel BM, et al: Primary stenting of totally occluded native coronary arteries II (PRISON II): a randomized comparison of bare metal stent implantation with sirolimus-eluting stent implantation for the treatment of total coronary occlusions. *Circulation* 114:921–928, 2006.

82. Van den Branden BJ, Rahel BM, Laarman GJ, et al: Five-year clinical outcome after primary stenting of totally occluded native coronary arteries: a randomised comparison of bare metal stent implantation with sirolimus-eluting stent implantation for the treatment of total coronary occlusions (PRISON II study). *EuroIntervention* 7:1189–1196, 2012.

83. Ge L, Iakovou I, Cosgrave J, et al: Immediate and mid-term outcomes of sirolimus-eluting stent implantation for chronic total occlusions. *Eur Heart J* 26:1056–1062, 2005.

84. Hoye A, Tanabe K, Lemos PA, et al: Significant reduction in restenosis after the use of sirolimus-eluting stents in the treatment of chronic total occlusions. *J Am Coll Cardiol* 43:1954–1958, 2004.

85. Werner GS, Krack A, Schwarz G, et al: Prevention of lesion recurrence in chronic total coronary occlusions by paclitaxel-eluting stents. *J Am Coll Cardiol* 44:2301–2306, 2004.

86. Nakamura S, Muthusamy TS, Bae JH, et al: Impact of sirolimus-eluting stent on the outcome of patients with chronic total occlusions. *Am J Cardiol* 95:161–166, 2005.

87. Lotan C, Almagor Y, Kuiper K, et al: Sirolimus-eluting stent in chronic total occlusion: the SICTO study. *J Interv Cardiol* 19:307–312, 2006.

88. Colmenarez HJ, Escaned J, Fernandez C, et al: Efficacy and safety of drug-eluting stents in chronic total coronary occlusion recanalization: a systematic review and meta-analysis. *J Am Coll Cardiol* 55:1854–1866, 2010.

89. Saeed B, Kandzari DE, Agostoni P, et al: Use of drug-eluting stents for chronic total occlusions: a systematic review and meta-analysis. *Catheter Cardiovasc Interv* 77:315–332, 2011.

90. Werner GS, Schwarz G, Prochnau D, et al: Paclitaxel-eluting stents for the treatment of chronic total coronary occlusions: a strategy of extensive lesion coverage with drug-eluting stents. *Catheter Cardiovasc Interv* 67:1–9, 2006.

91. Suttorp MJ, Laarman GJ: A randomized comparison of sirolimus-eluting stent implantation with zotarolimus-eluting stent implantation for the treatment of total coronary occlusions: rationale and design of the Primary Stenting of Occluded Native coronary arteries III (PRISON III) study. *Am Heart J* 154:432–435, 2007.

92. Valenti R, Vergara R, Migliorini A, et al: Predictors of reocclusion after successful drug-eluting stent-supported percutaneous coronary intervention of chronic total occlusion. *J Am Coll Cardiol* 61:545–550, 2013.

93. Valenti R, Vergara R, Migliorini A, et al: Comparison of everolimus-eluting stent with paclitaxel-eluting stent in long chronic total occlusions. *Am J Cardiol* 107:1768–1771, 2011.

94. Moreno R, García E, Teles R, et al., for the CIBELES Investigators: Randomized comparison of sirolimus-eluting and everolimus-eluting coronary stents in the treatment of total coronary occlusions: results from the chronic coronary occlusion treated by everolimus-eluting stent randomized trial. *Circ Cardiovasc Interv* 6:21–28, 2013.

95. Karmpaliotis D, Lembo N, Kalynych A, et al: Development of a high-volume, multiple-operator program for percutaneous chronic total coronary occlusion revascularization: procedural, clinical and cost-utilization outcomes. *Catheter Cardiovasc Interv* 82:1–8, 2013.

96. Patel VG, Brayton KM, Tamayo A, et al: Incidence of angiographic success and procedural complications in patients undergoing percutaneous coronary chronic total occlusion interventions: a weighted meta-analysis of 18,061 patients from 65 studies. *J Am Coll Cardiol Intv* 6:128–136, 2013.

97. Rathore S, Matsuo H, Terashima M, et al: Procedural and in-hospital outcomes after percutaneous coronary intervention for chronic total occlusions of coronary arteries 2002 to 2008: impact of novel guidewire techniques. *J Am Coll Cardiol Intv* 2:489–497, 2009.

98. Fejka M, Dixon SR, Safian RD, et al: Diagnosis, management, and clinical outcome of cardiac tamponade complicating percutaneous coronary intervention. *Am J Cardiol* 90:1183–1186, 2002.

99. Bagur R, Bernier M, Kandzari DE, et al: A novel application of contrast echocardiography to exclude active coronary perforation bleeding in patients with pericardial effusion. *Cathet Cardiovasc Interv* 82:221–229, 2013.

100. Chambers CE, Fetterly KA, Holzer R, et al: Radiation safety program for the cardiac catheterization laboratory. *Catheter Cardiovasc Interv* 77:546–556, 2011.

分叉病变

Antonio Colombo, Azeem Latib

吴润达 译 姚康 审校

引言

冠状动脉分叉病变即狭窄区域累及或邻近直径≥ 2 mm 的分支开口的病变，可以累及大分支（主支）、小分支（分支）或同时累及两者。冠状动脉分叉病变已演化出多种分型，但是冠状动脉造影无法进行分型（血管内超声能够评价不同的斑块分布及病变范围）[1]。此外，这些解剖学分型不能指导后续的治疗策略或提示预后。目前分叉病变的 8 种分型如图 10-1 [2-9]。其中最主要的是区分"真性"分叉病变——主支和分支均严重狭窄（直径狭窄> 50%）与其他类型的"假性"分叉病变。然而，在进行分叉病变分类时并未考虑一些其他的重要因素，例如分支病变范围（仅限于开口或累及超过开口的血管）、分支管腔大小（参考直径> 2.5 mm）、分叉角度和病变分布面积。

一般情况下，在对分叉处的粥样硬化斑块分布进行分类时，Medina 分型仍然是最简单易行且应用广泛的分型方法[7]。但是正如前文所提及的，Medina 分型并没有将管腔大小、分布面积、分支病变长度等影响手术决策的重要因素考虑在内。评估上述 3 个因素的最好方法是测量 FFR（可从生理学角度评估这 3 个因素）。

PCI 治疗分叉病变占所有 PCI 总数的 15% ～

20%[10-13]。但是介入心脏病学家对分叉病变的 PCI 仍十分感兴趣，这是由于其有一定的技术难度，且分叉病变行 PCI 与非分叉病变相比手术成功率更低，临床结果也相对不理想[12]。主要原因如下：解剖学结构的多样性（斑块负荷，斑块位置，分支角度，分支管腔直径，分支位置）、技术难度（由于病变累及两个分支，在对其中一支介入操作时会对另一支血管产生不良影响）、潜在可行的技术手段众多以及对特定分叉病变及患者的个体化治疗的挑战。越来越多的数据支持应该像治疗非分叉冠状动脉节段那样简化处理分叉病变。对降低分叉病变 PCI 的复杂程度的尝试，并不能被理解为是一种能应对所有分叉病变的术式［即主支单支架置入术（必要时分支支架置入）］，而应该是简单技术处理简单分叉病变，复杂技术处理复杂分叉病变或作为单支架置入术处理失败或出现并发症时的应急措施。

必须注意的是，由于分支急性闭塞或严重狭窄，简单技术处理分叉病变时术中并发症也时有发生。实际上，分叉病变治疗的难点在于理解并选择正确的分支处理策略。分支的大小、解剖学特点、病变程度、病变范围以及分支血管的重要性均是策略选择的参考依据。在一些病例中，分支未保护是 PCI 的绝对禁忌证。需要强调的一点是，主支单支架置入术是使用最为广泛的技术且适用于绝大多数的分

第 2 部分　冠状动脉介入治疗

Medina分型	1,0,0	0,1,0	1,1,0	1,1,1	0,0,1	1,0,1	0,1,1
Duke分型	A	B	C	D	E	F	无 Duke分型
Sanborn分型	Ⅳ	Ⅱ	无 Sanborn分型	Ⅰ	Ⅳ	无 Sanborn分型	Ⅲ
Lefevre分型	3	4a	2	1	4b	无 Lefevre分型	4
Safian分型	ⅡB	ⅢB	ⅠB	ⅠA	Ⅳ	ⅡA	ⅢA
Syntax分型	A	B	C	D	E	F	G
Movahed分型	1s	V	S	L	T	2	1m
Staico-Feres分型	1A	1B	2A	3	1C	2B	2C

Medina分型

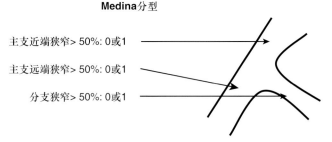

主支近端狭窄> 50%: 0或1

主支远端狭窄> 50%: 0或1

分支狭窄> 50%: 0或1

图 10-1　基于斑块分布的分叉病变分型方法：Medina[7]，Duke[2]，Sanborn[5]，Lefevre[3]，Safian[4]，SYNTAX[9]，Movahed[8]，Staico-Feres

叉病变。如若分支病变范围延展至开口外、分支的管腔较粗或分支的供血范围较大，均需考虑使用双支架置入术。

在本章中，我们汇总了重要的临床数据并对分叉病变的 PCI 从技术方面进行了详尽的阐述。

基于 10 年分叉病变研究的简易指南

过去的十年来，人们对于分叉病变的研究和探索从未停滞，这归因于药物洗脱支架（DES）的进展，其能够降低支架内再狭窄风险，尤其是对于像分叉病变这样的复杂病变，因而许多分叉病变相关的随机研究也正在开展。但是，DES 与裸金属支架（BMS）相比的优效性研究从未开展，似乎没有必要也并不人道。因为用 DES 处理分叉病变后再狭窄和血运重建的发生率显著低于应用 BMS 的病例[14-15]。SCANDSTENT 研究的亚组分析是唯一比较 DES 和 BMS 的随机研究，其纳入 126 例使用西罗莫司洗脱支架（SES）或 BMS 的分叉病变患者[16]。在 55% 的 SES 组患者和 53% 的 BMS 组患者中，支架置入于分叉的两个分支。与 BMS 组相比，SES 组主支（4.9% vs. 28.3%；P < 0.001）和分支（14.8% vs.

43.4%；P < 0.001）的再狭窄率明显降低，并且 7 个月随访的主要不良心脏事件（MACE）发生率明显下降（9% vs. 28%；P = 0.009）。注册研究表明，与以往 BMS 对照组相比，无论是单支架组（MACE：5.4% vs. 38%；TLR：5.4% vs. 36%）还是双支架组（MACE：13.3% vs. 51%；TLR：8.9% vs. 38%），DES 都能显著降低 MACE 和靶病变血运重建（TLR）的发生率[15, 17]。因此，DES 是治疗冠状动脉分叉病变的首选，后续将进一步讨论 DES 的临床结果。然而，BMS 仍然推荐用于以下情况：长期双联抗血小板治疗禁忌、支架血栓形成风险高的急性心肌梗死分叉支架置入[18]、假性分叉病变且主支病变较短。

单支架置入术为首选策略

目前有 7 项随机研究[10, 19-24]比较仅主支置入支架的单支架置入术和分支主支均置入支架的双支架置入术，其结果可见表 10-1 和图 10-2。这些数据均表明常规采用双支架置入术与主支置入支架而分支仅用球囊扩张的单支架置入术相比，在主支、分支再狭窄及分叉病变再次血运重建中并无明显获益。相对而言，双支架置入术手术时间往往更长，辐射剂量更大，造影剂使用更多，手术相关生物标

表 10-1 比较冠状动脉分叉病变使用 DES 行单支架置入术和必要时双双支架置入术的随机研究

作者	目标	例数	随访时间（月）	单支架组								双支架组								从单支架组转换至双支架组的 %	分支置入支架的情况
				造影随访 %	分支 RVD mm	DS%	病变长度 mm	再狭窄 % MB	SB	TLR%	*ST%	造影随访 %	分支 RVD mm	DS%	病变长度 mm	再狭窄 % MB	SB	TLR%	*ST%		
Colombo et al 2004[19]	分支支架置入术 vs. 必要时双支架置入术	85	6	84	2.1	46.2	5.1	4.8	14.2	4.5	0	95	2.1	56.8	5.5	5.7	21.8	9.5	4.7	51.2%	分支残余狭窄>50%
Pan et al 2004[20]	分支支架置入术 vs. 必要时双支架置入术	91	6	87	2.5	64	N/A	2.4	4.9	2.1	0	89	2.5	65	N/A	10.3	15.4	4.5	2.2	2.1%	分支残余狭窄>50%, 同时 TIMI 血流<3级
Steigen et al 2006[10]	Crush, Culotte, Y vs. 必要时双支架置入术	413	6	73	2.6	46	6.0	4.6	19.2	1.9	0.5	76	2.6	47	6.4	5.1	11.5	1	0	4.3%	分支扩张后 TIMI 血流=0级
Ferenc et al 2007[21]	反向 Crush vs. 必要时双支架置入术	202	12	95	2.39	53.1	10.4	7.3	9.4	10.9	1.0	95	2.38	54.4	9.9	3.1	12.5	8.9	2.0	18.8%	狭窄>60%, 和（或）合并血流层受限夹层
Hildick-Smith et al 2010[24]	Crush, Culotte vs. 必要时双支架置入术	500	6	13	N/A	63	N/A	2.8	2.8	5.6	0.4	17	N/A	68	N/A	4	3.6	7.2	2	3%	狭窄>70%, 或合并血流受限夹层或 TIMI 血流<3级
Colombo et al 2009[22]	Crush vs. 必要时双支架置入术	350	6	86	2.16	61	5.7	6.7	14.7	6.3	1.1	86	2.30	63	5.9	4.6	13.2	7.3	1.7	31%	狭窄>50%, 和（或）合并血流受限夹层
Chen et al 2013[25]	DK Crush vs. 必要时双支架置入术	370	12	92	2.29	63.4	14.9	9.7	22.2	13	0.5	92	2.29	62.8	15.4	3.8	4.9	4.3	2.2	28.6%	狭窄>50%, 或合并血流受限夹层或 TIMI 血流<3级
Kumsars et al 2013[26]	Culotte, Crush, T 支架技术 vs. 大分支中必要时双支架置入术	450	6	N/A	2.9	N/A	7.4	N/A	N/A	3.2	0.9	N/A	2.9	N/A	8	N/A	N/A	1.3	0.4	3.7%	TIMI 血流<3级

MB, 分叉主支；SB, 分叉分支；单支架组, 分叉病变处行单支架置入术；双支架组, 分叉病变两支均置入支架；N/A, 不可用或不适用；ST, 支架内血栓形成；TLR, 靶病变血运重建；DS%, 直径狭窄百分比

* 支架内血栓形成的定义因研究不同而异

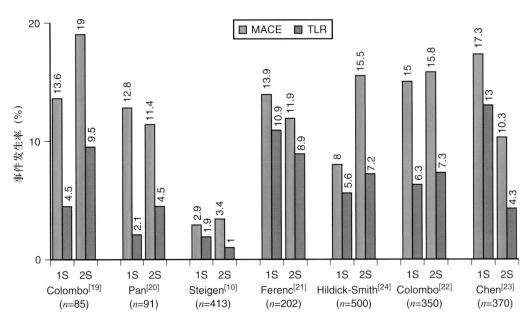

图 10-2 关于 DES 单支架和双支架策略的 7 项随机对照研究的临床结局。1S，单支架；2S，双支架；MACE，主要不良心脏事件；TLR，靶病变血运重建

志物释放率也更高[10]。重要的是，这些研究均未表明选择性双支架置入术与血运重建率、随访期心肌梗死以及支架内血栓发生率升高相关。在这 7 项相关研究中，最新的 DKCRUSH- II 是第一项且唯一一项提示双支架置入术优于单支架置入术的随机研究，其认为与单支架置入术相比，双支架置入术的再狭窄率和再次血运重建率更低[23]。在这项研究中，370 例真性分叉病变患者被随机分配至单支架置入组或 DK Crush（双对吻挤压技术）组。其中，DK Crush 组可明显降低再狭窄率，尤其是分支的再狭窄率（4.9% vs. 22.2%；P < 0.001）以及 TLR 发生率（4.3% vs. 13%；P = 0.005），但 MACE 发生率无明显差异（10.3% vs. 17.3%；P = 0.07）。我们该如何看待 DKCRUSH- II 研究与其他 6 项分叉研究得出的矛盾结果呢？在我们看来，研究肯定了分叉技术的重要性，且应用双支架置入术优化最终手术结果直接与远期结果有关。然而，当应用简单术式能获得相同的即刻和中期随访结果时，我们认为没必要使用更复杂的术式完成手术。

通过这些随机的分叉病变研究，我们可以发现单支架置入术是大多数分叉病变的首选。可是，我们不能武断地认为所有的分叉病变都必须这样处理，因为这些研究中并未囊括复杂或者高危的分叉病变的病例。由表 10-1 可见，纳入这些随机对照研究的患者其分支管径大小适中，分支开口病变为中等严

重程度且局限。而分支病变较长和（或）严重的分支狭窄以及巨大分支被排除。另外其他重要的解剖学特点，如分支供应的心肌区域大小、分支的角度、远端分支病变存在与否，在这些研究中未详细描述。近期发表或即将完成的两项随机研究试图解决这些不足。在 Nordic-Baltic 分叉研究 IV 中，Kumsars 对分支 ≥ 2.75 mm 的真性分叉病变进行单支架置入术和双支架置入术的分组[26]。结果显示，双支架置入术手术时间更长，且与单支架置入术相比未能显著降低 MACE 发生率（1.8% vs. 4.6%；P = 0.09）和 TLR率（1.3% vs. 3.2%）。然而，该项研究同样不适用于更为复杂的分叉病变，如分支病变长度 > 15 mm 等情况未被包含在研究内。EBC-TWO 研究将真性分叉病变（分支直径 > 2.5 mm，病变长度 > 5 mm）随机分为单支架组和双支架 Culotte 技术组，研究涉及更复杂的分叉病变，为我们在临床的处理中提供了更有效的数据（ClinicalTrials.gov 注册号：NCT01560455）。

即使大多数分叉病变首选单支架置入术，我们仍需根据患者的解剖学特点采取个体化治疗策略，因为分叉病变由于病变的特点和分支的供血范围，有时需要置入两个支架（主支支架和分支支架）进行治疗。并非所有的分叉病变都采用一种技术治疗，而是应在可靠的数据和术者经验的指导下，选择合适的术式以应对不同解剖结构的分叉病变。

可选择性地使用双支架置入术治疗病变或单支架置入术转换为双支架置入术

单支架置入术和选择性双支架置入术的区别在于，使用单支架策略，只要 TIMI（心肌梗死溶栓分级）血流正常且分支供血区域较为局限，术者可接受分支受累的次优后果。然而，我们应如何定义分支受累？值得注意的是表 10-1 中 8 项临床研究的主要不同之处在于对分支受累的定义，而这种不同影响了由单支架到双支架的转换率和单支架置入术分支再狭窄率。在 Sirius 分叉研究中[19]，分支残余狭窄 > 50% 被认为是不能接受的，这就解释了高达 51.2% 的单支架转换为双支架的比例。相反地，在 Nordic 研究中[10]，分支残余狭窄程度并非考虑因素，仅需保证有血流通过、TIMI 血流 > 0 级即可。这恰好解释了该研究单支架置入术后分支再狭窄率最高（19.2%）的原因。即使可以接受直径较小的钝缘支 TIMI 血流 1 级，但当为左主干远端分叉病变或对角支巨大分叉病变时，这种分支受累的结局是不能接受的。近期的 CACTUS[27]、Bad Krozingen[21] 和 DKCRUSH-Ⅱ[23] 等分叉病变研究更真实准确的数据显示，在使用单支架处理分叉病变时，术中有 20% 的病例需要在分支置入第二枚支架。

选择性使用双支架置入术和由单支架置入术转换为双支架置入术最大的区别在于前者在术中先置入的是分支支架，这适用于主支支架置入后分支闭塞风险较高的复杂分叉病变，比如更严重的狭窄、更长的病变、更大的角度以致导丝难以穿过分支网眼或者球囊预扩张后出现夹层。即使在不存在基线分支开口病变的情况下，在主支置入支架后，分叉处斑块的严重负荷也与分支开口受累或闭塞相关，甚至导致分支开口丢失，而分支病变的存在更加剧了该风险。一些研究表明分支病变的严重程度可增加分支闭塞的风险。Aliabadi 等的研究表明对于分支开口狭窄 > 50% 的病变，其闭塞的风险为 14% ～ 27%，而对于没有或轻微分支开口病变的患者该风险仅为 1% ～ 4%[28]。Furukawa 等的研究表明分支受累的风险（最终 TIMI 血流 ≤ 2 级）在开口狭窄 ≥ 50%（20.8% *vs.* 6.1%；*P* = 0.049）及病变更长的情况下更为常见[29]。同样地，Chaudhry 等阐明分支开口狭窄程度（狭窄程度增加 10%，分支受累风险增加 23%）和钙化（46% *vs.* 26%；*P* = 0.06）可增加分支受累风险[30]。需要注意的是，这些均为早期的研究，不能反映当前的技术和器械进展。然而，Hahn 等最新的研究提出了 2227 例分叉病变中 187 例（8.4%）分支闭塞病例的预测因素[31]。经过多变量分析，术前分支狭窄 ≥ 50% 及主支近端直径狭窄 > 50%、病变长度和急性冠脉综合征是分支闭塞的独立危险因素。在 187 例分支闭塞病例中，血流自发性恢复 26 例（13.9%），分支介入治疗后恢复血流 103 例（55.1%），但有 58 例（31.0%）未能恢复血流。

目前临床观念发生了重要的改变，即面对非高危闭塞风险的分支病例时，术者可以在必要时及时转换为双支架置入术（即存在严重的残余狭窄和影响血流的夹层时），转为双支架置入术的原因取决于分支管腔大小、残余狭窄的严重程度和分支心肌血供面积。建议最好对这些因素进行生理学评估。虽然下一章节中会介绍许多分叉手术技术可应用于双支架转换，但在此我们推荐 T 支架技术和微小凸起 T 支架（TAP）技术，因为其操作简单、远期预后良好。我们对由单支架置入术转换为 TAP 技术的 95 例患者进行远期预后评估，所有患者均成功实施 TAP 置入术，其 3 年的 TLR 率为 5.1%，无支架内血栓发生[32]。

单支架置入术后分支的残余狭窄往往无显著意义

单支架技术在分叉病变中已被作为"金标准"在使用，分支开口残余狭窄发生的原因、严重性以及处理方式已成为关键问题。目前关于主支支架置入后分支开口出现新的狭窄或病变进展是否是由于斑块移位及嵴移位仍在激烈争论中。过去有人提出 PCI 术中分支受累是由于覆盖分支开口的斑块发生铲雪现象，即为斑块移位造成的，尤其是在小角度分支的分叉病变中。但是，病理学评估以及血管内超声研究表明虽然分叉部位容易发生动脉粥样硬化，但多数位于血液分流的背侧，与分叉起源方向相反。随后，另一假说被血管内超声所证明，即主支支架置入后分支受累是由于嵴移位而非斑块移位（见图 10-3 嵴移位举例）。

Koo 等运用血管内超声评估分叉病变主支支架置入术后有以下发现：①支架置入后主支远段和近段血管管腔面积明显增加；②支架置入后主支近段的斑块体积显著减小；③支架置入后主支远段斑块体积没有改变。这些结果提示主支远段管腔面积扩大是

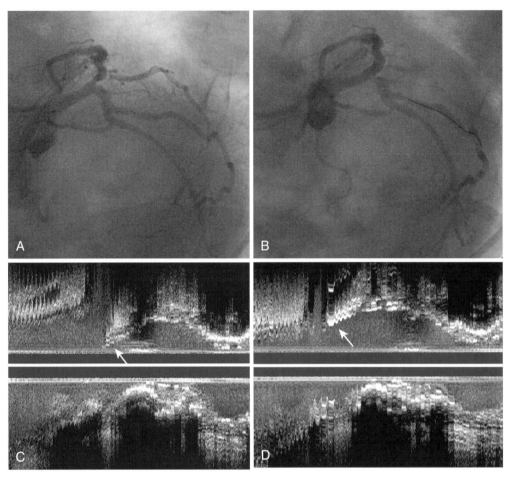

图 10-3 嵴移位。左主干分叉的造影和血管内超声显示支架置入前回旋支开口通畅（**A**），从左主干至前降支置入支架后开口狭窄（**B**）。血管内超声显示该处有嵴的位置和形状改变（箭头）（**C**）。嵴向分支移位，导致了分支开口的偏心性狭窄（**D**）；三维成像如 OCT 可显示出狭窄出现在一个平面而总体管腔的大小足够维持功能

得益于血管的充分扩张且斑块没有移位，支持嵴移位引起主支支架置入后分支管腔狭窄的理论。然而，在主支支架置入后主支近段斑块分布区域发生明显改变，尤其是近分支开口区域。虽然斑块移位至分支开口的过程无法被直接观察到，但这些数据却间接证实了在主支支架置入后，斑块由主支近段移位至分支开口，因此当主支置入支架后，主支的斑块移位和嵴移位都将加剧分支开口病变的产生和发展。角度 < 90° 的分叉病变在予主支球囊扩张后将出现嵴移位。虽然根据主支远段直径大小选择主支支架可预防嵴移位发生，但术者不能为避免嵴移位而放弃对主支的充分扩张。

此外，越来越多的证据表明，力求获得分支最小残余狭窄的最佳造影结果并无重要生理学意义。小的分支尤为如此，大多数造影显示明显的分支病变经血流储备分数（FFR）分析证实并无功能学意义[34]。Koo 等对 94 例主支置入支架后分支受累的

患者行 FFR 检查。狭窄程度在 50% ～ 75% 的病变其 FFR 均 ≥ 0.75。在 73 例狭窄程度 > 75% 的病变中，只有 20 例的分支血管有功能学意义。在狭窄程度 > 95% 的 25 例病变中，仅有 14 例 FFR 测量值 < 0.75[34]。而且，越小的分支其由于未处理残余狭窄或出现再狭窄导致胸痛的可能性越低[35-36]。对于是否需要干预有残余狭窄的受累分支，FFR 的确是指导决策最具生理性及证据基础的方法。Koo 等用 FFR 评估了主支支架置入后分支受累的 91 例患者（参考血管直径：2.3 mm±0.3 mm），探究干预 FFR 认定的有功能学意义的分支是否影响临床结果。在所有的受累分支中，只有 30% 的 FFR < 0.75（压力导丝成功进入分支测量 FFR 的病变占 96%）。在对有功能学意义的分支病变应用球囊对吻扩张术进行干预后，其中 92%（23/25）的病例复测 FFR > 0.75。6 个月的随访中，48% 的分支病变狭窄程度 > 75%，其中仅 8% 的病例测量 FFR 提示有功能学意义。然而，

测量 FFR 需要更多的时间、更高的成本以及技术要求（压力导丝穿网眼进入受累分支），且与单纯造影引导相比，并不能获得更好的临床结果（MACE：4.6% vs. 3.7%；P = 0.7）。不过，该研究证实了球囊对吻扩张是处理由嵴移位或斑块移位引起的有功能学意义的分支狭窄的有效方法，且对于中等大小受累分支的残余狭窄，保守治疗或单纯球囊对吻扩张而不是置入支架才是谨慎合适的方法。

当使用双支架置入术或单支架置入术时需进行球囊对吻扩张及高压分别后扩张

最终球囊对吻扩张（FKBI）可改善受累分支开口的病变和主支支架在开口处的固定。它同样能修正主支支架的变形和贴壁不良[37-38]。然而，FKBI 增加了手术过程的复杂性，可能发生支架轮廓椭圆形变、近端支架移位导致的夹层或近端支架放置位置不理想。目前还不明确 FKBI 是否是单支架置入术的必要步骤。理论上讲，标杆研究已表明，FKBI 有利于打开覆盖分支开口的主支支架钢梁，修整变形和由于分支球囊在主支钢梁下扩张引起的主支支架膨胀，从而有助于导丝进入分支。需要注意的是支架跨过分叉未将支架钢梁打开进入分支，将导致分支开口贴壁不良从而无法内皮化。当前有两项临床研究探究了 FKBI 是否是单支架置入术的必须步骤。在 Nordic-Baltic 分叉研究 III 中，447 例分叉病变患者在主支支架置入后被随机分配至 FKBI 组（n = 238）或非 FKBI 组（n = 239）[39]。在 FKBI 和非 FKBI 组中，6 个月随访 MACE 发生率分别为 2.1% 和 2.5%（P = 1.0）。8 个月随访冠状动脉造影结果显示，两组中的总体分叉病变支架内再狭窄率分别为 11.0% 和 17.3%（P = 0.11），其中主支发生率为 3.1% 和 2.5%（P = 0.68），分支发生率为 7.9% 和 15.4%（P = 0.039）。较低的分支再狭窄率是由于有效的 FKBI 降低了真性分叉病变影像学上的再狭窄率，发生率分别为 7.6% 和 20.0%（P = 0.024）。CORPAL-KISS 研究获得了类似的结果，其比较了分叉病变患者单支架置入术同时进行 FKBI 组和单纯分支球囊后扩张组1 年的临床事件发生率[40]。两组的造影数据和术后即刻结果相似。共 7（3%）例患者需要 TLR：5 例来自 FKBI 组和 2 例来自非 FKBI 组；两组 1 年 MACE 发生率（死亡、TLR 或急性心肌梗死）相同：FKBI 组有 11 例（9%）而非 FKBI 组有 7 例（6%）（P =

NS）。这些研究支持，在假性分叉病变主支置入支架无须常规行 FKBI。然而，真性分叉病变行单支架置入术时，应当考虑使用 FKBI 改善术后分支影像结果。正如之前所提到的，FKBI 可有效改善有功能学意义的分支病变的 FFR 值。最后，须谨记 FKBI 应只用于分支支架放置后可能出现夹层的分叉病变。为降低分支损伤的风险，应避免使用顺应性球囊，因其可能导致主支支架膨胀不良和分支开口的严重过度膨胀[41]。Mylotte 等的研究表明，合理应用非顺应性球囊行对吻扩张可达到良好的术后结果，能够使分支支架再置入的概率降到 6% 并有望使 12 个月的 MACE 发生率降到 4%[41]。

与单支架置入术相比，FKBI 多次被证明可降低分支丢失率和分支开口的再狭窄率，其已经成为所有双支架术式的标准步骤[22, 42-44]。FKBI 不仅是修整支架变形和膨胀不全的重要方法[37-38]，且对于近端支架的完全膨胀尤其重要，特别是在治疗左主干分叉病变时主干远端的参考直径明显大于前降支和回旋支的直径。Ormiston 等应用 Crush 技术对 3 种不同支架（BX Velocity，Cordis，a Johnson & Johnson Company，Miami Lakes，Florida；Express II，Boston Scientific，Natick，Massachusetts；Driver，Medtronic，Minneapolis，Minnesota）的体外试验结果为验证双支架置入术行 FKBI 的重要性提供了最初的数据[37, 45]。在主支和分支直径相近的病例中，应用 FKBI 充分扩张分支开口的支架，增宽覆盖于分支开口的支架钢梁空隙（有利于下一步进入分支），并减少支架扭曲变形。FKBI 合并 Crush 技术的重要性在临床研究中已被证实，其可显著降低再狭窄发生率（11.1% vs. 37.9%）和晚期分支丢失率（0.32 mm vs. 0.52 mm）[43]。同样地，CACTUS 研究的亚组分析显示当使用复杂支架置入术时，FKBI 可带来更佳的影像结果和更低的 MACE 发生率，其结果与单支架置入组类似[22]。

然而，需要注意的是 FKBI 合并双支架置入术需结合有效的优化技术，其包括使用足够大小的非顺应性球囊（即直径等于或大于所置入的支架）、高压扩张、2 步式对吻扩张、应用短的非顺应性球囊覆盖修整近端变形支架。2 步式对吻扩张需要在 FKBI 前应用高压球囊予以适当的压力扩张分支支架，这个步骤对于 Crush 技术尤其重要。Ormiston 等近期通过体外试验影像结果证明①对吻后扩张导丝重新穿越挤压的支架是该手术最难的步骤，而从技术角度来说，miniCrush 技术比经典 Crush 技术更容易被导丝穿越；②传统的 1 步式对吻扩张可遗留造影上无法观察到的严重支架狭窄，其引起的血运涡流、停滞、剪切力的改变以及异物的存在可促使血栓形成；③ 2 步式对吻球囊扩张能够降低分支开口被金属钢梁覆盖及残余狭窄形成的发生率（图 10-4）[46]。

优化技术是必须的，尤其对于双支架置入术

采用双支架置入术与否取决于介入心脏病学家所治疗的分叉病变的难度、该分叉病变对于患者的重要性，以及是否能接受分支造影上的次优结果。因此，在治疗小到中等直径分支的简单分叉病变时，改用双支架置入术的概率降至 5% ～ 10%。病变较重的巨大分支的复杂分叉病变，改用双支架置入术的概率高达 15% ～ 20%，其中左主干末端分叉病变改用双支架置入术的概率最高（高达 30%）。因此，术者需根据情况选择性地在分叉主分支均置入支架或在单支架置入后转换为双支架置入术。如果双支架置入术手术进展顺利，没有明显证据表明其劣于单支架置入术，甚至在某种程度上更优。可是，当置入双支架时，术者更应保证操作的优化因为双支架置入术对造影次优结果的容纳度较低，可能会

发生再狭窄和支架内血栓形成。就这点而言，当应用双支架置入术时有许多重要的技术要点有助于优化结果，如高压分支扩张、非顺应性球囊的应用、FKBI 球囊型号的正确选择、DK Crush 技术以及腔内影像学检查的应用[12]。虽然尚无专门的血管内超声研究，我们仍相信应用血管内超声可对双支架置入术进行有效评估并有助于改善最终结果。而当使用 TAP 技术时是例外的，血管内超声并不能有效评估该术式。

分叉病变 PCI 术后支架内血栓形成

使用 DES 治疗分叉病变已被确认是支架内血栓形成的一个危险因素[47]。然而，前述的个别随机研究发现，与单支架相比双支架并不增加支架内血栓发生率[10, 19-23]。两项随机研究的 meta 分析也同样说明双支架并不增加支架内血栓风险[48-49]。Nordic 分叉研究的长期随访数据也表明单支架置入术和双支架置入术后 5 年确定的支架内血栓发生率类似（3% vs. 1.5%；P = 0.31）[50]。但在急性心肌梗死的情况下，使用双支架可能会增加血栓风险[51]。此外，与非分叉病变相比，冠状动脉分叉的支架内血栓与住院率和远期死亡率更高有关[52]。高死亡率可部分归因于分叉病变支架内血栓形成导致的心肌梗死面积更大。当前并没有确定的证据说明应限制分叉病变中 DES

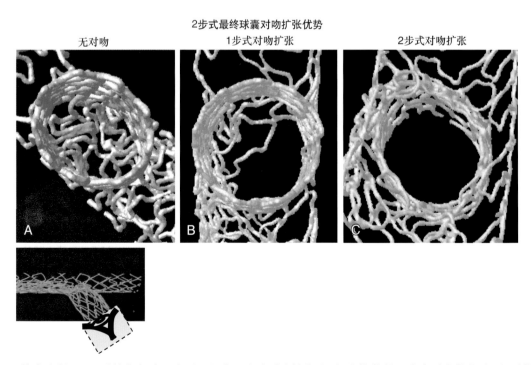

图 10-4　Crush 技术未行 FKBI 后的分支开口（**A**），经典 1 步式对吻扩张（**B**）和推荐的 2 步式对吻扩张（**C**）可优化分支开口钢梁（图片由 John Ormiston 博士提供）

的使用，或者双支架策略与更高的支架内血栓形成风险相关。然而，当 DES 置入分叉时，我们应该尽力防止支架内血栓形成的发生。这提示我们需要重视手术技术方面，应优化支架置入以及进行至少 12 个月的持续术后双抗治疗。即使满足这些条件，我们仍需考虑到这样一个事实，要想在双支架置入术后获得主支和分支的最优结果，需要有更高的专注度和专业技术。

分叉病变的个体化策略

分叉病变 PCI 的目的是保证分支及主支通畅的同时优化主支的结果。但是，分叉病变不仅解剖学结构变幻莫测（斑块负荷、斑块定位、分叉角度、分支直径、分叉位置），在治疗过程中解剖学结构也会发生动态变化（斑块移位、嵴移位、夹层）。因此，没有任何两个分叉病例是完全一样的，也没有任何一个策略能够适用于所有分叉病变的处理。所以，处理分叉病变时，个体化的选择策略以及优化治疗技术对于分叉病变 PCI 至关重要。

最优策略的选择需要精确评估病变的严重程度、分布、范围、造影，以及结合临床特征、血管造影、血管内显像和功能评估探究是否存在临床合并症，影像和功能评价。这样不仅能更合理地筛选适合双支架置入术的患者，避免过于复杂的操作、浪费时间及人力物力，还能降低并发症的风险。当术者在决定使用单支架置入术还是双支架置入术时，需要评估和注意的主要因素如下。虽然每个因素都是单独讨论的，但通常合并存在。

分叉病变的个体化治疗策略（图 10-5）需由以下分支的评估指标因素决定：

①患者分支的重要程度及其独特的解剖学结构

分支心肌供血面积及分支闭塞风险是分叉病变术式选择和评估的最重要因素。

②分支病变的分布

一项重要的区别是位于分叉的病变是否仅仅局限于分叉的一支还是两支均有累及。

③分支的大小和供血面积

不能只考虑分支的大小，还需结合分支病变的长度和严重程度。总之，我们一般不在直径 < 2.5 mm 的分支置入支架，除非分支较长、供应大面积的心肌且有闭塞的风险。

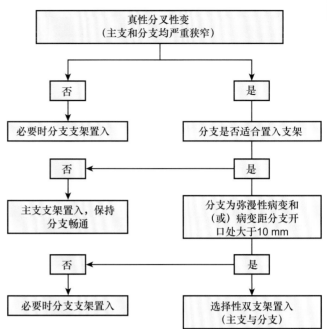

图 10-5 分叉病变治疗流程图。该分叉病变支架技术的方法是基于双侧分支是否均有严重狭窄，分支的直径，以及分支病变的范围。MB，主支；SB，分支

④分支病变的分布

分支病变的严重程度和病变长度是选择双支架置入术而非单支架置入术的重要原因。局限分支开口的病变则应使用单支架置入术。若分支直径 ≥ 2.5 m，供应相对大范围的心肌，且从分支开口起始严重狭窄的长度 > 10 mm，我们应首先考虑采取双支架置入术。

⑤分叉角度

分叉角度指主支和分支远端到分叉的角度。分叉角度影响进入分支的难易程度，多数情况下是分支首先置入支架的原因。大的分叉成角增加了导丝首次进入分支以及导丝、球囊、支架在主支支架置入后再次进入分支的难度。然而，一般在导丝进入分支后才能决定分支支架是否需要置入，而此时角度往往已被导丝改变。小的分叉角度是主支置入支架后分支闭塞的预测因素，也就是说分叉的角度越小，斑块移位、分支开口受累和闭塞的风险越高[6, 53-54]。

6. 分支伴随远端病变

如果分支开口没有病变而远端的病变离开口较近且可被主支长支架覆盖，我们倾向使用双支架。然而，如果远端病变不可被主支支架覆盖且还需要在远端置入第二枚支架，我们建议先置入分支远端的支架而后再处理分叉病变，这种方法避免了支架难以通过分叉处钢梁的窘境。

分叉病变 PCI 的技术要领

一般要点

指引导管

由于多数情况采取的是单支架策略，故绝大多数的分叉病变可用 6 Fr 指引导管完成。此外，单支架置入术转变为双支架置入术或者大多数选择性双支架置入术也能在 6 Fr 指引导管下完成。但是，面对复杂的分叉病变、需要多根导丝的三分叉病变，或者需要采取经典 Crush 技术或 V 支架技术等双支架技术时，我们建议使用 7 Fr 或 8 Fr 指引导管。在需要同时置入两枚支架而又已经使用了 6 Fr 的指引导管的情况下，我们需了解这样做的局限性：①两枚支架只能依次被送入和释放；②当行 T 型球囊支架术、分步 Crush 技术或 TAP 技术时，应先送入分支支架而后再把球囊送入主支；③标准 Crush 技术、V 支架或对吻支架技术只有在 7 Fr 或 8 Fr 的指引导管下才能应用。

血管入路

股动脉入路或桡动脉入路均可用于治疗分叉病变。只要指引导管有足够支撑力，复杂的分叉病变也能经桡动脉路径完成[55]。如若需要更大直径的指引导管，男性的桡动脉亦可插入 7 Fr 的指引导管或应用无鞘的指引导管。

主支及分支均进入导丝和拘禁导丝

多数的分叉病变需进入两根导丝，且多数情况下在置入主支支架后分支导丝受到其"拘禁"。分叉病变的主支和分支均进入导丝是保护分支的重要方

法，可避免由斑块移位、嵴移位和（或）主支支架钢梁引起的分支闭塞。即使分支狭窄程度不重也可能在主支置入支架后发生闭塞（图 10-6）。分支放置导丝能否保护其在主支置入后不会闭塞还有待探讨。近期一项研究最终证实分支拘禁导丝可提高主支支架置入术后闭塞分支的再通概率（74.8% vs. 57.8%；P = 0.02）。由于有时分支丢失的影响不可忽视，导丝保护分支避免闭塞就显得相当重要。直径 > 1 mm 的分支闭塞有 14% 的心肌梗死发生率[56]，在单支架置入术中直径 ≥ 2 mm 的分支丢失可发生大面积的围术期心肌梗死[30]。分支导丝拘禁不仅仅可保护分支避免丢失，还能够通过扩大主支和分支的成角帮助导丝进入巨大成角的分支（如果需要分支支架置入后扩张、FKBI，或者如果分支闭塞）[38, 57]，标记分支开口以及改变分支的起始角度[37, 56]。在分支闭塞的病例中，通过在支架和血管壁之间沿着拘禁导丝推送小球囊，可以重新开通分支。在高压球囊后扩张主支时，没有必要撤走拘禁导丝。最好避免拘禁亲水性导丝，因为其聚合物涂层有脱载的风险。撤离导丝时需精确操控指引导管避免其移入冠状动脉口内。

分支进入困难

安全地把导丝进入到主支和分支是成功完成分叉病变 PCI 手术的第一步。在一些分支起始角度 ≥ 90° 和（或）分支狭窄程度较重的复杂分叉病变，分支导丝的进入是极具挑战的。若处理不当可导致分支夹层或开口急性闭塞。由于供应大范围心肌的大分支有极高的丢失风险，所以在这种情况下导丝

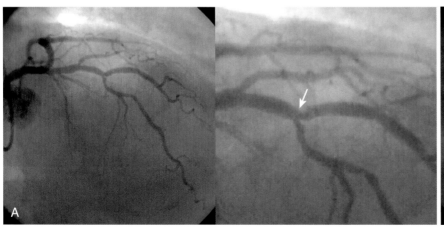
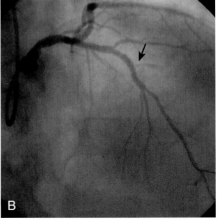

图 10-6　前降支中段的严重狭窄和对角支开口轻度病变（**A**）。术者仅在在前降支放置导丝，置入的前降支支架跨越了对角支开口。虽然狭窄较轻，但对角支发生闭塞（**B**）。分支导丝可避免闭塞的发生并有助于重新开通血管

无法进入分支则无法完成分叉病变 PCI 或不得不终止手术（尤其是极度成角的回旋支）。以下技术要领有助于帮助导丝通过难度较大的分支[58]：

①前向导丝可换用硬度更大或亲水聚合物涂层的导丝，塑成单弯或 S 形弯，应用微导管增加支撑力。当工作导丝无法通过分支病变时，首选换用硬度更大的导丝以控制导丝前进的精确度，增加扭矩控制。虽然能降低进入分支的难度，但是由于容易穿孔或进入内膜（尤其是当分支被球囊扩张损伤后），我们不建议使用亲水聚合物涂层导丝。

②导丝回撤技术（图 10-7）：将导丝头端塑成平滑的大弯或圈形进入主支远端，而后回撤进入分支；因为形成了"鱼钩"样弯，导丝头端更容易在回撤时进入分支开口；在分支中轻轻沿逆时针方向推送导丝。

③反向导丝技术：亲水聚合物涂层导丝头端 3 cm 处塑成弧形（反向弯），进入分叉主支远端；回撤导丝至分叉处，其"发卡"弯形态的头端容易进入分支；在分支中轻柔地沿逆时针方向推送导丝，在此阶段，将反向导丝通过微导管交换成工作导丝。

④ Venture 导丝操控导管或 SuperCross 头端成角微导管（Vascular Solutions，Inc.，Minneapolis，Minnesota）可通过将指引导管头端正向或反向翻转使导丝直接进入分支。可偏转导管沿导丝到达远端分支开口；

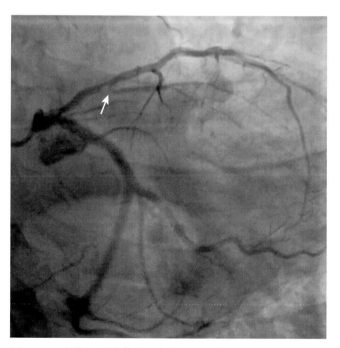

图 10-7　造影显示前降支近段有严重的病变并累及对角支开口形成反角度弯曲，应用普通的技术很难使导丝进入分支。导丝回撤技术可使导丝进入成角的分支

导丝回撤至可偏转导管内；SuperCross 导管的头端可由原来的直头转变为呈一定的弧度（45°、90° 或 120°，这取决于选择哪一种型号的导管），而 Venture 导管可按需要的角度偏转；一旦导管经充分调整至分支开口，导丝可以很容易地推送入分支。

⑤在主支行冠状动脉内旋磨术是为了移除主支的斑块以防其进入分支，从而有助于分支导丝进入。

⑥主支合理的预扩张可使斑块重构，且适度的斑块移位有助于导丝进入分支。这通常是最后的手段，因为这有可能导致分支闭塞。

每一种术式的选择都是以其基本原理和患者特殊的解剖学特点为依据。术者的经验结合具体临床情况可拟定出最佳的手术策略。通常，最后的选择是在导丝未能通过分支时经常使用的选项，并且在大多数情况下是有效的。

单支架置入术

根据分支的大小、病变分布及其重要性，我们将单支架置入术分为两种不同策略。在初始阶段就将这两种策略进行明确区分有助于节约时间，同时使术者结合手术的预期结果明确手术目的，尤其是在主支支架加重分支病变的情况下。6 Fr 的指引导管通常适用于大部分的单支架置入术。

1. 分支由于太小或者与临床缺血症状无关而不适合放支架，并且有开口病变或弥漫性病变

在这样的分叉病变中，**保持分支畅通**是首选策略，手术步骤如下：

①分支导丝保护。

②不扩张分支，必要时可扩张主支。

③主支支架释放并保留分支导丝。

④主支支架置入后进行后扩张，同时拘禁分支导丝。

⑤导丝无须再次进入或后扩张分支。

"导丝拘禁"技术保护了不需要治疗且容易丢失的分支血管。该技术可作为一个独立的技术，或者说是在术者不得不扩张分支并释放支架的单支架置入术的一部分。"维持分支畅通"这种方法作为一种术式策略被用于 Nordic 研究中的单支架置入术组[10]。

2. 分支适合置入支架且分支病变较轻，或仅局限于开口

单支架置入术可用于这些分叉病变。该术式便捷、安全、易于操作，并且有不劣于复杂术式的手术结果。单支架置入术操作步骤如下：

①分支导丝保护。

②根据需要预扩张主支和分支；没有严重病变或钙化的分支不需要预扩张。

③主支置入支架并行近端支架优化技术，保留分支导丝。如果可以接受主支和分支的造影结果，即可结束手术。主支支架释放后的拘禁于分支的导丝可轻轻撤出。

④导丝穿越钢梁网眼重新进入分支而后拔出拘禁导丝。建议导丝通过远端主支钢梁（"钢梁嵴"）而不是近端穿越，因为这样使分支支架重塑更趋完美。就我们的经验，穿过主支支架钢梁至分支通常可使用普通工作导丝或 Rinato-Prowater 导丝（Asahi Intecc Co Ltd，Nagoya，Japan）。导丝重新进入主支时应先将导丝送入主支远端，保持导丝头端呈弧形，以避免导丝行走在主支支架钢梁下；接着将导丝回撤，导丝头端朝向分支开口并抵住支架钢梁；当导丝头端到达位于开口的支架网眼时，可进入分支并轻轻旋转推送导丝进入分支。在这过程中分支的拘禁导丝作为定位标记可以一直保留，直到完成导丝重新穿越网眼或者主支释放支架完成，包括高压释放支架或后扩张过程。导丝重新穿越网眼进入分支有难度时，术者应该避免过早撤离拘禁导丝。POT 的应用有助于导丝重新进入分支。

⑤用适当的压力（8 atm）进行分支扩张及 FKBI，直到球囊完全膨胀。如果通过主支扩张分支可能导致主支钢梁变形，那 FKBI 是修整主支支架变形和充分膨胀的必要步骤[37-38]。FKBI 应该只用于分支适合放支架的分叉病变，万一分支出现夹层，可予支架覆盖。

⑥如果术后结果不理想（直径 ≥ 2.5 mm 的分支受累；FFR < 0.75，斑块移位或嵴移位造成 > 75% 的残余狭窄或 TIMI 血流 < 3 级）或分支球囊扩张后出现影响血流的夹层，分支需要补置入支架。

近端优化技术（POT）

为避免嵴移位发生，应根据主支远端参考血管直径选择主支支架。在近段分叉嵴处以相对较大的短球囊扩张可修正该处主支支架贴壁不良的情况。最终分叉原有解剖学结构得以修复并符合 Murray 定律和 Finet 定律[59]。POT 也能改变分支开口的原有方向和位于分支开口处钢梁的走向，从而有助于导

丝、球囊甚至支架再次穿过远端钢梁网眼。对于巨大分支的分叉病变，由于主支近端和远端的管腔直径落差较大，因此 POT 尤其有效。

最终球囊对吻扩张（FKBI）

选择型号合适的非顺应性球囊对于 FKBI 的结果至关重要。其必须与两远端分叉血管直径相匹配。球囊必须足够短以避免扩张时超出主支支架以及分支的正常段。使用非顺应性球囊既能够避免分支开口过度扩张以及血管壁损伤或夹层，又能够保证主支支架膨胀充分[41]。若主支支架未行 POT，FKBI 可优化主支的近端部分。行 FKBI 时，我们建议先膨胀主支球囊而后膨胀分支球囊使开口钢梁凸起。扩张的压力取决于球囊腰部凹陷是否持续存在。对于主支近端直径巨大的分叉病变，一些术者倾向于再行一次 POT 来修正球囊对吻扩张后造成的主支支架形成的椭圆形征象。FKBI 时建议行球囊序贯扩张（分支，主支，分支或单纯分支，主支）[60]。

单支架置入术的技术要领

①分支导丝保护。

②只有在分支病变严重和（或）患者主支置入支架后分支有闭塞的风险时，予行分支预扩张。

③根据主支远端参考血管直径选择主支支架。

④主支支架置入后需拘禁分支导丝。

⑤应用 POT 可优化支架的近端且有助于导丝穿过钢梁网眼。

⑥导丝重新进入到主支远端钢梁。

⑦直到导丝重新穿越支架网眼进入分支或主支支架优化后才能撤出拘禁的导丝。

⑧当真性分叉病变有严重残余狭窄（> 70%）和（或）FFR < 0.75 时，FKBI 是非必须但可能有效的处理方式。

⑨FKBI 后，需用一个短的非顺应性球囊高压扩张主支近端支架，以修正近端变形的支架。

从单支架置入术转换为双支架置入术

在主支置入支架且分支球囊扩张后其结果仍不理想时（分支直径 ≥ 2.5 mm 的分支残余狭窄 > 75%、夹层、TIMI 血流 < 3 级或 FFR < 0.75），则分支中应补置入支架。分支支架可行 TAP 技术、反向 Crush 技术或 Culotte 技术，接着再行对吻扩张。

T 支架技术

该技术（图 10-8）是单支架置入术转换为双支架置入术最常使用的技术。T 支架技术需要在充分扩张主支钢梁网眼后，推送第二枚支架进入分支。该支架定位在分支开口处以保证减小任何可能的间隙。需进行第二次对吻扩张。T 支架技术最适合用于主支和分支角度接近 90° 的分叉病变，因为如若成角较小，则几乎无法做到在覆盖分支开口的同时保证支架不突入到主支。因此我们应用 TAP 技术来替代 T 支架技术。

微小凸起 T 支架（TAP）技术

TAP 技术（图 10-9）是改良的 T 支架技术，旨在最大程度减少分支支架突入主支[32]。该技术详解如下：

①第二枚支架突入到主支的部分尽可能小（1 mm 或 2 mm），同时要保证完全覆盖分支开口。

②将球囊送入主支。

③正常释放分支支架（≥ 12 atm），而保留未扩张的球囊于主支分叉处。

④轻轻回撤分支支架球囊，保证其仍在主支支架内。接着，同时使用分支支架球囊和之前定位在主支的球囊以高压进行 FKBI。

⑤按照先主支后分支的顺序进行球囊撤压，而后两个球囊同时撤压并退出。

分支支架现在已完全覆盖分支开口，尽管许多人依旧担心支架突入主支中会产生影响，根据我们的经验，可以在主支和分支内进行血管内超声检查，如果有必要，则在远端补置入一个支架。当我们行单支架置入术时，TAP 技术是我们的首选，因为其操作简便，导丝不需要穿越分支支架钢梁以行 FKBI，同时有良好的远期预后[32]。

反向 Crush 技术

该技术（图 10-10）常用于单支架置入术转换为双支架置入术时，在主支和分支成锐角的情况下（通常 < 60°），尽量减小主支和分支支架间的间隙。

1. 导丝进入主支和分支，并根据需要进行预扩张

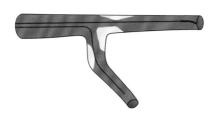

2. 主支置入支架并保留分支导丝。
主支支架可高压释放

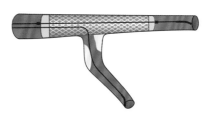

3. 导丝穿过主支支架钢梁网眼重新进入分支，拔出拘禁导丝向分支扩张，行最终对吻扩张

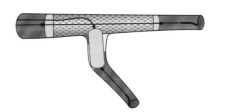

若结果不理想

4. 向分支送入支架并保证其不突入主支，释放支架

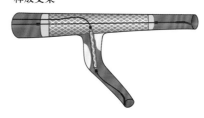

5. 将球囊送入主支后行最终对吻扩张。
可根据需要在分支中使用新球囊进行此步骤

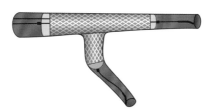

图 10-8 T 支架技术示意图

1. 保留分支导丝并释放主支支架

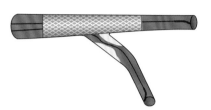

2. 导丝穿过主支支架钢梁网眼重新进入分支，拔出拘禁导丝向分支扩张，行最终对吻扩张

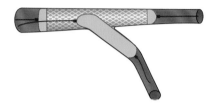

若结果不理想

3. 将支架送入分支，并保证其覆盖开口且突入主支1～2 mm，在主支支架中送入非顺应性球囊

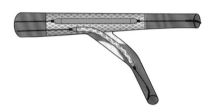

4. 常规释放分支支架，主支球囊维持未扩张状态

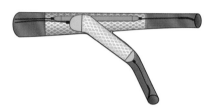

5. 回撤分支球囊，同时扩张双球囊行最终对吻扩张

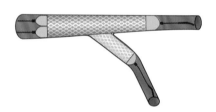

6. 为保证分支开口处状况良好，在对吻扩张完成后再撤去分支球囊的压力

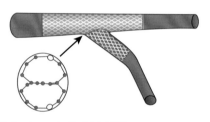

图 10-9　T 支架技术和微小凸起（TAP）技术示意图

如若此时采用 TAP 技术，为了使分支支架完全覆盖分支开口可能导致其过度凸入到主支。反向 Crush 技术可在 6 Fr 指引导管支撑下实施，其具体步骤如下：

①第二枚支架送入分支定位而不释放。

②根据主支血管直径选择短于支架的球囊，定位于分叉水平；保证球囊在主支原有的支架内。

③分支支架回撤 1 ～ 2 mm 进入主支并释放。撤出支架球囊并造影确认支架远端没有夹层且不需要补置入支架。接着撤出原有的分支导丝并高压扩张主支球囊（≥ 12 atm）。

④导丝和球囊均再次穿越分支钢梁网眼。该球囊大小符合分支远端参考血管直径并以高压扩张（12 ～ 20 atm），再予行 FKBI（即 2 步式球囊对吻扩张）。

必要时 Culotte 技术

必要时 Culotte 技术（图 10-11）可作为单、双支架技术转换策略用于主支和分支直径落差不大的 Y 形成角分叉病变[61]。其技术要领详解如下：

①主支置入支架后，第二枚支架送入分支并突入主支，使其与主支近端支架部分重叠并释放。

②导丝通过突出的分支支架钢梁再次进入主支，撤出主支拘禁导丝。将球囊穿过突入的钢梁送入主支并扩张。

③行球囊对吻扩张。

无论是反向 Crush 技术还是 Culotte 技术均需要两次穿越支架钢梁；因此，若分叉角度不适合，可由 TAP 技术取代。

双支架置入术的选择

双支架技术的正确选择需要精确评估病变严重程度、分布、范围以及合并症的存在与否[12, 62-63]。双支架术式的选择主要取决于分支是否为真性分叉病变以及（图 10-12）：

①分支血管直径是否≥ 2.5 mm 且供应较大范围心肌（图 10-13）。

1. 保留分支导丝并释放主支支架

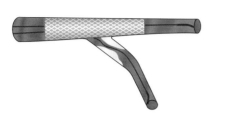

2. 导丝穿过主支支架钢梁网眼重新进入分支，
拔出拘禁导丝向分支扩张，行最终对吻扩张

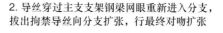
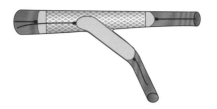

若结果不理想

3. 将支架送入分支，并保证其覆盖开口
且突入主支1～2 mm，在主支支架中送入
非顺应性球囊

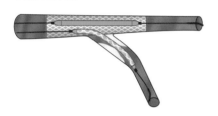

4. 常规释放分支支架，主支球囊维持未
扩张状态

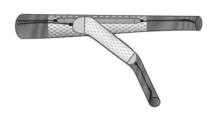

5. 撤去分支球囊并在撤去导丝前确认远端
无夹层形成。高压扩张主支球囊以挤压分
支支架

6. 为保证分支开口处状况良好，在对吻扩
张完成后再撤去分支球囊的压力

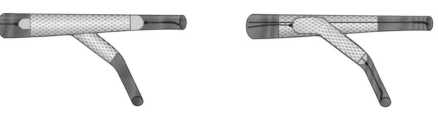

7. 行最终球囊对吻扩张

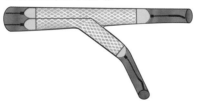

图 10-10　反向 Crush 技术示意图

②分支是否严重狭窄且病变延伸超过分支开口，病变长度＞ 10 mm（图 10-14）。

③是否极度成角从而在主支支架置入后导丝难以进入分支（图 10-15）。

我们不能孤立地考虑这些变量，而应该综合考量这些因素并决定是否选择双支架置入术。对于开口正常的非真性分叉病变，唯一需要双支架治疗的情况是分支远端病变离开口较近并可用一个支架从主支覆盖。我们应强调的是也可以在术中一些特定时刻决定是否需要置入第二枚支架，比如在导丝进入分支后分叉角度发生良性改变或者主支和分支预扩张之后。因此，及时采取措施将影响预后结果、节约时间和耗材成本，降低并发症的风险。

双支架术式的选择

比较不同分叉病变双支架术式的数据比较有限且没有明确的证据说明术式间的优劣关系。Nordic支架术式研究是第一个比较两种完全覆盖了分支开口的不同双支架术式的随机研究。该研究中，424例使用西罗莫司药物洗脱支架的患者被随机分为Crush 技术组或 Culotte 技术组（77% 的患者为真性分叉病变）[64]。在 6 个月的临床随访中，两组的

第 2 部分　冠状动脉介入治疗

1. 保留分支导丝并释放主支支架

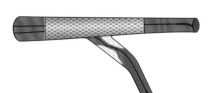

2. 导丝穿过主支支架钢梁网眼重新进入分支，拔出拘禁导丝向分支扩张，行最终对吻扩张

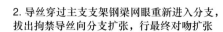
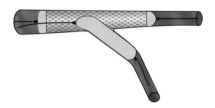

若结果不理想

3. 将支架送入分支并覆盖主支支架近端，后释放

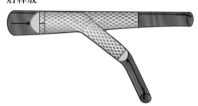

4. 导丝通过突出的分支支架再次进入主支，撤出主支拘禁导丝，将球囊送入主支

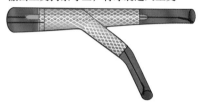

5. 行主支高压扩张

6. 在双支血管中均行高压扩张，后行最终球囊对吻扩张

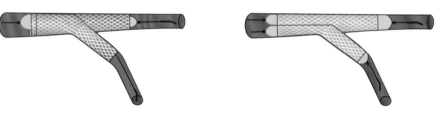

图 10-11　反向 Culotte 技术示意图

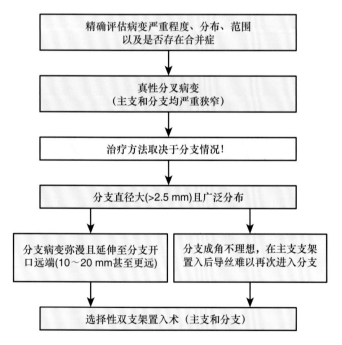

图 10-12　行选择性双支架置入术的流程图。涵盖分支的大小、角度和病变狭窄程度

死亡率、心肌梗死以及血运重建发生率没有显著差异（Crush 技术组 4.3% *vs.* Culotte 技术组 3.7%；$P = 0.87$）。手术及辐射时间和造影剂用量在两组没有明显区别。然而，Crush 技术组趋于更高的围术期心肌梗死发生率（Crush 技术组 15.5% *vs.* Culotte 技术组 8.8%；$P = 0.08$）。根据造影结果，Culotte 技术组有降低节段再狭窄率的趋势（6.6% *vs.* 12.1%；$P = 0.10$）并且显著降低了支架内再狭窄率（4.5% *vs.* 10.5%；$P = 0.046$）。这种造影结果的相关性无法得到认定，可能与 Crush 技术组较低的 FKBI 完成率有关（85% *vs.* 92%；$P = 0.03$）以及行 Crush 技术时缺乏有效的 2 步式 FKBI 有关。陈绍良等的 DKCRUSH- Ⅲ 研究随机比较了 419 例左主干末端分叉病变应用 DK Crush 技术和 Culotte 技术的区别[25]。所有入选病例均为真性分叉病变且两组 FKBI 率达 99.5%。两组在手术时长及辐射时间方面无差异，但是 DK Crush 技术组的造影剂用量较大。在 12 个月随访时，Culotte 技术组的 MACE 发生率显著高于 DK Crush 技术组（16.3%

分支直径和供血范围

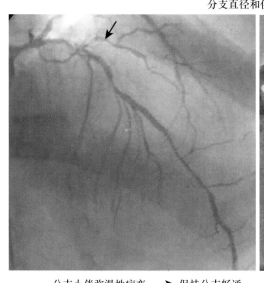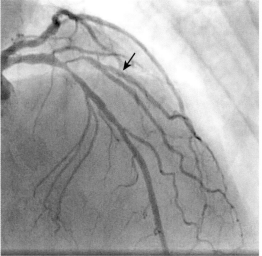

分支小伴弥漫性病变 ——➤ 保持分支畅通　　　分支大且心肌供血范围大 ——➤ 双支架

图 10-13　两个前降支分叉病变的造影示例，显示分支的不同大小和心肌血液供应范围

分支狭窄程度

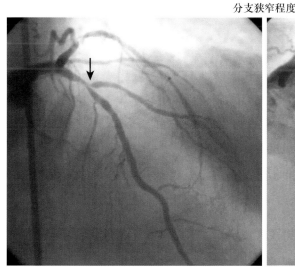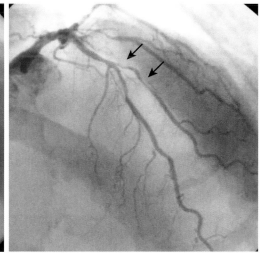

局限性开口病变 ——➤ 单支架　　　　　弥漫性病变 ——➤ 双支架

图 10-14　两个前降支-对角支分叉病变的造影示例，显示分支的不同病变程度和范围

vs. 6.2%；P = 0.001），可归因于两组在靶血管血运重建率（11% vs. 4.3%；P = 0.016）和靶病变血运重建率（6.7% vs. 2.4%；P = 0.037）之间的差异。此外，Culotte 技术组的分支再狭窄率也较高（12.6% vs. 6.8%；P = 0.037）。确定的支架内血栓形成发生率在 Culotte 技术组为 1.0% 而在 DK Crush 技术组为 0%（P = 0.248）。

由于这些矛盾的发现和其他大型随机临床对照研究的结果，我们无法认定哪种术式明显更优于另一种。当然，也并不是所有的分叉病变都能用一种术式解决。正如图 10-16 总结的，双支架术式的选择是基于患者病情稳定与否、分叉病变的解剖学结构，

以及术者的能力和熟练度决定的。在解剖学因素中需要考虑以下几个方面：

①两个分支的直径（图 10-17）

如果直径相似，可选择用 Culotte 技术和 miniCrush 技术；但如果发现两分支直径相差巨大，建议使用 miniCrush 技术。

②分叉角度（图 10-18）

当分叉角度大于 70° 时一般建议选用 T 支架技术和 Culotte 技术，这是因为若选用 Crush 技术将有较高的分支贴壁不良的风险。分叉角度小于 70° 的病变推荐 Culotte 技术和 Crush 技术，而 T 支架技术不能使用，这是因为该术式在小分叉角度的病变中

分叉成角

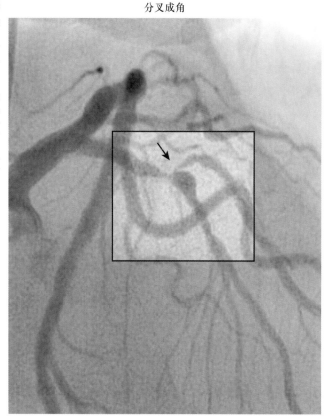

分支进入困难。在主支支架置入后难度更大或无法进入分支

图 10-15　极度分叉成角的造影示例，提示选择双支架置入术

无法完全覆盖分支开口。

③主支近段到分叉嵴的病变范围（图 10-19）

如果范围较小，推荐使用 V 支架技术，尤其对于近段直径较大的分支血管。

④分支开口狭窄的严重程度（是否需要进一步的预扩张？）

⑤主支和分支在预扩张后出现夹层（图 10-20）

如果分叉的两个分支均出现夹层，与 Culotte 技术相比，我们更推荐使用 miniCrush 技术因为它能保证两个分支血管的即刻开通，而使用 Culotte 技术则很难再次穿过钢梁进入已出现夹层的血管，并且可能导致血管闭塞。

⑥供应大范围心肌的复杂分叉病变或急诊（图 10-21）

在紧急情况下需维持两个分支均为最佳通畅状态时，我们推荐 V 支架技术或 miniCrush 技术。

当处理供应大范围心肌的复杂分叉病变或急诊时，其情况紧急需要维持优化两个分支的开通时，我们推荐 V 支架技术或 miniCrush 技术。我们认为，双支架技术的最佳操作和最终结果的优化是决定临床疗效的重要因素，比技术的选择更重要。当行双

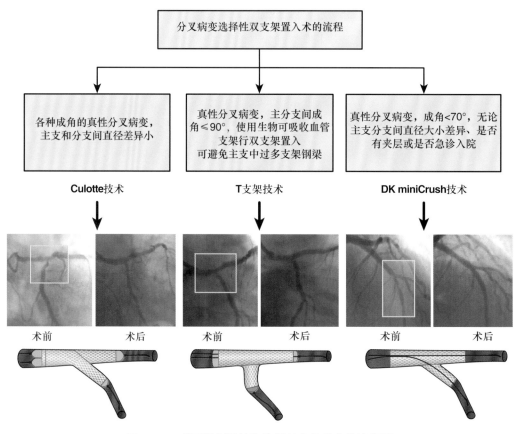

图 10-16　基于解剖学结构选择双支架术式的流程图

主支与分支直径落差

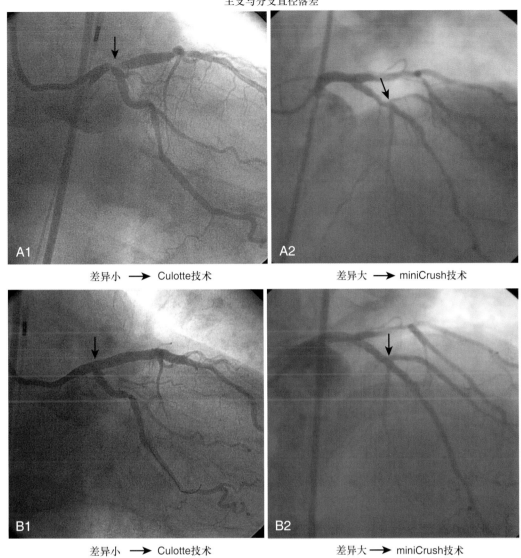

图 10-17 造影显示的左主干分叉病变，其左主干远段和回旋支直径落差不大（**A1**）适合应用 Culotte 技术（**B1**）。相比之下直径落差巨大的前降支−对角支分叉病变（**A2**），不适合使用 Culotte 技术而应该使用 miniCrush 技术（**B2**）

支架置入术时，重要的技术因素可改善手术结果，包括 FKBI、分支高压扩张、非顺应性球囊的使用、FKI 时球囊型号的合理选择以及血管内超声的应用[12]。

双支架技术详述

在本章中，我们介绍如何基于当前的技术为患者选择合适的双支架技术。我们再次强调为了保障手术成功和改善远期预后，不仅需要选择特定的术式，还应严谨地完成手术。

Culotte 技术

Culotte 技术中金属支架会过多覆盖近段边缘，从而近乎完美地覆盖分支开口和近端分叉嵴[61]。Culotte 技术有最优的即刻造影结果，理论上可保证

分叉部位的药物和钢梁均匀分布在两侧血管壁。该术式不需要考虑分叉角度，适用于绝大多数的真性分叉病变。Culotte 技术唯一的解剖限制是主支近段和分支直径落差巨大，从而有分支支架释放后位于主支的部分贴壁不良的风险。该术式的主要缺点是导丝需要重新穿越两个分支的支架钢梁，这有比较高的技术要求同时需要花费大量的时间，因此如果两个分支在球囊预扩张后出现夹层，我们不建议使用 Culotte 技术。

Culotte 技术可在 6 Fr 指引导管支撑下进行（图 10-22）：

①导丝进入两个分支进行预扩张。

②支架跨过成角分支血管予以释放，通常在分支。

分叉角度

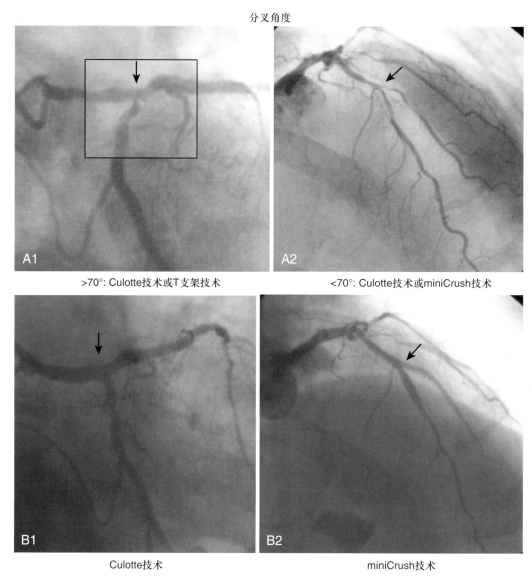

>70°: Culotte技术或T支架技术　　　　　　　<70°: Culotte技术或miniCrush技术

Culotte技术　　　　　　　　　　　　　　miniCrush技术

图 10-18　造影显示左主干分叉病变伴远端前降支和回旋支成角＞ 70°（**A1**）而 Culotte 技术或 T 支架技术更优于 Crush 技术（**B1**）。相比之下前降支-对角支分叉病变其远端前降支和对角支成角＜ 70°（**A2**），不适合使用 T 支架技术而应使用 miniCrush 技术和 Culotte 技术（**B2**）

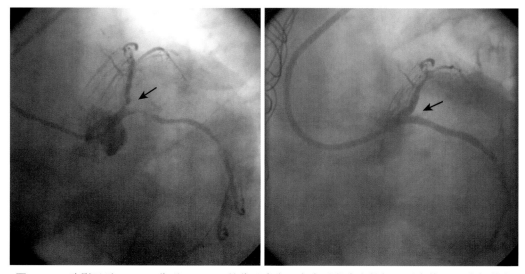

图 10-19　造影显示 Medina 分型 0，1，1 的分叉病变，主支近段病变较轻，适合使用 V 支架技术

主支和分支夹层

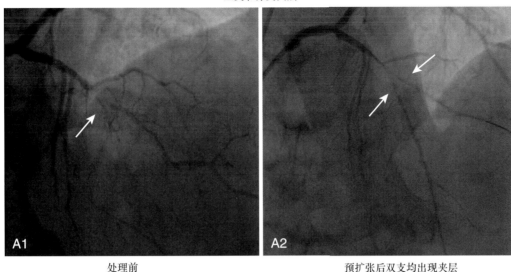

A1	A2
处理前	预扩张后双支均出现夹层

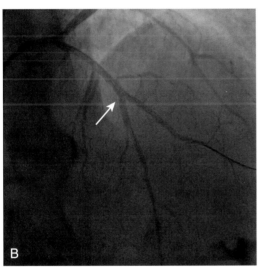

处理后

图 10-20 造影显示前降支-对角支分叉病变的慢性完全闭塞（**A1**），在导丝穿越和预扩张后双支均出现夹层（**A2**）。该分叉病变适合应用 DK miniCrush 术，因为其保障了两个分支的通畅并避免穿过支架钢梁再次进入已有夹层的分支（**B**）

③导丝重新穿越钢梁进入未释放支架的血管并予扩张。

④第二枚支架送至原先未释放支架的血管（通常为主支）并予释放。

⑤行球囊对吻扩张。当行对吻扩张时，我们建议使用非顺应性球囊以≥ 16 atm 的压力分别扩张两支血管，接着再以 8 ～ 12 atm 的压力同时扩张主支和分支球囊行对吻扩张。

虽然 Culotte 技术可能比其他术式更难，但是有一些技巧有助于顺利完成手术。当支架释放后用导丝再次穿越支架钢梁进入另一支血管时，我们需先把导丝送入已经释放支架的血管远端以保证其不在支架钢梁下行走。在行 Culotte 术时，我们建议在成锐角的分支先释放支架。这样做的优点在于导丝重新穿越支架钢梁到达成角较小的分支会更加容易。然而，Nordic 支架术式研究对这样的常规做法提出质疑，该研究推荐首先在主支置入支架以避免主支急性闭塞[64]。因为我们需要撤出两个分支中的其中一根导丝从而无法保证其通畅性，该方法保证了主支的畅通。因此，若预扩张后双支血管均出现夹层，我们不推荐使用 Culotte 技术。

miniCrush 技术（主支支架挤压分支支架）

miniCrush 技术主要的优点在于可以立即恢复两个分支的通畅，因而适用于患者状况不稳定或解

第 2 部分　冠状动脉介入治疗

基线造影

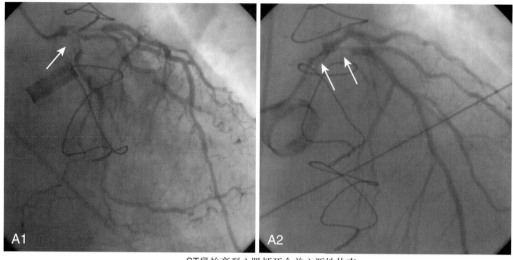

ST段抬高型心肌梗死合并心源性休克

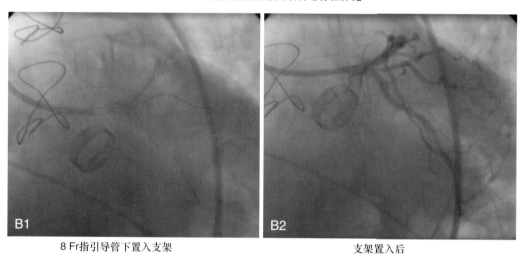

8 Fr指引导管下置入支架　　　　　　　　支架置入后

Crush术后造影示两支即刻通畅

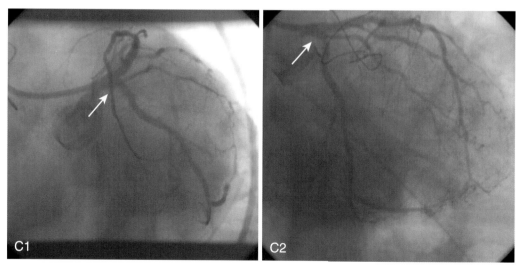

最终结果

图 10-21　一位 ST 段抬高型心肌梗死合并心源性休克患者的基线造影。提示左主干远段累及前降支近段和回旋支的严重血栓性闭塞（**A1**，**A2**）。在此危急情况下，推荐使用 V 支架技术或经典 miniCrush 技术以保障两个分支的即刻畅通。行该术式需要 8 Fr 的指引导管，且两枚支架需同时定位且使分支支架微突入主支（**B1**）；首先膨胀分支支架继而撤出支架球囊，接着再释放主支支架。支架置入后行即刻造影确认两个分支通畅（**B2**），再予 2 步式 FKBI 优化最后结果（**C1**，**C2**）

1. 双支送入导丝并按需行预扩张

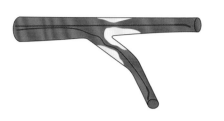

2. 将导丝保留在较直的一支中（主支），并在较成角的一支中（分支）释放支架

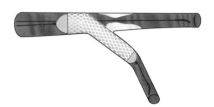

3. 在未置入支架的一支中（分支）送入导丝，扩张支架钢梁以解除对该支血管（主支）的拘禁

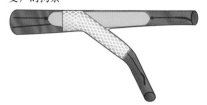

4. 在未置入支架的一支中（主支）置入第二枚支架，扩张支架使双支架近端部分重叠

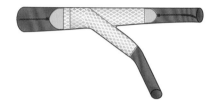

5. 再次穿过第二枚支架（主支）的支架钢梁，向第一枚支架（分支）中送入导丝，行球囊对吻扩张

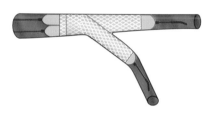

图 10-22 Culotte 技术示意图

剖学结构复杂的情况[22]。当分支病变影响功能而导丝又难以进入分支时，该术式的目的和优势就显得尤其突出。此外，该术式可以充分覆盖分支开口。miniCrush 技术可用于绝大多数真性分叉病变，但须避免应用于大角度的分叉病变。miniCrush 技术的主要缺点是行 FKBI 时，导丝和球囊需要穿越多层钢梁。然而，miniCrush 术只有分支需要导丝重新穿越钢梁，而 Culotte 技术两支均需要穿越。Crush 技术已经改进，目前在操作过程中分支支架突入主支的部分更少（即 miniCrush）但是必须采用 2 步式最终对吻扩张[65-66]。

miniCrush 术需要至少 7 Fr 的指引导管（图 10-23）：

①导丝进入两个分支并进行充分预扩张。

②分支支架定位后推送主支支架。

③分支支架回撤进主支 1 ～ 2 mm 并在不少于两个体位下投影确认。

④分支支架在至少 12 atm 的压力下释放。球囊撤压后撤出指引导管。造影确认分支支架管腔形态和血流正常，且远端没有夹层和残余狭窄。如果需

要的话，此时可在远端再补置入支架。确认完毕后，主支支架以常规大于 12 atm 的高压力释放。撤出主支支架球囊后进行造影确认。当使用该术式时，术中只保留一个压力阀在手术台上用于连接分支支架。这可以防止主支支架先扩张而挤压了未释放的分支支架。

⑤导丝重新穿越支架钢梁至分支。2 步式 FKBI 是至关重要的。首先，我们建议以一个与分支血管直径相匹配的球囊扩张支架，并以 16 atm 或更高压力扩张。接着送入第二个球囊至主支，以 8 ～ 14 atm 的压力对吻扩张。

双对吻支架微挤压（DK Crush）技术

当需要行 miniCrush 术时，"分步 Crush"或"改良球囊 Crush"技术可用于术中，6 Fr 指引导管是唯一可用桡动脉路径的选择。最终结果大致与简单 Crush 技术相同，而不同之处在于各支架都是分别推送和释放的。现在我们常规使用双对吻（DK）Crush 技术。该技术是行两次球囊对吻扩张的分步 Crush 技术的改良版：首次分支支架被主支球囊挤压，再予术

1. 双支送入导丝并按需行预扩张

2. 向双支中送入支架，主支支架置于近端，分支支架稍突入主支

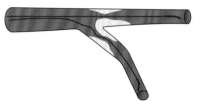

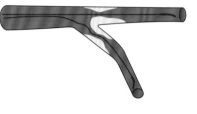

3. 释放分支支架

4. 确认分支支架置入效果理想后，撤出分支导丝和球囊，释放主支支架

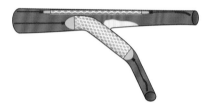

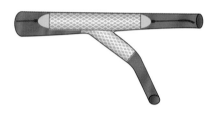

5. 再次穿过支架钢梁向分支送入导丝并行高压扩张

6. 行最终球囊对吻扩张

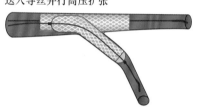

图 10-23　经典 miniCrush 技术示意图

后常规 FKBI。DK Crush 技术能更好地避免支架变形、改善支架定位并且有助于最终的 FKI。该技术在即刻术后结果方面可能优于经典 Crush 技术，且可能通过实现更高的 FKBI 率来改善远期临床预后[67]。除非有理由需要即刻开通主支和分支（需要 7 Fr 或 8 Fr 指引导管支撑行 miniCrush 技术），当选择了双支架置入术治疗病变时，我们推荐首选 DK Crush 技术。

可在 6 Fr 指引导管支撑下完成 DK Crush 技术（图 10-24）：

①导丝进入两个分支并充分预扩张。

②支架推送至分支并在主支中突出几毫米。球囊越过分叉推送至主支。

③分支支架释放后撤出支架球囊，造影确认结果正常后撤出导丝。

④主支球囊扩张（挤压突入主支的分支支架）后撤出。

⑤导丝重新穿越被挤压的分支支架钢梁，继而行第一步球囊对吻扩张。

⑥第二枚支架推送至主支并释放（通常释放压

力≥ 12 atm）。

⑦接下来的步骤与经典 Crush 技术相似，包括导丝再次穿越分支支架钢梁，分支支架扩张，第二步 FKBI。

相较于经典 Crush 技术，DK Crush 技术的重要改变在于尽可能减少了支架挤压的面积和多层钢梁的重叠。其术后内膜完整性更高（同时理论上支架内血栓更少）并且更易穿越被挤压的支架钢梁。最后，当行 Crush 技术时分叉角度可能是需要考虑的一个重要因素。当主支和分支成角接近 90° 时，不挤压分支支架而应用改良 T 支架技术可以减小支架间隙。此外，主支和分支的分叉角度≥ 50° 是 Crush 术后发生 MACE 的独立危险因素[68]。

T 支架技术或改良 T 支架技术

T 支架技术常用于主支单支架置入术后在分支补置入支架的情况，其适合分叉成角接近 90° 的分叉病变。该术式与 Crush 技术和 Culotte 技术相比更为简便。在我们看来，T 支架技术在主支支架和分支支架置入后，有残留支架间隙的风险。该支架间隙的

1.双支置入导丝并按需行预扩张

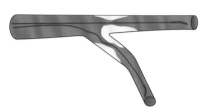

2.向分支送入支架并稍突入主支，在主支中送入非顺应性球囊

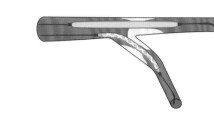

3.释放分支支架

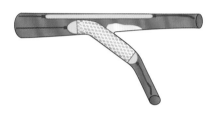

4.确认分支支架置入效果理想后，撤出分支球囊和导丝

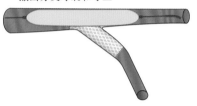

5.再次穿过支架钢梁在分支中送入导丝并扩张支架钢梁，行第一次球囊对吻扩张

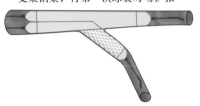

6.在主支中送入支架并释放

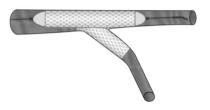

7.向分支再次送入导丝并行高压扩张

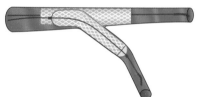

8.行最终对吻扩张

图 10-24　DK Crush 技术示意图

存在可能是药物分布不均衡的因素，从而导致分支开口再狭窄。鉴于此，该技术已在很大程度上被改良 T 支架技术所替代。如今在实践中我们很少采用经典 T 支架技术；依照我们的观点，行经典 T 支架技术的原因有二：第一，由于主支释放支架后分支开口状况不理想，需要在分支开口补置支架，在此情况下我们将经典 T 支架技术替换为 TAP 技术；第二，对于单纯的分支开口病变，在其开口位置补置支架（如 T 球囊支架术）。

经典 T 支架技术需要 6 Fr 指引导管：

①首先在分支开口定位支架，小心避免分支支架突入至主支且尽量减少可能出现的间隙。

②释放支架并撤出分支球囊（导丝保留于分支）。

③送入主支支架并释放。

④导丝穿越支架钢梁至分支并撤出拘禁于分支的导丝。

⑤行分支球囊扩张并行最终对吻扩张。

上文对 T 支架技术的描述是在术者拟定首先置入分支支架的情况下。然而，大多数病例中 T 支架技术的使用是由于置入主支支架后分支出现血流受限，故而补置入分支支架。

改良 T 支架技术

改良 T 支架技术同时定位主支和分支支架（需要至少 7 Fr 的指引导管），使得分叉角度接近 90° 时的分支支架最低限度地突入到主支（图 10-25）。首先释放分支支架，接着将导丝和支架球囊撤出分支后，释放主支支架。行 FKBI 后完成手术。

1. 双支置入导丝并按需行预扩张

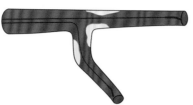

2. 向双支送入支架分支支架稍突入主支

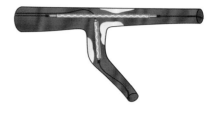

3. 正常压力释放分支支架

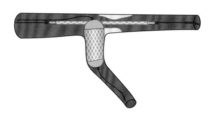

4. 确认分支支架置入效果理想后，撤出分支导丝和球囊。高压释放主支支架

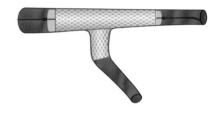

5. 再次将导丝送入分支并行高压扩张

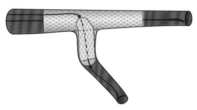

6. 在主支送入球囊后行最终对吻扩张

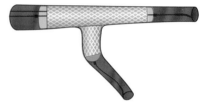

图 10-25　改良 T 支架技术示意图

V 支架技术和同步对吻支架技术

　　V 支架技术和同步对吻支架（SKS）技术是同时递送和置入两枚支架[69-70]。一枚支架送入分支而另一枚送入主支。两枚支架均回撤形成一个新生嵴并尽可能靠近原位嵴。当两枚支架突入到主支形成一个双管样形态和一个接近近段的嵴，该技术称为 SKS 技术[70]。这些技术的优势在于在术中时刻保持两路分支的畅通且不需要导丝穿越任意分支的支架钢梁。V 支架技术操作简单便捷因此适合急诊。此外，当行 FKBI 时，不需要导丝重新穿越分支支架钢梁。V 支架技术适用于主支近段巨大病变程度相对不重且分叉角度小于 90° 的 Medina 分型 0，1，1 的分叉病变。我们建议左主干短而无病变且合并前降支和回旋支严重开口病变的患者使用 V 支架技术。有趣的是，改良的 V 支架技术（Y 支架技术或 Skirt 技术）是最早用于冠状动脉分叉病变的双支架置入术且被纳入现在教学，其同时释放两枚支架于远端主支和分支，再释放支架于主支近端[71]。

　　V 支架技术和 SKS 技术需要至少 7 Fr 的指引导管（图 10-26）：

　　①导丝进入两个分支并充分预扩张。

　　②两枚支架置入分支同时稍微突入主支近端。不同的术者其突入主支长度的标准不同，有时近端主支形成的双管结构可长达 5 mm 或更多（SKS）。虽然我们无法做到在两个分支开口处精确的定位，但是我们可以尽量缩短新生嵴的长度使其＜ 5 mm。有时需要将第一枚支架向血管稍远端推送以便第二枚支架的进入。在三分叉病变中，对置入的三枚支架使用对吻支架技术时，这种技巧的使用很重要（需要 9 Fr 的指引导管）。接下来要进行支架的精确定位，这需要在释放支架前通过两个造影体位确认支架释放位置正确。

　　③每个支架的释放压力均应≥ 12 atm。一些术者倾向于同时释放支架，此时术者需警惕近端主支夹层的风险，使用较低释放压力可避免其发生。

　　④行序贯高压后扩张支架后，再使用短的非顺应性球囊以中等压力最终对吻扩张。球囊型号的选择需与靶血管直径相吻合。如果分叉的近端参考血

1. 双支送入导丝并按需行预扩张

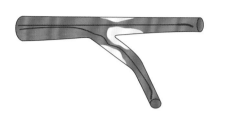

2. 在双支中并行置入两枚支架，且稍突入主支
V 支架技术：稍突入主支
SKS 技术：主支中形成"双管"样

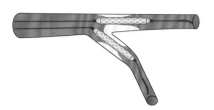

3. 释放一枚支架

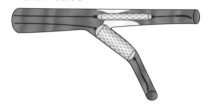

4. 释放第二枚支架

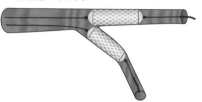

一些术者会同时释放两个支架

5. 对单支架行高压后扩张，并用短的非顺应性球囊以
中等压力行对吻扩张

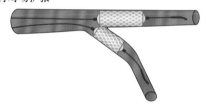

图 10-26　V 支架技术示意图

管直径相对较小，为避免近端夹层的发生，FKBI 时应以低压力进行扩张。

需要注意的是，该术式也有其自身的局限性：①在支架释放或后扩张时，主支近端可能会因球囊破裂的损伤而形成夹层，加重病情或导致近端边缘再狭窄的发生；②如果需要在近端补置入一枚支架以覆盖近端夹层，则会有遗留小支架间隙的风险，此时需要将支架推送至 V 型两臂的方向；③如果新生嵴或近端支架边缘处发生再狭窄，则需要转换为 Crush 技术以处理病变。由于分支开口覆盖 4 层重叠钢梁，因此导丝再次穿越支架钢梁是一项极大的挑战；④如果 V 支架技术和 SKS 技术在随访时出现支架远端病变进展而需要处理，导丝重新进入支架置入后的分支血管腔将会比较困难，因为导丝行走在支架钢梁下。如果处理远端病变需要额外再送入一根导丝，我们推荐使用双腔微导管比如 Twin-Pass 导管（Vascular Solutions，Minnesota）。对既往已行 V 支架技术和 SKS 技术的患者进行再次介入治疗时，我们建议将导丝非透光部位塑成环形通过支架以避免其穿入支架钢梁下。

SKS 技术形成的新金属嵴位于左主干近段的位置。我们不知道遗留在左主干中的双层药物洗脱支架钢梁会带来怎样的结局风险。有病例报道称在新生嵴处（对吻钢梁处）会形成一种薄的横膈膜样结构，导致造影充盈缺损。除此之外，这种膈膜结构是否与远期不良事件相关还不得而知[63]。

双支架置入后行 FKBI

FKBI 是双支架置入术后嵴重塑的必要步骤。需要特别提醒的是当左主干分叉病变行双支架置入术时完成最终吻扩张是非常重要的。最终对吻扩张不仅对于修正支架变形和膨胀至关重要[37-38]，尤其对于管腔直径明显大于前降支和回旋支的左主干远端支架的充分膨胀也十分关键。左主干远端用于 FKBI 的双球囊的有效直径（相当于主支球囊直径加上分支球囊直径的1/3）对于支架充分膨胀是十分重要的。对于行 FKBI，选择非顺应性、合适型号的后扩张球囊是十分关键的，换言之，对吻球囊应该等于或大于支架球囊的型号以防支架变形[37]。正如先前提及，非顺应性球囊高压后扩张分支"开口"是获得复杂术式支架充分膨胀的必要步骤。当行 FKBI 时，我们同时而缓慢地膨胀两个球囊，形成少见的"西瓜子"征。再同时对球囊撤压以避免支架变形。修正在 FKBI 后变形的近端支架时使用短的非顺应性球囊高压扩张。

支架置入后分支或主支进入困难

在分叉病变 PCI 中，导丝进入分支是最大的挑战之一，其可以发生在手术开始时，也可发生在主支或分支支架置入后。导丝再次穿过支架钢梁或推送球囊穿过支架钢梁时均可能遇到困难。我们想要解决的是，在主支或分支支架置入后，导丝再次穿越或推送球囊越过支架钢梁进入另一支时遇到的难题，常见于复杂的双支架置入术，比如 miniCrush 技术或 Culotte 技术。我们通常使用 Rinato-Prowater 导丝（Asahi Intecc Co Ltd, Nagoya, Japan）从主支再次穿越支架钢梁至分支，反之亦然。复杂情况下，我们也有使用 Pilot 50 和 150（Abbott Vascular Devices, Redwood City, California）、Fielder FC、Asahi Intermediate、Miracle 3/4.5 gm（Asahi Intecc Co Ltd, Nagoya, Japan）导丝的成功经历。但是，由于亲水导丝穿越支架钢梁进入分支时有导致夹层和穿孔的风险，所以我们通常谨慎使用。如果改变导丝弯曲度或者换用不同导丝均无法成功穿越支架钢梁，有可能是因为主支支架未膨胀而阻挡了导丝进入分支开口。主支近端支架后扩张可使用 POT 以纠正支架膨胀不全或突入分支的情况，在双支架置入术中同样适用。分支的拘禁导丝作为指引标记应当保留至导丝再次穿越支架钢梁到达分支。在导丝再次穿越支架钢梁至分支后，球囊可能难以通过钢梁来扩张网眼。术中，我们经常首先使用手术台上最小的球囊来完成该操作。如果该球囊不能顺利穿越，我们将换用 Maverick（Boston Scientific, Natick, Massachusetts），即直径为 1.5 mm 的球囊来分离钢梁从而方便后续更大的球囊通过。如果 1.5 mm 球囊无法通过，我们建议在保留第一根导丝原位不动的情况下，启用第二根导丝重新穿越钢梁的另一个网眼。如果证实球囊根本无法通过支架钢梁，则支架仍需要进一步膨胀。同时可尝试使用 1.5 mm 同轴球囊。此外，还有一种常用的技巧，即尽力推送球囊至支架钢梁后予至少 12 ~ 14 atm 的压力膨胀 20 s，随后在撤压的同时进一步尝试推送球囊。反复尝试该操作帮助球囊缓慢穿过支架钢梁[12, 63]。如果仍无法通过支架钢梁至分支，另一个可用技术是沿着拘禁导丝递送 1.5 mm 球囊至支架钢梁下①重新扩张次全闭塞或夹层的分支开口，接着再次尝试导丝越过支架钢梁或②转换术式为反向 Crush 技术。

辅助器械和术式

血管内超声（IVUS）

通过 IVUS 能够掌握斑块分布的基本情况，尤其是可以反映分支开口、斑块成分、血管内径、左主干病变的严重程度。Furukawa 等的研究表明 IVUS 观察到的分支开口的斑块及其严重程度是分叉病变 PCI 后分支闭塞的重要预测因子[29]。IVUS 对于支架置入术后支架的优化修正至关重要，尤其在如下情况中：复杂分叉病变、左主干病变或双支架置入术中评估支架的膨胀程度和位置，特别是分支开口；近端或远端的夹层；外膜周围血肿。Costal 等阐明了 IVUS 在行复杂手术时的重要性，如 Crush 术中挤压不充分（即主支和分支的 3 层钢梁不完全重叠）、分支开口支架膨胀不全等，这些情况相当常见但无法在造影中发现[72]。然而，常规的 IVUS 是否能改善临床预后这个最重要的问题仍未得到解答。针对分叉病变，Kim 等回顾性地评估了 758 例未经处理的非左主干分叉病变患者的情况[73]。在接受 DES 置入的患者中，与单纯造影引导支架置入组相比，IVUS 引导下置入支架可显著降低 4 年的远期死亡率（HR = 0.24；95% CI 0.06 ~ 0.86；P = 0.03）和后期支架内血栓发生率（0.4% vs. 2.8%；对数秩检验 P = 0.03）。同样地，MAIN-COMPARE 注册研究通过与单纯造影引导比较发现，IVUS 引导下处理左主干病变术后 3 年死亡率有降低趋势（6.0% vs. 13.6%；对数秩检验 P = 0.063；HR = 0.54；95% CI 0.28 ~ 1.03；P = 0.061）[74]。但 IVUS 无法降低心肌梗死和再次血运重建的风险。我们的多中心注册研究评估了 731 例接受 DES 治疗的左主干病变患者（76.5% 为左主干远端分叉病变），经单因素精确逻辑回归分析显示 IVUS 的引导可降低心脏性死亡率（OR = 0.93；95% CI 0.16 ~ 0.93；P = 0.03）[75]。即便是缺乏随机数据，研究者仍坚定地认为在对涉及大面积心肌的分支病变进行支架置入或完成复杂双支架置入术时，应该在最新实践指南的指导下应用 IVUS 引导。

病变的准备：斑块旋切术预处理的作用

虽然病变预处理并非必要步骤，但应该用于以下情况①弥漫性严重钙化；②预扩张球囊不能通过病变或完全膨胀；③支架难以通过病变。这些病例我们通常使用 1.25 mm 或 1.5 mm 的磨头行冠状动脉内旋磨术。然而，如果 IVUS 导管可通过病变，我们将通过斑块影像提供的信息来决定处理病变的策略，如下：①超过 180° 的内膜表面钙化需要使用冠状动脉内旋磨对病变进行预处理（Rotablator，Boston Scientific，Natick，Massachusetts）或应用轨道斑块切除术（CSI，St. Paul，Minnesota）；②严重的纤维斑块和中度钙化或需考虑切割球囊（cutting balloon Ultra and Flextome，Boston Scientific，Natick，Massachusetts）、scoring 球囊（AngioSculpt，Angioscore Inc.，Fremont，California）或一个匹配中膜直径的非顺应性球囊；③若是软斑块可直接置入支架。相较于切割球囊，我们更建议使用 scoring 球囊，因为它们表面的特殊结构可减少扩张时产生夹层和穿孔的概率。在选择棘突球囊型号时，我们通常选择比 IVUS 评估的参考血管直径小 0.5 ~ 0.75 mm 的球囊并行 > 14 atm 的高压扩张（通常 18 ~ 20 atm）。

分叉病变药物洗脱球囊的应用

紫杉醇涂层药物洗脱球囊（DEB）有一定的治疗潜力——对于供应大范围心肌的分支病变，分支使用 DEB，主支使用 DES 可以避免单支架置入术转换为双支架置入术。理论上该策略的优点在于通过药物均匀释放，保留正常分叉解剖结构，避免分叉处金属钢梁的过度重叠、变形、贴壁不良和不完全膨胀来减少分支再狭窄的发生率。该策略适用于回旋支开口病变，因为以往的经验表明回旋支置入 DES 的效果不佳。但是，目前缺乏数据，仅有一项评估 BMS 结合 DEB 预后的随机研究，其结果差强人意[76]。最后，当需要评估 DEB 的疗效时我们需要注意 DEB 没有类效应，而且不同 DEB 的效果差异很大。

专用分叉支架

一些支架是专用于分叉病变的，重点强调保持分支的易通过性和分叉嵴的优化覆盖。当前可用（或正

在设计）的专用分叉支架可大致分为以下几种：①可同时置入于主支和分支的支架；②有助于必要时分支支架置入或维持分支开口通畅且在主支支架置入后不需要再次穿越主支支架钢梁的支架；③通常需要额外支架置入分叉的专用支架[77-78]。从早期的体积大且不实用的专用分叉支架至今，其经历了迅速地演变。新一代的专用分叉支架有更小的体积，但充分的病变预处理仍然是保证手术成功的关键。仍然有一些支架需要两根导丝进行推送，而导丝的缠绕和偏移是手术失败的原因。另外，一些支架的定位容错性很差，精确的定位是保证支架成功置入的关键。许多支架依赖被动旋转以实现装置的精确定位，以致其在更复杂病变中的实用性受到质疑。第一代裸金属支架有极高的再狭窄率，而药物涂层支架有了长足的进步。专用分叉支架的前景是使操作更简便，从而实现更短的手术时间，更少的造影剂用量，更低的分支闭塞率以及改善影像结果和临床预后。然而，这些支架尚未得到广泛的应用，主要是由于与当前非专用分叉支架相比，在手术结果和临床预后方面分叉专用支架并没有明显优势。目前仅有一项随机对照研究在 704 例分叉病变中比较应用 Tryton 分支支架（Tryton Medical，Newton，Massachusetts）行双支架策略和必要时置入分支支架的单支架策略[79]。经过 9 个月随访，靶血管失败（由心脏性死亡、靶血管心肌梗死、靶血管血运重建构成的复合终点）的主要非劣效性终点未能达标（单支架组 12.8% vs. Tryton1 组 7.4%）。然而，这种结果或是由于仅有 41% 的入选病例其分支直径 ≥ 2.25 mm。另外值得一提的是 Axxess 支架系统（Biosensors Europe SA，Morges，Switzerland），它是首例设计负载抗再狭窄药物（比奥莫司 A9）的支架系统。DIVERGE 研究（药物洗脱支架介入治疗分叉病变分支的有效性）是评估 Axxess 支架的多中心非对照研究，其纳入了 302 例未处理的冠状动脉分叉病变[80]。按照 Axxess 的理念，在置入 Axxess 后有 88% 的患者需要额外置入支架，66% 在双分支，17.9% 在主支远端，而 4% 在分支。1 年 MACE 发生率为 9.3%，2 年为 14%，而 3 年为 16.1%[81]。缺血导致的 TLR 率在随访 9 个月时为 4.3%，3 年为 10.1%。

分叉病变生物可吸收支架（BRS）的应用

虽然在发展早期有过犹豫和怀疑，但实际的经

验证实 BRS 可用于分叉病变，但目前仍没有足够的数据证实 BRS 与 DES 相比有何种优势[82]。理论上，当支架系统被完全吸收后，正常的分叉解剖结构、血流、血管功能可以复原，拘禁的分支得以释放。然而，目前还缺乏专门的研究而冠脉分叉病变并不是 BRS 的绝对禁忌证。基于我们的经验，我们提供以下建议：

①单支架置入术仍然是首选。主支支架置入后分支残余狭窄可予适当分支球囊扩张处理（球囊支架≤ 2.5 mm），继而主支予球囊后扩张修正主支变形的支架。

②分支导丝常规拘禁并可被顺利撤除。

③必要时可予行分支球囊稍突入主支的 T 型对吻球囊扩张。主支支架处应避免大量的球囊对吻重叠，因为这将导致支架损毁。

④单支架置入术可转换为 TAP 技术。当前的 BRS 很难通过主支支架结构而推入分支，而传统的 DES 相对容易通过。

⑤可用两枚 BRS 行双支架置入术并推荐使用 T 支架技术。

⑥须避免使用 Culotte 技术和 Crush 技术以防支架钢梁重叠和支架损毁。

关于此主题更详细的讨论可参见专项综述[83-84]。

结语

第二代药物洗脱支架的应用和支架技术的演进使分叉病变的治疗水平有了显著的提高。当前，得益于单支架置入术的合理使用以及双支架置入术的完善技术，分叉病变的即刻结果和远期预后得到了极大地改善。特别需要注意的是，双联抗血小板治疗对这些病变的治疗至关重要，尤其是双支架置入后。

参考文献

1. Fujii K, Kobayashi Y, Mintz GS, et al: Dominant contribution of negative remodeling to development of significant coronary bifurcation narrowing. *Am J Cardiol* 59:59–61, 2003.
2. Popma J, Leon M, Topol EJ: *Atlas of interventional cardiology*, Philadelphia, PA, 1994, Saunders.
3. Lefevre T, Louvard Y, Morice MC, et al: Stenting of bifurcation lesions: classification, treatments, and results. *Catheter Cardiovasc Interv* 49:274–283, 2000.
4. Safian RD: Bifurcation lesions. In Safian RD, Freed M, editors: *Manual of interventional cardiology*, vol 10, 2001, Royal Oak: Physicians' Press, pp 221–236.
5. Spokojny AM, Sanborn TM: The bifurcation lesion. In Ellis SG, Holmes DR, editors: *Strategic approaches in coronary intervention*, Baltimore, MD, 1996, Williams and Wilkins, p 288.
6. Louvard Y, Lefevre T, Morice MC: Percutaneous coronary intervention for bifurcation coronary disease. *Heart* 90:713–722, 2004.
7. Medina A, Suarez de Lezo J, Pan M: A new classification of coronary bifurcation lesions. *Rev Esp Cardiol* 59:183, 2006.
8. Movahed MR, Stinis CT: A new proposed simplified classification of coronary artery bifurcation lesions and bifurcation interventional techniques. *J Invasive Cardiol* 18:199–204, 2006.
9. Sianos G, Morel MA, Kappetein AP: The SYNTAX score: an angiographic tool grading the complexity of coronary artery disease. *Euro Intervention* 1:219–227, 2005.
10. Steigen TK, Maeng M, Wiseth R, et al: Randomized study on simple versus complex stenting of coronary artery bifurcation lesions: the Nordic bifurcation study. *Circulation* 114:1955–1961, 2006.
11. Myler RK, Shaw RE, Stertzer SH, et al: Lesion morphology and coronary angioplasty: current experience and analysis. *J Am Coll Cardiol* 19:1641–1652, 1992.
12. Latib A, Colombo A: Bifurcation disease: what do we know, what should we do? *J Am Coll Cardiol Interv* 1:218–226, 2008.
13. Iakovou I, Colombo A: Contemporary stent treatment of coronary bifurcations. *J Am Coll Cardiol* 46:1446–1455, 2005.
14. Al Suwaidi J, Berger PB, Rihal CS, et al: Immediate and long-term outcome of intracoronary stent implantation for true bifurcation lesions. *J Am Coll Cardiol* 35:929–936, 2000.
15. Yamashita T, Nishida T, Adamian MG, et al: Bifurcation lesions: two stents versus one stent—immediate and follow-up results. *J Am Coll Cardiol* 35:1145–1151, 2000.
16. Thuesen L, Kelbaek H, Klovgaard L, et al: Comparison of sirolimus-eluting and bare metal stents in coronary bifurcation lesions: subgroup analysis of the Stenting Coronary Arteries in Non-Stress/Benestent Disease Trial (SCANDSTENT). *Am Heart J* 152:1140–1145, 2006.
17. Ge L, Tsagalou E, Iakovou I, et al: In-hospital and nine-month outcome of treatment of coronary bifurcational lesions with sirolimus-eluting stent. *Am J Cardiol* 95:757–760, 2005.
18. Ong AT, Hoye A, Aoki J, et al: Thirty-day incidence and six-month clinical outcome of thrombotic stent occlusion after bare-metal, sirolimus, or paclitaxel stent implantation. *J Am Coll Cardiol* 45:947–953, 2005.
19. Colombo A, Moses JW, Morice MC, et al: Randomized study to evaluate sirolimus-eluting stents implanted at coronary bifurcation lesions. *Circulation* 109:1244–1249, 2004.
20. Pan M, de Lezo JS, Medina A, et al: Rapamycin-eluting stents for the treatment of bifurcated coronary lesions: a randomized comparison of a simple versus complex strategy. *Am Heart J* 148:857–864, 2004.
21. Ferenc M, Gick M, Kienzle RP, et al: Randomized trial on routine vs. provisional T-stenting in the treatment of de novo coronary bifurcation lesions. *Eur Heart J* 29:2859–2867, 2008.
22. Colombo A, Bramucci E, Sacca S, et al: Randomized study of the crush technique versus provisional side-branch stenting in true coronary bifurcations: the CACTUS (Coronary Bifurcations: Application of the Crushing Technique Using Sirolimus-Eluting Stents) Study. *Circulation* 119:71–78, 2009.
23. Chen SL, Santoso T, Zhang JJ, et al: A randomized clinical study comparing double kissing crush with provisional stenting for treatment of coronary bifurcation lesions: results from the DKCRUSH-II (Double Kissing Crush versus Provisional Stenting Technique for Treatment of Coronary Bifurcation Lesions) trial. *J Am Coll Cardiol* 57:914–920, 2011.
24. Hildick-Smith D, de Belder AJ, Cooter N, et al: Randomized trial of simple versus complex drug-eluting stenting for bifurcation lesions: the British Bifurcation Coronary Study: old, new, and evolving strategies. *Circulation* 121:1235–1243, 2010.
25. Chen SL, Xu B, Han YL, et al: Comparison of double kissing crush versus culotte stenting for unprotected distal left main bifurcation lesions: results from a multicenter, randomized, prospective DKCRUSH-III study. *J Am Coll Cardiol* 61:1482–1488, 2013.
26. Kumsars I NORDIC-BALTIC BIFURCATION IV: A Prospective, Randomized Trial of a Two-Stent Strategy vs. a Provisional Stent Strategy in True Coronary Bifurcation Lesions. Presented at Transcatheter Cardiovascular Therapeutics (TCT) 2013 in San Francisco on 30 October 2013. Available at: http://www.tctmd.com/show.aspx?id=121722. Accessed 26 March 2014.
27. Colombo A CACTUS Trial (**Co**ronary Bifurcation **A**pplication of the **Cr**ush **T**echnique **U**sing **S**irolimus-Eluting Stents). Presented at Transcatheter Cardiovascular Therapeutics (TCT) 2007 in Washington, DC, on 24 October 2007.
28. Aliabadi D, Tilli FV, Bowers TR, et al: Incidence and angiographic predictors of side branch occlusion following high-pressure intracoronary stenting. *Am J Cardiol* 80:994–997, 1997.
29. Furukawa E, Hibi K, Kosuge M, et al: Intravascular ultrasound predictors of side branch occlusion in bifurcation lesions after percutaneous coronary intervention. *Circ J* 69:325–330, 2005.
30. Chaudhry EC, Dauerman KP, Sarnoski CL, et al: Percutaneous coronary intervention for major bifurcation lesions using the simple approach: risk of myocardial infarction. *J Thromb Thrombolysis* 2007.
31. Hahn JY, Chun WJ, Kim JH, et al: Predictors and outcomes of side branch occlusion after main vessel stenting in coronary bifurcation lesions: results from the COBIS II Registry (COronary BIfurcation Stenting). *J Am Coll Cardiol* 62:1654–1659, 2013.
32. Naganuma T, Latib A, Basavarajaiah S, et al: The long-term clinical outcome of T-stenting and small protrusion technique for coronary bifurcation lesions. *JACC Cardiovasc Interv* 6:554–561, 2013.
33. Koo BK, Waseda K, Kang HJ, et al: Anatomic and functional evaluation of bifurcation lesions undergoing percutaneous coronary intervention. *Circ Cardiovasc Interv* 3:113–119, 2010.
34. Koo BK, Kang HJ, Youn TJ, et al: Physiologic assessment of jailed side branch lesions using fractional flow reserve. *J Am Coll Cardiol* 46:633–637, 2005.
35. Dauerman HL, Higgins PJ, Sparano AM, et al: Mechanical debulking versus balloon angioplasty for the treatment of true bifurcation lesions. *J Am Coll Cardiol* 32:1845–1852, 1998.
36. Hermiller JB: Bifurcation intervention: keep it simple. *J Invasive Cardiol* 18:43–44, 2006.
37. Ormiston JA, Currie E, Webster MW, et al: Drug-eluting stents for coronary bifurcations: insights into the crush technique. *Catheter Cardiovasc Interv* 63:332–336, 2004.
38. Brunel P, Lefevre T, Darremont O, et al: Provisional T-stenting and kissing balloon in the treatment of coronary bifurcation lesions: results of the French multicenter "TULIPE" study. *Catheter Cardiovasc Interv* 68:67–73, 2006.
39. Niemela M, Kervinen K, Erglis A, et al: Randomized comparison of final kissing balloon dilatation versus no final kissing balloon dilatation in patients with coronary bifurcation lesions treated with main vessel stenting: the Nordic-Baltic Bifurcation Study III. *Circulation* 123:79–86, 2011.
40. Pan M, Medina A, Suarez de Lezo J, et al: Coronary bifurcation lesions treated with simple approach (from the Cordoba & Las Palmas [CORPAL] Kiss Trial). *Am J Cardiol* 107:1460–1465, 2011.
41. Mylotte D, Hovasse T, Ziani A, et al: Non-compliant balloons for final kissing inflation in coronary bifurcation lesions treated with provisional side branch stenting: a pilot study. *Euro Intervention* 7:1162–1169, 2012.
42. Hoye A, Iakovou I, Ge L, et al: Long-term outcomes after stenting of bifurcation lesions with the "crush" technique: predictors of an adverse outcome. *J Am Coll Cardiol* 57:1949–1958, 2006.
43. Ge L, Airoldi F, Iakovou I, et al: Clinical and angiographic outcome after implantation of drug-eluting stents in bifurcation lesions with the crush stent technique: importance of final kissing balloon post-dilation. *J Am Coll Cardiol* 46:613–620, 2005.
44. Adriaenssens T, Byrne RA, Dibra A, et al: Culotte stenting technique in coronary bifurcation disease: angiographic follow-up using dedicated quantitative coronary angiographic analysis and 12-month clinical outcomes. *Eur Heart J* 29:2868–2876, 2008.
45. Ormiston JA: Drug-eluting stents for coronary bifurcations: bench testing of provisional side-branch strategies. *Catheter Cardiovasc Interv* 67:49–55, 2006.
46. Ormiston JA, Webster MWI, Webber B, et al: The "crush" technique for coronary artery bifurcation stenting: insights from micro-computed tomographic imaging of bench deployments. *J Am Coll Cardiol Interv* 1:351–357, 2008.
47. Iakovou I, Schmidt T, Bonizzoni E, et al: Incidence, predictors, and outcome of thrombosis after successful implantation of drug-eluting stents. *JAMA* 293:2126–2130, 2005.
48. Brar SS, Gray WA, Dangas G, et al: Bifurcation stenting with drug-eluting stents: a systematic review and meta-analysis of randomised trials. *Euro Intervention* 5:475–484, 2009.
49. Katritsis DG, Siontis GC, Ioannidis JP: Double versus single stenting for coronary bifurcation lesions: a meta-analysis. *Circ Cardiovasc Interv* 2:409–415, 2009.

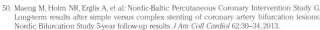

10 分叉病变

50. Maeng M, Holm NR, Erglis A, et al: Nordic-Baltic Percutaneous Coronary Intervention Study G. Long-term results after simple versus complex stenting of coronary artery bifurcation lesions: Nordic Bifurcation Study 5-year follow-up results. *J Am Coll Cardiol* 62:30–34, 2013.

51. Ong AT, Hoye A, Aoki J, et al: Thirty-day incidence and six-month clinical outcome of thrombotic stent occlusion after bare-metal, sirolimus, or paclitaxel stent implantation. *J Am Coll Cardiol* 45:947–953, 2005.

52. Armstrong EJ, Yeo KK, Javed U, et al: Angiographic stent thrombosis at coronary bifurcations: short- and long-term prognosis. *JACC Cardiovasc Interv* 5:57–63, 2012.

53. Louvard Y, Lefevre T: Bifurcation lesion stenting. In Colombo A, Stankovic G, editors: *Problem oriented approaches in interventional cardiology*, 2007, Informa Healthcare, pp 37–57.

54. Louvard Y, Thomas M, Dzavik V, et al: Classification of coronary artery bifurcation lesions and treatments: time for a consensus! *Catheter Cardiovasc Interv* 71:175–183, 2008.

55. Chung S, Her SH, Song PS, et al: Trans-radial versus trans-femoral intervention for the treatment of coronary bifurcations: results from Coronary Bifurcation Stenting Registry. *J Korean Med Sci* 28:388–395, 2013.

56. Arora RR, Raymond RE, Dimas AP, et al: Side branch occlusion during coronary angioplasty: incidence, angiographic characteristics, and outcome. *Cathet Cardiovasc Diagn* 18:210–212, 1989.

57. Weinstein JS, Baim DS, Sipperly ME, et al: Salvage of branch vessels during bifurcation lesion angioplasty: acute and long-term follow-up. *Cathet Cardiovasc Diagn* 22:1–6, 1991.

58. Burzotta F, De Vita M, Sgueglia G, et al: How to solve difficult side branch access? *Euro Intervention* 6(Suppl J):J72–J80, 2010.

59. Lefevre T, Darremont O, Albiero R: Provisional side branch stenting for the treatment of bifurcation lesions. *Euro Intervention* 6(Suppl J):J65–J71, 2010.

60. Foin N, Torii R, Mortier P, et al: Kissing balloon or sequential dilation of the side branch and main vessel for provisional stenting of bifurcations: lessons from micro-computed tomography and computational simulations. *JACC Cardiovasc Interv* 5:47–56, 2012.

61. Chevalier B, Glatt B, Royer T, et al: Placement of coronary stents in bifurcation lesions by the "culotte" technique. *Am J Cardiol* 82:943–949, 1998.

62. Favero L, Pacchioni A, Reimers B: Elective double stenting for non-left main coronary artery bifurcation lesions: patient selection and technique. In Moussa I, Colombo A, editors: *Tips and tricks in interventional therapy of coronary bifurcation lesions*, 2010, Informa Healthcare, pp 83–115.

63. Latib A, Chieffo A, Colombo A: Elective double stenting for left main coronary artery bifurcation lesions: patient selection and technique. In Moussa I, Colombo A, editors: *Tips and tricks in interventional therapy of coronary bifurcation lesions*, 2010, Informa Healthcare, pp 149–192.

64. Erglis A, Kumsars I, Niemela M, et al: For the Nordic PCI Study Group. Randomized comparison of coronary bifurcation stenting with the crush versus the culotte technique using sirolimus eluting stents: the Nordic Stent Technique Study. *Circ Cardiovasc Interv* 27–34, 2009.

65. Colombo A, Stankovic G, Orlic D, et al: Modified T-stenting technique with crushing for bifurcation lesions: immediate results and 30-day outcome. *Catheter Cardiovasc Interv* 60:145–151, 2003.

66. Galassi AR, Colombo A, Buchbinder M, et al: Long-term outcomes of bifurcation lesions after implantation of drug-eluting stents with the "mini-crush" technique. *Catheter Cardiovasc Interv* 69:976–983, 2007.

67. Chen SL, Zhang JJ, Ye F, et al: Study comparing the double kissing (DK) crush with classical crush for the treatment of coronary bifurcation lesions: the DKCRUSH-1 Bifurcation Study with drug-eluting stents. *Eur J Clin Invest* 38:361–371, 2008.

68. Dzavik V, Kharbanda R, Ivanov J, et al: Predictors of long-term outcome after crush stenting of coronary bifurcation lesions: importance of the bifurcation angle. *Am Heart J* 152:762–769, 2006.

69. Schampaert E, Fort S, Adelman AG, et al: The V-stent: a novel technique for coronary bifurcation stenting. *Cathet Cardiovasc Diagn* 39:320–326, 1996.

70. Sharma SK: Simultaneous kissing drug-eluting stent technique for percutaneous treatment of bifurcation lesions in large-size vessels. *Catheter Cardiovasc Interv* 65:10–16, 2005.

71. Baim DS: Editorial comment: is bifurcation stenting the answer? *Cathet Cardiovasc Diagn* 37:314–316, 1996.

72. Costa RA, Mintz GS, Carlier SG, et al: Bifurcation coronary lesions treated with the "crush" technique: an intravascular ultrasound analysis. *J Am Coll Cardiol* 46:599–605, 2005.

73. Kim SH, Kim YH, Kang SJ, et al: Long-term outcomes of intravascular ultrasound-guided stenting in coronary bifurcation lesions. *Am J Cardiol* 106:612–618, 2010.

74. Park SJ, Kim YH, Park DW, et al: Impact of intravascular ultrasound guidance on long-term mortality in stenting for unprotected left main coronary artery stenosis. *Circ Cardiovasc Interv* 2009:CIRCINTERVENTIONS.108.799494.

75. Chieffo A, Park S-J, Meliga E, et al: Late and very late stent thrombosis following drug-eluting stent implantation in unprotected left main coronary artery: a multicentre registry. *Eur Heart J* 29:2108–2115, 2008.

76. Stella PR, Belkacemi A, Dubois C, et al: A multicenter randomized comparison of drug-eluting balloon plus bare-metal stent versus bare-metal stent versus drug-eluting stent in bifurcation lesions treated with a single-stenting technique: six-month angiographic and 12-month clinical results of the drug-eluting balloon in bifurcations trial. *Catheter Cardiovasc Interv* 80:1138–1146, 2012.

77. Latib A, Sangiorgi GM, Colombo A: Current status and future of dedicated bifurcation stent systems. In Moussa I, Colombo A, editors: *Tips and tricks in interventional therapy of coronary bifurcation lesions*, 2010, Informa Healthcare, pp 211–250.

78. Latib A, Colombo A, Sangiorgi GM: Bifurcation stenting: current strategies and new devices. *Heart* 95:495–504, 2009.

79. Leon M: TRYTON: A prospective, randomized trial of a dedicated side branch stent vs. a provisional stent strategy in true coronary bifurcation lesions. Presented at Transcatheter Cardiovascular Therapeutics (TCT) 2013 in San Francisco on 30 October 2013. Available at: http://www.tctmd.com/show.aspx?id=121730. Accessed 26 March 2014.

80. Verheye S, Agostoni P, Dubois CL, et al: 9-month clinical, angiographic, and intravascular ultrasound results of a prospective evaluation of the Axxess self-expanding biolimus A9-eluting stent in coronary bifurcation lesions: the DIVERGE (Drug-Eluting Stent Intervention for Treating Side Branches Effectively) study. *J Am Coll Cardiol* 53:1031–1039, 2009.

81. Buysschaert I, Dubois CL, Dens J, et al: Three-year clinical results of the Axxess Biolimus A9 eluting bifurcation stent system: the DIVERGE study. *Euro Intervention* 9:573–581, 2013.

82. Latib A, Costopoulos C, Naganuma T, et al: Which patients could benefit the most from bioresorbable vascular scaffold implant: from clinical trials to clinical practice. *Minerva Cardioangiol* 61:255–262, 2013.

83. Ormiston JA, Webber B, Ubod B, et al: Absorb everolimus-eluting bioresorbable scaffolds in coronary bifurcations: a bench study of deployment, side branch dilatation and post-dilatation strategies. *Euro Intervention* 2014.

84. Dzavik V, Colombo A: The absorb bioresorbable vascular scaffold in coronary bifurcations: insights from bench testing. *JACC Cardiovasc Interv* 7:81–88, 2014.

11 桥血管介入治疗

Emmanouil S. Brilakis and Subhash Banerjee

杨虹波 译 黄浙勇 审校

引言

目前冠状动脉旁路移植（搭桥）术有两种方式：大隐静脉桥血管和动脉桥血管（内乳动脉、桡动脉和胃网膜动脉）。内乳动脉桥血管长期通畅率最高[1-2]，但是在大多数情况下为了实现所有冠状动脉的再血管化，大隐静脉桥血管仍然需要使用。大隐静脉桥血管闭塞率较高[3-5]，搭桥时间越久，闭塞率越高。（图 11-1）[2, 6]。

流行病学

冠状动脉搭桥患者再发心绞痛需考虑：自体冠状动脉病变进展，桥血管病变或锁骨下动脉近段狭窄进展（图 11-1）。全美心血管注册数据（NCDR）分析显示 2004—2009 年间，冠状动脉搭桥患者行介入治疗占介入总量的 17.5%（300 902/1 721 046）[6]。搭桥患者介入治疗中 62.5% 干预自体冠状动脉，37.5% 干预桥血管。因此，桥血管介入治疗占介入总量的 6.6%[6]，且主要干预大隐静脉桥血管（占介入总量的 6.1%），其次干预动脉桥血管（占介入总量的 0.44%），极少同时干预动脉桥和静脉桥血管（占介入总量的 0.04%）。大隐静脉桥血管介入治疗比例在搭桥术后 5 年开始升高，术后 10 年更高（图 11-2）。从 2010 年 1 月 1 日至 2011 年 6 月，桥血管和大隐静脉桥血管介入治疗分别占 NCDR 介入总量的 6.0% 和 5.5%[7]。

桥血管介入治疗的适应证

搭桥患者桥血管功能失效可采取的治疗方式包括：再次搭桥、药物治疗、自体冠状动脉介入治疗和桥血管介入治疗。

因为较高的发病率和死亡率，再次搭桥很少采用[8-9]，而且再次搭桥还可导致原本通畅的桥血管损伤，尤其是涉及内乳动脉时。AWESOME 研究表明再次搭桥和介入治疗后临床事件发生率相似[10]。2011 年美国心脏病学会/美国心脏协会（ACC/AHA）介入治疗指南推荐再次搭桥适用于具有以下特点的患者：血管不适合介入治疗、多支桥血管病变、存在适合对慢性完全闭塞血管搭桥的内乳动脉，且具有良好的远段血管搭桥点[11]。决定介入治疗优于搭桥手术的因素包括：引起症状的缺血区域局限、适合介入治疗的靶血管、左前降支桥血管通畅、血管搭桥点条件差、存在临床合并症等[11]。

Brilakis 博士：科研支持来自退伍军人事务部（Diva 试验－隐静脉移植血管成形术中药物洗脱支架主要研究者，Merit 津贴 -I01-CX000787-01）和国立卫生院（1R01HL102442-01A1）；咨询费用/演讲酬劳来自 St. Jude Medical、Boston Scientific、Asahi、Abbott Vascular、Somahlution、Elsevier 和 Terumo；研究支持来自于 Guerbet 和 InfraRedx；其妻子是 Medtronic 公司职员。

Dr. Banerjee 博士：科研支持来自退伍军人事务部（PREMIER 试验－强化降脂方案下的斑块消退与足细胞动员主要研究者），演讲酬劳来自 Medtronic 和 Merck；研究支持来自 Boston Scientific 和 InfraRedx；拥有 HygeiaTel 和 MDcare Global 中的知识产权。

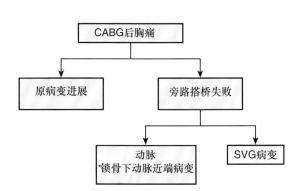

图 11-1　冠状动脉搭桥患者术后胸痛的可能原因

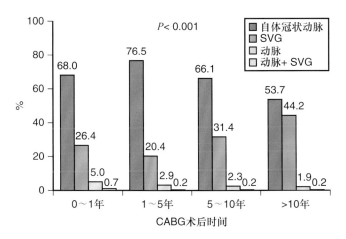

图 11-2　冠状动脉搭桥患者术后不同时间行介入治疗的靶血管比较。随着时间的延长，大隐静脉桥血管介入比例显著上升。CABG，冠状动脉旁路移植术；SVG，大隐静脉桥血管。（已允许引自 Brilakis ES, Rao SV, Banerjee S, et al：Percutaneous coronary intervention in native arteries versus bypass grafts in prior coronary artery bypass grafting patients：a report from the National Cardiovascular Data Registry. JACC CardiovascInterv 4：844-850，2011.）

在大隐静脉桥血管病变的患者中，如果自体冠状动脉和大隐静脉桥血管供血范围相同，由于短期[6]和长期预后更好[12-14]，自体冠状动脉介入治疗优于大隐静脉桥血管介入治疗，尤其是弥漫性病变和大隐静脉桥血管退化时。事实如此，NCDR 统计中自体冠状动脉介入治疗占搭桥患者介入治疗的大多数[6]。然而，慢性完全闭塞的自体冠状动脉用大隐静脉搭桥时，对慢性完全闭塞的再血管化具有挑战性[15]，尽管有时候可以利用大隐静脉桥血管作为逆向介入通道进行自体冠状动脉血运重建[16]。

大隐静脉桥血管介入治疗有两大限制：远段栓塞和支架内再狭窄（图 11-3）。与自体冠状动脉介入治疗的患者相比，大隐静脉桥血管介入治疗的患者通常年龄更大并具有更多的合并症[17]，因此，这些患者发生临床事件的风险升高，包括心血管和非心血管事件。

远段栓塞和栓塞保护装置

大隐静脉桥血管病变形态学复杂（图 11-4），粥样硬化斑块易碎[18]，介入治疗时容易出现远段栓塞（图 11-5）。远段栓塞可引起无复流和急性 ST 段抬高或无症状性心肌酶升高。大隐静脉桥血管介入治疗后心肌损伤标志物升高（尤其是 CK-MB 升高超过正常上限值的 5 倍）与死亡率增加相关[19]；因此，预防远段栓塞或发生远段栓塞时快速处理非常重要。

大隐静脉桥血管介入治疗中使用栓塞保护装置（EPD）是唯一被证实有效的预防远段栓塞的方法（图 11-6），EPD 可预防介入碎片进入冠状动脉微循环。截至 2015 年 1 月，美国有三种可用的 EPD 装置（图 11-7，表 11-1）：FilterWire，Spider 和 GuardWire[20]。前两种 EPD 是滤过装置，而 GuardWire 是远段带有球囊的 0.014 英寸导丝，球囊充盈时阻断血流，当完成介入治疗后使用抽吸导管抽干血流后再恢复血流（图 11-8）。GuardWire 可提供"完全"保护，它能捕获所有释放的颗粒和液体成分，而滤过装置只能捕获体积较大的颗粒。此外，GuardWire 具有更小的通过体积，需要更短的着陆区域（20 mm，滤过装置需要 25～50 mm）。然而，GuardWire 操作复杂，在某些对血流阻断耐受性差的患者中使用受限，尤其是静脉桥血管供血区域广泛的患者。

SAFER 研究共招募 801 例接受大隐静脉桥血管介入治疗的患者，随机分配接受 GuardWire 或标准导丝进行支架置入[21]，对照组中 65 例（16.5%）患者发生终点事件（30 天内死亡，心肌梗死，急诊搭桥术或靶病变血运重建组成的复合终点），而 GuardWire 组 39 例（9.6%）患者发生主要终点事件（$P = 0.004$），主要终点事件发生率相对降低 42%，主要终点事件下降的原因是心肌梗死的发生率显著下降（8.6% vs. 14.7%，$P = 0.008$），EPD 组无复流发生率相对少见（3% vs. 9%，$P = 0.02$）。考虑到 EPD 使用带来的显著临床获益，随后关于大隐静脉桥血管介入治疗的临床研究均设计为一种 EPD 与另一种 EPD 进行非劣效

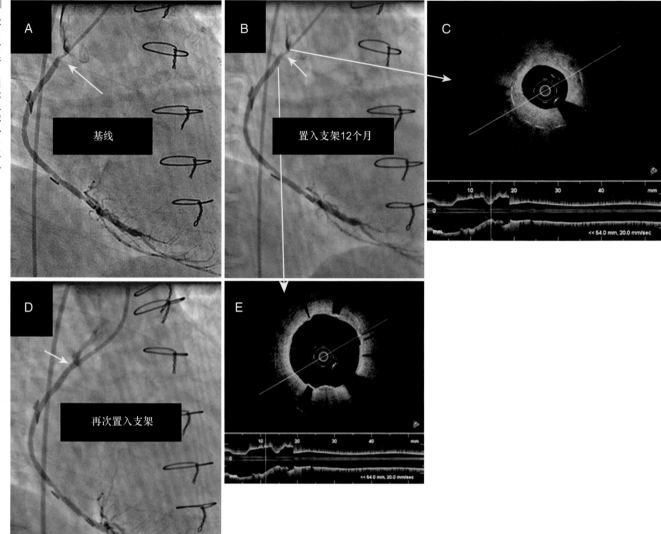

图 11-3　大隐静脉桥血管开口处置入支架后 12 个月出现支架内再狭窄示例（**A** 和 **B**）。光学相干断层成像显示再狭窄是由于内膜增生引起的（**C** 和 **E**）。再次置入支架后，大隐静脉桥血管恢复通畅（**D**）

性检验，汇总见表 11-2[22-26]。

　　在特定的大隐静脉桥血管病变进行介入治疗时选择 EPD 基于多个因素，包括病变位置、可选装置、使用 EPD 的经验和大隐静脉桥血管血流阻断后潜在的血流动力学改变（图 11-9）。大隐静脉桥血管体部病变可使用任何一种 EPD，因为有足够的器械着陆区域。开口处大隐静脉桥血管病变只能使用 FilterWire 或 Spider 进行保护，GuardWire 阻断静脉桥血管血流可导致碎片进入主动脉。尽管大多数关于静脉桥血管介入治疗的临床研究均排除开口病变，一项近期的研究表明开口病变使用 EPD 的成功率高，只是 11% 的病变出现滤器装置回收困难，且其中

1 例患者出现急性支架内血栓导致心脏停搏[27]（图 11-10）。此外，与静脉桥血管体部病变不同，开口部和远段吻合口病变主要由纤维组织组成而脂质核心斑块少，较少出现栓塞[28]。目前的 EPD 不适用于远段吻合口病变（图 11-9）（2012 年已停止生产近段栓塞保护装置），远段吻合口病变介入治疗约占大隐静脉桥血管介入治疗的 19%[7]。静脉桥血管支架内再狭窄介入治疗不需要常规使用 EPD，因为这些病变主要由内膜增生组成，故很少出现远段栓塞[29]。同样，对于近期手术的大隐静脉桥血管（＜ 2 年）进行介入治疗也不需要使用 EPD，因为还没有足够的时间形成易栓斑块。

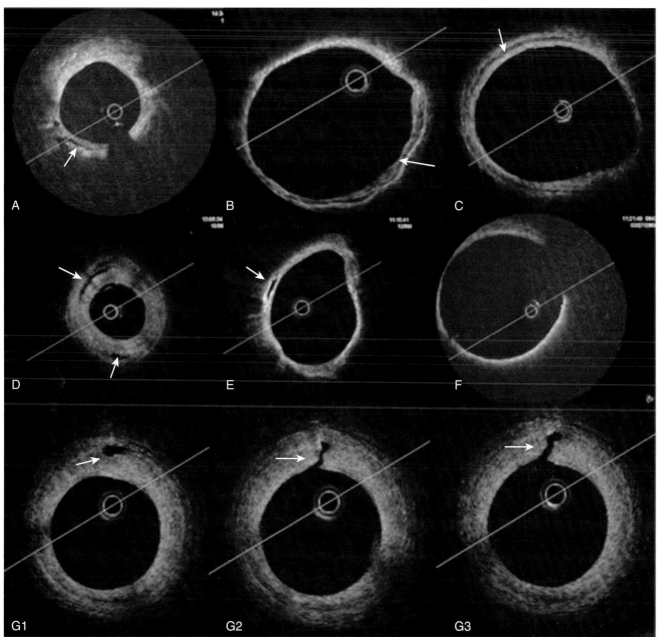

图 11-4　急性冠脉综合征患者的大隐静脉桥血管的光学相干断层成像结果。**A ～ D.** 箭头所指无信号区域为大隐静脉桥血管壁内，在这些区域，信号丰富的组织疏松地黏附在大隐静脉桥血管壁上。因此，这些图像对应于造影严重退化的区域，它们被认为是大隐静脉桥血管组织脆弱的一种提示。**E.** 箭头指向一个无信号的"微腔"，它可能代表新生血管或组织破裂。**G1** 到 **G3** 显示了三帧连续光学相干断层成像，显示了组织破裂与大隐静脉桥血管腔有细小的腔隙沟通。**B** 和 **F.** 大隐静脉桥血管壁看起来非常薄伴有严重的圆周信号衰减，可能与其组织成分有关，这种现象被命名为"日蚀"。（经允许引自 Davlouros P，Damelou A，Karantalis V，et al：Evaluation of culprit saphenous vein graft lesions with optical coherence tomography in patients with acute coronary syndromes. JACC CardiovascInterv 4：683-693，2011.）

2011 年 ACC/AHA 经皮冠状动脉介入指南指出：当技术上可行时，大隐静脉桥血管介入治疗应该使用 EPD 保护（推荐类别 I，证据等级 B）。[11] 然而，2004—2009 年间 NCDR 注册数据显示仅 23% 的大隐静脉桥血管介入术中使用了 EPD[30]，尽管一些研究表明高达 77% 的大隐静脉桥血管病变适合使用 EPD[31]。EPD 使用率低的潜在原因包括：EPD 报销力度不足；技术难度和操作医生不熟悉 EPD 的使用[32]；操作医生对 EPD 相关并发症的担忧，如装置脱落[33] 和急性血管闭塞[27]；以及 EPD 使用的临床获益不明确。SAFER 研究是在使用有效的 ADP P2Y12 受体抑制剂时代到来之前完成的研究，在

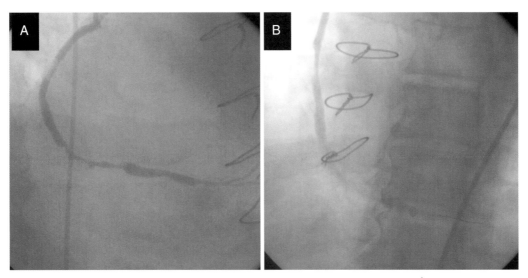

图 11-5　大隐静脉桥血管介入治疗过程中无复流的示例。无复流（**A**）伴严重胸痛及 ST 段抬高，FilterWire 通过退变的大隐静脉桥血管（**B**）

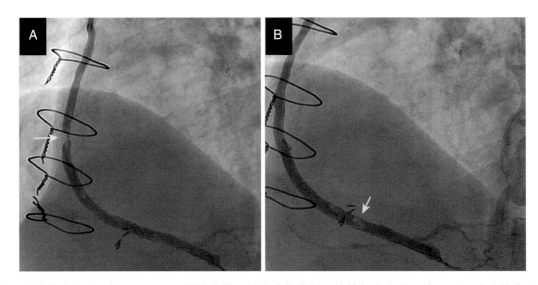

图 11-6　滤过器捕获碎片的示例。FilterWire 被放在偏心性大隐静脉桥血管体部病变的远端（**A**）。碎片栓塞远端时被捕获（**B**）

2014年美国大隐静脉介入治疗血栓保护装置

装置		生产商
GuardWire		Medtronic
FilterWire		Boston Scientific
Spider		Covidien

图 11-7　截止 2014 年 1 月美国临床上可用的栓塞保护装置

ISAR-CABG 研究中患者于介入治疗前服用 600 mg 氯吡格雷，尽管 EPD 的使用率低（大隐静脉桥血管介入治疗中使用率＜ 1%），但心肌梗死的发生率 6%，显著低于 SAFER 研究中对照组心肌梗死发生率 14.7%[21]。（译者注：提示有效的 ADP P2Y12 受体抑制剂可显著减少桥血管介入后心肌梗死的发生率。）

无法使用 EPD 时（例如：远段吻合口病变、无足够的 EPD 着陆区域、EPD 无法通过的严重病变或 EPD 通过可导致栓塞的血栓性病变）（图 11-9），减少远段栓塞（或降低不良后果）的措施包括：①桥血管内使用血管扩张剂（例如腺苷[34]、硝普钠[35]、尼

表 11-1　2014 年美国可用的栓塞保护装置特点

设备	设计	指引导管	孔径大小	直径	通过体积	着陆区域
GuardWire	0.014 英寸导丝和远端球囊	6 Fr	不适用	2.5 ～ 5.0 mm 和 3.0 ～ 6.0 mm	2.1 Fr 和 2.7 Fr	≥ 20 mm
FilterWire	聚氨酯过滤篮	6 Fr	110 μm	2.25 ～ 3.5 mm 和 3.5 ～ 5.5 mm	3.2 Fr	> 25 mm（着陆区域直径 2.25）或 > 30 mm（着陆区域直径 3.5）
Spider	镍钛合金网状过滤器 / 涂有肝素	6 Fr	远端 70 μm，中间 165 μm，近端 200 μm	3 mm，4 mm，5 mm，6 mm，7 mm	3.2 Fr	≥ 40 ～ 50 mm

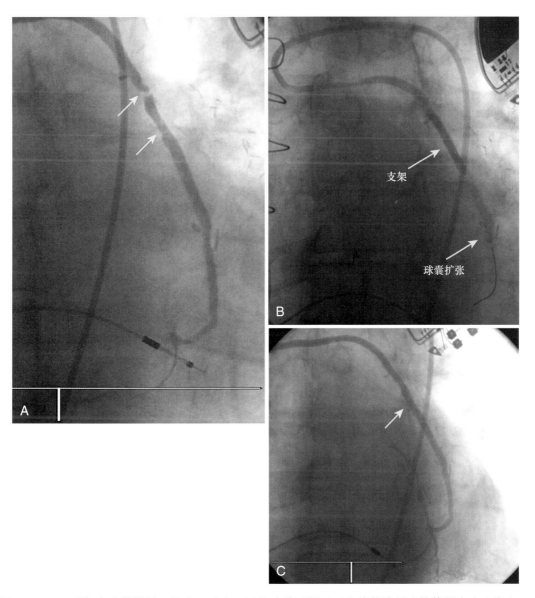

图 11-8　使用 GuardWire 进行大隐静脉桥血管介入治疗。冠状动脉造影显示大隐静脉桥血管体部病变（箭头，**A**）。扩张远端 GuardWire 球囊后置入支架（**B**），造影结果良好（**C**）。（经允许引自 Brilakis ES：Chapter 26. Bypass graft intervention and embolic protection. In Kern MJ，editor：SCAI interventional cardiology board review，Philadelphia，2014，Lippincott Williams & Wilkins.）

表 11-2　大隐静脉桥血管介入治疗使用栓塞保护装置（EPD）的临床研究

研究名称	年份	例数	主要终点			
EPD vs. 无 EPD				EPD 组 事件发生率（%）	对照组 事件发生率（%）	P 值 优势
SAFER[21]	2002	801	30 天死亡、MI、急诊 CABG 或 TLR 组成复合终点	（GuardWire）9.6	16.5	0.004
一种 EPD vs. 另一种 EPD				检测 EPD 组 事件发生率（%）	对照 EPD 组 事件发生率（%）	P 值 非劣效性
FIRE[22]	2003	651	30 天死亡、MI 或 TVR 组成复合终点	（FilterWire）9.9	（GuardWire）11.6	0.0008
SPIDER	2005	732	30 天死亡、MI、紧急 CABG 或 TVR 组成复合终点	（Spider）9.1	（GuardWire 24% 或 FilterWire 76%）8.4	0.012
PRIDE[23]	2005	631	30 天心源性死亡、MI 或 TLR 组成复合终点	（Triactive）11.2	（FilterWire）10.1	0.02
CAPTIVE[24]	2006	652	30 天死亡、MI 或 TVR 组成复合终点	（Cardioshield）11.4	（GuardWire）9.1	0.057
PROXIMAL[25]	2007	594	30 天死亡、MI 或 TVR 组成复合终点	（Proxis）9.2	（GuardWire 19% 或 FilterWire 81%）10.0	0.006
AMETHYST[26]	2008	797	30 天死亡、MI 或紧急再次血运重建	（Interceptor Plus）8.0	（GuardWire 72% 或 FilterWire 18%）7.3	0.025

AMETHYST，assessment of the Medtronic AVE interceptor saphenous vein graft filter system；CABG，冠状动脉旁路移植术；CAPTIVE，CardioShield application protects during transluminal intervention of vein grafts by reducing emboli；EPD，栓塞保护装置；FIRE，FilterWire EX randomized evaluation；MI，心肌梗死；PRIDE，protection during saphenous vein graft intervention to prevent distal embolization；PROXIMAL，proximal protection during saphenous vein graft intervention；SAFER，saphenous vein graft angioplasty free of emboli randomized；SPIDER，saphenous vein graft protection in a distal embolic protection randomized trial；TLR，靶病变血运重建；TVR，靶血管血运重建

GuardWire，Medtronic Vascular，Santa Rosa，California；FilterWire，Boston Scientific，Natick，Massachusetts；SPIDER，ev3，Plymouth，Minnesota；Triactive，Kensey Nash Corp.，Exton，Pennsylvania；Cardioshield，MedNova，Galway；Proxis，St. Jude Medical，Minneapolis，Minnesota；Interceptor Plus，Medtronic Vascular

卡地平[36]和维拉帕米[37]），②使用准分子激光[38]，③植入尺寸略小的支架[39]（一项回顾性分析显示再狭窄率不显著升高[39]），④不进行预扩张，直接置入支架[40]，⑤使用微孔膜支架，该类支架目前尚未被美国政府批准于临床使用[41-42]。

大隐静脉桥血管支架

基于三项随机对照临床研究的结果（表 11-3）[43-53]，目前大隐静脉桥血管介入治疗首选药物洗脱支架（DES）以降低支架内再狭窄的风险（图 11-2）。

RRISC 研究共入选 75 例患者比较西罗莫司（雷帕霉素）药物洗脱支架（SES）Cypher 与裸金属支架（BMS）对预后的影响，结果显示 SES 组 6 个月时再狭窄率及靶病变血运重建率下降[49-50]。长期随访时，SES 组死亡率更高（29% vs. 0%，P = 0.001），靶血管血运重建率相似[50]；但患者绝大多数死于非心脏原因或与靶血管无关的心脏原因。

SOS 研究共入选 80 例患者比较紫杉醇药物洗脱支架（PES）Taxus 和 BMS 的疗效，结果表明 PES 组患者再狭窄及临床事件（包括再次血运重建和心肌梗死）发生率均降低[51-52]。

ISAR-CABG 研究纳入 610 例患者对比第一代 DES 与 BMS 的疗效。12 个月随访时，DES 组靶血管血运重建率比 BMS 组降低（7% vs. 13%，P = 0.01），全因死亡率相似（5% vs. 5%，P = 0.83），心肌梗死率相似（5% vs. 6%，P = 0.27），明确或很可能支架内血栓发生率相似（1% vs. 1%，P = 0.99）[53]。DES 组 6% 出现闭塞性再狭窄，而 BMS 组这一概率为 12%（P = 0.008）[53]。大隐静脉桥血管支架治疗失

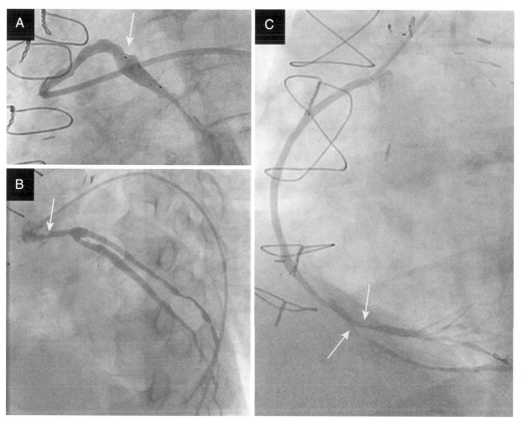

图 11-9　大隐静脉桥血管不能使用栓塞保护装置的情况。**A.** 桥血管直径过大。**B.** Y 形桥血管分叉的近段病变。**C.** 大隐静脉桥血管远端吻合口病变。（经允许引自 Brilakis ES：Chapter 26. Bypass graft intervention and embolic protection. In Kern MJ，editor：SCAI interventional cardiology board review，Philadelphia，2014，Lippincott Williams & Wilkins.）

败通常表现为急性冠脉综合征[54]。

　　2011 年 ACC/AHA 经皮冠状动脉介入治疗指南指出，针对大隐静脉桥血管病变，DES 普遍优于 BMS[11]，第二代 DES 能否比第一代 DES 进一步提高临床获益的数据有限。一项光学相干断层成像分析第二代依维莫斯药物洗脱支架的初步研究结果发现，支架置入 12 个月时支架结构覆盖率更高，但异位率更高[55]。目前已经发表三项关于第二代 DES 的回顾性研究，一项研究显示出 DES 的优势（更少的靶血管血运重建率）[56]，另外两项结果无显著差异[57-58]。NOBORI 2 研究显示出生物可吸收聚合物的 DES 具有令人鼓舞的结果，尽管死亡、心肌梗死、靶血管血运重建率均高于非大隐静脉桥血管介入治疗组的相应发生率[59]。初步研究结果表明大隐静脉桥血管使用生物可吸收支架很有希望，但仍需要进一步研究证实[60]。

　　由于支架内再狭窄发生率高，应当避免在远段吻合口病变处置入 BMS；推荐行 DES 置入或单纯球囊扩张成形术，一项研究初步表明这两种策略临床

结局优势相当[61]。与近段和远段吻合口病变比较，桥血管体部病变与远段栓塞及远期临床事件的发生率升高有关[62]。

辅助用药

　　大隐静脉桥血管介入治疗可使用普通肝素或比伐卢定抗凝。糖蛋白Ⅱb/Ⅲa受体拮抗剂对大隐静脉桥血管介入治疗没有更多的益处[63]，甚至可能有害[64]（ACC/AHA 推荐类别Ⅲ，证据等级 B）[11]。然而，2004—2009 年间 NCDR 注册研究的数据显示，大隐静脉桥血管介入治疗中 40% 的病例使用糖蛋白Ⅱb/Ⅲa受体拮抗剂[30]。

　　拟行大隐静脉桥血管介入治疗患者住院前使用单药或双联抗血小板治疗较不使用抗血小板治疗预后更好[65]。大隐静脉桥血管置入 DES 后双联抗血小板治疗 12 个月为标准治疗方案[66]，然而，一项研究观察到 12 个月停止使用氯吡格雷后死亡 / 心肌梗死的发生率升高，提示延长双联抗血小板治疗

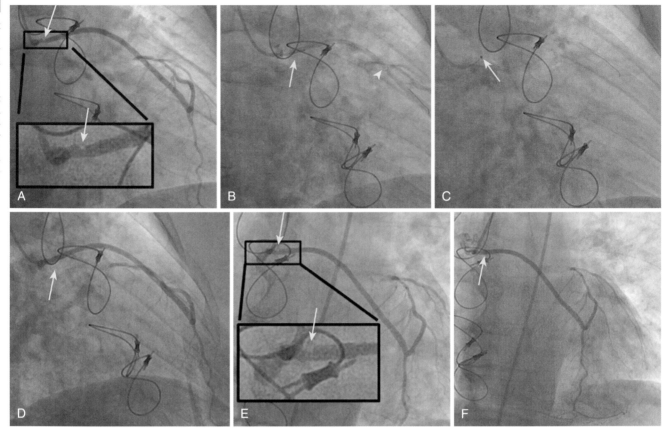

图 11-10　大隐静脉桥血管开口病变使用栓塞保护装置的并发症治疗。冠状动脉造影显示至左前降支大隐静脉桥血管开口病变（箭头，**A**），成功置入一枚 3.5 mm×15 mm 依维莫司药物洗脱支架（箭头，**B**），使用 FilterWire（箭头，**C**）远端栓塞保护装置。支架置入后，FilterWire 回收导管（箭头，**C**）不能通过大隐静脉开口处支架，过滤器回撤通过支架。造影结果满意（箭头，**D**）。1 h 后患者出现胸痛及心脏停搏，心肺复苏同时行紧急冠状动脉造影见开口处支架内血栓形成（箭头，**E**），置入两枚金属裸支架（3 mm×28 mm 和 3.5 mm×28 mm）（箭头，**F**）成功治疗。（经允许引自 Abdel-Karim AR，Papayannis AC，Mahmood A，et al：Role of embolic protection devices in ostial saphenous vein graft lesions. Catheter CardiovascInterv 80：1120-1126，2012.）

可能有进一步获益[67]。大隐静脉桥血管介入治疗的患者具有高风险和危险因素控制差的特点，优化整体药物治疗方案和强力的冠心病危险因素控制非常重要[17]。

大隐静脉桥血管介入治疗技术

血管内影像

血管内影像（图 11-3 和图 11-4）有助于大隐静脉桥血管支架尺寸的选择和评价是否需要预处理（例如判断大隐静脉桥血管血栓性病变）[18]。支架尺寸过小时，器械通过支架可导致支架变形[68]。一项研究初步显示支架尺寸略小和避免后扩张可使远段栓塞的风险降低[39]。

大隐静脉桥血管导管到位

冠状动脉搭桥解剖信息对桥血管的导管到位非常有帮助[69]，因此，冠状动脉造影前应尽力获取搭桥手术报告。手术报告不能获取时，双侧锁骨下动脉非选择性造影确认内乳动脉后，可用系统性的方法步骤来确认各个心肌节段的大隐静脉桥血管灌注情况。存在桥血管吻合口标志时，桥血管导管到位更加容易（图 11-11），但这种标志极少在冠状动脉搭桥时建立，部分原因是会影响桥血管通畅率[70]。

图 11-12 显示了大隐静脉桥血管近段吻合口常见部位。大隐静脉桥血管至右冠状动脉 / 后降支动脉通常起源于主动脉右侧；大隐静脉桥血管至左冠状动脉起源于主动脉左侧。大隐静脉桥血管至左前降支

表 11-3　大隐静脉桥血管病变支架置入的临床研究

研究名称	年份	例数	主要终点	裸金属支架组事件发生率（%）	其他组事件发生率（%）	*P* 值
BMS 和球囊扩张术						
SAVED[43]	1997	220	6 个月造影再狭窄	37	46	0.24
Venestent[44]	2003	150	6 个月造影再狭窄	19.1	32.8	0.069
BMS 和带膜支架						
RECOVERS[45]	2003	301	6 个月造影再狭窄	24.8	24.2	0.237
STING[46]	2003	211	6 个月造影再狭窄	20	29	0.15
SYMBIOT Ⅲ[47]	2006	700	8 个月造影直径狭窄比例	30.9	31.9	0.80
BARRICADE[48]	2011	243	8 个月造影再狭窄	28.4	31.8	0.63
BMS 和 DES						
RRISC	2006（49）	75	6 个月造影再狭窄	32.6	13.6	0.031
	2007（50）		32 个月时 MACE	41	58	0.13
SOS	2009（51）	80	12 个月造影再狭窄	51	9	< 0.001
	2010（52）	80	35 个月靶血管失败率	72	34	0.001
ISAR-CABG[53]	2011	610	12 个月死亡、MI 和 TLR 组成的复合终点	22	15	0.02

BARRICADE，Barrier approach to restenosis：restrict intima to curtail adverse events trial；BMS，裸金属支架；DES，药物洗脱支架；ISAR-CABG，Is drug-eluting-stenting associated with improved results in coronary artery bypass grafts？ trial；MACE，主要心血管不良事件；MI，心肌梗死；RECOVERS，European multicenter randomized evaluation of polytetrafluoroethylene COVERed stent in Saphenous vein grafts trial；RRISC，reduction of restenosis in saphenous vein grafts with cypher sirolimus-eluting stent trial；SAVED，saphenous vein De Novo trial；SOS，stenting of saphenous vein grafts trial；STING，stents IN grafts trial；SYMBIOT Ⅲ，a prospective，randomized trial of a self-expanding PTFE stent graft during SVG intervention；TLR，靶病变血运重建

起源最低，至对角支起源略高，至钝缘支起源最高。JR4 或 3DRC 导管通常可完成绝大多数的左 / 右侧桥血管开口到位。多功能导管用于右冠状动脉 / 后降支动脉的血运重建，LCB 导管可完成左侧桥血管介入治疗。

RADIAL-CABG 研究表明，采用股动脉途径比桡动脉途径具有一些优势，包括更快完成冠状动脉和桥血管造影、造影剂用量更少、患者和术者接受放射剂量低，研究中有 17.2% 病例从桡动脉转换为股动脉途径[71]。然而，在血管入路并发症和出血风险高的患者中，桡动脉途径依然非常重要[72]。由于锁骨下动脉扭曲，偶尔会碰到股动脉途径无法完成内乳动脉桥血管造影的情况，此时也需要桡动脉途径，延长指引导管有助于完成桥血管处理及介入治疗[73-75]。极少数情况下，当桥血管开口难以明确时，尤其是非常规位置搭桥时，可尝试逆向导丝技术以明确大隐静脉桥血管开口[76]。

大隐静脉桥血管急性闭塞

大隐静脉桥血管急性闭塞可能含有大量血栓，即使成功开通后仍然面临较高的再次闭塞风险[77]。血栓切除术和栓塞保护装置配合使用，可能有利于治疗这种病变[78]，激光也是一种有希望的辅助方式[79]。有时候血栓切除术需要深插指引导管[80]（图 11-13）或延长指引导管来完成。如果血栓切除术失败，可采用小直径的球囊进行扩张以恢复 TIMI 1 ～ 2 级血流，抗栓治疗 1 ～ 2 周后再行支架置入[81]。另外，如果可行的话，自体冠状动脉介入治疗可代替大隐静脉桥血管介入治疗[16]（图 11-14）。

大隐静脉桥血管慢性闭塞

因为相对成功率低和再狭窄率高[82-83]，2011 年经皮冠状动脉介入治疗指南声明不推荐对大隐静脉桥血管慢性完全闭塞病变行介入治疗（推荐类别Ⅲ，证据等级 C）[11]。大隐静脉桥血管慢性完全闭塞病

第 2 部分 冠状动脉介入治疗

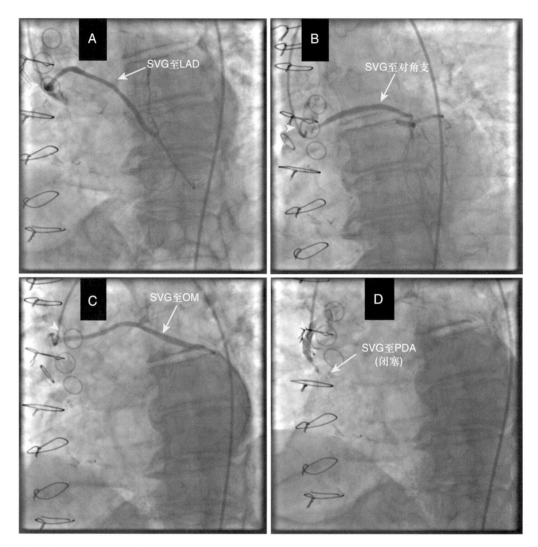

图 11-11 桥血管标志有助于大隐静脉桥血管到位的示例。左侧较低的标志是大隐静脉桥血管到前降支的开口（**A**），左侧中间的标志是大隐静脉桥血管到对角支的开口（**B**），左侧较高的标志是大隐静脉桥血管到钝缘支的开口（**C**）。右侧标志是大隐静脉桥血管到后降支的开口（这根桥血管是闭塞的，箭头，**D**）。LAD，左前降支；OM，钝缘支；PDA，后降支；SVG，大隐静脉桥血管

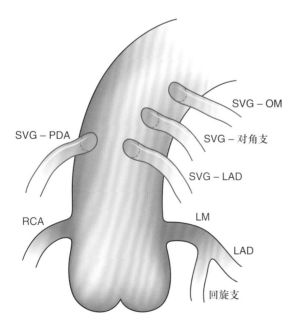

图 11-12 大隐静脉桥血管近端吻合口的常见部位。LAD，左前降支；LM，左主干；OM，钝缘支；PDA，后降支；RCA，右冠状动脉；SVG，大隐静脉桥血管

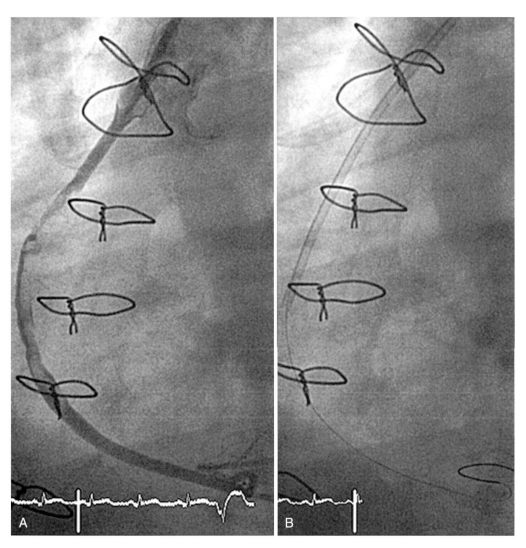

图 11-13　A 和 B. 利用导管深插技术完成大隐静脉桥血管取栓术。（经允许引自 Garcia-Tejada J，Jurado-Roman A，Hernandez F，et al：Guiding-catheter thrombectomy combined with distal protection during primary percutaneous coronary intervention of a saphenous vein graft. CardiovascRevasc Med 14：356-358，2013.）

变介入治疗目前仅用于自体冠状动脉无法完成介入治疗的情况，且大隐静脉桥血管介入治疗后可显著改善症状的患者[84-85]。

大隐静脉桥血管临界病变

不同于自体冠状动脉中临界病变进展较慢[86]，大隐静脉桥血管临界病变进展快速，通常可导致急性冠脉综合征的发生[87-89]（图 11-15）。因此，血流储备分数在大隐静脉桥血管临界病变中的使用价值有限，尽管一项小样本研究初步表明它与缺血具有相关性[90]。VELETI 研究中，大隐静脉桥血管临界病变处置入紫杉醇药物洗脱支架与单纯药物治疗对比，1 年随访时桥血管病变进展率低，且主要心血管不良事件发生率有下降趋势[88]。然而，预防性的大隐静脉桥血管支架置入作为临床常规治疗策略前仍需要更多的研究来证实。

大隐静脉桥血管介入治疗并发症

除了远段栓塞和无复流，大隐静脉桥血管介入治疗可发生与非大隐静脉桥血管介入治疗相同的并发症。由于心包粘连，大隐静脉桥血管或动脉桥血管穿孔（图 11-16）通常会导致局部渗漏，当然也可能出现心脏压塞并导致血流动力学快速恶化和死亡[91]。有时大隐静脉桥血管穿孔可导致咯血，可能是因为大隐静脉桥血管靠近肺实质[92]，穿孔的大隐静脉桥血管随后发生闭塞的风险较高[91]。

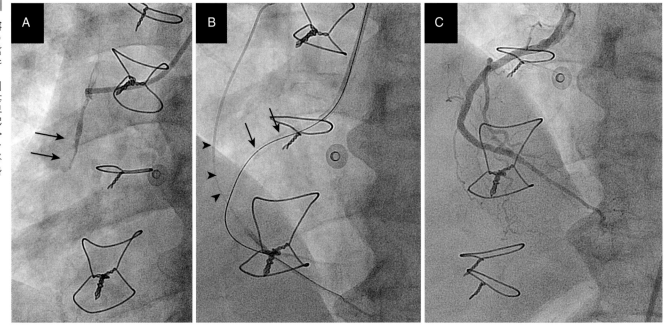

图 11-14 开通急性闭塞的大隐静脉桥血管失败后，成功开通自体冠状动脉慢性完全闭塞病变。冠状动脉造影显示主动脉-后降支大隐静脉桥血管内急性血栓形成导致闭塞（箭头，**A**）。尝试开通大隐静脉桥血管失败后，导丝成功通过自体冠状动脉慢性完全闭塞病变处（箭头，**B**），微导管通过闭塞大隐静脉桥血管注射造影剂显影远端指引导丝方向（箭头，**B**）。自体右冠状动脉置入支架后，后降支动脉恢复 TIMI 3 级血流（**C**）。（经允许引自 Abdel-Karim AR，Banerjee S，Brilakis ES：Percutaneous intervention of acutely occluded saphenous vein grafts：contemporary techniques and outcomes. J Invasive Cardiol 22：253-257，2010.）

基线　　　　　　　　　　　　　　15个月后

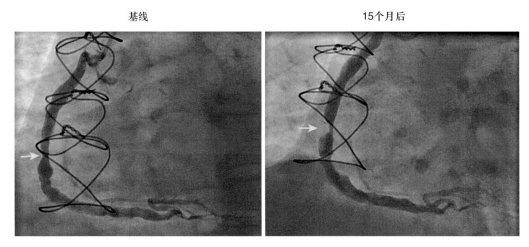

图 11-15 大隐静脉桥血管临界病变快速进展。（经允许引自 Abdel-Karim AR，Da Silva M，Lichtenwalter C，et al：Prevalence and outcomes of intermediate saphenous vein graft lesions：findings from the stenting of saphenous vein grafts randomized-controlled trial. Int J Cardiol 168：2468-2473，2013.）

动脉桥血管介入治疗

　　如前文描述，动脉桥血管介入治疗明显少于大隐静脉桥血管介入治疗[6]。内乳动脉桥血管介入治疗最多见于远段吻合口部位，制约其介入治疗的因素包括：①导管到位及处理困难，尤其是近段锁骨下动脉存在扭曲的情况下；②由于"假性病变"（译者注：导丝引起内乳动脉痉挛、闭塞及前向血流消失）导致导丝和器械通过桥血管困难[93]；③由于桥血管长，难以到达靶血管病变处。特制导管（例

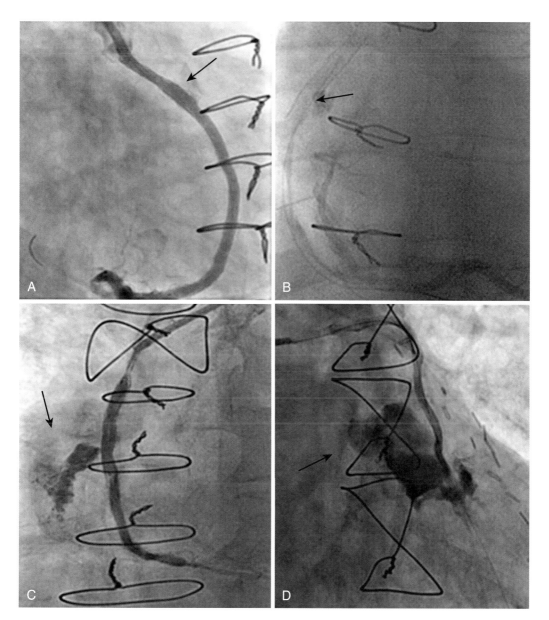

图 11-16 大隐静脉桥血管穿孔。**A.** 球囊扩张后 I 型穿孔。**B.** 支架置入后 II 型穿孔。**C.** 后扩张后 III 型穿孔。**D.** III 型穿孔漏至心腔。（经允许引自 Marmagkiolis K，Brilakis ES，Hakeem A，et al：Saphenous vein graft perforation during percutaneous coronary intervention：a case series. J Invasive Cardiol 25：157-161，2013.）

如 IM VB1 导管）的发展有助于处理内乳动脉，然而，在锁骨下动脉严重扭曲病例中，需要采用同侧桡动脉途径来实现导管到位处理内乳动脉。当涉及内乳动脉开口时，应当十分小心以避免损伤[93]。软导丝可降低内乳动脉假性病变形成的风险[94]，偶尔需要短指引导管使球囊和支架能到达远段吻合口病变处（图 11-17）[95]，或吻合口远端的自体冠状动脉病变处。原位内乳动脉搭桥患者，诊断性冠状动脉造影时应显示近段锁骨下动脉，因为严重的近段锁骨下动脉狭窄可以表现为心绞痛（锁骨下动脉窃血综合征，图 11-18）和心肌梗死[96]。

结语

总之，桥血管介入治疗占目前介入治疗总量的 6% 左右，与自体冠状动脉介入治疗相比较，大隐静脉桥血管介入治疗发生远段栓塞和随后桥血管闭塞的风险升高。当技术上可行时，大隐静脉桥血管介入治疗时应该使用 EPD 预防远段栓塞。如果患者无长期抗血小板治疗的禁忌证，大隐静脉桥血管介入治疗应该优选 DES。当技术上可行时，应该优先选择自体冠状动脉介入治疗，而不是桥血管介入治疗。

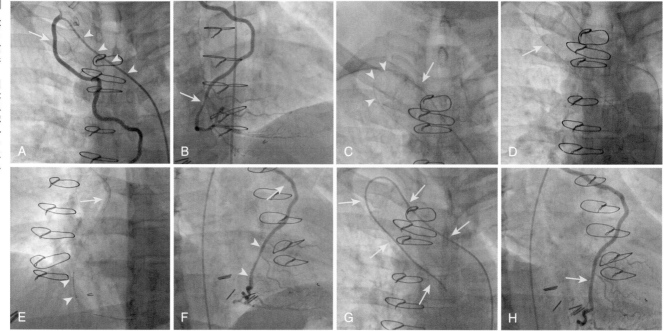

图 11-17　内乳动脉远端吻合口病变的治疗。使用 3DRC 造影导管（箭头，**A**）行右内乳动脉造影（三角箭头，**A**）显示远端吻合口病变（箭头，**B**）。利用 Grand Slam 导丝（三角箭头，**C**）辅助撤出 3DRC 造影导管（箭头，**C**），Proxis 导管（箭头，**D**）循导丝送至右内乳动脉，而不需要指引导管。经深插的 Proxis 导管注入造影剂（箭头，**E**、**F** 和 **G**）定位置入一枚 3.0 mm×23 mm 雷帕霉素药物洗脱支架（箭头，**E** 和 **F**）于远端吻合口病变处，支架置入术后造影显示病变解除（**H**）。（经允许引自 Brilakis ES，Banerjee S：Novel uses of the Proxis embolic protection catheter. Catheter CardiovascInterv 74：438-445，2009.）

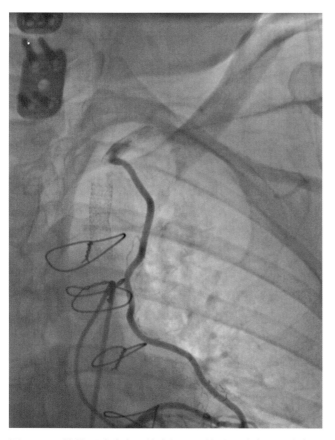

图 11-18　锁骨下动脉窃血综合征。左锁骨下动脉近段狭窄导致左内乳动脉桥血管血液逆流

致谢

感谢 Michele Roesle，RN 协助进行专业编辑。

参考文献

1. Loop FD, Lytle BW, Cosgrove DM, et al: Influence of the internal-mammary-artery graft on 10-year survival and other cardiac events. *N Engl J Med* 314:1–6, 1986.
2. Goldman S, Zadina K, Moritz T, et al: Long-term patency of saphenous vein and left internal mammary artery grafts after coronary artery bypass surgery: results from a Department of Veterans Affairs Cooperative Study. *J Am Coll Cardiol* 44:2149–2156, 2004.
3. Widimsky P, Straka Z, Stros P, et al: One-year coronary bypass graft patency: a randomized comparison between off-pump and on-pump surgery angiographic results of the PRAGUE-4 trial. *Circulation* 110:3418–3423, 2004.
4. Alexander JH, Hafley G, Harrington RA, et al: Efficacy and safety of edifoligide, an E2F transcription factor decoy, for prevention of vein graft failure following coronary artery bypass graft surgery: PREVENT IV: a randomized controlled trial. *JAMA* 294:2446–2454, 2005.
5. Morice MC, Feldman TE, Mack MJ, et al: Angiographic outcomes following stenting or coronary artery bypass surgery of the left main coronary artery: fifteen-month outcomes from the synergy between PCI with TAXUS express and cardiac surgery left main angiographic substudy (SYNTAX-LE MANS). *EuroIntervention* 7:670–679, 2011.
6. Brilakis ES, Rao SV, Banerjee S, et al: Percutaneous coronary intervention in native arteries versus bypass grafts in prior coronary artery bypass grafting patients: a report from the National Cardiovascular Data Registry. *JACC Cardiovasc Interv* 4:844–850, 2011.
7. Dehmer GJ, Weaver D, Roe MT, et al: A contemporary view of diagnostic cardiac catheterization and percutaneous coronary intervention in the United States: a report from the CathPCI Registry of the National Cardiovascular Data Registry, 2010 through June 2011. *J Am Coll Cardiol* 60:2017–2031, 2012.
8. Yau TM, Borger MA, Weisel RD, et al: The changing pattern of reoperative coronary surgery: trends in 1230 consecutive reoperations. *J Thorac Cardiovasc Surg* 120:156–163, 2000.
9. Yap CH, Sposato L, Akowuah E, et al: Contemporary results show repeat coronary artery bypass grafting remains a risk factor for operative mortality. *Ann Thorac Surg* 87:1386–1391, 2009.
10. Morrison DA, Sethi G, Sacks J, et al: Percutaneous coronary intervention versus repeat bypass surgery for patients with medically refractory myocardial ischemia: AWESOME randomized trial and registry experience with post-CABG patients. *J Am Coll Cardiol* 40:1951–1954, 2002.
11. Levine GN, Bates ER, Blankenship JC, et al: 2011 ACCF/AHA/SCAI Guideline for Percutaneous Coronary Intervention. A report of the American College of Cardiology Foundation/American Heart Association Task Force on Practice Guidelines and the Society for Cardiovascular Angiography and Interventions. *J Am Coll Cardiol* 58:e44–e122, 2011.
12. Varghese I, Samuel J, Banerjee S, et al: Comparison of percutaneous coronary intervention in native coronary arteries vs. bypass grafts in patients with prior coronary artery bypass graft surgery. *Cardiovasc Revasc Med* 10:103–109, 2009.
13. Bundhoo SS, Kalla M, Anantharaman R, et al: Outcomes following PCI in patients with previous CABG: a multi centre experience. *Catheter Cardiovasc Interv* 78:169–176, 2011.
14. Xanthopoulou I, Davlouros P, Tsigkas G, et al: Long-term clinical outcome after percutaneous

coronary intervention in grafts vs native vessels in patients with previous coronary artery bypass grafting. *Can J Cardiol* 27:716–724, 2011.

15. Michael TT, Karmpaliotis D, Brilakis ES, et al: Impact of prior coronary artery bypass graft surgery on chronic total occlusion revascularisation: insights from a multicentre US registry. *Heart* 99:1515–1518, 2013.
16. Brilakis ES, Banerjee S, Lombardi WL: Retrograde recanalization of native coronary artery chronic occlusions via acutely occluded vein grafts. *Catheter Cardiovasc Interv* 75:109–113, 2010.
17. Boatman DM, Saeed B, Varghese I, et al: Prior coronary artery bypass graft surgery patients undergoing diagnostic coronary angiography have multiple uncontrolled coronary artery disease risk factors and high risk for cardiovascular events. *Heart Vessels* 24:241–246, 2009.
18. Davlouros P, Damelou A, Karantalis V, et al: Evaluation of culprit saphenous vein graft lesions with optical coherence tomography in patients with acute coronary syndromes. *JACC Cardiovasc Interv* 4:683–693, 2011.
19. Hong MK, Mehran R, Dangas G, et al: Creatine kinase-MB enzyme elevation following successful saphenous vein graft intervention is associated with late mortality. *Circulation* 100:2400–2405, 1999.
20. Brilakis ES: Chapter 26. Bypass graft intervention and embolic protection. In Kern MJ, editor: *SCAI interventional cardiology board review*, Philadelphia, PA, 2014, Lippincott Williams & Wilkins.
21. Baim DS, Wahr D, George B, et al: Randomized trial of a distal embolic protection device during percutaneous intervention of saphenous vein aorto-coronary bypass grafts. *Circulation* 105:1285–1290, 2002.
22. Stone GW, Rogers C, Hermiller J, et al: Randomized comparison of distal protection with a filter-based catheter and a balloon occlusion and aspiration system during percutaneous intervention of diseased saphenous vein aorto-coronary bypass grafts. *Circulation* 108:548–553, 2003.
23. Carrozza JP, Jr, Mumma M, Breall JA, et al: Randomized evaluation of the TriActiv balloon-protection flush and extraction system for the treatment of saphenous vein graft disease. *J Am Coll Cardiol* 46:1677–1683, 2005.
24. Holmes DR, Coolong A, O'Shaughnessy C, et al: Comparison of the CardioShield filter with the guardwire balloon in the prevention of embolisation during vein graft intervention: results from the CAPTIVE randomised trial. *EuroIntervention* 2:161–168, 2006.
25. Mauri L, Cox D, Hermiller J, et al: The PROXIMAL trial: proximal protection during saphenous vein graft intervention using the Proxis Embolic Protection System: a randomized, prospective, multicenter clinical trial. *J Am Coll Cardiol* 50:1442–1449, 2007.
26. Kereiakes DJ, Turco MA, Breall J, et al: A novel filter-based distal embolic protection device for percutaneous intervention of saphenous vein graft lesions: results of the AMEthyst randomized controlled trial. *JACC Cardiovasc Interv* 1:248–257, 2008.
27. Abdel-Karim AR, Papayannis AC, Mahmood A, et al: Role of embolic protection devices in ostial saphenous vein graft lesions. *Catheter Cardiovasc Interv* 80:1120–1126, 2012.
28. Wood FO, Badhey N, Garcia B, et al: Analysis of saphenous vein graft lesion composition using near-infrared spectroscopy and intravascular ultrasonography with virtual histology. *Atherosclerosis* 212:528–533, 2010.
29. Ashby DT, Dangas G, Aymong EA, et al: Effect of percutaneous coronary interventions for in-stent restenosis in degenerated saphenous vein grafts without distal embolic protection. *J Am Coll Cardiol* 41:749–752, 2003.
30. Brilakis ES, Wang TY, Rao SV, et al: Frequency and predictors of drug-eluting stent use in saphenous vein bypass graft percutaneous coronary interventions: a report from the American College of Cardiology National Cardiovascular Data CathPCI registry. *JACC Cardiovasc Interv* 3:1068–1073, 2010.
31. Webb LA, Dixon SR, Safian RD, et al: Usefulness of embolic protection devices during saphenous vein graft intervention in a nonselected population. *J Interv Cardiol* 18:73–75, 2005.
32. Mahmood A, Khair T, Abdel-Karim AR, et al: Contemporary approaches to saphenous vein graft interventions: a survey of 275 interventional cardiologists. *Catheter Cardiovasc Interv* 79:834–842, 2012.
33. Badhey N, Lichtenwalter C, de Lemos JA, et al: Contemporary use of embolic protection devices in saphenous vein graft interventions: insights from the stenting of saphenous vein grafts trial. *Catheter Cardiovasc Interv* 76:263–269, 2010.
34. Sdringola S, Assali A, Ghani M, et al: Adenosine use during aortocoronary vein graft interventions reverses but does not prevent the slow-no reflow phenomenon. *Catheter Cardiovasc Interv* 51:394–399, 2000.
35. Zoghbi GJ, Goyal M, Hage F, et al: Pretreatment with nitroprusside for microcirculatory protection in saphenous vein graft interventions. *J Invasive Cardiol* 21:34–39, 2009.
36. Fischell TA, Subraya RG, Ashraf K, et al: "Pharmacologic" distal protection using prophylactic, intragraft nicardipine to prevent no-reflow and non-Q-wave myocardial infarction during elective saphenous vein graft intervention. *J Invasive Cardiol* 19:58–62, 2007.
37. Michaels AD, Appleby M, Otten MH, et al: Pretreatment with intragraft verapamil prior to percutaneous coronary intervention of saphenous vein graft lesions: results of the randomized, controlled vasodilator prevention on no-reflow (VAPOR) trial. *J Invasive Cardiol* 14:299–302, 2002.
38. Niccoli G, Belloni F, Cosentino N, et al: Case-control registry of excimer laser coronary angioplasty versus distal protection devices in patients with acute coronary syndromes due to saphenous vein graft disease. *Am J Cardiol* 112:1586–1591, 2013.
39. Hong YJ, Pichard AD, Mintz GS, et al: Outcome of undersized drug-eluting stents for percutaneous coronary intervention of saphenous vein graft lesions. *Am J Cardiol* 105:179–185, 2010.
40. Okabe T, Lindsay J, Torguson R, et al: Can direct stenting in selected saphenous vein graft lesions be considered an alternative to percutaneous intervention with a distal protection device? *Catheter Cardiovasc Interv* 72:799–803, 2008.
41. Maia F, Costa JR, Jr, Abizaid A, et al: Preliminary results of the INSPIRE trial with the novel MGuard stent system containing a protection net to prevent distal embolization. *Catheter Cardiovasc Interv* 76:86–92, 2010.
42. Abizaid A, Weiner B, Bailey SR, et al: Use of a self-expanding super-elastic all-metal endoprosthesis; to treat degenerated SVG lesions: the SESAME first in man trial. *Catheter Cardiovasc Interv* 76:781–786, 2010.
43. Savage MP, Douglas JS, Jr, Fischman DL, et al: Stent placement compared with balloon angioplasty for obstructed coronary bypass grafts. Saphenous Vein De Novo Trial Investigators. *N Engl J Med* 337:740–747, 1997.
44. Hanekamp CE, Koolen JJ, Den Heijer P, et al: Randomized study to compare balloon angioplasty and elective stent implantation in venous bypass grafts: the Venestent study. *Catheter Cardiovasc Interv* 60:452–457, 2003.
45. Stankovic G, Colombo A, Presbitero P, et al: Randomized evaluation of polytetrafluoroethylene-covered stent in saphenous vein grafts: the Randomized Evaluation of polytetrafluoroethylene COVERed stent in Saphenous vein grafts (RECOVERS). *Trial Circulation* 108:37–42, 2003.
46. Schachinger V, Hamm CW, Munzel T, et al: A randomized trial of polytetrafluoroethylene-membrane-covered stents compared with conventional stents in aortocoronary saphenous vein grafts. *J Am Coll Cardiol* 42:1360–1369, 2003.
47. Turco MA, Buchbinder M, Popma JJ, et al: Pivotal, randomized U.S. study of the Symbiot™ covered stent system in patients with saphenous vein graft disease: eight-month angiographic and clinical results from the Symbiot III trial. *Catheter Cardiovasc Interv* 68:379–388, 2006.
48. Stone GW, Goldberg S, O'Shaughnessy C, et al: 5-year follow-up of polytetrafluoroethylene-covered stents compared with bare-metal stents in aortocoronary saphenous vein grafts the randomized BARRICADE (barrier approach to restenosis: restrict intima to curtail adverse events) trial. *JACC Cardiovasc Interv* 4:300–309, 2011.
49. Vermeersch P, Agostoni P, Verheye S, et al: Randomized double-blind comparison of sirolimus-eluting stent versus bare-metal stent implantation in diseased saphenous vein grafts: six-month angiographic, intravascular ultrasound, and clinical follow-up of the RRISC Trial. *J Am Coll Cardiol* 48:2423–2431, 2006.
50. Vermeersch P, Agostoni P, Verheye S, et al: Increased late mortality after sirolimus-eluting stents versus bare-metal stents in diseased saphenous vein grafts: results from the randomized DELAYED RRISC Trial. *J Am Coll Cardiol* 50:261–267, 2007.
51. Brilakis ES, Lichtenwalter C, de Lemos JA, et al: A randomized controlled trial of a paclitaxel-eluting stent versus a similar bare-metal stent in saphenous vein graft lesions: the SOS (Stenting of Saphenous Vein Grafts) trial. *J Am Coll Cardiol* 53:919–928, 2009.
52. Brilakis ES, Lichtenwalter C, Abdel-karim AR, et al: Continued benefit from paclitaxel-eluting compared with bare-metal stent implantation in saphenous vein graft lesions during long-term follow-up of the SOS (Stenting of Saphenous Vein Grafts) trial. *JACC Cardiovasc Interv* 4:176–182, 2011.
53. Mehilli J, Pache J, Abdel-Wahab M, et al: Drug-eluting versus bare-metal stents in saphenous vein graft lesions (ISAR-CABG): a randomised controlled superiority trial. *Lancet* 378:1071–1078, 2011.
54. Lichtenwalter C, de Lemos JA, Roesle M, et al: Clinical presentation and angiographic characteristics of saphenous vein graft failure after stenting: insights from the SOS (stenting of saphenous vein grafts) trial. *JACC Cardiovasc Interv* 2:855–860, 2009.
55. Papayannis AC, Michael TT, Yangirova D, et al: Optical coherence tomography analysis of the stenting of saphenous vein graft (SOS) Xience V Study: use of the everolimus-eluting stent in saphenous vein graft lesions. *J Invasive Cardiol* 24:390–394, 2012.
56. Kitabata H, Loh JP, Pendyala LK, et al: Two-year follow-up of outcomes of second-generation everolimus-eluting stents versus first-generation drug-eluting stents for stenosis of saphenous vein grafts used as aortocoronary conduits. *Am J Cardiol* 112:61–67, 2013.
57. Costopoulos C, Latib A, Naganuma T, et al: Comparison of first- and second-generation drug-eluting stents in saphenous vein grafts used as aorto-coronary conduits. *Am J Cardiol* 112:318–322, 2013.
58. Taniwaki M, Raber L, Magro M, et al: Long-term comparison of everolimus-eluting stents with sirolimus- and paclitaxel-eluting stents for percutaneous coronary intervention of saphenous vein grafts. *EuroIntervention* 2013. published online before print.
59. Wessely R, Marzocchi A, Schwacke H, et al: Long-term follow-up of coronary venous bypass graft lesions treated with a new generation drug-eluting stent with bioabsorbable polymer. *J Interv Cardiol* 26:425–433, 2013.
60. Ong PJ, Jafary FH, Ho HH: "First-in-man" use of bioresorbable vascular scaffold in saphenous vein graft. *EuroIntervention* 9:165, 2013.
61. Badr S, Kitabata H, Dvir D, et al: Optimal revascularization strategies for percutaneous coronary intervention of distal anastomotic lesions after coronary artery bypass surgery. *J Interv Cardiol* 26:366–371, 2013.
62. Hong YJ, Jeong MH, Ahn Y, et al: Impact of lesion location on intravascular ultrasound findings and short-term and five-year long-term clinical outcome after percutaneous coronary intervention for saphenous vein graft lesions. *Int J Cardiol* 167:29–33, 2013.
63. Roffi M, Mukherjee D, Chew DP, et al: Lack of benefit from intravenous platelet glycoprotein IIb/IIIa receptor inhibition as adjunctive treatment for percutaneous interventions of aortocoronary bypass grafts: a pooled analysis of five randomized clinical trials. *Circulation* 106:3063–3067, 2002.
64. Coolong A, Baim DS, Kuntz RE, et al: Saphenous vein graft stenting and major adverse cardiac events: a predictive model derived from a pooled analysis of 3958 patients. *Circulation* 117:790–797, 2008.
65. Harskamp RE, Beijk MA, Damman P, et al: Prehospitalization antiplatelet therapy and outcomes after saphenous vein graft intervention. *Am J Cardiol* 111:153–158, 2013.
66. Brilakis ES, Patel VG, Banerjee S: Medical management after coronary stent implantation: a review. *JAMA* 310:189–198, 2013.
67. Sachdeva A, Bavisetty S, Beckham G, et al: Discontinuation of long-term clopidogrel therapy is associated with death and myocardial infarction after saphenous vein graft percutaneous coronary intervention. *J Am Coll Cardiol* 60:2357–2363, 2012.
68. Sachdeva R, Aleti S, Thai H: Radial stent deformation in saphenous vein graft. *EuroIntervention* 8:876–877, 2012.
69. Varghese I, Boatman DM, Peters CT, et al: Impact on contrast, fluoroscopy, and catheter utilization from knowing the coronary artery bypass graft anatomy before diagnostic coronary angiography. *Am J Cardiol* 101:1729–1732, 2008.
70. Eisenhauer MD, Malik JA, Coyle LC, et al: Impact of aorto-coronary graft markers on subsequent graft patency: a retrospective review. *Cathet Cardiovasc Diagn* 42:259–261, 1997.
71. Michael TT, Alomar M, Papayannis A, et al: A randomized comparison of transradial versus transfemoral approach for coronary artery bypass graft angiography and intervention (the RADIAL CABG trial). *JACC Cardiovasc Interv* 2013. in press.
72. Bundhoo SS, Earp E, Ivanauskiene T, et al: Saphenous vein graft percutaneous coronary intervention via radial artery access: safe and effective with reduced hospital length of stay. *Am Heart J* 164:468–472, 2012.
73. Farooq V, Mamas MA, Fath-Ordoubadi F, et al: The use of a guide catheter extension system as an aid during transradial percutaneous coronary intervention of coronary artery bypass grafts. *Catheter Cardiovasc Interv* 78:847–863, 2011.
74. Michael TT, Brilakis ES: Taming saphenous vein grafts using guide catheter extensions. *Catheter Cardiovasc Interv* 78:864–865, 2011.
75. Banerjee S, Brilakis ES: Use of the Proxis embolic protection device for guide anchoring and stent delivery during complex saphenous vein graft interventions. *Cardiovasc Revasc Med* 10:183–187, 2009.
76. Papayannis AC, Banerjee S, Brilakis ES: Retrograde wiring: a novel technique for identifying the origin of unusual saphenous vein grafts. *Cardiovasc Revasc Med* 13:298–300, 2012.
77. Abdel-Karim AR, Banerjee S, Brilakis ES: Percutaneous intervention of acutely occluded saphenous vein grafts: contemporary techniques and outcomes. *J Invasive Cardiol* 22:253–257, 2010.
78. Cook J, Uretsky BF, Sachdeva R: Intervention in the occluded vein graft: with high risk can come great reward. Review of techniques with case examples. *J Invasive Cardiol* 24:612–617, 2012.
79. Giugliano GR, Falcone MW, Mego D, et al: A prospective multicenter registry of laser therapy for degenerated saphenous vein graft stenosis: the COronary graft Results following Atherectomy with Laser (CORAL) trial. *Cardiovasc Revasc Med* 13:84–89, 2012.
80. Garcia-Tejada J, Jurado-Roman A, Hernandez F, et al: Guiding-catheter thrombectomy combined with distal protection during primary percutaneous coronary intervention of a saphenous vein graft. *Cardiovasc Revasc Med* 14:356–358, 2013.
81. Fiorina C, Meliga E, Chizzola G, et al: Early experience with a new approach for percutaneous intervention of totally occluded saphenous vein graft: is the flow the best thrombolytic? *EuroIntervention* 6:461–466, 2010.
82. Al-Lamee R, Ielasi A, Latib A, et al: Clinical and angiographic outcomes after percutaneous recanalization of chronic total saphenous vein graft occlusion using modern techniques. *Am J Cardiol* 106:1721–1727, 2010.
83. Jim MH, Ho HH, Ko RL, et al: Paclitaxel-eluting stents for chronically occluded saphenous vein grafts (EOS) study. *J Interv Cardiol* 23:40–45, 2010.
84. Mhatre A, Uretsky BF, Sachdeva R: Substrate for complications. *J Invasive Cardiol* 24:E153–E156, 2012.
85. Garg N, Hakeem A, Gobal F, et al: Outcomes of percutaneous coronary intervention of chronic total saphenous vein graft occlusions in the contemporary era. *Catheter Cardiovasc Interv* 2013.

published online before print.

86. Tonino PAL, De Bruyne B, Pijls NHJ, et al: Fractional flow reserve versus angiography for guiding percutaneous coronary intervention. *NEJM* 360:213–224, 2009.

87. Ellis SG, Brener SJ, DeLuca S, et al: Late myocardial ischemic events after saphenous vein graft intervention–importance of initially "nonsignificant" vein graft lesions. *Am J Cardiol* 79:1460–1464, 1997.

88. Rodes-Cabau J, Bertrand OF, Larose E, et al: Comparison of plaque sealing with paclitaxel-eluting stents versus medical therapy for the treatment of moderate nonsignificant saphenous vein graft lesions. The Moderate VEin Graft LEsion Stenting With the Taxus Stent and Intravascular Ultrasound (VELETI) Pilot Trial. *Circulation* 120:1978–1986, 2009.

89. Abdel-Karim AR, Da Silva M, Lichtenwalter C, et al: Prevalence and outcomes of intermediate saphenous vein graft lesions: findings from the stenting of saphenous vein grafts randomized-controlled trial. *Int J Cardiol* 168:2468–2473, 2013.

90. Aqel R, Zoghbi GJ, Hage F, et al: Hemodynamic evaluation of coronary artery bypass graft lesions using fractional flow reserve. *Catheter Cardiovasc Interv* 72:479–485, 2008.

91. Marmagkiolis K, Brilakis ES, Hakeem A, et al: Saphenous vein graft perforation during percutaneous coronary intervention: a case series. *J Invasive Cardiol* 25:157–161, 2013.

92. Chen DY, Chen CC, Hsieh IC: Hemoptysis caused by saphenous vein graft perforation during percutaneous coronary intervention. *J Invasive Cardiol* 25:E8–E10, 2013.

93. Brilakis ES, editor: *Manual of coronary chronic total occlusion interventions. A step-by-step approach*, Waltham, MA, 2013, Elsevier.

94. Lichtenwalter C, Banerjee S, Brilakis ES: Dual guide catheter technique for treating native coronary artery lesions through tortuous internal mammary grafts: separating equipment delivery from target lesion visualization. *J Invasive Cardiol* 22:E78–E81, 2010.

95. Brilakis ES, Banerjee S: Novel uses of the Proxis embolic protection catheter. *Catheter Cardiovasc Interv* 74:438–445, 2009.

96. Dimas B, Lindsey JB, Banerjee S, et al: ST-Segment elevation acute myocardial infarction due to severe hypotension and proximal left subclavian artery stenosis in a prior coronary artery bypass graft patient. *Cardiovasc Revasc Med* 10:191–194, 2009.

12 钙化病变

Amar Krishnaswamy，Patrick L. Whitlow

侯磊 译 马剑英 审校

引言

冠状动脉钙化病变对心脏介入科医生来说是个重大的挑战。由于可以导致冠状动脉病变节段僵硬、顺应性下降，重度钙化是传统球囊血管成形术手术失败的危险因素。同时，中重度钙化还与急性冠脉综合征患者支架置入术后主要不良心脏事件的发生和慢性完全闭塞病变手术成功率下降密切相关[1-3]。在严重管腔狭窄或可能的钙化病变堵塞管腔时，术者可能无法操作球囊或者支架通过病变，即使勉强通过，由于纤维钙化斑块难以扩张，导致即刻管腔获得下降，支架扩张不良，最终增加支架内血栓形成和再狭窄风险[4-5]。

另外，使用高压球囊强行扩张这些钙化病变则容易出现血管广泛夹层，血管穿孔风险也显著增加。

因此，现代心脏介入科医生需要精通并灵活运用各种处理严重钙化病变的技术。这些技术包括经皮冠状动脉腔内斑块旋磨术（PTRA）、轨道斑块旋磨术（OA）、scoring 球囊和切割球囊血管成形术（SBA 和 CBA）以及准分子激光冠状动脉斑块消融术（ELCA）。

经皮冠状动脉腔内斑块旋磨术

20 世纪 80 年代，David Auth 发明了高速旋磨技术。1993 年，经皮冠状动脉腔内斑块旋磨术（PTRA）

获得美国食品药品监督管理局（FDA）批准用于冠状动脉介入治疗。该技术基于"差异切割"的原理，通过缓慢前送高速旋转、表面镶嵌有钻石的旋磨头来打磨冠状动脉内粥样硬化斑块。所谓"差异切割"是指高速旋转的旋磨头更易于磨掉成分为纤维或钙化组织的非弹性斑块，而对于有弹性的软斑块或正常血管组织则会安全避让。相比于单纯球囊血管成形术，实施 PTRA 的目的是提高即刻管腔获得，同时减少血管壁深层损伤，从而降低再狭窄发生率。在当今支架广泛应用的时代，PTRA 的用途进一步扩展为通过减少残余斑块负荷、改善支架贴壁不良来降低支架内再狭窄发生率。

操作步骤

目前临床应用的 Rotablator 系统（Boston Scientific，Natick，Massachusetts）包括一个直径 4.3 Fr、长为 135 cm 的推进器（旋磨导管），导管的头端为镶嵌碎钻的铜质磨头（图 12-1A）。借助于 Rotalink 推进系统（图 12-1B），可以将旋磨头缓慢推入钙化病变内并间断性后退以恢复前向血流，以便冲刷旋磨产生的组织微颗粒。每次旋磨时间一般控制在 15 ～ 30 s 内。在推送旋磨头前进时，需要密切观察旋磨头转速，确保速度下降不低于 5000 r/min，转速下降过快提示产热过多、产生组织微颗粒过大。每旋磨一次，需将磨头撤离靶病变至少 20 ～ 30 s，以便恢复前向血流，使心电图 ST 段的升高恢复正常，全身血管扩

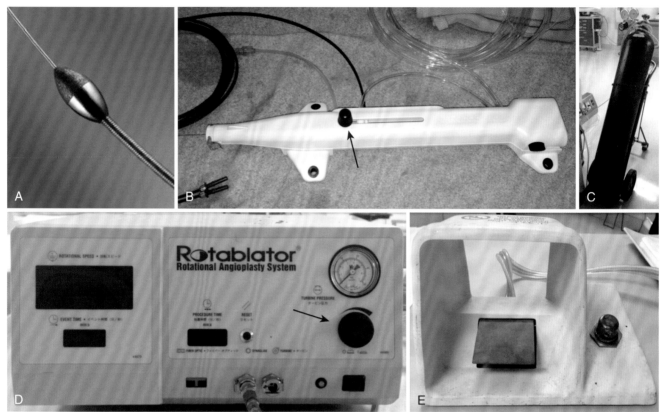

图 12-1　Rotablator 旋磨系统。**A.** 表面镶嵌钻石的旋磨头。**B.** 带有推进钮的 Rotalink 推进器（箭头）。**C.** 氮气罐。**D.** Rotablator 控制器（转速设置旋钮，箭头）。**E.** 脚踏板

张缓解。旋磨操作需要重复多次，直至旋磨头可以顺畅通过病变并充分旋磨。

　　旋磨导管与推送器相连，推送器另一端连接压缩氮气罐，其上的压力气体调节装置可以控制通往推送器的氮气压力在 620.5 ～ 758.4 kPa（90 ～ 110 磅 / 平方英寸）的范围以驱动旋磨头旋转（图 12-1C-D）。压缩氮气罐的压力应维持在 3447.4 kPa（500 磅 / 平方英寸）以上。术者通过脚踏板控制压缩氮气的压力从而控制旋磨头的转速（图 12-1E）。

　　在手术开始时，首先根据冠状动脉和病变的具体特征，将普通的旋磨导丝或者强支撑的旋磨导丝送入靶血管远端。两种导丝的体部直径均为 0.009 英寸，头端直径均为 0.014 英寸。普通的旋磨导丝适用于大多数的病变，强支撑的旋磨导丝则特别适用于远端病变或者重度钙化病变。由于旋磨导丝没有润滑涂层且导丝体部仅有 0.009 英寸，导致该导丝操控性能较差。通常先将冠状动脉常规工作导丝通过病变送入血管远端后，再通过微导管或 OTW 球囊将常规工作导丝更换为旋磨导丝以助于旋磨导丝的顺利到位。在将旋磨头沿旋磨导丝尾部插入前，

术者应确保旋磨冲洗液从旋磨推进器流出。旋磨头也应进行体外测试，通常通过推送器将转速设置在 150 000 ～ 180 000 r/min。体外测试的具体过程如下：首先将旋磨头置于手术铺巾上，然后打开气压涡轮开关，导管室护士或技师调节转速设置旋钮，使旋磨转速逐渐升高至基线转速。体外测试完毕后，沿旋磨导丝送入旋磨头至靶病变近端，在这一过程中，需要两位术者熟练配合，一名术者捏住旋磨导丝，另一名术者沿导丝推送旋磨导管（具体操作参见 OTW 球囊和微导管）。

　　当旋磨头到达靶病变近端后，术者启动气压涡轮开关，缓慢而稳定地推送旋磨头接触、进入、通过、后撤出靶病变。在术者松开脚踏板前，务必将旋磨头完全退出靶病变，以防旋磨头嵌顿在钙化病变内。

　　过分用力或者长时间持续用力推送旋磨导管有可能导致旋磨头未能充分旋磨靶病变而快速弹过靶病变，这种错误操作有时会导致旋磨头嵌顿于靶病变远端，无法撤回。术中仔细、认真操作是避免旋磨并发症的关键。

旋磨完成后，调整脚踏开关切换至低速，旋磨头将以 50 000 ～ 90 000 r/min 的速度低速旋转，以利于退出旋磨导管。同时，打开导丝制动器，然后将整个旋磨导管平稳撤出体外。在整个回撤过程中，确保不要松开脚踏板上的脚踏开关，导丝制动器保持打开状态，防止旋磨导丝随旋磨头一起撤出冠状动脉外。最安全的做法是全程透视确保旋磨导丝保持原位。

旋磨头的初始选择需要参考靶血管的直径和靶病变的特征。为降低冠状动脉穿孔和夹层等并发症的发生，推荐旋磨头 / 血管直径比≤ 0.7。术者可以首先从 1.5 mm 或 1.75 mm 的旋磨头开始，在钙化病变内开通一个通道。对于钙化严重的长病变，可以考虑首选 1.25 mm 的旋磨头。对于不同直径旋磨头所对应的指引导管的型号见表 12-1。

当与靶血管直径比为 1 : 1 的球囊可以通过钙化病变并在≤ 14 个大气压下可以充分打开、没有残余腰征时，可以认为钙化病变得到了充分修饰。如果仍有残余腰征存在，需要考虑更换更大型号的旋磨头。

旋磨可以祛除冠状动脉粥样硬化或者纤维钙化斑块颗粒而不损伤正常有弹性的血管壁。旋磨产生的微颗粒直径一般＜ 5 μm，并最终被网状内皮系统清除。然而仍有部分患者在术中发生微血管闭塞和慢血流或无复流。为将这种风险降至最低，旋磨过程中应持续经旋磨导管向冠状动脉内泵入旋磨冲洗液。旋磨冲洗液通常由特制的可以提高旋磨头通过性和降低产热的旋磨液、钙通道阻滞剂（即维拉帕米或尼卡地平）以及硝酸甘油组成，以保护远端微血管床。需要注意的是，由于旋磨液中含有

鸡蛋和橄榄油的成分，不能用于对两者过敏的患者。同时冠状动脉旋磨液中含有血管扩张药，有可能导致低血压，因此 PTRA 慎用于血流动力学不稳定的患者。

除了可能堵塞远端微血管床，旋磨还有可能导致溶血，进而诱发腺苷及其他有害成分产生，影响心脏电传导能力。这些有害成分和旋磨冲洗液中的维拉帕米产生协同作用，导致术中心脏传导阻滞。因此在对右冠状动脉或者优势型左回旋支冠状动脉旋磨前，有可能需要给患者右心室植入临时起搏器。另外一个可预防传导阻滞的措施是静脉注射氨茶碱或者静脉推注阿托品。

线上 Rotablator 系统使用教程网址为：http://ims.indegene.com/bsc_rotablator/.

经皮冠状动脉腔内斑块旋磨术的临床研究

早期一系列非随机研究提示 PTRA 优于经皮腔内血管成形术（PTA）。随后 Guerin 等公布了他们完成的随机预试验结果[6]。在该项研究中，他们将 64 例具有 B2 型冠状动脉病变的患者随机分配为两组，每组 32 例。一组仅行 PTA，另一组在进行冠状动脉球囊血管成形术之前，先进行 PTRA。研究结果显示两组患者在 Q 波心肌梗死（每组各 1 例）和手术成功率（93.7% vs. 87.5%，定义为狭窄程度下降＞ 20%，残余狭窄＜ 50% 而没有主要并发症）方面没有明显差异，PTRA 组有 3 例患者发生非 Q 波心肌梗死，而 PTA 组没有发生非 Q 波心肌梗死。术后 6 个月造影随访显示两组患者再狭窄率无明显差异（39% vs. 42%）。

随后进行的 ERBAC 研究是一项单中心随机研究[7]，在该研究中共有 685 例患者随机分配到准分子激光斑块消融术、PTRA、PTA 三组。结果显示，PTRA 组手术成功率（残余狭窄＜ 50% 且无 MACE）明显高于 PTA 组（89.2% vs. 79.7%；P = 0.0019），这主要得益于较高的靶病变器械通过率和残余狭窄＜ 50% 达标率。虽然得到鼓舞人心的结果，但即刻管腔获益（1.25 mm vs. 1.19 mm；P = 0.37）和术后管腔狭窄率（30% vs. 31%；P = 0.68）在两组间无明显差异。PTRA 组再狭窄发生率高于 PTA 组，但无统计学差异（57% vs. 47%；P = 0.14）。PTRA 组和准分子激光斑块消融术组的靶血管血运重建率明显高于 PTA 组（42% vs. 46% vs. 32%；P = 0.013）。此外，

表 12-1　旋磨头大小对指引导管规格的要求

旋磨头大小	指引导管规格
1.25 mm	5/6 Fr
1.50 mm	6 Fr
1.75 mm	7 Fr
2.00 mm	8 Fr
2.15 mm	8 Fr
2.25 mm	9 Fr
2.38 mm	9 Fr
2.50 mm	9 Fr

PTRA 组 MACE 发生率明显高于 PTA 组（46% *vs.* 37%；*P* = 0.04）。尽管作者认为 PTRA 可以拓宽冠状动脉介入治疗适应证的想法是合理的，但他们提出"如果再狭窄被认为是良性疾病，那么 PTRA 的作用十分乐观"这一说法似乎是言过其实了。

COBRA 研究共纳入 502 例患者，随机分配为单纯 PTA 组（*n* = 250）和 PTRA + 球囊血管成形术组（*n* = 252）[8]。尽管结果显示后者有更高的即刻管腔获益（0.82 mm *vs.* 0.64 mm；*P* = 0.008）和更低的平均直径狭窄率（46% *vs.* 52%；*P* = 0.039）。但两者的再狭窄率（35% *vs.* 37%；*P* = 0.658）和靶病变血运重建率无明显差异（29% *vs.* 25%；*P* = 0.43）。值得注意的是，PTA 组由于扩张不充分导致的支架置入率或补救支架置入率高于 PTRA 组（9.6% *vs.* 2%）。但在支架置入已是常规治疗的当今，很难说较低的支架置入率是一项优势。

旋磨术在治疗支架内再狭窄中的作用也有相关研究。ARTIST 研究将 398 例弥漫性支架内再狭窄患者随机分为 PTA 组（*n* = 146）和 PTRA 组（*n* = 152）[9]。研究结果显示，PTRA 组患者的围术期并发症发生率有升高趋势（由死亡、心肌梗死、CABG、经皮腔内冠状动脉成形术、心包压塞和穿刺点并发症组成的复合终点，14% *vs.* 8%；*P* = 0.09）。另外 PTRA 组 6 个月的无事件生存率（定义为无死亡、心肌梗死、临床导致的靶病变血运重建）明显低于 PTA 组（79.6% *vs.* 91.1%；*P* = 0.005）。除了更高的安全性外，单纯 PTA 组的手术效率也更高，表现为更大的即刻管腔获益（0.67 mm *vs.* 0.45 mm；*P* = 0.0019）和 6 个月随访时再狭窄程度 > 50% 的患者比例更低（51% *vs.* 65%；*P* = 0.039）。

在支架置入已是常规治疗的当今时代，PTRA 可作为优化支架置入和降低支架内再狭窄的备选策略之一。ROTAXUS 研究共入选了 240 例患者，随机分配至 PTRA 后 DES 置入组和 PTA 后 DES 置入组[10]。结果显示，前者的残余狭窄更少（6% *vs.* 11%；*P* = 0.04）、即刻管腔获益更大（1.56 mm *vs.* 1.44 mm；*P* = 0.01）。但 9 个月造影随访显示，PTA 后 DES 置入组支架内晚期管腔丢失小于 PTRA 后 DES 置入组（0.31 mm *vs.* 0.44 mm；*P* = 0.04），两组间直径狭窄率或再狭窄率无明显差异。鉴于此，研究者得出结论，PTA 合并必要时 PTRA（仅对无法通过或扩张病变）应仍为目前支架置入前病变预处理的首选策略。

小结

尽管非随机研究和系列病例报道均显示了 PTRA 的有效性，但无论是冠状动脉单一介入治疗，还是支架置入前的预处理或者支架内再狭窄的治疗，临床试验总体资料并不支持将 PTRA 作为优于 PTA 的常规治疗。近期的 meta 分析研究进一步证实在治疗复杂、非复杂以及支架内再狭窄病变时，PTRA 并不比单纯 PTA 更有优势（图 12-2）[11]。因此，PTRA 应仅用于严重钙化病变和必须进行斑块修饰以进行最佳的球囊扩张和支架释放的情况。对于一些严重狭窄的病变、球囊和（或）支架无法通过或者使用非顺应性球囊高压仍无法扩张的病变，实施 PTRA 也是有必要的。2011 ACC/AHA/SCAI PCI 指南将 PTRA 作为 Ⅱ b 类推荐来治疗球囊无法通过或充分扩张的纤维或钙化病变，作为 Ⅲ 类推荐来治疗冠状动脉内原位病变或支架内再狭窄[12]。

轨道斑块旋磨术

近期，Diamondback 360° 冠状动脉轨道旋磨系统（OAS，Cardiovascular Systems, Inc., St. Paul, Minnesota）获 PDA 批准用于冠状动脉内介入治疗。基于差异打磨和离心力的物理原理，该系统包括一个围绕导丝的、表面镶嵌有钻石的、有离心力检测功能的皇冠样旋磨头。当旋磨系统工作时，薄层斑块被磨掉而有弹性的正常组织则被旋磨头弹开。理论上，该旋磨系统椭圆形的旋磨轨道可以使旋磨下来的微颗粒迅速消散而不像普通 PTRA 那样妨碍血流正常通过。另外，OAS 产生的微颗粒直径平均 < 2 μm，远小于 PTRA 的 5 μm。

操作步骤

OAS 通过 ViperWire 导丝送入。皇冠旋磨头有 1.25 mm 和 1.5 mm 两个型号，根据旋磨头旋磨速度，其分别可以产生的最大轨道为 1.82 mm 和 2.16 mm。与 PTRA 旋磨系统相似，在使用 OAS 时，需要将特制的 ViperSlide 旋磨冲洗液加入生理盐水中持续泵入血管中以起到润滑、冷却和冲洗微颗粒的作用。

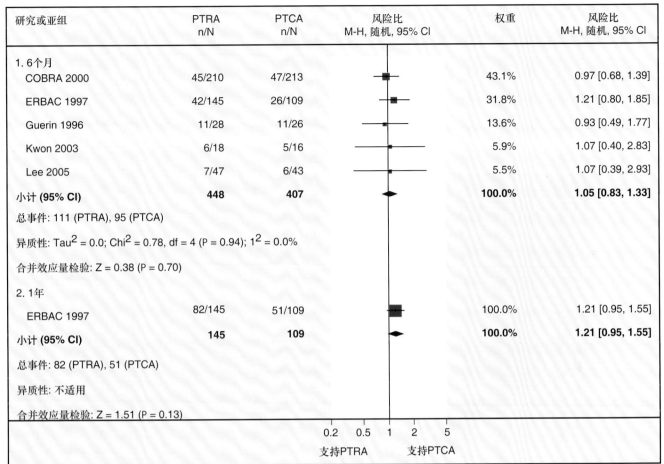

研究或亚组	PTRA n/N	PTCA n/N	风险比 M-H, 随机, 95% CI	权重	风险比 M-H, 随机, 95% CI
1. 6个月					
COBRA 2000	45/210	47/213		43.1%	0.97 [0.68, 1.39]
ERBAC 1997	42/145	26/109		31.8%	1.21 [0.80, 1.85]
Guerin 1996	11/28	11/26		13.6%	0.93 [0.49, 1.77]
Kwon 2003	6/18	5/16		5.9%	1.07 [0.40, 2.83]
Lee 2005	7/47	6/43		5.5%	1.07 [0.39, 2.93]
小计 (95% CI)	**448**	**407**		**100.0%**	**1.05 [0.83, 1.33]**
总事件: 111 (PTRA), 95 (PTCA)					
异质性: Tau^2 = 0.0; Chi^2 = 0.78, df = 4 (P = 0.94); I^2 = 0.0%					
合并效应量检验: Z = 0.38 (P = 0.70)					
2. 1年					
ERBAC 1997	82/145	51/109		100.0%	1.21 [0.95, 1.55]
小计 (95% CI)	**145**	**109**		**100.0%**	**1.21 [0.95, 1.55]**
总事件: 82 (PTRA), 51 (PTCA)					
异质性: 不适用					
合并效应量检验: Z = 1.51 (P = 0.13)					

0.2 0.5 1 2 5
支持PTRA 支持PTCA

图 12-2 PTRA 和 PTCA 治疗复杂冠状动脉病变后再狭窄发生率的 meta 分析（经允许引自 Wasiak J，Law J，Watson P，et al：Percutaneous transluminal rotational atherectomy for coronary artery disease. Cochrane Database Syst Rev（12）：CD003334，2012.）

轨道斑块旋磨术的临床研究

2008 年的 ORBIT 研究共纳入 50 例中重度钙化病变患者，均使用了 OAS[13]。其中 2 例患者在住院期间发生非 ST 段抬高型心肌梗死（4%），6 例患者发生夹层，1 例患者发生穿孔，1 例患者术后 30 天进行了靶病变血运重建（2%）。单独使用 OAS 可以将直径狭窄程度从 85.6% 下降至 40%。该研究初步证实了 OAS 的安全性和有效性，提示有必要进行更大规模研究进一步明确 OAS 的临床效果。

近期发布的 ORBIT II 研究共纳入 443 例严重冠状动脉钙化病变患者[14]。在安全性方面，3.4% 的患者发生明显的冠状动脉夹层，1.8% 的患者发生穿孔，0.9% 的患者发生慢血流 / 无复流，1.8% 的患者发生冠状动脉急性闭塞。院内 Q 波心肌梗死或非 Q 波心肌梗死发生率为 9.3%。上述并发症均可在旋磨术和准分子激光斑块消融术中发生，遗憾的是无法进行头对头的比较。研究主要的有效性终点发生率

为 88.9%（支架置入后残余狭窄＜ 50% 且术后 30 天内无 MACE）。主要安全性终点发生率为 89.6%，完全达到了研究预设的目标。

小结

轨道斑块旋磨术是近期开发并获得批准应用于临床的新技术，为治疗冠状动脉钙化病变提供了新的选择。尽管临床研究资料不多，但已有的临床证据提示该技术具有较好的有效性和安全性。该技术的优化需要进一步临床经验的积累和更多的临床对照研究的验证。

Scoring 球囊血管成形术（SBA）

SBA 是一种通用术语。其工作模式为通过扩张球囊，使得镶嵌在球囊导管上的一条或多条金属刀片与血管壁接触，并将血管壁上的斑块切开缝隙，从而比传统球囊血管成形术更可控地扩张血管管腔。

第 2 部分 冠状动脉介入治疗

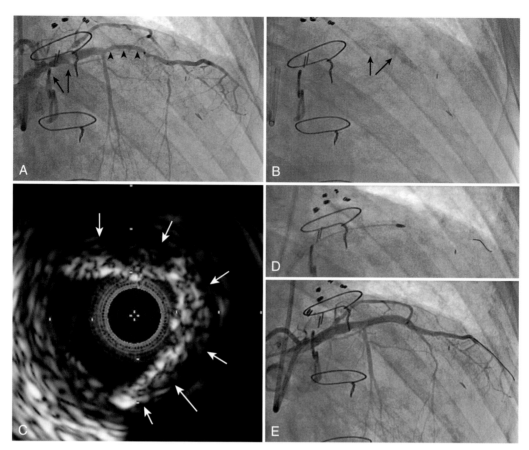

图 12-3　左前降支 / 对角支 PTRA。**A.** 造影显示左前降支近段（长箭头）、中段（短箭头）严重钙化狭窄病变。**B.** X 线透视显示严重钙化（箭头）。**C.** 血管内超声显示 270° 钙化（箭头）。**D.** 左前降支中段旋磨。**E.** 支架置入术后最终造影结果

该技术不需要除传统 PCI 以外的设备，因此使用比较方便。目前临床有两种类型的 scoring 球囊用于斑块修饰。

第一种是切割球囊，它是在 20 世纪 90 年代早期由 Barath 等开发[15]。该球囊表面附有 3 ～ 4 条纵向放置的锋利金属刀片。球囊扩张时，这些金属刀片或者微型手术刀以 60° 与血管壁接触，并将管壁上的斑块可控地切割开来，最终在较低的球囊扩张压条件下将血管管腔扩张开。

Flexsome 球囊系统（Boston Scientific，Natick，Massachusetts）被用来处理纤维斑块或者轻中度钙化斑块。临床经验显示与同规格非顺应性高压球囊相比，在处理开口病变或者较硬冠状动脉病变时，切割球囊可以减少弹性回缩，获得更大的管腔[16-17]。

第二种是由 Gershony 开发的 AngioSculpt 球囊导管（Angioscore，Fremont，California）。2008 年，Fonseca 等发布了首次人体研究[18]。该系统由一个半顺应性球囊和环绕其上的镍钛笼组成。当球囊扩张时，镍钛笼上的刀片被推挤至紧贴动脉管壁，球囊外扩的力量集中于镍钛笼。而镍钛笼上的刀片则会切入动脉壁，产生更好的管腔扩张作用。临床应用经验显示 AngioSculpt 球囊导管可用于扩张较硬的病变，甚至中重度钙化的病变。

Scoring 球囊血管成形术的临床研究

Hara 等对切割球囊血管成形术（CBA）和经皮腔内冠状动脉成形术（PTCA）扩张管腔的机制进行了对照研究[16]。该研究共连续入选了 65 个长度 < 10 mm 的冠状动脉原发病变，根据术者意愿分别应用 CBA（45 个病变）和 PTCA（20 个病变）进行治疗，并进行了血管内超声和定量冠状动脉造影评估。两组球囊直径（2.8 mm）、球囊 / 血管比例相似，手术成功率均为 100%。PTCA 组最大球囊扩张压明显高于 CBA 组（10.1 atm±3.5 atm *vs.* 8.3 atm±2.3 atm；$P < 0.01$）。两组最小腔内直径均为 2.3 mm。

血管内超声证实两组具有相似的最终管腔面积（CBA 组 5.5 mm²±1.2 mm² *vs.* PTCA 组 5.7 mm²±1.2 mm²）。不同的是，PTCA 组获得更多的血管扩张

（ $1.3 \ mm^2 \pm 1.3 \ mm^2$ vs. $1.8 \ mm^2 \pm 1.6 \ mm^2$ ； $P < 0.01$ ），而 CBA 组斑块挤压更明显（ $-1.6 \ mm^2 \pm 1.4 \ mm^2$ vs. $-0.5 \ mm^2 \pm 2.1 \ mm^2$ ； $P < 0.01$ ）。因此两组管腔扩张的机制似乎不同。PTCA 后，67% 的管腔扩张是由于血管扩张，33% 是由于斑块偏移或者是挤压。而 CBA 扩张后，45% 的管腔扩张是由于血管扩张，55% 是由于斑块挤压。

多项注册研究和随机研究证实了 CBA 应用的临床效果，其比 PTCA 有更低的支架置入率[17, 19]。然而，迄今为止最大的随机研究显示在降低再狭窄和总血管面积（TVA）方面，CBA 并不比 PTCA 更有优势，而且 CBA 组急性血管穿孔率和心脏压塞率更高[20]。由于单纯 CBA 的再狭窄率保持在 30% 左右，目前 CBA 通常用来预扩张硬度高的狭窄病变以便置入支架或预处理支架内再狭窄来预防球囊滑脱。CBA 可以有效处理轻中度钙化病变，但该技术不被建议用来处理严重的表层钙化。

在使用 AngioSculpt 球囊导管扩张冠状动脉病变后，使用光学相干断层成像（OCT）检查可以发现三维立体重建后严重钙化病变上的放射性螺旋切口并在最严重钙化病变临近区域出现管腔扩张[21-22]。因此研究者认为，AngioSculpt 球囊导管有可能是修饰严重钙化斑块的较好选择之一。

De Ribamar Costa 等使用血管内超声评估了直接支架置入术、非顺应性球囊预扩张后支架置入术和 AngioSculpt 球囊预扩张后支架置入术这三种不同式式的 DES 扩张情况[23]。研究共入选了 299 例患者。结果显示，AngioSculpt 球囊预扩张后支架置入术组的支架最小直径（ $2.6 \ mm \pm 0.4 \ mm$ ， $2.5 \ mm \pm 0.4 \ mm$ ， $2.8 \ mm \pm 0.4 \ mm$ ）和支架最小通过面积（ $6.0 \ mm^2 \pm 1.7 \ mm^2$ ， $5.9 \ mm^2 \pm 1.6 \ mm^2$ ， $6.8 \ mm^2 \pm 1.5 \ mm^2$ ）明显大于其他两种式式。另外，在 AngioSculpt 球囊预扩张后支架置入术组，仅有 11% 的患者最小支架内管腔面积 $< 5.0 \ mm^2$ （与支架内再狭窄和急性血栓形成有关），而其他两组则均为 26%。研究者认为，支架置入术前应用 AngioSculpt 球囊预扩张有利于支架的充分扩张[24]。

小结

使用 SBA 修饰斑块有助于扩张硬斑块从而充分扩张支架。OCT 检查已经证实 AngioSculpt 球囊预扩张可以放射性切割并扩张严重钙化斑块。由于 SBA 使用方便且效果明确，这些器械在笔者导管室使用

率比较高。

由于使用方便，价格合理，SBA 目前广泛用于扩张非顺应性较高的开口病变或者轻中度的钙化病变，这些类型的病变往往比较难扩张。另外，随着临床应用经验的积累，AngioSculpt 球囊越来越多地被用来尝试预扩张严重钙化病变，以利于支架的置入。图 12-4 展示了一个使用 SBA 处理非常严重的右冠状动脉开口钙化病变的示例。

准分子激光斑块消融术

1992 年，FDA 批准激光技术用于冠状动脉。现代准分子激光旋磨仪使用紫外线（ $\lambda = 308 \ nm$ ）代替了老一代设备使用的红外线（ $\lambda = 2090 \ nm$ ）以尽量减少术中产生气泡，提高手术安全性[25]。激光能量作用于血管组织将通过光化学、光机械和光热作用在组织中产生气泡和声波，最终产生斑块消融作用。准分子激光斑块消融术（ELCA）主要用于器械难以通过的慢性完全闭塞病变、球囊难以扩张的钙化病变和支架内病变。

操作步骤

Spectranetics CVX-300 ELCA 系统（Spectranetics，Colorado Springs，Colorado）由主机（图 12-5）、激光导管和启动踏板组成。如表 12-2 所列，激光导管有 0.9 mm、1.4 mm、1.7 mm 及 2.0 mm 4 种规格，适用条件各有不同。在将激光导管插入导丝前，术者需要先将导管置于能量检测器上，启动踏板开关，校正系统。系统校正完成后，控制面板显示校正完成，系统准备完毕。

如同其他任何导管，首先要将冠状动脉导丝通过靶病变，再根据靶血管直径选择恰当的激光导管，激光导管以靶血管直径的 2/3 为宜。然后将激光导管沿导丝缓慢通过靶病变。与旋磨导管只能在前进时修饰斑块不同的是，激光导管在前进和后退时均能释放能量，因此无论是前进和后退激光导管时，均要缓慢操作以优化能量传递。在发射激光时，需要确保生理盐水持续灌注激光导管，以降低温度和不可控的光机械能量对冠状动脉的损伤，减少并发症的发生。通常使用 Tuohy Borst 转换器将加压生理盐水袋与激光导管连接以达到上述目的。特殊情况下，可以通过注射造影剂的方法来代替。

第
2
部
分

冠
状
动
脉
介
入
治
疗

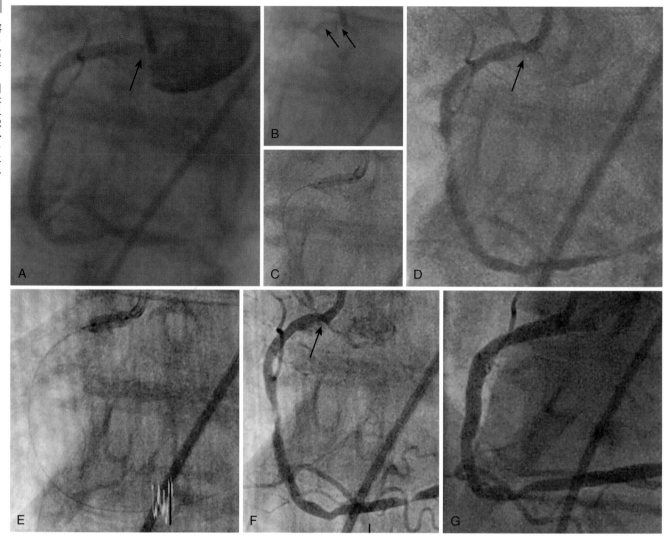

图 12-4 支架置入前 scoring 球囊血管成形术。**A.** 造影显示右冠状动脉开口严重狭窄（箭头）。**B.** X 线透视显示严重钙化。**C.** 常规球囊血管成形术。**D.** 管腔轻度改善后支架仍难以通过。**E.** AngioSculpt 球囊扩张后钙化病变断裂。**F.** 管腔明显扩大。**G.** 支架通过并成功置入

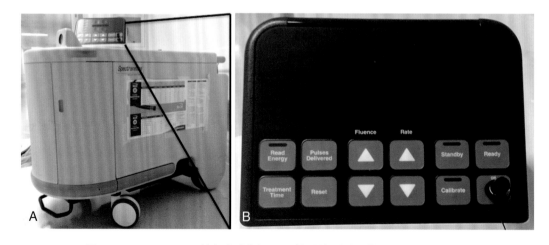

图 12-5 Spectranetics 激光消融主机。**A.** 能量检测器（箭头）。**B.** 主控制板

表 12-2　**Spectranetics 准分子激光斑块消融术技术参数**

激光导管规格	0.99 mm	1.4 mm	1.7 mm	2.0 mm	0.9 mm OTW 导管
相应的指引导管（Fr）	6	7	7	8	6
最小血管直径（mm）	1.5	2.2	2.5	3.0	1.5
能量密度（mJ/mm^2）	30～60	30～60	30～60	30～60	30～60
重复频率（Hz）	25～40	25～40	25～40	25～40	25～40

准分子激光斑块消融术的临床研究

如同 PTRA 一样，前期的非随机临床研究显示，ELCA 似乎有希望作为单纯 PTA 的替代选择[26-28]。研究者们由此希望随后的随机研究可以证实 ELCA 可以明显降低再狭窄的发生率。令人失望的是，如同 PTRA 一样，ELCA 并没能在随机研究中显示出较单纯 PTA 的优势。

AMRO 研究是一项多中心随机研究，共入选 308 例冠状动脉病变分型主要为 B2 和 C 型（大约 1/3 为钙化病变）的患者，随机分为 ELCA 联合 PTA 组（$n = 151$）和单纯 PTA 组（$n = 151$）[29]。结果显示，两组间术后再狭窄率无明显差异（37.6% *vs.* 37.9%；$P = 0.76$）。尽管 ELCA 组术后即刻最小腔内直径稍大（1.69 mm *vs.* 1.59 mm；$P = 0.05$），但其晚期丢失增加（0.52 mm *vs.* 0.34 mm；$P = 0.04$），导致 6 个月造影随访两组间最小腔内直径相似（1.17 mm *vs.* 1.25 mm；$P = 0.34$），且 ELCA 组的再狭窄率稍高于单纯 PTA 组，尽管无统计学意义（51.6% *vs.* 41.3%；$P = 0.13$）。与 PTRA 相似，ELCA 联合 PTA 组围术期心肌梗死率为 3.3%。

前面讨论过的 ERBAC 研究显示，ELCA 组中 18.5% 的病变不能被激光导管通过而被迫转换至 PTA 组[7]。在解读这些结果时需要注意，该试验进行时最小的激光导管直径为 1.4 mm。两组间手术成功率相似（77% *vs.* 80%）。术后即刻和 6 个月随访直径狭窄率相似（31% *vs.* 30%，$P = NS$；57% *vs.* 52%，$P = NS$）。ELCA 组晚期丢失（0.77 mm *vs.* 0.52 mm；$P < 0.05$）和再狭窄率（59% *vs.* 47%；$P = 0.39$）更高。与 PTRA 相似，ELCA 较单纯 PTA 患者有更高的 MACE 发生率（48% *vs.* 37%；$P = 0.015$）。

目前，ELCA 主要用来治疗支架扩张不良相关的支架内再狭窄[30]。对于纤维斑块或钙化病变，如果支架置入前没有进行充分预扩张或者斑块修饰，试图在支架置入时通过高压扩张释放或者置入后非顺应性球囊后扩张几乎不可能完成充分的支架扩张。而 ELCA 可以汽化、修饰支架钢梁后面的纤维／钙化斑块，然后再使用非顺应性球囊扩张来改善支架扩张。在图 12-6A 中，左回旋支和中间支近段有明显的支架（直径 2.5 mm，8 个月前置入）内再狭窄伴钙化。虽然左回旋支的支架内再狭窄被非顺应性球囊充分后扩张，但中间支近段的支架内再狭窄经 3.0 mm 的非顺应性球囊后扩张后却没有明显改善（图 12-6B）。血管内超声显示支架后严重的钙化，支架内最小管腔面积仅为 2.7 mm^2（图 12-6C）。在进行 ELCA 后，再次使用 3.0 mm 的非顺应性球囊扩张后，获得了明显改善的扩张效果（图 12-6D），血管内超声显示最小支架腔内面积提升至 4.2 mm^2（图 12-6E）。

Latib 等在 Ellement 注册研究中探讨了 ELCA 在处理支架扩张不良中的应用[31]。如同前面所述，在进行 ELCA 时，常规使用生理盐水经冠状动脉持续滴注或注射以尽量降低产热和气泡产生。而 Latib 等发现在进行 ELCA 时同时注射造影剂可以产生可控的"爆破"，从而改善支架扩张。在他们的研究中，共有 28 例支架扩张不良的患者使用了这种方法，结果 27 例患者在 ELCA 后得到了成功的扩张（血管内超声显示最小支架面积从 3.5 mm^2 上升到 7.1 mm^2）。围术期心肌梗死率为 3.6%，6 个月靶病变血运重建率为 3.6%，上述结果提示在其他改良支架扩张的方法效果不佳时，在适当选择的患者中使用上述技术是相对安全的。

小结

如同 PTRA 一样，和单纯 PTA 相比，ELCA 在大多数病变中并没有表现出任何优势。但如上所述，该技术在处理非常严重钙化病变或支架扩张不良时有重要作用。2011 ACC/AHA/SCAI PCI 指南推荐 ELCA 治疗无法被球囊通过或充分扩张开的纤维及中度钙化斑块为 Ⅱb 类适应证，而常规使用该技术为 Ⅲ 类适应证[12]。

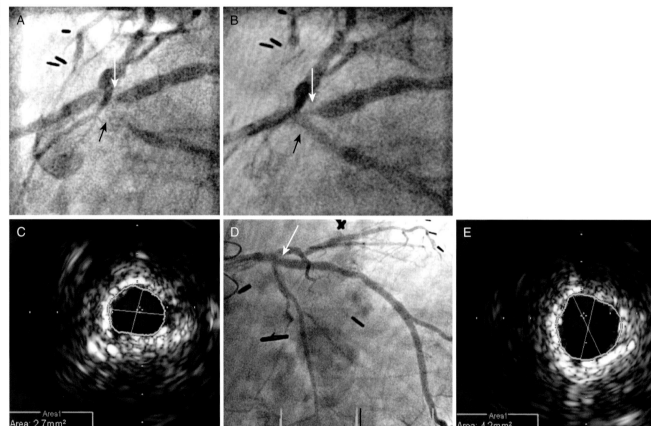

图 12-6 ELCA 治疗支架扩张不良相关的支架内再狭窄。**A.** 中间支近段（白箭头）和左回旋支近段（黑箭头）严重支架内再狭窄。**B.** PTCA 术后，中间支仍有严重支架内狭窄（3.0 mm 球囊）。**C.** 血管内超声显示支架置入后支架外严重钙化和纤维化（最小管腔面积 2.7 mm²）。**D.** ELCA 后中间支近段支架内再狭窄明显改善。**E.** 血管内超声显示支架扩张明显改善（最小管腔面积 4.2 mm²）

结语

　　对于心脏介入科医生来说，冠状动脉钙化病变是常见而又有挑战性的病变。目前开发的各种用于在支架置入前修饰斑块的器械均被证实对于处理特定解剖学特征的病变有较好的安全性和有效性。这些技术包括 scoring 球囊血管成形术、冠状动脉腔内斑块旋磨术、轨道斑块旋磨术和准分子激光斑块消融术。具体使用哪一种器械或者技术取决于术者爱好、病变特征和患者具体情况，包括血流动力学稳定情况。建议术者熟悉至少一种技术以便在面对不同患者及病变特征时游刃有余。对于严重环形钙化病变，冠状动脉旋磨术仍是进行斑块修饰最可靠的技术。但对于钙化不是非常严重的病变，其他技术通常可以成功应对。

参考文献

1. Genereux P, Madhavan MV, Mintz GS, et al: Ischemic outcomes after coronary intervention of calcified vessels in acute coronary syndromes: pooled analysis from the HORIZONS-AMI and ACUITY trials. *J Am Coll Cardiol* 2014.
2. Hsu JT, Kyo E, Chu CM, et al: Impact of calcification length ratio on the intervention for chronic total occlusions. *Int J Cardiol* 150:135–141, 2011.
3. Virmani R, Farb A, Burke AP: Coronary angioplasty from the perspective of atherosclerotic plaque: morphologic predictors of immediate success and restenosis. *Am Heart J* 127:163–179, 1994.
4. Krishnaswamy A: Factors associated with stent thrombosis causing ST-segment elevation myocardial infarction. American Heart Association Scientific Sessions 2013.
5. Kuntz RE, Safian RD, Carrozza JP, et al: The importance of acute luminal diameter in determining restenosis after coronary atherectomy or stenting. *Circulation* 86:1827–1835, 1992.
6. Guerin Y, Spaulding C, Desnos M, et al: Rotational atherectomy with adjunctive balloon angioplasty versus conventional percutaneous transluminal coronary angioplasty in type B2 lesions: results of a randomized study. *Am Heart J* 131:879–883, 1996.
7. Reifart N, Vandormael M, Krajcar M, et al: Randomized comparison of angioplasty of complex coronary lesions at a single center. Excimer Laser, Rotational Atherectomy, and Balloon Angioplasty Comparison (ERBAC) Study. *Circulation* 96:91–98, 1997.
8. Dietz U, Rupprecht HJ, Ekinci O, et al: Angiographic analysis of immediate and long-term results of PTCR vs. PTCA in complex lesions (COBRA study). *Catheter Cardiovasc Interv* 53:359–367, 2001.
9. vom Dahl J, Dietz U, Haager PK, et al: Rotational atherectomy does not reduce recurrent in-stent restenosis: results of the angioplasty versus rotational atherectomy for treatment of diffuse in-stent restenosis trial (ARTIST). *Circulation* 105:583–588, 2002.
10. Abdel-Wahab M, Richardt G, Joachim Buttner H, et al: High-speed rotational atherectomy before paclitaxel-eluting stent implantation in complex calcified coronary lesions: the randomized ROTAXUS (Rotational Atherectomy Prior to Taxus Stent Treatment for Complex Native Coronary Artery Disease) trial. *JACC Cardiovasc Interv* 6:10–19, 2013.
11. Wasiak J, Law J, Watson P, et al: Percutaneous transluminal rotational atherectomy for coronary artery disease. *Cochrane Database Syst Rev* (12):CD003334, 2012.
12. Levine GN, Bates ER, Blankenship JC, et al: 2011 ACCF/AHA/SCAI Guideline for Percutaneous Coronary Intervention: executive summary: a report of the American College of Cardiology Foundation/American Heart Association Task Force on Practice Guidelines and the Society for Cardiovascular Angiography and Interventions. *Circulation* 124:2574–2609, 2011.
13. Parikh K, Chandra P, Choksi N, et al: Safety and feasibility of orbital atherectomy for the treatment of calcified coronary lesions: the ORBIT I trial. *Catheter Cardiovasc Interv* 81:1134–1139, 2013.
14. Chambers JW, Feldman RL, Himmelstein SI, et al: Pivotal trial to evaluate the safety and efficacy of the orbital atherectomy system in treating de novo, severely calcified coronary lesions (ORBIT II). *JACC Cardiovasc Interv* 7:510–518, 2014.
15. Barath P, Fishbein MC, Vari S, et al: Cutting balloon: a novel approach to percutaneous angioplasty. *Am J Cardiol* 68:1249–1252, 1991.
16. Hara H, Nakamura M, Asahara T, et al: Intravascular ultrasonic comparisons of mechanisms of vasodilatation of cutting balloon angioplasty versus conventional balloon angioplasty. *Am J Cardiol* 89:1253–1256, 2002.
17. Yamaguchi T, Nakamura M, Nishida T, et al: Update on cutting balloon angioplasty. *J Interv Cardiol* 11:S114–S119, 1998.

18. Fonseca A, Costa Jde R, Jr, Abizaid A, et al: Intravascular ultrasound assessment of the novel AngioSculpt scoring balloon catheter for the treatment of complex coronary lesions. *J Invasive Cardiol* 20:21–27, 2008.
19. Ergene O, Seyithanoglu BY, Tastan A, et al: Comparison of angiographic and clinical outcome after cutting balloon and conventional balloon angioplasty in vessels smaller than 3 mm in diameter: a randomized trial. *J Invasive Cardiol* 10:70–75, 1998.
20. Mauri L, Bonan R, Weiner BH, et al: Cutting balloon angioplasty for the prevention of restenosis: results of the Cutting Balloon Global Randomized Trial. *Am J Cardiol* 90:1079–1083, 2002.
21. Takano M, Yamamoto M, Murakami D, et al: Optical coherence tomography after new scoring balloon angioplasty for in-stent restenosis and de novo coronary lesions. *Int J Cardiol* 141:e51–e53, 2010.
22. Kanai T, Hiro T, Takayama T, et al: Three-dimensional visualization of scoring mechanism of "AngioSculpt" balloon for calcified coronary lesions using optical coherence tomography. *J Cardiol Cases* 5:e16–e19, 2012.
23. de Ribamar Costa J, Jr, Mintz GS, Carlier SG, et al: Nonrandomized comparison of coronary stenting under intravascular ultrasound guidance of direct stenting without predilation versus conventional predilation with a semi-compliant balloon versus predilation with a new scoring balloon. *Am J Cardiol* 100:812–817, 2007.
24. Sonoda S, Morino Y, Ako J, et al: Impact of final stent dimensions on long-term results following sirolimus-eluting stent implantation: serial intravascular ultrasound analysis from the sirius trial. *J Am Coll Cardiol* 43:1959–1963, 2004.
25. Fracassi F, Roberto M, Niccoli G: Current interventional coronary applications of excimer laser. *Expert Rev Med Devices* 10:541–549, 2013.
26. Ben-Dor I, Maluenda G, Pichard AD, et al: The use of excimer laser for complex coronary artery lesions. *Cardiovasc Revasc Med* 12(69):e1–e8, 2011.
27. Bittl JA, Sanborn TA, Tcheng JE, et al: Clinical success, complications and restenosis rates with excimer laser coronary angioplasty. The Percutaneous Excimer Laser Coronary Angioplasty Registry. *Am J Cardiol* 70:1533–1539, 1992.
28. Bittl JA, Sanborn TA: Excimer laser-facilitated coronary angioplasty. Relative risk analysis of acute and follow-up results in 200 patients. *Circulation* 86:71–80, 1992.
29. Appelman YE, Piek JJ, Strikwerda S, et al: Randomised trial of excimer laser angioplasty versus balloon angioplasty for treatment of obstructive coronary artery disease. *Lancet* 347:79–84, 1996.
30. Noble S, Bilodeau L: High energy excimer laser to treat coronary in-stent restenosis in an under-expanded stent. *Catheter Cardiovasc Interv* 71:803–807, 2008.
31. Latib A, Takagi K, Chizzola G, et al: Excimer Laser LEsion modification to expand non-dilatable stents: the ELLEMENT registry. *Cardiovasc Revasc Med* 15:8–12, 2014.

13 支架内再狭窄的治疗

Robert A. Byrne，Michael Joner，Fernando Alfonso，Adnan Kastrati

廖建泉 译 张书宁 审校

引言

在过去的几十年来，采用支架置入的经皮冠状动脉介入治疗（PCI）经历了突飞猛进的发展。尽管技术上有很大进步，支架内再狭窄（ISR）仍然是 PCI 失败最常见的原因[1-2]。现代器械的高效性，尤其是药物洗脱支架（DES），使得 PCI 应用更为广泛，能够处理更多复杂的病变类型和患者人群。然而，尽管支架内再狭窄发生率相对较低，但是支架治疗失败的绝对患者人数仍然非常多。在中期和长期随访中，心血管事件的高发生率使得再狭窄的处理仍然非常棘手[3-4]。

"再狭窄"这一术语被广泛地应用于介入心脏病学领域。血管造影再狭窄通常被定义为二项事件，即血管造影检查血管直径再狭窄大于 50%。这个定义是基于二维参数的精确测量，主要决定于血管狭窄程度最高的投影体位所获得的图像。在导管室的常规临床实践中，主要采用目测法估计造影结果中的狭窄程度。这要求术者能在主观上判断 50% 的直径狭窄。支架内再狭窄的基本判定框架是支架本身，也就是支架内分析，然而，再狭窄也常发生于支架边缘部位，因此支架内和边缘 5 mm 内的区域通常也纳入分析，也就是节段内分析。把 50% 直径狭窄作为再狭窄的分界线是非常武断的。因此，连续性参数常常被用作再狭窄的替代标志。在比较治疗效果时，这些参数可显示出优越的统计学功效，因此被

临床研究广泛采用，以减少研究所需样本量。最常用的连续性参数是最小管腔直径（MLD）、直径狭窄百分比和晚期管腔丢失（有别于术后即刻 MLD 和随访造影时 MLD）。这些参数当中，直径狭窄百分比和晚期管腔丢失被临床研究广泛采用，其均值与造影再狭窄和临床再狭窄的发生率显著相关[5-7]。

血管内成像技术，比如血管内超声（IVUS）或者光学相干断层成像（OCT）能够在三维模式下获取数据。采用这些成像技术，再狭窄被定义为再狭窄面积超过 75% 的参考血管横截面积。在导管室中，术者通常不会通过目测法直接判断这些成像技术中血管的狭窄程度，而是把快速在线定量检测作为常规手段。同样，在尸检研究中，再狭窄也通常定义为病理性血管再狭窄超过 75% 血管管腔横截面积。"临床再狭窄"这一术语有时也用来泛指需要再次处理的再狭窄病变，比如具有临床症状或者缺血证据。不是所有狭窄病变都会引起心肌缺血和诱发缺血症状，因此，临床再狭窄率通常比影像学证实的再狭窄率低。

支架内再狭窄的基本处理原则与原发冠状动脉粥样硬化病变的治疗并没有区别。介入治疗的基本原则是急性管腔获得最大化和（或）晚期丢失最小化（图 13-1），然而，与原发病变相比，再狭窄的主要不同在于冠状动脉病变的节段存在支架，如果支架结构完好可能提供某些机械力方面的优势。但是，也可能由于置入多层支架而具有某些潜在的不利因素。

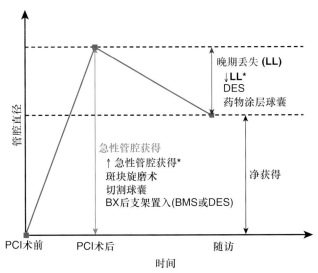

图 13-1　冠状动脉介入治疗后急性管腔获得和晚期丢失对再狭窄的相对作用示意图。BMS，裸金属支架；BX，球囊扩张；DES，药物洗脱支架；LL，晚期丢失；PCI，经皮冠状动脉介入治疗。* 与单纯球囊血管成形术相比

表 13-1　裸金属支架和药物洗脱支架再狭窄的主要特点

特点	裸金属支架	药物洗脱支架
影像学特点		
造影特点	弥漫型多见	局灶型多见
晚期丢失的时程	6～8个月晚期丢失达到最大化	晚期丢失持续5年以上
OCT 组织特点	均质型，高信号带型	分层结构或者异质型
组织病理学特点		
平滑肌细胞	丰富	少量
蛋白多糖含量	中度	高度
支架周围纤维蛋白和炎症	偶见	常见
晚期内皮化	3～6个月	48个月以上
血栓	偶见	偶见
新生动脉粥样硬化	相对少见，支架术后晚期	相对常见，加速过程

支架内再狭窄机制

PCI 术后再狭窄被认为是一种特殊的病理生理学过程，而不仅仅是介入治疗后动脉粥样硬化的一种加速过程[8]。广义上来说，血管介入治疗后导致再狭窄的因素可以被分为以下5类：

①急性或亚急性破裂斑块的脱垂。

②血管壁弹性回缩。

③缩窄性血管重塑。

④新生内膜增生（由于细胞外基质沉积和平滑肌细胞增生）。

⑤支架内再生动脉粥样硬化。

虽然球囊扩张后置入金属支架可阻断再狭窄的前三个过程的影响，但是支架置入时导致的额外血管损伤加剧了血管愈合时的内膜组织增生。尽管 DES 已经显著减少再狭窄的发生[9]，但是延迟血管愈合可能导致支架内的动脉粥样硬化发生率在支架置入数月或数年后增加[10]。从临床病理学角度来看，置入裸金属支架（BMS）和 DES 后导致的再狭窄差别非常大（表13-1，图13-2）[11-12]。此外，高分辨率的血管内影像设备，比如 OCT，能够有效地获取血管内组织的特点和识别体内新生动脉粥样硬化的变化（图13-3）。

根据造影结果显示支架置入后再狭窄的形态，Mehran 等对 BMS 内再狭窄进行了系统分类，并得到了广泛的认可[13]。该分类是基于狭窄的长度（≤ 10 mm

为局灶型，＞ 10 mm 为弥漫型）、新生内膜相对于支架的位置以及再狭窄是否完全闭塞。主要分为4型，Ⅰ型，局灶型；Ⅱ型，支架内弥漫型；Ⅲ型，支架内合并支架外弥漫型；Ⅳ型，闭塞型。重要的是，再狭窄的类型可预测再次介入治疗的预后。研究表明Ⅰ～Ⅳ型再狭窄靶病变血运重建率分别为19%，35%，50% 和83%（P＜0.001），BMS 内再狭窄主要是弥漫型，而 DES 内再狭窄主要是局灶型（表13-1，图13-4），这可能是因为 DES 能够有效抑制内皮过度生长，也意味着与 BMS 相比，DES 局部的技术问题（如支架断裂、局部膨胀不全）可能是一个重要的影响因素。

本章总结了裸金属支架或者药物洗脱支架治疗后再狭窄患者的治疗选择。

球囊血管成形术

最早治疗 ISR 的方法就是球囊血管成形术。球囊扩张直接针对 ISR 的两个主要因素，即内膜增生和支架膨胀不全。球囊扩张机械性地压迫（轴向和纵向）新生内膜组织，纠正了潜在的支架膨胀不全。一项研究采用血管内超声评估 PTCA 治疗 ISR 的作用，结果提示球囊血管成形术后管腔面积的增加是得益于支架的扩张和新生内膜组织的减少[40]。

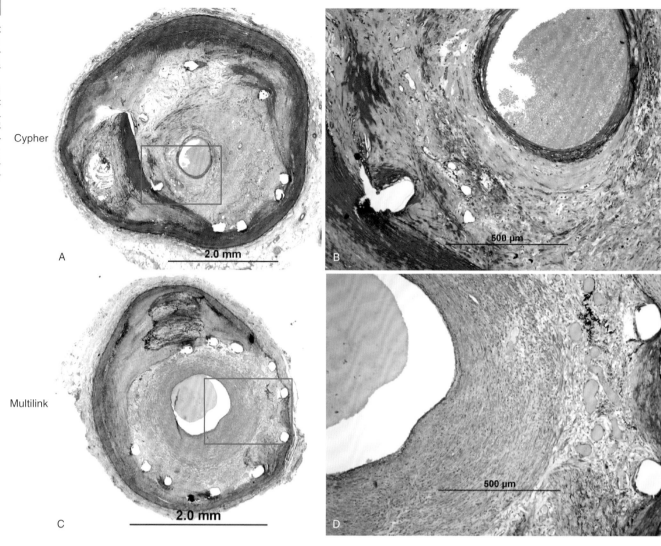

图 13-2　药物洗脱支架和裸金属支架置入后再狭窄的组织病理学特点。**A.** Cypher 西罗莫司洗脱支架 Movat Pentachrome 染色切片的低倍镜下（2.5×）显示严重的支架内再狭窄，几乎完全闭塞。尸检可见腔内血凝块。**B.** 高倍镜下（10×）可见支架钢梁周围包绕着富含蛋白多糖的新生内膜组织、泡沫细胞和新生血管。**C.** 低倍镜下（2.5×）Multilink 裸金属支架出现严重的支架内再狭窄。**D.** 高倍镜下（10×）显示支架钢梁周围以平滑肌细胞为主的新生血管和慢性炎症

　　这项技术相对直接，并发症发生率低。实际上，早期的研究显示球囊扩张治疗 ISR 的风险比原发冠状动脉病变进行血管成形术的风险还要小[41]。简而言之，即将血管成形球囊推送至 ISR 部位，以常规压力扩张。一般选择球囊血管比例为 1.1∶1.0。球囊的长度一般以支架内再狭窄节段为准，而不是整个支架。若以 8 ～ 14 atm 的标准气压并不能完全扩张血管成形球囊，球囊会呈现"狗骨头"形态。此时，应该升级为非顺应性球囊，采用大约 25 atm 实施高压充气。事实上，一些术者建议常规使用非顺应性球囊进行 ISR 血管成形术，但需要考虑经济因素。某些情况下，通过超高压球囊以高达 40 atm 施于扩张抵抗性病变可能成功扩张，但是需要考虑穿孔的

风险[42]。

　　ISR 血管成形术中需要考虑的一个重要的技术问题是"西瓜子"现象所致的球囊滑脱[43]。这种现象在 ISR 血管成形术时更为常见，球囊有可能向扩张靶部位的近端或者远端滑脱。这不仅仅费时，还有可能导致非干预部位的意外损伤，这就是所谓的"地理丢失"，这可能增加随后再狭窄复发的风险。重度直径狭窄和弥漫性狭窄病变更易出现。用来锚定球囊、避免"西瓜子"现象的策略包括缓慢分步充气扩张球囊、采用小球囊序贯血管成形、双导丝滑轨固定球囊、采用防滑的切割球囊或者 scoring 球囊。

　　由于单纯球囊血管成形术的作用有限，并且存

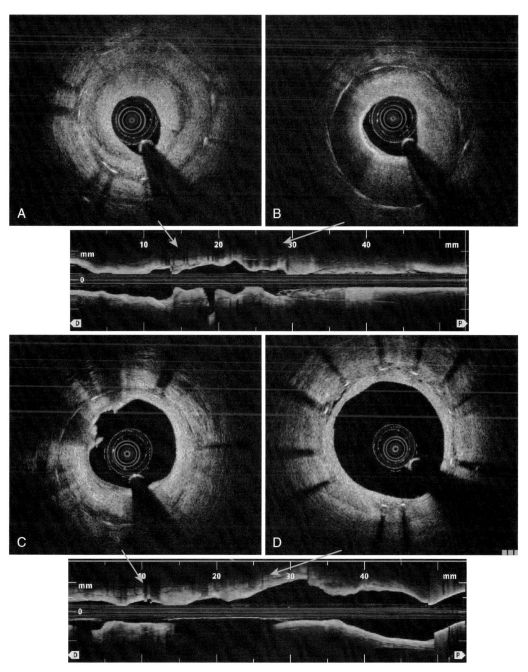

图 13-3 弥漫性支架内再狭窄表现出支架内新生动脉粥样硬化的 OCT 影像特征。长节段的 DES 支架置入 9 年后支架内再狭窄显示新生动脉粥样硬化的特征。血管造影显示弥漫性支架内再狭窄。OCT 显示远端高度分层图像的支架内再狭窄（**A**）伴随信号强度衰减 10 ~ 15 mm（**B**），这可能是动脉粥样硬化斑块脂质核心。更近端处可见支架内斑块侵蚀或破裂（**C**；10 点钟方向）。支架近端边缘无再狭窄，仅为一层薄的新生内膜覆盖支架钢梁（**D**）。低信号强度的点状区域可能代表新生血管

在许多缺点，故目前已不再作为治疗 ISR 的方法。第一，术后残余狭窄发生率相对较高（≥ 20%）。第二，一些研究表明血管成形术后起初的数小时即可发生早期管腔丢失。事实上，一项研究表明干预后即刻和 30 ~ 60 min 后最小管腔直径显著减小[44]。这主要是组织再次侵入血管腔内造成的。另外，早期管腔丢失率高可与随后的临床事件发生率相关。第三，随机临床研究数据证实了替代策略的优越性。

斑块旋切术

由于 ISR 的主要原因是内膜增生，斑块旋切术常用来治疗内膜增生。消斑设备是通过移除斑块而不是通过挤压斑块来缓解冠状动脉狭窄。设备可大致分为"切除取出"型（如定向旋切术）和"破坏消除"型（如旋磨术和激光斑块旋磨术）。最初这些技术是针对于原发病变，后来逐渐发展为支架置入

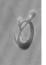

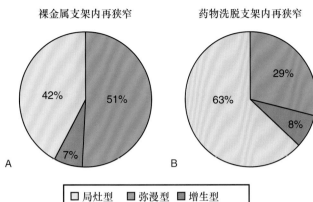

图 13-4 裸金属支架和药物洗脱支架内再狭窄的血管造影分类。**A.** 裸金属支架内再狭窄的分布模式（引自 Mehran R，Dangas G，Abizaid AS，et al：Angiographicpatterns of in-stent restenosis：classification and implications for long-term outcome. Circulation 100：1872-1878，1999）。**B.** 药物洗脱支架内再狭窄的分布模式（引自 LatibA，Mussardo M，Ielasi A，et al：Long-term outcomes after the percutaneous treatment of drug-eluting stent restenosis. JACC Cardiovasc Interv 4：155-164，2011；Mehilli J，Byrne RA，TirochK，et al：Randomized trial of paclitaxel-versus sirolimus-eluting stents for treatment ofcoronary restenosis in sirolimus-eluting stents：the ISAR-DESIRE 2 （intracoronarystenting and angiographic results：drug eluting stents for in-stent restenosis 2）study. J Am Coll Cardiol 55：2710-2716，2010. 图片引自 Kastrati A，Byrne R：New roads，new ruts：lessons from drug-eluting stent restenosis. JACC CardiovascInterv 4：165-167，2011.）

术前的辅助治疗，同样用于 ISR 内新生内膜组织的移除。随着时间的推移以及更新、更为有效的器械的出现，这些技术的应用逐渐下降，甚至在很多情况下已完全弃用。

旋磨术是将金属钻石旋磨头推送至再狭窄部位，以高速旋转（150 000 ～ 200 000 rpm）旋磨斑块，将狭窄斑块旋磨成直径约 20 ～ 50 μm 的微粒（小到足以通过冠状动脉微循环），以达到增大管腔的目的。毫无疑问，这对术者实施 PCI 治疗 ISR 来说是非常有用的工具之一，然而，相关的研究却得出了不一样的结论。ROSTER 研究是一项单中心随机临床研究，纳入了 200 例患者，得出的结论存在不确定性。与单纯血管成形术相比，旋磨术并不增加急性管腔获得，但是能够显著降低随访时再次血运重建率[24]。另外，ARTIST 研究共纳入 298 例患者，对比了球囊血管成形术和旋磨术治疗弥漫性支架内再狭窄的效果，结果显示旋磨术辅以低压球囊血管成形术相较于标准球囊血管成形术有更高的再次血运重建率[19]。随着其他更为高效的器械应用于治疗

ISR，已不再使用旋磨术治疗 ISR。但是，对于某些特定原因的再狭窄来说仍然需要旋磨治疗，比如严重钙化的支架内斑块或者支架膨胀不全所导致的再狭窄[45-46]。

激光斑块旋磨术已用于 ISR 的斑块消蚀的研究中。大部分导管是基于紫外光谱波段的氯化氪准分子激光消融。一项多中心注册研究显示准分子激光血管成形术辅以球囊血管成形术是安全的、有效的[47]。Leon 等研究了准分子激光血管成形术加 PTCA 治疗再狭窄的效果，结果显示其在组织消融、球囊血管成形术导致的组织挤压和原有支架额外膨胀方面的急性管腔获得均明显增加[48]。此外，与单纯球囊血管成形术相比，激光血管成形术能够显著增加急性管腔获得，降低治疗失败率。一项注册研究比较了激光斑块旋磨术和旋磨术的效果，血管内超声数据分析显示虽然旋磨术显著减少了内膜增生体积，但是两种治疗策略的临床预后相似[49]。可惜的是比较激光斑块旋磨术和标准血管成形术的随机临床研究数据并没有发表，而这项技术也已弃用。

最后，定向旋切术是目前使用的最有效的斑块旋切术，其基本原理是通过嵌于定位球囊导管的切割装置将斑块从血管内移除。球囊扩张后，切割的斑块进入导管的窗口面从而移出体内，其主要的科学意义是便于进行组织病理学分析。一些小型注册研究给出了鼓舞人心的结果[50]，与旋磨术相比，定向旋切术更为有效，且靶病变血运重建率更低[51]。然而，和其他斑块旋切术一样，由于缺乏令人信服的随机临床试验数据，使得其至少在冠状动脉领域中已被弃用。

切割球囊和 scoring 球囊血管成形术

切割球囊是由标准球囊导管和装在其侧面的金属刀片所组成（图 13-5A），球囊扩张后，刀片可切入斑块内部。它有两个主要的优势：

- 刀片切入斑块内有利于随后的球囊挤压。
- 刀片和斑块之间的相互作用将球囊锚定于斑块内，防止"西瓜子"现象的发生，减少地理丢失相关问题的发生。

纽约伦诺克斯山医院的一项大型注册研究比较了采用切割球囊血管成形术、旋磨术、支架置入术和普通球囊血管成形术治疗再狭窄的效果[52]，结果提示切割球囊血管成形术在造影结果和临床预后方

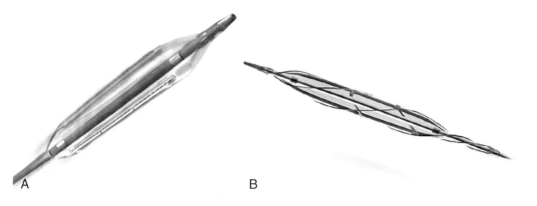

A   B

图 13-5 切割球囊和 scoring 球囊结构。**A.** Flextome 切割球囊装置。该装置由一枚球囊组成，球囊表面纵向装有金属刀片，称为斑块切割刀。**B.** Angiosculpt scoring 球囊装置。该装置由一个半顺应性血管成形球囊构成，球囊表面装有镍钛螺旋导丝（图 **A** 引自 www.bostonscientific.com。图 **B** 经 AngioScore 许可使用）

面显示出显著优势。然而，随后的 RESCUT 研究却令人大失所望[20]。428 例再狭窄患者随机分入切割球囊组和普通球囊组，以 7 个月的造影结果定义的再狭窄作为主要终点，与普通球囊组相比，切割球囊组并未显示出优势（再狭窄率：切割球囊组 29.8% *vs.* 普通球囊组 31.4%；$P = 0.82$），但是切割球囊可以减少球囊的滑脱。病例对照研究显示，血管内近程放射治疗前采用切割球囊血管成形术并不比普通球囊血管成形术更有优势[53-54]。

Scoring 球囊与切割球囊有着相似的机械特性。主要的区别是其以镍钛螺旋导丝（约 125 μm）替代刀片装载于球囊的表面（图 13-5B）。以牺牲少许斑块切割力度，换取在输送性能和灵活性方面的显著提升，同时锚定作用和防止"西瓜子"现象的性能仍得以保留。尽管这种方法非常有前景，但是在治疗 ISR 方面的数据却仅限于病例报道[55]。比较 scoring 球囊血管成形术和普通球囊血管成形术的随机临床研究目前正在进行中（ISAR-DESIRE4；NCT01632371），药物涂层的 scoring 球囊也在进一步的测试过程中[56]。

血管内近程放射治疗

冠状动脉内放射治疗，也就是熟知的血管内近程放射治疗，已经成功应用于治疗 ISR。该治疗是在对再狭窄支架进行机械性治疗时进行的，由于放射源距离靶组织距离非常近，因此命名为近程放射治疗。放射性物质（尤其是以粒子形式）是通过特殊导管送至靶病变，在冠状动脉内停留 2 ~ 3 min 至 30 ~ 45 min 不等。γ 射线具有高能（常规 0.2 ~ 10 MeV）、高组织穿透力、停留时间较长和辐射防护要求更为严格的特点。相反，β 射线能量较低，组织穿透能力较弱，停留时间短，对辐射防护要求也较低。在猪冠状动脉介入模型中，这两种放射源均对内膜增生具有显著的抑制作用[57-58]。

最初的随机、双盲、假手术对照试验显示，相比于标准球囊血管成形术，采用 γ 射线和 β 射线治疗后 6 ~ 12 个月随访造影结果和临床预后均显著改善[16-18, 59-60]。血管内近程放射治疗主要有两个缺点，一是对导管室设备的特殊要求和治疗方案复杂，二是干预后动脉愈合全面受损。后者预示了早期 DES 技术所观察到的许多问题，并且与许多不良事件的发生相关，比如地理丢失、边缘再狭窄、晚期支架内血栓形成、需要延长双联抗血小板治疗时间和晚期"赶超"再狭窄[61-63]。

在许多方面，DES 治疗的到来预示着血管内近程放射治疗时代的结束。DES 可增加急性管腔获得，减少晚期管腔丢失，这些都非常适合改善支架内再狭窄所带来的问题。尽管 DES 治疗并非没有自身的安全问题，但其总体的安全性和简便性使得 DES 在临床实践中成为首选。

两项多中心随机试验比较了血管内近程放射治疗和再次 DES 置入对 ISR 患者临床预后的影响。SISR 研究显示，与 β 射线或者 γ 射线近程放射治疗相比，西罗莫司涂层的 Cypher 支架显示出更好的临床预后（图 13-6A）[28]。同样地，TAXUS V ISR 随机试验显示，与 β 射线近程放射治疗相比，紫杉醇涂层的 Taxus 支架也显示出更好的造影结果和临床预后（图 13-6B）[29]。这两项研究随后的报道也进一步证实了 DES 的优势持续长达 5 年以上。尽管上述研究仅纳入了 BMS 再狭窄患者，一些观察性研究也报道了近程放射治疗用于 DES 再狭窄患者[64]，但是并没有令人信服的证据表明其有效性。总体来说，对近距离治疗的热衷度降低、对延迟愈合的顾虑、商业利润的减少，均极大地限制了该治疗方式的应用。

裸金属支架

与普通球囊血管成形术相比，支架置入在防止再狭窄方面具有许多优点。支架置入后可以使球囊挤压破裂的斑块和医源性夹层更加稳定。此外，支架的支撑特性可提供机械优势，可对抗早期血管的回缩。与血管成形术相比，支架置入可有更多的急性管腔获得。此外，支架的轴向强度可以防止晚发收缩性血管重塑。PCI 主要的缺点是血管损伤大，导致随后的内膜增生。有关于裸金属支架作为永久性血管内假体的长期不良反应目前仍不明确。

某些特定类型的 ISR，由于血管内有两层或者更多层支架，会带来潜在的不良反应，再次置入支架可能效果并不好，这就是所谓的"洋葱皮"效应，这可能引起管腔面积减少或者"管腔拥挤"（图 13-7）。此外，如果再狭窄时支架结构完整（即主要的再狭窄原因是新生内膜增生），那么再次支架置入后能够增加的机械支撑有限。另一方面，如果支架

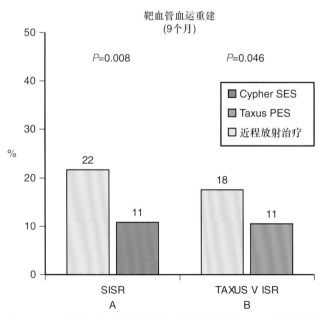

图 13-6 血管内近程放射治疗和药物洗脱支架置入治疗裸金属支架内再狭窄的随机试验结果。（**A**）SISR 研究比较了血管内近程放射治疗和西罗莫司洗脱支架（Cypher SES）的靶血管血运重建率。（**B**）TAXUS V ISR 比较血管近程放射治疗和紫杉醇洗脱支架（Taxus PES）的靶血管血运重建率

结构不完整，那么再次置入支架可能是有益的。最后，采用 DES 置入治疗 ISR，术前评估再次置入支架的风险获益比时，需要考虑局部药物的输送产生的额外价值。

在裸金属支架盛行的时代，血管内超声证实 ISR 再次支架置入相较于球囊血管成形术能够显著增加急性管腔获得[44]，这在一定程度上减少了对再次置入支架的争论。另外，尽管有关广泛使用再次支架置入策略的早期报道比较混杂[66-67]，但当球囊血管成形术后出现明显的支架内夹层时，选择性进行再次支架置入也具有一定的可行性和安全性[65]。RIBS 研究纳入了 450 例 ISR 患者，随机分为球囊血管成形术组和再次裸金属支架置入组[21]。主要的发现是支架再次置入明显增加急性管腔获得，但这一优势被增加的晚期丢失（由于更多的内膜增生）所抵消，故两种策略的再狭窄率相似（血管成形术组 39% vs. 支架置入组 38%）。这也提示等效的节约支架策略（即球囊血管成形术）应优先考虑。但是，更为重要的是，亚组分析显示大血管和支架边缘再狭窄患者可能在再次支架置入后获益[68]。

药物洗脱支架

2000 年前后，聚合物涂层药物洗脱冠状动脉支架的出现彻底改变了介入心脏病学领域[69-70]。与置入裸金属支架相比，常规采用 DES 治疗原发病变，再狭窄率降低了 35% ～ 70%[9]。与先前基于导管的介入方式相比，DES 具有较高的急性管腔获得和较低的晚期丢失，显示出独特、高效的抗再狭窄作用（图 13-1）。对于再狭窄的高危患者和病变而言，DES 的这种高效抗再狭窄性能显得尤为重要。

裸金属支架内再狭窄

早期采用 DES 治疗裸金属支架内再狭窄的注册研究报道振奋人心[71]。随后的回顾性分析也表明再次置入 DES 较再次置入裸金属支架显示出更好的预后[72]。但仍需比较再次 DES 置入治疗与球囊血管成形术和血管内近程放射治疗的效果。

ISAR-DESIRE 研究纳入了 300 例 ISR 患者，随机分成西罗莫司洗脱支架组（SES，Cypher）、紫杉醇洗脱支架组（PES，Taxus）和标准球囊血管成形术组[25]。以造影结果界定的再狭窄作为主要终点，

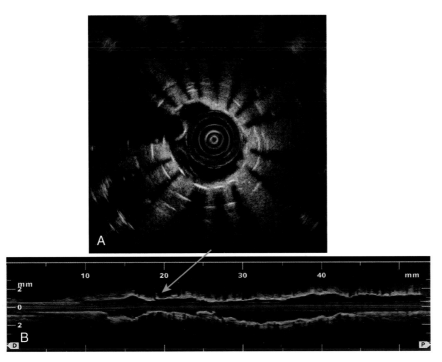

图 13-7 OCT 显示严重支架膨胀不全所致支架内再狭窄。纵切面（**B**）显示严重的支架局部不完全膨胀，表现为金属支架的多层现象，即横断面所示"洋葱皮"现象（**A**）

结果显示药物洗脱支架均显著优于标准球囊血管成形术（再狭窄率：SES 组 14.3% *vs.* 标准球囊组44.6%，*P* < 0.001；PES 组 21.7%）。此外，与 PES相比，SES 可能更为有效。在再次靶病变血运重建的研究中也观察到类似的结果（图 13-8A）。RIBS- Ⅱ研究也得到了广泛一致的结果[27]。与球囊血管成形术相比，西罗莫司洗脱支架（SES）治疗 ISR 患者 9个月的随访结果显示出更好的造影结果和临床预后（图 13-8B），长期的随访结果证实了 DES 治疗支架内再狭窄持续的安全性和有效性[73]。

SISR 研究和 TAXUS V ISR 研究证实了 SES 和 PES显示出更好的造影预后和临床预后（图 13-6）[28-29]。2007 年的一项 meta 分析显示 DES 显著优于传统的球囊血管成形术和血管内近程放射治疗，应作为裸金属支架内再狭窄的一线治疗方法[74]。与近程放射治疗相比，中期随访数据的 meta 分析表明 DES 显示出持续的优势[75]。

药物洗脱支架内再狭窄

尽管 DES 置入后 ISR 的总体发生率已经显著下降，但一旦发生，再狭窄的治疗依然是一个非常棘手的问题[2]。事实上，也有许多报道表明 DES 内再狭窄患者较裸金属支架再狭窄患者的临床预后更

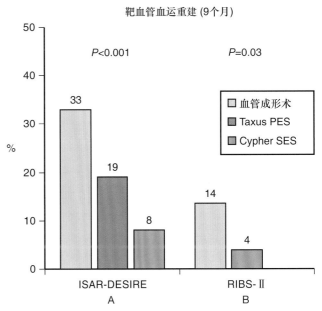

图 13-8 药物洗脱支架与球囊血管成形术治疗裸金属支架再狭窄的随机试验结果。（**A**）ISAR-DESIRE 研究比较西罗莫司洗脱支架、紫杉醇洗脱支架（Taxus PES）与球囊血管成形术的靶血管血运重建率。（**B**）RIBS- Ⅱ 试验比较西罗莫司洗脱支架（Cypher SES）和球囊血管成形术的靶血管血运重建率

差[76-77]。许多注册研究也观察到同样的现象[78-79]。这种现象的确切原因尚未明确。裸金属支架和 DES置入后发生的再狭窄具有显著的不同，比如出现的时间、形态、潜在的病理生理学机制（表 13-1，图

13-2）[11]。一些尸检研究发现支架内新生动脉粥样硬化可能在 DES 治疗失败中发挥着重要的作用[10]。此外，对支架涂层药物的反应低下也可能发挥了一定的作用[77]。

根据来自不同的 DES 内再狭窄注册研究的早期经验，西罗莫司和紫杉醇洗脱支架内再狭窄时再次置入 DES 支架具有可行性和安全性[80-82]。DES 再狭窄介入干预后的总体临床事件发生率仍然较高（3年主要不良心脏事件发生率约为 33%），然而，中期和长期的随访结果表明再次置入 DES 具有持续的有效性[3-4]。

一项小型随机临床研究显示 DES 优于切割球囊血管成形术，但是不论是早期 DES 或者是新一代 DES，在临床预后方面均没有显著性差异[83]。在治疗策略方面，再次置入时，是使用相同 DES 还是使用不同 DES，仍然存在一定的争议。毫无疑问，再狭窄存在多种因素，但对涂层药物的反应低下或者抵抗在病理学机制中可能发挥了重要的作用，因此，可能更为支持转换策略[77]。

一项来自米兰的注册研究纳入了 201 例 DES 内再狭窄病变，比较使用相同 DES 支架和更换不同的 DES 支架置入的结果，提示两种治疗策略结果没有明显差异，两组均有约 1/4 的病变再次出现再狭窄[84]。华盛顿医疗中心的临床随访也得到类似的结果[85]。西班牙 RIBS-Ⅲ 研究是一项多中心注册研究，然而研究发现与非转换策略组相比，置入不同药物的 DES（转换策略）显示出更好的血管造影结果和更低的临床事件发生率[86]。但是，对这一结果的解读非常复杂，因为非转换策略组纳入的患者接受了多种不同的治疗模式。此外，这些数据受限于治疗方法的非随机性，难以校正部分术者对治疗的选择偏倚。唯一的随机临床研究 ISAR-DESIRE 2 研究是针对置入西罗莫司洗脱支架（SES）出现 ISR 的患者，重新置入相同 SES 或紫杉醇洗脱支架（PES），结果表明 6 ～ 8 个月后的主要终点无明显差异，支架内晚期管腔丢失分别为 SES 组 0.40 mm 和 PES 组 0.38 mm。随后的一项 meta 分析表明置入相同 DES 和转换策略并没有显著性差异[87]。当然，所有研究的解读必须考虑到其背景情况，它们对相同药物和转换药物策略之间的比较往往只涉及一个过于简单化的因素，但不同的支架通常还有许多不同的特性（如聚合物、支架结构），而不单单是涂层的药物不同。

生物可吸收支架

一般而言，生物可吸收支架目前仅限于应用在相对简单的病变类型中[88]，应用于 ISR 治疗尚处于起步阶段[89-90]。从长远来看，可避免进一步的金属支架层是生物可吸收支架最大的魅力所在，但是应用于 ISR 治疗中尚存在许多问题，在推荐应用前需要更多的证据支持。

药物涂层球囊血管成形术

一般而言，以支架为基础的介入治疗模式，尤其是 DES 置入，由于急性管腔获得高、晚期丢失低，具有优越的抗再狭窄特性。然而，作为一种新的治疗选项，采用药物涂层球囊（DCB）的血管成形术越来越受到人们的关注，尤其是某些不适合置入多层支架的位置，比如分叉病变嵴或者支架内再狭窄处[91]。最初关于 DCB 的随机临床研究也显示出其处理 ISR 的成效。

DCB 导管包含了标准的球囊和涂于球囊表面的基质（图 13-9）。球囊涂层主要包含了两种元素：一种是亲脂性药物（迄今为止，市面上的器械都是采用紫杉醇），另一种是间隔物或者赋形剂（增加活性药物的溶解度，促使活性药物从球囊表面转移至血管壁），临床前研究采用血管壁局部的纤维蛋白沉积证实了药物的转移效率。

采用 DCB 血管成形术治疗 ISR 时，首先采用标准球囊或者非顺应性球囊扩张，以充分挤压新生内膜和纠正支架的贴壁不良。只有达到初步满意的效果以后，才能使用 DCB 进行 30 ～ 60 s 的球囊扩张。紫杉醇转移至血管壁内可以有效抑制新生内膜增生（图 13-10）。此外，与标准血管成形术相比，有些研究还表明使用 DCB 具有更高的急性管腔获得。这可能只是顽固性病变的表象，或者扩张后分散的新生内膜行为。例如，理论上讲，一些患者在球囊血管成形术后，紫杉醇可能减少了新生内膜的急性回缩[92]。

裸金属支架内再狭窄

2006 年 Bruno Scheller 等研究采用紫杉醇涂层球囊治疗支架内再狭窄（PACCOCATH-ISR 研究），52 例裸金属支架内再狭窄患者被随机分入 DCB 血管成形术组和标准球囊血管成形术组[26]。主要的研究结果发

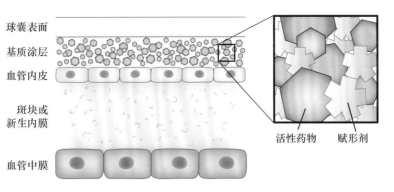

球囊表面
基质涂层
血管内皮
斑块或
新生内膜
血管中膜

活性药物　赋形剂

图 13-9　药物涂层球囊结构。一种由亲脂性药物和亲水性间隔物或赋形剂所组成的混合物可以促进药物的释放，使得药物可以被血管壁迅速摄取。这种间隔物或赋形剂与活性药物混合形成球囊表面的一种基质涂层

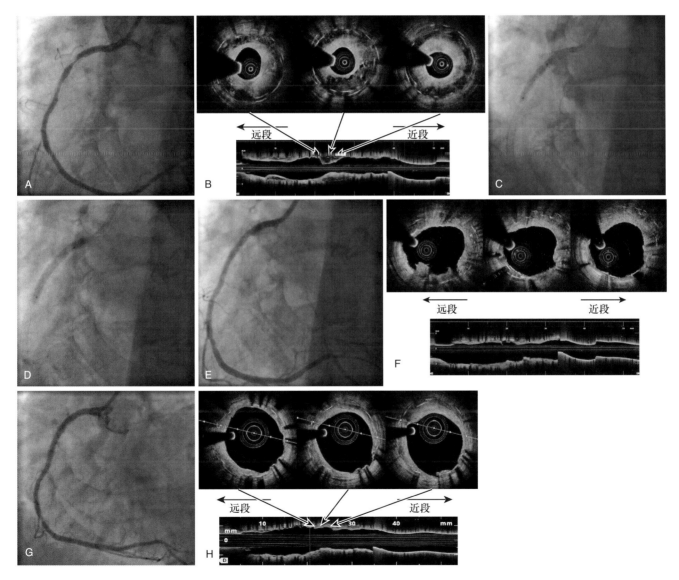

远段　近段

远段　近段

远段　近段

图 13-10　药物涂层球囊治疗药物洗脱支架内再狭窄。RCA 近段支架内再狭窄置入药物洗脱支架 4 年后再次出现局灶性支架内再狭窄（**A**）。光学相干断层成像（OCT）证实了局灶性再狭窄（**B**，纵切面），伴局部不均匀分层组织（**B**，上图）。再狭窄病变采用非顺应性球囊进行预扩张（**C**），再采用药物涂层球囊扩张 60 s（**D**），冠状动脉造影结果显示效果良好（**E**）。干预后即刻 OCT 显示良好的急性结果（**F**），伴有一定程度的组织脱垂（**F**，左上图）。7 个月后复查造影显示出良好的结果（**G**）。OCT 显示了满意的血管修复效果，但可见一些支架钢梁未被覆盖（**H**）

现，相比于标准球囊血管成形术，DCB 血管成形术治疗显著减少 6 个月的晚期丢失（0.03 mm±0.48 mm *vs.* 0.74 mm±0.86 mm；*P* = 0.002），随后 5 年的研究证实了其持续的中、长期疗效[93]。在 DES 技术时代，使得已不再以普通球囊血管成形术作为对照组治疗，这是该研究主要的不足之处。PEPCAD-Ⅱ研究也证实 DCB 与再次置入紫杉醇涂层支架的效果具有可比性[31]。有趣的是，6 个月的主要终点（晚期管腔丢失）在 DCB 组更低（0.17 mm±0.42 mm *vs.* 0.38 mm±0.61 mm；*P* < 0.03）。然而，临床试验研究过程中，晚期丢失可能不适合作为临床终点：急性管腔获得越多，其晚期管腔丢失也趋向于更多（得到的越多，失去的也越多）。事实上，其 6 个月的最小管腔直径在两组之间无明显差异（DCB 组：2.03 mm±0.56 mm *vs.* DES 组：1.96 mm±0.82 mm；*P* = 0.60）。DCB 的优越性尚存争议，然而，不需要进一步置入支架就能达到同样媲美的结果是该项研究的一个重要发现。

由于新一代支架的出现，早期的紫杉醇洗脱支架临床已不再使用[94-95]。最近的 RIBS-Ⅳ研究显示 DCB 血管成形术并不劣于再次置入新一代依维莫司洗脱支架[39]。研究发现依维莫司洗脱支架置入后其主要终点最小管腔直径优于 DCB（DCB 组：2.01 mm *vs.* 依维莫司洗脱支架组：2.36 mm），其 1 年的再狭窄率和临床事件发生率均较低，且两组间无显著差异。我们需要更大规模的临床试验研究数据提供更为可信的证据，然而，对于裸金属支架内再狭窄患者，采用 DCB 血管成形术和再次置入更为高效的新一代 DES 都是不错的选择。

药物洗脱支架内再狭窄

采用 DCB 治疗 DES 内再狭窄的第一项临床研究孕育而生，Habara 等在 50 例西罗莫司洗脱支架内再狭窄患者中证实 DCB 优于普通球囊，其晚期管腔丢失 DCB 组为 0.18 mm±0.45 mm，普通球囊组为 0.72 mm±0.55 mm（*P* = 0.001）[32]，随后的更大规模临床研究进一步拓展了这一发现[38]。此外，PEPCAD-DES 研究在 110 例患者中也得出同样的结果（晚期管腔丢失，DCB 组：0.43 mm±0.61 mm *vs.* 普通球囊组：1.03 mm±0.77 mm；*P* < 0.001）[34]。然而，由于近年来采用 DES 再次支架置入成为 DES 内再狭窄的标准治疗方法，采用单纯球囊血管成形术作为

对照治疗并不适合。

ISAR-DESIRE 3 研究中，DES 内再狭窄患者被随机分成 DCB 血管成形术组、紫杉醇药物洗脱支架置入组（PES）和普通球囊血管成形术组[37]。随访 6～8 个月后血管造影显示的直径狭窄百分比结果显示 DCB 血管成形术并不劣于 PES 再次置入（$P_{非劣效性}$ = 0.007；图 13-11），并且 DCB 血管成形术和 PES 再次置入均优于普通球囊血管成形术（两项均为 $P_{优效性}$ < 0.0001）。一些 meta 分析也证实 DCB 血管成形术优于普通球囊血管成形术且 DCB 血管成形术并不劣于再次 DES 置入[96-97]。尽管 DCB 血管成形术和新一代 DES 再次置入的对照研究仍在进行，但 DCB 血管成形术依然表现非常优秀。由于避免了再次支架置入，DCB 血管成形术可能是再狭窄患者首选的治疗策略。

冠状动脉旁路移植术

ISR 的治疗仍然富有挑战性，但是 ISR 多为局限性的，适合行再次 PCI，至少应该首选再次尝试 PCI[3-4]。尽管有些报道支持再次 PCI 的可行性和安全性[98]，再狭窄复发的最优处理策略尚不清楚。对于特定的患者，旁路移植术无疑发挥着重要的作用，尤其是涉及多支血管病变时[99]。目前尚缺乏证据全

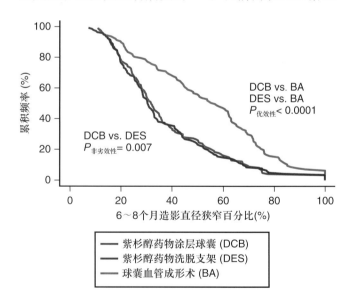

图 13-11 药物涂层球囊、药物洗脱支架和球囊血管成形术治疗药物洗脱支架内再狭窄的疗效比较。ISAR-DESIRE 3 随机试验中 6～8 个月造影所示直径狭窄百分比的累积频率分布曲线（引自 Byrne RA，Neumann FJ，Mehilli J，et al：Paclitaxel-eluting balloons，paclitaxel-eluting stents，and balloon angioplasty in patients with restenosis after implantation of a drug-eluting stent（ISAR-DESIRE 3）：a randomised，open-label trial. Lancet 381：461-467，2013.）

面评估旁路移植术治疗 ISR 的作用。

血管内影像的作用

血管内影像指导 PCI 是治疗 ISR 的有效辅助手段。血管内影像的主要优势是能够精确地区分再狭窄的两个主要原因，即内膜增生和支架膨胀不全（图 13-7）。这些信息对治疗来说非常有用，比如，内膜增生型可能更倾向于采用再次支架置入或者是 DCB 血管成形术，而支架膨胀不全可能更适合非顺应性球囊。此外，血管内影像还能够更准确地提供参考血管的直径大小，以便指导选择球囊的直径。

目前临床上有两种设备可供选择：血管内超声（IVUS，波长 50 μm，轴向分辨率 150 μm）和光学相干断层成像（OCT，波长 1.3 μm，轴向分辨率 12 ~ 15 μm）。IVUS 的主要优点是组织穿透力强，能更准确地判断血管大小，且不需要无血成像。OCT

的主要优点是能够提供更高的空间分辨率。主要的局限性是需要额外给予造影剂以保证无血成像的获得。此外，其组织穿透力差，使得外部弹力层成像不佳，因此，难以准确判断血管大小。

OCT 的高分辨率提供了更多的新生内膜组织类型的特点（包括支架内新生动脉粥样硬化，图 13-3），可能用来指导治疗。目前根据 OCT 结果，将再狭窄分成 4 型：

- 均质型：均匀的高信号带，低背散射，富含平滑肌细胞的典型区域。
- 异质型：混合信号带，可能代表了蛋白多糖丰富的新生内膜、肉芽组织或者早期新生的动脉粥样硬化斑块。
- 衰减型：表层高信号带，高背散射，提示脂质核心斑块。
- 分层型：表层高信号带，支架钢梁周围的深层低信号带（图 13-12）。

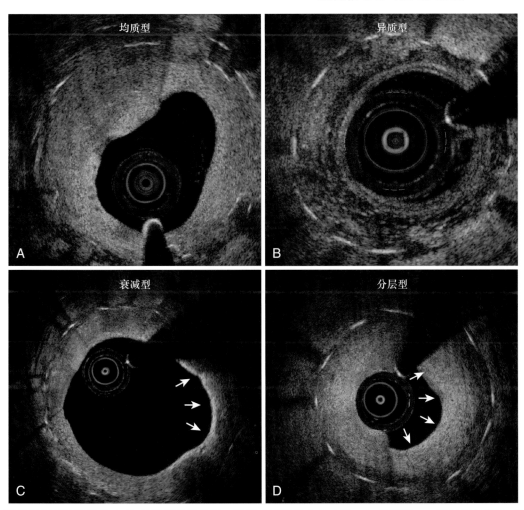

图 13-12 金属支架内再狭窄患者 OCT 的组织类型分类。组织类型通常分为 4 类。**A.** 均质型——均匀的高信号。**B.** 异质型——信号强度不均匀。**C.** 衰减型——2 点钟和 5 点钟之间的表层高信号典型特征（白色箭头），快速信号衰减、高背散射。**D.** 分层型——表层高信号强度，在支架钢梁周围区深层低信号强度

均质型组织是裸金属支架内再狭窄的典型表现，衰减型、分层型和异质型更常见于 DES 内再狭窄，可能代表了血管延迟愈合或者新生动脉粥样硬化疾病谱。

采用血管内影像指导再狭窄的再次介入干预具有很大的差异。有些介入中心建议全面使用辅助影像，而有些中心则更为严格，仅用于诊断困难时选择性应用血管内影像。个体因素可能发挥了重要作用，如术者的经验和医疗保险。尽管血管内影像备受关注，但是仍然缺乏临床研究证据支持全面使用血管内影像指导 ISR 的介入治疗。

其他注意事项

生物可吸收支架失败

在临床实践中，生物可吸收支架代表了未来支架发展的方向[100]，然而，这些器械也面临着支架失败的挑战。迄今为止，我们对生物可吸收支架置入后的再狭窄了解甚少。新生内膜增生和过早的径向力丢失可能是其原因之一（图 13-13），而这些病例的最佳治疗也尚不确定。

结语

支架内再狭窄仍然是冠状动脉支架治疗的"致命软肋"，也是支架治疗失败最常见的原因。DES 时代的到来显著降低了再狭窄的发生率，然而，虽然过去十几年来 DES PCI 数量的急剧增长，ISR 患者人群依然相当庞大。在病理学改变方面，ISR 表现多样，包括平滑肌细胞增生、蛋白多糖丰富的新生内膜和新生动脉粥样硬化。处理这些问题非常棘手，也没有非常好的治疗方法。由于复发率比较高，普通球囊血管成形术所起的作用也有限。此外，斑块

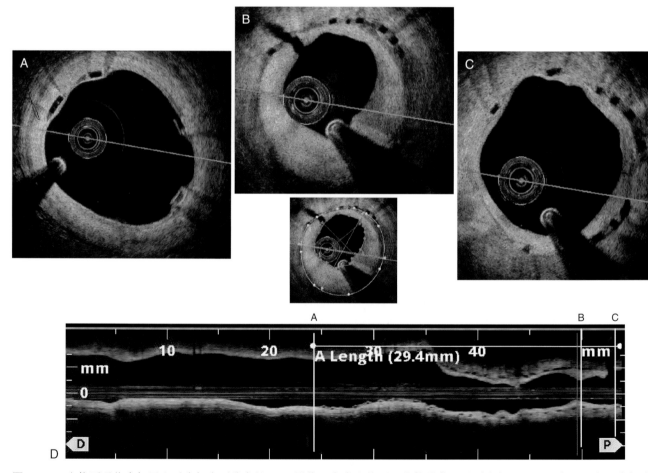

图 13-13 生物可吸收支架置入后支架内再狭窄的 OCT 影像。完全生物可吸收依维莫司洗脱支架重叠置入术后 6 个月支架内局部再狭窄。与支架的近段（C）、远段（A）及远端血管节段相比，纵切面（D）显示部分支架膨胀不全和管腔直径减小，此外，最大再狭窄区域（B）显示偏心性高信号组织（3 点钟至 9 点钟位置），伴随着某些信号强度的衰减（组织后面的支架钢梁显示不清）。D，远段；P，近段

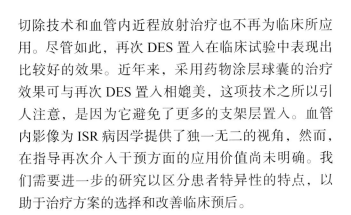

切除技术和血管内近程放射治疗也不再为临床所应用。尽管如此，再次 DES 置入在临床试验中表现出比较好的效果。近年来，采用药物涂层球囊的治疗效果可与再次 DES 置入相媲美，这项技术之所以引人注意，是因为它避免了更多的支架层置入。血管内影像为 ISR 病因学提供了独一无二的视角，然而，在指导再次介入干预方面的应用价值尚未明确。我们需要进一步的研究以区分患者特异性的特点，以助于治疗方案的选择和改善临床预后。

参考文献

1. Dangas GD, Claessen BE, Caixeta A, et al: In-stent restenosis in the drug-eluting stent era. *J Am Coll Cardiol* 56:1897–1907, 2010.
2. Alfonso F, Byrne RA, Rivero F, et al: Current treatment of in-stent restenosis. *J Am Coll Cardiol* 63:2659–2673, 2014.
3. Kastrati A, Byrne R: New roads, new ruts: lessons from drug-eluting stent restenosis. *JACC Cardiovasc Interv* 4:165–167, 2011.
4. Latib A, Mussardo M, Ielasi A, et al: Long-term outcomes following the percutaneous treatment of drug-eluting stent restenosis. *JACC Cardiovasc Interv* 4:155–164, 2011.
5. Mauri L, Orav EJ, Kuntz RE: Late loss in lumen diameter and binary restenosis for drug-eluting stent comparison. *Circulation* 111:3435–3442, 2005.
6. Pocock SJ, Lansky AJ, Mehran R, et al: Angiographic surrogate end points in drug-eluting stent trials: a systematic evaluation based on individual patient data from 11 randomized, controlled trials. *J Am Coll Cardiol* 51:23–32, 2008.
7. Byrne RA, Eberle S, Kastrati A, et al: Distribution of angiographic measures of restenosis after drug-eluting stent implantation. *Heart* 95:1572–1578, 2009.
8. Costa MA, Simon DI: Molecular basis of restenosis and drug-eluting stents. *Circulation* 111:2257–2273, 2005.
9. Byrne RA, Sarafoff N, Kastrati A, et al: Drug-eluting stents in percutaneous coronary intervention: a benefit-risk assessment. *Drug Saf* 32:749–770, 2009.
10. Nakazawa G, Otsuka F, Nakano M, et al: The pathology of neoatherosclerosis in human coronary implants bare-metal and drug-eluting stents. *J Am Coll Cardiol* 57:1314–1322, 2011.
11. Byrne RA, Joner M, Tada T, et al: Restenosis in bare metal and drug-eluting stents: distinct mechanistic insights from histopathology and optical intravascular imaging. *Minerva Cardioangiol* 60:473–489, 2012.
12. Nakano M, Otsuka F, Yahagi K, et al: Human autopsy study of drug-eluting stents restenosis: histomorphological predictors and neointimal characteristics. *Eur Heart J* 34:3304–3313, 2013.
13. Mehran R, Dangas G, Abizaid AS, et al: Angiographic patterns of in-stent restenosis: classification and implications for long-term outcome. *Circulation* 100:1872–1878, 1999.
14. Deleted in pages.
15. Mehilli J, Byrne RA, Tiroch K, et al: Randomized trial of paclitaxel- versus sirolimus-eluting stents for treatment of coronary restenosis in sirolimus-eluting stents: the ISAR-DESIRE 2 (intracoronary stenting and angiographic results: drug eluting stents for in-stent restenosis 2) study. *J Am Coll Cardiol* 55:2710–2716, 2010.
16. Teirstein PS, Massullo V, Jani S, et al: Catheter-based radiotherapy to inhibit restenosis after coronary stenting. *N Engl J Med* 336:1697–1703, 1997.
17. Waksman R, White RL, Chan RC, et al: Intracoronary gamma-radiation therapy after angioplasty inhibits recurrence in patients with in-stent restenosis. *Circulation* 101:2165–2171, 2000.
18. Leon MB, Teirstein PS, Moses JW, et al: Localized intracoronary gamma-radiation therapy to inhibit the recurrence of restenosis after stenting. *N Engl J Med* 344:250–256, 2001.
19. vom Dahl J, Dietz U, Haager PK, et al: Rotational atherectomy does not reduce recurrent in-stent restenosis: results of the angioplasty versus rotational atherectomy for treatment of diffuse in-stent restenosis trial (ARTIST). *Circulation* 105:583–588, 2002.
20. Albiero R, Silber S, Di Mario C, et al: Cutting balloon versus conventional balloon angioplasty for the treatment of in-stent restenosis: results of the restenosis cutting balloon evaluation trial (RESCUT). *J Am Coll Cardiol* 43:943–949, 2004.
21. Alfonso F, Zueco J, Cequier A, et al: A randomized comparison of repeat stenting with balloon angioplasty in patients with in-stent restenosis. *J Am Coll Cardiol* 42:796–805, 2003.
22. Waksman R, Cheneau E, Ajani AE, et al: Intracoronary radiation therapy improves the clinical and angiographic outcomes of diffuse in-stent restenotic lesions: results of the Washington radiation for in-stent restenosis trial for long lesions (long WRIST) studies. *Circulation* 107:1744–1749, 2003.
23. Ragosta M, Samady H, Gimple LW, et al: Percutaneous treatment of focal vs. diffuse in-stent restenosis: a prospective randomized comparison of conventional therapies. *Catheter Cardiovasc Interv* 61:344–349, 2004.
24. Sharma SK, Kini A, Mehran R, et al: Randomized trial of rotational atherectomy versus balloon angioplasty for diffuse in-stent restenosis (ROSTER). *Am Heart J* 147:16–22, 2004.
25. Kastrati A, Mehilli J, von Beckerath N, et al: Sirolimus-eluting stent or paclitaxel-eluting stent vs balloon angioplasty for prevention of recurrences in patients with coronary in-stent restenosis: a randomized controlled trial. *JAMA* 293:165–171, 2005.
26. Scheller B, Hehrlein C, Bocksch W, et al: Treatment of coronary in-stent restenosis with a paclitaxel-coated balloon catheter. *N Engl J Med* 355:2113–2124, 2006.
27. Alfonso F, Perez-Vizcayno MJ, Hernandez R, et al: A randomized comparison of sirolimus-eluting stent with balloon angioplasty in patients with in-stent restenosis: results of the restenosis intrastent: balloon angioplasty versus elective sirolimus-eluting stenting (RIBS-II) trial. *J Am Coll Cardiol* 47:2152–2160, 2006.
28. Holmes DR, Jr, Teirstein P, Satler L, et al: Sirolimus-eluting stents vs vascular brachytherapy for in-stent restenosis within bare-metal stents: the SISR randomized trial. *JAMA* 295:1264–1273, 2006.
29. Stone GW, Ellis SG, O'Shaughnessy CD, et al: Paclitaxel-eluting stents vs vascular brachytherapy for in-stent restenosis within bare-metal stents: the TAXUS V ISR randomized trial. *JAMA* 295:1253–1263, 2006.
30. Park SW, Lee SW, Koo BK, et al: Treatment of diffuse in-stent restenosis with drug-eluting stents vs. intracoronary beta-radiation therapy: INDEED Study. *Int J Cardiol* 131:70–77, 2008.
31. Unverdorben M, Vallbracht C, Cremers B, et al: Paclitaxel-coated balloon catheter versus paclitaxel-coated stent for the treatment of coronary in-stent restenosis. *Circulation* 119:2986–2994, 2009.
32. Habara S, Mitsudo K, Kadota K, et al: Effectiveness of paclitaxel-eluting balloon catheter in patients with sirolimus-eluting stent restenosis. *JACC Cardiovasc Interv* 4:149–154, 2011.
33. Wiemer M, Konig A, Rieber J, et al: Sirolimus-eluting stent implantation versus beta-irradiation for the treatment of in-stent restenotic lesions: clinical and ultrasound results from a randomised trial. *EuroIntervention* 6:687–694, 2011.
34. Rittger H, Brachmann J, Sinha AM, et al: A randomized, multicenter, single-blinded trial comparing paclitaxel-coated balloon angioplasty with plain balloon angioplasty in drug-eluting stent restenosis: the PEPCAD-DES study. *J Am Coll Cardiol* 59:1377–1382, 2012.
35. Song HG, Park DW, Kim YH, et al: Randomized trial of optimal treatment strategies for in-stent restenosis after drug-eluting stent implantation. *J Am Coll Cardiol* 59:1093–1100, 2012.
36. Chevalier B, Moulichon R, Teiger E, et al: One-year results of the CRISTAL trial, a randomized comparison of cypher sirolimus-eluting coronary stents versus balloon angioplasty for restenosis of drug-eluting stents. *J Interv Cardiol* 25:586–595, 2012.
37. Byrne RA, Neumann FJ, Mehilli J, et al: Paclitaxel-eluting balloons, paclitaxel-eluting stents, and balloon angioplasty in patients with restenosis after implantation of a drug-eluting stent (ISAR-DESIRE 3): a randomised, open-label trial. *Lancet* 381:461–467, 2013.
38. Habara S, Iwabuchi M, Inoue N, et al: A multicenter randomized comparison of paclitaxel-coated balloon catheter with conventional balloon angioplasty in patients with bare-metal stent restenosis and drug-eluting stent restenosis. *Am Heart J* 166:527–533 e2, 2013.
39. Alfonso F, Perez-Vizcayno MJ, Cardenas A, et al: A randomized comparison of drug-eluting balloon versus everolimus-eluting stent in patients with bare-metal stent-in-stent restenosis: the ribs v clinical trial (restenosis intra-stent of bare metal stents: paclitaxel-eluting balloon vs. everolimus-eluting stent). *J Am Coll Cardiol* 63:1378–1386, 2014.
40. Mehran R, Mintz GS, Popma JJ, et al: Mechanisms and results of balloon angioplasty for the treatment of in-stent restenosis. *Am J Cardiol* 78:618–622, 1996.
41. Macander PJ, Roubin GS, Agrawal SK, et al: Balloon angioplasty for treatment of in-stent restenosis: feasibility, safety, and efficacy. *Cathet Cardiovasc Diagn* 32:125–131, 1994.
42. Raja Y, Routledge HC, Doshi SN: A noncompliant, high pressure balloon to manage undilatable coronary lesions. *Catheter Cardiovasc Interv* 75:1067–1073, 2010.
43. Alfonso F, Perez-Vizcayno MJ, Gomez-Recio M, et al: Implications of the "watermelon seeding" phenomenon during coronary interventions for in-stent restenosis. *Catheter Cardiovasc Interv* 66:521–527, 2005.
44. Alfonso F, Garcia P, Fleites H, et al: Repeat stenting for the prevention of the early lumen loss phenomenon in patients with in-stent restenosis. Angiographic and intravascular ultrasound findings of a randomized study. *Am Heart J* 149:e1–e8, 2005.
45. Kobayashi Y, Teirstein P, Linnemeier T, et al: Rotational atherectomy (stentablation) in a lesion with stent underexpansion due to heavily calcified plaque. *Catheter Cardiovasc Interv* 52:208–211, 2001.
46. Vales L, Coppola J, Kwan T: Successful expansion of an underexpanded stent by rotational atherectomy. *Int J Angiol* 22:63–68, 2013.
47. Koster R, Hamm CW, Seabra-Gomes R, et al: Laser angioplasty of restenosed coronary stents: results of a multicenter surveillance trial. The Laser Angioplasty of Restenosed Stents (LARS) Investigators. *J Am Coll Cardiol* 34:25–32, 1999.
48. Mehran R, Mintz GS, Satler LF, et al: Treatment of in-stent restenosis with excimer laser coronary angioplasty: mechanisms and results compared with PTCA alone. *Circulation* 96:2183–2189, 1997.
49. Mehran R, Dangas G, Mintz GS, et al: Treatment of in-stent restenosis with excimer laser coronary angioplasty versus rotational atherectomy: comparative mechanisms and results. *Circulation* 101:2484–2489, 2000.
50. Mahdi NA, Pathan AZ, Harrell L, et al: Directional coronary atherectomy for the treatment of Palmaz-Schatz in-stent restenosis. *Am J Cardiol* 82:1345–1351, 1998.
51. Sanchez PL, Rodriguez-Alemparte M, Colon-Hernandez PJ, et al: Directional coronary atherectomy vs. rotational atherectomy for the treatment of in-stent restenosis of native coronary arteries. *Catheter Cardiovasc Interv* 58:155–161, 2003.
52. Adamian M, Colombo A, Briguori C, et al: Cutting balloon angioplasty for the treatment of in-stent restenosis: a matched comparison with rotational atherectomy, additional stent implantation and balloon angioplasty. *J Am Coll Cardiol* 38:672–679, 2001.
53. Kobayashi Y, Mehran R, Mintz GS, et al: Acute and long-term outcomes of cutting balloon angioplasty followed by gamma brachytherapy for in-stent restenosis. *Am J Cardiol* 92:1329–1331, 2003.
54. Fasseas P, Orford JL, Lennon R, et al: Cutting balloon angioplasty vs. conventional balloon angioplasty in patients receiving intracoronary brachytherapy for the treatment of in-stent restenosis. *Catheter Cardiovasc Interv* 63:152–157, 2004.
55. Takano M, Yamamoto M, Murakami D, et al: Optical coherence tomography after new scoring balloon angioplasty for in-stent restenosis and de novo coronary lesions. *Int J Cardiol* 141:e51–e53, 2010.
56. Cremers B, Schmitmeier S, Clever YP, et al: Inhibition of neo-intimal hyperplasia in porcine coronary arteries utilizing a novel paclitaxel-coated scoring balloon catheter. *Catheter Cardiovasc Interv* 2013.
57. Waksman R, Robinson KA, Crocker IR, et al: Intracoronary low-dose beta-irradiation inhibits neointima formation after coronary artery balloon injury in the swine restenosis model. *Circulation* 92:3025–3031, 1995.
58. Waksman R, Robinson KA, Crocker IR, et al: Endovascular low-dose irradiation inhibits neointima formation after coronary artery balloon injury in swine. A possible role for radiation therapy in restenosis prevention. *Circulation* 91:1533–1539, 1995.
59. Popma JJ, Suntharalingam M, Lansky AJ, et al: Randomized trial of 90Sr/90Y beta-radiation versus placebo control for treatment of in-stent restenosis. *Circulation* 106:1090–1096, 2002.
60. Waksman R, Raizner AE, Yeung AC, et al: Use of localised intracoronary beta radiation in treatment of in-stent restenosis: the INHIBIT randomised controlled trial. *Lancet* 359:551–557, 2002.
61. Waksman R, Ajani AE, Pinnow E, et al: Twelve versus six months of clopidogrel to reduce major cardiac events in patients undergoing gamma-radiation therapy for in-stent restenosis: Washington radiation for in-stent restenosis trial (WRIST) 12 versus WRIST PLUS. *Circulation* 106:776–778, 2002.
62. Sabate M, Costa MA, Kozuma K, et al: Geographic miss: a cause of treatment failure in radio-oncology applied to intracoronary radiation therapy. *Circulation* 101:2467–2471, 2000.
63. Costa MA, Sabate M, van der Giessen WJ, et al: Late coronary occlusion after intracoronary brachytherapy. *Circulation* 100:789–792, 1999.
64. Torguson R, Sabate M, Deible R, et al: Intravascular brachytherapy versus drug-eluting stents for the treatment of patients with drug-eluting stent restenosis. *Am J Cardiol* 98:1340–1344, 2006.
65. Moris C, Alfonso F, Lambert JL, et al: Stenting for coronary dissection after balloon dilation of in-stent restenosis: stenting a previously stented site. *Am Heart J* 131:834–836, 1996.
66. Alfonso F, Cequier A, Zueco J, et al: Stenting the stent: initial results and long-term clinical and angiographic outcome of coronary stenting for patients with in-stent restenosis. *Am J Cardiol* 85:327–332, 2000.
67. Elezi S, Kastrati A, Hadamitzky M, et al: Clinical and angiographic follow-up after balloon angioplasty with provisional stenting for coronary in-stent restenosis. *Catheter Cardiovasc Interv* 48:151–156, 1999.
68. Alfonso F, Melgares R, Mainar V, et al: Therapeutic implications of in-stent restenosis located at the stent edge. Insights from the restenosis intra-stent balloon angioplasty versus elective stenting (RIBS) randomized trial. *Eur Heart J* 25:1829–1835, 2004.
69. Morice MC, Serruys PW, Sousa JE, et al: A randomized comparison of a sirolimus-eluting stent with a standard stent for coronary revascularization. *N Engl J Med* 346:1773–1780, 2002.

第
2
部
分

冠状动脉介入治疗

70. Moses JW, Leon MB, Popma JJ, et al: Sirolimus-eluting stents versus standard stents in patients with stenosis in a native coronary artery. *N Engl J Med* 349:1315–1323, 2003.

71. Degertekin M, Regar E, Tanabe K, et al: Sirolimus-eluting stent for treatment of complex in-stent restenosis: the first clinical experience. *J Am Coll Cardiol* 41:184–189, 2003.

72. Singh IM, Filby SJ, El Sakr F, et al: Drug-eluting stents versus bare-metal stents for treatment of bare-metal in-stent restenosis. *Catheter Cardiovasc Interv* 76:257–262, 2010.

73. Alfonso F, Perez-Vizcayno MJ, Hernandez R, et al: Long-term clinical benefit of sirolimus-eluting stents in patients with in-stent restenosis results of the RIBS-II (restenosis intra-stent: balloon angioplasty vs. elective sirolimus-eluting stenting) study. *J Am Coll Cardiol* 52:1621–1627, 2008.

74. Dibra A, Kastrati A, Alfonso F, et al: Effectiveness of drug-eluting stents in patients with bare-metal in-stent restenosis: meta-analysis of randomized trials. *J Am Coll Cardiol* 49:616–623, 2007.

75. Lu YG, Chen YM, Li L, et al: Drug-eluting stents vs. intracoronary brachytherapy for in-stent restenosis: a meta-analysis. *Clin Cardiol* 34:344–351, 2011.

76. Steinberg DH, Gaglia MA, Jr, Pinto Slottow TL, et al: Outcome differences with the use of drug-eluting stents for the treatment of in-stent restenosis of bare-metal stents versus drug-eluting stents. *Am J Cardiol* 103:491–495, 2009.

77. Byrne RA, Cassese S, Windisch T, et al: Differential relative efficacy between drug-eluting stents in patients with bare metal and drug-eluting stent restenosis; evidence in support of drug resistance: insights from the ISAR-DESIRE and ISAR-DESIRE 2 trials. *EuroIntervention* 9:797–802, 2013.

78. Abizaid A, Costa JR, Jr, Banning A, et al: The sirolimus-eluting cypher select coronary stent for the treatment of bare-metal and drug-eluting stent restenosis: insights from the e-select 64-71 (multicenter post-market surveillance) registry. *JACC Cardiovasc Interv* 5:64–71, 2012.

79. Hehrlein C, Dietz U, Kubica J, et al: Twelve-month results of a paclitaxel releasing balloon in patients presenting with in-stent restenosis first-in-man (PEPPER) trial. *Cardiovasc Revasc Med* 13:260–264, 2012.

80. Lemos PA, van Mieghem CA, Arampatzis CA, et al: Post-sirolimus-eluting stent restenosis treated with repeat percutaneous intervention: late angiographic and clinical outcomes. *Circulation* 109:2500–2502, 2004.

81. Byrne R, Iijima R, Mehilli J, et al: [Treatment of paclitaxel-eluting stent restenosis with sirolimus-eluting stent implantation: angiographic and clinical outcomes]. *Rev Esp Cardiol* 61:1134–1139, 2008.

82. Cosgrave J, Melzi G, Biondi-Zoccai GG, et al: Drug-eluting stent restenosis the pattern predicts the outcome. *J Am Coll Cardiol* 47:2399–2404, 2006.

83. Song HG, Park DW, Kim YH, et al: Randomized trial of optimal treatment strategies for in-stent restenosis after drug-eluting stent implantation. *J Am Coll Cardiol* 59:1093–1100, 2012.

84. Cosgrave J, Melzi G, Corbett S, et al: Repeated drug-eluting stent implantation for drug-eluting stent restenosis: the same or a different stent. *Am Heart J* 153:354–359, 2007.

85. Garg S, Smith K, Torguson R, et al: Treatment of drug-eluting stent restenosis with the same versus different drug-eluting stent. *Catheter Cardiovasc Interv* 70:9–14, 2007.

86. Alfonso F, Perez-Vizcayno MJ, Dutary J, et al: Implantation of a drug-eluting stent with a different drug (switch strategy) in patients with drug-eluting stent restenosis. Results from a prospective multicenter study (RIBS III [restenosis intra-stent: balloon angioplasty versus drug-eluting stent]). *JACC Cardiovasc Interv* 5:728–737, 2012.

87. Li Y, Li L, Su Q, et al: Same versus different types of drug-eluting stents in the treatment of in-stent restenosis: a meta analysis. *Chinese Journal of Tissue Engineering Research* 17:565–570, 2013.

88. Abizaid A, Costa JR, Jr, Bartorelli AL, et al: The ABSORB EXTEND study: preliminary report of the twelve-month clinical outcomes in the first 512 patients enrolled. *EuroIntervention* pii:20130827-06, 2014.

89. Naganuma T, Costopoulos C, Latib A, et al: Feasibility and efficacy of bioresorbable vascular scaffolds use for the treatment of in-stent restenosis and a bifurcation lesion in a heavily calcified diffusely diseased vessel. *JACC Cardiovasc Interv* 7:e45–e46, 2014.

90. Ielasi A, Latib A, Naganuma T, et al: Early results following everolimus-eluting bioresorbable vascular scaffold implantation for the treatment of in-stent restenosis. *Int J Cardiol* 173:513–514, 2014.

91. Byrne RA, Joner M, Alfonso F, et al: Drug-coated balloon therapy in coronary and peripheral artery disease. *Nature Reviews Cardiology* 11:13–23, 2014.

92. Alfonso F, Perez-Vizcayno MJ: Drug-eluting balloons for restenosis after stent implantation. *Lancet* 381:431–433, 2013.

93. Scheller B, Clever YP, Kelsch B, et al: Long-term follow-up after treatment of coronary in-stent restenosis with a paclitaxel-coated balloon catheter. *JACC Cardiovasc Interv* 5:323–330, 2012.

94. Stone GW, Rizvi A, Newman W, et al: Everolimus-eluting versus paclitaxel-eluting stents in coronary artery disease. *N Engl J Med* 362:1663–1674, 2010.

95. Kedhi E, Joesoef KS, McFadden E, et al: Second-generation everolimus-eluting and paclitaxel-eluting stents in real-life practice (COMPARE): a randomised trial. *Lancet* 375:201–209, 2010.

96. Kwong JS, Yu CM: Drug-eluting balloons for coronary artery disease: an updated meta-analysis of randomized controlled trials. *Int J Cardiol* 168:2930–2932, 2013.

97. Indermuehle A, Bahl R, Lansky AJ, et al: Drug-eluting balloon angioplasty for in-stent restenosis: a systematic review and meta-analysis of randomised controlled trials. *Heart* 99:327–333, 2013.

98. Alfonso F, Garcia J, Perez-Vizcayno MJ, et al: New stent implantation for recurrences after stenting for in-stent restenosis: implications of a third metal layer in human coronary arteries. *J Am Coll Cardiol* 54:1036–1038, 2009.

99. Martin JL, Ellis SG, Colombo A, et al: Frequency of coronary artery bypass grafting following implantation of a paclitaxel-eluting or a bare-metal stent into a single coronary artery. *Am J Cardiol* 103:11–16, 2009.

100. Iqbal J, Onuma Y, Ormiston J, et al: Bioresorbable scaffolds: rationale, current status, challenges, and future. *Eur Heart J* 35:765–776, 2014.

14 血栓性病变的处理

Anthony A. Bavry

李明辉 译 黄东 审校

引言

急性心肌梗死常由原发冠状动脉血栓闭塞引起。一般认为，冠状动脉部分闭塞通常表现为非ST段抬高型心肌梗死（NSTEMI），完全闭塞则表现为ST段抬高型心肌梗死（STEMI）。急性心肌梗死也见于大隐静脉桥血管的血栓闭塞。相较于原发冠状动脉闭塞，大隐静脉桥血管闭塞可能与更大血栓负荷相关，因此需要采用不同的处理策略。此外，支架内血栓形成也是导致急性心肌梗死的重要原因之一。

直接经皮冠状动脉介入治疗（PCI）是再灌注或梗死相关动脉再通的有效方法，成功率超过90%[1]。一般来说，PCI就是将未充气的球囊缓慢穿过血栓，并且可能需要在闭塞部位进行一系列球囊扩张。也借此定义了"就诊至球囊扩张时间"（door-to-balloon time），并成为衡量行直接PCI导管室水平的重要标准之一。然而，球囊扩张对血栓的破坏可能会导致下游冠状动脉血管床宏观及微观上的栓塞以及不完全心肌灌注。不完全心肌灌注在心电图上可表现为ST段未回落至基线水平，也可以在冠状动脉造影时用心肌染色分级（MBG）进行评估，以评价冠状动脉微循环的血流情况（0＝无心肌染色，1＝少许心肌染色，2＝中度心肌染色，3＝正常心肌染色）。许多情况下，尽管心外膜冠状动脉血流成功恢复，但在超过70%的病例中观察到心肌血流并未完全恢复（MBG 0～2级）[1]。而不完全心肌灌注与不良预后相关，例如急性心肌梗死患者冠状动脉血运重建后，ST段未回落至基线者远期死亡率达29%，而回落至基线者仅为4%[2]；与之类似的是，心肌染色不良（MBG 0级或1级）者远期死亡率达23%，正常染色（MBG 3级）者仅为3%[3]。

因此，围绕提高心肌再灌注水平，目前已经发展出许多在直接PCI时处理血栓性病变的策略方法，以减少血栓栓塞相关不良反应。本章主要围绕目前应对血栓性病变的药物及器械治疗方法的进展进行讨论。

支架内血栓形成

急性心肌梗死的一个重要原因就是支架内血栓形成[4]。在一项较大型注册研究中发现，支架内血栓形成导致STEMI的比例从2003—2004年的6%增长到2009—2010年的大约11%[5]。这一问题比较重要，因为相比原发冠状动脉血栓闭塞行直接PCI，支架内血栓形成后行直接PCI的效果较差（再通成功率为76%～80%）[6-7]。与原发冠状动脉血栓闭塞导致的STEMI相比，支架内血栓形成导致的STEMI的远期心肌梗死发生率（约23%）及再次支架内血栓形成的风险（约15%）均增加[5]。

随着新一代药物洗脱支架（依维莫司和佐他莫司洗脱支架）的应用，远期及长期支架内血栓已非常少见，然而在抗血小板治疗不充分的情况下，这一并发症仍可发生。不充分的抗血小板治疗可能是因为患者依从性较差，也可见于进行非心脏外科手术的患者术前被要求减少甚至停止抗血小板治疗的情况[8]。

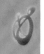

提高心肌灌注的药物治疗

　　已经有研究提示易化 PCI 可能是改善急性心肌梗死结局的有效方法之一。通过这一方法，预期可以在恢复冠状动脉血流处理前减少梗死面积，提高生存率。通过强效抗血小板药物（即 GP Ⅱ b/ Ⅲ a 受体拮抗剂）或者溶栓药物，PCI 可以被易化。Dong 等进行了一项 meta 分析，观察了近 3000 例 STEMI 患者，比较了依替巴肽或替罗非班预处理和导管室术中用药的效果[9]。虽然 GP Ⅱ b/ Ⅲ a 受体拮抗剂预处理能够改善术前冠状动脉复流，但是并不能降低心肌梗死复发率及死亡率。GP Ⅱ b/ Ⅲ a 受体拮抗剂也可以冠状动脉内给药，而不是经静脉给药，然而最近的随机临床数据并未发现它能降低死亡率或心肌梗死复发率[10]。

　　FINESSE 研究纳入了约 2500 例发病 6 h 内的 STEMI 患者，其随机接受下列药物治疗之一：术前阿昔单抗、术前阿昔单抗联合半量瑞替普酶或者术前安慰剂[11]。研究发现各组间的治疗效果相当；然而易化治疗组的主要出血事件增加，特别是溶栓治疗组。主要出血事件概率在术前阿昔单抗组为 10.1%，术前阿昔单抗联合半量瑞替普酶组为 14.5%，而安慰剂组为 6.9%。Eitel 等也对易化 PCI 与死亡率之间的关系进行了 meta 分析[12]。与直接 PCI 相比，GP Ⅱ b/ Ⅲ a 受体拮抗剂-易化 PCI 死亡率的比值比（OR）为 0.88，95% CI 为 0.59 ～ 1.33；而溶栓-易化 PCI 的 OR 值为 1.47，95% CI 为 0.96 ～ 2.25；GP Ⅱ b/ Ⅲ a 受体拮抗剂联合半量溶栓-易化 PCI 的 OR 值为 1.22，95% CI 为 0.55 ～ 2.67[12]。因此，易化 PCI 并不能提高生存率，而溶栓易化 PCI 则可能有害。

提高心肌灌注的器械治疗

目前批准的器械装置

　　处理冠状动脉血栓最简单的方法是使用血栓抽吸导管。市面上有多种导管可供选购（表 14-1，图 14-1）。导管连接阀门及注射器，预抽负压，通过 0.014 英寸的导丝递送到闭塞部位近端。打开阀门则导管开始抽吸头端的血液或血栓碎片。抽吸导管缓慢地通过闭塞部位，当针筒充满血液无法继续抽吸时，则将抽吸导管退入指引导管。通常恢复冠状

表 14-1　市售的血栓抽吸导管

制造商	装置名称	是否预置抽吸枪	指引导管直径（Fr）
美敦力	Export AP	否	6，7
	Export Advance	是	6，7
泰尔茂	PriorityOne	是	6，7
Vascular solutions	Pronto V3	否	6
	Pronto V4	否	6，7，8
	Pronto LP	是	6
迈柯唯	ExpressWay	是	6
Spectranetics	QuickCat	否	6
拜尔	Fetch 2	否	6

Fr，French.
Pronto V4 具有内置导丝以获得额外递送性以及防止打结。Pronto LP 用于小血管（约 1.5 mm）

动脉血流需要抽吸导管穿越血栓 1 ～ 2 次甚至更多次。可以持续重复抽吸，直到抽出物用滤网或纱布过滤后中无碎片出现。现在许多导管预置导丝，以便于将抽吸装置递送到闭塞部位。目前尚无明确证据证明何种装置最好，但是绝大多数临床研究支持 Export 抽吸导管。表 14-2 列举了优化血栓抽吸装置使用的注意事项。

　　此外，也可进行机械或流变抽栓。代表性导管是 AngioJet 导　管（Bayer Healthcare；Warrendale, Pennsylvania）（表 14-3，图 14-2）。它与血栓抽吸导管有许多相似之处。其递送需要 6 Fr 指引导管，而用于大隐静脉桥血管的 Spiroflex VG 导管需要 7 Fr 指引导管。导管内生理盐水高压喷射后被逆向引流（图 14-3），产生一块低压区域，血栓借此通过入口被吸入导管，并被排入回收袋。流变抽栓导管在导管头端产生 600 mmHg 的吸引力，而抽吸导管只产生 10 mmHg 的吸引力。因此，流变抽栓导管可能会导致失血，特别是多处长时间抽吸时，但是其失血总量可能与抽吸导管相仿。部分患者需要临时心脏起搏支持，特别是对右冠状动脉血栓进行血栓抽吸时。有术者建议预先给予茶碱类药物以预防缓慢性心律失常，但是该措施尚缺乏临床数据支持。

应用举例

　　图 14-3 是对一例急性心肌梗死患者进行血栓抽吸装置和流变抽栓装置的临床应用。患者为 83 岁男

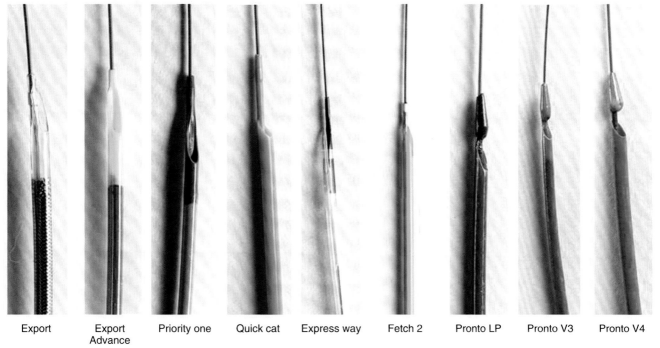

Export　Export Advance　Priority one　Quick cat　Express way　Fetch 2　Pronto LP　Pronto V3　Pronto V4

图 14-1 市售血栓抽吸导管的结构

表 14-2 血栓抽吸导管最优化使用的注意事项

注意事项	理由 / 解释
病灶近端启动抽吸	防止血栓脱落引起系统栓塞
持续抽吸直到器械完全离体	坚固的血栓可能滞留在导管头端，贸然停止抽吸可能导致血栓脱落进入指引导管或外周循环
一旦器械离体，止血阀要有回血	器械可引入空气。这也是为了使上面提到的滞留血栓流出。注意：如果指引导管的压力非常低，打开止血阀门后会引入空气而无回血
血栓抽吸导管也可以向心肌血管床注入药物	由于冠状动脉血流较差，通过指引导管冠状动脉内给药可能会进入外周循环而非冠状动脉循环
血栓抽吸导管可能不易递送到目标区域。这种情况下，可考虑配备导丝的导管或者通过延长指引导管递送	导丝可提高导管硬度，增强递送性。同样，延长指引导管可提供足够支撑力使血栓抽吸导管就位
尽管设计上遵循"抗弯折"的理念，所有导管相对容易打弯缠绕	递送导管时缓慢前进

表 14-3 市售的机械流变抽栓导管

制造商	装置名称	快速交换	指引导管直径（Fr）
拜尔	Angiojet distaflex	否	6
	Angiojet spiroflex	是	6
	Angiojet spiroflex VG	是	7

Fr，French.
Angiojet Distaflex 用于小血管（头端为 4 Fr，导管体部为 5 Fr）

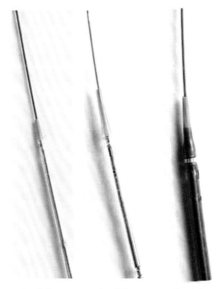

Angiojet distaflex　Angiojet spiroflex　Angiojet spiroflex VG

图 14-2 市售流变抽栓导管的结构

ANGIOJET® ULTRA 抽栓系统工作原理

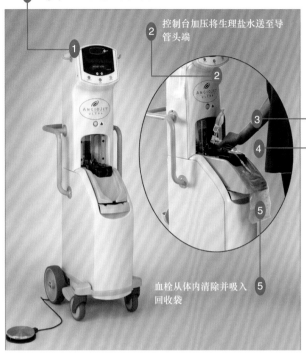

1 angiojet ultra控制面板及系统

2 控制台加压将生理盐水送至导管头端

3 血栓从体内清除并吸入回收袋

5 血栓从体内清除并吸入回收袋

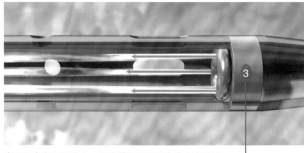

生理盐水向后部流动，形成前部低压区产生真空效果

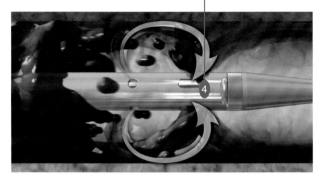

血栓被抽入流入口，液体流将其沿导管推出

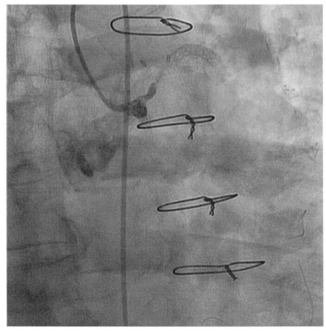

图 14-3 流变抽栓导管的机制示意图（经允许引自 Bayer HealthCare LLC，AngioJet 为 Bayer 旗下注册商标）

性，既往曾行冠状动脉旁路移植术及 PCI，此次因急性心肌梗死再次入院。他被送入导管室，冠状动脉造影显示大隐静脉桥血管闭塞，判断中间支为罪犯血管（图 14-4），血栓栓塞部位在先前放入支架附近。用 Export 血栓抽吸导管行血栓抽吸，但是仅能恢复部分冠状动脉血流（图 14-5），因此继续使用 Angiojet 流变抽栓导管进行血栓抽吸，未使用临时起搏器，并且成功恢复了冠状动脉血流（图 14-6）。

可能有用的器械装置

处理血栓性病变的另一种替代方法是将血栓局限在冠状动脉中而非取出。这一方法在 MASTER 临床试验中进行了研究[13]。该可行性研究对聚乙烯对苯二酸盐微网眼覆盖支架与市售裸金属支架及药物洗脱支架在 STEMI 治疗中的效果进行了对比。网眼覆盖支架显著改善术后 ST 段恢复，但该支架是否能够改善临床预后尚需进一步研究。

前文已经提到，冠状动脉内给予 GP Ⅱb/Ⅲa 受体拮抗剂与经静脉给药相比并无获益[10]。其可能原因之一是冠状动脉血流灌注不佳，导致许多药物弥散到外周循环中。而 ClearWay 导管（Atrium

图 14-4 大隐静脉桥血管闭塞。闭塞部位在之前置入的支架附近

Medical；Hudson，New Hampshire）的设计理念是血栓局部注射药物（如 GP Ⅱb/Ⅲa 受体拮抗剂）而不是冠状动脉内注射药物[14]。它是一根直径 2.7 Fr 的快速交换导管，配置有一个"水滴状"聚四氟乙烯球

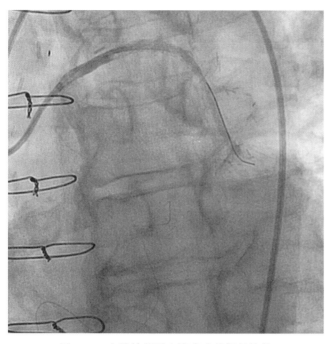

图 14-5 血栓抽吸后血流有改善但仍较差

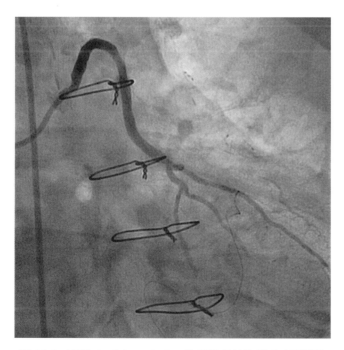

图 14-6 应用 Angiojet Spiroflex 装置流变抽栓后成功再灌注

囊用于局部注射药物。

尚未应用的器械装置

血栓保护装置（即远端滤网）常常用于开通大隐静脉桥血管病变。已经在原发冠状动脉闭塞病变中进行了相关研究，但是因缺乏有效性而尚未应用[15]。其他装置如准分子激光以及超声取栓装置也有相应研究[16-17]。

临床研究数据

血栓抽吸

TAPAS 研究纳入了 1000 例受试者随机进行血栓抽吸治疗或常规 PCI[18]。血栓抽吸使用 Export 抽吸导管（Medtronic；Minneapolis，Minnesota）。这项研究发现血栓抽吸与心肌血流显著改善有关（心肌染色分级以及 ST 段恢复）。虽然在临床终点上，血栓抽吸尚未有证据支持，但心肌血流灌注恢复佳的患者临床结局也更佳。

meta 分析发现在急性心肌梗死治疗中，与常规 PCI 相比，血栓抽吸治疗的主要不良心血管事件发生率，包括全因死亡率均有下降[15, 19]。然而该获益的机制尚不完全清楚，因为血栓抽吸仅仅降低心肌梗死复发风险和靶血管血运重建率，而对缩小心肌梗死面积没有改善[19]。

最近公布的关于心肌梗死的最大临床研究 TASTE 研究纳入了超过 7000 例受试者，该研究未观察到血栓抽吸治疗在降低死亡率方面的获益[20]。然而血栓抽吸与心肌梗死复发减少（$P = 0.09$）及 30 天支架内血栓形成减少（$P = 0.06$）相关。在该领域，目前有更多的随机研究正在进行，包括 TASTE 研究的长期随访研究以及在接受直接 PCI 的 STEMI 患者中进行的 TOTAL 随机研究。

流变抽栓以及远端栓塞保护

关于流变抽栓技术的临床研究数据没有血栓抽吸技术充分[15, 19]。最近一项大样本研究发现 Angiojet 装置具备安全性（即卒中未明显增加）[21]。流变抽栓技术可能更适用于血栓负荷较大、大隐静脉桥血管病变导致的急性心肌梗死以及血栓抽吸效果不佳的情况。

一项 meta 分析纳入了 9 项随机研究，对比了急性心肌梗死患者使用远端栓塞保护装置以及常规 PCI 的结局[15]。结果发现远端栓塞保护并不减少主要不良临床事件的发生。

灌注导管

INFUSE-AMI 研究对 ClearWay 导管进行了研究[14]。患者被分入下列分组之一：

①血栓抽吸后局部给予阿昔单抗。

②仅血栓抽吸，不给予阿昔单抗。

③局部给予阿昔单抗，不行血栓抽吸。

④不给予阿昔单抗，也不行血栓抽吸。

单纯血栓抽吸不减小 30 天后最终的梗死面积，但是局部给予阿昔单抗可稍减小梗死面积（$P = 0.03$）[14]。1 年后，与不给予主动干预相比，局部给予阿昔单抗组患者死亡率降低（1.4% vs. 4.9%；$P = 0.04$），血栓抽吸组新发心力衰竭的比例（0.9% vs. 4.5%；$P = 0.02$）以及心力衰竭住院率（0.9% vs. 5.49%；$P = 0.0008$）更低[22]。因为这可能带来治疗理念上的变化，所以期待关于该器械导管，尤其同时包括其他市售抽吸导管的进一步临床研究数据结果。

指南推荐意见

2013 ACC/AHA 临床指南指出对于行直接 PCI 的患者，行血栓抽吸治疗是合理的（推荐类别Ⅱa，证据等级 B）[23]；相反，因为缺乏临床获益的证据，不推荐常规行流变抽栓。2012 ESC 指南也指出应该考虑常规血栓抽吸（推荐类别Ⅱa，证据等级 B）[24]。

结语

总之，急性冠脉综合征（NSTMI 和 STEMI）治疗中血栓的处理对于恢复心肌功能、改善临床结局具有重要作用。支架内血栓形成正在逐渐成为导致急性心肌梗死的重要原因。绝大多数药物易化 PCI 方案包括通过指引导管冠状动脉内给予 GPⅡb/Ⅲa 受体拮抗剂的效果均差强人意，但是血栓闭塞部位局部给予 GPⅡb/Ⅲa 受体拮抗剂则带来一丝希望，值得进一步研究。目前局部血栓器械治疗的标准方案是血栓抽吸，然而该方案也仍面临一些重要问题有待进一步研究解答。

参考文献

1. Stone GW, Peterson MA, Lansky AJ, et al: Impact of normalized myocardial perfusion after successful angioplasty in acute myocardial infarction. J Am Coll Cardiol 39:591–597, 2002.
2. van 't Hof AW, Liem A, de Boer MJ, et al: Clinical value of 12-lead electrocardiogram after successful reperfusion therapy for acute myocardial infarction. Zwolle Myocardial Infarction Study Group. Lancet 350:615–619, 1997.
3. van 't Hof AW, Liem A, Suryapranata H, et al: Angiographic assessment of myocardial reperfusion in patients treated with primary angioplasty for acute myocardial infarction: myocardial blush grade. Zwolle Myocardial Infarction Study Group. Circulation 97:2302–2306, 1998.
4. Bavry AA, Kumbhani DJ, Helton TJ, et al: Late thrombosis of drug-eluting stents: a meta-analysis of randomized clinical trials. Am J Med 119:1056–1061, 2006.
5. Brodie BR, Hansen C, Garberich RF, et al: ST-segment elevation myocardial infarction resulting from stent thrombosis: an enlarging subgroup of high-risk patients. J Am Coll Cardiol 60:1989–1991, 2012.
6. Chechi T, Vecchio S, Vittori G, et al: ST-segment elevation myocardial infarction due to early and late stent thrombosis a new group of high-risk patients. J Am Coll Cardiol 51:2396–2402, 2008.
7. Ergelen M, Gorgulu S, Uyarel H, et al: The outcome of primary percutaneous coronary intervention for stent thrombosis causing ST-elevation myocardial infarction. Am Heart J 159:672–676, 2010.
8. Bavry AA, Bhatt DL: Appropriate use of drug-eluting stents: balancing the reduction in restenosis with the concern of late thrombosis. Lancet 371:2134–2143, 2008.
9. Dong L, Zhang F, Shu X: Upstream vs deferred administration of small-molecule glycoprotein IIb/IIIa inhibitors in primary percutaneous coronary intervention for ST-segment elevation myocardial infarction: insights from randomized clinical trials. Circ J 74:1617–1624, 2010.
10. Thiele H, Wohrle J, Hambrecht R, et al: Intracoronary versus intravenous bolus abciximab during primary percutaneous coronary intervention in patients with acute ST-elevation myocardial infarction: a randomised trial. Lancet 379:923–931, 2012.
11. Ellis SG, Tendera M, de Belder MA, et al: Facilitated PCI in patients with ST-elevation myocardial infarction. N Engl J Med 358:2205–2217, 2008.
12. Eitel I, Franke A, Schuler G, et al: ST-segment resolution and prognosis after facilitated versus primary percutaneous coronary intervention in acute myocardial infarction: a meta-analysis. Clin Res Cardiol 99:1–11, 2010.
13. Stone GW, Abizaid A, Silber S, et al: Prospective, randomized, multicenter evaluation of a polyethylene terephthalate micronet mesh-covered stent (MGuard) in ST-segment elevation myocardial infarction: the MASTER trial. J Am Coll Cardiol 2012.
14. Stone GW, Maehara A, Witzenbichler B, et al: Intracoronary abciximab and aspiration thrombectomy in patients with large anterior myocardial infarction: the INFUSE-AMI randomized trial. JAMA 307:1817–1826, 2012.
15. Bavry AA, Kumbhani DJ, Bhatt DL: Role of adjunctive thrombectomy and embolic protection devices in acute myocardial infarction: a comprehensive meta-analysis of randomized trials. Eur Heart J 29:2989–3001, 2008.
16. Topaz O, Ebersole D, Das T, et al: Excimer laser angioplasty in acute myocardial infarction (the CARMEL multicenter trial). Am J Cardiol 93:694–701, 2004.
17. Brosh D, Bartorelli AL, Cribier A, et al: Percutaneous transluminal therapeutic ultrasound for high-risk thrombus-containing lesions in native coronary arteries. Catheter Cardiovasc Interv 55:43–49, 2002.
18. Svilaas T, Vlaar PJ, van der Horst IC, et al: Thrombus aspiration during primary percutaneous coronary intervention. N Engl J Med 358:557–567, 2008.
19. Kumbhani DJ, Bavry AA, Desai MY, et al: Role of aspiration and mechanical thrombectomy in patients with acute myocardial infarction undergoing primary angioplasty: an updated meta-analysis of randomized trials. J Am Coll Cardiol 62:1409–1418, 2013.
20. Frobert O, Lagerqvist B, Olivecrona GK, et al: Thrombus aspiration during ST-segment elevation myocardial infarction. N Engl J Med 369:1587–1597, 2013.
21. Migliorini A, Stabile A, Rodriguez AE, et al: Comparison of AngioJet rheolytic thrombectomy before direct infarct artery stenting with direct stenting alone in patients with acute myocardial infarction. The JETSTENT trial. J Am Coll Cardiol 56:1298–1306, 2010.
22. Stone GW, Witzenbichler B, Godlewski J, et al: Intralesional abciximab and thrombus aspiration in patients with large anterior myocardial infarction: one-year results from the INFUSE-AMI trial. Circ Cardiovasc Interv 6:527–534, 2013.
23. O'Gara PT, Kushner FG, Ascheim DD, et al: 2013 ACCF/AHA guideline for the management of ST-elevation myocardial infarction: executive summary: a report of the American College of Cardiology Foundation/American Heart Association Task Force on Practice Guidelines. Circulation 127:529–555, 2013.
24. Steg PG, James SK, Atar D, et al: ESC Guidelines for the management of acute myocardial infarction in patients presenting with ST-segment elevation. Eur Heart J 33:2569–2619, 2012.

15 血流储备分数

Morton J. Kern

孙士群 高蓓蕾 梁馨月 译 张英梅 审校

引言

在导管置入时，对狭窄冠状动脉血流和压力的测量可为评估该病变导致的潜在心肌缺血风险提供信息。血流储备分数（FFR）作为一种有创性检查，是狭窄冠状动脉生理学评价心肌缺血的金标准。在心脏介入手术中，FFR 对冠状动脉造影有重要的辅助作用，对临床决策的制订和各种血管病变的患者（单支血管中重度狭窄病变、多支血管病变、左主干狭窄、弥漫性病变、分叉或开口处狭窄病变）预后都有着重要影响。FFR 的临床有效性已经通过几项大型随机临床试验验证，对冠状动脉血运重建的重要指导意义使其成为冠心病（CAD）患者的标准检查项目之一。本章回顾了冠状动脉生理学相关概念和 FFR 在临床上的应用。

冠状动脉生理的实验室检查原理

需对狭窄冠状动脉进行生理学评价的依据主要有两方面：①冠状动脉造影对准确评估狭窄病变的临床意义有明显局限性，尤其是中度狭窄病变（直径狭窄为 30%～80%）。②利用经皮冠状动脉介入治疗（PCI）或冠状动脉旁路移植术（CABG）进行血运重建的依据应该是存在心肌缺血，但冠状动脉造影或无创性检查结果与心肌缺血程度并不完全平行[1-3]。

冠状动脉造影是对三维血管腔的二维轮廓成像。把该图像显示的狭窄血管直接解读为罪犯血管是困难且不可靠的，原因是无创性检查与冠状动脉造影显示的直径狭窄百分比并没有良好的相关性。冠状动脉造影不能提供血管壁的详细参数以评估斑块大小、长度、偏心性等。从不同投射角度的造影结果来看，造影并不能明确偏心性病变的管腔直径大小，偏心性狭窄时，至少有 6 个阻碍血流的特征性形态学改变，几乎所有形态学改变都无法通过血管造影准确捕获（图 15-1 和图 15-2）。影响造影结果解读的其他混杂因素包括造影剂层流、分支重叠、血管投影缩短、钙化和开口起源的病变等，这些因素都增加了冠状动脉造影对狭窄病变缺血风险评估的不确定性。

在导管室，这一问题可通过压力和血流传感导

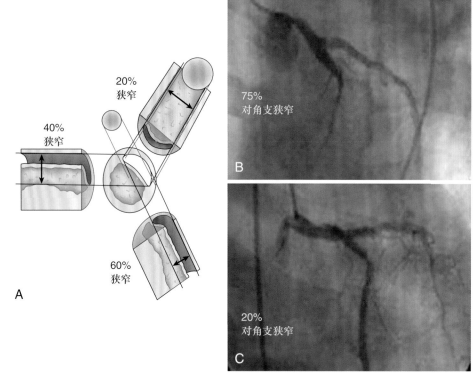

图 15-1　**A.** 从不同投射角度的影像结果来看，偏心性狭窄的影像结果与真实血管腔大小并不一致，其对冠状动脉血流的影响也具有不确定性（**C**）。同一病变在某一投射角度影像中显示狭窄（**B**），但在另一投射角度却显示正常（**C**）

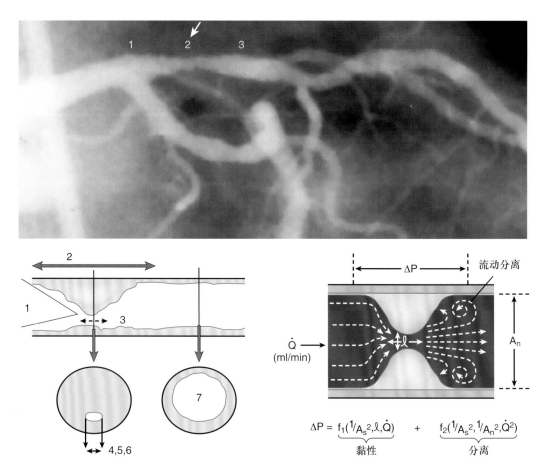

$$\Delta P = \underbrace{f_1(^1/A_s^2, \ell, \dot{Q})}_{\text{黏性}} + \underbrace{f_2(^1/A_s^2, ^1/A_n^2, \dot{Q}^2)}_{\text{分离}}$$

图 15-2　至少有 6 种形态学因素会在狭窄血管造成压力损失，其中大部分因素在血管影像检查中不能被识别。（1）血流入口角度；（2）病变血管长度；（3）病变长度；（4，5，6）病变类型（偏心、同心、不规则）；（7）参考血管管腔大小

丝对狭窄血管进行生理学评估来解决。

通过冠状动脉压力测量推算血流储备分数

Pijls 和 De Bruyne 提出并验证了 FFR 这一评估狭窄冠状动脉生理学状态的指标[4-6]。在导管室，FFR 是指在最大充血状态时，狭窄远端平均冠状动脉压与近端平均主动脉压的比值。狭窄冠状动脉远端压力通过一根 0.014 英寸的压力导丝测得，距该导丝头端（不透射线）1.5 cm 处有高保真度的压力传感器，即位于射线可穿透和不可穿透部分交接处（图15-3）。近端冠状动脉压由指引导管测定，其相当于主动脉压。

通过在心肌阻力恒定并最小时（即最大充血状态时）测得的狭窄冠状动脉远端压力，Pijls 等推导出通过狭窄冠状动脉的正常冠状动脉血流百分比。FFR 的简化推导过程如图 15-4 所示。FFR 可被进一

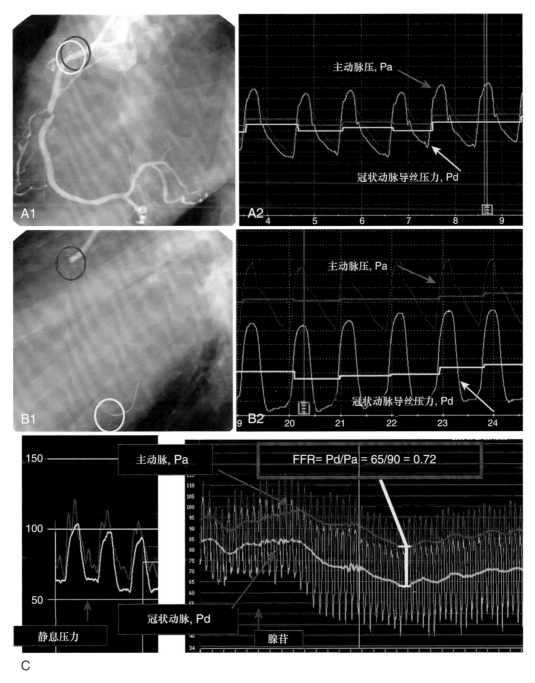

图 15-3 FFR 的测量方法。首先，推送压力导丝至指引导管的头端（**A1**）确保压力重叠（**A2**）。然后该导丝被继续推送经过狭窄病变（**B1**）得到相应 FFR（**B2**）。**C.** 左图显示静息状态时较小的压力梯度，右图显示该梯度随着充血反应的发生而增大。FFR 是指在最大充血状态时，狭窄血管远端压力与主动脉根部压力的比值（Pd/Pa）。该示例中 FFR 为 0.72

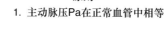

原则：

1. 主动脉压 Pa 在正常血管中相等

2. 阻力 = P/Q

3. 血流（Q）= P/R

4. FFR = $\dfrac{\text{狭窄处心肌血流量（Qs）}}{\text{非狭窄处心肌血流量（Qn）}}$

5. Qs/Qn = $\dfrac{(P_d/R_s)}{(P_a/R_n)}$

6. 若 Rs = Rn，则 Qs/Qn = Pd/Pa

7. 最大充血状态时，FFR = Pd/Pa

图 15-4 简化 FFR 的推导过程。FFR 是指在最大充血状态时，狭窄血管心肌灌注区域的血流量与假设不存在狭窄时该区域的血流量的比值。FFR 代表有狭窄存在时，两种最大血流量之比。两种血流量比值是通过在最大充血状态时，测量狭窄冠状动脉远端平均动脉压（P_d）与平均主动脉压（P_a）的比值计算得出。主动脉压用 P_a 表示，不存在狭窄时，同一血管上各点压力相同。FFR 被定义为狭窄冠状动脉心肌血流量（Q_s）与假设该冠状动脉未狭窄时心肌血流量（Q_n）的比值。为了推导出 FFR，假设阻力 = P/Q，血流量 Q = P/R，$Q_s/Q_n = (P_d/R_s) / (P_a/R_n)$，$R_s$ 代表存在狭窄病变时的血管阻力，R_n 代表正常状态下血管阻力，这一推导的前提是最大充血状态。最大充血状态时 $R_s = R_n$，那么 $Q_s/Q_n = P_d/P_a$，即 $FFR = Q_s/Q_n = P_d/P_a$（引自 Pijls NH, van Son JA, Kirkeeide RL, et al: Experimental basis of determining maximum coronary, myocardial, and collateral blood flow by pressure measurements for assessing functional stenosis severity before and after percutaneous transluminal coronary angioplasty. Circulation 87: 1354-1367, 1993.）

步细分为冠状动脉、心肌和侧支供应来描述各部分的血流贡献。冠状动脉血流储备分数（FFR_{cor}）被定义为狭窄冠状动脉的最大血流量与该动脉不存在狭窄时的理论最大血流量之比。

同理，心肌血流储备分数（FFR_{myo}）是指存在狭窄病变的冠状动脉所供应心肌区域能获得的最大血流量（动脉和血管床）与同一区域无狭窄情况下的最大血流量之比。换句话说，FFR 表示狭窄血管最大血流量与假设不存在狭窄时所能获得的最大血流量的比值。注意在最大充血状态时，FFR_{cor} 约等于 FFR_{myo}，因为在最大充血状态时心肌血管床阻力达到最小。侧支血流储备分数是 FFR_{myo} 与 FFR_{cor} 之差。以下等式用于计算冠状动脉 FFR 与其支配心肌的 FFR。

$$FFR_{cor} = (P_d - P_w) / (P_a - P_w)$$
$$FFR_{myo} = (P_d - P_v) / (P_a - P_v)$$
$$FFR_{collateral} = FFR_{myo} - FFR_{cor}$$

P_a、P_d、P_v 和 P_w 分别表示主动脉压、远端动脉压、静脉压（右心房压）和冠状动脉楔压（当球囊闭塞时）。因为 FFR_{cor} 的计算需用到 P_w，因此其只有在血管成形术时可获得。在大多数临床情况下，与主动脉压相比，P_v 小到可以忽略不计。但当右心房压 > 10 mmHg 时，计算时就不应忽略，其对 FFR 的影响为 ±0.02 个单位。FFR 同时反映了心外膜动脉前向血流和侧支血流（或旁路移植血管）的心肌灌注情况，而不仅仅是经过狭窄冠状动脉时的压力损失（即狭窄冠状动脉压力梯度）。与冠状动脉血流速度储备分数（CVR）不同，FFR_{cor} 是在最大充血状态时测得，排除了微循环阻力对其的作用，因此几乎不受基础血流、心率、血压或微循环状态的影响[6]。表 15-1 列出了 FFR 的计算公式，表 15-2 列出血流储备分数在临床应用的界值。

冠状动脉血流储备和血流储备分数

冠状动脉血流储备（CFR）与 FFR 意义显著不同。CFR 被定义为冠状动脉最大血流量（血流速度）与基础状态时血流量的比值（图 15-5）[7-8]。CFR 随最大血流速度和基础血流速度的变化而改变，其受心率、血压和收缩功能等因素的影响。FFR 不会随基础血流水平的变化而改变，因为其是在最大充血状态时测得，不受血流动力学和微循环阻力状态的影响。CFR > 2 时可代表心肌不缺血，但其正常值无法界定，因为其随患者的状态而随时发生改变。相反，对于每条动脉、每个患者或每种情况，FFR

表 15-1　通过压力测量计算 FFR

心肌血流储备分数（FFR_{myo}）： $\quad (FFR_{myo}) = 1 - \Delta P/P_a - P_v$ $\quad\quad = P_d - P_v/P_a - P_v$ $\quad\quad \approx P_d/P_a$ 冠状动脉血流储备分数（FFR_{cor}）： $\quad FFR_{cor} = 1 - \Delta P (P_a - P_w)$ 侧支血流储备分数（FFR_{coll}）： $\quad FFR_{coll} = FFR_{myo} - FFR_{cor}$

（引自 Pijls NH, van Son JA, Kirkeeide RL, et al: Experimental basis of determining maximum coronary, myocardial, and collateral blood flow by pressure measurements for assessing functional stenosis severity before and after percutaneous transluminal coronary angioplasty. Circulation 87: 1354-1367, 1993.）

注意：除了 P_w，所有压力值均应在最大充血状态时测得。FFR，血流储备分数；P_a，平均主动脉压；P_d，远端冠状动脉压；ΔP，平均跨病变血管压力梯度；P_v，平均右心房压；P_w，平均冠状动脉楔压或球囊膨胀时的远端冠状动脉压

表 15-2　FFR 在临床应用中的界值

意义	FFR
心肌缺血	< 0.75
延迟 PCI	> 0.80
支架置入达到理想终点 *	> 0.90

引自 Kern MJ, et al：Physiological assessment of coronary artery disease inthe cardiac catheterization laboratory：a scientific statement from the American HeartAssociation committee on diagnostic and interventional cardiac catheterization，council on clinical cardiology. Circulation 114：1321-1341，2006.
FFR，血流储备分数；PCI，经皮冠状动脉介入治疗
* 支架置入达到理想终点是指通过血管内超声确定达到支架最佳置入位置，虽有支架钢梁移位，但 FFR 可正常

的绝对正常值均为 1。FFR 对心外膜狭窄冠状动脉缺血风险的评估具有特异性，而 CFR 包括通过心外膜狭窄冠状动脉（R1）和微循环阻力血管的血流（R2，R3）（图 15-6）。若其中之一或两者均异常，CFR 都会表现为异常，这将无法区分心外膜冠状动脉狭窄和微血管阻力对血流量的影响。基于此，在导管室，FFR 是优于 CFR 的检测指标。

血流储备分数与心肌灌注面积

FFR 提示的血管功能状态并不总是与血管造影显示的病变严重程度相一致，这其中的一个重要概念是心外膜冠状动脉血流量与心肌血管床面积之间

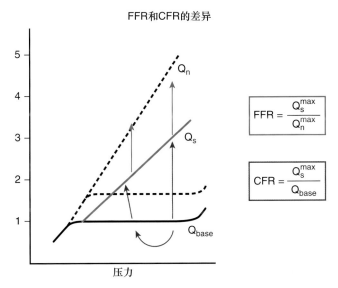

FFR和CFR的差异

$$FFR = \frac{Q_s^{max}}{Q_n^{max}}$$

$$CFR = \frac{Q_s^{max}}{Q_{base}}$$

图 15-5　FFR 是指在最大充血状态时，狭窄血管所支配心肌灌注区域的血流量（Q_{smax}）与假设不存在狭窄时该区域的血流量（Q_n）的比值。CFR 被定义为冠状动脉最大血流量（Q_{smax}）与基础血流量（Q_{base}）的比值。血流动力学、收缩功能和微循环状态等因素均可改变基础血流状态从而影响 CFR，FFR 则不受影响

的关系。

血管供应心肌面积越大，充血状态下血流量就越多，压力梯度就越大，因此给定狭窄血管的 FFR 值就越低（图 15-7）。这也就解释了为什么同样是最小横截面积为 4 mm^2 的狭窄血管，位于左前降支动脉近段和远段或第二边缘支时对血流动力学的影响完全不同。这一点已在 Iqbal 等的研究中得到证实[9]。在右冠状动脉完全闭塞伴左前降支（供给前壁和下壁心肌血管床）中度狭窄且 FFR 为 0.72 的患者中，当置入支架开通右冠状动脉后，左前降支动脉心肌血管床面积减少，左前降支的 FFR 增加至 0.84。同样，在心肌梗死后，心肌灌注面积发生改变，狭窄血管的血流动力学将发生相应改变。基于此，ST 段抬高型心肌梗死患者测定 FFR 是不可靠的，急性损伤期过后其值才具有参考意义。总之，FFR 可反映心外膜狭窄冠状动脉血流量与其供应的心肌血管床面积。

冠状动脉内压力传感导丝测量技术

使用 5 Fr 或 6 Fr 指引导管和压力导丝系统很容易

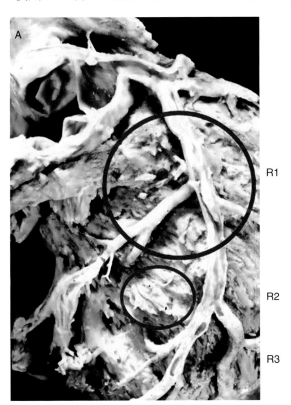

图 15-6　病理标本显示心肌灌注血管 R1：心外膜动脉，R2：毛细血管前微动脉，R3：微循环。FFR 特异性评价心外膜冠状动脉（R1）狭窄时对血流的影响，而 CFR 评价心外膜冠状动脉（R1）狭窄和微循环阻力（R2，R3）对血流的共同影响

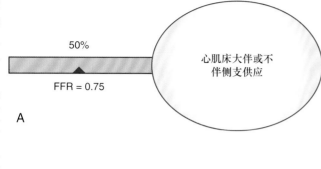

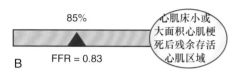

图 15-7　心肌血管床面积对 FFR 的影响。心肌血管床需要相应的血流供应，因此可以影响 FFR 的大小。**A.** 大的心肌血管床面积，需要的血流供给多，即使在病变比较轻微时（50%），FFR 依然可以很低。**B.** 小的血管床面积（如心肌梗死后）会使 FFR 升高，这就解释了为什么解剖学病变的严重程度和功能学表现不一致

测得 FFR（St. Jude Medical，Minneapolis，Minnesota，或 Volcano Therapeutics，Rancho Cordova，California）。冠状动脉造影诊断后，将指引导管置于冠状动脉开口处，测量 FFR 的步骤如下：

①在导丝进入导管前静脉滴注肝素 40 U/kg 或比伐卢定抗凝，然后冠状动脉内推注硝酸甘油（100～200 μg 静脉推注）。

②在体外将压力导丝与压力分析系统连接，校零。

③压力导丝通过指引导管被推送至冠状动脉，在通过狭窄病变前均衡指引导管压力和压力导丝压力（或称标准化），此时压力导丝位于指引导管头端。

④继续向前推送压力导丝至狭窄病变远端 2 cm 处。

⑤静脉滴注［140 μg/(kg·min)］或冠状动脉内推注腺苷（右冠状动脉：20～30 μg；左冠状动脉：60 μg 或 100 μg）均可诱发最大充血状态。在某些情况下 FFR 处于临界值，其提示意义不明确时，可将腺苷滴速上调至 180 μg/(kg·min)。通常在静脉滴注 2 min 后，冠状动脉内推注 15～20 s 后测量 FFR。

⑥FFR 即在最大充血状态时远端平均冠状动脉压与近端平均冠状动脉压的比值。当 FFR ≤ 0.80 时，提示心肌缺血，也是行 PCI 的指征。

⑦PCI 手术时，可以将压力导丝作为指引导丝，术后重新测 FFR 值，用以评估干预是否充分、有无

残余狭窄或新的血管造影狭窄。

⑧完成测压后，压力导丝重新退回到导管内，再次对压力进行校正确保信号稳定。

FFR 测量的注意事项和经验将在其他小节详细讲解[9]。

冠状动脉血管扩张药

血管狭窄程度的评估应该在最大充血状态时获得，在最大充血状态时，血管自主调节机制丧失，微血管阻力固定且达到最小。在该情况下，冠状动脉血流量和驱动压力有直接关系，因此，最大充血状态时冠状动脉血流量与冠状动脉压力密切相关，由此推导出通过压力测量计算心肌 FFR。

最大充血状态通常由静脉滴注或冠状动脉内推注（表 15-3）腺苷诱导获得。静脉滴注血管扩张药还包括：三磷酸腺苷［ATP；140 μg/(kg·min)］、瑞加德松（400 μg 静脉推注）、多巴胺（10～40 μg/min×2 min 增量）。很少情况下会冠状动脉内给予 ATP（50～100 μg），冠状动脉内给予罂粟碱（10～15 mg）和硝普钠（50～100 μg）的情况则更少[10]。

腺苷

静脉滴注腺苷是目前公认的诱发充血状态的标准方法，可形成稳定充血状态并延长充血时间，给药剂量呈体重依赖性，且不受术者因素影响。腺苷起效快，作用时间短，半衰期 < 10 s。静脉滴注腺苷可延长充血时间，有利于压力导丝缓慢回撤，对简单、连续病变或弥漫性病变狭窄位置的确定非常有用。静脉内滴注腺苷可诱导冠状动脉最大充血状态，用以评估主动脉开口处狭窄而不引起指引导管阻塞，冠状动脉内腺苷给药可能引起该情况的发生。

在多数患者当中，冠状动脉内腺苷给药与静脉给药效果相当，但在小部分病例中，冠状动脉内推注不是理想的给药方法。在 52 例患者共 60 处病变当中，Jeremias 等发现冠状动脉内给药（右冠状动脉：15～20 μg，左冠状动脉：18～24 μg）和静脉给药［140 μg/(kg·min)］之间呈强线性相关（r = 0.978；P < 0.001）。两者所得 FFR 值平均差异为 0.004±0.03。在 8.3% 的狭窄病变中，冠状动脉内推注腺苷与静脉滴注腺苷所得 FFR 值差异 ≥ 0.05，提示冠状动脉内腺苷给药诱发的充血反应不够充分[11]。

表 15-3 用于 FFR 测量的血管扩张药

	腺苷	腺苷	瑞加德松	硝普钠	罂粟碱
给药途径	静脉给药	冠状动脉内给药	静脉给药	冠状动脉内给药	冠状动脉内给药
剂量	140 μg/(kg·min)	60～100 μg LCA 20～30 μg RCA	0.4 mg	50～100 μg	15 mg LCA 10 mg RCA
半衰期	1～2 min	30～60 s	2～4 min	1～2 min	2 min
到达最大充血反应时间	<1～2 min	5～10 s	1～4 min	10～20 s	20～60 s
优点	金标准	作用时间短	静脉推注	作用时间短	作用时间短
缺点	血压下降胸部烧灼	房室传导阻滞，血压下降	心率加快，作用时间长	血压下降	血压下降，尖端扭转型心动过速

AV，房室；BP，血压；FFR，血流储备分数；HR，心率；LCA，左冠状动脉；RCA，右冠状动脉

随后的研究明确了静脉腺苷给药和冠状动脉内腺苷给药的相关性，提示提高冠状动脉内腺苷给药剂量（>60 μg）可以增加充血量并产生更低的 FFR 值[12]。

Seo 等比较了外周静脉和中心静脉给药测量 FFR 的可行性和有效性[13]。在 71 例患者中，用冠状动脉内推注给药和连续股静脉或肘前静脉给药[140 μg/(min·kg)]测量 FFR 值，同时测量了 20 例患者平均充血反应时间和微血管阻力系数。冠状动脉内推注腺苷测得 FFR 值（0.81±0.10）；股静脉滴注（0.80±0.10）；肘前静脉滴注（0.80±0.11；非劣效性检验 P = 0.01）。肘前静脉和股静脉两种给药途径所测 FFR 值所诊断的功能狭窄的患者数量没有差别（FFR < 0.75；股静脉 17（25.0%）vs. 肘前静脉 17（25.0%）；P = 1.0），平均充血反应时间和微循环阻力系数无统计学差异。该研究表明通过肘前静脉连续滴注腺苷，诱导稳态充血反应测量 FFR 或其他生理学指标是简便并有效的。

瑞加德松

腺苷可同时激活多种腺苷受体亚型进而产生一些不良反应，比如恶心、呼吸急促、胸痛和房室传导阻滞等。

为了降低不良反应的发生率而不影响充血反应，逐渐发展出了以瑞加德松为代表的选择性腺苷 A2A 受体激动剂。瑞加德松是一种低亲和力的 A2A 腺苷受体激动剂，可扩张冠状动脉，其增加心肌灌注的能力与腺苷相当。由于其是选择性地激动冠状动脉中的 A2A 受体，与腺苷相比不良反应较少。同时，瑞加德松的半衰期在初始阶段为 2～3 min，中期为 30 min，末

期为 2 h，可能比短效腺苷更便于在临床上使用。单次输注瑞加德松后，冠状动脉充血的水平可与持续输注腺苷所达到的水平相当。基于上述优势，瑞加德松或是 FFR 测量时理想的冠状动脉扩张药[14-15]。

其他血管扩张药

其他可显著扩张冠状动脉的药物包括 ATP、硝普钠和多巴酚丁胺。使用 ATP 的冠状动脉血流储备与罂粟碱相当[10]。冠状动脉内注射 ATP 剂量 > 15 μg，静脉注射多巴酚丁胺[10～40 μg/(kg·min)]也被用于 FFR 评估病变严重程度。与静脉注射腺苷相比，多巴酚丁胺峰值速度滴注可产生相似的远端冠状动脉压力和压力比[Pd/Pa，（60±18）mmHg vs.（59±18）mmHg；FFR，0.68±0.18 vs. 0.68±0.17；均为 P = NS]。大剂量静脉注射多巴酚丁胺不会改变心外膜在血管造影下的狭窄面积，并且与腺苷相似，其可完全消除心肌阻力，无论是否诱发左心室功能不全。冠状动脉内注射硝普钠（50 μg、100 μg 静脉推注）产生的效果与静脉或冠状动脉内注射腺苷的效果几乎相同[16]。

咖啡因（腺苷受体拮抗剂）对 FFR 的影响仍存在争议，目前尚不清楚饮用一杯咖啡后，血液中的咖啡因浓度是否会对扩张冠状动脉后 FFR 的测定产生影响。文献回顾表明，在行腺苷扩张冠状动脉时，血清咖啡因水平在 3～4 mg/L 并不影响心肌灌注显像对冠心病的诊断能力[17]。虽然这可能适用于接受静脉注射腺苷扩张冠状动脉的患者，但是如果出现任何问题，术者可以增加腺苷注射剂量以抵消任何受体拮抗作用。

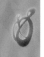

血流储备分数的注意事项和陷阱

当存在严重狭窄但 FFR 值却显示无缺血（＞ 0.80）时，应该考虑到多种可能的原因。FFR 测量过程中的误差包括血流动力学伪像和无法诱导最大充血状态[18]。表 15-4 列举了可能导致 FFR 测量不准确的因素。

有侧孔的导管不宜用于测量 FFR，因为可能会导致近端压力梯度，为远端压力梯度评估带来困难。此外，侧孔可能会导致冠状动脉内推注腺苷无法足量进入下游血管。较大的指引导管可能会部分阻塞冠状动脉开口，在诱导充血时影响最大血流量。给予血管扩张药后将指引导管从冠状动脉开口回撤可以避免这种陷阱。

冠状动脉内压力导丝测量的安全性

Qian 等[19]检测了 906 例患者经冠状动脉内多普勒导丝测量的安全性。14 例患者在测量右冠状脉 FFR 和 1 例患者（1.5%）在测量左冠状动脉 FFR 过程中，在冠状动脉内注射腺苷后发生严重的一过性心动过缓。9 例患者在多普勒导丝通过时发生冠状动脉痉挛。2 例患者在操作过程中出现心室颤动，其中 1 例出现心脏停搏。1 例患者发生低血压伴随心动

表 15-4　影响 FFR 的因素

1. 设备因素：
   - 错误零点
   - 不完全压力传递（连接管 / 器泄漏）
   - 电线连接故障
   - 压力信号漂移
   - 血流动力学记录仪误定标
2. 操作因素
   - 导管受潮
   - 压力传感器放置不正确
   - 充血不足
3. 生理因素
   - 多病变
   - 心肌血管床减少
   - 急性心肌梗死
可能影响 FFR 的理论条件
   - 严重左心室肥大
   - 侧支供应充足
   - 腺苷不敏感

引自 Koolen JJ, Pijls NHJ: Coronary pressure never lies. Cathet Cardiovasc Intervent 72: 248-256, 2008.
FFR, 血流储备分数

过缓与室性停搏。所有并发症可经药物纠正。这些数据证实了压力导丝测量的安全性。

验证和缺血阈值

多项比较研究显示 FFR ＜ 0.75 和缺血负荷试验结果相关，具有较高的敏感性（88%）、特异性（100%）、阳性预测值（100%）和总体准确度（93%）。FFR ＞ 0.80 和阴性缺血结果相关，预测准确度达 95%。和单一负荷试验比较加之试验方法和研究人群的变异导致了一个阳性和阴性结果重叠的 FFR 灰区（0.75 ～ 0.80）。对此范围内的 FFR 值解释需要临床判断。对 31 项 FFR 与定量冠状动脉造影（QCA）和（或）同一病变无创性影像学检查的比较研究进行 meta 分析[20]，结果发现与 FFR（阈值＜ 0.75）相比，QCA 的敏感性为 78%，特异性为 51%，心肌核素灌注显像（敏感性 75%，特异性 77%）和多巴酚丁胺负荷超声心动图（敏感性 82%，特异性 74%）的受试者工作特征曲线与 FFR 相似。考虑到无创性影像学检查有限的准确性和可重复性，这项 meta 分析显示其与 FFR 结果仅具有中度的一致性并不让人意外。相比之下，一项在同一患者人群 PCI 术前术后比较 FFR 和联合 3 种不同负荷试验的诊断模型的验证研究[4]仍然是目前缺血诊断试验中最严格的研究。此外，由于心肌核素灌注显像比较的是不同冠状动脉血管床的相对而非绝对心肌血流量，故难以确定多支血管病变患者具有血流动力学意义的单个病变[21-22]。同样地，负荷超声心动图上一个区域的严重缺血可能会掩盖另一个区域尽管有血流动力学意义但却相对不严重的病变。相比于无创性检查，FFR 是血管和病变特异性的缺血指标。

血流储备分数在特定病变类型中的应用

临界血管病变

在缺乏先前客观缺血证据的情况下，术者在导管室面对临界的造影狭窄（30% ～ 70% 狭窄）时，须确定存在或不存在缺血。FFR 能够使术者基于缺血情况决定立即处理或不处理冠状动脉病变，而不是根据不完美的血管造影假定缺血，或是在血管造影后行负荷试验。几项大型研究将 FFR 作为处理或

不处理此类病变的依据已取得了有利成果[23-25]。缺血试验结果和 FFR 已在单中心和多中心试验中被广泛比较（表 15-5）。

DEFER 研究结果显示[26]，基于 5 年随访结果，对于 FFR 正常的冠状动脉临界狭窄患者，延迟行 PCI 的方案是安全可行的。该研究将 325 例拟行 PCI 的患者随机分为 3 组：延迟组（n = 91），FFR ≥ 0.75，延迟行 PCI 但维持药物治疗；手术组（n = 90），虽 FFR ≥ 0.75，病变仍行支架置入治疗；对照组（n = 144），FFR < 0.75，按计划行 PCI。结果显示，延迟组与手术组的无事件生存率无显著差异（80% vs. 73%；P = 0.52），但均明显高于对照组（63%；P = 0.03）。延迟组、手术组和对照组的心脏性死亡和急性心肌梗死的复合终点发生率分别为 3%、8% 和 16%（前两组间无显著差异，P = 0.21，但均显著低于对照组，P = 0.003）（图 15-8）。在随访过程中延迟组和手术组无心绞痛发作的患者比例相似。对于 FFR 正常的患者，5 年心脏性死亡或心肌梗死年发生率 < 1%，而且不因置入支架而降低。以 FFR 作为指导治疗临界病变患者和低事件发生率相关，与无创性检查结果正常患者的事件发生率相当。下文描述的 FAME 试验也报道了对 FFR > 0.80 的病变延迟手术的类似预后。表 15-6 列出了对临界冠状动脉病变延迟介入治疗的预后。

多支血管病变

Tonino 等[33] 在 FAME 研究中比较了对多支血管病变行 FFR 指导的 PCI（FFR-PCI）和标准血

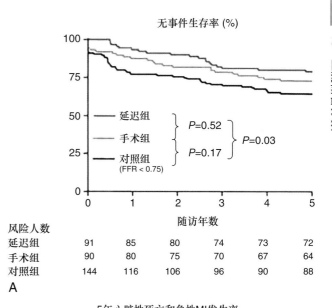

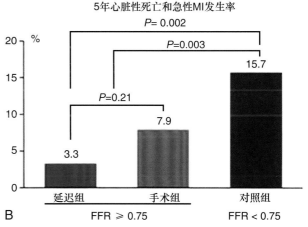

图 15-8 DEFER 研究结果。**A.** 5 年随访不良心脏事件的 Kaplan-Meier 生存曲线。**B.** 5 年心脏性死亡和急性心肌梗死发生率。FFR，血流分数储备；MI，心肌梗死（引自 Pijls NH，van Schaardenburgh P，Manoharan G，et al：Percutaneous coronary intervention of functionally non-significant stenoses：5-year follow-up of the DEFER study. J Am Coll Cardiol 49（21）：2105-2111，2007.）

表 15-5　**FFR 评价左主干临界狭窄及其与负荷试验相关性的研究**

作者	参考文献	患者	例数	负荷试验	FFR 阈值
De Bruyne	Circ 1995	单支血管病变	60	Bic 心电图	0.72
Pijls	Circ 1995	单支血管病变（PCI）	60	Bic 心电图	0.74
Pijls	NEJM 1996	单支血管病变	45	Bic 心电图；Thallium；Dob ECHO	0.75
Bartunek	JACC 1996	单支血管病变	75	Dob ECHO	0.78
Chalmuleau	JACC 2000	多支血管病变	127	MIBI	0.74
Abe	Circ 2000	单支血管病变	46	Thallium	0.75
De Bruyne	Circ 2001	心肌梗死后	57	MIBI	0.75 ～ 0.80

引自 Lokhandwala J，Hodgson J：Assessing intermediate left main lesions with IVUS or FFR：how intravascular ultrasound and fractional flow reserve can be used in this challenging subset. Cardiac Interventions 2009.

Bic，自行车功量仪；Dob ECHO，多巴酚丁胺负荷超声心电图；FFR，血流储备分数；MIBI，放射性核素心肌灌注应力试验；PCI，经皮冠状动脉介入治疗；Thallium，铊心肌灌注成像负荷试验

表 15-6　冠状动脉临界病变延迟介入治疗的预后

指标	参考文献	对照组例数	试验组例数	延迟治疗的截断值	MACE	随访时间（月）
FFR	Bech	98	100	0.75	8%	18
	Bech	27	150	0.75	8%	24
	Hernandez Garcia	99	43	0.75	12%	11
	Bech	28	24	0.75	21%	29
	Rieber	29	47	0.75	13%	12
	Chamuleau	30	92	0.75	9%	12
	Rieber	31	24	0.75	8%	12
	Lessar[†]	100	34	0.75	9%	12
CFR	Kern	101	88	2.0	7%	9
	Ferrari	102	22	2.0	9%	15
	Chamuleau[*]	32	143	2.0	6%	12

经允许引自 Kern MJ：Coronary physiology revisited：practical insights from the cardiac catheterization laboratory. Circulation 101：1344-1351，2000. http://content.onlinejacc.org/article.aspx?articleid=1140344.

CFR，冠状动脉血流储备；FFR，血流储备分数；MACE，主要不良心脏事件，主要为 PCI 率，无显著死亡 / 心肌梗死；PCI，经皮冠状动脉介入治疗

[*] 多血管病变；[†] 不稳定型心绞痛

管造影指导的 PCI（Angio-PCI）的差别。该研究共纳入 1005 例行药物洗脱支架置入的多支血管病变患者。在随机分组前，术者基于造影表现（狭窄程度＞50%）确定所有要处理的病变。FFR-PCI 组（$n = 496$），所有病变均测量 FFR 值而且只有病变 FFR ＜ 0.8 时置入支架。Angio-PCI 组（$n = 509$），均置入支架。两组临床特性和血管造影表现相似，SYNTAX 积分均值为 14.5（提示中低风险）。

与 Angio-PCI 组相比，FFR-PCI 组每位患者支架使用数量（1.9±1.3 vs. 2.7±1.2；$P ＜ 0.001$）、造影剂用量（272 ml vs. 302 ml；$P ＜ 0.001$）均较少，治疗费用更低（5332 美元 vs. 6007 美元；$P ＜ 0.001$），住院时间更短（3.4 天 vs. 3.7 天；$P = 0.05$）。更重要的是，Angio-PCI 组 2 年死亡率和心肌梗死发生率为 13%，FFR-PCI 组为 8%（$P = 0.02$）（图 15-9）。两组死亡、非致死性心肌梗死及血运重建构成的复合事件发生率分别为 22% 和 18%（$P = 0.08$）。对基于 FFR ＞ 0.8 延迟行 PCI 的病变，随访 2 年心肌梗死发生率仅为 0.2%，再次血运重建率仅为 3.2%[34]。成本-获益评估显示，FFR 指导的 PCI 不仅能改善患者预后，而且治疗费用更低[35]。

在随后的 FAME 2 研究中[36] 研究者入选了 1220 例拟行单支、两支或三支血管 PCI 的稳定性冠心病患者。完成 FFR 测量后，至少有 1 处狭窄病变

FFR ≤ 0.80 的患者纳入随机试验（$n = 888$），所有测量血管 FFR 值均 ＞ 0.8 的患者则纳入注册表中（$n = 332$）。参加试验的患者被随机分为最佳药物治疗组或 FFR 指导的 PCI ＋最佳药物治疗组。随访 2 年，主要终点被定义为死亡、心肌梗死和急诊血运重建。由于观察到终点事件发生率的显著差异，该项试验被早期终止。与单纯最佳药物治疗组相比，FFR 指导 PCI ＋最佳药物治疗组 12 个月生活质量显著提高（HR = 0.32；95% CI 0.19 ～ 0.53；$P ＜ 0.001$），而且能够显著缓解心绞痛。

FAME 2 研究显示，与单纯最佳药物治疗相比，FFR 指导 PCI 联合最佳药物治疗能显著改善稳定性冠心病患者的临床预后。随后，研究者也证明了对于稳定型心绞痛，FFR 指导 PCI 是一种优化治疗的合算选择[35]。

支架置入术后

裸金属支架（BMS）[37-38] 置入术后的 FFR 已被证明可预测随访过程中的不良心脏事件。Pijls 等对 750 例 PCI 造影结果理想的患者进行术后 FFR 评价。随访 6 个月时，76 例（10%）患者发生不良事件。支架置入术后的即刻 FFR 是最显著的独立因素，与所有类型事件相关。36% 的患者术后 FFR 恢复正常（＞0.95），其不良心脏事件发生率仅为 5%。32% 的

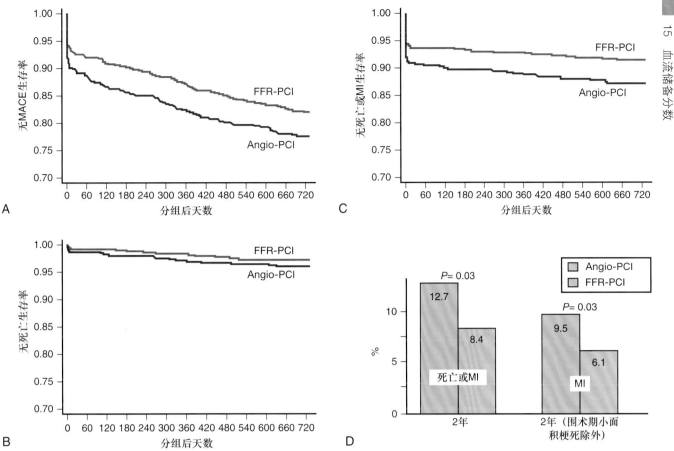

图 15-9 FAME 研究结果。基于 2 年随访数据的 Kaplan-Meier 生存曲线。**A.** 主要不良心脏事件（MACE）。**B.** 死亡。**C.** 死亡或心肌梗死。**D.** FAME 研究：2 年后死亡和心肌梗死发生率。FFR，血流储备分数；MACE，主要不良心脏事件；MI，心肌梗死；PCI，经皮冠状动脉介入治疗（**A-C** 引自 Tonino PAL，et al：Fractional flow reserve versus angiography for guiding percutaneous coronary intervention. N Engl J Med 360：213-224，2009. **D** 引自 Tonino PAL，et al：Fractional flow reserve versus angiography for guiding percutaneous coronary intervention. N Engl J Med 360：213-224，2009；and Tonino PAL，et al：Fractional flow reserve versus angiography in multivessel evaluation. JACC，Vol. 55，2010.）

患者术后 FFR 为 0.90 ~ 0.95，不良心脏事件发生率为 6%。剩余 32% 患者 FFR ＜ 0.90，不良心脏事件发生率为 20%，FFR ＜ 0.80 的患者不良心脏事件发生率则高达 30%。药物洗脱支架置入术后的 FFR 和临床预后的关系尚未报道。

左主干病变

当患者可能面临 CABG 时，准确评估左主干（LM）病变的血流动力学意义至关重要。由于上文讨论到的内在局限性，单纯血管造影评估 LM 临界狭窄可能并不可信，而 FFR 有助于临床决策[39-40]。

众多关于 FFR 的研究支持其在可疑 LM 病变中的应用（表 15-7）。Hamilos 等[40] 在一项大型多中心前瞻性临床试验中评价了 213 例造影可疑的 LM 狭窄患者的 FFR 和 5 年临床结局的关系。当

FFR ≥ 0.80 时，患者接受药物治疗或通过冠状动脉血管成形术治疗另一狭窄（非手术组；n = 138）。当 FFR ＜ 0.80，行 CABG（手术组；n = 75）。非手术组（FFR ≥ 0.80）5 年生存率估计值为 90%，手术组（FFR ＜ 0.80）为 85%（P = 0.48）。两组 5 年无事件生存率估计值分别为 74% 和 82%（P = 0.50）（图 15-10）。值得注意的是，血管直径狭窄 ＞ 50% 的患者中只有 23% 有 FFR 确定的血流动力学意义的 LM 病变。

复杂左主干病变（LM ＋下游病变）

获得准确 FFR 的一个主要原则是要确保靶病变的最大充血状态。在串联病变（或 LM 合并下游病变等同于串联病变）的情况下，一个病变会阻碍另一个病变达到最大充血状态，因此不能依靠任何一

表 15-7　FFR 评价左主干临界狭窄的研究

研究	FFR 阈值	总例数	药物治疗			手术治疗			随访时间（月）
			例数（%）	MACE	死亡	例数（%）	MACE	死亡	
Hamilos（2009）	0.8	213	136（65%）	26%	9（6.5%）	73（35%）	17%	7（9.6%）	35/25
Courtis（2009）	0.75 手术治疗 0.8 药物治疗	142	82（58%）	13%	3（3.6%）	60（42%）	7%	3（5%）	14/11
Lindstraedt（2006）	0.75 手术治疗 0.8 药物治疗	51	24（47%）	31%	0	27（53%）	34%	5（19%）	29/16
Suemaru（2005）	0.75	15	8（53%）	0	0	7（47%）	29%	0	33/10
Legutko（2005）	0.75	38	20（53%）	10%	0	18（46%）	11%	2	24（平均值）
Jimenez-Navaro	0.75	27	20（74%）	10%	0	7（26%）	29%	2	12/12
Bech（2001）	0.75	54	24（44%）	24%	0	30（56%）	17%	1	29/15

引自 Lokhandwala J，Hodgson J：Assessing intermediate left main lesions with IVUS or FFR：how intravascular ultrasound and fractional flow reserve can be used in this challenging subset. Cardiac Interventions，2009.

FFR，血流储备分数；MACE，主要不良心脏事件，主要为 PCI 率，无显著死亡／心肌梗死；PCI，经皮冠状动脉介入治疗

个获得准确的 FFR（除非我们使用球囊导管并利用冠状动脉楔压进行复杂的计算；见下文）。在临床实践中，我们测量跨越两个病变的心外膜 FFR 总和。如果结果呈阳性，我们继续在充血相记录压力回撤曲线，注意单独经过每个病变时所出现的最大压力梯度（ΔP），然后对最大的压力梯度处进行干预并重复测量现在算作单个病变的 FFR。对于 LM 合并下游 LAD／回旋支（CFX）病变，这种病变组合等同于串联病变，因此，必须以这种方式测量 LM 的 FFR 值。

仅仅为测量 LM 的 FFR 值而对下游病变行 PCI 可能不是一个好的选择，因为患者的最佳治疗可能是行 CABG。幸运的是，LM 狭窄合并存在的下游 LAD 病变可能不影响 LM 的 FFR[41]。为了说明下游 LAD 病变带来的影响，图 15-11 描述了 LM 心肌血管床的变化，即 LAD 和 CFX 供应区域的总和。如果 RCA 闭塞并且左冠状动脉系统提供侧支循环，LM 心肌血管床会更大。图 15-11 显示了 LM 的 FFR 可能受远端分支病变影响的不同情况。Yong 等[41] 评价了 6 只绵羊下游 LAD 病变带来的影响。采用球囊导管在 LM 中造成不同程度的狭窄，随后使 LAD 狭窄。压力导丝分别置于 LAD 和 LCX 血管中，以便研究人员能够评估单纯 LM 病变时的真实 FFR（FFR_{true}）和合并 LAD 狭窄的表观 FFR（FFR_{app}）之间的差异。随着 LAD 闭塞严重程度的增加，只有当心外膜 FFR（LM ＋ LAD）＜ 0.50 时，FFR 才下降＞ 0.02 ～ 0.03

个单位，这意味着对于临床实践应用，只有严重和近端的 LAD 狭窄才可能会影响 LM 真实的 FFR 值（图 15-12）。

小血管病变

如前所述，心肌血管床大小会导致冠状动脉狭窄的影像-功能的不匹配。较小的冠状动脉血管通常供应小范围心肌区域，因此相对于血管造影狭窄的严重程度，其缺血的程度较为有限。因此，FFR 可能尤其有助于指导小血管病变的治疗。Puymirat 等[42] 以类似于 FAME 试验的方式评估了 FFR 指导 PCI 相比于血管造影指导 PCI 治疗较小的冠状动脉病变的临床预后差异。从 2004 年 1 月至 2008 年 12 月，共纳入 717 例患者（495 例血管造影指导，222 例 FFR 指导），并对稳定或不稳定型心绞痛行 PCI，参考血管直径和支架直径＜ 3 mm。终点事件的回顾性分析［死亡、非致死性心肌梗死（MI）、死亡和非致死性 MI、靶血管血运重建（TVR）、治疗费用以及主要不良心脏事件（MACE），MACE 定义为死亡、非致死性 MI 和 TVR］平均持续了 3.3 年（0.01 ～ 5 年）。倾向评分匹配的 Cox 分析显示，行 FFR 指导 PCI 的患者死亡和非致死性 MI（HR ＝ 0.413；P ＝ 0.004）、非致死性 MI（HR ＝ 0.063；P ＝ 0.007）、TVR（HR ＝ 0.517；P ＝ 0.006）和 MACE（HR ＝ 0.458；P ＜ 0.001）发生率显著降低。只在死亡率上没有统计学差异。FFR 指导 PCI 的治疗费用也显著降低［（3253±102）欧

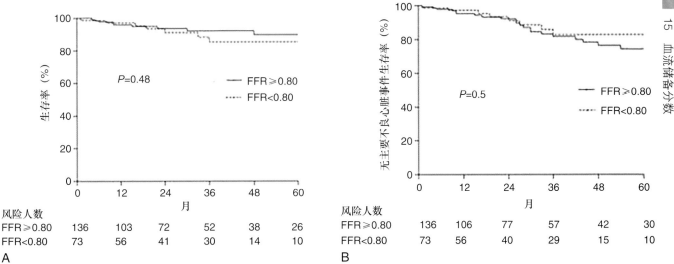

图 15-10　左主干 FFR（LM-FFR）的 5 年研究结果。**A.** 两组间总生存率。**B.** 无主要不良心脏事件生存率的 Kaplan-Meier 生存曲线。两组的 5 年无事件生存率分别预计为 74% 和 82%（*P* = 0.05）。FFR，血流储备分数；MACE，主要不良心脏事件（引自 Hamilos M，Muller O，Cuisset T，et al：Long-term clinical outcome after fractional flow reserve-guided treatment in patients with angiographically equivocal left main coronary artery stenosis. Circulation 120：1505-1512，2009.）

图 15-11　LM FFR 模式图和心肌血管床缩小时（黄色重叠区域）可能发生的潜在变化（右图）。**A.** 孤立性 LM 狭窄，无 LAD、CFX、RCA 狭窄。为了方便举例，将 FFR 设定为 0.78。FFR 反映了 LM 狭窄的生理学意义。**B.** LM 合并 LAD 狭窄。LM FFR 上升到 0.82，因为 LAD 狭窄使 LM 血管床减少。当合并 LCX 狭窄时，也会出现同样的情况。心肌血管床流量受损时，无法精确测量 LM FFR。如果 LAD 和 CFX 血流动力学变化不明显，LM FFR 将是准确的。**C.** LM 狭窄合并 RCA 完全闭塞，无 LAD/LCX 病变。LM FFR 再次被设定在 0.78。**D.** RCA 开通后，随着侧支血流的分解，LM 心肌床减少，LM FFR 增加到 0.84。CFX，回旋支；FFR，血流储备分数；LAD，左前降支；LM FFR，左主干血流储备分数；RCA，右冠状动脉

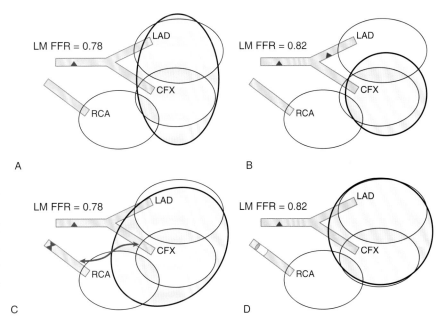

元 *vs.*（4714±37）欧元；*P* < 0.0001］。这些发现支持对小血管病变行 FFR 指导 PCI 是安全的，与造影指导 PCI 相比临床预后更好。

单支血管串联（多重）病变

如上所述，为了获得准确的 FFR，必须诱导跨狭窄处的最大血流。当有 2 个（或更多）连续或串联狭窄时，第一处狭窄限制了流向下游病变的最大血流量，反过来所有下游狭窄也会限制更近端病变的最大血流量。因此，相邻狭窄之间的相互作用影响我们使用简单的 FFR 比值（P_d/P_a）评估每个病变。换言之，当同一心外膜下血管中存在多于 1 个明显病变时，每个病变会阻挡最大血流量（即产生次最大血流量），因此导致单个病变 FFR 值不准确。狭窄之间相互影响的具体程度不可预测。但是，简单测量 FFR 可以评估任一组狭窄病变的整体情况。

相关试验研究证明了如何确定串联病变中单个病变的 FFR[34-35]。每个狭窄病变的 FFR 可以通过使用 Pijls 等[43] 的方程式来预测，该方程式中使用最大充血相时的 P_a、两处狭窄间的压力（P_m）、P_d 和冠

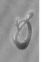

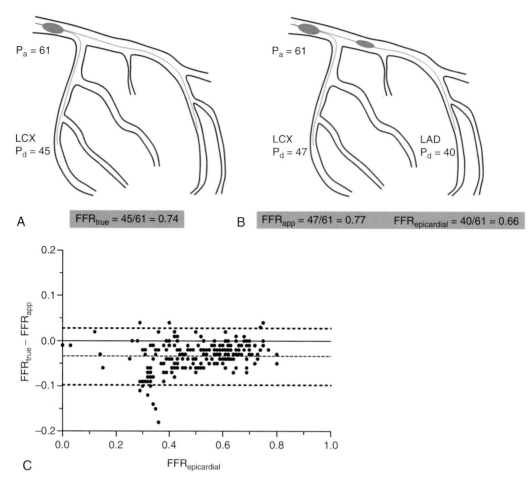

图 15-12　LM 狭窄伴或不伴 LAD 狭窄的动物模型的生理学指标示例。**A.** LM 球囊扩张时测得 LM 真实的 FFR（FFR$_{true}$）等于远端左前降支（LAD）无狭窄时回旋支（LCX）的压力（Pd）[FFR$_{true}$＝远端压力（Pd）]，除以近端动脉血压（Pa）。**B.** FFR$_{app}$ obtained during balloon inflation in the LAD（FFR$_{app}$ = LCX P$_d$/P$_a$ during downstream balloon inflation）. FFR$_{epicardial}$ represents FFR of left main plus LAD（FFR$_{epicardial}$ = LAD P$_d$/P$_a$ during LAD balloon inflation）. **C.** 下游 LAD 对左主干 FFR 的影响（LM FFR）。FFR$_{true}$ 和 FFR$_{app}$ 与左主干加狭窄下游血管复合 FFR（FFR$_{epicardial}$）的差异。虚线和点状线分别表示偏倚和 95% CI。FFR，血流储备分数；LAD，左前降支；Pd，远端血压；Pa，动脉血压（引自 Yong ASC，Daniels D，De Bruyne B，et al：Fractional flow reserve assessment of left main stenosis in the presence of downstream coronary stenoses. Circ Cardiovasc Interv 6：161-165，2013.）

状动脉楔压（P$_w$）：

$$FFR_{预测} = \{P_d - [(P_m/P_a) \times P_w]\} / [(P_a - P_m) + (P_d - P_w)]$$

这种特殊的计算方法需要在球囊扩张期间测定 P$_w$，是一种非常不实用的方法。Pijls 等[43] 和 DeBruyne[44] 在实验模型中很好地证明了增加远端病变严重程度对串联病变 FFR 测量的影响。随着远端病变严重程度增加，压力梯度增大，近端病变的 FFR 严重程度下降（即 FFR 升高）。该实验证实了仅使用简单的 FFR 进行评估时串联病变相互之间的不利影响。

评估串联病变的具体操作

串联病变评估包括以下 5 个步骤：

①推送压力导丝至最后一个病变远端。在经静脉腺苷给药后以标准方式测量穿过所有病变的总 FFR。例如，如果 FFR = 0.84，那么没有病变需要处理，也无需任何操作。

②如果步骤①中的总体 FFR < 0.80，则在静脉滴注腺苷达到充血相时完成压力回撤。

③确定产生最大压力梯度的病变。不要测量单个病变的 FFR 值；而是根据压力梯度（ΔP）决定首先处理哪个病变。

图 15-12B 图注：LAD 球囊扩张时的 FFR$_{app}$（下游球囊扩张时 FFR$_{app}$ = LCX Pd/Pa.）FFR$_{epicardial}$ 代表 LM 加 LAD 的 FFR 值（LAD 球囊扩张时 FFR$_{epicardial}$ = LAD Pd/Pa）。

④在最大压力梯度处置入支架。

⑤处理完第一个病变之后，再次使用标准 FFR 技术重新评估剩余病变。如果 FFR < 0.80，则在下一个病变处置入支架（如果多于 2 处病变，并且 FFR 仍为异常，则在下一个最大 ΔP 处置入支架）。串联病变评估和处理的病例如图 15-13 所示。

Kim[27] 发现对串联病变使用压力回撤曲线的 FFR 指导血运重建策略是安全有效的。使用压力回撤曲线对 131 例同一冠状动脉内具有多重临界狭窄病变的患者（共计 141 支血管和 298 处病变）进行评估。如预期结果，FFR 和血管造影显示的直径狭窄百分比之间存在较弱的负相关（r = − 0.282；P < 0.001）。总共置入 116 枚支架，61.1%（182/298）的患者延迟血运重建。根据首次支架置入术后的 FFR 值（FFR ≥ 0.8 vs. FFR < 0.8），将术前 FFR < 0.8 的血管分为两组，两组之间基线的血管造影特征和生理学参数无统计学差异。平均随访（501±311）天，仅有 1 例因支架内再狭窄再次行靶血管血运重建。没有与延迟介入治疗有关的不良事件发生。

该项指导策略可以减少不必要的介入干预，并能最大化对单支冠状动脉内存在多重病变的患者行药物洗脱支架置入术所带来的益处。

弥漫性病变

在压力导丝从远端到近端连续回撤的过程中，可以通过测量 FFR 记录弥漫性动脉粥样硬化的影响。弥漫性动脉粥样硬化不同于局灶性狭窄，其特征为在回撤期间呈现连续逐渐的压力回升，而没有和局灶病变相关的压力陡升[28]（图 15-14）。最大充血相的压力回撤记录能提供必要的信息以帮助决定是否需要置入支架以及在何处置入支架。弥漫性病变中局部压力陡降的位置即为需要干预的合适部位。弥漫性病变在没有局灶性心外膜狭窄的情况下也可以产生异常 FFR，此类病变推荐药物治疗或外科血运重建。

开口和分支病变

分支开口处的狭窄或支架内分支的新生狭窄（"拘禁"分支）很难用传统造影评估，原因包括其与主支的相互重叠、支架钢梁横跨分支以及透视投影成像所导致的图像缩短。Koo 等[29] 比较了 97 例"拘禁"分支病变（血管直径 > 2.0 mm，目测狭窄百分比 > 50%）支架置入后 FFR 与血管造影的差异。造影所见分支狭窄 < 75% 时，FFR 均 > 0.75。在 73 例狭窄 ≥ 75% 的病变中仅有 20 例（27%）有显著的功能学意义。91 例患者中，26/28 例 FFR < 0.75 的患者行分支介入治疗。亚组分析显示，尽管术后残余狭窄为（69±10）%，但 FFR 升高至 > 0.75。随访 9 个月时，有功能学意义的再狭窄为 8%（5/65），与血管造影指导治疗组（110 例）相比，事件发生率无统计学差异（4.6% vs. 3.7%；P = 0.7）（图 15-15）。因此，通过检测 FFR 评估开口和分支病变能够确定少数有功能学意义的病变，减少复杂、耗时以及可能不利的分支介入治疗[31-32]。案例如图 15-16 所示。

大隐静脉桥血管病变

在评估大隐静脉桥血管（SVG）病变时，请记住有 3 种潜在的冠状动脉血流来源供应心肌：心外膜动脉、旁路血管和侧支循环。FFR 代表的是来自①固有血管；② CABG 血管；③因固有冠状动脉长期闭塞诱发的侧支循环的三种竞争血流（和压力）的总体效应。

在 CABG 后，旁路血管应以与低阻力的心外膜血管相似的方式发挥作用。然而，评估 CABG 血管狭窄导致的缺血因下面几个特征而变得复杂，其中包括①来自固有血管或旁路血管的竞争血流（和压力）；②固有冠状动脉长期闭塞处的侧支循环；③因缺血性纤维化和瘢痕形成、预先存在或旁路手术相关的心肌梗死或慢性低血流缺血引起的微循环异常。尽管存在这些复杂的特征，但 FFR 理论上也适用于评估移植到右冠状动脉供应正常心肌血管床的大隐静脉病变，类似于固有右冠状动脉病变。

当穿过 SVG 病变测量 FFR 时，压力传感器应跨越吻合口外至固有血管。如果固有血管闭塞，则 FFR 仅反映 SVG 病变。如果固有血管存在部分血流，则 FFR 反映了 SVG 和固有血管的病变。在这种情况下，SVG 和固有血管病变类似于串联病变，需要在最大充血相利用压力回撤技术来识别压力梯度最大并导致异常 FFR 的病变。测量 SVG 病变 FFR 时应静脉注射腺苷。

FFR 值与 SVG 通畅的长期结果相关。Botman 等[45] 通过对 164 例行冠状动脉旁路移植术（n = 450）患者的随访验证了生理狭窄严重程度与桥血管通畅的

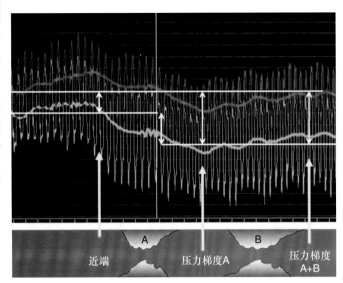

FFR(a+b)=Pd/Pa

A

图 15-13　**A.** 单支血管中的串联（多个）病变。当同一血管存在多个散在狭窄时，通过第一处病变的高血流量和压力将被第二处病变削弱，反之亦然。记录的 FFR 值反映了通过这两处病变的情况。若没有冠状动脉楔压，就无法确定单个病变的 FFR。在实践中，用最大的跨病变压力梯度来定位病变。该病变治疗后，用 FFR 重新评估剩余病变的情况。**B.** 在左前降支中观察到两个连续的临界狭窄（标记为 1 和 2）。当 FFR 为 0.48 时，回撤的同时监测冠状动脉内压力（绿线）、主动脉压力（红线）和 FFR（黄线）。**C.** 在最大充血状态下，回撤压力过程中观察到两次冠状动脉内压力的上升。病变 1 和 2 的表观 FFR 分别为 0.67（跨病变 1 压力比 = 60/90）和 0.75（跨病变 2 压力比 = 45/60）。由于病变 1（30 mmHg）较病变 2（16 mmHg）时压力梯度大，故近端狭窄为主要靶病变，进行支架置入术。**D-E.** 病变 1 支架置入术后（**D**），再次进行回撤压力监测（**E**）。FFR 为 0.59，病变 2 冠状动脉内压力升高 20 mmHg。后在远端狭窄病变处再次置入支架。病变 2 的真实 FFR 为 0.73（55/75 mmHg）。**F-G.** 远端和远端病变均置入支架后，FFR 为 0.85，并无明显压力梯度。FFR，血流储备分数；Pd，远端血压；Pa，动脉压力（引自 Kim HL，Koo BK，Nam CW，et al：Comparison of hyperemic efficacy between central and peripheral venous adenosine infusion for fractional flow reserve measurement. J Am Coll CardiolIntv 5（10）：1013-1018，2012.）

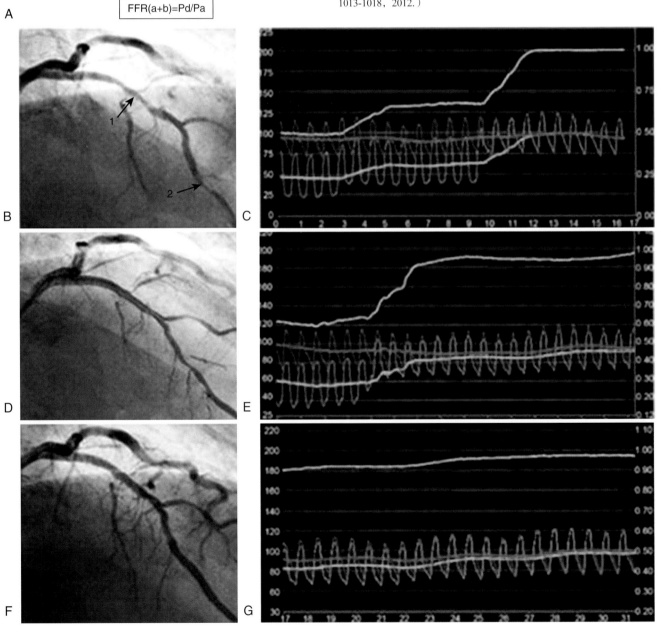

B **C** **D** **E** **F** **G**

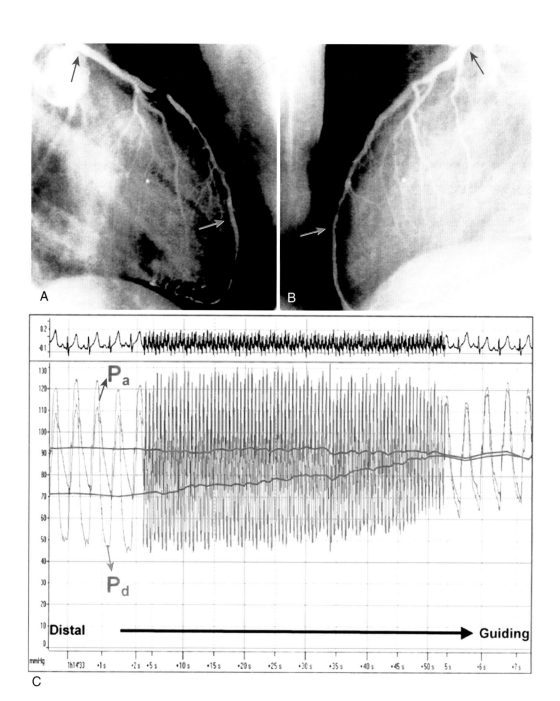

图 15-14 弥漫性病变的 FFR。采用血管成形术治疗中段 LAD 狭窄。**A-B.** 冠状动脉造影显示 LAD 无局灶性狭窄，但管腔不规则提示弥漫性动脉粥样硬化。**C.** 主动脉（红色）和远端冠状动脉压力（蓝色）记录显示 FFR 为 0.76。当传感器被缓慢回撤时，观察到远端冠状动脉压力持续增加，表明是弥漫性动脉粥样硬化，而不是局灶性狭窄。主动脉和远端冠状动脉压力测量分别用红色和蓝色箭头表示。Pd，远端血压；Pa，动脉血压（引自 De Bruyne B，Hersbach F，Pijls NH，et al：Abnormal epicardial coronary resistance in patients with diffuse atherosclerosis but "normal" coronary angiography. Circulation 104（20）：2401-2406，2001. Copyright © American Heart Association，Inc. All rights reserved.）

相关性，所有桥血管在导管室提前用压力导丝进行测量。1 年中，9% 的有功能学意义的病变桥血管发生闭塞，而 21% 无功能学意义的病变桥血管发生闭塞（图 15-17）。当桥血管接近正常（FFR > 0.80，正常为 1.0）时，闭塞率明显升高。血管造影发现的直径狭窄百分比也与移植失败有一定的相关性，但精确度较低。根据 Botman 的发现，来自非闭塞固有血管的竞争性血流引起了早期的移植失败，这一点已经被外科医师知晓多年。FFR 提供了临界狭窄病变生理学改变的客观数据，这对移植的结果及患者的远期预后均有重要意义。

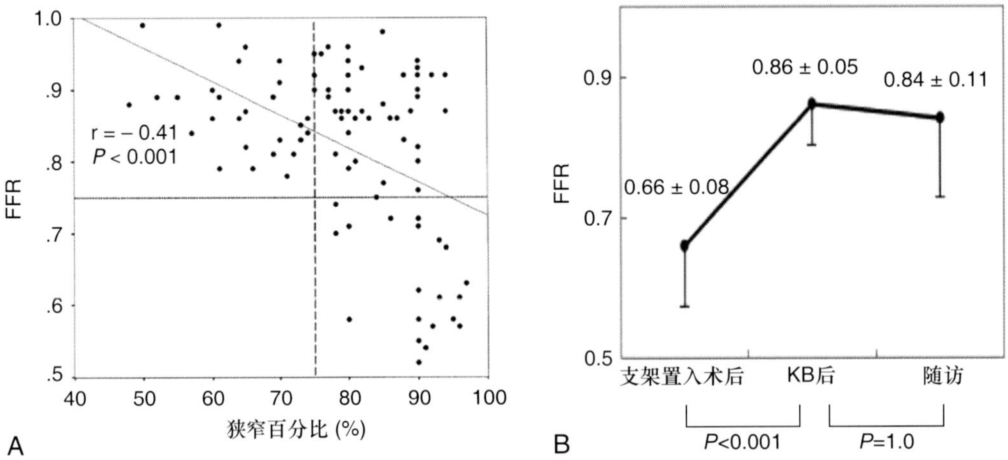

图 15-15　A. 支架置入术后分支狭窄（直径狭窄百分比）与 FFR 比较。FFR，血流储备分数；KB，球囊对吻（引自 Koo BK，Kang HJ，Youn TJ，et al：Physiologic assessment of jailed side branch lesions using fractional flow reserve. J Am Coll Cardiol 46；633-637，2005.）**B.** 拘禁分支球囊对吻治疗后远期 FFR（引自 Koo BK，Park KW，Kang HJ，et al：Physiological evaluation of the provisional side-branch intervention strategy for bifurcation lesions using fractional flow reserve. Eur Heart J 29（6）：726-732，2008.）

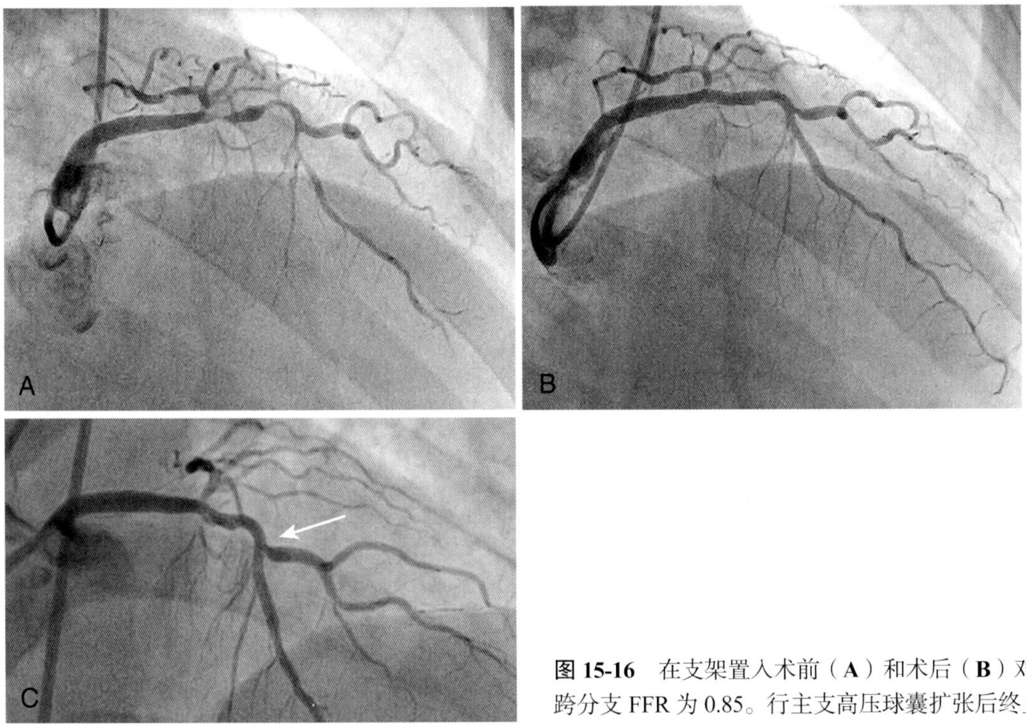

图 15-16　在支架置入术前（**A**）和术后（**B**）对角支开口狭窄（箭头，**C**）。跨分支 FFR 为 0.85。行主支高压球囊扩张后终止手术

急性冠脉综合征

在急性冠脉综合征（ACS）尤其是急性心肌梗死（AMI）中，梗死动脉及其对应微血管床的病理生理学过程是复杂且动态变化的。FFR 在 ACS 中的预测价值受到以下几个方面的限制：①梗死区微血管床的阻力可能不是一致的、恒定的或足够小的；②血管狭窄的严重程度可能随着血栓形成及血管收缩减弱而逐渐进展；③当正常灌注无法实现时，FFR 的测量是没有意义的。因此，在 ACS 发生后初始的 24 ～ 48 h 内，FFR 阴性（≥ 0.80）对梗死相关动脉的诊断具有一定的局限性，但是 FFR 阳性（≤ 0.80）仍可确定病变狭窄。另外，在心肌梗死恢复期，FFR 也已经被证实其在非罪犯远端病变以及靶病变评估中的价值[30，46-50]（图 15-18）。

DeBruyne 等[46]在对 57 例心肌梗死＞ 6 天（平均 20 天）的患者评估前比较了单光子发射计算机断层显像（SPECT）心肌灌注成像以及 FFR（PCI 前

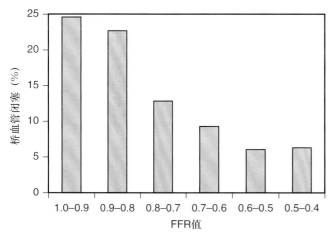

图 15-17 冠状动脉旁路移植术成功率以及术中 FFR。FFR 值越高，桥血管闭塞风险越高。FFR，血流储备分数（引自 Botman CJ，Schonberger J，Koolen S，et al：Does stenosis severity of native vessels influence bypass graft patency？ A prospective fractional flow reserve-guided study. Ann Thorac Surg 83：2093-2097，2007.）

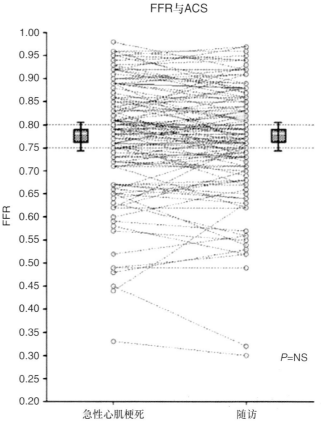

图 15-18 血流储备分数与急性冠脉综合征。急性心肌梗死及随访时非罪犯冠状动脉狭窄的 FFR。FFR，血流储备分数；ACS，急性冠脉综合征（引自 Ntalianis A，Sels JW，Davidavicius G，et al：Fractional flow reserve for the assessment of nonculprit coronary artery stenoses in patients with acute myocardial infarction. J Am Coll CardiolIntv 3：1274，2010.）

后）。PCI 前 SPECT 阳性的患者较阴性者有明显降低的 FFR 值（0.52±0.18 *vs.* 0.67±0.16；P = 0.0079）。FFR 用以判定梗死周边缺血的最佳阈值是 0.78。在另一个相似的研究中，Samady 等[51] 在 48 例梗死后（3.7±1.3）天的患者中进行了 FFR、SPECT 及心肌声学造影（MCE）的比较。为确定其真实的缺血可逆性，SPECT 的随访在 PCI 术后 11 周进行。FFR ≤ 0.75 在检测 SPECT 的真实可逆性时，敏感性、特异性、一致性分别为 88%、93% 以及 91%（卡方检验 P < 0.001），在检测 MCE 的可逆性时，分别为 90%、100% 以及 93%（卡方检验 P < 0.001）。与 DeBruyne 等相似[89]，FFR 用以鉴别无创性成像诱导的缺血的最优值依然是 0.78。这些研究表明，在急性心肌梗死后 3 ~ 6 天内，梗死相关动脉的 FFR 与无创性负荷试验相关。

对于不稳定型心绞痛或 NSTEMI 的患者，冠状动脉造影时行 FFR 测定可能优于 SPECT 策略。Leesar 等[49] 将 70 例接受至少 48 h 内科稳定治疗且为单支血管临界狭窄的患者随机分配接受以下两种治疗策略之一：血管造影后次日行 SPECT 或者在血管造影时行 FFR 指导的血运重建。与 SPECT 策略相比，选用 FFR 指导策略的患者住院时间较短［（11±2）h *vs.*（49±5）h；P < 0.001］、费用较低［（1329±44）美元 *vs.*（2113±120）美元；P < 0.05］，而且不增加手术时长及辐射暴露时间，亦不增加 1 年随访的临床

事件发生率。

血管内超声及血流储备分数在病变评估中的应用

正常 FFR 可以通过血管内超声（IVUS）的数据进行合理预测，但是异常 FFR 通过 IVUS 准确预测具有一定挑战性[52-53]。IVUS 最小管腔面积（MLA）用以预测血流动力学的主要局限在于一个病变的功能改变取决于很多因素而不仅是狭窄程度。这些因素包括病变长度、偏心性、入口及出口角度与受力、参考血管直径以及病变供应的存活心肌量[54]。

在进行病变评估时，由于左主干（LM）病变与非 LM 病变相比，在长度、大小、供应心肌的数量方面的变异性较小，故 IVUS 与 FFR 有更好的一致性，但两种方法在理论以及实践方面均有其局限性。如同上文所提到的，近端 LAD 和（或）LCX 病变可

能影响 LM 狭窄的 FFR 值，所以对于 LM 病变来讲，IVUS MLA 可能比 FFR 更易检测。

表 15-3 总结了在 LM 病变中，IVUS MLA 与 FFR 的相关性研究。Jasti 等[55] 的研究结果显示 FFR 与 IVUS 具有良好的相关性，其敏感性以及特异性均大于 90%。在一项 55 例 LM 临界病变的研究中，MLA < 5.9 mm² 及最小管腔直径（MLD）< 2.8 mm 与 FFR < 0.75 有良好相关性[55]。一个新的共识是横截面积 < 6.0 mm² 有临床意义，其与 FFR < 0.75 有良好相关性，并且提示需要进行干预以降低 1 年死亡率。在亚洲人群中，MLA 临界值 < 4.8 mm² 与 FFR < 0.8 有良好相关性，MLA 临界值 < 4.1 mm² 与 FFR < 0.75 有良好相关性[56-57]。

血流储备分数以及血管内超声在非左主干冠状动脉狭窄中的应用比较

在非 LM 病变中，IVUS 所测的解剖学直径与生理学评估的缺血仅有中度相关性。在非显著病变中 IVUS 与 FFR 的相关性最好[55]；在显著病变中相关性明显降低，部分原因是由于不考虑参考血管 MLA

的情况下去尝试判定临界 MLA 是不准确的。MLA 为 3 mm² 的病变在近端血管与远端血管有着截然不同的血流以及临床意义。

在迄今为止最大规模的一项研究中，将 IVUS 与 FFR 在 544 个病变中进行了比较[58]。研究显示，通过 IVUS 预测 FFR ≤ 0.80 的最优 MLA 临界值为 2.9 mm²，但是总准确度仅为 66%。同时，在 240 个 MLA < 2.9 mm² 的病变中，仅有 47% 通过 FFR 测定有血流动力学意义。同样地，MLA > 2.9 mm² 的病变中 FFR < 0.80 的占 19%，因此降低了 IVUS 在评估病变血流动力学方面的效用。

Kang 等[56] 用 IVUS 以及 FFR 评估了 236 个造影发现的冠状动脉临界病变。通过 IVUS 预测 FFR < 0.8 在 MLA 为 2.4 mm² 时准确度达到最高，但总体诊断准确度仅为 68%，置信区间为 1.8 ～ 2.6 mm²。

FIRST 是一项多中心前瞻性注册研究，纳入了行择期冠状动脉造影的冠状动脉临界狭窄患者（40% ～ 80%）[59]。IVUS 测定的 MLA < 3.07 mm² 与 FFR < 0.80 达到最佳匹配，其敏感性及特异性分别为 64.0% 及 64.9%（图 15-19）。即使将 IVUS

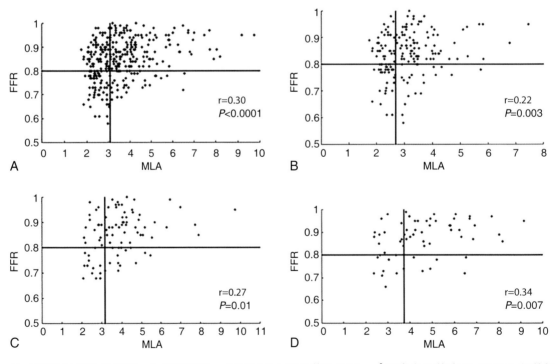

图 15-19 左：IVUS 与 FFR 的比较。**A.** 所有 FFR = 0.8 且 MLA 临界值为 3.07 mm² 的参考血管直径（RVD）的数据。**B.** RVD < 3.0 mm，FFR = 0.8 且 MLA = 2.68 mm²。**C.** RVD 在 3.0 ～ 3.5 mm，FFR = 0.8 且 MLA = 3.16 mm²。**D.** RVD > 3.5 mm，FFR = 0.8 且 MLA 3.74 mm²。右：分别基于 RVD < 3.0 mm、3.0 ～ 3.5 mm 和 > 3.5 mm 预测的功能显著的狭窄，IVUS MLA 的诊断敏感性、特异性、阳性预测值（PPV）和阴性预测值（NPV）。FFR，血流储备分数；MLA，最小管腔面积（引自 Waksman R，Legutko J，Singh J，et al：FIRST：fractional flow reserve and intravascular ultrasound relationship study. J Am Coll Cardiol 61（9）：917-923，2013.）

MLA 阈值根据参考血管直径进行校正，其与 FFR 的关联性仍然不大。

因此，FFR 是评估非 LM 临界病变血流动力学意义的标准，用以指导是否需要行血运重建。当 MLA ≥ 4.0 mm² 时，可准确判定为非显著病变，并可安全延迟 PCI；但当 MLA < 4.0 mm² 时，则不能准确预测病变的血流动力学意义，亦不应用以指导是否需血运重建。当 MLA < 3.0 mm² 时，很可能为显著狭窄的病变，但因其敏感性及特异性不高，故在行血运重建之前仍应行生理学检测。

侧支循环评估

压力性的侧支血流分数被定义为平均冠状动脉楔压（球囊扩张时的远端冠状动脉压力）除以平均主动脉压（如果中心静脉压异常，应该把它从平均冠状动脉楔压以及平均主动脉压中减去）。一般来说，压力性的 FFR ≥ 0.25 提示在 PCI 术中有充足的侧支循环以防止缺血。另外在随访过程中，这些患者较 PCI 术中侧支循环不充分的患者（压力性的侧支循环 FFR < 0.25）不良事件发生率显著降低。关于急性心肌梗死患者压力性侧支循环的研究发现，其是直接 PCI 术后左心室恢复的主要决定因素。不幸的是，这些评估侧支循环的技术由于必须将冠状动脉闭塞而受到限制[60-62]。

多普勒侧支血流指数（CFI）主要用以评价侧支循环是否存在及其程度。CFI 被定义为通过侧支循环到血管区的血流量除以通过正常专属血管流向同一区域的血流量。它是由球囊扩张时收缩期和舒张期血流速度积分相加所得。对于双向血流而言，需要将前向和逆向速度积分相加，然后在球囊扩张期间总的速度积分除以成功 PCI 后的速度积分就可得到 CFI。多普勒 CFI > 0.30 已被证实可准确地预测充足的侧支循环从而预防心肌缺血。而且，对侧支血流来讲，多普勒 CFI 与造影可见的侧支循环相比更敏感。另外一项研究表明，在行 PCI 的患者中，多普勒 CFI > 0.25 者比多普勒 CFI < 0.25 者，其 2 年主要不良心脏事件发生率减少了 4 倍。这项技术的主要限制就是它需要实施 PCI[63]。

微循环阻力指数

微循环阻力指数（IMR）被定义为在最大充血状态下远端冠状动脉压力与造影剂平均通过时间的倒数之比。这是一个微循环独有的定量指标，不受心外膜冠状动脉疾病的影响[64-65]。微循环功能障碍的研究中常应用 CFR，但 IMR 更优于 CFR，其可重复性更高，因为 IMR 不受静息血流动力学干扰，即便是在发生血流动力学变化后。可在 ST 段抬高型心肌梗死行直接 PCI 后立即检测 IMR，其对心肌损伤、左心室恢复的预测优于其他指标，比如 CFR、ST 段回落或者 TIMI 心肌灌注分级，另外 IMR 也是长期临床结果如死亡及心力衰竭再入院的独立预测因子[62]。评估微循环特征的实例如图 15-20 所示。

Fearon 等[65] 研究发现，ST 抬高型心肌梗死患者行直接血管成形术后，IMR 正常者的局部心室功能可取得更大恢复。该研究中，253 例患者行直接

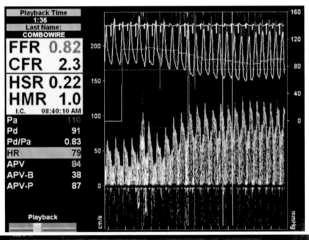

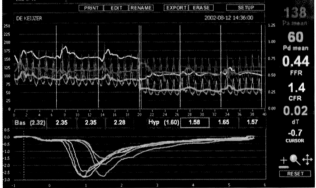

图 15-20 微循环的特征。腺苷所致充血时的血压和多普勒血流测量。充血性狭窄阻力指数（HSRv）= Pa — Pv/APVhyper。IMR = Pa×Tmn［（Pd — Pw）/（Pa — Pw）］。CFR，冠状动脉血流储备；FFR，血流储备分数；HSR，充血性狭窄阻力

PCI 后立即应用压力温度传感器导丝测定 IMR，并将 IMR 的预测价值与冠状动脉血流储备、TIMI 心肌灌注分级以及临床指标相比较。IMR 的平均值为 40.3 ± 32.5，IMR > 40 的患者与 IMR ≤ 40 的患者相比 1 年死亡率或再入院率更高（17% vs. 7%；P = 0.027）。在随访期间（2.8 年），14% 的患者发生主要终点事件，4% 的患者死亡。IMR > 40 与死亡风险（HR = 3.95；P = 0.028）以及死亡或心力衰竭所致的再入院风险升高相关（HR = 2.1；P = 0.034）。IMR > 40 是死亡唯一的独立预测因子（HR = 4.3；P = 0.02）。与参考血管冠状动脉血流速度储备（CFVR）降低相似，直接 PCI 术中 IMR 升高预示着长期临床结果较差。除了为这些重要的患者亚群提供预后信息，IMR 还有可能被用于筛选梗死后微血管相对正常的患者，其在再生细胞治疗的局部移植中可有最大获益。

生理学指导下介入治疗的经济学

　　病变评估的经济学分析表明，一次性传感器头端导丝花费大约 600 美元，初始成本费用大约 50 000 美元，测量 FFR 可节省整体医疗成本。测量需要应用 < 15 min 的少量肝素、硝酸甘油和腺苷。这些费用是否可通过减少无创性负荷测试以及相关额外住院时间而被抵消已经有了答案。研究表明通过实验室检查进行病变评估可以节省医疗费用。在一项研究中[66]，对冠状动脉临界病变且之前未行功能学检查的患者，根据决策模型比较以下 3 种治疗策略，并对其费用及获益进行比较：①推迟 PCI 决策，进行核素负荷显像（NUC 策略）；②冠状动脉造影时测量 FFR 以帮助指导 PCI 决策（FFR 策略）；③支架置入治疗所有临界冠状动脉病变（STENT 策略）。研究者发现，FFR 策略与 NUC 策略相比，每位患者可以节省 1795 美元，与 STENT 策略相比节省 3830 美元。质量调整的预期寿命在 3 种策略中相似。

　　在另外一项研究中[67]，70 例被确诊为不稳定型心绞痛 / 非 ST 段抬高型心肌梗死以及造影发现冠状动脉临界病变的患者被随机分配入以下 3 种策略之一：FFR 指导下行介入治疗或药物治疗，行核素负荷显像检查若是异常则返回导管室行手术。研究者发现 FFR 策略显著减少了住院时间及费用。在 1 年

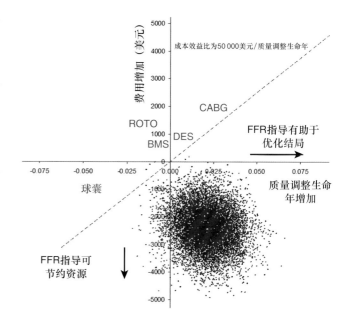

图 15-21　FAME 研究中 1 年的 Bootstrap 成本分析。BMS，裸金属支架；CABG，冠状动脉旁路移植术；DES，药物洗脱支架；ROTO，旋转支架（引自 Fearon W, Bornschein B, Tonino P, et al: Economic evaluation of fractional flow reserve-guided percutaneous coronary intervention in patients with multivessel disease/clinical perspective. Circulation 122（24）: 2545-2550，2010.)

随访时，临床事件发生率无显著差异。

　　FAME1 研究发现 FFR 与血管造影指导的策略相比花费更低，回报更高（图 15-21）。FAME1 以及 FAME2 研究[33-34]结果表明在 FFR 指导下处理缺血病变与仅依赖造影处理缺血病变相比能够节约长期费用，虽然生理学检查的成本转换成导管室的手术费用，但数据仍显示节省了整体医疗费用，同时测量 FFR 的患者也取得了可观的临床获益。

结语

　　现已证明，冠状动脉生理学检查与血管造影相结合对于帮助临床医生对疑诊狭窄病变以及多血管病变做出临床决策至关重要。通过对冠状动脉狭窄的生理学评估，FFR 作为一种导管室的负荷测试可确定病变的缺血潜能及基本功能。表 15-8 总结了冠状动脉内生理学检测的推导及特点。基于此种方式行缺血指导的血运重建策略，使患者预后有了很大改善，同时也促使现有的冠状动脉血运重建治疗模式发生改变。表 15-9 列举了 FFR 在目前临床实践中的应用。FFR 的应用在未来很可能还会更加广泛。

表 15-8　冠状动脉内生理学检测的比较与推导

	推导	特点
FFR	$FFR = Q_{sten}/Q_{normal}$（最大充血状态下） Q＝血流，$sten$＝狭窄动脉，$normal$＝理论上无狭窄的同一血管 $Q_{sten} = P_{sten}/$阻力$_{sten}$，$Q_{normal} = P_{aorta}/$阻力$_{sten}$，所以 $Q_{sten}/Q_{normal} = P_{sten}/P_{aorta}$ 因此 $FFR = P_{distal\ to\ stenosis}/P_{aorta}$（完整的推导过程包括静脉压 P_v 为 $FFR = P_{distal\ to\ stenosis} - P_v/P_{aorta} - P_v$，见参考文献 2）	• 非缺血阈值范围 > 0.75 ～ 0.80 • 每个患者及每支血管的正常值为 1.0 • 心外膜病变特异性 • 与相对最大血流量呈线性相关 • 不受血流动力学变化影响 • 数值由包括侧支在内的全部心肌血流决定 • 可重复性高 • 高空间分辨率（压力回撤记录）
CFVR	$CFVR = Q_{hyperemia}/Q_{base}$ Q＝血流速度（如果在充血时横截面积无改变）	• 非缺血阈值范围 CFR > 2.0 • 非闭塞血管的 CFR 可估测微血管完整性 • 为冠状动脉内皮功能无创性检查的补充 • 若已知血管横截面积可准确估算血流量 • 对血流研究很有价值
复合压力及血流速度测定	$HSR = P_{aorta} - P_{distal\ to\ stenosis}/Q_{hyperemic}$ $IMR = P_{distal\ to\ stenosis}/(1/$平均传导时间$_{hyperemic})$	• 分开评估狭窄及微血管阻力 • 可建立压力-血流曲线（评估顺应性病变，PCI 术后的血流动力学获益） 狭窄阻力指数： • 正常值为 0 • 病变特异性 • 可重复性高、高敏感性 • 当 CFR 与 FFR 不一致时有帮助

引自 Kern MJ，Samady H：Current concepts of integrated coronary physiology in the cath lab. J Am Coll Cardiol 55：173-185，2010.
CFVR，冠状动脉血流速度储备；FFR，血流储备分数；HSR，充血性狭窄阻力；IMR，微循环阻力指数

表 15-9　FFR 在导管室的应用

A. PCI 指南中的应用

　FFR：推荐[*]

　推荐类别 II a

　1. FFR 可用于评估血管造影的冠状动脉临界病变（50% ～ 70% 直径狭窄），另外也可用于指导 SIHD 患者的血管成形术决策（证据等级 A）

　2. 可评估 PCI 是否成功恢复血流储备，还可用以预测再狭窄风险（推荐类别 II b，证据等级 C）

　3. 评估有心绞痛症状但冠状动脉造影无明显罪犯病灶的患者（推荐类别 II b，证据等级 C）

　4. 不推荐常规对无创性检查有明确阳性结果的患者进行冠状动脉病变严重程度的评估（推荐类别 III，证据等级 C）

B. FFR 的临床应用

　1. 在多血管病变中确定一个还是多个罪犯病变（连续或者分开的血管）

　2. 评估左主干开口或远端病变及右冠状动脉开口病变尤其是当血管造影不清晰时

　3. 指导冠状动脉串联病变的治疗

　4. 确定弥漫性冠状动脉血管中可处理的病变范围

　5. 评估支架置入术的预后

　6. 评估既往心肌梗死患者（非急性，> 6 天）的狭窄

　7. 评估已治疗的不稳定型心绞痛患者的病变

　8. 评估侧支循环

C. 结合研究中冠状动脉压及多普勒血流速度的临床应用

　1. 评估临界病变

　2. 评估微循环

　3. 识别病变顺应性（压力-血流关系的改变）

[*] Levine GN，Bates ER，Blankenship JC，et al：2011 ACCF/AHA/SCAI PCI：a report of the American College of Cardiology Foundation/American Heart Association Task Force on Practice Guidelines and the Society for Cardiovascular Angiography and Interventions. Circulation 124：e574-e651，2011.
FFR，血流储备分数；PCI，经皮冠状动脉介入治疗；SIHD，稳定型缺血性心脏病

参考文献

1. Topol EJ, Nissen SE: Our preoccupation with coronary luminology. The dissociation between clinical and angiographic findings in ischemic heart disease. *Circulation* 92:2333–2342, 1995.
2. Meijboom WB, Van Mieghem CAG, van Pelt N, et al: Comprehensive assessment of coronary artery stenoses: computed tomography coronary angiography versus conventional coronary angiography and correlation with fractional flow reserve in patients with stable angina. *J Am Coll Cardiol* 52(8):636–643, 2008.
3. Ziaee A, Parham WA, Herrmann SC, et al: Lack of relation between imaging and physiology in ostial coronary artery narrowings. *Am J Cardiol* 93(11):1404–1407, 2004.
4. Pijls NH, De Bruyne B, Peels K, et al: Measurement of fractional flow reserve to assess the functional severity of coronary-artery stenoses. *N Engl J Med* 334:1703–1708, 1996.
5. Pijls NHJ, Van Gelder B, Van der Voort P, et al: Fractional flow reserve: a useful index to evaluate the influence of an epicardial coronary stenosis on myocardial blood flow. *Circulation* 92:318–319, 1995.
6. De Bruyne B, Bartunek J, Sys SU, et al: Simultaneous coronary pressure and flow velocity measurements in humans: feasibility, reproducibility and hemodynamic dependence of coronary flow velocity reserve, hyperemic flow versus pressure slope index and fractional flow reserve. *Circulation* 94:1842–1849, 1996.
7. Spaan JAE, Piek JJ, Hoofman JIE, et al: Physiological basis of clinically used coronary hemodynamic indices. *Circulation* 113:446–455, 2006.
8. Kern MJ, Lerman A, Bech JW, et al: Physiological assessment of coronary artery disease in the cardiac catheterization laboratory: a scientific statement from the American Heart Association committee on diagnostic and interventional cardiac catheterization. *Circulation* 114(12):1321–1341, 2006.
9. Iqbal MB, Shah N, Khan M, et al: Reduction in myocardial perfusion territory and its effect on the physiological severity of a coronary stenosis. *Circ Cardiovasc Interv* 3:89–90, 2010.
10. McGeoch RJ, Oldroyd KG: Pharmacological options for inducing maximal hyperaemia during studies of coronary physiology. *Catheter Cardiovasc Interv* 71(2):198–204, 2008.
11. Jeremias A, Whitbourn RJ, Filardo SD, et al: Adequacy of intracoronary versus IV adenosine-induced maximal coronary hyperemia for fractional flow reserve measurements. *Am Heart J* 140:651–657, 2000.
12. Casella G, Leibig M, Schiele TM, et al: Are high doses of intracoronary adenosine an alternative to standard intravenous adenosine for the assessment of fractional flow reserve? *Am Heart J* 148:590–595, 2004.
13. Seo MK, Koo BK, Kim JH, et al: Comparison of hyperemic efficacy between central and peripheral venous adenosine infusion for fractional flow reserve measurement. *Circ Cardiovasc Interv* 5(3):401–405, 2012.
14. Nair PK, Marroquin OC, Mulukutla SR, et al: Clinical utility of regadenoson for assessing fractional flow reserve. *JACC Cardiovasc Interv* 4(10):1085–1092, 2011.
15. Hodgson JM, Dib N, Kern MJ, et al: Coronary circulation responses to binodenoson, a selective adenosine A2A receptor agonist. *Am J Cardiol* 99:1507–1512, 2007.
16. Parham WA, Bouhasin A, Ciaramita JP, et al: Coronary hyperemic dose responses to intracoronary sodium nitroprusside. *Circulation* 109:1236–1243, 2004.
17. Salcedo J, Kern MJ: Effects of caffeine and theophylline on coronary hyperemia induced by adenosine or dipyridamole. *Cathet Cardiovasc Interv* 74:598–605, 2009.
18. Pijls NHJ, Kern MJ, Yock PG, et al. Practice and potential pitfalls of coronary pressure measurement. *Cath Cardiovasc Interv* 49:1–16, 2000.
19. Qian J, Ge J, Baumgart D, et al: Safety of intracoronary Doppler flow measurement. *Am Heart J* 140(3):502–510, 2000.
20. Christou MA, Siontis GC, Katritsis DG, et al: Meta-analysis of fractional flow reserve versus quantitative coronary angiography and noninvasive imaging for evaluation of myocardial ischemia. *Am J Cardiol* 99(4):450–456, 2007.
21. Potvin JM, Rodés-Cabau J, Bertrand OF, et al: Usefulness of fractional flow reserve measurements to defer revascularization in patients with stable or unstable angina pectoris, non-ST-elevation and ST-elevation acute myocardial infarction, or atypical chest pain. *Am J Cardiol* 98:289–297, 2006.
22. Ahn JM, Kang SJ, Mintz FS, et al: Validation of minimal luminal area measured by intravascular ultrasound for assessment of functionally significant coronary stenosis comparison with myocardial perfusion imaging. *J Am Coll Cardiol Intv* 4:665–671, 2011.
23. Kern MJ, Samady H: Current concepts of integrated coronary physiology in the cath lab. *J Am Coll Cardiol* 55(3):173–185, 2010.
24. Bech GJ, DeBruyne B, Pijls NH, et al: Fractional flow reserve to determine the appropriateness of angioplasty in moderate coronary stenosis: a randomized trial. *Circulation* 103(24):2928–2934, 2001.
25. Berger A, Botman KJ, MacCarthy PA, et al: Long-term clinical outcome after fractional flow reserve-guided percutaneous coronary intervention in patients with multivessel disease. *J Am Coll Cardiol* 46:438–442, 2005.
26. Pijls NHJ, Van Schaardenburgh P, Manoharan G, et al: Percutaneous coronary intervention of functionally non-significant stenoses: 5-year follow-up of the DEFER study. *J Am Coll Cardiol* 49:2105–2111, 2007.
27. Kim HL, Koo BK, Nam CW, et al: Clinical and physiological outcomes of fractional flow reserve-guided percutaneous coronary intervention in patients with serial stenoses within one coronary artery. *JACC Cardiovasc Interv* 5(10):1013–1018, 2012.
28. De Bruyne B, Hersbach F, Pijls NH, et al: Abnormal epicardial coronary resistance in patients with diffuse atherosclerosis but "normal" coronary angiography. *Circulation* 104(20):2401–2406, 2001.
29. Koo BK, Kang HJ, Youn TJ, et al: Physiologic assessment of jailed side branch lesions using fractional flow reserve. *J Am Coll Cardiol* 46(4):633–637, 2005.
30. Ntalianis A, Sels JW, Davidavicius G, et al: Fractional flow reserve for the assessment of nonculprit coronary artery stenoses in patients with acute myocardial infarction. *JACC Cardiovasc Interv* 3(12):1274–1281, 2010.
31. Koo BK, Park KW, Kang HJ, et al: Physiological evaluation of the provisional side-branch intervention strategy for bifurcation lesions using fractional flow reserve. *Eur Heart J* 29(6):726–732, 2008.
32. Koo BK, Waseda K, Kang HJ, et al: Anatomic and functional evaluation of bifurcation lesions undergoing percutaneous coronary intervention. *Circ Cardiovasc Interv* 3:113–119, 2010.
33. Tonino PAL, De Bruyne B, Pijls NHJ, et al: Fractional flow reserve versus angiography for guiding percutaneous coronary intervention. *N Engl J Med* 360:213–224, 2009.
34. Pijls NHJ, Fearon WF, Tonino PAL, et al: Fractional flow reserve versus angiography for guiding percutaneous coronary intervention in patients with multivessel coronary artery disease: 2-year follow-up of the FAME (fractional flow reserve versus angiography for multivessel evaluation) study. *J Am Coll Cardiol* 56:177–184, 2010.
35. Fearon WF, Bronschein B, Tonino PA, et al: Economic evaluation of fractional flow reserve-guided percutaneous coronary intervention in patients with multivessel disease. *Circulation* 122(24):2545–2550, 2010.
36. De Bruyne B, Pijls NH, Kalesan B, et al: Fractional flow reserve-guided PCI versus medical therapy in stable coronary disease. *N Engl J Med* 367(11):991–1001, 2012.
37. Pijls NH, Klauss V, Siebert U, et al: Fractional flow reserve (FFR) post-stent registry investigators. Coronary pressure measurement after stenting predicts adverse events at follow-up: a multi-center registry. *Circulation* 105:2950–2954, 2002.
38. Samady H, McDaniel M, Veledar E, et al: Baseline fractional flow reserve and stent diameter predict optimal post-stent fractional flow reserve and major adverse cardiac events after bare-metal stent deployment. *JACC Cardiovasc Interv* 2:357–363, 2009.
39. Bech GJ, Droste H, Pijls NH, et al: Value of fractional flow reserve in making decisions about bypass surgery for equivocal left main coronary artery disease. *Heart* 86(5):547–552, 2001.
40. Hamilos M, Muller O, Cuisset T, et al: Long-term clinical outcome after fractional flow reserve–guided treatment in patients with angiographically equivocal left main coronary artery stenosis. *Circulation* 120:1505–1512, 2009.
41. Yong ASC, Daniels D, De Bruyne B, et al: Fractional flow reserve assessment of left main stenosis in the presence of downstream coronary stenoses. *Circ Cardiovasc Interv* 6(2):161–165, 2013.
42. Puymirat E, Peace A, Mangiacapra F, et al: Long-term clinical outcome after fractional flow reserve–guided percutaneous coronary revascularization in patients with small-vessel disease. *Circ Cardiovasc Interven* 5:62–68, 2012.
43. Pijls NH, De Bruyne B, Bech GJ, et al: Coronary pressure measurement to assess the hemodynamic significance of serial stenoses within one coronary artery: validation in humans. *Circulation* 102:2371–2377, 2000.
44. De Bruyne B, Pijls NH, Heyndrickx GR, et al: Pressure-derived fractional flow reserve to assess serial epicardial stenoses: theoretical basis and animal validation. *Circulation* 101:1840–1847, 2000.
45. Botman CJ, Schonberger J, Koolen S, et al: Does stenosis severity of native vessels influence bypass graft patency? A prospective fractional flow reserve-guided study. *Ann Thorac Surg* 83:2093–2097, 2007.
46. De Bruyne B, Pijls NHJ, Bartunek J, et al: Fractional flow reserve in patients with prior myocardial infarction. *Circulation* 104:157–162, 2001.
47. Fischer JJ, Wang XQ, Samady H, et al: Outcome of patients with acute coronary syndromes and moderate lesions undergoing deferral of revascularization based on fractional flow reserve assessment. *Cath Cardiovasc Interv* 68:544–548, 2006.
48. Potvin JM, Rodés-Cabau J, Bertrand OF, et al: Usefulness of fractional flow reserve measurements to defer revascularization in patients with stable or unstable angina pectoris, non-ST-elevation and ST-elevation acute myocardial infarction, or atypical chest pain. *Am J Cardiol* 98:289–297, 2006.
49. Leesar MA, Abdul-Baki T, Akkus NI, et al: Use of fractional flow reserve versus stress perfusion scintigraphy after unstable angina. Effect on duration of hospitalization, cost, procedural characteristics, and clinical outcome. *J Am Coll Cardiol* 41:1115–1121, 2003.
50. McClish JC, Ragosta M, Powers ER, et al: Recent myocardial infarction does not limit the utility of fractional flow reserve for the physiologic assessment of lesion severity. *Am J Cardiol* 93(9):1102–1106, 2004.
51. Samady H, Lepper W, Powers ER, et al: Fractional flow reserve of infarct-related arteries identifies reversible defects on noninvasive myocardial perfusion imaging early after myocardial infarction. *J Am Coll Cardiol* 47:2187–2193, 2006.
52. Nishioka T, Amanullah AM, Luo H, et al: Clinical validation of intravascular ultrasound imaging for assessment of coronary stenosis severity: comparison with stress myocardial perfusion imaging. *J Am Coll Cardiol* 33(7):1870–1878, 1999.
53. Takagi A, Tsurumi Y, Ishii Y, et al: Clinical potential of intravascular ultrasound for physiological assessment of coronary stenosis: relationship between quantitative ultrasound tomography and pressure-derived fractional flow reserve. *Circulation* 100:250–255, 1999.
54. Kang SJ, Lee JY, Ahn JM, et al: Validation of intravascular ultrasound-derived parameters with fractional flow reserve for assessment of coronary stenosis severity. *Circ Cardiovasc Interv* 4:65–71, 2011.
55. Jasti V, Ivan E, Yalamanchii V, et al: Correlations between fractional flow reserve and intravascular ultrasound in patients with an ambiguous left main coronary artery stenosis. *Circulation* 110:2831–2836, 2004.
56. Kang SJ, Lee JY, Ahn JM, et al: Intravascular ultrasound-derived predictors for fractional flow reserve in intermediate left main disease. *JACC Cardiovasc Interv* 4:1168–1174, 2011.
57. de la Torre Hernandez JM, Hernández Hernandez F, Alfonso F, et al: Prospective application of pre-defined intravascular ultrasound criteria for assessment of intermediate left main coronary artery lesions: results from the multicenter LITRO study. *J Am Coll Cardiol* 58(4):351–358, 2011.
58. Stone G. VERDICT/FIRST: Prospective, Multicenter Study Examining the Correlation between IVUS and FFR Parameters in Intermediate Lesions. In press, 2012.
59. Waksman R, Legutko J, Singh J, et al: FIRST: fractional flow reserve and intravascular ultrasound relationship study. *J Am Coll Cardiol* 61(9):917–923, 2013.
60. Piek JJ, van Liebergen RA, Koch KT, et al: Clinical, angiographic and hemodynamic predictors of recruitable collateral flow assessed during balloon angioplasty coronary occlusion. *J Am Coll Cardiol* 29:275–282, 1997.
61. Pijls NH, Bech GJ, el Gamal MI, et al: Quantification of recruitable coronary collateral blood flow in conscious humans and its potential to predict future ischemic events. *J Am Coll Cardiol* 25:1522–1528, 1995.
62. Seiler C, Fleisch M, Billinger M, et al: Simultaneous intracoronary velocity- and pressure-derived assessment of adenosine-induced collateral hemodynamics in patients with one- to two-vessel coronary artery disease. *J Am Coll Cardiol* 34:1985–1994, 1999.
63. Billinger M, Kloos P, Eberli FR, et al: Physiologically assessed coronary collateral flow and adverse cardiac ischemic events: a follow-up study in 403 patients with coronary artery disease. *J Am Coll Cardiol* 40:1545–1550, 2002.
64. Fearon WF, Low AF, Yong AC, et al. Prognostic value of the index of microcirculatory resistance measured after primary percutaneous coronary intervention. *Circulation* 127(24):2436–2441, 2013.
65. Ng MK, Yeung AC, Fearon WF: Invasive assessment of the coronary microcirculation: superior reproducibility and less hemodynamic dependence of index of microcirculatory resistance as compared to coronary flow reserve. *Circulation* 113:2054–2061, 2006.
66. Potvin JM, Rodés-Cabau J, Bertrand OF, et al: Usefulness of fractional flow reserve measurements to defer revascularization in patients with stable or unstable angina pectoris, non-ST-elevation and ST-elevation acute myocardial infarction, or atypical chest pain. *Am J Cardiol* 98:289–297, 2006.
67. Leesar MA, Abdul-Baki T, Akkus NI, et al: Use of fractional flow reserve versus stress perfusion scintigraphy after unstable angina. Effect on duration of hospitalization, cost, procedural characteristics, and clinical outcome. *J Am Coll Cardiol* 41:1115–1121, 2003.

16 血管内超声显像技术

Khaled M. Ziada

曹嘉添　译　陆浩　审校

血管造影术的背景和局限性

60 多年来，应用造影剂的血管造影术是冠状动脉显像的金标准。然而，我们必须理解血管造影术只能够间接描绘冠状动脉管腔，而没有直接对血管成像或检查动脉管壁。随着人们对血管生物学和动脉粥样硬化斑块代谢活动研究的逐步深入，对血管检查的要求也随之提高；血管内超声（IVUS）可以对冠状动脉的管壁和管腔进行高分辨率的活体检查成像，填补了我们对冠状动脉疾病认识的局限性。过去的十年中，新的血管内成像技术仍在不断发展，但血管内超声仍然是最成熟的血管内辅助成像方法，并有大量文献支持这一技术。

从字面上很容易理解冠状动脉血管造影术并非完美的成像方式。冠状动脉是复杂、三维、不断移行的腔体结构，不同构成的动脉粥样硬化斑块分布在管腔各处，而冠状动脉血管造影的结果是在二维显示器上呈现的。因此，明确这项技术的局限性对血管造影操作者非常重要，有利于进行诊断和临床决策时对冠状动脉造影信息进行更现实的处理[1-2]。由于射线透视成像和血管造影术的分辨率有限这一关键的限制，即使是在完全采用数字成像和平板显示技术的情况下，仍不足以描绘出冠状动脉造影成像所需的全部信息。由于上述情况复杂性和局限性，一直以来冠状动脉造影的结果主观性很强，常随不同的观察者而得出不同的解读结果[3-4]。

如前所述，由于血管造影只显示管腔内的轮廓，不能直接分辨动脉壁是否增厚（即病变），而是通过与相邻的一段血管比较其直径减小来推断。对血管造影结果的解释是基于这样的假设：狭窄的血管段是病变的部位，相邻的直径较大的部分代表正常动脉或正常管腔的血管。然而，尸检研究一致表明动脉粥样硬化病变是广泛扩散的，尽管病变程度不同，但几乎累及动脉的大部分片段[5-6]。因此，在血管造影术中经常描述的"病灶"是病变较多的部位，但"正常"或"轻度不规则"的部位常常也都是病变部位。这导致了血管造影常低估病变最严重部位的情况，包括疾病严重程度和血管狭窄程度（图 16-1）。

Glagov 等首次提出了动脉重构这一概念，这是另一种重要的现象，可以显著影响血管造影呈现的轮廓。动脉重构是指斑块的大小增加造成整体动脉管壁的外移，这种补充性的扩大使动脉能够适应一定量的斑块体积，而不会影响血管腔内的大小；只有增加斑块的大小超过了动脉重构的承受能力时，才会造成血管狭窄。因此，通过造影剂对比血管腔的大小差异，对于识别早期的、"补偿良好"的疾病阶段是没有帮助的。有明显的斑块负荷的动脉重构血管段可以被描述为"血管造影显示正常"。

另一种现象，"负性重构"，也可能以相反的方式加重管腔狭窄。这些病例中，动脉本身直径的减小比斑块导致的管腔缩小更为严重（图 16-2A）[8]。重构指数是用来衡量斑块邻近的参照血管管径大小的单

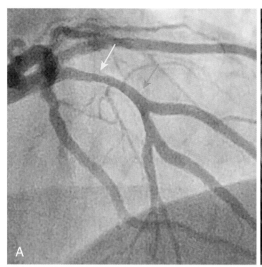

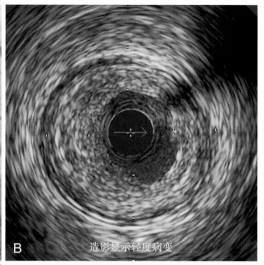

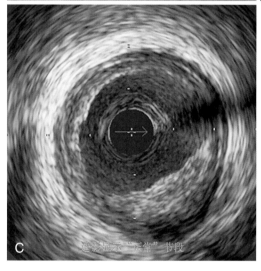

图 16-1　血管造影低估疾病的严重程度。**A.** 左前降支的头位血管造影。与相邻的"正常"中段血管相比（橘黄色箭头），前降支近端显示轻中度狭窄（黄色箭头）。**B.** 血管内超声影像显示近端狭窄位置有严重的狭窄病变，管腔面积小于 3.5 mm²，血管横断面狭窄超过 70%。**C.** 血管造影低估狭窄程度是由于病变末端看似"正常"对照的血管段存在弥漫性病变，血管内超声影像显示此部分存在中度的狭窄和偏心性分布的斑块

位。超过 1.0 的指数表明损伤部位的补偿增大，小于 1.0 的值表示血管收缩或负性重构（图 16-2B）。有证据表明，积极的动脉重构与疾病急性进程有关，而负性重构则更常见于稳定的心绞痛患者[9]。

冠状动脉解剖的复杂性是限制血管造影准确性的另一个因素。在三维空间中，不断移行弯曲的动脉在不同的平面上发出分支；这些病变可能在分布、分叉点、位置、钙化或复杂的管腔形态等方面都是不规则的，需要一个完美的正交投影血管界面来描绘出以上一个或多个病变的准确信息。实际操作中血管投影界面选择较随意，血管术者很难准确判断斑块情况、定义狭窄的百分比，并以此做出临床决策（图 16-3 和图 16-4）[1-2]。

现在训练有素的血管术者应该重视辅助技术，来解决由于血管造影的局限性而导致的临床困境，并得出准确结论。目前，心导管检查室中最常用的技术是血管内超声（IVUS）、光学相干断层成像（OCT）、冠状动脉血流储备分数（FFR）。血管病变的严重程度和分散性导致了血管造影的局限性，血管内超声和光学相干断层成像弥补了其局限性，冠状动脉血流储备分数的测量方法进一步解决了冠状动脉病变在解剖和功能上的差异。

血管内超声，基本图像和测量

血管内超声成像把微型超声传感器放在导管顶端再进入血管腔中央进行检测。目前的成像导管直径为 3 ～ 3.5 Fr（French，3 Fr = 1 mm），可以在 5 Fr 或 6 Fr 导管内使用。冠状动脉成像导管沿着标准的直径为 0.014 英寸的导丝进入冠状动脉。血管内超声通过发射和接收反射的超声波，可以产生扇区图像。使用两个不同的技术方法来生成整个环形的血管断层图像：①机械系统中，传感器是一个大的压电晶体组成体，通过高速旋转获得各个方向的图像，②相控

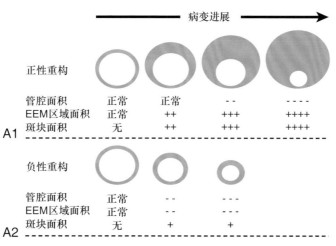

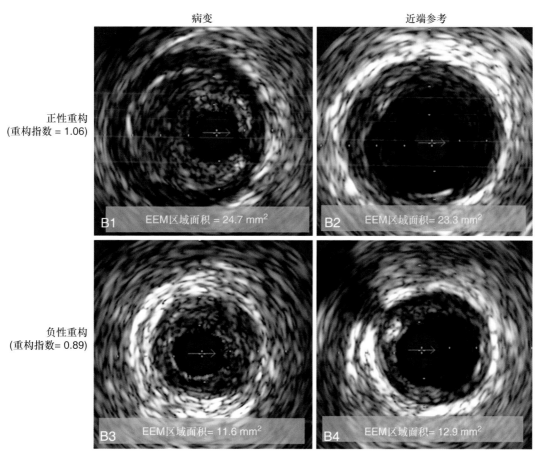

图 16-2 **A.** 动脉重构与疾病进展。图片描述动脉重构在疾病进展中的反馈性调节作用。正性重构（**A1**），早期的动脉斑块堆积伴随着血管腔的补偿性扩大，这使得斑块增加并不影响血管管腔的大小。随着疾病进展，斑块持续堆积，血管壁不能提供足够的空间容纳斑块，最终累及管腔面积。负性重构（**A2**），管腔本身直径的减小比斑块导致的管腔缩小更为严重。负性重构的起源和其是否与正性重构相关仍不清楚。EEM，外弹力膜（动脉的最外层）。**B.** 血管内超声的动脉重构图像。重构指数是指病变部位 EEM 区域面积与近远端 EEM 区域面积平均值的比值。**B1** 和 **B2**，一个有不稳定临床表现的患者，其斑块和邻近参考血管的血管内超声影像。斑块显示正性重构，重构指数为 1.06。**B3** 和 **B4**，慢性稳定性心绞痛患者的超声影像，斑块显示负性重构，重构指数为 0.89

阵系统中，传感器由多个小晶体构成，按顺序激活，对相邻扇区的动脉横截面成像。机械系统成像频率是 40 ～ 45 MHz，相控阵系统成像频率是 20 MHz；这两种情况下，反射的超声波形被加工成灰度图像，并通过数据重建呈现动脉的整个横截面。

美国心脏病学会和欧洲心脏病学会专家们共同声明了 IVUS 成像的标准定义和方法[10-12]。IVUS 传感器通过对内膜的反射，获得相应回声密集的断层

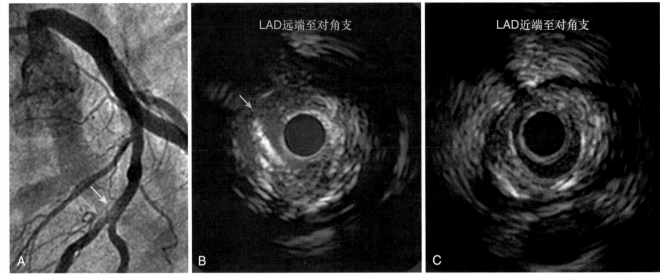

图 16-3　血管内超声在冠状动脉造影结果不确切时的作用。**A.** 血管造影显示左前降支中段对应第一对角支开口处的血管轻度狭窄，但是明显模糊。在前降支中段行血管内超声检查，重点关注造影显示模糊的节段，血管分叉的远端和近端（分别为橙色和黄色箭头）。**B.** 在 LAD 远端至对角支，有严重的向心性病变，可见不均匀密度的斑块和斑块破裂（箭头）。**C.** 在 LAD 近端至对角支，有向心性斑块和严重的管腔狭窄。斑块破裂、斑块的分布、分叉处的严重病变造成了血管造影的模糊影及其对局部病变的低估

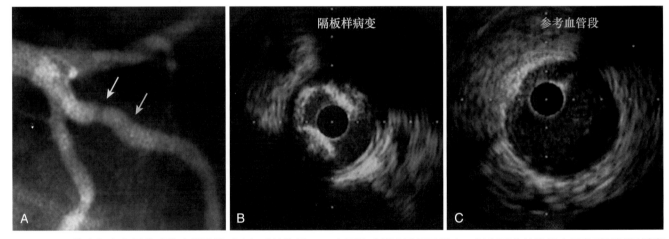

图 16-4　血管内超声在冠状动脉造影结果不确切时的作用。**A.** 左冠状动脉造影显示粗大、轻度迂曲的钝缘支近段可见隔板样病变。尽管多个投照体位，仍然无法定义斑块的严重程度。血管内超声检查显示病变位置有严重的、偏心性、钙化斑块（**B**）。斑块非常局限以至于在血管内超声回撤时显示参照血管（A 图中的橙色箭头）接近正常（**C**）。斑块钙化、偏心、扭曲、长度很短导致了血管造影的不确定性

图像；中膜表现为无回声的条纹；外膜代表动脉的外边界和附着的结缔组织，在超声上显示外回声层；它们使动脉壁超声呈现出三层结构。比较不常见的是，尤其在非常年轻的个体中内膜层非常薄（厚度小于 300 μm），导致血管超声信号丢失，传统的三层结构被单层结构所取代（图 16-5）。内膜增厚是动脉壁疾病的标志。当内膜变厚时，它的回声密度更强，更容易在超声上显示出来。

图 16-6 显示了在冠状动脉图像上的基本 IVUS 测量参数。回声密集的前缘定义了腔内边界，而动脉

外膜的前缘［外弹力膜（external elastic membrane，EEM）］定义了血管区域。两者之间的区域包括了血管中层和粥样硬化斑块病变部分。管腔直径和血管直径也可以同时测量。我们可以通过计算横截面狭窄或斑块负荷的百分比（斑块面积 / 血管面积 ×100），将斑块或动脉粥样硬化病变面积规格化为血管的大小。

IVUS 导管可以安装在一个自动撤回的装置上，它沿着动脉段以已知的恒定速度移动（0.5 mm/s 或 1.0 mm/s），这样就可以计算相应血管或病变的长度。管腔和斑块面积再结合长度就可以用来计算管腔和

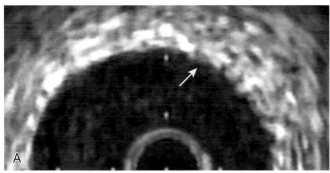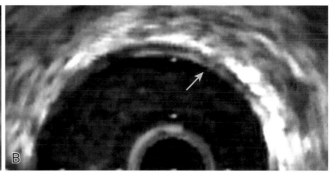

图 16-5 正常冠状动脉的血管内超声影像。**A.** 血管内超声导管的分辨率不足以显示正常厚度的血管内膜。在本例影像中，只显示动脉外膜的回声层，显示了单层膜结构（黄色箭头）。**B.** 更多情况下，内膜轻度增厚，可以反射超声信号，从而可见边缘回声边界（橙色箭头）。正常或者接近正常的冠状动脉壁显示三层影像结构

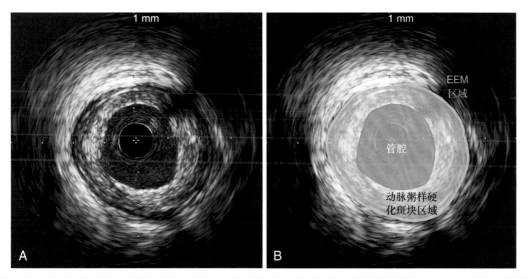

图 16-6 血管内超声静止图像的基本测量。冠心病患者血管内超声的典型图像，增厚的内膜和一定程度的管腔狭窄。**图 A** 和**图 B** 是同一图像，通过计算机描绘内膜前缘和外弹力膜并将其与原图重叠成**图 B**，描绘出管腔和血管的边界。面积和直径常用软件自动计算。在管腔和外弹力膜之间的区域呈现动脉粥样硬化斑块区域。横截面狭窄或斑块负荷程度由斑块面积占外弹力膜区域面积的百分比来衡量

斑块的体积。这些检查可以更准确地评估病变负荷，通常用于临床研究，特别是那些检测动脉粥样硬化斑块少量进展或退化的研究。然而，对日常临床应用来说，利用 IVUS 成像计算体积不仅耗时，而且价值也不高。

从定性上说，灰度显示屏上的斑块回声密度与它的组织内容物有一定的相关性。用邻近的动脉外膜作为视觉上参考，高回声密度显示斑块比动脉外膜"明亮"或"更明亮"（接近灰度级的白色末端），而低回声则是指呈现"更暗"的斑块（接近灰度级的黑色末端）。即使在同一帧图像上，大多数的斑块都呈现多种形态和不同密度（图 16-7）。富含脂质的斑块通常是无回声的，而回声密集的斑块通常富含纤维组织和钙化。钙化的病变由于超声束完全被吸收回声，回声通常非常密集并伴有声影[10]。回声密度与组织内容之间的相关性并不十分确定，因为不同层次的灰度和不同的组织内容之间存在重叠。在后面的讨论中，我们对超声反向散射（如虚拟组织学技术）的深入分析，试图克服重建灰度图像的视觉分析局限性。

使用指南和应用指导

过去的二十年里，在众多临床研究的基础上，心导管检查室中建立了许多可接受的适用于 IVUS 成像的操作规范。由 ACC、AHA 和 SCAI 在 2010 年发表的关于冠状动脉介入的临床实践指南，概述了冠状动脉应用 IVUS 成像的建议（表 16-1）[11]。

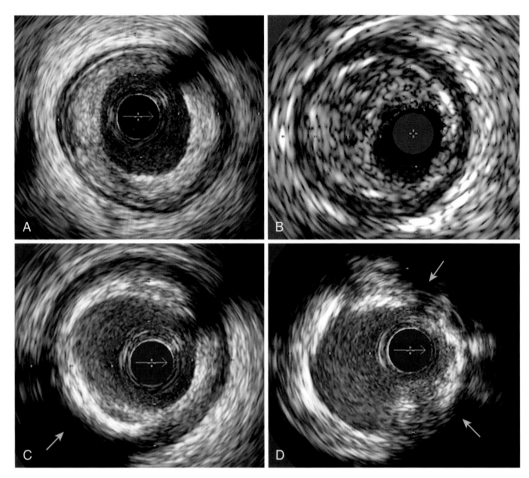

图 16-7 典型的血管内超声下斑块形态和分布。动脉粥样硬化斑块常根据其在血管内超声下影像声学密度来分类，周围的动脉外膜密度作为参考，通过比较斑块在不同动脉壁的分布来描述其情况。**A.** 一例轻到中度管腔狭窄的向心性斑块回声。**B.** 一例管腔严重狭窄下的偏心性无回声斑块。**C.** 斑块呈向心性分布，但是密度不均匀，一个弧形的高声学密度和后方的声影（箭头）是钙化病变的特征。**D.** 更广泛的钙化和占动脉半个圆周的声影（箭头）

下面部分，我们将回顾指南声明中关于 IVUS 在诊断和介入治疗中的应用概述。此外，还将详细讨论一些更先进的或高度专业化的研究应用。

诊断应用

模糊不清的血管造影和不确定的冠状动脉病变

血管重叠、血管弯曲、偏心性病变、开口或分叉病变，以及严重钙化，是血管造影显示管腔结果不理想的主要原因（见图 16-3 和图 16-4）。

在轻度或非典型症状的患者中，病变程度为中度（40% ~ 70% 直径狭窄）的血管对腔内影像学的质量要求尤其高。在这些情况下，IVUS 成像提供了一种独立于 X 射线透视投影的方法，它能够精确量化腔体大小、斑块负荷、斑块分布与分叉点的关系，以及钙化斑的分布。

血管造影显示中度病变时（50% ~ 70% 直径狭窄），观察者之间判断的差异是相当高的。进一步可以通过功能评估（FFR 测量）、使用 IVUS 或 OCT 成像来更准确地定义腔内大小。FFR 测量可帮助准确了解血流动力学变化的病变[13]。多个前瞻性随机试验已经证实了使用 FFR 测量的必要性，它可以帮助在临床决策中确定需要再血管化还是保守治疗[14-16]。

IVUS 定义的对血流动力学有影响的严重病变的测量是根据已建立的 FFR 临界值进行标准化的。在一项对 51 个病变的小型研究中，当 FFR 临界值 < 0.75 时，病变被认为是影响血流动力学的；IVUS 测得这种病变的最小腔内面积（minimum lumen area，MLA）< 3.0 mm² （敏感性 83.0%，特异性 92.3%），狭窄面积 > 60%（敏感性 92.0%，特异性 88.5%）（图 16-8A）。这两种检查标准的结合（MLA < 3.0 mm² 和狭窄面积 > 60%）具有 100% 的敏感性

表 16-1　冠状动脉 IVUS 的应用推荐

Ⅰ类

- 无

Ⅱa 类推荐

- 血管造影显示的临界左主干病变（证据等级 B）
- 心脏移植后 4～6 周和 1 年后进行 IVUS 和冠状动脉造影检查除外供体冠状动脉疾病，早期检测移植心脏血管疾病，并提供预后信息（证据等级 B）
- 研究支架内再狭窄的机制（证据等级 C）

Ⅱb 类推荐

- 用于评估造影显示非左主干冠状动脉的临界病变（直径狭窄 50%～70%）（证据等级 B）
- 指导冠状动脉支架置入术，尤其是左主干支架置入（证据等级 B）
- 研究支架内血栓的机制（证据等级 C）

Ⅲ类推荐

- 预期不进行 PCI 或 CABG 时不推荐常规用于冠状动脉的评估

引自 Levine GN、Bates ER、Blankenship JC, et al: 2011 ACCF/AHA/SCAI guideline for Percutaneous Coronary Intervention. A report of the American College of Cardiology Foundation/American Heart Association Task Force on practice guidelines and the Soceity for Cardiovascular Angiography and Interventions. J Am Coll Cardiol 58（24）：e44-e122, 2011.

和特异性[17]。另一项 53 个病变样本的研究中 FFR < 0.75，最小的管腔直径（minimal luminal diameter, MLD）< 1.8 mm，MLA ≤ 4.0 mm^2 和横截面积狭窄 > 70% 是最理想的血流动力学异常的指标[18]。测量 FFR 方法的不同（如冠状动脉内和静脉使用腺苷与罂粟碱引导的充血）可以解释在这两个研究中临界值的差异。

最近常采用 FFR 值 < 0.8 的病变确定导致缺血的病变。为解决参考血管直径不一致导致的差异，进行了一个更大型的回顾性研究，采用 IVUS 和 FFR 的测量方法对 205 个血管造影的临界病变进行分析；在 26% 的病变中，FFR 临界值 < 0.8，总体来说，FFR 和 IVUS 的测量值之间存在一定的相关性，包括 MLA（$r = 0.36$，$P < 0.001$），病变长度（$r = -0.43$，$P < 0.001$）和局部狭窄（$r = 0.33$，$P = 0.01$）。在整个样本中，MLA > 4.0 mm^2 具有良好的阴性预测值（94%），MLA < 3.09 mm^2 是反映病变处 FFR 临界值 < 0.8 的合适指标（敏感性 69.2%；特异性 79.5%）（图 16-8A）。与小血管相比，FFR 和 IVUS 测量值在

大血管中的相关性更好。根据血管直径的不同，导致缺血的（FFR < 0.8）斑块 MLA 值不同。在小血管中 MLA < 2.4 mm^2，中型血管中 MLA < 2.7 mm^2，大血管中 MLA < 3.6 mm^2（图 16-8B）[19]。

对左主干的评估

血管造影很难对冠状动脉左主干（LMCA）病变的严重程度定量评估[20]。观察冠状动脉口和相邻的血管部分，主要依赖于造影剂"回流"至主动脉窦。注射对比形成的涡流使得在注射导管的尖端处血管显像缩小，给人一种血管狭窄错觉，当左主干的病变累及整个长度时，缺少邻近的正常血管参考，就会使目测或自动量化定量血管狭窄的严重程度变得更加复杂。此外，在双干型分叉或三干型分叉进入分支血管的起始部分的病变通常比较复杂，容易被不同的分支投影所掩盖（图 16-9A）。因此，造影对左主干血管狭窄程度的评估能力较其他冠状动脉段都要差[21]，因此，IVUS 成像通常被用于更好地评估左主干狭窄。

与非冠状动脉左主干病变相似，为明确左主干狭窄的血流动力学变化情况，一些研究评估了左主干狭窄时 IVUS 和 FFR 检测值的相关性。一项纳入 55 名血管造影提示存在左主干病变患者的研究中，分别应用 FFR 和 IVUS 进行了测量；MLD 和 MLA 两项指标与 FFR 所测定的血流动力学变化有相关性，当 MLD < 2.8 mm（敏感性 93%，特异性 98%）和 MLA < 5.9 mm^2（敏感性 93%，特异性 95%）时（图 16-9B）[22]，FFR 和 IVUS 这两项检查相关性最强。在另一项纳入 122 名左主干临界病变患者的研究中，患者在决定延迟血管化后随访 1 年；与基于 FFR 的研究相似，MLD 是不良心血管事件最重要的预测指标。MLD 为 3.0 mm 似乎是患者进一步出现临床事件最好的预测临界值[23]。另外一项 23 例患者的病例显示，当 MLA > 7.5 mm^2 时，延迟狭窄血管的再血管化是安全的[24]。

评估移植血管的病变

心脏移植后血管病变（cardiac allograft vasculopathy, CAV）是一种病因不明的疾病，它会影响移植心脏的冠状动脉，其病理特征是（至少部分地）冠状动脉内膜增生[25]。由于其弥漫性，冠状动脉血管造影术对其检测的灵敏度远低于节段性动脉粥样硬

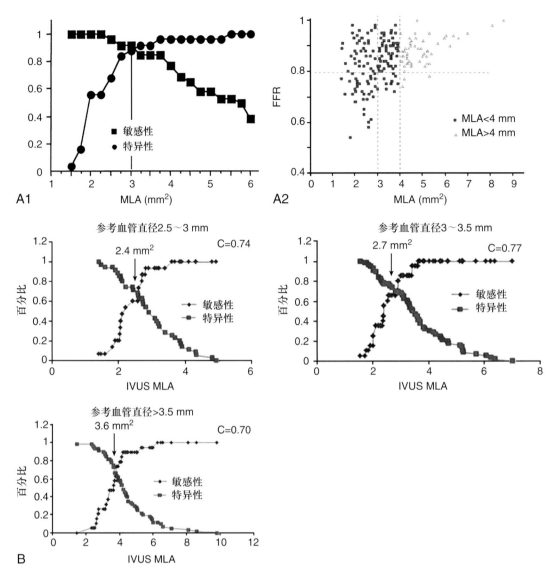

图 16-8 **A.** IVUS 对于明确血管造影显示的中度病变血管的意义。以 FFR 评估作为金标准，定义影响血流动力学变化的血管斑块，血管内超声测得最小管腔面积（MLA）为 3.0 mm² 这一阈值，具备最高的特异性和敏感性。Ben-Dor I，Torguson R，Deksissa T 等研究发现 MLA > 4.0 mm² 具有很好的阴性预测值。（Ben-Dor I，Torguson R，Deksissa, et al：Intravascular ultrasound lumen area parameters for assessment of physiological ischemia by fractional flow reserve in intermediate coronary artery stenosis. Cardiovasc Revasc Med 13（3）：177-182，2012.）。A2，横截面狭窄程度、斑块长度和其他参数是血流动力学异常的预测因素（详见原文）。（**A1**，引自 Takagi A，Tsurumi Y，Ishii Y，et al：Clinical potential of intravascular ultrasound for physiological assessment of coronary stenosis：relationship between quantitative ultrasound tomography and pressure-derived fractional flow reserve. Circulation 100：250-255，1999. **A2**，引自 Ben-Dor I，Torguson R，Deksissa T，et al：Intravascular ultrasound lumen area parameters for assessment of physiological ischemia by fractional flow reserve in intermediate coronary artery stenosis. Cardiovasc Revasc Med 13（3）：177-182，2012）。**B.** IVUS 对于明确血管造影显示的中度病变血管的意义。正如 FFR 评估血流动力学异常阈值随着参照血管尺寸变化而改变，最小管腔面积的阈值也与参照血管有关。（引自 Ben-Dor I，Torguson R，Deksissa T，et al：Intravascular ultrasound lumen area parameters for assessment of physiological ischemia by fractional flow reserve in intermediate coronary artery stenosis. Cardiovasc Revasc Med 13（3）：177-182，2012）

化病变[26-27]。IVUS 成像提供了一个非常有用和安全的工具来研究早期和进展中的心脏移植后冠状动脉病变[28-30]。心脏移植后冠状动脉病变一般定义是一个部位内膜厚度 ≥ 0.5 mm[31-32]，但 0.3 mm 临界值也被用作诊断阈值来诊断早期病变[33]。

冠状动脉血管造影显示结果正常的移植心脏动脉，在移植后不久行 IVUS 检查常显示可能有早期供体血管动脉粥样硬化的证据。在一个平均捐献年龄 32 岁的研究中，在 50% 以上的患者中可检测到动脉粥样斑块（最大内膜厚度 ≥ 0.5 mm）。供体动脉粥样

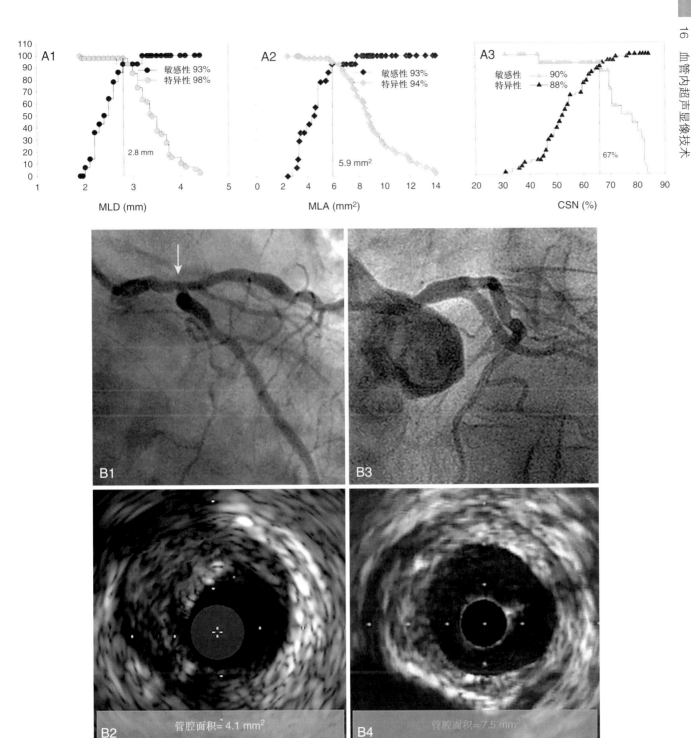

图 16-9 **A.** IVUS 在明确左主干病变中的作用。左主干缺血阈值与 FFR 或 IVUS 参数的敏感性和特异性分析曲线。FFR 的临界值是 0.75，当 MLD ≤ 2.8 mm（**A1**），MLA ≤ 5.9 mm^2（**A2**）和（或）横截面狭窄（CSN）≥ 67%（**A3**）时，FFR 和 IVUS 这两项检查相关性最强。（引自 Jasti V，Ivan E，Yalamanchili V，et al：Correlations between fractional flow reserve and intravascular ultrasound in patients with an ambiguous left main coronary artery stenosis. Circulation 110：2831-2836，2004.）**B.** 左主干血管内超声实例。**B1**，一位早期运动负荷试验阳性的患者，其足位冠状动脉造影显示左主干末端轻度病变（箭头）。**B2**，IVUS 影像显示冠状动脉内的显著偏心性斑块，MLA 低于血流动力学有显著性损伤的经典阈值（＜ 5.9 mm^2），这些检查建议患者进一步行冠状动脉旁路移植术。**B3**，运动负荷试验可疑阳性患者，造影提示左主干开口病变，但造影时没有压力衰减。**B4**，IVUS 显示了左主干偏心性钙化斑块，但仍存留很大的管腔，这些结果提示可以延迟再血管化治疗

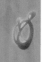
第
2
部
分

冠
状
动
脉
介
入
治
疗

硬化病变是局灶性、非环形的，可能有钙化，更常见于近段[34]。供体动脉粥样硬化的出现似乎并没有对心脏移植后冠状动脉病变的进展产生影响[35-36]。

对固定的血管节段进行连续的 IVUS 检测，CAV 的进展首选表现为血管内膜增厚，同时合并了补偿性血管正性重构；一项针对血管损伤的 5 年随访研究提示这也可能是一种负性重构的结果[37]。一些研究已经证实了由 IVUS 评估的血管病变严重程度和心脏移植受者的临床结果之间有相关性[38-39]。很多研究应用 IVUS 对疾病进展进行评估，这是另一个重要的预测指标。一项纳入 143 名患者、平均随访 5.9 年的研究证实，IVUS 显示心脏移植后冠状动脉病变（定义为冠状动脉移植后第一年内膜的厚度增加 ≥ 0.5 mm）迅速进展是一个强有力的预测患者全因死亡率和心肌梗死的指标；冠状动脉病变进展迅速的患者组较正常患者组有更高的死亡率（26% vs. 11%，P = 0.03）。在迅速进展的人群中死亡率和非致死性心肌梗死的概率也更高（51% vs. 16%，P < 0.0001）[40]。

IVUS 成像也被用于评估针对心脏移植后冠状动脉病变治疗的效果，研究证实了普伐他汀和依维莫司对延缓进展有益[41-42]。

IVUS 介入应用

20 世纪 90 年代，血管内超声在辅助诊断冠状动脉粥样硬化方面得到迅速应用，因为它提供了大量的关于动脉粥样硬化性疾病的信息，从而克服了血管造影的局限性，促进介入技术的发展。因此，它有助于更好地理解各种介入治疗方法的病理生理机制和治疗措施对动脉的影响，这些信息推动了治疗设备的改进和介入技术的优化。随后，来自 IVUS 成像信息所获得的知识融入新的技术途径中。在介入治疗的发展过程中，IVUS 成像的广泛使用和常规使用逐渐过渡到一种选择性使用的方法：仅在血管造影不能准确地回答特定问题的情况下使用。

对于冠状动脉内斑块，现如今绝大多数都采用支架置入的方式来处理，因此不再那么需要借助 IVUS 来辅助进行 PCI 策略的选择。在特定的冠状动脉粥样斑块旋切术病例中，IVUS 评估可以提供有关病变特征的有用数据，从而帮助使用特定设备来"准备"病变斑块，对其做预处理，以便进一步的支架置入术。在接下来的章节中，我们将详细讨论 IVUS 在引导冠状动脉支架置入方面的作用。

血管的大小

使用适当大小的器械（如球囊、支架、旋磨头等）是达到最佳治疗效果的关键。低估血管参照节段尺寸或应用了尺寸不足的器械增加了不理想结果的风险，如冠状动脉支架回弹，术中管腔获得率不充分导致的再狭窄，或者支架的扩张不全和（或）贴壁不良。另一方面，过大的器械增加了冠状动脉夹层形成或破裂的风险。

正如前面所讨论的，IVUS 成像经常发现冠状动脉造影显示正常或轻度病变的血管病变负荷很严重；因此，参考节段血管的真实大小常被低估（参见图 16-1 和图 16-3）。某些临床事件会和血管造影严重低估参考节段血管的大小有关，如急性心肌梗死时行急诊 PCI 术（更高的冠状动脉血管张力）和冠状动脉慢性完全闭塞（远端血管是低灌注和弥漫性病变），在这些情况下，充分的冠状动脉血管扩张和 IVUS 成像可以准确描绘出相应血管的大小，这对于手术器械尺寸的正确选择至关重要。通常在 IVUS 成像和快速定量分析之后，一个更大的球囊或支架是准确而安全的选择。

对于术者来说，审慎地应用 IVUS 成像测量血管大小是很重要的。参照血管的大小由相应参考节段血管管腔直径决定，参考节段是需要治疗的病变节段相邻的没有病变或轻微病变的血管节段。利用参考血管或病变部位 EEM 的尺寸比较容易导致对血管尺寸的高估，因为在大多数情况下，EEM 直径反映了一定程度的正性重构，因此会导致选择器械直径过大，应该尽量避免。术者应将重点放在管腔大小上，并根据斑块负荷进行调整。

IVUS 在冠状动脉支架置入术中的应用

从历史来看，IVUS 成像在优化冠状动脉支架置入技术方面一直起着重要作用。在 20 世纪 90 年代初期，早期的 IVUS 观察研究结果显示，尽管血管造影的结果显示理想，但 IVUS 检查经常可以发现支架扩张并不充分，或者支架没有完全贴壁[43-44]。这些观察结果促进了支架技术的重大改进，最显著的是使用更高压力的球囊后扩张和更大尺寸的球囊。再加上双联抗血小板治疗，这些技术上的改进使得支架内血栓形成的概率明显降低[45]。

下面我们定义在 IVUS 成像和支架置入术中常用的几个术语。支架膨胀指数（stent expansion）指的是支架置入释放和后扩张后，所获得的支架内管腔的大小。这可以用支架的最小管腔直径（MLD）或最小腔内面积（MLA）来表示；膨胀指数也与参考血管相关，即 MLD 或 MLA 除以参考血管平均直径或者面积所获得的百分比数据。支架内最小管腔面积是支架内再狭窄的最重要预测指标之一，稍后会讨论。支架贴壁状况（stent or strut apposition）描述支架置入后支架梁与相对应的动脉壁之间的接触情况。这是一个定性指标，可以用 IVUS 或 OCT 等先进影像学技术检测。它与支架膨胀相关，但意义并不相同。例如，当支架的尺寸稍小，或者如果一个硬斑块没有充分预扩张（图 16-10）；我们通常会看到一个贴壁很好但没有充分扩张的支架。IVUS 指导的支架置入（IVUS-guided stenting）是指使用 IVUS 成像来全面优化支架置入策略，使用 IVUS 来评估血管的大小，优化病变位置的处理，保证支架适当扩张和贴壁，确认支架扩张后的情况，并确保相应血管中没有并发症（图 16-11）。

临床上通过多个观察研究，将最终的 IVUS 测量值与血管造影和（或）临床结果相关联，定义出最佳支架膨胀指数的具体标准[46-50]。这些研究中的共识是最小的支架内管腔尺寸是最重要的再狭窄的预测因素[51]。

裸金属支架

在置入裸金属支架（bare-metal stents，BMS）病例中，最小支架内面积 < 6 mm²，与再狭窄率及再次血运重建率升高有关（图 16-12）[50, 52]。支架置入位置的管腔面积主要由靶血管的大小决定，这就解释了为什么给予了最优的治疗，在大多数病例中支架置入后取得了良好的结果（图 16-13），但小血管内的支架内再狭窄率仍相对较高。

数个非随机研究[52-56]和随机对照临床研究[57-59]评估了 IVUS 指导下的裸金属支架的置入策略，研究普遍提示，虽然它不能改变死亡率和非致死性心肌梗死的发生率，但是它促成了更高的球囊压力和（或）更大球囊尺寸的实际应用，使更大的支架得以应用。然而，这对于是否能减少临床上再狭窄的发生率及再次血运重建率仍存有争议，注册研究与随机试验结果并不一致，注册研究中观察到更多有利的结果。

一项 Schiele 等设计的临床研究纳入 155 例接受冠状动脉支架治疗的患者，其被随机分配到 IVUS 指导组和血管造影指导组[57]，IVUS 指导组比血管造影指导组的支架 MLA 大 20%；6 个月以后，IVUS 指导组的再狭窄率较血管造影指导组相对减少 22%（22.5% vs. 28.8%）。然而，这并没有达到统计上的显著性意义（P = 0.25）。这一结果受到样本容量小的影响，以及在研究设计时高估 IVUS 指导所带来的预期获益。此后，进一步设计了 OPTICUS 研究，这是一项比较 IVUS 指导下和血管造影指导下支架置入术的样本量最大的随机试验，尽管在 IVUS 指导组中即刻管腔获得率更高，但两者有相似的再狭窄率（24.5% vs. 22.8%，P = 0.68）和靶血管重建率[58]。

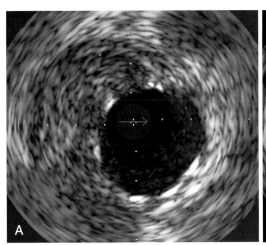
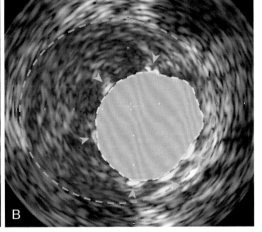

图 16-10 支架膨胀和贴壁不良。右冠状动脉中段置入较小尺寸支架后的 IVUS 影像。**A** 和 **B** 是同一帧图像，通过描绘电子轨迹标出支架内管腔和外弹力膜并与原图重叠成图 B。图 A 可见支架梁的高密度金属影，小的支架内管腔（橘色）和大的外弹力膜（蓝色）提示可能由于低估了血管尺寸导致支架膨胀不全。然而，影像显示支架已经（楔形箭头）完全贴到斑块的边缘并且没有支架贴壁不良的征象

介入治疗前

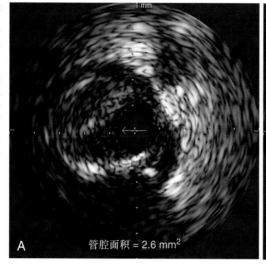

A 管腔面积 = 2.6 mm²

支架置入后

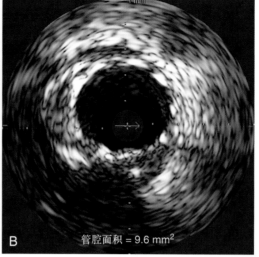

B 管腔面积 = 9.6 mm²

后扩张后

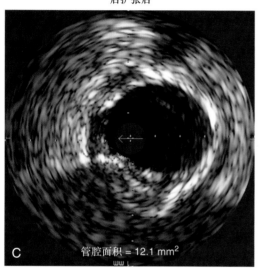

C 管腔面积 = 12.1 mm²

图 16-11 IVUS 指导下的支架置入术。干预前的 IVUS 影像（**A**）显示有严重的斑块负荷，斑块内可见无回声区及偏心钙化斑块；应用合适高强度的压力进行球囊预扩张和支架置入（**B**），管腔支撑良好，但是相对于血管的尺寸，支架内管腔面积偏小。使用适当大小的非顺应性球囊进一步后扩张，扩大最小管腔面积（**C**，旋转图像以便于比较）

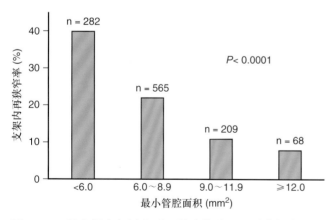

图 16-12 裸金属支架置入后，最小管腔面积对支架内再狭窄的影响。一直以来这种关系被认为是"越大越好"，两者的负相关性持续存在，但是当最小管腔面积达到 < 6 mm² 这一阈值时，再狭窄率几乎增加了两倍。（引自 Kasaoka S, Tobis JM, Akiyama T, et al: Angiographic and intravascular ultrasound predictors of in-stent restenosis. J Am Coll Cardiol 32: 1630-1635, 1998.）

OPTICUS 研究特别包括了血管病变长度 ≤ 25 mm、血管直径 ≥ 2.5 mm 的患者。另一项随机研究——TULIP 试验，分析了 IVUS 在指导治疗长血管狭窄（≥ 20 mm）病变的过程中可能扮演的角色[59]。与血管造影指导组相比，IVUS 指导组的再狭窄率和缺血导致的靶血管血运重建率更低（再狭窄率分别为 23% *vs.* 46%，P = 0.008；靶血管血运重建率分别为 4% *vs.* 14%，P = 0.037）。这些研究表明，不是每种情况下都需要应用 IVUS 成像来改善结果，但在再狭窄的风险升高或风险较高时 IVUS 可能是有价值的。在这些情况下，只有借助 IVUS 指导，术者才能取得一个完美或近乎完美的结果。

　　最近发表的两个 meta 分析也得出了不同的结论。第一个研究分析包括了 2000 多名患者的 7 次随机试验，比较了 IVUS 指导下和血管造影指导下裸金属

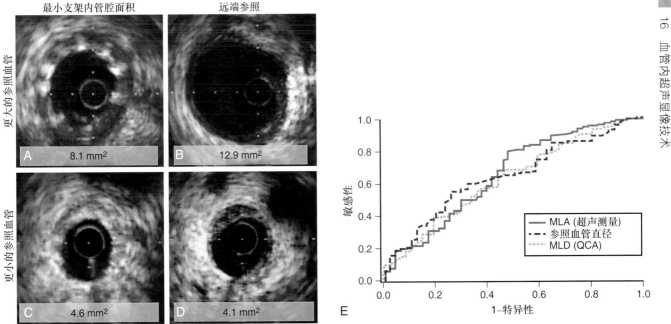

图 16-13 参照血管的大小对支架置入结果的影响。最终的支架内管腔大小主要由参考血管的大小决定。即便与参照血管相比有残余狭窄，更大的参照血管（**A，B**），可以获得更大的支架内 MLA。与此相反，即使没有残余狭窄，更小的参照血管导致支架内的管腔面积变小（**C，D**）。受试者工作特征曲线（ROC 曲线）（**E**）显示，相较于参照血管直径，最小支架内管腔面积不是更好的预测靶血管再血管化的预测因子，这强调了的参照血管尺寸对预后的重要性。（引自 Ziada KM，Kapadia SR，Belli G，et al：Prognostic value of absolute versus relative measures of the procedural result after successful coronary stenting：importance of vessel size in predicting long-term freedom from target vessel revascularization. Am Heart J 141：823-831，2001.）

支架置入的区别。总体来说，IVUS 的指导改善了手术预后，显著降低了重复再血管化的风险（13% vs. 18%，OR 0.66，95% CI 0.48 ～ 0.91，P = 0.004）[60]。尽管这一研究确实证明了 IVUS 指导的优势，但结论主要被两项较小的研究结果所主导，它们占了分析权重的 25%。而在更大样本的研究中，我们无法证明 IVUS 指导与血管造影指导的区别。此外，研究中所包含的方法或者患者人群同质性不强，这引起人们对结论普适性的担忧。第二个 meta 分析包括了 5 个随机对照试验，纳入 1754 个患者[61]。研究人员无法证明 IVUS 指导对临床预后有任何改善作用。这项 meta 分析也因样本选择过程被质疑，因为该研究遗漏了应当被纳入的在方法上相似的临床试验。

药物洗脱支架

随着药物洗脱支架更广泛地使用，支架内再狭窄率更低，IVUS 指导下减少再狭窄的潜在优势已经变得不那么显著。在药物洗脱支架早期应用阶段，为了更好地了解药物洗脱支架再狭窄的预测因素和机制，进行了几项 IVUS 的研究和子研究。随后，由

于 IVUS 能提供更多的信息，促进了人们对支架血栓形成机制研究的兴趣。

针对第一代雷帕霉素洗脱支架（sirolimus-eluting stents，SES）的研究表明，在 6 ～ 9 个月的时间内，支架内 MLA < 5 ～ 5.5 mm² 是支架置入术后再狭窄的最重要预测因素[62-63]。另一项人群更大的 TAXUS 临床试验，研究紫杉醇药物洗脱支架（paclitaxel-eluting stents，PES）的临床结局，项目共纳入 1580 个 PES 组和对照组患者，对在 TAXUS 研究中包括的 IVUS 子项目进行了分析，研究了紫杉醇药物洗脱支架（PES）的结果。在手术后，支架 MLA 在 PES 组和 BMS 组中相似（6.6 mm²±2.5 mm² 和 6.7 mm²±2.3 mm²，P = 0.92）。在 9 个月的随访时间内，PES 组支架内再狭窄率显著降低（10% vs. 31%，P < 0.0001）。由 IVUS 指导下的支架置入术后 MLA 是 PES 组和 BMS 组再狭窄的独立预测因子（PES 组，P = 0.0002；BMS 组，P = 0.0002）。在 9 个月的时间里，IVUS 指导下的支架置入术后 MLA 最佳的再狭窄预测阈值为 5.7 mm²（PES 组）和 6.4 mm²（BMS 组）。

目前仅有两项前瞻性随机试验比较 IVUS 指导

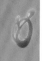

下和冠状动脉造影指导下的药物洗脱支架置入术的预后，其中一项共纳入 284 名患者，主要集中在复杂病变上，包括分支病变、长病变、慢性完全闭塞病变或小血管，主要的终点事件是支架置入后MLD；结果显示 IVUS 指导组比血管造影指导组获益更多（2.70 mm±0.46 mm *vs.* 2.51 mm±0.46 mm，*P* = 0.0002）。但在 24 个月的时候，两组死亡率和心肌梗死事件发生率没有任何差别。与血管造影指导组相比，IVUS 指导组再血管化概率没有显著降低（9.8% *vs.* 15.5%）[65]。另一项相似的韩国随机临床试验，纳入了 543 例血管长病变的患者，比较 IVUS 指导下与血管造影指导下支架置入长度和 MLD，结果没有差异。作者认为 IVUS 指导组的缺乏改善，是因为在血管造影指导组下使用更高比例的"直接覆盖"（crossover）技术，这是操作指南所允许的，约在 15% 的患者中使用了该技术[66]。

在无保护的左主干病变患者这一特定的高危人群的介入治疗中，IVUS 具有很好的指导价值。在MAIN-COMPARE 注册研究中，对大约 1000 名无保护左主干病变患者进行支架置入术的数据进行了整理分析，80% 的病例使用了 IVUS 指导。研究观察接受 DES 治疗的患者，使用倾向指数调节两组的不平衡，比较两组之间和组内 3 年的临床终点事件。201 对配对人群中，IVUS 指导组比造影指导组死亡率有降低的趋势，但并未达到统计学意义（6.0% *vs.* 13.6%，Cox 模型 *P* = 0.061）。在接受 DES 治疗的 145 对患者中，IVUS 指导组死亡率更低（4.7% *vs.* 16.0%，log-rank *P* = 0.048；HR 0.39；95%CI，0.15 ~ 1.02；Cox 模型 *P* = 0.055）。虽然在统计学上这种获益似乎微不足道，而且潜在的机制还不清楚，但可以推测通过 IVUS 指导实现的最佳支架扩张和贴壁，可以降低晚期和极晚期支架内血栓形成的风险[67]。

一个大型 meta 分析研究了 IVUS 指导下的药物洗脱支架置入术对临床预后的作用。这项 meta 分析包括大量患者（大约 2 万人），但是该 meta 分析纳

入的研究主要是非随机和（或）非对照的注册试验（2 万名患者中，只有一项包含 105 名患者的研究是随机对照试验）。这一分析结果显示，与冠状动脉造影指导组相比，IVUS 指导组支架内血栓形成的发生率和死亡率都有所降低，但再次血运重建率没有差异。值得注意的是，这些结论主要是由两个或三个非对照的注册研究的结果所主导的，它们的结果是不受控制和约束的，应该谨慎对待[68]。

最近的数据表明，IVUS 指导下的药物洗脱支架介入治疗有更显著的优势，有证据表明其支架内血栓形成、心肌梗死和重大不良事件的风险降低。这是由 ADAPT-DES 临床试验得出的结论，这是一项前瞻性、多中心的注册中心试验，纳入 8583 名接受药物洗脱支架治疗的患者，其中 3349 人（39%）登记在一个预先指定的 IVUS 子研究中。这项研究的目的是确定早期和晚期支架内血栓形成的频率、时间和相关因素。在 IVUS 成像组的患者中，急性冠脉综合征患者更多。IVUS 的指导使得 74% 的病例预期手术方案进行了修改 [更大的支架、更长的支架、额外的支架，进一步支架后扩张，和（或）更高的球囊压力]。经过 1 年的随访，在 IVUS 组的 18 例（0.6%）患者，非 IVUS 组的 53 例（1.0%）患者出现了确定 / 可能的支架内血栓形成（HR 0.4，95%CI 0.20，0.7，*P* = 0.003）。在 IVUS 指导组中（表 16-2），其他不良的临床终点事件显著减少。在经过匹配之后，是否使用 IVUS 仍然是确定 / 可能的支架内血栓形成的一个独立预测因素[69]。

支架贴壁不良

由于对药物洗脱支架相关的血栓事件的高度关注，支架贴壁不良与临床事件发生相关性愈加受到重视，因此，对行支架置入术的患者降低 IVUS 检查的门槛是合理的（图 16-14）。IVUS 的研究已经证明了支架贴壁不良的位置在支架远段比近、中段更常见。可能的原因包括参考血管的管腔大小与选定的

表 16-2 ADAPT-DES 一年随访时的主要心脏不良事件

	IVUS 组（*n* = 3343）	非 IVUS 组（*n* = 5234）	HR（95%CI）	*P* 值
可能 / 明确的支架内血栓	0.6%	1.0%	0.4（0.2 ~ 0.7）	0.02
心肌梗死	2.5%	3.7%	0.7（0.5 ~ 0.9）	0.002
缺血导致的靶血管血运重建	2.4%	4.0%	0.6（0.2 ~ 0.8）	0.0001
MACE（死亡、心肌梗死、支架内血栓）	3.1%	4.7%	0.7（0.6 ~ 0.9）	0.0006

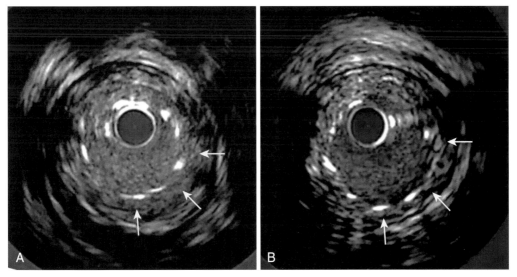

图 16-14 支架贴壁不良。支架置入后的血管内超声影像显示显著的支架贴壁不良（**A**，箭头），可能由于在选择支架的时候低估了血管的大小。接下来使用更大的非顺应性球囊进行后扩张，使支架完全贴壁并获得更大的支架内管腔面积

支架大小不匹配，钙化病变是 IVUS 研究中观察到的支架贴壁不良另一个预测因子[70-72]。

尽管有间接证据推测轻度支架贴壁不良可能与急性或亚急性支架内血栓形成有关，但最终结论尚不确定。一项针对晚期支架内血栓形成的患者进行的回顾性研究中，血栓形成组支架贴壁不良的病例占 77%；在常规随访的 8 个月时间里没有记录到支架内血栓形成的对照组，其贴壁不良的概率为 12%。两者具有非常显著的统计学差异，支架贴壁不良可能在促成这一严重并发症的过程中发挥作用[73]。

值得注意的是，其他研究并没有说明早期的支架贴壁不良与早期血栓形成有关。在一项小型回顾性 IVUS 研究中，对 15 例支架内血栓形成患者和 45 例对照组患者进行了检查，两组支架内贴壁不良概率并无差异。然而，在支架内血栓形成组的患者中，支架内的 MLA 明显低于对照组（$4.3\ mm^2 \pm 1.6\ mm^2$ *vs.* $6.2\ mm^2 \pm 1.9\ mm^2$，$P < 0.001$）。此外，支架内血栓形成组参照血管病变常更为严重（67% *vs.* 9%，$P < 0.001$）[74]，这进一步说明了参照血管节段病变程度的重要性，术者在进行支架置入术时应该慎重对待这个问题。通常，针对严重病变的参照节段血管行额外的支架置入治疗可帮助免去这种担心，尽管目前没有明确的数据支持这种做法。

刚刚置入支架时并不能马上发现所有的支架贴壁不良，在 IVUS 成像随访中可以发现晚期支架贴壁不良现象。据估计，这一现象在大约 5% 的裸金属支架介入治疗中发生，但似乎没有导致任何临床事件[75]。随着药物洗脱支架的广泛应用，晚期支架贴壁不良逐渐增加。在最近的一项分析中，纳入了 557 例患者的 705 个病变，晚期支架贴壁不良的发生率占总人数的 12%，在长支架的患者、急性心肌梗死时 DES 置入或慢性完全闭塞病变中其发生率更高[76]。

然而，以上研究中，经过 10 个月的随访，没有证据表明晚期支架贴壁不良患者的临床事件的增加。这些发现表明，支架贴壁不良和一些特殊病变情况相关，导致很难选择一个完全合适的支架尺寸，特别是以下情况：长病变或弥漫性病变、心肌梗死血管成形术和慢性完全闭塞病变，或血管粗大导致近端和远端参考节段的血管不匹配等情况。虽然目前还不确定支架贴壁不良与晚期血栓形成是否相关，但在这些情况下，最好利用 IVUS 对支架进行定位和优化扩张。

再狭窄的管理

IVUS 成像为研究各种不同介入器械，包括支架使用后再狭窄的机制提供了一个重要的研究方法[77-79]。与球囊血管成形术和斑块旋切术不同，支架再狭窄没有显著的血管弹性回缩或负性重构。真正的支架内再狭窄（in-stent restenosis，ISR）是由支架置入造成的动脉壁损伤引起的新内膜增生性反应引起的。大约 20% 的支架"再狭窄"是在最初放置时支架膨胀不全的结果，膨胀不全被定义为最终的支架内 MLA < 80% 的平均参考管腔面积（图 16-15）[80]。另外，再狭窄的准确位置是决定治疗方案的一个重

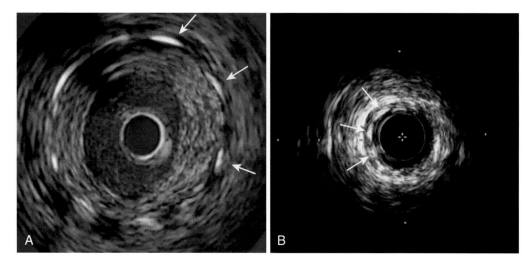

图 16-15 支架内再狭窄的机制。支架边界处的内膜增生导致支架内管腔丢失和再狭窄（**A**）。最初支架释放和扩张良好。20% 的支架内再狭窄，在支架放置的时候膨胀不良，主要是由于低估管腔大小和（或）高密度或钙化斑块（**B**）。在这些案例中，支架内内膜新生不是管腔丢失的主要机制，被称为"假性再狭窄"

要决定因素，如果再狭窄是在支架内，那么更高的扩张压力是有效的。相反，这种策略可能不适合治疗支架边缘性狭窄或参照节段内再狭窄。

如果支架在释放时已经被充分扩展，一个更常见的再狭窄是由支架内的内膜增生引起的。在这种情况下，可以选择再次置入药物洗脱支架或腔内放射治疗的方法。尽管非扩张性器械（如动脉旋磨术或激光消融术）理论上可以治疗支架内再狭窄，随机试验表明这些疗法并不优于简单的球囊成形术治疗[81-82]。如果在释放的时候，支架从来没有被完全地扩张过，进一步治疗是很困难的，可以根据 IVUS 的测量结果，进一步增加球囊压力和（或）应用更大尺寸的球囊，尽管最初导致支架扩张不充分的严重钙化或致密的纤维斑块也会阻碍球囊扩张。

药物洗脱支架使用数量很大，而支架再狭窄只占很少的数量，所以很难比较不同的手术策略。由 IVUS 确定的晚期管腔丢失已被用作一个替代终点来比较各种策略（包括不同的药物洗脱支架和研究患者数量）的结果[83]。

介入治疗后并发症的评估

冠状动脉夹层是 PCI 手术中急性冠状动脉闭塞的常见原因，可能会导致严重的并发症，包括心肌梗死和急诊心脏搭桥手术。与血管造影相比，IVUS 对冠状动脉夹层的发现更敏感，并且可以更准确地定位动脉夹层的具体位置（图 16-16）。

冠状动脉夹层的 IVUS 分类主要基于夹层分离的深度（即内膜、中膜，或延伸至外膜）[84]。IVUS 成像也有助于发现可能的腔内血肿伴随的夹层。然而，介入治疗并发的腔内血肿的预后和治疗策略的关系仍在很大程度上是未知的[85]。尽管 IVUS 成像可以更精确地描述夹层的轴向和侧向（圆周剖面）分离程度，但 IVUS 测量结果对预后价值仍不清楚。大多数对血流不影响且无高危特性的夹层（比如造影剂滞留或螺旋形夹层）不需要额外的机械干预，可以保守处理。对于需要置入支架的边缘夹层，超声成像通常显示出的夹层长度往往较造影显示的夹层长度更长。这对于紧急情况下处理突发冠状动脉夹层导致的血管闭塞尤为重要，我们需要明确显示所有夹层的长度，并用支架进行完全的覆盖。在这种情况下，补救支架附近的残余夹层会增加支架内血栓形成的风险[86]。

支架置入后的血管造影"模糊"被用来描述在支架参照节段中所看到的非均匀密度或"磨玻璃"的外观。通常，模糊是难以辨识的，而血管造影术并不能揭示明确的病因。高压力释放支架术后，支架边缘不明原因的"模糊"的发生率为15%。在 IVUS 成像中发现其主要原因是边缘夹层或从支架边缘到中度病变的参照节段管腔面积显著下降（图 16-17 和图 16-18）[87]。

超声成像对血管腔内血栓的描述并不是特别准确，血栓通常表现为腔内的回声充盈缺损。由于组织学特征不明，支架腔内附壁血栓不能与支架内的斑块或游离组织区分开来。

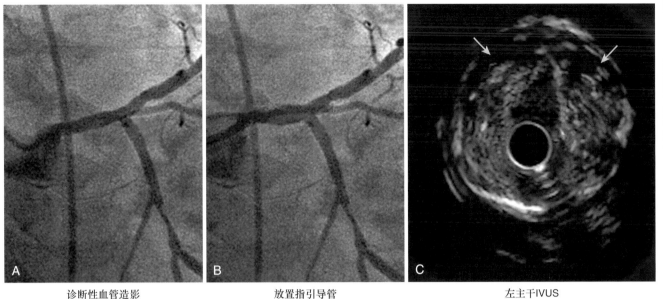

诊断性血管造影　　　　　　放置指引导管　　　　　　左主干IVUS

图 16-16　血管内超声在指导处理并发症中的作用。在进行诊断性血管造影（**A**）后，计划进行左回旋支干预治疗，注意左主干和前降支存在轻度弥漫性病变。当指引导管进入冠状动脉开口（**B**），随后的血管造影显示左主干模糊影和"管腔扩大"。血管内超声（**C**）显示了广泛血管夹层分离、管腔扩大以及进展性壁内血肿（箭头）

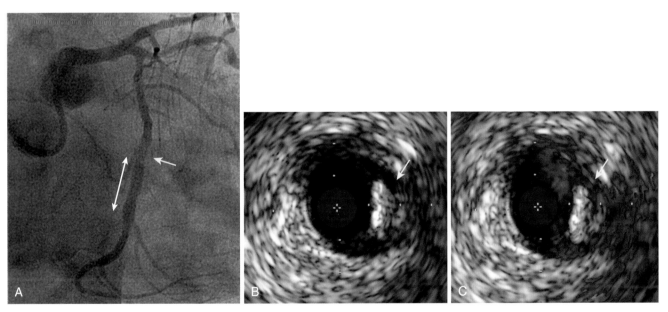

图 16-17　支架周围模糊病变。回旋支中段支架释放后（**A**，白色箭头），血管造影显示支架近端参照血管可见模糊影（黄色箭头），支架看起来稍偏大。血管内超声的灰阶图像（**B**）显示模糊影处有显著的病变和管腔缩小。此外，管腔内的斑块看起来延伸到内膜瓣后方（箭头），诊断为边缘夹层，进一步通过 ChromaFlo 彩色血流显示技术确诊（**C**），在内膜瓣后方可见彩色血流（箭头）。在原支架附近部分重叠置入另一个支架，并完全覆盖夹层片段

IVUS 成像在慢性完全闭塞病变血管成形术中的应用

　　由于新技术提高了慢性完全闭塞（chronic total occlusion，CTO）病变手术成功率，药物洗脱支架减少了随后的支架内再狭窄，CTO 病变的血管成形术病例最近一直在增加；IVUS 成像可以改进这一通常漫长而复杂的手术过程的某些步骤。到目前为止，还没有对照数据来支持这些超前的应用带来的获益，但是在 CTO 病变的 PCI 手术过程中，报告支持有经验的术者应用 IVUS 成像技术进行有开拓性的工作。

　　CTO 病变的介入治疗中，IVUS 成像经常被用来

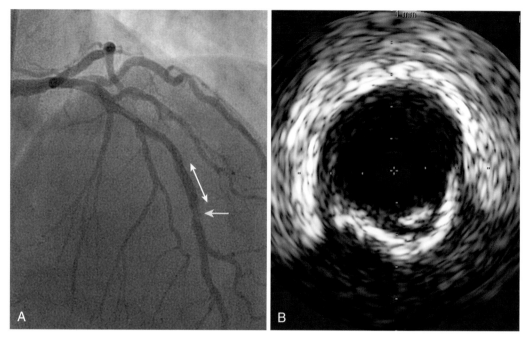

图 16-18　支架周围模糊病变。在前降支中段置入支架后（**A**，白色箭头），在参照血管的末端可见模糊影（黄色箭头）。血管内超声影像显示（**B**）相应血管有显著的偏心性钙化，但管腔足够大，没有斑块破裂征象。因此无需进一步处理

明确管腔的大小。开通闭塞病变后，由于远端多为弥漫性病变并且长期灌注不足，远端血管在血管造影上的表现比其真实尺寸要小。IVUS 成像可以显示远端血管弥漫性病变的情况，并允许选择一个更大、尺寸更合适的支架，从而减少再狭窄的风险。

IVUS 在 CTO 病变介入中的其他应用更加复杂。例如，如果造影上显示 CTO 病变是"无残端"或者残端模糊的情况下，IVUS 可以用来帮助明确闭塞血管开口的位置[88]，如果闭塞是在一个小分支的附近或冠状动脉开口处就可以应用 IVUS 进行定位和进一步治疗。IVUS 导管进入分支血管，并缓慢回撤，直到显示闭塞血管的开口位置，此时 IVUS 影像特征通常为出现血管壁上部分象限的中断，与在血管分叉处上看到的超声影像类似，通过在血管造影中拍摄传感器来标记这个位置。还可以将 IVUS 导管放在适当的位置，帮助导引导丝进入闭塞的血管，并确认导丝是否位于 CTO 的真腔内（图 16-19）。

IVUS 成像的另一个很有价值的应用是导丝通过 CTO 病变后确认导丝位于真腔还是假腔。如果 IVUS 导管是通过真腔内的导丝进入的，则可以看到三层管壁结构，并且能够在回拉时看到分支的开口。如果在假腔中，管壁不显示三层结构，而且分支的管腔与导管之间存在线性的高回声夹层内膜片（图 16-20）。在亚洲和欧洲，更小外径的 IVUS 导

管已经被应用于此种情况。如果导管确定进入假腔，它可以帮助引导第二根导丝进入真腔内[89]。这个应用可以在 CTO 的逆向及正向技术中使用，当血管造影无法明确真腔时，这项技术在补救过程中被证明是有价值的[90]。

外周动脉系统中的 IVUS 成像

与其他一些先进的设备一样，在外周血管系统中，缺乏使用 IVUS 成像的相关指南。当通过血管造影不能得到准确的信息，我们就需要利用这些先进的设备提供额外的信息。从技术上讲，大动脉的成像需要更强的穿透性，这反过来意味着需要在较低的频率成像，通常是 10 ～ 20 MHz。外周血管的成像导管外径更大，导丝可以达到 0.018 英寸或 0.035 英寸。冠状动脉造影导管可用于直径 3 ～ 5 mm 的外周动脉。IVUS 影像技术用于外周动脉并不少见。一些早期的验证研究就是在股动脉位置进行的[9]，很多关于在体血管重构机制的早期研究工作也是首先在外周动脉中完成的[91-92]。最近，研究证实了 IVUS 在测量管腔的准确性、确定斑块分布及钙化斑块情况方面比血管造影术更具优势[93]。

IVUS 在外周动脉中的简单应用是准确测量血管大小，这对于腔内球囊血管成形术和（或）支架尺寸的选择很重要。IVUS 成像另一个重要的当代应用

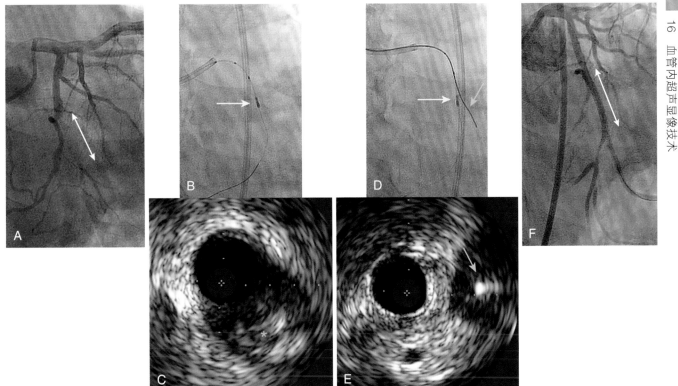

图 16-19 应用 IVUS 定位完全闭塞的血管开口。**A.** 血管造影示回旋支的缘支完全闭塞，可见侧支血管供应远端血管；然而在不同的投照体位都无法找到闭塞血管的开口处。**B.** IVUS 导管（黄色箭头）进入分支血管，并缓慢回撤，直到看到闭塞缘支分叉的开口处（星号，**C**）。血管造影标记血管闭塞管腔开口位置，硬导丝（蓝色箭头）进入邻近阻塞血管头端（**D**）。导丝进入缘支后，将 IVUS 探头放在固定的位置，观察金属伪影位置，并确定其在腔内的位置（蓝色箭头，**E**）。在导丝通过以后，成功对闭塞端进行球囊扩张塑形和支架置入（白色箭头，**F**）。（经允许引自 Wallace EL，Ziada KM：Intravascular ultrasound assisted localization and revascularization of an ostial chronic total occlusion：utility of near and far field imaging. Journal of Invasive Cardiology，2015.）

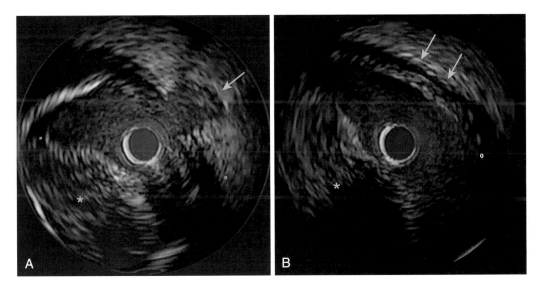

图 16-20 分辨真腔和假腔。在复杂的介入治疗中，尤其是慢性完全闭塞病变的 PCI 术中，在血管成形和支架置入术前确定真腔尤为重要。IVUS 可以提供两个有用的线索区分真腔和假腔：分支血管总是源于真腔（箭头，**A**）；只有在非假腔中才能看到三层血管壁结构（箭头，**B**）。本例中，IVUS 导管在真腔内，图像上表现为通过一个线性声学密度影（即夹层内膜瓣）与假腔（星号）分离

是在经股动脉途径进行主动脉瓣置换术前，测量髂动脉的大小。在外径较大的输送系统中，确定外周动脉的大小、斑块的分布以及钙化的程度至关重要。比较常用的是使用增强 CT 成像和（或）血管造影术，但是 IVUS 成像可以提供相似或更准确的信息，而无需造影剂，这对于有中度肾功能不全的老年患者是很有价值的（图 16-21）[94]。

IVUS 成像对腹主动脉瘤腔内修复术（endovascular repair of abdominal aortic aneurysms，EVAR）的指导价值也很高，可以在术中帮助获取数个关键值和形态学信息，如动脉瘤的直径、长度、分支血管和腹主动脉瘤瘤颈斑块的分布，对于准确地固定移植物来说很重要；在髂动脉的远端着陆区也可以获得类似的信息。如果血管造影是模糊的，也可以利用 IVUS 成像诊断着陆区的并发症。更重要的是这些信息可以通过最少的造影剂和辐射剂量来获得[95]。因此，有些人主张在所有的 EVAR 病例中使用 IVUS 成像[96]。

正如先前所描述的 CTO 病变的 PCI 治疗，当正向无法直接进入真腔的时候，血管内膜下的 IVUS 成像可以引导导丝重新进入真腔，并有利于进一步的介入治疗以恢复血流。这一技术也用于股动脉、腘动脉和髂动脉。在应用这个技术的时候，一种专用的 6 Fr 双腔 IVUS 导管，配备了相控阵传感器和一个顶端可展开的针头。当导丝从近端纤维帽进入内膜下后，夹层往往会沿着闭塞段向下扩展；此导管可

沿着导丝进入血管内膜下，当传感器到达纤维帽时，此时可以用超声影像在远端血管中识别真腔，适当地旋转 IVUS 导管，针头可以穿透夹层内膜片进入真正的腔内。一旦达到这一目标，导丝就可以通过已就位的针头再次进入血管真腔（图 16-22）。这一技术可以简化含有钙化帽和长段闭塞病变的困难 CTO 病例的治疗，并减少造影剂和辐射量，提高成功率[97]。

研究应用——斑块进展 / 退化临床试验

除了作为一种临床工具在导管室用来诊断和介入治疗外，IVUS 成像也是一种帮助深入了解动脉粥样硬化疾病发展过程非常有价值的工具。IVUS 成像是第一个在体显示动脉重构过程的影像学工具，同时也是首先应用于研究影像学特征与斑块破裂的倾向和临床事件关系的工具[8, 98]。IVUS 成像也被用于研究各种治疗药物对动脉粥样硬化进展和转归的影响，已经检验的治疗方法包括他汀类药物、治疗糖尿病的药物和肾素血管紧张素系统抑制剂。这类试验试图建立一种新的限制动脉粥样硬化进展的药物疗效评价标准。为了避免测量终点的变化，并允许在不同的试验中进行比较，一份专家共识概述了在疾病进展研究中最广为接受的图像采集、测量和终点事件报告方法[99]。由于连续匹配的 IVUS 图像采

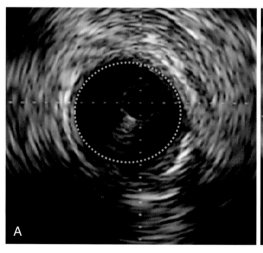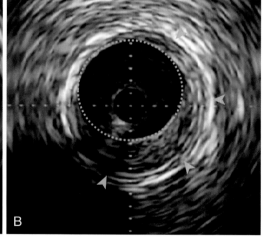

图 16-21　髂动脉的 IVUS 影像。术者利用外周 IVUS 对髂动脉和主动脉进行准确的测量，制订介入治疗前的策略。在管腔的中央观察更大的动脉，通常应用更低频率的 IVUS，一般 10 ～ 20 MHz。分辨率越低，对血管壁的组成成分观察得也越不清楚。此外，髂动脉的血管平滑肌比冠状动脉更少，所以血管中层更薄、更难看清楚。**A.** 一个接近正常的髂动脉有轻度的内膜增厚。**B.** 在血管更远段可见早期的偏心性斑块病变（楔形箭头）。这是一个正性重构的病例，因为血管远端可见动脉粥样斑块而管腔大小（灰白的点标记的边界）没有变化

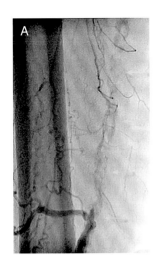
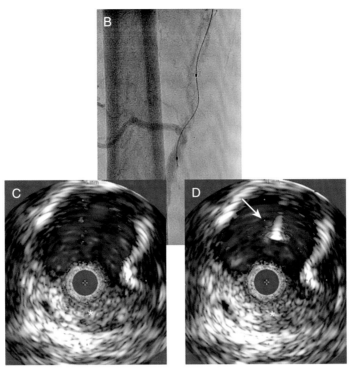
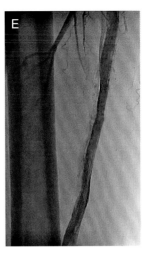

图 16-22 IVUS 在完全闭塞股动脉血管内膜下引导导丝进入真腔。**A.** 血管造影示股浅动脉的长段、钙化的完全闭塞病变（箭头），股深动脉提供侧支循环供应。用硬导丝穿透近端纤维帽并进入夹层内膜下，开辟内膜下通道，全程延伸至闭塞远端血管（ **B** ）。用于再通的 IVUS 导管进入血管内膜下空间（星号，**C** ），并到达血管残端，通过 ChromaFlo 彩色血流显示血管真腔（ **C** ）。在合适的定位后，再通的针头和血管成形导丝进入末端的真腔（箭头，**D** ），随后进行球囊血管成形术和置入自膨胀支架开通血管（ **E** ）

集与分析需要很高的专业技能，通过对动脉粥样硬化斑块体积的定量分析，可以减少变异。尽管斑块体积的百分比（percent atheroma volume，PAV）是最常用的终点事件，本专家共识中还建议了许多其他终点事件。

重组载脂蛋白 A- Ⅰ（apolipoprotein A- Ⅰ，apo A- Ⅰ）——Milano（一种高密度脂蛋白）的临床试验在首次发表的时候就被寄予很大的希望。它证明了新疗法影响动脉粥样硬化斑块进展的潜力，以及利用 IVUS 成像来测量动脉粥样硬化斑块大小的最小形态改变的能力。在治疗前和治疗后 5 周分别行冠状动脉 IVUS 成像，分析显示，重组载脂蛋白 A- Ⅰ Milano 组 PAV 的减少幅度虽然不大，降低了4%，但达到了统计学显著差异，安慰剂组的 PAV 轻度增加[100]。

一项更大的临床研究，共纳入了 654 名患者，连续利用 IVUS 成像来检查强化（阿托伐他汀 80 mg）与标准（普伐他汀 40 mg）降脂治疗对冠状动脉粥样硬化的效果[101]。研究者分别在起始和 18 个月的治疗后进行了 IVUS 成像检查。正如预期的那样，高剂量

的他汀类药物组的低密度脂蛋白胆固醇含量显著低于低剂量组，但是 PAV 与基线水平相比改变量很小（ － 0.4% 相较于基线水平，$P = 0.98$ ）。在普伐他汀组，PAV 有显著进展（ ＋ 2.7% 相较于基线水平，$P = 0.001$ ）。两组在主要终点和次要终点事件上差异具有统计学意义。随后进行的队列研究，应用瑞舒伐他汀更积极地降低低密度脂蛋白胆固醇，与既往的经典对照组相比，瑞舒伐他汀可以显著减小斑块体积。强化降脂，可以使整个血管 PAV 的平均值和中位数分别降低 0.98% 和 0.79%（相较于基线水平 $P < 0.001$ ）[102]。

虽然在这些临床试验中，由 IVUS 测量的动脉粥样硬化斑块负荷的绝对降低程度很小，而且其临床意义仍不清楚。然而，即使是斑块的轻微进展可能也意味着动脉有更多"活动性"疾病和（或）患者更容易发生临床事件。在一项包含 6 项临床试验、共纳入 4137 名患者的 meta 分析中，所有试验均使用 IVUS 连续观察斑块的进展，血管斑块的负荷基线水平和主要不良事件之间有显著的联系，血管斑块体积每增加一个标准差（95%CI: 1.22 ～ 1.42；$P < 0.001$），

不良事件发生的可能性增加 1.32 倍。同样，在 2 年的随访中，病变进展是不良事件的预测因素：斑块体积每增加一个标准差，不良事件的风险可能增加 1.20 倍（95%CI：1.10 ～ 1.31；$P < 0.001$）[103]。

IVUS 技术的进步和未来的方向

在过去的十年中，人们越来越关注斑块的组成及其和斑块易损性方面的关系。使用 IVUS 灰阶成像对组织的描述有一定的准确性，但在临床上并不可靠。此外，IVUS 的分辨率有限，不能够发现与导致斑块易损性密切相关的特征。这促使了一种先进的基于超声的组织学特征检查技术的出现——虚拟组织学（virtual histology，VH）。IVUS 断层扫描也与其他的组织特征鉴别技术相结合，例如近红外光谱（near infrared spectroscopy，NIRS）。展望未来，技术突破可能会克服 IVUS 成像的其他局限，一些技术已经出现，比如高清导管。

虚拟组织学血管内超声（VH-IVUS）

虚拟组织学血管内超声是一种更先进的成像技术，它通过对超声波信号的无线电频率反向散射的分析，使用数量更多的参数，该方法利用一个更复杂的数学自回归模型来计算感兴趣区域（冠状动脉斑块）的频率谱[104]，而不仅仅是利用信号振幅来为每个反射信号定义一种灰度。复杂的数学计算结果并不能让临床医生快速解释诊断结果，因此发展

了一种简单的颜色编码显示结果，它大致地区别了脂质、纤维组织、坏死和钙化区（图 16-23）。这种对 IVUS 数据进行分析的方法可以识别薄纤维帽斑块（thin-cap fibroatheroma，TCFA），许多病理学家认为它是最容易破裂的斑块，容易引起急性临床事件。

TCFA 被定义为一种富含脂质的斑块（超过 10% 的脂质核心），有一个非常薄的纤维帽（< 100 μm 的厚度，虚拟组织下不可视），并且通常有一个区域狭窄大于 40%。这些斑块通常含有钙化的斑点，在急性冠脉综合征患者中更为常见，即使是非罪犯血管节段（图 16-24）。TCFA 最常出现在冠状动脉近端，这与急性心肌梗死时冠状动脉造影显示的病变特征一致[105]。值得注意的是，在钙化的斑块中，超声信号穿透性差，影响了反向散射结果判读的准确性。在这种情况下，由钙化斑块引起的衰减被解释为坏死核心，因此虚拟组织学血管内超声常常人为高估坏死核心的面积[106]。其他的斑块成像技术在确定钙化斑块的脂质核大小方面更准确（如近红外光谱）[107]。

PROSPECT 试验（冠状动脉树局部观察预测事件研究）是迄今为止深入研究以 VH-IVUS 技术定义的不同类型动脉粥样硬化斑块自然进程的最大一项研究[108]。共有 697 名急性冠脉综合征患者纳入了此项注册的纵向随访研究，针对所有在临床上有指征需要接受血管造影和血运重建对象，进行三支血管 IVUS 成像和虚拟组织学分析。在接下来的 3 年里发生了临床事件的患者再次进行了血管造影和 IVUS 成

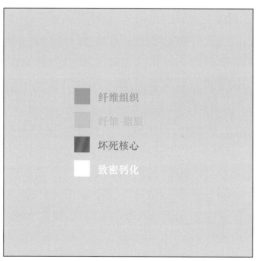
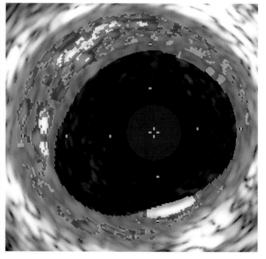

纤维组织

纤维-脂质

坏死核心

致密钙化

图 16-23 虚拟组织学血管内超声影像。它通过对超声波信号的无线电频率反向散射分析，确定斑块的不同组分（如脂质、纤维组织和钙化）。最后通过斑块结构的颜色编码显示和在线评估呈现给术者。（引自 Nair A，Kuban BD，Tuzcu EM，et al：Coronary plaque classification with intravascular ultrasound radiofrequency data analysis. Circulation 106：2200-2206，2002.）

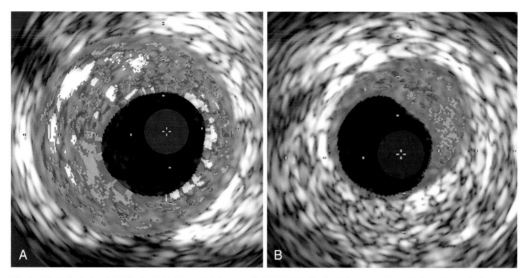

图 16-24 虚拟组织学血管内超声影像和斑块构成实例。**A.** 薄纤维帽斑块的虚拟组织学血管内超声影像定义：一个富含脂质、大于 10% 融合坏死核心斑块，非常薄（< 100 μm）的纤维帽（由于凋亡核心和管腔之间非常接近，虚拟组织学技术无法看见薄的纤维帽），具有代表性的血管横截面 > 40% 狭窄。这种类型的斑块在急性冠脉综合征中更常见。**B.** 微小的凋亡核心纤维斑块，这类斑块在稳定性冠心病中较常见

像。11.6% 的患者的不良事件与原本非罪犯血管的病变有关。预测未来容易发生临床事件的斑块特征包括：斑块负荷 ≥ 70%、MLA ≤ 4.0 mm² 和 VH-IVUS 显示薄纤维帽斑块，多个特征同时存在增加了发生临床事件的风险（图 16-25）。

除了对进程的影响外，小规模研究表明，VH-

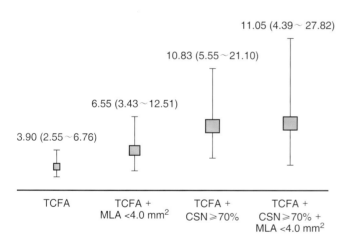

图 16-25 基于虚拟组织学和灰度-血管内超声影像技术预测非罪犯血管斑块的不良事件风险比（HR）。在 PROSPECT 研究中，薄纤维帽斑块组未来不良事件发生率增加 3 倍。最小管腔面积 ≤ 4.0 mm² 和（或）代表性的血管横截面狭窄（CSN）≥ 70% 也是不良事件的预测因子。虚拟组织学和灰度-血管内超声影像组合指标是未来不良事件发生率的主要预测因子之一。（引自 Stone GW，Maehara A，Lansky AJ，et al：A prospective natural-history study of coronary atherosclerosis. N Engl J Med 364：226-235，2011.）

IVUS 定义的脂质核心可能影响血管重构的进程及 PCI 的预后。在对 41 例患者进行检查后，坏死核心的大小与重构指数之间存在强烈的正相关关系，也就是说有大量坏死核的斑块更有可能被正性重构；负性重构的斑块主要是纤维性的[109]。在另一项接受 PCI 患者的研究中，病变部位的坏死核心的大小与由肌钙蛋白 I 的上升所定义的围术期急性心肌梗死有关[110]。

血管内超声和近红外光谱技术（NIRS）

对易损斑块的识别和对脂质核心重要性的认识，促使近红外光谱导管技术的发展。近红外光谱技术是一种被广泛用于检测物质的化学成分的技术，可以较为准确地检测脂质含量[111]。目前可用的 NIRS-IVUS 复合导管能够在一次冠状动脉回撤过程中，同时提供 NIRS 光谱数据与传统的 IVUS 图像，能够识别斑块脂核和形态特征（如面积、体积和分布），这两种特征都可以预测斑块易损性[112]。这种导管在美国和世界各地都被批准使用，相关临床试验正在进行中，以确定这一新技术的最佳临床和研究应用范围（图 16-26）。

血管内超声和光学相干断层成像（OCT）

随着基于导管的光学相干断层成像技术的出现，我们需要思考哪种腔内影像学技术更适合介入

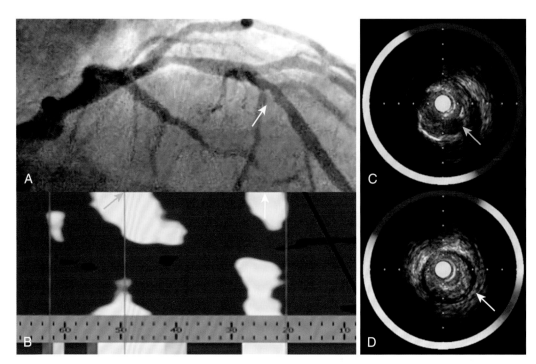

图 16-26　血管内超声和近红外光谱技术在冠状动脉影像中的组合应用。多模态影像对检测斑块易损性 / 活动性的应用实例。**A.** 冠状动脉造影示前降支近端模糊病变（白色箭头），被认为是潜在的急性临床表现的罪犯血管（蓝色箭头）。**B.** 近红外光谱技术化学图不仅揭示近端斑块大脂质核心（白色箭头），还发现中段血管的斑块（蓝色箭头）。血管内超声影像确定了近端斑块破裂的征象和罪犯血管（蓝色箭头，**C**）。近端较轻的病变没有显示大的脂质核心，血管内超声影像揭示了比预期更大的斑块负荷（白色箭头，**D**）。（引自 Mader R，et al：Catheter Cardiovasc Interv 81：551-557，2012.）

治疗术者。显而易见，这两种模式都在诊断和治疗上提供了比血管造影更多的信息。明智地使用任何一种方式都可能回答一个不能通过血管造影检查来解决的问题。尽管如此，每种方式有其各自的优点和缺点[113-114]。

　　毫无争议，OCT 的高分辨率比 IVUS 成像在某些方面有显著的优势，即①更好的空间分辨率（20 ～ 40 μm），可以更好地识别 TCFA 和夹层内膜片；②对腔内血栓的诊断优势。然而，尽管 IVUS 成像分辨率较低，但仍有一定的优势。在 OCT 的成像中使用光波不能穿透整个动脉壁和成像，也就是说，OCT 提供了准确的分辨率但只能观察距管腔 1 ～ 2 mm 厚度的血管壁，血管的更深层结构没有被充分评估［如深度钙化和（或）致密纤维斑块］，可能影响介入治疗策略的制订和介入过程。此外，穿透性不佳导致无法测量斑块厚度和体积，无法评估斑块的负荷，无法如 PROSPECT 临床试验那样对未来的风险进行预估。这些测量对于研究血管重构、疾病进展和（或）对治疗干预措施的反馈等也很重要。

　　除了穿透性较差外，由于是新的技术，缺乏 OCT 指导介入治疗的相关数据支持；与数以万计

IVUS 指导下支架置入术的观察性和随机化试验以及多项 meta 分析相比，只有一项是对 335 名接受 OCT 指导的支架置入术患者进行研究，阐述了这一问题[115]。虽然更高的分辨率可以在支架置入后发现更小的夹层内膜片或支架置入后斑块脱垂，但这些发现的临床意义仍不清楚。人们担心识别这些发现可能会导致额外的、可能不必要的干预措施[116]。虽然最近的一些研究支持 OCT 对管腔测量的准确性优于 IVUS 和血管造影，但是目前仍有一些关于频域 OCT 腔内测量准确性的争论[117]。

未来的发展方向

　　IVUS 成像技术前进的步伐似乎停滞了十年左右，但在过去的几年里，又有了更多的创新。这些创新解决了分辨率不理想、组织特征不理想，以及预测易损斑块的能力。IVUS-VH 和 IVUS-NIRS 组合是尝试改善组织特征影像的创新范例。最近，一种 60 MHz 高分辨率 IVUS 导管系统被开发出来，以填补 IVUS 和 OCT 成像之间的图像分辨率的缺口。这个新设备克服了因组织深度导致分辨率下降

的问题[118]。初步数据显示，与目前的 40 MHz 到 45 MHz 的传感器相比，60 MHz 传感器所获得的图像分辨率有了显著提高[119]（图 16-27）。前视激光传感器也正在开发中，它可以对完全闭塞血管的干预进行指导。利用 IVUS 成像结合双平面血管造影术这一先进的成像设备，可以在三维空间中对冠状动脉树进行冠状动脉造影，也可以用来描述和计算冠状动脉血流剪切应力，这是另一个重要的心脏事件预测因子。

断和介入治疗过程中扮演着重要的角色，对左主干病变和移植血管病变尤其重要。IVUS 加深了人们对支架置入失败机制的理解，帮助优化支架置入策略。IVUS 在 CTO 病变的介入治疗中有重要的应用价值，在外周动脉手术中的应用也越来越受到重视。随着这项技术的进一步发展，IVUS 不仅是一个有用的工具，并可能与其他新兴的成像模式相结合，提供更多有用的信息来指导干预特别的病变和患者。

结语

由于血管造影固有的局限性，IVUS 仍然在诊

致谢

作者要特别感谢 Wael El Mallah 博士的无价帮助。

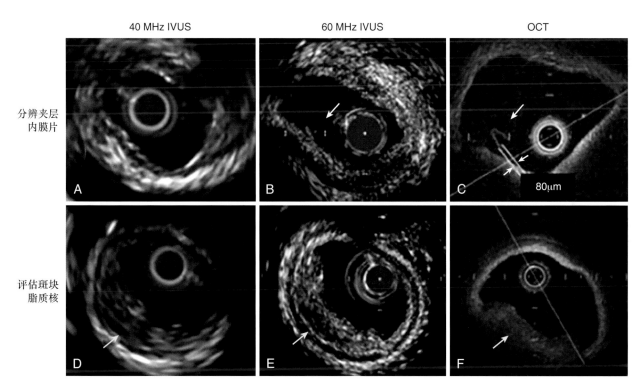

图 16-27 高清 IVUS 成像分辨率显著提高。一种 60 MHz 高分辨率 IVUS 导管系统，填补了 IVUS 和 OCT 成像之间的图像分辨率的缺口。本研究中，高清 IVUS 可以看见所有分离程度 ≥ 80 μm 的片段（白色箭头，**B**）。同样的，高清 IVUS 和 OCT 检测脂质核心的敏感性相似，传统的 40 MHz IVUS 成像敏感性在两种方法中较低

参考文献

1. Topol EJ, Nissen SE: Our preoccupation with coronary luminology. The dissociation between clinical and angiographic findings in ischemic heart disease. *Circulation* 92:2333–2342, 1995.
2. Ziada KM, Kapadia SR, Tuzcu EM, et al: The current status of intravascular ultrasound imaging. *Curr Probl Cardiol* 24:541–566, 1999.
3. Zir LM, Miller SW, Dinsmore RE, et al: Interobserver variability in coronary angiography. *Circulation* 53:627–632, 1976.
4. Galbraith JE, Murphy ML, de Soyza N: Coronary angiogram interpretation. Interobserver variability. *JAMA* 240:2053–2056, 1978.
5. Vlodaver Z, Frech R, Van Tassel RA, et al: Correlation of the antemortem coronary arteriogram and the postmortem specimen. *Circulation* 47:162–169, 1973.
6. Arnett EN, Isner JM, Redwood DR, et al: Coronary artery narrowing in coronary heart disease: comparison of cineangiographic and necropsy findings. *Ann Intern Med* 91:350–356, 1979.
7. Glagov S, Weisenberg E, Zarins CK, et al: Compensatory enlargement of human atherosclerotic coronary arteries. *N Engl J Med* 316:1371–1375, 1987.

8. Schoenhagen P, Ziada KM, Vince DG, et al: Arterial remodeling and coronary artery disease: the concept of "dilated" versus "obstructive" coronary atherosclerosis. *J Am Coll Cardiol* 38:297–306, 2001.
9. Schoenhagen P, Ziada KM, Kapadia SR, et al: Extent and direction of arterial remodeling in stable versus unstable coronary syndromes: an intravascular ultrasound study. *Circulation* 101(6):598–603, 2000.
10. Gussenhoven EJ, Essed CE, Lancee CT, et al: Arterial wall characteristics determined by intravascular ultrasound imaging: an in vitro study. *J Am Coll Cardiol* 14:947–952, 1989.
11. Levine GN, Bates ER, Blankenship JC, et al: 2011 ACCF/AHA/SCAI guideline for Percutaneous Coronary Intervention. A report of the American College of Cardiology Foundation/American Heart Association Task Force on practice guidelines and the Soceity for Cardiovascular Angiography and Interventions. *J Am Coll Cardiol* 58(24):e44–e122, 2011.
12. Di Mario C, Gorge G, Peters R, et al: Clinical application and image interpretation in intracoronary ultrasound. Study Group on Intracoronary Imaging of the Working Group of Coronary Circulation and of the Subgroup on Intravascular Ultrasound of the Working Group of Echo-

cardiography of the European Society of Cardiology. *Eur Heart J* 19:207–229, 1998.

13. Pijls NH, De Bruyne B, Peels K, et al: Measurement of fractional flow reserve to assess the functional severity of coronary-artery stenoses. *N Engl J Med* 334:1703–1708, 1996.

14. Bech GJ, De Bruyne B, Pijls NH, et al: Fractional flow reserve to determine the appropriateness of angioplasty in moderate coronary stenosis: a randomized trial. *Circulation* 103:2928–2934, 2001.

15. Pijls NH, van Schaardenburgh P, Manoharan G, et al: Percutaneous coronary intervention of functionally nonsignificant stenosis: 5-year follow-up of the DEFER Study. *J Am Coll Cardiol* 49:2105–2111, 2007.

16. Tonino PA, De Bruyne B, Pijls NH, et al: Fractional flow reserve versus angiography for guiding percutaneous coronary intervention. *N Engl J Med* 360(3):213–224, 2009.

17. Takagi A, Tsurumi Y, Ishii Y, et al: Clinical potential of intravascular ultrasound for physiological assessment of coronary stenosis: relationship between quantitative ultrasound tomography and pressure-derived fractional flow reserve. *Circulation* 100:250–255, 1999.

18. Briguori C, Anzuini A, Airoldi F, et al: Intravascular ultrasound criteria for the assessment of the functional significance of intermediate coronary artery stenoses and comparison with fractional flow reserve. *Am J Cardiol* 87:136–141, 2001.

19. Ben-Dor I, Torguson R, Deksissa T, et al: Intravascular ultrasound lumen area parameters for assessment of physiological ischemia by fractional flow reserve in intermediate coronary artery stenosis. *Cardiovasc Revasc Med* 13(3):177–182, 2012.

20. Isner JM, Kishel J, Kent KM, et al: Accuracy of angiographic determination of left main coronary arterial narrowing. Angiographic–histologic correlative analysis in 28 patients. *Circulation* 63:1056–1064, 1981.

21. Fisher LD, Judkins MP, Lesperance J, et al: Reproducibility of coronary arteriographic reading in the coronary artery surgery study (CASS). *Cathet Cardiovasc Diagn* 8:565–575, 1982.

22. Jasti V, Ivan E, Yalamanchili V, et al: Correlations between fractional flow reserve and intravascular ultrasound in patients with an ambiguous left main coronary artery stenosis. *Circulation* 110:2831–2836, 2004.

23. Abizaid AS, Mintz GS, Abizaid A, et al: One-year follow-up after intravascular ultrasound assessment of moderate left main coronary artery disease in patients with ambiguous angiograms. *J Am Coll Cardiol* 34:707–715, 1999.

24. Fassa AA, Wagatsuma K, Higano ST, et al: Intravascular ultrasound-guided treatment for angiographically indeterminate left main coronary artery disease: a long-term follow-up study. *J Am Coll Cardiol* 45:204–211, 2005.

25. Mehra MR, Crespo-Leiro MG, Dipchand A, et al: International Society for Heart and Lung Transplantation working formulation of a standardized nomenclature for cardiac allograft vasculopathy—2010. *J Heart Lung Transplant* 29(7):717–727, 2010.

26. Uretsky BF, Murali S, Reddy PS, et al: Development of coronary artery disease in cardiac transplant patients receiving immunosuppressive therapy with cyclosporine and prednisone. *Circulation* 76:827–834, 1987.

27. Pascoe EA, Barnhart GR, Carter WH, Jr, et al: The prevalence of cardiac allograft arteriosclerosis. *Transplantation* 44:838–839, 1987.

28. Pflugfelder PW, Boughner DR, Rudas L, et al: Enhanced detection of cardiac allograft arterial disease with intracoronary ultrasonographic imaging. *Am Heart J* 125:1583–1591, 1993.

29. Pinto FJ, St Goar FG, Gao SZ, et al: Immediate and one-year safety of intracoronary ultrasonic imaging. Evaluation with serial quantitative angiography. *Circulation* 88:1709–1714, 1993.

30. Ramasubbu K, Schoenhagen P, Balghith MA, et al: Repeated intravascular ultrasound imaging in cardiac transplant recipients does not accelerate transplant coronary artery disease. *J Am Coll Cardiol* 41:1739–1743, 2003.

31. Tuzcu EM, De Franco AC, Hobbs R, et al: Prevalence and distribution of transplant coronary artery disease: insights from intravascular ultrasound imaging. *J Heart Lung Transplant* 14:S202–S207, 1995.

32. Escobar A, Ventura HO, Stapleton DD, et al: Cardiac allograft vasculopathy assessed by intravascular ultrasonography and nonimmunologic risk factors. *Am J Cardiol* 74:1042–1046, 1994.

33. St Goar FG, Pinto FJ, Alderman EL, et al: Intracoronary ultrasound in cardiac transplant recipients. In vivo evidence of "angiographically silent" intimal thickening. *Circulation* 85:979–987, 1992.

34. Kapadia SR, Nissen SE, Ziada KM, et al: Development of transplantation vasculopathy and progression of donor-transmitted atherosclerosis: comparison by serial intravascular ultrasound imaging. *Circulation* 98:2672–2678, 1998.

35. Gao HZ, Hunt SA, Alderman EL, et al: Relation of donor age and preexisting coronary artery disease on angiography and intracoronary ultrasound to later development of accelerated allograft coronary artery disease. *J Am Coll Cardiol* 29:623–629, 1997.

36. Botas J, Pinto FJ, Chenzbraun A, et al: Influence of preexistent donor coronary artery disease on the progression of transplant vasculopathy. An intravascular ultrasound study. *Circulation* 92:1126–1132, 1995.

37. Tsutsui H, Ziada KM, Schoenhagen P, et al: Lumen loss in transplant coronary artery disease is a biphasic process involving early intimal thickening and late constrictive remodeling: results from a 5-year serial intravascular ultrasound study. *Circulation* 104:653–657, 2001.

38. Mehra MR, Ventura HO, Stapleton DD, et al: Presence of severe intimal thickening by intravascular ultrasonography predicts cardiac events in cardiac allograft vasculopathy. *J Heart Lung Transplant* 14:632–639, 1995.

39. Rickenbacher PR, Pinto FJ, Lewis NP, et al: Prognostic importance of intimal thickness as measured by intracoronary ultrasound after cardiac transplantation. *Circulation* 92:3445–3452, 1995.

40. Tuzcu EM, Kapadia SR, Sachar R, et al: Intravascular ultrasound evidence of angiographically silent progression in coronary atherosclerosis predicts long-term morbidity and mortality after cardiac transplantation. *J Am Coll Cardiol* 45:1538–1542, 2005.

41. Kobashigawa JA, Katznelson S, Laks H, et al: Effect of pravastatin on outcomes after cardiac transplantation. *N Engl J Med* 333:621–627, 1995.

42. Eisen HJ, Tuzcu EM, Dorent R, et al: Everolimus for the prevention of allograft rejection and vasculopathy in cardiac-transplant recipients. *N Engl J Med* 349:847–858, 2003.

43. Nakamura S, Colombo A, Gaglione A, et al: Intracoronary ultrasound observations during stent implantation. *Circulation* 89:2026–2034, 1994.

44. Kiemeneij F, Laarman G, Slagboom T: Mode of deployment of coronary Palmaz-Schatz stents after implantation with the stent delivery system: an intravascular ultrasound study. *Am Heart J* 129:638–644, 1995.

45. Colombo A, Hall P, Nakamura S, et al: Intracoronary stenting without anticoagulation accomplished with intravascular ultrasound guidance. *Circulation* 91:1676–1688, 1995.

46. Kasaoka S, Tobis JM, Akiyama T, et al: Angiographic and intravascular ultrasound predictors of in-stent restenosis. *J Am Coll Cardiol* 32:1630–1635, 1998.

47. de Jaegere P, Mudra H, Figulla H, et al: Intravascular ultrasound-guided optimized stent deployment. Immediate and 6 months clinical and angiographic results from the Multicenter Ultrasound Stenting in Coronaries Study (MUSIC Study). *Eur Heart J* 19:1214–1223, 1998.

48. Hoffmann R, Mintz GS, Mehran R, et al: Intravascular ultrasound predictors of angiographic restenosis in lesions treated with Palmaz-Schatz stents. *J Am Coll Cardiol* 31:43–49, 1998.

49. Moussa I, Moses J, Di Mario C, et al: Does the specific intravascular ultrasound criterion used to optimize stent expansion have an impact on the probability of stent restenosis? *Am J Cardiol* 83:1012–1017, 1999.

50. Ziada KM, Kapadia SR, Belli G, et al: Prognostic value of absolute versus relative measures of the procedural result after successful coronary stenting: importance of vessel size in predicting long-term freedom from target vessel revascularization. *Am Heart J* 141:823–831, 2001.

51. de Feyter PJ, Kay P, Disco C, et al: Reference chart derived from post-stent implantation intravascular ultrasound predictors of 6 month expected restenosis on quantitative coronary angiog-

raphy. *Circulation* 100:1777–1783, 1999.

52. Albiero R, Rau T, Schluter M, et al: Comparison of immediate and intermediate-term results of intravascular ultrasound versus angiography-guided Palmaz-Schatz stent implantation in matched lesions. *Circulation* 96:2997–3005, 1997.

53. Blasini R, Neumann FJ, Schmitt C, et al: Restenosis rate after intravascular ultrasound-guided coronary stent implantation. *Cathet Cardiovasc Diagn* 44:380–386, 1998.

54. Fitzgerald PJ, Oshima A, Hayase M, et al: Final results of the Can Routine Ultrasound Influence Stent Expansion (CRUISE) study. *Circulation* 102:523–530, 2000.

55. Choi JW, Goodreau LM, Davidson CJ: Resource utilization and clinical outcomes of coronary stenting: a comparison of intravascular ultrasound and angiographical guided stent implantation. *Am Heart J* 142:112–118, 2001.

56. Orford JL, Denktas AE, Williams BA, et al: Routine intravascular ultrasound scanning guidance of coronary stenting is not associated with improved clinical outcomes. *Am Heart J* 148:501–506, 2004.

57. Schiele F, Meneveau N, Vuillemenot A, et al: Impact of intravascular ultrasound guidance in stent deployment on 6-month restenosis rate: a multicenter, randomized study comparing two strategies–with and without intravascular ultrasound guidance. RESIST Study Group. REStenosis after IVUS guided STenting. *J Am Coll Cardiol* 32:320–328, 1998.

58. Mudra H, di Mario C, de Jaegere P, et al: Randomized comparison of coronary stent implantation under ultrasound or angiographic guidance to reduce stent restenosis (OPTICUS Study). *Circulation* 104:1343–1349, 2001.

59. Oemrawsingh PV, Mintz GS, Schalij MJ, et al: Intravascular ultrasound guidance improves angiographic and clinical outcome of stent implantation for long coronary artery stenoses: final results of a randomized comparison with angiographic guidance (TULIP Study). *Circulation* 107:62–67, 2003.

60. Parise H, Maehara A, Stone GW, et al: Meta-analysis of randomized studies comparing intravascular ultrasound versus angiographic guidance of percutaneous coronary intervention in pre-drug-eluting stent era. *Am J Cardiol* 107(3):374–382, 2011.

61. Lodi-Junqueira L, de Sousa MR, da Paixão LC, et al: Does intravascular ultrasound provide clinical benefits for percutaneous coronary intervention with bare-metal stent implantation? A meta-analysis of randomized controlled trials. *Syst Rev* 1:42, 2012.

62. Sonoda S, Morino Y, Ako J, et al: Impact of final stent dimensions on long-term results following sirolimus-eluting stent implantation: serial intravascular ultrasound analysis from the SIRIUS trial. *J Am Coll Cardiol* 43:1959–1963, 2004.

63. Hong MK, Mintz GS, Lee CW, et al: Intravascular ultrasound predictors of angiographic restenosis after sirolimus-eluting stent implantation. *Eur Heart J* 27:1305–1310, 2006.

64. Doi H, Maehara A, Mintz GS, et al: Impact of post-intervention minimal stent area on 9-month follow-up patency of paclitaxel-eluting stents: an integrated intravascular ultrasound analysis from the TAXUS IV, V, and VI and TAXUS ATLAS Workhorse, Long Lesion, and Direct Stent Trials. *JACC Cardiovasc Interv* 2(12):1269–1275, 2009.

65. Chieffo A, Latib A, Caussin C, et al: A prospective, randomized trial of intravascular-ultrasound guided compared to angiography guided stent implantation in complex coronary lesions: the AVIO trial. *Am Heart J* 165(1):65–72, 2013.

66. Kim JS, Kang TS, Mintz GS, et al: Randomized comparison of clinical outcomes between intravascular ultrasound and angiography-guided drug-eluting stent implantation for long coronary artery stenoses. *JACC Cardiovasc Interv* 6(4):369–376, 2013.

67. Park SJ, Kim YH, Park DW, et al: Impact of intravascular ultrasound guidance on long-term mortality in stenting for unprotected left main coronary artery stenosis. *Circ Cardiovasc Interv* 2:167–177, 2009.

68. Zhang Y, Farooq V, Garcia-Garcia HM, et al: Comparison of intravascular ultrasound versus angiography-guided drug-eluting stent implantation: a meta-analysis of one randomised trial and ten observational studies involving 19,619 patients. *EuroIntervention* 8(7):855–865, 2012.

69. Witzenbichler B, Maehara A, Weisz G, et al: Use of IVUS reduces stent thrombosis: results from the prospective, multicenter ADAPT-DES study. *Circulation* 129:463–470, 2014.

70. Serruys PW, Degertekin M, Tanabe K, et al: Intravascular ultrasound findings in the multicenter, randomized, double-blind RAVEL (RAndomized study with the sirolimus-eluting VElocity balloon-expandable stent in the treatment of patients with de novo native coronary artery Lesions) trial. *Circulation* 106:798–803, 2002.

71. Degertekin M, Serruys PW, Tanabe K, et al: Long-term follow-up of incomplete stent apposition in patients who received sirolimus-eluting stent for de novo coronary lesions: an intravascular ultrasound analysis. *Circulation* 108:2747–2750, 2003.

72. Kume T, Waseda K, Ako J, et al: Intravascular ultrasound assessment of postprocedural incomplete stent apposition. *J Invasive Cardiol* 24(1):13–16, 2012.

73. Cook S, Wenaweser P, Togni M, et al: Incomplete stent apposition and very late stent thrombosis after drug-eluting stent implantation. *Circulation* 115:2426–2434, 2007.

74. Fujii K, Carlier SG, Mintz GS, et al: Stent underexpansion and residual reference segment stenosis are related to stent thrombosis after sirolimus-eluting stent implantation: an intravascular ultrasound study. *J Am Coll Cardiol* 45(7):995–998, 2005.

75. Hong MK, Mintz GS, Lee CW, et al: Incidence, mechanism, predictors, and long-term prognosis of late stent malapposition after bare-metal stent implantation. *Circulation* 109:881–886, 2004.

76. Hong MK, Mintz GS, Lee CW, et al: Late stent malapposition after drug-eluting stent implantation: an intravascular ultrasound analysis with long-term follow-up. *Circulation* 113:414–419, 2006.

77. Painter JA, Mintz GS, Wong SC, et al: Serial intravascular ultrasound studies fail to show evidence of chronic Palmaz-Schatz stent recoil. *Am J Cardiol* 75:398–400, 1995.

78. Hoffmann R, Mintz GS, Dussaillant GR, et al: Patterns and mechanisms of in-stent restenosis. A serial intravascular ultrasound study. *Circulation* 94:1247–1254, 1996.

79. Lemos PA, Saia F, Ligthart JM, et al: Coronary restenosis after sirolimus-eluting stent implantation: morphological description and mechanistic analysis from a consecutive series of cases. *Circulation* 108:257–260, 2003.

80. Castagna MT, Mintz GS, Leiboff BO, et al: The contribution of "mechanical" problems to in-stent restenosis: an intravascular ultrasonographic analysis of 1090 consecutive in-stent restenosis lesions. *Am Heart J* 142:970–974, 2001.

81. Sharma SK, Kini A, Mehran R, et al: Randomized trial of Rotational Atherectomy Versus Balloon Angioplasty for Diffuse In-stent Restenosis (ROSTER). *Am Heart J* 147:16–22, 2004.

82. vom Dahl J, Dietz U, Haager PK, et al: Rotational atherectomy does not reduce recurrent in-stent restenosis: results of the angioplasty versus rotational atherectomy for treatment of diffuse in-stent restenosis trial (ARTIST). *Circulation* 105:583–588, 2002.

83. Abizaid A, Costa MA, Blanchard D, et al: Sirolimus-eluting stents inhibit neointimal hyperplasia in diabetic patients. Insights from the RAVEL Trial. *Eur Heart J* 25:107–112, 2004.

84. Mintz GS, Nissen SE, Anderson WD, et al: American College of Cardiology Clinical Expert Consensus Document on Standards for Acquisition, Measurement and Reporting of Intravascular Ultrasound Studies (IVUS). A report of the American College of Cardiology Task Force on Clinical Expert Consensus Documents. *J Am Coll Cardiol* 37:1478–1492, 2001.

85. Maehara A, Mintz GS, Bui AB, et al: Incidence, morphology, angiographic findings, and outcomes of intramural hematomas after percutaneous coronary interventions: an intravascular ultrasound study. *Circulation* 105:2037–2042, 2002.

86. Schuhlen H, Hadamitzky M, Walter H, et al: Major benefit from antiplatelet therapy for patients at high risk for adverse cardiac events after coronary Palmaz-Schatz stent placement: analysis of a prospective risk stratification protocol in the Intracoronary Stenting and Antithrombotic Regimen (ISAR) trial. *Circulation* 95:2015–2021, 1997.

87. Ziada KM, Tuzcu EM, De Franco AC, et al: Intravascular ultrasound assessment of the prevalence and causes of angiographic "haziness" following high-pressure coronary stenting. *Am J Cardiol* 80:116–121, 1997.

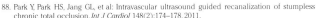

88. Park Y, Park HS, Jang GL, et al: Intravascular ultrasound guided recanalization of stumpless chronic total occlusion. *Int J Cardiol* 148(2):174–178, 2011.

89. Okamura A, Iwakura K, Date M, et al: Navifocus WR is the promising intravascular ultrasound for navigating the guidewire into true lumen during the coronary intervention for chronic total occlusion. *Cardiovasc Interv Ther* 2013. [Epub ahead of print].

90. Rathore S, Katoh O, Tuschikane E, et al: A novel modification of the retrograde approach for the recanalization of chronic total occlusion of the coronary arteries intravascular ultrasound-guided reverse controlled antegrade and retrograde tracking. *JACC Cardiovasc Interv* 3(2):155–164, 2010.

91. Losordo DW, Rosenfield K, Kaufman J, et al: Focal compensatory enlargement of human arteries in response to progressive atherosclerosis. In vivo documentation using intravascular ultrasound. *Circulation* 89:2570–2577, 1994.

92. Pasterkamp G, Wensing PJ, Post MJ, et al: Paradoxical arterial wall shrinkage may contribute to luminal narrowing in human atherosclerotic femoral arteries. *Circulation* 91:1444–1449, 1995.

93. Arthurs ZM, Bishop PD, Feiten LE, et al: Evaluation of peripheral atherosclerosis: a comparative analysis of angiography and intravascular ultrasound imaging. *J Vasc Surg* 51:933–938, 2010.

94. Toggweiler S, Leipsic J, Binder RK, et al: Management of vascular access in transcatheter aortic valve replacement: part 1: basic anatomy, imaging, sheaths, wires, and access routes. *JACC Cardiovasc Interv* 6(7):643–653, 2013.

95. Walker TG, Kalva SP, Yeddula K, et al: Clinical practice guidelines for endovascular abdominal aortic aneurysm repair: written by the Standards of Practice Committee for the Society of Interventional Radiology and endorsed by the Cardiovascular and Interventional Radiological Society of Europe and the Canadian Interventional Radiology Association. *J Vasc Interv Radiol* 21:1632–1655, 2010.

96. von Segesser LK, Marty B, Ruchat P, et al: Routine use of intravascular ultrasound for endovascular aneurysm repair: angiography is not necessary. *Eur J Vasc Endovasc Surg* 23:537–542, 2002.

97. Saket RR, Razavi MK, Padidar A, et al: Novel intravascular ultrasound-guided method to create transintimal arterial communications: initial experience in peripheral occlusive disease and aortic dissection. *J Endovasc Ther* 11(3):274–280, 2004.

98. Schoenhagen P, Ziada KM, Kapadia SR, et al: Extent and direction of arterial remodeling in stable versus unstable coronary syndromes: an intravascular ultrasound study. *Circulation* 101:598–603, 2000.

99. Mintz GS, Garcia-Garcia HM, Nicholls SJ, et al: Clinical expert consensus document on standards for acquisition, measurement and reporting of intravascular ultrasound regression/progression studies. *EuroIntervention* 6(9):1123–1130, 2011.

100. Nissen SE, Tsunoda T, Tuzcu EM, et al: Effect of recombinant ApoA-I Milano on coronary atherosclerosis in patients with acute coronary syndromes: a randomized controlled trial. *JAMA* 290:2292–2300, 2003.

101. Nissen SE, Tuzcu EM, Schoenhagen P, et al: Effect of intensive compared with moderate lipid-lowering therapy on progression of coronary atherosclerosis: a randomized controlled trial. *JAMA* 291:1071–1080, 2004.

102. Nissen SE, Nicholls SJ, Sipahi I, et al: Effect of very high-intensity statin therapy on regression of coronary atherosclerosis: the ASTEROID trial. *JAMA* 295(13):1556–1565, 2006.

103. Nicholls SJ, Hsu A, Wolski K, et al: Intravascular ultrasound-derived measures of coronary atherosclerotic plaque burden and clinical outcome. *J Am Coll Cardiol* 55(21):2399–2407, 2010.

104. Nair A, Kuban BD, Tuzcu EM, et al: Coronary plaque classification with intravascular ultrasound radiofrequency data analysis. *Circulation* 106:2200–2206, 2002.

105. Rodriguez Granillo GA, Garcia Garcia HM, Mc Fadden EP, et al: In vivo intravascular ultrasound derived thin-cap fibroatheroma detection using ultrasound radiofrequency data analysis. *J Am Coll Cardiol* 46:2038–2042, 2005.

106. Sales FJ1, Falcão BA, Falcão JL, et al: Evaluation of plaque composition by intravascular ultrasound "virtual histology": the impact of dense calcium on the measurement of necrotic tissue. *EuroIntervention* 6(3):394–399, 2010.

107. Pu J, Mintz GS, Brilakis ES, et al: In vivo characterization of coronary plaques: novel findings from comparing greyscale and virtual histology intravascular ultrasound and near-infrared spectroscopy. *Eur Heart J* 33(3):372–383, 2012.

108. Stone GW, Maehara A, Lansky AJ, et al: A prospective natural-history study of coronary atherosclerosis. *N Engl J Med* 364:226–235, 2011.

109. Rodriguez-Granillo GA, Serruys PW, Garcia-Garcia HM, et al: Coronary artery remodeling is related to plaque composition. *Heart* 92:388–391, 2006.

110. Hong YJ, Mintz GS, Kim SW, et al: Impact of plaque composition on cardiac troponin elevation after percutaneous coronary intervention: an ultrasound analysis. *JACC Cardiovasc Imaging* 2(4):458–468, 2009.

111. Gardner CM, Tan H, Hull EL, et al: Detection of lipid core coronary plaques in autopsy specimens with a novel catheter-based near-infrared spectroscopy system. *JACC Cardiovasc Imaging* 1:638–648, 2008.

112. Madder RD, Steinberg DH, Anderson RD: Multimodality direct coronary imaging with combined near-infrared spectroscopy and intravascular ultrasound: initial US experience. *Catheter Cardiovasc Interv* 81:551–557, 2013.

113. Waksman R, Kitabata H, Prati F, et al: Intravascular ultrasound versus optical coherence tomography guidance. *J Am Coll Cardiol* 62:S32–S40, 2013.

114. Maehara A, Mintz GS, Stone GW: OCT versus IVUS: accuracy versus clinical utility. *JACC Cardiovasc Imaging* 6:1105–1107, 2013.

115. Prati F, Di Vito L, Biondi-Zoccai G, et al: Angiography alone versus angiography plus optical coherence tomography o guide decision-making during percutaneous coronary intervention: the Centro per la Lotta contro l'Infarto-Optimisation of Percutaneous Coronary Intervention (CLI-OPCI) study. *EuroIntervention* 8:823–829, 2012.

116. Okamura T, Onuma Y, Garcia-Garcia HM, et al: First-in-man evaluation of intravascular optical frequency domain imaging (OFDI) of Terumo: a comparison with intravascular ultrasound and quantitative coronary angiography. *EuroIntervention* 6:1037–1045, 2011.

117. Kubo T, Akasaka T, Shite J, et al: OCT compared with IVUS in a coronary lesion assessment. The OPUS-CLASS study. *JACC Cardiovasc Imaging* 6:1095–1104, 2013.

118. Waters KR, Bautista R, Zelenka R, et al: Development of a high-definition intravascular ultrasound imaging system and catheter. *IEEE International Ultrasonic Symposium Proceedings* 1762–1765, 2011.

119. Tanaka S, Sakamoto K, Yamada R, et al: Plaque assessment with a novel high-definition 60-MHz IVUS imaging system: comparison with conventional 40 MHz IVUS and optical coherence tomography. *J Am Coll Cardiol* 61:E1878, 2013.

17 光学相干断层成像

Farhad Abtahian and Ik-Kyung Jang

吴轶喆 译 钱菊英 审校

引言

光学相干断层成像（optical coherence tomography，OCT）是一种断层成像技术，首先被用于眼科，后发展为实时血管内成像技术。OCT 的分辨率明显高于现有的其他血管内成像技术，从而使其能够描述冠状动脉、血管斑块和冠状动脉支架的细节。OCT 与血管内超声（intravascular ultrasound，IVUS）非常相似，只是前者使用光作为能量源，而后者使用声作为能量源。OCT 使用光线射向目标组织，测量反射光线的强度和光学回声时间延迟从而成像。由于使用光，OCT 的分辨率显著高于 IVUS。OCT 能识别不同组织的光学特质，从而能从组织水平评价血管的特征。由于具有极高的分辨率，OCT 可用于精确测量血管管腔大小、病理特征、血栓、经皮冠状动脉介入治疗（PCI）术后支架贴壁情况和血管对既往置入支架的反应状态。由于血液能使光信号产生显著的衰减，在进行 OCT 成像时仍然需要冲刷血管形成无血流区。第一代 OCT 成像系统使用阻断球囊阻断血流，并通过球囊远端持续灌注生理盐水冲洗血管。第二代 OCT 成像系统使用非阻断的方法，以造影剂持续冲洗血管形成无血流区，导管能以更快的速度回撤，从而更简单地获得图像。这些改进使 OCT 不再局限于研究领域，而能更常规地用于评价血管病理和指导 PCI。

OCT 的物理基础

OCT 使用近红外光干涉产生图像[1-3]。近红外光由位于成像导管顶端的光学纤维产生，并射向目标组织（图 17-1）。当光到达具有不同光学特质的两种组织交界处时，有一部分光被反射回来。OCT 导管测量反射光信号的强度和回声时间延迟。通常使用干涉仪来记录从待测样本处反射的光信号，同时记录从已知距离的反射镜反射回来的参照光信号。随后探测器可检测样本光信号和参照光信号的叠加信号。第一代时域 OCT 成像系统（TD-OCT）使用宽带光源，通过改变参照镜的距离，就可以得到不同深度的组织信号[4]。由于需要机械性地扫描参照光源，TD-OCT 的图像获得速率天然受限。TD-OCT 系统的最大回撤速度为 2～3 mm/s。由于成像需要无血流区，这种速度限制了一次回撤所能成像的血

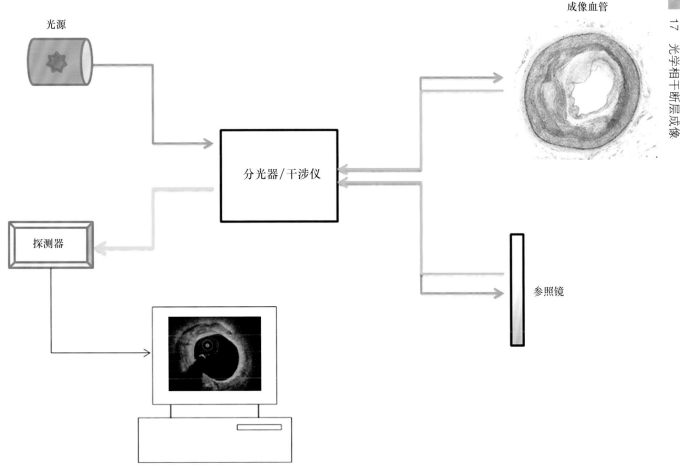

图 17-1 近红外光射向目标组织和参照镜。自目标组织和参照镜反射回来的光线在同一时间发生干涉。测定光信号强度和反射回声时间延迟。使用干涉仪记录反射自目标组织和已知距离参照镜的光线。探测器可同时接受来自目标组织和参照镜的光线并进行测量。对于 TD-OCT 系统，参照镜可前后移动，以此来测量深度。对于 FD-OCT 系统，光源可在一定频率范围内进行扫描。由于无需机械性扫描参照镜，FD-OCT 系统成像速度明显较快。（引自 Abtahian F，Jang IK：Optical coherence tomography：basics，current application and future potential. Curr Opin Pharmacol 12：583-591，2012.）

管长度。第二代频域 OCT 成像系统（FD-OCT）使用单一光源，但能发射波长在 1250 nm 至 1350 nm 之间的光波进行连续扫描[5]。通过干涉信号的傅里叶转换，计算由不同深度反射的光信号。FD-OCT 不需要机械性地调整参照光通路，从而能同时测量光学回声时间延迟，显著提高了图像获得速率。FD-OCT 系统成像导管的最大回撤速率为 20 mm/s。

由于使用光源，OCT 系统组织成像的轴向分辨率为 10 μm，侧向分辨率为 20 μm[6]。组织穿透深度通常在 2 mm 以内，并受不同组织类型的影响。脂质成分能使光信号迅速衰减，而胶原或钙化成分对光信号的衰减则弱于脂质成分，从而使 OCT 对脂质的穿透力较差。相对而言，目前临床上使用最广泛的血管内成像技术 IVUS，其分辨率为 150～250 μm，组织穿透深度为 10 mm[7]。

OCT 图像获取

TD-OCT 成像系统

临床上使用的第一代 OCT 是由 LightLab 公司（Westford，Massachusetts，目前是 St. Jude 公司的一部分）生产的 M2 和 M3 TD-OCT 成像系统。M2/M3 控制系统由回撤系统、光学成像系统（包括光源、分光器、参照镜和探测器）以及处理图像所需的电脑组成。成像光纤在保护鞘内快速转动并获得图像。光纤与控制系统内具有自动回撤功能的马达相连接。成像时需要使用一个 over-the-wire 球囊导管以低压力（0.5 atm）扩张阻断血管血流，球囊导管远端有灌注孔，可以以 0.5～1.0 ml/s 的速度持续灌注生理盐水或乳酸林格液冲洗远端血管以获得无血流区。按照厂家的建议，血流阻断时间应不超过 30 s。在血流阻断期间，导管以 0.5 ～ 2.0 mm/s 的速度回撤以获得图像。这种血流阻断技术具有显著的劣势，比如有可能导致短暂的缺血、由于球囊阻断导致近端血管无法成像，以及使手术复杂化和延长手术时间。目前也有非阻断技术[8]。这种技术通过于指引导管内自动或手动灌注造影剂或右旋糖酐和乳酸林格液的混合液以持续冲洗血管排空血液而无需阻断血管。如果选用自动模式，按照不同的血管直径，可选择 50 ml 的液体以 1.5 ～ 3.0 ml/s 的速度持续灌注。在持续灌注时，导管以 2 ～ 3 mm/s 的速度回撤。这种血流非阻断技术具有与阻断技术相似的安全性[9]。

FD-OCT 成像系统

美国上市的第一代 OCT 成像系统是由 St. Jude 公司生产的 FD-OCT C7XR 系统。第二代成像系统将成像探头和导管整合在一起，整个导管长度为 140 cm，外径 2.7 Fr。成像导管为快速交换系统，与标准 0.014 英寸冠状动脉导丝兼容，可在 6 Fr 指引导管中使用。在成像导管的顶端、成像探头以及探头近端 50 cm 处各有一个不透射线的标记，用于指示成像导管在指引导管和血管中的位置。回撤成像时，光纤探头与保护鞘一起回撤。与第一代 TD-OCT 系统相比，FD-OCT 系统拥有一个独立的回撤控制系统，能独立获得和存储数据。C7 FD-OCT 系统能以 20 mm/s 的速度回撤并成像，在 3 s 内即可对长度为 50 mm 的血管进行成像。最新的 ILUMIEN OPTIS 系统（St. Jude，Minneapolis，Minnesota）回撤速度可达 40 mm/s，可对长度为 75 mm 的血管进行成像。得益于如此之快的回撤速度，单次推注造影剂即可有效成像而无需持续排空血流。对于肾功能减退的患者，也可使用乳酸林格液，从而减少患者造影剂用量。推注造影剂时，应使指引导管与冠状动脉开口良好同轴，从而保证血管内血流被有效地排空。厂家建议可使用 14 ml 造影剂，按 4 ml/s 的速度进行注射。与第一代 M2/M3 系统相比，C7 和 OPTIS 系统的成像更为快速和简化。

潜在风险和并发症

总体而言，OCT 成像技术较为安全[9-10]，由成像系统导致的血管夹层发生率约为 0.2%，而当使用第一代 TD-OCT 系统时，因需要球囊阻断血管，约有 1% 的患者可能发生心室颤动。对于球囊阻断技术，窦性心动过缓、心动过速和房室传导阻滞均有

报道，但均较为罕见。排空血液成像过程中，有可能会产生短暂的缺血症状，尤其是对于球囊阻断技术而言。对于仅有单支血管为心肌供血的患者而言，这一点尤为重要。在球囊阻断过程中，胸痛和短暂性 ST 段抬高较为常见，约有 50% 的患者可能会产生类似情况[9]。第二代成像系统具有更快的回撤速度，短暂心肌缺血的风险显著降低[11]。与所有进入冠状动脉的器械一样，OCT 导管也有可能诱发冠状动脉痉挛或导致冠状动脉夹层。在 OCT 检查前先向冠状动脉内注射硝酸甘油可显著降低冠状动脉痉挛发生的风险。无论冠状动脉痉挛还是冠状动脉夹层，发生率均低于 1%。与其他冠状动脉介入手术一样，OCT 检查也有气体栓塞或血栓形成的风险。OCT 成像的风险与 PROSPECT 研究报道的 IVUS 成像的风险相似[12]。OCT 成像时需密切关注血管排空、造影剂注射和导引导丝走行。进行冠状动脉内 OCT 检查前需常规给予抗凝剂。

冠状动脉病理学评价

正常血管

组织学下，正常冠状动脉由三层组织构成：内膜、中膜和外膜，由内弹力膜和外弹力膜分隔。OCT 可清晰显示正常血管的三层结构（图 17-2）。最内层的靠近管腔面的内膜层在 OCT 下显示为高信号薄层条带[13-15]。中膜层在内膜层下方，OCT 下显示为低信号区，其外围为高信号的外膜层。OCT 对于内膜增厚的评估非常准确[14]，可用于早期评估粥样硬化性病变和由脂质沉积导致的内膜增厚[16]。冠状动脉斑块在 OCT 下通常表现为局部内膜增厚和正常血管三层结构消失。冠状动脉斑块依其所含成分不同，可分为脂质斑块、纤维斑块和纤维钙化斑块[17]，不同斑块在 OCT 下可被可靠地区分开来。如果以人类尸体血管组织学检查作为金标准，OCT 对脂质斑块、纤维斑块和纤维钙化斑块的检测敏感性分别可达 95%、98% 和 100%，特异性则分别为 98%、94% 和 100%[18]。这一结果与整合型背散射 IVUS 和传统灰阶 IVUS 相似。

脂质斑块

脂质斑块在 OCT 下表现为低信号区域，且由于背散射而导致边缘模糊，信号经纤维帽下富含脂质区后迅速衰减（图 17-3A）。纤维帽为同质

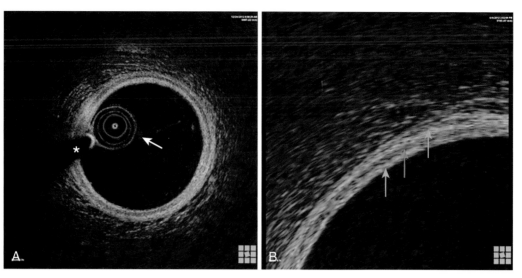

图 17-2 正常血管 OCT 影像（**A**）和局部放大（**B**）。冠状动脉内的 OCT 导管（白色箭头）与正常冠状动脉三层结构：内膜（蓝色箭头）、中膜（红色箭头）和外膜（绿色箭头）。导引导丝可产生反射阴影（＊）

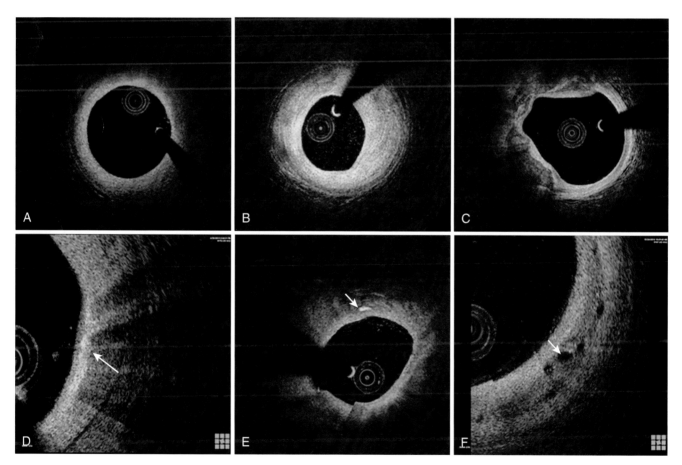

图 17-3 OCT 所示冠状动脉病理学影像。**A.** 环周富含脂质斑块；**B.** 纤维斑块；**C.** 纤维钙化斑块；**D.** 巨噬细胞；**E.** 胆固醇结晶；**F.** 微通道

性高信号带，覆盖其下的低信号脂质核心。纤维帽的最小厚度是诊断薄纤维帽脂质斑块（thin-cap fibroatheromas，TCFAs）的关键[19]。

纤维斑块和纤维钙化斑块

纤维斑块在 OCT 下表现为高反射、低衰减的同质性区域（图 17-3B）。钙化斑块表现为边界清晰、

低衰减的低信号区（图 17-3C）[20]。这一特征可与脂质斑块明确区分，后者为边界不清、高衰减的低信号区。但如果斑块内同时存在钙化和脂质成分而导致的低背散射，对于一个不熟练的 OCT 分析人员来说，想要同时区分钙化和富含脂质的斑块可能会存在困难[21]。

OCT 管腔内和管壁内病理学所见

巨噬细胞

易损斑块的重要特征是炎症反应加重和巨噬细胞浸润。OCT 可通过获取自易损斑块内的基于信号差异的原始数据，而间接评价易损斑块内巨噬细胞的密度[22-23]。含有巨噬细胞的纤维帽在 OCT 下具有显著的信号差异，当 OCT 系统可设置形成正态化标准差（normalized standard deviation，NSD）时即可探测这种正态化差值，从而用来描述具有显著巨噬细胞浸润的区域。但如果使用被压缩过的图像数据，巨噬细胞浸润区域则表现为颗粒状且具有异质性的反射阴影（图 17-3D）。活检显示，对于纤维帽内巨噬细胞含量大于 10% 的脂质斑块（免疫组化提示 CD68 阳性），OCT 的敏感性接近 100%[24]。与稳定型心绞痛患者相比，OCT 显示急性冠脉综合征（ACS）的患者纤维帽内巨噬细胞含量显著增加[25]。斑块破裂的部位也通常为巨噬细胞浸润最为严重的部位。尽管这一现象十分特别，但在体内使用 OCT 信号差异识别巨噬细胞仍未被证明完全可靠，未来仍需进一步研究来证实这一现象[22]。

胆固醇结晶

胆固醇结晶表现为富含脂质斑块内部的线状信号带（图 17-3E）。然而，OCT 识别胆固醇结晶的准确性并未被组织学证实。

微通道

冠状动脉斑块内微通道在 OCT 下显示为管型或腔型结构，其中无信号（图 17-3F）。微通道被认为与新生血管形成有关，在薄帽脂质斑块和破裂斑块中更为多见。微通道的出现也被认为与斑块进展有关[23]。

血栓

血栓表现为管腔内的不规则物体，可能与管壁相连（附壁血栓），也可能游离于管腔内。富含血小板的白色血栓表现为同质性高信号、低衰减物体，反射阴影很少。而红色血栓则表现为信号迅速衰减，具有显著的反射阴影（图 17-4A，B）[26]。信号衰减率，特别是半衰减宽度为 250 μm，能明确区分红色血栓和白色血栓，其敏感性为 90%，特异性为 88%[26]。

其他

除了冠状动脉斑块，急性冠脉综合征（ACS）病因有可能为自发性冠状动脉夹层或冠状动脉痉挛。OCT 对于冠状动脉夹层非常敏感，能精确描述夹层形态，有助于指导介入治疗（图 17-4C）[27-28]。OCT 能稳定地识别造影未发现的真腔和假腔、撕裂的内膜片或壁内血肿。冠状动脉痉挛在 OCT 下主要表现为冠状动脉形态改变，特别是中膜皱缩、内膜聚集[29]。

薄纤维帽脂质斑块

冠心病是世界范围内导致死亡的首要原因，其常见表现为 ACS。ACS 是动脉粥样硬化慢性病变

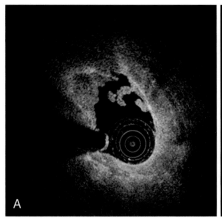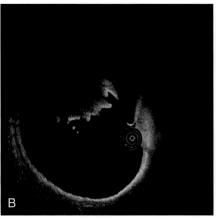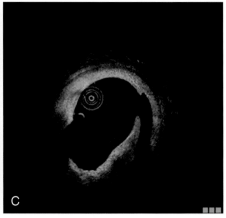

图 17-4　OCT 示冠状动脉腔内病理学影像。A. 富含血小板的白色血栓；B. 富含红细胞的红色血栓；C. 血管夹层

过程的急性表现。因此，阐明冠心病的发病机制具有重要意义，特别是无症状冠心病也可导致突发心肌梗死。"易损斑块"这一术语被用来描述冠状动脉造影未见有显著意义的狭窄病变，但其后却发生了急性心肌梗死[30-31]。易损斑块可以出现在冠状动脉内的任意部位，但最常见于三支主要血管的近端，或在接近血管分叉部位[32-35]。ACS 通常由易损斑块破裂引起，导致斑块内的致栓性物质暴露于血液中。解剖学显示，与稳定斑块相比，具有导致 ACS 事件高危风险的易损斑块在组织学上通常有几个显著特征：薄纤维帽（＜ 65 μm）、巨大脂质核心（斑块体积大于 40%）以及纤维帽内巨噬细胞浸润增加[36]。此外，其他一些特征也被认为可能与易损斑块有关，如病变血管正性重构、血管滋养血管和新生血管显著增多以及斑块内出血。由于 OCT 的分辨率为 10 μm，使其成为目前唯一能稳定识别和测量易损斑块纤维帽厚度的影像学方法。对纤维帽厚度的精确和可重复地测量，是准确识别薄纤维帽粥样斑块（TCFA）的重要手段。最常见的方法是通过目测，对纤维帽最薄处的厚度进行多次测量，然后取平均值（图 17-5）。纤维帽的厚度是指从冠状动脉管腔面至脂质池低信号区内侧边界的距离。由于存在血栓，识别和准确测量破裂斑块的纤维帽厚度通常存在困难。既往研究通常采用测量残存纤维帽厚度的方法，但这种方法可能高估了纤维帽厚度[19]。也有研究者采用测量斑块破裂部位遗留的纤维帽厚度

的方法[37]。也有报道采用三维容积法可以更准确地测量纤维帽面积和厚度，但尚未被验证[38]。尸检显示，OCT 测得的纤维帽厚度与组织学具有很好的一致性（r = 0.90）[39]。目前已公布的文献对 OCT 下 TCFA 的定义仍不一致，主要争议点为纤维帽厚度的切点（65 μm vs. 70 μm vs. 80 μm）以及斑块内最小脂质负荷[19, 40-41]。

OCT 图像解读中易犯的错误

识别 OCT 的伪像和局限性在正确解读影像中具有重要作用。OCT 成像过程中最常见的伪像之一是血流冲洗不彻底。残存的血流可使光信号衰减，从而导致管腔观察受限（图 17-6A）。显著的血流衰减可对准确测量管腔大小产生干扰，残存的血液易被误认为是血栓。OCT 下脂质斑块和钙化斑块均表现为低信号区。然而脂质斑块低信号区边界不清，而钙化斑块则表现为围绕低信号区的清晰边界。虽然这一特征可明确区分这两种斑块类型，然而对于同时含有这两种成分的混合斑块，则有较大的可能会出现误判[21]。受限于组织穿透力仅 2 ～ 3 mm，OCT 对于厚斑块成分的识别能力有限。OCT 信号在血管壁内随深度增加而衰减的现象有可能被误判为脂质池，或管壁深处的脂质斑块因信号衰减而未被发现。同样的，由于组织穿透力有限，OCT 无法准确测量斑块负荷，也无法评价管腔重构。

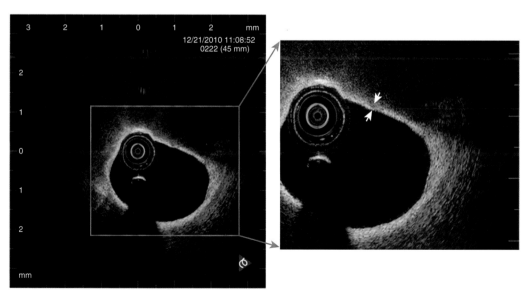

图 17-5 薄纤维帽粥样斑块（TCFA）。OCT 可测量富含脂质斑块纤维帽最薄处的厚度。富含脂质斑块纤维帽最薄处的厚度如 ≤ 65 μm，通常被认为是 TCFA

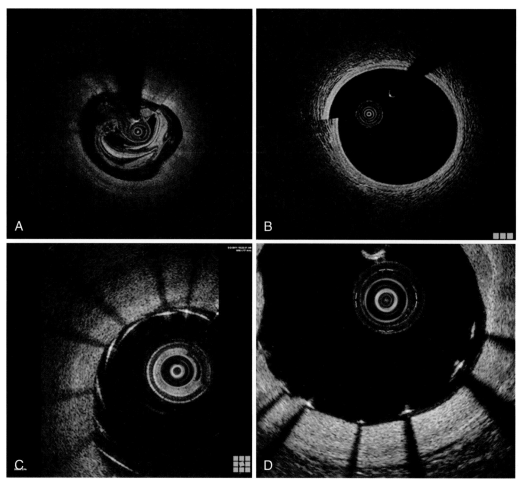

图 17-6　OCT 伪像。**A.** 血流伪像；**B.** 运动伪像；**C.** "旋转木马"和"向日葵"伪像；**D.** 饱和伪像

OCT 伪像

- 反射阴影是光信号在物体［如导引导丝（图 17-6B）、支架梁（图 17-6C）、管腔内或成像导管内的血流、巨噬细胞和血栓］远端下降产生的信号丢失。由于信号丢失，这些物体后的血管结构无法被识别。

- 当导管贴近于血管表面时，光线方向几乎与血管表面平行，可发生切向信号丢失。此时光线沿血管表面显著减弱，与成像导管贴近区域的血管表面下方可出现显著信号丢失。出现这种情况时需特别注意区分这种伪像和病理因素（如富含脂质斑块）导致的血管壁内低信号区。

- 不均匀旋转伪像是由于成像导管在成像过程中被黏着而使旋转受阻产生的伪像，特别在使用有缺陷的导管、在扭曲钙化的血管中成像或病变极度狭窄时易于出现。这种伪像类似于 OCT 图像在圆周方向上被涂抹过一般。

- 饱和伪像（图 17-6D）常见于具有高反射表面的物体，导致产生很强的背散射使其不能被准确地测量。饱和伪像表现为轴向分布的线性条纹，常见于支架梁、导引导丝，偶尔也可见于组织表面。

- 运动伪像是由于成像导管与血管壁发生相对运动而产生的（图 17-6B）。TD-OCT 系统由于回撤速度较慢，常需要数个心动周期才能完成图像采集，因此这种伪像较为常见，问题较为严重。成像导管在对于一个横截面采集图像时，由于其与血管壁发生相对运动，导致轴向光线不连续。血管运动也会干扰导管回撤，从而对同一解剖部位重复成像。

- 折叠伪像仅见于 FD-OCT 系统。当血管直径超过 OCT 的最大测量深度时可发生此类伪像。

- 当导丝位于管腔内较为偏心位置时，成像导管所产生的光线无法相对垂直于血管壁，可产生"旋转木马"或"向日葵"伪像（图 17-6C）[42]。远离成像导管一侧的血管壁内的侧向分辨率降低（"旋转木马"效应），支架梁整齐排列于导管周围，使其看起来类似于向成像导管发生了弯折（"向日葵"效应）。

冠状动脉斑块形态特征分析

临床表现和斑块形态学

TCFA 最大的危害在于它易于发生斑块破裂，导致急性冠状动脉事件。OCT 发现，90%ST 段抬高型心肌梗死（STEMI）患者和 75% 非 ST 段抬高型心肌梗死（NSTEMI）患者存在富含脂质的罪犯斑块。相对而言，仅有 60% 的稳定型心绞痛患者存在此种斑块[41]。ACS 患者血管斑块纤维帽更薄，脂质负荷更重，有更多的巨噬细胞浸润，OCT 检出的 TCFA 更多（64.7% vs. 14.9%，P < 0.001）[43]。此外，STEMI 患者 OCT 检出的 TCFA 也显著多于 NSTEMI 患者[41]。与稳定型心绞痛患者相比，破裂斑块在 ACS 患者中更为多见[41, 44]。

确定冠心病患者治疗策略的难点之一就是如何识别易于进展的斑块并给予强化药物治疗或预防性介入治疗，从而使患者获益[12]。一些入选了非阻塞性冠状动脉疾病的小规模队列研究显示，OCT 所见的 TCFA 和微通道可能是斑块进展的潜在预测因素[45]。具体而言，在过去 7 个月中显著进展的斑块非常有可能是 TCFA，早期很有可能存在微通道。未来仍需要大样本前瞻性研究来确定这些发现是否有足够的能力来改变目前的临床实践。

急性冠脉综合征病因学

通常认为急性冠状动脉事件导致的心源性死亡有三个重要机制：薄纤维帽粥样斑块破裂、纤维帽侵蚀和向管腔内凸起的钙化结节（图 17-7）[21]。斑块破裂表现为纤维帽不连续且有假腔形成，真腔和假腔间有沟通[46]。斑块侵蚀从病理学上表现为血管内皮层破坏、丢失，可见血栓附着[47]。既往有研究对比了 IVUS、冠状动脉血管镜和 OCT 对斑块表面侵蚀的识别能力，发现 OCT 明显优于另外两者[44]。即使 OCT 分辨率达 10 ~ 15 μm，它也无法显示血管表面的内皮细胞层。因此 OCT 必须使用替代标志来识别斑块侵蚀。斑块侵蚀可表现为斑块纤维帽虽然完整，但其表面可见血栓附着，或虽无血栓附着，但纤维帽表面呈不规则形态[48]。如果管腔内存在大量血栓，可使斑块观察受限，有可能掩盖纤维帽的不完整性，无法判定是斑块侵蚀还是斑块破裂[49]。向管腔内凸起的钙化结节表现为突出于管腔内的钙化斑块，表面可有薄纤维帽覆盖，也可裸露于管腔内[50]。OCT 可稳定地识别突入管腔的碎裂钙化片与血管表面形成的锐角。

研究显示有 31% 的 ACS 患者罪犯血管中可检出斑块侵蚀，其中大部分患者表现为 NSTEMI[48]。相对而言，罪犯血管中检出斑块破裂的比例为 43.7%，大部分患者表现为 STEMI。钙化结节在 ACS 患者中占 7.9%。与斑块破裂相比，出现斑块侵蚀的患者通常较为年轻，且炎症标志物水平更高[48, 51]。Vergallo 等进一步揭示，与斑块侵蚀导致 ACS 的患者相比，罪犯血管内有斑块破裂的患者，其非罪犯血管发生斑块破裂的可能性也明显增大[52]。这一结果显示存在斑块破裂的 ACS 患者代表了一个患者亚群，这一群体患者的整个冠状动脉都处于易损状态。正确鉴别斑块破裂和斑块侵蚀对治疗具有重要意义。一项使用 OCT 对溶栓后患者进行评价的研究显示，斑块

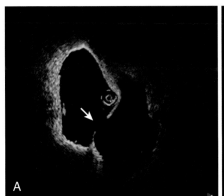 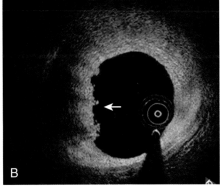 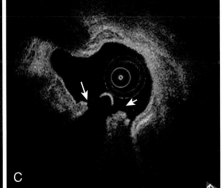

图 17-7 急性冠脉综合征的病因学。**A.** 富含脂质斑块破裂；**B.** 斑块侵蚀；**C.** 钙化结节。（引自 Jia H，Abtahian F，Aguirre AD，et al：In vivo diagnosis of plaque erosion and calcified nodule in patients with acute coronary syndrome by intravascular optical coherence tomography. J Am Coll Cardiol 62：1748-1758，2013.）

破裂部位仍残留有大量血栓，同时可见富含血小板的白色血栓核心，周围包绕大量红色血栓[53]。相对而言，斑块侵蚀部位血栓明显较少，以血小板聚集为主。Prati 等分析了 31 例 STEMI 患者，发现这些患者在血栓抽吸术后仍保留有完整的纤维帽[54]。其中 12 例患者狭窄并不严重，仅给予双联抗血小板治疗而未置入支架。在随后平均 2 年的随访期内，所有患者均无症状。这一结果提示，对于 OCT 证实无显著狭窄和斑块侵蚀的 ACS 患者，给予药物治疗而不置入支架可能是可行的。

静息状态下和运动后发作的急性心肌梗死

斑块破裂发生的部位可能与临床情况有关。斑块近端发生的破裂通常表现为 STEMI，而发生于斑块远端的破裂通常表现为 NSTEMI[46]。也有研究对 ACS 患者罪犯病变进行了分析，发现发生于斑块中部的破裂常与静息状态下的冠状动脉事件有关，而发生于斑块肩部的破裂则常与运动状态下的冠状动脉事件有关[55]。运动后发生 ACS 的患者，其破裂斑块的纤维帽厚度明显厚于那些在静息状态下发作 ACS 的患者。当然我们要注意，在少部分患者中，纤维帽厚度超过 65 μm 的斑块也被认为是 TCFA。

OCT 在经皮冠状动脉介入治疗中的作用

支架置入术前

OCT 具有较高的分辨率，使其成为指导经皮冠状动脉介入治疗（PCI）的有力手段。OCT 可以准确评价参照血管大小、病变长度，这些都有助于准确地选择支架尺寸。OCT 系统自带软件，可半自动地对管腔进行描绘，可以快速、准确和可重复地测量参照血管直径和靶病变最小直径。通过手动测量的方法也可获得病变长度的数据。OCT 也可自动确定管腔边界，从而准确测量整个血管的最小管腔面积[56]。目前最新的 OCT 系统（ILUMIEN OPTIS OCT, St. Jude Medical）可以更快的速度（40 mm/s）对更长的血管（75 mm）进行影像采集。其分辨率也较前一代系统更高。系统可对管腔进行自动分析，有助于确定病变长度和参照血管直径。如果用血流储备分数（FFR）作为金标准，OCT 对病变严重程度的确定具有与 IVUS 相似的准确性[57]。最小管腔面积 1.91 mm²以及管腔面积狭窄 > 70%，可作为确定病变严重程度的切点，与 FFR < 0.75 具有相同的意义[58]。尽管 OCT 对严重狭窄病变具有较高的敏感性，但是其特异性较差，限制了 OCT 对严重狭窄病变的预测价值[57-59]。OCT 定义的病变特征，如纤维性、脂质和钙化成分，与术后并发症风险相关[37, 60-62]。OCT 也能稳定地发现介入治疗前管腔内存在的血栓。最近的一项随机研究显示，使用 OCT 指导 ACS 患者的支架内血栓去除术，可显著减小支架内血栓负荷，OCT 指导组可获得更大的支架面积[63]。

支架置入术后即刻

介入治疗成功的重要标志是支架扩张充分、贴壁良好（图 17-8A）。金属支架梁具有高反射性，可在支架梁后方产生高信号及信号反射阴影（晕状伪像）。与此不同的是由聚乳酸构成的生物可吸收支架的支架梁后无反射阴影[64]。金属可吸收支架在置入时的 OCT 所见与传统金属支架类似，但是随着时间延长，其反射性将逐渐降低，晕状伪像逐渐减弱。参照 IVUS 对支架扩张的描述[65]，OCT 下支架充分扩张是指最小支架内管腔面积 > 90% 参照血管管腔面积。如果血管直径由近至远逐渐变小，支架充分扩张是指最小支架内管腔面积大于 100% 远段参照血管管腔面积[66]。支架扩张不充分（图 17-8B）可导致支架贴壁不良，导致支架治疗失败，增加再狭窄或支架内血栓的风险。

OCT 可观察单个支架梁并测量其至血管壁的距离[67]，我们可使用 OCT 来定量评价简单或复杂冠状动脉介入治疗中支架贴壁程度或贴壁不良情况[68-70]。目前临床实践中有很多方法可以评价支架贴壁情况，比如测量支架梁晕状伪像中心部位至血管壁的距离，或测量支架梁晕状伪像管腔面至血管壁的距离[68, 71-72]。精确的支架贴壁情况评价需要对间隔不超过 1 mm 的每一个支架横截面进行评价，如果需要更精确，则每个支架横截面的间隔应为 0.6 mm。支架置入术后即刻，支架梁只有两种情况：贴壁良好或贴壁不良。贴壁良好的支架梁又可进一步被分为包绕和突出两种情况。前者指有超过一半的支架梁嵌入血管壁内，后者指支架梁的管壁面位于血管壁之外[68]。有两种方法可用来评价支架贴壁不良。第一种方法是测量支架梁至血管壁的距离，

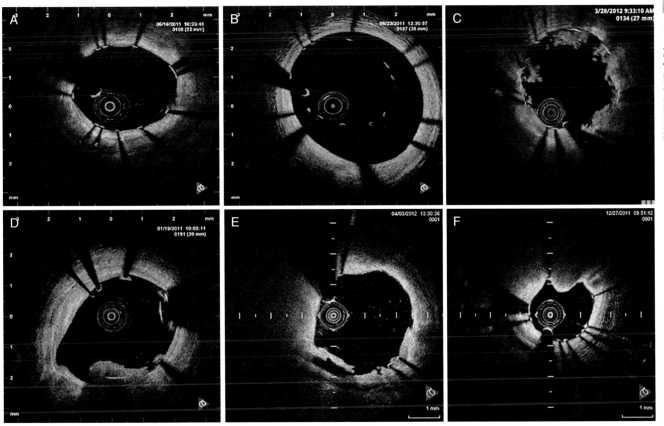

图 17-8 PCI 术后即刻 OCT 影像。**A.** 支架贴壁良好；**B.** 严重支架贴壁不良；**C.** 急性支架内血栓；**D.** 附壁血栓；**E.** 支架边缘夹层；**F.** 组织脱垂

如果这一距离超过了支架梁的厚度，则被认为支架贴壁不良。对于药物洗脱支架（DES）而言，支架梁的厚度应为支架梁本身厚度和支架涂层厚度的总和。贴壁不良的程度由存在支架贴壁不良的支架横截面数目决定。也可计算每一个支架梁的最大贴壁不良距离，由此计算总的支架贴壁不良面积。另一种方法是综合既往临床研究的结果，选择一个合适的支架梁至血管壁距离的切点值来判断是否存在支架贴壁不良。Gutierrez-Chico 等的研究结果显示，如果支架贴壁不良距离在 270 μm 以内，随访时发现所有支架梁均已被新生内膜覆盖。而如果支架贴壁不良距离在 850 μm 以上，随访时支架梁无一例外发生了内皮化延迟[73]。

除了可用来判断支架扩张情况，OCT 还可用来识别术后血管夹层（血管表面发生的破口）、支架内血栓和组织脱垂（支架梁间突出的组织）（图 17-8 C 至 F）[74-76]。OCT 判断支架置入术后即刻效果的敏感性显著高于 IVUS[77]。但这些发现是否能带来临床获益目前还不确定。组织脱垂是指支架梁间突出于管腔内的组织，超过 90% 的 PCI 术后可见这种现象。

血管夹层是指与纤维帽破裂无关的内膜片，或是血管表面破口向中膜或外膜撕裂（图 17-8E）[78]。夹层可位于支架边缘，也可位于支架置入段。Gonzalo 等用 OCT 评价了 73 名患者的 80 处血管病变，发现术后组织脱垂发生率为 97.5%，支架置入段夹层发生率为 86.6%，支架边缘夹层发生率为 25%[74]。一项前瞻性研究入选了 57 名患者，对 63 处病变进行了 PCI。结果显示有 21 处病变（20 名患者）发生了支架边缘夹层，其中只有 2 处可为造影所见[79]。1 年随访发现，并无支架内血栓或靶病变血运重建发生，OCT 发现其中 20 处夹层已愈合。

分叉病变介入治疗

OCT 能改善分叉病变 PCI 的疗效。必要时分叉支架置入术中行 OCT 检查可发现多种并发症，如造影无法发现的支架扩张不充分或贴壁不良。贴壁不良常见于主支血管的近段[80]。一旦发现贴壁不良，可使用后扩张改善支架贴壁情况。Alegri-Barrero 等使用 OCT 分析导引导丝通过哪个支架网孔到达分支。在这项病例对照研究中，研究者发现 OCT 能显著改善支架贴壁情况[81]。Viceconte 等也同样发现，与仅使用血管造影相比，OCT 指导 PCI 能显著降低分叉病变术后支架贴壁不良的发生率[82]。

OCT 指导经皮冠状动脉介入治疗的临床获益

OCT 指导 PCI 能否获得临床获益尚未得到确认。在一项倾向匹配病例对照研究中 Prati 等分析了造影和 OCT 指导 PCI 的结果（n = 667）[66]。研究发现有 34.7% 的患者因 OCT 发现并发症而需要进一步介入治疗。多变量分析显示，OCT 指导 PCI 可降低心脏性死亡或心肌梗死风险（OR = 0.49，P = 0.037）。然而我们仍需要随机对照研究来确认 OCT 指导 PCI 能带来确实的临床获益。

远期支架效果评价

支架长期随访中，支架贴壁、组织覆盖和新生内膜增生情况是针对各类型支架所需关注的重要终点（图 17-9）[83]。其中支架梁表面内膜覆盖情况尤为

重要，因为内膜覆盖不佳通常与晚期支架内血栓有关（图 17-10）[84]。与支架置入术后即刻情况类似，支架梁在随访时也分为包绕、突出及贴壁不良。贴壁不良表现为支架梁与血管壁脱离接触，通常与介入治疗失败有关[85-86]。不同的支架类型随访时支架贴壁不良发生率不同。比如，雷帕霉素洗脱支架贴壁不良发生率高于佐他莫司洗脱支架[87-88]。多项 OCT 研究显示，晚期支架贴壁不良最常见的原因是支架置入时未能充分扩张[89]。晚期获得性支架贴壁不良是指支架置入时扩张充分而在随访期间发生的贴壁不良，通常与置入后即刻斑块或血栓脱垂有关（图 17-9C）。

随访过程中支架梁可以是裸露的，也可以被新生内膜覆盖（图 17-9A、B）。理想状态下，冠状动脉支架梁表面应被一薄层内膜覆盖而没有显著内膜增生导致的支架内再狭窄。由于支架本身有致栓性，暴露于血液中可导致支架内血栓发生，而支架梁表面覆盖新生内膜有助于预防这一事件。裸金属支架置入后数月，IVUS 可见支架表面均匀的新生内膜覆

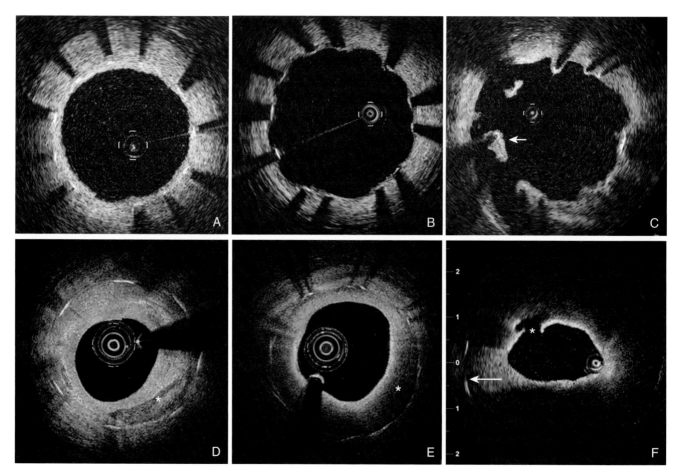

图 17-9 支架随访期 OCT 影像。**A.** 支架贴壁良好且内皮覆盖完整；**B.** 支架贴壁良好但支架梁裸露；**C.** 支架贴壁不良，纤维蛋白沉积（箭头所示）；**D.** 支架内再狭窄，部分钙化（＊）；**E.** 支架内再狭窄伴富含脂质新生粥样斑块形成（＊）；**F.** 支架内新生粥样斑块破裂（＊）

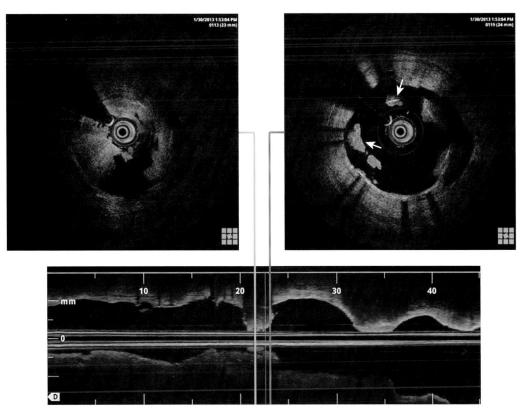

图 17-10 支架贴壁不良导致的支架内血栓。支架横截面影像显示大量血栓形成（蓝线），与此相邻的近端横截面影像（红线）显示支架贴壁不良，支架梁表面附着白色血栓（白色箭头）

盖。相对而言，药物洗脱支架从设计上来讲可显著抑制内膜覆盖，IVUS 并不能发现明显的内膜形成。OCT 因有较高的分辨率，可以准确而可重复地测量支架表面新生内膜厚度，且与组织学测量结果具有较好的一致性[90]。新生内膜厚度是指从支架梁管腔面至新生内膜表面的距离[91]。通过计数每一个支架横截面（通常每隔 1 mm 分析一个支架横截面）未被覆盖的支架梁数目，可得到一个总数，由此来定量评价支架梁覆盖程度。贴壁不良的支架梁表面内皮覆盖延迟[73]。裸露的支架梁越少，发生支架内血栓的风险就越低[84]。由此可以推测，在术后 2 年，与裸金属支架（BMS）相比，药物洗脱支架（DES）仍会有更多裸露的支架梁，即使裸金属支架表面会有明显的异质性的内膜增生[87, 92-98]。支架表面内膜覆盖程度与支架种类有关，主要与支架表面涂层和药物洗脱有关[99-101]，而与支架平台无关[102]。举例来说，与雷帕霉素洗脱支架相比，紫杉醇洗脱支架和佐他莫司洗脱支架在随访时支架梁表面内膜覆盖程度更高[93]。

目前，OCT 评价不同支架表面内膜覆盖情况主要用于科研用途。由于支架内血栓这种 PCI 术后最危险的并发症发生率相对较低，OCT 对新生内膜的

评价尚不能可靠地用作大多数临床研究的终点事件。但 OCT 所见支架表面内膜覆盖程度可作为替代终点，用于评价新型支架设计和药物洗脱模型的可行性[99, 103-104]。例如，近来很多研究使用 OCT 来评价生物可吸收支架[64, 105-109]，特别是观察血管对支架置入的反应和支架的吸收过程。

OCT 无法将覆盖在支架表面的组织成分，特别是无法将细胞成分与纤维蛋白区分开来，是 OCT 的一个重大缺陷。尸检显示，大量纤维蛋白沉积在支架表面与晚期支架内血栓形成有关[110]。动物实验结果显示，支架表面覆盖的纤维蛋白与新生内膜具有不同的光反射信号，但在人体这一结果尚未被证实[111]。

除了可评价支架表面组织覆盖情况，OCT 还可识别导致支架内再狭窄（ISR）的组织成分（图17-9D，E）。由平滑肌细胞增殖导致的 ISR 在 OCT下呈均质性的、有光整边缘的影像学表现[112]。支架内新生动脉粥样硬化病理学表现与新生内膜过度增殖完全不同。支架内新生动脉粥样硬化常在内膜层内存在钙化和脂质池，形成纤维粥样硬化斑块[113]，与冠状动脉粥样硬化类似，新生动脉粥样硬化可导致含有富脂新生内膜和薄纤维帽的动脉瘤形成；也可

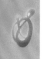
有巨噬细胞浸润和微通道形成[114-115]。病理显示，裸金属支架和药物洗脱支架在新生动脉粥样硬化斑块形成的时间点上完全不同。裸金属支架置入 6 个月内，支架表面因平滑肌细胞增殖形成 OCT 可见的均质性信号[116]。裸金属支架置入 4 年内，尤其是前 2 年内，通常不会形成新生粥样硬化斑块[113]。与此不同的是，DES 术后 1 年内即可见支架内新生粥样硬化斑块形成[113]。OCT 也同样证实了 BMS 和 DES 术后支架内新生粥样硬化斑块形成的时间点完全不同[115, 117-118]。新生粥样硬化斑块形成的可能因素包括新生内膜增生程度、吸烟史、慢性肾病和使用药物洗脱支架[114, 119]。

新生内膜内 TCFA 破裂可导致急性冠脉综合征，也与一些患者的极晚期支架内血栓形成有关（图 17-9F）[120]。病理学和 IVUS 研究已经证实了这一现象，这也可能是晚期支架治疗失败的一种新机制[121-122]。

非冠状动脉病理学评价

肺动脉高压

对因肺动脉高压（PAH）和慢性血栓栓塞性疾病（CTEPH）导致的肺高压患者，可使用 OCT 对远段肺动脉成像[123-124]。PAH 患者 OCT 常表现为内膜增厚，同时可对增厚的内膜进行测量。相对而言，CTEPH 患者常表现为血栓栓塞或内膜夹层撕裂。近来有一些病例显示，相对于 IVUS，OCT 更有助于评价 CTEPH 患者的肺动脉情况，特别有助于指导经皮腔内肺动脉成形术[125]。然而，当前 OCT 用于评价肺血管疾病仍处于科研阶段。

周围血管疾病

OCT 用于周围血管疾病的经验有限。周围动脉管腔直径较大（6 mm），常超出了 OCT 的探测范围。既往一项体外研究对膝下截肢标本的动脉进行了 OCT 检查，发现 OCT 对周围血管动脉粥样硬化检测的敏感性和特异性与冠状动脉接近[126]。类似的预实验也显示，OCT 能准确评价颈动脉斑块的组织特征[127]。Reimer 等在一项可行性研究中发现，OCT 可安全地评价颈动脉支架置入术的疗效[128]。在一项腘动脉和膝下动脉疾病的体内实验中，OCT 获得了比 IVUS 更高质量的血管结构影像，两者均能有效评价血管和斑块大小[129]。在肾动脉纤维肌性发育不良的病例中，OCT 发现在内膜-中膜夹层和动脉瘤形成区域可见中膜增生和纤维化[130]。一项入选了 12 例患者的小型研究使用 OCT 于肾动脉去神经术前和术后分别评价了肾动脉情况，发现术前术后肾动脉形态无明显改变，有 3 例患者出现局限性血管夹层，但无需介入治疗[131]。目前，OCT 用于指导周围血管疾病介入治疗仅限于病例报道，缺少确切的临床证据[132]。

移植血管病变

心脏同种异体移植血管病是心脏移植患者晚期移植血管失败的主要原因。患者常由于心脏失去神经支配而无症状和体征，早期诊断存在一定困难。血管造影仍然是常规排查方法，但由于移植血管病变通常为弥漫性而非局灶性，造影常无法判定此种病变。与造影和 IVUS 相比，OCT 识别早期移植血管病的内膜增生具有更高的敏感性[133]。一项入选了 53 例心脏移植术后患者的 OCT 研究显示，移植血管粥样硬化斑块、钙化、TCFA 和微通道的发生率显著升高。更重要的是，这项研究发现移植血管病变会导致自体冠状动脉易损斑块病变进展，增加患者急性冠状动脉事件的风险[134]。

未来展望

多模态系统

St. Jude Medical，Inc.（St. Paul，Minnesota）现已开发了整合 C7XR OCT 导管和 FFR 压力导丝的诊断系统。整合了这两项功能的 ILUMIEN 系统可同时使用 OCT 和 FFR 对冠状动脉病变形态学和生理学进行评价。

3D-OCT 成像

经 OCT 检查获得的数据可用于对被检血管进行 3D 影像重建[135]。目前，3D 血管影像重建必须离线进行，限制了这项技术的使用。使用 3D 影像能更准确和整体化地评价冠状动脉斑块负荷、薄纤维帽粥样斑块、冠状动脉血栓、支架置入效果以及贴壁情况。最新的 OCT 系统（ILUMIEN OPTIS OCT 导管，St. Jude Medical）已可对成像血管进行实时 3D 重建。

显微光学 OCT 成像

目前使用的 OCT 系统分辨率虽然已达 10 μm，

但仍无法看到细胞或亚细胞结构。最近报道称新的 OCT 系统具有更高的分辨率，可对冠状动脉单个细胞，甚至是亚细胞结构进行成像[136]。对尸体动脉的成像研究发现，这种 OCT 可识别内皮细胞、黏附的白细胞和巨噬细胞、胆固醇结晶以及微钙化斑点。这种显微光学 OCT 能否用于临床目前还无法确定。

结语

OCT 是一种实时血管内影像技术，能提供极高的分辨率，用于观察冠状动脉表面结构，包括斑块和支架。OCT 是一种研究工具，能帮助理解冠状动脉病理结构和血管对损伤及支架置入的反应。随着 OCT 导管易用性的改善和实时 3D 成像技术的成熟，OCT 已具有指导 PCI 治疗的潜力，特别是协助复杂冠状动脉病变介入治疗和识别支架内血栓。

参考文献

1. Huang D, Swanson EA, Lin CP, et al: Optical coherence tomography. Science 254:1178–1181, 1991.
2. Takada K, Yokohama I, Chida K, et al: New measurement system for fault location in optical waveguide devices based on an interferometric technique. Appl Opt 26:1603–1606, 1987.
3. Youngquist RC, Carr S, Davies DE: Optical coherence-domain reflectometry: a new optical evaluation technique. Opt Lett 12:158–160, 1987.
4. Tearney GJ, Brezinski ME, Bouma BE, et al: In vivo endoscopic optical biopsy with optical coherence tomography. Science 276:2037–2039, 1997.
5. Bouma BE, Yun SH, Vakoc BJ, et al: Fourier-domain optical coherence tomography: recent advances toward clinical utility. Curr Opin Biotechnol 20:111–118, 2009.
6. Herrero-Garibi J, Cruz-Gonzalez I, Parejo-Diaz P, et al: Optical coherence tomography: its value in intravascular diagnosis today. Rev Esp Cardiol 63:951–962, 2010.
7. Suh WM, Seto AH, Margey RJ, et al: Intravascular detection of the vulnerable plaque. Circ Cardiovasc Imaging 4:169–178, 2011.
8. Prati F, Cera M, Ramazzotti V, et al: Safety and feasibility of a new non-occlusive technique for facilitated intracoronary optical coherence tomography (OCT) acquisition in various clinical and anatomical scenarios. EuroIntervention 3:365–370, 2007.
9. Barlis P, Gonzalo N, Di Mario C, et al: A multicentre evaluation of the safety of intracoronary optical coherence tomography. EuroIntervention 5:90–95, 2009.
10. Yamaguchi T, Terashima M, Akasaka T, et al: Safety and feasibility of an intravascular optical coherence tomography image wire system in the clinical setting. Am J Cardiol 101:562–567, 2008.
11. Imola F, Mallus MT, Ramazzotti V, et al: Safety and feasibility of frequency domain optical coherence tomography to guide decision making in percutaneous coronary intervention. EuroIntervention 6:575–581, 2010.
12. Stone GW, Maehara A, Lansky AJ, et al: A prospective natural-history study of coronary atherosclerosis. N Engl J Med 364:226–235, 2011.
13. Tearney GJ, Jang IK, Kang DH, et al: Porcine coronary imaging in vivo by optical coherence tomography. Acta Cardiol 55:233–237, 2000.
14. Kume T, Akasaka T, Kawamoto T, et al: Assessment of coronary intima—media thickness by optical coherence tomography: comparison with intravascular ultrasound. Circ J 69:903–907, 2005.
15. Jang IK, Bouma BE, Kang DH, et al: Visualization of coronary atherosclerotic plaques in patients using optical coherence tomography: comparison with intravascular ultrasound. J Am Coll Cardiol 39:604–609, 2002.
16. Uemura S, Ishigami KI, Soeda T, et al: Thin-cap fibroatheroma and microchannel findings in optical coherence tomography correlate with subsequent progression of coronary atheromatous plaques. Eur Heart J 33:78–85, 2011.
17. Yabushita H, Bouma BE, Houser SL, et al: Characterization of human atherosclerosis by optical coherence tomography. Circulation 106:1640–1645, 2002.
18. Kawasaki M, Bouma BE, Bressner J, et al: Diagnostic accuracy of optical coherence tomography and integrated backscatter intravascular ultrasound images for tissue characterization of human coronary plaques. J Am Coll Cardiol 48:81–88, 2006.
19. Yonetsu T, Kakuta T, Lee T, et al: In vivo critical fibrous cap thickness for rupture-prone coronary plaques assessed by optical coherence tomography. Eur Heart J 32:1251–1259, 2011.
20. Kume T, Akasaka T, Kawamoto T, et al: Assessment of coronary arterial plaque by optical coherence tomography. Am J Cardiol 97:1172–1175, 2006.
21. Manfrini O, Mont E, Leone O, et al: Sources of error and interpretation of plaque morphology by optical coherence tomography. Am J Cardiol 98:156–159, 2006.
22. Stamper D, Weissman NJ, Brezinski M: Plaque characterization with optical coherence tomography. J Am Coll Cardiol 47:C69–C79, 2006.
23. Sluimer JC, Kolodgie FD, Bijnens AP, et al: Thin-walled microvessels in human coronary atherosclerotic plaques show incomplete endothelial junctions relevance of compromised structural integrity for intraplaque microvascular leakage. J Am Coll Cardiol 53:1517–1527, 2009.
24. Tearney GJ, Yabushita H, Houser SL, et al: Quantification of macrophage content in atherosclerotic plaques by optical coherence tomography. Circulation 107:113–119, 2003.
25. MacNeill BD, Jang IK, Bouma BE, et al: Focal and multi-focal plaque macrophage distributions in patients with acute and stable presentations of coronary artery disease. J Am Coll Cardiol 44:972–979, 2004.
26. Kume T, Akasaka T, Kawamoto T, et al: Assessment of coronary arterial thrombus by optical coherence tomography. Am J Cardiol 97:1713–1717, 2006.

27. Alfonso F, Paulo M, Gonzalo N, et al: Diagnosis of spontaneous coronary artery dissection by optical coherence tomography. J Am Coll Cardiol 59:1073–1079, 2012.
28. Poon K, Bell B, Raffel OC, et al: Spontaneous coronary artery dissection: utility of intravascular ultrasound and optical coherence tomography during percutaneous coronary intervention. Circ Cardiovasc Interv 4:e5–e7, 2011.
29. Tanaka A, Shimada K, Tearney GJ, et al: Conformational change in coronary artery structure assessed by optical coherence tomography in patients with vasospastic angina. J Am Coll Cardiol 58:1608–1613, 2011.
30. Muller JE, Tofler GH, Stone PH: Circadian variation and triggers of onset of acute cardiovascular disease. Circulation 79:733–743, 1989.
31. Fuster V, Moreno PR, Fayad ZA, et al: Atherothrombosis and high-risk plaque: part I: evolving concepts. J Am Coll Cardiol 46:937–954, 2005.
32. Slager CJ, Wentzel JJ, Gijsen FJ, et al: The role of shear stress in the generation of rupture-prone vulnerable plaques. Nat Clin Pract Cardiovasc Med 2:401–407, 2005.
33. Slager CJ, Wentzel JJ, Gijsen FJ, et al: The role of shear stress in the destabilization of vulnerable plaques and related therapeutic implications. Nat Clin Pract Cardiovasc Med 2:456–464, 2005.
34. Naghavi M, Libby P, Falk E, et al: From vulnerable plaque to vulnerable patient: a call for new definitions and risk assessment strategies: part II. Circulation 108:1772–1778, 2003.
35. Wang JC, Normand SL, Mauri L, et al: Coronary artery spatial distribution of acute myocardial infarction occlusions. Circulation 110:278–284, 2004.
36. Burke AP, Farb A, Malcom GT, et al: Coronary risk factors and plaque morphology in men with coronary disease who died suddenly. N Engl J Med 336:1276–1282, 1997.
37. Yonetsu T, Kakuta T, Lee T, et al: Impact of plaque morphology on creatine kinase-MB elevation in patients with elective stent implantation. Int J Cardiol 146:80–85, 2011.
38. Bezerra HG, Attizzani GF, Costa MA: Three-dimensional imaging of fibrous cap by frequency-domain optical coherence tomography. Catheter Cardiovasc Interv 81:547–549, 2013.
39. Kume T, Akasaka T, Kawamoto T, et al: Measurement of the thickness of the fibrous cap by optical coherence tomography. Am Heart J 152(755):e1–e4, 2006.
40. Tanaka A, Imanishi T, Kitabata H, et al: Lipid-rich plaque and myocardial perfusion after successful stenting in patients with non-ST-segment elevation acute coronary syndrome: an optical coherence tomography study. Eur Heart J 30:1348–1355, 2009.
41. Jang IK, Tearney GJ, MacNeill B, et al: In vivo characterization of coronary atherosclerotic plaque by use of optical coherence tomography. Circulation 111:1551–1555, 2005.
42. Suzuki N, Guagliumi G, Bezerra HG, et al: The impact of an eccentric intravascular ImageWire during coronary optical coherence tomography imaging. EuroIntervention 6:963–969, 2011.
43. Kato K, Yonetsu T, Kim SJ, et al: Nonculprit plaques in patients with acute coronary syndromes have more vulnerable features compared with those with non-acute coronary syndromes: a 3-vessel optical coherence tomography study. Circ Cardiovasc Imaging 5:433–440, 2012.
44. Kubo T, Imanishi T, Takarada S, et al: Assessment of culprit lesion morphology in acute myocardial infarction: ability of optical coherence tomography compared with intravascular ultrasound and coronary angioscopy. J Am Coll Cardiol 50:933–939, 2007.
45. Uemura S, Ishigami K, Soeda T, et al: Thin-cap fibroatheroma and microchannel findings in optical coherence tomography correlate with subsequent progression of coronary atheromatous plaques. Eur Heart J 33:78–85, 2012.
46. Ino Y, Kubo T, Tanaka A, et al: Difference of culprit lesion morphologies between ST-segment elevation myocardial infarction and non-ST-segment elevation acute coronary syndrome: an optical coherence tomography study. JACC Cardiovasc Interv 4:76–82, 2011.
47. Farb A, Burke AP, Tang AL, et al: Coronary plaque erosion without rupture into a lipid core. A frequent cause of coronary thrombosis in sudden coronary death. Circulation 93:1354–1363, 1996.
48. Jia H, Abtahian F, Aguirre AD, et al: In vivo diagnosis of plaque erosion and calcified nodule in patients with acute coronary syndrome by intravascular optical coherence tomography. J Am Coll Cardiol 62:1748–1758, 2013.
49. Vergallo R, Yonetsu T, Kato K, et al: Evaluation of culprit lesions by optical coherence tomography in patients with ST-elevation myocardial infarction. Int J Cardiol 168:1592–1593, 2013.
50. Porto I, Di Vito L, Burzotta F, et al: Superficial calcified nodules and post-stenting microdissections imaged through 3-dimensional optical coherence tomography. Int J Cardiol 158:e62–e64, 2012.
51. Ferrante G, Nakano M, Prati F, et al: High levels of systemic myeloperoxidase are associated with coronary plaque erosion in patients with acute coronary syndromes: a clinicopathological study. Circulation 122:2505–2513, 2010.
52. Vergallo R, Ren X, Yonetsu T, et al: Pancoronary plaque vulnerability in patients with acute coronary syndrome and ruptured culprit plaque: a 3-vessel optical coherence tomography study. Am Heart J 167:59–67, 2014.
53. Hu S, Yonetsu T, Jia H, et al: Residual thrombus pattern in patients with ST-segment elevation myocardial infarction caused by plaque erosion versus plaque rupture following successful fibrinolysis: an optical coherence tomography study. J Am Coll Cardiol 63:1336–1338, 2013.
54. Prati F, Uemura S, Souteyrand G, et al: OCT-based diagnosis and management of STEMI associated with intact fibrous cap. JACC Cardiovasc Imaging 6:283–287, 2013.
55. Tanaka A, Imanishi T, Kitabata H, et al: Morphology of exertion-triggered plaque rupture in patients with acute coronary syndrome: an optical coherence tomography study. Circulation 118:2368–2373, 2008.
56. Sihan K, Botha C, Post F, et al: Fully automatic three-dimensional quantitative analysis of intracoronary optical coherence tomography: method and validation. Catheter Cardiovasc Interv 74:1058–1065, 2009.
57. Gonzalo N, Escaned J, Alfonso F, et al: Morphometric assessment of coronary stenosis relevance with optical coherence tomography: a comparison with fractional flow reserve and intravascular ultrasound. J Am Coll Cardiol 59:1080–1089, 2012.
58. Shiono Y, Kitabata H, Kubo T, et al: Optical coherence tomography-derived anatomical criteria for functionally significant coronary stenosis assessed by fractional flow reserve. Circ J 76:2218–2225, 2012.
59. Stefano GT, Bezerra HG, Attizzani G, et al: Utilization of frequency domain optical coherence tomography and fractional flow reserve to assess intermediate coronary artery stenoses: conciliating anatomic and physiologic information. Int J Cardiovasc Imaging 27:299–308, 2011.
60. Lee T, Kakuta T, Yonetsu T, et al: Assessment of echo-attenuated plaque by optical coherence tomography and its impact on post-procedural creatine kinase-myocardial band elevation in elective stent implantation. JACC Cardiovasc Interv 4:483–491, 2011.
61. Lee T, Yonetsu T, Koura K, et al: Impact of coronary plaque morphology assessed by optical coherence tomography on cardiac troponin elevation in patients with elective stent implantation. Circ Cardiovasc Interv 4:378–386, 2011.
62. Porto I, Di Vito L, Burzotta F, et al: Predictors of periprocedural (type IVa) myocardial infarction, as assessed by frequency-domain optical coherence tomography. Circ Cardiovasc Interv 5:89–96, S1–S6, 2012.
63. Di Giorgio A, Capodanno D, Ramazzotti V, et al: Optical coherence tomography guided in-stent thrombus removal in patients with acute coronary syndromes. Int J Cardiovasc Imaging 29:989–996, 2013.
64. Gomez-Lara J, Brugaletta S, Farooq V, et al: Head-to-head comparison of the neointimal response between metallic and bioresorbable everolimus-eluting scaffolds using optical coherence tomography. JACC Cardiovasc Interv 4:1271–1280, 2011.
65. de Jaegere P, Mudra H, Figulla H, et al: Intravascular ultrasound-guided optimized stent deployment. Immediate and 6 months clinical and angiographic results from the Multicenter Ultrasound Stenting in Coronaries Study (MUSIC Study). Eur Heart J 19:1214–1223, 1998.
66. Prati F, Di Vito L, Biondi-Zoccai G, et al: Angiography alone versus angiography plus optical

coherence tomography to guide decision-making during percutaneous coronary intervention: the Centro per la Lotta contro l'Infarto-Optimisation of Percutaneous Coronary Intervention (CLI-OPCI) study. *EuroIntervention* 8:823–829, 2012.
67. Bouma BE, Tearney GJ, Yabushita H, et al: Evaluation of intracoronary stenting by intravascular optical coherence tomography. *Heart* 89:317–320, 2003.
68. Tanigawa J, Barlis P, Di Mario C: Intravascular optical coherence tomography: optimisation of image acquisition and quantitative assessment of stent strut apposition. *EuroIntervention* 3:128–136, 2007.
69. Tyczynski P, Ferrante G, Kukreja N, et al: Optical coherence tomography assessment of a new dedicated bifurcation stent. *EuroIntervention* 5:544–551, 2009.
70. Tyczynski P, Ferrante G, Moreno-Ambroj C, et al: Simple versus complex approaches to treating coronary bifurcation lesions: direct assessment of stent strut apposition by optical coherence tomography. *Rev Esp Cardiol* 63:904–914, 2010.
71. Miyoshi N, Shite J, Shinke T, et al: Comparison by optical coherence tomography of paclitaxel-eluting stents with sirolimus-eluting stents implanted in one coronary artery in one procedure.—6-month follow-up. *Circ J* 74:903–908, 2010.
72. Ishigami K, Uemura S, Morikawa Y, et al: Long-term follow-up of neointimal coverage of sirolimus-eluting stents—evaluation with optical coherence tomography. *Circ J* 73:2300–2307, 2009.
73. Gutierrez-Chico JL, Regar E, Nuesch E, et al: Delayed coverage in malapposed and side-branch struts with respect to well-apposed struts in drug-eluting stents: in vivo assessment with optical coherence tomography. *Circulation* 124:612–623, 2011.
74. Gonzalo N, Serruys PW, Okamura T, et al: Optical coherence tomography assessment of the acute effects of stent implantation on the vessel wall: a systematic quantitative approach. *Heart* 95:1913–1919, 2009.
75. Kawamori H, Shite J, Shinke T, et al: The ability of optical coherence tomography to monitor percutaneous coronary intervention: detailed comparison with intravascular ultrasound. *J Invasive Cardiol* 22:541–545, 2010.
76. Radu M, Jorgensen E, Kelbaek H, et al: Optical coherence tomography at follow-up after percutaneous coronary intervention: relationship between procedural dissections, stent strut malapposition and stent healing. *EuroIntervention* 7:353–361, 2011.
77. Kubo T, Imanishi T, Kitabata H, et al: Comparison of vascular response after sirolimus-eluting stent implantation between patients with unstable and stable angina pectoris: a serial optical coherence tomography study. *JACC Cardiovasc Imaging* 1:475–484, 2008.
78. Yonetsu T, Kakuta T, Lee T, et al: Assessment of acute injuries and chronic intimal thickening of the radial artery after transradial coronary intervention by optical coherence tomography. *Eur Heart J* 31:1608–1615, 2010.
79. Radu MD, Raber L, Heo J, et al: Natural history of optical coherence tomography-detected non-flow-limiting edge dissections following drug-eluting stent implantation. *EuroIntervention* 9:1085–1094, 2013.
80. Burzotta F, Talarico GP, Trani C, et al: Frequency-domain optical coherence tomography findings in patients with bifurcated lesions undergoing provisional stenting. *Eur Heart J Cardiovasc Imaging* 15:547–555, 2013.
81. Alegria-Barrero E, Foin N, Chan PH, et al: Optical coherence tomography for guidance of distal cell recrossing in bifurcation stenting: choosing the right cell matters. *EuroIntervention* 8:205–213, 2012.
82. Viceconte N, Tyczynski P, Ferrante G, et al: Immediate results of bifurcational stenting assessed with optical coherence tomography. *Catheter Cardiovasc Interv* 81:519–528, 2013.
83. Bezerra HG, Costa MA, Guagliumi G, et al: Intracoronary optical coherence tomography: a comprehensive review clinical and research applications. *JACC Cardiovasc Interv* 2:1035–1046, 2009.
84. Finn AV, Joner M, Nakazawa G, et al: Pathological correlates of late drug-eluting stent thrombosis: strut coverage as a marker of endothelialization. *Circulation* 115:2435–2441, 2007.
85. Cook S, Wenaweser P, Togni M, et al: Incomplete stent apposition and very late stent thrombosis after drug-eluting stent implantation. *Circulation* 115:2426–2434, 2007.
86. Sawada T, Shite J, Shinke T, et al: Very late thrombosis of sirolimus-eluting stent due to late malapposition: serial observations with optical coherence tomography. *J Cardiol* 52:290–295, 2008.
87. Kim JS, Jang IK, Kim TH, et al: Optical coherence tomography evaluation of zotarolimus-eluting stents at 9-month follow-up: comparison with sirolimus-eluting stents. *Heart* 95:1907–1912, 2009.
88. Kim JS, Shin DH, Kim BK, et al: Optical coherence tomographic comparison of neointimal coverage between sirolimus—and resolute zotarolimus-eluting stents at 9 months after stent implantation. *Int J Cardiovasc Imaging* 2011.
89. Ozaki Y, Okumura M, Ismail TF, et al: The fate of incomplete stent apposition with drug-eluting stents: an optical coherence tomography-based natural history study. *Eur Heart J* 31:1470–1476, 2010.
90. Murata A, Wallace-Bradley D, Tellez A, et al: Accuracy of optical coherence tomography in the evaluation of neointimal coverage after stent implantation. *JACC Cardiovasc Imaging* 3:76–84, 2010.
91. Yamamoto M, Takano M, Murakami D, et al: Optical coherence tomography analysis for restenosis of drug-eluting stents. *Int J Cardiol* 146:100–103, 2011.
92. Chen BX, Ma FY, Luo W, et al: Neointimal coverage of bare-metal and sirolimus-eluting stents evaluated with optical coherence tomography. *Heart* 94:566–570, 2008.
93. Kim JS, Kim TH, Fan C, et al: Comparison of neointimal coverage of sirolimus-eluting stents and paclitaxel-eluting stents using optical coherence tomography at 9 months after implantation. *Circ J* 74:320–326, 2010.
94. Xie Y, Takano M, Murakami D, et al: Comparison of neointimal coverage by optical coherence tomography of a sirolimus-eluting stent versus a bare-metal stent three months after implantation. *Am J Cardiol* 102:27–31, 2008.
95. Yao ZH, Matsubara T, Inada T, et al: Neointimal coverage of sirolimus-eluting stents 6 months and 12 months after implantation: evaluation by optical coherence tomography. *Chin Med J (Engl)* 121:503–507, 2008.
96. Guagliumi G, Sirbu V, Bezerra H, et al: Strut coverage and vessel wall response to zotarolimus-eluting and bare-metal stents implanted in patients with ST-segment elevation myocardial infarction: the OCTAMI (Optical Coherence Tomography in Acute Myocardial Infarction) study. *JACC Cardiovasc Interv* 3:680–687, 2010.
97. Tahara S, Bezerra HG, Sirbu V, et al: Angiographic, IVUS and OCT evaluation of the long-term impact of coronary disease severity at the site of overlapping drug-eluting and bare metal stents: a substudy of the ODESSA trial. *Heart* 96:1574–1578, 2010.
98. Katoh H, Shite J, Shinke T, et al: Delayed neointimalization on sirolimus-eluting stents: 6-month and 12-month follow up by optical coherence tomography. *Circ J* 73:1033–1037, 2009.
99. Guagliumi G, Musumeci G, Sirbu V, et al: Optical coherence tomography assessment of in vivo vascular response after implantation of overlapping bare-metal and drug-eluting stents. *JACC Cardiovasc Interv* 3:531–539, 2010.
100. Guagliumi G, Ikejima H, Sirbu V, et al: Impact of drug release kinetics on vascular response to different zotarolimus-eluting stents implanted in patients with long coronary stenoses: the LongOCT study (Optical Coherence Tomography in Long Lesions). *JACC Cardiovasc Interv* 4:778–785, 2011.
101. Guagliumi G, Capodanno D, Ikejima H, et al: Impact of different stent alloys on human vascular response to everolimus-eluting stent. An optical coherence tomography study. The OCTEVEREST. *Catheter Cardiovasc Interv* 2012.
102. Guagliumi G, Capodanno D, Ikejima H, et al: Impact of different stent alloys on human vascular response to everolimus-eluting stent: an optical coherence tomography study: the OCTEVEREST. *Catheter Cardiovasc Interv* 81:510–518, 2013.
103. Moore P, Barlis P, Spiro J, et al: A randomized optical coherence tomography study of coronary stent strut coverage and luminal protrusion with rapamycin-eluting stents. *JACC Cardiovasc Interv* 2:437–444, 2009.
104. Tearney GJ, Regar E, Akasaka T, et al: Consensus standards for acquisition, measurement, and reporting of intravascular optical coherence tomography studies: a report from the international working group for intravascular optical coherence tomography standardization and validation. *J Am Coll Cardiol* 59:1058–1072, 2012.
105. Onuma Y, Serruys PW, Ormiston JA, et al: Three-year results of clinical follow-up after a bioresorbable everolimus-eluting scaffold in patients with de novo coronary artery disease: the ABSORB trial. *EuroIntervention* 6:447–453, 2010.
106. Serruys PW, Ormiston JA, Onuma Y, et al: A bioabsorbable everolimus-eluting coronary stent system (ABSORB): 2-year outcomes and results from multiple imaging methods. *Lancet* 373:897–910, 2009.
107. Diletti R, Onuma Y, Farooq V, et al: 6-month clinical outcomes following implantation of the bioresorbable everolimus-eluting vascular scaffold in vessels smaller or larger than 2.5 mm. *J Am Coll Cardiol* 58:258–264, 2011.
108. Serruys PW, Onuma Y, Dudek D, et al: Evaluation of the second generation of a bioresorbable everolimus-eluting vascular scaffold for the treatment of de novo coronary artery stenosis: 12-month clinical and imaging outcomes. *J Am Coll Cardiol* 58:1578–1588, 2011.
109. Haude M, Erbel R, Erne P, et al: Safety and performance of the drug-eluting absorbable metal scaffold (DREAMS) in patients with de-novo coronary lesions: 12 month results of the prospective, multicentre, first-in-man BIOSOLVE-I trial. *Lancet* 381:836–844, 2013.
110. Nakazawa G, Finn AV, Vorpahl M, et al: Coronary responses and differential mechanisms of late stent thrombosis attributed to first-generation sirolimus—and paclitaxel-eluting stents. *J Am Coll Cardiol* 57:390–398, 2011.
111. Matsumoto D, Shinke T, Nakamura T, et al: Optical coherence tomography and histopathological assessment of delayed arterial healing after drug-eluting stent implant in a pig coronary model. *Int J Cardiol* 170:152–159, 2013.
112. Kwon SW, Kim BK, Kim TH, et al: Qualitative assessment of neointimal tissue after drug-eluting stent implantation: comparison between follow-up optical coherence tomography and intravascular ultrasound. *Am Heart J* 161:367–372, 2011.
113. Nakazawa G, Otsuka F, Nakano M, et al: The pathology of neoatherosclerosis in human coronary implants bare-metal and drug-eluting stents. *J Am Coll Cardiol* 57:1314–1322, 2011.
114. Yonetsu T, Kato K, Kim SJ, et al: Predictors for neoatherosclerosis: a retrospective observational study from the optical coherence tomography registry. *Circ Cardiovasc Imaging* 5:660–666, 2012.
115. Kang SJ, Mintz GS, Akasaka T, et al: Optical coherence tomographic analysis of in-stent neoatherosclerosis after drug-eluting stent implantation. *Circulation* 123:2954–2963, 2011.
116. Takarada S, Imanishi T, Ishibashi K, et al: The effect of lipid and inflammatory profiles on the morphological changes of lipid-rich plaques in patients with non-ST-segment elevated acute coronary syndrome: follow-up study by optical coherence tomography and intravascular ultrasound. *JACC Cardiovasc Interv* 3:766–772, 2010.
117. Yonetsu T, Kim JS, Kato K, et al: Comparison of incidence and time course of neoatherosclerosis between bare metal stents and drug-eluting stents using optical coherence tomography. *Am J Cardiol* 110:933–939, 2012.
118. Takano M, Yamamoto M, Inami S, et al: Appearance of lipid-laden intima and neovascularization after implantation of bare-metal stents extended late-phase observation by intracoronary optical coherence tomography. *J Am Coll Cardiol* 55:26–32, 2009.
119. Vergallo R, Yonetsu T, Uemura S, et al: Correlation between degree of neointimal hyperplasia and incidence and characteristics of neoatherosclerosis as assessed by optical coherence tomography. *Am J Cardiol* 112:1315–1321, 2013.
120. Hou J, Qi H, Zhang M, et al: Development of lipid-rich plaque inside bare metal stent: possible mechanism of late stent thrombosis? An optical coherence tomography study. *Heart* 96:1187–1190, 2010.
121. Higo T, Ueda Y, Oyabu J, et al: Atherosclerotic and thrombogenic neointima formed over sirolimus drug-eluting stent: an angioscopic study. *JACC Cardiovasc Imaging* 2:616–624, 2009.
122. Nakazawa G, Vorpahl M, Finn AV, et al: One step forward and two steps back with drug-eluting stents: from preventing restenosis to causing late thrombosis and nouveau atherosclerosis. *JACC Cardiovasc Imaging* 2:625–628, 2009.
123. Tatebe S, Fukumoto Y, Sugimura K, et al: Optical coherence tomography as a novel diagnostic tool for distal type chronic thromboembolic pulmonary hypertension. *Circ J* 74:1742–1744, 2010.
124. Hou J, Qi H, Zhang M, et al: Pulmonary vascular changes in pulmonary hypertension: optical coherence tomography findings. *Circ Cardiovasc Imaging* 3:344–345, 2010.
125. Tatebe S, Fukumoto Y, Sugimura K, et al: Optical coherence tomography is superior to intravascular ultrasound for diagnosis of distal-type chronic thromboembolic pulmonary hypertension. *Circ J* 77:1081–1083, 2013.
126. Meissner OA, Rieber J, Babaryka G, et al: Intravascular optical coherence tomography: comparison with histopathology in atherosclerotic peripheral artery specimens. *J Vasc Interv Radiol* 17:343–349, 2006.
127. Prabhudesai V, Phelan C, Yang Y, et al: The potential role of optical coherence tomography in the evaluation of vulnerable carotid atheromatous plaques: a pilot study. *Cardiovasc Intervent Radiol* 29:1039–1045, 2006.
128. Reimers B, Nikas D, Stabile E, et al: Preliminary experience with optical coherence tomography imaging to evaluate carotid artery stents: safety, feasibility and techniques. *EuroIntervention* 7:98–105, 2011.
129. Eberhardt KM, Treitl M, Boesenecker K, et al: Prospective evaluation of optical coherence tomography in lower limb arteries compared with intravascular ultrasound. *J Vasc Interv Radiol* 24:1499–1508, 2013.
130. Sanchez-Recalde A, Moreno R, Jimenez-Valero S: Renal artery fibromuscular dysplasia: in vivo optical coherence tomography insights. *Eur Heart J* 2013.
131. Stabile E, Ambrosini V, Squarcia R, et al: Percutaneous sympathectomy of the renal arteries: the OneShot Renal Denervation System is not associated with significant vessel wall injury. *EuroIntervention* 9:694–699, 2013.
132. Negi SI, Rosales O: The role of intravascular optical coherence tomography in peripheral percutaneous interventions. *J Invasive Cardiol* 25:E51–E53, 2013.
133. Hou J, Lv H, Jia H, et al: OCT assessment of allograft vasculopathy in heart transplant recipients. *JACC Cardiovasc Imaging* 5:662–663, 2012.
134. Cassar A, Matsuo Y, Herrmann J, et al: Coronary atherosclerosis with vulnerable plaque and complicated lesions in transplant recipients: new insight into cardiac allograft vasculopathy by optical coherence tomography. *Eur Heart J* 34:2610–2617, 2013.
135. Tearney GJ, Waxman S, Shishkov M, et al: Three-dimensional coronary artery microscopy by intracoronary optical frequency domain imaging. *JACC Cardiovasc Imaging* 1:752–761, 2008.
136. Liu L, Gardecki JA, Nadkarni SK, et al: Imaging the subcellular structure of human coronary atherosclerosis using micro-optical coherence tomography. *Nat Med* 17:1010–1014, 2011.

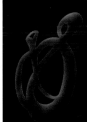

第 3 部分
外周动脉介入治疗

18 下肢动脉疾病介入治疗

Scott Kinlay

毛乐 译 符伟国 审校

临床评估

外周动脉疾病（PAD）由一系列影响下肢动脉的病理因素引起。工业化国家最常见的病因是动脉粥样硬化，但介入医生需要了解其他可能通过非介入方法得到最佳治疗的病理情况。病史和体格检查可以辨别外周动脉疾病最常见的原因，并明确进一步检测的必要性和介入治疗的紧迫性。

外周动脉疾病的病因

动脉粥样硬化是外周动脉疾病最常见的病因，主要与年龄、吸烟、胆固醇升高、高血压、糖尿病及少动和肥胖等常规危险因素有关[1-2]。大动脉疾病还包括动脉瘤、夹层、栓塞、压迫综合征和血管炎。

约 50%～90% 的外周动脉硬化患者没有明显症状[3]，主要通过临床检查或因其他原因而进行相关

检查时诊断该疾病，同时其也是心血管事件风险升高的一个标志[1-2]。因此介入医生在鼓励患者戒烟、增加运动量、控制高脂血症和高血压等减少危险因素方面和转诊医生拥有同样的责任。

外周动脉疾病的急慢性和病灶的位置可根据患者的临床表现判定，同时疾病发作迅速与否对于决定是否急诊治疗尤为重要。

急性下肢缺血

急性下肢缺血指突发的下肢灌注减少（14天内），可危及下肢活力，因此需要快速确诊治疗以挽救患肢，其往往因合并其他疾病而死亡率较高[4]。急性下肢缺血通常与来自心脏的脱落栓子和原位动脉粥样硬化形成的血栓有关（图 18-1），此外移植物或支架内血栓栓塞形成导致的急性下肢缺血也逐渐增加。

病发前无相关症状和体征的患者常因游离栓子

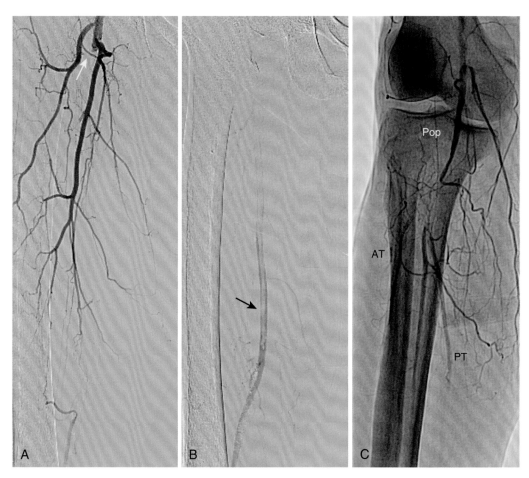

图 18-1　73 岁男性血管造影。患多种共存病和急性肢体缺血。**A.** 血管造影显示早期闭塞的右侧股浅动脉（箭头）和明显的股深动脉。**B.** 造影晚期显示股浅动脉长段的充盈缺损，与原位的血栓（箭头）相一致。**C.** 血栓栓塞导致胸动脉远端、胫腓干和胫前动脉闭塞。Pop：胸动脉；AT：胫前动脉；PT：胫后动脉

造成缺血。原位血栓形成的患者则常伴有双下肢动脉粥样硬化症状，还可由移植物或支架相关的血流障碍（如再狭窄或移植物增生）、胸动脉瘤内血栓形成、高凝状态或夹层造成。

急性下肢缺血的经典临床表现为 6P 征，即疼痛（pain），苍白（pallor），无脉（pulseless），患肢低温（poikilothermia），感觉异常（paresthesia）和瘫痪（paralysis）。这些症状和体征出现的先后顺序与患肢活力和血运重建效果有关[4]。由于患肢感觉和运动功能从远端到近端逐渐丧失，可通过趾背屈试验来测试运动功能是否完整。表 18-1 列出了急性肢体缺血的卢瑟福分型[5]及外周动脉疾病管理共识提出的疾病管理建议[2]。卢瑟福 I 型和 II a 型患者可采取过夜置管溶栓；II b 型患者需立即进行介入吸栓或机械血栓切除，并联合溶栓治疗[6-7]，或者行传统血栓切除术或旁路移植术。若因再灌注损伤和血运重建后下肢水肿出现间隔室综合征，则需进行筋膜切

开术治疗。

慢性下肢缺血

慢性下肢缺血常表现为活动减少，较急性更为常见。其分类包括美国通用的卢瑟福分型和欧洲通用的 Fontaine 分期（表 18-2）[1-2]。两种分类都对间歇性跛行和严重下肢缺血这两个主要临床表现进行了区分。

间歇性跛行常表现为痉挛、疼痛不适或通过休息可缓解的活动痛。跛行主要是由腿部血管狭窄或闭塞无法提供足够血流，从而造成腿部肌肉缺血所导致的，但大部分患者常主诉为疲劳、行走缓慢和步态不稳等非典型症状[3]。该症状影响活动功能，降低生活质量，同时也会逐渐增加心血管疾病风险。由于慢性下肢缺血瘫痪风险较低，因此在考虑手术血运重建之前可进行几个月的保守治疗［如康复训练和（或）应用西洛他唑］，大多数情况可以缓解症

表 18-1　急性肢体缺血的卢瑟福分型

卢瑟福分型	预后	感觉测试	运动测试	动脉多普勒信号	静脉多普勒信号	皮肤测试	基础治疗	针对性治疗
Ⅰ型：有活力，不危险	无紧急威胁	正常	正常	可听到	可听到	正常毛细血管回流	抗凝	成像和血管再生
Ⅱa型：濒临坏死	经迅速治疗可保肢	部分缺失	正常	不能听到	可听到	毛细血管回流减慢	抗凝	成像和血管再生
Ⅱb型：迅速坏死	立即治疗可保肢	中度感觉缺失和静息痛	轻中度肌无力	不能听到	可听到	苍白	抗凝	＋/－成像和血管再生
Ⅲ型：不可逆转	不可逆的组织和神经损伤	严重缺失，麻痹	麻痹或强直	不能听到	不能听到	无毛细血管回流并出现大理石纹	抗凝	截肢

引自 Norgren L，Hiatt WR，Dormandy JA，et al：Inter-society consensus for the management of peripheral arterial disease(tasc ii). J Vasc Surg 45(Suppl S)：S5-S67，2007；and Rutherford RB，Baker JD，Ernst C，et al：Recommended standards for reports dealing with lower extremity ischemia：revised version. J Vasc Surg 26：517-538，1997.

表 18-2　PAD 中慢性肢体缺血的卢瑟福分型和 Fontaine 分期

外周动脉疾病分类	临床症状	卢瑟福分型	Fontaine 分期
无症状	无症状	0	Ⅰ
间歇性跛行	轻度跛行	1	Ⅱa
	中度跛行	2	Ⅱb
	中度跛行	3	Ⅱb
重度肢体缺血	缺血性静息痛	4	Ⅲ
	轻度组织损伤	5	Ⅳ
	溃疡或坏疽	6	Ⅳ

状，改善运动功能和生活质量，无需进行血运重建。

若静息状态下血运受阻、无法满足代谢要求会导致严重下肢缺血，表现为小腿静息痛，常伴下肢寒冷或麻木。抬高下肢可加重症状，通过重力作用改善腿部血流（如腿部在床边自然下垂）可缓解疼痛。患肢缺血时间较长可形成溃疡和坏疽，并伴有大截肢（截肢平面为踝以上）、心肌梗死和卒中的高风险[1-2]。因此需要尽快血运重建，并减少动脉粥样硬化的危险因素。

体格检查

体格检查包括皮肤、心、肺、腹部和上下肢的系统检查以确定是否存在系统性疾病，寻找下肢缺血的原因[9]。若双臂血压相差大于 15 ～ 20 mmHg 则提示存在单侧上肢疾病。另外，对所有的外周搏动进行触诊并按照缺失（0）、减少（1）或正常（2）

进行记录。搏动呈膨胀性或高动力提示动脉瘤（如腹主动脉瘤或腘动脉瘤）。杂音表明血流受阻或湍流，可能存在血管狭窄。此外，还应检查足部是否存在溃疡或坏疽，特别注意精神障碍患者的漏诊。动脉性溃疡通常基底干燥或溃疡面覆有焦痂，而静脉性溃疡表面粗糙并且潮湿。缺血严重时可有皮肤苍白、下肢体温较低等表现，抬高患肢症状加重，下垂可因小动脉和小静脉扩张及重力作用使血流改善，皮肤恢复红润。

生理指标

踝肱指数（ABI）为确定是否患有 PAD 的一种简易门诊检测手段。利用一个手持式 5 ～ 10 MHz 多普勒装置和常规血压袖带可测量两侧肱动脉和足背动脉的收缩压。最新指南建议将同侧足背动脉和肱动脉的最高血压比值作为 ABI[10]，正常范围

1.0 ～ 1.4，高于上限提示胫动脉钙化，但不能确定是否存在闭塞性疾病。ABI 临界值为 0.9 ～ 1.0，低于 0.9 提示有闭塞性 PAD，且心血管疾病风险增加，该指标具有较好的敏感性和特异性。

此外，实验室还可提供其他生理指标帮助诊断[9]。如下肢节段性血压可帮助定位病灶，将袖带套于下肢不同部位测量，血压出现骤降的两个袖带之间即为病灶位置。还可将袖带放松到最低压力，通过测量下肢动脉每次搏动的细微扩张程度来测定其每搏量。这些指标在下肢动脉钙化时可替代 ABI。此外，踏板试验通过标准化步行方案可以量化 PAD 患者踝动脉压力下降时的步行时间和距离[8]。

血管成像

双重超声结合了 B 型超声的灰度图像和彩色多普勒及脉冲多普勒速度分析[9]。灰度成像和彩色多普勒可以识别动脉和血流方向，但不能用来辨别狭窄程度。狭窄可通过不同湍流的速度来确定，同时脉冲多普勒可通过对比狭窄段与近侧参考段的血流速度进行狭窄程度分级，狭窄程度严重时会出现峰值增加及舒张期血流。

磁共振成像使用 Time-of-Flight（TOF）技术和对比增强成像技术显示白色的血流信号，进行血管成像（图 18-2）。TOF 技术要求血流为层流，和传统血管成像相比可能会高估血管狭窄程度，尤其在血流紊乱（如分支处）和存在回流的区域。对比增强技术使用造影剂钆，增加了成像准确性，并对远端小动脉可以更好显影。三维重建可通过旋转图像来判定偏心性狭窄。但造影剂钆的使用可能会引起肾源性系统性硬化症的小概率事件，此外还应格外注意在透析的晚期肾病患者中造影剂的使用，若存在严重肾功能不全应避免使用。

计算机化断层显像血管成像采用高分辨率 X 线扫描仪和碘化造影剂进行血管成像。容积重建和三维重建可以去除血管周围的组织，得到和传统血管造影或磁共振类似的图像。高分辨率多层螺旋 CT 计算速度通常快于磁共振成像，但对于严重钙化的血管而言，因钙化组织周围的弥散效应难以确定狭窄程度。由于碘造影剂用量通常为 100 ml 或更多，限制了其在肾功能不全患者中的应用。

传统的侵入性血管造影目前仍是动脉成像的金标准。数字成像设备既可电影成像又可数字减影成像，可去除其他组织以便更好地观察血管（图 18-2）。非侵入性血管成像在疾病的诊断和定位方面很大程度上可替代传统血管造影，但侵入性方法可通过静息压力梯度测定和血管扩张剂使用对特殊病灶进行其他生理评估，如静息时压力梯度为 10 mmHg 或采用扩张剂（如硝酸甘油）后压力梯度为 15 ～

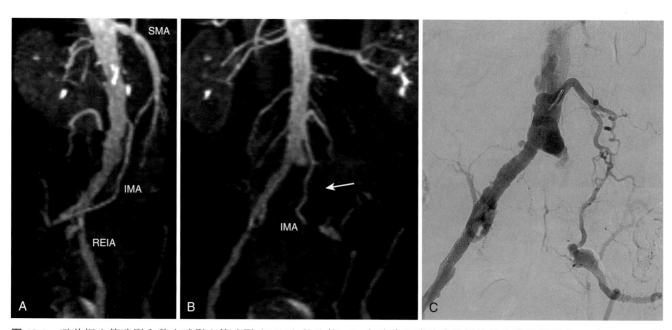

图 18-2　磁共振血管造影和数字减影血管造影（DSA）的比较。**A.** 主动脉和髂动脉的侧旋最大密度投影（MIP）。SMA，肠系膜上动脉；IMA，肠系膜下动脉；REIA，右髂外动脉。**B.** 前后旋 MIP 显示左侧髂总动脉闭塞（箭头）和肠系膜下动脉提供给左侧髂外动脉的侧支循环。**C.** 相应的传统的 DSA。（引自 Kinlay S，Bhatt DL：Treatment of noncoronary obstructive vascular disease. Braunwald heart disease，ed 10，Philadelphia，2015，Elsevier，Figure 60-10，p.1353）

20 mmHg 时被认为具有临床意义[7]。但经病灶置入即使为 4 Fr 的导管也会增加测定的压力梯度，这一误差可通过从近端向远端撤退导管或使用 0.014 英寸的压力导丝避免。

经皮血运重建

入路

下肢动脉的四个主要入路包括对侧股动脉逆行入路，同侧股动脉顺行入路，通过主动脉的上肢动脉入路和同侧远端动脉如腘动脉或胫动脉的逆行入路（图 18-3）。每种入路各有利弊。

许多介入心脏病专家较为熟悉对侧股动脉逆行入路，其通过一系列闭合装置撤退导鞘（图 18-4 A 至 C）。导管和导鞘可通过主-髂分叉处进入对侧下肢动脉。该种入路容易进入髂动脉、股总动脉和近端股浅动脉，但通常用来治疗远端动脉疾病。其优点为在远端动脉穿孔的情况下可快速以球囊堵塞远端主动脉或对侧近端髂动脉，以及治疗对侧股动脉和近端股浅动脉。缺点为不适用于迂曲或钙化的髂动脉系统，且对于进入病变的远端动脉如腘动脉或胫动脉所提供的支撑力较小。

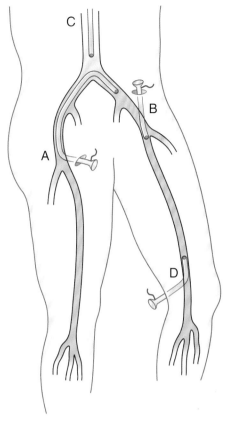

图 18-3 治疗外周动脉疾病的入路。A. 对侧股动脉至其上的大动脉分支入路；B. 股动脉顺行入路；C. 借鞘管或导引至降主动脉的肱动脉入路；D. 经远端动脉（如腘动脉或足动脉）的逆行入路

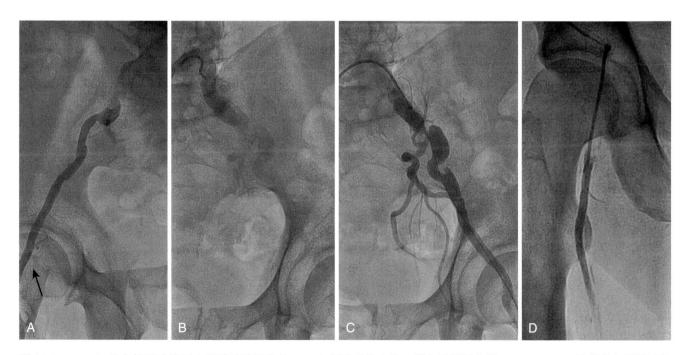

图 18-4 A～C. 经右侧股动脉至左侧髂动脉狭窄处。A. 右侧股动脉入路，箭头示股鞘末端。B. Omniflush 导管从右侧髂动脉进入左侧髂动脉，支撑导丝用于导引鞘管进入左侧髂动脉进行介入治疗。D. 经股动脉顺行入路导引鞘管顶端进入股浅动脉（引自 Kinlay S，Bhatt DL：Treatment of noncoronary obstructive vascular disease. Braunwald heart disease，ed 10，Philadelphia，2015，Elsevier，Figure 60-10，p 1354）

通过上肢动脉（通常为肱动脉）入路可进入远端下肢动脉，但由于距离较远，大多数装置仅能治疗远端主动脉和髂动脉病变（图 18-5），当存在相关疾病或髂动脉慢性闭塞导致股动脉入路较难通过时可采用该入路。桡动脉入路由于距离下肢动脉太远，大多数设备难以到达，其应用受到限制。

同侧股动脉顺行入路可为进入腘动脉或胫动脉提供额外的支撑力（图 18-4D）。但其要求皮肤切口恰好位于股总动脉上方，因此不适用于超重或肥胖的患者。此外，由于该顺行入路到达股动脉的皮下通路

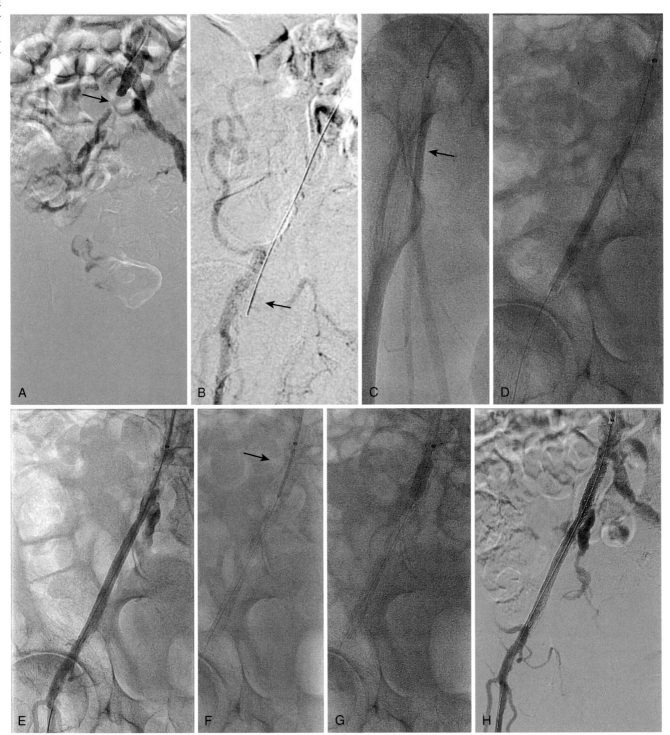

图 18-5　右侧髂总动脉和髂外动脉闭塞的肱动脉入路。**A.** 肱动脉造影显示右侧髂总动脉闭塞（箭头）。**B.** 髂外动脉的管腔平面外的导丝末端。**C.** 导丝位置调整，在远端闭塞处注射显示导管的管腔位置。**D.** 髂外动脉内球囊扩张。**E.** 自扩张支架用于扩张髂外动脉（因为闭塞发生在股动脉）。**F.** 近端右侧髂总动脉起点处的球囊扩张支架放置，从而避免髂内动脉"冒烟"。**G.** 近端支架的后扩张。**H.** 最终显示髂总、髂内及髂外动脉均通畅

通常比逆行股动脉入路要远，闭合器失败率较高。

当顺行入路（尤其要通过慢性完全闭塞部位）失败时可采用远端动脉逆行入路（图 18-6）[11-13]。此种方法由于入路动脉较小，术后需人工压迫止血，其缺点是当血运重建失败时可能造成缺血性溃疡，因此该种入路通常为最后的选择。

指引导管和鞘管

下肢病例诊断和干预措施中涉及各类导管和鞘管。两者大小均以 Fr 尺寸表示（1 Fr = 0.33 mm），但鞘管 Fr 尺寸指的是内径，而导引导管 Fr 尺寸指的是外径。因此，相同 Fr 尺寸的鞘管和导引导管中，鞘管外径更大。

对侧股动脉入路的常用鞘管包括 Balkin 和 Ansel 鞘，两者本身即带有一定的弧度，需要时也可进一步成形。传统的短鞘和长鞘可用于顺行股动脉入路，其头端带有的放射不透明的标记可用来定位靶病变的位置。

对侧或同侧股动脉入路时，多功能鞘管能导引至股浅动脉远端或腘动脉来进行膝下干预（图 18-7）。这样不仅能够提供比股动脉鞘管更大的支撑，而且还可以减少干预所需的造影剂量。常规的 0.014 英寸冠状动脉球囊或特定的外周球囊可以通过 5 Fr 或 6 Fr 的多功能鞘管来使用。

导丝

多种导线可用于通过扭曲的狭窄病变或者长期慢性闭塞病变。其中包括在冠状动脉介入中使用的各种具有不同尖端硬度和亲水性的 0.014 英寸导丝。设计用于 0.018 英寸导丝的球囊通常能够与 0.014 英寸导丝一起使用，但由于球囊和导丝间的不匹配，0.035 英寸球囊在 0.014 英寸导丝上通常不能很好地跟进。亲水的 0.018 英寸导丝相比于 0.014 英寸导丝，支撑性更强但是抗折性要差。

传统 0.035 英寸硬导丝（例如 Amplatz 和 Rosen 导丝）能为指引导管（如从对侧股动脉入路时）提供更强的支撑。Wholey 导丝在硬杆身基础上设计有柔软的尖端，但是相比亲水性导丝它更不易扭转。成角的亲水性导丝可以帮助导管选择动脉，并且可以更换更硬的 J 形导丝来将鞘管导入位置。成角的亲水性导丝容易穿过病变，但也很容易造成动脉穿孔，因此在球囊扩张前应采取多角度血管造影术或其他方法确定导丝位置。

抗凝

所有干预措施或者诊断时间较长时都需要抗凝以防止导丝和其他设备上形成血栓。与冠状动脉介入相比，普通肝素经常在较低的活化凝血时间

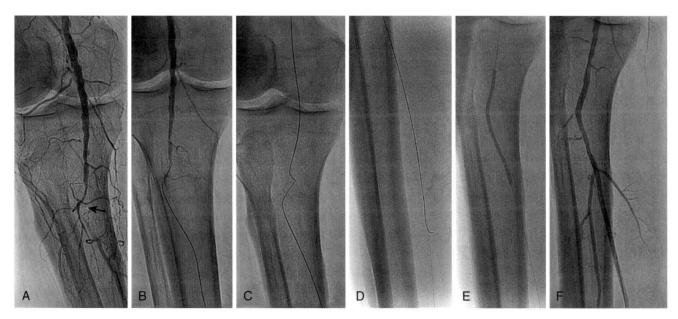

图 18-6 膝下腘动脉及胫后动脉的顺行、逆行入路。**A.** 闭塞部位（箭头）。**B.** 踝关节处的胫后动脉逆行导丝。**C.** 顺行、逆行导丝于闭塞部位交汇。**D.** 顺行导丝穿过闭塞部位抵至胫后动脉末端。**E.** 闭塞节段中伴随短支架的球囊血管成形术。**F.** 最终血管造影图像。（引自 Kinlay S，Bhatt DL：Treatment of noncoronary obstructive vascular disease. Braunwald heart disease，ed 10，Philadelphia，2015，Elsevier，Figure 60-13，p 1355）

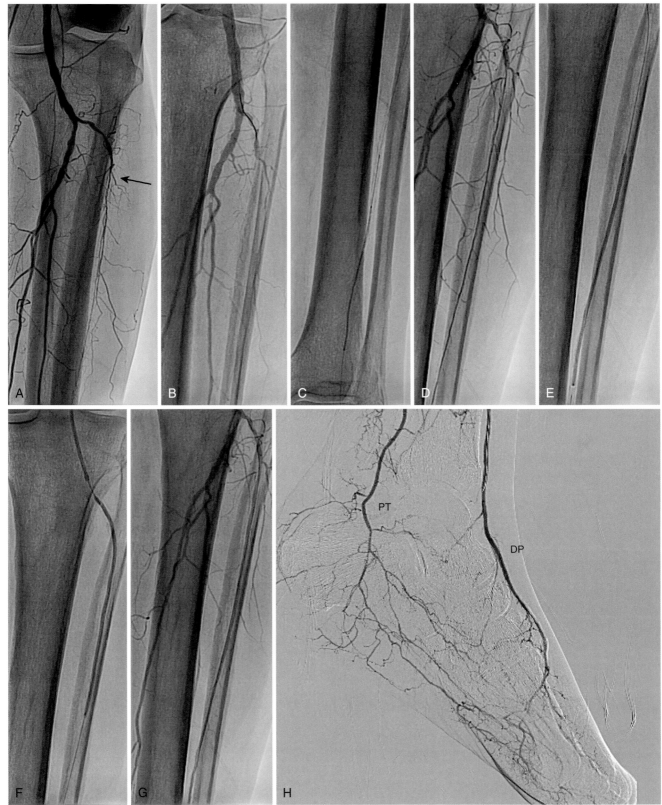

图 18-7　胫前动脉完全闭塞球囊血管成形术的顺行入路，用于治疗足部前侧方不愈合溃疡，采用腘动脉多向导支持。**A.** 胫前动脉闭塞节段的初始成像（箭头）。**B.** 0.014 英寸导丝进入闭塞节段。**C.** 胫前动脉远端的血管扩张，采用 2.0 mm×80 mm 球囊。**D.** 2.0 mm 球囊扩张后的胫前动脉血管成像。**E.** 3.0 mm 球囊扩张远端动脉。**F.** 3.0 mm 球囊扩张近侧胫前动脉。**G.** 近侧胫前动脉的最终血管造影成像。**H.** 足部最终血管造影图像显示足背动脉（DP）以及胫后动脉（PT）畅通，且具有充足的足部吻合

（220～250 s）下使用。对于长段闭塞性病变这类穿孔可能性较大的情况，通常选择肝素作为抗凝剂，在穿孔可能进一步扩大时能够立即用鱼精蛋白逆转。

由于血流量大（静止时大约 200 ml/min），髂动脉穿孔可能导致灾难性的后果并且需要及早识别和治疗。尽管鱼精蛋白的推荐剂量大约为每 1000 U 肝素使用 10 mg（最高可达 50 mg），但通常较低的剂量就能够成功阻止出血，特别是在穿孔部位附近使用低压球囊压迫时。如果不成功，也可用覆膜支架治疗穿孔（见下文）。

冠状动脉介入的经验表明，新型抗凝剂如比伐卢定和强效的抗血小板药物可能提供更好的抗凝疗效，但在下肢干预中，它们的安全性和有效性尚未直接与肝素比较过。

再进入装置

再进入装置被设计为内膜下通过慢性完全闭塞段后定位远侧真腔。所有这些装置的工作原理是，如果导丝内膜下通过病变到达斑块远端，可以使用再进入导管将导丝引入真腔。在进入远端动脉真腔之后，退出再进入装置并进行常规血管成形术和（或）支架置入术。相较于开通闭塞病变的标准介入技术，再进入装置还需要接受正式的测试。

Pioneer Plus 导管（Volcano Corp. San Diego, California）在导管末端配有血管内超声探头。导管与 Volcano 血管内超声系统相连，能够显示真腔。旋转导管直到远端真腔出现在超声图像的 12 点方向，此时正好对应装置尖端处弯针将开展治疗的方向（图 18-8）。一旦针头进入真腔，0.014 英寸导丝可以穿过针头进入真腔。

Outback LTD（Cordis，Miami Lakes，Florida）导管头端有 L 型的尖端和一个倾斜的针头。该导管内膜下前进至闭塞段远端，转动导管直到 L 形标记指向管腔。垂直来看，尖端应该与远端真腔重叠成 T

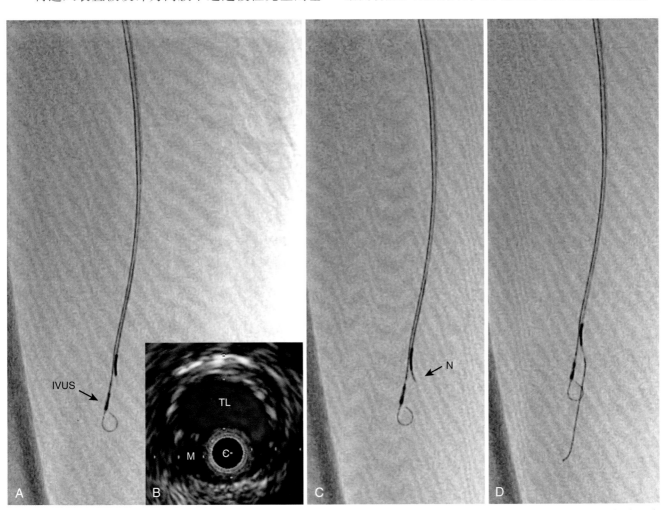

图 18-8　用于确定股浅动脉完全闭塞处真腔的先驱导管。**A.** 完全闭塞远端的解剖平面上的先驱导管。基于导管的血管内超声（IVUS）图像显示真腔。**B.** IVUS 显示动脉中层（M）内导管（C），以及真腔（TL），使用 chromoflo 功能后显示管腔内流动的血液。**C.** 针头穿过真腔。**D.** 优先采用 0.014 英寸引导导丝穿过针头进入真腔

形。此时，将远端针头置入真腔中，并通过针头将0.014 英寸导丝引入真腔中。

OffRoad CTO（Boston Scientific，Natick，Massachusetts）在病变远端使用一个球囊在血管壁内膨胀，最终导向管腔。微导管穿刺针通过球囊前进，以提供进入动脉远端真腔的通路。Enteer 再进入系统（Covidien，Mansfield，Massachusetts）使用带有两个侧口的扁平球囊，为避免将导丝导引至邻近动脉壁外层的侧口，而是导入邻近真腔的侧口，操作需要在透视下进行。

其他慢性完全闭塞病变（CTO）开通装置

很多器械可以帮助开通难以通过的完全闭塞病变。尽管个案和病例报道均描述了上述再进入装置的使用，但是它们是否优于常规导丝开通技术还有待证明。若 CTO 开通装置不能成功进入远端真腔，则可能需要使用再进入装置。

将 Crosser CTO 系统（Bard，Murray Hill，New Jersey）使用的镍钛诺导丝插入闭塞物近端。导线的远端连接到一个外部传感器，该传感器产生沿着导线到达末端的高频振动。振动有助于导丝穿过闭塞段。Powerwire 导管（Baylis Medical Co.，Montreal，Canada）采用射频消融术消融慢性完全闭塞的斑块。

True Path CTO（Boston Scientific，Natick，Massachusetts）0.018 英寸导丝头端带有镶嵌钻石的尖端，连接到外部驱动器来通过闭塞病变。Viance 导管（Covidien，Mansfield，Massachusetts）采用类似的设计，用无创伤的尖端于内膜下开通病变动脉中膜。

Kittycat2 和 Wildcat 导管（Avinger，Redwood City，California）的尖端有一个旋转螺丝，并连接到一个外部驱动器上以开通闭塞段。一种新的 Ocelot 导管（Avinger，Redwood City，California）将这种设计与横截面光学相干断层成像系统相结合，以避免操作时刺破动脉。

球囊血管成形术

球囊血管成形术依然是最常选择的标准下肢血管再通技术（图 18-9），尽管它通常需要伴随进行支架置入，尤其是在较长的节段中。虽然冠状动脉 0.014 英寸球囊可通过病变部位，但对大多数病变来说，其通常过短且难以推进。

外周球囊通常为 0.014 英寸、0.018 英寸以及0.035 英寸的尺寸型号。大多数为顺应性或半顺应性，且趋于具有较大的扩张压。小直径球囊一般为0.014 英寸及 0.018 英寸，可用于较小的胫动脉（动脉直径通常为 2 ～ 4 mm），并且可以拼接后用于各种较长节段的动脉。大直径球囊一般为 0.018 英寸及0.035 英寸，通常用于髂动脉和股动脉的治疗。

用于冠状动脉介入的 Indeflator 装置可以用于进行外周血管球囊扩张。自从大直径球囊开始使用后（相比于冠状动脉介入），球囊扩张的造影剂更加稀释（造影剂：盐水为 1：3/1：4）。这使得扩张和收缩的速度增快，通常在造影中具有足够的密度以显示病变。

血管成形术通过促进血管正性重构（全动脉的急性扩张）、限制斑块和内膜夹层从而增加动脉腔面积。限制血流或有超过管腔直径 50% 的可见皮瓣的较大夹层增加了 24 ～ 48 h 内血管急性闭塞的风险[7]。在数天至数月的时间里，由于血管平滑肌细胞产生蛋白多糖，血管成形术促进了与新生内膜有关的愈合反应。但是在数月之后，可以因为整个动脉发生内膜过度新生以及负性重塑，导致再狭窄的发生。数年之后，与冠状动脉相似，仍可因脂质沉积以及炎症细胞的募集导致类似新生动脉粥样硬化的发生[14]。

药物洗脱球囊

与未涂层球囊相比，近期研发的药物-涂层球囊可以降低再狭窄的发生率。这些球囊的涂层通常为紫杉烷类（如紫杉醇），通常会复合碘类化合物或其他分子，以洗涤剂的方式在球囊成形术中促进药物从球囊上释放，并且分布于受损的动脉内膜上。在首次介入治疗或者再狭窄治疗中，与传统远端的球囊成形术相比，表现出股动脉和胫动脉中较低的再狭窄率，以及更高的长期开放率[15-19]。

药物-洗脱球囊通常用于介入术快结束时，因为药物只可从球囊上释放一次。因此在进行长阶段的治疗时通常需要大量的球囊。

支架

远端动脉双支架的设计采用球囊扩张或者自张。支架治疗一般需要阿司匹林以及一种噻吩并吡啶（如氯吡格雷），尽管双抗治疗的证据大多来源于冠状动脉支架治疗的相关文献。球囊扩张支架通常采用不锈钢、钛钢合金或者其他材料（图 18-10）。

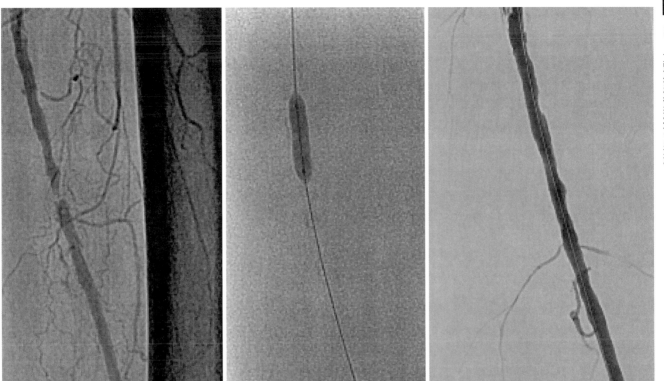

图 18-9 股浅动脉中部狭窄（**A**）的治疗，仅使用球囊进行血管扩张（**B**），取得令人满意的最终结果（**C**）。（引自 Kinlay S，Bhatt DL：Treatment of noncoronary obstructive vascular disease. Braunwald heart disease，ed 10，Philadelphia，2015，Elsevier，Figure 60-2，p 1349）

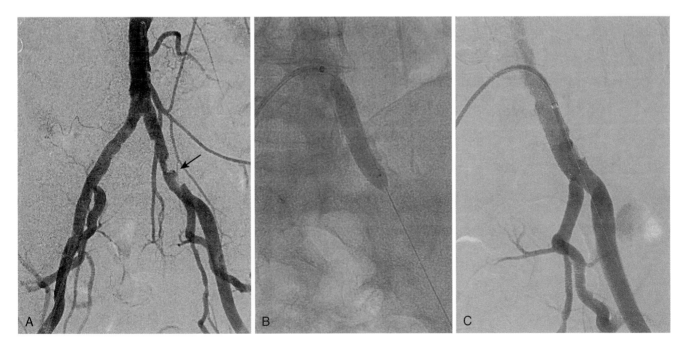

图 18-10 球囊血管扩张术对侧股动脉入路治疗左侧髂总动脉狭窄。**A.** 左侧髂总动脉的连续性狭窄（箭头）。**B.** 球囊扩张支架置入。**C.** 最终血管内成像。（引自 Kinlay S，Bhatt DL：Treatment of noncoronary obstructive vascular disease. Braunwald heart disease，ed 10，Philadelphia，2015，Elsevier，Figure 60-3，p 1350）

与自扩张支架相比，这些支架通常具有更好的延展性且容易快速撑开（如在开口位置），但是它们也更容易被外部作用力所压缩。因为这个原因，球囊扩张支架通常仅用于胫动脉的局部节段。

起初，自扩张支架为不锈钢材料，但是现在大多采用镍钛合金，使得再狭窄的风险降低（图18-11）。它们最关键的优点是在外在压力作用后仍可恢复为初始直径，因此可以用于躯干外部以及扭转较大和压缩力较大的动脉（如股浅动脉）处。其长度为 60 mm 至 100 mm 的节段，与单一球囊血管成形术相比，采用自扩张镍钛合金支架具有较低的再狭窄率以及更好的功能恢复效果（通过平板试验评估）[7]。

尽管新的支架更加耐用且较少发生支架断裂[7, 20]，但其在极度弯折和扭转下仍会发生扭卷和断裂，尤其是在关节处，例如腿弯曲部位的动脉。此种支架易于操纵，因此适用于难以操作的开口部位。自扩张支架可以覆盖较大的血管分支（如治疗近端股浅病变时越过深层动脉的开口），但一般较难恢复，在支撑反冲下支架支撑扩张无效。由于这些原因，自扩张支架一般不用于跨越膝关节和髋关节的治疗，仅作为这些部位的最后选择（如严重肢体缺血和较差的血管内成像时）。夹层的产生并不仅仅是低质量血管内造影术的结果，因为在所有成功的球囊血管扩张术中均存在夹层。血管造影质量差通常是由于动脉夹层、低速血流（血流异常缓慢）回冲或皮瓣明显超过管腔直径的 50% 造成的[7]。

覆膜支架

球囊扩张和自扩张支架可覆膜聚四氟乙烯（图18-12）[6-7]。尤其用于动脉穿孔的治疗，以预防失血过多或间隔综合征。因为可以降低再狭窄率（不包括内膜新生），因此其使用得到推广，但是对于这一结论的评估，持续研究时长尚短，而使用覆膜支架出现再狭窄一般需要更长的时间[21-22]。在一项髂动脉的研究中，再狭窄率的差异源于未覆膜支架臂内再狭窄率异常高[21]。覆膜支架也有可能危及重要的分支动脉或侧支血管，在支架闭塞的情况下易发生急性肢体缺血（图18-13，L 部分）。覆膜支架发生支架内血栓的风险也相对较高。而肝素覆盖的覆膜支架对于是否可以预防支架内血栓仍存在争议，需要更长期的随访研究。

药物洗脱支架

药物洗脱球囊扩张支架最初研发用于冠状动脉，

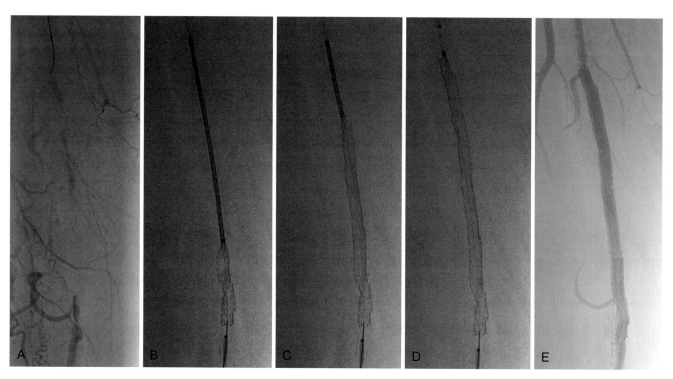

图 18-11 采用自扩张镍钛合金支架治疗股浅动脉闭塞。**A.** 导丝抵达闭塞节段。**B ～ D.** 导管的送入及退出，自扩张支架的释放。**E.** 最终血管内成像。（引自 Kinlay S，Bhatt DL：Treatment of noncoronary obstructive vascular disease. Braunwald heart disease，ed 10，Philadelphia，2015，Elsevier，Figure 60-4，p 1350）

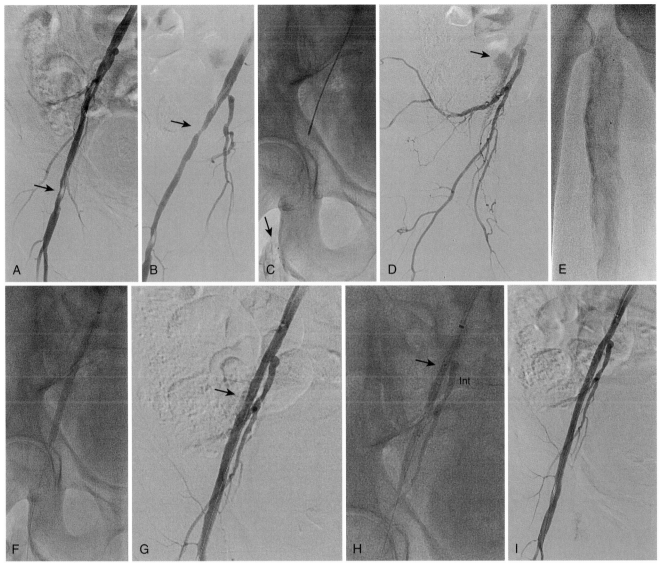

图 18-12 鞘或导管穿孔的处理。**A.** 目标区域为位于股动脉的狭窄（箭头）。**B.** 侧面血管内造影显示更加邻近髂外动脉的狭窄（箭头）。**C.** 股动脉受损节段的射流。注射造影剂外溢，抵达射流末端（箭头）。**D.** 血管内造影显示髂外动脉近端穿孔，可能是由于鞘在病变近端损伤动脉造成穿孔。**E.** 大腿上部股浅动脉周围血管外组织的对比。**F.** 以 7.0 mm×100 mm 球囊低压填塞髂外动脉穿孔部位。**G.** 穿孔部位少量造影剂发生血管外溢（箭头）。**H.** 于近侧髂外动脉放置 7.0 mm×38 mm 覆膜支架，在髂外动脉开口处采用侧位荧光标记成像显示近侧支架置入位置标记（箭头），确保髂内动脉不被覆盖。Int，髂内动脉。**I.** 最终血管内成像显示已无穿孔，对股动脉成功进行单独球囊扩张术

后被用于膝下球囊血管形成术（图 18-6F）的紧急治疗中。在血管成形术导致血流受限夹层出现且病变局灶（长度小于 30 mm）时，药物洗脱球囊扩张支架能够重建血流并保证 1 年的血流通畅[23-25]。然而，它们更易受到压缩力的作用，通常用于严重肢体缺血下预防截肢时的血管再通术。多节段药物洗脱支架重叠使用的价值仍不确定，且因血栓或再狭窄的形成而具有较高的支架闭塞率，尤其在胫动脉末梢血管逐渐进入表浅处。

近期最新研发的药物洗脱自扩张股动脉支架可具有较低的再狭窄风险，尤其用于长节段时。此种支架复合应用了紫杉醇类药物，且两项研究显示，与裸金属自扩张支架相比，其可以减低再狭窄的风险[26-27]。

旋切术

虽然各种减瘤和斑块旋切术装置可能会改变动脉的扩张性，但几乎没有证据表明相较于成功的球囊血管成形术，这些装置能提供更好的长期通畅性。因此，旋切术主要用于球囊血管成形术和（或）支架置入术的辅助治疗[6-7]。对于难以通过球囊或支架

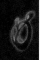

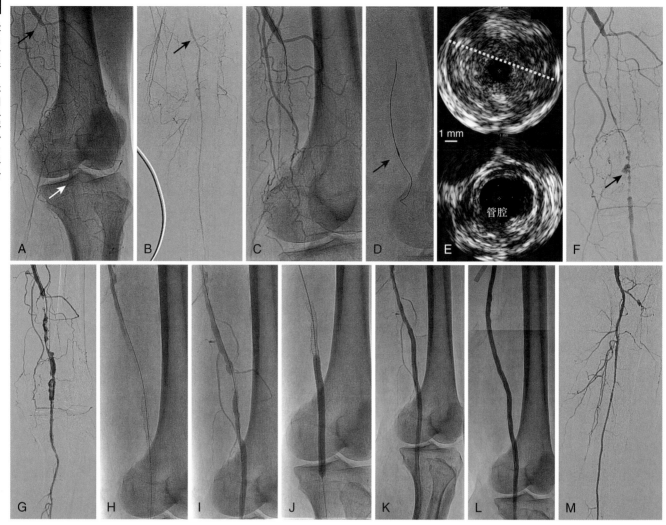

图 18-13 高外科风险患者腘动脉血管瘤内血栓形成的血管内治疗。**A.** 膝上腘动脉闭塞（黑色箭头），膝下腘动脉血管重建（白色箭头）。**B.** 腓动脉远端血流（箭头）。胫前、胫后动脉闭塞。**C.** 位于阻塞部位近端的导丝。**D.** IVUS 导管从腘动脉进入。**E.** IVUS 图像。上方图像显示了腘动脉血管瘤中的血栓形成（黄色线条代表血管直径为 9 mm）。下方图像显示膝下腘动脉远端管腔的血流再灌注。**F.** 腘动脉内血栓。**G.** 导管溶栓后 24 h。血管内造影显示腘动脉血管瘤内大量残余血栓。**H.** 将自扩张覆膜支架置入腘动脉中远端。**I.** 血管内造影显示近端支架的残留病变。**J.** 在近端释放第二支自膨式覆膜支架后进行后扩张。**K.** 血管内造影显示邻近支架边缘处的血栓。**L.** 第三次近端支架置入后的最终血管内造影图像，显示侧支丢失。**M.** 腘动脉远端及膝下腓动脉的最终血管内造影成像

扩张的钙化动脉或关节动脉中，这一策略尤其适用。斑块旋磨术可能会降低球囊血管成形术造成限流性夹层发生的风险。

旋磨术使用旋转毛刺来磨掉吸出的或足够小到可以通过毛细血管被网状内皮系统去除的斑块颗粒。其中包括 Rotablater（Boston Scientific，Natick，Massachusetts），该设备为冠状动脉粥样硬化斑块切除术开发，但可用于下肢较小的远端动脉（图 18-14）；Jetstream（Medrad，Warrendale，Pennsylvania）（图 18-15），其可以吸出斑块碎片；以及 Diamondback 360/Stealth 360/Predator 360 设备（Cardiovascular

Systems Inc.，St. Paul，Minnesota），这些导丝具有偏心镶嵌钻石的毛刺，当导丝高速旋转时可扩大切割的轨道。

定向的斑块旋切设备包括 Turbohawk 或 Silverhawk（Covidien，Mansfield，Massachusetts），其具有切割窗口，在锥头切割和收集斑块之前，切割窗口可以朝向不同的方向（图 18-16）。

所有粥样斑块切除装置都具有使动脉粥样硬化斑块发生栓塞的倾向，即使它们设计了用于吸出或收集动脉粥样硬化斑块的功能。长段动脉粥样硬化切除术将小物质栓塞入微循环的风险更大，可能导

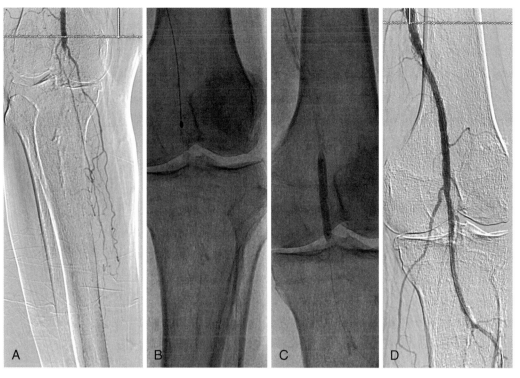

图 18-14 腘动脉闭塞的斑块旋磨术和球囊血管成形术治疗。**A.** 闭塞动脉。**B.** 斑块旋磨术。**C.** 球囊血管成形术。**D.** 最终结果。（引自 Kinlay S，Bhatt DL：Treatment of noncoronary obstructive vascular disease. Braunwald heart disease，ed 10，Philadelphia，2015，Elsevier，Figure 60-6，p 1351）

致缓慢的血流和严重的肢体缺血。这可以通过放置远端过滤器栓塞保护装置来捕获栓塞的碎片，以防止这些并发症，但这只能在 Jetstream 和 Silverhawk 装置上进行，因为其他斑块旋切装置需使用配套的专用导丝。

在栓塞发生的情况下，大的栓子可以通过导管抽吸或通过球囊血管成形术破碎。缓慢血流中的小血管栓塞可能会对推注剂量的微血管扩张剂有效，如硝普钠（100～300 μg）。

其他斑块修饰技术

其他技术包括冷冻球囊治疗，激光斑块切除术，切割或刻痕球囊。冷冻球囊治疗（Polarcath，Boston Scientific，Natick，Massachusetts）采用专有技术为特殊设计的带有一氧化二氮气体的双气囊充气，该气囊在－10℃下进行 20 s 扩张（图 18-17）。理论上，这种冷却技术被设计用于诱导血管平滑肌细胞凋亡并防止新内膜形成和再狭窄。在一项单中心研究中，使用冷冻球囊的支架置入术后再狭窄的发生率较低[28]，但临床效果似乎相对较小。与单独的球囊血管成形术相比，激光斑块切除术设计用于消融组织，但与

其他消融技术一样，其似乎不会减少再狭窄。切割或刻痕球囊使用与球囊相邻的导丝或切割刀片。当球囊在病变处膨胀时，导丝或刀片被设计用于切割斑块以产生更受控的夹层。它们也可能将力集中在导丝或刀片上以破坏顽固钙化或纤维斑块。因此，它们在临床试验中显示出积极作用，但没有证实益处。

近距离放射治疗

由于输送导管与大多数下肢动脉壁之间的距离较大（与冠状动脉相比），因此下肢近距离放射治疗通常需要伽马射线。这种技术有时用于治疗弥漫性支架内再狭窄，但需要广泛屏蔽和与辐射治疗师协同作业使这一技术很难在大多数中心进行。近距离放射治疗的临床效果尚未得到很好的研究，鉴于药物球囊更适用于此类疾病，近距离放射治疗的潜力被大大降低。

导管溶栓

导致急性或严重肢体缺血的主要下肢动脉血栓形成可以通过基于导管的溶栓成功治疗。所有技术都需要将血栓溶解剂（例如重组组织型纤溶酶原激

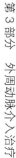

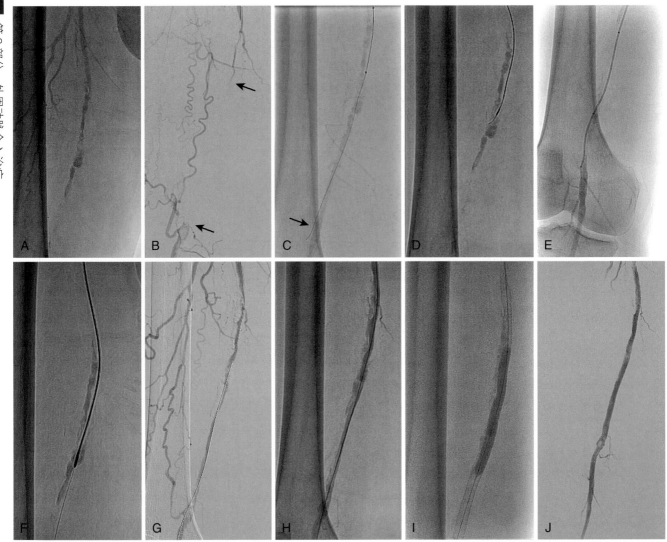

图 18-15 股浅动脉严重钙化闭塞中的斑块旋磨术。**A.** 无造影剂血管造影下的严重钙化。**B.** 数字减影显示两箭头之间的完全闭塞，以及起自远端股深动脉的血运重建。**C.** 管腔外试图穿越病变节段的导丝末端（箭头）。**D.** IVUS 用于闭塞部位远端真正管腔的定位（如，图 18-19）。**E.** 通过支撑导管注射造影剂显像提示成功进入腘动脉真腔。**F.** Jetstream 装置进行斑块旋磨。**G.** 旋磨术后的血管内造影成像。**H.** 球囊血管成形术后的血管内造影成像。**I.** 自扩张支架扩张后。**J.** 最终结果

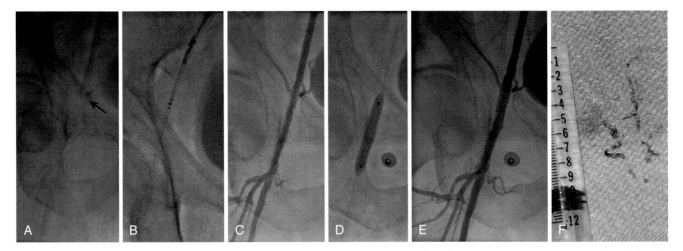

图 18-16 股动脉闭塞切除术治疗。**A.** 右侧股动脉闭塞（箭头）。**B.** 定向切除术导管。**C.** 经过 8 次切割后。**D.** 附加球囊血管成形术。**E.** 最终血管内造影成像。**F.** 切除术切下的动脉粥样硬化组织。（引自 Kinlay S，Bhatt DL：Treatment of noncoronary obstructive vascular disease. Braunwald heart disease，ed 10，Philadelphia，2015，Elsevier，Figure 60-8，p 1352）

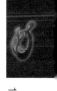

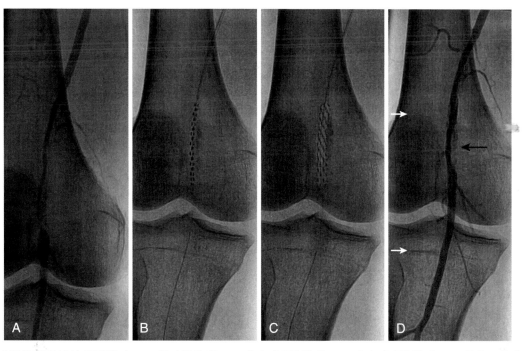

图 18-17 　腘动脉狭窄的冷冻球囊治疗。**A.** 腘动脉狭窄。**B.** 冷冻球囊膨胀前。**C.** 冷冻球囊膨胀中。**D.** 最终血管内造影成像显示由于严重钙化病变节段附近的管腔回缩，残余狭窄存在（黑色箭头）。髌骨上端至胫骨骺板（白色箭头）之间的腘动脉因为日常活动十分扭曲，一般避免在此区域内放置支架。（引自 Kinlay S，Bhatt DL：Treatment of noncoronary obstructive vascular disease. Braunwald heart disease，ed 10，Philadelphia，2015，Elsevier，Figure 60-9，p 1353）

活剂——tPA）递送到血栓中，因为血栓旁的静脉内治疗或输注血栓溶解剂的效果要差得多[1-2]。

将多孔输注导管（例如，Cragg-McNamara 导管，Covidien，Mansfield，Massachusetts）通过导丝插入血栓形成的节段（图 18-13）后，基于导管的溶栓药物输注最好在 12 ~ 48 h 内完成。此后撤除导丝，关闭尖端的阀门，以防止血栓溶解剂从导管末端排出，而通过导管的 100 ~ 200 mm 长度上的多个侧孔直接注入血栓中。通过导管给予 10 ~ 20 mg tPA 的初始推注，然后在 12 ~ 48 h 内每小时输注 1 ~ 2 mg。通常 12 ~ 24 h 就足够了，输液时间延长会增加纤维蛋白原耗尽和穿刺部位或其他部位出血的风险[29]。通常同时给予低剂量华法林抗凝。全身纤维蛋白原浓度低于 100 mg/dl 可能表明出血风险较高，需要停止溶栓[30]。

如果患者不能卧床休息，或者优选较低剂量的血栓溶解剂，或者基于导管的输注所需的时间可能危及肢体的生存情况，则可以使用另外两种血管内技术。其中包括 Angiojet（Possis Medical，Minneapolis，Minnesota），其使用脉冲喷雾技术（图 18-18）和 Trellis 导管系统（Covidien，Mansfield，Massachusetts）。Angiojet 使用文丘里（Venturi）效

应从动脉抽吸血栓和碎片。然而，在脉冲喷雾模式下，抽吸被阻断，导管将血栓溶解剂溶液喷入有血栓形成的动脉（例如，50 ml 生理盐水中含 10 mg tPA 或在 50 ml 生理盐水中含 10 ~ 20 mg TNK）。将溶液放置 20 min，然后将 Angiojet 转换成通常的吸液装置，并将溶液和血栓抽出。Trellis 系统包含一个多孔输液导管，在血栓的远端和近端有一个球囊堵塞动脉。该系统使用 6 Fr 导管（可用于直径最大 10 mm 的球囊）或 8 Fr 系统（可用于直径最大 16 mm 的球囊），导管长度可达 80 cm 或 120 cm。根据导管的长度，系统可以治疗长达 15 cm 或 30 cm 长的血栓段。输送血栓溶解剂之后，马达以 500 ~ 3000 转 / 分的频率振荡置于导管腔内的导丝以帮助将血栓溶解剂混入血块中。10 min 后，抽出裂解的血栓。

基于导管的血栓溶解可以有效地恢复缺血肢体的灌注。然而，如果存在大量局部缺血，则可能发生再灌注综合征，组织肿胀导致骨筋膜室综合征。骨筋膜室综合征可导致组织缺血、梗死和潜在的肢体损伤，需要特定的筋膜切开术来缓解压力。出于这个原因，急性肢体局部缺血的血栓溶解需要团队合作，有外科医生参与，他们知道如何评估骨筋膜室综合征并进行有效的筋膜切开术。

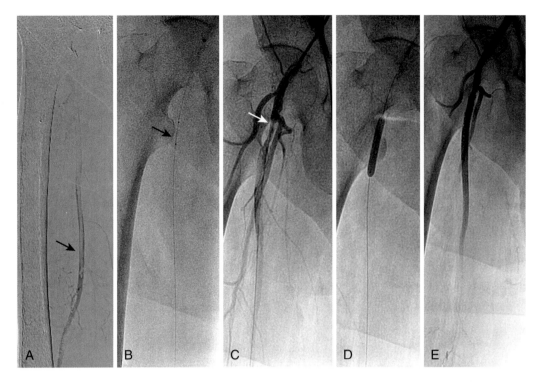

图 18-18　脉冲喷射溶栓治疗（与图 18-1 同一病例）。**A.** 血管内造影成像延迟期，显示股浅动脉原位存在血栓，导致充盈缺损（箭头）。**B.** 在 5.0 mm Spider X 血栓保护装置保护下，采用 4 Fr Angiojet 导管以及 10 mg 重组组织型纤溶酶原激活剂进行脉冲喷射溶栓（箭头指向导管上部）。20 min 后，导管转换进入激动模式，血栓在数次旋转运行后逐渐变为浆状。**C.** 股浅动脉起点残余狭窄（箭头）。**D.** 残余节段的球囊血管成形术。**E.** 最终结果

血管内成像

血管内成像技术可以在设备通过血管壁内的闭塞时起到帮助，比如通过测量动脉直径来帮助选择设备的尺寸以及发现提示夹层或其他结构异常的血管影像学特征。最重要的两项（血管内）成像技术是 IVUS 和 OCT。OCT 尽管有着更高的空间分辨率，但其在穿透深度方面与 IVUS 相比还是相对逊色，这也就限制了其在外周大动脉中的应用。

为了在（血管）夹层后定位远端的真腔，IVUS 通常与再进入装置联合使用（图 18-8）。这一技术可以显示导丝是否在动脉内或导丝是否已经通过了狭窄段动脉（图 18-19），并且可以帮助显示潜在的解剖缺陷——比如在一段狭窄的腘动脉处的腘动脉瘤（图 18-13）。

特定血管中的介入治疗

主髂动脉的介入治疗

在有症状的外周动脉疾病患者中，成功的主动脉或髂动脉介入治疗在功能和生活质量改善方面能够起到巨大作用。尽管同侧股动脉入路经常被应用，但仍有许多术者会采用对侧股动脉入路，特别是在治疗髂动脉狭窄时（图 18-4 A ～ C 和图 18-10）。髂外动脉通过股动脉进入骨盆，并且髂外动脉是外周动脉中因球囊或支架扩张而形成穿孔的最常见部位。在同侧的介入操作导致动脉穿孔时，对侧入路允许术者迅速对近端髂动脉或主动脉使用阻塞球囊。

同侧股动脉逆行入路并采用 6F 鞘管可以在（设备）通过髂动脉病变时起到良好的支持作用（图 18-20）。通过使用头端不透射线的鞘管可以防止在鞘管头段扩张球囊或释放支架，特别是当病变部位离鞘管很近时，如髂外动脉病变。采用对侧入路则可以在观察病变和放置支架时提供更好的视野，因为从鞘管注射入体内的造影剂会流向病变远端。尽管如此，通过这种方式来治疗髂总动脉开口处或近端的病变还是很有难度的，因为鞘管的头端常会移入主动脉内从而不能对球囊或支架起到支撑作用。

尽管在这些大动脉中，球囊血管成形术的结果可以令人接受，髂部的病变通常还是使用支架，这是因为在球囊扩张后（放置支架），（病变血管）有着更佳的长期通畅率和更小的再狭窄率[1-2]。与自膨

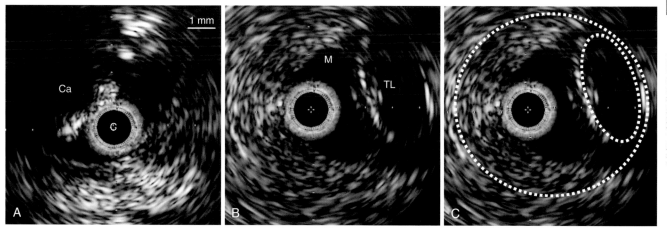

图 18-19　IVUS 用于确认股浅动脉（SFA）闭塞节段内的真腔（见图 18-15D，与之相对应的血管成形术）。**A.** IVUS 显示近端 SFA 管腔内存在一个钙化斑块（Ca），位于 9 点至 12 点方向，接近于动脉管腔内的导管（C）。**B.** IVUS 显示，真腔的中内部（M）导管的右侧存在一个椭圆形斑块。**C.** 与 B 相同的图像显示了真腔（内部的椭圆形），以及外膜包裹的全部血管（外部圆形）

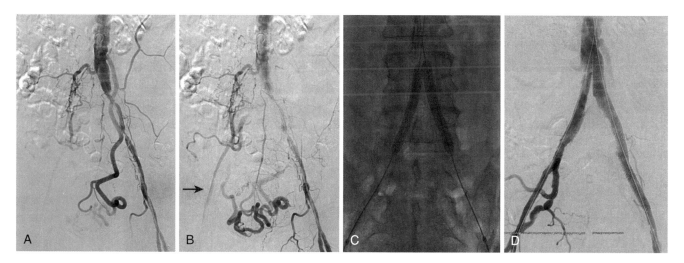

图 18-20　右侧髂总动脉闭塞合并左侧髂动脉连续性狭窄的主动脉–髂动脉介入治疗。**A.** 早期血管内造影成像显示右侧髂总动脉闭塞。**B.** 延迟血管内造影成像显示右侧髂外动脉通畅（箭头）。**C.** 于髂总动脉置入双侧球囊 Kissing 支架。**D.** 最终血管内造影成像。（引自 Kinlay S，Bhatt DL：Treatment of noncoronary obstructive vascular disease. Braunwald heart disease，ed 10，Philadelphia，2015，Elsevier，Figure 60-14，p 1355）

式支架相比，球囊可扩张支架在放置之后移动的可能性更小，并且能够提供更佳的径向支撑力。正因如此，球囊可扩张支架受到许多术者的喜爱，除远端髂动脉在髋关节处移行为股动脉有时会受到些许的外力挤压（因而此处的病变不适于使用球囊可扩张支架）之外。

髂总动脉起始处（的病变）可以采用 "kissing 支架" 来形成一个更高的隆突。然而，使用这一技术后，若未来想在（同一患者身上）使用对侧入路会非常困难，在髂总动脉开口处放置髂总动脉近端支架能够解决这一问题（图 18-20）。

髂部金属裸支架的耐久度是非常好的，并且其 5 年通畅率和行外科手术重建血运一样，均大于 80%[2, 7]，虽然这一数据在吸烟者中有所下降。尽管覆膜支架有时因血管再狭窄率低而受到推崇，但是能够证明这一点的证据少之又少，除此之外，有人担心覆膜支架会导致更高的支架内血栓形成率和覆盖、阻塞重要的侧支血管（如髂内动脉或对侧的髂总动脉）。覆膜支架在治疗动脉瘤或者穿孔时有着更明确的指征。

股浅动脉

股浅动脉是外周动脉中最常导致有症状的外周动脉疾病的动脉。股深动脉很少受到阻塞性动脉粥样硬化的影响，但其可以在同侧的股浅动脉发生病变时作为重要的侧支循环血管提供血液。因此，血管腔内介入治疗时通常尽力避开股总动脉或使股深动脉受拘束，因为这些动脉的再狭窄或闭塞通常可以导致急性的肢体缺血和肢体的丧失。

对侧股动脉入路是治疗涉及近端股浅动脉的病变的主要入路，因为若采用同侧顺行股动脉入路则没有足够的空间来安置鞘管（图 18-15 和图 18-18）。对侧髂动脉则会选择性地采用乳腺导管或是非选择性地采用 Omniflush 或猪尾导管。后两种导管通常用于低位主动脉和髂动脉介入之前的血管造影。一根 0.035 英寸的亲水性导丝被用来选择对侧的髂动脉系统并且将导管置入对侧的股动脉。之后将导丝换为 stiff J 导丝并且将导管和股动脉鞘管换为一根 45 ～ 55 cm 的鞘管（如 Balkin 或 Ansel）。股浅动脉的病变可以通过任何型号的导丝。对于狭窄病变来说，在一开始可以使用一条可高度扭转的冠状动脉 0.014 英寸导丝，之后可以换成 0.018 英寸或 0.035 英寸的导丝来进行更大尺寸的球囊扩张血管成形术或置入更大尺寸的支架。闭塞处的血管可以用 0.014 英寸的硬导丝通过，0.025 英寸或 0.035 英寸的亲水性导丝若通过牵引导丝的头部或牵引在导丝硬软相接部分所形成的环也可以通过。后一项技术有时被称作"内膜下"技术，而这一名字显得有些用词不当，因为闭塞性病变并没有内膜。在现实中，这一方法往往还会借助媒介物，有时甚至会接近外膜（图 18-19）。这两种方法都会引起导丝导致的动脉穿孔。通过在不同的倾斜度的血管造影或通过导管注射造影剂或将球囊顺着导丝运送至远端真腔等方法可以确认导丝成功地通过了阻塞端病变（图 18-15E）。

球囊血管成形术是最常见的使用直径为 5 ～ 6 mm 的球囊用于股浅动脉和 4 ～ 5 mm 腘动脉的介入治疗方法（图 18-9）。自膨式支架则用于长段病变（大于 100 ～ 150 mm）或流量限制分离，有证据表明其比单纯的球囊治疗疗效更好（图 18-11）[7]。通常选择直径比动脉管径大 1 mm 的自膨式支架以确保它们能贴附在动脉壁上。尺寸较小的自膨式支架无法用更大的球囊进行扩张而变大，因为支架的金属记忆会使其收缩到预定的尺寸。长段的自膨式支架的放置通常是比较困难的，因为支架的近端与未放置部位相比在径向上可能会发生收缩或延伸（移位）。股浅动脉病变的治疗通常只需要较短的自膨式支架。在某些病例中，单独使用球囊血管成形术来治疗股浅

动脉开口的短段病变是更佳的选择，避免了因试图覆盖股浅动脉的开口而殃及股深动脉的风险。而药物洗脱球囊的出现则可能使其成为一种更可行的替代方法。

长段的股动脉支架（＞ 200 mm）与再狭窄率有相当高的关系（在 2.5 年的时间里可达 40% ～ 50%[31]）。然而，它可以通过反复的球囊血管成形术进行治疗（图 18-21）来提高总体的血管通畅率，并对具有跛行和重度肢体缺血的门诊患者进行密切随访[31-33]。由于长段支架的再狭窄发生率较高，药物洗脱的自膨式支架可能是用于长段病变的最好方式[26]。然而，考虑到当前单个支架的长度限制（80 mm），在治疗长段病变时可能需要使用多个支架，因而增加了治疗的费用。药物洗脱球囊与裸金属自膨式支架的常规联合使用尚待进一步评估。

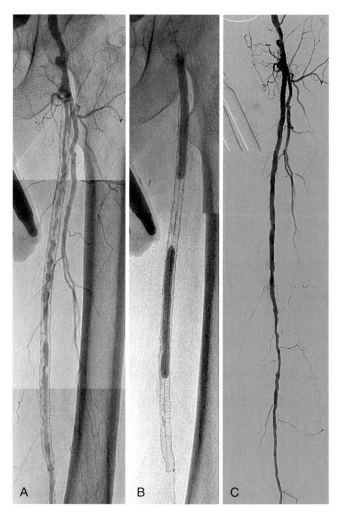

图 18-21　股浅动脉长支架内弥漫性再狭窄的球囊血管成形术。**A.** 支架内弥漫性再狭窄。**B.** 不同造影的拼接图显示 6.0 mm×80 mm 球囊沿支架长轴进行扩张。**C.** 最终血管内造影成像显示广泛支架内通畅

经皮腔内斑块旋切术可用于不适合血管成形术的病变（如严重的钙化病变）（图 18-14 和图 18-15），但由于它增加了栓塞和穿孔的风险，因此，尚不能确定其价值是否超过球囊血管成形术。栓塞保护装置可能有助于预防远端栓塞的发生。

用小的 4 Fr 或 5 Fr 的鞘管经胭动脉逆行进入可成功穿过慢性闭塞病变[11-12]。在这种情形下，导丝

逆行进入对侧股总动脉内的鞘管。这种"牙线技术"也可应用于髂动脉（图 18-22）以增加支持力使球囊穿通闭塞处进行治疗。介入治疗成功后，当抗凝作用失效，可经人工按压有效止血，这时可拔除胭动脉鞘管。尽管胭动脉途径很有吸引力，但由于其管径小易于受到损伤，并可能由于解剖或移除鞘管时的人为压迫而导致血管闭塞。同时，不成功的介入

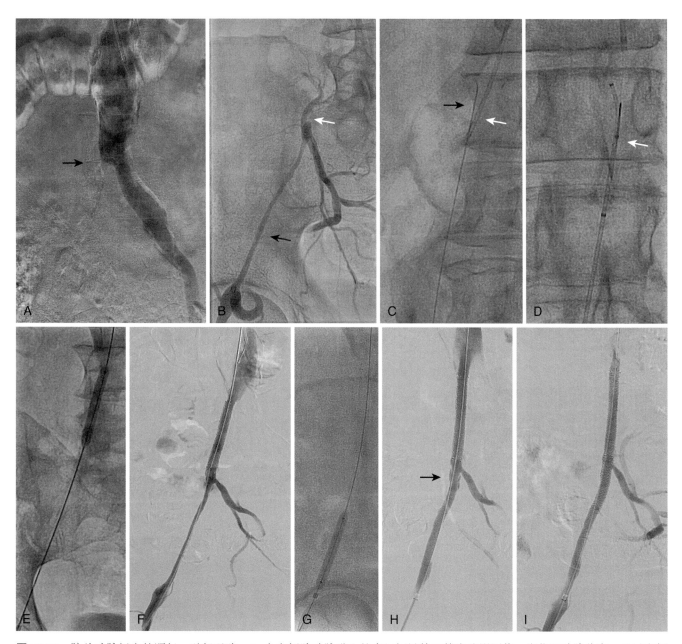

图 18-22 髂总动脉闭塞的顺行、逆行通路。**A.** 自右侧肱动脉进入的多目标导管血管内造影图像，定位于动脉分支，显示右侧髂总动脉闭塞（箭头）。**B.** 右侧股动脉内套置入后的血管内造影成像，显示右侧髂外动脉的长节段狭窄（黑色箭头）。髂内动脉通畅，髂总动脉远端闭塞（白色箭头）。**C.** 0.025 英寸亲水性导丝首先从髂总动脉闭塞处逆行穿入（黑色箭头），邻近多目标导管（白色箭头）。**D.** 导丝与 0.035 英寸支撑导管从上部互相嵌套，从闭塞处拉出。**E.** 对髂总动脉使用 8.0 mm×60 mm 球囊扩张支架进行扩张。**F.** 血管内造影成像显示右侧髂总动脉畅通，但仍存在髂外动脉狭窄。**G.** 采用 7.0 mm 球囊对髂外动脉和髂总动脉进行中低压强的连续性扩张。**H.** 髂外动脉开口处的闭塞（箭头）。**I.** 支架置入后，髂外动脉近侧血管内造影显示髂总动脉、髂内动脉、髂外动脉以及股动脉畅通

治疗可能导致伤口愈合不良，或是腘动脉穿刺点缺血性溃疡的发生。

腘动脉

　　腘动脉起于膝盖上方的内收肌管出口，止于膝盖下方胫前动脉和胫腓干分叉处。这条动脉在走路和弯曲膝盖时受到大幅度被动活动。腘动脉的大部分弯曲发生在髌骨上缘下方至胫骨髁板的下缘（图18-17D）。因此，大多数术者都尽量避免在这一区域进行支架置入，除非要进行重度肢体缺血的治疗，或者球囊血管成形术效果不佳（限流术）。腘动脉闭塞可以通过腔内斑块旋切术和球囊血管成形术来避免支架置入（图18-14），但要确认是否腘动脉瘤血栓形成是造成闭塞的原因（图18-13）。后一种情况与灾难性的栓塞和胫骨动脉的丧失有关，是导致截肢的主要原因，最好通过外科结扎和旁路手术治疗。尽管支架覆盖被用于治疗腘动脉瘤，但其使用年限与手术相比是不确定的。覆盖的支架可能闭塞重要的膝部侧支循环，如果随后血管发生阻塞，则会因主要动脉和侧支循环的丧失导致急性骨筋膜室综合征（图18-13L）。

胫动脉

　　胫动脉疾病很少造成跛行，大多数术者仅对造成重度肢体缺血的动脉进行干预。再灌注综合征（如急性肢体缺血后血管再生）或胫动脉穿孔也可引起灾难性的骨筋膜室综合征，导致肌肉丧失甚至截肢。经同侧股动脉入路顺行植入的球囊可达足部，与经对侧股动脉入路相比可提供更好的血供支持（图18-4和图18-7）。由于胫动脉在管径上与冠状动脉相似，因此大多数0.014英寸的导丝、导管和球囊都可穿过病变部位。使用置于腘动脉的多用途冠状动脉介入导引，可以增加对血供的支持，并可在血管造影时减少造影剂的使用。

　　长0.014英寸的球囊搭配80～150 mm的外周球囊，通常更硬，且可防止需要使用多个球囊。虽然在治疗长期、弥漫性和常常为钙化的胫动脉后，再狭窄的发生比较常见，但增加灌注可使伤口和组织的愈合先于再狭窄的发生。如果由于再狭窄造成伤口愈合不佳，重复血管成形术通常可获得成功。药物洗脱球囊很可能在保持胫动脉的通畅和增加重度肢体缺血的伤口愈合率上起到重要作用[17]。

　　在重度肢体缺血的情况下，当顺行入路不能到达阻塞部位时，可经逆行入路通过足动脉帮助穿通胫动脉的阻塞（图18-6）。然而，如果这种方法不能成功，那么足动脉穿刺点将变成一个愈合不了的溃疡。

静脉和人工血管的介入治疗

　　旁路移植物可在与原生动脉的近端和远端吻合口以及移植物内部发生再狭窄。静脉移植物的狭窄可通过球囊血管成形术和支架置入术成功治疗。如果吻合口在旁路移植后很快发生病变，医生可能更倾向于手术修复而非腔内治疗。尽管短期内腔内介入治疗和外科开放修复的疗效相当，但长期疗效是否有差异尚未确定。移植的人工血管由于无法进行正性血管重构，因此人工血管的病变很难使用腔内介入的方式进行治疗。球囊扩张虽然可以改变斑块的位置使其纵向移位，但长期疗效尚未可知。腔内斑块旋切术有移除修复移植物内斑块的可能性，但若发生穿孔则会导致快速失血，部分原因在于移植物没有血管收缩反射（这也可能发生在病变的移植静脉中）。因此，在这种情况下可能需要进行支架置入。移植修复物发生的病变最好通过外科手术来治疗。然而，当患者由于共存病或广泛的术区纤维化而缺乏静脉导管或重复旁路手术的风险高得令人望而却步时，可能需要腔内介入的方法进行治疗。

　　导管溶栓可成功治疗修复移植物内形成的血栓（图18-23）。如果可修正病因（如移植物吻合口狭窄）得到治疗，则远期通畅率会更高[29]。

结语

　　经皮介入技术和设备的进步增加了下肢动脉、静脉和旁路移植物闭塞性病变的治疗选择和成功率。尽管经皮或手术血运重建后新发的动脉粥样硬化和新生内膜增生是工业化国家阻塞性疾病最常见的病因，但介入医生需要识别其他原因（如炎症或压迫）或不可逆的组织损伤（如急性肢体缺血），这将决定经皮血运重建的合理性或时机。对新发或复发疾病动脉粥样硬化危险因素的改正和监测是外周动脉疾病管理的重要部分。当适合进行经皮血运重建时，如慢性完全闭塞病变，应规划血管入路，考虑特殊设备的使用和对复杂病变的特别处理等步骤来优化手术。要有备用方案，知道何时停止手术和知道何时停止操作，并备有充足的后备材料（如用于穿孔

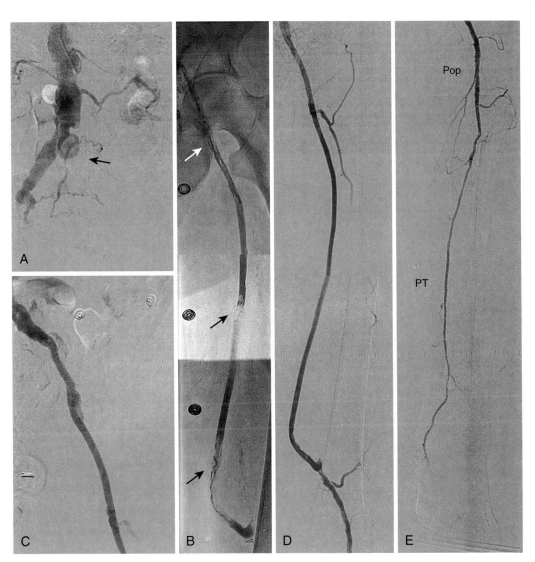

图 18-23 股动脉至腘动脉吻合血管内血栓的溶栓。**A.** 左侧髂总动脉近侧存在血栓性闭塞（箭头）。**B.** 充盈缺损的血栓从左侧髂外动脉支架内延续至中远部（箭头），且吻合末梢处无血流通过。**C.** 导管内溶栓 24 h，左侧髂总动脉及髂外动脉通畅。**D.** 相似地，吻合处通畅，并且血流进入远端腘动脉中。**E.** 膝下末梢血流通过远端腘动脉和胫后动脉再次恢复。Pop，腘动脉；PT，胫后动脉

时的覆膜支架）是前期规划内容的一部分，可避免或及时处理并发症。

参考文献

1. 2011 Writing Group Members, 2005 Writing Committee Members, ACCF/AHA Task Force Members: 2011 ACCF/AHA focused update of the guideline for the management of patients with peripheral artery disease (updating the 2005 guideline): a report of the American College of Cardiology Foundation/American Heart Association task force on practice guidelines. *Circulation* 124:2020–2045, 2011.
2. Norgren L, Hiatt WR, Dormandy JA, et al: Inter-society consensus for the management of peripheral arterial disease (tasc ii). *J Vasc Surg* 45(Suppl S):S5–S67, 2007.
3. McDermott MM, Greenland P, Liu K, et al: Leg symptoms in peripheral arterial disease: associated clinical characteristics and functional impairment. *JAMA* 286:1599–1606, 2001.
4. Creager MA, Kaufman JA, Conte MS: Clinical practice. acute limb ischemia. *N Engl J Med* 366:2198–2206, 2012.
5. Rutherford RB, Baker JD, Ernst C, et al: Recommended standards for reports dealing with lower extremity ischemia: revised version. *J Vasc Surg* 26:517–538, 1997.
6. Rogers JH, Laird JR: Overview of new technologies for lower extremity revascularization. *Circulation* 116:2072–2085, 2007.
7. Schillinger M, Minar E: Percutaneous treatment of peripheral artery disease: novel techniques. *Circulation* 126:2433–2440, 2012.
8. Kinlay S: Outcomes for clinical studies assessing drug and revascularization therapies for claudication and critical limb ischemia in peripheral artery disease. *Circulation* 127:1241–1250, 2013.
9. Wennberg PW: Approach to the patient with peripheral arterial disease. *Circulation* 128:2241–2250, 2013.
10. Aboyans V, Criqui MH, Abraham P, et al: Measurement and interpretation of the ankle-brachial index: a scientific statement from the American Heart Association. *Circulation* 126:2890–2909, 2012.
11. Montero-Baker M, Schmidt A, Braunlich S, et al: Retrograde approach for complex popliteal and tibioperoneal occlusions. *J Endovasc Ther* 15:594–604, 2008.
12. Noory E, Rastan A, Schwarzwalder U, et al: Retrograde transpopliteal recanalization of chronic superficial femoral artery occlusion after failed re-entry during antegrade subintimal angioplasty. *J Endovasc Ther* 16:619–623, 2009.
13. Rogers RK, Dattilo PB, Garcia JA, et al: Retrograde approach to recanalization of complex tibial disease. *Catheter Cardiovasc Interv* 77:915–925, 2011.
14. Otsuka F, Vorpahl M, Nakano M, et al: Pathology of second-generation everolimus-eluting stents versus first-generation sirolimus- and paclitaxel-eluting stents in humans. *Circulation* 129:211–223, 2014.
15. Cassese S, Byrne RA, Ott I, et al: Paclitaxel-coated versus uncoated balloon angioplasty reduces target lesion revascularization in patients with femoropopliteal arterial disease: a meta-analysis of randomized trials. *Circ Cardiovasc Interv* 5:582–589, 2012.
16. Micari A, Cioppa A, Vadala G, et al: Clinical evaluation of a paclitaxel-eluting balloon for treatment of femoropopliteal arterial disease: 12-month results from a multicenter Italian registry. *JACC Cardiovasc Interv* 5:331–338, 2012.
17. Schmidt A, Piorkowski M, Werner M, et al: First experience with drug-eluting balloons in infrapopliteal arteries: restenosis rate and clinical outcome. *J Am Coll Cardiol* 58:1105–1109, 2011.
18. Tepe G, Zeller T, Albrecht T, et al: Local delivery of paclitaxel to inhibit restenosis during angioplasty of the leg. *N Engl J Med* 358:689–699, 2008.
19. Werk M, Langner S, Reinkensmeier B, et al: Inhibition of restenosis in femoropopliteal arteries: paclitaxel-coated versus uncoated balloon: femoral paclitaxel randomized pilot trial. *Circulation* 118:1358–1365, 2008.
20. Laird JR, Katzen BT, Scheinert D, et al: Nitinol stent implantation versus balloon angioplasty for lesions in the superficial femoral artery and proximal popliteal artery: twelve-month results from the resilient randomized trial. *Circ Cardiovasc Interv* 3:267–276, 2010.
21. Mwipatayi BP, Thomas S, Wong J, et al: A comparison of covered vs bare expandable stents for

the treatment of aortoiliac occlusive disease. *J Vasc Surg* 54:1561–1570, 2011.

22. Saxon RR, Dake MD, Volgelzang RL, et al: Randomized, multicenter study comparing expanded polytetrafluoroethylene-covered endoprosthesis placement with percutaneous transluminal angioplasty in the treatment of superficial femoral artery occlusive disease. *J Vasc Interv Radiol* 19:823–832, 2008.

23. Fusaro M, Cassese S, Ndrepepa G, et al: Drug-eluting stents for revascularization of infrapopliteal arteries: updated meta-analysis of randomized trials. *JACC Cardiovasc Interv* 6:1284–1293, 2013.

24. Rastan A, Noory E, Zeller T: Drug-eluting stents for treatment of focal infrapopliteal lesions. *VASA Zeitschrift fur Gefasskrankheiten* 41:90–95, 2012.

25. Scheinert D, Katsanos K, Zeller T, et al: A prospective randomized multicenter comparison of balloon angioplasty and infrapopliteal stenting with the sirolimus-eluting stent in patients with ischemic peripheral arterial disease: 1-year results from the Achilles trial. *J Am Coll Cardiol* 60:2290–2295, 2012.

26. Dake MD, Ansel GM, Jaff MR, et al: Paclitaxel-eluting stents show superiority to balloon angioplasty and bare metal stents in femoropopliteal disease: 12-month zilver ptx randomized study results. *Circ Cardiovasc Interv* 4:495–504, 2011.

27. Lammer J, Bosiers M, Zeller T, et al: First clinical trial of nitinol self-expanding everolimus-eluting stent implantation for peripheral arterial occlusive disease. *J Vasc Surg* 54:394–401, 2011.

28. Banerjee S, Das TS, Abu-Fadel MS, et al: Pilot trial of cryoplasty or conventional balloon post-dilation of nitinol stents for revascularization of peripheral arterial segments: the cobra trial. *J Am Coll Cardiol* 60:1352–1359, 2012.

29. van den Berg JC: Thrombolysis for acute arterial occlusion. *J Vasc Surg* 52:512–515, 2010.

30. Piazza G, Goldhaber SZ: Fibrinolysis for acute pulmonary embolism. *Vasc Med* 15:419–428, 2010.

31. Connors G, Todoran TM, Engelson BA, et al: Percutaneous revascularization of long femoral artery lesions for claudication: patency over 2.5 years and impact of systematic surveillance. *Catheter Cardiovasc Interv* 77:1055–1062, 2011.

32. Sobieszczyk P, Eisenhauer A: Management of patients after endovascular interventions for peripheral artery disease. *Circulation* 128:749–757, 2013.

33. Todoran TM, Connors G, Engelson BA, et al: Femoral artery percutaneous revascularization for patients with critical limb ischemia: outcomes compared to patients with claudication over 2.5 years. *Vasc Med* 17:138–144, 2012.

19 上肢的介入治疗

Amjad T. AlMahameed

唐涵斐 译 郭大乔 审校

引言

上肢动脉粥样硬化闭塞症主要继发于锁骨下动脉狭窄（SAS）或无名动脉狭窄（IAS）。当发现两臂之间的肱动脉收缩压（SBBP）存在显著差异（通常≥ 15 mmHg）时，通常会考虑该诊断[1-2]。应用该临界值，普通人群中 SAS 的患病率约为 2%，并随着年龄的增长而升高。在确诊或疑似血管疾病的高风险人群，包括冠状动脉旁路移植术的患者中，患病率约为 7%[1-2]。左锁骨下动脉（L-SCA）的受累率比右头臂干和右锁骨下动脉要高 3～4 倍[3-5]。这可能是由于左锁骨下动脉起始部的角度较锐，因此引起更多的湍流所造成的。此外，1/3 的右侧狭窄病变在无名动脉主干，锁骨下动脉起始部近端[6-7]。

SAS 的存在与已知的动脉粥样硬化危险因素密切相关，并且强烈提示周围动脉疾病（PAD）的存在，定义为踝肱指数（ABI）≤ 0.90[2, 8]。在有症状的 PAD 患者中，SAS 的发生率明显升高。在一项包含了 48 例接受主动脉弓血管造影的 PAD 患者的研究中，19% 的患者至少有一侧头臂干狭窄率超过 50%[9]。此外，SAS 可预测总体和心血管死亡率（与基线存在危险因素和心脏病无关）以及全因死亡率[8, 10]。另一方面，SAS 在已知 PAD 患者中的发生率为 11.5%。因此，我们常规推荐高危患者进行双侧血压测量[2, 11]。

可导致双上肢显著血压差异（SBPD）和 SAS 的非动脉粥样硬化的情况包括 Takayasu 动脉炎[12]、巨细胞性动脉炎[13]、主动脉缩窄[14]、胸廓出口综合征引起的重叠肋骨压迫[15]、放疗引起的血管疾病[16]、极少数由纤维肌性发育不良（FMD）[17]、动脉血栓形成（图 19-1）和神经纤维瘤病引起[18]。因此，不需要对这些疾病进行常规评估。FMD 常累及中小动

脉，特别是肱动脉的可能性更大，偶尔会导致上肢缺血和双侧脉搏差异。重要的是，双上肢血压差异（BBPD）和与之相关的急性胸痛的存在应该提醒临床医生主动脉夹层的可能性。

诊断和临床症状

孤立的 SAS 很少会出现症状，这可能是由于锁骨下动脉供血的肌肉量相对较少（与下肢流入动脉供血相比），并且具备高度发达的侧支循环。和孤立的 SAS 一样，与椎基底动脉功能不全（也称为椎动脉-锁骨下动脉盗血综合征，vSSS）相关的症状也不常见，这些症状的发生多数与颅颈动脉狭窄或闭塞有关[19]。SAS 的临床表现包括手臂缺血（手臂跛行、

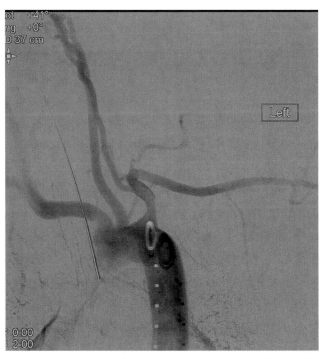

图 19-1 左锁骨下动脉近段血栓。该患者出现左手缺血症状

肌肉疲劳、感觉异常等）、椎动脉-锁骨下动脉盗血综合征（阵发性眩晕、共济失调、复视等）、冠状动脉-锁骨下动脉盗血综合征（cSSS）（心绞痛、心肌梗死等）、胸主动脉腔内修复术（TEVAR）中覆盖左锁骨下动脉后出现脑血管意外或麻痹、手臂缺血、椎动脉-锁骨下动脉盗血综合征（vSSS）（眩晕、共济失调、吞咽困难等）、颈动脉-锁骨下动脉盗血综合征（罕见）。

Lord 等表明，由于椎动脉-椎动脉分流［从通畅的椎动脉（VA）到闭塞的椎动脉，穿过 Willis 环］导致的 Willis 环中断是在重复使用受累的上肢时发生症状的原因[19]。有时，血液从前循环通过同侧颈外动脉的下降颈部分支为闭塞的锁骨下动脉提供侧支旁路。在这些情况下，前循环缺血症状，如一过性偏瘫麻痹、言语障碍和感觉丧失可能会发生[20]。另一方面，前循环导致的缺血综合征在患有右侧无名动脉主干闭塞病变的症状性患者中很常见。在这些患者中，50% 表现为前循环缺血，40% 呈现后循环缺血症状，高达 10% 表现为全脑（前后循环）缺血症状[21]。

Javid 试验是一种展示血流逆向通过 Willis 环的可靠性高的临床操作。在该试验中，检查者压迫同侧颈动脉，从而降低颅内压和血流量并阻止血液逆向反流入手臂。这会导致同侧桡动脉搏动的质量发生急剧变化[22]。

手臂或脑缺血的急性症状通常是由锁骨下动脉的急性损伤造成的，如锐器损伤及钝挫伤、大尺寸的静脉导管无意中错位进入锁骨下动脉[23-26]，以及在 TEVAR 中被覆膜支架覆盖。[27]

大多数 SAS 病例是无症状的而且是在影像学研究或例行体检时无意中诊断的。除 BBPD ≥ 15 mmHg 之外，仔细的体格检查可以发现远端脉搏的缺失或明显减弱以及收缩期锁骨上动脉杂音。该杂音最好的听诊方法是让患者取坐位，肩部放松，双手搭在腿上正视前方，轻轻将听诊器的钟型听筒放在每个锁骨上窝听诊。如果发现 SAS，用力压迫患者的同侧桡动脉使其锁骨下动脉流出量减少可缩短或使血管杂音消失。手臂检查（患者取仰卧位以避免刺激引起的晕厥）会诱导外周血管扩张，从而增加锁骨下动脉流出量，进而增加通过狭窄病变的湍流，使得杂音更响也更长。

彩色多普勒超声（DUS）是诊断的首选检查。

这种方法能够很好地提供病变信息，可发现主动脉弓上的其他疾病，并充分评估椎动脉血流的方向。一旦诊断成立，且症状被认为足以需要干预，我们常规进行 CTA 或 MRA 检查以确认诊断，排除椎动脉近端狭窄或闭塞（难以通过 DUS 来显现并且表现为椎动脉反流，与 vSSS 相似），并明确锁骨下动脉病变、主动脉弓（因为开口病变代表主动脉弓上所发生的动脉粥样硬化的延伸）、同侧椎动脉起始部和胸廓内动脉的解剖关系。该信息对选择治疗方式非常有用。血管造影适用于确定进行血管内治疗的患者。

我们建议所有符合 CABG 指征且 BBPD ≥ 15 mmHg、有非动脉粥样硬化引起的 SAS（见上文）病史以及存在血管疾病的患者在接受开放手术前进行 SAS 的筛查。可在门诊通过 DUS 或在心导管插入术中行血管造影来完成。

治疗

无症状性 SAS 通过应用全球心血管风险降低策略进行药物治疗，包括戒烟、抗血小板治疗、达到目标血压、血糖和血脂。无症状患者的治疗目标是稳定全身动脉粥样硬化过程并预防疾病进展。目前缺乏对血流动力学不稳定的无症状性 SAS 患者进行血运重建的证据[28]。这一规则的例外情况是正在接受 CABG 且准备利用左内乳动脉、需要动静脉瘘行血液透析以及极少数考虑行腋-股动脉旁路移植术的患者。

目前，超过 90% 接受锁骨下动脉血运重建的患者是有症状的[29]。血运重建手术的适应证包括上文提到的 SAS 临床表现中的一种或多种临床综合征。

手术血运重建

虽然血运重建手术自 20 世纪 50 年代以来就已被采用，但血管腔内治疗被认为是目前实践中的主要选择。

早期手术方法是经胸廓直接进行血运重建，与显著的发病率和死亡率相关[29-33]。解剖血运重建手术包括动脉内膜切除术和旁路移植术。这些方法需要较高的技术水平，并且具有相对较高的围术期并发症发生率。解剖外颈部修复技术的发展显著改善了手术结果[32]。因此，解剖外血运重建手术已经被采用，包括颈动脉-锁骨下动脉转流、颈动脉-锁骨下动脉旁路、腋动脉-腋动脉旁路、锁骨下动脉-锁骨下动脉旁路和颈动脉-对侧锁骨下动脉旁路（图19-2）[32-33]。当移植血管支架（TEVAR）延伸并覆盖锁骨下动脉时，杂交手术通常适用于动脉瘤疾病。在置入移植血管前应先进行解剖外旁路的开放手术。

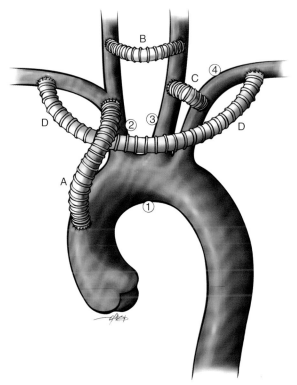

图 19-2 头臂干和血运重建治疗策略图解。①主动脉弓；②无名动脉；③左颈总动脉；④左锁骨下动脉；A. 主动脉-无名动脉旁路。B. 颈动脉-颈动脉旁路。C. 左锁骨下动脉-颈动脉旁路。D. 锁骨下动脉-锁骨下动脉/腋动脉-腋动脉旁路（引自 Aziz F，Gravett MH，Comerota AJ：Endovascular and Open Surgical Treatment of Brachiocephalic Arteries. Ann Vasc Surg 25：569-581，2011.）

值得注意的是，虽然这一策略可能会降低脊髓缺血的风险，但是正如 Cooper 等[34]证实的那样，它不会对其产生保护作用。

Aziz 和 Comerota 最近的一份报告仔细地回顾了英文文献，并报道了不同血管腔内手术方式和开放手术方式的结果（表19-1）[33]。他们的研究结果证实了与50年前早期经验描述的22%的死亡率相比，手术结果有显著改善[30-31，34-35]。锁骨下动脉-颈动脉转流治疗近端锁骨下动脉闭塞性疾病可获得最大的长期通畅率（10年为100%），而腋动脉-腋动脉旁路手术的通畅率最低，为88%～89%[36-37]。

腔内治疗

腔内技术的发展以及外科手术的技术挑战及其相关的严重并发症（如膈神经、迷走神经和喉返神经麻痹、胸导管损伤、霍纳综合征和近远端阻断导致的脑缺血等）使得血运重建手术逐渐减少[38]。自Bachman 和 Kim 于1980年引进腔内治疗以来，经皮腔内血管成形术成为 SAS 和 IAS 的治疗选择[39]。锁骨下动脉和无名动脉完全闭塞的腔内治疗首先由Mathias 等于1993年报道[40]。

介入治疗技术

一旦决定进行腔内血运重建，对无创性检查（CTA 或 MRA）的仔细审查对手术规划至关重要。病变节段、主动脉弓和其他颅颈动脉之间的解剖关系（在 IAS 病例中为颈动脉、椎动脉和内乳动脉，治疗左锁骨下动脉时为椎动脉和内乳动脉），以及

表 19-1 血管腔内治疗和开放手术治疗头臂干[33]

手术	研究数量	患者人数	平均随访（月）	手术死亡率（%）	脑血管意外（%）	10年生存率（%）	通畅率（%）	技术成功
头臂干的解剖血运重建[26]	22	1650	58.0	7.8	3.8	NA		
颈动脉-锁骨下动脉转流	8	381		0.4	1.0		83%（1项研究）	100%（1项研究）
颈动脉-锁骨下动脉旁路	18	1041	53.8	1.5	1.3		89%（4项研究）	91%（5项研究）
腋动脉-腋动脉旁路	16	426	51.0	0.5	1.1		90%（1项研究）	10年时为87%（1项研究）
杂交手术	9	173		7.9	6.9			1年时为100%
血管腔内治疗	26	1305（1379处病变）	31.0					94%（狭窄）64%（闭塞）

血流动力学和代偿模式都需要审查。特别需要注意的是病变特征，如长度、累及开口、血栓、动脉粥样硬化物质或重度钙化、近端动脉成角以及主动脉弓类型、方向和钙化等。由于周围血管疾病在这些患者中很常见，所以也应对入路的选择进行评估。无名动脉短（2～5 cm）且直径大。它发出右颈动脉和椎动脉分支。无名动脉易高度钙化且比较扭曲，根据主动脉弓形态难以进入。因此与左锁骨下动脉相比，其腔内治疗更具挑战性。

患者于手术前 5 天开始每日服用 325 mg 阿司匹林和 75 mg 氯吡格雷。我们仔细执行完整的术前和术后神经系统和同侧上肢检查来评估可能的围术期并发症。手术通常在清醒镇静下进行，应用与心导管插入术相同的方案。

在大多数情况下，股动脉（CFA）是首选的入路。常放置一个 6 Fr 的长鞘管（24 cm）以获得更好的导管稳定性，尤其是发现髂动脉扭曲时。一旦入路建立，予以普通肝素维持活化凝血时间≥ 250 s。然后进行完整的主动脉弓血管造影（利用 DSA 技术）以确认狭窄病变和侧支循环的确切位置、长度和严重程度。晚时相的血管造影可以用于记录椎动脉反流（或通过颈动脉系统的分支）。

由于呼吸期间左锁骨下动脉升部大幅度的运动，偶尔会引起近段在呼气相扭结，可在呼气后立即屏气行血管造影。图像的质量取决于患者顺从性。

识别造影的标志物可以有助于进入目标血管。左锁骨下动脉从主动脉（沿着纵隔左侧）延伸至第 1 肋骨的外缘，而右侧头臂干主干则从右侧第 2 肋软骨的上缘水平发出，并在气管上方斜向上升。它在右侧胸锁关节的上缘处分开。

我们用 6 Fr 指引导管接近病变，并使用 0.035 英寸的亲水性导丝顺行穿过狭窄。在造影视野下，导丝头端位于腋动脉内，为导管系统提供稳定性。然后用适当尺寸的球囊（用于重构锁骨下动脉）进行球囊血管成形术。严重的钙化病变以及不稳定的导管系统可能无法使球囊通过。因此，用较小的球囊（2 mm 或 4 mm）进行预扩张可能有助于较大球囊的输送。我们通常会慢慢使球囊膨胀以完成扩张。然后放置球囊扩张支架（BES），该支架须精确释放，尤其是累及锁骨下动脉开口时。通常允许 BES 的近端边缘突出到主动脉弓约 1 mm，以确保覆盖延伸至主动脉弓管壁的斑块[41]。我们通常选用比血管直径

大 1 mm 的支架，而后扩张球囊与血管的直径匹配，并且允许轻微的腰部凹陷，避免过度后扩张，促使动脉粥样硬化碎片的释放。

自膨式支架（SES）与 BES 相比具有更强的径向支撑力。因此，我们将其用于椎动脉远端的病变，因为这些部位易发生移动并可能会使支架承受更大的压力从而导致支架破裂。SES 适用于椎动脉远端、累及腋动脉和肱动脉以及长度大于 40 mm 的病变。覆膜支架用于修复锁骨下动脉、腋动脉或肱动脉的直接损伤。

尽可能避免拘禁椎动脉，以防止椎动脉闭塞（通过斑块移位）或栓塞。然而，在椎动脉起始部狭窄的情况下，我们采用"对吻球囊"技术，并且在进入椎动脉时常规主张使用远端栓塞保护（DEP）装置。一旦将 DEP 装置在椎动脉颈中段释放，我们沿 0.014 英寸的导丝将冠状动脉球囊送至椎动脉病变处，并同时使两个球囊膨胀。置入 6 Fr 鞘管后，通过同侧桡动脉或肱动脉进入椎动脉。如果椎动脉行经皮腔内血管成形术结果不满意，则可以置入冠状动脉药物洗脱支架[42-43]。也可以使用"双球囊"技术。此时，保持球囊膨胀，通过经股动脉入路进入锁骨下动脉，并采用血管成形术和支架置入术治疗[44]。

当指引导管与锁骨下动脉开口接合不成功时，我们使用较长的 4 Fr 诊断导管（弯或直）穿过 6 Fr 指引导管或穿过鞘管。然后，尝试使用 4 Fr 导管与锁骨下动脉开口接合以支撑导丝通过。尽管进行了多次小心的尝试，但是在完全闭塞或存在严重扭曲的情况下，导丝依然无法成功通过，我们将经股动脉顺行穿刺与经肱动脉（或经桡动脉）逆行穿刺的方法相结合。当经股动脉导管和导丝组合的稳定性依然不能令人满意，或者在锁骨下动脉开口严重狭窄（线样征，图 19-3）的情况下，我们偶尔会采用这种方法。在 1993 年—2006 年接受治疗的 170 例患者中，对 177 根锁骨下动脉或无名动脉进行血运重建（分别为 98% 和 6%）。在 21 例完全闭塞病例中，13 例（62%）采用肱动脉逆行穿刺法[45]。

由于近端闭塞病变会引起肱动脉（和桡动脉）搏动减弱，当进入同侧肱动脉（或桡动脉）时，我们通常采用超声引导。足够长度的鞘管沿导丝前进并放置在椎动脉起始部附近。同时进行血管造影（通过经股动脉指引导管和经肱动脉鞘管）来显示闭塞病变的长度及其解剖学特征。利用这些图像小心

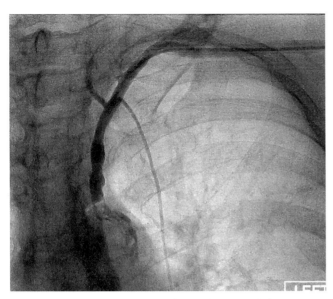

图 19-3 L-SCA 中的线样征表明严重狭窄

地推进股动脉鞘管，并再次尝试顺行穿过病变。如果不成功，则改为逆行穿过病变。缓慢推进肱动脉鞘管进入闭塞病变的远端，使硬导丝通过闭塞病变进入降主动脉。在导丝通过的过程中，我们经常在前后位与成角的视角间来回切换视角评估导丝位置，以确保持续在腔内走行。一旦进入降主动脉，导丝就会被捕获并且通过股动脉鞘管排出体外。将导丝反转，使其软头位于肱动脉鞘管旁。

当治疗原发性动脉粥状硬化或血栓性病变时，通过肱动脉（或桡动脉）鞘管引入栓塞保护装置（EPD），并将其放置于椎动脉颈中段中，只要椎动脉直径 > 3.5 mm 即可。在无名动脉闭塞的情况下，双侧的股动脉都要被用到，以便将另一个 EPD 放置到右颈内动脉中[46]。一旦 EPD 放置完成，将如前所述地进行血管成形术和支架置入术。在得到令人满意的结果后，EPD 以常规方式回收。不建议经股动脉入路时在椎动脉中使用 EPD，因为回收 EPD 可能会因为锁骨下动脉或无名动脉中放置的支架而变得很困难[47]。应注意识别并立即治疗潜在的 EPD 并发症，如血管痉挛、椎动脉或颈动脉夹层[47]。

反对在锁骨下动脉和无名动脉干预中使用 DEP 的观点主要依赖于 Ringelstein 和 Zeumer 的早期报告，他们认为椎动脉反流会在锁骨下动脉再通后的 20 s 至几分钟内逐渐发生逆转。一个合理的反驳是这种短暂的延迟所提供的保护是不理想且不可靠的，尤其是当存在血栓、病变大多为红斑，以及在右颈动脉处于危险时对右侧无名动脉进行干预时[48]。观察结果进一步证实该论点，在 Ringelstein 和 Zeumer 的研究中通过对椎动脉的连续超声监测，有 1/4 的患者（9 例中有 2 例）立即恢复顺行椎动脉血流。尽管如此，不必要在所有病变中常规使用 EPD[47]。

通常，纤维肌性发育不良的患者发生纤维病变对单纯经皮腔内血管成形术反应良好。然而，当仅行血管成形术治疗锁骨下动脉和无名动脉病变时，应给予足够的时间（Dabus 等在其研究中主张等待 1 h），以便在终止手术之前记录持续通畅和无血管回缩或闭塞[43]。在动脉粥样硬化病变中，钙化很常见，支架置入术可减少急性闭塞，提高通畅率，促进再狭窄病变的再通，并通过在支架扩张期间捕获支架和动脉壁之间的碎片来降低远端栓塞的风险。基于后者的益处，一些研究者甚至主张直接进行支架置入术[29]。

技术成功通常定义为 ≤ 30% 的残余狭窄（图 19-4），且 BBPD（≤ 10 mmHg）及压力梯度（≤ 5 mmHg）降低。临床成功定义为改善或解决血运重建术中的症状[49]。在一项单中心研究中，对 114 例共接受 137 次手术的患者进行锁骨下动脉血运重建的趋势和结果进行评估，Palchick 指出，自 2004 年起腔内治疗已成为主要的方法，近几年大多数手术用于治疗上肢缺血或心脏指征[38]。

腔内治疗锁骨下动脉和无名动脉狭窄的首次手术成功率为 93% ～ 100%[45,50-56]，平均成功率为 94%[33]，闭塞病变患者的成功率为 83% ～ 94%[4,33,39-40,45,47]。Patel 等的一项大型研究表明中期（3 年）通畅率为 83%[45]。其他研究证实长期（5 ～ 10 年）通畅率为 80% ～ 90%，与单纯血管成形术相比，支架置入术效果更好[38,44,52-53]。

腔内治疗的总并发症发生率明显低于开放性手术，为 0 ～ 10%[38,45,50,56,58-65]。腔内治疗的潜在并发症包括卒中、短暂性脑缺血发作、穿刺点血肿、假性动脉瘤或动静脉瘘、桡动脉、肱动脉或腋动脉血栓、夹层或穿孔以及手指缺血。

极少见支架断裂（图 19-5）和远端栓塞的报道[66]。这些事件可能与锁骨及第 1 肋对横向穿过的锁骨下动脉支架外侧节段施加的压力有关。这种现象在放置支架的锁骨下动脉和静脉中均有报道，并涉及所有类型的支架，包括 BES、SES 和覆膜支架[66-67]。尽管如此，我们认为 SES 的记忆功能会使其更有可能在变形后恢复其配置，故仍然推荐使用 SES 用于

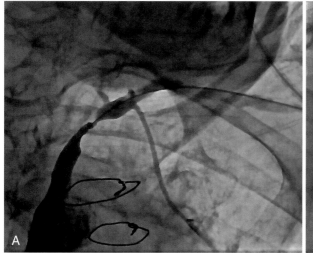

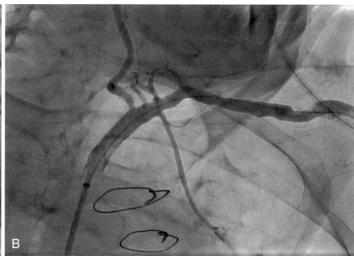

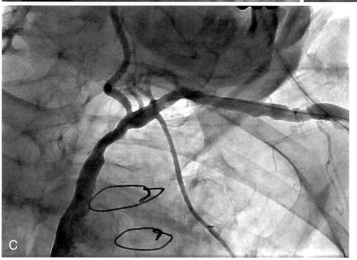

图 19-4　**A.** 左锁骨下动脉病变位于椎动脉近端。可见椎动脉中的竞争性逆向血流。**B.** 右前斜位显示左锁骨下动脉支架置入术后效果良好。**C.** 右前斜位显示左锁骨下动脉仅行经皮腔内血管成形术后效果良好。可见前向动脉血流恢复

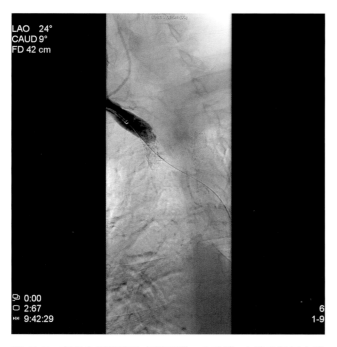

图 19-5　表现为再狭窄的支架破裂。主动脉-右肱动脉压力梯度为 60 mmHg

锁骨下动脉远端节段[66]。

结语

　　综上，动脉粥样硬化是上肢闭塞性疾病的最常见原因，血运重建手术是目前实践中必不可少的一部分。有症状的患者出现由于左内乳动脉桥血管盗血引起的上肢缺血、神经症状或冠状动脉功能不全的症状应当考虑进行治疗。大多数情况下可选择腔内治疗，通过对患者的仔细筛选、周全的手术规划以及经验丰富并熟练掌握逆行穿刺术和 EPD 使用的术者，可以得到很好的结果。

参考文献

1. Osborn LA, Vernon SM, Reynolds B, et al: Screening for subclavian stenosis in patients who are candidates for coronary bypass surgery. *Cathet Cardiovasc Intervent* 56:162–165, 2002.
2. Shadman R, Criqui MH, Bundens WP, et al: Subclavian stenosis: the prevalence, risk factors and association with other cardiovascular diseases. *J Am Coll Cardiol* 44:618–623, 2004.
3. Schillinger M, Haumer M, Schillinger S, et al: Outcome of conservative versus interventional treatment of subclavian artery stenosis. *J Endovasc Ther* 9:139–146, 2002.
4. Ochoa VM, Yeghiazarians Y: Subclavian artery stenosis: a review for the vascular medicine practitioner. *Vasc Med* 16:29–34, 2011.
5. Labropoulos N, Nandivada P, Bekelis K: Prevalence and Impact of the subclavian steal syndrome.

Ann Surg 252:166–170, 2010.

6. Wylie EJ, Effeney DJ: Surgery of the aortic arch branches and vertebral arteries. *Surg Clin North Am* 59:669–680, 1979.

7. Hass WK, Fields WS, North RR, et al: Joint study of extracranial arterial occlusion. II. Arteriography, techniques, sites, and complications. *JAMA* 203:961–968, 1968.

8. Aboyans V, Criqui MH, McDermott MM, et al: The vital prognosis of subclavian stenosis. *J Am Coll Cardiol* 49:1540–1545, 2007.

9. Gutierrez GR, Mahrer P, Aharonian V, et al: Prevalence of subclavian artery stenosis in patients with peripheral vascular disease. *Angiology* 52(3):189–194, 2001.

10. Clark CE, Taylor RS, Shore AC, et al: Association of a difference in systolic blood pressure between arms with vascular disease and mortality: a systematic review and meta-analysis. *Lancet* 379:905–914, 2012.

11. English JA, Carell ES, Guidera SA, et al: Angiographic prevalence and clinical predictors of left subclavian stenosis in patients undergoing diagnostic cardiac catheterization. *Cathet Cardiovasc Intervent* 54:8–11, 2001.

12. Sharma BK, Jain S, Suri S, et al: Diagnostic criteria for Takayasu arteritis. *Int J Cardiol* 54(Suppl):S141–S147, 1996.

13. Nuenninghoff DM, Hunder GG, Christianson TJ, et al: Incidence and predictors of large-artery complication (aortic aneurysm, aortic dissection, and/or large-artery stenosis) in patients with giant cell arteritis: a population-based study over 50 years. *Arthritis Rheum* 48:3522–3531, 2003.

14. Backer CL, Mavroudis C: Coarctation of the aorta and interrupted aortic arch. In Baue AE, Geha AS, Hammond GI, et al, editors: *Glenn's thoracic and cardiovascular surgery*, Stamford, CT, 1996, Appleton and Lange, pp 1244–1247.

15. Durham JR, Yao JST, Pearce WH, et al: Arterial injuries in the thoracic outlet syndrome. *J Vasc Surg* 21:57–70, 1995.

16. Rubin DI, Scomberg PJ, Shepherd RF, et al: Arteritis and brachial plexus neuropathy as delayed complications of radiation therapy. *Mayo Clin Proc* 76:849–852, 2001.

17. Rice RD, Armstrong PJ: Brachial artery fibromuscular dysplasia. *Ann Vasc Surg* 24:255e1–e4, 2010.

18. Nakagawa M, Osawa Y, Hanato T, et al: Association of aortic arch anomalies and subclavian artery supply disruption with neurofibromatosis. *Int J Cardiol* 104:32–34, 2005.

19. Lord RSA, Adar R, Stein RL: Contribution of the circle of Willis to the subclavian steal syndrome. *Circ* 40:871–878, 1969.

20. Goldenberg E, Arlazoroff Ar, Pajewski M, et al: Unusual clinical signs in left subclavian artery occlusion: clinical and angiographic correlation. *Stroke* 14(3), 396–398, 1983.

21. Cherry KJ, Jr, McCullough JL, Hallett JW, Jr, et al: Technical principles of direct innominate artery revascularization: a comparison of endarterectomy and bypass grafts. *J Vasc Surg* 9(5):718–723, 1989.

22. Javid H, Julian OC, Dye WS, et al: Management of cerebral arterial insufficiency caused by reversal of flow. *Arch Surg* 90:634–643, 1965.

23. Guilbert MC, Elkouri S, Bracco D, et al: Arterial trauma during central venous catheter insertion: case series, review and proposed algorithm. *J Vasc Surg* 48:918–925, 2008.

24. Cayne NS, Berland TL, Rockman CB, et al: Experience and technique for the endovascular management of iatrogenic subclavian injury. *Ann Vasc Surg* 24:44–47, 2010.

25. Park H, Kim HJ, Chan MJ, et al: A case of cerebellar infarction caused by acute subclavian thrombus following minor trauma. *Yonsei Med J* 54(6):1538–1541, 2013.

26. Klocker J, Falkensammer J, Pellegrini L, et al: Repair of arterial injury after blunt trauma in the upper extremity—immediate and long-term outcome. *Eur J Vasc Endovasc Surg* 39:160–164, 2010.

27. Cooper DG, Walsh SR, Sadat U, et al: Neurological complications after left subclavian artery coverage during thoracic endovascular aortic repair: a systematic review and meta-analysis. *J Vasc Surg* 49:1594–1601, 2009.

28. Schillinger M, Haumer M, Schillinger S, et al: Outcome of conservative versus interventional treatment of subclavian artery stenosis. *J Endovasc Ther* 9:139–146, 2002.

29. Sixt S, Rastan A, Schwarzwälder U, et al: Long term outcome after balloon angioplasty and stenting of subclavian artery obstruction: a single centre experience. *Vasa* 37:174–182, 2008.

30. De Bakey ME, Crawford ES, Fields WS: Surgical treatment of patients with cerebral arterial insufficiency associated with extracranial arterial occlusive lesions. *Neurology* 11:145–149, 1961.

31. Crawford ES, DeBakey ME, Morris GC, et al: Surgical treatment of occlusion of the innominate, common carotid, and subclavian arteries: a 10-year experience. *Surgery* 65:17–31, 1969.

32. Berguer R, Morasch MD, Kline RA, et al: Cervical reconstruction of the supra aortic trunks: a 16-year experience. *J Vasc Surg* 29:239–248, 1999.

33. Aziz F, Gravett MH, Comerota AJ: Endovascular and open surgical treatment of brachiocephalic arteries. *Ann Vasc Surg* 25:569–581, 2011.

34. Cooper DG, Walsh SR, Sadat U, et al: Neurological complications after left subclavian artery coverage during thoracic endovascular aortic repair: a systematic review and meta-analysis. *J Vasc Surg* 49:1594–1601, 2009.

35. De Bakey ME, Crawford ES, Cooley DA, et al: Surgical considerations of occlusive disease of innominate, carotid, subclavian, and vertebral arteries. *Ann Surg* 149:690–710, 1959.

36. Chang JB, Stein TA, Liu JP, et al: Long-term results with axillo-axillary bypass grafts for symptomatic subclavian artery insufficiency. *J Vasc Surg* 25:173–178, 1997.

37. Cina CS, Hussein SA, Lagana A, et al: Subclavian carotid transposition and bypass grafting: consecutive cohort study and systematic review. *J Vasc Surg* 35:422–429, 2002.

38. Palchik E, Bakken AM, Wolford HY, et al: Subclavian artery revascularization: an outcome analysis based on mode of therapy and presenting symptoms. *Ann Vasc Surg* 22:70–78, 2008.

39. Bachman DM, Kim RM: Transluminal dilatation for subclavian steal syndrome. *AJR Am J Roentgenol* 135:995–996, 1980.

40. Mathias KD, Luth I, Haarmann P: Percutaneous transluminal angioplasty of proximal subclavian artery occlusions. *Cardiovasc Intervent Radiol* 16:214–218, 1993.

41. Brountzos EN, Malagari K, Kelekis DA: Endovascular treatment of occlusive lesions of the subclavian and innominate arteries. *Cardiovasc Intervent Radiol* 29(4):503–510, 2006.

42. Henry M, Henry I, Klonaris C, et al: Percutaneous transluminal angioplasty and stenting of extracranial VA stenosis. In Henry M, Ohki T, Polydorou A, editors: *Angioplasty and stenting of the carotid and supra-aortic trunks*, ed 1, London (UK) 2003, Taylor and Francis Medicine, pp 673–682.

43. Dabus G, Moran CJ, Derdeyn CP, et al: Endovascular treatment of vertebral artery-origin and innominate/subclavian disease: indications and technique. *Neuroimaging Clin N Am* 17:381–392, ix, 2007.

44. Staikov IN, Do DD, Remonda L, et al: The site of atheromatosis in the subclavian and vertebral arteries and its implication for angioplasty. *Neuroradiology* 41(7):537–542, 1999.

45. Patel SN, White CJ, Collins TJ, et al: Catheter-based treatment of the subclavian and innominate arteries. *Catheter Cardiovasc Interv* 71:963–968, 2008.

46. Albuquerque FC, Ahmed A, Stiefel M, et al: Endovascular recanalization of the chronically occluded brachiocephalic and subclavian arteries: technical considerations and an argument for embolic protection. *World Neurosurg* 6:e327–e336, 2013.

47. Dumont1 TM, Eller JL, Hopkins LN: Embolic protection for great vessel revascularization: is this best practice? *World Neurosurg* 80(6):e199–e200, 2013.

48. Ringelstein EB, Zeumer H: Delayed reversal of vertebral artery blood flow following percutaneous transluminal angioplasty for subclavian steal syndrome. *Neuroradiology* 26:189–198, 1984.

49. Aiello F, Morrissey NJ: Open and endovascular management of subclavian and innominate arterial pathology. *Semin Vasc Surg* 24:31–35, 2011.

50. Rodriguez-Lopez JA, Werner A, Martinez R, et al: Stenting for artherosclerotic occlusive disease of the subclavian artery. *Ann Vasc Surg* 13:254–260, 1999.

51. Westerband A, Rodriguez JA, Ramaiah VG, et al: Endovascular therapy in prevention and management of coronary-subclavian steal. *J Vasc Surg* 38:699–704, 2003.

52. Berger L, Bouziane Z, Felisaz A, et al: Long-term results of 81 prevertebral subclavian artery angioplasties: a 26-year experience. *Ann Vasc Surg* 25:1043–1049, 2011.

53. deVries JP, Jager LC, van den Berg JC, et al: Durability of percutaneous transluminal angioplasty for obstructive lesions of proximal subclavian artery: long-term results. *J Vasc Surg* 41:19–23, 2005.

54. Miyakoshi A, Hatano T, Tsukahara T, et al: Percutaneous transluminal angioplasty for atherosclerotic stenosis of the subclavian or innominate artery: angiographic and clinical outcomes in 36 patients. *Neurosurgery* 35:121–126, 2012.

55. Huttl K, Nemes B, Simonffy A, et al: Angioplasty of the innominate artery in 89 patients: experience over 19 years. *Cardiovasc Intervent Radiol* 25(2):109–114, 2002.

56. Brountzos EN, Petersen B, Binkert C, et al: Primary stenting of subclavian and innominate artery occlusive disease: a single center's experience. *Cardiovasc Intervent Radiol* 27(6):616–623, 2004.

57. Martinez R, Rodriguez-Lopez J, Torruella L, et al: Stenting for occlusion of the subclavian arteries. *Tex Heart Inst J* 24:23–27, 1997.

58. Amor M, Eid-Lidt G, Chati Z, et al: Endovascular treatment of the subclavian artery: stent implantation with or without predilatation. *Catheter Cardiovasc Interv* 63(3):364–370, 2004.

59. Brountzos EN, Malagari K, Kelekis DA: Endovascular treatment of occlusive lesions of the subclavian and innominate arteries. *Cardiovasc Intervent Radiol* 29(4):503–510, 2006.

60. Bates MC, Broce M, Lavigne PS, et al: Subclavian artery stenting: factors influencing long-term outcome. *Catheter Cardiovasc Interv* 61(1):5–11, 2004.

61. Przewlocki T, Kablak-Ziembicka A, Pieniazek P, et al: Determinants of immediate and long-term results of subclavian and innominate artery angioplasty. *Cathet Cardiovasc Intervent* 67:519–526, 2006.

62. Sixt S, Rastan A, Schwarzwalder U, et al: Results after balloon angioplasty or stenting of atherosclerotic subclavian artery obstruction. *Cathet Cardiovasc Interv* 73:395–403, 2009.

63. AbuRahma AF, Bates MC, Stone PA, et al: Angioplasty and stenting versus carotid-subclavian bypass for the treatment of isolated subclavian artery disease. *J Endovasc Ther* 14:698–704, 2007.

64. Henry M, Amor M, Henry I, et al: Percutaneous transluminal angioplasty of the subclavian arteries. *J Endovasc Surg* 6:33–41, 1991.

65. Gonzalez A, Gil-Peralta A, Gonzalez-Marcos JR, et al: Angioplasty and stenting for total symptomatic atherosclerotic occlusion of the subclavian or innominate arteries. *Cerebrovasc Dis* 13:107–113, 2002.

66. Phipp LH, Scott DJ, Kessel D, et al: Subclavian stents and stent-grafts: cause for concern? *J Endovasc Surg* 6:223–226, 1999.

67. Hinke DH, Zandt-Stastny D, Goodman LR: Pinch-off syndrome: a complication of implantable subclavian venous access devices. *Radiology* 177:353–356, 1990.

20 肾动脉介入治疗：肾动脉狭窄经导管治疗

Christopher J. White

秦晴 译 钱菊英 审校

引言

支持肾动脉支架置入（RAS）的重要原因是其缓解重度肾动脉狭窄导致的肾低灌注可得到临床获益。已发表的 meta 分析结果显示，RAS 手术成功率非常高（＞95%），但令人吃惊的是，临床表现改善中等且不稳定（图 20-1）[1-8]。造成 RAS 的高手术成功率与不稳定的临床反应之间的不一致性，提示有如下可能：

1. RAS 成功地实施于非阻塞性肾动脉狭窄（那些未引起症状性肾低灌注的狭窄）。

2. 所治疗的临床症状（高血压或肾功能不全）并非肾低灌注所致。

为在获得高手术成功率的同时得到预期的高临床获益，我们必须提高鉴别肾动脉狭窄是否会引起肾缺血的能力。

诊断

肾动脉狭窄筛查

在肾动脉狭窄风险较高的患者中进行筛查是合理的（表 20-1）。肾动脉狭窄的筛查应尽可能采用无创的直接影像学技术，如多普勒超声、计算机化断层成像血管造影（CTA）或磁共振血管造影（MRA）。无创性影像学检查技术已十分成熟及准确，基本无须为诊断肾动脉疾病行经导管血管造影。

根据美国心脏病学会（ACC）及美国心脏协会（AHA）的专家共识小组的推荐意见及指南，在行心脏或其他外周血管造影时针对肾动脉狭窄进行血管造影筛查是合理的[9-10]。在具有表 20-1 中列举的危险因素或提示肾动脉狭窄的临床综合征的患者中，在因其他临床适应证行血管造影的同时行主动脉造影筛查是 I 类适应证。已发表的证据显示，在心导管造影时进行非选择性、诊断性肾动脉造影筛查是安全的，且不增加任何风险[11]。

双功能超声

双功能超声（duplex ultrasonography，DUS）是肾动脉狭窄的优质检测项目，但检测效果很大程度上依赖于完成该检测的技师的技术。该项目是所有影像方法中最便宜的，但可对狭窄程度、肾脏大小及其他相关疾病（如血管阻塞）进程等提供有用的信息。DUS 可提供有关肾动脉狭窄的准确位置及程度的信息。

总体来说，与血管造影相比，DUS 在诊断肾动

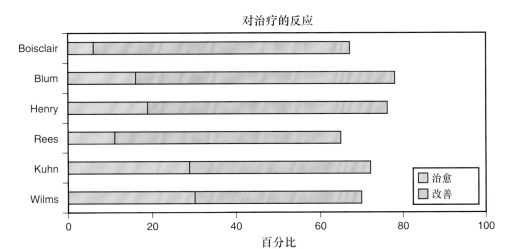

对治疗的反应

百分比

图20-1　各研究中肾介入治疗后的血压反应。图示肾动脉支架置入（RAS）术后治愈率及改善率。（引自 Boisclair C，Therasse E，Oliva VL，et al：Treatment of renal angioplasty failure by percutaneous renal artery stenting with Palmaz stents：midterm technical and clinical results. AJR Am J Roentgenol 168：245-251，1997；Blum U，Krumme B，Flugel P，et al：Treatment of ostial renal-artery stenoses with vascular endoprostheses after unsuccessful balloon angioplasty［see comments］. N Engl J Med 336：459-465，1997；Henry M，Amor M，Henry I，et al：Stent placement in the renal artery：three-year experience with the Palmaz stent. J VascIntervRadiol 7：343-350，1996；Rees CR，Palmaz JC，Becker GJ，et al：Palmaz stent in atherosclerotic stenoses involving the ostia of the renal arteries：preliminary report of a multicenter study. Radiology 181：507-514，1991；Kuhn FP，Kutkuhn B，Torsello G，et al：Renal artery stenosis：preliminary results of treatment with the Strecker stent. Radiology 180：367-372，1991；Wilms GE，Peene PT，Baert AL，et al：Renal artery stent placement with use of the Wallstent endoprosthesis. Radiology 179：457-462，1991.）

表 20-1　肾动脉狭窄患病率增加的危险因素

- 高血压出现年龄≤ 30 岁或≥ 55 岁
- 恶性，加速性，难治性高血压
- 无法解释的肾功能不全
- 使用血管紧张素转化酶抑制剂或血管紧张素 Ⅱ 受体拮抗剂后出现氮质血症。
- 无法解释两肾纵向长度差异≥ 1.5 cm
- 心脏失衡综合征（一过性肺水肿）
- 外周血管疾病（腹主动脉瘤或踝-臂指数＜ 0.9）
- 多支（≥ 2）冠状动脉疾病

脉狭窄方面的敏感性及特异性分别为 84% ～ 98% 及 62% ～ 99%[12-13]。肾动脉 DUS 是用于随访血运重建术后 RAS 的优异的检测方法。在血管内治疗后，应在数周内行肾动脉 DUS 以建立基线数据，然后，在 6 个月、12 个月，及之后每年进行该检查[14-15]。

　　DUS 的一个缺点为与检测主肾动脉相比（98%），检测副肾动脉的敏感性较低（67%）[12]。因此，如果高血压患者合理药物应用下血压控制不佳，且经 DUS 检查未发现肾动脉狭窄，那么须考虑采用另一种影像方法检测是否存在副肾动脉狭窄。

　　使用未置入支架的肾血管参数诊断肾动脉支架内再狭窄（ISR）可能是存在问题的。最近，一组

包含 132 例置入肾动脉支架患者的研究，比较血管造影的结果与 DUS 检查结果的相关性[16]。没有单一的收缩期流速峰值（PSV）界限值可以在所有患者中准确地将 60% ～ 99% 与 0% ～ 59% 的支架内再狭窄区分开。PSV ＜ 241 cm/s 用于除外 ISR 是有效的（阴性预测值 96%）：81 例 PSV ＜ 241 cm/s 的肾动脉中，78 例再狭窄程度为 0% ～ 59%。PSV ≥ 296 cm/s 用于预测 ISR 是准确的（阳性预测值 94%）：在 35 例 PSV ≥ 296 cm/s 的肾动脉中，33 例血管造影提示 ISR。PSV 在 241 cm/s 与 295 cm/s 之间代表一个中间区域，该区域内，肾动脉再狭窄无法仅凭 DUS 结果进行诊断或除外。

阻力指数

　　阻力指数（RI）通过在肾皮质血管水平测得肾实质内 PSV 及舒张末期流速获得。该指标评价肾实质内小动脉病变数量（即肾硬化）。肾动脉 RI 曾不恰当地被建议为区分患者是否可能对肾动脉介入治疗有反应的方法[17]。然而，Zeller[18] 等进行的一项有关肾动脉支架置入前瞻性研究发现，RI 升高可预测肾动脉介入治疗 1 年后血压反应良好并且肾功能改善。如果存在预期肾血运重建结果良好的临床适

应证，那么无论 RI 如何均应进行手术。

非侵入性血管造影

CTA 运用电离辐射和含碘造影剂获得腹部血管的优质成像（图 20-2）。CTA 检测肾动脉狭窄的敏感性及特异性分别为 89%～100% 及 82%～100%[19-21]。多排 CTA 技术可获得优质的三维成像质量及较高的分辨率[14]。CTA 较 MRA 的优势在于高空间分辨率，无血流相关现象导致高估狭窄程度，可看见钙化及金属置入物，例如血管内支架及支架型人工血管。通常患者对 CTA 检查的耐受性较好，CTA 检查在开放的平台上进行，因此幽闭恐惧症不会像在 MRA 检查中一样，成为限制因素。与 MRA 相比，CTA 的劣势为会接受电离辐射且需要注射可能造成肾毒性的含碘造影剂。

MRA 同样能提供腹部血管及相关解剖结构的优质图像。与血管造影相比，MRA 的敏感性为 91%～100%，特异性为 71%～100%[22-25]。采用含钆造影剂的增强 MRA 与无造影剂的 MRA 相比可改善图像治疗，缩短成像时间，继而减少一些由患者移动造成的伪影[26]。然而，MRA 在纤维肌性发育不良（FMD）患者中的敏感性及特异性与之前所述不同，当怀疑 FMD 时，MRA 并非良好的筛查手段[27]。

MRA 不能用于肾小球滤过率小于 30 ml/（min·1.73 m²）的患者，因为可导致肾源性系统性硬化的风险增加[28]。MRA 可能不能用于有金属（铁磁性）植入物的患者，如心脏机械瓣膜、脑动脉瘤夹，及电子植入物（起搏器、脊髓刺激器）。目前，MRA 不能用于随访支架置入后患者，因为金属支架可产

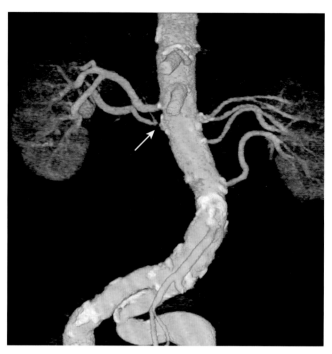

图 20-2 腹主动脉 CTA 示双侧肾动脉（n = 5）。注意右副肾动脉（白箭头）狭窄，可能被 DUS 漏诊

生伪影。

侵入性血管造影

肾动脉支架置入术的致命弱点是血管造影无法准确判定肾动脉的狭窄程度。决定肾动脉狭窄程度的传统"金"标准为侵入性血管造影。即使采用定量测量，血管造影也可能无法区分非阻塞性狭窄及临床有意义的严重狭窄（图 20-3）[29]。大多数人认为介入术者能够鉴别肾动脉"严重"狭窄，但对于轻度至中等程度狭窄病变，须行生理学检查证实病变程度[30]。

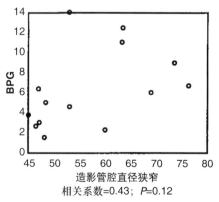

相关系数=0.43；P=0.12

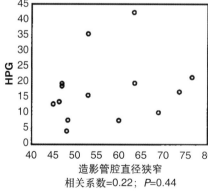

相关系数=0.22；P=0.44

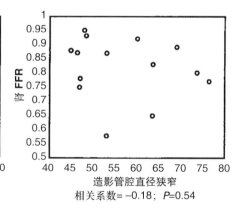

相关系数=−0.18；P=0.54

图 20-3 目测的肾动脉狭窄与客观测量跨狭窄血流压差之间缺乏相关性。BPG：基线平均跨狭窄血流压力阶差；HPG：充血平均跨狭窄血流压力阶差；FFR：血流储备分数（经允许引自 Subramanian R，White CJ，Rosenfield K，et al：Renal fractional flow reserve：a hemodynamic evaluation of moderate renal artery stenoses. Catheter Cardiovasc Interv 64：480-486，2005，Figure 4.）

跨病变压力阶差

De Bruyne 及其同事[31]的研究证实了严重肾动脉狭窄的血流动力学证据与肾素分泌之间的相关性。其他研究者发现，提示严重肾动脉狭窄的血流动力学参数（收缩峰值压力阶差＞ 21 mmHg[32]，肾动脉血流储备分数≤ 0.8[33]，及多巴胺诱导的平均跨病变压力阶差≥ 20 mmHg）[34]与轻中度肾动脉狭窄患者行肾动脉支架置入术后临床改善程度相关。

TIMI 帧数

血管造影后，以肾动脉血流帧数（RFC）测量肾血流状况，以肾灌注分级（RBG）描述肾微血管血流状况，这些指标可将 FMD 患者与正常患者区分开[35]。通过测量 RFC 发现合并肾动脉狭窄的高血压患者也存在肾灌注减少[36]。RAS 术后临床有反应者基线 RFC 倾向于较无反应者高，且 RAS 术后 RFC 值改善更大。在对 RAS 术有反应的高血压患者中，3/4 的患者基线 RFC ≥ 25，且如果 RFC 改善＞ 4，则 79% 患者对肾动脉支架置入术有反应。

肾动脉介入治疗

在 Goldblatt 等[37]进行试验后，肾血管性高血压的病理生理机制已明确。在现代，针对此因果关系的进一步论证已由 DeBruyne 及其同事通过在体试验完成。该试验发现，通过对肾动脉阻塞分级评估，肾素的释放存在压力阶差阈值（Pd/Pa ≤ 0.9）[31]。令人困惑的是，早期引入经皮球囊血管成形术治疗肾动脉 FMD 获得巨大成功[38]，然而，治疗动脉粥样硬化性肾动脉狭窄却遭受中等程度失败率[39]。高估动脉粥样硬化病变的手术成功率导致设计的临床研究统计效力较低，更难以证明介入治疗可获得良好的效果[40-42]。继而，球囊血管成形术被证实在治疗动脉粥样硬化性肾动脉狭窄方面劣于肾动脉支架置入术[43]。

支架置入术后肾动脉再狭窄与急性期管腔获得及晚期管腔丢失均相关，与冠状动脉再狭窄类似。针对 100 例连续患者的血管造影行定量分析后发现，肾动脉通畅的患者肾支架最小管腔直径（MLD）［4.9 mm±0.9 mm vs. 4.3 mm±0.7 mm（译者注：此处根据参考文献数值互换）；P = 0.025］更大，晚期管腔丢失（1.3 mm±0.9 mm vs. 3.0 mm±1.4 mm；

P ＜ 0.001）更少[44]。在肾动脉支架置入的最大规模的系列研究中发现，参考血管直径（RVD）较大，支架置入后急性期管腔获得（即支架置入术后 MLD）较大均与支架内再狭窄率较低密切相关。例如，RVD ＜ 4.5 mm 的血管再狭窄率为 36%，而 RVD ＞ 6.0 mm 的血管再狭窄率仅 6.5%[45]。肾动脉支架效果持久，其术后 1 年通畅率≥ 85%（表 20-2）[4, 43, 46-48]，5 年通畅率达 80%[4, 47]。

经皮经导管支架置入术已替代开放性外科手术成为粥样硬化性肾动脉狭窄的首选治疗方法[10]。然而，虽然肾动脉支架置入术的手术成功率超过 95%，其术后报道的改善高血压的成功率差异较大。虽然缺乏标准化的报告准则可部分解释结果的差异[49]，但其主要原因可能为患者及病变选择不佳[31-33]。由于通过血管造影评估肾动脉狭窄造成的血流动力学影响程度存在较大差异，因而无法预测成功置入支架后患者的治疗反应。虽然大部分存在粥样硬化性肾动脉狭窄及血压升高的高血压患者术后血压可改善，或降压药物减少，但很少有患者高血压得到根治（图 20-1）[1-8]。

肾动脉介入治疗技术

至少应在术前一天开始阿司匹林治疗，虽然是否使用双联抗血小板治疗由术者决定，但目前尚无任何循证依据。虽然桡动脉入路正逐渐被接受（见下文），经股动脉逆向入路是目前最常用的方法。逆向经股动脉入路须采用 6 Fr 或 7 Fr 的鞘管，并给予 3000 ～ 5000 单位的普通肝素使活化凝血时间（ACT）达到约 250 s。将 4 Fr 的诊断导管（内乳动脉或 Judkins 右冠状动脉导管）通过 6 Fr "短"（50 ～ 60 cm）成角（冰球棒形或肾形）指引导管送至肾动脉开口处。将 0.014 英寸冠状动脉导丝送过病变处，再将指引导管顺 4 Fr 诊断导管前推，将大导管无损伤地送至肾动脉开口处。

表 20-2　术后 1 年肾动脉支架通畅率

作者	治疗血管（n）	再狭窄率（%）
Blum et al.[4]	74	11.0
Tuttle et al.[46]	148	14.0
Henry et al.[47]	209	11.4
Van de Ven et al.[43]	43	14.0
Rocha-Singh et al.[48]	180	12.0

另一种将导管安全送至粥样硬化的肾动脉开口处的技术为"不接触"技术[50]。将 0.035 英寸 J 形导丝送至肾动脉上方的胸主动脉降部。肾动脉指引导管经导丝送至肾动脉开口附近。通过在主动脉内轻轻操作（前后推拉）0.035 英寸 J 形导丝，指引导管的尖端可转向靠近肾动脉开口处。当指引导管靠近肾动脉开口时，将 0.014 英寸可操控导丝通过指引导管（沿着 0.035 英寸导丝）送至肾动脉开口处，并经狭窄处送至肾动脉远端。在回撤 0.035 英寸导丝后，指引导管将无损伤地通过 0.014 英寸导丝固定在肾动脉开口处。

将直径与参考血管直径比例为 1 : 1 的球囊以最低扩张压力扩张，以保证钙化的肾动脉狭窄是可扩张的，并有助于选择支架大小。如患者在球囊扩张时感觉不适，须立即终止扩张，并重新评估患者、病变及球囊尺寸。疼痛可能源于血管外膜的牵拉，可能是动脉破裂或夹层的先兆。应选用长度足以覆盖病变，且直径与参考血管直径比例为 1 : 1 的经球囊扩张的支架支撑病变，并使血管造影达到最佳效果。

肾动脉粥样硬化性病变

粥样硬化性肾动脉狭窄通常累及主肾动脉开口或近段。这些病变形状复杂，二维血管造影难以看清。当介入术者仅依赖"目测"血管造影结果判定病变严重程度时，发生错误的比例会增加[30]。在最优条件下，目测估计造影所示狭窄缺乏重复性及准确性。鼓励检测肾动脉狭窄引起的血流动力学改变以证实狭窄程度。球囊血管成形术治疗粥样硬化性病变的成功率较低，6 个月内再狭窄率约为 50%[43]。主动脉-肾动脉开口处的病变特别难以仅通过球囊扩张得到有效治疗。自主动脉延伸至肾动脉开口处的斑块易导致血管回缩，因此这种病变特别易于再狭窄，许多专家认为此类病变不适合单用球囊血管成形术治疗。

在肾动脉内常规置入支架已取代视情况而定（补救性）置入支架。随机对照研究清楚地证明了在粥样硬化性肾动脉狭窄病变中支架置入在手术成功率、晚期通畅率及成本-效益等方面优于仅行球囊扩张术[43]。

粥样硬化病变需注意粥样硬化栓子。Henry 及其同事在 56 例患者的 65 支肾动脉中置入支架的同时使用血栓保护装置（EPD）[51]。他们在置入肾

动脉支架的患者血管远端发现可取出斑块残渣，其中使用远端球囊阻塞导管［Percusurge（n = 38），Medtronic，Minnesota］者 100% 可见，使用过滤器［FilterWire（n = 26），BSC，Natick，Massachusetts 和 Angioguard（n = 1），Cordis，Miami，Florida］者 80% 可见。有趣的是不管是否实施球囊预扩张，收集到的斑块碎片在大小和数量上无区别。经报道，通过 EPD 收集到粥样硬化斑块碎片的概率远超 50%，因此，成功行肾血运重建的患者中 25% 出现肾功能减退也不会令人感到惊讶[51-59]。

纤维肌性发育不良

纤维肌性发育不良（FMD）常见于青年，特别是女性，但该疾病可迁延至晚年。血管造影提示血管呈波浪样改变是诊断 FMD 的特征。FMD 患者经最优药物治疗血压仍较高是行球囊血管成形术的适应证，通常患者对球囊血管成形术有反应，无需置入支架。球囊血管成形术是 FMD 导致肾动脉狭窄的首选治疗。若患者经球囊血管成形术治疗后无反应，或出现再狭窄，那么行肾动脉支架置入术是合理的选择。

手术并发症

与经导管肾动脉介入治疗相关的并发症包括血管穿刺并发症、导管引起的损伤、或与造影剂反应或肾毒性相关的全身并发症。血管穿刺并发症在肾动脉介入治疗中最常见，包括穿刺部位出血及血肿（1.5% ~ 5%），穿刺部位血管损伤（1% ~ 2%），腹膜后血肿（< 1%），假性动脉瘤（0.5% ~ 1%），动静脉瘘，及神经损伤（< 1%）[1-2, 44]。外周血管造影的主要并发症发生率为 1.9% ~ 2.9%（表 20-3）[60]。

导管相关的肾动脉并发症包括粥样斑块栓塞、血管夹层或动脉穿孔，虽然这些并发症罕见（< 1%），但均为灾难性事件。造影剂过敏反应在不到 3% 的病例中出现，但其中不到 1% 的患者需要住院治疗[65]。在患有慢性肾功能不全、糖尿病、多发性骨髓瘤及服用肾毒性药物如氨基糖苷类的患者中，造影剂肾病（CIN）的风险增加。预防 CIN 需要加强水化及应用尽可能少的等渗造影剂[66]。

血栓保护装置

血栓保护装置（EPD）被开发用于冠状动脉旁路移植的隐静脉及颈动脉支架置入时保护大脑。EPD

表 20-3　肾动脉支架置入并发症

作者	患者（n）	死亡（%）	透析（%）	主要并发症（%）
Tuttle et al.[61]	148	0	0	4.1
Rocha-Singh et al.[62]	180	0.6	0	2.6
Burket et al.[63]	171	0	0.7	0.7
White et al.[44]	133	0	0	0.75
Dorros et al.[64]	163	0.6	0	1.8
总数/平均值	795	< 1.0	< 1.0	2.0

是经皮器械，可分为如下 3 类：

- 滤器
- 球囊阻塞远端时抽吸斑块残渣
- 近端球囊阻塞并使血液逆流

大部分肾动脉狭窄位于主动脉-肾动脉开口处，不适用近端阻塞装置，因此远端阻塞球囊及滤器是超适应证用于肾动脉保护中最常用的装置。

一项包括 100 例患者的小规模随机临床研究分为 4 组进行比较，分别为

- 对照组
- EPD 组
- GP Ⅱ b/ Ⅲ a 受体拮抗剂
- EPD + GP Ⅱ b/ Ⅲ a 受体拮抗剂[67]

对照组、EPD 组及 GP Ⅱ b/ Ⅲ a 受体拮抗剂组肾小球滤过率均下降（$P < 0.05$），但第四组（EPD + GP Ⅱ b/ Ⅲ a 受体拮抗剂联合治疗）肾小球滤过率未下降，且高于其他组（$P < 0.01$）。治疗的主要效果显示，肾小球滤过率无显著改善；虽然阿昔单抗组肾小球滤过率优于安慰剂组（0±27% vs. − 10%±20%；

$P < 0.05$），但血栓保护组并不优于安慰剂组（− 1%±28% vs. − 10%±20%；$P < 0.08$）。应用阿昔单抗及血栓保护装置存在相互作用（$P < 0.05$），支持两者联用。阿昔单抗可使滤器中富含血小板栓子出现的概率从 42% 降至 7%（$P < 0.01$）。

桡动脉入路

血管穿刺并发症占肾动脉支架置入临床并发症的绝大部分。使穿刺部位出血发生最低的方法之一为使用桡动脉。冠状动脉介入治疗文献已证实，与肱动脉及股动脉穿刺相比，桡动脉穿刺血管并发症显著减少[68]。桡动脉鞘直径较小，且可使用 6 Fr 指引导管完成"无鞘"技术，因此经桡动脉入路成为可行的选择（图 20-4）[69]。除了减少血管穿刺并发症外，桡动脉入路还有其他优势，包括增加患者接受度及改善指引导管稳定性（大部分肾动脉开口向下或向后）。桡动脉入路需用 125 cm 的指引导管及杆部长度为 150 cm 的球囊及支架，同时存在不长的学习曲线。桡动脉穿刺入路无可辩驳的优势在于血管穿刺

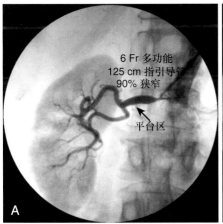
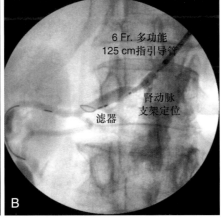
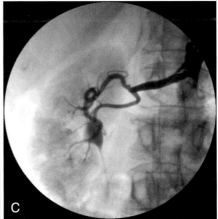

图 20-4　**A.** 经右侧桡动脉通过 6 Fr 多功能（125 cm）指引导管行基线血管造影见有肾动脉狭窄 90%。注意血管分叉前可见平台区，适合使用滤器（超适应证应用）。**B.** 滤器已到位，未释放的支架正在通过病变。**C.** 支架释放且回收滤器后最终的血管造影图像

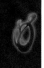

相关并发症显著减少且可当日出院，并增加患者满意度[70]。

肾动脉支架内再狭窄

肾动脉支架内再狭窄（ISR）的理想治疗方式尚不确定。在 ISR 病变中直接置入支架与成功行球囊血管成形术相比明显改善血管通畅率，将复发 ISR 概率降低 58%（29.4% vs. 71.4%；P = 0.02），将随访直径狭窄概率降低 30%（41% vs. 58.2%；P = 0.03）（表 20-5）[71]。再次行支架置入组较单行球囊血管成形术组再次开通率增加（P = 0.05），再次出现 ISR 概率降低（P = 0.01）。其他方法如置入冠状动脉药物洗脱支架、覆膜支架、切割球囊、短程内照射治疗等均有报道，但除反复置入金属裸支架外，尚无系统研究或其他比较研究数据支持以上技术[72-74]。

无症状肾动脉狭窄

目前尚无证据支持针对无症状肾动脉狭窄患者行血运重建可获益，不论该病变狭窄程度如何。目前 ACC/AHA 指南将单侧无症状，双侧无症状，孤立肾无症状肾动脉狭窄的介入治疗列为 Ⅱ b 类推荐，证据等级（LOE）C 级推荐，提示该治疗风险获益比不确定。病变在形态上较为严重，危及整体肾功能的可以具体问题具体分析，考虑给予治疗[10]。

肾血管性高血压

临床特点

据报道，肾动脉支架置入术前血压最高的患者术后收缩压降低最多[75]，但是血压改善和年龄、性别、种族、狭窄程度、治疗血管数量、基线收缩压及基线血清肌酐水平无关[63]。两项指标，双侧肾动脉狭窄［比值比（OR）= 4.6；P = 0.009］及平均动脉压 > 110 mmHg（OR = 2.9；P = 0.003）与肾动脉支架置入术后血压改善密切相关[48]。比较在老年（≥ 75 岁）及较年轻（< 75 岁）患者或女性及男性患者肾动脉支架置入术后反应的研究未发现任何差异[76-77]。

患病率

动脉粥样硬化性肾动脉狭窄的患病率与研究人

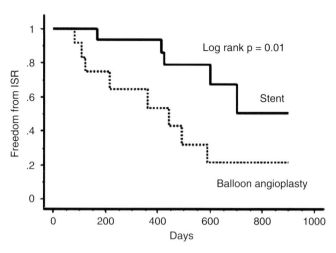

图 20-5　比较再狭窄患者经支架植入或球囊血管成形术后无支架内再狭窄（ISR）的 Kaplan-Meier 曲线

群相关。在 Medicare 人群门诊者中（平均年龄 77 岁），经肾 DUS 筛查发现狭窄大于 60% 者占 6.8%[78]。肾动脉狭窄患者中，男性比例（9.1%）约为女性的 2 倍（5.5%，P = 0.053），且无种族差异（高加索人 = 6.9% vs. 非洲裔美国人 = 6.7%）。在高血压人群中，肾动脉狭窄是最常见的引起高血压的继发性因素（2% ～ 5%）[79]。在大于 50 岁患者中行尸体解剖发现，肾动脉狭窄概率为 27%，若合并舒张期高血压病史，则该概率上升至 53%[80]。在进入透析治疗的患者中，10% ～ 15% 的患者因肾动脉狭窄导致终末期肾病[81-83]。在老年原因不明的慢性肾脏疾病患者中，约 25% 存在此前未怀疑到的肾动脉狭窄[84-86]。

流行病学研究

肾动脉狭窄在成年人中主要由动脉粥样硬化引起，而 FMD（图 20-6）引起的肾动脉狭窄更好发于青年女性[38]。肾动脉狭窄更常用于其他血管床存在粥样硬化病变的患者[87]。在怀疑冠状动脉疾病行心导管检查患者中，RAS 患病率为 25% ～ 30%[11, 88-91]，在外周血管疾病或腹主动脉瘤患者中肾动脉狭窄占 30% ～ 40%[92-93]。

循证治疗

最近将来自五项现代的前瞻性、多中心（117 个中心）、厂家赞助、经美国食品药品监督管理局研究器械豁免（IDE）批准的研究中 527 例患者数据纳入数据库，进行汇总分析。在肾动脉支架置入后 9 个月，收缩压（SBP）及舒张压（DBP）均显著降低。

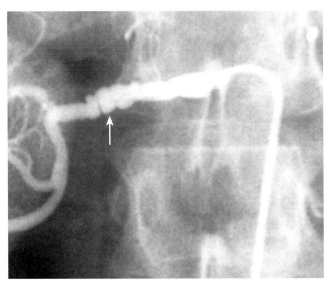

图 20-6 肾纤维肌性发育不良经典的呈串珠样改变的血管造影图像

在 61% 患者中，SBP 降低＞ 10 mmHg。基线 SBP ＞ 150 mmHg 与术后血压（BP）有反应密切相关，但其他临床特点与之无关。在发现肾动脉狭窄的高血压患者中，术前 SBP ＞ 150 mmHg 是术后获益唯一可靠的预测因素。

目前 ACC/AHA 指南中针对高血压患者合并血流动力学改变显著的肾动脉狭窄及存活肾脏（长径＞ 7 cm）的患者行肾动脉支架置入的指征如下：

- 高血压快速进展
- 难治性高血压（包括利尿剂在内使用三种降压药仍失败[94]）
- 高血压合并肾缩小
- 高血压合并药物不耐受（推荐类别 II a, LOE B）[95]

根据常规，血流动力学改变显著的病变目测肾动脉狭窄需≥ 70%，血管内超声测量肾动脉狭窄≥ 70%，或肾动脉狭窄为 50% ～ 70% 同时收缩期压差≥ 20 mmHg 或平均跨病变压差≥ 10 mmHg[95]。

最近发表的肾动脉粥样硬化病变的心血管结局（CORAL）研究中，比较多种药物治疗（例如血管紧张素受体拮抗剂、噻嗪类利尿剂、氨氯地平、阿托伐他汀、抗血小板治疗及根据临床指南进行的糖尿病治疗）及药物治疗联合肾动脉支架置入对肾血管性高血压的疗效后发现，其结果与指南推荐一致[96]。CORAL 研究发现，在肾动脉狭窄（直径狭窄＞ 60%）及服用 2 种至更多种药物血压仍控制不佳的患者中，主要复合终点（心血管或肾脏导致的死亡、心肌梗死、脑卒中、因心力衰竭住院、进行性肾功能不全，或需肾

脏替代治疗）在两组间未见显著差异。在试验结束时，两组间降压药数量无区别［药物组（3.5±1.4）种 vs. 支架组（3.3±1.5）种］，两组收缩压降低幅度也类似，药物治疗组达 15.6 mmHg±25.8 mmHg，支架组为 16.6 mmHg±21.2 mmHg。CORAL 研究推荐首先尝试多因素药物治疗，该推荐与目前 ACC/AHA 指南中推荐肾血管性高血压患者在药物治疗失败后再进行血运重建一致。

缺血性肾病

患病率

有关缺血性肾病的发病率及其可逆性在专家间仍是存在争议的话题[97-98]。需行透析治疗的粥样硬化性 RAS 患者数量正在上升[99]。反对在肾功能不全的 RAS 患者中行积极血运重建者认为，肾接受了营养过度丰富的血流灌注，因而无法从血运重建中获益[98]。

循证治疗

肾动脉支架置入改善肾功能的证据[86, 100-103]与成功置入支架后肾功能不全恶化的证据[1, 104-105]一样多。然而，没有大规模随机研究证实血运重建在改善肾功能方面优于药物治疗。

不幸的是，几项比较了肾动脉支架置入及药物治疗与单用药物治疗的疗效的研究完成质量不高，包括最近完成的 STAR（支架置入及降压降脂治疗预防肾动脉开口处粥样硬化性病变进展导致的肾功能不全）研究[106]及血管成形术及支架治疗肾动脉病变（ASTRAL）研究[107]。方法学问题，例如入选轻度（＜ 50%）或非阻塞性肾动脉狭窄，导致这些"意向治疗"研究效力减弱。对 RAS 有效性的全面否定亦未得到提供的证据的支持。

一项大型队列研究证实在肾脏疾病最重的患者中，RAS 疗效优于药物治疗[108]。一个中心仅提供药物治疗患者（n = 182），其他中心提供 RAS 合并药物治疗患者（n = 348）。将患者根据肾功能不全程度进行匹配，并在术后 5 年间比较临床结局。经 Cox 回归分析，行 RAS 患者死亡率显著降低［相对危险度（RR）0.55；95% 置信区间（CI），0.34 ～ 0.88；P = 0.013］。在针对肾损伤程度进行分析后发现，肾功能中重度受损患者 RAS 术后肾功能显著改善。该

文作者总结，合并晚期慢性肾病（4 及 5 期）的肾动脉狭窄患者可从 RAS 治疗中获益，表现为肾功能改善及生存率提高。

目前，有几项参数提示患者可能在血运重建后使肾功能获益。首先，阻塞性肾动脉狭窄须导致肾低灌注。存在风险的肾组织越多，越有可能从 RAS 术后获得反应及改善。通常认为，双侧肾动脉狭窄及孤立肾肾动脉狭窄的患者更可能获得改善。最后，肾较小（＜ 7 cm）及合并较多蛋白尿的患者获益可能性较低[109]。

肾功能急剧下降患者较稳定的肾功能不全患者从血运重建中获益更多[102, 110]。肾功能下降的速率，以血清肌酐对时间行回归分析所得斜率表示，是 RAS 后获益的强预测因子[102]。多因素回归分析发现，RAS 后获益的唯一预测因素为术前肾功能下降的速率。基线肌酐值、蛋白尿、肾脏大小及糖尿病在该研究中均不是术后获得改善的显著预测因素。

目前 ACC/AHA 关于进行导管治疗以保护肾功能的指南推荐总结如下[10]，在肾动脉显著狭窄及进行性慢性肾病合并双侧肾动脉狭窄或孤立且有功能的肾合并狭窄患者中行 RAS 是合理的（推荐类别 Ⅱa，LOE B）。也可在血流动力学改变显著的狭窄及合并单侧肾动脉狭窄的慢性肾功能不全患者中具体问题具体分析，决定是否行 RAS（推荐类别 Ⅱb，LOE C）。

心脏失衡综合征

由肾动脉狭窄引起心脏失衡综合征的机制包括由于外周动脉血管收缩和（或）容量超负荷导致的冠状动脉缺血及充血性心力衰竭（CHF）加重[111]。肾血管疾病患者无法使用血管紧张素转化酶抑制剂（ACEI）及血管紧张素 Ⅱ 受体拮抗剂（ARB），因此合并心力衰竭时治疗更为复杂。

肾动脉支架置入术在治疗心功能紊乱患者中的重要性已在一组表现为 CHF 或急性冠脉综合征的患者中得到描述[112]。成功的肾动脉支架置入可致血压显著降低，且 88%（42/48）患者的症状得到控制。冠状动脉及肾动脉均行血运重建组及仅行肾动脉支架置入组在术后急性期及术后 8 个月进行比较后发现，两组间加拿大心血管协会（CCS）心绞痛分级（图 20-7）及纽约心脏协会（NYHA）功能分

级（图 20-8）均无差异，提示肾血运重建是最有效的干预手段[112]。

Gray 及其同事报道了一组含 39 例通过肾动脉支架置入控制 CHF 的患者[113]。18 例（46%）患者存在双侧肾动脉狭窄，21 例患者（54%）存在孤立功能肾的肾动脉狭窄。在操作上，肾动脉支架置入术在所有 39 例患者中均获得成功。72% 患者血压获

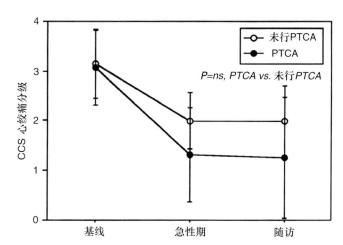

图 20-7　以加拿大心血管协会（CCS）的心绞痛分级为指标，比较不稳定型心绞痛患者行肾动脉支架置入术同时行经皮腔内冠状动脉血管成形术（PTCA）（组 Ⅰ，n ＝ 13）与不行 PTCA（组 Ⅱ，n ＝ 7）的疗效差异。（经允许引自 Khosla S, White CJ, Collins TJ, et al: Effects of renal artery stent implantation in patients with renovascular hypertension presenting with unstable angina or congestive heart failure. Am J Cardiol 80 (3): 363-366, 1997, Figure 3.）

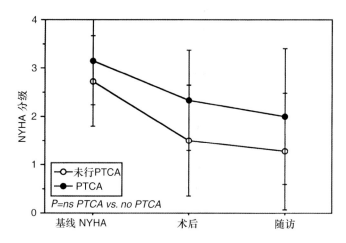

图 20-8　以纽约心脏协会（NYHA）心功能分级为指标，比较充血性心力衰竭（CHF）患者行肾动脉支架置入术同时行经皮腔内冠状动脉血管成形术（PTCA）（组 Ⅲ，n ＝ 28）与不行 PTCA（组 Ⅳ，n ＝ 6）的疗效差异。（经允许引自 Khosla S, White CJ, Collins TJ, et al: Effects of renal artery stent implantation in patients with renovascular hypertension presenting with unstable angina or congestive heart failure. Am J Cardiol 80 (3): 363-366, 1997, Figure 4.）

得改善。51% 患者肾功能获得改善，26% 患者肾功能稳定。支架置入前因 CHF 平均住院次数为 2.37 ＋ 1.42（范围 1 ～ 6），在肾动脉支架置入后为 0.30 ＋ 0.065（范围 0 ～ 3）（P ＜ 0.001）。在 21.3 个月的随访中，77% 患者在 RAS 后未住院。

经皮治疗可改善肾动脉狭窄并显著改善心力衰竭及心绞痛症状[112]。ACC/AHA 指南将在血流动力学显著改变的肾动脉狭窄及反复、无法解释的充血性心力衰竭，或突发无法解释的肺水肿患者中行经皮肾动脉血运重建列为 I 类，LOE B 级适应证。RAS 用于治疗肾动脉狭窄及难治性不稳定型心绞痛则为 II a 类，LOE B 级推荐[10]。

结语

拟诊为粥样硬化性肾血管性高血压的患者应首先尝试给予多因素药物治疗以改善血压，正如 CORAL 研究结果所推荐的。在药物治疗无法控制血压的患者中，应遵循 ACC/AHA 指南的推荐意见，即在与难治性高血压相关的显著的粥样硬化性肾动脉狭窄（血管造影肾动脉狭窄＞ 70%，或狭窄 50% ～ 70% 合并血流动力学改变证实病变严重程度）同时使用包括利尿剂在内的三种药物降压仍失败的患者中，或高血压合并药物不耐受的患者中置入支架是合理的[10]。

推荐使用经导管疗法作为血运重建的方法治疗有症状的（高血压、缺血性肾病或心脏失衡综合征）、血流动力学改变显著的粥样硬化性肾动脉狭窄。高手术成功率（＞ 95%）与中等度的临床反应率（60% ～ 70%）之间的差异很可能由三个主要因素造成：患者选择不佳，血管造影判断病变程度不准确，及合并严重肾实质病变。有证据显示采用生理学方法评估病变可增加血运重建患者选择的准确性，并改善临床反应率[31-33]。除了通过更好的选择行 RAS 的患者及病变以最大化临床获益，还可扩大桡动脉入路在 RAS 中的应用，以减少血管穿刺并发症，并改善患者满意度，同时使一部分患者可当日出院。

参考文献

1. Isles CG, Robertson S, Hill D: Management of renovascular disease: a review of renal artery stenting in ten studies. QJM 92:159–167, 1999.
2. Leertouwer TC, Gussenhoven EJ, Bosch JL, et al: Stent placement for renal arterial stenosis: where do we stand? A meta-analysis. Radiology 216:78–85, 2000.
3. Boisclair C, Therasse E, Oliva VL, et al: Treatment of renal angioplasty failure by percutaneous renal artery stenting with Palmaz stents: midterm technical and clinical results. AJR Am J Roentgenol 168:245–251, 1997.
4. Blum U, Krumme B, Flugel P, et al: Treatment of ostial renal-artery stenoses with vascular endoprostheses after unsuccessful balloon angioplasty [see comments]. N Engl J Med 336:459–465, 1997.
5. Henry M, Amor M, Henry I, et al: Stent placement in the renal artery: three-year experience with the Palmaz stent. J Vasc Interv Radiol 7:343–350, 1996.
6. Rees CR, Palmaz JC, Becker GJ, et al: Palmaz stent in atherosclerotic stenoses involving the ostia of the renal arteries: preliminary report of a multicenter study. Radiology 181:507–514, 1991.
7. Kuhn FP, Kutkuhn B, Torsello G, et al: Renal artery stenosis: preliminary results of treatment with the Strecker stent. Radiology 180:367–372, 1991.
8. Wilms GE, Peene PT, Baert AL, et al: Renal artery stent placement with use of the Wallstent endoprosthesis. Radiology 179:457–462, 1991.
9. White CJ, Jaff MR, Haskal ZJ, et al: Indications for renal arteriography at the time of coronary arteriography: a science advisory from the American Heart Association Committee on Diagnostic and Interventional Cardiac Catheterization, Council on Clinical Cardiology, and the Councils on Cardiovascular Radiology and Intervention and on Kidney in Cardiovascular Disease. Circulation 114:1892–1895, 2006.
10. Hirsch AT, Haskal ZJ, Hertzer NR, et al: ACC/AHA 2005 guidelines for the management of patients with peripheral arterial disease (lower extremity, renal, mesenteric, and abdominal aortic): executive summary a collaborative report from the American Association for Vascular Surgery/Society for Vascular Surgery, Society for Cardiovascular Angiography and Interventions, Society for Vascular Medicine and Biology, Society of Interventional Radiology, and the ACC/AHA Task Force on Practice Guidelines (Writing Committee to Develop Guidelines for the Management of Patients With Peripheral Arterial Disease) endorsed by the American Association of Cardiovascular and Pulmonary Rehabilitation; National Heart, Lung, and Blood Institute; Society for Vascular Nursing; TransAtlantic Inter-Society Consensus; and Vascular Disease Foundation. J Am Coll Cardiol 47:1239–1312, 2006.
11. Rihal CS, Textor SC, Breen JF, et al: Incidental renal artery stenosis among a prospective cohort of hypertensive patients undergoing coronary angiography. Mayo Clin Proc 77:309–316, 2002.
12. Hansen KJ, Tribble RW, Reavis SW, et al: Renal duplex sonography: evaluation of clinical utility. J Vasc Surg 12:227–236, 1990.
13. Hoffmann U, Edwards JM, Carter S, et al: Role of duplex scanning for the detection of atherosclerotic renal artery disease. Kidney Int 39:1232–1239, 1991.
14. Olin JW, Kaufman JA, Bluemke DA, et al: Atherosclerotic Vascular Disease Conference: Writing Group IV: imaging. Circulation 109:2626–2633, 2004.
15. Morvay Z, Nagy E, Bagi R, et al: Sonographic follow-up after visceral artery stenting. J Ultrasound Med 23:1057–1064, 2004.
16. Del Conde I, Galin ID, Trost B, et al: Renal artery duplex ultrasound criteria for the detection of significant in-stent restenosis. Catheter Cardiovasc Interv 2013.
17. Radermacher J, Chavan A, Bleck J, et al: Use of Doppler ultrasonography to predict the outcome of therapy for renal-artery stenosis. N Engl J Med 344:410–417, 2001.
18. Zeller T, Frank U, Muller C, et al: Predictors of improved renal function after percutaneous stent-supported angioplasty of severe atherosclerotic ostial renal artery stenosis. Circulation 108:2244–2249, 2003.
19. Urban BA, Ratner LE, Fishman EK: Three-dimensional volume-rendered CT angiography of the renal arteries and veins: normal anatomy, variants, and clinical applications. Radiographics 21:373–386, questionnaire 549–555, 2001.
20. Willmann JK, Wildermuth S, Pfammatter T, et al: Aortoiliac and renal arteries: prospective intra-individual comparison of contrast-enhanced three-dimensional MR angiography and multi-detector row CT angiography. Radiology 226:798–811, 2003.
21. Kawashima A, Sandler CM, Ernst RD, et al: CT evaluation of renovascular disease. Radiographics 20:1321–1340, 2000.
22. De Cobelli F, Venturini M, Vanzulli A, et al: Renal arterial stenosis: prospective comparison of color Doppler US and breath-hold, three-dimensional, dynamic, gadolinium-enhanced MR angiography. Radiology 214:373–380, 2000.
23. Schoenberg SO, Rieger J, Johannson LO, et al: Diagnosis of renal artery stenosis with magnetic resonance angiography: update 2003. Nephrol Dial Transplant 18:1252–1256, 2003.
24. Fain SB, King BF, Breen JF, et al: High-spatial-resolution contrast-enhanced MR angiography of the renal arteries: a prospective comparison with digital subtraction angiography. Radiology 218:481–490, 2001.
25. Tan KT, van Beek EJ, Brown PW, et al: Magnetic resonance angiography for the diagnosis of renal artery stenosis: a meta-analysis. Clin Radiol 57:617–624, 2002.
26. Saloner D: Determinants of image appearance in contrast-enhanced magnetic resonance angiography. A review. Invest Radiol 33:488–495, 1998.
27. Vasbinder GB, Nelemans PJ, Kessels AG, et al: Accuracy of computed tomographic angiography and magnetic resonance angiography for diagnosing renal artery stenosis. Ann Intern Med 141:674–682, discussion 682, 2004.
28. Prchal D, Holmes DT, Levin A: Nephrogenic systemic fibrosis: the story unfolds. Kidney Int 73:1335–1337, 2008.
29. Subramanian R, White CJ, Rosenfield K, et al: Renal fractional flow reserve: a hemodynamic evaluation of moderate renal artery stenoses. Catheter Cardiovasc Interv 64:480–486, 2005.
30. Topol EJ, Nissen SE: Our preoccupation with coronary luminology: the dissociation between clinical and angiographic findings in ischemic heart disease. Circulation 92:2333–2342, 1995.
31. De Bruyne B, Manoharan G, Pijls NH, et al: Assessment of renal artery stenosis severity by pressure gradient measurements. J Am Coll Cardiol 48:1851–1855, 2006.
32. Leesar MA, Varma J, Shapira A, et al: Prediction of hypertension improvement after stenting of renal artery stenosis: comparative accuracy of translesional pressure gradients, intravascular ultrasound, and angiography. J Am Coll Cardiol 53:2363–2371, 2009.
33. Mitchell J, Subramanian R, White C, et al: Predicting blood pressure improvement in hypertensive patients after renal artery stent placement. Catheter Cardiovasc Interv 69:685–689, 2007.
34. Mangiacapra F, Trana C, Sarno G, et al: Translesional pressure gradients to predict blood pressure response after renal artery stenting in patients with renovascular hypertension. Circ Cardiovasc Interv 2010.
35. Mulumudi MS, White CJ: Renal frame count: a quantitative angiographic assessment of renal perfusion. Catheter Cardiovasc Interv 65:183–186, 2005.
36. Mahmud E, Smith TW, Palakodeti V, et al: Renal frame count and renal blush grade: quantitative measures that predict the success of renal stenting in hypertensive patients with renal artery stenosis. JACC Cardiovasc Interv 1:286–292, 2008.
37. Goldblatt H, Lynch J, Hanzal RF, et al: Studies on experimental hypertension I, the production of persistent elevation of systolic blood pressure by means of renal ischemia. J Exp Med 59:347–379, 1934.
38. Slovut DP, Olin JW: Fibromuscular dysplasia. N Engl J Med 350:1862–1871, 2004.
39. Sos TA, Pickering TG, Sniderman K, et al: Percutaneous transluminal renal angioplasty in renovascular hypertension due to atheroma or fibromuscular dysplasia. N Engl J Med 309:274–279, 1983.
40. van Jaarsveld BC, Krijnen P, Pieterman H, et al: The effect of balloon angioplasty on hypertension in atherosclerotic renal-artery stenosis. Dutch Renal Artery Stenosis Intervention Cooperative Study Group. N Engl J Med 342:1007–1014, 2000.
41. Webster J, Marshall F, Abdalla M, et al: Randomised comparison of percutaneous angioplasty vs continued medical therapy for hypertensive patients with atheromatous renal artery stenosis. Scottish and Newcastle Renal Artery Stenosis Collaborative Group. J Hum Hypertens 12:329–335, 1998.

42. Plouin PF,Chatellier G,Darne B,et al:Blood pressure outcome of angioplasty in atherosclerotic renal artery stenosis: a randomized trial. Essai Multicentrique Medicaments vs Angioplastie (EMMA) Study Group. *Hypertension* 31:823–829, 1998.

43. van de Ven PJ, Kaatee R, Beutler JJ, et al: Arterial stenting and balloon angioplasty in ostial atherosclerotic renovascular disease: a randomised trial. *Lancet* 353:282–286, 1999.

44. White CJ, Ramee SR, Collins TJ, et al: Renal artery stent placement: utility in lesions difficult to treat with balloon angioplasty. *J Am Coll Cardiol* 30:1445–1450, 1997.

45. Lederman R, Mendelsohn F, Santos R, et al: Primary renal artery stenting: characteristics and outcomes after 363 procedure. *Am Heart J* 142:314–323, 2001.

46. Tuttle KR, Chouinard RF,Webber JT, et al:Treatment of atherosclerotic ostial renal artery stenosis with the intravascular stent. *Am J Kidney Dis* 32:611–622, 1998.

47. Henry M, Amor M, Henry I, et al: Stents in the treatment of renal artery stenosis: long-term follow-up. *J Endovasc Surg* 6:42–51, 1999.

48. Rocha-Singh KJ, Mishkel GJ, Katholi RE, et al: Clinical predictors of improved long-term blood pressure control after successful stenting of hypertensive patients with obstructive renal artery atherosclerosis. *Catheter Cardiovasc Interv* 47:167–172, 1999.

49. Rundback JH, Sacks D, Kent KC, et al: Guidelines for the reporting of renal artery revascularization in clinical trials. American Heart Association. *Circulation* 106:1572–1585, 2002.

50. Feldman RL, Wargovich TJ, Bittl JA: No-touch technique for reducing aortic wall trauma during renal artery stenting. *Catheter Cardiovasc Interv* 46:245–248, 1999.

51. Henry M, Henry I, Klonaris C, et al: Renal angioplasty and stenting under protection: the way for the future? *Catheter Cardiovasc Interv* 60:299–312, 2003.

52. Henry M, Klonaris C, Henry I, et al: Protected renal stenting with the PercuSurge GuardWire device: a pilot study. *J Endovasc Ther* 8:227–237, 2001.

53. Holden A, Hill A: Renal angioplasty and stenting with distal protection of the main renal artery in ischemic nephropathy: early experience. *J Vasc Surg* 38:962–968, 2003.

54. Henry M, Henry I, Polydorou A, et al: Renal angioplasty and stenting: long-term results and the potential role of protection devices. *Expert Rev Cardiovasc Ther* 3:321–334, 2005.

55. Hagspiel KD,Stone JR, Leung DA: Renal angioplasty and stent placement with distal protection: preliminary experience with the FilterWire EX. *J Vasc Interv Radiol* 16:125–131, 2005.

56. Edwards MS, Craven BL, Stafford J, et al: Distal embolic protection during renal artery angioplasty and stenting. *J Vasc Surg* 44:128–135, 2006.

57. Holden A, Hill A, Jaff MR, et al: Renal artery stent revascularization with embolic protection in patients with ischemic nephropathy. *Kidney Int* 70:948–955, 2006.

58. Edwards MS, Corriere MA, Craven TE, et al: Atheroembolism during percutaneous renal artery revascularization. *J Vasc Surg* 46:55–61, 2007.

59. Henry M,Henry I, Polydorou A, et al: Embolic protection for renal artery stenting. *J Cardiovasc Surg (Torino)* 49:571–589, 2008.

60. Balduf LM, Langsfeld M, Marek JM, et al: Complication rates of diagnostic angiography performed by vascular surgeons. *Vasc Endovascular Surg* 36:439–445, 2002.

61. Tuttle KR, Puhlman ME, Cooney SK, et al: Urinary albumin and insulin as predictors of coronary artery disease: an angiographic study. *Am J Kidney Dis* 34:918–925, 1999.

62. Rocha-Singh K, Jaff MR, Rosenfield K, et al: Evaluation of the safety and effectiveness of renal artery stenting after unsuccessful balloon angioplasty: the ASPIRE-2 study. *J Am Coll Cardiol* 46:776–783, 2005.

63. Burket M, Cooper C, Kennedy D, et al: Renal artery angioplasty and stent placement: predictors of a favorable outcome. *Am Heart J* 139:64–71, 2000.

64. Dorros G, Jaff MR, Mathiak L, et al: Stent revascularization for atherosclerotic renal artery stenosis. 1-year clinical follow-up. *Tex Heart Inst J* 25:40–43, 1998.

65. Bettmann MA, Heeren T, Greenfield A, et al: Adverse events with radiographic contrast agents: results of the SCVIR contrast agent registry. *Radiology* 203:611–620, 1997.

66. Barrett BJ, Parfrey PS: Clinical practice. Preventing nephropathy induced by contrast medium. *N Engl J Med* 354:379–386, 2006.

67. Cooper C,Haller S,Colyer W, et al: Embolic protection and platelet inhibition during renal artery stenting. *Circulation* 117:2752–2760, 2008.

68. Kiemeneij F,Laarman GJ, Odekerken D, et al: A randomized comparison of percutaneous transluminal coronary angioplasty by the radial, brachial and femoral approaches: the access study. *J Am Coll Cardiol* 29:1269–1275, 1997.

69. Kessel DO, Robertson I, Taylor EJ, et al: Renal stenting from the radial artery: a novel approach. *Cardiovasc Intervent Radiol* 26:146–149, 2003.

70. Trani C,Tommasino A, Burzotta F: Transradial renal stenting: why and how. *Catheter Cardiovasc Interv* 74:951–956, 2009.

71. N'Dandu ZM, Badawi RA, White CJ, et al: Optimal treatment of renal artery in-stent restenosis: repeat stent placement versus angioplasty alone. *Catheter Cardiovasc Interv* 71:701–705, 2008.

72. Munneke GJ, Engelke C, Morgan RA, et al: Cutting balloon angioplasty for resistant renal artery in-stent restenosis. *J Vasc Interv Radiol* 13:327–331, 2002.

73. Spratt JC, Leslie SJ,Verin V: A case of renal artery brachytherapy for in-stent restenosis: four-year follow-up. *J Invasive Cardiol* 16:287–288, 2004.

74. Ellis K, Murtagh B, Loghin C, et al: The use of brachytherapy to treat renal artery in-stent restenosis. *J Interv Cardiol* 18:49–54, 2005.

75. Weinberg I, Keyes MJ,Giri J, et al: Blood pressure response to renal artery stenting in 901 patients from five prospective multicenter FDA-approved trials. *Catheter Cardiovasc Interv* 83:603–609, 2014.

76. Bloch MJ,Trost DA,Whitmer J, et al: Ostial renal artery stent placement in patients 75 years of age or older. *Am J Hypertens* 14:983–988, 2001.

77. Harjai K, Khosla S, Shaw D, et al: Effect of gender on outcomes following renal artery stent placement for renovascular hypertension. *Cathet Cardiovasc Diagn* 42:381–386, 1997.

78. Hansen KJ, Edwards MS, Craven TE, et al: Prevalence of renovascular disease in the elderly: a population-based study. *J Vasc Surg* 36:443–451, 2002.

79. Simon N, Franklin S, Bleifer K, et al: Clinical characteristics of renovascular hypertension. *JAMA* 220:1209–1218, 1972.

80. Holley KE, Hunt JC, Brown AL, Jr, et al: Renal artery stenosis. A clinical-pathologic study in normotensive and hypertensive patients. *Am J Med* 37:14–22, 1964.

81. Guo H, Kalra PA, Gilbertson DT, et al: Atherosclerotic renovascular disease in older US patients starting dialysis, 1996 to 2001. *Circulation* 115:50–58, 2007.

82. Mailloux LU, Napolitano B, Bellucci AG, et al: Renal vascular disease causing end-stage renal disease, incidence, clinical correlates, and outcomes: a 20-year clinical experience. *Am J Kidney Dis* 24:622–629, 1994.

83. Cairns HS: Atherosclerotic renal artery stenosis (Letter). *Lancet* 340:298–299, 1992.

84. O'Neil EA, Hansen K, Canzanello V, et al: Prevalence of ischemic nephropathy in patients with renal insufficiency. *Am Surg* 58:485–490, 1992.

85. Uzu T, Inoue T, Fujii T, et al: Prevalence and predictors of renal artery stenosis in patients with myocardial infarction. *Am J Kidney Dis* 29:733–738, 1997.

86. Rimmer JM, Gennari FJ: Atherosclerotic renovascular disease and progressive renal failure. *Ann Intern Med* 118:712–719, 1993.

87. Scoble J: The epidemiology and clinical manifestations of atherosclerotic renal disease. In Novick AC, Scoble JE, Hamilton G, editors: *Renal vascular disease*, London, 1996, W. B. Saunders, pp 303–314.

88. Jean WJ, Al-Bitar I, Zwicke DL, et al: High incidence of renal artery stenosis in patients with coronary artery disease. *Cathet Cardiovasc Diagn* 32:8–10, 1994.

89. Weber-Mzell D, Kotanko P,Schumacher M, et al: Coronary anatomy predicts presence or absence of renal artery stenosis. A prospective study in patients undergoing cardiac catheterization for suspected coronary artery disease. *Eur Heart J* 23:1684–1691, 2002.

90. Harding MB, Smith LR, Himmelstein SI, et al: Renal artery stenosis: prevalence and associated risk factors in patients undergoing routine cardiac catheterization. *J Am Soc Nephrol* 2:1608–1616, 1992.

91. Vetrovec GW, Landwehr DM, Edwards VI: Incidence of renal artery stenosis in hypertensive patients undergoing coronary angiography. *J Interven Cardiol* 2:69–76, 1989.

92. Valentine R, Myers S, Miller G, et al: Detection of unsuspected renal artery stenoses in patients with abdominal aortic aneurysms: refined indicatns for preoperative aortography. *Ann Vasc Surg* 7:220–224, 1993.

93. Olin J,Melia M,Young J, et al: Prevalence of atherosclerosis renal artery stenosis in patients with atherosclerosis elsewhere. *Am J Med* 88:46N–51N, 1990.

94. Chobanian AV, Bakris GL, Black HR, et al: Seventh report of the Joint National Committee on Prevention, Detection, Evaluation, and Treatment of High Blood Pressure. *Hypertension* 42:1206–1252, 2003.

95. Hirsch AT, Haskal ZJ, Hertzer NR, et al: ACC/AHA 2005 Practice Guidelines for the management of patients with peripheral arterial disease (lower extremity, renal, mesenteric, and abdominal aortic): a collaborative report from the American Association for Vascular Surgery/Society for Vascular Surgery,Society for Cardiovascular Angiography and Interventions,Society for Vascular Medicine and Biology, Society of Interventional Radiology, and the ACC/AHA Task Force on Practice Guidelines (Writing Committee to Develop Guidelines for the Management of Patients With Peripheral Arterial Disease): endorsed by the American Association of Cardiovascular and Pulmonary Rehabilitation; National Heart, Lung, and Blood Institute; Society for Vascular Nursing; TransAtlantic Inter-Society Consensus; and Vascular Disease Foundation. *Circulation* 113:e463–e654, 2006.

96. Cooper CJ, Murphy TP,Cutlip DE, et al: Stenting and medical therapy for atherosclerotic renal-artery stenosis. *N Engl J Med* 2013.

97. Safian RD, Textor SC: Renal-artery stenosis. *N Engl J Med* 344:431–442, 2001.

98. Textor SC, Lerman L, McKusick M: The uncertain value of renal artery interventions: where are we now? *JACC Cardiovasc Interv* 2:175–182, 2009.

99. Foley RN, Collins AJ: End-stage renal disease in the United States: an update from the United States Renal Data System. *J Am Soc Nephrol* 18:2644–2648, 2007.

100. Harden P,MacLeod M, Rodger R, et al: Effect of renal artery stenting on progression of renovascular renal failure. *Lancet* 349:1133–1136, 1997.

101. Watson P,Hadjipetrou P,Cox S, et al: Effect of renal artery stenting on renal function and size in patients with atherosclerotic renovascular disease. *Circulation* 102:1671–1677, 2000.

102. Muray S, Martin M, Amoedo M, et al: Rapid decline in renal function reflects reversibility and predicts the outcome after angioplasty in renal artery stenosis. *Am J Kidney Dis* 39:60–66, 2002.

103. Beutler JJ,Van Ampting JM,Van De Ven PJ, et al: Long-term effects of arterial stenting on kidney function for patients with ostial atherosclerotic renal artery stenosis and renal insufficiency. *J Am Soc Nephrol* 12:1475–1481, 2001.

104. Dejani H, Eisen TD, Finkelstein FO: Revascularization of renal artery stenosis in patients with renal insufficiency. *Am J Kidney Dis* 36:752–758, 2000.

105. Textor SC: Ischemic nephropathy: where are we now? *J Am Soc Nephrol* 15:1974–1982, 2004.

106. Bax L,Algra A, Mali WP, et al: Renal function as a risk indicator for cardiovascular events in 3216 patients with manifest arterial disease. *Atherosclerosis* 200:184–190, 2008.

107. Wheatley K, Ives N, Gray R, et al: Revascularization versus medical therapy for renal-artery stenosis. *N Engl J Med* 361:1953–1962, 2009.

108. Kalra PA, Chrysochou C, Green D, et al: The benefit of renal artery stenting in patients with atheromatous renovascular disease and advanced chronic kidney disease. *Catheter Cardiovasc Interv* 75:1–10, 2010.

109. Chrysochou C, Cheung CM, Durow M, et al: Proteinuria as a predictor of renal functional outcome after revascularization in atherosclerotic renovascular disease (ARVD). *QJM* 102:283–288, 2009.

110. Rivolta R, Bazzi C, Stradiotti P, et al: Stenting of renal artery stenosis: is it beneficial in chronic renal failure? *J Nephrol* 18:749–754, 2005.

111. Messerli FH, Bangalore S, Makani H, et al: Flash pulmonary oedema and bilateral renal artery stenosis: the Pickering syndrome. *Eur Heart J* 2011.

112. Khosla S, White CJ, Collins TJ, et al: Effects of renal artery stent implantation in patients with renovascular hypertension presenting with unstable angina or congestive heart failure. *Am J Cardiol* 80:363–366, 1997.

113. Gray BH, Olin JW, Childs MB, et al: Clinical benefit of renal artery angioplasty with stenting for the control of recurrent and refractory congestive heart failure. *Vasc Med* 7:275–279, 2002.

21 肠系膜血管疾病：肠系膜慢性缺血的腔内治疗

Christopher J. White

方刚 译 董智慧 审校

引言

流行病学

存在肠系膜动脉狭窄的患者绝大多数并不会出现慢性肠系膜缺血（CMI）的临床表现，原因可能是三条肠系膜血管之间拥有丰富的侧支循环。CMI在女性中更常见，其患病率是男性的 2 倍。动脉造影显示在腹主动脉瘤、主动脉髂动脉闭塞、下肢动脉闭塞患者中无症状的肠系膜动脉狭窄发生率分别为40%、29%、25%[1]。在一项对大于 65 岁的无肠道缺血症状人群超声检查中发现 17.5% 的受检者至少有一条肠系膜动脉存在大于 70% 的狭窄[2]。有临床症状的 CMI 并不常见，所有进行血运重建的动脉粥样硬化患者中只有不到 2% 有 CMI 的临床症状[3]，通常是由于主动脉粥样硬化患者的主动脉斑块累及腹腔干、肠系膜上动脉、肠系膜下动脉于主动脉的开口而造成狭窄。

病因

传统观点认为由于丰富的侧支循环的存在，腹腔干、肠系膜上动脉、肠系膜下动脉三根动脉仅有一根通畅时才会出现 CMI 的症状，这一根通畅的动脉以肠系膜上动脉最常见。纤维肌性发育不良、川崎病、Buerger 病、自身免疫性及放射性血管炎、主动脉夹层等疾病可破坏正常血管结构从而引起 CMI，但超过 95% 的症状性肠系膜动脉狭窄患者的病因为动脉粥样硬化[4]。膈肌中脚压迫综合征也被称作腹腔干压迫综合征，可由膈肌中脚压迫腹腔干起始部引起，亦可造成严重的腹腔干动脉狭窄[5]。

自然病程

大多数肠系膜动脉狭窄患者均无临床症状[6]。腹部动脉造影示 980 位无肠道缺血症状的受检者中82 位至少有一根肠系膜动脉狭窄大于 50%。经过约30 个月的随访，82 位患者中仅有 4 人出现 CMI 的临床症状，这 4 位患者 3 根肠系膜动脉均存在大于50% 的狭窄[7]。

20% ～ 50% 的症状性 CMI 患者会进展为急性肠系膜缺血[8]，其余患者则只会有慢性餐后腹痛、体重减轻、消瘦等表现。

诊断

临床症状

CMI 典型的症状包括进食后引发的腹痛以及不明原因的显著体重减轻（表 21-1）。腹痛常发生于餐后 1 h 之内，大约 1 ～ 2 h 之后缓解，主要表现为脐周部钝痛，有时也被描述为痉挛样疼痛。很多患者会因此产生"进食恐惧"进而主动减少膳食摄入，无意间导致体重下降。对于典型的 CMI 患者，体重减轻9 ～ 18 kg（20 ～ 40 磅）也很常见。如此显著的体重下降经常可以帮助我们区分功能性肠病和 CMI。

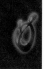

表 21-1　最常见的肠系膜慢性缺血症状

典型症状	78%
餐后腹痛	
厌食	
体重下降［＞ 9 kg（20 磅）］	
缺血性胃病	14%
恶心、呕吐	
腹胀	
腹痛	
右上腹不适	
体重下降	
缺血性结肠炎	8%
腹痛	
消化道出血	
便血	

CMI 少见的临床表现包括缺血性胃病、缺血性结肠炎以及营养吸收障碍。缺血性胃病主要表现为恶心呕吐、腹胀腹痛、右上腹不适及体重下降。缺血性结肠炎表现为腹痛、消化道出血等[9]。由于患者体重下降的症状，医生们常需鉴别恶性肿瘤类疾病从而延误 CMI 的诊断。在存在至少两根肠系膜动脉显著狭窄的情况下，一旦内镜下发现肠道缺血的证据应当立即明确 CMI 的诊断[10]。一些腹腔手术后患者由于肠系膜动脉侧支循环遭到破坏，此时单根肠系膜动脉的狭窄病变也可导致 CMI。

CMI 常被误诊为严重的功能性肠病。Ochsner 临床中心诊治的 59 位 CMI 患者，78% 的患者有典型的 CMI 表现，而剩余的 22% 则表现为缺血性胃病及缺血性结肠炎的症状[11]。CMI 的诊断是基于至少一根肠系膜动脉显著狭窄的前提下肠道缺血造成临床症状。由于诊断相对困难，我们推荐多学科协同合作完成这项工作。CMI 患者体检时上腹部有时可闻及血管杂音，此外，这些患者身体其他部位的血管可能也存在病变。

影像学诊断

多普勒超声、CTA 以及 MRA 对于诊断肠系膜动脉狭窄已足够[12-17]。

有创的血管造影仍然是肠系膜动脉病变的诊断金标准，侧位的主动脉造影可以看清肠系膜动脉（图 21-1），前后位的主动脉造影则可能看到 Riolan 弓，它指的是连接肠系膜下动脉与肠系膜上动脉的侧支循环，只有在近端肠系膜动脉存在病变时才会充盈显影。血管造影因为其有创性很少用于筛查，但是推荐在无创影像学检查无法明确诊断以及考虑进行血运重建术的患者中施行。

肠系膜慢性缺血的治疗

药物治疗

无临床症状的 CMI 患者应当与患有动脉粥样硬化类血管疾病患者一样对各种危险因素采取积极综合治疗来控制疾病的进展，包括服用他汀类药物控制血脂、控制血压及血糖水平、戒烟以及服用阿司匹林拮抗血小板聚集。此外，此类患者应避免使用

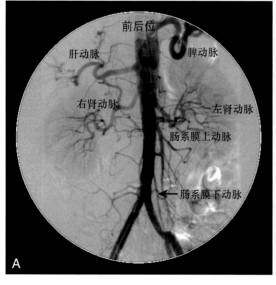
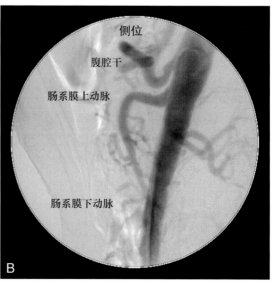

图 21-1　**A.** 前后位腹主动脉造影显示腹主动脉分支。**B.** 侧位腹主动脉造影显示肠系膜动脉

地高辛，因为地高辛的副作用会引起内脏动脉血管收缩从而加重消化道缺血[18]。

目前指南推荐症状性 CMI 患者应当考虑通过手术干预进行血运重建[19]。没有经过血运重建的患者疾病会继续进展并有急性心肌梗死、营养不良甚至死亡的风险。

腔内治疗

腔内治疗相对于开放手术因其术后并发症发生率较低从而更为推荐（图 21-2），必要时腔内手术可以重复进行且与首次操作相比手术风险并不会增加，此外，首先行腔内血管成形术对之后可能进行的开放手术无任何影响。

与肾动脉狭窄类似，主动脉于肠系膜动脉开口处的狭窄是 CMI 最常见的致病因素，由于动脉的弹性回缩作用，单纯应用球囊扩张很难治愈此处的狭窄。球囊扩张配合支架置入能够有效地对抗动脉的弹性回缩，其较单纯的球囊扩张手术成功率更高（图 21-3）[11, 21-24]。在 59 名 CMI 患者的 79 根肠系膜动脉初次置入支架的手术成功为 96%，支架置入后的症状缓解率为 88%[11]。在术后平均（38±15）个月的随访时间里，17% 的患者症状复发但均未发展为急性肠系膜缺血，这些患者均成功地进行了第二次血运重建且无并发症发生。肠系膜动脉介入操作中关于

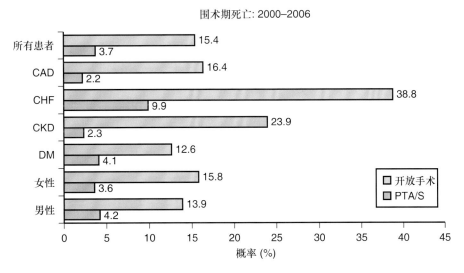

图 21-2 CMI 开放手术及腔内治疗死亡率柱状图。CAD：冠心病；CHF：慢性心力衰竭；CKD：慢性肾病；DM：糖尿病（引自美国国家住院患者资料库：Schermerhorn ML，Giles KA，Hamdan AD，et al：Mesenteric revascularization：management and outcomes in the United States，1988—2006. J Vasc Surg 50：341-348. e1，2009.[20]）

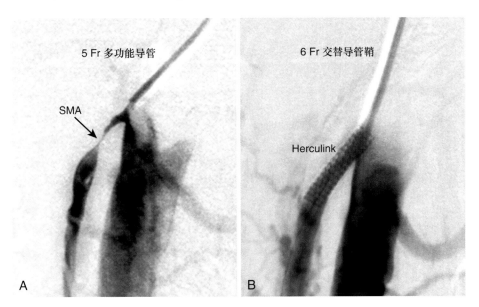

图 21-3 **A.** 侧位造影显示严重的肠系膜上动脉（SMA）狭窄。**B.** 球囊扩张支架成功置入后造影

导管的选择及操控均可以借鉴肾动脉支架置入术。

目前暂无关于开放手术与腔内手术治疗 CMI 的对照试验。由于 CMI 患者有着全身性动脉粥样硬化疾病以及营养不良，他们的开放手术风险通常比腔内手术要高。因此，对于开放手术治疗 CMI 的围术期并发症发生率及死亡率分别高达 45% 及 15% 就并不如此令人惊讶了[25]。而开放手术后仍生存的患者的肠系膜动脉通畅率及无症状生存率是否优于支架置入的患者尚无定论[25-26]。

由于介入手术令人满意的效果，数位研究者已经提出将其作为 CMI 患者进行血运重建的首选方法，在某些介入手术后症状复发进而需要开放手术的高手术风险患者中，可以先进行腔内手术缓解症状，待患者手术风险下降后再行开放手术治疗[27]。腔内手术的并发症多与操作过程中血管通路相关，包括穿刺点皮下血肿、假性动脉瘤、动脉急性栓塞以及腹膜后血肿。

开放手术治疗

不同方式的肠系膜动脉重建开放手术报道的早期成功率在 91% 到 96% 之间，晚期成功率在 80% 到 90% 之间。在图 21-2 中，关于开放手术的死亡率被归纳总结，显示其围术期死亡率高达 29%[28]。

术后管理及随访

对于术后的患者，建议术后 1 个月、3 个月、6 个月、12 个月分别行肠系膜动脉彩超检查以评估其是否通畅。任何症状的复发均应行进一步检查来证实是否有动脉再狭窄。通过超声检查出动脉再狭窄的患者也可能并无症状复发[29]。多普勒超声是绝大多数医疗机构的常规随访检查方式[3]，随着 CTA 及 MRA 的广泛应用，在未来给患者随访提供了更多的检查手段[16]。

结语

CMI 因其发病罕见造成其不同治疗方式之间的

随机对照研究难以开展。病例报道显示腔内支架置入术相对开放手术有着更低的并发症发生率及几乎相同的远期疗效。对于同时适合腔内治疗及开放手术的患者，目前推荐其首选腔内手术行支架置入术，类似于肾动脉开口处狭窄病变患者行肾动脉支架置入术。

参考文献

1. Valentine RJ, Martin JD, Myers SI, et al: Asymptomatic celiac and superior mesenteric artery stenoses are more prevalent among patients with unsuspected renal artery stenoses. *J Vasc Surg* 14:195–199, 1991.
2. Hansen KJ, Wilson DB, Craven TE, et al: Mesenteric artery disease in the elderly. *J Vasc Surg* 40:45–52, 2004.
3. Kougias P, Kappa JR, Sewell DH, et al: Simultaneous carotid endarterectomy and coronary artery bypass grafting: results in specific patient groups. *Ann Vasc Surg* 21:408–414, 2007.
4. Harris MT, Lewis BS: Systemic diseases affecting the mesenteric circulation. *Surg Clin North Am* 72:245–259, 1992.
5. Bech FR: Celiac artery compression syndromes. *Surg Clin North Am* 77:409–424, 1997.
6. van Bockel JH, Geelkerken RH, Wasser MN: Chronic splanchnic ischaemia. *Best Pract Res Clin Gastroenterol* 15:99–119, 2001.
7. Thomas JH, Blake K, Pierce GE, et al: The clinical course of asymptomatic mesenteric arterial stenosis. *J Vasc Surg* 27:840–844, 1998.
8. Stoney RJ, Cunningham CG: Acute mesenteric ischemia. *Surgery* 114:489–490, 1993.
9. Cappell MS: Intestinal (mesenteric) vasculopathy. II. Ischemic colitis and chronic mesenteric ischemia. *Gastroenterol Clin North Am* 27:827–860, vi, 1998.
10. Matsumoto AH, Tegtmeyer CJ, Fitzcharles EK, et al: Percutaneous transluminal angioplasty of visceral arterial stenoses: results and long-term clinical follow-up. *J Vasc Interv Radiol* 6:165–174, 1995.
11. Silva JA, White CJ, Collins TJ, et al: Endovascular therapy for chronic mesenteric ischemia. *J Am Coll Cardiol* 47:944–950, 2006.
12. Bowersox JC, Zwolak RM, Walsh DB, et al: Duplex ultrasonography in the diagnosis of celiac and mesenteric artery occlusive disease. *J Vasc Surg* 14:780–786, discussion 786–788, 1991.
13. Zwolak RM, Fillinger MF, Walsh DB, et al: Mesenteric and celiac duplex scanning: a validation study. *J Vasc Surg* 27:1078–1087, discussion 1088, 1998.
14. Chow LC, Chan FP, Li KC: A comprehensive approach to MR imaging of mesenteric ischemia. *Abdom Imaging* 27:507–516, 2002.
15. Geelkerken RH, van Bockel JH: Duplex ultrasound examination of splanchnic vessels in the assessment of splanchnic ischaemic symptoms. *Eur J Vasc Endovasc Surg* 18:371–374, 1999.
16. Shih MC, Hagspiel KD: CTA and MRA in mesenteric ischemia: part 1, role in diagnosis and differential diagnosis. *AJR Am J Roentgenol* 188:452–461, 2007.
17. Shih MC, Angle JF, Leung DA, et al: CTA and MRA in mesenteric ischemia: part 2, normal findings and complications after surgical and endovascular treatment. *AJR Am J Roentgenol* 188:462–471, 2007.
18. Kim EH, Gewertz BL: Chronic digitalis administration alters mesenteric vascular reactivity. *J Vasc Surg* 5:382–389, 1987.
19. Hirsch AT, Haskal ZJ, Hertzer NR, et al: ACC/AHA 2005 guidelines for the management of patients with peripheral arterial disease (lower extremity, renal, mesenteric, and abdominal aortic): executive summary a collaborative report from the American Association for Vascular Surgery/Society for Vascular Surgery, Society for Cardiovascular Angiography and Interventions, Society for Vascular Medicine and Biology, Society of Interventional Radiology, and the ACC/AHA Task Force on Practice Guidelines (Writing Committee to Develop Guidelines for the Management of Patients With Peripheral Arterial Disease) endorsed by the American Association of Cardiovascular and Pulmonary Rehabilitation; National Heart, Lung, and Blood Institute; Society for Vascular Nursing; TransAtlantic Inter-Society Consensus; and Vascular Disease Foundation. *J Am Coll Cardiol* 47:1239–1312, 2006.
20. Schermerhorn ML, Giles KA, Hamdan AD, et al: Mesenteric revascularization: management and outcomes in the United States, 1988-2006. *J Vasc Surg* 50:341–348.e1, 2009.
21. Sheeran SR, Murphy TP, Khwaja A, et al: Stent placement for treatment of mesenteric artery stenoses or occlusions. *J Vasc Interv Radiol* 10:861–867, 1999.
22. Sharafuddin MJ, Olson CH, Sun S, et al: Endovascular treatment of celiac and mesenteric arteries stenoses: applications and results. *J Vasc Surg* 38:692–698, 2003.
23. AbuRahma AF, Stone PA, Bates MC, et al: Angioplasty/stenting of the superior mesenteric artery and celiac trunk: early and late outcomes. *J Endovasc Ther* 10:1046–1053, 2003.
24. Resch T, Lindh M, Dias N, et al: Endovascular recanalisation in occlusive mesenteric ischemia–feasibility and early results. *Eur J Vasc Endovasc Surg* 29:199–203, 2005.
25. Kasirajan K, O'Hara PJ, Gray BH, et al: Chronic mesenteric ischemia: open surgery versus percutaneous angioplasty and stenting. *J Vasc Surg* 33:63–71, 2001.
26. Sivamurthy N, Rhodes JM, Lee D, et al: Endovascular versus open mesenteric revascularization: immediate benefits do not equate with short-term functional outcomes. *J Am Coll Surg* 202:859–867, 2006.
27. Brown DJ, Schermerhorn ML, Powell RJ, et al: Mesenteric stenting for chronic mesenteric ischemia. *J Vasc Surg* 42:268–274, 2005.
28. Derrow AE, Seeger JM, Dame DA, et al: The outcome in the United States after thoracoabdominal aortic aneurysm repair, renal artery bypass, and mesenteric revascularization. *J Vasc Surg* 34:54–61, 2001.
29. Fenwick JL, Wright IA, Buckenham TM: Endovascular repair of chronic mesenteric occlusive disease: the role of duplex surveillance. *ANZ J Surg* 77:60–63, 2007.

肾交感神经消融术

Stefan C. Bertog，Laura Vaskelyte，Todd Drexel，Ilona Hofmann，
Dani Id，Sameer Gafoor，Markus Reinartz，and Horst Sievert
姚志峰　季萌　译　沈雳　审校

引言

　　高血压是世界性的重要致死因素，2004 年死于高血压的患者占总死亡人数的 13%（世界卫生组织，2009）。预计至 2025 年高血压患病率将升高至 29%（15.6 亿）[1]。全美共有 6500 万高血压患者[2]。心脑血管疾病患病率及死亡率均与血压及其事件风险存在直接相关性[3]。降压治疗可降低卒中、心肌梗死及心血管死亡风险[4-5]。有部分患者在联合应用多种降压药物的情况下，血压仍控制不佳。在应用 4 种降压药或包括利尿剂在内的 3 种降压药的情况下血压仍不达标，即称为"顽固性高血压"[6]。目前顽固性高血压的患病率随不同定义标准及调查人群而有所差异。在对三级转诊患者的中小型研究[7]及临床研究[8-10]中，顽固性高血压的患病率在 12% 至 34% 之间。大规模人群研究显示的患病率稍低。全美健康营养调查显示顽固性高血压患病率为 9%[11]，而北加利福尼亚及科罗拉州人口学研究显示数据为 2%[12]。重要的是，顽固性高血压患者发生心血管事件的风险更高[12]。交感神经系统因在顽固性高血压的发生发展中发挥了重要作用，而在近期成为经导管介入治疗的靶点。基于上述原因，肾交感神经的生理功能、其在高血压进展中的病理生理作用以及去肾交感神经的临床作用及技术路径受到广泛关注。

肾在高血压中的作用

　　在回顾肾交感神经系统血压调节的特性之前，再次重申肾在血压的调控中具有十分重要的作用[14]。这在肾移植术中可证实。高血压大鼠的肾移植入血压正常大鼠体内后，血压正常大鼠出现高血压；反之亦然[15]。由此可见，决定血压的不是宿主而是肾。肾根据血压调节尿钠排泄，以此实现对血压的调控。通过调节水钠代谢维持内环境稳态是肾的独特功能。在通过去神经术、双侧肾上腺切除术、大剂量儿茶酚胺或糖皮质激素持续灌注及交叉夹闭主动脉（引起肾灌注压增加）等方法避免外界环境对肾影响的情况下，会引起排尿及排钠量的显著增加[16-17]。因此肾维持血压稳定在很大程度上是通过压力介导的尿钠排泄来实现的。尽管肾的这一功能可以在一定程度上避免外部刺激对血压的影响，但通过肾交感神经传输的外部刺激信号可导致机体调节阈值发生变化。

肾交感神经的解剖学及生理学特点

　　肾各部分均有交感神经传出纤维支配[18-21]。同时肾发出的信号由交感神经传入纤维传递至中枢神经系统。

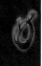

第
3
部
分

外
周
动
脉
介
入
治
疗

传出神经纤维（图 22-1）

由中枢神经系统（位于下丘脑的杏仁核、腹外侧核、大脑皮质、脑桥）、化学及压力感受器发出的神经冲动在延髓（孤束核及延髓腹核）经过整合后传入交感神经纤维。交感神经由脊髓发出，后走行于脊髓外侧柱（Th10-L2）[22]。神经冲动在脊髓外侧核中传入交感神经节前纤维，诱发神经递质的释放，并最终将冲动传入位于腹腔干、肠系膜上下神经节内的节后纤维。节后纤维（主要是走行于肾动脉外膜中的节后纤维）分布于肾小管上皮细胞、球旁器颗粒细胞及小动脉平滑肌细胞，可分泌去甲肾上腺素及神经肽 Y（图 22-2）。去甲肾上腺素与 α-1b 受体及 β 受体（分布于小管上皮细胞基底面[23-24]）结合，分别对 Na^+/K^+ ATP 酶产生激动[25]或抑制[26]作用，总体而言作用效果是中性的。而神经肽 Y 可促进去甲肾上腺素的激动作用[26]。该网络产生的总体效应是激活 Na^+/K^+ ATP 酶，增加水钠重吸收，从而导致血压升高。在球旁器的颗粒细胞中，去甲肾上腺素与 β₁ 受体结合，激活腺苷酸环化酶上的 G 蛋白偶联受体，促进环腺苷酸（cAMP）合成，最终

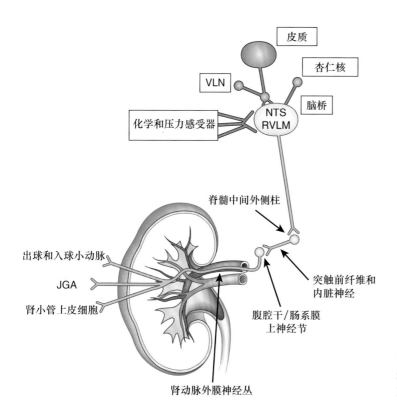

图 22-1 肾交感神经系统传出神经解剖示意图（描述见文中）。JGA，球旁复合体；NTS，孤束核；RVLM，延髓外侧核；VLN，下丘脑腹外侧核

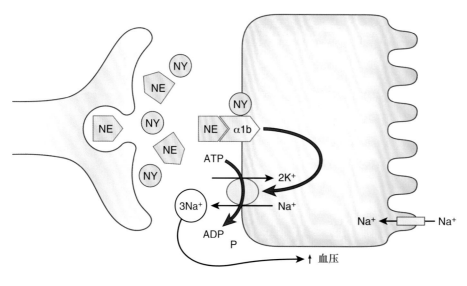

图 22-2 传出神经纤维终止于肾小管上皮细胞管腔侧的细胞 / 分子示意图（描述见文中）。未含：去甲肾上腺素对 β 受体的抑制作用。ADP，二磷酸腺苷；ATP，三磷酸腺苷；K⁺，钾离子；Na⁺，钠离子；NE，去甲肾上腺素；NY，神经肽 Y；P，磷酸盐

促进肾素释放（图 22-3）[27]。肾素激活肾素-血管紧张素系统，产生血管紧张素 II 及醛固酮，两者分别可导致血管收缩及水钠重吸收增加，最终均导致血压升高[28]。此外，血管紧张素-醛固酮系统中涉及的激素还可造成血管重构[28-29]，并使心脏出现诸如左心室肥厚、纤维化等结构重构[30]。在血管平滑肌细胞中，去甲肾上腺素与 α_1 受体结合并通过 G 蛋白偶联受体激活蛋白激酶 C，释放三磷酸肌醇和甘油二酯（图 22-4）[31]。三磷酸肌醇刺激肌浆网释放钙离子，钙离子与收缩蛋白结合，触发平滑肌及血管收缩[32]。

传入神经纤维

肾交感神经传入纤维末梢在肾盂分布最为丰富。机械及化学感受器刺激传入纤维系统[33]。压力感受器反馈调节肾盂、动脉及静脉的静水压。化学感受器监测肾间质微环境，受到肾实质缺血时释放介质的刺激。这些来自肾的刺激信号通过位于背神经节的交感神经传入纤维进入脊髓灰质后角。P 物质和降钙素基因相关肽在这一过程中发挥了神经递质的作用。神经刺激信号由脊髓进一步传入中枢自主神经系统——下丘脑室旁核和脑干孤束核，以及对侧肾[34-35]。中枢自主神经系统受到刺激后，反过来使全身交感神经张力增高，导致血管收缩、水钠潴留，最终使血压进一步升高。刺激一侧肾会对对侧肾水钠平衡产生影响，称为肾-肾反射。肾交感神经传入纤维对血压的影响在刺激或抑制传入神经的动物实验中已得到证实。在注射毒性药物或缺血方法制作的大鼠肾损伤模型中，可见肾交感神经传入纤维激活后，引起全身交感神经系统张力增高，以及血压升高。在预先进行背神经根离断术（横断背神经根等同于阻断交感神经传入通路）的大鼠中，该现象可明显减弱甚至被完全抑制[36-38]。同样的，在大鼠肾低灌注模型中，背神经根离断术会导致血压下降。这一模型中，在预先实行背神经根（Th10-L2）离断术的情

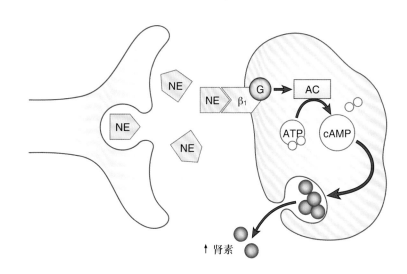

图 22-3 传出神经纤维终止于球旁复合体的细胞/分子示意图（描述见文中）。AC，腺苷酸环化酶；ATP，三磷酸腺苷；cAMP，环腺苷酸；G，G 蛋白；NE，去甲肾上腺素

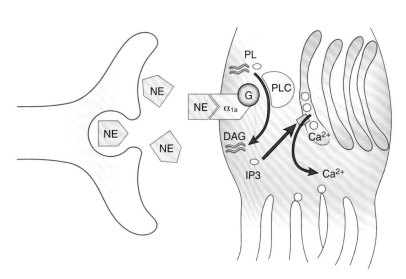

图 22-4 交感神经经传出纤维终止于肾小球动脉的细胞/分子示意图（描述见文中）。Ca^{2+}，钙离子；DAG，甘油二酯；G，G 蛋白；IP3，三磷酸肌醇；NE，去甲肾上腺素；PL，磷脂；PLC，磷脂酶 C

况下，肾全切引起的血压升高并不明显[39]。

支持肾交感神经系统与高血压相关性的动物及临床研究数据

除上述研究外，有多个重要的动物研究均证实肾交感神经与高血压发生发展存在相关性。直接刺激犬内脏神经可引起血压升高[40]，而去除肾交感神经（通过肾全切后移植术实现）后出现尿量增多及血压下降。与之相似，内脏神经离断术也会造成尿钠及尿量增多[41]。在 Goldblatt 单侧肾动脉狭窄及两肾一夹模型中，对夹闭侧肾动脉实施神经消融术，可有效减轻模型动物血压上升幅度[37]。在肾内注射等方式制作的肾损伤模型中，交感神经消融术同样可减轻高血压的发生[36]。与正常血压大鼠相比，自发性高血压大鼠的肾交感神经活性明显偏高[42]。在自发性高血压大鼠中，肾交感神经消融术可延缓高血压的发病，并可减轻高血压发病后的反应[43]。需要注意的是，术后高血压的再次发生是由于肾交感神经再生所致，而不是手术效应衰减的结果[44]。在大鼠、犬、猪及兔等多种其他高血压动物模型中均发现肾交感神经消融可阻止或延缓高血压的发生，并降低血压[45]。

同时，在临床研究中也发现交感神经系统在高血压的发生发展中发挥了重要作用。在临界高血压患者[46]及青年高血压患者[47]血浆中儿茶酚胺含量均有所增加。但这一现象并非在高血压患者中普遍存在。尤其在老年高血压患者中，血浆儿茶酚胺含量与血压正常者相近[48]。血浆中儿茶酚胺含量不仅取决于神经末梢释放量的多少，同时还取决于降解及再摄取水平。此外，不同器官间交感神经活性亦存在差异[49-50]。因此，血浆儿茶酚胺水平并非与全身或局部交感神经活性完全平行。但肌肉交感神经活性及去甲肾上腺素溢出率是反映全身及局部交感神经活性的可靠指标。基于上述理论，相较于血压正常个体，高血压患者肌肉组织中交感神经活性增高，同时去甲肾上腺素再摄取减少[48, 50-52]。在肾动脉狭窄、肥胖、阻塞性睡眠呼吸暂停所致的继发性高血压患者中，同样存在交感神经活性增高的情况[53-55]。

在人体中交感神经阻断对血压产生了与动物研究相同的影响。需维持透析的慢性肾脏病患者存在交感神经活性增高的情况，在进行双侧肾切除术后，交感神经活性降至正常[56]。而行肾移植的患者，若将原有肾留于体内，交感神经活性将维持在较高水平[57]。肾脏病患者接受肾切除术后，无论是切除病变一侧肾的单肾病变患者（例如由肾盂肾炎或先天性肾发育不良所致）[58-60]还是切除双侧肾的双肾病变患者，血压均出现下降[61-62]。

虽然肾切除术后的血压下降可以用病变肾发出及接受的交感神经信号减少来解释，但因为在保留废用肾的慢性肾脏病患者中肾素-血管紧张素-醛固酮系统活性明显升高，所以术后的血压下降也可能是由于手术降低了该系统活性所致。此外，肾交感神经系统似乎还具有其他作用。慢性肾脏病患者服用可乐定等中枢交感抑制药物所得到的降压效果往往要大于使用肾素-醛固酮系统阻滞剂[63]。目前肾交感神经活性升高的机制尚未明确，由肾动脉狭窄患者在肾动脉成形术后出现血压下降可推断其发生可能与肾缺血有关[64]。接受患侧肾切除术的肾动脉狭窄患者术后同样出现了血压的下降[65]。

外科交感神经切除术引发了干预肾交感神经系统治疗高血压的深入研究。外科交感神经切除术是通过切除末段胸椎及邻近腰椎交感神经节及双侧内脏神经实现的[66-67]。与对照组相比，手术组血压[67-70]及死亡率[67, 71-73]均有显著下降。此外，术后心脏大小[74-75]、心绞痛发作[76]、肾功能[74-76]、脑血管事件[76]及头痛[76]均有改善。但这些研究并非随机对照研究，不可避免地受到安慰剂效应、霍森效应、选择偏倚、患者及术者偏倚所影响。手术并发症发生率及死亡率偏高，以及新型降压药物的问世，导致了交感神经切除术在 19 世纪 70 年代被终止。尽管如此，该手术仍进一步证实了肾交感神经在高血压发生发展中所起的病理生理作用，以及交感神经消融的一些潜在作用。

经皮肾交感神经消融术

上述基础及临床研究中观察到的现象均证实了肾交感神经对血压调节有重要作用。加之肾交感神经纤维主要分布于肾动脉外膜及血管周围区域的解剖学特点，使通过射频器械进行肾交感神经消融成为可能。该技术的有效性及安全性在猪身上得到了首次证实。在采用 Flex 肾交感神经消融系统（Medtronic Inc.，Minneapolis，Minnesota）（图 22-5）行肾交感神经射频消融后，通过组织学方法证实肾

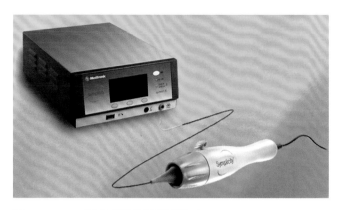

图 22-5 Flex 肾交感神经消融系统（Medtronic Inc., St. Paul, Minn.）。显示了发生器和导管

动脉周围区域出现神经元受损，肾皮质中交感神经轴突减少，肾去甲肾上腺素含量降低 90%（该数据美敦力公司未公布）。在猪肾交感神经消融实验中，经 OCT 检测发现术后出现组织纤维化、动脉内皮裸露、透壁凝固性坏死等情况，术后 10 天血管内膜完全再生，肾交感神经出现坏死[77]。术后 6 个月时经组织学方法测定，10% ～ 25% 的动脉中膜及外膜区域的神经纤维发生坏死及纤维化，并且未出现肾动脉狭窄[78]。

Symplicity HTN-1 研究中纳入 45 例重度顽固性高血压患者行肾交感神经射频消融治疗[79]。1 年后平均诊室血压降低 27/17 mmHg。其中有 4 例患者出现用药增加，对用药增加的 4 例患者数据再次进行统计分析，手术前后血压仍具有显著差异。其中有 30% 患者术后收缩压降低 < 10 mmHg，被认为对治疗无反应。动态收缩压降低幅度（平均降低 11 mmHg）远小于诊室血压，这成为后续肾交感神经消融研究中探讨的普遍问题。

肾交感神经消融后，肾及全身去甲肾上腺素溢出率降低（n = 10），这一现象支持了肾交感神经消融可降低肾及全身交感神经系统活性这一观点。在 Smplicity HTN-1 的 1 例患者[80] 及后续一项单独临床研究[81]中均通过测定肌肉交感神经活性证实术后全身交感神经张力较术前减低。Smplicity HTN-1 中 1 例患者在指引导管进入肾动脉时导致肾动脉夹层并进行了支架置入治疗，另有 1 例股动脉假性动脉瘤发生。

一项包括 Smplicity HTN-1 及其他相关研究在内的注册研究显示，直至术后 24 个月[82] 及 36 个月，血压仍有明显下降，降低水平分别为 33/14 mmHg 及

32/14 mmHg。该手术效果与年龄、基线肾功能情况、是否合并糖尿病均无明显相关性[83]。此外，术后 36 个月时，患者对手术的反应率由术后 1 个月时的 70% 上升至 93%[83]。在为期 36 个月的随访过程中，共出现 2 例需行支架置入治疗肾动脉狭窄，其中 1 例可能与操作有关，另 1 例狭窄部位与手术部位距离较远且术前该部位既已存在一定程度的狭窄；另有 2 例对血流动力学影响不明显的轻度肾动脉狭窄。

Symplicity HTN-2 纳入重度顽固性高血压患者共 106 例，随机分入肾交感神经消融组（同时继续接受传统降压药物治疗）及单纯传统药物治疗组[84]。在术后 6 个月，与术前相比，手术组血压降低 32/12 mmHg，而对照组血压无明显降低，两者之间有统计学差异。同时在手术组中，血压降低 10 mmHg 以上的患者达该组总人数的 84%，而对照组该数值为 35%。在该研究中，动态血压（下降 11/7 mmHg）下降幅度同样明显小于诊室血压，但与对照组相比优势仍具有统计学意义。在该研究中未出现严重不良事件。两组的肾功能及尿白蛋白与肌酐比值手术前后均无明显变化。46 位假手术组患者交换到肾交感神经消融组，在交换术后 6 个月平均血压降幅明显，为 24/8 mmHg[85]。对照组中有 40 例患者交叉进入肾交感神经消融组，随访 36 个月，血压与术前相比降低 33/14 mmHg[85]。

近期一项以中度顽固性高血压（诊室收缩压介于 140 ～ 160 mmHg 之间）患者为目标人群的小规模（n = 20）肾交感神经消融研究中，与术前相比，术后 6 个月平均诊室及动态血压分别降低 13/5 mmHg 及 11/4 mmHg，均有统计学意义[86]。其后纳入 54 例中度顽固性高血压患者的另一项研究术后随访 6 个月，得出了与之类似的结果，平均诊室及动态血压分别降低 13/7 mmHg 及 14/7 mmHg[87]。由此看来，术后血压下降水平似乎与高血压严重程度呈正比。

局限性

选择和观察偏倚、安慰剂效应、霍桑效应等非对照不设盲研究所具有的不足在 Symplicity HTN-1 中均存在。除选择偏倚外，上述其他不足也存在于 Symplicity HTN-2 研究中。此外，该研究中，以患者诊室血压为纳入标准，将随访血压与入组血压相比较，均数回归效应可能导致过高估计治疗效果。尽管在对动态血压的分析中仍存在均数回归效应，但该统计因素的影响已明显缩小。因此除非在排除均

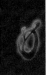

数回归效应的情况下进行测量，动态血压的下降幅度总是小于诊室血压的降低幅度也就不足为奇了。

在使用射频或超声能量进行消融时会出现肾动脉损伤，以及手术过程中发生肾动脉夹层及血栓形成，无论是否出现血栓栓塞，均可能导致肾动脉狭窄。与此相同，有研究发现接受肺静脉隔离的心房颤动患者中存在肺静脉狭窄的情况[88]。但在肾交感神经消融过程中使用的射频能量（Symplicity 肾交感神经消融系统所使用能量仅为 8W）远低于肺静脉隔离所使用的能量（高达 30W）。随访期间的影像学资料显示，肾动脉狭窄发生率极低。对 Symplicity HTN-1 及注册研究中的 153 例患者进行为期 36 个月的随访，仅有 1 例发生肾动脉狭窄[83]。尽管如此，在以射频[89-90]及超声[91]为能量来源的肾交感神经消融术中，均有肾动脉狭窄发生。值得一提的是，在一些研究中进行影像学随访的病例是有限的，肾动脉狭窄确切的长期发生率还有待进一步观察。

接受肾交感神经消融术治疗的患者中有约 15% 的患者疗效不明显，目前并未发现明确原因。可能的原因包括术者技术水平或操作过程的不足所致的消融不完全，患者高血压并非由交感神经过度激活所驱动。就此而言，术前应常规评估肾和（或）全身交感神经活性，但操作过程复杂且具有一定风险性（去甲肾上腺素溢出率需通过侵入式操作进行测量）。此外，该评价结果是否可有效预测手术临床效果目前尚无定论。与之相比，不同部位间交感神经活性的差异更为复杂。例如，有些高血压患者肾去甲肾上腺素溢出率是正常的，而其肌肉交感神经活性却是增高的[50]。基线血压和压力感受器敏感性是目前仅有的两个已知的独立预测因子。手术疗效与基线血压呈正相关[82, 84, 86, 92]，与基线压力感受器敏感性呈负相关[93]。Chinushi 等对犬接受经导管电刺激时血压、心率、心率变异性、血浆儿茶酚胺浓度等指标变化进行分析，尝试建立评价交感神经活性的方法学体系。对未行交感神经消融的肾动脉周围自主神经进行刺激，会出现心率、血压及血浆儿茶酚胺水平的明显升高，而在肾交感神经消融后进行刺激，这些参数仅发生轻微改变[94]。与此类似的可以反映操作过程或临床有效性且操作安全的技术方法是非常有意义的。

因在某些动物模型中观察到肾交感神经再生现象，肾交感神经是否能够再生成为另一个热议的问题[44]。在接受心脏移植的患者中也观察到了心交感神经再生现象[95]。同样的，在移植后的肾同样发生了组织学意义上的神经再生[96]，但再生神经似乎并无信号传递功能[97]。由 HTN-1 及 HTN-2 研究中降压效果的持续性可推断，至少至术后 36 个月并未出现有效的交感神经再生。

Symplicity HTN-3

由于 Symplicity HTN-1 和 HTN-2，以及其他一些证实术后血压明显下降的非对照研究存在上文中提到的潜在不足，Symplicity HTN-3 应运而生[98]。该研究将顽固性高血压患者按 2:1 的比例随机分入肾交感神经消融组和假手术组，并在整个随访过程中对研究者及受试者设盲，以此将可能由于安慰剂效应和霍桑效应所致的两组间血压差异降到最低。该设计同时也减少了术者及受试者可能造成的偏倚。研究共纳入 535 例患者，对 364 例肾交感神经消融组患者使用 Symplicity Flex 肾交感神经消融系统（Medtronic Inc.）进行手术治疗，同时为对照组患者进行肾动脉造影。以安全性（包括全因死亡率、晚期肾脏病、导致终末脏器损害的血栓事件、血管并发症、30 天内发生的高血压危象、6 个月内发生的肾动脉狭窄）及有效性（术后 6 个月手术组较对照组诊室收缩压下降大于 5 mmHg）作为研究终点。该研究充分证实了手术的安全性，至术后 6 个月，两组间复合安全终点事件的发生无显著差异（肾交感神经消融组发生率为 4%，假手术组发生率为 5.8%）。两组间主要不良事件的发生率同样无明显差异（肾交感神经消融组发生率为 1.4%，假手术组发生率为 0.6%）。然而，在两组诊室收缩压均降低的情况下（肾交感神经消融组平均血压降低 14 mmHg，假手术组平均血压降低 11.7 mmHg），两组间血压下降情况并无显著差异。两组间动态血压下降情况同样无显著差异（肾交感神经消融组平均血压降低 6.8 mmHg，假手术组平均血压降低 4.8 mmHg）。Symplicity NHT-3 与 Symplicity 前两期研究及其他获得阳性结果的研究所得结论相悖的原因尚不明确。可能是由于之前研究所显示的手术效果是由于人为因素；上文所提到的局限性，尤其是均数回归效应所致，也可能是由于"大日子"所致的偏倚（将患者入组时的血压作为基线血压）、安慰剂效应/霍桑效应或观察偏倚所致。此外还有以下几方面因素需重视。

首先，如前文详述，临床及动物实验均证实肾交感神经消融后，肾及全身交感神经活性均降低，这为该技术提供了有力的生理学依据。同时提示研究得到阴性结果可能因手术过程中并未实现肾交感神经的完全阻断等技术原因所致。Symlicity HTN-3研究中每条肾动脉平均消融 3.9 个位点，远少于该术式的常规消融位点数目。在 Symlicity HTN-1 中每条肾动脉消融位点为 4 个，与该研究相近，但 Symlicity HTN-1 并未发现手术效应与消融位点数目之间存在相关性。此外，Symlicity HTN-3 中术者参与手术例数有限，手术经验相对不足。其中有 31% 的术者仅完成 1 例肾交感神经消融术，所有 364 例手术是由 111 名术者完成的（平均每位术者完成 3.3 例手术）。因此，手术操作经验不足可能是影响手术效果的原因。但将完成手术例数 ≥ 5 和 < 5 的术者所完成手术的效果进行比较，两者之间并无差异。此外，将同一术者的首例手术效果与此后的手术效果进行比较，亦无差异。

其次，患者的选择可能是影响试验结果的另一因素。Symlicity HTN-3 所纳入的患者与此前研究中纳入的患者可能存在某些特征上的差异。为了证实这一假设，有研究对 Symlicity HTN-3 进行了进一步亚组分析，结果发现在非非洲裔美国人、年龄低于 65 岁及 GFR ≥ 60 ml/（min · 173 m^2）的患者中术后诊室血压下降显著，且与对照组相比具有显著差异。研究中纳入了对肾交感神经消融治疗反应不佳的患者，可能导致 Symlicity HTN-3 中手术有效性被低估，而造成治疗组与对照组之间血压下降程度差别不明显。但在上述亚组分析中，两组间动态血压变化仍无明显差异[99]。

在更加详尽的数据公布前，上述几方面仅是一种推断。

实践方面：患者选择及操作过程

病例选择

在尚无肾动脉介入治疗经验的术者进行最初几例手术时，精确的解剖学信息有助于病例选择。较为谨慎的做法是选择腹主动脉没有或仅有轻度弯曲和（或）动脉粥样硬化的患者。术前通过腹主动脉 CT 或磁共振血管成像可大致了解腹主动脉的解剖学特征，使术者了解术中可能遇到的由血管迂曲或已形成的动脉粥样硬化斑块造成的操作难点。一些图像处理软件可以帮助术者判断观察肾动脉开口及起始部位的造影角度。MRA 以钆为造影剂，肾小球滤过率低于 < 30 ml/min 是 MRA 的禁忌证。但新型成像技术无需使用造影剂即可实现主动脉及肾动脉重建[100-103]。但目前血管超声、CT 及 MRI 等无创血管成像技术仍无法替代肾动脉造影。因此，动脉造影在绝大部分肾交感神经消融术中仍是必要的一部分。

患者选择

患者选择可以通过如图 22-6 所示的简单推导过程完成（图 22-6）。首先必须要明确患者是否是重度顽固性高血压。在几个关键研究中，重度顽固性高血压被定义为收缩压 ≥ 160 mmHg（或糖尿病患者收缩压 ≥ 150 mmHg）[79, 84]。似乎血压略低的顽固性高血压患者从肾交感神经消融治疗中获益更多，但血压更高的患者术后血压下降更为明显[86-87]。影响获取准确诊室血压的关键因素已在相关参考文献中进行了详细阐述[104]。若经过准确测量，患者的血压符合上述纳入标准，下一步就要排除白大衣高血压

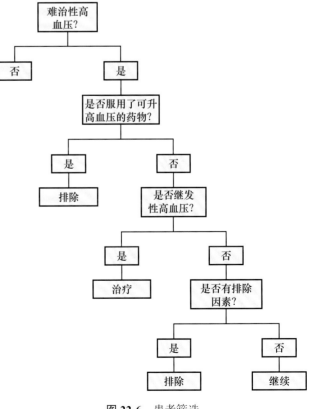

患者筛选

图 22-6 患者筛选

（即患者在院外环境下测量为正常血压，仅在院内测量为高血压）。通过测量动态血压或提供给患者已行校正的血压计定期进行家庭血压测量，可有效排除白大衣高血压。为最大限度减少患者无法坚持服药的情况出现，在进行动态血压监测前由医护人员监督患者服用降压药物，至少确保晨起后服药 1 次。如果严重怀疑某患者未坚持服用药物，在行动态血压监测当天可以要求其来院服用睡前降压药，但这种方式在执行上存在一定难度。其他监督用药的方法包括清点药量、检测血药浓度等方法，但这些方法有些可靠性不高，有些则花费昂贵。另一个问题是患者是否使用了会导致血压升高的药物或违禁品，如果出现这种情况，是否可以按更换药物来论？表22-1 列出了较为常见的需注意的药物及违禁品。在未使用任何可使血压升高的药物及违禁品情况下，通过动态血压证实患者确实患有顽固性高血压后，下一步将进行继发性因素排查。导致高血压常见的继发性因素已在表 22-2 中列出。有些可通过询问病史、体格检查排除（通过测量四肢血压可排除主动脉缩窄及锁骨下动脉狭窄），另一些则需要通过标准化的实验室检查［包括血清电解质（包括钙离子）、

表 22-1　常见升压物质

酒精

咖啡因

选择性 / 非选择性 COX 抑制剂 /NSAIDs

外源性类固醇（如泼尼松或口服避孕药）

可卡因和苯丙胺

食欲抑制药

鼻充血剂

甘草（含咀嚼烟草）

抗抑郁药

酮康唑

环孢素

止吐药（如甲氧氯普胺）

促红细胞生成素

表 22-2　继发性高血压原因

肾动脉狭窄

醛固酮增多症

糖皮质激素分泌增多

嗜铬细胞瘤

甲状腺功能亢进

甲状腺功能减退

甲状旁腺功能亢进

主动脉缩窄

慢性肾功能不全

肌酐、尿酸、全血细胞计数、包括尿微量白蛋白在内的尿液分析及尿沉渣镜检］才能明确。排查内分泌疾病所致的继发性高血压需要进行一系列实验室检查，其中大部分操作比较容易实现。较为复杂的内分泌性高血压不属于本章的探讨范围，其大致过程如下：患者于上午 11 时口服地塞米松 1 mg，次晨返院检测上午 8 时的血浆肾素、醛固酮、皮质醇及促甲状腺激素水平。此外，开始测量 24 h 尿儿茶酚胺及甲氧基去甲肾上腺素含量。如果尿甲氧基去甲肾上腺素的检测标本存在运输困难，可用检测血浆中甲氧基去甲肾上腺素作为替代方法，但与尿液甲氧基去甲肾上腺素检测相比，血浆甲氧基去甲肾上腺素假阳性率偏高。正常人体肾素 / 醛固酮比值上限为 20∶30，而肾素含量尚无明显变化的原发性醛固酮增多症患者体内，醛固酮含量显著高于 15ng/dl[105]。这也是肾素活性以 ng/（ml·h）为单位，而醛固酮以 ng/dl 为单位的原因。但如果是使用参考文献中涉及的其他仪器或检测方法，所得的比值上限可能会有所差异[105]。健康人体，上午 8 时的皮质醇含量应低于 1.8 μg/dl[106]。该界值的敏感性高于 95%，特异性为 80%[107]。尿液中儿茶酚胺含量应低于血浆儿茶酚胺含量上限的两倍[108]。嗜铬细胞瘤患者的典型特征是尿液中儿茶酚胺水平明显升高（高于标准上限的数倍）[108]。可引起继发性高血压的内分泌疾病主要有以下几种：

1. 醛固酮增多症： 据估计原发性醛固酮增多症患者合并高血压的概率为 5%～12%，合并顽固性高血压的概率为 23%～26%[109, 113]。该结果是将低血钾作为诊断醛固酮增多症的必要条件所得出的，该估计值要比实际情况低 0.05%～2%[114]。因为现已认识到多数原发性醛固酮增多症的患者血钾实际处于正常水平[115]。尽管如此，实验室检查中低血钾及轻度血钠水平增高，是诊断醛固酮增多症的线索。在患者晨起坐立时间大于 5 min 及直立（包括站立、行走及坐立）时间大于 2 h 时分别测量其血浆肾素、醛固酮含量[105]。该过程中并不一定要改变体位。但采血时患者血钾必须处于正常范围，最好要鼓励患者自行摄入盐分，因为低钠会抑制醛固酮分泌（可能会导致假阴性结果）[105]。虽然有多种药物均可影响检测的准确性，但事实上，除醛固酮抑制剂（螺内酯、依普利酮）及肾素直接抑制剂（如阿利吉仑）外的降压药物在检测期间仍可继续应用。在检测前

醛固酮抑制剂应停用 6 周。此外，咀嚼草叶及甘草同样会影响检测的准确性，所以在检测前必须停用。常用的一些降压药物（包括血管紧张素转化酶抑制剂、血管紧张素受体拮抗剂、钙通道阻滞剂）会使肾素水平增高，有导致假阴性结果的趋势。因此，在继续服用上述降压药物的情况下，检验结果呈强阳性和（或）肾素水平高于检出上限，提示原发性醛固酮增多症可能大。应用 β 受体阻滞剂或中枢性 α_2 受体激动剂（如可乐定、甲基多巴）会同时降低血浆肾素活性及血浆醛固酮含量，并使肾素：醛固酮比值保持不变[116]，但有研究发现，使用 β 受体阻滞剂或中枢性 α_2 受体激动剂同样可能导致测试出现假阳性结果（与对肾素活性的影响大于对醛固酮含量的影响有关）[117]。无论是通过检测肾素活性还是肾素浓度来诊断醛固酮增多症，均有出现假阳性或假阴性的可能。因此，若检测结果不是用于疾病诊断，可考虑在暂停上述药物，或暂时用其他不会对检测结果产生影响的降压药（如维拉帕米、肼屈嗪、哌唑嗪、多沙唑嗪、特拉唑嗪）[105] 进行替代后进行复测。当测得肾素：醛固酮比值异常时，应与内分泌专家合作进行确诊试验（口服或静脉盐负荷试验[105, 118]或氟氢可的松刺激试验[105]）以协助后续诊治。如果筛选及确诊试验均为阳性，接下来应进行影像学检查（肾上腺 CT）及肾上腺静脉采血，判断出患侧肾上腺并对其进行切除（尤其是在该侧同时存在肾上腺占位时）。未进行肾上腺动脉采血情况下发现的明确肾上腺占位（偶发瘤）在年轻患者中非常少见，对于发生该情况的年轻患者（年龄小于 40 岁）是否要进行单侧肾上腺切除术仍有待进一步探讨[119]。仅通过 CT 扫描进行肾上腺腺瘤定位读片错误可能会对诊断造成误导，但这种情况非常少见。肾上腺静脉采血操作有一定难度，但据报道目前操作成功率已达 74% ~ 96%[118, 120-124]。两项研究中肾上腺静脉采血诊断单侧肾上腺腺瘤的敏感性分别为 95% 和 100%，高于 CT 检查[120-121]。肾上腺静脉采血十分重要，因为通过这种方法可判断出患者所患疾病是通过单侧肾上腺切除术可治愈的"外科疾病"[肾上腺腺瘤（占 35%）、单侧原发性肾上腺增生（占 2%）][125]，还是特发性醛固酮增多症（占 60%）[125]，抑或是可通过糖皮质激素进行治疗的醛固酮增多症（占 < 3%）[125]，后面两类均可通过药物治疗。可生成醛固酮的肾上腺或异位肿瘤非常罕

见[125]，在此不展开讨论。

如果患者在高血压合并低血钾的同时，肾素和醛固酮含量很低会是怎样一种情况？这时患者可能存在与醛固酮增多症相似的某种状态，但该状态不存在醛固酮分泌增加。例如使用外源性皮质醇类药物或摄入甘草，会使体内具有盐皮质激素活性的物质（11-β 羟化酶缺乏、合成去氧皮质酮的肿瘤、合成糖皮质激素的肿瘤、先天性肾上腺皮质增生症）而非醛固酮含量增加；再如利德尔综合征（Liddle syndrome）患者由于存在肾小管上皮细胞钠离子通道缺陷，导致机体排钾增多、排钠减少。

2. 皮质醇增多：虽然在临床上，对于低度怀疑皮质醇增多的患者，使用夜间地塞米松试验是最方便的筛查方式。但是，对于高度怀疑存在皮质醇增多的患者，使用替代试验［午夜唾液皮质醇（应测量两次）和尿游离皮质醇（应测量两次）］更合理[106]。与细胞色素酶 P450 存在相互作用的药物会影响皮质醇代谢，从而造成试验的假阴性或假阳性结果。在病情允许的情况下，应在试验前停用此类药物。肾衰竭患者进行地塞米松抑制试验时，应尽可能选用尿游离皮质醇作为检测指标[106]。对于怀疑为库欣综合征的患者，尿游离皮质醇及午夜唾液皮质醇测定诊断效力要优于地塞米松抑制试验[106]。在肾功能正常的患者中，如果选用尿游离皮质醇作为筛查指标，高效液相色谱法检测效果优于免疫法。高效液相色谱法检测正常上限为 40 ~ 50 $\mu g/24\ h$，检测结果高于正常上限 4 倍以上时应高度怀疑库欣综合征[126]。如筛检试验未见异常，最好联合内分泌科专家进一步行确诊试验，并确认是否存在垂体瘤（68%）或异位 ACTH 综合征［通常由肺小细胞癌（占 12%）、肾上腺腺瘤（占 10%）、肾上腺癌（占 8%）所致］等潜在原因[126]。由其他肿瘤［分泌异位促肾上腺激素释放激素（CRH）的肿瘤或小结节样增生］所致的皮质醇增多非常少见，仅占 < 2%[126]。多数情况下，接下来应进行头颅 MRI 检查、CRH 刺激试验、ACTH 水平测定及大剂量地塞米松 48 h 抑制试验。

3. 嗜铬细胞瘤：尽管即使在顽固性高血压患者中嗜铬细胞瘤患者也非常罕见，但因为漏诊肿瘤可能会导致严重的不良后果，而且嗜铬细胞瘤通过合理治疗极有可能治愈，故仍建议对顽固性高血压患者进行嗜铬细胞瘤筛查。与尿液检查相比，通过检查血浆甲氧基肾上腺素含量进行嗜铬细胞瘤筛查更为

方便易行。但该方法的特异性不高，随年龄不同存在 15% ～ 25% 的假阳性率[127-128]。所以对于该罕见病，临床表现不典型的患者中可检出血浆甲氧基肾上腺素水平增高的概率非常小。因此，在临床表现不典型的患者中可能更适合采用尿甲氧基肾上腺素（特异性为 90%）作为筛检指标。如采用高效液相色谱法或质谱分析法进行检测，除三环类抗抑郁药和盐酸环苯扎林外，包括降压药在内的其他药物均无需停用[129]。在应激情况下（如重大疾病、术后、药物戒断期间）检测假阳性率较高，不推荐在此期间进行检测。采血时患者的体位对检测结果无明显影响。

4. 甲状腺及甲状旁腺功能亢进：该疾病通过包括 TSH 及钙离子检测在内的常规实验室检查即可排查。

手术过程

抗血小板及抗凝药物的应用

目前肾交感神经消融治疗尚无统一的标准化流程。但根据目前最常用的神经消融技术来看，术中内皮损伤（内皮裸露伴或不伴血栓形成）和（或）导管头端血栓 / 焦痂形成是显而易见的[77, 130]。因此，在术前及术后 2 ～ 4 周的血管内膜修复期间（如同时伴有其他需抗血小板治疗的情况，应延长抗血小板时间），需行抗血小板治疗（如术前 81 ～ 325 mg 阿司匹林，阿司匹林不耐受的患者可以 600 mg 氯吡格雷替代；术后 2 ～ 4 周每日 81 ～ 100 mg 阿司匹林或 75 mg 氯吡格雷），尽管尚无循证医学证据。此外，在行肾动脉介入治疗前，还应行静脉肝素（ACT 目标值为 > 250 s）或比伐卢定抗凝，以免操作过程中导丝或消融器械出现血栓附着情况。

对绝大部分心脏介入医生、肾脏病医生及介入放射科医生而言，该手术的常规操作过程不存在技术难点。仅主动脉和（或）髂动脉迁曲时，会使手术难度增加。

手术入路

除少数个别情况外，一般均选择股动脉入路。肱动脉可作为备选穿刺部位。但鉴于目前所应用的 Symplicity Flex 消融导管的长度为 90 cm，肱动脉入路的操作过程中有多个方面需仔细评估（下文中将就此问题详细讨论）。标准股动脉入路操作过程中，使用 Seldinger 穿刺技术置入动脉鞘，动脉鞘大小需根据交感神经消融系统进行选择（Symplicity 肾交感神经消融系统搭配 6 Fr 鞘管）。如果髂动脉较为迁曲，可选用稍长的鞘管（如 40 ～ 45 cm）矫正髂动脉走行，以降低摩擦力，增加指引导管扭矩。目前可通过桡动脉入路的新一代消融器械正在研发当中。但经肱动脉或桡动脉入路时导管的稳定性及贴壁情况受呼吸及心跳影响较大。

血管造影

将直径 0.035 英寸的导丝头端置于腹主动脉 L1 和 L2 之间位置，并沿导丝送入猪尾巴导管或 Omni 冲洗导管（AngioDynamics Inc.，Queensbury，New York），后撤出导丝并注射造影剂（如使用数字减影血管造影需使用 15 ～ 20 ml 造影剂，如使用传统血管造影需使用 20 ～ 30 ml 造影剂）。此外还可通过导丝将肾动脉造影及交感神经消融过程中使用的指引导管送入腹主动脉 L1 和 L2 之间位置，在不撤出导丝的情况下，注射造影剂，这也是笔者常用的方法（该方法需要在造影前先连接一个 Y 阀）。该指引导管后续将用于特定部位的血管造影。鉴于典型右侧肾动脉开口较左侧稍偏前，腹主动脉造影时的投射角度常用左前斜 10° ～ 20°。通过造影需掌握肾动脉的直径、起始部位、走行、迁曲度、分叉情况，有无副肾动脉及其大小，以及肾动脉粥样硬化情况。通过肾动脉解剖学特征选择指引导管。在绝大多数情况下，肾动脉开口略向下，内乳动脉（internal mammary，IM）导管是最为合适的选择。如肾动脉开口呈水平方向，使用肾动脉双弯（renal double curve，RDC）指引导管或 Judkins 右冠导管（JR-4）更为合适。如肾动脉开口向上，可选择多用途导管（multipurpose，MP）。在导丝撤出后指引导管可直接进入肾动脉。但笔者所在中心通常采用"非接触操作"，在导丝伸出导管头端数厘米（位于胸主动脉）的情况下，将指引导管朝向肾动脉开口（操作过程中注射少量造影剂可确定合适的位置）。下一步将一个较小的冠状动脉（0.014 英寸，如 Iron Man）或外周（0.018 英寸，如 Spartacore）导丝送入肾动脉以便进行后续操作。随后撤出 0.035 英寸导丝，使指引导管"落入"或称为被动漂入肾动脉，以此降低导管与血管壁接触时造成斑块破裂、大动脉栓塞或肾动脉损伤的风险。如果交互过程出现困难，可使用超滑导丝引导指引导管进入肾动脉。对多数肾交感神经消融器械而言，指引导管进入肾动脉 3 ～ 4 mm 时消融导管最易进入肾动脉，消融导管到达指引导管头端时立即向外拉直，使其导管指向肾动脉顶部，防止导管移至远端。如果指引导管不易到达上述位置，如果有条件，可先将超滑导丝送入肾动脉，后通过套叠的方式在指引导管内沿导丝送入较小型号（如 4 Fr）造影导管（JR-4）至肾动脉，以此使指引导管进入。选择合适部位行血管造影并取动态图像，以形成形象化肾造影图（该过程需要 2～3 ml 造影剂）。双侧肾动脉选择性造影的造影剂需要量极少超过 10 ml。肾功能不全患者手术过程中应避免使用肾动脉造影，选用二氧化碳行选择性肾动脉造影。该方式所产生的图像质量要差于传统造影，但对于指导导管放置位置而言，其清晰度已经足够了[131]。

神经消融

有些术者消融前会常规使用血管扩张药物（如动脉应用 200～400 μg 硝酸甘油，或 100 μg 硝普钠）预防或减少血管痉挛。但血管扩张剂的使用价值仍有争议。因目前 Symplicity 导管是最常用的导管，下面将重点讨论使用该导管的肾交感神经消融过程。指引导管到位后，将 Symplicity 导管送入肾动脉中远段。有些情况下，尤其是血管迂曲时，导管进入时会遇到阻力。这种情况下，旋转导管头端后轻轻回撤（详见下文）后再次进入有利于通过迂曲部位。将导管送至肾动脉远端预定位置后，旋转导管头端使其紧贴肾动脉壁。后拉导管手柄处控制拉杆可使导管头端弯曲，前推控制拉杆可使导管头端拉直。踩下脚踏板即可启动射频能量传输。发生器可对阻抗、阻抗降、温度及神经消融时间进行处理分析，并做出反馈。阻抗为 220～250 Ω，理想阻抗降为 > 10%。阻抗过高通常是由于导管进入了小血管侧支，阻抗过低或变化显著（> 10～20 Ω）通常是由于电极贴壁不良。如出现这种情况应变换导管位置，改善导管贴壁。如果消融过程中设备显示错误信号，提示射频能量供应中断。一个位点消融完成后，拉直导管头端（后拉手柄处控制拉杆即可），轻轻后撤导管（5 mm），使导管头端弯曲，直接转动导管或使用手柄处的旋转器改变朝向。手柄旋转器的优点在于可发出"咔嗒"声提示已旋转 45°，且手柄上有刻度可直接读出旋转度数。重复上述步骤，在解剖学情况允许的条件下，每条肾动脉螺旋式消融 8 个位点。每个位点消融结束后进行造影，确认血管状况及消融位置。如患者存在肾功能不全，应停止造

影或使用二氧化碳进行造影。

术中经常会遇到肾动脉管腔不规则及预设消融部位管径较小的情况。这可能与血管壁水肿、内膜剥脱、血栓附着等组织学变化有关[77, 130]。血管痉挛可能也是原因之一，但频繁使用血管扩张剂并不能改善造影结果。有一点很重要，不要因为这样的造影结果就决定进行球囊扩张或置入支架，因为这些情况很快就会自行改善（肾动脉狭窄的情况除外[89-90]）。

在 Symplicity 研究中，排除了肾动脉直径 < 4 mm 和（或）存在副肾动脉的患者[80, 84]。但包括笔者中心在内的一些术者对包括副肾动脉在内的直径 ≥ 3.5 mm 的肾动脉进行了消融。有研究证实副肾动脉消融是可行的，并能有效降低血压，尽管降压效果较双侧均无副肾动脉的患者要差[132]。如果肾动脉过早发出分支，如分支大小合适，也应同时消融。

肾动脉迂曲会导致消融导管通过困难。在消融导管送入时可同时送入 0.014 英寸或 0.018 英寸的双导丝进行支撑，增加其稳定性，但在进行射频消融前应撤出导丝，以免其对消融造成干扰或传递热量至肾动脉壁而导致不良事件的发生。

髂动脉严重迂曲，肾动脉开口向下且与腹主动脉夹角呈锐角，主动脉远端、髂动脉或股动脉闭塞的患者可通过肱动脉入路行肾交感神经消融术。在这种情况下，大多传统的指引导管（100 cm）均过短而无法到达肾动脉，而相对于 Symplicity 导管又过长。此时可使用 90 cm 长的鞘管。为降低鞘管造成肾动脉损伤的风险，可先送入一条造影导管，后沿造影导管送入导引鞘。送入导引鞘后撤出造影导管，并将消融导管送入肾动脉。通过肱动脉入路的潜在缺点在于呼吸和心跳活动会传递到导管，右侧肱动脉入路时尤为明显。传递至导管的活动使 Symplicity 消融导管的位置不够稳定，但一些其他的神经消融技术将导管头端固定在肾动脉上，以此消除呼吸运动造成的导管移位。

偶尔会有此前进行过肾动脉支架置入术的患者。尽管在多数研究中未纳入肾动脉支架置入的患者，但在支架远段进行消融是可行的，且术后出现血压降低[133]。鉴于无法预知的安全性（如心脏损伤）及有效性，不推荐在支架段进行射频消融。

如果消融前肾动脉造影显示存在动脉粥样硬化所致狭窄导致血压无法达标，推荐先进行肾动脉球囊成形术，此后再择期行肾交感神经消融术。

镇静、镇痛及其他必备药物

在射频或超声肾交感神经消融时，常常发生严重的内脏（腹部、腰部和盆腔）疼痛，因此建议在射频或超声进行肾交感神经消融之前，常规使用苯二氮䓬类药物（如咪达唑仑）和阿片类镇痛药（如芬太尼或吗啡）。对于痛觉神经位置的研究目前尚不明确，但是有些证据指向血管中膜[134]。在这种情况下，有报道称，由于保留中膜的消融术（如化学神经消融）引起的疼痛程度较轻或无疼痛，不必预防性使用止吐药（如静脉注射格雷司琼 1 mg 或恩丹西酮 4 ～ 8 mg），但应提前备好，以应对阿片或疼痛引起的恶心。此外，应提前备好阿托品，可用于迷走神经反应（静脉注射 1 mg）；氟马西尼和纳洛酮可用于逆转苯二氮䓬类和阿片类药物引起的呼吸抑制。

相关器械

上文提到的造影常用器械及用药目前均已上市销售。此外，急救设备也非常重要，其中包括直径 4 ～ 7 mm、长度 10 ～ 20 mm 支架,0.014 英寸或 0.018 英寸导丝［如 Iron Man or Spartacore（Abbott, Abbott Park, Illinois）］，球囊扩张覆膜支架［如 Atrium iCast 覆膜支架（Atrium, Hudson, New Hampshire）］，以防肾动脉穿孔发生（目前尚无该状况相关报道）。此外导管室还应备有紧急气道支持相关设备，以及经过专业培训并能够紧急处理气道意外的相关人员，以防出现麻醉过量所致的呼吸抑制。

肾交感神经消融术对高血压以外其他存在交感神经过度激活疾病的影响

有小规模队列研究显示肾交感神经消融可改善糖尿病患者空腹血糖、胰岛素水平、C 肽水平、糖耐量、稳态模型胰岛素抵抗指数（homeostasis assessment model-insulin resistance，HOMA-IR），该结果支持了肾交感神经消融可改善血糖控制情况，提高胰岛素敏感性的设想[135-137]。目前上述现象的生理机制尚不清楚。术后可能存在骨骼肌血流量增加[138]。交感神经系统活性增加，肾上腺素能 α_1 受体介导的血管收缩相应减少，可能造成骨骼肌毛细血管密度及血流量增加，从而使葡萄糖转运至对胰岛素敏感性更高的骨骼肌[139]。

由于早期研究中排除了肾功能不全的中晚期患者。因此肾交感神经消融术在终末期肾衰竭患者中的安全性及有效性尚不明确。此外，术后肾血流动力学状态的改变可能会加速肾损伤的观点已被重视。然而，目前研究发现，肾功能不全的动物模型存在肾、全身交感神经活性增加及血压升高（预先进行肾交感神经消融处理会使上述状况有所改善）[36, 39]。在对包括透析[56]、晚期肾功能不全[63]、多囊肾[140]及肾移植[57]等状况在内的肾功能不全患者进行的一系列研究均显示，全身交感神经系统活性的替代检测指标——肌肉交感神经活性，在肾功能不全患者中存在显著升高，且肾功能不全严重程度与肌肉交感神经活性之间存在直接相关关系[141]。Symplicity 系列研究中，基线肾功能正常及轻度肾功能不全的患者术后均未发生肾功能下降[98, 142]。此外，小规模临床研究显示肾交感神经消融术在肾功能不全及终末期肾脏病患者中仍具有良好的安全性及有效性。在一项对 15 例慢性肾脏病 3、4 期患者进行肾交感神经消融术治疗的小规模研究中，术后诊室血压下降幅度与 HTN-1、2 研究相仿，且对夜间血压勺形曲线的恢复具有更好的效果，但对平均动态血压改善不明显[143]。在该研究中至术后 12 个月，血清肌酐、C 肽水平等肾功能指标无明显恶化，蛋白尿情况亦无明显改变。此外，一项对需要透析的终末期肾衰竭患者进行的小规模研究（n = 12）中，9 例患者行肾交感神经消融后无并发症发生[144]。3 例患者由于存在肾动脉狭窄，无法进行手术。该研究表明肾交感神经消融术对终末期肾衰竭患者是安全的。

目前有限的数据表明肾交感神经消融术可降低肺静脉隔离后心房颤动复发率[145]。还有研究显示肾交感神经消融术可减少持续性室性心律失常患者心律失常的发生[146]。此外，合并有呼吸睡眠暂停的高血压患者中，术后呼吸暂停低通气指数在术后有所改善[137]。

心力衰竭患者有望从肾交感神经消融术中获益。心力衰竭患者普遍存在交感神经过度激活[147]，而交感神经过度激活与死亡率之间存在正相关关系[148]。大型研究已证实 β 受体阻滞剂及肾素-血管紧张素系统抑制剂可降低心力衰竭患者死亡率[149-150]。与上述药物类似，肾交感神经消融术可降低交感神经张力，由此推断，心力衰竭患者手术获益可能与上述药物相当。动物实验已证实，肾交感神经消融术可降低左心室充盈压力，提高左心室收缩功能[151]。目前已有一项前导性研究（ *n* = 7）证实了该手术在心力衰竭患者中的可行性及安全性。患者术后无明显不良反应，且心功能分级有所改善[152]。目前正在进行的一些研究将对肾交感神经消融术对于该患者群体的作用进行确认。

新理念及新器械

坚实的生理学基础及 Symplicity HTN-1、2 得到的鼓舞人心的结果，使得大量有关肾交感神经消融的新概念及新器械涌现。

对所有手术器械进行总结并非本章节的内容范畴。因此，下述器械并非用于肾交感神经消融术的全部器械。该领域的新理念主要集中在通过缩短手术时间（如使用多极导管），提高环形能量输送的可靠性，以及降低肾动脉损伤程度（如通过降温或避免与管壁接触）等几方面提高手术便利程度。

美敦力公司已设计出具有多个电极的螺旋射频消融导管——SPYRAL 系统（图 22-7），来减少导管操作，缩短手术时间，并且可能会增加圆周消融的可靠性。该导管已进行了用于人体的首次研究，对 40 例患者随访 1 个月所得初步结果显示，手术组及对照组诊室收缩压平均下降 16/7 mmHg[153]。由强生公司研发的螺旋形射频消融导管形态与之类似，同时具有灌注功能（图 22-7），该导管目前正进行证实安全性及有效性的早期临床研究（RENABLATE），该研究现已纳入 35 例患者。另有两款球形射频消融系统，分别为 Covidien One Shot 系统（Covidien Ltd., Dublin, Ireland）及 Vessix Renal Denervation 系统（Boston Scientific, Natick, Massachusetts），其有多个射频消融电极安装在球形导管上，导管在 0.014 英寸导丝引导下进入肾动脉后（图 22-7），球囊扩张，释放射频消融能量。Covidien One Shot 系统（7 ~ 8 Fr 的单极电极导管系统）含有用以术中冷却的灌注系统。在该系统首次用于人体研究（RHAS 研究，*n* = 9）[154]及后续研究（RAPID 研究，*n* = 47）[155-156]中，随访 6 个月诊室血压分别降低了 34/13 mmHg 和 20/8 mmHg，动态血压降低幅度较小，降低了 11/6 mmHg。研究中无主要急性并发症发生，在 41 例进行肾动脉造影的患者中，均未发现肾动脉狭窄。柯惠（Covidien）公司后来终止了其肾交感神经消融的临床项目。Vessix 肾交感神经消融系统（双极电极）已进行了首次人体研究及上市后研究（REDUCE-HTN）。至本章节写作之日 107 例患者完成了术后 6 个月随访，诊室血压较术前下降明显，平均降低 25/10 mmHg[157]。发生 1 例肾动脉狭窄，未发生其他主要不良事件。该系统的一个潜在优点是其直径为 3.5 mm，与肾动脉相匹配。在上述研究中，纳入了具有副肾动脉

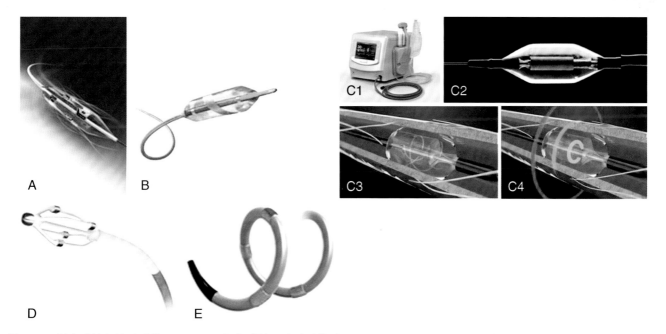

图 22-7　肾交感神经消融系统：**A.** Vessix 肾交感神经消融系统（Boston Scientific, Natick, Mass.）. **B.** Covidien One Shot（Covidien Ltd., Dublin, Ireland）. **C.** Paradise 系统：C1，Paradise 发生器；C2，冷盐水灌注球囊内圆柱状探头；C3，动脉内导管显示以动脉内换能器为中心，对血管内皮和中膜进行冷却降温；C4，圆周型加温伴球囊冷却示意图（Recor Medical, Ronkonkoma, NY）. **D.** EnligHTN 导管（St. Jude Medical, St. Paul, Minn.）. **E.** SPYRAL 消融导管（Medtronic Inc., Minneapolis, Minn.）

的患者，这些患者术后诊室血压也出现了显著降低（20/10 mmHg），但降低幅度小于其他患者[157]。

EnligHTN™肾交感神经消融系统（St. Jude Medical, St. Paul, Minnesota）为一篮状多极消融导管，其传输系统规格为 8 Fr（图 22-7）。篮状头端打开后，消融电极与肾动脉壁接触，所有电极同时释放射频消融能量。在该消融系统的首个安全性及有效性研究中，共纳入 46 例患者，术后 6 个月诊室血压下降 25/10 mmHg，该降压效果持续至术后 18 个月，随访过程中肾功能无显著变化[158]。

Paradise 超声消融系统（ReCor Medical, Palo Alto, California）是一个导管消融系统。其球形消融部位内含一圆柱形非聚焦超声换能器，该换能器可圆周式发射能量，球形消融端有冷却液体循环，使该系统消融距离肾动脉壁 1 ～ 6 mm 范围内的组织，而对距离肾动脉壁 1 mm 内的组织无影响（图 22-7）。该技术在 3 个临床中心的 135 例患者中进行了评估，在欧洲已允许商业化应用。首次用于人体的 REDUCE 研究在南美洲进行（共纳入 15 例患者），初期结果显示术后随访 3 个月，患者平均诊室血压降低 28/13 mmHg[91]。由于冷却液体流速过低，该研究中发生了 1 例导丝相关的肾动脉夹层及 2 例肾动脉狭窄。故在 2 个上市后批准研究开始前该系统进行了包括增加冷却液体流速在内的设计改进。REALISE 为在中等程度顽固性高血压患者中进行的上市后研究，该研究在法国进行，其初步结果显示，术后 12 个月，患者平均诊室收缩压降低了 18 mmHg，平均动态收缩压降低了 14 mmHg。在欧洲顽固性高血压患者中进行的上市后研究 ACHIEVE 研究（$n =$ 100）显示，术后 6 个月，患者诊室收缩压平均下降 17 mmHg，动态收缩压平均降低 5 mmHg。上述研究中均无新发肾动脉狭窄相关报道[91]。无独有偶，Denervx LLC（Maple Grove, Minnesota）设计以微波为消融能量的消融导管，也使用了冷却球囊。该导管目前正在进行动物研究。超声能量还可以在超声图像引导下从体外发射能量，聚焦于外周动脉组织（Surround Sound Ablative Field, Kona Medical Inc., Bellevue, Washington）。该技术已进行用于人体首次研究（WAVE-I），共纳入 24 例患者，随访 6 个月，诊室血压降低 29/12 mmHg，无主要不良事件发生[159]。Ⅱ期研究中随访 3 个月的研究结果与之相似（诊室血压降低 26/9 mmHg, $n = 17$）[159]。

最后，除能量消融外，还可通过向血管周围组织中注射酒精等神经毒性物质实现肾神经损毁。基于这一理论，Ablative Solutions（Menlo Park, California）设计了可通过超细针向肾动脉外膜注射乙醇的导管。这种方式可能在减小内膜、中膜损伤及肾动脉狭窄可能性的同时，使更深处的交感神经得到消融。此外，由于痛觉纤维主要分布于血管中膜，该过程对中膜损伤较小，可能会减轻术中疼痛。

最近公布的一项小规模队列研究，将射频消融用于治疗对传统药物无效的原发性肺动脉高压，术后肺动脉压力由平均 55 mmHg 降至 36 mmHg，肺血管阻力由 1800 达因降至 760 达因。这是目前公布的研究中对肺动脉压力降低最显著的研究之一[160]。

结语

肾及全身交感神经系统活性在高血压的发生发展中发挥了重要作用。大量动物实验及临床数据均表明肾交感神经消融对高血压和（或）其他一些与交感神经过度激活相关的疾病可能有治疗作用。在使用 Symplicity 导管及其他主流器械进行的早期研究也显示肾交感神经消融具有降压作用。尽管目前除美国外的其他国家和地区已允许使用该技术，但 Symplicity HTN-3，作为目前唯一一项设有假手术对照肾交感神经消融治疗高血压的临床研究，其阴性结果仍使业界对该技术的热情有所回落。同时，美国对该技术仍持谨慎态度。尽管可能不同于我们现有的生理学观点，肾交感神经消融术无法使血压降至理想水平，但目前得出该结论还为时过早。对 Symplicity HTN-3 研究结果的全面分析以及目前正在进行的其他研究有望解答肾交感神经术是否可有效降压、降压程度如何以及有效群体等一系列现存的相关未知问题，从而进一步加深对肾交感神经系统的认识。与此同时，专家呼吁目前应谨慎选择无其他治疗方式的重度顽固性高血压患者作为手术人群。

通常高血压并无特殊不适症状。该治疗的主要目的是降低患者心血管风险。因此，从理论上讲，在高血压治疗过程中任何药物或器械治疗方式的确立都应建立在业已证实的治疗后主要心脑血管事件发生率降低的基础上。目前一项针对肾交感神经消融疗效的大型长期随访研究已在设计当中，但该研究是否能顺利实施仍无法预知。

参考文献

1. Kearney PM, Whelton M, Reynolds K, et al: Global burden of hypertension: analysis of worldwide data. *Lancet* 365:217–223, 2005.
2. Egan BM, Zhao Y, Axon RN: US trends in prevalence, awareness, treatment, and control of hypertension, 1988-2008. *JAMA* 303:2043–2050, 2010.
3. Lewington S, Clarke R, Qizilbash N, et al: Age-specific relevance of usual blood pressure to vascular mortality: a meta-analysis of individual data for one million adults in 61 prospective studies. *Lancet* 360:1903–1913, 2002.
4. Psaty BM, Lumley T, Furberg CD, et al: Health outcomes associated with various antihypertensive therapies used as first-line agents: a network meta-analysis. *JAMA* 289:2534–2544, 2003.
5. Psaty BM, Smith NL, Siscovick DS, et al: Health outcomes associated with antihypertensive therapies used as first-line agents. A systematic review and meta-analysis. *JAMA* 277:739–745, 1997.
6. Calhoun DA, Jones D, Textor S, et al: Resistant hypertension: diagnosis, evaluation, and treatment: a scientific statement from the American Heart Association Professional Education Committee of the Council for High Blood Pressure Research. *Circulation* 117:e510–e526, 2008.
7. Garg JP, Elliott WJ, Folker A, et al: Resistant hypertension revisited: a comparison of two university-based cohorts. *Am J Hypertens* 18:619–626, 2005.
8. Cushman WC, Ford CE, Cutler JA, et al: Success and predictors of blood pressure control in diverse North American settings: the antihypertensive and lipid-lowering treatment to prevent heart attack trial (ALLHAT). *J Clin Hypertens (Greenwich)* 4:393–404, 2002.
9. Jamerson K, Weber MA, Bakris GL, et al: Benazepril plus amlodipine or hydrochlorothiazide for hypertension in high-risk patients. *N Engl J Med* 359:2417–2428, 2008.
10. Gupta AK, Nasothimiou EG, Chang CL, et al: Baseline predictors of resistant hypertension in the Anglo-Scandinavian Cardiac Outcome Trial (ASCOT): a risk score to identify those at high-risk. *J Hypertens* 29:2004–2013, 2011.
11. Persell SD: Prevalence of resistant hypertension in the United States, 2003-2008. *Hypertension* 57:1076–1080, 2011.
12. Daugherty SL, Powers JD, Magid DJ, et al: Incidence and prognosis of resistant hypertension in hypertensive patients. *Circulation* 125:1635–1642, 2012.
13. Egan BM, Zhao Y, Axon RN, et al: Uncontrolled and apparent treatment resistant hypertension in the United States, 1988 to 2008. *Circulation* 124:1046–1058, 2011.
14. Bertog SC, Sobotka PA, Sievert H: Renal denervation for hypertension. *JACC Cardiovasc Interv* 5:249–258, 2012.
15. Rettig R: Does the kidney play a role in the aetiology of primary hypertension? Evidence from renal transplantation studies in rats and humans. *J Hum Hypertens* 7:177–180, 1993.
16. Roman RJ, Cowley AW, Jr: Characterization of a new model for the study of pressure-natriuresis in the rat. *Am J Physiol* 248:F190–F198, 1985.
17. Cowley AW, Jr: Long-term control of arterial blood pressure. *Physiol Rev* 72:231–300, 1992.
18. Barajas L: The innervation of the juxtaglomerular apparatus. An electron microscopic study of the innervation of the glomerular arterioles. *Lab Invest* 13:916–929, 1964.
19. Ljungqvist A, Wagermark J: The adrenergic innervation of intrarenal glomerular and extra-glomerular circulatory routes. *Nephron* 7:218–229, 1970.
20. Muller J, Barajas L: Electron microscopic and histochemical evidence for a tubular innervation in the renal cortex of the monkey. *J Ultrastruct Res* 41:533–549, 1972.
21. Barajas L, Wang P: Localization of tritiated norepinephrine in the renal arteriolar nerves. *Anat Rec* 195:525–534, 1979.
22. Drexel T, Bertog SC, Vaskelyte L, et al: Renal denervation. *Anadolu Kardiyol Derg* 14:186–191, 2014.
23. Insel PA, Snavely MD, Healy DP, et al: Radioligand binding and functional assays demonstrate postsynaptic alpha 2-receptors on proximal tubules of rat and rabbit kidney. *J Cardiovasc Pharmacol* 7(Suppl 8):S9–S17, 1985.
24. Meister B, Dagerlind A, Nicholas AP, et al: Patterns of messenger RNA expression for adrenergic receptor subtypes in the rat kidney. *J Pharmacol Exp Ther* 268:1605–1611, 1994.
25. Ibarra F, Aperia A, Svensson LB, et al: Bidirectional regulation of Na+,K(+)-ATPase activity by dopamine and an alpha-adrenergic agonist. *Proc Natl Acad Sci U S A* 90:21–24, 1993.
26. Holtback U, Ohtomo Y, Forberg P, et al: Neuropeptide Y shifts equilibrium between alpha- and beta-adrenergic tonus in proximal tubule cells. *Am J Physiol* 275:F1–F7, 1998.
27. Aldehni F, Tang T, Madsen K, et al: Stimulation of renin secretion by catecholamines is dependent on adenylyl cyclases 5 and 6. *Hypertension* 57:460–468, 2011.
28. Tomaschitz A, Pilz S, Ritz E, et al: Aldosterone and arterial hypertension. *Nat Rev Endocrinol* 6:83–93, 2010.
29. Duprez DA: Role of the renin-angiotensin-aldosterone system in vascular remodeling and inflammation: a clinical review. *J Hypertens* 24:983–991, 2006.
30. Schiffrin EL: Effects of aldosterone on the vasculature. *Hypertension* 47:312–318, 2006.
31. Hwang KC, Gray CD, Sweet WE, et al: Alpha 1-adrenergic receptor coupling with Gh in the failing human heart. *Circulation* 94:718–726, 1996.
32. Berridge MJ: Inositol trisphosphate and diacylglycerol as second messengers. *Biochem J* 220:345–360, 1984.
33. Ciriello J, de Oliveira CV: Renal afferents and hypertension. *Curr Hypertens Rep* 4:136–142, 2002.
34. Ciriello J, Calaresu FR: Central projections of afferent renal fibers in the rat: an anterograde transport study of horseradish peroxidase. *J Auton Nerv Syst* 8:273–285, 1983.
35. Rosas-Arellano MP, Solano-Flores LP, Ciriello J: c-Fos induction in spinal cord neurons after renal arterial or venous occlusion. *Am J Physiol* 276:R120–R127, 1999.
36. Ye S, Zhong H, Yanamadala V, et al: Renal injury caused by intrarenal injection of phenol increases afferent and efferent renal sympathetic nerve activity. *Am J Hypertens* 15:717–724, 2002.
37. Katholi RE, Whitlow PL, Winternitz SR, et al: Importance of the renal nerves in established two-kidney, one clip Goldblatt hypertension. *Hypertension* 4:166–174, 1982.
38. Katholi RE, Winternitz SR, Oparil S: Decrease in peripheral sympathetic nervous system activity following renal denervation or unclipping in the one-kidney one-clip Goldblatt hypertensive rat. *J Clin Invest* 69:55–62, 1982.
39. Campese VM, Kogosov E: Renal afferent denervation prevents hypertension in rats with chronic renal failure. *Hypertension* 25:878–882, 1995.
40. Kottke FJ, Kubicek WG, Visscher MB: The production of arterial hypertension by chronic renal artery-nerve stimulation. *Am J Physiol* 145:38–47, 1945.
41. Bernard C: Lecons sur les Proprietes et les Alterations Pathologiques des Liquides de l'Organisme. *Paris: Bailliers et Fils* 2:170–171, 1859.
42. Thoren P: Efferent renal nerve traffic in the spontaneously hypertensive rat. *Clin Exp Hypertens A* 9(Suppl 1):259–279, 1987.
43. Abramczyk P, Zwolinska A, Oficjalski P, et al: Kidney denervation combined with elimination of adrenal-renal portal circulation prevents the development of hypertension in spontaneously hypertensive rats. *Clin Exp Pharmacol Physiol* 26:32–34, 1999.
44. Norman RA, Jr, Dzielak DJ: Role of renal nerves in onset and maintenance of spontaneous hypertension. *Am J Physiol* 243:H284–H288, 1982.
45. DiBona GF, Esler M: Translational medicine: the antihypertensive effect of renal denervation. *Am J Physiol Regul Integr Comp Physiol* 298:R245–R253, 2010.
46. Anderson EA, Sinkey CA, Lawton WJ, et al: Elevated sympathetic nerve activity in borderline hypertensive humans. Evidence from direct intraneural recordings. *Hypertension* 14:177–183, 1989.
47. Esler M, Jennings G, Biviano B, et al: Mechanism of elevated plasma noradrenaline in the course of essential hypertension. *J Cardiovasc Pharmacol* 8(Suppl 5):S39–S43, 1986.
48. Goldstein DS: Plasma catecholamines and essential hypertension. An analytical review. *Hypertension* 5:86–99, 1983.
49. Esler M, Jennings G, Lambert G, et al: Overflow of catecholamine neurotransmitters to the circulation: source, fate, and functions. *Physiol Rev* 70:963–985, 1990.
50. Esler M, Lambert G, Jennings G: Regional norepinephrine turnover in human hypertension. *Clin Exp Hypertens A* 11(Suppl 1):75–89, 1989.
51. Schlaich MP, Lambert E, Kaye DM, et al: Sympathetic augmentation in hypertension: role of nerve firing, norepinephrine reuptake, and angiotensin neuromodulation. *Hypertension* 43:169–175, 2004.
52. Smith PA, Graham LN, Mackintosh AF, et al: Relationship between central sympathetic activity and stages of human hypertension. *Am J Hypertens* 17:217–222, 2004.
53. Grassi G, Seravalle G, Colombo M, et al: Body weight reduction, sympathetic nerve traffic, and arterial baroreflex in obese normotensive humans. *Circulation* 97:2037–2042, 1998.
54. Narkiewicz K, Pesek CA, Kato M, et al: Baroreflex control of sympathetic nerve activity and heart rate in obstructive sleep apnea. *Hypertension* 32:1039–1043, 1998.
55. Zoccali C, Mallamaci F, Parlongo S, et al: Plasma norepinephrine predicts survival and incident cardiovascular events in patients with end-stage renal disease. *Circulation* 105:1354–1359, 2002.
56. Converse RL, Jr, Jacobsen TN, Toto RD, et al: Sympathetic overactivity in patients with chronic renal failure. *N Engl J Med* 327:1912–1918, 1992.
57. Hausberg M, Kosch M, Harmelink P, et al: Sympathetic nerve activity in end-stage renal disease. *Circulation* 106:1974–1979, 2002.
58. Ask-Upmark: Ueber juvenile maligne Nephrosclerose und ihr Verhael- tnis zu Stoerungen in der Nierenentwicklung [Juvenille malignant nephrosclerosis and its role in disorders in kidney development]. *Acta Pathol Microbiol Scand* 6:383–442, 1929.
59. Butler AM: Chronic pyelonephritis and arterial hypertension. *J Clin Invest* 16:889–897, 1937.
60. Smith HW: Hypertension and urologic disease. *Am J Med* 4:724–743, 1948.
61. Cohen SL: Hypertension in renal transplant recipients: role of bilateral nephrectomy. *Br Med J* 3:78–81, 1973.
62. McHugh MI, Tanboga H, Marcen R, et al: Hypertension following renal transplantation: the role of the host's kidney. *Q J Med* 49:395–403, 1980.
63. Ligtenberg G, Blankestijn PJ, Oey PL, et al: Reduction of sympathetic hyperactivity by enalapril in patients with chronic renal failure. *N Engl J Med* 340:1321–1328, 1999.
64. Miyajima E, Yamada Y, Yoshida Y, et al: Muscle sympathetic nerve activity in renovascular hypertension and primary aldosteronism. *Hypertension* 17:1057–1062, 1991.
65. Perry CB: Malignant hypertension cured by unilateral nephrectomy. *Br Heart J* 7:139–142, 1945.
66. Allen EV: Sympathectomy for essential hypertension. *Circulation* 6:131–140, 1952.
67. Smithwick RH, Thompson JE: Splanchnicectomy for essential hypertension; results in 1,266 cases. *J Am Med Assoc* 152:1501–1504, 1953.
68. Newcombe CP, Shucksmith HS, Suffern WS: Sympathectomy for hypertension; follow-up of 212 patients. *Br Med J* 1:142–144, 1959.
69. Grimson KS, Orgain ES, Anderson B, et al: Total thoracic and partial to total lumbar sympathectomy, splanchnicectomy and celiac ganglionectomy for hypertension. *Ann Surg* 138:532–547, 1953.
70. Peet MM, Isberg EM: The surgical treatment of essential hypertension. *J Am Med Assoc* 130:467–473, 1946.
71. Hinton JW: End results of thoracolumbar sympathectomy for advanced essential hypertension. *Bull N Y Acad Med* 24:239–252, 1948.
72. Evelyn KA, Alexander F, Cooper SR: Effect of sympathectomy on blood pressure in hypertension; a review of 13 years' experience of the Massachusetts General Hospital. *J Am Med Assoc* 140:592–602, 1949.
73. Hammarstrom S, Bechgaard P: Prognosis in arterial hypertension; comparison between 251 patients after sympathectomy and selected series of 435 non-operated patients. *Am J Med* 8:53–56, 1950.
74. Peet M, Woods P, Braden S: The surgical treatment of hypertension: results in 350 consecutive cases treated by bilateral supradiaphragmatic splanchnicectomy and lower dorsal sympathetic gangliectomy. Clinical lecture at the New York Session. *JAMA* 115:1875–1885, 1940.
75. Smithwick RH: Surgery in hypertension. *Lancet* 2:65, 1948.
76. Grimson KS, Orgain ES, Anderson B, et al: Results of treatment of patients with hypertension by total thoracic and partial to total lumbar sympathectomy, splanchnicectomy and celiac ganglionectomy. *Ann Surg* 129:850–871, 1949.
77. Steigerwald K, Titova A, Malle C, et al: Morphological assessment of renal arteries after radiofrequency catheter-based sympathetic denervation in a porcine model. *J Hypertens* 30:2230–2239, 2012.
78. Rippy MK, Zarins D, Barman NC, et al: Catheter-based renal sympathetic denervation: chronic preclinical evidence for renal artery safety. *Clin Res Cardiol* 100:1095–1101, 2011.
79. Krum H, Schlaich M, Whitbourn R, et al: Catheter-based renal sympathetic denervation for resistant hypertension: a multicentre safety and proof-of-principle cohort study. *Lancet* 373:1275–1281, 2009.
80. Schlaich MP, Sobotka PA, Krum H, et al: Renal sympathetic-nerve ablation for uncontrolled hypertension. *N Engl J Med* 361:932–934, 2009.
81. Hering D, Lambert EA, Marusic P, et al: Substantial reduction in single sympathetic nerve firing after renal denervation in patients with resistant hypertension. *Hypertension* 61:457–464, 2013.
82. Symplicity HTN-1 Investigators: Catheter-based renal sympathetic denervation for resistant hypertension: durability of blood pressure reduction out to 24 months. *Hypertension* 57:911–917, 2011.
83. Krum H, Schlaich MP, Sobotka PA, et al: Percutaneous renal denervation in patients with treatment-resistant hypertension: final 3-year report of the Symplicity HTN-1 study. *Lancet* 383:622–629, 2014.
84. Symplicity HTNI, Esler MD, Krum H, et al: Renal sympathetic denervation in patients with treatment-resistant hypertension (The Symplicity HTN-2 Trial): a randomised controlled trial. *Lancet* 376:1903–1909, 2010.
85. Whitbourn R: Persistent and Safe Blood Pressure Lowering Effects of Renal Artery Denervation: Three Year Follow-up From the Symplicity HTN-2 Randomized Controlled Trial. Transcatheter Therapeutics (TCT), San Francisco, 2013.
86. Kaltenbach B, Franke J, Bertog SC, et al: Renal sympathetic denervation as second-line therapy in mild resistant hypertension: a pilot study. *Catheter Cardiovasc Interv* 81:335–339, 2013.
87. Ott C, Mahfoud F, Schmid A, et al: Renal denervation in moderate treatment-resistant hypertension. *J Am Coll Cardiol* 62:1880–1886, 2013.
88. Robbins IM, Colvin EV, Doyle TP, et al: Pulmonary vein stenosis after catheter ablation of atrial fibrillation. *Circulation* 98:1769–1775, 1998.
89. Kaltenbach B, Id D, Franke JC, et al: Renal artery stenosis after renal sympathetic denervation. *J Am Coll Cardiol* 60:2694–2695, 2012.
90. Vonend O, Antoch G, Rump LC, et al: Secondary rise in blood pressure after renal denervation. *Lancet* 380:778, 2012.
91. Zeller T: Percutaneous Renal Denervation System. The new ultrasound solution for the management of hypertension. Transcatheter Therapeutics (TCT), San Francisco, 2013.
92. Mahfoud F, Cremers B, Janker J, et al: Renal hemodynamics and renal function after catheter-based renal sympathetic denervation in patients with resistant hypertension. *Hypertension* 60:419–424, 2012.
93. Zuern CS, Eick C, Rizas KD, et al: Impaired cardiac baroreflex sensitivity predicts response to renal sympathetic denervation in patients with resistant hypertension. *J Am Coll Cardiol*

62:2124–2130, 2013.

94. Chinushi M, Izumi D, Iijima K, et al: Blood pressure and autonomic responses to electrical stimulation of the renal arterial nerves before and after ablation of the renal artery. *Hypertension* 61:450–456, 2013.

95. Kaye DM, Esler M, Kingwell B, et al: Functional and neurochemical evidence for partial cardiac sympathetic reinnervation after cardiac transplantation in humans. *Circulation* 88:1110–1118, 1993.

96. Gazdar AF, Dammin GJ: Neural degeneration and regeneration in human renal transplants. *N Engl J Med* 283:222–224, 1970.

97. Hansen JM, Abildgaard U, Fogh-Andersen N, et al: The transplanted human kidney does not achieve functional reinnervation. *Clin Sci* 87:13–20, 1994.

98. Bhatt DL, Kandzari DE, O'Neill WW, et al: A controlled trial of renal denervation for resistant hypertension. *N Engl J Med* 370:1393–1401, 2014.

99. Bakris GL, Townsend RR, Liu M, et al: Impact of renal denervation on 24-hour ambulatory blood pressure: results from symplicity HTN-3. *J Am Coll Cardiol* 2014, [Epub ahead of print].

100. Saranathan M, Bayram E, Worters PW, et al: A 3D balanced-SSFP Dixon technique with group-encoded k-space segmentation for breath-held non-contrast-enhanced MR angiography. *Magn Reson Imaging* 30:158–164, 2012.

101. Khoo MM, Deeab D, Gedroyc WM, et al: Renal artery stenosis: comparative assessment by unenhanced renal artery MRA versus contrast-enhanced MRA. *Eur Radiol* 21:1470–1476, 2011.

102. Shonai T, Takahashi T, Ikeguchi H, et al: Improved arterial visibility using short-tau inversion-recovery (STIR) fat suppression in non-contrast-enhanced time-spatial labeling inversion pulse (Time-SLIP) renal MR angiography (MRA). *J Magn Reson Imaging* 29:1471–1477, 2009.

103. Wilson GJ, Maki JH: Non-contrast-enhanced MR imaging of renal artery stenosis at 1.5 tesla. *Magn Reson Imaging Clin N Am* 17:13–27, 2009.

104. Pickering TG, Hall JE, Appel LJ, et al: Recommendations for blood pressure measurement in humans: an AHA scientific statement from the Council on High Blood Pressure Research Professional and Public Education Subcommittee. *J Clin Hypertens (Greenwich)* 7:102–109, 2005.

105. Funder JW, Carey RM, Fardella C, et al: Case detection, diagnosis, and treatment of patients with primary aldosteronism: an endocrine society clinical practice guideline. *J Clin Endocrinol Metab* 93:3266–3281, 2008.

106. Nieman LK, Biller BM, Findling JW, et al: The diagnosis of Cushing's syndrome: an Endocrine Society Clinical Practice Guideline. *J Clin Endocrinol Metab* 93:1526–1540, 2008.

107. Wood PJ, Barth JH, Freedman DB, et al: Evidence for the low dose dexamethasone suppression test to screen for Cushing's syndrome–recommendations for a protocol for biochemistry laboratories. *Ann Clin Biochem* 34(Pt 3):222–229, 1997.

108. Kudva YC, Sawka AM, Young WF, Jr: Clinical review 164: the laboratory diagnosis of adrenal pheochromocytoma: the Mayo Clinic experience. *J Clin Endocrinol Metab* 88:4533–4539, 2003.

109. Gordon RD, Stowasser M, Tunny TJ, et al: High incidence of primary aldosteronism in 199 patients referred with hypertension. *Clin Exp Pharmacol Physiol* 21:315–318, 1994.

110. Loh KC, Koay ES, Khaw MC, et al: Prevalence of primary aldosteronism among Asian hypertensive patients in Singapore. *J Clin Endocrinol Metab* 85:2854–2859, 2000.

111. Young WF, Jr: Primary aldosteronism: a common and curable form of hypertension. *Cardiol Rev* 7:207–214, 1999.

112. Stowasser M: Primary aldosteronism: rare bird or common cause of secondary hypertension? *Curr Hypertens Rep* 3:230–239, 2001.

113. Calhoun DA, Nishizaka MK, Zaman MA, et al: Hyperaldosteronism among black and white subjects with resistant hypertension. *Hypertension* 40:892–896, 2002.

114. Young WF, Jr: Endocrine hypertension: then and now. *Endocr Pract* 16:888–902, 2010.

115. Mulatero P, Stowasser M, Loh KC, et al: Increased diagnosis of primary aldosteronism, including surgically correctable forms, in centers from five continents. *J Clin Endocrinol Metab* 89:1045–1050, 2004.

116. Ahmed AH, Gordon RD, Taylor P, et al: Effect of atenolol on aldosterone/renin ratio calculated by both plasma renin activity and direct renin concentration in healthy male volunteers. *J Clin Endocrinol Metab* 95:3201–3206, 2010.

117. Seifarth C, Trenkel S, Schobel H, et al: Influence of antihypertensive medication on aldosterone and renin concentration in the differential diagnosis of essential hypertension and primary aldosteronism. *Clin Endocrinol (Oxf)* 57:457–465, 2002.

118. Young WF, Jr, Klee GG: Primary aldosteronism. Diagnostic evaluation. *Endocrinol Metab Clin North Am* 17:367–395, 1988.

119. Young WF, Jr, Hogan MJ: Renin-independent hypermineralocorticoidism. *Trends Endocrinol Metab* 5:97–106, 1994.

120. Young WF, Stanson AW, Thompson GB, et al: Role for adrenal venous sampling in primary aldosteronism. *Surgery* 136:1227–1235, 2004.

121. Nwariaku FE, Miller BS, Auchus R, et al: Primary hyperaldosteronism: effect of adrenal vein sampling on surgical outcome. *Arch Surg* 141:497–502, discussion –3, 2006.

122. Daunt N: Adrenal vein sampling: how to make it quick, easy, and successful. *Radiographics* 25(Suppl 1):S143–S158, 2005.

123. Stowasser M, Gordon RD: Familial hyperaldosteronism. *J Steroid Biochem Mol Biol* 78:215–229, 2001.

124. Doppman JL, Gill JR, Jr: Hyperaldosteronism: sampling the adrenal veins. *Radiology* 198:309–312, 1996.

125. Young WF: Primary aldosteronism: renaissance of a syndrome. *Clin Endocrinol (Oxf)* 66:607–618, 2007.

126. Findling JW, Raff H: Cushing's Syndrome: important issues in diagnosis and management. *J Clin Endocrinol Metab* 91:3746–3753, 2006.

127. Young WF, Jr: Adrenal causes of hypertension: pheochromocytoma and primary aldosteronism. *Rev Endocr Metab Disord* 8:309–320, 2007.

128. Singh RJ: Advances in metanephrine testing for the diagnosis of pheochromocytoma. *Clin Lab Med* 24:85–103, 2004.

129. Perry CG, Sawka AM, Singh R, et al: The diagnostic efficacy of urinary fractionated metanephrines measured by tandem mass spectrometry in detection of pheochromocytoma. *Clin Endocrinol (Oxf)* 66:703–708, 2007.

130. Taylor GW, Kay GN, Zheng X, et al: Pathological effects of extensive radiofrequency energy applications in the pulmonary veins in dogs. *Circulation* 101:1736–1742, 2000.

131. Bertog SC, Blessing E, Vaskelyte L, et al: Renal denervation: tips and tricks to perform a technically successful procedure. *EuroIntervention* 9(Suppl R):R83–R88, 2013.

132. Id D, Kaltenbach B, Bertog S, et al: Does the presence of accessory renal arteries affect the efficacy of renal denervation? American College of Cardiology annual scientific meeting, San Francisco, 2013.

133. Ziegler AK, Franke J, Bertog SC: Renal denervation in a patient with prior renal artery stenting. *Catheter Cardiovasc Interv* 81:342–345, 2013.

134. Schenk EA, el-Badawi A: Dual innervation of arteries and arterioles. A histochemical study. *Z Zellforsch Mikrosk Anat* 91:170–177, 1968.

135. Mahfoud F, Schlaich M, Kindermann I, et al: Effect of renal sympathetic denervation on glucose metabolism in patients with resistant hypertension: a pilot study. *Circulation* 123:1940–1946, 2011.

136. Schlaich MP, Straznicky N, Grima M, et al: Renal denervation: a potential new treatment modality for polycystic ovary syndrome? *J Hypertens* 29:991–996, 2011.

137. Witkowski A, Prejbisz A, Florczak E, et al: Effects of renal sympathetic denervation on blood pressure, sleep apnea course, and glycemic control in patients with resistant hypertension and sleep apnea. *Hypertension* 58:559–565, 2011.

138. Mancia G, Bousquet P, Elghozi JL, et al: The sympathetic nervous system and the metabolic syndrome. *J Hypertens* 25:909–920, 2007.

139. Koistinen HA, Zierath JR: Regulation of glucose transport in human skeletal muscle. *Ann Med* 34:410–418, 2002.

140. Klein IH, Ligtenberg G, Oey PL, et al: Sympathetic activity is increased in polycystic kidney disease and is associated with hypertension. *J Am Soc Nephrol* 12:2427–2433, 2001.

141. Grassi G, Quarti-Trevano F, Seravalle G, et al: Early sympathetic activation in the initial clinical stages of chronic renal failure. *Hypertension* 57:846–851, 2011.

142. Esler MD, Krum H, Sobotka PA, et al: Renal sympathetic denervation in patients with treatment-resistant hypertension (The Symplicity HTN-2 Trial): a randomised controlled trial. *Lancet* 376:1903–1909, 2010.

143. Hering D, Mahfoud F, Walton AS, et al: Renal denervation in moderate to severe CKD. *J Am Soc Nephrol* 23:1250–1257, 2012.

144. Schlaich MP, Bart B, Hering D, et al: Feasibility of catheter-based renal nerve ablation and effects on sympathetic nerve activity and blood pressure in patients with end-stage renal disease. *Int J Cardiol* 168:2214–2220, 2013.

145. Pokushalov E, Romanov A, Katritsis DG, et al: Renal denervation for improving outcomes of catheter ablation in patients with atrial fibrillation and hypertension: early experience. *Heart Rhythm* 11:1131–1138, 2014.

146. Remo BF, Preminger M, Bradfield J, et al: Safety and efficacy of renal denervation as a novel treatment of ventricular tachycardia storm in patients with cardiomyopathy. *Heart Rhythm* 11:541–546, 2014.

147. Hasking GJ, Esler MD, Jennings GL, et al: Norepinephrine spillover to plasma in patients with congestive heart failure: evidence of increased overall and cardiorenal sympathetic nervous activity. *Circulation* 73:615–621, 1986.

148. Cohn JN, Levine TB, Olivari MT, et al: Plasma norepinephrine as a guide to prognosis in patients with chronic congestive heart failure. *N Engl J Med* 311:819–823, 1984.

149. Packer M, Coats AJ, Fowler MB, et al: Effect of carvedilol on survival in severe chronic heart failure. *N Engl J Med* 344:1651–1658, 2001.

150. Effects of enalapril on mortality in severe congestive heart failure. Results of the Cooperative North Scandinavian Enalapril Survival Study (CONSENSUS). The CONSENSUS Trial Study Group. *N Engl J Med* 316:1429–1435, 1987.

151. Nozawa T, Igawa A, Fujii N, et al: Effects of long-term renal sympathetic denervation on heart failure after myocardial infarction in rats. *Heart Vessels* 16:51–56, 2002.

152. Davies JE, Manisty CH, Petraco R, et al: First-in-man safety evaluation of renal denervation for chronic systolic heart failure: primary outcome from REACH-Pilot study. *Int J Cardiol* 162:189–192, 2013.

153. Kandzari DE: Symplicity HTN Program: Expanding Therapeutic Options for HTN and New Indications. Transcatheter Therapeutics (TCT), San Francisco, 2013.

154. Ormiston JA, Watson T, van Pelt N, et al: First-in-human use of the OneShot renal denervation system from Covidien. *EuroIntervention* 8:1090–1094, 2013.

155. Verheye S: Preliminary results of the Rapid Renal Sympathetic Denervation for Resistant Hypertension Using the Maya Medical OneShot Ablation System (RAPID) Study. *JACC* 62, 2013.

156. Verheye S: Rapid renal sympathetic denervation for Resistant Hypertension Using the OneShot Ablation System (RAPID) Study: primary endpoint 6-month results. Transcatheter Therapeutics (TCT), San Francisco, 2013.

157. Kirtane A: Device and clinical trial update: the BSC vessix renal denervation system. Transcatheter Therapeutics (TCT), San Francisco, 2013.

158. Worthley SG: Longer-term safety and efficacy of sympathetic renal artery denervation using a multi-electrode renal artery denervation catheter in patients with drug-resistant hypertension: eighteen month results of a First-in Human, Multicenter Study. Transcatheter Therapeutics (TCT), San Francisco, 2013.

159. Brinton T: Extra-vascular focused ultrasonic denervation. Transcatheter Therapeutics (TCT), San Francisco, 2013.

160. Chen SL, Zhang FF, Xu J, et al: Pulmonary artery denervation to treat pulmonary arterial hypertension: the single-center, prospective, first-in-man PADN-1 study (first-in-man pulmonary artery denervation for treatment of pulmonary artery hypertension). *J Am Coll Cardiol* 62:1092–1100, 2013.

23 主动脉瘤及胸主动脉瘤的腔内治疗

Aravinda Nanjundappa

刘斐　译　董智慧　符伟国　审校

第1节　腹主动脉瘤

引言

　　腹主动脉瘤（abdominal aortic aneurysm，AAA），是指病变腹主动脉段直径较正常腹主动脉增加 50%[1]。男性和女性平均肾下腹主动脉直径分别为 1.5 cm 和 1.7 cm，定义肾下腹主动脉瘤的统一标准为直径大于 3.0 cm[2]。

自然病程

　　大部分 AAA 患者无症状，常于影像检查中偶然发现病灶。AAA 发病率随年龄的增长而增加，45 ～ 54 岁中年男性和女性发病率分别为 2.6% 和 0.5%。75 ～ 84 岁的老年男性和女性发病率分别为 19.8% 和 5.2%。65 岁以上总体发病率为 5% ～ 7% 不等[3]，其中男性比女性高 4 ～ 6 倍。AAA 患者常合并多种心血管疾病和非心血管疾病，如高血压、冠状动脉疾病、脑血管疾病和恶性肿瘤。其中合并冠状动脉疾病和脑血管病的患者分别占 40% 和 25%，超过一半（55%）的患者合并高血压，而合并恶性肿瘤、间歇性跛行的患者分别占 23% 和 28%[4]。约 2/3（66%）的 AAA 患者死于心血管病[5]。

　　主动脉瘤直径小于 5.5 cm 时通常以每年 0.2 ～

0.3 cm 的速度增长。一旦动脉瘤达到 5 ～ 6 cm 时便会迅速增长，最快可达每年增长 3 cm[6]。吸烟和女性是动脉瘤快速增长的两个危险因素，进展性 AAA 可引发致命性动脉瘤破裂甚至死亡。AAA 破裂占所有死因的 1%，是 50 岁以上人群的第十大死因之一[7]。AAA 的另一个常见临床表现为远端动脉栓塞，可导致急性肢体缺血、坏疽、蓝趾综合征及截肢等。

危险因素

AAA 的危险因素与动脉粥样硬化相似：男性、年龄大于 65 岁、吸烟史（一生中吸烟＞ 100 支）、高血压、高胆固醇血症和遗传倾向[8-10]。潜在的一个危险因素为 AAA 家族史或家庭成员因 AAA 进行手术治疗[11-13]。5% 的 AAA 患者同时合并胸主动脉瘤，约 15% 的患者合并股动脉瘤或腘动脉瘤[14]。

炎性动脉瘤是一种特殊的 AAA 亚型（约占 5%），常表现为非典型性侧腹痛、腹部不适和发热。计算机断层成像（computerized tomography，CT）或磁共振成像（magnetic resonance imaging，MRI）常显示腹壁向心性增厚。该腹膜后炎症常累及下腔静脉、输尿管、肾静脉和十二指肠。当炎性动脉瘤直径达到 5.5 cm 时，腔内治疗可能为最佳选择[15]。

少数 AAA 患者与非动脉粥样硬化相关的退行性结缔组织疾病相关，如 Ehlers-Danlos 综合征、马方综合征和 Loeys-Dietz 综合征[16-17]。真菌性动脉瘤虽然少见但可造成假性动脉瘤，最常见的病菌感染为沙门菌和金黄色葡萄球菌。以上两种 AAA 可采用手术治疗，包括病变血管切除和解剖外旁路成形术，或者利用股深静脉进行主动脉-双股动脉旁路成形术。但真菌性动脉瘤患者常合并其他疾病，不能耐受开放性手术。主动脉瘤腔内修复术（endovascular aneurysm repair，EVAR）可作为短期内预防腹主动脉发生致命性破裂的一种治疗方法[18-19]。曾有一例 AAA 患者出现罕见的主动脉瘤消化道瘘，通过置入一枚覆膜支架成功消除了瘘管[20]。

拉普拉斯定律

拉普拉斯定律证明拥有对称形状的物体其管壁张力与腔内压力成正比，与管壁厚度成反比。但 AAA 形状并不对称，其管壁厚度和张力也不均一，因此该定律并不适用。

动脉瘤破裂征兆

动脉瘤的最大直径可作为预测 AAA 破裂风险的一项指标[21-22]。当 AAA 直径超过 5.5 cm 时，不论男性还是女性其破裂风险都会随之增加。动脉瘤的增长速度也是影响破裂风险的一个重要因素[23-24]。动脉瘤迅速增长（6 个月内增长 0.5 cm）时，其破裂风险也迅速增加[25]。此外，持续吸烟和抬举重物也会导致动脉瘤破裂[26]。

诊断

体格检查

尽管体格检查较为重要，但 AAA 患者唯一可靠的体征为脐上方可扪及增大或观察到搏动的主动脉。仅有 30% 的无症状患者在常规体格检查中会发现搏动性腹部肿块[27]。听诊时出现血管杂音可提示主动脉或肠系膜动脉相关的闭塞性疾病，主动脉瘤上方的机械性杂音则提示有可能存在主动脉-腔静脉瘘。体格检查的可靠性取决于临床医生的经验及患者体型。较大的腹主动脉瘤在体型纤瘦的患者中容易扪及，而肥胖患者体格检查的可靠性则大大降低。在所有患者中体格检查的敏感性约为 29%，当动脉瘤 ≥ 5.0 cm 时可达 96%[28-29]，但若没有扪及扩大的主动脉瘤或观察到其搏动时，并不能排除 AAA。此外，合并的股动脉瘤和腘动脉瘤体格检查相对容易发现，但临床上仍诊断不足。其他阳性体征还包括远端动脉栓塞、蓝趾综合征或网状青斑，以及远端动脉搏动减弱。

腹部超声

腹部超声是一种安全、经济、简便的 AAA 筛查方法。经过培训的人员其检测肾下腹主动脉瘤的敏感性和特异性接近 96% 和 100%[30]。因此超声是诊断和随访 AAA 的有效手段。但超声也因成像质量差、受患者体型及检测人员的主观性影响而具有一定的局限性。

磁共振血管成像

磁共振血管造影（magnetic resonance angiography，MRA）为一种非侵入式无放射性检查，可用来诊断和评估 AAA 大小，但 MRA 不能用于装有金属植入物如起搏器的患者[31]。

计算机断层成像

计算机断层成像（computerized tomography，CT）不仅可以精确测量 AAA 大小，还可显示血栓、闭塞、狭窄等病变[32]。CT 扫描作为一种重要的检测手段可用于治疗方案的制订，监测术后动脉瘤的变化以及有无内漏发生等。本章稍后将介绍 EVAR 术前准备中 CT 扫描的具体应用。

血运重建适应证

有症状患者

有症状患者可分为以下三类：
1. 动脉瘤即将破裂
2. 出现栓塞或形成血栓
3. 腹部肿块

有症状患者常表现为腹部、下背部及侧腹疼痛。突然发作的背痛或腹痛、低血压和可扪及的腹部肿块为 AAA 破裂的经典三联征。但 AAA 破裂极易与肾绞痛、内脏穿孔、腹壁疝、憩室炎和肠道缺血等疾病混淆，需加以鉴别[33-34]。

AAA 患者发生血栓栓塞时可导致急性肢体缺血、坏疽甚至截肢。Baxter 等对 302 名接受开放性手术的 AAA 患者进行了回顾性研究，发现有 15 名患者的首发症状为远端动脉栓塞。这些患者中只有两名动脉瘤直径大于 5 cm，提示动脉瘤直径较小的患者可能更容易出现血栓栓塞症状（图 23-1）[35]。动脉瘤直径较大的患者可能表现出非典型症状，如背痛、早期饱腹感、输尿管压迫和髂静脉受压导致静脉血栓。

无症状患者

大多数 AAA 患者无明显症状，常经 X 线、超声、CT 扫描、MRI 和正电子发射断层扫描（PET）等影像学检查偶然发现[36]。常用的血运重建指征为 AAA 直径大于 5.0 ~ 5.5 cm，这些患者的动脉瘤破裂风险较大[37]。动脉瘤迅速增长（6 个月增长 > 0.5 cm 或 1 年内 > 1.0 cm）也是进行干预的指征[38]。此外，动脉瘤破裂的风险预测、手术风险、患者预期寿命及患者意愿等也应作为是否进行干预的考虑因素。

临床资料

Drs. Parody、Palmaz 和 Barone 于 1990 年 9 月 7 日实施了第一例 EVAR 手术，到 1991 年又有另外 5 名患者接受了 EVAR 治疗[39]。他们将一根 Dacron 管状假体经股动脉植入，并通过球囊扩张进行固定。随后 White 等报道了无分叉型支架或直管型支架的使用[40]。White 和其同事使用一种新型支架附着装置（graft attachment device，GAD）为 25 名患者进行 EVAR 治疗，手术均获得成功并降低了发病率和死亡率。

Ivancev 等使用主动脉单髂内分支支架为一名 AAA 患者进行了腔内隔绝术[41]。之后共有 45 名 AAA 患者通过"Lancey-Mamo"系统进行了单髂内分支支架腔内隔绝术，其中 6 名患者由于支架较短改为开放性手术治疗。术中并发症包括 2 名患者的肾动脉被支架误盖，6 名患者出现髂动脉夹层，7 名患者支架发生扭转，3 名患者隔绝器周边出现漏口。

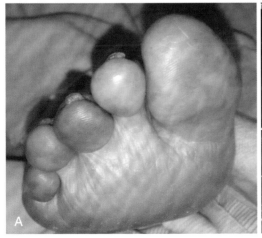
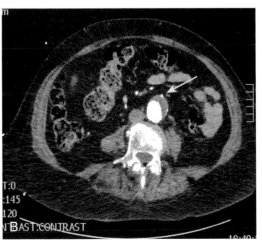

图 23-1　一名患有（A）蓝趾综合征和（B）3.5 cm 腹主动脉瘤（AAA）的 76 岁患者

共有 5 名患者在围术期死亡，另有 5 名患者支架发生明显移位。该研究表明了血管内支架的可行性，但其并发症也不容忽视。此研究同时还表明需严格筛选 EVAR 治疗的患者，以便降低死亡率，减少并发症。

截至 1997 年已有 6 种血管内支架移植物被批准上市，每种支架都有其个体化治疗方案和特定的纳入标准[42]。Yusuf 博士等最先报道了 EVAR 用于 AAA 破裂的治疗[43]。

开放性手术与腔内修复技术治疗 AAA 的早期比较

1999 年美国食品和药物管理局（Food and Drug Administration，FDA）批准第二代腹主动脉血管内支架后，EVAR 被广泛用于 AAA 的治疗。非随机试验和注册的单中心试验数据显示 EVAR 治疗的早期死亡率和发病率都较低。一项包括 303 名患者的研究对腔内技术和开放性手术进行了比较[44]，其中 195 名患者进行了开放性手术，其余 108 名患者为腔内治疗。两组的围术期死亡率均为 5.6%。腔内治疗组具有出血少、重症监护时间短及神经系统并发症发生率低等优势，但其也存在晚期并发症如内漏和支架移位等。

从最初开展 EVAR 的 15 年后，到 2006 年，美国共进行了 21 725 例腹主动脉瘤腔内隔绝术，数量超过了开放性手术[45-46]。近年来以基于导管的腔内修复术的发展也使 EVAR 治疗病例数大大增加。截至 2012 年，美国超过 70% 的肾下腹主动脉瘤患者接受了 EVAR 治疗[47]。

EVAR 与开放性手术的随机对照试验

在比较开放性手术和 EVAR 各自的安全性、有效性和远期治疗效果的试验中，具有重大意义的试验包括荷兰主动脉瘤腔内修复术的随机对照试验（Dutch randomized endovascular aneurysm management，

DREAM）、EVAR1、EVAR2 及 OVER 试验（表 23-1）。

DREAM

DREAM 是一项多中心随机对照试验（包括 24 个荷兰治疗中心和 4 个比利时治疗中心），最初发表于 2004 年，并于 2010 年再次报道了远期临床结果[48]。该项试验纳入 351 名腹主动脉瘤大于 5 cm 且两种治疗方式都适用的 AAA 患者，经随机分配，173 名患者接受 EVAR 治疗，其余 178 名进行开放性手术，规定最初的观察终点为任何病因和干预造成的死亡。手术组和 EVAR 组术后 30 天死亡率没有统计学差异（9.8% vs. 4.7%；P = 0.10）。EVAR 组 6 年累计生存率为 68.9%，手术组则为 69.9%（95% CI，-8.8 ～ 10.8；P = 0.97）。EVAR 组 6 年内的再次干预率为 29.6%，手术组为 18.1%（P = 0.03）。此外，EVAR 组的出血量、全身并发症发生率、机械通气需求率及重症监护治疗病房（ICU）入住时间和住院时间都低于或短于手术组。

EVAR 1

该项试验纳入了 1999—2004 年英国 37 所医院治疗的共 1252 名患者[49]。所有患者 AAA 均大于 5.5 cm 并且都符合两种治疗方案纳入标准。各有 626 名患者进行了 EVAR 和开放性手术治疗，随访终点为 2009 年，随访指标包括死亡率、支架相关并发症发生率、再次干预率和资源利用率。EVAR 组和手术组术后 30 天死亡率分别为 1.8% 和 4.3%（P = 0.02）。尽管 EVAR 组早期动脉瘤相关的死亡率较低，至随访终点，两组的死亡率并没有差异（P = 0.73）。与 DREAM 试验相似，EVAR1 试验同样显示 EVAR 组支架相关并发症的发生率、再次干预率及治疗费用高于手术组。

EVAR 2

EVAR 1 研究者将 338 名 AAA 大于 5.5 cm、不适合开放性手术治疗的患者随机分为 EVAR 治疗组

表 23-1　开放性手术和腔内技术修复 AAA 的随机对照试验结果汇总

治疗效果	DREAM		EVAR1		OVER	
	开放性手术组	EVAR 组	开放性手术组	EVAR 组	开放性手术组	EVAR 组
术后 30 天（死亡率 %）	4.6	1.2	4.3	1.8	3	0.5
远期死亡率	30.1%（6 年）	31.1%（6 年）	22.3%（4 年）	23.1%（4 年）	9.8%（2 年）	7.0%（2 年）

（n = 166）和非干预组（n = 177）（译者注:《柳叶刀》原文献中非干预组为 n = 172）[50]。EVAR 组术后 30 天死亡率为 9%，非干预组动脉瘤破裂概率为 9 个 /100 人年。随访 4 年两组的总体死亡率无差异（P = 0.25）。EVAR 组动脉瘤相关的死亡率较低 [调整率（AR）0.53；P = 0.02]，但其医疗费用较高，在提高患者生活质量方面也无优势。此外，EVAR 组的并发症发生率也高于非干预组（48% vs. 18%；P ≤ 0.0001）。

OVER 试验

OVER 试验是一项多中心随机对照试验，在美国的 42 家退伍军人医疗中心进行[51]，共纳入 881 名适于开放性手术或 EVAR 治疗的 AAA 患者。这些患者包括 AAA 最大直径 > 5.0 cm，髂动脉瘤 > 3.0 cm，AAA > 4.5 cm 且 AAA 迅速扩大（6 个月增长 > 0.5 cm），或长期动脉瘤存在者。共有 437 例患者被随机分配到开放性手术组，其余被分配入 EVAR 组。主要测量指标包括手术失败率、再次干预率、住院时间、生活质量、勃起功能障碍、死亡率和主要并发症发生率。EVAR 组术后 30 天死亡率低于开放性手术组（0.5% vs. 3.0%；P = 0.04），但其 2 年内死亡率并没有显示出优势。EVAR 组和开放性手术组整个围术期死亡率分别为 7.0% 和 9.8%（P = 0.13）。此外，

EVAR 组减少了手术时间、输血率、失血量以及住院和重症监护时间，但两组的手术失败率、再次干预率、生活质量和勃起功能障碍发生率则无差异。

腔内修复

术前成像

多种检查手段如 CTA、MRA、血管内超声（intravascular ultrasound，IVUS）和血管造影都可进行 AAA 成像，薄层（0.9 ～ 3 mm）强化 CT 扫描可用于 EVAR 术前评估。肾功能不全的患者可行 CT 平扫和不使用钆造影剂的 MRA，但可能遗漏重要的解剖信息如叠层血栓、肠系膜下动脉（inferior mesenteric artery，IMA）和髂股动脉严重闭塞[52]。除了横断面外，矢状面、冠状面和三维重建对于全面了解动脉瘤解剖特征及瘤颈角度也很重要（表 23-2）。IVUS 可用来测量主动脉和髂动脉闭塞狭窄段，探测瘤颈和髂外动脉有无潜在的偏心性血栓（图 23-2 和图 23-3）。

麻醉

根据美国心脏病学会（American College of Cardiology，ACC）/ 美国心脏协会（American Heart

表 23-2　AAA 术前 CT 血管造影应评估的参数

部位	参数	测量	装置使用说明
主动脉瘤颈	直径	肾动脉最下端至远心端 15 mm 处的距离 a. Medtronic Endurant 装置应测量远心端 10 mm 处 b. Trivascular Ovation 装置应测量远心端 7 mm 处	应为 16 ～ 32 mm
	长度	肾动脉最下端至瘤体入口的长度	大多数装置要求 > 15 mm a. Medtronic Endurant 装置要求 > 10 mm b. Ovation Trivascular 装置要求 > 7 mm
	角度	瘤颈与瘤体长轴夹角	小于 60° Lombard Aorfix 设备要求小于 90°
	血栓	应小于血管周长的 25%	
	钙化	广泛 / 绕周血管钙化提示支架不能很好地贴附管壁	
	锥形	寻找倒锥形（10 mm 血管段的直径变化大于 4 mm）	近端 I 型内漏发生率增加
远端动脉分支		寻找不能同时容纳两个髂支支架的狭窄处，除外 Endologix Powerlink 装置	
髂外动脉		应能容纳 14 ～ 20 Fr 不同型号的导管鞘（取决于不同装置） 建议髂外动脉直径最小为 6 mm	
髂内动脉		观察血管是否通畅，测量髂总动脉到髂内动脉起始部位和动脉瘤之间的距离	
股动脉		观察血管前壁和后壁是否存在钙化、硬化斑块，是否通畅及有无动脉瘤扩张	

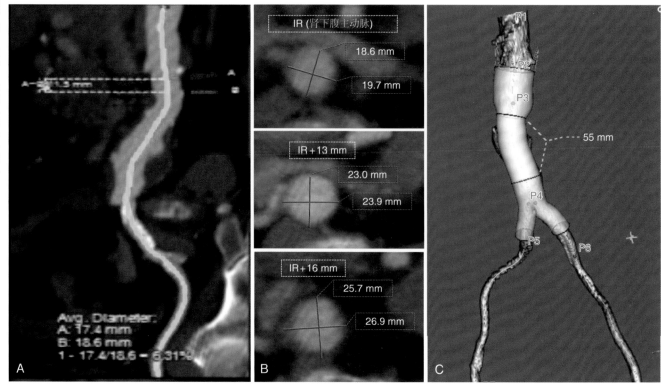

图 23-2　术前 EVAR 计算机断层成像（CT）。**A.** 肾下腹主动脉瘤颈长度和直径的长轴测量；**B.** 于肾动脉最下端以下 1 mm、13 mm、16 mm 处测量肾下腹主动脉瘤颈；**C.** 置于腹主动脉瘤（AAA）处 EVAR 支架的 3D 重建

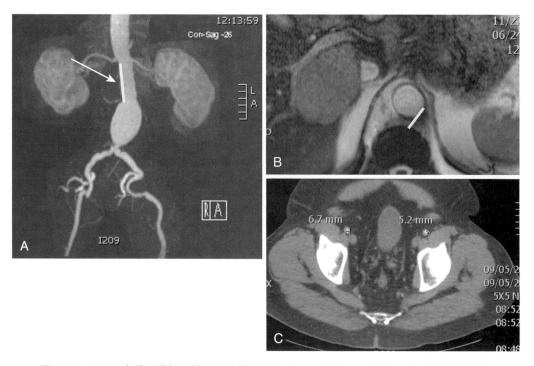

图 23-3　EVAR 术前磁共振血管造影成像（MRA）。**A.** 瘤颈；**B.** 直径；**C.** 髂外动脉直径

Association，AHA）指南，所有选择 EVAR 治疗的患者均应进行术前风险分析。术前评估不适合开放性手术的患者，若 EVAR 术中必须中转为开放性手术，其围术期心血管事件风险可达 18% ～ 43%[53]。早期接受 EVAR 治疗的大部分患者都采取全身麻醉。随着导管鞘直径的减小及血管缝合器的使用，可在

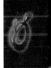

监测麻醉护理（monitored anesthesia care，MAC）下开展 EVAR[54-55]。为了保证手术安全并减少并发症，EVAR 术者应与麻醉师密切配合，共同制订手术方案。

治疗方案与多学科合作

详细而缜密的 EVAR 治疗方案对于治疗效果至关重要。制订过程应包括体格检查和详尽的病史询问，同时对患者和家属详细解释 AAA 的自然病程。多学科讨论［包括血管外科医生、心脏病专家和（或）影像学专家］应囊括实现血运重建的所有治疗方式及 EVAR 的风险评估和替代方案。每个 EVAR 治疗方案均应由以一名血管外科医生和麻醉师为基础的团队来制订。近年来，包括 3D 重建在内的 CT 软件技术的发展可引导术中操作[56]。所有高风险患者应在 EVAR 术前服用阿司匹林、β 受体阻滞剂、ACEI 和他汀类等药物，以降低手术风险。此外，患者术前还应进行肺功能检测及血尿素氮（blood urea nitrogen，BUN）、肌酐、血红蛋白水平和凝血酶原时间等实验室检查。应提前服用华法林或其他新型抗凝剂，若有需要可用低分子肝素进行过渡。与血型交叉配型相比，血型筛查可以减少输血单位[57]。术前应准备好所有装置和辅助设备，如勒除器、覆膜支架和一个 Palmaz 支架（Cordis corp.，Miami Lakes，Florida）。

EVAR 应由包括有资质进行手术及随访的血管外科、心脏病学、影像学及麻醉专家的多学科团队进行操作。即使一名非血管外科医生可以进行 EVAR，也应与包括一名血管外科医生在内的团队进行合作，因为 AAA 发生破裂时该团队可发挥极大的作用[58]。另外，血管破裂、远端动脉栓塞、入路血管的暴露和修复所需的外科操作或者是紧急转为开放性手术的情况均需血管外科专家的参与[59]。

解剖因素

AAA 患者能否进行 EVAR 治疗取决于以下解剖因素：

- 近端和远端锚定区
- 入路血管的直径及解剖特征
- EVAR 经皮入路
- EVAR 术中可封堵的主髂动脉分支：髂内动脉、副肾动脉及潜在的肠系膜下动脉

近端和远端锚定区

瘤颈为评估 EVAR 可行性的一个重要解剖因素，重要的测量指标和解剖特征包括瘤颈长度，直径，角度，是否有血栓、倒锥形和钙化。大多数血管内支架都有特定的使用说明（instructions for use，IFU），说明一般要求肾下腹主动脉瘤颈长度至少为 10 mm、直径小于 32 mm，瘤颈与瘤体夹角小于 90°（图 23-4 和图 23-5）[60-61]。

主动脉瘤颈：直径、长度、角度、锥形、倒锥形和血栓

瘤颈直径在 18～32 mm 之间时可进行 EVAR 治疗。大多数瘤颈的测量方式为 CT 扫描下血管外壁至外壁的距离，但 Gore（W. L. Gore and associates，Inc.，Flagstaff，Arizona）系统的测量方式为血管内壁到内壁的距离。肾下腹主动脉瘤颈的两个重要测量指标为 D1 和 D2。D1 为第一帧横断面图像中肾下腹主动脉血管外壁之间的距离。D2 为 D1 以远距支架 10 mm 或 15 mm 处瘤颈的直径。瘤颈长度通过成像时从肾动脉最下端到瘤体入口 CT 扫描的层面数（0.9～5 mm）来确定。

远端锚定区域对于确保足够的覆盖面积并防止内漏（稍后讨论）同样重要。最佳的远端锚定区域应在髂总动脉处，以确保髂内动脉的血流灌注。若同时伴有髂总动脉瘤（common iliac aneurysm，CIA），选择 EVAR 治疗可降低复发率、出血量、短期内死亡率，并缩短住院时间[62]。EVAR 在治疗髂动脉瘤患者的中期效果及生存率方面表现出来的优势使其成为髂动脉瘤患者首选的一线治疗方案（图 23-6）[63-64]。治疗前应确定 CIA 直径和是否存在钙化、血栓及狭窄等病变。当 CIA 直径达到 25 mm 时，可选用 Endurant 支架输送系统（Medtronic Inc.，Santa Rosa，California）中直径 28 mm 的髂动脉分支支架[65]。

髂内动脉闭塞的主要后果是盆腔缺血和 II 型内漏（稍后解释）。EVAR 治疗后髂内动脉闭塞的大部分患者存在持续的臀肌跛行，单侧闭塞的患者占 12%，双侧占 11%。勃起功能障碍可发生于 9% 的单侧闭塞患者和 13% 的双侧闭塞患者[66]。缺血性结肠炎为 EVAR 治疗的致命性并发症，其发生率小于 2%[67]。若 EVAR 治疗的患者三条肠系膜血管均发生闭塞，或患者之前行结肠手术时破坏了肠系膜血管的侧支

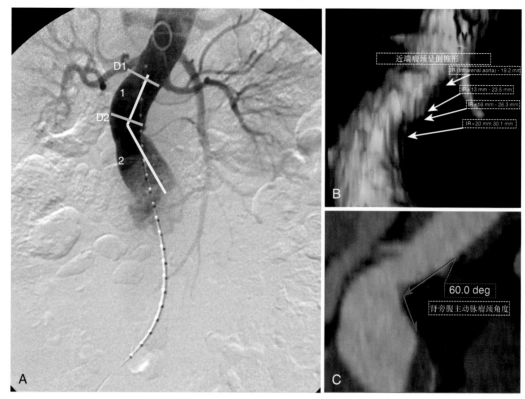

图 23-4 适合 EVAR 治疗的理想瘤颈解剖特征。**A.** 1，动脉瘤颈长度；D1，瘤颈近端直径；D2，瘤颈远端直径；2，瘤颈角度。**B** 和 **C.** 瘤颈呈倒锥形

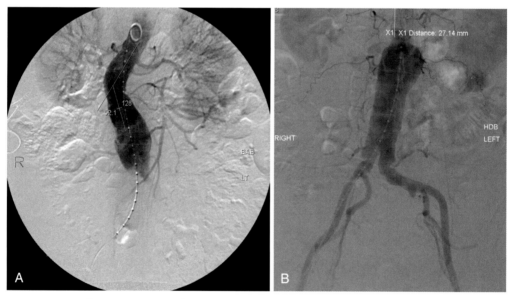

图 23-5　瘤颈测量的血管成像。**A.** 肾下腹主动脉瘤颈角度；**B.** 肾下腹主动脉瘤颈长度

循环，其发生结肠坏死的风险大大升高。与盆腔循环吻合的动脉栓塞造成的结肠缺血比髂内动脉闭塞引起的结肠缺血更易出现[68]。

髂总动脉的解剖特征可确定选用下列哪种方式处理远端锚定区域（图 23-7）。

1. 若动脉瘤没有累及髂内动脉，则用弹簧圈栓塞髂内动脉起始部位，降低术后臀肌跛行的发生率[69]。

髂内动脉的分支保持通畅，也有助于减少术后臀肌跛行的发生率。髂动脉分支支架可穿过栓塞的髂内动脉一直延伸到髂外动脉（external iliac artery，EIA）以获得足够的锚定区域。

2. 若必须保留髂内动脉，可行髂内动脉−髂外动脉旁路成形术。该杂交技术具有良好的中远期血管通畅率[70]，但也增加了手术次数、住院时间及失

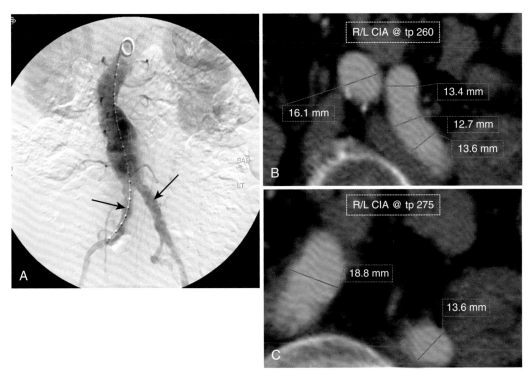

图 23-6 EVAR 治疗患者髂总动脉处较佳的锚定区域。**A.** 血管造影成像；**B** 和 **C.** CT 扫描

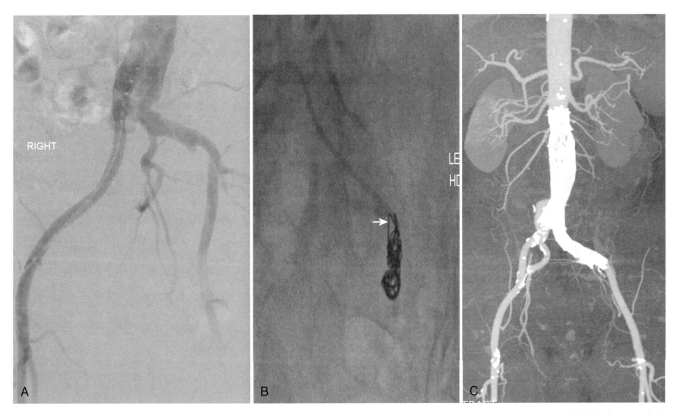

图 23-7 **A.** EVAR 治疗一例腹主动脉瘤合并 CIA（3.2 cm）患者的术前成像；**B.** 在髂内动脉起始处用线圈将其栓塞；**C.** 随访 CT 扫描显示 EVAR 支架分支延伸至髂外动脉

血量[71]。

3. 若需保留髂内动脉，可使用双管支架以保证髂内动脉的血流灌注，同时在髂总动脉处获得足够

的锚定区域[72-73]。该技术在 CIA 到髂内动脉之间处放置一枚覆膜支架，同时放置一个髂内分支支架延伸到 EIA（图 23-8）。

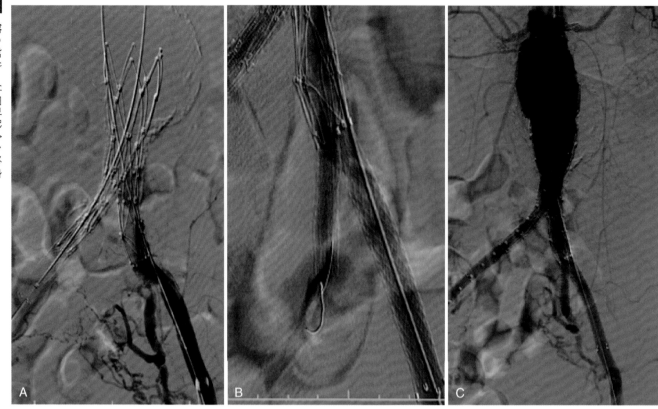

图 23-8　"三明治"技术确保髂内动脉通畅的 EVAR 治疗病例。**A.** 左髂内动脉入口严重狭窄；**B.** 左髂内动脉和左髂外动脉内同时放置支架；**C.** 血管成像显示左髂内动脉和左髂外动脉通畅

4. 如果髂总动脉闭塞，可放置单个主动脉髂支支架并行股–股动脉旁路术。同时在对侧髂外动脉到髂内动脉之间放置弹性覆膜支架，允许血液逆行灌注[74-75]。

入路血管

双侧股总动脉（common femoral artery，CFA）是 EVAR 最常用的入路血管。通常 EVAR 装置与导管鞘相配套并能够插入其中。术前应检查入路血管是否存在硬化、狭窄、钙化并测量直径（图 23-9）。CFA 只有在血管长度、距皮肤表面距离和直径满足条件时才能作为入路血管。CFA 是否存在钙化是 EVAR 手术能否成功及预后良好的决定性因素[76-78]。

CFA 存在钙化、硬化及狭窄时可通过血管外科手术切开血管。尽管血管切开可以提高 EVAR 的成功率，但也可能导致血清/淋巴肿、血肿、出血、输血、血管夹层、股神经损伤、感染、伤口愈合延迟以及瘢痕组织形成等一系列小概率并发症[79-80]。髂外动脉直径对于成功放置和移除装置至关重要。术中髂外动脉破裂时需立刻置入覆膜支架、输血和紧急血管修复，救治无效可能会导致死亡。该并发症可升高死亡率，延长住院时间[81]。

入路血管口径较小、钙化及狭窄可影响 EVAR 可行性。这些因素会导致严重的并发症如血管夹层、穿孔及突发闭塞等。而紧急情况下处理这些并发症可能使死亡率和发病率进一步升高。CIA 导管是为 EVAR 大口径导管鞘提供入路的一种新型的高效方法[82]。但 CIA 导管的使用需要进行腹膜后切开、输血、全身麻醉，并且延长了住院时间。CIA 导管可通过缝合于 CFA 的 Dacron 支架（8～10 mm）进行放置（图 23-10）。

经皮腔内动脉瘤修复

血管缝合器的出现促使了经皮血管内动脉瘤修复（percutaneous endovascular aneurysm repair，PEVAR）的诞生。研究表明 PEVAR 入路血管早期和晚期并发症发生率较低[83-84]。"预封闭"技术包括经皮进入和 Perclose ProGlide 血管缝合器（ProGlide SMC）（Abbott Vascular Inc.，Redwood City，California）闭合入路血管。

具体步骤如下（图 23-11）：

PEVAR"预封闭"技术的步骤如下：

1. 根据 CT 扫描的横断面和矢状面，选取不存在

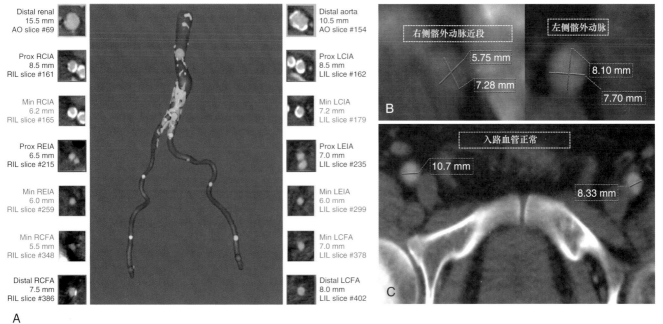

图 23-9 CT 血管造影测量入路血管。**A.** M2S 软件测量；**B.** 单支髂外动脉测量；**C.** CTA 测量

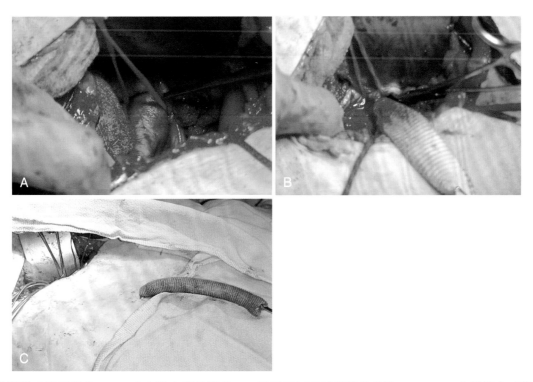

图 23-10 使用髂动脉导管的 EVAR 中入路血管的管理。**A.** 腹膜后切开暴露髂总动脉；**B.** Dacron 支架缝合于髂总动脉；**C.** Dacron 支架经皮肤表面到达入路血管

钙化、斑块硬化和狭窄的股总动脉。

2. 以微穿刺针穿刺进入血管，通过导管鞘血管造影，证实进入股总动脉。

3. 将一个 ProGlide 沿 0.035 英寸导丝跟进，直到穿刺点有血液渗出，拔出导丝。

4. 将闭合装置向内旋转 30°，展开缝合线。缓慢撤回单股缝合线，并用橡胶止血器固定。

5. 将导丝再次插入 ProGlide，并移除 ProGlide，维持导丝位置不变。

6. 通过导丝安装第二个 ProGlide，向外旋转 30°。

7. 置入一个 8～10 Fr 的导管鞘用于止血和固定。

8. 若对侧也需要大口径入路，重复相同步骤，

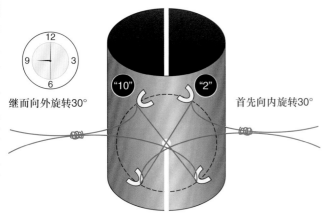

图 23-11 ProGlide SMC 经皮入路和"预封闭"技术模式图。两个 Preclose ProGlide 缝合器先后分别向内和向外旋转 30°（Redrawn，courtesy Dr. Z. Kracjer，Texas Heart Institute.）

固定 Preclose ProGlide 缝合线。

9. EVAR 手术结束后，将线结推动器移至动脉穿刺口上方，拧紧线结并锁定缝合线。

10. 如果缝合线断裂，保持导丝位置不变，置入另一装置。

11. 进行确切止血后切断缝合线，拔除导丝，若有需要可人工按压 5 min。

入路动脉前壁钙化及严重的纤维化可影响装置进入血管，而导管鞘直径较大和肥胖则没有影响[85]。Mousa 等报道预封闭技术操作者的学习曲线、血管钙化、年龄和女性为 PEVAR 是否成功的影响因素[86]。

PEVAR 试验是一项多中心前瞻性随机对照试验，比较了经皮"预封闭"技术和 EVAR 中手术切开股动脉（SEVAR）[87]。该项研究共纳入了 192 名患者，其中 41 名患者正在办理住院，另外 151 名患者被随机分配到 PEVAR 组和 SEVAR 组。PEVAR 组和 SEVAR 组术后 30 天同侧入路血管的并发症发生率分别为 6% 和 10%（P = 0.0048）。PEVAR 组的手术时间和止血时间都比 SEVAR 组短。

肾动脉畸形

马蹄肾、副肾动脉和异位肾动脉均可影响 EVAR 手术的成功率。若最下方的副肾动脉或肾动脉最下端以远的瘤颈长度满足 IFU 则可进行 EVAR 治疗。若副肾动脉直径小于 2.5 mm 且仅供应很小一部分肾实质时，可在 EVAR 术中将其覆盖。Greenberg 等对覆盖副肾动脉的一系列临床结果进行了研究[88]。该研究观察了 426 名 EVAR 治疗的患者，其中 69 名患者存在副肾动脉，这些患者中有 35 名在 EVAR 术中覆盖了副肾动脉，另有 29 名保留了副肾动脉。84% 覆盖副肾动脉的肾出现了梗死，但两组患者肾功能都没有明显损伤，对降压药的需求量、再次干预率和内漏发生率也没有明显差异。马蹄肾患者尽管存在解剖异常，经过术前 CT 扫描详细制订手术方案仍可成功实施 EVAR[89-90]（图 23-12）。

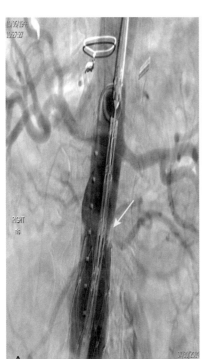
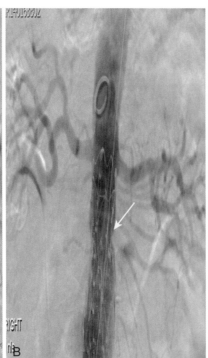
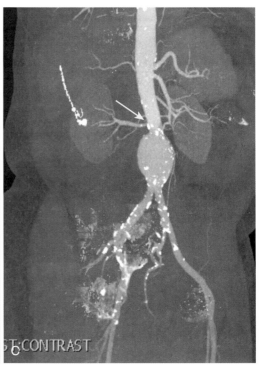

图 23-12 **A** 和 **B.** EVAR 术中覆盖副肾动脉；**C.** 一名腹主动脉瘤患者右肾动脉起始位置较低

FDA 批准的 EVAR 装置（图 23-13）

1. Ancure 装置（Guidant，Menlo Park，California），2003 年退出美国市场；

2. Medtronic Endurant，Endurant Ⅱ Aorta-Uni-Iliac（AUI）支架移植系统，Talent 和 AneuRx（Medtronic Corp.，Minneapolis，Minnesota）；

3. Gore 封隔器及其传输系统 Gore C3（W. L. Gore and Associates，Inc.，Flagstaff，Arizona）；

4. Zenith Flex AAA 支架和 Zenith AAA 开窗支架（联合辅助 Zenith Alignment 支架）（Cook Medical Inc.，Bloomington，Indiana）；

5. Endologix Powerlink 系统，AFX 和 VELA 近端血管内移植物系统（Endologix Inc.，Irvine，California）；

6. OVATION 腹主动脉支架系统（Trivascular Inc.，Santa Rosa，California）；

7. Aorfix 弹性支架系统（Lombard Medical Inc.，Framingham，Massachusetts）。

除了 Endologix Powerlink 系统（Endologix Inc.，Irvine，California）是单体分叉支架外，大多数 EVAR 装置是两件式或三件式。EVAR 支架有四个基本组成部分：

● 输送系统

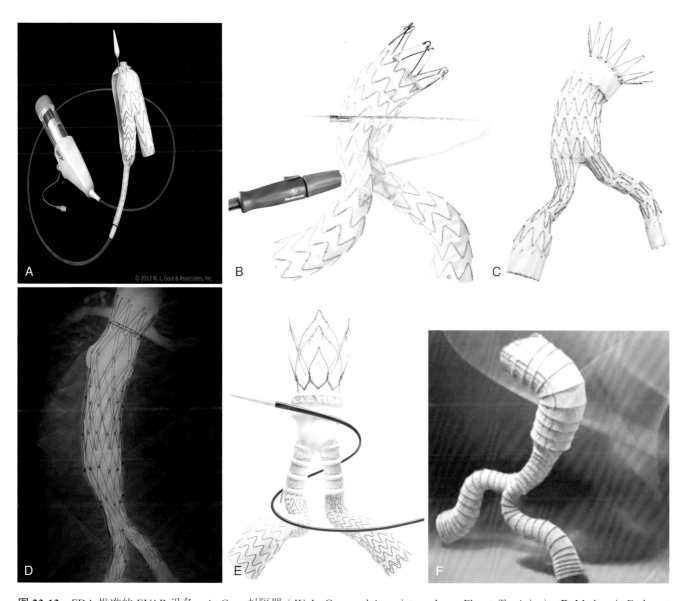

图 23-13 FDA 批准的 EVAR 设备。**A.** Gore 封隔器（W. L. Gore and Associates，Inc.，Flagstaff，Ariz.）；**B.** Medtronic Endurant Ⅱ（Medtronic Corp，Minneapolis，Minn.）；**C.** Zenith Flex AAA 支 架（Cook Medical Inc.，Bloomington，Ind.）；**D.** Endologix AFX and VELA System（Endologix Inc.，Irvine，Calif.）；**E.** OVATION 腹主动脉支架系统（Trivascular Inc.，Santa Rosa，Calif.）；**F.** Aorfix 弹性腹主动脉支架系统（Lombard Medical Inc.，Irvine，Calif.）

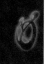

- 支架主体或主动脉单体
- 移植物分支 / 髂动脉延长支
- 主动脉 cuff（延伸移植物）和延长支

大多数支架依靠在髂动脉的远端锚定区和在肾下或肾上腹主动脉的近端锚定区进行固定。Endologix（Endologix Inc.，Irvine，California）依靠远端主动脉分叉处解剖部位和材料本身对血管壁的封闭进行固定。OVATION（Trivascular Inc.，Santa Rosa，California）装置通过支架编织物的中空环进行固定，这些中空环是在置入支架、注入聚合物后膨胀而形成的（表 23-3）。

针对复杂性动脉瘤的开窗支架和医生改良支架

EVAR 在治疗累及内脏动脉的复杂性主动脉瘤过程中诞生了了开窗支架（fenestrated endovascular stent grafts，f-EVAR）。近 40% 的患者因瘤颈直径、长度、角度、不适合的锥形或倒锥形、累及内脏动脉而不能使用传统 EVAR 支架[91]。Greenberg 等研究了分支支架对胸腹主动脉瘤的治疗[92]。这项前瞻性研究包括 406 名胸腹主动脉瘤患者，其中 227 例伴有近肾腹主动脉瘤，所有患者依据治疗方式分为 EVAR 组和开放性手术组。两组术后 30 天死亡率和偏瘫率相近。EVAR 组 18 个月内动脉瘤破裂的发生率为 0.8%，4 名患者因支架断裂、移植物近端动脉瘤破裂和开放性手术使用的聚酯移植物远端修复失败而死亡。使用球囊扩张式覆膜支架以确保开窗分支通畅的患者，其术后 15 个月分支通畅率达 97.8%。该研究证明了开窗支架的可行性，以及治疗复杂性动脉瘤具有较低的死亡率和发病率。

Greenberg 等还调查了 30 名平均动脉瘤直径 61 mm、瘤颈较短的患者使用 Zenith 开窗支架治疗的效果。该项研究在 5 所治疗中心开展，为期 1 年。所有患者均成功置入支架且没有发生动脉瘤相关的死亡和血管破裂。期间发生了 6 例肾血管相关事件，包括狭窄、闭塞和肾梗死，另有 1 名患者支架发生移位。图 23-14 显示了 1 例短瘤颈腹主动脉瘤患者使用 VENTANA 系统（Endologix Inc.，Irvine，California）置入开窗支架。

医生改良支架修复复杂性动脉瘤

当患者存在如短瘤颈、倒锥形或瘤颈最大直径超过 32 mm 等情况时，医生在进行 EVAR 前需对支架进行改良，例如根据术前 CT 扫描在体外对支架进行烧灼开窗（图 23-15）。

EVAR 支架的置入步骤

病例

一名 84 岁患者在超声筛查中发现一直径 7.0 cm 的巨大腹主动脉瘤，伴有 50 年长期吸烟史，每天 1 包。综合年龄、合并疾病及患者个人意愿后决定采用 EVAR 治疗。根据患者髂动脉尺寸，同时为了节省医疗费用，选用 Gore C3 输送系统封隔器（W. L. Gore and Associates，Inc.，Flagstaff，Arizona）（图 23-16）。

EVAR 支架置入步骤：

1. 在监测麻醉护理下（MAC）使用镇静药；

2. 在超声引导下，以微穿刺针穿刺进入双侧 CFA（如前所述）；

3. 使用 ProGlide 血管缝合器进行双侧预封闭（如前所述）；

4. 透视下经右 CFA 置入 18 Fr 导管鞘，给予肝素，保持活化凝血时间 > 250 s；

5. 经对侧 CFA 置入猪尾巴导管，在屏幕上标记双侧肾动脉；

表 23-3　**FDA 批准的 EVAR 装置其各自材料、支撑骨架特征**

EVAR 装置	支架材料	支撑骨架	肾上或肾下腹主动脉锚定区	倒钩
Medtronic Endurant Ⅱ，Talent，AneuRx	聚酯编织物	镍钛诺外骨架	肾上和肾下腹主动脉	有
Gore 封隔器	ePTFE	镍钛诺支架	肾下腹主动脉	无
COOK Zenith	聚酯编织物	不锈钢外骨架	肾上腹主动脉	有
Endologix AFX	STRATA（PTFE）	钴铬合金内骨架	肾上和肾下腹主动脉	无
OVATION	PTFE	镍钛诺支架	肾上腹主动脉	有
Aorfix	Woven 聚酯	镍钛诺线	肾下腹主动脉	有

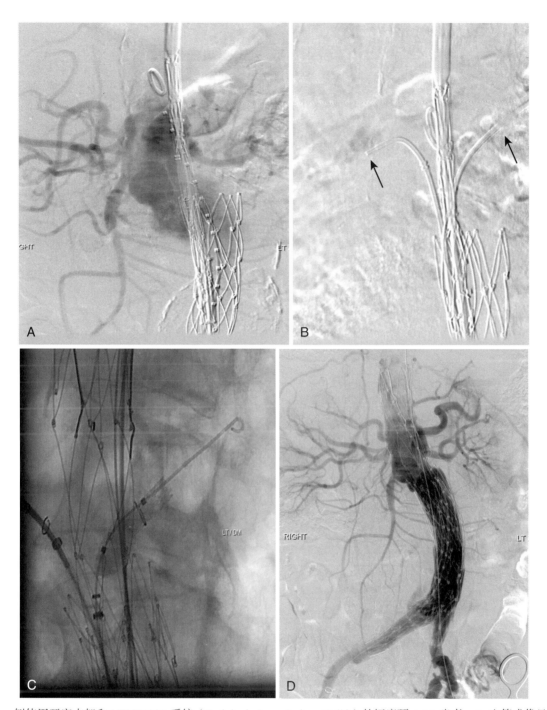

图 23-14 一例使用开窗支架和 VENTANA 系统（Endologix Inc., Irvine, Calif.）的短瘤颈 AAA 患者。**A.** 血管成像显示短瘤颈；**B.** 两侧肾动脉插管；**C.** 置入肾上腹主动脉段支架；**D.** 术终血管造影显示肾动脉通畅

6. 装置主体经 18 Fr 导管鞘送入左肾动脉下方，将其释放；

7. 从对侧将髂支支架与一根导丝和导管置入导管鞘；

8. 使用标记猪尾巴导管测量髂支支架开口到髂内动脉部分的距离，确定其长度；

9. 使用 12 Fr 导管鞘释放对侧髂支支架；

10. 在支架重叠部分及其近端和远端附着部位进行主动脉球囊扩张；

11. 血管造影显示成功隔绝动脉瘤，没有内漏发生；

12. 两侧股总动脉血管缝合器缝合并止血。

患者术后 6 h 下床活动，出院前进行 24 h 监护。出院后 30 天、6 个月及 1 年在门诊行 CT 扫描，进行随访。

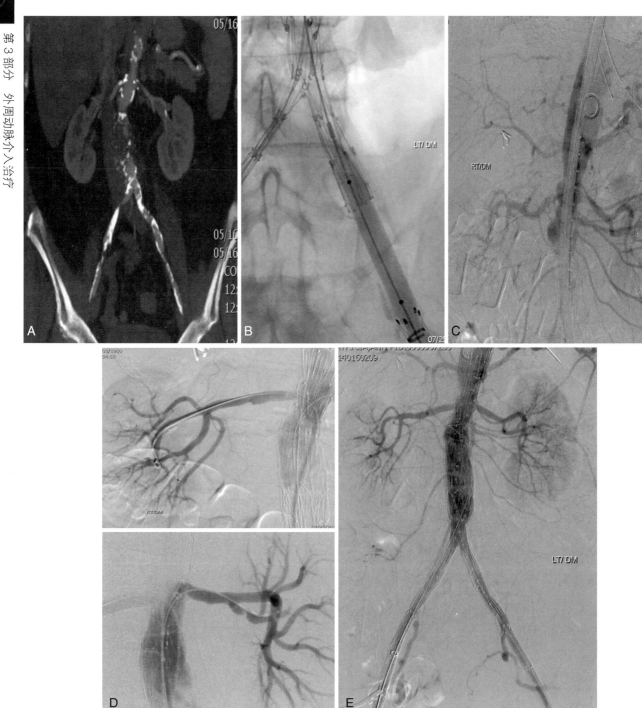

图 23-15　一例双侧肾动脉开窗支架置入。**A.** 腹主动脉瘤（AAA）瘤颈＜ 5 mm，瘤体呈倒锥形；**B.** Endologix 主体部分释放；**C.** 胸主动脉处放置 Cook TX 2 用于开窗；**D.** 左右肾动脉开窗；**E.** 术终成像

并发症

　　术中并发症常与入路血管有关，如髂动脉破裂、血管夹层、闭塞和栓塞。若不能及时发现并处理髂动脉破裂可危及患者生命。经对侧用主动脉球囊阻断、立即置入覆膜支架或移植物封闭破口等急救方法可使患者脱离危险。若不能消除或控制破口，则需紧急开放性手术（图 23-17）。此外，若出现动脉闭塞、狭窄以及夹层，可使用腔内球囊扩张或置入支架进行治疗。极少数髂血管闭塞或夹层引起的灌注不良需用双分叉移植物代替单支移植物，并进行股-股动脉旁路成形术。明显的动脉粥样硬化合并栓塞的患者需要行切开取栓术并置入支架，极少数情

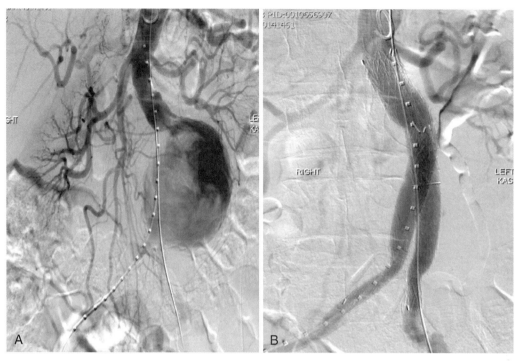

图 23-16　A 和 B. 一例直径 7.0 cm 巨大腹主动脉瘤的 80 岁老年患者接受 EVAR 治疗

况下需进行股动脉-主动脉远端成形术。其他早期并发症包括术中心肌梗死、心律失常、误将肾动脉部分或全部覆盖。

内漏

Ⅰ 型和 Ⅲ 型内漏可于 EVAR 术后立即发生，Ⅱ 型和 Ⅳ 型内漏常于术后几个月至几年内发生。内漏导致血流进入瘤腔，AAA 持续扩大并有破裂的危险。Ⅰ 型和 Ⅲ 型内漏应在患者离开介入室或手术室之前立即发现并予以处理。Ⅱ 型和 Ⅳ 型内漏常在随访中由 CT 扫描发现，可选择性地予以处理。迟发型内漏由于瘤腔内持续存在血流，压力增大，会影响 EVAR 的远期治疗效果。CT 扫描是检测内漏并将其分型的金标准，超声和 MR 血管造影的检测价值还在研究当中[93]。在 EVAR 管理和随访部分内容中将介绍基于内漏口部位和假腔血流起源位置的内漏分型[94]（表 23-4）。

Ⅰ 型内漏

Ⅰ 型内漏由血管内移植物近端或远端锚定区附着不牢所导致，体循环压力使得瘤腔内存在顺行血流，导致瘤腔持续扩大，血管破裂的风险也随之增加，因此对于 Ⅰ 型内漏不宜进行保守治疗，应在术中及时发现并予以处理。近端内漏常由瘤颈解剖欠佳、直径较小及 EVAR 治疗的筛选标准不严格等原因造成[95]。在近端锚定部位利用球囊扩张成形可帮助封闭漏口，若不能有效控制内漏，则需对肾下腹主动脉瘤颈部分进行进一步评估，以确定能否再置入一枚主动脉 cuff（延伸移植物）。移植物不能很好地附着在瘤颈壁形成 Ⅰ 型内漏时，可在肾动脉处放置一枚 Palmaz 支架（Cordis，Miami Lakes，Florida）并一直延伸到肾下腹主动脉[96]。若腔内技术仍不能彻底修复内漏，则需进行开放性手术[97]（图 23-18）。

Ⅱ 型内漏

Ⅱ 型内漏可因动脉瘤存在逆行灌注而形成。逆行灌注通常来源于腰动脉、髂腰动脉侧支或经结肠缘动脉来源的肠系膜下动脉。Ⅱ 型内漏常于术后早期 CT 扫描发现，发生率可达 10% ～ 20%。大多数 Ⅱ 型内漏（近 80%）可在移植物置入后 6 个月内自行闭合[98-99]。由于其对瘤腔造成的压力较小，瘤腔增长速度较慢，因此血管破裂的可能性较小。Ⅱ 型内漏干预的指征为瘤腔扩大且内漏持续存在（图 23-19）。文献中提到的处理方法如下[100]：

- 弹簧圈栓塞髂腰侧支循环的流入道和流出道，经结肠缘动脉栓塞肠系膜下动脉；
- CT 或透视引导下直接穿刺动脉瘤，并在瘤腔内放置聚合材料；
- 应用激光经移植物穿刺进入瘤腔，放置胶体或聚合材料；

第 3 部分　外周动脉介入治疗

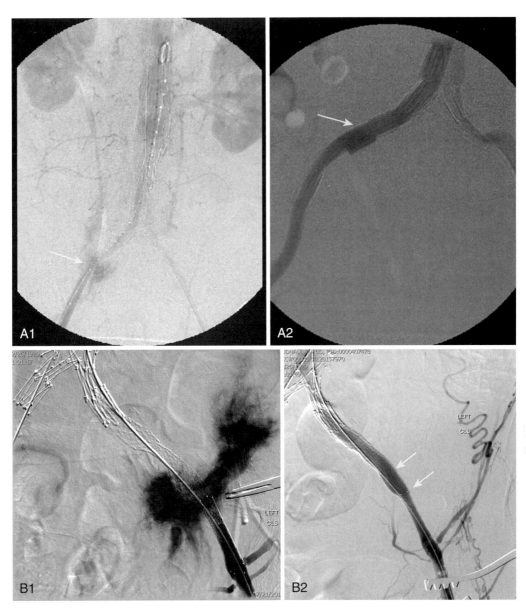

图 23-17　并发症：EVAR 术中髂外动脉破裂，处理方法为（**A**）置入移植物髂支支架和（**B**）随访中置入覆膜支架

表 23-4　内漏分型、特征和治疗方法

分类	特征	治疗方法
Ⅰ 型	支架近端或远端锚定区域	近端或远端球囊扩张或置入 cuff 若髂内动脉存在内漏将其栓塞
Ⅱ 型	存在内漏的腰动脉或肠系膜下动脉	保守治疗 瘤腔扩张则进行弹簧圈栓塞
Ⅲ 型	支架解体或腐蚀	再次置入支架
Ⅳ 型	支架多孔性引起	保守治疗

● 腹腔镜下腰动脉分支结扎。

Ⅲ 型内漏

Ⅲ 型内漏由移植物编织材料撕裂或支架解体造成，由于其压力较高，可使动脉瘤扩大甚至破裂。髂动脉分支支架尺寸不当时会发生扭结，导致支架解体，引发 Ⅲ 型内漏。过度使用球囊扩张会导致医源性的移植物材料撕裂，从而发生内漏（图 23-20）。若在术中发现 Ⅲ 型内漏应立即再置入髂支支架或 cuff。一些 Ⅲ 型内漏也可在晚期随访（4 ～ 10 年）的 CT 扫描中发现，这些迟发性内漏通常由瘤颈或瘤腔持续扩大导致髂支移位或支架解体造成。

Ⅳ 型内漏

Ⅳ 型内漏主要由血液通过支架的多孔性材料逐渐渗入瘤腔所致。近年来移植物材料及设计的改良使该型内漏大大减少。若发生 Ⅳ 型内漏可在原来支

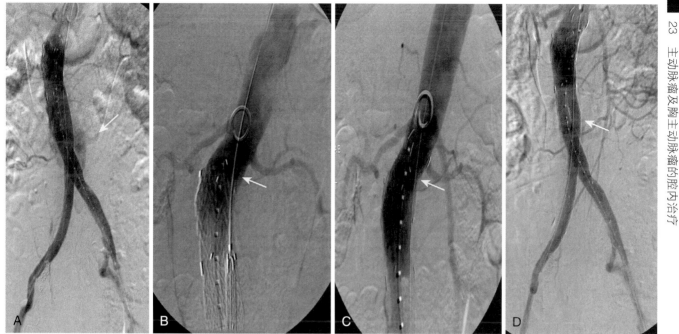

图 23-18 Ⅰ型内漏和腔内技术处理。**A.** Ⅰ型内漏；**B.** 肾下腹主动脉瘤颈处支架移位；**C.** 肾下腹主动脉段放置主动脉 cuff；**D.** 术终血管造影显示无其他内漏

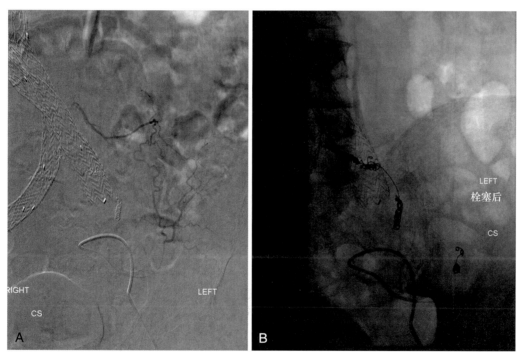

图 23-19 **A** 和 **B.** 弹簧圈栓塞腰动脉侧支处理Ⅱ型内漏

架的位置再放置一枚无孔的新型编织支架。

瘤腔内压增加

瘤腔内压增加是指在没有内漏的情况下动脉瘤腔内压力增大，具体原因不明。压力通过动脉壁和支架之间的血栓层从主动脉传递到瘤腔为其中一个机制[101]。瘤腔内压可通过肠系膜上动脉、肠系膜下动脉或髂内动脉的选择性插管进行测量[102]。一种特定简易射频传感器（EndoSensor：Cardio-MEMS Inc., Atlanta，Georgia）已被用于门诊进行内压测定，APEX 多中心临床试验表明该仪器测压的准确率为 93%[103]。

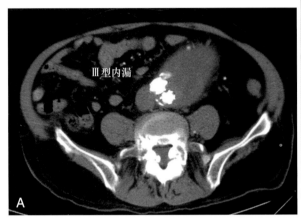
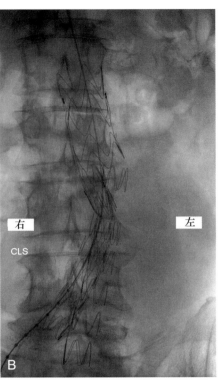

图 23-20　A 和 B. 再次置入髂支支架处理Ⅲ型内漏

EVAR 髂支支架闭塞

早期的髂支支架为非支撑性，其中有 24% 患者的髂支发生闭塞和狭窄。其危险因素包括非支撑性支架、髂动脉直径较小、治疗前存在髂动脉狭窄及移植物延长至髂外动脉[104]。髂支支架闭塞及狭窄可通过自膨式支架等腔内技术进行处理[105]。若术中髂支支架发生狭窄、闭塞或扭结，可使用 IVUS 等进一步进行评估[105-106]。大多数患者在早期随访（2 个月）中发现髂支支架内血栓形成[105-106]，临床表现包括急性下肢缺血、新发的下肢或臀肌跛行及非典型腿痛。髂支支架内血栓可通过导管溶栓和支架再置入等腔内技术进行处理。手术方法包括切开血栓取出术，某些情况可能还需股-股动脉旁路成形术（图23-21）。

血管内移植物移位

移植物移位通常由 EVAR 随访中的 CT 扫描发现。根据发生移位的位置可分为移向头端或尾端。根据移位距离的定义及随访结果显示，移植物移位的发生率为 15% ～ 45%[107]。移植物的近端主动脉和远端髂动脉发生扩张时会促使移位的发生，其危险因素包括治疗前 AAA 直径大于 5.5 cm 和瘤颈直径扩大 10%

以上[108]。移位发生的平均时间为治疗后的 6 个月和 1 年，其中一半的移位需要进行血管再通[107-108]。处理方法包括植入主动脉 cuff 和髂支支架并扩张，或使用 Palmaz 支架加固。若腔内治疗失败且动脉瘤持续扩张，则需进行开放性手术。血管内支架的改良如肾上主动脉支架、倒钩、密封圈及远端主动脉固定装置等，减少了支架移位的发生率（图 23-22）。

置入后综合征

少数患者置入支架后其白细胞水平会升高并伴有发热[109]，这些患者的微生物检查通常为阴性。此外患者 C 反应蛋白可能升高，但其临床意义尚不明确[110]。大多数情况下保守治疗即可控制置入后综合征。若患者持续发热、感到不适及细菌培养阳性，则需要进行积极的检查和治疗。

EVAR 禁忌证

大多数 EVAR 禁忌证与 AAA 解剖结构和 EVAR 装置的适用标准有关。若患者 AAA 解剖结构不满足任何装置的 IFU 标准，则为 EVAR 禁忌证。EVAR 治疗会增加这些患者的并发症，且在随访中常常出现内漏、支架移位等并发症，再次干预率也会增加。

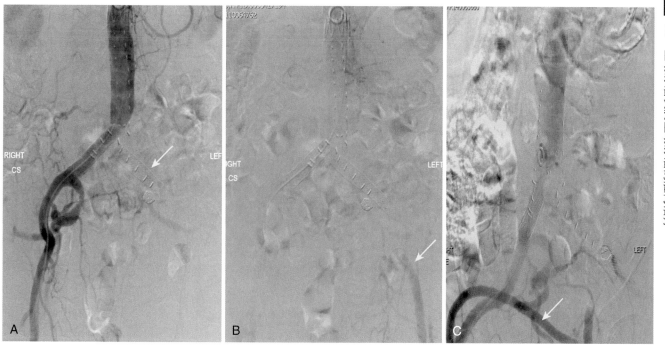

图 23-21　EVAR 治疗患者因（**A**）非支撑性支架造成髂支支架闭塞。**B.** 髂总动脉血运重建；**C.** 进行股-股动脉旁路成形术

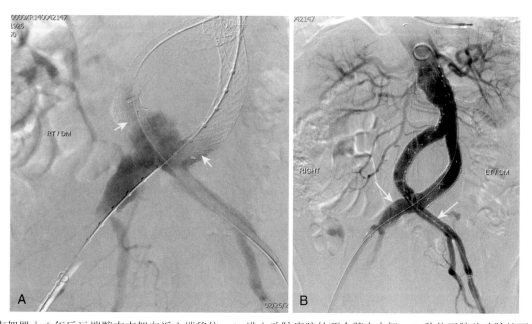

图 23-22　支架置入 6 年后远端髂支支架向近心端移位。**A.** 进入动脉瘤腔的两个髂支支架；**B.** 移位至髂总动脉的两个髂支支架

EVAR 的目标是预防血管破裂并延长寿命，因此患者预期寿命不足 6 个月被视为 EVAR 的相对禁忌证。医生进行 EVAR 治疗前应充分考虑患者的认知功能和生活质量，同时与家属和患者进行深度客观的探讨，以期实现患者利益最大化。此外，患者处于全身感染的活动期时也是 EVAR 治疗的相对禁忌证。但对于合并其他严重疾病的巨大真菌感染性动脉瘤，EVAR 短期治疗效果较好。腹腔干和肠系膜上动脉存在狭窄的患者，其结肠血供主要来自肠系膜下动脉，

若将肠系膜下动脉覆盖，可能导致急性肠系膜缺血或缺血性结肠炎，因此也将其视为 EVAR 的相对禁忌证。

EVAR 随访监测

由于内漏、支架移位、支架内血栓形成、髂支支架闭塞、远端动脉栓塞、肢体缺血、支架解体、动脉瘤迟发性增长及血管破裂等晚期并发症的存在，EVAR 治疗后的随访监测极其重要。EVAT 治疗的患

者需终身随访监测，以便及时发现移植物损坏等情况，并在条件允许时实施 EVAR、开放性手术或杂交手术（图 23-23）。

依据临床试验结果和 FDA 等监管机构的批准，推荐 EVAR 随访标准为治疗后 1 个月、6 个月、12 个月进行连续强化 CT 扫描，之后每年一次。但其中一些随访建议的实用性较差，如强化 CT 扫描可能会导致造影剂引发的肾功能损害、辐射暴露的累积风险及高昂的医疗费用[111-112]。

Noll 等对 EVAR 治疗的患者进行长期随访调查，发现随访监测的花费占总费用的 30% ～ 35%[113]。Sternbergh 等进行了长达 5 年的多中心 US Zenith 随访调查，发现若术后 1 个月至 1 年内没有发生内漏，则远期动脉瘤相关的并发症发病率较低[114]，因此可在术后 1 个月、1 年进行 CT 扫描。

结语

EVAR 对于有症状的 AAA 患者和直径 > 5.5 cm 的无症状患者而言是一种较为安全的治疗手段。与开放性手术相比，EVAR 降低了围术期发病率和死亡率，缩短了住院时间，实现术后早期下床活动，但同时也应考虑治疗设备、随访监测的高昂费用、早期和晚期并发症及再次干预等因素。通过 CT 扫描进行定期随访可以发现并及时处理晚期并发症。

治疗方案应由心血管团队对病情进行客观评估后制订，确定采用开放性手术还是 EVAR 治疗。同时还应对患者和家属详细解释疾病的自然病程、血管破裂的风险、每种治疗方式的发病率和死亡率，帮助他们做出合理的决定。选择 EVAR 治疗时应综合年龄、合并疾病、AAA 解剖特征是否符合装置的 IFU 标准、腔内治疗团队的经验、医院经验及开展 EVAR 的能力等因素。此外，定期随访对于最佳临床

结果的实现至关重要。EVAR 应在院内死亡率低于 3%，以及 EVAR 中转开放性手术的概率低于 2% 的医院内开展。

第 2 节　胸主动脉腔内修复术（TEVAR）

背景

Dake 等于 1992 年在斯坦福大学医学院实施了第一例胸主动脉腔内修复术（thoracic endovascular aortic repair，TEVAR）[115]。最早的治疗装置由不锈钢骨架、袖套状缝制于骨架上的 Dacron 编织材料和 24 Fr 导管鞘输送系统组成。相较于开放性手术，TEVAR 降低了围术期发病率和死亡率，因此为治疗胸主动脉瘤（thoracic aortic aneurysms，TAA）的更佳选择[116]。TEVAR 最初用于治疗 TAA，但随后也用于治疗主动脉夹层、壁内血肿和穿透性溃疡[117]。随着技术的发展以及支架价格逐渐降低，也逐步实现了选择性保留主动脉分支如锁骨下动脉的血流灌注。

设备

FDA 批准了四种治疗降主动脉瘤（descending thoracic aorta aneurysms，DTAA）的装置（图 23-24 至图 23-28）：

1. Medtronic Talent，Valiant，and Captiva（Medtronic Corp.，Sunnyvale，California）；

2. Gore TAG 装置（W. L. Gore and Associates，Flagstaff，Arizona）；

3. Cook Zenith Tx1 and Tx2 动脉内移植物（Cook Medical，Bloomington，Indiana）；

4. Relay 胸主动脉内支架及附带输送系统（Bolton

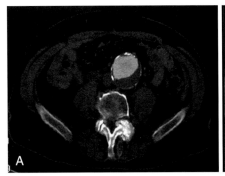 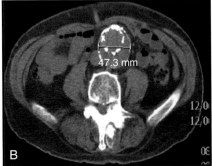 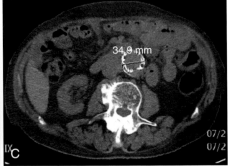

图 23-23　**A.** 治疗前动脉瘤直径为 5.2 cm 的 AAA 患者；**B.** EVAR 术后 30 天随访；**C.** 术后 6 个月动脉瘤缩小

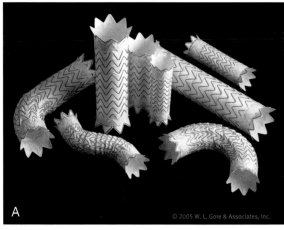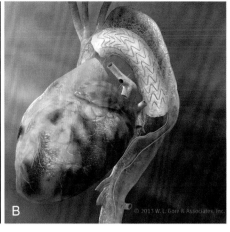

图 23-24　**A** 和 **B.** FDA 批准的 TEVAR 装置。Gore TAG 装置（W. L. Gore and Associates，Inc.，Flagstaff，Ariz.）

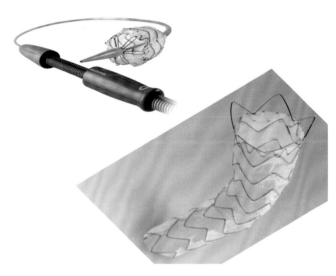

图 23-25　**A** 和 **B.** FDA 批准的 TEVAR 装置——Medtronic Valiant 装置（Medtronic Inc.，Santa Rosa，Calif.）

Medical Inc.，Sunrise，Florida）。

TEVAR 适应证

　　TEVAR 适应证包括所有有症状的降主动脉瘤，动脉瘤直径超过邻近主动脉段 2 倍或大于 6 cm 的无症状降主动脉瘤患者，同时正常主动脉尺寸及锚定区可使移植物充分固定在动脉壁上。

　　FDA 批准 Gore TAG（W. L. Gore and Associates，Inc.，Flagstaff，Arizona）还可用于治疗 B 型主动脉夹层。Medtronic Valiant Captiva 支架也被 FDA 批准用于 B 型主动脉夹层的治疗。

　　此外，累及主动脉弓、合并主动脉狭窄以及假性动脉瘤的夹层患者也可进行 TEVAR 治疗[118]，TEVAR 还可暂时性地控制真菌性胸主动脉瘤。但仍

有许多降主动脉瘤需要进行开放性手术治疗[119]（表 23-5）。

TEVAR 临床治疗数据

早期经验

　　Dake 及其同事对 13 名接受 TEVAR 治疗患者进行了 2 年的随访调查，报道了 TEVAR 的安全性、可行性和有效性[120]。这些患者的主动脉病变包括动脉硬化性主动脉瘤、主动脉夹层、吻合性动脉瘤和平均直径大于 6.1 cm 的假性动脉瘤。所有手术均顺利进行，其中 12 名患者支架覆盖的瘤腔实现了完全血栓化，另有 2 名患者需再次置入支架。随访 1 年内没有死亡、偏瘫、卒中、远端动脉栓塞或感染等的发生。

动脉瘤疾病

　　Gore TAG 调查人员报道了腔内技术和开放性手术治疗 DTAA 的多中心对比试验[121]。共有来自 17 个治疗中心的 140 名患者安放了 Gore TAG 胸主动脉血管内移植物（W. L. Gore and Associates，Flagstaff，Arizona）。TEVAR 组和开放性手术组的围术期死亡率分别为 2.1% 和 11.7%（$P < 0.01$）。TEVAR 组术后 30 天并发症发生率比开放性手术组低：呼吸衰竭（4% *vs.* 20%），脊髓缺血（4% *vs.* 14%），肾功能不全（1% *vs.* 13%）。TEVAR 组平均 ICU 监护时间和住院时间较短，但外周血管并发症的发生率和再次干预率较高，治疗后 1 年、2 年的内漏发生率分别为 6% 和 9%。此外，两组 2 年内死亡率没有差异。

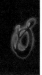

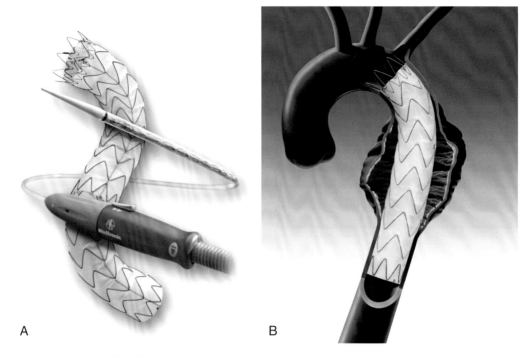

图 23-26 **A** 和 **B.** FDA 批准的 TEVAR 装置——Medtronic Valiant 装置（Medtronic Inc.，Santa Rosa，Calif.）

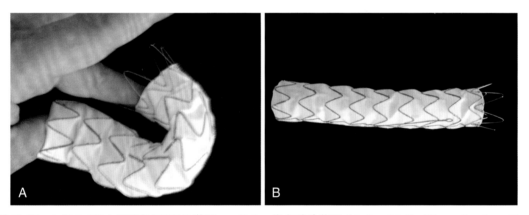

图 23-27 **A** 和 **B.** FDA 批准的 TEVAR 装置——Relay 胸主动脉装置（Bolton Medical Inc.，Sunrise，Fla.）

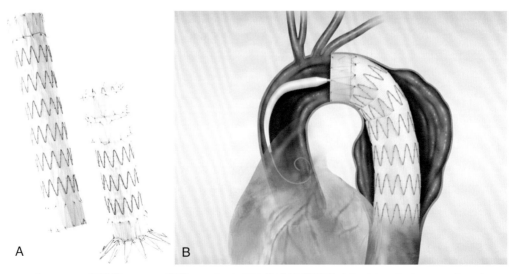

图 23-28 **A** 和 **B.** FDA 批准的 TEVAR 装置——Cook TX2 胸主动脉装置（Cook Medical Inc.，Bloomington，Ind.）

表 23-5　TEVAR 临床适应证

有症状患者	降主动脉瘤，B 型夹层，胸主动脉横断，假性动脉瘤
无症状患者	胸腹主动脉瘤 > 6.0 cm
	动脉瘤快速增长，6 个月内增长 0.5 cm
	B 型夹层，胸主动脉横断，假性动脉瘤

VALOR Ⅱ（Valiant 胸主动脉支架移植物治疗退行性病变 DTAA 的临床效果评价）研究人员在 24 家临床中心进行了前瞻性非随机对照试验，共纳入了160 名患者[122]。研究人员将 VALOR Ⅱ 与 VALOR（Medtronic vascular talent 胸主动脉支架移植物治疗 TAA 的临床效果评价）试验结果进行了比较，VALOR 以相同标准纳入了 195 名患者。96.3% 的患者成功实施了 TEVAR，30 天围术期死亡率为 3.1%，严重不良事件发生率为 38.1%，偏瘫、下肢截瘫、卒中发生率分别为 0.6%、1.9%、2.5%。随访 1 年动脉瘤相关的死亡率、支架移位和内漏发生率分别为 4%、2.9% 和 13%，此外，没有血管破裂、支架闭塞以及需行开放性手术等发生。

B 型主动脉夹层

不论采取开放性手术还是药物治疗，急性主动脉夹层都表现出极高的死亡率和发病率[123]。Dake 等研究了 TEVAR 治疗急性主动脉夹层的安全性、有效性和可行性[124]。他们研究了 19 名夹层患者，其中 4 名为 A 型主动脉夹层，15 名为 B 型主动脉夹层。所有夹层都累及了主动脉分支，7 名患者出现了与分支受累相关的症状。TEVAR 手术均成功施行，15 名患者实现了假腔完全血栓化，另外 4 名则为部分血栓化。术后 1 个月内有 3 名患者死亡，随访到 13 个月时没有新的死亡病例出现。

INSTEAD-XL 多中心试验研究了 140 名 B 型夹层患者行 TEVAR 术的治疗效果[125]。72 名患者在接受药物治疗后进行了 TEVAR 术治疗，剩下 68 名患者仍只接受药物治疗。研究结果显示 5 年内 TEVAR 组与药物组相比，主动脉相关死亡率（6.9% vs. 19.3%；P = 0.04）、全因死亡率（11.1% vs. 19.3%；P = 0.13）及疾病进展发生率（27.5% vs. 46.1%；P = 0.04）均较低。TEVAR 组中有 90.6% 的患者实现了假腔血栓化。美国 STABLE 试验调查了 COOK（Cook Inc., Bloomington, Indiana）胸主动脉支架移植物治疗非复杂性 B 型夹层的治疗效果。

自 2005 年 FDA 批准了用于 TEVAR 的支架移植物后，TEVAR 治疗的病例数呈指数级增长。医生改良技术如颈动脉-锁骨下动脉旁路成形术和支架开窗等的发展推动了 TEVAR 在复杂性夹层中的应用[126-128]。

Tang 等对创伤性主动脉夹层的治疗进行了 meta 分析，纳入了 33 篇文献共 699 个病例[129]。其中 370 名患者采用 TEVAR 治疗，另外 329 名采用开放性手术。手术成功率没有明显差异。TEVAR 组的死亡率（7.6% vs. 15.2%；P = 0.0076）、卒中率（0.85% vs. 5.3%；P = 0.0028）和偏瘫率（0% vs. 5.6%；P < 0.001）明显低于开放性手术组，但 TEVAR 组外周血管并发症如髂动脉损伤等的发生率较高。

RESCUE 为一项腔内技术修复胸主动脉钝性损伤的多中心前瞻性非随机对照试验，包括 20 个治疗中心[130]。该研究纳入了 50 名 TEVAR 治疗的胸主动脉钝性损伤患者，并对其随访 5 年。所有病例手术均成功施行，术后 30 天死亡率为 8%。12% 的患者出现与 TEVAR 治疗相关的非致命性不良事件。所有病例没有脊髓损伤或脑血管事件的发生，也无病例中转为开放性手术治疗。

胸主动脉瘤破裂

Gopaldas 及其同事调查了 923 名 TAA 破裂修复的患者[131]。其中 364 例采用 TEVAR 修复，559 例采用开放性手术。TEVAR 组的患者年龄较开放性手术组高且往往合并其他疾病。两组患者短期死亡率、并发症发生率及抢救失败率没有明显差异，但 TEVAR 组的顺利出院率较高。此外，研究显示医院规模越小，其开放性手术患者的并发症发生率、死亡率及抢救失败率越高。因此在规模较小的医院，由于缺乏开放性手术的专业技能，对 TAA 破裂进行 TEVAR 修复则相对更为安全。

TEVAR 技术

TEVAR 成像

胸、腹及盆腔的薄层（0.9～3 mm）强化 CT 扫描对于 TEVAR 术前规划极其重要。3D 重建可以进一步了解主髂动脉的病变情况，MRA、血管造影和 IVUS 可作为补充。应对髂动脉直径进行常规测量以确定是否可以使用大口径设备。

主动脉弓解剖特征

熟悉主动脉弓的五个区域解剖特征可以帮助医生更好地制订 TEVAR 治疗方案（图 23-29）：

区域 0：无名动脉近端区域。

区域 1：无名动脉和左颈总动脉之间的区域。

区域 2：左颈总动脉和左锁骨下动脉之间的区域。

区域 3：左锁骨下动脉远端 2 cm 区域。

区域 4：胸主动脉距左锁骨下动脉 2 cm 以远的区域。

主动脉弓血运重建和支架覆盖

当近端锚定区小于 2 cm 时，需要覆盖主动脉弓的分支动脉以便获得足够的锚定区，最常覆盖的是左锁骨下动脉和左颈总动脉。在覆盖左锁骨下动脉之前应确定脑部主要由哪条椎动脉供血以及 Willis 环结构，以确保脑部的血液供应。可通过颈动脉-左锁骨下动脉、颈动脉-颈动脉旁路成形术或者去分支血管成形术等保证脑部血流供应。TEVAR 术中最常覆盖的是左锁骨下动脉，当患者优势动脉为左椎动脉，或者存在左内乳动脉（left internal mammary artery，LIMA）与左前降支吻合，左椎动脉直接起源于动脉弓或明显的左上肢动静脉透析瘘等情况时，可做左锁骨下动脉-颈动脉旁路成形术。

医生改良后的 TEVAR 术还可通过左锁骨下动脉放置支架，然后通过肱动脉进行激光开窗。这样支架在覆盖左锁骨下动脉的同时保证了左臂、左内乳动脉和左椎动脉的血流供应。

脑脊液引流

TEVAR 术前脑脊液引流的适应证包括术中需广泛覆盖降主动脉、置入多枚血管内支架、AAA 治疗史、需覆盖左锁骨下动脉以及主动脉夹层所致的内脏和下肢灌注不良。TEVAR 术前进行脑脊液引流，同时监测 24 ～ 48 h 可以降低偏瘫风险和死亡率[132]。

入路血管

进行 TEVAR 治疗的患者其髂动脉直径应能容纳大口径的导管鞘和支架。若 CFA 存在粥样硬化或钙化，应选择股动脉切开而不能采用经皮入路。若 EIA 严重钙化、狭窄、直径较小和扭曲时，可使用髂动脉导管。

围术期风险

围术期危险因素的评估有益于降低心血管事件的风险。同时应进行包括操作者、血管外科、心胸外科及麻醉科等多学科合作，以便达到最佳治疗效果。

麻醉

根据患者的心肺功能可进行全身麻醉、脊髓麻醉和 MAC。

手术室

理想的 TEVAR 手术室应为具有透视成像设备的大型杂交手术室。成像系统应配备大显示屏，并具

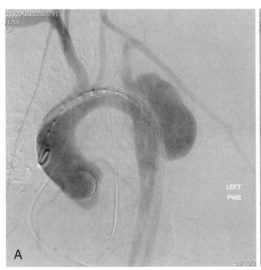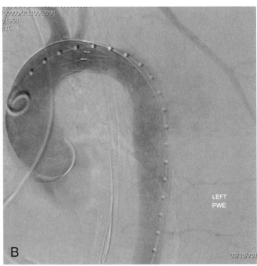

图 23-29 **A** 和 **B.** 曾进行血管狭窄修复的假性动脉瘤患者的 TEVAR 治疗

有数字减影、入路图以及透视图像保存功能。不仅能满足股动脉切开，还应保证髂动脉修复、主动脉暴露和修复等情况的需求。杂交手术室应能同时容纳腔内治疗、开放性手术和麻醉所需设备及操作人员。此外，配备顶置显示屏的持续生命体征监测仪更有利于操作。

禁忌证

患者

预期寿命不超过 6 个月、脓毒血症活动期和感染性动脉瘤为 TEVAR 禁忌证。

主动脉弓和远端覆盖区域

TAA 患者存在明显血栓、血管扭曲及钙化时，可能会影响支架输送及近端血管的覆盖。远端覆盖区域的动脉直径过大时支架不能充分贴附于血管。

髂动脉入路

髂动脉直径较小、存在钙化和严重粥样硬化时会造成血管破裂且不利于支架输送。

主动脉分支

若累及主动脉分支，可能会影响内脏器官及脑部血液灌注。

并发症

TEVAR 术中入路血管的并发症包括出血、血肿、腹膜后出血和感染。大口径导管鞘可能导致髂动脉破裂。术中误将主动脉弓分支覆盖会造成心肌梗死、内漏、卒中甚至死亡。

TEVAR 支架置入步骤

1. 全麻，MAC 或硬膜外麻醉。

2. 股 动 脉 切 开 或 使 用 Preclose ProGlide 预 置（Abbott Laboratories，Menlo Park，California），放置大口径胸主动脉支架。

3. 优先选择肝素抗凝，维持活化凝血时间 > 150 s；肝素过敏的患者可换用比伐卢定。

4. 以一根套有导管的 0.035 英寸硬导丝穿过主动脉弓，如 Lunderquist 导丝（Cook Medical Group Inc.，Bloomington，Indiana），使导丝弯曲头部到达升主动脉靠近主动脉根部的地方。

5. 开通对侧股动脉或桡动脉，将套有猪尾巴导管的 6 Fr 导管鞘送入主动脉弓，作为术前和术后的造影途径或进行 IVUS 的通路。

6. 装置和导管鞘均套于 0.035 英寸导丝上，且必须在透视引导下向前推进所有装置，尤其在通过髂动脉时需进行透视引导。

7. 支架一头置于覆盖区域的近侧末端。可注入腺苷或以 160 ～ 180 次 / 分起搏右心使心搏骤停，减少装置受心跳影响而发生的移动。收缩压 < 100 mmHg 有利于支架的准确放置。

8. 支架置入后成形球囊在近端和远端锚定区进行扩张。

9. 沿导丝拔出猪尾巴导管，支架通过导管进入升主动脉。

10. 术终行血管造影，评估动脉瘤隔绝情况，是否存在内漏、穿孔、夹层或误盖分支血管等并发症。

11. 缝合切开的入路血管或以预闭合技术关闭入路血管。

术后护理及出院

若进行脑脊液引流，则需观察 48 ～ 72 h。如患者情况稳定则夹闭引流管并进行转移，若没有进行脑脊液引流且情况稳定，患者可在术后 24 ～ 48 h 出院。

随访监测

术后 1 周观察入路血管股动脉是否存在血肿、血清肿及缝线脱落（若行股动脉切开）。术后 30 天进行强化 CT 扫描，观察动脉瘤是否缩小，有无内漏发生。若无内漏且动脉瘤不再增大，应于 6 个月和 1 年分别再进行 CT 扫描。

病例

一名 48 岁男性主诉背痛，其在出生后 9 个月及 9 岁时进行过血管狭窄的修复。患者于 18 岁行传统球囊扩张成形术治疗主动脉狭窄。胸部、腹部和盆部 CTA 显示左锁骨下动脉远端的降主动脉存在直径 6 cm 的假性动脉瘤，近端锚定区为 1.5 cm。医生为该名患者实施了左锁骨下动脉-颈动脉成形术，并使用 Medtronic Captiva（Medtronic Inc.，Menlo Park，California）经皮入路隔绝假性动脉瘤。该名患者进行了 48 h 脑脊液引流，术后 72 h 出院，在住院期间

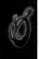

无不良事件发生（图 23-29）。

结语

有症状 TAA、动脉瘤直径大于 6 cm 的无症状 TAA 患者、主动脉横断及 B 型主动脉夹层均可采用 TEVAR 治疗，并可降低发病率和死亡率。此外，TEVAR 还可治疗 TAA 破裂、假性动脉瘤及穿透性溃疡。严格筛选患者、对入路血管进行特别护理、针对性处理累及的分支动脉可减少并发症。多学科合作评估 TEVAR 治疗效果并定期随访，可实现较佳的临床治疗结果。

参考文献

1. Johnston KW, Rutherford RB, Tilson MD, et al: Suggested standards for reporting on arterial aneurysms. Ad hoc committee on reporting standards, society for vascular surgery and north american chapter, international society for cardiovascular surgery. *J Vasc Surg* 13:452–458, 1991.
2. Lederle FA, Johnson GR, Wilson SE, et al: Relationship of age, gender, race, and body size to infrarenal aortic diameter. *J Vasc Surg* 26:595–601, 1997.
3. Singh K, Bonaa KH, Jacobsen BK, et al: Prevalence of and risk factors for abdominal aortic aneurysms in a population-based study. *Am J Epidemiol* 154:236–244, 2001.
4. Lederle FA, Johnson GR, Wilson SE, et al: Rupture rate of large abdominal aortic aneurysms in patients refusing or unfit for elective repair. *JAMA* 287:2968–2972, 2002.
5. Jones K, Brull D, Brown LC, et al: Interleukin-6 and the prognosis of abdominal aortic aneurysms. *Circulation* 103:2260–2265, 2001.
6. Dieter RS: Transluminal endovascular stent-grafting of aortic dissections and aneurysms: a concise review of the major trials. *Clin Cardiol* 24:358–363, 2001.
7. Sakalihasan N, Limet R, Defawe OD: Abdominal aortic aneurysm. *Lancet* 365:1577–1589, 2005.
8. Singh K, Bonaa KH, Jacobsen BK, et al: Prevalence of and risk factors for abdominal aortic aneurysms in a population-based study: the Tromso Study. *Am J Epidemiol* 154:236–244, 2001.
9. Powell JT, Greenhalgh RM: Clinical practice. Small abdominal aortic aneurysms. *N Engl J Med* 348:1895–1901, 2003.
10. Lederle FA, Johnson GR, Wilson SE, et al: Prevalence and associations of abdominal aortic aneurysm detected through screening. *Ann Intern Med* 126:441–449, 1997.
11. Lederle FA, Johnson GR, Wilson SE, et al: The aneurysm detection and management study screening program: validation cohort and final results. Aneurysm detection and management Veterans affairs cooperative study investigators. *Arch Intern Med* 160:1425–1430, 2000.
12. Bengtsson H, Ekberg O, Aspelin P, et al: Ultrasound screening of the abdominal aorta in patients with intermittent claudication. *Eur J Vasc Surg* 3:497–502, 1989.
13. Cabellon S, Jr, Moncrief CL, Pierre DR, et al: Incidence of abdominal aortic aneurysms in patients with atheromatous arterial disease. *Am J Surg* 146:575–576, 1983.
14. Diwan A, Sarkar R, Stanley JC, et al: Incidence of femoral and popliteal artery aneurysms in patients with abdominal aortic aneurysms. *J Vasc Surg* 31:863–869, 2000.
15. Hinchliffe RJ, Macierewicz JA, Hopkinson BR: Endovascular repair of inflammatory abdominal aortic aneurysm. *J Endovasc Ther* 9:277, 2002.
16. Lindeman JH, Ashcroft BA, Beenakker JW, et al: Distinct defects in collagen microarchitecture underlie vessel-wall failure in advanced abdominal aneurysms and aneurysms in Marfan syndrome. *Proc Natl Acad Sci U S A* 107(2):862–865, 2010.
17. Taniyasu N, Tokunaga H: Multiple aortocaval fistulas associated with a ruptured abdominal aneurysm in a patient with Ehlers-Danlos syndrome. *Japan Circ J* 63(7):564–566, 1999.
18. Stanley BM, Semmens JB, Lawrence-Brown M, et al: Endoluminal repair of mycotic thoracic aneurysms. *J Endovasc Ther* 10:511–515, 2003.
19. Berchtold C, Eibl C, Seelig MH, et al: Endovascular treatment and complete regression of an infected abdominal aortic aneurysm. *J Endovasc Ther* 9:543–548, 2002.
20. Dieter RA, Jr, Blum AS, Pozen TJ, et al: Endovascular repair of aortojejunal fistula. *Int Surg* 87:83–86, 2002.
21. Nevitt MP, Ballard DJ, Hallett JW, Jr: Prognosis of abdominal aortic aneurysms. A population-based study. *N Engl J Med* 321(1):9–14, 1989.
22. Johansson G, Nydahl S, Olofsson P, et al: Survival in patients with abdominal aortic aneurysms. Comparison between operative and nonoperative management. *Eur J Vasc Surg* 4:497–502, 1990.
23. Gadowski GR, Pilcher DB, Ricci MA: Abdominal aortic aneurysm expansion rate: effect of size and beta-adrenergic blockade. *J Vasc Surg* 19:727–731, 1994.
24. Bengtsson H, Bergqvist D, Ekberg O, et al: Expansion pattern and risk of rupture of abdominal aortic aneurysms that were not operated on. *Eur J Surg* 159:461–467, 1993.
25. Hirsch AT, Haskal ZJ, Hertzer NR, et al: ACC/AHA 2005 practice guidelines for the management of patients with peripheral arterial disease (lower extremity, renal, mesenteric, and abdominal aortic): a collaborative report from the American association for vascular surgery/society for vascular surgery, society for cardiovascular angiography and interventions, society for vascular medicine and biology, society of interventional radiology, and the ACC/AHA task force on practice guidelines (writing committee to develop guidelines for the management of patients with peripheral arterial disease): endorsed by the American association of cardiovascular and pulmonary rehabilitation; national heart, lung, and blood institute; society for vascular nursing; trans-atlantic inter-society consensus; and vascular disease foundation. *Circulation* 113:e463–e654, 2006.
26. Elefteriades JA: Beating a sudden killer. *Sci Am* 293(2):64–71, 2005.
27. Aggarwal S, Qamar A, Sharma V, et al: Abdominal aortic aneurysm: a comprehensive review. *Exp Clin Cardiol* 16(1):11–15, 2011.
28. Chervu A, Clagett GP, Valentine RJ, et al: Role of physical examination in detection of abdominal aortic aneurysms. *Surgery* 117:454–457, 1995.
29. US Preventive Services Task Force: *Guide to Clinical Preventive Services*, ed 2, Baltimore, 1996, Williams & Wilkins, p 67.
30. LaRoy LL, Cormier PJ, Matalon TA, et al: Imaging of abdominal aortic aneurysms. *AJR Am J Roentgenol* 152:785–792, 1989. US Preventive Services.
31. Petersen MJ, Cambria RP, Kaufman JA, et al: Magnetic resonance angiography in the preoperative evaluation of abdominal aortic aneurysms. *J Vasc Surg* 21:891–898, 1995.
32. Rydberg J, Kopecky KK, Johnson MS, et al: Endovascular repair of abdominal aortic aneurysms assessment with multislice CT. *AJR* 177:607–614, 2001. Van der Laan M, Milner R, Blankensteijn JD. Preprocedural imaging.
33. Marston WA, Ahlquist R, Johnson Jr, G, et al: Misdiagnosis of ruptured abdominal aortic aneurysms. *J Vasc Surg* 16:17–22, 1992.
34. Akkersdijk GJ, van Bockel JH: Ruptured abdominal aortic aneurysm: initial misdiagnosis and the effect on treatment. *Eur J Surg* 164:29–34, 1998.
35. Baxter BT, McGee GS, Flinn WR, et al: Distal embolization as a presenting symptom of aortic aneurysms. *Am J Surg* 160:197–201, 1990.
36. Szilagyi DE, Smith RF, DeRusso FJ, et al: Contribution of abdominal aortic aneurysmectomy to prolongation of life. *Ann Surg* 164:678–699, 1966.
37. Brewster DC, Cronenwett JL, Hallett Jr, JW, et al: Guidelines for the treatment of abdominal aortic aneurysms. Report of a subcommittee of the joint council of the American association for vascular surgery and society for vascular surgery. *J Vasc Surg* 37:1106–1117, 2003.
38. Cronenwett JL, Sargent SK, Wall MH, et al: Variables that affect the expansion rate and outcome of small abdominal aortic aneurysms. *J Vasc Surg* 11:260–268, 1990.
39. Parodi JC, Palmaz JC, Barone HD: Transfemoral intraluminal graft implantation for abdominal aortic aneurysms. *Ann Vasc Surg* 5:491–499, 1991.
40. White GH, Yu W, May J, et al: A new nonstented balloon-expandable graft for straight or bifurcated endoluminal bypass. *J Endovasc Surg* 1:16–24, 1994.
41. Ivancev K, Malina M, Lindblad B, et al: Abdominal aortic aneurysms: experience with the Ivancev-Malmo endovascular system for aorto-monoiliac stent-grafts. *J Endovasc Surg* 4:242–251, 1997.
42. Ohki T, Veith FJ, Sanchez LA, et al: Varying strategies and devices for endovascular repair of abdominal aortic aneurysms. *Semin Vasc Surg* 10:242–256, 1997.
43. Yusuf SW, Whitaker SC, Chuter TA, et al: Emergency endovascular repair of leaking aortic aneurysm. *Lancet* 344:1645, 1994.
44. May J, White GH, Yu W, et al: Current comparison of endoluminal versus open repair in the treatment of abdominal aortic aneurysms: analysis of 303 patients by the life table method. *J Vasc Surg* 27:213–221, 1998.
45. Schwarze ML, Shen Y, Hemmerich J, et al: Age-related trends in utilization and outcome of open and endovascular repair for abdominal aortic aneurysm in the United States, 2001–2006. *J Vasc Surg* 50:722–729, 2009.
46. Schanzer A, MD, Messina L, MD: Two decades of endovascular abdominal aortic aneurysm repair: enormous progress with serious lessons learned. *J Am Heart Assoc.* 1:e000075, 2012.
47. Schwarze ML, Shen Y, Hemmerich J, et al: Age-related trends in utilization and outcome of open and endovascular repair for abdominal aortic aneurysm in the United States, 2001-2006. *J Vasc Surg* 50:722–729, 2009.
48. De Bruin JL, Baas AF, Buth J, et al: Long-term outcome of open or endovascular repair of abdominal aortic aneurysm. *N Engl J Med* 362:1881–1889, 2010.
49. Greenhalgh RM, Brown LC, Powell JT, et al: United Kingdom EVAR trial investigators. Endovascular versus open repair of abdominal aortic aneurysm. *N Engl J Med* 362:1863–1871, 2010.
50. The United Kingdom EVAR Trial Investigators: Endovascular aneurysm repair and outcome in patients unfit for open repair of abdominal aortic aneurysm (EVAR trial 2): randomized controlled trial. *The Lancet* 365(9478):2187–2192, 2005.
51. Lederle FA, Freischlag JA, Kyriakides TC, et al: Open versus endovascular repair (OVER) veterans affairs cooperative study group. outcomes following endovascular vs. open repair of abdominal aortic aneurysm: a randomized trial. *JAMA* 302:1535–1542, 2009.
52. Rydberg J, Kopecky KK, Johnson MS, et al: Endovascular repair of abdominal aortic aneurysms assessment with multislice CT. *AJR* 177:607–614, 2001.
53. Chaikof EL, Lin PH, Brinkman WT, et al: Endovascular repair of abdominal aortic aneurysms risk stratified outcomes. *Ann Surg* 235:833–841, 2002.
54. Elisha S, Nagelhout J, Heiner J, et al: Anesthesia case management for endovascular aortic aneurysm repair. *AANA J* 82(2):145–152, 2014.
55. Franz R, Hartman J, Wright M: Comparison of anesthesia technique on outcomes of endovascular repair of abdominal aortic aneurysms: a five-year review of monitored anesthesia care with local anesthesia vs. general or regional anesthesia. *J Cardiovasc Surg (Torino)* 52(4):567–577, 2011.
56. Rolls AE, Riga CV, Rudarakanchana N, et al: Planning for EVAR: the role of modern software. *J Cardiovasc Surg (Torino)* 55(1):1–7, 2014. Review.
57. Mann K, Sim I, Ali T, et al: Removing the need for crossmatched blood in elective EVAR. *Eur J Vasc Endovasc Surg* 43(3):282–285, 2012.
58. Mayer D, Rancic Z, Pfammatter T, et al: Logistic considerations for a successful institutional approach to the endovascular repair of ruptured abdominal aortic aneurysms. *Vascular* 18(2):64–70, 2010.
59. Maleux G, MD, PhD, Koolen M, MD, Heye S, MD: Complications after endovascular aneurysm repair. *Semin Intervent Radiol* 26(1):3–9, 2009.
60. Chaikof EL, Brewster DC, Dalman RL, et al: The care of patients with an abdominal aortic aneurysm: the society for vascular surgery practice guidelines. *J Vasc Surg* 50(8S):1S–49S, 2009.
61. Kritpracha B, Pigott JP, Russel TE, et al: Bell-bottom aortoiliac endografts: an alternative that preserves pelvic blood flow. *J Vasc Surg* 35:874–881, 2002.
62. Huang Y, Gloviczki P, Duncan AA, et al: Common iliac artery aneurysm: expansion rate and results of open surgical and endovascular repair. *J Vasc Surg* 47:1203–1211, 2008.
63. Antoniou GA, Nassef AH, Antoniou SA, et al: Endovascular treatment of isolated internal iliac artery aneurysms. *Vascular* 19:291–300, 2011.
64. Murphy EH, MD, Woo EY, MD: Endovascular management of common and internal iliac artery aneurysms: how iliac branch grafting may become a first-line treatment option. *Endovascular Today* 2012, 76-81.
65. http://www.medtronic.com/your-health/abdominal-aortic-aneurysm/important-safety-information/index.htm#talent. [Accessed on August 19, 2014].
66. Mehta M, Veith FJ, Ohki T, et al: Unilateral and bilateral hypogastric artery interruption during aortoiliac aneurysm repair in 154 patients: a relatively innocuous procedure. *J Vasc Surg* 33:S27–S32, 2001.
67. Geraghty PJ, Sanchez LA, Rubin BG, et al: Overt ischemic colitis after endovascular repair of aortoiliac aneurysms. *J Vasc Surg* 40:413–418, 2004.
68. Dadian N, Ohki T, Veith FJ, et al: Overt colon ischemia after endovascular aneurysm repair: the importance of microembolization as an etiology. *J Vasc Surg* 34:986–996, 2001.
69. Cynamon J, Lerer D, Veith FJ, et al: Hypogastric artery coil embolization prior to endoluminal repair of aneurysms and fistulas: buttock claudication, a recognized but possibly preventable complication. *J Vasc Interv Radiol* 11:573–577, 2000.
70. Lee WA, Nelson PR, Berceli SA, et al: Outcome after hypogastric artery bypass and embolization during endovascular aneurysm repair. *J Vasc Surg* 44:1162–1169, 2006.
71. Huang Y, Gloviczki P, Duncan AA, et al: Common iliac artery aneurysm: expansion rate and results of open surgical and endovascular repair. *J Vasc Surg* 47:1203–1211, 2008.
72. Friedman SG, Wun H: Hypogastric preservation with Viabahn stent graft during endovascular aneurysm repair. *J Vasc Surg* 54:504–506, 2011.
73. Lobato AC: Sandwich technique for aortoiliac aneurysms extending to the internal iliac artery or isolated common/internal iliac artery aneurysms: a new endovascular approach to preserve pelvic circulation. *J Endovasc Ther* 18:106–111, 2011.
74. Kotsis T, Tsanis A, Sfyroeras G, et al: Endovascular exclusion of symptomatic bilateral common iliac artery aneurysms with preservation of an aneurysmal internal iliac artery via a reverse-U

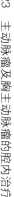

stent-graft. *J Endovasc Ther* 13:158–163, 2006.

75. van Groenendael L, Zeebregts CJ, Verhoeven EL, et al: External-to-internal iliac artery endografting for the exclusion of iliac artery aneurysms: an alternative technique for preservation of pelvic flow? *Catheter Cardiovasc Interv* 73:156–160, 2009.

76. Eisenack M, Umscheid T, Tessarek J, et al: Percutaneous endovascular aortic aneurysm repair: a prospective evaluation of safety, efficiency, and risk factors. *J Endovasc Ther* 16:708–713, 2009.

77. Manunga JM, Gloviczki P, Oderich GS, et al: Femoral artery calcification as a determinant of success for percutaneous access for endovascular abdominal aortic aneurysm repair. *J Vasc Surg* 58:1208–1212, 2013.

78. Mousa AY, Campbell JE, Broce M, et al: Predictors of percutaneous access failure requiring open femoral surgical conversion during endovascular aortic aneurysm repair. *J Vasc Surg* 58:1213–1219, 2013.

79. Torsello GB, Kasprzak B, Klenk E, et al: Endovascular suture versus cutdown for endovascular aneurysm repair: a prospective randomized pilot study. *J Vasc Surg* 38:78–82, 2003.

80. Dalainas I, Nano G, Casana R: Tealdi Dg Dg. mid-term results after endovascular repair of abdominal aortic aneurysms: a four-year experience. *Eur J Vasc Endovasc Surg* 27:319–323, 2004.

81. Fernandez JD, Craig JM, Garrett Jr, HE, et al: Endovascular management of iliac rupture during endovascular aneurysm repair. *J Vasc Surg* 50(6):1293–1299, 2009.

82. Peterson BG, Matsumura JS: Creative options for large sheath access during aortic endografting. *J Vasc Interv Radiol* 19(6 Suppl):S22–S26, 2008.

83. Lee WA, Brown MP, Nelson PR, et al: Midterm outcomes of femoral arteries after percutaneous endovascular aortic repair using the Preclose technique. *J Vasc Surg* 47:919–923, 2008.

84. Lee WA, Brown MP, Nelson PR, et al: Total percutaneous access for endovascular aortic aneurysm repair ("Preclose" technique). *J Vasc Surg* 45:1095–1101, 2007.

85. Elsenack M, Umscheid T, Tesserek J, et al: Percutaneous endovascular aortic aneurysm repair: a prospective evaluation of safety, efficiency, and risk factors. *J Endovasc Ther* 16:708–713, 2009.

86. Mousa AY, Campbell JE, Broce M, et al: Predictors of percutaneous access failure requiring open femoral surgical conversion during endovascular aortic aneurysm repair. *J Vasc Surg* 58(5):1213–1219, 2013.

87. Krajcer Z, Matos JM: Totally percutaneous endovascular abdominal aortic aneurysm repair: 30-day results from the independent access-site closure study of the PEVAR trial. *Tex Heart Inst J* 40(5):560–561, 2013.

88. Greenberg R, Dorsey C, Dalman RL, et al: Long-term results after accessory renal artery coverage during endovascular aortic aneurysm repair. *J Vasc Surg* 56(2):291–296, 2012, discussion 296-7. [Epub 2012 Apr 4].

89. Chaudhuri A: Exclusion of an infrarenal AAA with coincident horseshoe kidney and renovascular anomalies is feasible using a standard stent-graft. *Eur J Vasc Endovasc Surg* 41(5):654–656, 2011. [Epub 2011 Feb 25].

90. Tan TW, MD, Farber A, MD, FACS, FICA: Percutaneous endovascular repair of abdominal aortic aneurysm with coexisting horseshoe kidney: technical aspects and review of the literature. *Int J Angiol* 20(4):247–250, 2011.

91. Carpenter JP, Baum RA, Barker CF, et al: Impact of exclusion criteria on patient selection for endovascular abdominal aortic aneurysm repair. *J Vasc Surg* 34:1050–1054, 2001.

92. Greenberg R, Eagleton M, Mastracci T: Branched endografts for thoracoabdominal aneurysms. *J Thorac Cardiovasc Surg* 140(6 Suppl):S171–S178, 2010.

93. Stavropoulos SW, Chandragundla SR: Imaging techniques for detection and management of endoleaks after endovascular aortic aneurysm repair. *Radiology* 243:641–655, 2007.

94. White GH, Yu W, May J, et al: Endoleak as a complication of endoluminal grafting of abdominal aortic aneurysms: classification, incidence, diagnosis and management. *J Endovasc Surg* 4:152–168, 1997.

95. AbuRahma AF, Campbell JE, Mousa AY, et al: Clinical outcomes for hostile versus favorable aortic neck anatomy in endovascular aortic aneurysm repair using modular devices. *J Vasc Surg* 54(1):13–21, 2011.

96. Kim JK, Noll RE, Jr, Tonnessen BH, et al: A technique for increased accuracy in the placement of the "giant" Palmaz stent for treatment of type IA endoleak after endovascular abdominal aneurysm repair. *J Vasc Surg* 48:755–757, 2008.

97. Varcoe RL, Laird MP, Frawley JE: A novel alternative to open conversion for type 1 endoleak resulting in ruptured aneurysm. *Vasc Endovascular Surg* 42:391–393, 2008.

98. Chuter TA, Faruqi RM, Sawhney R, et al: Endoleak after endovascular repair of abdominal aortic aneurysm. *J Vasc Surg* 34:98–105, 2001.

99. Brewster DC, Jones JE, Chung TK, et al: Long-term outcomes after endovascular abdominal aortic aneurysm repair: the first decade. *Ann Surg* 244:426–438, 2006.

100. Jonker FH, Aruny J, Muhs BE: Management of type II endoleaks: preoperative versus postoperative versus expectant management. *Semin Vasc Surg* 22:165–171, 2009.

101. Naoki T, Tetsuji F, Yuji K, et al: Endotension following endovascular aneurysm repair. *Vascular Medicine* 13:305–331, 2008.

102. Lin PH, Bush RL, Katzman JB, et al: Delayed aortic aneurysm enlargement due to endotension after endovascular abdominal aortic aneurysm repair. *J Vasc Surg* 38:840–842, 2003.

103. Ohki T, Ouriel K, Silveria PG, et al: Initial results of wireless pressure sensing for EVAR: the APEX trial—acute pressure measurement to confirm aneurysm sac exclusion. *J Vasc Surg* 45:236–242, 2007.

104. Carroccio A, Faries PL, Morrissey NJ, et al: Predicting iliac limb occlusions after bifurcated aortic stent grafting: anatomic and device-related causes. *J Vasc Surg* 36:679–684, 2002.

105. Parent EN, III, Godziachvili V, Meier GH, et al: Endograft limb occlusion and stenosis after ANCURE endovascular abdominal aneurysm repair. *J Vasc Surg* 35:686–690, 2002.

106. Powell A, Fox LA, Benenati JF, et al: Postoperative management: buttock claudication and limb thrombosis. *Tech Vasc Intervent Radiol.* 4:232–235, 2001.

107. Cao P, Verzini F, Zannetti S, et al: Device migration after endoluminal abdominal aortic aneurysm repair: analysis of 113 cases with a minimum follow-up period of two years. *J Vasc Surg* 35:229–235, 2002.

108. Conners MS, III, Sternbergh WC, III, Carter G, et al: Endograft migration one to four years after endovascular abdominal aortic aneurysm repair with the AneuRx device: a cautionary note. *J Vasc Surg* 36:476–484, 2002.

109. Storck M, Scharrer-Palmer R, Kapfer X, et al: Does a postimplantation syndrome following endovascular treatment of aortic aneurysms exist? *Vasc Surg* 35:23–29, 2001.

110. Dieter RS, MD, Laird JR, MD: Endovascular Abdominal Aortic Aneurysm Repair Chapter 52 · Endovascular Abdominal Aortic Aneurysm Repair. 1-11, 2007.

111. Alsac JM, Zarins CK, Heikkinen MA, et al: The impact of aortic endografts on renal function. *J Vasc Surg* 41:921–930, 2005.

112. Brenner DJ, Hall EJ: Computed tomography—an increasing source of radiation exposure. *N Engl J Med* 357:2277–2284, 2007.

113. Noll Jr, RE, Tonnessen BH, Mannava K, et al: Long-term follow-up cost after endovascular aneurysm repair. *J Vasc Surg* 46:9–15, 2007.

114. Sternbergh WC, 3rd, Greenberg RK, Chuter TA, et al: Redefining postoperative surveillance after endovascular abdominal aortic aneurysm repair: recommendations based on 5-year follow-up in the US Zenith multicenter trial. *J Vasc Surg* 48:278–284, 2008.

115. Dake MD, Kato N, Mitchell RS, et al: Endovascular stentgraft placement for the treatment of acute aortic dissection. *N Engl J Med* 340:1546–1552, 1999.

116. Murad MH, Rizvi AZ, Malgor R, et al: Comparative effectiveness of the treatments for thoracic aortic transection. *J Vasc Surg* 53(1):193–199, e1–21, 2011.

117. Clough RE, Mani K, Lyons OT, et al: Endovascular treatment of acute aortic syndrome. *J Vasc Surg* 54(6):1580–1587, 2011.

118. Dagenais F, Shetty R, Normand JP, et al: Extended applications of thoracic aortic stent grafts. *Ann Thorac Surg* 82:567–572, 2006.

119. Vallejo N, Picardo NE, Bourke P, et al: The changing management of primary mycotic aortic aneurysms. *J Vasc Surg* 54(2):334–340, 2011.

120. Dake MD, Miller DC, Semba CP, et al: Transluminal placement of endovascular stent-grafts for the treatment of descending thoracic aortic aneurysms. *N Engl J Med* 331(26):1729–1734, 1994.

121. Bavaria JE, Appoo JJ, Makaroun MS, et al: Endovascular stent grafting versus open surgical repair of descending thoracic aortic aneurysms in low-risk patients: a multicenter comparative trial. *J Thorac Cardiovasc Surg* 133(2):369–377, 2007.

122. Fairman RM, Tuchek JM, Lee WA, et al: Pivotal results for the medtronic valiant thoracic stent graft system in the VALOR II trial. *J Vasc Surg* 56(5):1222–1231, 2012.

123. Trimarchi S, Nienaber CA, Rampoldi V, et al: Role and results of surgery in acute type B aortic dissection: insights from the international registry of acute aortic dissection (IRAD). *Circulation* 114(1 Suppl):I357–I364, 2006.

124. Dake MD, Kato N, Mitchell RS, et al: Endovascular stent-graft placement for the treatment of acute aortic dissection. *N Engl J Med* 340(20):1546–1552, 1999.

125. Nienaber CA, Kische S, Rousseau H, et al: Endovascular repair of type B aortic dissection: long-term results of the randomized investigation of stent grafts in aortic dissection trial. *Circ Cardiovasc Interv* 6(4):407–416, 2013.

126. Svensson LG, Kouchoukos NT, Miller DC, et al: Expert consensus document on the treatment of descending thoracic aortic disease using endovascular stent-grafts. *Ann Thorac Surg* 85(1 Suppl):S1–S41, 2008.

127. Mikhail P, Hess PJ, Jr, Klodell CT, et al: Closure of type I endoleaks and landing zone preparation of the thoracic aorta. *Ann Thorac Surg* 85(2):e9–e11, 2008.

128. Patel PJ, Grande W, Hieb RA: Endovascular management of acute aortic syndromes. *Semin Intervent Radiol* 28(1):10–23, 2011.

129. Tang GL, Tehrani HY, Usman A, et al: Reduced mortality, paraplegia, and stroke with stent graft repair of blunt aortic transections: a modern meta-analysis. *J Vasc Surg* 47(3):671–675, 2008.

130. Khoynezhad A, Azizzadeh A, Donayre CE, et al: Results of a multicenter, prospective trial of thoracic endovascular aortic repair for blunt thoracic aortic injury (RESCUE trial). *J Vasc Surg* 57(4):899–905, 2013.

131. Gopaldas RR, Dao TK, LeMaire SA, et al: Endovascular versus open repair of ruptured descending thoracic aortic aneurysms: a nationwide risk-adjusted study of 923 patients. *J Thorac Cardiovasc Surg* 142(5):1010–1018, 2011.

132. Cheung AT, Weiss SJ, McGarvey ML, et al: Interventions for reversing delayed-onset postoperative paraplegia after thoracic aortic reconstruction. *Ann Thorac Surg* 74(2):413–419, 2002, discussion 420–421.

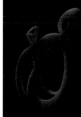

第 4 部分
脑血管介入治疗

24 颈动脉和椎动脉介入

William A. Gray

陈章炜 译 葛均波 审校

颈动脉介入治疗

相关数据

在讨论颈动脉支架置入术（CAS）的临床数据时，需要提到几个重要的结果指标：围术期（30 天）安全性，包括死亡、卒中和心肌梗死；1 年卒中预防效果，包括术后 30～365 天的同侧卒中率；耐久性，再狭窄率＞70%～80% 和（或）需要再次血运重建。所有指标都将和颈动脉内膜切除术（CEA）相比较，后者是需要干预的颈动脉分叉疾病的标准治疗方法。

虽然早在 20 世纪 80 年代就有第一篇有关腔内治疗颈动脉非动脉粥样硬化病变的报道[1]，但直到 20 世纪 90 年代中后期，才常规使用支架来增强血管成形术的效果。在 1995 年开始的第一项大型、多中心临床研究——CAVATAS 研究中，被随机分到腔内治疗症状性颈动脉疾病组的受试者 75% 只用球囊血管成形术，剩下的 25% 同时使用支架置入术[2]。CAVATAS 英国组研究结果并未发现 CEA 和颈动脉血管成形术在安全性和临床疗效方面有短期差异。但对于该结论有两点需要特别注意。首先，血管形成术组再狭窄率比 CEA 组高可能是因为大多数病例都没有放置支架。再者，虽然两组的结果没有差异，但两组术后 30 天死亡和卒中率（约 10%）高于 NASCET 研究[3]制定的标准。更为重要的是，不仅支架没有用于大多数患者，栓塞保护装置（EPD）也因尚未开发而没有使用。这些都使得其试验结果和使用现代 CAS＋标准 EPD 的今天所得到的试验结果很不一致。

虽然早在 1999 年左右就提出使用 EPD 的 CAS，但此项技术直到几年之后才在欧洲被广泛应用，而在美国使用得更晚。这项技术早期就获得了欧洲的批准但 10 年间并没有在那些对 CAS 和 CEA 试验有影响的有经验的医生中得以转化，而当时欧洲试验还在进行中。事实上，在这 3 项欧洲随机试验（均在症状性患者中验证这两种治疗措施的安全性和有效性，EVA-3S 研究、SPACE 研究和 ICSS 研究）中，有 2 项都因为存在 CAS 术者比 CEA 术者缺乏经验的混杂因素，导致试验结果存在很大问题[4-6]。此 3 项试验还有一个混杂因素，即没有包含和（或）常规评估心肌梗死作为终点事件，尽管有足够的证据证明围术期心肌梗死会对患者的长期死亡率产生影响[7]。同样存在问题的是，EPD 刚开始并未在这些研究中使用，但由于 EVA-3S 试验中前 80 例行 CAS 的患者大多出现卒中，EPD 才被常规使用。

由于欧洲试验中存在各种设计和实施的问题

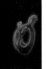

（多数是因为此项新技术的不完善），其试验结果只有预测价值而对于决定现今 CAS 治疗症状性患者的地位可能并没有多少帮助。法国的 EVA-3S 研究在2006 年最先报道了研究数据，然而却出于对 CAS 组安全方面的考虑，不得不在完成 500 例患者后提前终止。作为主要终点事件的术后 30 天死亡和卒中率在 CEA 组和 CAS 组分别是 3.9% 和 9.6%。第二项是 2007 年德国的 SPACE 研究，也由于 1200 例患者预先设定的中期分析提示还需要另外 1200 例患者才能达到统计学上有意义的终点事件（政府基金撤销支持）而提前终止。然而，研究结果并没有发现 CEA 组和 CAS 组术后 30 天死亡和卒中率存在差异（分别为 6.3% 和 6.8%），而 EPD 的使用率也只有 27%。最后报道结果的是 2008 年英国的 ICSS 研究。中期次要终点事件结果显示，CAS 组（8.5%）比 CEA 组（5.2%）事件发生率更高；然而主要终点事件（术后 3 年死亡和卒中致残率）却没有明显差异。

美国的研究结果和欧洲不同。在多项报道指出使用超说明书装置的 CAS（如气管支气管支架，其传递系统足够长使经股动脉入路可以到达颈动脉）对于高手术风险患者有良好结果之后，相关装置（包括专用的镍钛合金支架和 EPD）的研发工作不断进行[8-9]。随后，FDA 研究器械豁免（IDE）要求这些研究应该和 CEA 作比较。由于 CAS 中使用 EPD 的安全规范并没有完全制定出来[10]，故对照组选择需要行 CEA 但因为存在解剖学或生理学合并症而使手术存在巨大风险的患者。具体情况如表24-1 所示。首个使用这些入组标准的美国临床研究是 SAPPHIRE 研究[11]。在该研究中，Precise 颈动脉支架和 Angioguard filter EPD（Cordis/Johnson and Johnson，Freemont，California）均被采用。SAPPHIRE 是唯一一项研究 CEA 治疗高手术风险人群的多中心前瞻性临床试验，而这些患者在代表性的 CEA 临床试验（如 NASCET、ACAS、ACST）中均被排除在外。遗憾的是，SAPPHIRE 研究并没有完成，因为在最后 6 个月中无患者入组。这可能是因为其他存在竞争关系的非随机 IDE 研究都保证研究对象行 CAS。这些单臂临床试验使用目标值法（OPC）将 CAS 组的结果和通过文献综述得到的具有高手术风险的 CEA 组的结果相比较，而后者包括各种手术风险（如肺部疾病、充

表 24-1　CEA 的高危因素

高危因素	标准
年龄	> 80 岁
严重心功能不全	NYHA 分级 Ⅲ / Ⅳ级慢性心力衰竭 左心室射血分数 < 30% 6 周以内行开放性心脏手术 4 周以内的 MI NYHA 分级 Ⅲ / Ⅳ级心绞痛 心脏负荷试验缺血阳性
严重肾功能不全	需要透析的肾衰竭末期
严重慢性肺疾病	慢性氧疗 $PO_2 \leqslant 60$ mmHg 基线血细胞比容 ≥ 50% FEV_1 或 DLCO ≤ 50% 预测值
解剖学共病	有颈部放疗史 有同侧颈动脉内膜切除手术史 C2 水平及以上的颈动脉分叉 对侧颈动脉闭塞 对侧喉神经麻痹 气管切开中 锁骨下颈总动脉病变

引自 www.cms.gov/Regulations-and-Guidance/Guidance/Transmittals/downloads/R77NCD.pdf

C2，第二颈椎；DLCO，肺一氧化碳弥散量；FEV_1，1 秒用力呼气量；MI，心肌梗死；NYHA，纽约心脏病协会；PO_2，氧分压

血性心力衰竭、CEA 手术史等）。然后，根据具体试验中每组患者的实际百分比进行加权。虽然这种方法看起来并不科学，但实际上，SAPPHIRE 研究中高危手术组 1 年的结果和使用目标值法所得到的结果大致相同，这就肯定了这种方法的合理性。这种方法也成为 IDE 审批支架和 510（k）EPD 的CAS 试验的标准方法。

即使没能最终完成，SAPPHIRE 研究也入选了足够的研究对象来证明对于行 CEA 风险高（包括有症状和无症状）者，采用 CAS 在主要终点事件（术后 30 天死亡、卒中、心肌梗死率）上并不劣于CEA。而 CAS 的 1 年同侧卒中率和死亡率更低。

随后针对高手术风险人群的 CAS 研究是ARCHeR 试验[12]。该试验采用了 Acculink 支架和Accunet EPD 系统（Abbott Vascular，Santa Clara，California），是第一项和目标值法比较的单臂临床试验。ARCHeR 研究中，术后 30 天死亡、卒中、心肌梗死率外加 1 年单侧卒中率是 8.3%，其 95% CI 上限值和目标值法预计的 14.4% 的终点值相接近。这项研究使得 2004 年 FDA 首次批准了该颈动脉支架

系统在美国的使用。自此以后，一系列单臂临床试验促使 FDA 批准了多个支架和滤过装置，如表 24-2 所示。值得注意的是，美国使用的 CAS 装置均符合 FDA 标准下的安全性和有效性。

为了考察批准的每一套装置，FDA 要求上市后监督部门登记大约 1500 例患者来评估未在小型初步研究中发现的少见的、非预期事件，以及将这些技术转化到非试验项目的能力。这些单臂前瞻性多中心临床研究，拥有独立的步骤和术后 30 天神经学评估，以及独立的临床事件委员会，获得器械生产商的支持，并已经从数百个研究站点和术者中获得了高质量的真实世界数据。在高手术风险以及标准手术风险的患者中，针对 CEA 的研究并未与 CAS 研究具有相同等级样本量和质量水平，因此，这使得美国 CAS 的研究结果具有其独特的意义，有待进一步讨论。这些研究中，CAPTURE 研究[13]、CAPTURE

2 研究[14]、EXACT 研究[15]、SAPPHIRE WW 研究[16] 和 CHOICE 研究[17] 纳入美国数百个术者和研究站点的数以万计的患者，一致表明高手术风险人群 CAS 结果符合甚至超过了美国心脏协会（AHA）指南对于症状性和无症状性患者的标准。

2000 年—2008 年，当这些初步、上市后临床试验还在高手术风险患者中进行和完成时，美国国立卫生研究院、美国心、肺和血液研究所和 Abbott Vascular 公司资助了 CREST 这项大型（2500 例患者）临床试验[18]。这项试验原本想将具有平均手术风险的症状性患者以 1∶1 随机分到 CEA 组和 CAS 组。和之前提到的欧洲临床试验不一样的是，CREST 研究均使用 EPD，且将心肌梗死纳入主要终点事件，并强调了有资质的术者。如此严格的手术或腔内术者的资格标准，导致超过 50% 的腔内操作都被否决[19]。2000 年—2004 年研究站点的数目

表 24-2　美国 IDE CAS 装置研究概览

IDE 试验	例数（CAS）	FDA 批准年份	支架系统上市前核准 / EPD 510（K）上市批准	上市后监察研究
ARCHeR	581	2004	Acculink PMA 上市前核准 Accunet 510（k）上市批准	CAPTURE（n = 4225） CAPTURE（n = 6361） CHOICE（n = 19 000）
SECURITY	305	2005	Xact PMA 上市前核准 Emboshield 510（k）上市批准	EXACT（n = 2145） CHOICE
SAPPHIRE	565	2006	Precise PMA 上市前核准 Angioguard 510（k）上市批准	CASES-PMS（n = 1493） SAPPHIRE WW（n = 15 000）
CABERNET	488	2006	Nexstent PMA 上市前核准 FilterWire Carotid 510（k）上市批准	无
CREATE	419	2006 2007	Protégé Carotid PMA 上市前核准 SpiderFX Carotid 510（k）上市批准	CREATE PAS（n = 3500）
MaVErIC	449	2007	Exponent PMA 上市前核准 GuardWire Carotid 510（k）上市批准	无
PROTECT	320	2008	Emboshield NAV6 510（k）上市批准	CHOICE
BEACH	480	2008	Wallstent Carotid PMA 上市前核准 FilterWire EX System 上市批准	CABANA（n = 1097）
EPIC	237	2008	Fibernet 510（k）上市批准	无
EMBOLDEN	250	2009	GORE Embolic Filter 上市批准	无
EMPIRE	245	2009	Gore Flow Reversal 510（k）上市批准	FREEDOM（计划 n = 5000）
ARMOUR	228	2009	Mo.Ma 510（k）上市批准	无
CREST	1131	2011	Acculink PMA 扩张适应证	CANOPY（计划 n = 1200）

引自 WA，Verta P：The impact of regulatory approval and Medicare coverage on outcomes of carotid stenting. Catheter CardiovascInterv 83：1158-1166，2014.
CAS，颈动脉支架置入术

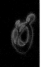

也比预期的要少，因为具有足够 CAS 资质的美国站点本来就少。由于 2004 年 ACST 研究公布的新数据证实无症状性颈动脉病变患者行即刻 CEA 比延迟 CEA 效果好，加之为了能够增加入选的人数，无症状性患者在 2005 年被纳入研究，这项试验在 2008 年得以完成。最终有症状组和无症状组人数相近。

CREST 研究表明，在意向治疗（ITT）分析中，CEA 组和 CAS 组的主要终点事件（术后 30 天死亡、卒中、心肌梗死和 4 年同侧卒中）发生率无明显差异（7.2% vs. 6.8%；P = 0.51）。在 ITT 分析中，CEA 组和 CAS 组的围术期事件发生率在一项多中心随机对照试验中最低。在术后 30 天结果亚组分析中，两种治疗方法略有差异：CEA 组心肌梗死发生率是 CAS 组的 2 倍（1.1% vs. 2.3%；P = 0.03），而 CAS 组脑卒中发生率是 CEA 组的 2 倍（4.1% vs. 2.3%；P = 0.01）（差异可能是由小卒中引起，大卒中在两组之间并无差异）。虽然这项试验未能评估单个因素的亚组结果，但它们为假设的提出提供了观察性结果，并有助于改善预后。在 CREST 研究中，长期结果（如卒中预防有效性、血管通畅度、靶病变血运重建）在两组中相同，在 SPACE 研究和 ICSS 研究中也观察到类似结果[20-21]。

CAS 的短期安全性以及 CEA 的持久性体现了腔内介入治疗的独特性。大多数（不是所有）其他腔内介入治疗也是手术治疗不错的替代方法，因为它们疗效迅速且与手术治疗效果相似，而没有与手术（如腹主动脉瘤修复或下肢旁路移植术）相关的发病率，但在效果的持久性方面与手术相比缺乏竞争力（如 SFA 支架）。CAS 与 CEA 相媲美的持久性和卒中预防效果意味着它的价值是由于和 CEA 在围术期脑卒中和死亡方面的安全性相符。如果短期安全性相符，那么避免并发症（如脑神经损伤、穿刺点再手术）将成为 CEA 和 CAS 的关键不同点。

在一项由资助者（Acculink 支架和 Accunet 滤过器，Abbott Vascular）完成且成功扩大研究装置的适应证（标准手术风险的患者）并提交给 FDA 的符合方案（PP）分析中，有几个新的发现[22]。首先，虽然 ITT 分析下的最佳拟合曲线证实在 80～89 岁人群中采用 CEA 比 CAS 好，但 FDA 在这个队列中进行的 PP 分析却发现，虽然 80～89 岁人群中不良事件发生率确实很高，但两组并没有明显差异。相反，CAS 被认为在 60 岁以下人群中更安全。

其次，一项针对由 CEA 或 CAS 引起的小卒中患者的随访评估结果证实，用美国国立卫生研究院卒中量表（NIHSS）和改良 Rankin 量表（MRS）评估的 1 个月和 6 个月的神经系统和功能缺陷的平均严重程度在两组中并没有明显差异。这表明虽然 CAS 引起的小卒中更多，但最终并不会产生持久的临床影响。这一结果和之前一些小型临床研究的结果类似，后者发现由 CAS 引起的小卒中患者 1 年后 NIHSS 评分为 0 分或 1 分的可能性更大[12]。ICSS 研究中的 MRI 数据进一步支持了这些临床观察结果。数据表明，虽然 CAS 组比 CEA 组更易出现新的无症状性弥散加权成像（DWI）异常，但实际上异常的范围是类似的[23]。在 ICSS 研究中，和 CAS 相比，CEA 相关的异常不仅少而大，且相应的病变也更有可能转化为慢性（RR = 0.4；95% CI 0.2～0.8；P = 0.007）[24]。这些结果的临床意义并不清楚，但可以支持 CREST 研究中发现的 CAS 组比 CEA 组小卒中的发生率更高，但持续的临床症状却很少见这一结果。

CREST 研究的 PP 分析还发现 8 年之后，CAS 组的临床结果有改善的趋势，但 CEA 组并没有类似的趋势。这一结果并不奇怪，因为 CEA 在研究初始就有长达 60 年左右的临床经验、稳定的技术支持和完善的患者入选标准。而对于 CAS，一直到研究的第四年才获得 FDA 的批准并拥有专用装置。

CREST 研究专用最后一个发现是 CAS 组的临床结局得以改善，且不能完全通过试验中经验的积累来解释，因为由介入治疗专家操作的 CAS 平均只有 6 例。这是一个交集点，使得全面采用 CAS 作为 CEA 或药物治疗的替代手段，进而需要对该治疗及其预后和价值有更全面的了解。特别地，颈动脉介入治疗从 20 世纪 80 年代就因为颈动脉经皮腔内血管成形术的负面评价而处于严格的美国医疗保险覆盖范围（NCD）中，当时并没有预见到 CAS 时代的到来。这种不包括颈动脉、椎动脉和颅内动脉介入治疗的 NCD，直到 21 世纪 CAS 的相关研究结果公布后才被修改，2005 年第一个 CAS 系统获得 FDA 的批准。第二次 NCD 修改扩大了报销范围，特别是近期出现症状但手术风险很高的患者，他们只占需要颈动脉介入治疗人群的一小部分（预计只有 10%～15%）。2005 年，FDA 批准 NCD 可覆盖至 CAS 上市后注册中心。随后主办方可自愿扩展进行其他科研探索，从而使更多的患者有机会进行

CAS。在这些机构被覆盖的同时，大量关于 CAS 相关技术和患者选择的研究相继发表，也已在本章中得以体现，同时也使美国在内的更多患者获益。一项最近发布的有关过去 10 年 CAS 研究结果的报告显示，CREST 研究中 CAS 组结果的改善归功于 2004 年得到 FDA 的批准以及 2005 年美国医疗保险和医疗补助服务中心（CMS）的报销。这支持了 CREST 研究以外的更广泛、更深入地开展 CAS，主要在上市后研究中[22]。这些研究使得在过去的 5 年中，有超过 50 000 例患者能够被治疗和研究，这也产生了覆盖上百所研究机构的高质量 30 天回顾性研究数据。其样本量比之前第一个 5 年只包括几所研究机构的小型研究（通常少于 400 例患者）要多得多。第二个 5 年中 CAS 例数的显著增多不仅使支架系统的 IDE 研究结果大大改善，在相同的支架和 EPD 系统中也有同样的效果。

回过头来看，欧洲试验在术者方面没有足够的经验，很大程度上归因于其计划和执行试验的时代。若试验是在第二个 5 年中完成，这些结果可能会因为类似原因而大不相同。同样地，若 CREST 研究入组没有被延期 [试验最后 4 年（2005—2008 年）入组了大多数的研究对象，因为之前过于严格的入选标准导致术者的缺乏]，最终结果可能会和欧洲试验相似。

不幸的是，最近美国 CAS 手术量明显下降，主要是因为 CMS 拒绝扩大报销范围至那些被 FDA 批准的安全有效的器械（虽然有一些 NCD 程序和机会确实支持这么做）。从美国试验中研究结果改善的数据来看，这对患者获得治疗或是他们的临床结局都有一定的意义。它还可能使招募符合 CAS 研究条件的机构成为问题，并削减了用于技术改进的支出。

如上所述，CAS 和 CEA 的临床事件发生率很低，这对患者和医生来说都是好事。然而，对那些希望比较不同治疗方式的结局差异的研究者来说，并不是一件好事，因为这意味着需要更大样本量的临床研究来比较差异。例如，某种治疗如果要寻求在卒中方面 1% 的差异性，就需要上千例患者；而招募如此规模的临床试验，即使采用快速注册的策略，也要将近 10 年的时间，而那时这项技术有可能已被淘汰。因此，除了上述列举的传统的临床结局评估指标，研究者们试图用替代性的安全性指标来定义一些客观的但又非临床相关的结果差异。目前主要通过经颅多普勒超声（TCD）发现微栓塞信号或者连续 MR-DWI 发现新微栓塞病灶。前一种方法因为缺少可靠的用以区分气体和实性栓子的方法而失败，这就意味着移动装置通过带鞘管或者不带鞘管的滤网和支架时释放的无害微气泡，甚至注射造影剂都将被计数。即便如此，TCD 对于检测技术操作中潜在的薄弱环节还是很有帮助的，即使相对而言这比较难践行[24]。后一种技术更好，因为这些临床上难以发现的影像学结果（细胞缺血引起水肿）将持续被计数，有助于区分各治疗组间（即 CAS 和 CEA）或者组内（如 EPD 系统间）的差异，且只需要相对比较少的患者就可以做到[25]。然而，需要强调的是，虽然这些指标可能有助于确定 EPD 的有效性，或者衡量不同方法对评估微栓塞的作用等，但仍缺乏这些基于图像的结果与临床的直接关联。也就是说，发生率很低但确实存在的小卒中（在 CAS 中比 CEA 更多见，特别是有症状的患者），与术后 MR-DWI 病灶较大大致平行。因此，无论是凭直觉还是经验，MR-DWI 病灶的减少都是我们所需要的。

最后，虽然现在有一些报道使用神经心理学测试来评估 CAS 对认知功能的影响[26-27]，但这些结果并不一致，且还远远无法作出决定性结论，可能与难以可靠地进行测试以及存在各种已知或者未知的混杂因素有关。

操作步骤

对阻塞性动脉粥样硬化性颈动脉分叉疾病的腔内治疗，需要多学科的合作（包括介入心脏病学、血管外科、神经介入放射学和介入神经病学），也需要各种技能以及了解疾病的发展过程和各种操作的特例。本部分将介绍颈动脉腔内介入治疗的要点，以便能够熟练而又安全地操作。

动脉粥样硬化性颈动脉分叉疾病斑块的手术切除，也就是通常所说的 CEA，已经应用于临床超过 60 年[28]，也已被证明与延迟治疗相比，在症状性或无症状性患者中 CEA 可以降低远期卒中率[3, 29-31]。虽然这些临床试验缺乏一套程序化、可监测和现代的医学治疗体系，但它们仍代表了已有的最高级别的临床研究数据（前瞻性、随机对照、多中心），可以指导临床决策，或者作为标准治疗的比较治疗（如 CAS）。正如前文所述，颈动脉疾病检查和治疗手段的发展，总是会直接或间接地与 CEA 相比较。

颈动脉以及相关的动脉粥样硬化斑块具有其独特性，不仅在于它是临床缺血综合征的病理生理学决定因素，也和它对介入治疗、手术或腔内治疗的反应有关。第一，只有很少部分病例的颈动脉狭窄相关症状与远端血流量减少相关，这和其他动脉粥样硬化性狭窄病变通过引起急性或慢性的远端血管床灌注减少而产生相应的临床症状不同。更能说明这一特点的是，急性颈动脉闭塞并不会引起临床症状。所有特点都和 Willis 环维持远端血供相关。虽然不到一半的人有完整的 Willis 环，但在大多数情况下足够灌注血液，以避免临床症状的出现[32]。第二，大多数颈动脉斑块都位于离分叉 2 cm 以内处。这和颈动脉球部流体动力学相关，产生的涡流导致斑块的形成[33]。这一特点有利于通过手术切除斑块，而对于许多其他位置的动脉粥样硬化病变却很难做到。此外，颈动脉介入手术的持久性也很显著：CEA 和 CAS 后需要再次手术干预的远期再狭窄发生率都很低，大概每年 1%～2%[18]。在标准 CEA（无外翻）下，用补片扩大动脉切开术的范围，可以降低再狭窄率，特别是女性患者[34]。而在 CAS 中，残余狭窄和性别、长期通畅率的关系尚未明确。了解颈动脉分叉病变的两大特点，可以更好地做出 CAS 的决定。

虽然对这一主题的深入探索在很大程度上超过本章所讨论的范围，但重要的是至少应掌握颈动脉介入治疗（主要是 CAS）的指征。许多指征还在不断地验证中。这些都编写在 2011 年多家机构发布的指南中[35]（表 24-3）。

在临床实践中，狭窄＞70% 的症状性患者建议尽早行 CEA 或 CAS，因为在最初的 2～4 周里，介入治疗的获益是最大的。对于女性患者而言，在最初的 2 周之后，获益就可能锐减[36]。狭窄 50%～70% 的症状性患者（只占小部分）手术获益会减少，需要根据具体情况分析，并考虑其他潜在的引起脑血管事件的因素（即隐匿性心房颤动）[37]。对于无症状性患者，大多数情况下都不会采取介入治疗，除非狭窄＞70%～80% 且预期寿命至少 5 年。这是因为不作处理的无症状性颈动脉斑块在自然病程下，每年会引起大约 2%～3% 的神经系统事件发生[30]。而 CEA 或 CAS 的风险需要足够长的时间来证实，以

表 24-3　颈动脉疾病处理的多学科指南概览

适应证	推荐类别	证据等级
症状性高手术风险人群		
有症状且颈动脉严重狭窄（＞70%）者，手术很难切除病灶，存在增加手术风险的临床情况，或存在其他特定条件（如放射引起的狭窄或 CEA 术后再狭窄）时，可以考虑由有经验的医生进行 CAS	Ⅱa	B
对于颈部解剖学特点不适合做动脉手术但需要进行血运重建者，和 CEA 相比，更适合选择 CAS	Ⅱa	B
症状性平均手术风险人群		
对于平均或较低腔内介入治疗相关并发症风险的症状性患者，CAS 可以作为 CEA 的替代方法，只要无创性影像学方法显示颈内动脉管腔直径减少＞70% 或血管造影显示颈内动脉管腔直径减少＞50%，并且预估的围术期卒中 / 死亡率＜6%	Ⅰ	B
对于平均或较低血管内介入相关并发症风险的症状性患者，CAS 可以作为 CEA 的替代方法，只要无创影像学方法显示颈内动脉管腔直径减少＞70% 或血管造影显示颈内动脉管腔直径减少＞50%	Ⅰ	B
无症状性高手术风险人群		
选择无症状性患者进行颈动脉血运重建时，应该评估患者共病情况、预期生存时间和其他个体因素；也应该根据患者意愿充分考虑手术的利弊	Ⅰ	C
对于颈部解剖学特点不适合做动脉手术但需要进行血运重建者，和 CEA 相比，更适合选择 CAS	Ⅱa	B
无症状性平均手术风险人群		
对严格选择的无症状性颈动脉狭窄患者（血管造影显示狭窄＞60%、多普勒超声显示＞70%）可进行预防性 CAS；但它的有效性和单纯药物治疗相比，还没有定论	Ⅱb	B

引自 White CJ：Carotid artery stenting. J Am Coll Card 64：722-731，2014.
CAS，颈动脉支架置入术；CEA，颈动脉内膜切除术

便为患者提供有临床意义的改善。最新的有关 CEA 和 CAS 后 30 天风险的研究数据表明，卒中率和死亡率在 1.5% ~ 2.0% 之间[18,38]，大约是那些标志性 CEA 研究（ACAS 研究和 ACST 研究）结果的一半。然而，也有很多观点认为改进的现代治疗方法可以降低上述无症状性患者的卒中率。因此介入治疗不再需要被证明有效[39-40]。然而，仅有一项随机试验支持 CEA，并扩展到 CAS。CREST 2 研究通过将严重颈动脉狭窄的无症状性患者随机分为最佳药物治疗组和 CEA 或 CAS 介入治疗组来试图回答这一问题。最后必须承认的是，CAS 至今还没有直接和药物治疗作比较，无论是在症状性还是无症状性患者中。任何 CAS 的优势，都来自和 CEA 的比较中。

CAS 的操作步骤因使用的栓塞保护装置类型而不同，但总体上可分为以下几个步骤：建立通道、放置 EPD、球囊扩张（支架置入前和置入后）、支架放置和 EPD 的撤离。每一步都应考虑具体的解剖学和临床情况，而后者常常会有动态变化。虽然行 CAS 时，EPD 留置时间只需要不到 7 ~ 10 min（比多数其他腔内治疗多），成功行 CAS 还是需要认真计划，在这段很短的时间内保持集中注意力，因为方法上或判断上的任何小失误都将引起灾难性的神经系统

方面的后果。除了上述技术方面的考虑，支架药理学（术前和术后抗凝药物的控制）、血管入路、血流动力学和神经系统改变等，都必须得到成功处理。这需要广泛而深入地准备，这不仅仅是术者的任务，也是整个医疗团队的任务。

行 CAS 时，一些术者对可以在一天内让患者出院感到很轻松，且其并发症的总体发生率很低。这看起来是一种很合理的治疗策略。然而，这可能会错过对后期卒中的识别。虽然卒中的发生率很低，但需要术后 24 h 进行单独评估。

病变评估

病变评估是手术计划的重要组成部分。合理的病变选择可以使患者获得更好的临床结局。首先，要选择合适的方法来判断血管造影病变的严重程度。因此，第一次 CAS 指征的评估是非常重要的。虽然目前有很多方法（如 ECST 法[41]），但只有 NASCET 标准被用于标志性临床试验，并被美国认可[42]。在这种方法中，以最差投影体位造影中血管最小病变直径（MLD）作为分子，以远端颈内动脉不再变细处的 ICA 为参考段作为分母（图 24-1）。如果严格遵守 NASCET 标准，假设典型的远端颈内动脉参考直径为 5.0 ~ 5.5 cm，那么对于无症

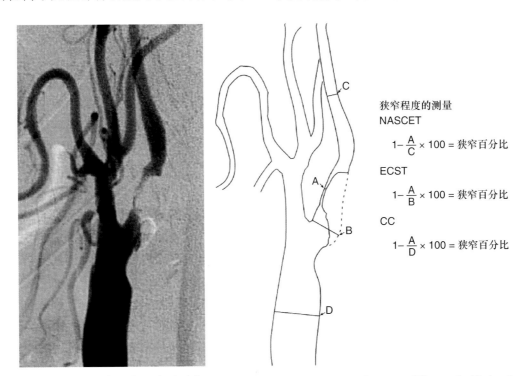

狭窄程度的测量
NASCET

$$1 - \frac{A}{C} \times 100 = 狭窄百分比$$

ECST

$$1 - \frac{A}{B} \times 100 = 狭窄百分比$$

CC

$$1 - \frac{A}{D} \times 100 = 狭窄百分比$$

图 24-1　NASCET 法判断颈动脉狭窄程度（引自 Higashida RT，Meyers PM，Phatouros CC，et al：Technology Assessment Committees of the American Society of Interventional and Therapeutic Neuroradiology and the Society of Interventional Radiology. Reporting standards for carotid artery angioplasty and stent placement. J Vasc Interv Radiol 15：421-422，2004.）

状性患者，病变的 MLD 为 1.0 ～ 1.5 mm（相当于70% ～ 80% 的病变）。牢记这一标准很有用，因为眼睛很容易被颈总动脉 / 颈动脉球所吸引，从而高估真实的血管直径狭窄情况。

除了狭窄的严重程度，还有一些病变相关指标须在实行 CAS 前被评估，包括血栓相关的充盈缺损、钙化的程度和类型、病变的长度、相关的扭曲度和角度。虽然有些术者报道了在血栓存在的情况下成功行 CAS 的案例（在这些情况下主张近端保护），并且引起新发脑血管症状的病变多数都存在不同程度的血栓（即使没被血管造影所发现），但一般来说存在明显血栓都是 CAS 的手术禁忌证。严重钙化，特别是环形钙化，将导致支架膨胀不全和传送障碍，引起明显的血流动力学不稳定，也被认为是 CAS 的相对禁忌证。弥漫性长病变以及需要置入多枚支架的病变，也与不良预后相关[43]，实施起来需要格外小心。最后，分叉病变处或分叉病变远端的次优角度都会引起导丝、滤网或支架传送的障碍，以及滤网回收的问题（表 24-4）。有经验的术者遇到上述 1 种或者多种情况时，会在 CAS、CEA 和药物治疗中选择最佳方法，使患者获得最佳预后，因为他们知道这些治疗手段是互补的，而不是相互排斥的。

血管入路

除了下面要谈到的例外情况，我们通常会选用6 Fr 的直鞘管建立经股动脉通往颈总动脉（CCA）的通道，虽然在美国以外的国家也会选择预成型指引导管。一些支架装置拥有更小的传送系统口径，可以使用 5 Fr 的鞘管经桡动脉或股动脉入路；但这会

大大降低导丝的稳定性和支撑力。如果要放置近端保护装置，需使用特制的头端有闭塞球囊的 9 Fr 导管，其可在颈外动脉（ECA）放置第二个闭塞球囊。在 CAS 中，一些术者会选用桡动脉入路替代股动脉入路，以避免或者减少穿刺部位的并发症以及和主动脉弓的相互作用[44]。最后，由于高达 35% 的 CAS 相关卒中是由建立通道时主动脉弓源性释放引起的[45]，故直接颈动脉入路被作为经股动脉入路 CAS 的一种替代方法。一种拥有高流逆转设备、无需颈外动脉阻塞就可以建立近端保护的商业化系统产品（Silk Road Medical，Sunnyvale，California）也是基于早期数据——避开主动脉弓可减少 MR-DWI 病灶（细胞死亡导致水肿的标志）和最终的卒中发生率[46]。目前，该系统在建立通道时需要在颈总动脉近端作一个小切口，但也有可能通过经皮的方式完成。

主动脉弓的解剖学结构、近端颈总动脉的扭曲度、病变的部位都会影响颈总动脉穿刺置管和鞘管放置的难度以及手术入路的选择。如果解剖入路顺畅，支撑导丝会通过诊断性导管（事先由软导丝置入颈外动脉）放置在颈外动脉中。然后用介入鞘管替换诊断性导管，并开始手术。如果颈动脉分叉处有严重的闭塞性病变，则导丝进入颈外动脉会很危险或者存在解剖学障碍，可放置一根猪尾巴支撑导丝在颈总动脉中（正好在分叉处下方），然后指引鞘管推送。只要颈总动脉足够长，这种方法在建立通道时是安全和有效的。但如果颈总动脉过短，可能就没有足够的导丝支撑来放置鞘管。

如果颈总动脉有严重的扭曲，多种建立通道的方法会遇到困难。首先，放置导丝后即使是诊断性导管要想进入颈总动脉都会存在问题。其次，即使鞘管成功置入，也会引起更远端血管发生变化（即将近端的扭曲向远端推动）并最终固定在其近端（主动脉）和远端（颈内动脉岩部）的两点之间，以致后续步骤（放置滤过装置和支架）更难、更有风险，甚至无法完成。最后，特别是当在右颈总动脉内进行操作时，如果由于血管扭曲而使鞘管不能建立共轴位，导管头端损坏可能会引起颈总动脉夹层。

如果主动脉弓有严重的动脉粥样硬化，那么即便是最有经验的术者都会引起栓塞并发症。主动脉弓的解剖学变异，最常见（约 25%）和最有代表性的是牛型左颈总动脉（即起自无名动脉主干）。它会进一步翻转，导致穿刺置管和（或）建立稳

表 24-4　可能与不良手术结局有关的因素，包括颈动脉支架手术患者以及手术相关因素

共病	解剖学标准	手术相关因素
老年人（> 75/80 岁）	Ⅲ型主动脉弓	没有经验的术者 / 中心
有症状	血管扭曲	未使用 EPD
出血风险 / 高凝状态	严重钙化	无股动脉入路
严重的主动脉狭窄	病变相关血栓	症状出现后手术延迟
慢性肾脏病	透声斑块	
大脑血流储备能力下降	主动脉弓粥样斑	

引自 White CJ：Carotid artery stenting. J Am Coll Card 64：722-731，2014.
EPD，栓塞保护装置

定共轴位十分困难（图 24-2）。此外，随着年龄的增加，主动脉会变长、旋转且主动脉弓固定在胸骨和脊柱之间会和近端大动脉共同形成显著的隆起或尖端。这种变化可以分为以下 3 类：

Ⅰ 型主动脉弓：大血管都起自正常形状的主动脉弓。

Ⅱ 型主动脉弓：中度主动脉弓隆起引起大血管近端移位。

Ⅲ 型主动脉弓：严重主动脉弓隆起引起显著大血管近端移位。

这些在功能上都起源于升主动脉（图 24-3）。这些主动脉弓的变异需要形状更加复杂的导管，比如 Simmons 导管（Cook，Bloomington，Indiana）。通常也需要使用多种工具进行多次尝试，直到寻找到正确的导管结合位点。这些都将增加栓塞并发症的发生风险（表 24-5）。事实上，一些人认为 80～89 岁人群的不良预后可能和年龄相关的主动脉扭曲很难处理有关。因此，许多术者认为在术前应做横断面成像（CTA 或 MRA）来更好地评估手术风险，以及决定是否选择 CAS。

当上述问题单独出现且不是很严重时，经验丰富且技术纯熟的术者可以很安全地进行处理。然而，

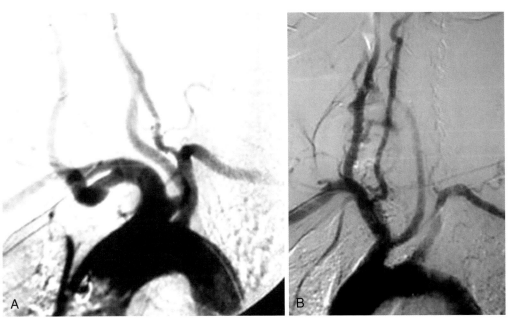

图 24-2 以牛型主动脉弓变异说明左颈总动脉起自无名动脉。此外，在 A 图中可见左颈总动脉和右颈总动脉都有额外的弯曲（引自 Liapis CD，Efthimios D，Avgerinos D，Chatziioannou A：The aortic arch：markers，imaging，and procedure planning for carotid intervention. Cath Lab Digest 17：6，2009.）

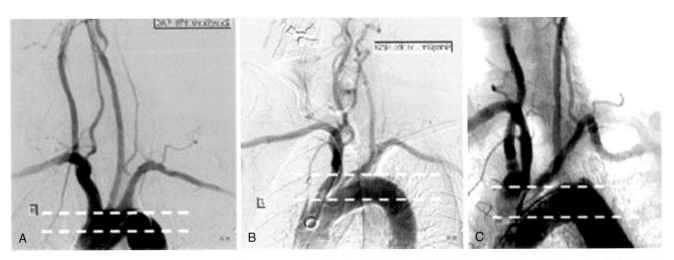

图 24-3 A. Ⅰ 型主动脉弓：大血管起自心尖部。B. Ⅱ 型主动脉弓：大血管向近端稍偏移。C. Ⅲ 型主动脉弓：大血管向近端严重偏移（引自 Liapis CD，Efthimios D，Avgerinos D，Chatziioannou A：The aortic arch：markers，imaging，and procedure planning for carotid intervention. Cath Lab Digest 17：6，2009.）

表 24-5　主动脉弓解剖学特点决定颈动脉入路难易性的标志

	有利的	不利的
弓的延长	Ⅰ 型和 Ⅱ 型	Ⅲ 型
弓上血管	三支独立起源	牛型变异分支（左颈动脉入路）
弓上钙化	没有或微量的	管腔不规则或者弥漫性钙化
弓上血管开口处狭窄	＜ 50%	＞ 50%

引自 Liapis CD, Efthimios D, Avgerinos D, Chatziioannou A: The aortic arch: markers, imaging, and procedure planning for carotid intervention. Cath Lab Digest 17: 6, 2009.

如果问题严重或者合并出现，则难以经股动脉或桡动脉建立安全的通道或者存在很大的风险。此时应放弃这种方法，转而使用药物治疗、直接颈动脉入路的 CAS 或 CEA（假设患者符合治疗指征）。术者应该牢记，一旦不能解决特定解剖学入路上的问题，术前对卒中风险的预测就会不准确。鉴于这种手术风险的改变首先应该再次考量选择 CAS 是否正确。

这种能起到决定性作用、虽不成功但不复杂的尝试，不应该被视为失败。恰恰相反，它可提供良好的临床预后及手术判断。

栓塞保护

一旦血管入路完成，应建立栓塞保护。根据放置位置和病变之间的关系，EPD 可以分为 2 种：远端型，试图阻滞（使用闭塞球囊，虽然现已不再使用，但为第一代 EPD）或滤过 CAS 过程中释放的碎片；近端型，试图阻滞或者逆转颈动脉血流，使释放的碎片不能到达颅内。目前有多种不同类型的滤网，根据其支撑结构，可分为完全型、部分型和环型。所有的滤网都以压缩的方式放于病变处，它们的驱动方式（如鞘外撤离，滑动性共轴装置）、固定导丝和裸导丝，以及更为精细的特点如孔隙的数目、大小和形状（可影响血流动力学）、滤膜材料（如聚对苯二甲酸乙二醇酯、聚四氟乙烯）、头端剖面形状等均存在差异（图 24-4）。如果解剖复杂，裸

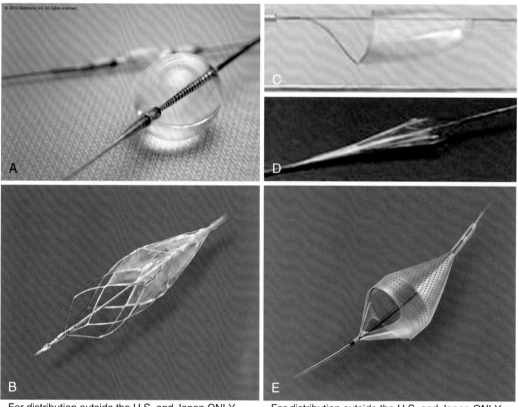

图 24-4　不同种类的远端栓塞保护装置。A. GuardWire（Medtronic）。B. Accunet（Courtesy Abbott Vascular. © 2013 Abbott. All rights reserved.）。C. FilterWire EZ（Boston Scientific）。D. Rubicon（Rubicon Medical）。E. Emboshield。（Courtesy Abbott Vascular. © 2013 Abbott. All rights reserved.）（图 C ～ D 引自 Dr. Jonathan D. Marmur，www.marmur.com/carotid-artery-stenting.html）

导丝系统——Emboshield NAV 6（Abbott Vascular, Santa Clara, California）以及 Spider Rx（Covidien, Mansfield, Massachusetts）有一定优势, 即先用一根游离导丝通过扭曲病变, 从而不存在由于滤网过于坚硬不易弯曲而导致的导丝通过不良。由于 CAS 的临床事件发生率很低, 比较各种滤过装置间的随机试验可能需要上千例患者才能得到差异, 目前还没有并且估计也不会有这类研究。此外, 对滤过装置结局的回顾性分析均证据不足, 也存在潜在的选择偏倚[47]。

目前最有代表性的滤过装置的数据来自回顾性的高质量、高手术风险的大型 all-comer 注册研究, 研究中术者通常无法选择使用 EPD。虽然支架也各不相同（稍后会详细讨论, 但不同支架之间无任何可以测量到的差异）, 但不同滤过装置在人口学资料类似、同时期治疗的数千例患者中的结局并没有差异[15]。因此, 滤过装置的选择通常取决于术者个人倾向、解剖学考量和具体使用经验。如果术者水平很低, 多数会选择主力 EPD, 并且几乎不会再使用其他类型的装置。

近端栓塞保护装置主要分为 2 类：血流阻断型（Mo.Ma device, Medtronic, Minneapolis, Minnesota）和血流逆转型（Neuro Protection System、WL Gore、Flagstaff、Arizona 以及 MICHI System, Silk Road Medical, Sunnyvale, California）（图 24-4）。Medtronic 和 Gore 装置与 CEA 术中处理血流、预防栓塞的方法类似, 即用柔软的、基于容量的弹力球囊分别放入颈外动脉和颈总动脉加以阻塞。这样就可以阻止前向血流（颈总动脉球囊）和逆向血流（颈外动脉球囊）, 从而避免血流进入远端循环中。Gore 装置可通过一个大型滤器形成动静脉分流来维持持续性反流向静脉循环的血流（通过股静脉）。Medtronic 装置保持血流阻断, 任何在手术过程中释放的碎片都会在手术结束时被吸除, 直到滤网材料中没有任何碎片为止。这两种经股动脉的装置在关键性研究和 meta 分析中都被发现可以略微降低卒中率[48-50], 虽然第二代远端滤过装置也可看到类似的低并发症发生率[51]。支持两种保护作用存在差异的数据来自对照研究, 研究发现用经股动脉的近端保护装置可以降低 MR-DWI 异常率[52]。前面提到的 Silk Road 装置可通过手术直接放入颈总动脉, 无须处理主动脉弓的问题（图 24-5）。这种装置因为配备有侧臂管

道连接和大口径静脉回流管道（也可以说是一种血流逆转装置）而有高血流能力, 因此不需要单独阻断颈外动脉。这样就可以使用更小的鞘管, 因为可以通过手术套扎建立颈总动脉闭塞; 也不需要通过颈外动脉球囊。

股动脉途径递送近端保护装置通常需要 9 Fr 的鞘管, 并且一旦建立球囊闭塞, 仅有连续性颈动脉残端压力可反映颅内血流动力学、监测术中颈动脉体（可以引起血压波动）, 而不是常用的连续性系统性动脉内压。一些研究者不喜欢依靠间断袖口压力来监测术中情况, 而喜欢用 10 Fr 的股动脉鞘管, 这样全身血压就可以持续性地通过独立的传感器来监测。不管是 9 Fr 还是 10 Fr 的鞘管, 术前对通道处理和闭合的计划对于能否成功实施手术是至关重要的, 也包括闭合装置和抗凝策略的交联。

在这一部分的最后, 我们将讨论术中、术后神经系统和血流动力学方面的预测指标和处理方法, 其中一些和血流逆转甚至血流阻断有关。除此以外, 远端和近端策略在保护患者方面的潜在临床差异也将在下一部分讨论。

支架

CAS 中支架的选择常常是争议的焦点, 近 10 年来也引起很大的讨论。有一种观点认为, 支架是手术过程中具有危险性的而不是具有保护作用的部分。支持这种观点是因为研究发现 CAS 术后支架钢梁斑块突出[53]。具体来讲, 支架钢梁的破口（"孔"）, 降低了支架完全覆盖金属结构后面动脉粥样硬化物质的能力。谈论"孔"和颈动脉支架时, 有一些非常重要的定义和术语。所有批准的颈动脉支架中除一个以外都是通过对镍钛合金的有槽管道进行激光切割制成。早期以及现在部分支架的样式都是由连续连接器构成"孔", 称为闭合孔。这使得支架很坚硬, 在血管壁上不会变形, 对于直的血管来说是件好事, 而对于解剖结构扭曲的血管来说则有很大的问题（因为会对管壁施加很大的压力）。为了使这些支架变得更为柔软, 一些连接被去除, 开孔支架就诞生了。一种编织的颈动脉支架——Wallstent（Boston Scientific Corporation, Marlborough, Massachusetts）由钴铬镍合金（Co-Cr-Ni 合金）制成, 这些孔虽然有各种大小但都被闭合。此外, 有两个相关的名词可以描述支架的孔：游离孔面积和最大环形无支架钢

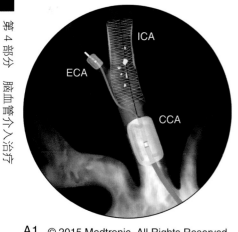

A1 © 2015 Medtronic. All Rights Reserved.

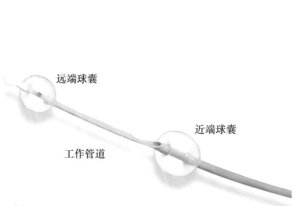

A2 © 2015 Medtronic. All Rights Reserved.

远端球囊

近端球囊

工作管道

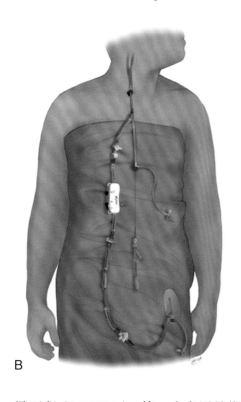

B

图 24-5 **A**. Medtronic Mo.Ma 装置。**B**. Silk Road Medical 的直接颈动脉入路 Michi 系统（图 **A** © 2015 Medtronic. All Rights Reserved。图 **B** 引自 www.columbianeurosurgery.org/2013/09/meyers-sees-first-patients-in-roadster-trial.）

梁面积（MCUSA）。第一个名词是指支架钢梁的开放面积，闭孔支架往往较小。第二个名词可以想象成能够通过单个孔的最大颗粒的大小（图 24-6）。事实上，其在不同孔类型间相差不会太大。这两个指标的相关性不大（图 24-7 和图 24-8），许多人认为后者可能更适合于反映栓塞可能性。

然而，一些术者认为闭孔支架的大小和支架的覆盖能力相关，并可减少栓塞并发症引起卒中的可能性。提倡这个观点的术者还指出术后卒中的发生率较高，且多数在第一个 24 h 内，严重程度较轻且为非出血性，提示来自支架的持续性栓塞危害。相反，CAS 术后经颅多普勒监测并不支持持续性栓塞事件，事实上，未见报道栓塞信号[54]。此外，也有

人（包括作者）认为，所谓的晚期卒中其实发生在手术过程中，只不过在术后才被发现或表现出来。第一种理论依据是反复观察到神经科医生发现的小卒中而术者却常常忽略[55-56]，这种评估通常在手术后第二天进行，导致原本为术中的卒中延迟被发现。第二种理论依据至少部分得到以下手段的支持。即在手术日用药物使患者血压升高，以应对手术过程中严重的低血压。随后重新开始服用降压药控制血压。如果术中发生小卒中，高血压可以通过提高侧支循环来加以掩盖，而只有当侧支血流减少（血压变为正常）时才会变得明显。这种现象已被证实，也是 CAS 后卒中发现延迟的一种合理的解释[57]。

此外，目前尚缺乏支架种类和不同临床预后关

不均衡地使用一种类型的支架会有很多问题，如剩余支架组的样本量小，不能合理地说明支架类型的组间效应。还有一些回顾性研究，部分进行了倾向性校正，但没有发现支架类型对结果的影响[59-60]。最后，样本量最大、选择偏倚最小的研究数据，来自美国同期进行的高手术风险单臂回顾性上市后研究，CAPTURE 2 和 EXACT 研究。其结果表明闭孔支架 Xact 和开孔支架 Acculink 的临床结局无差异[15]。

观察发现，在现行支架中即使是最小的孔面积也要 2 mm²，这促使网状开孔支架的研发。这样开孔支架的灵活性可以和最大斑块覆盖相结合：网状孔面积是 0.25 mm² 级别的。这种方法的不良后果包括增加支架内血栓形成（而在现行支架中很少发生）和（或）支架长期通畅度的改变。正在美国进行的一项临床试验验证了这种支架的 WL Gore（Flagstaff，Arizona）型和其他两种网状支架在美国以外人群的效果。

选择支架时还需要考虑用锥型还是直型，尚无临床数据来比较这两种类型孰优孰劣。支架的长度为 2 ~ 4 cm。目前所有的支架都能通过 6 Fr 的鞘管，少部分还能通过 5 Fr 的鞘管。一旦选择了某种支架，支架置入的技术方面就相对简单。病变通常位于支架的中心，以便获得近端和远端 0.5 ~ 1.0 cm 的无病变区域。当选用杂交型 Cristallo 支架（一种中央闭孔、两端开孔的支架，未被美国批准）时，这一点尤为重要，以便能很好地将闭孔支架覆盖在病变

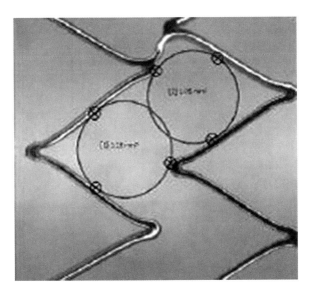

图 24-6 最大环形无支架钢梁面积（MCUSA）或"最大适合圈"（引自 Müller-Hülsbeck S，Schäfer PJ，Charalambous N，et al：Comparison of carotid stents：an in-vitro experiment focusing on stent design. J EndovascTher 16：168-177，2009.）

系的临床数据。正如上文所提到的，前瞻性随机试验中任何 CAS 的显著临床差异都需要上千例患者参与。所有争论双方数据的样本量都太小。第一个报道来自 Bosiers 等[58]，他们回顾性地分析了来自欧洲 4 个介入中心的超过 3000 例患者，发现症状性患者游离孔面积和不良结局相关，但无症状性患者则不相关。然而，这一分析并没有进行倾向性校正，有很大的选择偏倚。此外，在 7 种支架中绝大多数闭孔支架都是 Wallstents，占所用支架的 2/3 以上。

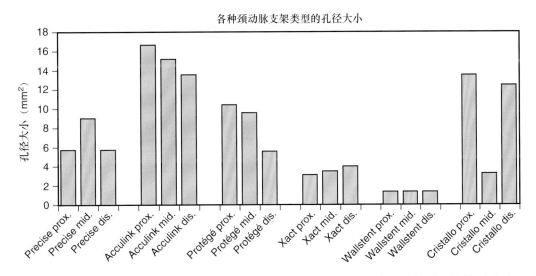

图 24-7 游离孔面积的比较。Wallstent 和 Xact 支架是闭孔式的，Cristallo 支架是杂交式的（两端是开孔的）（经允许引自 Müller-Hülsbeck S，Schäfer PJ，Charalambous N，et al：Comparison of carotid stents：an in-vitro experiment focusing on stent design. J EndovascTher 16：168-177，2009.）

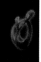

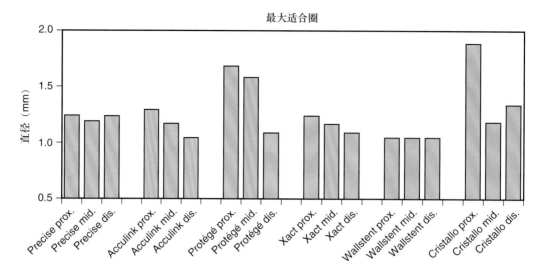

图 24-8 各种颈动脉支架的最大适合圈，可见大部分支架间存在细微差别。需注意，Cristallo 支架在美国尚未被批准（引自 Müller-Hülsbeck S，Schäfer PJ，Charalambous N，et al：Comparison of carotid stents：an in-vitro experiment focusing on stent design. J Endovasc Ther 16：168-177，2009.）

上。在大多数情况下（除了 CEA 术后再狭窄），病变会累及颈动脉分叉，因为该处产生的涡流会最先引起病变（即使最严重的病变部位离颈动脉分叉很远）。因此，我们都应该尽量使支架覆盖颈动脉分叉以确保降低斑块破裂的可能性。如果血管有严重的扭曲，我们通常会选择开孔支架，因为开孔支架与血管壁的直接接触面积较小。在成角或者弯曲的血管里放置支架时，不应该以拉直血管为目的，否则会导致血管扭曲，即使是使用更加柔软的开孔支架，未将支架的边缘放在弯曲段和直段交界处上都会引起血管扭曲。最后，支架长度似乎并不会影响急性血栓形成或长期通畅度。因此通常会使用较长的支架（达 4 cm），以确保病变被覆盖，同时减少管腔丢失。

球囊扩张

CAS 中的球囊扩张一般会在支架置入之前（预扩张）或之后（后扩张）进行。预扩张球囊通常较小（2～4 mm），但比病变长（3～4 cm），以便减少球囊滑脱的可能性。人类中远段颈内动脉的平均长度为 5.0～5.5 cm，颈总动脉和颈动脉球一般会更长，如此一来较小的预扩张球囊只和病变而不是剩下的血管相互作用，从而避免不必要的血管损伤。一些术者对于钙化病变会使用特制的球囊（如切割球囊、scoring 球囊），但尚无支持该做法的研究数据，且可能增加颈动脉穿孔（CAS 中很罕见）的风险。

但是，运用这些特殊球囊来处理支架内再狭窄的安全性和早期有效性的研究支持其使用的合理性[61-63]。后扩张球囊直径一般 ≤ 5.0 mm、长度 ≤ 2 cm，因为考虑到上述提及的颈内动脉的长度，更大的后扩张球囊是没有必要的，反而有可能增加血栓风险。

目前对于预扩张和后扩张技术还有一些改良，但大多无充分的数据支持。一些术者选择不进行预扩张，而是直接进行支架置入，然后后扩张。这样会更节省时间，从而减少滤过装置停留和血流逆转/中断的时间。另外，一些术者更喜欢用 4.0 mm 的球囊进行充分预扩张，然后置入支架，再根据情况评估是否进行后扩张。< 30% 的残余狭窄一般不需要后扩张，这种情况在我们进行的手术中大概占一半。这种方法的基本原则包括以下几个方面：

- 预扩张一般和临床并发症、血管造影并发症无关。
- 没有有力的证据说明 CAS 术后较小的残余狭窄会导致更严重的急性/长期结果或 4.0 mm 的球囊对有阻力的病变可以获得充分的、独立的 CAS 结果。
- 多数关于术中卒中的报道都发生在后扩张阶段。
- 经颅微栓塞信号（MES）证实，后扩张是 CAS 术中最主要的引起栓塞的步骤（除了支架置入以外，其一般和滞留在支架鞘管里的微泡在鞘管回撤时释放出来有关）[64]。

- CAS 术中出现血流动力学障碍，一般都是后扩张引起的。

除了减少残余狭窄外，还有其他进行后扩张的理由，包括减少滤过装置回撤导管经过时的困难（可能是由于开孔支架没有充分扩张或者支架边缘需要更好地贴壁）。当然，支架置入后存在的血流动力学问题也会改变后扩张的策略。

血流动力学管理

CAS 术中，球囊扩张、支架置入都会刺激颈动脉窦，而引起心动过缓和低血压。心动过缓通常是球囊减压/放气时引起的一种短暂的、迷走神经介导的副交感神经反应。通常可以用阿托品来处理，并没有报道会增加远期永久起搏器的植入。但对于那些严重颈动脉狭窄或者合并未血运重建的缺血性冠状动脉病变的心肌病患者而言，预防性地植入临时起搏器是有必要的，因为他们都不能耐受冠状动脉循环功能的丧失，甚至有可能是不能恢复的。

另一方面，低血压由交感神经延髓通路介导，可以引起广泛静脉扩张，伴或不伴有心动过缓，导致血压显著下降。按照定义，严重低血压通常是指需要增加 14% ~ 51% 的升压药物支持[65-70]。虽然以前认为如果处理及时，低血压是一种良性并发症，但最新的数据却表明它可能增加 MR-DWI 上新病灶的出现[71]。颈动脉球内有巨大、钙化病灶的患者，被认为是发生术中低血压的高危人群[72]，事实上这也是 MR-DWI 上发现新病灶的一个混杂因素。

术中低血压最好能够在出现之前就加以处理，如手术当天早晨暂停服用降压药。同时由于患者焦虑，一般术前血压都会超过 160 mmHg。此时一定不要快速地降压，因为在球囊扩张、支架置入的数秒内，收缩压就可能急剧下降到 80 ~ 100 mmHg。另外一个预防策略是确保患者没有处于脱水状态（如前所述的静脉扩张机制），脱水通常在患者 CAS 术前几小时或者整晚禁食后发生。多数情况下，患者术前需要静脉补液 250 ~ 500 ml。

一旦患者发生低血压，最关键的是要做好准备并迅速处理。护理人员应在手术室待命，以应对术中可能出现的意外，应做好药品及给药的准备，而且需要有功能良好的静脉通路。在进行球囊后扩张之前，确保护理准备已经完成是一个很好的方法。

注射用阿托品和去氧肾上腺素是最常用的急救药，此外也要配置多巴胺备用（可以同时治疗心动过缓和低血压）。快速静滴生理盐水或者乳酸林格液也是治疗的重要组成部分。术中低血压应该在 1 ~ 2 min 内被纠正，至少应该是暂时的（有时也需要延长滴注升压药的时间）。术者也需要判断是否需要继续进行手术，并且要迅速完成。其他引起低血压的原因（如穿刺点出血）也应牢记。CAS 相关性低血压一般认为是一种获得性自主神经功能障碍。因此，许多术者倾向于尽可能在穿刺点处用闭合器，这样就可以更早下床活动（即使正在或需要升压支持），毕竟卧床时间延长会增加低血压持续时间。

和术中心动过缓和低血压同样麻烦的是颈动脉血运重建后的持续性高血压，也需要得到合理有效的处理。持续性高血压可以由多种原因引起，包括 CEA 手术史（破坏颈动脉体的神经）、离球部较远的原发灶、病变反应性的差异等。然而，高血压应该迅速被控制，因为它是引起脑出血的诱因，特别是孤立血管区域（即侧支循环不佳）和（或）近期出现或反复出现症状的患者。除了术前服用降压药，许多研究所在患者心率允许的情况下，会选择静脉使用 β 受体阻滞剂或硝酸甘油来迅速控制血压。但是，长时间注射硝酸甘油也会成为问题，不仅会快速耐受，也会引起头痛，这会和高风险人群发生颅内出血相混淆，并且难以鉴别。一些术者更喜欢将静脉使用钙通道阻滞剂（如尼卡地平）作为血压控制的一线药物。这类药物提供可预测的血压控制，而且不会引起症状方面的混淆。

神经系统管理

本部分将介绍手术过程中发生的相关神经系统改变的处理。接受 CAS 的患者会因为各种原因产生神经系统症状，快速诊断对于正确处理来说很重要。大多数神经系统症状都和血流减慢或中断引起脑组织低灌注或缺血相关。在讨论这些常见临床表现的处理之前，值得注意的是即使是短时间球囊预扩张阻断血流，也会引起癫痫部分发作或全身发作（虽然不常见），伴随有血流恢复后仍持续的局部症状（与 Todd 瘫痪相关），给人的印象可能是栓塞并发症。

当使用近端保护装置时，前向血流会遭到阻断和逆转。平均残端压力高于 40 mmHg 通常足以维持大脑灌注。然而，不耐受的症状可在压力降至 30 ～ 40 mmHg 时出现。轻微的症状包括反应迟钝、打呵欠、躁动或意识程度降低。更严重的症状包括局部神经系统体征、癫痫全身发作或者意识丧失。保持高度警惕可以减少或消除不耐受的症状。如果循环血压升高，那么脑内的侧支循环就会增加，这是低度不耐受时机体的首要反应。如果这种反应不能缓解症状或者变得更糟，那么就在血流柱（血流阻断时）被清除后，释放颈总动脉近端球囊、恢复血流。对于一些患者而言，通过间断性阻断的方法产生脑循环缺血预适应可以提高大脑对长时间缺血的适应能力。在大多数情况下，只要准备充分，这种方法可以在 5 min 之内完成。因此，通常不耐受对 CAS 来说并不是问题，除非是重症患者。对完全不耐受的患者，可以通过近端保护鞘管系统置入滤过器 EPD，其保护作用也可以通过这种方法来完成。当滤过装置被碎屑、纤维蛋白阻塞而导致无复流时，就必然会引起神经系统症状。此时，抽吸、清理滤过装置下方的凝滞血流非常重要，因为其中多数包含有害的碎屑。

虽然目前还没有随机试验来证明 EPD 预防卒中的有效性，但临床经验和 meta 分析结果显示 EPD 确实有保护作用，特别是对主要的栓塞并发症，且几乎没有负面风险[73-75]（图 24-9）。这些观察结果和非临床影像数据的结果不一样，证明使用滤过装置后会出现更多的无症状 MR-DWI 异常信号。这可能是由放置滤过装置后鞘管撤出时释放的微泡引起栓塞所致[76]。然而，正如上文所提到的，

栓塞并发症在没有滤过装置或者滤过装置被撤除时也会发生，主要是因为管壁支撑不足（如滤过装置放在血管转弯处）。术中栓塞并发症可以立即表现为局灶性体征，或者被前面所提到的 CAS 相关性高血压所掩盖。然而，只有出现即刻症状并且被血管造影证实来自栓塞，才会有相对直接的决策树。据了解，多数小卒中（NIHSS 评分＜ 4 分）在术后 30 天内会恢复而一般不会引起后遗症，因此栓塞闭塞部位可以被很好地处理[12, 22]。颅内近端血管闭塞一般会引起典型的卒中症状而需要即刻的神经介入治疗以吸出栓子。然而，更远端的闭塞（M3 或 M4）在大多数情况下（不是绝对的）只引起较少的症状，并且大部分会恢复。而且，因为取出这些远端血管的栓子通常会比较困难，而且伴随潜在的风险，我们在决定是否进行颅内操作时会比较谨慎。当 CAS 引起远端栓塞且有神经系统症状时，包括动脉内 / 全身给予溶栓药物或血小板膜糖蛋白 Ⅱ b/ Ⅲ a 受体拮抗剂在内的药物治疗的作用还不明确。

药物治疗

虽然目前还没有数据支持术前或术后的药物治疗，但被广为接受的标准是：在术前至少 3 天开始双抗治疗（阿司匹林＋氯吡格雷），或者术前几小时服用负荷量的氯吡格雷。双抗治疗应持续 30 天，虽然对于那些需要早期行心脏手术的患者也会用更短的时间（约 2 周）。颈动脉血流速度很快且供应低阻力脑循环，用于 CAS 的中等直径支架很少有血栓形成，支架内血栓多在支架置入后即刻出现，可能和斑块的生物学特性（即斑块内容物）相关，尽管已经充分使用了推荐药物[77-78]。术中抗凝也没有被数据所证实，而更多的是约定俗成，一般建议活化凝血时间＞ 250 ～ 300 s。而滤过装置可能是在手术过程中受不充分抗凝影响最大的部分。抗凝时可以使用肝素或者比伐卢定。目前在一个合理规模的队列中，正在进行多中心随机盲法研究比较这两种药物在 CAS 腔内手术中的价值。前期的小型单中心非随机数据认为比伐卢定至少和肝素一样安全[79]。

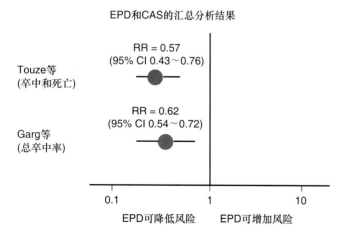

图 24-9 CAS 中使用 EPD 的 meta 分析数据。CAS，颈动脉支架置入术；EPD，栓塞保护装置（引自 White CJ：Carotid artery stenting. J Am Coll Card 64：722-731，2014.）

结语

CAS 是一个相对来说比较新的介入治疗领域，

尽管目前在美国处于严格控制的环境中，但近十年已经批准了一些专用设备。在手术效果上的极大提高，很可能与技术和患者选择方面知识的不断积累有关。未来发展的方向包括通过改良支架的结构、改进穿刺技术和部位及 EPD 策略来减少非临床但可能有意义的替代指标异常（如 MR-DWI）。这些改进在未来肯定会让我们的患者获益。

参考文献

1. Bockenheimer SA, Mathias K: Percutaneous transluminal angioplasty in arteriosclerotic internal carotid artery stenosis. *AJNR Am J Neuroradiol* 4(3):791–792, 1983.
2. Endovascular versus surgical treatment in patients with carotid stenosis in the Carotid and Vertebral Artery Transluminal Angioplasty Study (CAVATAS): a randomised trial. *Lancet* 357(9270):1729–1737, 2001.
3. North American Symptomatic Carotid Endarterectomy Trial Collaborators: Beneficial effect of carotid endarterectomy in symptomatic patients with high-grade carotid stenosis. *N Engl J Med* 325:445–453, 1991.
4. Mas JL, Chatellier G, Beyssen B, et al: EVA-3S Investigators. Endarterectomy versus stenting in patients with symptomatic severe carotid stenosis. *N Engl J Med* 355(16):1660–1671, 2006.
5. SPACE Collaborative Group, Ringleb PA, Allenberg J, et al: 30 day results from the SPACE trial of stent-protected angioplasty versus carotid endarterectomy in symptomatic patients: a randomised non-inferiority trial. *Lancet* 368(9543):1239–1247, 2006.
6. International Carotid Stenting Study investigators, Ederle J, Dobson J, et al: Carotid artery stenting compared with endarterectomy in patients with symptomatic carotid stenosis (International Carotid Stenting Study): an interim analysis of a randomised controlled trial. *Lancet* 375(9719):985–997, 2010.
7. Stilp E, Baird C, Gray WA, et al: An evidence-based review of the impact of periprocedural myocardial infarction in carotid revascularization. *Catheter Cardiovasc Interv* 82(5):709–714, 2013.
8. Diethrich EB, Ndiaye M, Reid DB: Stenting in the carotid artery: initial experience in 110 patients. *J Endovasc Surg* 3(1):42–62, 1996.
9. Yadav JS, Roubin GS, Iyer S, et al: Elective stenting of the extracranial carotid arteries. *Circulation* 95(2):376–381, 1997.
10. Alberts MJ: Results of a multicenter prospective randomized trial of carotid artery stenting vs carotid endarterectomy. *Stroke* 32:325, 2001.
11. Yadav JS, Wholey MH, Kuntz RE, et al, Stenting and Angioplasty with Protection in Patients at High Risk for Endarterectomy Investigators: Protected carotid-artery stenting versus endarterectomy in high-risk patients. *N Engl J Med* 351(15):1493–1501, 2004.
12. Gray WA, Hopkins LN, Yadav S, et al: Protected carotid stenting in high surgical-risk patients: the ARCHeR results. *J Vasc Surg* 44(2):258–268, 2006.
13. Gray WA, Yadav JS, Verta P, et al: The CAPTURE registry: results of carotid stenting with embolic protection in the post approval setting. *Catheter Cardiovasc Interv* 69(3):341–348, 2007.
14. Gray WA, Rosenfield KA, Jaff MR, et al: Influence of site and operator characteristics on carotid artery stent outcomes: analysis of the CAPTURE 2 (Carotid ACCULINK/ACCUNET Post Approval Trial to Uncover Rare Events) clinical study. *JACC Cardiovasc Interv* 4(2):235–246, 2011.
15. Gray WA, Chaturvedi S, Verta P, et al: Thirty-day outcomes for carotid artery stenting in 6320 patients from 2 prospective, multicenter, high surgical-risk registries. *Circ Cardiovasc Interv* 2(3):159–166, 2009.
16. Massop D, Dave R, Metzger C, et al: Stenting and angioplasty with protection in patients at high-risk for endarterectomy: SAPPHIRE Worldwide Registry first 2,001 patients. *Catheter Cardiovasc Interv* 73(2):129–136, 2009.
17. Shishehbor MH, Venkatachalam S, Gray WA, et al: Experience and outcomes with carotid artery stenting: an analysis of the CHOICE (carotid stenting for high surgical-risk patients; evaluating outcomes through the collection of clinical evidence) study. *JACC Cardiovasc Interv* 7(11):1307–1317, 2014. pii S1936-8798.
18. Brott TG, Hobson RW, 2nd, Howard G, et al: CREST Investigators Stenting versus endarterectomy for treatment of carotid-artery stenosis. *N Engl J Med* 363(1):11–23, 2010.
19. Hobson RW, 2nd, Howard VJ, Roubin GS, et al: Credentialing of surgeons as interventionalists for carotid artery stenting: experience from the lead-in phase of CREST. *J Vasc Surg* 40(5):952–957, 2004.
20. Eckstein HH, Ringleb P, Allenberg JR, et al: Results of the Stent-Protected Angioplasty versus Carotid Endarterectomy (SPACE) study to treat symptomatic stenoses at 2 years: a multinational, prospective, randomised trial. *Lancet Neurol* 7(10):893–902, 2008.
21. Mas JL, Trinquart L, Leys D, et al: Endarterectomy Versus Angioplasty in Patients with Symptomatic Severe Carotid Stenosis (EVA-3S) trial: results up to 4 years from a randomised, multicentre trial. *Lancet Neurol* 7(10):885–892, 2008.
22. Gray WA, Simonton CA, Verta P: Overview of the 2011 Food and Drug Administration circulatory system devices panel meeting on the ACCULINK and ACCUNET carotid artery stent system. *Circulation* 125(18):2256–2264, 2012.
23. Gensicke H, Zumbrunn T, Jongen LM, ICSS-MRI Substudy Investigators: Characteristics of ischemic brain lesions after stenting or endarterectomy for symptomatic carotid artery stenosis: results from the International Carotid Stenting Study-magnetic resonance imaging substudy. *Stroke* 44(1):80–86, 2013.
24. Chen CI, Iguchi Y, Garami Z, et al: Analysis of emboli during carotid stenting with distal protection device. *Cerebrovasc Dis* 21(4):223–228, 2006.
25. Rostamzadeh A1, Zumbrunn T, Jongen LM, et al: Predictors of acute and persisting ischemic brain lesions in patients randomized to carotid stenting or endarterectomy; ICSS-MRI Substudy Investigators. *Stroke* 45(2):591–594, 2014.
26. Gaudet JG, Meyers PM, McKinsey JF, et al: Incidence of moderate to severe cognitive dysfunction in patients treated with carotid artery stenting. *Neurosurgery* 65(2):325–329, 2009.
27. Plessers M, Van Herzeele I, Vermassen F, et al: Neurocognitive functioning after carotid revascularization: a systematic review. *Cerebrovasc Dis Extra* 4(2):132–148, 2014.
28. Eastcott H: Reconstruction of internal carotid artery in a patient with intermittent attacks of hemiplegia. *Lancet* 264:994–996, 1954.
29. Executive Committee for the Asymptomatic Carotid Atherosclerosis Study: Endarterectomy for asymptomatic carotid artery stenosis. *JAMA* 273:1421–1428, 1995.
30. Halliday A, Mansfield A, Marro J, et al: Prevention of disabling and fatal strokes by successful carotid endarterectomy in patients without recent neurological symptoms: randomised controlled trial. *Lancet* 363(9420):1491–1502, 2004.
31. Halliday A, Harrison M, Hayter E, et al: 10-year stroke prevention after successful carotid endarterectomy for asymptomatic stenosis (ACST-1): a multicentre randomised trial. *Lancet* 376(9746):1074–1084, 2010.
32. Henderson RD, Eliasziw M, Fox AJ, et al: Angiographically defined collateral circulation and risk of stroke in patients with severe carotid artery stenosis. *Stroke* 31(1):128–132, 2000.
33. Ku DN, Giddens DP, Zarins CK, et al: Pulsatile flow and atherosclerosis in the human carotid bifurcation. Positive correlation between plaque location and low oscillating shear stress. *Arteriosclerosis* 5:293–302, 1985.
34. Ouriel K, Green RM: Clinical and technical factors influencing recurrent carotid stenosis and occlusion after endarterectomy. *J Vasc Surg* 5(5):702–706, 1987.
35. Brott TG, Halperin JL, Abbara S, et al: 2011 ASA/ACCF/AHA/AANN/AANS/ACR/ASNR/CNS/SAIP/SCAI/SIR/SNIS/SVM/SVS guideline on the management of patients with extracranial carotid and vertebral artery disease: executive summary: a report of the American College of Cardiology Foundation/American Heart Association Task Force on Practice Guidelines, and the American Stroke Association, American Association of Neuroscience Nurses, American Association of Neurological Surgeons, American College of Radiology, American Society of Neuroradiology, Congress of Neurological Surgeons, Society of Atherosclerosis Imaging and Prevention, Society for Cardiovascular Angiography and Interventions, Society of Interventional Radiology, Society of NeuroInterventional Surgery, Society for Vascular Medicine, and Society for Vascular Surgery Developed in Collaboration With the American Academy of Neurology and Society of Cardiovascular Computed Tomography. *J Am Coll Cardiol* 57:1002–1044, 2011.
36. Rothwell PM, Eliasziw M, Gutnikov SA, et al, Carotid Endarterectomy Trialists Collaboration: Effect of endarterectomy for symptomatic carotid stenosis in relation to clinical subgroups and to the timing of surgery. *Lancet* 363:915–924, 2004.
37. Barnett HJM, Taylor DW, Eliasziw M, et al: Benefit of carotid endarterectomy in symptomatic patients with moderate and severe stenosis. North American Symptomatic Carotid Endarterectomy Trial Collaborators. *N Engl J Med* 339:1415–1425, 1998.
38. Matsumura JS, Gray W, Chaturvedi S, et al: Results of carotid artery stenting with distal embolic protection with improved systems: protected carotid artery stenting in patients at high risk for carotid endarterectomy (PROTECT) trial. *J Vasc Surg* 55(4):968–976, 2012.
39. Abbott AL: Medical (nonsurgical) intervention alone is now best for prevention of stroke associated with asymptomatic severe carotid stenosis: results of a systematic review and analysis. *Stroke* 40(10):e573–e583, 2009.
40. Marquardt L, Geraghty OC, Mehta Z, et al: Low risk of ipsilateral stroke in patients with asymptomatic carotid stenosis on best medical treatment. *Stroke* 41, 2010.
41. European Carotid Surgery Trialists' Collaborative Group: Randomised trial of endarterectomy for recently symptomatic carotid stenosis: final results of the MRC European Carotid Surgery Trial (ECST). *Lancet* 351:1379–1387, 1998.
42. Moneta GL, Edwards JM, Chitwood RW, et al: Correlation of North American Symptomatic Carotid Endarterectomy Trial (NASCET) angiographic definition of 70% to 99% internal carotid artery stenosis with duplex scanning. *J Vasc Surg* 17(1):152–157, 1993.
43. Gray WA, Yadav JS, Verta P, et al: The CAPTURE registry: predictors of outcomes in carotid artery stenting with embolic protection for high surgical risk patients in the early post-approval setting. *Catheter Cardiovasc Interv* 70(7):1025–1033, 2007.
44. Etxegoien N, Rhyne D, Kedev S, et al: The transradial approach for carotid artery stenting. *Catheter Cardiovasc Interv* 80(7):1081–1087, 2012.
45. Fairman R, Gray WA, Scicli AP, et al: The CAPTURE registry: analysis of strokes resulting from carotid artery stenting in the post approval setting: timing, location, severity, and type. *Ann Surg* 246(4):551–556, 2007.
46. Leal I, Orgaz A, Flores Á, et al: A diffusion-weighted magnetic resonance imaging-based study of transcervical carotid stenting with flow reversal versus transfemoral filter protection. *J Vasc Surg* 56(6):1585–1590, 2012.
47. Loghmanpour NA, Siewiorek GM, Wanamaker KM, et al: Assessing the impact of distal protection filter design characteristics on 30-day outcomes of carotid artery stenting procedures. *J Vasc Surg* 57(2):309–317, 2013.
48. Clair DG, Hopkins LN, Mehta M, et al: Neuroprotection during carotid artery stenting using the GORE flow reversal system: 30-day outcomes in the EMPiRE Clinical Study. *Catheter Cardiovasc Interv* 77(3):420–429, 2011.
49. Ansel GM, Hopkins LN, Jaff MR, et al: Safety and effectiveness of the INVATEC MO.MA proximal cerebral protection device during carotid artery stenting: results from the ARMOUR pivotal trial. *Catheter Cardiovasc Interv* 76(1):1–8, 2010.
50. Bersin RM, Stabile E, Ansel GM, et al: A meta-analysis of proximal occlusion device outcomes in carotid artery stenting. *Catheter Cardiovasc Interv* 80(7):1072–1078, 2012.
51. Matsumura JS, Gray W, Chaturvedi S, et al: Results of carotid artery stenting with distal embolic protection with improved systems: protected carotid artery stenting in patients at high risk for carotid endarterectomy (PROTECT) trial. *J Vasc Surg* 55(4):968–976, 2012.
52. Montorsi P, Caputi L, Galli S, et al: Microembolization during carotid artery stenting in patients with high-risk, lipid-rich plaque. A randomized trial of proximal versus distal cerebral protection. *J Am Coll Cardiol* 58(16):1656–1663, 2011.
53. de Donato G, Setacci F, Sirignano P, et al: Optical coherence tomography after carotid stenting: rate of stent malapposition, plaque prolapse and fibrous cap rupture according to stent design. *Eur J Vasc Endovasc Surg* 45(6):579–587, 2013.
54. Censori B, Camerlingo M, Casto L, et al: Carotid stents are not a source of microemboli late after deployment. *Acta Neurol Scand* 102(1):27–30, 2000.
55. Rothwell PM, Slattery J, Warlow CP: A systematic review of the risks of stroke and death due to endarterectomy for symptomatic carotid stenosis. *Stroke* 27(2):260–265, 1996.
56. Chaturvedi S, Aggarwal R, Murugappan A: Results of carotid endarterectomy with prospective neurologist follow-up. *Neurology* 55(6):769–772, 2000.
57. Tan KT, Cleveland TJ, Berczi V, et al: Timing and frequency of complications after carotid artery stenting: what is the optimal period of observation? *J Vasc Surg* 38(2):236–243, 2003.
58. Bosiers M, de Donato G, Deloose K, et al: Does free cell area influence the outcome in carotid artery stenting? *Eur J Vasc Endovasc Surg* 33(2):135–141, 2007.
59. Schillinger M1, Gschwendtner M, Reimers B, et al: Does carotid stent cell design matter? *Stroke* 39(3):905–909, 2008.
60. Grunwald IQ, Reith W, Karp K, et al: Comparison of stent free cell area and cerebral lesions after unprotected carotid artery stent placement. *Eur J Vasc Endovasc Surg* 43(1):10–14, 2012.
61. Bendok BR, Roubin GS, Katzen BT, et al: Cutting balloon to treat carotid in-stent stenosis: technical note. *J Invasive Cardiol* 15:227–232, 2003.
62. Tamberella MR, Yadav JS, Bajzer CT, et al: Cutting balloon angioplasty to treat carotid in-stent stenosis. *J Invasive Cardiol* 16:133–135, 2004.
63. Shah QA, Georgiadis AL, Suri MF, et al: Cutting balloon angioplasty for carotid in-stent restenosis: case reports and review of the literature. *J Neuroimaging* 18:428–432, 2008.
64. Antonius Carotid Endarterectomy, Angioplasty and Stenting Study Group: Transcranial Doppler monitoring in angioplasty and stenting of the carotid bifurcation. *J Endovasc Ther* 10(4):702–710, 2003.
65. Dangas G, Laird JR, Jr, Satler LF, et al: Postprocedural hypotension after carotid artery stent placement: predictors and short- and long-term clinical outcomes. *Radiology* 215:677–683, 2000.
66. Gupta R, Abou-Chebl A, Bajzer CT, et al: Rate, predictors, and consequences of depression after carotid artery stenting. *J Am Coll Cardiol* 47:1538–1543, 2006.
67. Park BD, Divinagracia T, Madej O, et al: Predictors of clinically significant postprocedural hypotension after carotid endarterectomy and carotid angioplasty with stenting. *J Vasc Surg* 50:526–533,

2009.

68. Qureshi AI, Luft AR, Sharma M, et al: Frequency and determinants of postprocedural hemody-namic instability after carotid angioplasty and stenting. *Stroke* 30:2086–2093, 1999.

69. Lavoie P, Rutledge J, Dawoud MA, et al: Predictors and timing of hypotension and bradycardia after carotid artery stenting. *AJNR Am J Neuroradiol* 29:1942–1947, 2008.

70. Altinbas A1, Algra A, Bonati LH, et al, ICSS Investigators: Periprocedural hemodynamic depression is associated with a higher number of new ischemic brain lesions after stenting in the Interna-tional Carotid Stenting Study-MRI Substudy. *Stroke* 45(1):146–151, 2014.

71. Matsukawa H, Fujii M, Uemura A, et al: Pathology of embolic debris in carotid artery stenting. *Acta Neurol Scand* doi: 10.1111/ane.12303, 2014. [Epub ahead of print].

72. Gupta R, Abou-Chebl A, Bajzer CT, et al: Rate, predictors, and consequences of hemodynamic depression after carotid artery stenting. *J Am Coll Cardiol* 47(8):1538–1543, 2006.

73. Macdonald S: The evidence for cerebral protection: an analysis and summary of the literature. *Eur J Radiol* 60(1):20–25, 2006.

74. Garg N, Karagiorgos N, Pisimisis GT, et al: Cerebral protection devices reduce periprocedural strokes during carotid angioplasty and stenting: a systematic review of the current literature. *J Endovasc Ther* 16:412–427, 2009.

75. Touze E, Trinquart L, Chatellier G, et al: Systematic review of the perioperative risks of stroke or death after carotid angioplasty and stenting. *Stroke* 40:e683–e693, 2009.

76. Macdonald S, Evans DH, Griffiths PD, et al: Filter-protected versus unprotected carotid artery stenting: a randomised trial. *Cerebrovasc Dis* 29(3):282–289, 2010.

77. Xiromeritis K1, Dalainas I, Stamatakos M, et al: Acute carotid stent thrombosis after carotid artery stenting. *Eur Rev Med Pharmacol Sci* 16(3):355–362, 2012.

78. Köklü E, Arslan S, Yüksel IO, et al: Acute carotid artery stent thrombosis due to dual antiplatelet resistance. *Cardiovasc Intervent Radiol* 2014. [Epub ahead of print].

79. Schneider LM, Polena S, Roubin G, et al: Carotid stenting and bivalirudin with and without vas-cular closure: 3-year analysis of procedural outcomes. *Catheter Cardiovasc Interv* 75(3):420–426, 2010.

25 颅内介入治疗与急性卒中

Alex Abou-Chebl

徐仁德 译 葛均波 审校

引言

脑血管疾病介入治疗常常落后于心血管疾病介入治疗领域的进展。然而，心血管介入器械的相关进展同样有助于脑血管介入专用器械的发展，故二者间的差距正在日益缩小。当然，由于冠状动脉和脑血管系统解剖学和生理学上的差异，二者间仍有很大的不同。

脑血管疾病

流行病学

在美国每年大约有 80 万例新发卒中患者，其中超过 83% ~ 85% 为缺血性卒中，剩余的 15% ~ 17% 为出血性卒中[1-2]。在缺血性卒中患者中，70% 患者是由大的脑血管闭塞所致，其余被称为小血管性卒中，即腔隙性脑卒中[3]。自发性颅内出血（ICH），也被称为脑实质出血，其约占出血性卒中的 2/3，其余的主要为脑动脉瘤破裂所致的自发性（非创伤性）蛛网膜下腔出血（SAH）[1-2]。由于治疗和预防方面的进展，卒中的死亡率已呈下降趋势，目前在美国位列死亡原因第四位，但是在全球范围内其仍是导致死亡的第二大病因[2]。而且，卒中仍然是美国成人致残的首要原因[4]。

相较于冠心病，卒中具有一定的独特性，其包括多种不同的病理学过程。与主要继发于冠状动脉粥样硬化斑块破裂所致的急性心肌梗死不同，卒中可由出血性或缺血性病因所致。其中缺血性卒中可由心源性栓塞（20%），颈部-脑大血管动脉粥样硬化（20%），脂透明膜病相关腔隙性脑卒中（25% ~ 30%），以及一些未知病因（25% ~ 30%）或者罕见病因（5%）（如动脉夹层、血管炎、偏头痛、高凝状态、线粒体脑病等）所致[5-6]。冠心病和卒中具有诸多类似的危险因素，其中高血压为主要危险因素[2, 7]。高血压是导致脑实质（非动脉瘤性）ICH 和腔隙性卒中的主要病因。缺血性卒中风险相对较高的人群包括：非洲裔美国人、糖尿病患者、男性和老年人[7-8]。

临床表现

卒中的临床表现具有极大的个体差异，从无症状到严重神经功能损害均可出现。具体的临床表现取决于卒中的部位、受影响的大脑体积、发病速度、大脑基础健康水平、缺血性损伤时脑侧支循环、患者年龄等多种因素，此外与系统性、血清学和遗传学因素等亦密切相关。一般来说，除 SAH 外，卒中主要表现为无痛性神经功能丧失，而 SAH 通常伴有短暂的剧烈头痛[9]。脑实质 ICH 患者中约 40% ~ 50% 伴有头痛，并呈进行性加重[10]。ICH 和 SAH 患者均可出现恶心和呕吐，并伴有局灶性神经功能障碍[10]。前循环（颈动脉系统供应区域）缺血性卒中的典型临床表现包括单侧运动和感觉障碍以及认知功能障碍，伴或不伴视力丧失。认知功能障碍包括意识模糊，当优势大脑半球（通常为左侧）受影响时主要表现为失语（语言障碍），而当非优势大脑半球（通常为右侧）受影响时可表现为视野缺

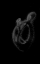

损和偏盲。意识改变并非前循环卒中的典型表现，除非大面积脑梗死或在 ICH 的早期出现。后循环（椎基底动脉系统供应区域）卒中表现为交叉性感觉－运动障碍，并常伴有复视、严重构音障碍、步态不稳、共济失调和眩晕等，而且其重度意识障碍（即昏睡或者昏迷）的发生概率较前循环卒中显著增加。

多种原因导致大多数大面积缺血性卒中会影响大脑中动脉（MCA）供应区域。双侧大脑中动脉供应大脑半球的绝大部分血流，实际上属于颈内动脉的终末端，提供约 80% 的脑循环血流。此外，颈内动脉是颅外脑动脉粥样硬化的主要部位。

也可出现短暂性神经系统功能障碍，并预示存在脑梗死可能[11-12]。短暂性脑缺血发作（TIA）临床定义为神经功能障碍于 24 h 内完全恢复，若超过 24 h 则被归类为卒中。现代影像学（如磁共振弥散加权成像）研究提示 TIA 持续数小时通常与永久性损伤相关[13]。大部分真性 TIA 持续 5 分钟到几小时，这些事件通常与大血管病变相关，如心房颤动导致的左心房血栓、颈内动脉狭窄和颅内动脉狭窄。另外，上文提到的其他类型卒中均可以 TIA 起病，比如 ICH，但较为少见。因此，TIA 是一种真正的医学急症，临床医生需将 TIA 当作卒中一样进行慎重评估[14]。

诊断评估

对脑血管疾病患者进行诊断评估的目的在于减少永久性神经功能损伤的可能。如前所述，由于卒中的病理学机制和临床表现极其复杂，对其诊断评估并无固定套路或者模式可循，但是目前已发表的多部临床指南有助于相关诊断评估工作的开展[9, 15-18]。一般来说，在基础的心肺复苏和神经系统检查后，首要步骤是区分缺血性事件和出血性事件，这一步非常关键，因为二者之间多有交叉，且缺血性卒中治疗最常见和最严重的副作用便是 ICH，反之亦然。因此，需进一步行头颅 CT 平扫以评估脑实质及其周围结构[16]。虽然磁共振较 CT 具有更好的敏感性和特异性，但检查较为费时且在脑出血超急性期不易与脑梗死区分。其次，还需评估脑血管系统，包括从主动脉弓到颅内动脉的整个脑血管树状结构[16]。可通过基于 CT 或者磁共振的无创性血管造影技术（即 CTA 和 MRA）来完成，但两种技术各有优缺点。经导管脑血管 DSA 仍是评价脑血管系统的金标准。此外，心脏评估（超声心动图和心电图）以及相关实验室检查亦是必要的[14-15]。

脑血管系统

脑循环具有其独特性，在组织结构上与身体其他部位的血管不同。脑动脉在穿过颅底部（约 1 cm）后便失去外弹力膜层，且肌层和外膜层显著变薄。因此，血管变得更加脆弱，在介入手术中更易受到损伤。而且，脑动脉在穿过硬脑膜后进入紧贴脑实质表面的蛛网膜下腔内，所以血管损伤所致的破裂和穿孔（如夹层）可产生严重的后果，因为继发的 ICH 和（或）SAH 可引起颅内压快速显著上升，从而导致脑疝或者脑血流减少甚至停止。单纯药物治疗颅内高压及其相关并发症的效果有限，故有时还需神经外科协助行开窗减压术。另外，还需注意的是远端分支或者穿支的栓塞或者闭塞，即便闭塞部位接近微血管水平仍有可能导致严重残疾。最后，需指出的是脑血管通常异常迂曲，且易发生痉挛，如颈内动脉（ICA）在其海绵窦段存在 180° 的大转弯。颈内动脉颅内段的近端在穿过颞骨岩部后，汇合入海绵窦和硬脑膜层。基于上述原因，使得颅内操控血管腔内器械变得异常困难且极具风险。

大脑血供来自于双侧的颈内动脉和椎动脉（VA）。颈内动脉起源于颈总动脉，其颅外段未发出分支血管。颅内段的第一个重要分支为眼动脉，随后发出后交通动脉（PCom），其是前循环和后循环的重要吻合支。在最后发出大脑中动脉和大脑前动脉（ACA）前分出非常重要的脉络丛前动脉（图 25-1）。椎动脉是锁骨下动脉的第一分支，其在颈部发出较多分支供应局部肌肉和脊髓。经枕骨大孔进入颅腔，通常在分出小脑下后动脉后汇合成一条基底动脉（BA）。基底动脉分出大量的分支和穿支供应脑桥、中脑和剩余小脑（图 25-1）。基底动脉随后分为双侧的大脑后动脉，供应枕叶的血流。后交通动脉汇入同侧的大脑后动脉，并与双侧颈内动脉、双侧大脑前动脉、前交通动脉（ACom）构成 Willis 环。Willis 环使两侧颈内动脉系统与基底动脉相交通，当一侧发生闭塞时在一定程度上通过此环使得脑血流重新分配和代偿。然而，正常人群中仅 25% ～ 40% 存在完整的 Willis 环[19-20]。

大脑中动脉、基底动脉和大脑后动脉主干还发

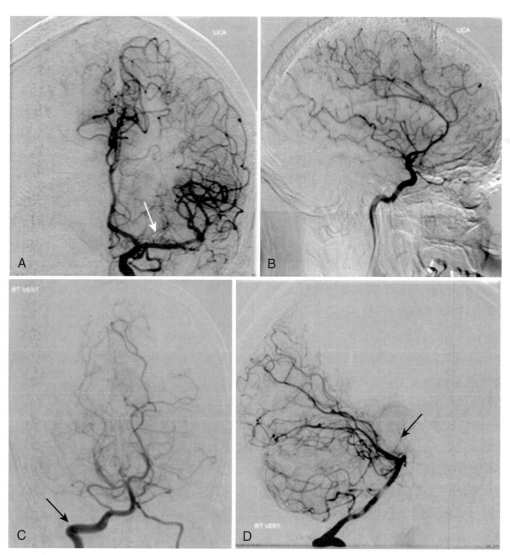

图 25-1 选择性左侧颈内动脉造影显示正常颅内动脉及其分支结构。**A.** 起源于大脑中动脉主干的穿支（豆纹动脉）在前后位投射时很容易辨认（箭头）。**B.** 侧位投射不能显示穿支血管，但是大脑中动脉和大脑前动脉的皮质支在该体位可清楚地显示。**C.** 小角度前后位的右侧椎动脉造影可很好地显示基底动脉及其分支：右侧椎动脉最明显（箭头）。**D.** 椎动脉造影侧位投射可很好地显示起源于基底动脉主干下方及基底动脉顶端和大脑后动脉上方（箭头）的小穿支

出许多非常重要的穿支，供应多个关键部位的血流（图 25-1）。尽管这些穿支动脉非常细小（50～200 μm），但是它们的闭塞可引起显著的神经功能障碍甚至致残。这些血管在颅内介入治疗中极易发生闭塞，尤其是当它们正是引起症状的罪犯血管。而且，部分穿支血管起源于大脑中动脉（在前后位上位于上方）和基底动脉（在前后位上位于下方）的背侧，这些血管在介入手术中极易发生导丝穿孔。

急性缺血性卒中的治疗

目前急性缺血性卒中的治疗包括静脉注射组织型纤溶酶原激活物（tPA）溶栓治疗和腔内治疗（EVT），其中小血管和大血管性卒中均可应用溶栓治疗，而腔内治疗仅能用于治疗大血管性卒中。基于 NINDS 研究的相关结果，FDA 于 1996 年批准 tPA 应用于临床治疗急性缺血性卒中[21]。然而，十多年后平均仅有 5%～10% 的缺血性卒中患者接受 tPA 治疗[22-24]。其中主要的限制因素为严格的 tPA 适应证，特别是一般要求在发病 3 h 内接受 tPA 治疗，所以治疗时间窗非常窄[25]。另外，接受 tPA 溶栓治疗后大血管再通的比例较低[26-27]。大脑中动脉再通的比例大约为 30%，而较粗的颈内动脉的再通比例＜10%[26-27]。因此，EVT 被认为是大血管急性缺血性卒中的重要辅助和替代措施。EVT（包括 AKA 动脉内溶栓）并非 FDA 许可的治疗措施。

FDA 批准的急性缺血性卒中治疗措施目前仍只有静脉注射 tPA[18]。

由于目前尚无批准的针对卒中的 EVT 且对 EVT 的适应证仍在不断探索中，故目前大家对 EVT 适应证仍缺乏普遍的共识[16, 28]。一般而言，出现急性缺血性卒中症状 4.5 h 以内且符合溶栓指征者需接受 tPA 溶栓治疗，其他患者和拒绝接受 tPA 治疗的患者均应行 EVT。需要注意的是 tPA 治疗并不能降低卒中患者的死亡率，并且大血管栓塞、血栓负荷重（即血栓长度超过 8 mm）和梗死面积较大的患者对静脉溶栓治疗反应较差[29-32]。对于这部分患者 EVT 被认为是潜在的替代治疗措施（未经证实）[33]。在一项纳入 112 例具有大脑中动脉强化征患者的观察性研究中患者分别接受 tPA 和 EVT，其中接受 EVT 患者的获益倍增且死亡风险下降 2/3[34]。

传统观点认为经 EVT 动脉内溶栓和取栓治疗的时间窗分别为 6 h 和 8 h[16]。缺血时间是预测神经功能恢复的首要因素，然而随着半影成像技术的发展，EVT 患者的筛选可能更依赖于影像学结果而非缺血时间（详见后述）[35-38]。

轻度神经功能障碍的卒中（NIHSS 评分 < 4 分）往往非可视的近端大动脉闭塞所致，而且这类患者无论治疗与否总体预后很好，因此只有显著神经功能障碍者才需考虑接受介入治疗[39]。另一方面，严重卒中患者（NIHSS 评分 > 20 分）一般亦不能从治疗中获益。灌注显像等多模态成像技术有助于筛选兼具小梗死区和大半影面积的显著神经功能障碍患者，这类患者仍有可能从治疗中获益[35-36]。近期一项前瞻性队列研究（DEFUSE 2 研究）探讨了基于 MRI 灌注显像定义的目标不匹配（TMM）是否有助于在发病 12 h 内筛选出可从 EVT 获益的患者[40]。在纳入的 99 例行灌注显像的患者中，78 例患者具有 TMM，其中 42 例在接受治疗时已超出 6 h 时间窗。相较于无 TMM 患者，血管再通的 TMM 患者中起病 6 h 后接受治疗者获得较好神经功能的比值比（OR）为 8.5，而 6 h 内接受治疗者 OR 值为 2.9。重要的是无再灌注可导致梗死面积增大，无 TMM 患者不能从血管再通中获益（OR = 0.2；P = 0.004）。然而，目前尚无定义半影面积的统一标准，对此类技术的应用亦缺乏 1 类证据支持。另外一种筛选患者的替代方法为 ASPECTS 评分：满分为 10 分，CT 结果完全正常即为 10 分，而 0 分表示大脑中动脉供血区完

全梗死[41]。基线 ASPECTS 评分 ≥ 8 分是判断患者对治疗具有临床反应的可靠预测指标[41]。

动脉内溶栓治疗的禁忌证主要包括一些可使 ICH 风险增加的情况。既往自发性 ICH 病史、未经治疗的动脉瘤破裂和动脉畸形等均为溶栓治疗的禁忌证，但其中仍有部分患者可接受取栓治疗。除轻度痴呆外，既往痴呆病史应为治疗的禁忌证，因为这部分患者恢复的可能性很小。相对禁忌证为正在接受任何药物的抗凝治疗，包括抗血小板药物，而一项小样本研究表明机械取栓治疗在这部分患者中仍是安全的[42]。

技术

动脉内溶栓

一个协作的团队是开展快速、安全和有效的血管腔内治疗的必需条件。团队中的每一个成员必须提前熟知自己的职责，以便大家在同一时间内协同完成多项工作。例如，一人准备消毒铺巾，另一人准备溶栓药物和器械，还有一人则负责给药。卒中治疗所需的一切设备均应全部到位，以免因寻找设备而耽误时间。虽然各家方法不同，但经股动脉途径时应采用 8 Fr 鞘管（桡动脉途径亦可行，但有一定局限性，特别是当需要使用球囊闭塞指引导管时）。也可置入 6 Fr 动脉鞘管。理想状态下，6 Fr 指引导管应快速送至目标血管。然而，主动脉弓变异（如无名动脉和左颈总动脉共同起源或牛型主动脉弓）并不少见（存在于 25% ~ 30% 的患者），可导致选择性置管困难，而进一步的主动脉弓造影会浪费宝贵的时间[43]。实际临床工作中，大部分患者在初始评估中均会行 CTA 检查，而 CT 扫描应该涵盖主动脉弓和主要大血管，这可为后续处理解剖畸形或者阻塞提供很大帮助。

对于前循环卒中应选择经颈总动脉注射溶栓药物，在保证安全的前提下最好能选择性经颈内动脉注射。对于后循环（即椎基底动脉供血区）卒中，优势侧的椎动脉（通常为左侧，该侧置管相对容易）内注射时动作应轻柔。所有的造影均应采用标准的双体位（前后位和侧位）DSA。造影时需采用大视野，这样有助于完整暴露颅内血管网。造影应包括完整的动脉、毛细血管和静脉相。除确定梗死部位和溶栓禁忌证（如动静脉畸形）外，造影评估侧支

循环亦非常重要，因为强大的侧支循环是临床获益的标志，若侧支循环消失则提示预后不佳且对治疗反应差[44-45]。极不提倡其他非梗死相关脑血管的完整造影，特别是在无创性血管造影（即 CTA 或者 MRA）可获得的情况下。如有必要行非梗死相关脑血管造影，最好在闭塞血管再通后进行。

卒中一旦被确诊后应及早启动治疗，尽量避免一切不必要的延误，但是若造影提示侧支循环完全消失则应重新考虑是否需行再灌注治疗[44-46]。因为侧支循环完全消失往往提示预后不佳，所以当同侧血管造影未见侧支循环时，应立刻行对侧造影以评估对侧侧支循环情况。

围术期抗栓药物的应用仍缺乏共识，目前仅有一项相关研究（PROACT Ⅰ 研究），且该研究中采用的动脉内溶栓药物为尿激酶原[39]。这一研究提示高剂量的肝素会带来额外的颅内出血风险，而低剂量组（2000 U 负荷剂量+ 500 U/h 维持剂量，最多维持4 h）较为安全，这也是目前该领域中被广泛采用的剂量。

建立到达罪犯血管的稳定通路是保证介入治疗成功最为重要的决定因素，但是随着导管设计和制造工艺的改进这已不是主要问题。不过鞘管和指引导管的选择仍然非常重要。对大部分颈部血管较直的患者来说，短鞘管配合 6 Fr 神经指引导管（如 Envoy XB，Cordis Inc.，Miami，Florida）即可到达颈内动脉远端或椎动脉 V2 段，并能够为大部分腔内治疗提供足够的支撑力。对于个别大血管极度扭曲或者主动脉锐利成角的患者，选用 6 ～ 8 Fr 头端可到达颈总动脉远端或者锁骨下动脉的长鞘管可能有助于建立稳定的通路。新一代高通过性指引导管如 Neuron Max（Penumbra Inc.，Alameda，California）即使在颅内也有很好的通过性，并能建立稳定的通路。

下一步是将微导管送至闭塞部位，这一过程通常需在具有柔软头端的 0.014 英寸亲水导丝指引下完成。如前所述，脑血管结构较为脆弱，导丝的推进和留置是神经介入治疗的主要风险之一。应对此处的解剖学结构和变异有高度的关注和充分的了解。导丝的头端不应进入起源于大脑中动脉上方或者基底动脉后方的小穿支以免诱发血管穿孔或者闭塞。导丝在通过闭塞段时头端必须非常小心以免发生任何偏移，随后推送微导管进入或通过血栓。大部分患者

需行机械取栓，因此微导管应到达血栓最远端外至少2 ～ 3 cm 处。这可通过仔细分析血管造影图像中的软脑膜侧支血流来判断，该侧支血流通常可到达闭塞血管远端，条件允许的话可先通过术前 CTA 预判。有些术者倾向于通过微导管造影以确定闭塞病变的确切位置。这会增加颅内出血的风险，并有可能浪费用于进行血管再通的宝贵时间。

部分术者随后会在血栓远端推注溶栓药物。随着现代机械取栓技术的发展，这一方法正逐渐被弃用，但是对于一些器械无法到达的远端闭塞病变这仍不失为一种办法。目前用于动脉内溶栓治疗的药物有许多种，常见的有 tPA、链激酶、瑞替普酶、尿激酶和重组尿激酶原等[39, 47-56]。链激酶由于额外的出血风险，目前已不再使用。PROACT Ⅱ 试验研究了固定剂量重组尿激酶原> 2 h 持续给药用于大脑中动脉内直接溶栓治疗。PROACT Ⅱ 试验虽然获得了血管再通的阳性结果，但是并未带来显著的临床获益[39]。尽管 PROACT Ⅱ 试验中再灌注治疗是从患者卒中症状出现后约 5.3 h 内启动，但是由于 2 h 的药物注射大部分患者的再灌注时间均超过 6 h 时间窗。包括作者在内的大部分术者建议更加快速地注射溶栓药物，可采用每间隔 5 ～ 10 min 等量注射的方法。同时，作者还建议调整溶栓药物的剂量，以期应用最低有效剂量以降低颅内出血风险，因为目前已知出血风险与溶栓药物剂量显著相关[57]。

颅内出血风险增加的相关因素主要包括：老年人（尤其年龄> 80 岁）、血压> 185/110 mmHg、高血糖、缺血时间> 4 ～ 6 h、治疗前 CT 或磁共振提示早期脑梗死征象，以及同时存在其他出血诱因，如应用血小板膜糖蛋白 Ⅱ b/ Ⅲ a（GP Ⅱ b/ Ⅲ a）受体拮抗剂等。因此，上述人群使用溶栓药物可能需要适当减量。同时，应尽可能减少所有抗栓和纤溶药物的剂量以降低颅内出血的风险。一般而言，目前血管内溶栓仅用于不适合机械取栓的远端栓塞患者，或者作为取栓失败的一种替代措施。此外，文献还报道了一些其他的治疗策略，如采用导丝支架捣碎血栓，但大部分均无效。而且，由于在 PROACT Ⅱ 试验中禁用此类治疗手段，目前亦无前瞻性的数据来支持它们的应用[39]。

已有多项小样本研究提示溶栓药物联用 GP Ⅱ b/ Ⅲ a 受体拮抗剂治疗具有多种潜在的优点[55, 58-59]。根据文献报道联合治疗主要在下列情况中疗效最为

显著，主要包括动脉粥样硬化性闭塞、腔内治疗所致的血栓并发症和内皮损伤引起的动脉栓塞（如夹层、斑块破裂等）。在需紧急置入支架的情况下，GP Ⅱ b/ Ⅲ a 受体拮抗剂可能具有一定的作用。目前关于这些药物的研究极少，且被认为与颅内出血相关。而且在急性心肌梗死治疗实践中发现此类药物会显著增加颅内出血风险，故目前暂无持续输注的指征[60]。

联合静脉和动脉内溶栓治疗

静脉内 tPA 治疗能够快速启动，无需等待 EVT 团队和导管室的激活。因此，IMS 试验提出了静脉内溶栓序贯动脉内溶栓的方法。在 IMS Ⅰ 试验（Ⅰ期安全性和可行性研究）中联合了静脉和动脉内 tPA 治疗，在随后的 IMS Ⅱ 试验中加入了 MicroLys US 灌注导管（EKOS Inc.，Bothell，Washington）以联合静脉途径。在 IMS Ⅱ 试验中 tPA 组和安慰剂组获得 mRS 评分≤ 2 分的 OR 值分别为 1.74 和 2.82[61]。

IMS Ⅲ 随机对照研究共纳入 656 例起病 3 h 内且 NIHSS 评分 ≥ 10 分的卒中患者，随机分配为单纯静脉注射 tPA 和静脉注射 tPA 联合 EVT[62]。其中，EVT 主要包括动脉内 tPA 治疗（80%），此外依次还有 Merci Retriever（Stryker Inc.，Kalamazoo，Michigan）（29%）、Penumbra（Penumbra Inc.，Alameba，California）（16%）、EKOS（6.6%） 和 Solitaire（Covidien/EV3 Inc.）（1.5%）。该研究因为安全性问题被迫提前终止。对已纳入患者的结果分析显示单纯静脉治疗和联合治疗组在改善临床结局上没有差异，尽管对 NIHSS 评分 > 20 分的患者倾向给予联合治疗。两组在症状性颅内出血和死亡率方面没有差异，提示联合治疗与单纯静脉 tPA 治疗一样安全。结果还显示临床结局与血管成功再灌注存在显著相关性。需要特别指出的是事实上动脉内 tPA 注射和第一代取栓器械本身就存在一定的不足，在血管腔内治疗中仅 44% 获得脑梗死溶栓（TICI）2b/3 级。而且，启动 EVT 通常非常缓慢，从静脉内 tPA 注射开始到股动脉穿刺的平均时间为 82 min。这些结果强调完全而快速的血管再通极其重要。IMS Ⅲ 研究入组时并不要求血管栓塞的证据，但是对基线 CTA 证实大血管闭塞的特定亚组分析发现，联合治疗组获得更好临床结果的概率较单纯静脉治疗组高 6%，特别是对于颈内动脉闭塞的患者（联合治疗组 23% *vs.* 单纯静脉组 5%；*P* = 0.14）。

因此，目前暂无证据支持可接受静脉 tPA 治疗的患者进行经静脉和动脉联合治疗。然而，在 IMS Ⅲ 研究中患者在完成静脉 tPA 注射前就被随机分配至 EVT 组，因此这些研究结论对于静脉 tPA 治疗失败的患者可能并不适用。使问题变得更加复杂的是目前尚无关于静脉 tPA 治疗失败判定的相关共识[63]。部分研究指出若接受 tPA 注射多数血管再通出现在治疗开始后 1 h 内，因此在接受 tPA 治疗 1 h 后仍未出现血管再通或者临床症状改善可考虑给予 EVT[64]。

机械取栓术

尽管事实证明无论静脉还是动脉内溶栓治疗均对卒中有效，但是溶栓治疗仍有诸多显著不足。首要缺点便是血管再通速度和效率方面的不足。药物溶栓基于的假说是所有的栓子 / 血栓成分类似，且均能对溶栓药物产生反应。事实上不同栓子 / 血栓成分不尽相同（血小板、纤维蛋白和脂质碎片等），大小体积亦千差万别。而且，在某些特定条件下溶栓治疗会显著增加系统性出血（如消化道）或脑出血（如脑外伤）等出血风险，不适于接受溶栓治疗。机械取栓由于没有系统及持续的药理学作用，正好克服了上述诸多缺点。在 20 世纪 90 年代后期 Anecdotal 首先报道了通过多种器械和抓捕器来取出异物[65-66]。随后，多种专用器械被开发和测试。这一方法的主要优点在于数分钟内即可开通血管，而无需 1 ～ 2 h 甚至更长时间。当然，机械取栓理论上来说也存在一些不足，特别是潜在的血管损伤和夹层等风险[67]。

机械取栓技术根据所使用的器械而各有不同。目前主流取栓器械为 stent-triever，其使用比老式器械（如 Merci Retriever 和 Penumbra）要简单许多。此类方法与动脉内溶栓治疗类似，但有两点主要区别。首先，机械取栓对于近端血流停滞和抽吸最为有效。因此，一旦血管造影确定闭塞部位则 5 Fr 造影导管或 6 Fr 指引导管便更换为 8 Fr 或 9 Fr 球囊闭塞指引导管（如 Merci）。其次，微导管在导丝引导下通过病变部位，必须使用器械专用微导管。随后移除导丝，取栓装置经微导管输送至闭塞部位。同时，确保取栓装置的一半位于血栓外远端，而剩余部分位于血栓内（图 25-2）。随后，行血管造影进一步证实器械位于正确位置。由于支架的头端将血栓推向旁边，所以血管造影应看到闭塞血管远端恢复前向血流。取栓装置放置 3 ～ 10 min 后打开指引导管球囊以阻断前向血流，随后在指引导管中央管腔内边抽吸边缓慢回撤取栓装置。这样可在母血管内产生逆向血流以协助清除血栓。根据需要可多次重复进行上述操作。

球囊血管成形术和支架置入术

日本多项大型研究指出血管成形术用于治疗缺血性卒中非常有效，其血管再通率接近 90%[68-69]。

同时，颅内出血发生率较动脉内溶栓治疗显著降低（3% vs. > 10%）。这些结果可能不具有普遍性，因为在日本和亚洲人群中导致缺血性卒中的主要病因是动脉粥样硬化，这与冠心病的病因一样，所以血管成形术特别有效[70]。有时血管成形术对非动脉粥样硬化性闭塞病变仍然有效[58, 71-72]，通常情况下多选用小一号的冠状动脉球囊进行低压扩张。研究者推荐对疑似血栓栓塞患者（如在栓塞部位出现钙化，特别是无心房颤动的非洲裔或亚裔美国人）进行血管成形术，但这一方法尚未获得认可，仍需进一步

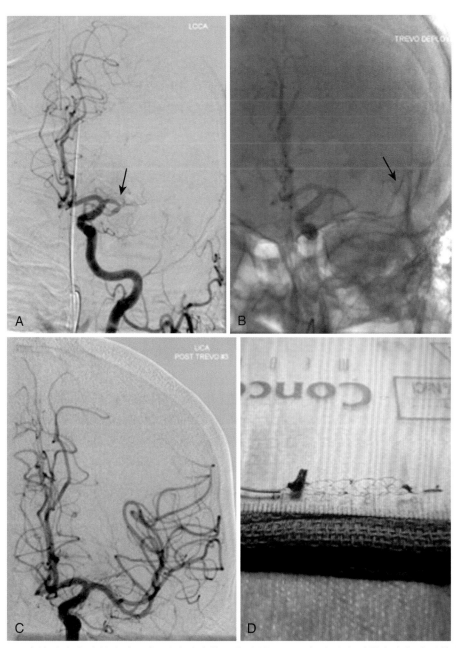

图 25-2 **A.** 血管内 tPA 溶栓治疗失败的患者左侧颈总动脉前后位造影显示左侧大脑中动脉完全闭塞（箭头）。**B.** Trevo stent-triever 装置释放于大脑中动脉内，其中一半释放于远端第二分支（箭头所指为装置头端）。**C.** 在第三次推送取栓装置后，血管完全再通。**D.** 血栓被圈套在装置内

的前瞻性研究证实其合理性。

支架置入术同样被认为非常有效，特别是对于颈内动脉粥样硬化性闭塞的患者[73-75]。目前仅有一项关于急性缺血性卒中行支架置入术的前瞻性研究，该研究中 20 例患者接受了自膨式支架置入术。研究表明 100% 患者可获得 TIMI 血流 2/3 级的血管再通，同时症状性颅内出血的发生率为 5%[76]。60% 的患者可获得良好的神经功能恢复。与血管成形术一样，支架置入术对于颈内动脉粥样硬化性闭塞可能非常有效，其主要的缺点在于需要进一步的双抗治疗而会导致颅内出血[75, 77]。成功支架置入的益处包括可快速改善血流，即使血管造影仍未非常理想。另一可能的益处在于对潜在病因的确切治疗从而预防急性或亚急性卒中复发。急诊颅内支架置入术的缺点包括血管损伤，特别是当选择的支架尺寸过大时。由于大部分急性缺血性卒中患者不会接受双联抗血小板治疗，所以如果这些患者行支架置入，可能需要使用 GP Ⅱ b/ Ⅲ a 受体拮抗剂，但是目前关于这方面的研究仅有零星报道。

这里有必要再次强调卒中的个体差异，需要根据患者不同的情况制订个体化的治疗措施。例如，对于颅内血管扭曲和重度钙化的高龄患者若行支架置入术发生并发症的风险极高，直接血管成形术或者溶栓可能是更为安全的办法。为了达到血管再通的目的不能以增加颅内出血为代价。颅内支架置入技术将会在后面的"颅内血管成形术和支架置入术"中进行讨论。

临床结局

尽管目前已有大量关于动脉内溶栓治疗的研究，所有的研究均具有两个共同的特点：所有入选的患者均诊断为缺血性卒中且均给予动脉内溶栓治疗。这些研究在患者筛选、缺血持续时间、栓塞部位、卒中病因、腔内治疗方法以及溶栓药物选择等方面均存在显著差异。其中，大部分研究均独立报道动脉内溶栓治疗能有效开通血管并为患者带来临床获益。然而，一项 meta 分析提示动脉内溶栓治疗并未带来净获益[53]。

关于动脉内溶栓治疗的随机研究，目前仅有 PROACT Ⅱ 试验已完成和发表[39]。PROACT Ⅱ 评价了重组尿激酶原治疗对急性缺血性卒中血管再通的疗效和临床有效性。这一研究入选的患者要求大脑

中动脉的闭塞时间＜ 6 h 且 CT 证实梗死面积不大于大脑中动脉供血区的 1/3，纳入后患者被随机分为两组。一组直接在大脑中动脉内注射固定剂量（9 mg）的重组尿激酶原，持续时间超过 2 h；另一组则给予安慰剂。研究中不允许采用机械碎栓[78-79]。所有的患者均给予 2000 U 的普通肝素，并以 500 U/h 维持 4 h。第 90 天改良 Rankin 量表（mRS）显示药物治疗可带来 15% 的绝对获益（58% 的相对获益）（$P = 0.04$）。治疗组中 66% 的患者在治疗后 2 h 可获得 TIMI 血流 2 ～ 3 级的再灌注血流（安慰剂组为 18%），但是仅有 19% 的患者为 TIMI 血流 3 级[80]。

PROACT Ⅱ 研究中治疗组症状性颅内出血的风险为 10%，而对照组仅为 2%。这一症状性颅内出血的比例高于几项主要的静脉内 tPA 治疗研究报道的比例（NINDS 研究 6%，ECASS Ⅱ 研究 9%，ATLANTIS 研究 7%）[21, 79, 81]。尽管 PROACT Ⅱ 获得了阳性的结果，但是并未经 FDA 批准上市，因此目前动脉内溶栓仍属于探索性治疗。事实上，动脉内溶栓已成为众多研究型医疗中心的标准化治疗手段，直到更新的机械取栓器械的出现。

日本的 MELT 研究是关于动脉内溶栓治疗的第二项随机临床试验，其对大脑中动脉闭塞 6 h 内的患者行动脉内注射尿激酶[82]。由于静脉内 tPA 治疗在日本获得批准，该研究在纳入了 114 例患者后被终止。研究的主要终点即 mRS ≤ 2 在两组间无显著差异，治疗组症状性颅内出血的比例为 9%。预设的亚组分析显示治疗组恢复正常或接近正常（mRS ≤ 1）的比例显著高于对照组（42.1% *vs.* 22.8%；$P = 0.045$）。

目前可接受的启动动脉内溶栓治疗的时间窗为出现前循环（颈内动脉和大脑中动脉）卒中症状 6 h 内。有研究报道后循环（椎基底动脉）卒中溶栓的时间窗可能更长一些[49, 83]。有些研究者尝试对超过传统时间窗的卒中患者行溶栓治疗，其中包括前循环卒中患者，发现时间并非腔内溶栓治疗成功的绝对决定因素。一项研究连续纳入了 55 例接受腔内溶栓治疗的患者，这些患者的灌注成像 NIHSS 评分为 19.7±5.7。其中，21 例在出现卒中症状后（18.6±16.0）h 开始接受治疗，而剩余的 34 例治疗开始于出现症状后（3.4±1.6）h[37]。结果发现两组获得血管再通（82.8% *vs.* 85.7%；$P = NS$）和良好神经功能恢复（41.2% *vs.* 42.9%；$P = NS$）的比例类似。缺血时间并非不良结局或者死亡的预测因

子。一项更大的多中心回顾性研究亦证实了上述结论，这一研究共纳入 237 例前循环卒中患者，这些患者平均在出现症状后（15±11.2）h 开始接受动脉内溶栓治疗[38]。患者入组同样是基于 CT 或者磁共振灌注成像评估结果。90 天随访时良好临床结局和死亡率分别为 45.0% 和 21.5%。明显症状性颅内出血发生率为 8.9%。虽然这些结果来自回顾性分析，需进一步的前瞻性研究证实，但是这些数据提示对仍存在可挽救脑组织和严重临床症状的患者无论缺血时间长短都应考虑给予腔内溶栓治疗。

腔内治疗相比于静脉内溶栓有许多潜在的优势，其中最主要的是更长的时间窗和更高的血管再通效率。此外，在一些出血风险较高，如近期（＜ 2 周）行胸部或腹部手术、脑外出血、不能压迫部位动脉穿刺以及正接受全身抗凝治疗等的患者中，腔内治疗可能是更安全的选择（表 25-1）。在上述人群中机械取栓是最为安全的方法，动脉内溶栓治疗由于局部溶栓所需药物剂量较小故相较于静脉内溶栓是更为安全的办法[4, 42, 84-85]。

基于 MERCI 单臂研究结果，FDA 已于 10 年前批准 MERCI 血栓收集装置用于机械取栓治疗[67]。研究纳入 151 例发病 3 ～ 8 h 内的卒中患者，仅评价机械取栓的安全性与有效性。与 PROACT Ⅱ 和 MELT 研究相比，MERCI 研究中患者的血栓负荷总体较重，因为该研究还纳入了颈内动脉栓塞的患者。而且，尽管静脉内 tPA 治疗研究未评估动脉闭塞患者，但 MERCI 研究中患者平均 NIHSS 评分显著增高，这也提示较大血管的闭塞。单纯器械治疗的血管再通率（TIMI 血流 2 ～ 3 级）为 46%，而联合溶栓治疗这一比例可上升至 60.3%。90 天随访时获得良好临床结局（mRS ≤ 2）的比例为 27.7%，死亡率降低 43.5%。同时，最值得一提的是症状性颅内出血的比例仅为 7.8%，较静脉内 tPA 治疗的 6% 仅有轻微增高。正是因为 MERCI 研究证实了 MERCI 装置的安全性，FDA 正式批准该装置用于"血栓清除"，但非卒中治疗。

后续的 Multi MERCI 研究是另一项多中心单臂研究，目的在于评价第一代和第二代 MERCI 取栓装置用于治疗静脉内溶栓失败患者的技术有效性和安全性[63]。研究中 29% 的患者静脉内溶栓治疗失败，34.8% 患者在术中接受了动脉内溶栓治疗。研究显示单纯依赖器械的血管再通率为 55%，若联合动脉内溶栓治疗这一比例可上升至 68%。研究结果与 MERCI 研究类似，良好临床结局和死亡率分别为 36% 和 34%。症状性颅内出血的比例为 9.8%。与静脉内 tPA 治疗相关研究比较，上述相关研究的临床结局相对较差。然而，这样的比较并不合适，因为 MERCI 相关研究纳入的卒中患者病情更为严重、同时伴有更重的血栓负荷和更长的缺血时间。这些研究设计并不是为了验证取栓装置的临床有效性，而是用于证实其清除血栓的效能。由于它们已经被证实可有效清除血栓并开通血管，而这一过程即是卒中治疗的关键，所以推测其对治疗卒中有效。

MERCI 注册研究是关于机械取栓最大的前瞻性研究，共纳入 1000 例真实世界的患者。研究并未预设排除标准。相较于早前相关研究，本注册研究中患者接受治疗时间更晚，约 17% 的患者在卒中发病 8 h 后开始接受治疗。其中 80.1% 的患者获得血管再通，但是仅有 31.6% 的患者获得良好临床结局，33.4% 的患者死亡。血管再通是良好临床结局（mRS ≤ 2）的最佳预测因子，但是存在年龄差异。与年龄＜ 60 岁的患者相比，年龄＞ 79 岁的患者即使血管再通也仅有一半的概率获得良好临床结局，死亡率为 40%。另一方面，若无血管再通则不可能获得良好临床结局（0%）。在年龄＜ 60 岁的患者中，血管成功再通患者的死亡率是 15%。与 NIHSS 评

表 25-1　静脉内溶栓治疗的禁忌证

CT 证实脑叶、硬膜下、脑室内或蛛网膜下腔出血

既往脑出血病史

脑动静脉畸形或血栓形成的巨大脑动脉瘤 *

脑肿瘤（不含脑膜瘤）

CT 灌注成像显示超过 1/3 大脑中动脉供血区的急性梗死或大的缺血核心区 †

药物干预仍未能控制的严重高血压（＞ 185/110 mmHg）

卒中持续时间未知或超过 4.5 h

血小板减少症，血小板＜ 100×10⁹/L

出血倾向或 21 天内发生过内出血

国际标准化比值（INR）＞ 1.7

阿尔茨海默病晚期或淀粉样脑血管病病史 †

卒中发病时出现癫痫（除非证实存在急性动脉闭塞）

近 14 天内手术或者外伤

近 3 个月内行颅内或脊髓手术、脑外伤或者卒中

年龄＞ 80 岁 ‡

既往卒中和糖尿病病史 ‡

正在接受抗凝治疗，无需考虑 INR ‡

* 未破裂、偶然性和非血栓动脉瘤不属于禁忌证
† 相对禁忌证
‡ 卒中发病 3 ～ 4.5 h 为溶栓治疗禁忌证

分＞ 25 分的患者相比，NIHSS 评分＜ 16 分的患者血管再通后获得良好神经功能恢复的概率（70% vs. 10%）和死亡率（＜ 15% vs. 40%～ 50%）均有所改善。症状性颅内出血的总体概率为 7%，但其中获得成功血管再通的患者这一比例相对较低（TICI 血流 3 级为 5.4%，TICI 血流 0～ 1 级为 9.2%）[86]。多因素分析中良好临床结局的预测因子包括：基础 NIHSS 评分（OR = 0.88；P ＜ 0.0001）、年龄（OR = 0.95；P ＜ 0.0001）、定义为 TICI 血流 2a～ 3 级的成功血管再通（OR = 4.02；P ＜ 0.0001）。

FDA 批准的第二款取栓装置是 Penumbra（Penumbra Inc.，Alameda，California）。一项纳入 125 例患者且设定治疗时间窗为 8 h 的研究证实了该装置取栓的有效性[87]。血管再通成功（TIMI 血流 2～ 3 级）和 90 天良好临床结局的比例分别为 81.6% 和 25%。90 天死亡率为 32.8%，症状性颅内出血的发生率是 11.2%。研究结果显示成功血管再通患者中有临床获益的趋势。

由于使用早期器械获得的临床结局较差，且经常出现血管不完全再通，从而促使新一代更为安全有效的器械的研发。被称为 stent-trievers 或 stent retrievers 的新型取栓器械联合了支架置入（即刻恢复血流）和取栓装置（血栓清除）的优点，同时不需在血管内永久置入支架（图 25-2）。两项已发表的随机非劣效性研究比较了 stent retrievers 和 MERCI 取栓装置在卒中起病 8 h 内的血管再通率和临床有效性。SWIFT 研究测试了 Solitaire 装置，TREVO 2 研究测试了 Trevo 装置（Stryker Inc.，Kalamazoo，Michigan）[88-89]。SWIFT 研究在入选了 113 例患者后便停止入组，因为预设的中期分析提示 Solitaire 装置显著优于 MERCI 装置。Solitaire 装置使更多的患者达到 TIMI 血流 2～ 3 级的主要有效结局（61% vs. 24%；OR = 4.87；P ＜ 0.0001）[88]。此外，Solitaire 组良好神经功能恢复（58% vs. 33%；OR = 2.78；P = 0.0001）和 90 天死亡率（17% vs. 38%；OR = 0.34；P = 0.0001）均优于 MERCI 组。Solitaire 组症状性颅内出血概率显著降低（2% vs. 11%；OR = 0.14；P = 0.057）。

TREVO 2 研究共纳入 178 例患者，获得了类似的研究结果[89]。Trevo 组血管再通（TICI 血流 ≥ 2 级）（86% vs. 60%；OR = 4.22；P ＜ 0.0001）和良好临床结局（40% vs. 22%；OR = 2.39；P =

0.013）的比例均更高。两组症状性颅内出血（7% vs. 9%；OR = 0.75；P = 0.78）和 90 天死亡率（33% vs. 24%；OR = 1.61；P = 0.18）没有显著差异。各研究的一些研究终点定义不尽相同，在症状性颅内出血和良好临床结局上存在差异。目前尚无足够数据以区分各种 stent retrievers 装置，尽管它们似乎真的均优于老式的 MERCI 装置。血管再通速度确实是 stent retrievers 装置的一大主要优势（如从放置指引导管到血管再通时间 Solitair 组 36 min vs. MERCI 组 52 min；P = 0.038）[88]。Solitaire 和 Trevo 装置均获得 FDA 批准用于取栓治疗，目前大部分开始腔内治疗的中心均使用这两种装置。截至撰写此处书稿时，两项旨在比较机械取栓联合药物治疗和单纯药物治疗的研究已提前终止，因为前者具有压倒性的优势。尽管目前尚无获得完整的研究结果，但是可以预见使用 stent retrievers 进行器械取栓治疗将成为大血管卒中发病 12 h 内的标准治疗手段。

围术期的处理

关于腔内治疗围术期患者的药物治疗目前尚无系统的研究及共识。虽然像气道支持和氧合维持等基础的处理是标准化的，但其他处理措施目前尚无统一标准[16]。EVT 过程中使用全身麻醉可能不利于神经功能恢复，且增加死亡率[90-93]。但是，如果患者为昏睡状态，不能自行咳出气道分泌物或者维持气道通畅，这时不行气管插管所带来的风险可能要远高于插管本身的潜在危害。否则，在 EVT 过程中患者必须全程保持清醒。由于脑血管有丰富的神经分布，对操作极为敏感。如果术后出现头痛，可能提示会发生血管损伤。

血压控制是另一个同样重要的问题。由于脑血流与平均动脉压成正比，在缺血状态下大脑自动调节导致闭塞远端动脉和小动脉最大程度扩张。随后血压上升导致脑血流增加，同时也增加了颅内出血的风险。相反，降低血压减少脑血流会加重缺血[95-96]。因此维持血压适当升高非常关键，但是需除外高危颅内出血或伴发心肌梗死的患者[16]。虽然目前尚无正式的指南，但一般推荐血压合理范围是 150～ 185 mmHg。在治疗成功后，血压需尽快降至正常范围以免发生脑高灌注综合征。

患者术后需转入神经重症监护室密切观察直到病情稳定[16]。对头痛和神经功能改变者必要立即进行神经功能评估和急诊 CT 扫描。卒中患者在神经专科病房接受卒中专家的治疗有助于降低死亡率和改善临床结局[18]。

缺血性卒中的预防

颅内血管成形术和支架置入术

在美国 8%～10% 的缺血性卒中是由于颅内动脉粥样硬化所致[97-100]。确切的发病率目前尚不清楚，因为大部分患者没有症状，而无创性影像学检查不具有特异性且不能进行病理学分析。颅内动脉狭窄的鉴别诊断包括：血管炎、夹层、栓塞再通、烟雾病、放射性动脉病和感染性血管炎等[101]。脑缺血主要是由于血管栓塞或者血栓引起血流受限所致，可伴或不伴远端闭塞。

目前对于颅内动脉粥样硬化的治疗总体上仍不够充分。WASID 研究证实对于血管造影显示狭窄程度达 70%～99% 的患者即使接受药物治疗（华法林或阿司匹林 1300 mg），其每年卒中复发率仍高达22%[98, 102]。随机研究已经证实旁路移植术无效，而进行动脉内膜切除术又非常困难[103]。腔内治疗被认为是治疗颅内动脉粥样硬化可行且有效的手段。腔内治疗的首要目标是改善狭窄所致的血流受限，但是并不需要完美的造影结果，因为脑血管本身非常脆弱，若刻意追求这一完美目标有可能导致夹层、动脉破裂或颅内出血。特别是后者常常引起一系列连锁反应，从而陷入不可收拾的局面。这一观念至关重要，特别是与冠状动脉介入治疗的目标相比，因为相关数据支持冠状动脉介入治疗应追求更为激进的终点。

适应证和患者选择

颅内血管支架置入术的首要适应证是症状性颅内动脉粥样硬化性狭窄，且经最佳药物治疗后仍无反应。对于无症状性狭窄不推荐也一般不进行介入干预，因为其发生 TIA 或者卒中的风险较低。有症状且颅内血管造影经 WASID 法测量证实狭窄＞50%的患者，无论是否接受阿司匹林或者华法林治疗其每年卒中复发率约为 12%[102]。然而，若血管狭窄＞70% 则每年卒中发生率将近 22%[104]，这部分患者是接受颅内介入治疗的理想人群。重要的是症状需与狭窄病变远端供血区域相对应，而非狭窄部位发出

的穿支血管的供血区[105]。一般来说，出现穿支缺血症状的患者通常存在穿支血管完全闭塞所致的脑梗死。近期出现症状，特别是存在较大面积或者致残性脑梗死的患者，有较高的颅内出血风险[106-107]。除非特别紧急，一般推荐将这部分患者的治疗推迟到 6周或者更长时间之后[108]。还应通过功能成像评估脑血管储备功能（即侧支循环代偿）以筛选患者，因为对于储备功能受损的患者单纯接受药物治疗发生卒中的风险极高，因此也最有可能从介入治疗中获益[105, 109]。可通过乙酰唑胺单光子发射计算机断层显像（SPECT）、屏气经颅多普勒超声（TCD）、乙酰唑胺 CT 灌注成像和正电子发射断层显像（PET）等手段评估脑血管储备功能。

病变特征在患者筛选中亦非常重要，尽管目前关于这方面的数据有限。作者认为导致冠状动脉介入治疗并发症的相关危险因素同样适用于颅内血管介入治疗[105, 110]。长病变、畸形、钙化、成角、血管细小、分叉病变以及邻近大分支血管等均为导致并发症的危险因素。相对于血管壁更厚且有更多平滑肌分布的冠状动脉，这些危险因素在较为脆弱的颅内血管的相关性可能更强。

最后但是同样重要的筛选条件是球囊和支架到达病变部位的可行性。由于目前有颅内血管自膨式支架可供选择所以这方面的问题会相对较少，但仍然非常重要[111]。血管扭曲可能非常严重，特别是颈内动脉或椎动脉，从而导致指引导管无法到达母动脉，甚至可阻碍球囊导管输送。这些情况下发生血管夹层或者颅内动脉穿孔风险极大。如果支架不能安全到位，作者的方法是不进行干预，以免球囊扩张出现夹层或突然闭塞而不得不即刻置入支架。

临床表现

颅内动脉粥样硬化的临床特征多种多样。最常见的表现是缺血，但特异性症状取决于受累血管及其供应的脑组织区域。颅内动脉粥样硬化患者在发生卒中之前通常会出现 TIA[112]。狭窄还可能引起模式化反复发作的血流动力学症状，其可由直立体位引起平均动脉压降低而诱发[113]。症状还可由栓子脱落到远端小分支而引起，通常仅导致轻度的神经功能障碍，这些症状可为一过性或表现为模式化反复发作[113-114]。在大脑中动脉或基底动脉主干狭窄患者中，动脉粥样硬化累及穿支血管起始部可出现穿支

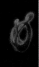

综合征。这些穿支综合征具有典型特征，通常为模式化发作，识别这些症状具有重要意义，因为这部分患者通常不适合腔内治疗[115]。患者可同时出现多种症状，因为同时涉及上述多种发病机制[116]。

介入治疗技术

符合颅内介入治疗适应证的患者在术前需充分予以阿司匹林联合氯吡格雷双联抗血小板治疗。目前尚无使用其他抗血小板药物的证据，故不推荐。如只进行单纯球囊血管成形术，必要时可仅予以单一抗血小板药物治疗。既往经验认为术前确保充分的血小板抑制有助于减少缺血并发症。必须充分了解每一位患者的脑血管解剖学结构，可通过 CTA 或 MRA 等无创性血管造影方法获取相关信息。若要更深入了解解剖学结构、病变特征、侧支来源以及其他病理学或解剖学变异等情况，必要时可进行多维度的 DSA 检查。需要重点关注的是保证分支畅通，特别是对于分叉病变，这时候就需要深入的血管造影。即使技术上能够完成，Y 支架、对吻支架等复杂技术通常不可行，因其发生血管穿孔甚至死亡的风险极高。因此，需深入了解脑血管解剖学结构及特定分支血管供应的脑组织区域，才能明确哪些分支血管可被安全拘禁于支架内。操作中需预见可能发生的斑块移位和铲雪效应等情况，并注意尽量避免。

一般首选股动脉入路，特别是对于颈内动脉和大脑中动脉的介入治疗，但如果椎基底动脉介入治疗时存在严重且不利的无名动脉、锁骨下动脉和椎动脉成角，可以考虑使用肱动脉或者桡动脉入路。术中应使用肝素维持活化凝血时间于 250 ～ 300 s，不常规推荐使用 GP Ⅱ b/ Ⅲ a 受体拮抗剂。在保证安全且可行的前提下，带或不带中间导管的 6 Fr 指引导管需放置到颈内动脉远端或椎动脉远端 V2 节段。如果存在严重血管扭曲，可考虑先行送入 6 ～ 8 Fr 鞘管至颈总动脉或锁骨下动脉以为指引导管提供额外支撑力。随后采用无创性头端的柔软微导丝通过病变部位，如 Synchro 或 Transcend（Stryker Inc., Kalamazoo，Michigan）。在推送指引导丝过程中必须非常小心，以免进入小分支或穿支，最好采用路径规划技术来进行这一操作。对于颈内动脉末端和大脑中动脉的治疗，导丝需进入大脑中动脉第二或者近端第三分支，对于椎基底动脉的治疗，导丝进入一侧大脑后动脉即可。在整个过程中，需进行全面

的造影评估以排除远端栓塞、分支闭塞、夹层或穿孔等情况。

作者建议在局部麻醉下进行上述操作，而不推荐全身麻醉。因为，局部麻醉下可允许在术中反复对患者的神经功能进行评估[94, 117]。头痛是预示血管损伤的一个重要信号，须即刻再次评估导丝位置、球囊扩张频率和压力以及推送支架的力量等。这些策略有助于防止严重并发症的发生[94]。

目前尚无随机研究证实支架置入术优于血管成形术，但与冠心病介入治疗类似，大家都倾向于选择置入支架[118-119]。作者的方法是先用小一号的 OTW 球囊对病变进行预扩张，选择小一号球囊非常必要，因为过大的球囊可能会导致血管破裂或者夹层（图 25-3）[108]。这一方法有助于充分测量血管直径，观察病变对血管成形术的反应以及可能出现的头痛。若次级大球囊扩张时出现头痛，提示患者的血管可能不适合较预扩张球囊更大的支架或提示需降低球囊扩张的频率[94]。随后，在血管造影前经指引导管注入 200 ～ 400 μg 的硝酸甘油有助于获得血管的最佳直径。视具体情况而定，若球囊扩张后效果极好，残余狭窄＜ 30%，可能没必要置入支架。否则，需考虑置入支架，选择的支架大小不应超过支架放置的正常节段的最小直径，支架的长度应超过病变或球囊扩张节段的长度。由于颈内动脉终末端或椎基底动脉连接处血管直径落差极大，这些部位放置支架特别困难。在这种母血管与分支血管直径相差较大的情况下，置入自膨式支架可能是更好的选择。

在上述过程中最大的挑战来自于支架的输送[117]。最新一代的钴铬合金冠状动脉支架已被证实具有很好的通过性，但是在 8% ～ 10% 的患者中这类支架仍然不能被安全地输送，特别是在通过严重成角的颈动脉海绵窦段时[120]。更好的指引导管支撑、更换中等支撑力的导丝、双导丝以及其他一些小技巧有时候可协助支架输送到位[121]。绝对不能在颅内血管中使用非常坚硬的导丝。在介入治疗中，需全程密切观察患者及其头痛的情况[94]。

目前有两种专门针对颅内血管结构特点设计的支架。球囊扩张式 Neurolink 支架（Guidant Corp.），已被一项 43 例患者参与的研究进行了评估（SSYLVIA 研究），并显示出了良好的通过性，但是再狭窄率高达 32.4%[122]。这一支架未在美国通过批准上市。

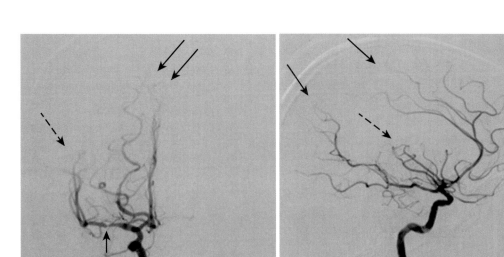

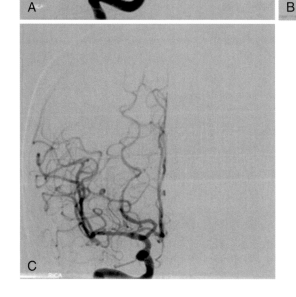

图 25-3　A-B. 前后位和侧位选择性右侧颈内动脉证实大脑中动脉存在严重狭窄（短箭头）。大脑中动脉分支（虚线箭头）显影较大脑前动脉和后动脉分支（长箭头）慢，提示血流严重受限。C. 在置入一枚直径 2.75 mm 的支架后，前向血流恢复正常，管腔恢复至接近正常水平

更新一代的 Wingspan 支架（Stryker Inc.）属于自膨式支架，属于镍钛合金支架，具有良好的顺应性和通过性。该支架经 FDA 批准根据人道主义器械豁免（HDE）规定正在进行一项由 45 例患者参与的单臂前瞻性研究[123]。尽管有很好的通过性，但 Wingspan 支架并未获得预期的临床结果（见下文）。因此，治疗颅内动脉狭窄的理想器械仍处于研发中。作者的观点认为临床医生应该根据每一位患者的具体情况来选择器械，当然术前与患者充分沟通亦非常重要，包括解释所有超适应证使用的器械并告知 Wingspan 系统是目前唯一获得 FDA 批准的器械。

一般极少需要后扩张，除非使用的是自膨式支架，然而需要注意的是 Wingspan 支架使用说明提示该支架不可再次后扩张。基于笔者本人的经验，后扩张对于 Wingspan 支架是必要的，有助于避免小的残余腔隙，通常可选用稍小一号顺应性球囊。在手术结束前，还需进行最后的神经功能评价及全面的多维度造影评估。

栓塞或血栓形成可能是造成血管成形术和支架置入术中缺血的首要原因，但是也有可能发生夹层和血管痉挛而出现症状。若在介入治疗过程中出现新的神经功能障碍，需即刻对可疑的罪犯血管行多体位造影并仔细读图。若发现大血管（如颈内动脉、大脑中动脉主干或第一分支等）闭塞或患者出现严重的神经功能障碍，需根据前面描述的方法快速进行腔内治疗，但需注意以下两点：若已置入支架则需避免使用 stent retriever 装置，因为该取栓装置有可能被卡住；若患者近期发作卒中或者有严重高血压需慎用纤溶药物和 GP Ⅱ b/ Ⅲ a 受体拮抗剂，因为这部分患者存在发生脑高灌注综合征的风险，其可导致致命性颅内出血[124-126]。脑血管痉挛非常常见，通常为一过性且不引起症状，所以一般不需要特殊治疗。如果痉挛严重，可给予硝酸甘油、维拉帕米或尼卡地平。

若出现任何情况的恶化，而血管造影未发现血管闭塞，需怀疑扩展性颅内出血可能，这时需立即行术中 CT 检查。如果血管造影出现明显的造影剂外渗，需立即予以降压、拮抗肝素及输注凝血因子和血小板等治疗。此外，还可考虑临时性的球囊闭塞。在极少数情况下，需通过栓塞治疗以牺牲该血管为代价而挽救患者的生命。在大多数情况下，对颅内出血和蛛网膜下腔出血没有有效的治疗手段，现有的治疗方法或无效，或存在很高的缺血风险。即使采用所有可能的治疗手段，也只有极个别的颅内出血患者能够存活下来[127]。脑高灌注综合征的防治在于术后强化血压控制，理想的收缩压需维持在 < 120 mmHg，甚至更低水平[128]。

正如急性卒中腔内治疗后一样，术后神经功能状态的密切观察及血压监测至关重要。双联抗血小板治疗至少维持 30 天，而笔者的方法是持续 6 ～ 12 个月（对于药物洗脱支架则维持 1 ～ 2 年），或者直到随访造影证实没有再狭窄[120]。非常矛盾的是目前尚无关于长期双联抗血小板治疗安全性的数据，而且现有证据提示在部分卒中患者中双联抗血小板治疗会增加颅内出血风险[129-130]。

临床结局

截至目前仍仅有少量关于接受球囊或球囊扩张冠状动脉支架治疗的回顾性研究数据。这些研究的结果具有高度异质性，因为各个研究在患者筛选、技术手段、术者经验以及全面造影和临床随访缺失等方面均存在差异[101]。因此，尚不能从这些数据中得出关于长期安全性、有效性和持久性的结论。大部分研究报道的 30 天卒中、颅内出血和死亡率为 8% ～ 20%，但是有些研究报道的比例可高达 50%，总体平均值为 10% ～ 12%[94, 107-108, 131-143]。笔者及其他研究者曾报道了一些药物洗脱支架用于治疗颅内动脉狭窄非常成功的病例，但是数量有限。这种方法的最终安全性仍不确定[133, 144]。

已发表两项关于 Wingspan 支架系统的真实世界注册研究。其中，第一项研究纳入 78 例患者，主要围术期并发症的发生率为 6.1%。然而，支架内再狭窄（狭窄 ≥ 50%）见于 34.5% 的患者，4.1% 的患者出现支架内血栓形成[145]。最大的前瞻性注册研究纳入了 129 例狭窄 70% ～ 99% 且有症状的患者。手术成功率为 96.7%，30 天卒中/死亡率为 9.6%[146]。在进行影像学随访的患者中有 24.5% 出现再狭窄。与 WASID 研究中接受药物治疗超过 3 个月患者相比，支架置入患者事件复发率较低。Wingspan 支架再狭窄发生率较高，通常处理方法是再次进行血管成形术[147]。已发表的关于血管成形和支架置入术的最大注册研究回顾了来自于 5 个国际中心 637 例患者的 670 个病变处理的结果[148]。其中，454 例（68%）接受球囊扩张支架治疗，其余的置入自膨式支架。30 天围术期并发症发生率为 6.1%，两类支架的发生率类似。卒中发病 24 h 内接受治疗是并发症的主要预测因子（OR = 4.0；95% CI 1.7 ～ 6.7；P < 0.007）。如预期的一样，局限性病变围术期事件发生率较低（OR = 0.31；95% CI 0.13 ～ 0.72；P < 0.001）。术后残余狭窄较小的患者中期再狭窄发生率较低（OR = 0.97；95% CI 0.95 ～ 0.99；P < 0.006），球囊扩张支架较自膨式支架再狭窄率低（20% vs. 28%）。

唯一已发表的关于颅内支架置入的随机试验数据来自于 SAMMPRIS 研究[106]。该研究纳入 451 例狭窄 70% ～ 99% 且近期有症状的患者，随机分为单纯最佳药物治疗组或最佳药物治疗联合血管成形术和 Wingspan 支架置入术两组。该研究在预设中期分析后提前终止，结果显示血管成形术和支架置入术组 30 天卒中/死亡率为 14.7%，而单纯药物治疗组仅为 5.8%（P = 0.002）[106]。球囊成形术和支架置入术 30 天事件发生率高达预期的两倍左右，而单纯药物治疗组仅为预期的一半[102, 145-146]。尽管 SAMMPRIS 研究是目前为止最好和最大的试验，但仍存在显著的不足[105, 149]。其主要的不足如下：

①纳入了非最佳药物治疗失败的患者，患者入选距首次发病可长达数周，因而纳入了一些对最佳药物治疗反应良好的患者而出现选择偏移。

②未要求术者必须有使用 Wingspan 支架或者颅内动脉粥样硬化治疗的相关经验。

③未根据血流储备降低来选择患者。

④入选了穿支缺血的患者，因此增加了并发症的风险（大部分缺血并发症由穿支闭塞所致）而获益非常有限。

⑤操作过程在全身麻醉下进行，妨碍了对神经功能状态或者疼痛的评估，导致出现大量的导丝穿孔和颅内出血[105, 149]。

仅有的另一项随机试验（VISSIT 研究）因结果

无益而提前终止，相关结果未见报道或发表[150]。这项研究使用专门针对脑血管结构设计的新型球囊扩张支架［Pharos Vitesse 支架（Codman Inc.）］。除了通过性以外，还有很多原因使得术者更倾向选择球囊扩张支架用于治疗颅内动脉粥样硬化性疾病，正如冠状动脉介入治疗一样。然而，考虑到SAMMPRIS 研究数据和目前的医疗准入环节，以及Wingspan 是目前唯一 FDA 批准的器械，所以使用球囊扩张支架还存在一些问题。

长期随访数据非常有限。仅有的关于长期随访的研究纳入了 53 例患者的 69 个病变，治疗包括血管成形术、裸金属支架和药物洗脱支架置入术，随访最长 7 年（中位时间 24 个月）[120]。30 天卒中 / 死亡率为 10.1%，其中仅有 1 例患者死亡。2 年卒中 / 死亡 /TIA 发生率为 15.9%，显著低于药物治疗 22% ～ 23% 的年卒中发生率。1 年再狭窄率为15.9%，其中 18.2% 的患者存在症状。再狭窄与血管直径 < 2.5 mm（HR = 4.78；95% CI 1.35 ～ 16.93）和卒中急性期接受介入治疗（HR = 6.36；95% CI1.78 ～ 22.56）相关。

结语

大血管闭塞导致的急性缺血性卒中可通过腔内手段获得有效治疗，但临床结局与患者选择高度相关。最新一代的机械取栓装置能非常有效快速地开通血栓性卒中闭塞血管。急诊血管成形术和支架置入治疗可能对动脉粥样硬化性闭塞患者有效。由于缺乏来自于前瞻性随机临床试验的有效性和持久性数据，颅内支架置入仍处于探索阶段，应仅用于部分经谨慎选择的药物治疗失败的患者。需对这部分患者的临床表现、血管解剖学结构和脑血管储备功能受损等情况进行仔细评估。目前亟需前瞻性临床研究对上述两种腔内治疗手段进行评估。

参考文献

1. Lloyd-Jones D, Adams RJ, Brown TM, et al: Executive summary: Heart disease and stroke statistics—2010 update: a report from the American Heart Association. *Circulation* 121:948–954, 2010.
2. Roger VL, Go AS, Lloyd-Jones DM, et al: Heart disease and stroke statistics—2011 update: a report from the American Heart Association. *Circulation* 123:e18–e209, 2011.
3. Bozzao L, Fantozzi LM, Bastianello S, et al: Ischaemic supratentorial stroke: angiographic findings in patients examined in the very early phase. *J Neurol* 236:340–342, 1989.
4. Sacco RL, Benjamin EJ, Broderick JP, et al: American Heart Association Prevention Conference. IV. Prevention and rehabilitation of stroke. Risk factors. *Stroke* 28:1507–1517, 1997.
5. Sacco RL, Boden-Albala B, Gan R, et al: Stroke incidence among white, black, and hispanic residents of an urban community: The Northern Manhattan Stroke Study. *Am J Epidemiol* 147:259–268, 1998.
6. Adams Jr, HP, Bendixen BH, Kappelle LJ, et al: Classification of subtype of acute ischemic stroke. Definitions for use in a multicenter clinical trial. TOAST. Trial of org 10172 in acute stroke treatment. *Stroke* 24:35–41, 1993.
7. Arnold M, Halperin M, Meier N, et al: Age-dependent differences in demographics, risk factors,

8. Sacco RL, Boden-Albala B, Abel G, et al: Race-ethnic disparities in the impact of stroke risk factors: The Northern Manhattan Stroke Study. *Stroke* 32:1725–1731, 2001.
9. Mayberg MR, Batjer HH, Dacey R, et al: Guidelines for the management of aneurysmal subarachnoid hemorrhage. A statement for healthcare professionals from a special writing group of the Stroke Council, American Heart Association. *Circulation* 90:2592–2605, 1994.
10. Mohr JP, Caplan LR, Melski JW, et al: The Harvard Cooperative Stroke Registry: a prospective registry. *Neurology* 28:754–762, 1978.
11. Rothwell PM, Giles MF, Flossmann E, et al: A simple score (ABCD) to identify individuals at high early risk of stroke after transient ischaemic attack. *Lancet* 366:29–36, 2005.
12. Johnston SC: Short-term prognosis after a TIA: a simple score predicts risk. *Cleve Clin J Med* 74:729–736, 2007.
13. Easton JD, Saver JL, Albers GW, et al: Definition and evaluation of transient ischemic attack: a scientific statement for healthcare professionals from the American Heart Association/American Stroke Association Stroke Council; Council on Cardiovascular Surgery and Anesthesia; Council on Cardiovascular Radiology and Intervention; Council on Cardiovascular Nursing; and the Interdisciplinary Council on Peripheral Vascular Disease. The American Academy of Neurology affirms the value of this statement as an educational tool for neurologists. *Stroke* 40:2276–2293, 2009.
14. Johnston SC, Albers GW, Gorelick PB, et al: National Stroke Association recommendations for systems of care for transient ischemic attack. *Ann Neurol* 69:872–877, 2011.
15. Furie KL, Kasner SE, Adams RJ, et al: Guidelines for the prevention of stroke in patients with stroke or transient ischemic attack: a guideline for healthcare professionals from the American Heart Association/American Stroke Association. *Stroke* 42:227–276, 2011.
16. Adams Jr, HP, del Zoppo G, Alberts MJ, et al: Guidelines for the early management of adults with ischemic stroke: a guideline from the American Heart Association/American Stroke Association Stroke Council, Clinical Cardiology Council, Cardiovascular Radiology and Intervention Council, and the Atherosclerotic Peripheral Vascular Disease and Quality of Care Outcomes in Research Interdisciplinary Working Groups: The American Academy of Neurology affirms the value of this guideline as an educational tool for neurologists. *Stroke* 38:1655–1711, 2007.
17. Broderick JP, Adams Jr, HP, Barsan W, et al: Guidelines for the management of spontaneous intracerebral hemorrhage: a statement for healthcare professionals from a special writing group of the Stroke Council, American Heart Association. *Stroke* 30:905–915, 1999.
18. Adams Jr, HP, Brott TG, Furlan AJ, et al: Guidelines for thrombolytic therapy for acute stroke: a supplement to the guidelines for the management of patients with acute ischemic stroke. A statement for healthcare professionals from a special writing group of the Stroke Council, American Heart Association. *Circulation* 94:1167–1174, 1996.
19. Li Q, Li J, Lv F, et al: A multidetector CT angiography study of variations in the circle of Willis in a Chinese population. *J Clin Neurosci* 18:379–383, 2011.
20. Macchi C, Lova RM, Miniati B, et al: The circle of Willis in healthy older persons. *J Cardiovasc Surg (Torino)* 43:887–890, 2002.
21. The National Institute of Neurological Disorders and Stroke rt-PA Stroke Study Group: Tissue plasminogen activator for acute ischemic stroke. *N Engl J Med* 333:1581–1587, 1995.
22. Hsia AW, Edwards DF, Morgenstern LB, et al: Racial disparities in tissue plasminogen activator treatment rate for stroke: a population-based study. *Stroke* 42:2217–2221, 2011.
23. Eissa A, Krass I, Bajorek BV: Optimizing the management of acute ischaemic stroke: a review of the utilization of intravenous recombinant tissue plasminogen activator (tPA). *J Clin Pharm Ther* 37:620–629, 2012.
24. Kleindorfer D, Lindsell CJ, Brass L, et al: National US estimates of recombinant tissue plasminogen activator use: Icd-9 codes substantially underestimate. *Stroke* 39:924–928, 2008.
25. Katzan IL, Hammer MD, Hixson ED, et al: Utilization of intravenous tissue plasminogen activator for acute ischemic stroke. *Arch Neurol* 61:346–350, 2004.
26. Wolpert SM, Bruckmann H, Greenlee R, et al: Neuroradiologic evaluation of patients with acute stroke treated with recombinant tissue plasminogen activator. The rt-PA Acute Stroke Study Group. *AJNR Am J Neuroradiol* 14:3–13, 1993.
27. Saqqur M, Uchino K, Demchuk AM, et al: Site of arterial occlusion identified by transcranial doppler predicts the response to intravenous thrombolysis for stroke. *Stroke* 38:948–954, 2007.
28. Meyers PM, Schumacher HC, Higashida RT, et al: Indications for the performance of intracranial endovascular neurointerventional procedures: a scientific statement from the American Heart Association Council on Cardiovascular Radiology and Intervention, Stroke Council, Council on Cardiovascular Surgery and Anesthesia, Interdisciplinary Council on Peripheral Vascular Disease, and Interdisciplinary Council on Quality of Care and Outcomes Research. *Circulation* 119:2235–2249, 2009.
29. Kharitonova T, Ahmed N, Thoren M, et al: Hyperdense middle cerebral artery sign on admission CT scan—prognostic significance for ischaemic stroke patients treated with intravenous thrombolysis in the safe implementation of thrombolysis in stroke international stroke thrombolysis register. *Cerebrovasc Dis* 27:51–59, 2009.
30. De Silva DA, Brekenfeld C, Ebinger M, et al: The benefits of intravenous thrombolysis relate to the site of baseline arterial occlusion in the Echoplanar Imaging Thrombolytic Evaluation Trial (EPITHET). *Stroke* 41:295–299, 2010.
31. Riedel CH, Zimmermann P, Jensen-Kondering U, et al: The importance of size: successful recanalization by intravenous thrombolysis in acute anterior stroke depends on thrombus length. *Stroke* 42:1775–1777, 2011.
32. Saver JL, Yafeh B: Confirmation of tPA treatment effect by baseline severity-adjusted end point reanalysis of the NINDS-tPA stroke trials. *Stroke* 38:414–416, 2007.
33. Del Zoppo GJ, Saver JL, Jauch EC, et al: Expansion of the time window for treatment of acute ischemic stroke with intravenous tissue plasminogen activator: a science advisory from the American Heart Association/American Stroke Association. *Stroke* 40:2945–2948, 2009.
34. Mattle HP, Arnold M, Georgiadis D, et al: Comparison of intraarterial and intravenous thrombolysis for ischemic stroke with hyperdense middle cerebral artery sign. *Stroke* 39:379–383, 2008.
35. Lansberg MG, Thijs VN, Bammer R, et al: The MRA-DWI mismatch identifies patients with stroke who are likely to benefit from reperfusion. *Stroke* 39:2491–2496, 2008.
36. Davis SM, Donnan GA, Parsons MW, et al: Effects of alteplase beyond 3 h after stroke in the Echoplanar Imaging Thrombolytic Evaluation Trial (EPITHET): a placebo-controlled randomised trial. *Lancet Neurol* 7:299–309, 2008.
37. Abou-Chebl A: Endovascular treatment of acute ischemic stroke may be safely performed with no time window limit in appropriately selected patients. *Stroke* 41:1996–2000, 2010.
38. Jovin TG, Liebeskind DS, Gupta R, et al: Imaging-based endovascular therapy for acute ischemic stroke due to proximal intracranial anterior circulation occlusion treated beyond 8 hours from time last seen well: retrospective multicenter analysis of 237 consecutive patients. *Stroke* 42:2206–2211, 2011.
39. Furlan A, Higashida R, Wechsler L, et al: Intra-arterial prourokinase for acute ischemic stroke. The PROACT II study: a randomized controlled trial. Prolyse in Acute Cerebral Thromboembolism. *JAMA* 282:2003–2011, 1999.
40. Lansberg MG, Straka M, Kemp S, et al: MRI profile and response to endovascular reperfusion after stroke (DEFUSE 2): a prospective cohort study. *Lancet Neurol* 11:860–867, 2012.
41. Hill MD, Rowley HA, Adler F, et al: Selection of acute ischemic stroke patients for intra-arterial thrombolysis with pro-urokinase by using aspects. *Stroke* 34:1925–1931, 2003.
42. Nogueira RG, Smith WS: Safety and efficacy of endovascular thrombectomy in patients with abnormal hemostasis: pooled analysis of the Merci and Multi Merci trials. *Stroke* 40:516–522, 2009.

43. Natsis KI, Tsitouridis IA, Didagelos MV, et al: Anatomical variations in the branches of the human aortic arch in 633 angiographies: clinical significance and literature review. *Surg Radiol Anat* 31:319–323, 2009.
44. Ribo M, Flores A, Rubiera M, et al: Extending the time window for endovascular procedures according to collateral pial circulation. *Stroke* 42:3465–3469, 2011.
45. Liebeskind DS, Tomsick TA, Foster LD, et al: Collaterals at angiography and outcomes in the interventional management of stroke (IMS) III trial. *Stroke* 45:759–764, 2014.
46. Kim JJ, Fischbein NJ, Lu Y, et al: Regional angiographic grading system for collateral flow: correlation with cerebral infarction in patients with middle cerebral artery occlusion. *Stroke* 35:1340–1344, 2004.
47. The Multicenter Acute Stroke Trial—Europe Study Group: Thrombolytic therapy with streptokinase in acute ischemic stroke. *N Engl J Med* 335:145–150, 1996.
48. Arnold M, Schroth G, Nedeltchev K, et al: Intra-arterial thrombolysis in 100 patients with acute stroke due to middle cerebral artery occlusion. *Stroke* 33:1828–1833, 2002.
49. Barnwell SL, Clark WM, Nguyen TT, et al: Safety and efficacy of delayed intraarterial urokinase therapy with mechanical clot disruption for thromboembolic stroke. *AJNR Am J Neuroradiol* 15:1817–1822, 1994.
50. Brekenfeld C, Remonda L, Nedeltchev K, et al: Endovascular neuroradiological treatment of acute ischemic stroke: Techniques and results in 350 patients. *Neurol Res* 27(Suppl 1):S29–S35, 2005.
51. Chang KC, Hsu SW, Liou CW, et al: Intra-arterial thrombolytic therapy for acute intracranial large artery occlusive disease in patients selected by magnetic resonance image. *J Neurol Sci* 297:46–51, 2010.
52. Tountopoulou A, Ahl B, Weissenborn K, et al: Intra-arterial thrombolysis using rt-pa in patients with acute stroke due to vessel occlusion of anterior and/or posterior cerebral circulation. *Neuroradiology* 50:75–83, 2008.
53. Mandava P, Kent TA: Intra-arterial therapies for acute ischemic stroke. *Neurology* 68:2132–2139, 2007.
54. del Zoppo GJ, Ferbert A, Otis S, et al: Local intra-arterial fibrinolytic therapy in acute carotid territory stroke. A pilot study. *Stroke* 19:307–313, 1988.
55. Qureshi AI, Harris-Lane P, Kirmani JF, et al: Intra-arterial reteplase and intravenous abciximab in patients with acute ischemic stroke: an open-label, dose-ranging, phase I study. *Neurosurgery* 59:789–796, 2006.
56. Qureshi AI, Ali Z, Suri MF, et al: Intra-arterial third-generation recombinant tissue plasminogen activator (reteplase) for acute ischemic stroke. *Neurosurgery* 49:41–48, 2001.
57. Yokogami K, Nakano S, Ohta H, et al: Prediction of hemorrhagic complications after thrombolytic therapy for middle cerebral artery occlusion: value of pre- and post-therapeutic computed tomographic findings and angiographic occlusive site. *Neurosurgery* 39:1102–1107, 1996.
58. Abou-Chebl A, Bajzer CT, Krieger DW, et al: Multimodal therapy for the treatment of severe ischemic stroke combining GPIIb/IIIa antagonists and angioplasty after failure of thrombolysis. *Stroke* 36:2286–2288, 2005.
59. Lee DH, Jo KD, Kim HG, et al: Local intraarterial urokinase thrombolysis of acute ischemic stroke with or without intravenous abciximab: a pilot study. *J Vasc Interv Radiol* 13:769–774, 2002.
60. Adams Jr, HP, Effron MB, Torner J, et al: Emergency administration of abciximab for treatment of patients with acute ischemic stroke: Results of an international phase iii trial: abciximab in emergency treatment of stroke trial (abestt-ii). *Stroke* 39:87–99, 2008.
61. IMS II Trial Investigators: The interventional management of stroke (IMS) II study. *Stroke* 38:2127–2135, 2007.
62. Broderick JP, Palesch YY, Demchuk AM, et al: Endovascular therapy after intravenous t-PA versus t-PA alone for stroke. *N Engl J Med* 368:893–903, 2013.
63. Smith WS, Sung G, Saver J, et al: Mechanical thrombectomy for acute ischemic stroke: final results of the Multi Merci trial. *Stroke* 39:1205–1212, 2008.
64. Ribo M, Alvarez-Sabin J, Montaner J, et al: Temporal profile of recanalization after intravenous tissue plasminogen activator: selecting patients for rescue reperfusion techniques. *Stroke* 37:1000–1004, 2006.
65. Wikholm G: Mechanical intracranial embolectomy. A report of two cases. *Interv Neuroradiol* 4:159–164, 1998.
66. Chopko BW, Kerber C, Wong W, et al: Transcatheter snare removal of acute middle cerebral artery thromboembolism: technical case report. *Neurosurgery* 46:1529–1531, 2000.
67. Smith WS, Sung G, Starkman S, et al: Safety and efficacy of mechanical embolectomy in acute ischemic stroke: results of the Merci trial. *Stroke* 36:1432–1438, 2005.
68. Nakano S, Iseda T, Yoneyama T, et al: Direct percutaneous transluminal angioplasty for acute middle cerebral artery trunk occlusion: an alternative option to intra-arterial thrombolysis. *Stroke* 33:2872–2876, 2002.
69. Yoneyama T, Nakano S, Kawano H, et al: Combined direct percutaneous transluminal angioplasty and low-dose native tissue plasminogen activator therapy for acute embolic middle cerebral artery trunk occlusion. *AJNR Am J Neuroradiol* 23:277–281, 2002.
70. Sacco RL, Kargman DE, Gu Q, et al: Race-ethnicity and determinants of intracranial atherosclerotic cerebral infarction. The Northern Manhattan Stroke Study. *Stroke* 26:14–20, 1995.
71. Ringer AJ, Qureshi AI, Fessler RD, et al: Angioplasty of intracranial occlusion resistant to thrombolysis in acute ischemic stroke. *Neurosurgery* 48:1282–1288, 2001.
72. Qureshi AI, Siddiqui AM, Suri MF, et al: Aggressive mechanical clot disruption and low-dose intra-arterial third-generation thrombolytic agent for ischemic stroke: a prospective study. *Neurosurgery* 51:1319–1327, 2002.
73. Gupta R, Vora NA, Horowitz MB, et al: Multimodal reperfusion therapy for acute ischemic stroke: factors predicting vessel recanalization. *Stroke* 37:986–990, 2006.
74. Zaidat OO, Wolfe T, Hussain SI, et al: Interventional acute ischemic stroke therapy with intracranial self-expanding stent. *Stroke* 39:2392–2395, 2008.
75. Abou-Chebl A, Vora N, Yadav JS: Safety of angioplasty and stenting without thrombolysis for the treatment of early ischemic stroke. *J Neuroimaging* 19:139–143, 2009.
76. Levy EI, Siddiqui AH, Crumlish A, et al: First food and drug administration-approved prospective trial of primary intracranial stenting for acute stroke: saris (stent-assisted recanalization in acute ischemic stroke). *Stroke* 40:3552–3556, 2009.
77. Jovin TG, Gupta R, Uchino K, et al: Emergent stenting of extracranial internal carotid artery occlusion in acute stroke has a high revascularization rate. *Stroke* 36:2426–2430, 2005.
78. Larrue V, von Kummer RR, Muller A, et al: Risk factors for severe hemorrhagic transformation in ischemic stroke patients treated with recombinant tissue plasminogen activator: a secondary analysis of the European-Australasian Acute Stroke Study (ECASS II). *Stroke* 32:438–441, 2001.
79. Hacke W, Kaste M, Fieschi C, et al: Randomised double-blind placebo-controlled trial of thrombolytic therapy with intravenous alteplase in acute ischaemic stroke (ECASS II). Second European-Australasian Acute Stroke Study investigators. *Lancet* 352:1245–1251, 1998.
80. Tomsick T: TIMI, TIBI, TICI: I came, I saw, I got confused. *AJNR Am J Neuroradiol* 28:382–384, 2007.
81. Albers GW, Clark WM, Madden KP, et al: Atlantis trial: Results for patients treated within 3 hours of stroke onset. Alteplase thrombolysis for acute noninterventional therapy in ischemic stroke. *Stroke* 33:493–495, 2002.
82. Ogawa A, Mori E, Minematsu K, et al: Randomized trial of intraarterial infusion of urokinase within 6 hours of middle cerebral artery stroke: the Middle Cerebral Artery Embolism Local Fibrinolytic Intervention Trial (MELT) Japan. *Stroke* 38:2633–2639, 2007.
83. Hoffman AI, Lambiase RE, Haas RA, et al: Acute vertebrobasilar occlusion: treatment with high-dose intraarterial urokinase. *AJR Am J Roentgenol* 172:709–712, 1999.
84. Chalela JA, Katzan I, Liebeskind DS, et al: Safety of intra-arterial thrombolysis in the postoperative period. *Stroke* 32:1365–1369, 2001.
85. Katzan IL, Masaryk TJ, Furlan AJ, et al: Intra-arterial thrombolysis for perioperative stroke after open heart surgery. *Neurology* 52:1081–1084, 1999.
86. Higashida RT, Furlan AJ, Roberts H, et al: Trial design and reporting standards for intra-arterial cerebral thrombolysis for acute ischemic stroke. *Stroke* 34:e109–e137, 2003.
87. Penumbra Pivotal Stroke Trial Investigators: The penumbra pivotal stroke trial: safety and effectiveness of a new generation of mechanical devices for clot removal in intracranial large vessel occlusive disease. *Stroke* 40:2761–2768, 2009.
88. Saver JL, Jahan R, Levy EI, et al: Solitaire flow restoration device versus the Merci retriever in patients with acute ischaemic stroke (SWIFT): a randomised, parallel-group, non-inferiority trial. *Lancet* 380:1241–1249, 2012.
89. Nogueira RG, Lutsep HL, Gupta R, et al: Trevo versus Merci retrievers for thrombectomy revascularisation of large vessel occlusions in acute ischaemic stroke (TREVO 2): a randomised trial. *Lancet* 380:1231–1240, 2012.
90. Abou-Chebl A, Lin R, Hussain MS, et al: Conscious sedation versus general anesthesia during endovascular therapy for acute anterior circulation stroke: preliminary results from a retrospective, multicenter study. *Stroke* 41:1175–1179, 2010.
91. Davis MJ, Menon BK, Baghirzada LB, et al: Anesthetic management and outcome in patients during endovascular therapy for acute stroke. *Anesthesiology* 116:396–405, 2012.
92. Gupta R: Local is better than general anesthesia during endovascular acute stroke interventions. *Stroke* 41:2718–2719, 2010.
93. Molina CA, Selim MH: General or local anesthesia during endovascular procedures: sailing quiet in the darkness or fast under a daylight storm. *Stroke* 41:2720–2721, 2010.
94. Abou-Chebl A, Krieger DW, Bajzer CT, et al: Intracranial angioplasty and stenting in the awake patient. *J Neuroimaging* 16:216–223, 2006.
95. Ahmed N, Nasman P, Wahlgren N: Effect of intravenous nimodipine on blood pressure and outcome after acute stroke. *Stroke* 31:1250–1255, 2000.
96. Ahmed N, Wahlgren N, Brainin M, et al: Relationship of blood pressure, antihypertensive therapy, and outcome in ischemic stroke treated with intravenous thrombolysis: retrospective analysis from Safe Implementation of Thrombolysis in Stroke-International Stroke Thrombolysis Register (SITS-ISTR). *Stroke* 40:2442–2449, 2009.
97. Sacco RL, Kargman DE, Zamanillo MC: Race-ethnic differences in stroke risk factors among hospitalized patients with cerebral infarction: the Northern Manhattan Stroke Study. *Neurology* 45:659–663, 1995.
98. Thijs VN, Albers GW: Symptomatic intracranial atherosclerosis: outcome of patients who fail antithrombotic therapy. [comment]. *Neurology* 55:490–497, 2000.
99. Wityk RJ, Lehman D, Klag M, et al: Race and sex differences in the distribution of cerebral atherosclerosis. *Stroke* 27:1974–1980, 1996.
100. Feldmann E, Daneault N, Kwan E, et al: Chinese-white differences in the distribution of occlusive cerebrovascular disease. *Neurology* 40:1541–1545, 1990.
101. Yadav JS, Abou-Chebl A: Intracranial angioplasty and stenting. *J Interv Cardiol* 22:9–15, 2009.
102. Chimowitz MI, Lynn MJ, Howlett-Smith H, et al: Comparison of warfarin and aspirin for symptomatic intracranial arterial stenosis. *N Engl J Med* 352:1305–1316, 2005.
103. Failure of extracranial-intracranial arterial bypass to reduce the risk of ischemic stroke. Results of an international randomized trial. The EC/IC Bypass Study Group. *N Engl J Med* 313:1191–1200, 1985.
104. Kasner SE, Chimowitz MI, Lynn MJ, et al: Predictors of ischemic stroke in the territory of a symptomatic intracranial arterial stenosis. *Circulation* 2006.
105. Abou-Chebl A, Steinmetz H: Critique of "stenting versus aggressive medical therapy for intracranial arterial stenosis" by Chimowitz et al in the New England Journal of Medicine. *Stroke* 43:616–620, 2012.
106. Chimowitz MI, Lynn MJ, Derdeyn CP, et al: Stenting versus aggressive medical therapy for intracranial arterial stenosis. *N Engl J Med* 365:993–1003, 2011.
107. Gupta R, Schumacher HC, Mangla S, et al: Urgent endovascular revascularization for symptomatic intracranial atherosclerotic stenosis. *Neurology* 61:1729–1735, 2003.
108. Connors JJ, III, Wojak JC: Percutaneous transluminal angioplasty for intracranial atherosclerotic lesions: evolution of technique and short-term results. *J Neurosurg* 91:415–423, 1999.
109. Liebeskind DS, Cotsonis GA, Saver JL, et al: Collaterals dramatically alter stroke risk in intracranial atherosclerosis. *Ann Neurol* 69:963–974, 2011.
110. Mori T, Fukuoka M, Kazita K, et al: Follow-up study after intracranial percutaneous transluminal cerebral balloon angioplasty. *AJNR Am J Neuroradiol* 19:1525–1533, 1998.
111. Jiang WJ, Cheng-Ching E, Abou-Chebl A, et al: Multi-center analysis of stenting in symptomatic intracranial atherosclerosis. *Neurosurgery* 2011.
112. Ovbiagele B, Cruz-Flores S, Lynn MJ, et al: Early stroke risk after transient ischemic attack among individuals with symptomatic intracranial artery stenosis. *Arch Neurol* 65:733–737, 2008.
113. Hinton RC, Mohr JP, Ackerman RH, et al: Symptomatic middle cerebral artery stenosis. *Ann Neurol* 5:152–157, 1979.
114. Adams HP, Gross CE: Embolism distal to stenosis of the middle cerebral artery. *Stroke* 12:228, 1981.
115. Caplan LR: Intracranial branch atheromatous disease: a neglected, understudied, and underused concept. *Neurology* 39:1246–1250, 1989.
116. Caplan LR, Hennerici M: Impaired clearance of emboli (washout) is an important link between hypoperfusion, embolism, and ischemic stroke. *Arch Neurol* 55:1475–1482, 1998.
117. Jiang WJ, Yu W, Du B, et al: Wingspan experience at Beijing Tiantan hospital: New insights into the mechanisms of procedural complication from viewing intraoperative transient ischemic attacks during awake stenting for vertebrobasilar stenosis. *J Neurointerv Surg* 2:99–103, 2010.
118. Foley DP, Serruys PW: Provisional stenting—stent-like balloon angioplasty: evidence to define the continuing role of balloon angioplasty for percutaneous coronary revascularization. *Semin Interv Cardiol* 1:269–273, 1996.
119. Knight CJ, Curzen NP, Groves PH, et al: Stent implantation reduces restenosis in patients with suboptimal results following coronary angioplasty. *Eur Heart J* 20:1783–1790, 1999.
120. Mazighi M, Yadav JS, Abou-Chebl A: Durability of endovascular therapy for symptomatic intracranial atherosclerosis. *Stroke* 39:1766–1769, 2008.
121. Lee TH, Choi CH, Park KP, et al: Techniques for intracranial stent navigation in patients with tortuous vessels. *AJNR Am J Neuroradiol* 26:1375–1380, 2005.
122. SSYLVIA Study Investigators: Stenting of Symptomatic Atherosclerotic Lesions in the Vertebral or Intracranial Arteries (SSYLVIA): Study results. *Stroke* 35:1388–1392, 2004.
123. Bose A, Hartmann M, Henkes H, et al: A novel, self-expanding, nitinol stent in medically refractory intracranial atherosclerotic stenoses: the Wingspan study. *Stroke* 38:1531–1537, 2007.
124. Reigel MM, Hollier LH, Sundt TM, Jr, et al: Cerebral hyperperfusion syndrome: a cause of neurologic dysfunction after carotid endarterectomy. *J Vasc Surg* 5:628–634, 1987.
125. Abou-Chebl A, Yadav JS, Reginelli JP, et al: Intracranial hemorrhage and hyperperfusion syndrome following carotid artery stenting: risk factors, prevention, and treatment. *J Am Coll Cardiol* 43:1596–1601, 2004.
126. Meyers PM, Higashida RT, Phatouros CC, et al: Cerebral hyperperfusion syndrome after percutaneous transluminal stenting of the craniocervical arteries. *Neurosurgery* 47:335–343, discussion 343–335, 2000.
127. Khatri R, Ansar M, Sultan F, et al: Requirements for emergent neurosurgical procedures among patients undergoing neuroendovascular procedures in contemporary practice. *AJNR Am J Neuroradiol* 33:465–468, 2012.
128. Abou-Chebl A, Reginelli J, Bajzer CT, et al: Intensive treatment of hypertension decreases the risk of hyperperfusion and intracerebral hemorrhage following carotid artery stenting. *Catheter Cardiovasc Interv* 69:690–696, 2007.
129. Diener HC, Bogousslavsky J, Brass LM, et al: Aspirin and clopidogrel compared with clopidogrel alone after recent ischaemic stroke or transient ischaemic attack in high-risk patients (MATCH):

Randomised, double-blind, placebo-controlled trial. *Lancet* 364:331–337, 2004.

130. Bhatt DL, Flather MD, Hacke W, et al: Patients with prior myocardial infarction, stroke, or symptomatic peripheral arterial disease in the CHARISMA trial. *J Am Coll Cardiol* 49:1982–1988, 2007.

131. Rasmussen PA, Perl J, Barr JD, et al: Stent-assisted angioplasty of intracranial vertebrobasilar atherosclerosis: an initial experience. *J Neurosurg* 92:771–778, 2000.

132. Alazzaz A, Thornton J, Aletich VA, et al: Intracranial percutaneous transluminal angioplasty for arteriosclerotic stenosis. *Arch Neurol* 57:1625–1630, 2000.

133. Abou-Chebl A, Bashir Q, Yadav JS: Drug-eluting stents for the treatment of intracranial athero-sclerosis: initial experience and midterm angiographic follow-up. *Stroke* 36:e165–e168, 2005.

134. Weber W, Mayer TE, Henkes H, et al: Stent-angioplasty of intracranial vertebral and basilar artery stenoses in symptomatic patients. *Eur J Radiol* 55:231–236, 2005.

135. Kim DJ, Lee BH, Kim DI, et al: Stent-assisted angioplasty of symptomatic intracranial vertebro-basilar artery stenosis: feasibility and follow-up results. *AJNR Am J Neuroradiol* 26:1381–1388, 2005.

136. Higashida RT, Meyers PM, Connors JJ, III, et al: Intracranial angioplasty & stenting for cerebral atherosclerosis: a position statement of the American Society of Interventional and Therapeutic Neuroradiology, Society of Interventional Radiology, and the American Society of Neuroradiol-ogy. *AJNR Am J Neuroradiol* 26:2323–2327, 2005.

137. Jiang WJ, Wang YJ, Du B, et al: Stenting of symptomatic m1 stenosis of middle cerebral artery: an initial experience of 40 patients. *Stroke* 35:1375–1380, 2004.

138. Abou-Chebl A, Krieger D, Bajzer C, et al: Intracranial angioplasty and stenting in the awake patient. *Stroke* 34:2003.

139. Lee JH, Kwon SU, Lee JH, et al: Percutaneous transluminal angioplasty for symptomatic middle cerebral artery stenosis: Long-term follow-up. *Cerebrovasc Dis* 15:90–97, 2003.

140. Marks MP, Wojak JC, Al-Ali F, et al: Angioplasty for symptomatic intracranial stenosis: Clinical outcome. *Stroke* 37:1016–1020, 2006.

141. Mori T, Kazita K, Chokyu K, et al: Short-term arteriographic and clinical outcome after cerebral angioplasty and stenting for intracranial vertebrobasilar and carotid atherosclerotic occlusive disease. *AJNR Am J Neuroradiol* 21:249–254, 2000.

142. Mori T, Mori K, Fukuoka M, et al: Percutaneous transluminal cerebral angioplasty: serial angio-graphic follow-up after successful dilatation. *Neuroradiology* 39:111–116, 1997.

143. Lylyk P, Cohen JE, Ceratto R, et al: Angioplasty and stent placement in intracranial atheroscle-rotic stenoses and dissections. *AJNR Am J Neuroradiol* 23:430–436, 2002.

144. Gupta R, Al-Ali F, Thomas AJ, et al: Safety, feasibility, and short-term follow-up of drug-eluting stent placement in the intracranial and extracranial circulation. *Stroke* 37:2562–2566, 2006.

145. Fiorella D, Levy EI, Turk AS, et al: US multicenter experience with the Wingspan stent system for the treatment of intracranial atheromatous disease: periprocedural results. *Stroke* 38:881–887, 2007.

146. Zaidat OO, Klucznik R, Alexander MJ, et al: The NIH registry on use of the Wingspan stent for symptomatic 70-99% intracranial arterial stenosis. *Neurology* 70:1518–1524, 2008.

147. Levy EI, Turk AS, Albuquerque FC, et al: Wingspan in-stent restenosis and thrombosis: incidence, clinical presentation, and management. *Neurosurgery* 61:644–650, 2007.

148. Jiang WJ, Cheng-Ching E, Abou-Chebl A, et al: Multicenter analysis of stenting in symptomatic intracranial atherosclerosis. *Neurosurgery* 70:25–30, 2012.

149. Abou-Chebl A: Intracranial stenting with Wingspan: still awaiting a safe landing. *Stroke* 42:1809–1811, 2011.

150. Zaidat OO, Castonguay AC, Fitzsimmons BF, et al: Design of the Vitesse Intracranial Stent Study for Ischemic Therapy (VISSIT) trial in symptomatic intracranial stenosis. *J Stroke Cerebrovasc Dis* 22:1131–1139, 2013.

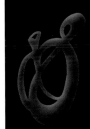

第 5 部分
静脉介入治疗

26 下肢深静脉血栓和肺栓塞的介入治疗

Akhilesh K. Sista，Suresh Vedantham

周旻 译 史振宇 审校

引言

　　静脉血栓栓塞性疾病，包括深静脉血栓和肺栓塞，是一种潜在致命性疾病，其发病率在心血管疾病中排在第三位，每年消耗了大量的公共卫生资源[1]。在过去的几十年里，深静脉血栓和肺栓塞的保守治疗已逐渐被经导管治疗所取代。虽然缺乏随机对照试验的结果，但在此期间，新技术的运用也产生了大量的临床数据。这一章将分成 2 节，第 1 节探讨下肢深静脉血栓，回顾深静脉血栓的流行病学数据和药物治疗，讨论血栓后综合征及其预防，以及已经形成的血栓后综合征的保守和介入治疗；第 2 节探讨肺栓塞的介入治疗，回顾急性肺栓塞的流行病学数据，分型和外科干预，重点阐述经导管治疗技术的角色转变。

第 1 节　下肢深静脉血栓

急性深静脉血栓

流行病学和肺栓塞的预防

　　据统计，美国每年新发急性症状性深静脉血栓 350 000 至 600 000 例，其中下肢深静脉血栓多达 250 000 例。此外，每年约 100 000 至 180 000 例死

于肺栓塞[1]，因此，传统的深静脉血栓的治疗着重于抗凝以预防肺栓塞的发生[2]。由于本章的重点在静脉血栓栓塞性疾病的介入治疗，因此，不再深入探讨其抗凝治疗。简单来说，大部分患者的初始治疗方案是肠外予以肝素（例如，普通肝素、低分子量肝素、磺达肝素），后转为口服维生素 K 拮抗剂（华法林）至少 3 个月。抗凝治疗的疗程受多种因素影响，最主要的是患者是否存在复发的风险。对于癌症处于活跃期的患者，需要延长低分子量肝素的疗程[3-4]。最近，口服的 X 因子抑制剂利伐沙班已被FDA 批准用于静脉血栓栓塞性疾病的治疗，由于其方便，且疗效不亚于华法林而得到广泛的关注[5]。采用利伐沙班治疗时，无需前期的肝素过渡。但是，如果出现出血事件，利伐沙班尚无明确的纠正方法，很多临床医生的使用经验还不足。

下腔静脉滤器

　　当患者存在抗凝禁忌或者抗凝治疗失败时，可用下腔静脉滤器来预防大的血栓脱落至肺部。指南中，这两种情形都是滤器置入的相对适应证[2]。此外，如果患者存在明显的血流动力学改变，心肺功能储备有限，无法耐受再一次肺栓塞事件，也应置入滤器。目前，静脉血栓栓塞性疾病的高危患者（如以往有静脉血栓栓塞性疾病病史，且术后需要制

动一段时间的患者）围术期是否需要预防性置入下腔静脉滤器仍有争议，没有证据支持或者反对。虽然滤器能够有效预防肺栓塞，但是也存在一些并发症，包括穿孔、移位、折断和腔静脉闭塞或狭窄[6]。20 世纪 90 年代末的 PREPIC 研究指出可以单纯抗凝治疗的深静脉血栓患者，置入滤器降低了肺栓塞的发生率，但是增加了深静脉血栓的发生率，导致总的静脉血栓栓塞性疾病的发生率与未置入滤器的患者无明显差异[7]。因此，滤器置入前应该全面评估患者的短期和长期的风险和获益。此外，如无需继续放置滤器，应尽早将其取出。

　　下腔静脉滤器分为可回收性和永久性滤器。虽然尚无足够的数据比较两者孰优孰劣，但可回收滤器一般更加常用，因为可能在以后的某个时间点需要取出，避免相关的并发症。选择一款可回收滤器时，需要考虑①可回收的时间窗；②这款滤器的适用范围以及移位、折断、栓塞等并发症发生的记录。目前，一些新型的滤器正在进入市场，克服了一些可回收滤器的局限性，但是根据已知的数据尚无法给出正式的建议。置入滤器可经颈内静脉、股总静脉进行，如果输送鞘足够细，也可经上肢的静脉（肱静脉、头静脉或者贵要静脉）进行。使用同一款滤器时，经股静脉入路或经颈静脉入路时必须要先确认滤器置入的方向。滤器置入前的静脉造影十分重要，尤其是如果事先未行横断面的影像学评估，它可以提供很多宝贵的信息，包括下腔静脉的直径、肾静脉的位置，腔静脉内有无血栓，有无双下腔静脉以及一些解剖学变异如围绕主动脉的肾静脉。如果可以的话，静脉造影应从左侧髂总静脉注射造影剂，因为双下腔静脉常从这个位置检查出来。巨大腔静脉是指直径超过 28 mm 的下腔静脉，这种情况很罕见，需要从多个角度进行造影反复确认是不是腔静脉受压。如果是巨大腔静脉，必须置入展开后能够达到下腔静脉直径的滤器，比如鸟巢型滤器。如果下腔静脉的解剖和直径都正常，滤器应该放置在肾静脉水平以下，避免捕获的栓子蔓延至肾静脉。如果是双下腔静脉，那么就需要放置两个滤器（图 26-1）。对于围绕主动脉的肾静脉需要将滤器放置在肾静脉水平以上，因为如果滤器放置在围绕主动脉的肾静脉上支的下方，那么脱落的栓子可能会经肾静脉这个旁路上行。滤器置入后应行静脉造影确认滤器在合适的位置，同时对以后回收滤器也有帮助。

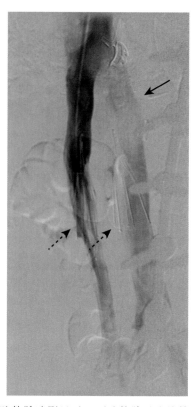

图 26-1　下腔静脉造影显示双下腔静脉（**实线箭头**），双侧下腔静脉中均有腔静脉滤器的剪影（**虚线箭头**）

　　考虑到腔静脉滤器的远期并发症，如果置入的是可回收滤器，那么应当每隔一段时间重新评估是否有必要继续放置。回收滤器的最佳时间窗是置入后的 4 ～ 6 周。随时间的推移，滤器会逐渐嵌入静脉壁中，给滤器的回收造成困难。在取出滤器前，应先行静脉造影确认滤器内有无明显的血栓。如果没有明显的血栓，即可回收滤器。目前市场上可回收的滤器在头端或者底端都有一个回收钩，可以用抓捕器套取。静脉滤器植入的入路（股静脉或颈静脉）取决于不同滤器的设计，但是，大部分滤器的钩子在患者的头端，只能经颈静脉入路回收。抓捕器套取回收钩后，推入一个大小合适的输送鞘（一般在 10 Fr 到 12 Fr 之间），然后将滤器拉入鞘中取出。

血栓后综合征

　　随着人们对血栓后综合征的认识逐渐增多，单纯抗凝治疗深静脉血栓预防肺栓塞的传统观念需要改变。因为尽管接受了足量的抗凝治疗，仍有约 40% 的急性症状性深静脉血栓患者会出现血栓后综合征。血栓后综合征表现为一系列慢性的症状和体征，包括受累下肢的疼痛、瘙痒、肿胀、感觉异常、乏力以及肢体沉重，晨轻暮重，站立时加重。严重的可出现静脉淤滞性皮炎、静脉性间歇性跛行和溃疡（图26-2）。血栓后综合征严重影响了患者的生活质量，并且造成了个人和社会的巨大经济损失（直接的医药费和间接的失业导致的损失）[8-14]。因此，如何预防或降低血栓后综合征的危害值得关注。

一般认为，血栓后综合征的形成是静脉血栓栓塞和静脉壁损伤双重作用的结果。具体发病机制尚不清楚，主要是炎性细胞浸润和急性栓塞导致的细胞因子的释放，加之血栓未完全清除形成机化血栓，静脉壁增厚[15-18]。狭窄的管腔使得流出道梗阻，加之静脉瓣膜受损，导致静脉高压，外周受累的深、浅静脉扩张[19-22]。最终，静脉高压、血液逆流引起水肿，小腿肌肉泵功能障碍，组织缺氧，皮下组织纤维化和溃疡[23-26]。

血栓后综合征的几个主要高危因素，包括反复的同侧深静脉血栓形成（风险高2.6倍）[8]，抗凝治疗不充分（风险高2.5倍）[27]，以及髂股静脉［髂静脉和（或）股静脉］血栓形成（血栓后综合征发生率50%）[28-29]。次要的危险因素包括：高龄、肥胖和女性。最重要的是，髂股静脉血栓的患者应当接受规范的抗凝治疗和监测以预防深静脉血栓复发和血栓后综合征。即便如此，这些患者发生血栓后综合征的比例仍然很高。

预防血栓后综合征：不只是抗凝

直到最近，两个单中心随机试验证实每天穿弹力袜可以降低血栓后综合征的风险，弹力袜才成为预防血栓后综合征的标准预防方案之一[30-31]。但是，

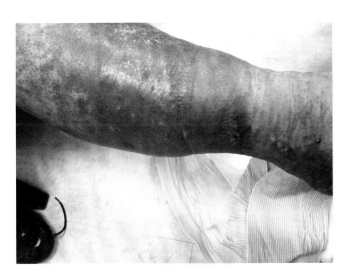

图26-2 严重的血栓后综合征：水肿、色素沉着和愈合的溃疡

刚刚完成的多中心随机、双盲、安慰剂对照的SOX研究，纳入的病例数是前两个研究总和的2倍多，结果显示弹力袜组和对照组的血栓后综合征发生率无明显差异[32]。可见目前最有力的证据并不支持穿弹力袜预防血栓后综合征，因此，应当谨慎建议患者穿弹力袜治疗。但是，在长期的随访过程中，如果弹力袜能够缓解症状，且没有相关的禁忌证（如外周动脉疾病、皮肤过敏），患者可以采取这种治疗方式。

对于近端症状性深静脉血栓患者，即使予以足量的抗凝治疗，血栓后综合征的发生率依然很高，而新的血栓清除技术，从系统溶栓到手术取栓，再到导管溶栓，都还在试验阶段。这些更加激进的治疗策略是建立在"open-vein"理论上的，即对血栓形成的静脉尽快恢复其通畅性可以使静脉免于再次血栓、血液倒流以及导致血栓后综合征的一系列病理生理改变。已有大量的证据支持"open-vein"理论。Prandoni等发现深静脉血栓形成6个月后仍有残余的患者2年的血栓后综合征发生率更高[22]。Hull等发现静脉血栓栓塞症的复发与残余血栓的数量明显相关[33]，也与更高的血栓后综合征发生率相关。一些小的研究显示系统溶栓和手术取栓可以降低血栓后综合征的发生率（虽然存在更高的并发症和出血风险）[34-36]。

事实上，在以往的研究中，导管溶栓已经显示出相同的或者更好的疗效，具有更低的并发症发生率和出血风险。这种治疗方法是深入血栓内直接喷洒溶栓药物，具备更强的穿透力。这个灵感来源于"非阻塞性血栓比阻塞性血栓更容易被系统性溶栓溶解"[37]。实际上，如果溶栓药物能够抵达栓子的部位，那么就不难溶解它。相比直接在静脉内灌注溶栓药物，影像学引导下将导管插入血栓内灌注溶栓药物这一方法已经显示出更好的有效性和安全性[38-40]。

腔内血栓清除技术

过去20年，腔内治疗技术发展迅速，具有更少的并发症、更好的疗效和患者舒适度等优点。腔内血栓清除技术包括：导管溶栓（CDT），经皮机械性血栓清除术（PMT）和药物机械性导管溶栓（PCDT）。这部分将讨论这些不同技术的详细流程和结局。

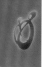

导管溶栓是将一个多孔的溶栓导管插入血栓中，持续灌注溶栓药物一段时间。最常见的操作流程是在超声引导下经腘静脉入路，导丝、导管穿过血栓后，行静脉造影显示血栓的大小和位置，然后将一个大小合适的多孔溶栓导管置入血栓内，以每小时 50 ～ 100 ml 的速度开始灌注重组组织型纤溶酶原激活剂（rt-PA）（最大 1 mg/h），瑞替普酶（0.25 ～ 0.5 U/h），或者替奈普酶（0.25 mg/h）。值得注意的是，这些药中没有一个被 FDA 批准用于深静脉血栓的溶栓治疗。灌注时间平均 6 ～ 24 h，如果发现盆腔内的深静脉存在阻塞性病变，需要放置支架来降低血栓的复发率，改善流出道状况和改善症状[41]。

在 20 世纪 90 年代末的一个多中心注册研究中，导管溶栓出现大出血的概率为 11%[39]。从那之后，通过限制每小时 rt-PA 的灌注量，降低肝素的剂量（如，部分凝血活酶时间 1.2 ～ 1.7 倍），常规使用超声引导等措施，已经将大出血的发生率降到 2% ～ 4%[42-44]。近期还出现了超声辅助溶栓技术，理论上能够加快溶栓的速度，提高溶栓药物的有效性。但是，这个技术尚未与标准的导管溶栓技术做过比较，还需进一步的研究[45-46]。

经皮机械性血栓清除术是指从静脉腔内直接吸除血栓，其原理是用机械装置清除部分血栓，创造一个流出道并且增加内源性血栓溶解的表面积。通过一个 7 Fr 或者 8 Fr 的导管或用一个特别的装置，将血栓直接从阻塞的静脉中吸出。在没有加溶栓药物的情况下，效果很不理想，而且机械性清除血栓还增加了栓塞和血管损伤的风险[41]。

药物机械性导管溶栓（图 26-3）是联合以上两种技术，用机械方法和溶栓药物减容。机械部分既可以减轻血栓的负荷，还可以促进溶栓药物在血栓内更快、更强劲地扩散，同时溶栓药物使血栓完全溶解，降低了栓塞的风险。第一代药物机械性导管溶栓是序贯使用导管溶栓和机械性血栓清除技术，无论谁先谁后，都需要分两次完成，中间以灌注溶栓药物过渡。第一代药物机械性导管溶栓已经显示出可以降低溶栓药物的剂量，减少住院时间和花费的优势[47]。最近，药物机械性导管溶栓还增加了快速药物扩散技术，允许深静脉血栓一期治疗，其中具有代表性的两种治疗方法是 AngioJet（Bayer Healthcare）的"脉冲"技术和 Trellis（Covidien）的"隔离溶栓"技术。使用 AngioJet 的"脉冲"模式，稀释的溶栓药物被强力注

入血栓中，且存留 20 ～ 30 min，接着转为"抽吸"模式，导管沿着血栓的长轴吸出破碎的血栓。Trellis 是一个多孔的导管，两端各有一个球囊用于隔离血栓。同轴引入一个旋转导丝，碎栓并且在血栓内部灌注溶栓药物。药物灌注结束后，血栓的抽吸可以继续使用该器械，或者用一个独立的抽吸导管[48-51]。大约 50% 的患者可以一期治疗，无需后续的溶栓药物灌注。

患者选择（表 26-1）

患者是否适合溶栓是基于一个风险获益分析，风险主要是出血。如果足量抗凝治疗后，仍存在急性的肢体坏死、下腔静脉血栓、血栓延长或症状加重的风险，那么应当降低介入治疗的门槛，从而减少血栓相关的短期并发症和死亡率。如果没有以上情况，溶栓的目的就在于预防血栓后综合征，减轻急性深静脉血栓的症状。如果存在以上情形，对于一个预期寿命较长，出血风险低，有髂股静脉血栓（与血栓后综合征强烈相关）的患者，应当予以介入治疗。对于年轻、健康、积极活动的患者，如果有严重的症状性股腘静脉血栓，也应选择溶栓，虽然这个患者亚群中溶栓治疗的结局尚无报道。

结局和数据（表 26-2）

大量的研究显示腔内血栓清除术可以改善血栓后综合征的发生率和静脉通畅率。但值得注意的是，这些研究存在明显的方法学缺陷，包括样本量小、非随机化、单中心经验、缺乏对血栓后综合征客观的评估。Comerota 等进行了一项多中心注册研究，发现腔内治疗组的患者血栓后综合征的发生率和生活质量得到改善[52]。AbuRahma 等进行了一项非随机化研究，发现相比非腔内治疗组，腔内治疗组有更好的 5 年症状缓解率和静脉通畅率[53]。Elsharawy 等进行的一项单中心随机试验显示，经导管治疗组有更高的静脉通畅率和更少的反流率[54]。

最近，在挪威进行的一项多中心随机对照试验 CaVenT 研究显示，接受导管溶栓的患者血栓后综合征的相对风险降低 26%。这个研究的缺点是样本量较小（n = 189），且采用的是较老的导管溶栓技术[55]。正在进行的美国全国卫生研究所（NIH）资助的 ATTRACT 研究，试图去分析药物机械性导管溶栓是否应该作为症状性近端深静脉血栓的一线治

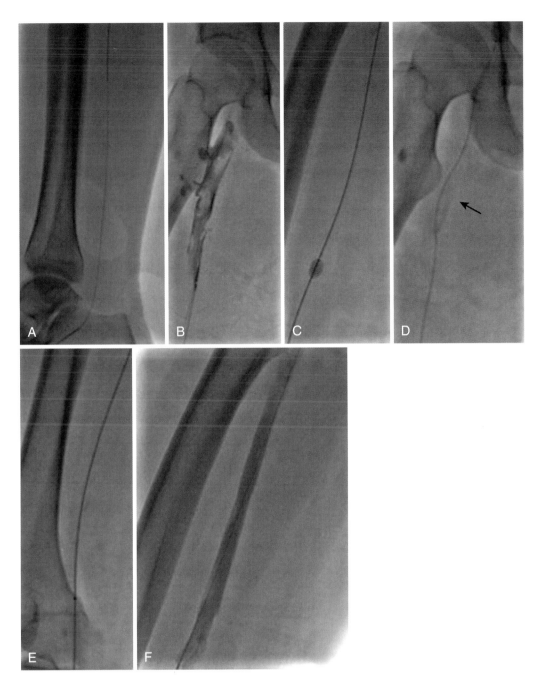

图 26-3　药物机械性导管溶栓。**A.** 胫后静脉入路（超声引导下穿刺）。**B.** 股静脉内急性血栓形成延伸至股总静脉。**C，D.**Trellis 装置灌注溶栓药物，在近端和远端（**D**）球囊之间导管内的正弦形导丝（箭头）在碎栓。**E.** 血栓内置入溶栓导管。**F.** 灌注溶栓药物 20 h 后静脉造影的图像，显示接近 100% 的血栓清除率

疗方式来预防血栓后综合征[56]。

慢性深静脉血栓

　　慢性深静脉功能不全严重危害患者的生活质量，造成的经济损失巨大，单纯静脉溃疡每年需要花费 30 亿美元，损失 200 万个工作日[57]。先前的数据显示至少约 12% 的慢性深静脉功能不全患者有血栓后综合征[58]。血栓的不完全清除和机化引起静脉管壁的内皮化，使得阻塞的静脉部分再通。静脉再通的

程度和侧支循环的建立决定了患者会不会形成血栓后综合征。大部分慢性深静脉功能不全的患者表现为轻、中度的血栓后综合征，一小部分表现为严重的血栓后综合征或者溃疡形成。

患者评估

　　对于一个慢性深静脉血栓的患者，需要采集的相关资料包括静脉血栓栓塞性疾病史，创伤史，下腔静脉滤器置入史，透析导管置入史，静脉血栓栓

表 26-1　经导管治疗急性下肢深静脉血栓形成的患者选择

DVT 的情况	出血风险		
	低	中	高
近端 DVT 有肢体坏死风险	适合	适合	可能适合，需要外科会诊
IVC 血栓	适合	适合	不适合
抗凝治疗下，DVT 的症状恶化或血栓增多	适合	可能适合	不适合
髂股静脉 DVT，预防 PTS 形成	通常适合	不适合	不适合

DVT，深静脉血栓；IVC，下腔静脉；PTS，栓塞后综合征

表 26-2　经导管溶栓：比较性研究

研究	研究类型	结局
Comerota（2000）[52]	多中心注册研究	PTS 减少，机体功能改善
AbuRahma（2001）[53]	前瞻性非随机研究	通畅率改善，症状缓解
Elsharawy（2002）[54]	随机单中心研究	静脉功能恢复正常的比例更高
CaVenT（2012）[55]	多中心随机试验	2 年的 PTS 发生率明显改善
ATTRACT（在研）[56]	多中心随机试验	期待结果

PTS，血栓后综合征

塞性疾病的家族史以及恶性肿瘤史。患者症状的持续时间和严重程度也应该记录。症状、体征突然的恶化提示可能是一次急性深静脉血栓事件。可用 Villalta 评分和（或）CEAP 评分客观地评估患者疾病的严重性（表 26-3），其他需要记录的基线情况包括受累肢体拍照，对小腿和大腿周径的测量。此外，确定受累静脉的解剖学范围对治疗方案的制订十分重要，多普勒超声检测外周静脉的范围可高达髂外静脉水平，但是盆腔静脉和下腔静脉需要用横断面的影像学检查技术（磁共振静脉成像或 CT 静脉成像，图 26-4）。

血栓后综合征的非介入性治疗

对于已经形成血栓后综合征的患者，可采取一些非介入性的治疗措施。首先，应评估患者的抗凝治疗疗效，做好深静脉血栓复发的预防工作，包括合理地延长抗凝治疗的时间。其次，可用弹力袜和空气压缩装置来缓解症状[2, 59-60]，提倡通过减肥、戒烟和运动[61]来控制症状。最后，优化静脉溃疡患者伤口的护理，包括压迫、镇痛、抗炎、淋巴水肿的治疗、外科清创，必要时使用抗生素。

血栓后综合征的腔内介入治疗

在腔内再通技术推广以前，外科旁路手术是

表 26-3　CEAP 和 Villalta 分级

临床上定义的 CEAP 分级

C0：无静脉疾病的体征
C1：毛细血管扩张 / 网状静脉
C2：静脉曲张
C3：水肿
C4a：静脉湿疹 / 色素沉着
C4b：脂性硬皮病
C5：愈合的溃疡
C6：活动性溃疡

Villalta 评分*

症状
痉挛
瘙痒
感觉异常
腿部沉重感
疼痛
体征
胫前水肿
皮脂硬化
色素沉着
静脉扩张
潮红
小腿挤压痛
溃疡

CEAP，临床-病因-解剖-病理生理。

* 每一个症状或体征从 0 到 3 打分，0 代表没有，3 代表重度，5 分以上为 PTS。溃疡出现即可定义为严重的 PTS

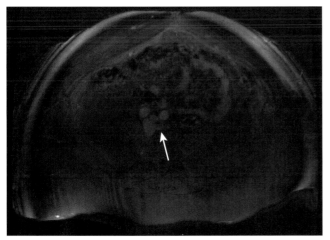

图 26-4 盆腔的磁共振图像显示左侧髂总静脉内有一个中央型血栓

改善这些患者血流的首选治疗方法。现在，它已成为腔内治疗失败后的替代疗法[62]。患者在接受腔内再通手术前应先完善一系列实验室检查（全血细胞计数、国际标准化比值，和基础代谢检查）。行腔内再通术前应注意抗凝以避免术中和术后的血栓形成。其他需要考虑的患者因素还有能否经受长时间中度的镇痛以及能否躺平或俯卧。如果不确定，需要请麻醉科会诊。此外，血栓后综合征的患者在置入静脉内支架后需要一段时间的抗凝治疗。

深静脉血栓形成后腔内再通介入治疗

术前了解闭塞或者狭窄的程度以及病因对于介入手术的计划和实施非常重要，这部分将讨论三种常见的情况：腔静脉滤器嵌入后继发的下腔静脉和髂静脉的血栓，髂股静脉慢性血栓，以及股腘静脉慢性血栓。

腔静脉滤器嵌入下腔静脉引起的下腔静脉或髂静脉血栓的发生率大约为 1% ～ 2%[6]。具体的机制尚不清楚，可能是机化血栓和静脉壁对滤器金属成分的纤维化反应的共同结果[63]。这个病理过程需要多长时间，为什么仅仅发生在一部分患者而不是大多数患者都是未知的。但是，已知的是，它会导致严重的双侧血栓后综合征。如果滤器可以被安全地回收，那么应该在血管再通前尽早取出。因为滤器一旦嵌入血管壁中，再取出就很困难，可能需要额外的干预措施，包括套圈技术、准分子激光辅助移除和使用抓捕钳[64-65]。虽然中央型滤器的回收钩很容易被抓捕器套取[66]，但是由于滤器紧紧地黏

附在静脉壁上，可能出现回收钩被拉弯或者抓捕器断裂的情况。此时，可以用激光来离断滤器金属和静脉壁之间的纤维组织。如果回收钩套不住，临床医生可以用套圈技术折叠滤器收入鞘中，也可使用抓捕钳。值得注意的是，虽然这些技术一般都很安全，但也存在一些并发症，包括静脉穿孔和血栓碎裂、脱落[67]。一旦滤器取出后，下一步重要的操作是将导丝穿过狭窄或阻塞的病变段（图 26-5）。通常，联合使用一个坚硬的亲水导管和亲水导丝即可成功穿过狭窄段，导丝入路建立好后，应先行静脉造影，尤其是在非常紧实的狭窄或者长段闭塞病变中，然后送入支架导管放置支架，也可先行球囊扩张后放置支架。常用的静脉支架直径在 20 mm 至 24 mm 之间。自膨式金属支架具有很好的径向支撑力，能够有效地撑开狭窄的静脉。但是，在顽固性狭窄病变或支架内再狭窄中，应当置入球扩式支架。此外，慢性血栓常常会延伸至双侧的髂静脉中，应当在两侧髂静脉中各置入一个支架，采用 "kissing" 技术延伸至下腔静脉内。髂总静脉的支架大小一般在 14 mm 至 18 mm 之间，自膨式镍钛合金和不锈钢支架都可。

深静脉血栓形成后的慢性髂股静脉闭塞常常需要经腘静脉穿刺，因为血栓可能延伸至股总静脉和股静脉中。髂股静脉的闭塞也可能来源于 May-Thurner 病变或是它的一种变异（图 26-6）。经典的 May-Thurner 病变是因为左髂总静脉被前方搏动的右髂总动脉和后方的椎体压迫。这种慢性的压迫导致管腔内网状和纤维粘连，使得管腔变狭窄，容易形成栓塞和静脉高压。虽然人群中高达 25% ～ 30% 的人存在这样的解剖学特点，但是为什么一些人出现症状而大部分人无症状尚不清楚[68]。对于髂静脉受压的患者，治疗髂股静脉闭塞可能需要将支架放置于下腔静脉水平，甚至放入下腔静脉内以充分扩开 May-Thurner 病变。此外，应当避免常规的沿大腿的股静脉穿刺，因为缺乏一个骨性结构供压迫止血，理论上会增加术后血肿的可能性。导丝穿过闭塞的髂股静脉段常常是术中最具挑战性的部分，一般联合使用一个亲水的导丝和强力支撑导管即可通过病变段。有时可能需要更加有力的技术，比如快速再通技术（图 26-7）[69]。一旦导丝入路建好，即可释放支架。支架需要延长至正常的静脉段。以往的数据显示股静脉内置入支架通畅率较低，但有时为了

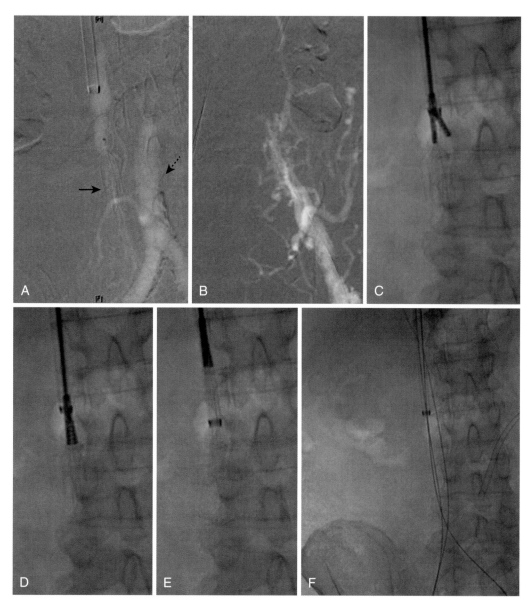

图 26-5 **A.** 以二氧化碳作为造影剂（由于肾功能不全）进行下腔静脉造影显示慢性嵌入的腔静脉滤器以下没有血流（**实线箭头**），在动脉边缘偶然发现一个小的动静脉瘘（**虚线箭头**），可能是因为二氧化碳流速较慢才显现出来。**B.** 左侧髂总静脉造影显示没有血流进入下腔静脉，侧支循环丰富。**C ~ E.** 用钳子取出慢性嵌入的滤器。**F.** 成功将导丝穿过阻塞的髂-腔静脉段（待续）

血流能进入髂静脉支架，需要在股静脉内也置入支架。如果股浅静脉也堵塞了，那么需要延长支架至股深静脉。

在没有髂静脉闭塞的情况下，对股腘静脉行腔内治疗争议很多。虽然慢性股腘静脉血栓出现血栓后综合征的风险低很多[10]，但也会出现明显的症状，尤其是活动多的患者。对于这些患者，可以尝试通过球囊扩张来再通，但是远期的结果尚不清楚。考虑到静脉血栓后管壁纤维化会明显再回缩，血管损伤一直存在，以及再次血栓栓塞的可能性，仍需进一步的研究数据证实这项技术的可行性和必要性。

大部分患者行腔内再通术后需要至少 3 个月的抗凝治疗，可以增加抗血小板药物，包括阿司匹林和氯吡格雷，帮助维持支架的通畅性。治疗的疗程尚无定论，不同医生之间的差异较大。

并发症和结局

在静脉系统内开展的腔内治疗大出血很罕见，何况腔内再通术是在血流非常缓慢甚至没有血流的区域进行。但是，穿刺部位渗血十分常见，因为术中和术后须抗凝治疗以保证静脉的通畅。渗血通过按压即可控制。患者在术中和术后会感到支架放置或球囊扩张的区域有明显的疼痛。如果支架的大小

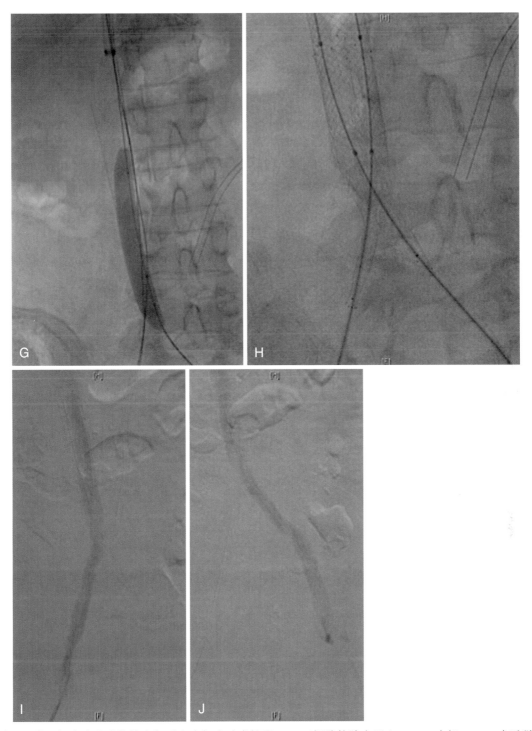

图 26-5（续） G. 放置好自膨式腔静脉支架后在支架内球囊扩张。H. 双侧髂静脉内置入 kissing 支架。I，J. 术后稀释的造影剂静脉造影显示血流快速通过髂静脉支架和舒张的下腔静脉

选择合适，很少出现支架移位。尽管如此，术前应充分告知患者该手术可能会出现技术不成功，尤其是长期存在的阻塞病变，存在二次干预的可能性，因为 15%～40% 的接受过该手术的患者在 4 年内需要再次手术[70-71]。

在血栓后静脉中放置支架的一期通畅率仅为 70%，但辅助一期通畅率和二期通畅率高达 90%～

95%[72]。腔内治疗后有超过 50% 的患者静脉性皮炎和溃疡缓解，在病情严重的患者（CEAP 分级 C4～C6）中，临床结局的改善最突出[73]。一个单中心的研究显示确诊血栓后综合征的患者中 80% 对腔内治疗完全或部分有反应[70]。但是，仍缺乏强有力的前瞻性对照研究，以上研究中纳入的患者是经过高度选择的。

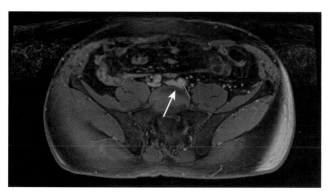

图 26-6 盆腔的磁共振图像显示左侧的髂总静脉（**箭头**）在左侧髂总动脉和椎体之间受压（May-Thurner 变异）

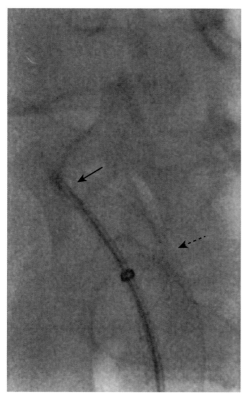

图 26-7 用一个超硬导丝的后端（**实线箭头**）快速通过一个慢性阻塞的支架（**虚线箭头**）

第 2 节　急性肺栓塞

流行病学和分型

在美国，每年有 10 万至 18 万患者死于肺栓塞，病死率高达 15%[74-75]。虽然低风险的患者单纯肝素抗凝即可，死亡率低于 1%，但是大面积和次大面积肺栓塞的患者在接受足量抗凝治疗后，死亡率仍分别高达 20% ～ 50% 和 3% ～ 9%[76-77]。这两组患者的不良预后促使临床医生考虑通过静脉溶栓、导管溶栓和（或）手术取栓来优化目前的治疗策略。

美国心脏协会（AHA）在 2011 年发布了一个指南，定义了"大面积""次大面积"和"低风险"肺栓塞[77]。大面积肺栓塞是指出现持续的低血压（收缩压小于 90 mmHg 持续超过 15 min）或者需要升压药物支持的肺栓塞。次大面积肺栓塞是指导致右心负荷加重，右心功能障碍或缺血的肺栓塞。BNP 或者肌钙蛋白增高，特殊的心电图改变也可诊断次大面积肺栓塞。低风险肺栓塞定义为无低血压或者右心功能异常的肺栓塞。

大面积肺栓塞的外科干预

考虑到这类患者的死亡率很高，大部分临床医生和指南都建议外科干预需谨慎[2, 77]。由于缺乏强有力的证据，最佳的治疗方案还没有确立。2004 年的一篇 meta 分析显示系统溶栓可以降低死亡和肺栓塞复发这一复合终点的发生率[78]，但同时也会导致 20% 的大出血发生率[79]。手术取栓可以作为系统溶栓后的补救措施，也可作为濒危患者的初始治疗[80-83]。手术取栓的相关研究是非随机的，证据力度不足，其有效性尚无定论，但在手术室内采用体外膜肺氧合（ECMO）器械可以为预后较差的患者提供一线希望。

相比之下，导管溶栓具备几个潜在的优势。首先，对于血流动力学不稳定的患者，可以避免行胸骨切开术，从而避免其相关的并发症发生率和死亡率。其次，对于高出血风险的患者，系统溶栓用少量或不用溶栓药物即可恢复血流。在 Kuo 等的 meta 分析中，大面积肺栓塞导管溶栓的存活率为 86%[84]，但这篇 meta 分析纳入的研究大部分是回顾性的，且没有设置对照组，可能存在发表偏倚导致预后差的患者没有被报道出来。尽管如此，这个 meta 分析证实了经导管溶栓在大面积肺栓塞治疗中的巨大潜力。事实上，大面积肺栓塞的患者行腔内治疗是为了恢复肺血管的血流，从而改善左心室的充盈压。因此，机械性血栓清除（图 26-8）和抽吸联合局部溶栓药物灌注可以有效降低血栓负荷。机械性清除可以通过在血栓内旋转猪尾巴导管或者用一个自动的机械装置实现。抽吸一般用一个 7 Fr 到 10 Fr 的导管，同时可以紧靠血栓喷洒溶栓药物。由于剂量较少且是局部注射，在出血高风险的患者或者已经存在出血的患者中也可行。如果条件允许，机械性清除血栓后延长溶栓药物灌注的时间可以极大地降低血栓负荷。

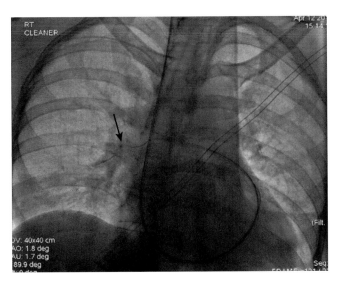

图 26-8 对大面积肺栓塞的患者用一个旋转的血栓清除装置（箭头）机械性碎栓

次大面积肺栓塞的外科干预

次大面积肺栓塞占急性肺栓塞的 40%，对临床医生来说是个极大的挑战，因为对于是否、何时、怎样进行外科干预有大量不同的观点。一方面，次大面积肺栓塞的患者血压正常，机体处于暂时性的代偿阶段。另一方面，患者存在右心负荷加重，右心功能障碍和（或）右心缺血，所有这些与更高的死亡率相关[85-86]。事实上，几乎无法预测一个患者是单纯肝素抗凝治疗即可稳定下来还是随着肺动脉床的进一步阻塞，症状严重程度螺旋形上升，直至超出右心室耐受的阈值。此外，单纯肝素治疗后残余大量血栓的患者存在慢性肺动脉高压形成的风险[87-89]。在这个患者亚群中，每一种外科干预方式都存在风险，都是有创的、不便的和（或）会造成额外的费用负担。协会的指南没有任何推荐，也反映了缺乏足够的证据支持一种治疗方式优于另外一种[2,77]。很明显，对于这些病情波动大的患者，如果一种治疗方案是低风险且方便有效的，那么这种治疗方案将会得以广泛应用。

由于手术取栓死亡率高加之患者的病情相对稳定，此种治疗已经很少用作次大面积肺栓塞患者的一线治疗[90]。此外，在这个人群中也进行了静脉溶栓临床研究，两个随机试验已经证实相比单纯抗凝组，静脉溶栓加抗凝组在早期的死亡或复苏等主要终点上有明显改善[91-92]，但其中一个研究中颅内出血的发生率明显增高[92]。相比之下，导管溶栓通过直接将药物输注到血栓内，提高了药物释放的安全

性，允许更低剂量的溶栓药物持续更长时间。一个小的随机试验 ULTIMA 研究评估超声辅助的经导管溶栓，证实导管治疗组的患者相比单纯肝素组有更好的即刻和 3 个月的右心室功能，且没有大出血或颅内出血发生[93]。SEATTLE Ⅱ 研究纳入了 150 名患者，发现大面积和次大面积肺栓塞患者超声辅助经导管溶栓治疗后 48 h RV/LV 比值明显降低，且没有颅内或致命性出血发生[94]。现在，这个技术已经被 FDA 批准用于肺栓塞的治疗，它可能会在肺栓塞的管理中发挥更大作用。

肺栓塞导管溶栓最佳的适应证是中央型血栓，溶栓导管能够直接插入其中（图 26-9）。如果栓子太过偏心以至于导管不能放入血栓内，应当考虑其他治疗方式。可以经股总静脉或颈内静脉入路，应当先测量肺动脉压力的基线值，决定血管造影剂的注射速度。静脉造影可以经肺动脉干或者经左、右主干注射造影剂；后者可以更好地显示血栓的体积和位置。随后，用导丝穿过血栓，将一个多孔溶栓导管插入血栓内，先行静脉团注溶栓药物，后续开始灌注。如果双侧肺动脉主干都发生栓塞，对侧可以再置入一根溶栓导管。在灌注过程中，肝素应当继续使用，虽然有学者指出低于治疗剂量的肝素可以降低出血的风险，但是也有研究者认为次大面积肺栓塞失代偿后的高死亡率值得足量的抗凝治疗。

患者随访

大面积和次大面积肺栓塞患者急性期好转出院后应继续在门诊随访。复查超声心动图以及早发现持续的右心室功能障碍或肺动脉高压的形成。如有必要，应当开始心肺功能康复和规范的肺动脉高压治疗。一个包括血液科、心脏科、介入科和呼吸科医生的多学科团队，可以确保这些患者接受最佳的治疗。门诊随访还可监测抗凝药物的疗程和类型，如果住院期间放置了下腔静脉滤器，时机合适即可取出。

结语

静脉血栓栓塞性疾病短期并发症发生率和死亡率高，远期会导致血栓后综合征和慢性肺动脉高压。虽然大部分患者单纯抗凝治疗即可，但在肺栓塞和深静脉血栓的一些患者亚群中应该考虑更加激进的

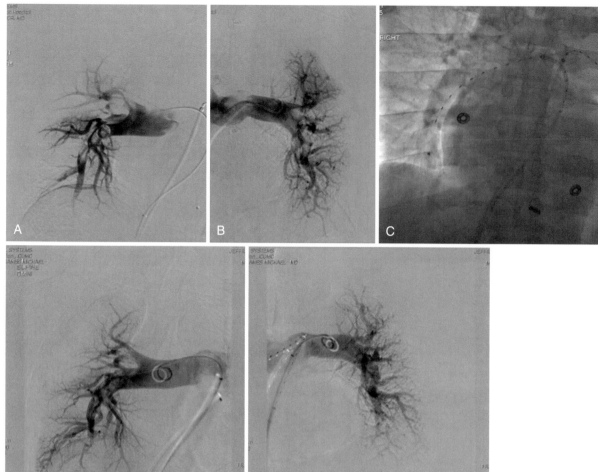

图 26-9　右侧肺动脉造影显示右上叶和右下叶分支动脉栓塞（**A**），左侧造影显示左舌叶和下叶分支动脉栓塞（**B**）。**C.** 超声辅助下将溶栓导管置入双侧下叶分支动脉血栓中。溶栓超过 20 h。溶栓后，右侧（**D**）和左侧（**E**）肺动脉造影显示明显改善的灌注血流。肺动脉收缩压从 56 mmHg 降至 36 mmHg

治疗方式或外科干预。随着各种各样治疗方式的相对优势和缺点的数据出现，这些患者的治疗策略将不断改进。考虑到迄今为止经导管治疗表现出的有效性和安全性，它很可能在未来发挥更大的作用。

参考文献

1. Meissner MH: Indications for platelet aggregation inhibitors after venous stents. *Phlebology* 28(Suppl 1):91–98, 2013.
2. Kearon C, Akl EA, Comerota AJ, et al: Antithrombotic therapy for VTE disease: antithrombotic therapy and prevention of thrombosis, 9th ed: American College of chest physicians evidence-based clinical practice guidelines. *Chest* 141(2 Suppl):e419S–e494S, 2012.
3. Lee AY, Levine MN, Baker RI, et al: Low-molecular-weight heparin versus a coumarin for the prevention of recurrent venous thromboembolism in patients with cancer. *N Engl J Med* 349(2):146–153, 2003.
4. Meyer G, Marjanovic Z, Valcke J, et al: Comparison of low-molecular-weight heparin and warfarin for the secondary prevention of venous thromboembolism in patients with cancer: a randomized controlled study. *Arch Intern Med* 162(15):1729–1735, 2002.
5. Investigators E, Bauersachs R, Berkowitz SD, et al: Oral rivaroxaban for symptomatic venous thromboembolism. *N Engl J Med* 363(26):2499–2510, 2010.
6. Angel LF, Tapson V, Galgon RE, et al: Systematic review of the use of retrievable inferior vena cava filters. *J Vasc Interv Radiol* 22(11):1522–1530 e3, 2011.
7. Decousus H, Leizorovicz A, Parent F, et al: A clinical trial of vena caval filters in the prevention of pulmonary embolism in patients with proximal deep-vein thrombosis. Prevention du Risque d'Embolie Pulmonaire par Interruption Cave Study Group. *N Engl J Med* 338(7):409–415, 1998.
8. Kahn SR, Shrier I, Julian JA, et al: Determinants and time course of the postthrombotic syndrome after acute deep venous thrombosis. *Ann Intern Med* 149(10):698–707, 2008.
9. Beyth RJ, Cohen AM, Landefeld CS: Long-term outcomes of deep-vein thrombosis. *Arch Intern Med* 155(10):1031–1037, 1995.
10. Kahn SR, Shbaklo H, Lamping DL, et al: Determinants of health-related quality of life during the 2 years following deep vein thrombosis. *J Thromb Haemost* 6(7):1105–1112, 2008.
11. Caprini JA, Botteman MF, Stephens JM, et al: Economic burden of long-term complications of deep vein thrombosis after total hip replacement surgery in the United States. *Value Health* 6(1):59–74, 2003.
12. Phillips T, Stanton B, Provan A, et al: A study of the impact of leg ulcers on quality of life: financial, social, and psychologic implications. *J Am Acad Dermatol* 31(1):49–53, 1994.
13. Bergqvist D, Jendteg S, Johansen L, et al: Cost of long-term complications of deep venous thrombosis of the lower extremities: an analysis of a defined patient population in Sweden. *Ann Intern Med* 126(6):454–457, 1997.
14. Olin JW, Beusterien KM, Childs MB, et al: Medical costs of treating venous stasis ulcers: evidence from a retrospective cohort study. *Vasc Med* 4(1):1–7, 1999.
15. Roumen-Klappe EM, Janssen MC, Van Rossum J, et al: Inflammation in deep vein thrombosis and the development of post-thrombotic syndrome: a prospective study. *J Thromb Haemost* 7(4):582–587, 2009.
16. Shbaklo H, Holcroft CA, Kahn SR: Levels of inflammatory markers and the development of the post-thrombotic syndrome. *Thromb Haemost* 101(3):505–512, 2009.
17. Wakefield TW, Myers DD, Henke PK: Role of selectins and fibrinolysis in VTE. *Thromb Res* 123(Suppl 4):S35–S40, 2009.
18. Deroo S, Deatrick KB, Henke PK: The vessel wall: a forgotten player in post thrombotic syndrome. *Thromb Haemost* 104(4):681–692, 2010.
19. Caps MT, Manzo RA, Bergelin RO, et al: Venous valvular reflux in veins not involved at the time of acute deep vein thrombosis. *J Vasc Surg* 22(5):524–531, 1995.
20. Markel A, Manzo RA, Bergelin RO, et al: Valvular reflux after deep vein thrombosis: incidence and time of occurrence. *J Vasc Surg* 15(2):377–382; discussion 83–84, 1992.
21. Shull KC, Nicolaides AN, Fernandes e Fernandes J, et al: Significance of popliteal reflux in relation to ambulatory venous pressure and ulceration. *Arch Surg* 114(11):1304–1306, 1979.
22. Prandoni P, Frulla M, Sartor D, et al: Vein abnormalities and the post-thrombotic syndrome. *J Thromb Haemost* 3(2):401–402, 2005.
23. Meissner MH, Manzo RA, Bergelin RO, et al: Deep venous insufficiency: the relationship between lysis and subsequent reflux. *J Vasc Surg* 18(4):596–605; discussion 6–8, 1993.
24. Nicolaides AN, Hussein MK, Szendro G, et al: The relation of venous ulceration with ambulatory venous pressure measurements. *J Vasc Surg* 17(2):414–419, 1993.
25. Welkie JF, Comerota AJ, Katz ML, et al: Hemodynamic deterioration in chronic venous disease. *J Vasc Surg* 16(5):733–740, 1992.
26. Araki CT, Back TL, Padberg FT, et al: The significance of calf muscle pump function in venous ulceration. *J Vasc Surg* 20(6):872–877; discussion 8–9, 1994.
27. Johnson BF, Manzo RA, Bergelin RO, et al: Relationship between changes in the deep venous system and the development of the postthrombotic syndrome after an acute episode of lower limb deep vein thrombosis: a one- to six-year follow-up. *J Vasc Surg* 21(2):307–312; discussion 13,

1995.

28. van Dongen CJ, Prandoni P, Frulla M, et al: Relation between quality of anticoagulant treatment and the development of the postthrombotic syndrome. *J Thromb Haemost* 3(5):939–942, 2005.

29. Douketis JD, Crowther MA, Foster GA, et al: Does the location of thrombosis determine the risk of disease recurrence in patients with proximal deep vein thrombosis? *Am J Med* 110(7):515–519, 2001.

30. Brandjes DP, Buller HR, Heijboer H, et al: Randomised trial of effect of compression stockings in patients with symptomatic proximal-vein thrombosis. *Lancet* 349(9054):759–762, 1997.

31. Prandoni P, Lensing AW, Prins MH, et al: Below-knee elastic compression stockings to prevent the post-thrombotic syndrome: a randomized, controlled trial. *Ann Intern Med* 141(4):249–256, 2004.

32. Kahn SR, Shbaklo H, Shapiro S, et al: Effectiveness of compression stockings to prevent the post-thrombotic syndrome (the SOX Trial and Bio-SOX biomarker substudy): a randomized controlled trial. *BMC Cardiovasc Disord* 7:21, 2007.

33. Hull RD, Marder VJ, Mah AF, et al: Quantitative assessment of thrombus burden predicts the outcome of treatment for venous thrombosis: a systematic review. *Am J Med* 118(5):456–464, 2005.

34. Plate G, Akesson H, Einarsson E, et al: Long-term results of venous thrombectomy combined with a temporary arterio-venous fistula. *Eur J Vasc Surg* 4(5):483–489, 1990.

35. Goldhaber SZ, Buring JE, Lipnick RJ, et al: Pooled analyses of randomized trials of streptokinase and heparin in phlebographically documented acute deep venous thrombosis. *Am J Med* 76(3):393–397, 1984.

36. Goldhaber SZ, Meyerovitz MF, Green D, et al: Randomized controlled trial of tissue plasminogen activator in proximal deep venous thrombosis. *Am J Med* 88(3):235–240, 1990.

37. Meyerovitz MF, Polak JF, Goldhaber SZ: Short-term response to thrombolytic therapy in deep venous thrombosis: predictive value of venographic appearance. *Radiology* 184(2):345–348, 1992.

38. Schwieder G, Grimm W, Siemens HJ, et al: Intermittent regional therapy with rt-PA is not superior to systemic thrombolysis in deep vein thrombosis (DVT)–a German multicenter trial. *Thromb Haemost* 74(5):1240–1243, 1995.

39. Mewissen MW, Seabrook GR, Meissner MH, et al: Catheter-directed thrombolysis for lower extremity deep venous thrombosis: report of a national multicenter registry. *Radiology* 211(1):39–49, 1999.

40. Semba CP, Dake MD: Iliofemoral deep venous thrombosis: aggressive therapy with catheter-directed thrombolysis. *Radiology* 191(2):487–494, 1994.

41. Vedantham S, Thorpe PE, Cardella JF, et al: Quality improvement guidelines for the treatment of lower extremity deep vein thrombosis with use of endovascular thrombus removal. *J Vasc Interv Radiol* 17(3):435–447; quiz 48, 2006.

42. Grunwald MR, Hofmann LV: Comparison of urokinase, alteplase, and reteplase for catheter-directed thrombolysis of deep venous thrombosis. *J Vasc Interv Radiol* 15(4):347–352, 2004.

43. Shortell CK, Queiroz R, Johansson M, et al: Safety and efficacy of limited-dose tissue plasminogen activator in acute vascular occlusion. *J Vasc Surg* 34(5):854–859, 2001.

44. Sugimoto K, Hofmann LV, Razavi MK, et al: The safety, efficacy, and pharmacoeconomics of low-dose alteplase compared with urokinase for catheter-directed thrombolysis of arterial and venous occlusions. *J Vasc Surg* 37(3):512–517, 2003.

45. Baker R, Samuels S, Benenati JF, et al: Ultrasound-accelerated vs standard catheter-directed thrombolysis–a comparative study in patients with iliofemoral deep vein thrombosis. *J Vasc Interv Radiol* 23(11):1460–1466, 2012.

46. Parikh S, Motarjeme A, McNamara T, et al: Ultrasound-accelerated thrombolysis for the treatment of deep vein thrombosis: initial clinical experience. *J Vasc Interv Radiol* 19(4):521–528, 2008.

47. Kim HS, Patra A, Paxton BE, et al: Adjunctive percutaneous mechanical thrombectomy for lower-extremity deep vein thrombosis: clinical and economic outcomes. *J Vasc Interv Radiol* 17(7):1099–1104, 2006.

48. Cynamon J, Stein EG, Dym RJ, et al: A new method for aggressive management of deep vein thrombosis: retrospective study of the power pulse technique. *J Vasc Interv Radiol* 17(6):1043–1049, 2006.

49. Hilleman DE, Razavi MK: Clinical and economic evaluation of the Trellis-8 infusion catheter for deep vein thrombosis. *J Vasc Interv Radiol* 19(3):377–383, 2008.

50. Lin PH, Zhou W, Dardik A, et al: Catheter-direct thrombolysis versus pharmacomechanical thrombectomy for treatment of symptomatic lower extremity deep venous thrombosis. *Am J Surg* 192(6):782–788, 2006.

51. O'Sullivan GJ, Lohan DG, Gough N, et al: Pharmacomechanical thrombectomy of acute deep vein thrombosis with the Trellis-8 isolated thrombolysis catheter. *J Vasc Interv Radiol* 18(6):715–724, 2007.

52. Comerota AJ, Throm RC, Mathias SD, et al: Catheter-directed thrombolysis for iliofemoral deep venous thrombosis improves health-related quality of life. *J Vasc Surg* 32(1):130–137, 2000.

53. AbuRahma AF, Perkins SE, Wulu JT, et al: Iliofemoral deep vein thrombosis: conventional therapy versus lysis and percutaneous transluminal angioplasty and stenting. *Ann Surg* 233(6):752–760, 2001.

54. Elsharawy M, Elzayat E: Early results of thrombolysis vs anticoagulation in iliofemoral venous thrombosis. A randomised clinical trial. *Eur J Vasc Endovasc Surg* 24(3):209–214, 2002.

55. Enden T, Haig Y, Klow NE, et al: Long-term outcome after additional catheter-directed thrombolysis versus standard treatment for acute iliofemoral deep vein thrombosis (the CaVenT study): a randomised controlled trial. *Lancet* 379(9810):31–38, 2012.

56. Vedantham S, Goldhaber SZ, Kahn SR, et al: Rationale and design of the ATTRACT Study: a multicenter randomized trial to evaluate pharmacomechanical catheter-directed thrombolysis for the prevention of postthrombotic syndrome in patients with proximal deep vein thrombosis. *Am Heart J* 165(4):523–530 e3, 2013.

57. Raffetto JD: Inflammation in chronic venous ulcers. *Phlebology* 28(Suppl 1):61–67, 2013.

58. Heit JA, Rooke TW, Silverstein MD, et al: Trends in the incidence of venous stasis syndrome and venous ulcer: a 25-year population-based study. *J Vasc Surg* 33(5):1022–1027, 2001.

59. Ginsberg JS, Magier D, Mackinnon B, et al: Intermittent compression units for severe post-phlebitic syndrome: a randomized crossover study. *CMAJ* 160(9):1303–1306, 1999.

60. O'Donnell MJ, McRae S, Kahn SR, et al: Evaluation of a venous-return assist device to treat severe post-thrombotic syndrome (VENOPTS). A randomized controlled trial. *Thromb Haemost* 99(3):623–629, 2008.

61. Kahn SR, Shrier I, Shapiro S, et al: Six-month exercise training program to treat post-thrombotic syndrome: a randomized controlled two-centre trial. *CMAJ* 183(1):37–44, 2011.

62. Jost CJ, Gloviczki P, Cherry Jr, KJ, et al: Surgical reconstruction of iliofemoral veins and the inferior vena cava for nonmalignant occlusive disease. *J Vasc Surg* 33(2):320–327; discussion 7–8, 2001.

63. Rimon U, Bensaid P, Golan G, et al: Optease vena cava filter optimal indwelling time and retrievability. *Cardiovasc Intervent Radiol* 34(3):532–535, 2011.

64. Kuo WT, Odegaard JI, Rosenberg JK, et al: Excimer laser-assisted removal of embedded inferior vena cava filters: a single-center prospective study. *Circ Cardiovasc Interv* 6(5):560–566, 2013.

65. Stavropoulos SW, Dixon RG, Burke CT, et al: Embedded inferior vena cava filter removal: use of endobronchial forceps. *J Vasc Interv Radiol* 19(9):1297–1301, 2008.

66. Oh JC, Trerotola SO, Dagli M, et al: Removal of retrievable inferior vena cava filters with computed tomography findings indicating tenting or penetration of the inferior vena cava wall. *J Vasc Interv Radiol* 22(1):70–74, 2011.

67. Hill DA, Goldstein N, Kuo EY: Vena cava filter fracture with migration to the pulmonary artery. *Ann Thorac Surg* 95(1):342–345, 2013.

68. Kibbe MR, Ujiki M, Goodwin AL, et al: Iliac vein compression in an asymptomatic patient population. *J Vasc Surg* 39(5):937–943, 2004.

69. Razavi MK, Hansch EC, Kee ST, et al: Chronically occluded inferior venae cavae: endovascular treatment. *Radiology* 214(1):133–138, 2000.

70. Nayak L, Hildebolt CF, Vedantham S: Postthrombotic syndrome: feasibility of a strategy of imaging-guided endovascular intervention. *J Vasc Interv Radiol* 23(9):1165–1173, 2012.

71. Raju S, Neglen P: Percutaneous recanalization of total occlusions of the iliac vein. *J Vasc Surg* 50(2):360–368, 2009.

72. Neglen P, Hollis KC, Olivier J, et al: Stenting of the venous outflow in chronic venous disease: long-term stent-related outcome, clinical, and hemodynamic result. *J Vasc Surg* 46(5):979–990, 2007.

73. Raju S, Darcey R, Neglen P: Unexpected major role for venous stenting in deep reflux disease. *J Vasc Surg* 51(2):401–408; discussion 8, 2010.

74. Beckman MG, Hooper WC, Critchley SE, et al: Venous thromboembolism: a public health concern. *Am J Prev Med* 38(4 Suppl):S495–S501, 2010.

75. White RH: The epidemiology of venous thromboembolism. *Circulation* 107(23 Suppl 1):I4–I8, 2003.

76. Goldhaber SZ, Visani L, De Rosa M: Acute pulmonary embolism: clinical outcomes in the International Cooperative Pulmonary Embolism Registry (ICOPER). *Lancet* 353(9162):1386–1389, 1999.

77. Jaff MR, McMurtry MS, Archer SL, et al: Management of massive and submassive pulmonary embolism, iliofemoral deep vein thrombosis, and chronic thromboembolic pulmonary hypertension: a scientific statement from the American Heart Association. *Circulation* 123(16):1788–1830, 2011.

78. Wan S, Quinlan DJ, Agnelli G, et al: Thrombolysis compared with heparin for the initial treatment of pulmonary embolism: a meta-analysis of the randomized controlled trials. *Circulation* 110(6):744–749, 2004.

79. Fiumara K, Kucher N, Fanikos J, et al: Predictors of major hemorrhage following fibrinolysis for acute pulmonary embolism. *Am J Cardiol* 97(1):127–129, 2006.

80. Ahmed P, Khan AA, Smith A, et al: Expedient pulmonary embolectomy for acute pulmonary embolism: improved outcomes. *Interact Cardiovasc Thorac Surg* 7(4):591–594, 2008.

81. Aymard T, Kadner A, Widmer A, et al: Massive pulmonary embolism: surgical embolectomy versus thrombolytic therapy–should surgical indications be revisited? *Eur J Cardiothorac Surg* 43(1):90–94; discussion 4, 2013.

82. Kadner A, Schmidli J, Schonhoff F, et al: Excellent outcome after surgical treatment of massive pulmonary embolism in critically ill patients. *J Thorac Cardiovasc Surg* 136(2):448–451, 2008.

83. Zarrabi K, Zolghadrasli A, Ostovan MA, Azimifar A: Short-term results of retrograde pulmonary embolectomy in massive and submassive pulmonary embolism: a single-center study of 30 patients. *Eur J Cardiothorac Surg* 40(4):890–893, 2011.

84. Kuo WT, Gould MK, Louie JD, et al: Catheter-directed therapy for the treatment of massive pulmonary embolism: systematic review and meta-analysis of modern techniques. *J Vasc Interv Radiol* 20(11):1431–1440, 2009.

85. Sanchez O, Trinquart L, Colombet I, et al: Prognostic value of right ventricular dysfunction in patients with haemodynamically stable pulmonary embolism: a systematic review. *Eur Heart J* 29(12):1569–1577, 2008.

86. Becattini C, Vedovati MC, Agnelli G: Prognostic value of troponins in acute pulmonary embolism: a meta-analysis. *Circulation* 116(4):427–433, 2007.

87. Kline JA, Steuerwald MT, Marchick MR, et al: Prospective evaluation of right ventricular function and functional status 6 months after acute submassive pulmonary embolism: frequency of persistent or subsequent elevation in estimated pulmonary artery pressure. *Chest* 136(5):1202–1210, 2009.

88. Sharifi M, Bay C, Skrocki L, et al: Moderate pulmonary embolism treated with thrombolysis (from the "MOPETT" Trial). *Am J Cardiol* 111(2):273–277, 2013.

89. Stevinson BG, Hernandez-Nino J, Rose G, et al: Echocardiographic and functional cardiopulmonary problems 6 months after first-time pulmonary embolism in previously healthy patients. *Eur Heart J* 28(20):2517–2524, 2007.

90. Leacche M, Unic D, Goldhaber SZ, et al: Modern surgical treatment of massive pulmonary embolism: results in 47 consecutive patients after rapid diagnosis and aggressive surgical approach. *J Thorac Cardiovasc Surg* 129(5):1018–1023, 2005.

91. Konstantinides S, Geibel A, Heusel G, et al: Heparin plus alteplase compared with heparin alone in patients with submassive pulmonary embolism. *N Engl J Med* 347(15):1143–1150, 2002.

92. Konstantinides SV, Meyer G: Single-bolus tenecteplase plus heparin compared with heparin alone for normotensive patients with acute pulmonary embolism who have evidence of right ventricular dysfunction and myocardial injury: rationale and design of the Pulmonary Embolism Thrombolysis (PEITHO) trial. *Am Heart J* 163(1):33–U51, 2012.

93. Kucher N, Boekstegers P, Müller O, et al: Randomized controlled trial of ultrasound-assisted catheter-directed thrombolysis for acute intermediate-risk pulmonary embolism. *Circulation* 2013. CIRCULATIONAHA. 113.005544.

94. ACC.14: the 63rd annual scientific session of the American College of Cardiology. 2014.

27 慢性静脉功能不全的管理

Nicolas W. Shammas

周修适 译 王利新 审校

慢性静脉疾病的流行病学和危险因素

　　慢性静脉疾病（chronic venous disease，CVD）是一种影响到浅静脉和深静脉系统的疾病，引起静脉高压和一系列的生化和血管管壁改变，最终导致一系列的病理改变，从简单的毛细血管扩张到晚期的溃疡形成。慢性静脉功能不全（chronic venous insufficiency，CVI）是 CVD 更严重的表现形式，包括下肢水肿、皮肤营养性改变和静脉性溃疡。因为其病程相对缓慢和影响相对较小，以及在医学教育课程中缺少重点关注，这种疾病往往容易被忽视。但是，CVI 对社会影响重大，降低患者的个人生活质量，并且消耗大量的医疗保健费用和资源。

　　CVD 在美国和西欧的患病率较高，但由于对疾病的定义和评估方法不同，实际的患病率仍不清楚。据估计，在美国有 2500 万人患有慢性静脉疾病，有 200 万到 600 万人患有 CVI，近 50 万人患有静脉曲张性溃疡[1]。在 Edinburgh 静脉研究中，随机抽取 1566 名受试者进行横断面研究分析，在男性和女性受访者中，毛细血管扩张和网状静脉丛的患病率分别为 85% 和 80%，静脉曲张患病率分别为 40% 和 16%，踝部水肿患病率分别为 7% 和 16%[2]。各种研究表明，静脉曲张的患病率在男性中为 2%～56%，

在女性中为 1%～60%[3]，并且患病率随年龄增大而增加。Edinburgh 静脉研究利用双功能超声筛查发现，男性静脉反流的发生率为 9.4%，在女性中是 6.6%，在 50 岁以上的人群中，检出率则分别增加到男性 21.2% 和女性 12.0%[4]。皮肤营养性改变也随着年龄的增大而增加，在 30～39 岁人群中，约 1.8% 的年轻女性发现有皮肤营养性改变，而在超过 70 岁的女性中这一比例则达到 20.7%[5]。最后，静脉性溃疡在总人群中占 1%，并且同样随年龄增长而增加[2, 6-7]。

　　Framingham 研究描述了 CVD 的患病率和一定时间内的发病率[8]，每隔 1 年，在总共 16 年期间，受试者都接受了静脉曲张的评估，结果表明男性静脉曲张每年的发生率为 1.97%，女性为 2.6%。Edinburgh 静脉研究[9]的研究结果则表明静脉曲张的年发病率为 1.4%，而且男性和女性的发病率相仿。

　　过往多数研究表明，女性的 CVD 患病率较高，但是最近的几项研究并没有证实这种差异[9-10]。女性可能对静脉曲张有更多的认知并且愿意参加研究，从而导致研究的选择性偏倚。并且这些研究中对于年龄调整后的 CVD 患病率处理并不一致。此外，妊娠是 CVD 的危险因素之一，在统计女性患病率时可能会产生偏倚。种族似乎也与 CVD 有关。San Diego 人群研究中，CVD 在黑色人种和亚洲人群中的患病率比欧洲人群低[11]。另一项研究结果显示，英国女

性患 CVD 的风险比埃及女性高 5 倍[12]。另外，其他与 CVD 有关的危险因素包括肥胖[9, 13]、长时间站立的职业[14]、妊娠[15]、家族史[15] 和下肢外伤史。Edinburgh 静脉研究[9] 表明有静脉疾病家族史的研究对象更有可能罹患静脉曲张（OR 1.75）。另外，肥胖与 CVI 的关系中，年龄调整后的 OR 值为 3.58。另外一项研究[14]，多变量 logistic 回归分析显示女性（OR 2.2）、年龄增加（OR 2.2 ～ 2.8）、静脉曲张家族史（OR 4.9）、多次妊娠（OR 1.2 ～ 2.8）、长时间站立（OR 1.6）、体重（OR 1.2）和身高（OR 1.4）是静脉曲张的独立影响因子。

CVI 是一个明显的直接或间接的社会经济负担。在美国，静脉性溃疡导致每年损失约 200 万工作日的工作时间[16]。法国和瑞典分别每年投入 22.4 亿欧元和 7300 万欧元用于治疗 CVI[17-18]。研究结果显示在德国，住院患者和门诊患者静脉曲张的直接花费分别是 2.5 亿欧元和 2.34 亿欧元，工作时间的减少导致 2.7 亿欧元的经济损失，药物治疗费用高达 2.07 亿欧元[19]。静脉性溃疡也严重影响生活质量，经 2

年随访，溃疡未愈率达到 20%[20]。这些静脉性溃疡导致约 12.5% 的工人提前退休[21]。

静脉解剖和生理

治疗慢性静脉功能不全需要对正常静脉的解剖和生理有一个全面的了解。下肢静脉系统包括浅静脉系统、深静脉系统和穿支静脉系统，后者从脚跟底部到臀部之间多节段分布，连接深浅静脉（图 27-1）。浅静脉系统位于隐静脉间隙中，隐静脉间隙表面与一个高回声隐筋膜交界，后方被肌筋膜包绕，其内包含大隐静脉主干、随行小动脉和隐神经。离开隐静脉间隙的隐静脉称为隐静脉属支。下肢表浅静脉数目众多、相互连接成网络，最终汇入与深静脉系统交通的两个主干：大隐静脉（great saphenous vein，GSV）和小隐静脉（small saphenous vein，SSV）。大隐静脉通过股静脉汇入深静脉，而小隐静脉通常通过腘静脉汇入深静脉。此外，还有一些浅静脉及其属支和深静脉之间通过穿支静脉连接。当讨论到静

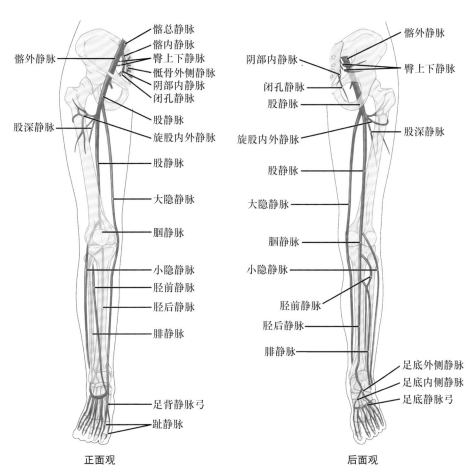

正面观　　　　　　　　后面观

图 27-1 下肢静脉解剖学，正面观和后面观。（Reused with permission from OpenStax CNX. "Circulatory Pathways." Figure：Major veins serving the lower limbs. http://cnx.org/content/m46646/latest/.）

脉系统的解剖时，需要采用被国际静脉造影联合会（Union Internationale de Phlebologie，UIP）接受的和公认的国际术语[22-23]。以下是该共识会议对下肢静脉系统的解剖描述。

下肢浅静脉

大隐静脉

大隐静脉（GSV）是下肢最长的主要浅静脉，起始于足背静脉弓内侧端，经内踝前方，走行于小腿前内侧，在膝关节水平沿胫骨内侧髁后方走行一小段距离。在大腿下段沿前外侧走行，然后往内侧移行到达腹股沟韧带下方，穿过覆盖隐静脉裂孔的筛筋膜，在隐股交界处（saphenofemoral junction，SFJ）汇入股静脉（common femoral vein，CFV）。大隐静脉位于隐静脉间隙中，这个结构在 B 超横向扫描时呈现的图像常被形象地描述为"埃及眼"（图27-2），浅筋膜为"上眼睑"，深筋膜为"下眼睑"，大隐静脉腔为"虹膜"。"眼睛"之外的隐静脉被称为浅静脉属支，虽然它们也能起到大隐静脉主干的作用。大隐静脉有几种解剖变异：可以是单支"眼"内大隐静脉全程走行在隐静脉腔隙，没有较大的属支伴行，也可以是两支平行的大隐静脉走行于隐静脉间隙中（比较少见），也有近端是单支大隐静脉，远端分成多个表浅且大的属支流出"眼"部（人群中发病率为 30%）。另外，大属支平行于大隐静脉走行于隐筋膜间隙之外，在不同水平汇入大隐静脉。

大隐静脉约有 8 ~ 20 个静脉瓣膜，大部分位于与其他静脉的交汇处。其中一个固定的大隐静脉终

端瓣膜位于隐股交界处（SFJ）下方 1 ~ 2 mm。通常，前终端瓣膜位于终端瓣膜前 2 cm，是隐股交界处的远心端边界。在隐股交界处，腹壁浅静脉、旋髂浅静脉、阴部外静脉汇入大隐静脉（图 27-3），这些属支可以分流进入大隐静脉的血液反流。此外，大隐静脉还接受许多属支的回流，一些属支相对较大，如大隐静脉前副支（anterior accessory saphenous vein，AASV）（个体中出现的概率为 41% 且于隐股交界处 1 cm 内汇入大隐静脉）；大隐静脉后副支（posterior accessory saphenous vein，PASV），通常于前终端瓣膜远端汇入大隐静脉。另外，旋股前静脉（anterior thigh circumflex vein）在大腿前部斜行向上汇入大隐静脉或前副支；旋股后静脉（posterior thigh circumflex vein）在大腿后部斜行向上，可能延续于小隐静脉，也可能起始于外侧静脉丛，然后汇入大隐静脉。小隐静脉沿外侧向股部延续入与大隐静脉交通的静脉，其被称为股间静脉（the vein of Giacomini）（图 27-4）。

大隐静脉前副支

大隐静脉前副支在隐股交界处下端从外侧汇入大隐静脉。靠近隐股交界处，前副支与大隐静脉均位于隐筋膜间隙中。通过横断面寻找"眼"征时，通常发现两支静脉，前副支有独立的"眼"征，可通过"并行"征（"alignment" sign）区别前副支和大隐静脉，前副支走行于大隐静脉前外侧，与股动静脉伴行。

大隐静脉后副支

大隐静脉后副支在独立的间隙中，走行于大隐静脉后侧，与大隐静脉平行。后副支并不容易发现，并

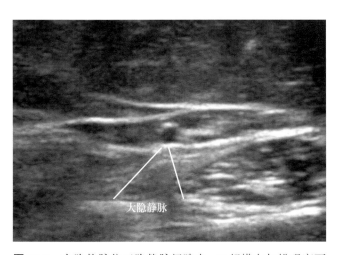

图 27-2　大隐静脉位于隐静脉间隙中，B 超横向扫描观察下的"埃及眼"，浅筋膜为"上眼睑"，深筋膜为"下眼睑"，大隐静脉腔为"虹膜"

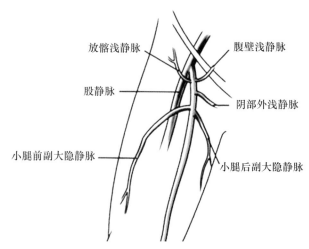

图 27-3　大隐静脉近端属支示意图

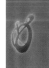

且在隐股交界处以下多节段与大隐静脉交通。后副支可出现于膝关节以上或以下。膝下段与大隐静脉交通部分称为 Leonardo 静脉（Leonardo's vein），或后弓静脉（posterior arch vein），大约出现在 27% 的人群中。

小隐静脉

小隐静脉（small saphenous vein，SSV）起于足背静脉弓外侧端，经外踝后方上行至小腿后面，于腓肠肌内侧头和外侧头之间，全长走行在浅筋膜间隙中。双功能超声横断面扫描中表现为"眼"征，与大隐静脉相似。近端则表现为三角形间隙，表面为浅筋膜，内外侧分别为腓肠肌内侧头和外侧头。小隐静脉通常在隐腘静脉交界处（saphenopopliteal junction，SPJ）汇入腘静脉，但也可能存在解剖变异（图 27-5）。隐腘静脉交界处多数位于腘窝皱褶线以上 2 ～ 4 cm，但也存在许多解剖变异。有些小隐静脉向股部延续，称为小隐静脉股部延续段（thigh extension，TE）。股部延续段存在于约 95% 的人群中，走行于筋膜覆盖的特有的三角形间隙中，表面为浅筋膜，内侧为半腱肌，外侧为股二头肌长头。股部延续段可止于臀下静脉，通过坐骨支或股后外侧穿支与股静脉交通，或经过旋股后静脉与大隐静脉交通。汇入大隐静脉的小隐静脉股部延续段和旋股后静脉也称股间静脉（the vein of Giacomini）。腓肠肌静脉可能并入小隐静脉后一起汇入腘静脉，或者两者可分别直接在隐腘静脉交界处汇入腘静脉。与大隐静脉类似，小隐静脉在靠近腘静脉处有一个终端瓣膜和一个前终端瓣膜，后者通常位于股部延续段下端。

下肢穿支静脉

浅静脉通过穿支静脉，穿过深筋膜与深静脉交通（表 27-1）。目前已发现超过 40 支穿支静脉，这些穿支静脉位于下肢多个水平：足、踝部、小腿、膝关节、大腿和臀部区域（图 27-6），这些穿支静脉是以发现者的名字命名的。目前多数根据这些静脉的位置来描述它们，具体如下：

- 足部穿支静脉（venae perforantes pedis），包括足背、足内侧、足外侧和足底穿支静脉。
- 踝部穿支静脉（venae perforantis tarsalis），包括内侧、前侧和外侧踝部穿支静脉。
- 小腿穿支静脉主要分成四组：
  - 小腿内侧穿支静脉，包括胫旁及胫后穿支

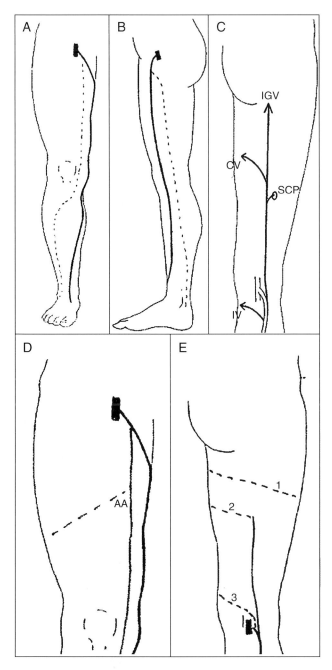

图 27-4 大隐静脉前副支、后副支及小隐静脉股部延续段示意图。**A.** 大隐静脉前副支（虚线）平行走行于大隐静脉（实线）前面。**B.** 大隐静脉后副支（虚线）平行走行于大隐静脉（实线）后面。**C.** 小隐静脉（实线）股部延续段终止于臀下静脉（IGV），可通过交通支与坐骨静脉（SCP）连接，或者通过旋股后静脉（CV）汇入大隐静脉。在小腿处有一支或多支隐间静脉（IV）连接大隐静脉和小隐静脉。**D.** 旋股前静脉（虚线）在大腿前部斜行向上汇入大隐静脉或前副支（AA）。**E.** 旋股后静脉起自外侧静脉丛（1），或是延续于小隐静脉股部延续段（2），或者直接由小隐静脉（3）发出。旋股后静脉在大腿后部斜行向大隐静脉走行。（Reused with permission from Caggiati A，Bergan J，Gloviczki，P et al. Nomenclature of the veins of the lower limbs：an international interdisciplinary consensus statement. J Vasc Surg 36（2）：416-422，2002. www.jvascsurg.org/article/S0741-5214（02）00070-8/abstract.）

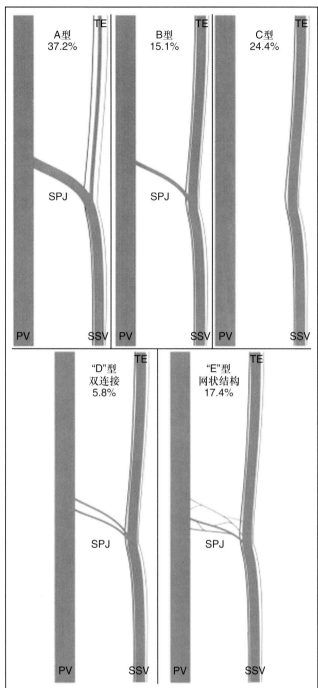

图 27-5　小隐静脉解剖变异。A 型、B 型、C 型是根据 UIP 共识提出的；D 型表示双隐腘静脉连接，E 表示隐腘静脉交界处成网状结构。PV，腘静脉；SSV，小隐静脉；TE，股部延续段。（Reused with permission from Schweighofer G，Mühlberger D，Brenner E：The anatomy of the small saphenous vein：fascial and neural relations，saphenofermoral junction，and valves. J Vasc Surg 51（4）：982-989，2010. www.jvascsurg.org/article/S0741-5214（09）01829-1/fulltext.）

表 27-1　下肢穿支静脉（PV）分组

穿支静脉分组	亚分组
足部	足背，足底，足外侧，足内侧
踝部	前踝，内踝，外踝
小腿	小腿内侧（胫旁和胫后 PV）【连接大隐静脉或其属支到胫后静脉（PTV）】 小腿前部【大隐静脉属支到胫前静脉（ATV）】 小腿外侧【连接外侧静脉丛到腓静脉】 小腿后侧（腓肠肌内外侧，经孖肌 PV【小隐静脉到比目鱼肌静脉】） 跟腱旁 PV【小隐静脉到腓静脉】
膝部	内侧，外侧，髌上，髌下，腘窝
大腿	大腿内侧（股管、腹股沟 PV），大腿前部，大腿外侧，大腿后部（后内侧、坐骨、后外侧和阴部 PV）
臀部	臀上，臀中，臀下

方括号中内容表示穿支静脉连接的浅静脉和深静脉

静脉（paratibial and posterior tibial），胫旁穿支静脉连接大隐静脉或其属支，与胫后静脉（posterior tibial vein，PTV）交通。胫后穿支静脉连接大隐静脉后副支膝下段与胫后静脉。这些穿支静脉根据位置分为上、中、下胫后穿支静脉。

- 小腿前穿支静脉连接大隐静脉前属支与胫前静脉（anterior tibial veins，ATV）。
- 小腿外侧穿支静脉连接小腿外侧静脉丛和腓静脉（peroneal veins）。
- 小腿后侧穿支静脉包括腓肠肌内侧穿支、外侧穿支、经孖肌交通支（连接小隐静脉与比目鱼肌静脉）和跟腱旁交通支（连接小隐静脉和腓静脉）。
- 膝部穿支静脉（venae perforantes genus）包括膝部内侧交通支、外侧交通支、髌上交通支、髌下交通支、腘窝交通支。
- 大腿穿支静脉（venae perforantes femoris）分为如下几组：
  - 在大腿内侧处是股管交通支和腹股沟交通支，连接大隐静脉或其属支和股静脉。
  - 大腿前部交通支。
  - 大腿外侧交通支。
  - 大腿后侧交通支，包括后内侧交通支、坐骨交通支、后外侧交通支和阴部交通支。
- 臀部穿支静脉（venae perforantes glutealis）被分为上部交通支、中间交通支和下部交通支。

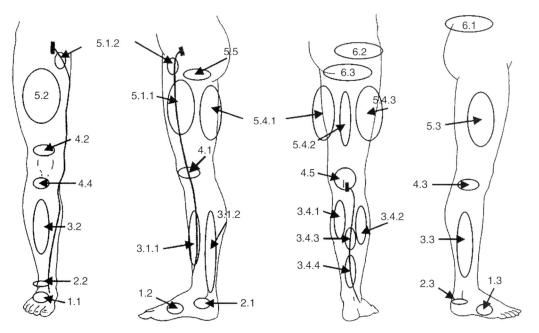

图 27-6 主要穿支静脉（PV）的分布示意图。**足部 PV**：1.1，足背 PV；1.2，足内侧 PV；1.3，足外侧 PV。**踝部 PV**：2.1，内踝 PV；2.2，前踝 PV；2.3，外踝 PV。**小腿 PV**：3.1.1，胫旁 PV；3.1.2，胫后 PV；3.2，小腿前部 PV；3.3，小腿外侧 PV；3.4.1，腓肠肌内侧 PV；3.4.2，腓肠肌外侧 PV；3.4.3，经孖肌 PV；3.4.4，跟腱旁 PV。**膝部 PV**：4.1，膝内侧 PV；4.2，髌骨上 PV；4.3，膝外侧 PV；4.4，髌骨下 PV；4.5，腘窝 PV。**大腿 PV**：5.1.1，股管 PV；5.1.2，腹股沟 PV；5.2，大腿内侧 PV；5.3，大腿外侧 PV；5.4.1，大腿后内侧 PV；5.4.2，坐骨 PV；5.4.3，大腿后外侧 PV；5.5，阴部 PV。**臀部 PV**：6.1，臀上 PV；6.2，臀中 PV；6.3，臀下 PV。（经允许引自 Caggiati A，Bergan J，Gloviczki P，et al：Nomenclature of the veins of the lower limbs：an international interdisciplinary consensus statement. J Vasc Surg 36（2）：416-422，2002. www.jvascsurg.org/article/S0741-5214（02）00070-8/abstract.）

深静脉系统

深静脉位于肌筋膜深处的肌筋膜腔内，包括主干静脉和肌内静脉。深静脉接受所有静脉回流，最终流入右心房。下肢主要的主干静脉包括腘静脉（popliteal vein，PV），腘静脉上行经过大收肌孔后延续为股静脉（common femoral vein，CFV），股静脉上行并在腹股沟水平接受股深静脉汇入，延续为髂静脉，进而上行至下腔静脉流入右心房。

肌内静脉窦汇合形成静脉丛，主要分布在腓肠肌和比目鱼肌中。腓肠肌内外侧静脉汇合形成主干后上行 1～4 cm 后经过腘窝汇入腘静脉，或在隐腘静脉交界处汇入小隐静脉，也可能同时汇入腘静脉和小隐静脉。比目鱼肌静脉合成一个或多个主干最终流入胫后静脉或腓静脉。腓肠静脉（sural veins）指的是内侧和外侧腓肠肌静脉、比目鱼肌静脉和经孖肌静脉，后者连接小隐静脉走行于腓肠肌肌头间。

正常静脉生理学

静脉系统通常含有多达 70% 的系统血容量，作为一个低流量、低压力的管腔将血从毛细血管床回流到心脏。下肢血液回流需要克服静水压的影响，因此需要一系列的肌肉泵和瓣膜协同作用来完成。下肢肌肉，最主要的是小腿肌肉收缩，加上足部和大腿肌肉的协助，增加筋膜间隙的压力，压迫下肢小腿部肌内静脉和静脉丛，驱使静脉克服静水压向上回流。下肢深浅静脉系统中存在一系列的单向二叶瓣膜，瓣膜关闭阻止血液反流至腿部，确保静脉血液回流至心脏[24]。穿支静脉中的瓣膜同样可以防止深静脉的血液回流至浅静脉中。股静脉通常只有一个瓣膜，下腔静脉和髂总静脉没有瓣膜，另外，少数髂外静脉可以发现有一个瓣膜。瓣膜分布在腹股沟水平以下的静脉多个水平，越远端肢体如膝下的分布密度则越高。

静息状态下直立位的静脉压大约为 80～90 mmHg。走路时小腿肌肉收缩，促进静脉回流，引起静脉压下降至 15～30 mmHg。当肌肉松弛时，静脉系统被毛细血管血流缓慢地重新填满（超过 20 s），瓣膜打开，静脉血管充盈（图 27-7），形成一个有梯度静脉

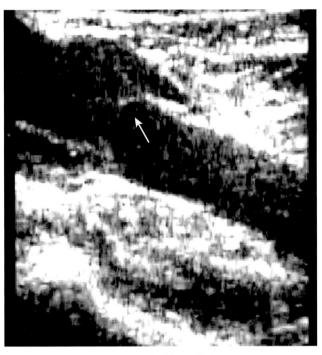

图 27-7 静脉瓣（箭头）

压的血管腔道。一个正常的瓣膜系统，肌肉收缩可以快速排空静脉，没有反流，引起静脉压快速下降超过 50% 以上[25]。

慢性静脉功能不全（CVI）的病理生理学

任何原因引起的下肢静脉高压，导致血液回流受阻是 CVI 主要的病理生理机制，包括深或浅静脉、穿支静脉瓣膜功能不全导致血液逆向回流，深静脉阻塞也可能引起静脉高压。此外，肌肉泵功能障碍会减少静脉血液流动，与静脉反流一起成为静脉性溃疡的主要原因之一。深静脉瓣膜功能不全时，反流的血液再灌注导致静脉压迅速升高（短于 10 ～ 20 s），并且运动后静脉压很快又恢复到一个较高的状态，降低的程度小于 50%[25]。长时间静脉高压引起静脉微循环功能异常，从而发展成慢性静脉功能不全。

浅静脉系统瓣膜功能不全可能是由于血管壁或先天性瓣膜的薄弱引起的，也可继发于外伤、内分泌因素、血栓性静脉炎或静脉高压[26]。瓣膜功能不全引起深静脉向浅静脉反流常发生在隐股交界处（SFJ）或隐腘静脉交界处（SPJ），也可发生在功能不全的穿支静脉。另外，静脉血液可以经股间

静脉从大隐静脉、会阴静脉、大腿穿支静脉反流至小隐静脉，从隐腘静脉交界处反流至大隐静脉或大腿后部静脉[22]。深静脉部分或完全阻塞也可引起血液回流，包括深静脉血栓形成、狭窄或外源性压迫。髂血管受压引起狭窄阻碍血液回流，导致静脉高压、静脉扩张和反流，这往往是一个容易被忽视的因素[27]。最后，肌泵功能障碍是静脉性溃疡的一个重要因素，肌泵功能障碍合并反流是静脉性溃疡重要的危险因素。良好的肌泵功能可以减少严重静脉反流患者发生静脉性溃疡的机会，相反，肌泵功能障碍会加重轻度静脉反流患者发生静脉性溃疡的风险[28-29]。

下肢静脉高压传递到微循环导致静脉微循环障碍。疾病进展早期，由于毛细血管通透性增加，荧光素钠（NaF）溢出毛细血管床，形成光圈。随着 CVI 进展，毛细血管栓塞，导致毛细血管密度降低，尤其是在溃疡边缘，经皮氧分压降低。剩余的毛细血管延伸、扩张和扭曲，导致内皮间隙增宽、毛细血管通透性增加。大分子物质溢出进入毛细血管外间隙，导致慢性炎症和水肿，最终引起皮肤营养性改变和溃疡。另外，严重的 CVI 存在淋巴管网的损害、淋巴微循环通透性增加，表明存在淋巴微血管病变[30]。局部神经纤维功能丧失也可能会发生。

关于静脉微血管病如何引起静脉性溃疡有几种假说，Browse 和同事[31] 提出纤维蛋白套形成假说，核心机制是纤维蛋白原渗出至外周毛细血管间隙。纤维蛋白套形成被认为会增加氧气弥散屏障。但是纤维蛋白套并不是静脉性溃疡时特有的发现，并且不会明显造成氧气弥散受损[30]。另外一个假说是毛细血管内白细胞捕获，白细胞受限于血流缓慢的毛细血管或毛细血管后小静脉中，引起炎性介质和蛋白酶释放，从而造成内皮损伤[32]。最后，漏出的生长因子受限于毛细血管外间隙，妨碍受损的毛细血管床修复[33]。

慢性静脉功能不全的评估与分级

慢性静脉疾病（CVD）包括一系列疾病：从毛细血管扩张，到皮肤色素沉着，再到静脉溃疡。慢性静脉功能不全（CVI）通常表现为更严重的 CVD 形式，表现为下肢水肿、皮肤营养性改变和静脉性溃疡。

CVI 的初步评估包括完整的病史和体格检查[34]。CVI 常见的症状包括下肢沉重不适感、肿胀感、皮肤瘙痒、肌肉痉挛、下肢不自主运动和刺痛感，这些症状可因长时间站立而加重，抬高下肢至心脏水平后会使症状减轻，这些症状在一天中随时间推移逐渐加重，晨起下地站立前较轻。需要在病史中记录日常活动对症状的影响以及对早期治疗的反应比如弹力袜的效果如何。还有，CVD 的危险因素如年龄、体重、身高、长时间站立、家族史、外伤、下肢深静脉血栓病史、多次妊娠和种族都需要加以确认。对于幼年有静脉曲张病史需要重点关注，因为这可能与一些与血管发育不全相关的罕见遗传性疾病有关，如 Klippel-Trénaunay-Weber 综合征[35]。CVI 需要与一些疾病如肌腱炎、关节炎、神经病变和动脉功能不全相鉴别，完整的病史采集和体格检查有助于疾病鉴别。

体格检查需要在温暖、光线充足的地方，患者站立位的情况下进行，检查包括下肢从腹股沟到足部的整个范围。视诊检查皮肤表面有无异常静脉膨出、皮肤改变和溃疡，需要通过画图来详细记录这些改变的位置，表明病变在前面、后面，正面还是侧位。在大隐静脉、小隐静脉走行位置和隐股以及隐腘交界处触诊可发现额外的静脉曲张、皮下条索和通过体检才能发现的异常等。隐股交界处（SFJ）在咳嗽时可触及震颤（咳嗽激发试验）表明 SFJ 水平的血液反流。另外，在对 SFJ 触诊时，叩击远端大隐静脉可感受到搏动的传递表明大隐静脉存在扩张；而叩击 SFJ 时其远端大隐静脉感受到搏动传递则表明血液在 SFJ 存在反流（tap 试验）[36]。但是这些检查缺乏良好的敏感性。大隐静脉瓣膜功能试验（"Brodie-Trendelenburg 试验"）可以帮助区分深、浅静脉反流。试验时，患者取仰卧位，抬高腿 45°，用手从脚往大腿加压排空血管，用止血带绑在大腿中上部靠近腹股沟处，然后恢复直立体位，如果 20～30 s 后未见明显曲张静脉充盈，提示穿支静脉瓣膜功能良好，松开止血带后静脉迅速充盈提示存在浅静脉功能失调。这项试验敏感性较高，但是对区分是浅静脉或者穿支静脉反流特异性较差[36]。另一项可以在诊室进行的检查是深静脉通畅试验（"Perthes 试验"），在直立位将止血带绑在膝下水平，让受试者脚跟抬高 10 次，如果曲张静脉排空表明穿支静脉功能良好，反流水平位于止血带上方，另一方面，

止血带下方静脉曲张扩张程度增加，显示静脉交通支功能不全，此外，反复抬高脚跟后出现臀部疼痛表明可能存在下肢静脉血栓。这些物理检查已经被下肢双功能多普勒超声广泛取代，后者可更准确地确定静脉反流的位置。

病史和体格检查完成后，需要对疾病进行临床分类，1994 年美国静脉论坛提出了 CEAP（Clinical, Etiologic, Anatomic, and Pathophysiology）分类系统，根据临床表现、病因学、解剖学和病理生理学进行分类，这个系统于 2014 年进行了修订[34]。临床表现总共分为无可见的静脉疾病症状到活动性溃疡 7 个临床等级，这个分级也体现了静脉疾病的发展过程。病因学、解剖学和病理生理学分类则需要额外的解剖和功能测试，这将在后面讨论。CEAP 分类系统见表 27-2，临床表现则如图 27-8 至图 27-11 所示。

静脉临床严重程度评分（venous clinical severity score，VCSS）[37]（表 27-3）的设计是用来完善 CEAP 的分类，提供一个客观方法来评估静脉疾病的严重程度，和评估治疗后结果。VCSS 的优点在于它的动态性，它能提供疾病过程中疾病严重程度的动态变化，尤其是用于相对严重的静脉疾病（Ⅳ级到Ⅵ级）时。

静脉疾病严重程度评分（venous severity score，VSS）是另外一个评价静脉疾病程度的系统，VSS 的组成包括静脉临床严重程度评分（VCSS）、静脉段疾病评分（venous segmental disease score，VSDS）和静

表 27-2　CEAP 分类临床分级（C）

等级	描述
C 0	无可见的静脉疾病症状
C 1	毛细血管扩张（皮内、小于 1 mm、平、红色血管）、网状静脉扩张（皮下、1～3 mm、平、浅蓝色）或小静脉扩张（高出皮面、1～2 mm、蓝色）
C 2	静脉曲张（直径≥3 mm）
C 3	踝部水肿
C 4	皮肤或皮下组织改变
	C4a：色素沉着或湿疹
	C4b：皮下脂肪硬化症或白斑萎缩
C 5	愈合期溃疡
C 6	活动性溃疡

CEAP 分类系统，根据临床表现（Clinical）、病因学（Etiologic）、解剖学（Anatomic）和病理生理学（Pathophysiology）进行分类

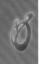

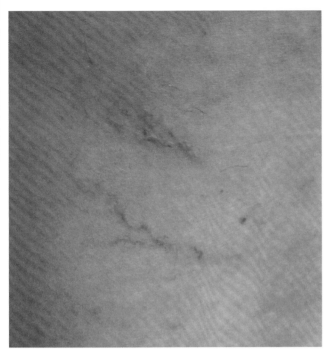

图 27-8　CEAP 分级 C1：毛细血管扩张或网状静脉扩张

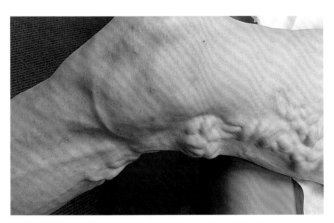

图 27-9　CEAP 分级 C2：静脉曲张明显

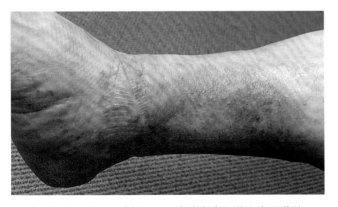

图 27-10　CEAP 分级 C4b：皮肤色素沉着和白斑萎缩

脉功能不全评分（venous disability score，VDS）[38]。VSS 用来评估治疗中或比较不同治疗模式症状的纵向改变，作为对 CEAP 系统的补充。

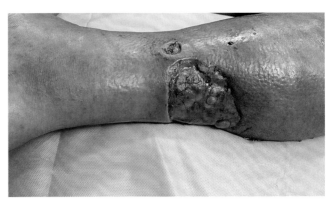

图 27-11　CEAP 分级 C6：未愈合的静脉性溃疡

慢性静脉功能不全的解剖及生理学检查

有多项解剖与生理学检查可以用于诊断和了解慢性静脉功能不全的病因，目前在诊室最实用和常用的是多普勒超声检查，其次是容积描记法。

下肢静脉多普勒超声

下肢静脉多普勒超声（Duplex venous ultrasound，DU）已成为最常用的静脉疾病诊断和评估手段，包括下肢深静脉血栓和浅静脉疾病。本部分重点介绍静脉多普勒在诊断、评估慢性浅静脉疾病中的应用。在评估浅静脉反流时，常规检查深静脉，目的是排除深静脉血栓、评估深静脉反流、协助诊断潜在的髂静脉压迫[39]。

频谱多普勒可以用于确定深、浅静脉反流程度（图 27-12）。评估深静脉反流采用仰卧位，头部抬高 10°～15°。评估浅静脉反流时取站立位，重心放在非被测肢体上，被测肢体的脚跟需要放平于地面上以免小腿肌肉收缩。浅静脉和小腿深部静脉反流时间大于 500 ms 视为反流异常，而股总静脉、股静脉、腘静脉则是大于 1000 ms。穿支静脉反流大于 350 ms 视为异常[40]，但在临床上一般大于 500 ms 再进行干预。由于反流的严重程度与临床表现之间没有标准化的对应关系且变化较大，一般报告用反流时间来描述，而不是用反流的严重程度如轻度、中度或者重度来进行描述。首先应明确小隐静脉的情况，包括其与腘静脉的关系，以及其向大腿方向延伸的终点。然后是大隐静脉及其属支，大约有 2% 的慢性静脉疾病患者可见双大隐静脉[41]。通常在隐股交界处、大腿中段、膝关节上下进行反流和内径测量，

表 27-3　静脉临床严重程度评分（VCSS）

属性	无 = 0	轻 = 1	中 = 2	重 = 3
疼痛	无	偶发，活动未受限	每天，活动中度受限，偶用镇痛药	每天，活动严重受限，常规使用止痛药
≥ 3 mm 静脉曲张	无	散在，单支血管曲张	多发，仅小腿或大腿	广泛的，累及小腿和大腿
静脉水肿	无	仅足踝部	踝部以上，膝部以下	膝部以上
皮肤色素沉着	无或局部	局限于踝部	弥散分布，小腿下 1/3 大部分	范围更广，超出小腿下 1/3 以上
炎症	无	轻度，溃疡边缘	中度，小腿下 1/3 大部分	严重，超出小腿下 1/3 以上
硬结	无	局限于踝部周围 < 5 cm	小腿下 1/3 大部分	超出小腿下 1/3 以上
溃疡数	0	1	2	≥ 3
溃疡期	无	< 3 个月	> 3 个月，< 1 年	> 1 年未愈合
最大溃疡范围	无	< 2 cm	2 ~ 6 cm	> 6 cm
加压治疗	没有	间断使用	大部分时间	依从性好：压力袜

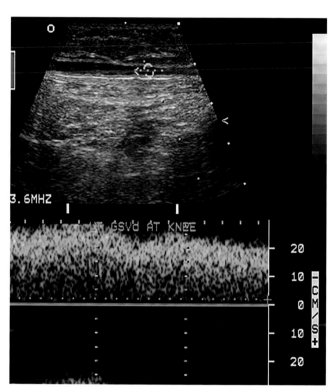

图 27-12　多普勒超声显示大隐静脉反流

接着评估沿大隐静脉走行的前副支和后副支，同时至少一半以上的属支都应该常规进行检查[42]。最后检查穿支静脉，特别是已愈合和进行性静脉溃疡区域对应的穿支，全面的穿支静脉检查意义较小。穿支静脉直径大于 3.5 mm 并且反流大于 500 ms 对静脉溃疡的患者有特别重要的意义，因为这些穿支静脉往往是临床干预的目标。这些测量和标记的数据最后绘成穿支静脉图像，用于帮助诊断和指导治疗。

多普勒超声检查还可以发现腘窝其他病变，如动脉瘤、肿瘤或者 Baker 囊肿。此外，静脉超声还可以监测腔内射频的治疗效果以及血管反流的进展情况。美国静脉论坛（American Venous Forum，AVF）推荐多普勒超声作为可疑 CVI 患者的首选检查。如果成功的射频消融治疗后症状复发，多普勒超声也被推荐用于随访。如果治疗后没有复发，则不推荐常规采用超声进行随访。

容积描记法

容积描记法提供下肢静脉功能信息，是下肢静脉诊治中对超声检查的补充[43-44]。容积描记法定量评估肢体的血容积变化。空气容积描记法（air plethysmography，AP）通过用一个充气袖带紧密缠绕在肢体上来测量一个较大区域体积的变化情况，这种方法相对方便且费用较低。检查过程中，患者先采取仰卧位，45° 抬高下肢 5 min 使静脉排空，将充气带置于膝下并充气，使压力升至 6 mmHg，患者随即转至站立位，静脉通过正向的动脉血流和反流的静脉血流灌注充盈，这时静脉容积（VV）描记曲线会逐渐上升达到一个平台，记为最大静脉容积［maximum venous volume（ml）］，到达 90% 的 VV 所需时间记为 90% 充盈时间［VFT90（s）］，计算得出静脉充盈指数（venous filling index，VFI），定义为站立位每秒体积增加率，单位为毫升每秒［VV/VFT90（ml/s）］。接下来患者背屈踝部使得腓肠肌收

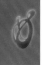

缩，体积的减少记为射血体积（ejection volume，EV），计算得出射血分数（ejection fraction，EF），随即计算出腓肠肌收缩的射血分数（EF = EV/VV×100）。在获得 VV 数值后，连续做 10 次踮脚尖动作，此时测量得到的数值为剩余体积（residual volume，RV），根据公式（RVF = RV/VV×100）计算得出剩余体积分数（residual volume fraction，RVF）（图 27-13）。

VFI 越高提示反流越严重，与 CEAP 分级为 2 级的患者的临床严重程度成正相关[45-46]，但是，高于 2 级的临床症状并不与血流动力学正相关。VFI 大于 5 ml/s 与深静脉与穿支静脉反流相关[44]，大于 7 ml/s 则是严重深静脉反流的危险因素[47]，高度提示静脉溃疡可能。VFI 可用于预测多系统（浅、深、穿支静脉）反流[48]。VFI 大于 6.68 ml/s 与三静脉系统功能不全相关，而 4.5 ml/s 则与双静脉系统功能不全相关，随着累及静脉系统的数量的增加，临床严重程度也增加。但是，对于有严重 CVI 特别是静脉溃疡的患者，AP 的检查结果可能是不准确的[44]，EF 和 RVF 值是小腿肌肉功能的良好指标，但是与临床严重程度相关性不强，也不能区分不同类型的

反流[44]。

浅静脉功能不全的治疗

CVI 是一种进展性疾病[49]。处理所有反流的病变血管有助于改善症状和预后。起初一般认为反流是向下发展的，从股静脉或隐股交界处往远端发展。目前已有多项研究表明血管病变可以发生在任何水平，可引起隐股交界近端正常情况下的节段性反流[50-51]。事实上，多数反流发生在下肢，不累及隐静脉交界处[52]，特别是小于 30 岁的年轻患者，静脉反流累及隐静脉交界处相较于大于 60 岁患者少。该研究也表明 44% 的下肢静脉曲张也具有正常的隐静脉[53]。此外，从 Giacomini 静脉往大隐静脉的逆行反流会导致大隐静脉反流，不累及隐股交界处；穿支静脉反流会引起隐静脉多节段反流。

深浅静脉反流常常一起出现。浅静脉功能不全可引起深静脉反流[54-55]，研究发现 94% 患者接受浅静脉消融后，深静脉系统反流也相应得到解决（Sales CM，1996）。此外，完整的大隐静脉剥脱可

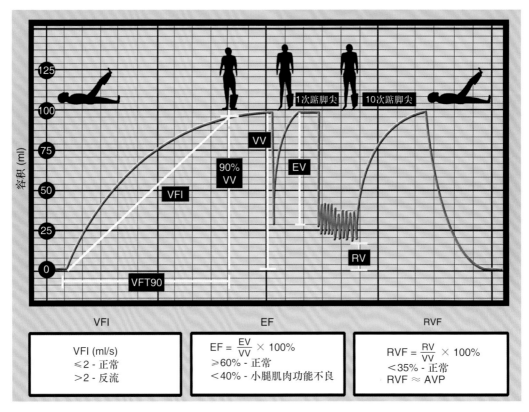

图 27-13　空气容积描记法。VFI = VV/VFT90（ml/s）。射血分数（EF）= EV/VV×100。剩余体积分数（RVF）= RV/VV×100。EF，射血分数；EV，射血体积；RV，剩余体积；RVF，剩余体积分数；VFI，静脉充盈指数；VFT90，90% 静脉充盈时间（s）；VV，静脉容积；AVP，动态静脉压。（Reused with permission from J Physiol 374（Suppl）：1P-16P，1986，page 11P，figure 1B，Wileyonline Publication.）

以显著减少深静脉反流，相反，不完全的大隐静脉剥脱则与新发深静脉反流相关[56]。如果下肢肿胀或溃疡与反流程度不相符，需要排除有无髂静脉压迫。另外，如果只是下肢单侧肿胀伴有深浅静脉反流，在治疗前需要先排除深静脉血栓和髂静脉压迫（图27-14）。DVT 引起股腘段静脉无血流或严重的髂静脉压迫都应该认为是浅静脉消融的禁忌证。静脉性跛行，尤其伴有活动后一侧下肢静脉压相比对侧下肢增加 3 倍以上，需要考虑髂静脉压迫可能[57]。多普勒超声中，一侧股静脉相位下降同样提示髂静脉压迫可能[58]，CT 静脉造影（CTV）或磁共振静脉成像（MRV）可协助明确诊断，但是髂静脉压迫最可靠的检查是腔内超声。

对于浅静脉反流首选的初期治疗是加压治疗，如果非手术治疗后症状仍持续，则进一步的治疗通常需要消融或手术治疗，后面章节将会详细介绍各种浅静脉反流和 CVI 的治疗方法。

加压治疗

加压治疗可以显著改善 CVI 患者下肢不适、水肿、溃疡等症状，这种方法从古代即被开始应用，目前仍是早期 CVD 常规治疗手段[59]，其目的是提供压力对抗静脉高压，促进静脉回流，减少水肿，促进溃疡愈合。目前有各种加压装置，包括弹力绷带、弹力袜、间歇式充气压力泵等。加压治疗可用于 CEAP 所有分级和淋巴水肿的患者。另外，加压治疗也经常用于预防 DVT 和减少血栓后综合征（post-thrombotic syndrome）的发生[60]。

加压治疗前必须通过检查排除严重动脉功能不全，对于踝肱指数（ankle brachial index，ABI）低于

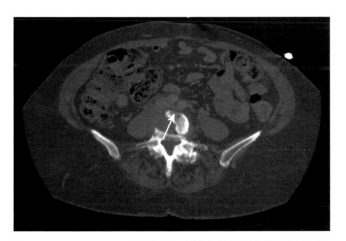

图 27-14 May-Thurner 综合征：左髂静脉受到右髂动脉压迫

0.5 的 CVI 患者禁忌使用。对于 ABI 在 0.5～0.7 之间的 CVI 患者，需要考虑降低治疗的压力[61]。加压压力可以分为轻（低于 20 mmHg）、中（20～40 mmHg）、强（40～60 mmHg）、极强（60 mmHg 及以上）[62]。症状越差，治疗需要的压力就越高，在可耐受并且没有禁忌情况下，一般使用超过 40 mmHg 的压力治疗静脉性溃疡的 CVI 患者。然而，对于治疗下肢不适和水肿所需要的压力仍有争议。一项基于随机对照试验的 meta 分析表明，对于这类患者使用弹力袜，对比 10～20 mmHg 压力的治疗效果，超过 20 mmHg 的压力没有更多的优势，而低于 10 mmHg 的压力则不能明显减轻症状[63]。近年来，向上逐级加压的概念被提出，弹力袜可分为向上逐级加压（最高压力在小腿）和向上逐级减压（最高压力的踝部）。一项随机试验使用向上逐级加压的弹力袜，3 个月后的随访结果表明，使用向上逐级加压对缓解疼痛和沉重感更有效，并且没有 DVT 和溃疡形成[64]。

无论是绷带还是弹力袜，可分为有弹性的（静息状态压力较高，肌肉收缩时压力较低）和硬性/非弹性的（静息状态压力较低，肌肉收缩时压力较高），也可以是单层或多层的。如果是多层的，它可以是弹性和非弹性的组合。一般来说，绷带通常用于疾病进展期（淋巴水肿、溃疡、过度肿胀），或者无法耐受弹力袜的患者。绷带提供的压力是可调节的，取决于绑带放置者，弹力袜可以提供可靠的加压压力，一般用于防止水肿、疾病进展以及溃疡。对于大腿弹力袜和小腿弹力袜的治疗效果的比较则缺乏研究数据。除了静态加压，动态加压联合按摩淋巴引流的方法被用于治疗原发和继发性淋巴水肿[59]。动态加压使用间断充气来增加静脉回流、改善水肿，通常用于不能耐受弹力袜和绷带，或者肌肉功能较差以及严重周围动脉疾病的患者[62]。

腔内热消融治疗

腔内消融包括热能和非热能的方法，腔内热消融（endovascular heat ablation，EVHA）是一种治疗隐静脉反流非常有效的技术，具有恢复快、并发症较少的优点，已经逐渐取代手术剥脱的传统方法。它包括腔内激光消融（endovascular laser ablation，EVLA）和腔内射频消融（endovascular radiofrequency ablation，EVRA），在欧洲还有蒸汽消融的方法，但是这种方法在美国没有被批准。

腔内激光消融

腔内激光消融通过热量对静脉血管造成损伤，具体机制仍不是很清楚[65]。目前的激光使用持续式能量释放模式取代上一代的脉冲式模式，输出能量引起损伤取决于以下几个因素（图 27-15），包括能量输出功率（W/s 或 J/s）、光纤回撤速度（cm/s）和静脉管径，其他因素包括激光波长、与静脉壁的接触以及光纤类型（头端带保护光纤和裸头光纤），这些因素仍需要研究进一步证实。通常，在激光治疗中常使用每厘米释放的焦耳数作为单位，也称为线性静脉内能量密度（linear endovenous energy density，LEED），根据激光输出功率和光纤回撤速度计算得出（LEED＝输出功率/回撤速度）。因此，低功率、低回撤速度的 LEED 和高功率、高回撤速度可能相同，所以，如果仅记录激光使用时的 LEED 可能会在不同的激光设备之间得到类似的结果从而有误导的可能[66]。

激光通过血管壁内的血红蛋白和水传递能量并且与激光波长有关，静脉内的水对波长较长的激光（1319 nm、1320 nm、1470 nm）亲和力较强，红细胞则对波长较短的激光（810 nm、940 nm、980 nm）亲和力强，能量可通过光纤头端与管壁的直接接触传递（老一代使用裸光纤的脉冲激光，因此常引起穿孔），或者较短的波长通过红细胞介导后于静脉内形成蒸汽泡，从而传递热量[66]。所以，使用头端带保护的长波长激光由于与管壁直接接触较少，理论上可以产生理想的能量密度（LEED，J/s），因此较少引起术后瘀斑和不适感[67-68]。激光波长的重要性仍需要进一步验证。一项研究使用相同的 LEED

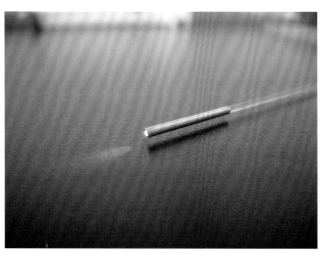

图 27-15　NeverTouch 激光纤维头端（Angiodynamics 提供）

和输出功率，对比发现使用 1320 nm 波长激光比使用 810 nm 波长激光，术后的疼痛和瘀斑发生率较低[69]，他们认为波长较长的激光主要造成血管壁热损伤和纤维化，而波长较短的激光容易造成红细胞破坏和血栓形成。目前研究表明，消融采用的有效 LEED 介于 60 J/cm 到 100 J/cm[70-72]。另外也有研究表明 1470 nm 的激光在低 LEED（20～30 J/s）时也有治疗效果[67]。

与手术结扎与剥脱相比，激光治疗同样可以减少术后反流和改善生活质量，但是传统手术术后更常见血肿而激光治疗则常见瘀斑。另外，激光消融术 2 年后再次手术的比例稍高一些[73]。

腔内射频消融

射频消融术，也称为 Venefit 手术（以前称为 VNUS 静脉闭合手术），应用 Closure FAST 系统（Covidien，Minnesota），肿胀麻醉下将导管送至大隐静脉或小隐静脉。射频能量导致血管壁热损伤和炎症、纤维化收缩直至血管闭合，其机制是使用电极直接作用于静脉壁释放射频能量，与静脉壁直接接触，经热传导导致血管内皮损伤，胶原蛋白变性，最终纤维化使静脉闭合及血管内血栓形成[74]。

射频消融对大隐静脉、小隐静脉和穿支静脉都相当有效。EVOLVeS 前瞻性随机试验结果表明射频相对传统剥脱手术具有创伤小、恢复快的特点。该研究随访 2 年，射频消融术后大隐静脉仍保持闭合，与传统手术结果没有明显差异，41% 的大隐静脉由于逐渐闭合而无法检出（超声下无法发现）[75]。相对于 EVLA，尤其是早期激光消融技术，EVRA 在术后 2～3 周较少发生瘀斑和疼痛。最近一项随机研究[76]也表明，与 1470 nm 激光消融相比，射频消融有术后疼痛少和恢复快的特点。在 1 年后随访中，激光消融和射频消融术后大隐静脉仍通畅的未闭合率只有 5.8% 和 4.8%[76]。

射频消融术后并发症包括不适感、迷走神经反应、心律失常、隐神经痛、感觉异常、血肿、血栓性静脉炎、深静脉血栓形成（小于 1%）[77]和感染等。感觉异常通常是轻微和一过性的，占 2%～23%。射频热引起的隐股交界处或隐腘静脉交界处的血栓形成（endovenous heat induced thrombosis，EHIT）（图 27-16）很少会引起肺栓塞。加大起始消融点距隐股交界处的距离（2～2.5 cm）可以减少 EHIT 的发

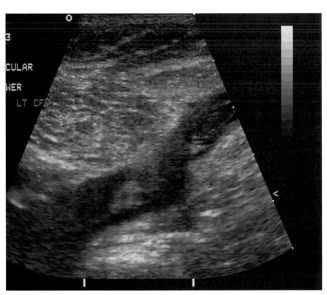

图 27-16 从大隐静脉（GSV）延伸至深静脉系统的腔内热诱导所致血栓

生[78]。EHIT 的其他危险因素包括血栓形成倾向、麻醉导致术后下床活动时间推迟以及操作技术不佳等。通常，如果栓子没有进一步往深静脉发展则只需要保守治疗和严密的静脉超声随访，确保栓子自行溶解或不进展至深静脉系统。如果栓子累及深静脉，则建议抗凝治疗，并密切超声随访直至栓子溶解。

蒸汽消融

CermaVein（France）近几年研发了腔内蒸汽消融（EVSA），利用 120℃ 热蒸汽消融隐静脉。手术在肿胀麻醉下进行，利用产蒸汽导管产生脉冲式蒸汽，传递热能。CermaVein EVSA 的优点是导管尺寸小，柔顺性好，可以用于扭曲的隐静脉。实验模型表明，每厘米 1 个蒸汽脉冲的治疗效果各异，治疗效果不明显，需要达到每厘米 2～3 个蒸汽脉冲才足够[79-80]。另外，也有实验结果显示 EVSA 术后的组织病理改变与 EVLA 和 EVRA 类似，而且对静脉壁的损伤程度较高而对静脉周围组织损伤程度较低[81]。关于 EVSA 的实验结果有限，仍需进一步研究。

非热损伤消融治疗

非热能的方法包括硬化剂治疗（分为液态硬化剂或泡沫硬化剂，超声引导或非超声引导），经导管硬化剂注射疗法（catheter-assisted balloon sclerotherapy，CABS），机械化学消融（mechanochemical endovenous

ablation，MOCA），以及氰基丙烯酸酯黏合法。这些非热损伤方法的目的是减少热相关并发症，如疼痛、皮肤烧伤、神经损伤尤其是小隐静脉消融引起的腓肠神经损伤。

硬化剂治疗

硬化剂治疗是指将硬化剂注入静脉腔内，最常用于治疗小静脉如网状静脉和毛细血管扩张，但在临床上也可用于治疗深部的隐静脉（超声下）、非隐静脉的静脉属支、治疗不完全的隐静脉等各种类型的病变静脉。硬化剂治疗也用于治疗小隐静脉治疗后的穿支静脉持续功能不全，从而促进静脉性溃疡愈合[82]。硬化剂分为液态硬化剂（主要用于小静脉如网状静脉和毛细血管扩张）和泡沫硬化剂（主要用于大静脉治疗）。超声引导下硬化剂治疗静脉主干及其属支静脉曲张是一种有效的方法[83-84]。泡沫硬化剂相对于液体硬化剂的优点是治疗所需的剂量较小、无血液稀释、在超声下能见度较高以及在静脉内分布均匀[85]。

硬化剂治疗引起内皮损伤和血栓形成，最终导致纤维化和静脉闭塞。硬化剂治疗的禁忌证包括：

- 对硬化剂过敏
- 孕期
- 下肢淋巴水肿
- 高血栓因素（既往 DVT 病史、肺栓塞、肿瘤、血栓形成倾向、活动性浅静脉血栓形成）
- 有临床症状的右向左分流性心脏病
- 既往硬化剂治疗后出现神经事件
- 相对禁忌证包括多种药物或非药物过敏史和先兆偏头痛史。

硬化剂治疗并发症包括：

1. 神经系统症状［偏头痛、短暂性视物模糊、短暂性脑缺血发作和卒中（0.01%）、感觉运动神经损伤（0.2%）］。

2. 局部症状［组织坏死、表浅血栓性静脉炎（4.4%）、邻近动脉血管痉挛、肿胀和水肿（0.5%）、色素沉着（10%～30%）、荨麻疹（15%～24%）、皮肤刺激症状］。

3. 全身症状［过敏反应、DVT（1%～3%）和肺栓塞］[86-90]。

目前常用硬化剂包括[91]（表 27-4），清洁剂型硬化剂：十四烷基硫酸钠、聚多卡醇、鱼肝油酸钠；渗

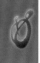

表 27-4　常用的硬化剂比较

硬化剂成分	商品名	使用浓度	适应证	副作用
聚多卡醇（月桂醇聚醚 -9）（FDA 已批准）	Asclera	0.5%：蜘蛛痣； 1%：网状静脉曲张； 每次注射剂量 0.1 ~ 0.3 ml，每个疗程不超过 10 ml；	简单蜘蛛痣（≤1 mm）；或网状静脉曲张（1 ~ 3 mm）超过 3 mm 的静脉曲张缺乏研究	注射过程中刺痛感，血肿，色素沉着，瘙痒，局部疼痛，发热，新生血管，血栓形成
聚多卡醇（FDA 已批准）	Varithena	靶静脉主干注射或直接静脉曲张部位注射； 每次注射不超过 5 ml，每个疗程不超过 15 ml； 1% 使用浓度	大隐静脉、前副支功能不全，可见膝上大隐静脉曲张	注射过程中刺痛感，血肿，色素沉着，瘙痒，血栓形成，皮肤坏死，新生血管，过敏，呼吸困难，脉管炎，心悸，TIA/ 卒中，偏头痛，昏厥，意识错乱，荨麻疹
十四烷基硫酸钠（FDA 已批准）	Sotradecol	1% 和 3% 浓度注射液； 0.5 ml 注射，下次注射前观察数小时； 每次注射保持低剂量 0.5 ~ 2 ml（推荐最大 1 ml）； 每次治疗最大剂量不超过 10 ml	简单的小静脉曲张（瓣膜功能完好） 不适用于急性表浅性血栓性静脉炎；瓣膜或深静脉功能不全；与深静脉系统交通的大浅静脉；蜂窝织炎；过敏；感染；哮喘；肿瘤；Buerger 病	注射过程中刺痛感，血肿，变色，瘙痒，局部疼痛，发热，新血管形成，包括深静脉血栓和肺栓塞在内的血栓形成，外渗引起组织坏死，过敏反应，荨麻疹，哮喘
鱼肝油酸钠（FDA 已批准）	Scleromate	中小静脉：50 ~ 100 mg（5% 注射液 1 ~ 2 ml） 大静脉：150 ~ 250 mg（3 ~ 5 ml）可以间隔 5 ~ 7 天重复注射	简单静脉曲张（瓣膜功能完好） 不适用于脂肪酸敏感、深静脉血栓、表浅性血栓性静脉炎、过敏、感染、哮喘	血栓形成（深静脉血栓，肺栓塞），瓣膜功能不全，血管萎陷，嗜睡，头痛，头晕，荨麻疹，恶心，注射部位烧灼感，虚弱，哮喘
高渗盐水（FDA 未批准作为硬化剂使用）	23.4% 高渗盐水	23.4%：网状静脉曲张； 11.7%：蜘蛛痣	蜘蛛痣或网状静脉曲张； 不适用于大静脉	疼痛，灼伤，抽搐，组织坏死，含铁血黄素沉着
72% 铬酸盐甘油（FDA 未批准）	Sclermo	每个疗程推荐最大剂量为 10 ml（美国之外使用过 25% ~ 100% 的浓度）	蜘蛛痣或网状静脉曲张	注射时疼痛（通常与利多卡因混合使用），高致敏性，可能导致输尿管绞痛和血尿

FDA，食品药品监督管理局（Food and Drug Administration）；TIA，短暂性脑缺血发作

透剂型硬化剂：高渗盐水和高渗盐水右旋糖酐溶液（商品名 Sclerodex）；化学刺激剂：铬酸盐甘油和聚碘碘剂。常用的是聚多卡醇、十四烷基硫酸钠、高渗盐水和铬酸盐甘油。聚多卡醇比十四烷基硫酸钠较少引起色素沉着、坏死和疼痛。治疗需要根据靶静脉大小稀释硬化剂。通常情况下使用最低推荐浓度和低注射压力。避免渗出可以减小色素沉着和皮肤坏死的概率，高渗溶液会明显引起疼痛和色素沉着。在欧洲，铬酸盐甘油使用比较广泛[92]，它也会引起局部注射后疼痛，但是较少引起色素沉着、毛细血管扩张和坏死。

经导管硬化剂治疗

经导管硬化剂治疗（catheter-assisted balloon sclerotherapy，CABS）是使用导管，将硬化剂送到指定的大隐静脉节段的方法。首先使用双腔导管，导入大隐静脉，使球囊充气阻断血流，然后注入硬化剂。早期研究表明术后 6 个月血管闭合率达 90%，并且没有明显副作用[93]。目前这项技术的研究较少，相比较目前常用的技术如 EVLA 和 EVRA，需要更多数据支持。

ClariVein 导管及机械化学消融

机械化学消融所使用 ClariVein 导管（Vascular

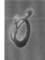

Insights），对血管产生机械性损伤，同时注入硬化剂封闭血管。这种方法无需肿胀麻醉。ClariVein 导管在超声引导下导入隐静脉，远离隐股交界处 2 cm。金属导丝头端小球以 3500 转 / 分（rpm）快速旋转 2 ~ 3 s，造成静脉壁损伤，然后同时注入硬化剂。目前结果数据表明这种方法可以有效治疗大隐静脉曲张。在一项研究中，6 个月随访结果显示，大隐静脉闭合率为 87%，并且 VCSS 评分也相应改善[94]。在另外一项对 29 名患者的研究中，6 个月随访结果表明一期闭合率为 96.7%[95]。在一项包含 50 名患者的研究中，1 年手术成功率是 94%，并且没有明显并发症发生，VCSS 评分也相应降低[96]。这种手术的并发症主要包括局部瘀斑、局部皮下硬结和血栓性静脉炎，但未发现明显的神经损伤、DVT 和坏死[96]。这种手术方法对于直径较大静脉的治疗效果尚不确定，并且抗凝治疗对于该手术方法的影响如何也不明确。

氰基丙烯酸黏合剂

氰基丙烯酸黏合剂（Sapheon，Inc.，Santa Rosa，California）是一种组织黏合剂，在阴离子物质如血液或血浆中接触会发生聚合，并诱导静脉壁炎性损伤[97]，黏合剂最终吸收后组织纤维化。这种手术同样也不需要肿胀麻醉。早期数据结果表明大隐静脉闭塞率为 92%，并且 VCSS 评分明显改善[98]。氰基丙烯酸黏合剂还未经 FDA 批准，其安全性和有效性仍需进一步研究。

静脉切除术

静脉切除术是沿着静脉连续作多个 2 mm 切口，然后采用血管钩等器械钩出、去除静脉来治疗静脉曲张。20 世纪 50 年代，瑞士皮肤科医生 Robert Muller 对这种技术进行改进，手术在局麻下进行，不适宜对静脉切除部位附近有感染、严重下肢水肿、正在接受抗凝治疗和有血栓形成倾向的患者进行[99]。在手术前，患者需要立位标记曲张静脉。膝下静脉曲张静脉切除术应当在隐静脉热消融、结扎剥脱手术前进行。也有学者建议静脉切除术在大隐静脉或小隐静脉治疗后数周进行[99]。静脉切除术的并发症包括感染、皮下硬结、色素沉着、切口部位色素减退、瘢痕、水肿和肿胀、局部缺血坏死、出血、表浅性血栓性静脉炎、DVT、神经损伤以及神经瘤[99-100]。

静脉剥脱手术

手术静脉结扎和剥脱已经广泛被静脉腔内治疗取代。该手术通常在局麻或全麻下进行。在静脉曲张明显的部位作一个或数个切口，然后静脉结扎，用剥脱器剥脱。最近一项随机试验表明，腔内静脉激光消融和传统手术结扎剥脱术后 2 年随访时静脉曲张的复发率相近。在这项研究中，121 名患者随机接受腔内激光消融和手术结扎剥脱治疗隐股交界处起始的大隐静脉，术后大隐静脉病变复发率分别为 26% 和 37%（没有明显统计学差异），静脉反流程度在两组中也相近[101]。在另外一项激光消融、超声引导下硬化剂注射和结扎剥脱手术治疗大隐静脉的随机研究中，经过 1 年随访，激光消融的治疗效果与传统手术同样有效，并且优于硬化剂注射[102]。另外一项最近进行的关于射频消融与结扎剥脱手术的随机研究，结果表明射频消融在术后早期因为恢复快、疼痛少的特点，比剥脱手术治疗具有相对优势，这种优势在术后 1 周到 4 个月的随访过程中逐渐降低[103]。术后 2 年随访的研究表明，结扎剥脱术后静脉曲张复发可能与新生血管、大腿浅静脉或隐股交界处功能不全有关，阿伯丁曲张静脉症状严重程度评分（Aberdeen varicose vein symptom severity score，AVVSSS）更低[104]。

慢性静脉功能不全的药物治疗

关于慢性静脉功能不全的病因和病理改变目前有几种机制研究。静脉壁压力和缺氧可能是静脉功能不全早期疼痛的潜在机制。血液黏度增高可能加重缺氧对血管壁的损伤，从而引发炎症反应，导致疼痛和不适感。炎症引起静脉压和毛细血管渗透性增高而导致水肿。氧自由基生成和白细胞-内皮相互作用引起炎症，释放炎症因子、生长因子、蛋白水解酶，直接损伤血管壁结构。药物治疗的主要目的是降低静脉压、减少静脉回流，在 CVI 治疗中同样起重要作用[105]。

目前没有关于静脉血管活性药物治疗慢性静脉功能不全的使用标准，这些药物在欧洲应用很广泛，但在美国未获得批准应用：

a. 苯并吡喃酮

ⅰ. 香豆素（α-苯并吡喃酮）通过激活巨噬细胞增加蛋白质水解[106]，减少水肿和炎症[107]。香豆素本身没有抗凝作用，但与 4-羟香豆素等抗凝剂同属一类药。

ⅱ. 黄酮类（γ - 苯并吡喃酮）包括微粒化纯化黄酮片（micronized purified flavonoid fraction，MPFF）（达夫隆）、地奥司明、diosmethin、芦丁、曲克芦丁等。MPFF 包括 90% 微粒化的地奥司明，它通过抑制内皮细胞激活减少炎症。在一些随机试验中，MPFF 缩短溃疡愈合时间，减轻水肿和反流，它可以延缓反流和静脉曲张显露[108]。另外，曲克芦丁在控制症状和静脉高压方面有明显效果[109]。

b. 皂甙类

七叶树籽提取物。随机试验结果表明七叶树籽提取物联合弹力袜治疗与安慰剂相比可减轻水肿[105, 110-112]。长期治疗有效性和安全性仍不明确，但短期使用可明显改善症状，也相对安全。

c. 合成药物

这类药物包括羟苯磺酸钙、苯扎隆和萘醌腙。羟苯磺酸类可以降低毛细血管通透性和血小板聚集，同时由于一氧化氮合成，引起内皮细胞介导的血管舒张[113]。meta 分析结果显示羟苯磺酸类与安慰剂相比可有效改善夜间痉挛、感觉异常和肿胀，并且在越严重的患者中效果越明显[114]。最近一项多中心双盲试验结果显示，在 12 个月随访中，羟苯磺酸类改善生活质量，但在 3 个月随访时与安慰剂相比没有显著差异[115]。萘醌腙（Naftazone）试验[116]结果表明对于治疗简单静脉曲张女性患者，萘醌腙可以缓解水肿和不适感。

静脉性溃疡的腔内治疗

静脉性溃疡占下肢溃疡的 60% ~ 80%[117]，女性的发病率高于男性（20.4/10 万人年 vs. 14.6/10 万人年），并随年龄增长而增加。据统计从 1981 年起，静脉性溃疡的发病率没有发生明显的变化[118]。目前早期一线保守治疗的方法是加压绷带或弹力袜。单独加压治疗的 24 周愈合率为 65%[119]。溃疡发病时间和大小是影响愈合的重要预测指标，较小的新发溃疡更容易更快愈合（溃疡面积小于 5 cm²，平均 7.5 周愈合率达 72%；面积大于 5 cm²，平均 9.8 周愈合率达 40%；低于 1 年的溃疡愈合率可达 64%；而超过 3 年的溃疡愈合率则只有 24%）[120]。

弹力袜和手术联合治疗在 1 年随访后，静脉溃疡复发率低于单独加压治疗（12% vs. 28%；

$P < 0.0001$）[119]，但是 24 周愈合率在两组间无明显差异（65% vs. 65%）[119]。另外一项随机试验结果显示，手术后弹力袜治疗静脉溃疡的愈合速度比泡沫敷料、氧化锌联合非弹性绷带快，手术治疗平均 31 天溃疡愈合，而仅加压包扎组则需 63 天。3 年的随访后，手术组的复发率仅 9%，并且生活质量也相应提高，而仅加压治疗组复发率达 38%（$P < 0.05$）[120]。目前已有数种手术方法治疗静脉和穿支反流，包括传统隐静脉结扎剥脱和腔镜下穿支静脉结扎[103, 121]。目前随着腔内技术广泛应用，在很大程度上取代了传统手术。

穿支静脉反流在静脉溃疡中极为常见，并且与慢性溃疡有关[122]（图 27-17），因此穿支静脉是治疗静脉溃疡的重要目标之一。目前如果溃疡处的穿支静脉直径≥ 3.5 mm 并且反流时间大于 0.5 s，或穿支静脉血流反流至溃疡处，且此时传统的保守治疗或者剥除隐静脉无效时，这些穿支静脉就应该加以处理。通过治疗隐静脉主干常可以在没有处理穿支静脉的情况下促进静脉性溃疡愈合[124-125]。在穿支静脉剥脱前先治疗隐静脉反流、加压和伤口处理是一个明智的选择。对于下肢内侧溃疡，胫骨后穿支静脉是治疗重点，而对于踝关节外侧溃疡则重点应放在小腿外侧和踝关节处的穿支静脉上[126]。腔内技术已被视为治疗穿支静脉反流的有效手段，其中包括射频[126-127]、激光消融[128]和超声引导下泡沫型硬化剂治疗[129]。

静脉性溃疡在进行腔内治疗前需检查深静脉系

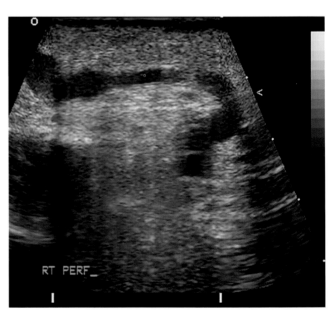

图 27-17 右胫骨后穿支静脉

统，排除 DVT 或近端阻塞。一侧股总静脉多普勒超声异常需考虑静脉近端阻塞，在这些患者中，应通过 CTV 或 MRV 检查排除静脉压迫。穿支静脉反流治疗效果不佳需考虑近端静脉血流异常的可能[130]。鉴别和治疗近端静脉阻塞可能会缓解症状，达到预期效果，并且不影响深静脉血流[131]。

深静脉瓣膜

深静脉瓣膜功能不全一直是很多研究的方向，目前对于治疗深静脉瓣膜功能不全还没达成共识。深静脉瓣膜反流可加重慢性静脉功能不全，促进疾病发展，导致溃疡形成和功能障碍。深静脉瓣膜是那些伴有严重静脉溃疡和生活质量受损患者的治疗靶点之一。

已有报道对静脉炎后综合征患者的股静脉瓣膜进行手术治疗[132]，手术缝合狭长瓣膜，使瓣叶缩短，对合紧密，术后统计 90% 的溃疡达到愈合[133]。血管外瓣膜成形术对这一开放手术进行改良，术前明显疼痛肿胀的 179 名患者术后症状都得到明显改善，30 个月随访后的累计无复发率为 63%[133]。这种方法在瓣膜附着处沿血管全层间断缝合，这样可以达到缩小瓣膜接合角度及收紧瓣尖的目的。并发症包括出血、静脉血栓栓塞症和感染等。当瓣叶结构被破坏时（通常出现在血栓形成后），可以采用股深静脉或腋静脉或隐静脉瓣膜移植术[134]，或使用冷藏的瓣膜移植[135]。使用冷藏保存的瓣膜失败率高，包括急性排斥、早期和晚期闭塞。一年的瓣膜通畅率和功能良好率分别为 41% 和 27%。手术对疼痛和水肿症状没有明显改善，36 个月的溃疡无复发率为 50%。另外，新生瓣膜重建技术[136]可以改善反流和促进愈合[137]，但需要扩大样本和延长随访时间来确认效果。目前，自体瓣膜移植术已经成功用于治疗无法修复的深静脉瓣膜（如终末期瓣膜功能不全或血栓后病例）[138]。但是对于同种异体瓣膜或异种瓣膜，尽管使用各种预处理方法降低免疫排斥，但仍效果不佳。

经导管深静脉瓣膜修复目前仍处于研究中，早期结果比较理想。在一个山羊动物模型中[139]，内镜下获得一段带有瓣膜的颈外静脉，缝合在自膨式支架 Wallstent 中，然后压缩支架并使用 12F 鞘将其传送到对侧颈内静脉，6 只动物在 6 周时，结果显示瓣膜保

持完整，其中 5 只动物的瓣膜功能正常。这项技术仍未被临床使用。另外一个绵羊模型实验中[140]，经皮从颈静脉获得自体静脉瓣膜（percutaneous autogenous venous valves，PAVV），固定于支架中，然后经股静脉入路传送至对侧颈静脉。3 个月随访发现，9 个瓣膜中的 8 个保持完整，没有增厚，并且没有血栓附着。最近同样在羊模型中[141]，经颈内静脉取得一段带瓣膜的静脉固定于带有环形倒钩的支架中，导入对侧颈内静脉，6 个月结果显示瓣膜没有血栓附着、倾斜、移位或功能消失。其他一项实验将从牛颈静脉获得的一段带瓣膜的静脉，保存于戊二醇并固定于球囊扩张支架中，导入羊的下腔静脉中，2 个月后发现瓣膜完全闭塞[142]。这种结果可能是由于球囊扩张支架的气压性损伤所致，也可能是异体移植物排斥，还可能是由于对金属主体的反应[138]。总体来说经皮腔内和手术植入瓣膜移植物的结果相似，自体静脉移植物的效果最为可靠。

目前有几种人工瓣膜处于研究中，特别是组织工程瓣膜，如以聚氨酯纤维作为骨架静电纺丝制成的人工瓣膜[143]，在完全可降解支架上带有自体细胞来源的组织工程静脉瓣膜（tissue engineered venous valves，TEVV）[144]，猪小肠黏膜下层表面用内皮祖细胞内皮化的生物瓣膜[145]。最近研发出静脉 Percvalve 镍钛合金瓣膜，镍钛合金具有生物惰性和形状记忆，可制成超薄膜（eNitinol），具有足够的柔韧性，可用于研发瓣膜[146]。随着支架输送系统的改善，无倒钩的支架减少了对血管壁的损伤[147]，同时也减少了循环中的金属暴露。

结语

大部分的医学教育体系对静脉系统重视不够。在美国，有超过 2500 万人患有进行性慢性静脉疾病，最终导致静脉性高血压、静脉功能不全、色素沉着和静脉性溃疡。静脉系统解剖和生理复杂，正确认识和治疗浅静脉疾病非常重要。不同安全且有效的经皮治疗方法已经用于治疗浅静脉疾病，传统的静脉剥脱手术已很少实施。浅静脉系统和深静脉系统之间存在复杂的关系，全面评估患者是重要的，详细地描记静脉循环网络是有效治疗的前提。深静脉系统经皮瓣膜移植在将来可能会成为治疗症状性深静脉反流的一种重要方法。

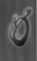

参考文献

1. White JV, Ryjewski C: Chronic venous insufficiency. *Perspect Vasc Surg Endovasc Ther* 17:319–327, 2005.
2. Evans CJ, Fowkes FGR, Ruckley CV, et al: Prevalence of varicose veins and chronic venous insufficiency in men and women in the general population: Edinburgh Vein Study. *J Epidemiol Community Health* 53:149–153, 1999.
3. Robertson L, Evans C, Fowkes FG: Epidemiology of chronic venous disease. *Phlebology* 23:103–111, 2008.
4. Ruckley CV, Evans CJ, Allan PL, et al: Chronic venous insufficiency: clinical and duplex correlations. The Edinburgh Vein Study of venous disorders in the general population. *J Vasc Surg* 36:520–525, 2002.
5. Coon WW, Willis PW, Keller JB: Venous thromboembolism and other venous disease in the Tecumseh community health study. *Circulation* 48:839–846, 1973.
6. Kurz X, Kahn SR, Abenhaim L, et al: Chronic venous disorders of the leg: epidemiology, outcomes, diagnosis and management. Summary of an evidencebased report of the VEINES task force. Venous Insufficiency Epidemiologic and Economic Studies. *Int Angiol* 18:83–102, 1999.
7. Moffatt CJ, Franks PJ, Doherty DC, et al: Prevalence of leg ulceration in a London population. *QJM* 97:431–437, 2004.
8. Brand FN, Dannenberg AL, Abbott RD, et al: The epidemiology of varicose veins: the Framingham study. *Am J Prev Med* 4:96–101, 1988.
9. Robertson L, Lee AJ, Evans CJ, et al: Incidence of chronic venous disease in the Edinburgh Vein Study. *J Vasc Surg Venous Lymphat Disord* 1:59–67, 2013.
10. Casarone MR, Belcaro G, Nicolaides AN, et al: Real epidemiology of varicose veins and chronic venous disease: the San Valentino Vascular Screening Project. *Angiology* 53:119–130, 2002.
11. Criqui MH, Jamosmos M, Fronek A, et al: Chronic venous disease in an ethnically diverse population: the San Diego Population Study. *Am J Epidemiol* 158:448–456, 2003.
12. Mekky S, Schilling RSF, Walford J: Varicose veins in women cotton workers. An epidemiological study in England and Egypt. *BMJ* 2:591–595, 1969.
13. Lee AJ, Evans CJ, Allan PL, et al: Lifestyle factors and the risk of varicose veins: Edinburgh Vein Study. *J Clin Epidemiol* 56:171–179, 2003.
14. Laurikka JO, Sisto T, Tarkka MR, et al: Risk indictors for varicose veins in forty to sixty-year-olds in the Tampere Varicose Vein Study. *World J Surg* 26:648–651, 2002.
15. Chiesa R, Marone EM, Limoni C, et al: Demographic factors and their relationship with the presence of CVI signs in Italy: the 24-cities cohort study. *Eur J Vasc Endovasc Surg* 30:674–680, 2005.
16. McGuckin M, Waterman R, Brooks J, et al: Validation of venous leg ulcer guidelines in the United States and United Kingdom. *Am J Surg* 183:132–137, 2002.
17. Lafuma A, Fagnani F, Peltier-Pujol F, et al: Venous disease in France: an unrecognized public health problem [in French]. *J Mal Vasc* 19:185–189, 1994.
18. Dinkel R: Venous disorders, a cost intensive disease. *Phlebology* 26:164–168, 1997.
19. Tennvall GR, Andersson K, Bjellerup M, et al: Treatment of venous leg ulcers can be better and cheaper. Annual costs calculation based on an inquiry study. *Lakartidningen* 101:1506–1513, 2004.
20. Callam MJ, Harper DR, Dale JJ, et al: Chronic ulcer of the leg: clinical history. *BMJ* 294:1389–1391, 1987.
21. Da Silva A, Navarro MF, Batalheiro J: The importance of chronic venous insufficiency: various preliminary data on its medico-social consequences. *Phlebologie* 45:439–443, 1992.
22. Cavezzi A, Labropoulos N, Partsch H, et al: Duplex ultrasound investigation of the veins in chronic venous disease of the lower limbs–UIP consensus document. Part II. Anatomy. *Eur J Vasc Endovasc Surg* 31:288–299, 2006.
23. Caggiati A, Bergan JJ, Gloviczki P, et al: International interdisciplinary consensus committee on venous anatomical terminology. Nomenclature of the veins of the lower limbs: an international interdisciplinary consensus statement. *J Vasc Surg* 36:416–422, 2002.
24. Mozes G, Carmichael SW, Gloviczki P: Development and anatomy of the venous system. In Gloviczki P, Yao JS, editors: *Handbook of Venous Disorders*, ed 2, New York, NY, 2001, Arnold, pp 11–24.
25. Eberhardt RT, Raffetto JD: Chronic venous insufficiency. *Circulation* 111:2398–2409, 2005.
26. Burnand KG: The physiology and hemodynamics of chronic venous insufficiency of the lower limbs. In Gloviczki P, Yao JS, editors: *Handbook of Venous Disorders*, ed 2, New York, NY, 2001, Arnold, pp 49–57.
27. Neglén P, Thrasher TL, Raju S: Venous outflow obstruction: an underestimated contributor to chronic venous disease. *J Vasc Surg* 38:879–885, 2003.
28. Araki CT, Back TL, Padberg FT, et al: The significance of calf muscle pump function in venous ulceration. *J Vasc Surg* 20:872–877, 1994.
29. Christopoulos D, Nicolaides AN, Cook A, et al: Pathogenesis of venous ulceration in relation to the calf muscle pump function. *Surgery* 106:829–835, 1989.
30. Franzeck UK, Haselbach P, Speiser D, et al: Microangiopathy of cutaneous blood and lymphatic capillaries in chronic venous insufficiency (CVI). *Yale J Biol Med* 66:37–46, 1993.
31. Browse NL, Burnand KG: The cause of venous ulceration. *Lancet* 2:243–245, 1982.
32. Coleridge-Smith PD, Thomas P, Scurr JH, et al: Causes of venous ulceration: a new hypothesis? *Br Med J* 296:1726–1727, 1988.
33. Falanga V, Eaglstein WH: The trap hypothesis of venous ulceration. *Lancet* 341:1006–1008, 1993.
34. Eklöf B, Rutherford RB, Bergan JJ, et al: American Venous Forum International Ad Hoc Committee for Revision of the CEAP Classification. Revision of the CEAP classification for chronic venous disorders: consensus statement. *J Vasc Surg* 40:1248–1252, 2004.
35. Jacob AG, Driscoll DJ, Shaughnessy WJ, et al: Klippel-Trénaunay syndrome: spectrum and management. *Mayo Clin Proc* 73:28–36, 1998.
36. Kim J, Richards S, Kent PJ: Clinical examination of varicose veins–a validation study. *Ann R Coll Surg Engl* 82:171–175, 2000.
37. Vasquez MA, Rabe E, McLafferty RB, et al: American Venous Forum Ad Hoc Outcomes Working Group. Revision of the venous clinical severity score: venous outcomes consensus statement: special communication of the American Venous Forum Ad Hoc Outcomes Working Group. *J Vasc Surg* 52:1387–1396, 2010.
38. Rutherford RB, Padberg FT, Jr, Comerota AJ, et al: Venous severity scoring: an adjunct to venous outcome assessment. *J Vasc Surg* 31:1307–1312, 2000.
39. Fowler B, Zygmunt J, Ramirez H, et al: Venous insufficiency evaluation with duplex scanning. *J Vasc Ultrasound* 38(1):1–7, 2014.
40. Labropoulos N, Tiongson J, Pryor L, et al: Definition of venous reflux in lower extremity veins. *J Vasc Surg* 38:793–798, 2003.
41. Labropolous N, Kokkosis A, Spentzouris G, et al: The distribution and significance of varicosities in the saphenous trunks. *J Vasc Surg* 51:96–103, 2010.
42. Zygmunt J, Pichot O, Dauplaise T: *Practical phlebology: Venous Ultrasound*, London, 2013, CRC Press.
43. Hirai M, Naiki K, Nakayama R: Chronic venous insufficiency in primary varicose veins evaluated by plethysmographic technique. *Angiology* 42:468–472, 1991.
44. Criado E, Farber MA, Marston WA, et al: The role of air plethysmography in the diagnosis of chronic venous insufficiency. *J Vasc Surg* 27:660–670, 1998.
45. Welkie JF, Comerota AJ, Kerr RP, et al: The hemodynamics of venous ulceration. *Ann Vasc Surg* 6:1–4, 1992.
46. Belcaro G, Labropoulos N, Christopoulos D, et al: Noninvasive tests in venous insufficiency. *J Cardiovasc Surg (Torino)* 34:3–11, 1993.
47. Harada R, Katz ML, Comerota A: A noninvasive screening test to detect "critical" deep venous reflux. *J Vasc Surg* 22:532–537, 1995.
48. Ibegbuna V, Delis KT, Nicolaides AN: Haemodynamic and clinical impact of superficial, deep and perforator incompetence. *Eur J Vasc Endovasc Surg* 31:535–541, 2006.
49. Labropoulos N, Leon L, Kwan S, et al: Study of the venous reflux progression. *J Vasc Surg* 41:291–295, 2005.
50. Psaila JV, Melhuish J: Vasoelastic properties and collagen content of the long saphenous vein in normal and varicose veins. *Br J Surg* 76:37–40, 1989.
51. Elsharawy MA, Naim MM, Abdelmaguid EM, et al: Role of saphenous vein wall in the pathogenesis of primary varicose veins. *Interact Cardiovasc Thorac Surg* 6:219–224, 2007.
52. Labropoulos N, Giannoukas AD, Delis K, et al: Where does venous reflux start? *J Vasc Surg* 26:736–742, 1997.
53. Caggiati A, Rosi C, Heyn R, et al: Age-related variations of varicose veins anatomy. *J Vasc Surg* 44:1291–1295, 2006.
54. Somjen GM, Royle JP, Fell G, et al: Venous reflux patterns in the popliteal fossa. *J Cardiovasc Surg (Torino)* 33:85–91, 1992.
55. Sales CM, Bilof ML, Petrillo KA, et al: Correction of lower extremity deep venous incompetence by ablation of superficial reflux. *Ann Vasc Surg* 10:186–189, 1996.
56. MacKenzie RK, Allan PL, Ruckley CV, et al: The effect of long saphenous vein stripping on deep venous reflux. *Eur J Vasc Endovasc Surg* 28:104–107, 2004.
57. Mussa FF, Peden EK, Zhou W, et al: Iliac vein stenting for chronic venous insufficiency. *Tex Heart Inst J* 34:60–66, 2007.
58. Sanford DA, Kelly D, Rhee SJ, et al: Importance of phasicity in detection of proximal iliac vein thrombosis with venous duplex examination. *J Vasc Ultrasound* 35:150–152, 2011.
59. Felty CL, Rooke TW: Compression therapy for chronic venous insufficiency. *Semin Vasc Surg* 18:36–40, 2005.
60. Kakkos SK, Daskalopoulou SS, Daskalopoulos ME, et al: Review on the value of graduated elastic compression stockings after deep vein thrombosis. *Thromb Haemost* 96:441–445, 2006.
61. Marston W, Vowden K: Compression therapy: a guide to safe practice. In *European Wound Management (EWMA) Position Document. Understanding Compression Therapy*, London, 2003, MEP Ltd, pp 11–17.
62. World Union of Wound Healing Societies (WUWHS): *Principles of Best Practice: Compression in Venous Leg Ulcers. A Consensus Document*, London, 2008, MEP Ltd.
63. Amsler F, Blättler W: Compression therapy for occupational leg symptoms and chronic venous disorders—a meta-analysis of randomised controlled trials. *Eur J Vasc Endovasc Surg* 35:366–372, 2008.
64. Couzan S, Leizorovicz A, Laporte S, et al: A randomized double-blind trial of upward progressive versus degressive compressive stockings in patients with moderate to severe chronic venous insufficiency. *J Vasc Surg* 56:1344–1350, 2012.
65. Vuylsteke ME, Mordon SR: Endovenous laser ablation: a review of mechanisms of action. *Ann Vasc Surg* 26:424–433, 2012.
66. Malskat WSJ, Poluektova AA, van der Geld CWM, et al: Endovenous laser ablation (EVLA): a review of mechanisms, modeling outcomes, and issues for debate. *Lasers Med Sci* 29:393–403, 2014.
67. Almeida J, Mackay E, Javier J, et al: Saphenous laser ablation at 1470 nm targets the vein wall, not blood. *Vasc Endovascular Surg* 43:467–472, 2009.
68. Schwarz T, Von Hodenberg E, Furtwangler C, et al: Endovenous laser ablation of varicose veins with the 1470-nm diode laser. *J Vasc Surg* 51:1474–1478, 2010.
69. Mackay EG, Almeida JI, Raines JK Do different laser wavelengths translate into different patient experiences? *Endovascular Today* 45-48, 2006.
70. Timperman PE, Sichlau M, Ryu RK: Greater energy delivery improves treatment success of endovenous laser treatment of incompetent saphenous veins. *J Vasc Interv Radiol* 15:1061–1063, 2004.
71. Theivacumar NS, Dellagrammaticas D, Beale RJ, et al: Factors influencing the effectiveness of endovenous laser ablation (EVLA) in the treatment of great saphenous vein reflux. *Eur J Vasc Endovasc Surg* 35:119–123, 2008.
72. Pannier F, Rabe E, Maurins U: First results with a new 1470-nm diode laser for endovenous ablation of incompetent saphenous veins. *Phlebology* 24:26–30, 2009.
73. Christenson JT, Gueddi S, Gemayel G, et al: Prospective randomized trial comparing endovenous laser ablation and surgery for treatment of primary great saphenous varicose veins with a 2-year follow up. *J Vasc Surg* 52:1234–1241, 2010.
74. Roth SM: Endovenous radiofrequency ablation of superficial and perforator veins. *Surg Clin North Am* 87:1267–1284, 2007.
75. Lurie F, Creton D, Eklof B, et al: Reprinted article "Prospective randomized study of endovenous radiofrequency obliteration versus ligation and vein stripping (EVOLVeS): two-year follow up." *Eur J Vasc Endovasc Surg* 42(Suppl 1):S107–S113, 2011.
76. Rasmussen LH, Lawaetz M, Bjoern L, et al: Randomized clinical trial comparing endovenous laser ablation, radiofrequency abaltion, foam sclerotherapy and surgical stripping for great saphenous varicose veins. *Br J Surg* 98:1079–1087, 2011.
77. Marsh P, Price BA, Holdstock J, et al: Deep vein thrombosis (DVT) after venous thromboablation techniques: rates of endovenous heat-induced thrombosis (EHIT) and classical DVT after radiofrequency and endovenous laser ablation in a single centre. *Eur J Vasc Endovasc Surg* 40:521–527, 2010.
78. Sadek M, Kabnick LS, Rockman CB, et al: Increasing ablation distance peripheral to the saphenofemoral junction may result in a diminished rate of endothermal heat-induced thrombosis. *J Vasc Surg Venous Lymphat Disord* 1:257–262, 2013.
79. van den Bos RR, Milleret R, et al: Proof-of-principle study of steam ablation as novel thermal therapy for saphenous varicose veins. *J Vasc Surg* 53:181–186, 2010.
80. van Ruijven PW, van den Bos RR, Alazard LM, et al: Temperature measurements for dose-finding in steam ablation. *J Vasc Surg* 53:1454–1456, 2011.
81. Thomis S, Verbrugghe P, Milleret R, et al: Steam ablation versus radiofrequency and laser ablation: an in vivo histological comparative trial. *Eur J Vasc Surg* 46:378–382, 2013.
82. Pang KH, Bate GR, Darvall KA, et al: Healing and recurrence rates following ultrasound-guided foam sclerotherapy of superficial venous reflux in patients with chronic venous ulceration. *Eur J Vasc Endovasc Surg* 40:790–795, 2010.
83. Rathbun S, Norris A, Morrison N, et al: Performance of endovenous foam sclerotherapy in the USA for the treatment of venous disorders: ACP/SVM/AVF/SIR quality improvement guidelines. *Phlebology* 29:76–82, 2014.
84. Nael R, Rathbun S: Effectiveness of foam sclerotherapy for the treatment of varicose veins. *Vasc Med* 15:27–32, 2010.
85. Weiss RA, Sadick NS, Goldman MP, et al: Post-sclerotherapy compression: controlled comparative study of duration of compression and its effects on clinical outcome. *Dermatol Surg* 25:105–108, 1999.
86. Cavezzi A, Parsi K: Complications of foam sclerotherapy. *Phlebology* 27(Suppl 1):46–51, 2012.
87. Peterson JD, Goldman MP: An investigation of side-effects and efficacy of foam-based sclerotherapy with carbon dioxide or room air in the treatment of reticular leg veins: a pilot study. *Phlebology* 27:73–76, 2012.
88. Peterson JD, Goldman MP, Weiss RA, et al: Treatment of reticular and telangiectatic leg veins: double-blind, prospective comparative trial of polidocanol and hypertonic saline. *Dermatol Surg* 38:1322–1330, 2012.
89. Guex JJ, Allaert FA, Gillet JL, et al: Immediate and midterm complications of sclerotherapy:

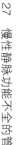

report of a prospective multicenter registry of 12,173 sclerotherapy sessions. *Dermatol Surg* 31:123–128, 2005.

90. Parsi K: Paradoxical embolism, stroke and sclerotherapy. *Phlebology* 27:147–167, 2012.

91. Parsons ME: Sclerotherapy basics. *Dermatol Clin* 22:501–508, 2004.

92. Kern P, Ramelet AA, Wutschert R, et al: Single-blind, randomized study comparing chromated glycerin, polidocanol solution, and polidocanol foam for treatment of telangiectatic leg veins. *Dermatol Surg* 30:367–372, 2004.

93. Broderson JP, Geismar U: Catheter-assisted vein sclerotherapy: a new approach for sclerotherapy of the greater saphenous vein with a double-lumen balloon catheter. *Dermatol Surg* 33:469–475, 2007.

94. Van Eekeren RRJP, Boersma D, Elias S, et al: Endovenous mechanochemical ablation of great saphenous vein incompetence using the ClariVein device: a safety study. *J Endovasc Ther* 18:328–334, 2011.

95. Elias S, Raines JK: Mechanochemical tumescentless endovenous ablation: final results of the initial clinical trial. *Phlebology* 27:67–72, 2012.

96. Boersma D, van Eekeren RRJP, Werson DAB, et al: Mechanochemical endovenous ablation of small saphenous vein insufficiency using the ClariVein Device: one-year results of a prospective series. *Eur J Vasc Endovasc Surg* 45:630–635, 2013.

97. Wang YM, Cheng LF, Li N: Histopathological study of vascular changes after intra-arterial and intravenous injection of N-butyl-2-cyanoacrylate. *Chin J Dig Dis* 7:175–179, 2006.

98. Almeida J, et al Cyanoacrylate glue great saphenous vein ablation: preliminary 180-day follow-up of a first-in-man feasibility study of a no-compression-no-local-anesthesia technique. Presented: American Venous Forum 24th Annual Congress, 2012; Orlando, FL, USA.

99. Olivencia JA: Complications of ambulatory phlebectomy: review of 1,000 consecutive cases. *Dermatol Surg* 23:51–54, 1997.

100. Kabnick LS, Ombrellino M: Ambulatory phlebectomy. *Semin Intervent Radiol* 22:218–224, 2005.

101. Rasmussen LH, Bjoem L, Lawaetz M, et al: Randomized clinical trial comparing endovenous laser ablation with stripping of the great saphenous vein: cllinical outcome and recurrence after 2 years. *Eur J Vasc Endovasc Surg* 39:630–635, 2010.

102. Biemans AA, Kockaert M, Akkersdijk GP, et al: Comparing endovenous laser ablation, foam sclerotherapy and conventional surgery for great saphenous varicose veins. *J Vasc Surg* 58:727–734, 2013.

103. Lurie F, Creton D, Eklof B, et al: Prospective randomized study of endovenous radiofrequency obliteration (closure procedure) versus ligation and stripping in a selected patient population (EVOLVeS Study). *J Vasc Surg* 38:207–214, 2003.

104. Winterborn RJ, Foy C, Earnshaw JJ: Causes of varicose vein recurrence: late results of a randomized controlled trial of stripping the long saphenous vein. *J Vasc Surg* 40:634–639, 2004.

105. Perin M, Ramelet AA: Pharmacologic treatment of primary chronic venous disease: rationale, results and unanswered questions. *Eur J Vasc Endovasc Surg* 41:117–125, 2011.

106. Casley-Smith JR, Morgan RG, Piller NB: Treatment of lymphedema of the arms and legs with 5,6-Benzo-[α]-pyrone. *N Engl J Med* 329:1158–1163, 1993.

107. Casley-Smith JR, Gaffney RM: Excess plasma proteins as a cause of chronic inflammation and lymphoedema: quantitative electron microscopy. *J Pathol* 133:243–272, 1981.

108. Katsenis K: Micronized purified flavonoids fraction (MPFF): a review of its pharmacologic effects, therapeutic efficacy, and benefits in the management of chronic venous insufficiency. *Curr Vasc Pharmacol* 3:1–9, 2005.

109. Petruzzellis V, Troccoli T, Candiani C, et al: Oxerutins (Venoruton): efficacy in chronic venous insufficiency—a double blind randomized controlled study. *Angiology* 53:257–263, 2002.

110. Diehm C, Vollbrecht D, Amendt K, et al: Medical edema protection-clinical benefit in patients with chronic deep vein incompetence. *Vasa* 21:188–192, 1992.

111. Diehm C, Trampisch HJ, Lange S, et al: Comparison of leg compression stocking and oral horse-chestnut seed extract therapy in patients with chronic venous insufficiency. *Lancet* 347:292–294, 1996.

112. Ramelet AA: Daflon 500 mg: symptoms and edema clinical update. *Angiology* 56(Suppl 1):S25–S32, 2005.

113. Tejerina T, Ruiz E: Calcium dobesilate: pharmacology and future approaches. *Gen Pharmacol* 31:357–360, 1998.

114. Ciapponi A, Laffaire E, Roqué M: Calcium dobesilate for chronic venous insufficiency: a systematic review. *Angiology* 55:147–154, 2004.

115. Martínez-Zapata MJ, Moreno RM, Gich I, et al; for the Chronic Venous Insufficiency Study Group: A randomized, double-blind multicentre clinical trial comparing the efficacy of calcium dobesilate with placebo in the treatment of chronic venous disease. *Eur J Vasc Endovasc Surg* 35(3):358–365, 2008.

116. Vayssairat M: Placebo-controlled trial of naftozone in women with primary uncomplicated symptomatic varicose veins. *Phlebology* 12:17–20, 1997.

117. Callam MJ: Prevalence of chronic leg ulceration and severe chronic venous disease in western countries. *Phlebology* 7(Suppl 1):6–12, 1992.

118. Heit JA, Rooke TW, Silverstein MD, et al: Trends in the incidence of venous stasis syndrome and venous ulcer: a 25-year population-based study. *J Vasc Surg* 1151:159–162, 2001.

119. Barwell JR, Davies CE, Deacon J, et al: Comparison of surgery and compression with compression alone in chronic venous ulceration (ESCHAR study): randomised controlled trial. *Lancet* 363:1854–1859, 2004.

120. Zamboni P, Cisno C, Marchetti F, et al: Minimally invasive surgical management of primary venous varices vs. compression treatment: a randomized clinical trial. *Eur J Vasc Endovasc Surg* 25:313–318, 2003.

121. Pierik EG, van Urk H, Hop WC, et al: Endoscopic versus open subfascial division of incompetent perforating veins in the treatment of leg ulceration: a randomized trial. *J Vasc Surg* 26:1049–1054, 1997.

122. O'Donnell TF: The role of perforators in chronic venous insufficiency. *Phlebology* 25:3–10, 2010.

123. Gloviczki P, Comerota AJ, Dalsing MC, et al: Society for Vascular Surgery; American Venous Forum. The care of patients with varicose veins and associated chronic venous diseases: clinical practice guidelines of the Society for Vascular Surgery and the American Venous Forum. *J Vasc Surg* 53(5 Suppl):2S–48S, 2011.

124. Bello M, Scriven M, Hartshorne T, et al: Role of superficial venous surgery in the treatment of venous ulceration. *Br J Surg* 86:755–759, 1999.

125. Marrocco CJ, Atkins MD, Bohannon WT, et al: Endovenous ablation for the treatment of chronic venous insufficiency and venous ulcerations. *World J Surg* 34:2299–2304, 2010.

126. Lawrence PF, Alktaifi A, Rigberg D, et al: Endovenous ablation of incompetent perforating veins is effective treatment for recalcitrant venous ulcers. *J Vasc Surg* 54:737–742, 2011.

127. Marsh P, Price BA, Holdstock JM, et al: One-year outcomes of radiofrequency ablation of incompetent perforator veins using the radiofrequency stylet device. *Phlebology* 25:79–84, 2010.

128. Proebstle TM, Herdemann S: Early results and feasibility of incompetent perforator vein ablation by endovenous laser treatment. *Dermatol Surg* 33:162–168, 2007.

129. Elias S, Peden E: Ultrasound-guided percutaneous ablation for the treatment of perforating vein incompetence. *Vascular* 15:281–289, 2007.

130. Hingorani AP, Ascher E, Marks N, et al: Predictive factors of success following radio-frequency stylet (RFS) ablation of incompetent perforating veins (IPV). *J Vasc Surg* 50:844–848, 2009.

131. Raju S, Darcey R, Neglén P: Unexpected major role for venous stenting in deep reflux disease. *J Vasc Surg* 51:401–408, 2010.

132. Kistner RL: Surgical repair of the incompetent femoral vein valve. *Arch Surg* 110:1336–1342, 1975.

133. Raju S, Berry MA, Neglén P: Transcommissural valvuloplasty: technique and results. *J Vasc Surg* 32:969–976, 2000.

134. Kistner RL, Masuda E, Lurie F: Valvuloplasty in primary venous insufficiency. In Bergan JJ, Bunke-Paquette N, editors: *The Vein Book*, ed 2, 2014, Oxford University Press, pp 486–498.

135. Neglen P, Raju S: Venous reflux repair with cryopreserved vein valves. *J Vasc Surg* 37:552–557, 2003.

136. Maleti O, Perrin M: Reconstructive surgery for deep vein reflux in the lower limbs: techniques, results and indications. *Eur J Vasc Endovasc Surg* 41:837–848, 2011.

137. Lugli M, Guerzoni S, Garofalo M, et al: Neovalve construction in deep venous incompetence. *J Vasc Surg* 49:156–162, 2009.

138. Dalsing MC: Prosthetic venous valves. In Bergan JJ, Bunke-Paquette N, editors: *The Vein Book*, ed 2, 2014, Oxford University Press, pp 499–504.

139. Ofenloch JC, Chen C, Hughes JD, et al: Endoscopic venous valve transplantation with a valve-stent device. *Ann Vasc Surg* 11:62–67, 1997.

140. Pavcnik D, Yin Q, Uchida B, et al: Percutaneous autologous venous valve transplantation: short-term feasibility study in an ovine model. *J Vasc Surg* 46:338–345, 2007.

141. Phillips MN, Dijkstra ML, Khin NY, et al: Endovenous valve transfer for chronic deep venous insufficiency. *Eur J Vasc Endovasc Surg* 46:360–365, 2013.

142. Boudjemline Y, Bonnet D, Sidi D, et al: Is percutaneous implantation of a bovine venous valve in the inferior vena cava a reliable technique to treat chronic venous insufficiency syndrome? *Med Sci Monit* 10:BR61–BR66, 2004.

143. Moriyama M, Kubota S, Tashiro H, et al: Evaluation of prosthetic venous valves, fabricated by electrospinning, for percutaneous treatment of chronic venous insufficiency. *J Artif Organs* 14:294–300, 2011.

144. Weber B, Robert J, Ksiazek A, et al: Living engineered valves for transcatheter venous valve repair. *Tissue Eng Part C Methods* 2013. [Epub ahead of print].

145. Jones CM, Hinds MT, Pavcnik D: Retention of an autologous endothelial layer on a bioprosthetic valve for the treatment of chronic deep venous insufficiency. *J Vasc Interv Radiol* 23:697–703, 2012.

146. Levi DS, Kusnezov N, Carman GP: Smart materials applications for pediatric cardiovascular devices. *Pediatr Res* 63:552–558, 2008.

147. de Borst GJ, Moll FL: Percutaneous venous valve designs for treatment of deep venous insufficiency. *Eur J Vasc Endovasc Surg* 46:360–365, 2013.

28 血液透析通路的介入治疗

John A. Bittl

刘轶凡 译 董智慧 审校

引言

建立血液透析（血透）通路的主要目的是在并发症风险最小的前提下，尽可能长地便利血透。为了达到这个目标，血管外科医生主要用自体组织来建立血透通路，但是，当无法获取合适的自体移植物时，优先选择人工动静脉瘘而非透析导管系统。

在美国，自体及人工血管动静脉造瘘手术已经成为了最常见的血管外科手术之一，占到了一些医院开放手术总量的40%～50%[1]。由于自体动静脉瘘的一期通畅率和人工血管动静脉瘘的远期通畅率低，介入疗法目前在血透患者的卫生保健中占有至关重要的地位。

本章给出了血透通路失效的病理生理学机制，回顾了腔内治疗的成功率，并用彩图来阐明以导管为基础的自体及人工动静脉瘘失效和血栓形成的治疗方法。

V 期肾病的流行病学以及患病率

生存率

如今在美国，每1000名患者中就有不只1名患者患有终末期肾病（end-stage renal disease，ESRD），并且这些患者中有80%在接受透析。血透患者的总年死亡率超过20%[2]，老年患者血透后第一年死亡率为58%[3]。近40%的ESRD患者同时还患有冠状动脉疾病[4]，并且心肌梗死导致的透析患者总年死亡率超过10%。在血透患者中，心肌梗死后的1年死亡率超过50%[5]。

血液透析

2006年，需要肾脏替代治疗的ESRD患者超过了340 000例，并且，在2020年之前，ESRD患者预计将达到750 000例[6]。美国透析项目的花费现在已经超过整个医保预算的6%[6]。ESRD患病率的升高主要可以归因于人口结构的改变以及一般人群中高血压、糖尿病和慢性肾脏病（chronic kidney disease，CKD）的治疗不足。一个有效的血透通路对于ESRD患者来说至关重要。

血管解剖

术语

血透通路手术部位的选择主要基于相关证据的支持，自体血透通路（自体动静脉内瘘）要优于以聚四氟乙烯（polytetrafluoroethylene，PTFE）或其他人工材料制成的人工移植物动静脉通路，这也与美国[7]及其他几个国家[8]的"自体血透通路优先"政策相一致。美国的使用自体血透通路的患者比例一直在增长。据报道，1999—2007年，血透患者中使用自体动静脉瘘的概率从48%±4%增加到了62%±4%[9]。

永久性血透通路部位的选择基于静脉（图28-1）及动脉（图28-2）解剖，根据临床实践，非优势臂先于优势臂，前臂优于上臂，上肢优于下肢[7]。

自体动静脉通路

动静脉瘘可以通过手术把提供正向血流的动脉吻合到供血液回流到静脉上来创建。在腕部，常见的瘘的形式之一是将桡动脉通过端侧吻合到头臂静脉上，来建立 Brescia-Cimino 桡动脉-头臂静脉瘘（图28-3）。另一个在上臂的常见形式是将贵要静脉通过隧道向外侧及浅部转位来和肱动脉作端侧吻合，并创建转位肱动脉-贵要静脉瘘。

人工动静脉通路

人工动静脉通路的建立是通过手术将一段直型的或者袢型的 PTFE 管连在动静脉之间。袢型的移植物优于直型的，因为它们可以提供更长的穿刺空间。最常见的人工动静脉瘘包括前臂的肱动脉-头臂静脉瘘（图28-3）或上臂的肱动脉-贵要静脉瘘（图28-3）。

在前臂，桡动脉-头臂静脉自体动静脉通路和肱动脉-头臂静脉人工动静脉通路最常用（图28-3），二者中，流出道都是头臂静脉。血流首先遵循的是内侧

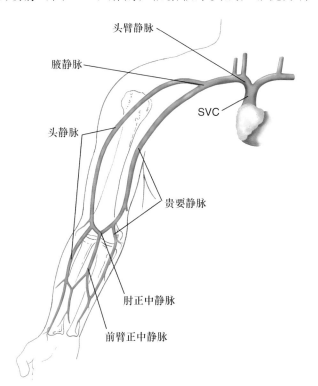

图 28-1 上肢的静脉解剖（经允许引自 the author and Elsevier Inc. Bittl JA：Catheter interventions for hemodialysis fistulas and grafts. JACC Cardiovasc Interv 3：1-11, 2010.）

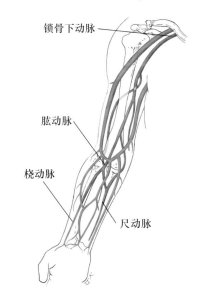

图 28-2 上肢的动静脉解剖（经允许引自 the author and Elsevier Inc. Bittl JA：Catheter interventions for hemodialysis fistulas and grafts. JACC Cardiovasc Interv 3：1-11, 2010.）

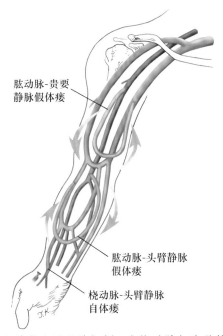

图 28-3 上肢的血透通路解剖。在桡动脉与头臂静脉间通过端侧吻合建立了一个桡动脉-头臂静脉自体瘘（小的远端箭头），头臂静脉远端结扎。前臂的肱动脉-头臂静脉人工瘘（大箭头）需要以端侧吻合的方式手术放置一根聚四氟乙烯（polytetrafluoroethylene，PTFE）袢。上臂的肱动脉-贵要静脉人工瘘（大箭头）需要以端侧吻合的方式手术插入一根 PTFE 袢。（经允许引自 the author and Elsevier Inc. Bittl JA：Catheter interventions for hemodialysis fistulas and grafts. JACC Cardiovasc Interv 3：1-11, 2010.）

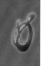

到外侧的走向，然后沿着手臂的侧面走行，横穿三角肌胸肌间沟，汇入腋静脉，而后进入锁骨下静脉。

在上臂，肱动脉-贵要静脉自体动静脉通路和肱动脉-贵要静脉人工动静脉通路最常见，二者的流出道都是贵要静脉。它们的血流遵循外侧到内侧的走向，而后以直线的形式汇入腋静脉、锁骨下静脉，然后是中央循环（图 28-3）。在腹股沟区，通常有限地选择股浅动脉-大隐静脉通路，流出道走向为外侧到内侧（图 28-4）。

解剖变异

有几种常见的解剖变异。人工动静脉瘘的替代模式包括前臂的肱动脉-贵要静脉瘘，其血流方向为外侧到内侧；以及上臂的肱动脉-头臂静脉瘘，血流方向为内侧到外侧。

前臂动静脉瘘的另一个形式是将近端桡动脉以侧-侧吻合到前臂正中静脉上，从而产生了"双出口"式的瘘，血流自动静脉吻合口流出后可以向近、远两个方向流动[11]。另一种"双出口"通路是流入贵要静脉的桡动脉-头臂静脉瘘，作为一种可取的变异，它减小了当一条肢体发生流出道狭窄时的血栓形成风险。

通路失效的发病机制

通常影响自体和人工动静脉瘘的有两种失效模式（表 28-1），并且两种都适合通过介入手段治疗。

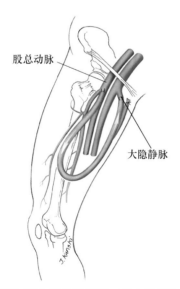

股总动脉

大隐静脉

图 28-4　腹股沟区血透通路解剖。建立腹股沟区的人工瘘需要经手术将一根 PTFE 袢以端侧的方式连接在股浅动脉上，同时以端端方式连接于大隐静脉上

表 28-1　通路失败的病理生理学

新建自体瘘的原发失败
流入道（吻合口）狭窄
旧的自体或人工瘘增生和成熟失败
单独的静脉或者流出道吻合口狭窄
血栓形成

自体动静脉瘘比人工动静脉瘘有更高的远期通畅率，但是其一期通畅率仍然很低，在许多病例中是因为缺少合适的解剖条件以及不能充分肥大化。少于50% 的自体动静脉瘘能充分成熟以提供可靠的血透通路[12-16]。在自体动静脉瘘充分成熟并被成功用于血透后，它们的中位有效期为 3 ～ 7 年[17-19]。

不适合建立自体动静脉瘘的患者可以选择 PTFE 的人工动静脉瘘。尽管人工动静脉瘘的一期通畅率超过 80%[1]，其中位有效期只有 12 ～ 18 个月[17-20]。

成熟障碍

新造自体动静脉瘘吻合口的狭窄会限制血流流入并阻碍瘘的肥大化[21-23]。经球囊成功扩张或者手术修正流入道狭窄后可能会稍稍提升低下的一期通畅率，这样一来，一年时的二期通畅率就要比一期通畅率高出 10% ～ 20%[12, 24]。

自体动静脉瘘成熟失败在糖尿病及老年患者中更常见。糖尿病患者中，上臂的肱动脉-头臂静脉自体动静脉瘘和转位的贵要静脉自体动静脉瘘在 18 个月时的通畅率（78%）可能明显好于前臂的自体动静脉瘘（33%）[25]。

发生于成熟通路的狭窄，伴或不伴有血栓形成

大约有 50% 的失败的血透通路包含有血栓，但是以血栓形成为主要失败原因的病例占所有通路失败病例的不到 1%[10]。在几乎所有病例中都有一处"罪犯"狭窄限制了血流，导致血液淤滞，并最终引起血栓形成。在长期使用的自体和人工动静脉瘘中，高血压及高流量在薄壁的流出静脉壁上形成了剪切力，并且引发了纤维肌性增生[26-27]。当增生过度活跃时，严重的狭窄就会发生，从而降低血流量，参与血栓形成的过程。

成功的经导管治疗血透通路需要找到并处理导致血流淤滞及血栓形成的"罪犯"狭窄。狭窄可以发生在血透通路的任何位置，但是在 47% ～ 65% 的病

例中，最常发生狭窄的部位为人工血管移植物与流出静脉的吻合口附近[28-30]。其他狭窄形成的部位包括：37%～53%发生于外周流出静脉的非吻合口部分；38%～50%发生于移植物本身；3%～20%发生于中心静脉；31%～59%为多处狭窄[28, 30]。自体动静脉瘘没有流出道吻合口，但是和人工血管移植物一样，其"动脉化"的流出静脉也容易形成狭窄。

典型的继发于血透通路狭窄的血栓主要是红色血栓，其富含纤维素及红细胞，易被吸栓及溶栓术清除。而位于流入道吻合口的富含血小板的白色血栓，吸栓及溶栓治疗通常无效，并且可能需要Fogarty导管取栓[31]。

长期使用的血透通路极少产生原发性血栓形成。它可能会在大手术、心肌梗死以及与低血压或高纤维蛋白原血症相关的败血症后难以预料、不可避免地发生。其他的原发性血栓形成原因包括透析后通路的过度加压，血液浓缩导致血黏度过高，真性红细胞增多症或血容量过低。当原发性血透通路血栓形成在没有明确的病理性狭窄的情况下发生，或者当其发生在高凝状态下，如凝血因子V突变或抗磷脂抗体综合征时[32]，推荐长期应用华法林抗凝治疗。

目前为止还没有被确认能用于预防静脉流出道或者动脉流入道狭窄发生的药物治疗方法。目前已有的关于抗血小板药物的随机对照试验的报道均没有显示出抗血小板药物明确的预防原发性血栓形成或者提高血透通路成熟率的作用[33-35]。在一项纳入了877名患者的随机对照试验中[14]，氯吡格雷组与安慰剂组的通路成熟率相当（38% vs. 40%）。然而在另一项纳入649名患者的随机对照试验中[15]，双嘧达莫（潘生丁）在一年自体动静脉瘘的初始通畅时间（primary unassisted patency）方面的效果稍好于安慰剂组（28% vs. 23%）。

诊断评估

美国肾脏病基金会-肾脏病质量预后指南（The National Kidney Foundation-Dialysis Outcomes Quality Initiative，NKF-DOQI）的文件推荐建立一个系统化的标准来诊断自体及人工动静脉瘘失败[36]。

检查

通路是否完整及血透是否足够的评估可以通过常规的床旁检查来完成。病史或者体检就可以发现流入道或流出道梗阻的存在。透析后出血增加也提示流出道狭窄形成。

局限、短促的高调杂音提示梗阻的存在；而性质与动脉导管未闭的连续性杂音类似的连续性中等声调杂音，并且与易触及的皮下组织震颤相关，则是血透通路功能正常的证据。在一个新建立的、慢成熟的、发育不良的桡动脉-头臂静脉瘘上出现的柔和杂音及不易触及的震颤可能提示流入道吻合口狭窄。另一方面，通路搏动明显可能提示流出道狭窄导致的压力升高。在已使用多年的大型、匐行的血透通路上的多发动脉瘤样扩张则提示通路中长期存在高血压。明显的手臂水肿乃至于橘皮样变，常常提示头臂静脉及贵要静脉双重阻塞，或者锁骨下静脉的狭窄或闭塞。

血透通路感染的诊断可能存在困难。轻微的孤立存在的红斑而无组织肿胀或水肿通畅不是感染征象，但是发热和白细胞增多这样的感染征象在尿毒症患者中可能会被掩盖。感染的体征包括蜂窝织炎、波动感、皮肤破损或含脓性分泌物。通路感染是腔内治疗的禁忌证，因为可能会使被感染的血栓脱落导致败血症。

监测

监测是指通过非侵入性的检查来检测通路的结构和功能。流入道流量和透析时的静脉静水压的测量可以提供通路流量是否充足的证据。当血透时的流量保持200 ml/min时，静水压高于150 mmHg可能提示有流出道梗阻。以尿素浓度或者临床指标，譬如体重、容量状态或者血钾浓度来估算再循环分数可能会导致血透不充分。这些指标可能都是血透通路失败的晚期预测因子，它们在血栓即将形成时才会出现异常。

反复的超声检查可以在出现明显体征之前诊断出早期通路狭窄[37]，但是非侵入性检查的代价和它们在指导早期干预方面作用的不确定性，降低了人们对非侵入性检查的热情[36]。

诊断性检查

诊断性检查是指通过造影手段来评判通路解剖和血流动力学条件。"瘘管造影"指对自体或者人工动静脉瘘行造影检查。造影显示狭窄率超过50%即可定义为显著狭窄，而临床上可表现为出血或者血栓形成。一次成功的介入干预应该经治疗通路在至少一次血透中完成。通畅时间的定义是指从上一次干预到由于通路失败或血栓形成，而出现需要再次介入干预、手术或者放置临时透析导管指征的时间。

在行导管介入治疗时进行的血流动力学测量对于介入治疗成功与否十分重要。通路内理想的收缩压应该低于 50 mmHg，通路内收缩压与循环收缩压的比值最好为 0.3 ~ 0.4[28, 38]。因中心静脉狭窄或闭塞导致静脉压轻度升高至 60 mmHg 可能会导致肢体水肿。如果治疗后静脉压力正常，水肿可以在 1 ~ 2天内消退。

基于导管的通路失败治疗

指征

当血透不能成功进行，或者有检测证据表明有血栓趋于形成的征象，即需要急诊或限期行瘘管造影（表 28-2）。在诊断后 24 h 内或者在最近一次血透48 h 内急诊行介入治疗的指征，是通路血栓形成而需要临时放置透析导管。瘘管造影的限期指征是发现通路血流功能下降，但是尚无血栓形成。这种情况应该在发现后 48 h 内处理，因为血栓可能已经趋于形成（表 28-2）。

介入治疗的禁忌证包括移植物感染，中央循环的右向左分流，或者肺动脉高压（表 28-3）。相对禁忌证包括开放手术建立或修补过的自体或人工动静脉瘘在 30 天内出现新发血栓形成。在这种情况下，血栓形成的原因可能是技术问题或者其他生物学原因，因而不适合行介入治疗。

表 28-2　血透通路失败或血栓形成的侵入性检查指征

自体瘘发育不良或成熟延迟
通路血栓形成
血透后出血增加
震颤消失或减低
杂音或搏动消失
杂音由连续中等声调变为短促高调
通路上新出现的明显搏动
假性动脉瘤
近期的通路穿刺针内血栓形成
多次开始血透困难
血透效率下降
血透时间增加
血流量一致时回流压力增加
带有瘘管的肢体水肿
再循环分数 > 20%

解决血液透析通路血栓形成的 4 步法

4 步法可应用于有血栓形成的自体或人工动静脉瘘（表 28-4）。它基于之前已讨论过的对通路失败的病理生理学的理解。此处列出的步骤旨在阐明一种能被介入心脏科医师、肾脏科医师或者影像科医师使用的，具有高成功率的方法[10, 39]。

在开始前，首先要收集患者 ESRD 的病因、共患病、通路的治疗史、适应证（表 28-2）和禁忌证（表 28-3）等方面的信息。体检的重点应该在于是否有容量负荷过重以及肢体血供是否充足（例如 Allen 试验）。如果存在血透次数错漏的情况，那么还应该检测血钾浓度。长期服用华法林或者新型口服抗凝药的患者在行瘘管造影前无需停药。静脉置管不应该被放置在任何可能会用于建立血透通路的部位，但是通路同侧的手上的静脉可以作为留置点[36]。

许多医生会在血透前嘱患者口服 325 mg 阿司匹林，但是这一步骤可以省略，阿司匹林过敏的患者也可以将其替换为氯吡格雷。许多介入科医师在有证据支持存在血透通路血栓形成时会静脉给予 5000 U 肝素。如果出血或者穿孔的风险高，也可以给予更低剂量的肝素甚至不给肝素，比如最近才建立的薄壁的动静脉瘘。预防性给予抗生素一般推荐 1g 头孢菌素静脉应用。如果存在头孢菌素过敏，也可以改为静脉用万古霉素，给药时间超过 1 h。

血栓切除

去除血栓是治疗通路血栓形成的第一步，通过 18G 穿刺针或者 4 Fr 微穿针套装（Cook, Inc., Bloominton, Indiana）穿刺，顺行或逆行导入导丝，置入两个 6 Fr 鞘（图 28-5），从而建立到达人工或者自体动静脉瘘的通路。很重要的一点是穿刺时要避免穿透人工血管

表 28-3　血透通路血栓形成的腔内治疗禁忌证

心内右向左分流
肺动脉高压
血透通路感染
近期曾行手术治疗（30 天内）

表 28-4　4 步法

1. 流入道及流出道内血栓切除
2. 静脉流出道狭窄的经皮球囊扩张
3. 以 Fogarty 导管取出动脉流入道吻合口内贴壁血栓
4. 中央静脉造影

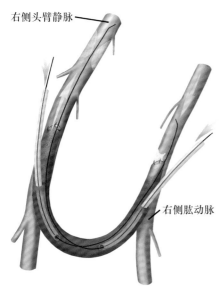

右侧头臂静脉

右侧肱动脉

图 28-5 交叉置鞘法。在动脉流入道吻合口附近置入一 6 Fr 导鞘，方向与流出道血流方向一致。静脉流出道内置入一 7 Fr 导鞘，方向与流入道一致。在透视下分别沿流入道及流出道方向导入导丝。在血栓形成的通路中不能注射造影剂。(经允许引自 the author and Elsevier Inc. Bittl JA：Catheter interventions for hemodialysis fistulas and grafts. JACC Cardiovasc Interv 3：1-11，2010.)

瘘的后壁，以免形成血肿而压迫通路。在血栓形成的血透通路上穿刺置鞘往往没有回血，也不应该向这样的通路里注射造影剂，因为这样会造成血栓脱落导致栓塞。要知道是否成功建立了穿刺通路很简单，那就是根据进入导丝时是否通畅来判断。

放置的两个 6 Fr 鞘的方向不同，一个与静脉血流出方向一致，另一个与动脉血流入方向一致，并且两个导鞘应该头对头，没有重合。然后在透视并且是不注射造影剂的前提下导入两根 150 cm 0.018 英寸 V-18 亲水导丝 (Boston Scientific Medi-Tech，Miami，Florida)。如果在导丝通过流出道狭窄处或者流入道时困难或者无法判断，可以导入一根 65 cm 5 Fr 多功能 A1 导管 (Cordis，Miami Lakes，Florida) 来加强支撑力。

一共有几种血栓切除装置，包括专门的 AngioJet AVX 吸栓导管 (Possis Medical，Minneapolis，Minnesota)、脉冲喷雾式溶栓导管 (Cook，Inc.，Bloomington，Indiana)、带侧孔的脉冲喷雾式溶栓导管 (Angiodynamics，Inc.，Glens Falls，New York)、Amplatz 血栓切除装置 (Microvena，White Bear Lake，Minnesota)、Arrow-Tretola 经皮血栓切除装置 (Arrow International，Reading，Pennsylvania)、Gelbfish Endo-Vac 装置 (Neovascular Technology，New York，New York)。血栓切除时首先与流出道方向 (图 28-6) 一致，然后再

与流入道方向一致 (图 28-7)。在重建血流后，应该用肝素生理盐水冲洗导鞘，然后再造影证实是否存在残余狭窄。

无血栓形成的动静脉瘘可经更小的通路治疗。首先常常经 4 Fr 微导管在任意方向上行诊断性造影。如果瘘管发育不良，那么导管应该顺流入道方向。如果是长期使用的瘘管并且存在瘘管内高压的迹象，那么导管应该顺流出道方向放置。当确认了一处狭窄后，可以通过微穿刺鞘导入冠状动脉球囊 (Maverick，Boston Scientific，Natick，Massachusetts) 扩张，或者经 4 Fr 或者 5 Fr 导鞘用外周血管球囊 (Sterling，Boston

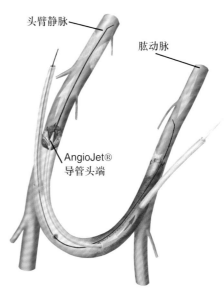

头臂静脉

肱动脉

AngioJet® 导管头端

图 28-6 静脉流出道的吸栓治疗。(经允许引自 the author and Elsevier Inc. Bittl JA：Catheter interventions for hemodialysis fistulas and grafts. JACC Cardiovasc Interv 3：1-11，2010.)

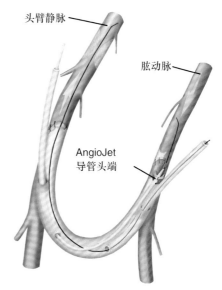

头臂静脉

肱动脉

AngioJet 导管头端

图 28-7 动脉流入道的吸栓治疗。(经允许引自 the author and Elsevier Inc. Bittl JA：Catheter interventions for hemodialysis fistulas and grafts. JACC Cardiovasc Interv 3：1-11，2010.)

Scientific Medi-Tech，Miami，Florida）扩张。如果需要用超高压球囊扩张，可能还需要更大的导鞘。

球囊扩张，支架置入或者覆膜支架置入治疗狭窄病变

第二步是确定狭窄病变段并用 4 ～ 10 mm 的球囊扩张（图 28-8）。静脉性的狭窄多为纤维性，扩张时的阻力大，有时甚至需要扩张到 20 个大气压以上。高压、非顺应性的球囊（Conquest or Dorado，Bard Peripheral Vascular Inc.，Tempe，Arizona）的爆破压可达 20 ～ 24 个大气压，可用来作充分扩张。当高压球囊无效时还可以应用切割球囊（Boston Scientific）[40-41]，但是有一项研究显示，使用外周血管切割球囊会增加通路破裂的危险性[42]。通常在弹性回缩严重、静脉穿孔或者存在开放手术难以处理的狭窄时才会用到支架，虽然覆膜支架的使用有可能减少再狭窄率[43]。

Fogarty 导管取栓

第三步是用 Fogarty 导管，即经导丝的 4 Fr 真腔取栓导管（Edwards Lifesciences，Irvine，California）来取出动脉流入道内的残余血栓（图 28-9）。此项策略的效果通常立竿见影。

中央静脉造影

第四步需要作整个静脉流出道以及中央静脉的

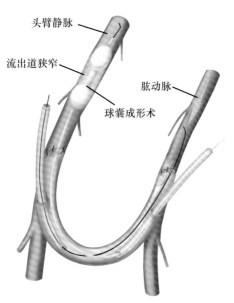

头臂静脉
流出道狭窄
球囊成形术
肱动脉

图 28-8　流出道狭窄的球囊扩张。流出道狭窄通常在静脉流出道附近，但是也可以在外周静脉的任一位置出现。（经允许引自 the author and Elsevier Inc. Bittl JA：Catheter interventions for hemodialysis fistulas and grafts. JACC Cardiovasc Interv 3：1-11，2010.）

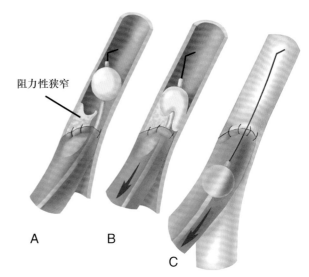

阻力性狭窄

A　　B　　C

图 28-9　Fogarty 导管取栓。扩张球囊（A），回拉血栓（B），用力回拉以消除抵抗球囊扩张的流入道狭窄力（C）。（经允许引自 the author and Elsevier Inc. Bittl JA：Catheter interventions for hemodialysis fistulas and grafts. JACC Cardiovasc Interv 3：1-11，2010.）

造影来排除存在中央静脉狭窄。在中央循环中，如严重的锁骨下静脉狭窄甚至闭塞，常常由以往的导管、起搏器或者除颤器的放置引起。当粗大的腋静脉的充盈突然终止并且存在流入颈内静脉的水母头样侧支形成时，即可诊断锁骨下静脉的严重狭窄或闭塞。

如果需要治疗中央静脉狭窄，即要用到大口径球囊，如 XXL 球囊（Boston Scientific Medi-Tech，Natick，Massachusetts）、Atlas 球囊（Bard），或者 SMART Control 支架（Cordis，Miami，Florida），其直径最大可达 14 mm。然而，突发的中央静脉狭窄的治疗尚存争议。Levit[44] 等分析了 35 例血透通路同侧中央静脉狭窄患者的预防性球囊扩张或者支架置入治疗 6 年随访期中的共 86 次造影并分析其成功率。和随访观察相比，在无症状的狭窄处行球囊扩张或者支架置入与更快的狭窄进展以及狭窄范围扩大有关。

结果

成功率

急性狭窄的腔内治疗成功率取决于通路的类型以及通路失败的模式。基于导管的治疗在治疗自体瘘血栓形成时的成功率为 78% ～ 87%[10, 28, 39]；治疗人工瘘血栓形成的成功率为 93% ～ 96%[10, 28, 39]。

腔内治疗的 6 个月通畅率为 61% ～ 66%，1 年通畅率为 38% ～ 41%[28,45]。自体瘘比人工瘘有更长的中位通畅期[28,46]，前提是没有血栓形成，因为血栓的存在可以降低所有血透通路的长期通畅率，并且消除了自体瘘的优势。

并发症

腔内治疗血透通路失败的并发症很少，通常不严重并且可控。医源性的血肿可以根据严重程度分级[47]。一级血肿体积小而且不影响血流，二级血肿体积大且影响血流。三级血肿体积巨大，且与搏动性出血或者出血不受限制的穿孔有关。出血不受限制的破裂通常需要加压包扎，并且在交换 11 Fr 鞘后置入 Viabahn 支架型人工血管（W.L. Gore and Associates，Flagstaff，Arizona），Fluency Plus 支架型人工血管（Bard Peripheral Vascular），或者聚四氟乙烯覆盖的支架型人工血管（WallGraft，Boston Scientific，Natick，Massachusetts）。小的穿孔通常可以经单纯压迫或者缝合来止血[42]。大的穿孔，比如巨大的假性动脉瘤，可能需要手术修复。

几项研究报道了导管治疗血透通路失效的重大并发症发生率。一项报道称[48]，在 2414 次治疗中有 40 次治疗，共 48 例静脉破裂发生（1.7%）。Wallstents（Boston Scientific，Natick，Massachusetts）在 37 例中的 28 例中有效，但是在 11 例中始终存在肉眼可见的内漏。其中一例还需要置入 Cragg EndoPro 覆膜支架（MinTec，La Ciotat，France），而另一例患者则需要手术放置引流管。在另一项报道[49]中，579 次治疗中有 12 次发生静脉破裂（2.1%）。12 例需要支架置入的患者中有 10 例成功置入。在另一项含 23 名静脉破裂患者的报道中[50]，使用 Wallstents 的 180 天通畅率为 26%。

在另一项含 1242 次治疗的报道[42]中，共 11 名患者发生静脉破裂或穿孔（0.9%）。这些患者中无人死亡或者需要急诊或急救手术修补。其中 2 名患者（18.2%）需要输血，8 名患者（72.7%）需要支架置入，而这 8 名患者中的 6 名（75.0%）置入了覆膜支架。破裂导致了 11 名患者中的 9 名（82%）在 30 天时出现通路血栓形成。多变量 logistic 回归分析表明，使用直径超过通路直径 2 mm 以上的球囊，或者使用外周切割球囊会增加破裂或穿孔的风险[42]。

其他的并发症包括导管或者其他腔内器材损坏，需要圈套器回收。动脉栓塞并需要 Forgarty 导管取栓或者手术治疗。肺栓塞在腔内治疗通路血栓形成时很少发生。在一项针对多种导管治疗通路血栓形成的系统回顾分析中，没有发现明显的肺栓塞证据[51]。

新型途径

当前有几种动静脉瘘正在试验阶段，以期通过抑制静脉流出道的内膜增生来增加远期通畅率。有人曾尝试过体外激光，但是在一小部分人群中，此方法无法抑制反复的再狭窄[52]。内皮细胞种植的 PTFE 人工血管的概念是基于这些细胞能组成一个生物活性屏障，来减少血流中的促血管平滑肌细胞分离素的释放。覆盖了抗 CD34 抗体的 PTFE 人工血管移植物，能结合骨髓来源的 CD34（＋）内皮祖细胞，这些细胞具有在实验条件下增生及分化为成熟内皮细胞的潜能，从而导致人工血管内的近乎完全的内皮化，奇怪的是它也会增加人工血管与静脉吻合口处的内膜增生[53]。

支架型人工血管

Haskal 及同事将 190 名存在静脉吻合口狭窄的血透患者随机分配到单纯球囊扩张组或球囊扩张加镍钛 PTFE 覆膜支架（Flair，Bard Peripheral Vascular，Tempe，Arizona）置入组中。在第 6 个月时，主要终点靶病变通畅率（51% vs. 23%；P < 0.001）以及通路通畅率（38% vs. 20%；P = 0.008）在支架人工血管置入组中都比单纯球囊扩张组中要高。这项研究的一个可能的缺点是支架组的通路血栓形成率比球囊扩张组高 81%（OR 1.81；95% CI 0.93 ～ 3.51）。然而，作为一项挽救性措施，支架人工血管的置入挽救了经多次球囊扩张无效的失效的血透通路。

介入肾脏病学

介入肾脏病学的建立吸引了一部分血透患者行造影检查。介入肾脏病学包括规律地对自体及人工动静脉瘘行造影检查和预防性球囊扩张，但是它还存在争议。血管通路工作组（The Vascular Access Work Group）[54]将其总结为一个现阶段的治疗策略："腔内血管成形术（PTA）治疗是否能提高远期通畅率尚存有很大争议"。

预防性球囊扩张

已经有几项研究分析预防性球囊扩张预防血透通路血栓形成的能力，但是结果不一。阳性结果包括一项小规模研究[55]，它包括了21名之前无血栓形成或接受介入治疗的人工动静脉瘘患者，此研究中，预防性的球囊扩张将血栓形成的风险从44%降到了10%每100人年（$P = 0.01$）。另一项小规模研究[56]报道，预防性的球囊扩张（$n = 32$）相比自体瘘的标准治疗（$n = 30$）将血栓形成率从25%降低到了16%每100人年[56]。Tessitore及同事[57]分析了159例患者中，通路血流测量和预防性球囊扩张的成本效益，并且观察到以升高3倍的造影次数为代价，血栓事件发生率减少了77%，瘘管失效的概率减少了65%，因此认为其是"经济上有优势的治疗"（即成本更低）。

几项随机对照研究认为，预防性球囊扩张无法预防通路血栓形成。一个前瞻性的随机试验纳入了64名患者，每月监控预防性球囊扩张组与仅在血栓形成后干预组两组患者的静脉静水压和收缩压比值，发现两组的血栓形成和通路失效率一致[58]。另一项随机试验[59]纳入了112名患者，每月比较通路血流监测组与标准监测组的通路血流量，发现前者需要进行更多的介入操作，但是相对对照组并未减小血透通路血栓形成的概率（41% vs. 51% 每100人年，$P = NS$）。

一项最近的成本效益分析[9]认为，预防性的经皮球囊扩张（percutaneous transluminal angioplasty, PTA）以净成本 $34 586 每100人年的代价带来27.6～22.0 每100人年的血透通路血栓形成事件减少数（$P < 0.029$），其增加的成本效益比为每预防一次血栓事件需 $6177。这与增加血透人群中自体瘘的比例相比，成本效益比更差。

自体瘘发育不良的挽救

在新建立但是发育不良的自体瘘中，对动静脉瘘吻合口行球囊扩张能成功地对一个小的不可用的瘘进行有效重塑[23]。当自体或人工瘘有需要频繁球囊扩张的静脉流出道狭窄时，推荐以手术切除加端端吻合来修补。几项研究报道，不成熟的自体动静脉瘘是可以被挽救的。手术结扎静脉属支，将瘘管表浅化，或者吻合口修复能挽救大多数无法成熟的自体瘘[60]。不成熟自体瘘的二次手术或介入治疗能提高至少10%的造瘘成功率。

结语

基于导管的治疗在处理自体及人工动静脉瘘血栓形成和失败方面已经有了很大进展。导管治疗有80%以上的成功率，避免了放置临时透析导管或者使用昂贵的静脉导管。未来的研究还需要减少狭窄形成的概率，并在日渐增长的血透ESRD患者中更好地定义预防性球囊扩张和介入治疗的地位。

参考文献

1. Weiswasser JM, Sidawy AN: Strategies of arteriovenous dialysis access. In Rutherford RB, editor: Vascular Surgery, ed 6, Philadelphia, 2005, Elsevier Saunders, pp 1669–1676.
2. US Renal Data System: USRDS 2004 annual data report: Atlas of End-Stage Renal Disease in the United States. Am J Kidney Dis 45(Suppl 1):S1–S280, 2005.
3. Kurella Tamura M, Covinsky KE, Chertow GM, et al: Functional status of elderly adults before and after initiation of dialysis. N Engl J Med 361:1539–1547, 2009.
4. Chueng AK, Sarnak MJ, Yan G, et al: Cardiac diseases in maintenance hemodialysis patients: results of the HEMO study. Kidney Int 65:2380–2389, 2004.
5. Herzog CA, Ma JZ, Collins AJ: Poor long-term survival after acute myocardial infarction among patients on long-term dialysis. N Engl J Med 339:799–805, 1998.
6. Collins AJ, Foley RN, Herzog C, et al: Excerpts from the United States Renal Data System 2007 annual data report. Am J Kidney Dis 51(Suppl 1):S1–S320, 2008.
7. Vascular Access 2006 Work Group: NKF-DOQI clinical practice guidelines for vascular access, update 2006. Am J Kidney Dis 48(Suppl 1):S176–S306, 2006.
8. Ohira S, Naito H, Amono I, et al: 2005 Japanese Society for Dialysis Therapy guidelines for vascular access construction and repair for chronic hemodialysis. Ther Apher Dial 10:449–462, 2006.
9. Bittl JA, Cohen DJ, Seek MM, et al: Economic analysis of angiography and preemptive angioplasty to prevent hemodialysis-access thrombosis. Catheter Cardiovasc Interv 75:14–21, 2010.
10. Bittl JA: Catheter interventions for hemodialysis fistulas and grafts. JACC Cardiovasc Interv 3:1–11, 2010.
11. Bruns SD, Jennings WC: Proximal radial artery as inflow site for native arteriovenous fistula. J Am Coll Surg 197:58–63, 2003.
12. Asif A, Gadalean FN, Merrill D, et al: Inflow stenosis in arteriovenous fistulas and grafts: a multicenter, prospective study. Kidney Int 67:1986–1992, 2005.
13. Berman SS, Gentile AT: Impact of secondary procedures in autogenous arteriovenous fistula maturation and mainenance. J Vasc Surg 34:866–871, 2001.
14. Dember LM, Beck GJ, Allon M, et al: Effect of clopidogrel on early failure of arteriovenous fistulas for hemodialysis: a randomized controlled trial. JAMA 299:2164–2171, 2008.
15. Dixon BS, Beck GJ, Vazquez MA, et al: Effect of dipyridamole plus aspirin on hemodialysis graft patency. N Engl J Med 360:2191–2201, 2009.
16. Patel ST, Hughes J, Mills JL, Sr: Failure of arteriovenous fistula maturation: an unintended consequence of exceeding Dialysis Outcome Quality Initiative guidelines for hemodialysis access. J Vasc Surg 38:439–445, 2003.
17. Huber MS, Mooney JF, Madison J, et al: Use of a morphologic classification to predict clinical outcome after dissection from coronary angioplasty. Am J Cardiol 68:467–471, 1991.
18. Perera GB, Mueller MP, Kubaska SM, et al: Superiority of autogenous arteriovenous hemodialysis access: maintenance of function with fewer secondary interventions. Ann Vasc Surg 18:66–73, 2004.
19. Schwartz C, McBrayer C, Sloan J, et al: Thrombosed dialysis grafts: comparison of treatment with transluminal angioplasty and surgical revision. Radiology 194:337–341, 1995.
20. Schwab SJ: Vascular access for hemodialysis. Kidney Int 55:2078–2090, 1999.
21. Beathard GA, Arnold P, Jackson J, et al: Aggressive treatment of early fistula failure. Kidney Int 64:1487–1494, 2003.
22. Achkar K, Nassar GM: Salvage of a severely dysfunctional arteriovenous fistula with a strictured and occluded outflow tract. Semin Dial 18:336–342, 2005.
23. Bittl JA, von Mering GO, Feldman RL: Adaptive remodeling of hypoplastic hemodialysis fistulas salvaged with angioplasty. Catheter Cardiovasc Interv 73:974–978, 2009.
24. Hodges TC, Fillinger MF, Zwolak RM, et al: Longitudinal comparison of dialysis graft access methods: risk factors for failure. J Vasc Surg 26:1009–1019, 1997.
25. Hakaim A, Nalbandian M, Scott T: Superior maturation and patency of primary brachiocephalic and transposed basilic vein arteriovenous fistulae in patients with diabetes. J Vasc Surg 27:154–157, 1998.
26. Swedberg SH, Brown BG, Sigley R, et al: Intimal fibromuscular hyperplasia at the venous anastomosis of PTFE grafts in hemodialysis patients. Clinical, immunocytochemical, light and electron microscopic assessment. Circulation 80:1726–1736, 1989.
27. Roy-Chaudhury P, Kelly BS, Miller MA, et al: Venous neointimal hyperplasia in polytetrafluoroethylene dialysis grafts. Kidney Int 59:2325–2334, 2001.
28. Bittl JA, Feldman RL: Prospective assessment of hemodialysis access patency after percutaneous intervention: Cox proportional hazards analysis. Catheter Cardiovasc Interv 66:309–315, 2005.
29. Kanterman RY, Vesely TM, Pilgram TK, et al: Dialysis access grafts: anatomic location of venous stenosis and results of angioplasty. Radiology 195:1995.
30. Beathard GA: Angioplasty for arteriovenous grafts and fistulae. Semin Nephrol 22:202–210, 2002.
31. Valji K: Transcatheter treatment of thrombosed hemodialysis access grafts. AJR Am J Roentgenol 164:823–829, 1995.
32. Knoll GA, Wells PS, Young D, et al: Thrombophilia and the risk for hemodialysis vascular access thrombosis. J Am Soc Nephrol 16:1108–1114, 2005.
33. Domoto DT, Bauman JE, Joist JH: Combined aspirin and sulfinpyrazone in the prevention of recurrent hemodialysis vascular access thrombosis. Thromb Res 62:737–743, 1991.
34. Kaufman JS, O'Connor TZ, Zhang JH, et al: Randomized controlled trial of clopidogrel plus aspirin to prevent hemodialysis access graft thrombosis. J Am Soc Nephrol 14:2313–2321, 2003.
35. Sreedhara R, Himmelfarb J, Lazarus JM, et al: Anti-platelet therapy in graft thrombosis: results of a prospective, randomized double-blind study. Kidney Int 45:1477–1483, 1994.
36. Anonymous: NKF-K/DOQI clinical practice guidelines for vascular access: update 2000. Am J Kidney Dis 37:S137–S181, 2001.
37. Malik J, Slavikova M, Svobodova J, et al: Regular ultrasonographic screening significantly prolongs patency of PTFE grafts. Kidney Int 67:1554–1558, 2005.

38. Lilly RZ, Carlton D, Barker J, et al: Predictors of arteriovenous graft patency after radiologic intervention in hemodialysis patients. *Am J Kidney Dis* 37:945–953, 2001.
39. Beathard GA, Litchfield T: Effectiveness and safety of dialysis vascular access procedures performed by interventional nephrologists. *Kidney Int* 66:1622–1632, 2004.
40. Bittl JA, Feldman RL: Cutting balloon angioplasty for undilatable venous stenoses causing dialysis graft failure. *Catheter Cardiovasc Interv* 58:524–526, 2003.
41. Vesely TM, Siegel JB: Use of the peripheral cutting balloon to treat hemodialysis-related stenoses. *J Vasc Interv Radiol* 16:1593–1603, 2005.
42. Bittl JA: Venous rupture during percutaneous treatment of hemodialysis fistulas and grafts. *Catheter Cardiovasc Interv* 74:1097–1101, 2009.
43. Haskal ZJ, Trerotola S, Dolmatch B, et al: Stent graft versus balloon angioplasty for failing dialysis-access grafts. *N Engl J Med* 362:494–503, 2010.
44. Levit RD, Cohen RM, Kwak A, et al: Asymptomatic central venous stenosis in hemodialysis patients. *Radiology* 238:1051–1056, 2006.
45. Beathard GA: Percutaneous transvenous angioplasty in the treatment of vascular access stenosis. *Kidney Int* 42:1390–1397, 1992.
46. Woods JD, Turenne MN, Strawderman RL, et al: Vascular access survival among incident hemodialysis patients in the United States. *Am J Kidney Dis* 30:50–57, 1997.
47. Beathard GA: Management of complications of endovascular dialysis access procedures. *Semin Dial* 16:309–313, 2003.
48. Raynaud AC, Angel CY, Sapoval MR, et al: Treatment of hemodialysis access rupture during PTA with Wallstent implantation. *J Vasc Interv Radiol* 9:437–442, 1998.
49. Sofocleous CT, Schur I, Koh E, et al: Percutaneous treatment of complications occurring during hemodialysis graft recanalization. *Eur J Radiol* 47:237–246, 2003.
50. Funaki B, Szymski GX, Leef JA, et al: Wallstent deployment to salvage dialysis graft thrombolysis complicated by venous rupture: early and intermediate results. *AJR Am J Roentgenol* 169:1435–1437, 1997.
51. Petronis JD, Regan F, Briefel G, et al: Ventilation-perfusion scintigraphic evaluation of pulmonary clot burden after percutaneous thrombolysis of clotted hemodialysis access grafts. *Am J Kidney Dis* 34:207–211, 1999.
52. Parikh S, Nori D, Rogers D, et al: External beam radiation therapy to prevent postangioplasty dialysis access restenosis: a feasibility study. *Cardiovasc Radiat Med* 1:36–41, 1999.
53. Rotmans JI, Heyliger JMM, Verhagen HJM, et al: In vivo seeding using anti-CD34 antibodies successfully accelerates endotheliazation but stimulates intimal hyperplasia in porcine arteriovenous expanded polytetrafluoroethylene grafts. *Circulation* 112:12–18, 2005.
54. Vascular Access 2006 Work Group: NKF-DOQI clinical practice guidelines for vascular access, update 2006: clinical practice recommendations for guideline 4: detection of access dysfunction: monitoring, surveillance, and diagnostic testing. *Am J Kidney Dis* 48(Suppl 1):S269–S270, 2006.
55. Martin LG, MacDonald MJ, Kikeri D, et al: Prophylactic angioplasty reduces thrombosis in virgin ePTFE arteriovenous dialysis grafts with greater than 50% stenosis: subset analysis of a prospectively randomized study. *J Vasc Interv Radiol* 10:389–396, 1999.
56. Schwab SJ, Oliver MJ, Suhocki P, et al: Hemodialysis arteriovenous access: detection of stenosis and response to treatment by vascular access blood flow. *Kidney Int* 59:358–362, 2001.
57. Tessitore N, Bedogna V, Poli A, et al: Adding access blood flow surveillance to clinical monitoring reduces thrombosis rates and costs, and improves fistula patency in the short term: a controlled cohort study. *Nephrol Dial Transplant* 23:3578–3584, 2008.
58. Dember LM, Holmberg EF, Kaufman JS: Randomized controlled trial of prophylactic repair of hemodialysis arteriovenous graft stenosis. *Kidney Int* 66:390–398, 2004.
59. Moist LM, Churchill DN, House AA, et al: Regular monitoring of access flow compared with monitoring of venous pressure fails to improve graft survival. *J Am Soc Nephrol* 14:2645–2653, 2003.
60. Gelabert HA, Freischlag JA: Angioaccess. In Rutherford RB, editor: *Vascular Surgery*, ed 4, Philadelphia, 2000, W.B. Saunders Co., pp 1466–1477.

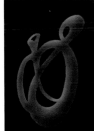
29 主动脉瓣成形术和经导管主动脉瓣置换术

Susheel K. Kodali, Darshan Doshi, Martin B. Leon
张晓春　译　周达新　审校

引言

主动脉瓣球囊成形术（BAV）是治疗症状性严重主动脉瓣狭窄（AS）的最早的微创方法之一。Alain Cribier 于 1986 年首次报道了将该手术用于 3 名钙化性严重主动脉瓣狭窄患者[1]。最初该微创手术的目的是作为外科主动脉瓣置换术（SAVR）的一种替代，但是手术并发症发生率高，早期再狭窄，

以及无法降低死亡率最终限制了它的使用。

经导管主动脉瓣置换术（TAVR）或植入术（TAVI）已成为那些被认为无法行常规 SAVR 或手术风险高的严重 AS 患者的一种可行的治疗方案。自从 2002 年 Alain Cribier 首次报道了 TAVR[2]，据推测全世界超过 750 个中心已成功完成了超过 125 000 台手术。过去的十年，由于工艺提高、技术改进、更优的患者选择以及对早期和晚期临床结局更深入的了解，

手术成功率、患者安全性和瓣膜性能均得到显著改善。

本章将会综述以下内容：BAV 技术；BAV 的结局和并发症；BAV 目前的适应证；BAV 新技术；TAVR 的历史视角；经导管瓣膜植入技术；目前的和扩大的 TAVR 临床指征；TAVR 临床研究结果更新；TAVR 并发症；下一代 TAVR 器械概述。

主动脉瓣球囊成形术（BAV）

手术注意事项

BAV 是用一个或多个球囊通过狭窄瓣膜，扩张后裂解钙化主动脉瓣叶的手术。该手术可分离融合交界处，伸展主动脉瓣环。即刻血流动力学改变包括主动脉瓣口扩大（虽然很少超过 1.0 cm²）和跨瓣压差下降。尽管 BAV 只能使瓣膜参数发生很小的变化，但是其仍可以在短期内有效地改善患者的症状。

BAV 可以经逆行或顺行入路实施。一般 10 ～ 14 Fr 鞘经股动脉逆行入路更常采用。抗凝治疗通常使用肝素，使活化凝血时间（ACT）> 250 s，若患者对肝素过敏，可使用比伐卢定。手术过程中需使用超硬导丝（0.035 英寸）在充气和放气时稳定球囊。必须注意在左心室（LV）心尖部以平缓的曲线放置导丝，以避免心室穿孔的危险。通常情况下，为了获得最佳结局，需使用稍小尺寸的球囊（比主动脉瓣环小 1 mm），以最大限度地减少瓣环破裂的风险。如果最初球囊充气没有获得理想的效果，则可以使用较大尺寸的球囊。各种可用的球囊（Zymed，Tyshack，Cristal）具有不同的外形和顺应性曲线，通常是手动充气的。通过临时起搏器快速起搏心室（160 ～ 180 次/分）降低前向心输出量来稳定球囊。必须注意避免长时间起搏，因可导致局部缺血和血流动力学受损。闭合血管可以通过徒手压迫或使用 Abbott Vascular Preclose 装置（Abbott Vascular Inc.，California）的"预缝合"技术来实现。

BAV 也可以通过顺行经静脉入路实施。需要通过房间隔穿刺建立一个从股静脉到升主动脉的循环通路。Inoue 球囊（Toray，Tokyo，Japan）或常规的血管成形术球囊均可使用。Inoue 球囊的一个优点是其形状，它允许球囊的腰部适应主动脉瓣环，而更大的远端球囊根部则可以将主动脉瓣叶更充分地伸展到 Valsalva 窦中。此外，使用一个 26 mm 球囊，可以在 20 ～ 26 mm 的大小范围内进行多次充气，同时评估其间的血流动力学结果。顺行性入路的潜在好处包括减少血管并发症和脑卒中，显著增加 BAV 后面积[3]。然而，考虑到需要房间隔穿刺，随后需将导丝在 LV 心尖部做成环形，因此对技术要求更高。

结局

两项最大的评估 BAV 的注册研究为国家心肺血液研究所（NHLBI）注册研究和 Mansfield Scientific 注册研究。NHLBI 注册研究评估了 674 例 BAV 患者术后即刻和 3 年后的情况[4-5]。该研究报道了较高的并发症发生率和院内死亡率：25% 的并发症发生率和 3% 的首个 24 h 内死亡率。最常见的并发症为因血管入路问题需要输血，发生率达 20%。出院前累积心血管死亡率为 8%。1 年、2 年、3 年总体生存率分别为 55%、35% 和 23%。反复住院（64%）和早期再狭窄很常见。6 个月时超声心动图显示术后瓣口面积由 0.78 cm² 减少至 0.65 cm²。

包含 492 名患者的 Mansfield Scientific 主动脉瓣成形术注册研究得到了相似的结果[6]。大约 20.5% 的患者术后出现并发症，24 h 内死亡率为 4.9%，院内死亡率为 7.5%。再狭窄也普遍存在。

尽管选择患者水平的提高和技术的改进使得近 20 年来并发症发生率有所下降，术后并发症发生率仍然处于较高水平[7-8]。在近期的一项包含 262 名手术高危或不能手术的 AS 患者的研究中[7]，BAV 术后最常见并发症为手术所致死亡（1.6%），脑卒中（1.99%），冠状动脉闭塞（0.66%），严重主动脉瓣关闭不全（1.3%），需要安装永久起搏器（0.99%），严重血管并发症（6.9%）——穿孔（1.6%）、下肢缺血（2.6%）、假性动脉瘤（1.99%）、动-静脉瘘（0.66%），急性肾损伤（11.3%）和新发血液透析（0.99%）。大约 6 个月时，死亡率为 50%，术后最初几天再狭窄显著。

鉴于这些并发症的发生率，必须迅速识别和处理。尽管血管鞘较小，血管并发症仍然频繁发生，手术者必须利用支架覆盖和延长球囊充气时间这些血管腔内技术来处理并发症。最严重的并发症仍是脑血管损伤，发生率为 1% ～ 2%[7-8]。病因通常是来自升主动脉或钙化瓣膜的栓子引起的动脉栓塞。未来栓塞保护装置的使用可能会进一步减少这些并发症。

适应证

2014 年美国心脏病学会（ACC）/美国心脏协会（AHA）的心脏瓣膜疾病指南[9]指出，对于严重 AS 患者，BAV 作为 SAVR 或 TAVR 的桥梁可能是合理的（推荐类别 Ⅱ B）。在之前 2006 年 ACC/AHA 的心脏瓣膜疾病指南中[10]，BAV 作为因合并症无法行主动脉瓣置换术的一种缓解措施，获得了 Ⅱ B 类推荐。但是由于缺乏证据，该推荐已从 2014 年指南中移除。2012 年欧洲心脏病学会（ESC）指南更新和欧洲胸心外科协会（EACTS）瓣膜指南[11]同样也将 BAV 作为 SAVR 或 TAVR 的桥梁（推荐类别 Ⅱ B），用于手术风险高、血流动力学不稳定的患者，或是需要行紧急非心脏大手术的症状性 AS 患者。然而，ESC 指南还指出，对于不适合 SAVR 或 TAVR 的患者，可考虑使用 BAV 缓解症状，但并未给出正式的推荐级别。

BAV 不但可作为极高危患者行 TAVR 的桥梁，也可作为因其他潜在原因（比如严重肺部疾病）导致症状的严重 AS 患者行 TAVR 和 SAVR 的一种选择策略。BAV 术后症状暂时改善支持将主动脉瓣狭窄作为病因，替换主动脉瓣是必要的。最后，BAV 已被用于急性血流动力学衰竭患者在 SAVR、TAVR 和药物治疗间做决定时的临时治疗。

下一代 BAV 器械

随着 TAVR 的出现，对 BAV 的兴趣又再次涌现。现在已经开发出了几种新的器械，希望能够提高 BAV 作为一个独立手术过程的安全性和有效性，同时改善接下来 TAVR 的准备工作（预扩张）。四种器械包括：the InterValve V8（InterValve，Plymouth，

Minnesota），Bard TRUE™ 球囊扩张导管（Bard Medical，Burlingame，California），CardioSculpt 积分球囊（AngioScore，Fremont，California）和 Pi-Cardia LeafLex 系统（Pi-Cardia，Beit Oved，Israel）[12]（图 29-1）。

InterValve V8（图 29-1A）和 Bard TRUE™ 球囊（图 29-1B）经美国食品药物监督管理局（FDA）批准使用。这两种器械尝试解决目前器械的不足。InterValve V8 的哑铃状外形可以使其锁定至瓣膜的解剖结构上，限制球囊运动。球囊的腰部比其近端和远端的球根部分小 5 ～ 7 mm，并且这种形状在整个膨胀过程中保持不变。近端球囊允许小叶过度扩张进入窦内以增大瓣膜开口面积，较小的腰部降低了瓣环夹层的风险。此外，球囊快速充气和放气使缺血时间和低血压时间减至最少。球囊的尺寸为 22 mm、24 mm、26 mm 和 28 mm。Bard TRUE™ 球囊扩张导管由 Kevlar 复合球囊材料制成，具有精确的尺寸和外形。它也被设计成可以快速充气和放气，可重新包装和防刺穿。球囊尺寸为（20 mm、22 mm、24 mm 和 26 mm）×4.5 cm 长。

CardioSculpt BAV（图 29-1C）和 Pi-Cardia LeafLex 系统（图 29-1D）是两个正在研究的器械。CardioSculpt 器械是一个积分球囊，由一个球囊包裹在镍钛合金 scoring 骨架上。理论上，它也可以使器械更易放置和更稳定。同时球囊可以快速放气，具有出色的再包装性能，减小了放气后的外形。Pi-Cardia LeafLex 系统不是一个球囊，而是一个导管，可以传递机械冲击波从而裂解主动脉瓣内的钙化，这可以增加瓣叶的顺应性，增加主动脉瓣口面积。这两种器械的临床研究结果有可能证明它们在患者中的功效和潜

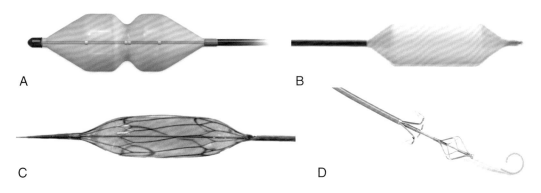

图 29-1 下一代血管成形装置。**A.** V8 主动脉瓣球囊成形术导管（InterValve，Plymouth，Minn）。**B.** TRUE™ 球囊扩张导管（Bard，Burlingame，Calif）[© 2015 C. R. Bard 股份有限公司，经许可使用。Bard 和 TRUE 是 C. R. Bard 股份有限公司的商标和（或）注册商标]。**C.** BAV 研究装置图片由 AngioScore 公司免费提供。此产品尚未经 FDA 或任何其他监管机构注册或批准。**D.** LeafLex 导管系统（Pi-Cardia，Beit Oved，Israel）

在作用。

经导管主动脉瓣置换术（TAVR）/植入术（TAVI）——基本概念

历史视角和未满足的临床需要

在过去的 50 年中，SAVR 一直是症状性 AS 的标准治疗，它能使绝大多数患者生存期延长，症状得到改善，而手术相关并发症较少。然而，SAVR 的风险和术后恢复在老年 AS 患者中不甚理想，尤其是那些伴有多种并发症，包括既往心脏手术史、慢性肺部疾病、外周血管疾病、既往脑卒中、肾衰竭、冠状动脉疾病和虚弱的患者[13]。此外，还有一些解剖因素，如瓷化主动脉和胸壁畸形，可增加常规 SAVR 的风险。由于这些原因，至少有 1/3 的症状性严重 AS 患者不适合手术或拒绝手术[14]。这促使人们对以 BAV 和 TAVR 为代表的微创导管方法进行研究。从 20 世纪 80 年代中期到 90 年代中期，BAV 被选择性地用于高危 AS 患者，但是如前所述，过高的手术并发症发生率，过高的早期再狭窄率以及无法降低死亡率，导致 BAV 临床使用范围受限：要么作为姑息性治疗，要么作为瓣膜置换的过渡[1, 15]。

Davies 于 1965 年首次在犬模型中实施了基于导管的主动脉瓣置换术，用于暂时缓解主动脉瓣关闭不全[16]。Andersen 于 1992 年对猪实施了当代首例经导管主动脉瓣置换术，使用的是以支架为基础的猪生物瓣膜[17]。首例人体内经导管瓣膜植入术由 Bonhoeffer 在 2000 年实施。他用牛颈静脉瓣将右心室内肺动脉瓣经皮置换至人工肺动脉导管来治疗一名人工瓣膜严重狭窄和反流的 12 岁男孩[18]。2002 年 Cribier 完成了具有里程碑意义的人类首例 TAVR。该手术是治疗一个合并多种疾病，伴有心源性休克，BAV 失败患者的最后手段[2]。从那时起，TAVR 成为"无法手术"患者的标准治疗方法，也作为手术高风险患者的一种重要的替代治疗方案。十几种不同的器械可以在市场上买到，或者正在进行积极的研发中[19]。

临床适应证

目前 ESC/EACTS 和 ACC/AHA 的心脏瓣膜疾病管理指南[9, 11]，建议以下患者考虑行 TAVR 手术：

症状性钙化性重度三叶式主动脉瓣狭窄，主动脉和血管解剖适合 TAVR，预期生存时间 > 12 个月，由多学科组成的心脏团队进行如下手术风险评估：

1. 过高的手术风险定义为预计死亡率大于 50% 或 30 天内不可逆转的疾病，或有其他因素如虚弱、既往胸壁放射治疗、瓷化主动脉、严重的肝或肺疾病。

2. 作为 SAVR 的替代方案，SAVR 手术风险高，预计 30 天的死亡率至少为 15%。

目前正在积极研究的其他 TAVR 适应证包括中度手术风险和生物瓣失功。值得注意的是，在过去几年中，随着 TAVR 临床结局的改善和下一代 TAVR 系统的改进，风险分层的普遍降级（主要在美国以外国家），使得传统上较低风险的患者成为了可考虑行 TAVR 的候选人，尤其是伴有一种或两种疾病的老年患者（大于 80 岁）。

心脏团队模式和风险评估

鉴于老年严重 AS 患者处理的复杂性，一个合作型心脏团队模式对于适当的患者选择和随后的治疗至关重要。这个多学科团队由经验丰富的心脏外科医师、介入心脏病专家、影像学专家、心力衰竭专家、心脏麻醉师、重症医学科医师、神经科医师、老年科医师、护士和社会工作者组成。心脏团队采取协调一致的方法，可以获得更全面的患者评估情况，有助于收集基本数据，改善与患者和家属的沟通，更好地制订决策，最终获得更好的临床结局。欧洲和美国的 TAVR 指南都强调了心脏团队模式的重要性[9, 11]。

心脏团队利用几种不同的手术风险计算方法来选择 TAVR 患者。两种最常见的风险评估工具是外科医师学会（STS）评分和 logistic EuroSCORE[20-21]。STS 评分来源于美国 67 292 名仅接受 SAVR 的患者中 24 个协变量的结果数据，而 logistic EuroSCORE 来自欧洲 14 799 名接受所有类型的心脏手术患者的 12 个协变量数据。虽然两者在低风险 AS 患者中都被证明可以准确地估计风险（即 30 天的手术死亡率），但是对高风险患者的风险评估的精确性远远不够[22-23]。两种评分系统在各自模型中所使用的协变量和所研究人群存在显著差异。一般认为 STS 评分在估计高危人群的 SAVR 死亡率方面更为准确。STS 评分 ≥ 8 被认为是 SAVR 的高危因素，这些患者也应考虑 TAVR。虽然 STS 和 Logistic EuroSCORE 都可以帮助选择 TAVR 患者，但它们也只是选择过程中的一个方面，应该考虑整个临床情况。

与 TAVR 风险评估相关的几个重要概念需要进一步考虑。目前从特定患者群体（具有共患疾病或解剖限制的老年患者）中筛选 TAVR 候选人，许多危险因素在标准风险评分中未被提及，包括虚弱、痴呆、肝脏疾病和解剖因素（例如瓷化主动脉或"敌对的"胸部）。在风险评估过程中，心脏团队必须考虑这些被忽视或非代表性的合并症。在风险谱最末端的是所谓的徒劳 AS 患者，尽管 TAVR 治疗很成功，但对提高生活质量和（或）有限的预期寿命几乎无望（例如，无法治愈的恶性肿瘤或严重痴呆）。尽管这可能是一个社会困境，心脏团队有责任仔细鉴别这些患者，这样 TAVR 可能会作为一种治疗方案以供选择。重要的是，手术风险是连续的，而将风险状态分类到不同组别是有些随意的，取决于某些定义，而这些定义不但会随着时间的推移而变化，而且这些定义在临床试验与现实环境下可能会有所不同。最后，由于 TAVR 早期和晚期结局的预测因子与 SAVR 相比有所不同，因此 TAVR 的特定风险评估模型将具有临床意义，并且正在被积极评估。

解剖学筛查和多模态成像需要

在多模态解剖学筛查期间收集的信息应该被用来对 TAVR 患者的候选资格以及 AS 患者的总体管理做出明智的判断。TAVR 综合筛查所需的最重要的影像资料包括：①确定三叶、钙化和严重 AS 的诊断；②确定左心室大小和功能；③冠状动脉解剖；④足够大小的外周血管，适合导管通过和人工瓣的输送；⑤左心室流出道、近端主动脉和主动脉瓣环的几何形状、径线测量和钙化形式，用于适当的器械选择。解剖学筛选成像包括联合使用超声心动图、血管造影和多排螺旋 CT（MSCT）。

超声心动图显然是评估 AS 病因和严重程度的金标准。其他一些最好由超声心动图确定的重要的解剖学指标包括：左心室质量，大小和功能；右心室大小和功能；其他瓣膜病变（特别是二尖瓣和三尖瓣关闭不全）。通常情况下，经胸超声心动图已经足够了，但在一些成像平面困难的患者中可优选经食管超声心动图。考虑到冠状动脉疾病和 AS 经常共存，冠状动脉造影对于每个患者确定是否需要同时行血

运重建是至关重要的。还推荐外周血管造影评估主动脉远段、髂动脉和股动脉的迂曲度、尺寸和钙化情况。然而，具有对比度的 MSCT 是定量测量外周动脉的管腔尺寸和其对于给定 TAVR 的适合性的最佳成像研究系统。MSCT 也是被推荐的确定最佳的经导管瓣膜大小的成像研究，不同的经导管瓣膜类型下经导管瓣膜大小可能会有所不同。这些可重复测量瓣环区域的三维成像使用经过验证的高质量对比MSCT，已成为选择正确瓣膜大小的全球标准模式。三维超声心动图也可以用来确认瓣环的测量，并协助判断瓣膜的尺寸。MSCT 也有助于测量冠状动脉的位置和高度，主动脉瓣、主动脉和左心室流出道的钙化形式，以及近端主动脉的形状、角度和尺寸。TAVR 的成功以及最近临床结局的改善与使用上述多种影像学研究进行细致的术前准备直接相关。

手术注意事项

TAVR 总是在无菌的环境下进行，无论是导管室还是手术室，都要有荧光屏和数字血管造影成像能力。最近，人们越来越有兴趣使用"杂交"导管-手术室进行 TAVR。这些杂交手术室结合了高分辨率血管造影导管室的优点，同时可以提供无菌环境用于手术并发症的处理，并且方便非经皮替代入路。

心脏麻醉学作为监测镇静和镇痛控制，并协助血流动力学监测和管理已成为 TAVR 为这些高风险 AS 患者提供最佳治疗的重要前提。TAVR 手术过程中，对于大多数患者来说是否需要或优先考虑全身麻醉与监测麻醉控制（清醒镇静）存在争议。同样，每例患者都需行经食管超声心动图的要求也引起了高度的争议。更传统的方法是将全身麻醉与经食管超声心动图结合起来，以帮助指导手术，包括确认瓣膜大小和位置，评估瓣周漏和迅速识别并发症。然而，越来越多的 TAVR 手术者更喜欢"极简"的方法，不需要全身麻醉，并且仅使用经胸超声心动图。这种侵入性较小的 TAVR 策略的好处是资源消耗减少，麻醉相关并发症减少，患者更快活动，住院时间缩短。迄今为止，有经验的术者采用这种简化方法获得了相同的手术结局[24]。也许根据特定患者进行分层的方法是最合理的，其中较低风险患者或预期插管可能出现并发症的疾病［例如严重慢性阻塞性肺疾病（COPD）］可以使用极简策略，而较高风险的患者选用全身麻醉和经食管超声心动图指

导的更加慎重的策略。随着导管尺寸的减小和术者经验的增加，全球大部分 TAVR 可能都将在清醒镇静下在导管室中进行。

球囊扩张瓣膜

技术概述和早期入路方法

所有 TAVR 系统均由三个整合部分组成：一个支架（通常是金属），一个三叶生物瓣和一个输送导管。在瓣膜植入前，支架折叠在输送导管内，通过回缩鞘管或者对下面的球囊充气而张开。球囊扩张型 TAVR 系统（Edwards Lifesciences，Irvine，California）最早用于患者，并已经历了几代的进化。然而，随着时间的推移，许多技术特征仍保持不变，包括管状沟槽的金属支架的几何形状，缝合在支架上的生物心脏瓣叶，覆盖支架底部的织物"裙"，以及体外将瓣膜和支架折叠组装到输送导管上。Cribier-Edwards 瓣膜于 2004 年上市，用于欧洲和美国许多早期可行性病例。该 TAVR 系统具有 23 mm 和 26 mm 的瓣膜尺寸，并具有连接马心包三叶瓣膜的不锈钢支架，该瓣膜直接折叠到商用球囊瓣膜成形术导管上。Cribier 的第一例和许多最早期的病例经股静脉顺行性入路进行，在进入右股静脉后，经房间隔穿刺进入左心，然后将硬导丝通过二尖瓣和主动脉瓣。引导这些第一代器械装置和具有粗糙远端边缘的大尺寸导管通过心房间隔和曲折的心脏内解剖结构具有挑战性。最初的顺行性经股静脉通过房间隔入路需要非常有经验的具有高超技术的手术者方能完成，且可导致许多手术相关并发症。具体而言，在左心室内形成一个大的导丝环，避免在二尖瓣前叶上牵引，在整个手术过程中难以维持，常常导致严重的二尖瓣关闭不全和血流动力学崩溃。

难以预测的顺行性间隔穿刺方法的困难促进了入路方法和输送导管的改进。一种更简单、更熟悉的入路是经股动脉、主动脉逆行进入左心室，这在 BAV 手术中经常使用。这可以通过直接经皮进入或通过股动脉的开放手术暴露来实现。Webb 和同事回顾了在 50 例患者中经逆行途径植入 Cribier-Edwards 瓣膜的初步经验[26]。为此目的，还开发了一种具有可偏转尖端的可转向输送导管，能在血管内安全地推送 TAVR 系统，并更好地将瓣膜与中心瓣孔对齐。2007 年，下一代 Edwards-SAPIEN（Edwards Lifescience，Irvine，California）经导管瓣膜被引入（图 29-2A）。主要差异包括用牛心包来代替马心包制作瓣叶，这使得在组织处理（脱钙、厚度、柔韧性和拉伸强度）方面与手术瓣膜一致，以及对输送导管进一步改进。第三代 SAPIEN XT 瓣膜（20 mm、23 mm、26 mm、29 mm）于 2010 年开始于临床评估，代表了所有系统组件的更为激进的设计变更，其主要目标是显著减少整体外形（图 29-2B）。支架的金属减少，由不锈钢变为钴合金；瓣膜的几何形状被修改为允许在打开后部分性回收；对于所有尺寸的瓣膜，输送导管的直径减小 33%，有利于推进和通过。系统外形的显著减少部分归因于血管内对接操作，使得瓣膜折叠到导管轴上以进入动脉，并且在降主动脉中，球囊被拉回到瓣膜下面供随后使用。SAPIEN XT 是目前在美国市场上可购买的球囊扩张型 TAVR 系统。

最近，第四代 SAPIEN 3 装置（图 29-3A）已经完成了在美国的临床试验注册（PARTNER Ⅱ 注册），

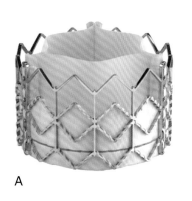 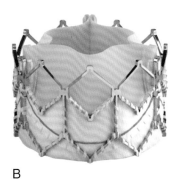 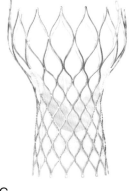

A　　　　　　　　B　　　　　　　　C

图 29-2　目前一代的经导管瓣膜。**A.** Edwards SAPIEN 瓣膜（Edwards Lifescience，Irvine，Calif）。**B.** SAPIEN XT（Edwards Lifescience，Irvine，Calif）。**C.** CoreValve（Medtronic，Minneapolis，Minn. Copyright 2015，Medtronic，Inc.）

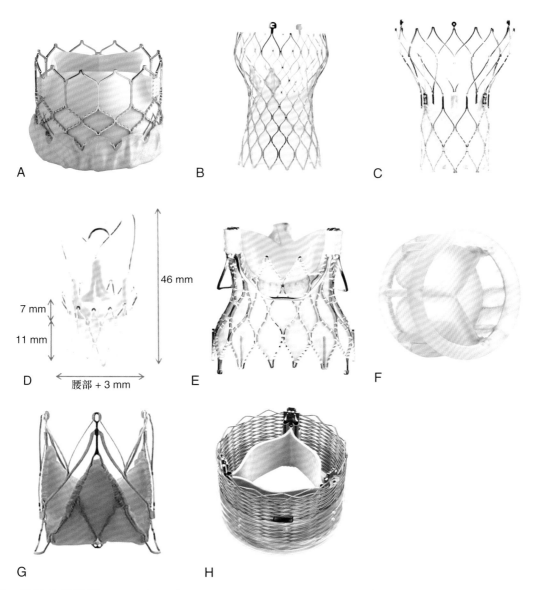

图 29-3　下一代经导管瓣膜。**A.** Sapien 3（Edwards Lifescience，Irvine，Calif.）. **B.** CoreValve Evolut R（Medtronic Inc.，Minneapolis，Minn. Copyright 2015，Medtronic，Inc.）. **C.** Portico（St. Jude's Medical Inc.，St. Paul，Minn.）. **D.** Acurate（Symetis Inc.，Ecublens，Switzerland）；**E.** Engager（Medtronic Inc.，Minneapolis，Minn. Copyright 2015，Medtronic，Inc.）. **F.** Direct Flow（Direct Flow Medical，Inc.，Santa Rosa，Calif.）. **G.** JenaValve（JenaValve Inc.，Munich，Germany）. **H.** Lotus（Boston Scientific Inc.，Natick，Mass.）

并且已经在欧洲获得了 CE 认证。整个系统外形进一步减小，大多数瓣膜尺寸通过 14 Fr 可扩张血管鞘引入。已经在远端使用较大的单元来修改支架的几何形状，并且除了内部裙体之外，已经增加了外部裙体以填充间隙来防止瓣周漏。

Sapien 或 Sapien XT 手术植入细节

　　如果动脉允许，球囊扩张瓣膜植入的典型途径是经股动脉入路。对于目前这一代的 Sapien XT，23 mm、26 mm 和 29 mm 瓣膜分别需要 16 Fr、18 Fr 或 20 Fr 的血管鞘。如前所述，手术通常在全身麻醉或清醒

镇静的杂交手术室中进行。除了荧光透视，超声心动图［经胸超声心动图（TTE）或经食管超声心动图（TEE）］需要用于指导手术和（或）术后评估。临时起搏器是必需的，在手术一开始通过股静脉或颈内静脉置入。进行主动脉造影以确定瓣膜放置的位置。必须确保所有三个瓣尖的最低点位于同一平面内，以确保瓣膜放置位置合适。这个视角可以通过术前 CT 扫描或透视和主动脉造影确定[27]。瓣膜输送鞘的动脉入路可以通过经皮或通过手术切开获得；然而，随着鞘管尺寸的不断减小，大部分手术将利用经皮入路，通过"预缝合"技术关闭[28]。在不久的将来，可能

会有大血管入路的专用封闭装置。

经股动脉逆行 TAVR 手术的其余步骤如下：

1. 适当扩张动脉后放置瓣膜输送鞘管。

2. 导丝通过自身狭窄的主动脉瓣，紧密弯曲的 Amplatz 超硬导丝在左心室心尖部定位。

3. 虽然一些术者避免预扩张，但是通常使用小尺寸球囊，以每分钟 180 ～ 200 次的速度短暂快速起搏右心室，行瓣膜成形术，以使主动脉搏动血流减至最少。

4. 推进可转向的输送导管，将装载好的瓣膜推进到自体瓣膜上方的同轴位置。

5. 穿过自体瓣膜，回缩鞘管，并最终定位在跨瓣位置，人造瓣膜约 60% ～ 70% 的部分位于瓣环上，使用共面透视图像 ± 经食管超声确定（人造瓣膜会在释放过程中距离心室侧缩短约 3 mm）。

6. 在快速右心室起搏期间通过缓慢球囊充气来确保稳定的平台用以放置生物瓣。

7. 评估瓣周漏（通过血流动力学、血管造影和超声心动图）。

8. 如果存在明显的瓣周漏，可以在球囊中加上 1 ～ 2 ml 容量进行后扩张［不应在瓣环或主动脉根部损伤风险增加的情况下进行后扩张，例如侵入性瓣膜过大（＞ 20%）或严重的左心室流出道（LVOT）钙化］。

9. 撤除导管，缝合或手术修复入路部位的血管。

其他入路方法

在严重周围动脉疾病和（或）明显血管迂曲的患者，或者升主动脉的解剖结构病态的患者中，迫切需要逆行性经股动脉通路的替代入路。球囊扩张导管瓣膜的首要的非股动脉入路是顺行性经心尖入路[29]，经由小的左前外侧肋间切口（第 5 或第 6 肋间隙）以暴露左心室心尖部。之后荷包或褥式缝合固定心尖后，直接穿刺以引入止血鞘进入左心室。将瓣膜按顺行方向折叠至输送导管上，并通过鞘管送入瓣环的最佳位置，随后在快速右心室起搏期间用球囊扩张展开。自心尖入口处出血始终是一个问题，需要小心手术关闭以避免并发症。

基于以下原因，TAVR 术者经常选择经心尖入路：

● 由于进入和释放位置非常接近，所以可以更精确地控制经导管瓣膜的定位。

● 减少瓣膜成形术球囊的预扩张需要，因为自

体主动脉瓣膜的心室面对于"穿过"的抵抗力较弱。

● 避免"敌对的"近端升主动脉病变。

● 减少围术期脑卒中。

经心尖入路相关的缺点包括：有早期和晚期从左心室心尖部至血管入路点出血的可能性，由于放置大的心室内鞘管引起的血流动力学不稳定，特别是在高收缩性小心室或严重的左心室功能障碍的患者，所有患者均需全身麻醉，以及左侧胸廓切开术后遗症导致患者疼痛增加和恢复延迟。随着现代 TAVR 系统的导管尺寸的减小，对于替代性经心尖入路的需要已经显著减少。

除了经心尖入路外，其他有趣的替代入路概念被提出，用于解剖结构上不适合常规的经皮股动脉入路的患者。对于一些 TAVR 系统，可通过手术切开，直接进入或使用人工移植物到动脉，优选锁骨下动脉 / 腋动脉入路。最近，直接主动脉入路变得更受欢迎，源于术者对包括暴露升主动脉和主动脉根部插管的标准外科手术的熟悉。直接主动脉入路需要将上半部胸廓切开或右上胸骨旁肋间切开以暴露无名动脉起源部位下面的无疾病的升主动脉部分。这个逆行穿刺点用来插入短鞘，然后接入 TAVR 输送系统。其他不太常用的通路包括通过腹膜后切口置入髂动脉导管直接暴露髂骨和远端降主动脉，直接暴露颈动脉。从下腔静脉向腹主动脉放置鞘管，经腔静脉入路，再使用血管闭合器闭合主动脉。

早期可行性试验

经过首次对人进行 TAVR 手术之后，我们对经导管球囊扩张型 Edwards 瓣膜（Cribier-Edwards 或 Edwards SAPIEN）进行了四项不同的非随机可行性研究：REVIVE Ⅱ、REVIVAL Ⅱ、PARTNER EU 和 TRAVERCE[30-33]。这些登记的研究提示：TAVR 可以成功地在高风险 AS 患者中以安全有效的方式进行，并肯定了第一代 Edwards 经导管瓣膜的中短期耐用性。

最早的可行性试验是多中心 REVIVE Ⅱ，此试验包括加拿大和欧洲的 106 名经股动脉逆行用 Cribier-Edwards 瓣膜做 TAVR 的患者。美国几乎同时进行的经股动脉 REVIVAL Ⅱ 研究还包括另外 55 名类似的高危患者。在两项试验的汇总分析中，纳入的 161 例患者中有 142 例（88.2%）成功置入瓣膜。

30 天主要不良事件发生率为 18.6%，其中死亡 18 例（11.2%），心肌梗死 5 例（3.1%），发生脑血管事件 7 例（4.3%），15.5% 的患者发生不良血管事件，4.9% 需要永久性起搏器。1 年生存率为 73.8%，多因素分析显示冠状动脉旁路移植术、NYHA 分级和手术血管并发症是 1 年死亡率的有力预测因子。之后，有 40 名患者在美国开始了经 Edwards SAPIEN 瓣膜的 REVIVAL Ⅱ 可行性研究[32]。术后瓣膜移位或栓塞（12.5%）比预期发生率更高。死亡率和卒中发生率 30 天时分别为 17.5% 和 5.5%，在 6 个月时分别为 36% 和 9%。这个小型的早期研究表明，虽然经股动脉入路是可行的，但它有显著的并发症发生率和死亡率，这可能是由于部分患者不符合经股动脉入路条件。

欧洲的 PARTNER EU 可行性研究（用 Edwards SAPIEN 瓣膜）包括经心尖入路和经股动脉入路[31]。该研究由 130 名患者组成，其中 61 名患者经历了经心尖入路，69 名患者经历了经股动脉入路。总体来说，经心尖入路的患者中成功放置瓣膜者占 95.4%，经股动脉入路的患者中成功放置瓣膜者占 96.4%。在经心尖入路患者中，1 个月死亡率为 18.8%，1 年死亡率为 50.7%；经股动脉入路患者中，1 个月死亡率为 8.2%，1 年死亡率为 21.3%。TAVR 术后 1 年，78.1% 经心尖入路患者和 84.8% 经股动脉入路患者的 NYHA 分级都有所改善。此外，使用 Kansas city 心肌病调查表评估在经心尖入路组有 73.9% 患者生活质量改善，经股动脉入路组中有 72.7% 患者生活质量改善。在 1 年随访期间，没有证据提示瓣膜结构恶化。单中心 TRAVERCE 试验共招募了 168 名接受 Cribier-Edwards 或 Edwards SAPIEN 瓣膜置换的 TAVR 患者[33]。此研究中，95.8% 患者成功植入瓣膜，其余患者有瓣膜移位、栓塞或严重的瓣膜反流。30 天、6 个月和 1 年的死亡率分别为 15%、30% 和 37%。其他结果包括 5.4% 换为外科手术，1.2% 发生早期卒中，6% 植入永久性起搏器。由此看来，经心尖入路相关的早期和晚期死亡率或许较高，但很难确定此差异是由于患者差异（并发症）或经心尖入路本身的关系造成。

Source 和其他研究

创建 SAPIEN Aortic Bioprosthesis European Outcome（SOURCE）登记系统是为了在欧洲商业化的早期阶段收集 Edwards SAPIEN 23 mm 和 26 mm 用于经

股动脉和经心尖入路行 TAVR 的临床数据[35-38]（表 29-1）。当时，它是最大的 TAVR 患者单一登记，意在反映连续的"真实世界"的手术经验。SOURCE 登记包括来自 14 个国家的 37 个单中心的 2307 名连续患者，根据入组时间分为两个队列，队列 1 是从 2007 年 11 月到 2009 年 1 月入选的患者，队列 2 是从 2009 年 2 月到 2009 年 12 月入选的患者。由于 Edwards SAPIEN TAVR 系统尺寸较大（外鞘直径 8～9 mm），大多数患者（62.7%）使用经心尖入路手术。Euro-SCOR 中经心尖入路组的 logistic 平均值为 27.6%，经股动脉入路组为 23.9%，表明不同入路的手术风险不同。所有患者的平均年龄为 81.6 岁，其中 57.8% 为女性。所有数据均为现场报道，没有核心实验室或正式事件评审委员会评定，目前已有 2 年的随访结果。

经心尖入路患者 30 天、1 年和 2 年的全因死亡率分别为 11%、26% 和 34.5%，经股动脉入路患者分别为 7.6%、19.9% 和 26.9%。因为经心尖入路患者行 TAVR 的 2 年心因性死亡率仅为 12.8%，经股动脉入路为 9.6%，所以大多数患者的晚期死亡非心脏原因。经心尖入路患者主要出血事件发生率更高（3.9% vs. 2.3%），而经股动脉入路的血管相关并发症发生率更高（大血管为 11.3% vs. 2.0%；小血管为 10.4% vs. 1.0%）。术后 2 年，经心尖入路患者的卒中发生率为 5.9%，经股动脉入路为 5.8%，经心尖入路需要安装起搏器者占 8.7%，经股动脉入路需要安装起搏器者占 9.3%。此外，经心尖入路有 1.9% 的患者需要生物瓣膜的再次介入，而经股动脉入路患者中这一比例则为 0.5%。两年后，两种治疗方法都有持续的类似症状改善（幸存者 NYHA 分级下降）。

加拿大一项多中心研究是另一个真实的注册研究，试图研究加拿大人运用球囊扩张式瓣膜的早期经验[39]。这项研究包括 339 名被认为无法手术或手术风险非常高的患者，他们于 2005 年 1 月至 2009 年 6 月在加拿大六个中心（用 Cribier-Edwards、Edwards SAPIEN 或 SAPIEN XT 球囊扩张式瓣膜）接受经股动脉或经心尖入路 TAVR。此研究患者的平均年龄为 81 岁，平均 STS 评分为 9.8，并且经心尖和经股动脉入路的病例数几乎相等（52% vs. 48%）。近 4 年的系统性后续长期随访结果已经发表[40]。

此手术的成功率为 93.3%，30 天全因死亡率为 10.4%（经股动脉入路为 9.5%，经心尖入路为

表 29-1　重度主动脉瓣狭窄患者的主要 TAVR 注册试验

登记试验	瓣膜	患者人数 *	平均危险分数 †	入路途经	主要终点事件
SOURCE（队列 1 和队列 2）	100%ESV	人数 2307，年龄 81.6 岁，女性 57.8%	EuroSCORE 26.0%	TF：60.2% TA：39.8%	**术后 30 天：** 全因死亡率 9.6% 卒中发生率 4.7% 主要血管并发症发生率 5% 出血发生率 3.6% 起搏器植入率 7% **术后 1 年：** 经心尖入路：全因死亡率 7.5% 　　　　　　卒中发生率 2.9% 　　　　　　起搏器植入率 6.7% 经股动脉入路：全因死亡率 10.9% 　　　　　　卒中发生率 2.5% 　　　　　　起搏器植入率 7.1%
多中心 Canadian	100%ESV/SXT	人数 339 年龄 81 岁 女性 55.2%	STS 9.8%	TF：48.6% TA：51.4%	**术后 30 天：** 手术成功率 93.3% 全因死亡率 10.4%（ TF 9.5%，TA 11.3% ） 卒中发生率 0.6%（ TF 0.6%，TA 0.6% ） 主要血管并发症发生率 13%（ TF 13%，TA 13% ） 起搏器植入率 4.9%（ TF 3.6%，TA 6.2% ） **术后 1 年：** TF：全因死亡率 25%，TA：全因死亡率 22% **术后 2 年：** TF：全因死亡率 35%，TA：全因死亡率 36%
SOURCE XT	100%SXT	人数 2688 年龄 81.7 岁 女性 57.3%	EuroSCORE 20.5%	TF：62.7% TA：33.3% Tao：3.7% TSc：0.3%	**术后 30 天：** 全因死亡率 6.3% 卒中发生率 2.2% 主要血管并发症发生率 14.5% 出血发生率 8% 起搏器植入率 9.5% **术后 1 年：** 全因死亡率 19.5% 卒中发生率 6.3% 再住院率 29.4% 中重度 PVR 发生率 6.2%
PREVAIL（ TA 和 TF ）	100%SXT	TA：人数 = 212 年龄 81.2 岁 女性 29.2% TF：人数 = 141 年龄 83.7 岁 女性 67.4%	TA：EuroSCORE 24.1 TF：EuroSCORE 22.4	TF：60% TA：40%	**TA 术后 30 天：** 全因死亡率 7.5% 卒中发生率 1.5% 主要血管并发症发生率 0.9% 起搏器植入率 12% **TA 术后 1 年：** 全因死亡率 17% 卒中发生率 3.1% 起搏器植入率 13.1% **TF 术后 30 天：** 全因死亡率 8.5% 卒中发生率 4.4% 主要血管并发症发生率 11.4% 起搏器植入率 8.7% **TF 术后 1 年：** 全因死亡率 17% 卒中发生率 6.8% 起搏器植入率 13.5%

登记试验	瓣膜	患者人数*	平均危险分数†	入路途经	主要终点事件
Piazza 等	100%MCV	人数 646 年龄 81 岁 女性 54%	EuroSCORE 23%	TF：100%	**术后 30 天：** 手术成功率 97% 全因死亡率 8% 死亡、卒中或心肌梗死发生率 9.3%
Italian 试验	100%MCV	人数 659 年龄 81 岁 女性 55.8%	EuroSCORE 23%	TF：90% TSc：10%	**术后 30 天：** 全因死亡率 5.4% **术后 1 年：** 死亡、卒中、心肌梗死和出血发生率 30.4% 全因死亡率 23.6% **术后 2 年：** 死亡、卒中、心肌梗死和出血发生率 36.5% 全因死亡率 30.3% **术后 3 年：** 死亡、卒中、心肌梗死和出血发生率 40.3% 全因死亡率 34.8%
Australia/ NZ 试验	100%MCV	人数 441 年龄 83.9 岁 女性 44.9%	EuroSCORE 17.3%	TF：88.9% 其他：11.1%	**术后 1 年：** MACCE 发生率 22.1% 全因死亡率 12% 卒中发生率 5.8% **术后 2 年：** MACCE 发生率 32.9% 全因死亡率 22.1% 卒中发生率 8.2%
ADVANCE	100%MCV	人数 1015 年龄 81.1 岁 女性 50.5%	EuroSCORE 19.4%	N/A	**术后 30 天：** MACCE 发生率 8% 全因死亡率 4.5% 卒中发生率 3.0% **术后 1 年：** MACCE 发生率 21.2% 全因死亡率 17.9% 卒中发生率 4.5%
UK TAVI	48% ESV， 42%MCV	人数 870 年龄 81.9 岁 女性 47.6%	EuroSCORE 19%	TF：69% 其他：31%	**术后 30 天：** 手术成功率 97% MACCE 发生率 10.3% 全因死亡率 7.1% 卒中发生率 4.1% 主要血管并发症发生率 6.3% 起搏器植入发生率 16% 中重度 AR 发生率 14% **术后 1 年：** 全因死亡率 21% **术后 2 年：** 全因死亡率 26% **TF 与其他入路途径比较：** TF 有更低死亡率和转外科手术，但有更高的 AR 和血管并发症发生率 **ESV 与 MCV 比较：** ESV 有更低的 AR、再次换瓣、起搏器植入发生率，但更容易转外科手术

第 6 部分　结构性心脏病的介入治疗

登记试验	瓣膜	患者人数*	平均危险分数†	入路途经	主要终点事件
FRANCE 2	67%ESV，33%MCV	人数 3195 年龄 82.7 岁 女性 49%	EuroSCORE 22%	TA：18% 非 TA：82%	**术后 30 天：** 手术成功率 96.9% 全因死亡率 9.7% **术后 1 年：** 全因死亡率 24% 卒中发生率 4.1% PVR 发生率 64.5%
GARY	53%ESV 42%MCV 5% 其他	人数 3875 年龄 82 岁 女性 56%	EuroSCORE 25%	TA：30% 非 TA：70%	**TA 术后 30 天：** 全因死亡率 9.0% **TA 术后 1 年：** 全因死亡率 28.0% 卒中发生率 3.6% 起搏器植入率 14.1% **非 TA 术后 30 天：** 全因死亡率 5.6% **非 TA 术后 1 年：** 全因死亡率 20.7% 卒中发生率 4.8% 起搏器植入率 26.2%
PRAGMA-TIC	ESV 43%，MCV 57%	人数 793 年龄 82 岁 女性 47.2%	EuroSCORE 21%	TF：100%	**MCV vs. ESV 术后 30 天：** 手术成功率 94% vs. 96% 全因死亡率 7.5% vs. 5.0% 卒中发生率 3.5% vs. 1.5% 血管并发症发生率 9.1% vs. 15% 出血发生率 12% vs. 14% 起搏器植入率 23% vs. 5.9% **MCV vs. ESV 术后 1 年：** 全因死亡率 17% vs. 14%

AR：主动脉瓣反流；ESV：Edwards SAPIEN 瓣膜；MCV：Medtronic Core 瓣膜；PVR：瓣周漏；STS：胸外科协会风险评分；SXT：SAPIEN XT；TA：经心尖入路；Tao：经主动脉入路；TAVR：经导管主动脉瓣置换；TF：经股动脉入路；TSc：经锁骨下入路；MACCE：主要不良心脑血管事件

* 对于所有患者，列出的年龄是任何特定试验中所研究人群的近似平均年龄。

† 对于欧洲的试验，使用 Logistic EuroSCORE，对于北美试验，使用 STS 评分

11.3%），30 天卒中发生率为 2.3%（经股动脉入路为 3%，经心尖入路为 1.7%）。主动脉粥样硬化（18%）或虚弱（25%）的患者显示术后 30 天的预后与其余患者相似，并且主动脉硬化患者术后 1 年的存活率更高。此研究平均随访 42 个月，55.5% 的患者死亡，晚期死亡原因 59.2% 是非心因性的，23.0% 是心因性的，17.8% 未知。晚期死亡的预测因素是慢性阻塞性肺疾病、慢性肾脏病、慢性心房颤动和虚弱。随访 2 年发现瓣膜面积明显减小，但后续随访评估（平均 3.5 年）未发现瓣膜面积进一步缩小。在之后的随访期间没有观察到瓣周漏，也没有观察到结构性瓣膜衰竭的病例。

有三个注册研究（PREVAIL TA、PREVAIL TF 和 SOURCE XT）涉及小规模 SAPIEN XT TAVR 系统[41-45]。PREVAIL TA 注册研究纳入 212 例接受经心尖入路 TAVR 治疗的患者，PREVAIL TF 注册研究包括 141 例经股动脉入路的患者。经心尖入路患者术后 30 天和术后 1 年的全因死亡率分别为 7.5% 和 17%，经股动脉入路术后 30 天和术后 1 年的全因死亡率分别为 8.5% 和 17%。经股动脉入路患者的主要血管并发症发生率较高，其他结局包括卒中、心肌梗死（myocardial infarction，MI）和急性肾损伤发生率在两种入路之间相似。

2010 年 7 月至 2011 年 10 月，SOURCE XT 登记研究纳入来自 17 个欧洲国家的 93 个单中心的 2688 例患者[42, 45]。试验中的血管入路途径不限于经股

动脉和经心尖入路，还包括少数直接经主动脉入路病例（3.7%）。与原始 SOURCE 注册研究不同，SOURCE XT 包括瓣膜学术研究联盟（VARC）终点定义，核心实验室和独立的临床事件委员会[46]。与 SOURCE 相比，SOURCE XT 纳入患者的 logistic EuroSCORE 较低（总体为 20.4%），少数患者（28%）在手术过程中没有全身麻醉，由于输送系统较小，患者更可能使用经股动脉入路治疗（62.7%）。

SOURCE XT 的全因死亡率低于以前的 SOURCE 登记研究：30 天时为 6.3%，1 年时为 19.5%（1 年时心脏病死亡率为 10.8%）。重要的是，由于改善的管理策略和较少的主要不良事件，血管并发症不再与增加的死亡率相关。围术期（48 h 内）和 1 个月卒中发生率分别为 2.2% 和 6.3%，围术期起搏器的需求率为 5.7%。中度或重度瓣周漏发生率在 1 个月时仅为 5.5%，1 年时为 6.2%。术后 1 年的幸存者有明显的症状改善，1 年的全因死亡率在女性（*P* = 0.008）和

EuroSCORE 降低的患者中更低（< 15% *vs.* ≥ 15%；*P* = 0.003）。经心尖入路患者的 1 年死亡率几乎是经股动脉入路患者的 2 倍（27.2% *vs.* 15.0%），多因素分析显示经心尖入路是 1 年死亡率的有力预测指标（危险比 1.64，95% CI 1.28，2.09；*P* < 0.0001）。

PARTNER 试验

经导管主动脉瓣置换（PARTNER）试验是一个证明 TAVR 对于高危和不可手术的 AS 患者的安全性和有效性的重要试验，并为之后所有的 TAVR 器械批准试验设定了标准[47-53]（图 29-4A，表 29-2）。PARTNER 是第一个在经过精心选择的患者群体中比较 TAVR 与标准治疗的多中心、随机对照试验。该试验的结果最终导致美国食品和药物监督管理局（Food and Drug Administration，FDA）批准了 Edwards SAPIEN 瓣膜，并且已经向全世界心脏病学界报告了 TAVR 作为 AS 患者的重要新疗法的益处和关注点。

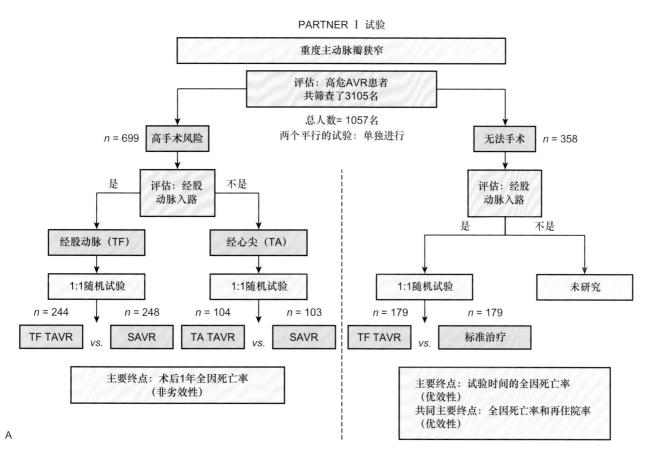

图 29-4 TAVR 随机对照试验的研究设计。SAVR：外科主动脉瓣置换术；PARTNER 试验：经导管主动脉瓣置换试验；STS：胸外科协会风险评分；TA：经心尖；TAo：经主动脉；TAVR：经导管主动脉瓣置换术；TF：经股动脉；ViV：瓣中瓣。**A.** PARTNER 试验设计：左侧显示队列 A（高手术风险），右侧显示队列 B（无法手术）。**B.** PARTNER Ⅱ 试验设计：左侧显示了队列 A（中度手术风险），右侧显示了队列 B（无法手术）和六个嵌套注册。**C.** CoreValve US Pivotal 试验设计：左侧显示"极端风险"组，右侧显示"高风险"组

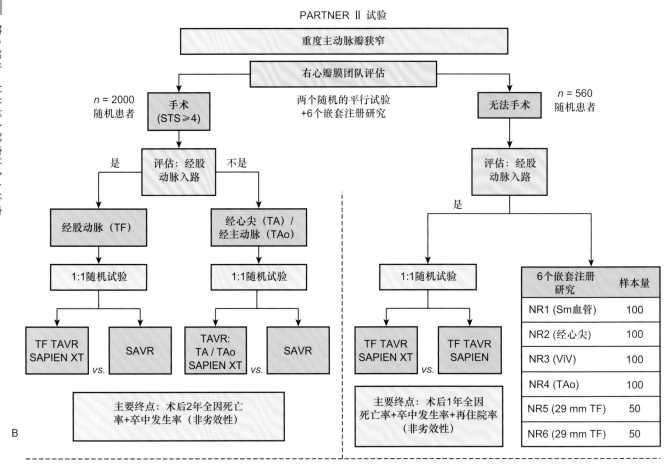

B

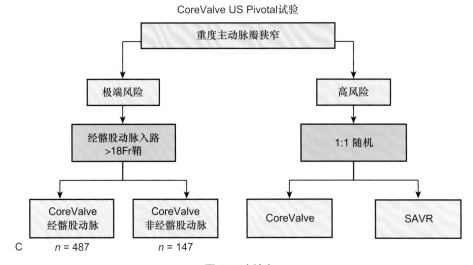

C

图 29-4（续）

在 PARTNER 注册和进行的过程中，更强大的标准化临床试验过程对于评估 AS 患者的研究结果是必要的。Valve 学术研究联盟（VARC）于 2009 年召开，其中包括来自欧洲和美国的外科和心脏病学会、著名的学术研究组织、FDA 以及多位专家顾问的代表[46, 54]。所有重要临床结局的标准化终点定义均在 2011 年第一次共识文件中仔细制定并

公布。此后，在临床试验对这些定义进行测试后，2012 年发布了一些补充和修订作为 VARC-2 共识文件。制定最佳、标准化终点定义的过程已经加强了 TAVR 的循证医学，并且 VARC 定义立即被纳入 PARTNER 试验。

PARTNER 试验目的是使用严格的临床试验方法（随机对照试验，核心实验室，仔细商定的临床不良事

表 29-2　重度主动脉瓣狭窄患者的 TAVR 随机对照试验

试验	研究瓣膜	治疗方法	研究人数	主要研究结果
PARTNER 1A 术后 1 年随访结果	Edwards SAPIEN 球囊扩张瓣膜	TAVR vs. SAVR	高风险手术患者（STS ≥ 10%）n = 699	**术后 30 天：**全因死亡率：3.4% vs. 6.5%（P = 0.07）卒中发生率：4.6% vs. 2.4%（P = 0.12）血管并发症发生率：11% vs. 3.2%（P < 0.001）出血发生率：9.3% vs. 19.5%（P < 0.001）心房颤动发生率：8.6% vs. 16%（P = 0.006）**术后 1 年：**全因死亡率：23% vs. 26.8%（P = NS）卒中发生率：6.0% vs. 3.2%（P < 0.08）
PARTNER 1A 术后 2 年随访结果	Edwards SAPIEN 球囊扩张瓣膜	TAVR vs. SAVR	高风险手术患者（STS ≥ 10%）n = 699	全因死亡率：33.9% vs. 35%（P = NS）卒中发生率：7.7% vs. 4.9%（P = NS）
PARTNER 1A 术后 3 年随访结果	Edwards SAPIEN 球囊扩张瓣膜	TAVR vs. SAVR	高风险手术患者（STS ≥ 10%）n = 699	全因死亡率：44.2% vs. 44.8%（P = NS）卒中发生率 8.2% vs. 9.3%（P = NS）
PARTNER 1B 术后 1 年随访结果	Edwards SAPIEN 球囊扩张瓣膜	TAVR vs. 标准治疗	无法手术患者 n = 358	**术后 30 天：**全因死亡率：5.0% vs. 2.9%（P = NS）卒中发生率：5.0% vs. 1.1%（P = 0.06）血管并发症发生率：16% vs. 1.1%（P < 0.001）**术后 1 年：**全因死亡率 31% vs. 51%（P < 0.001）死亡或再住院发生率：43% vs. 72%（P < 0.001）NYHA ≥ III 25% vs. 58%（P < 0.001）
PARTNER 1B 术后 2 年随访结果	Edwards SAPIEN 球囊扩张瓣膜	TAVR vs. 标准治疗	无法手术患者 n = 358	全因死亡率：43% vs. 68%（P < 0.001）心脏性猝死发生率：31% vs. 62%（P < 0.001）卒中发生率：13.8% vs. 5.5%（P = 0.01）再住院发生率：35% vs. 73%（P < 0.001）
PARTNER 1B 术后 3 年随访结果	Edwards SAPIEN 球囊扩张瓣膜	TAVR vs. 标准治疗	无法手术患者 n = 358	全因死亡率：80.9% vs. 54.1%（P < 0.001）心脏性猝死发生率：74.5% vs. 41.4%（P < 0.001）再住院发生率：75.5% vs. 42.3%（P < 0.001）
PARTNER 2A	Edwards SAPIEN XT 球囊扩张瓣膜	TAVR vs. SAVR	中等风险手术患者（STS ≥ 4%）n = 2000	注册完成，目前在后续阶段
PARTNER 2B	Edwards SAPIEN XT 球囊扩张瓣膜	TAVR 用 SAPIEN XT vs. 用 SAPIEN	无法手术患者 n = 358	**术后 30 天：**全因死亡率、卒中或再住院发生率：17% vs. 15.3%（P = NS）血管不良事件发生率：9.6% vs. 15.5%（P = 0.04）用 SAPIEN XT 组麻醉时间更短，终止手术例数、多瓣膜植入例数、需要血流动力学支持例数更少**术后 1 年：**全因死亡率、卒中或再住院发生率：33.9% vs. 34.7%（P = NS）全因死亡率：22.5% vs. 23.7%（P = NS）卒中发生率：4.5% vs. 4.6%（P = NS）再住院发生率：19% vs. 17.4%（P = NS）

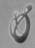

续表

试验	研究瓣膜	治疗方法	研究人数	主要研究结果
CoreValve Pivotal Trial 极端风险	Medtronic 自扩张 Core 瓣膜	用 Core 瓣膜的经髂股动脉 TAVR（PARTNER 1B 结果之后将标准治疗组去除后比较）	无法手术患者 n = 471	**术后 30 天：** 全因死亡率或卒中发生率：9.3% 全因死亡率：7.9% 卒中发生率：2.4% 中重度 PVR 发生率：11.5% 起搏器植入率：22.2% **术后 1 年：** 全因死亡率或卒中发生率 25.5% 全因死亡率：24.0% 卒中发生率：4.1% 中重度 RVR 发生率：4.1%（非重度 PVR） 起搏器植入率：27.1%
CoreValve Pivotal Trial 高风险	Medtronic 自扩张 Core 瓣膜	SAVR vs. TAVR	高手术风险患者（STS ≥ 10%） n = 699	**术后 30 天：** 全因死亡率：4.5% vs. 3.3%（P = NS） MACCE 发生率：10.4% vs. 7.7%（P = NS） 卒中发生率：3.1% vs. 3.9%（P = NS） **术后 1 年：** 全因死亡率：19.1% vs. 14.2%（P = NS） MACCE 发生率：27.3% vs. 20.4%（P = 0.03） 卒中发生率：7.0% vs. 5.8%（P = NS）
SURTAVI	Medtronic 自扩张 Core 瓣膜	SAVR vs. TAVR	中度手术风险患者（STS ≥ 4% 而 ≤ 10%） n = 2000	完成报名，进入后续阶段
CHOICE	Edward SAPIEN XT/Medtronic 自扩张 Core 瓣膜	球囊扩张瓣膜 vs. 自扩张瓣膜	高手术风险患者（STS ≥ 10%） n = 241	**手术：** 全因死亡率 0% vs. 0%（P = NS） 植入 ≥ 2 个瓣膜概率：0.8% vs. 5.8%（P = 0.03） 器械成功率：95.8% vs. 77.5%（P < 0.001） **术后 30 天：** 全因死亡率：4.1% vs. 5.1%（P = NS） 安全性：18.2% vs. 23.1%（P = NS） 卒中发生率：5.8% vs. 2.6%（P = NS） 起搏器植入率：17.3% vs. 37.6%（P = 0.001）

NYHA：纽约心脏协会；PVR：瓣周漏；SAVR：外科主动脉瓣置换术；STS：胸外科协会风险评分；TAVR：经导管主动脉瓣置换术；MACCE：主要不良心脑血管事件

件等），研究离散的高危患者使用 Edwards-SAPIEN 进行 TAVR。PARTNER 试验从 2007 年开始入组了 1057 名（从 3105 名患者中筛选）重度主动脉瓣狭窄（定义为瓣口面积 < 0.8 cm² 或 < 0.5 cm²/m²，平均跨主动脉瓣压力阶差 > 40 mmHg，或瓣口峰值流速 > 4.0 m/s），有心脏症状（心功能 NYHA Ⅱ级或以上），常规外科换瓣高危或禁忌的患者，随机分配至两个平行的随机试验中。这些患者分为两组队列[47-48]：

队列 A：患者合并其他病理情况，术后 30 天死亡或出现其他严重不可逆情况的概率大于 50%，不宜外科换瓣治疗。

队列 B：患者可以考虑手术但手术风险高，STS 风险评分 ≥ 10%，或合并其他病理情况预测术后 30 天的死亡率 ≥ 15%。（译者注：原文有误，队列 A 应为高手术风险队列，队列 B 应为无法手术队列。）

在无法手术的队列中，358 名患者按 1:1 的比例随机分配至经股动脉 TAVR 或标准治疗（药物治疗同时行或不行辅助性球囊主动脉瓣膜成形术）。在高手术风险队列中，699 名患者按 1:1 的比例随机分配至经股动脉 TAVR 或 SAVR（分别为 244

名和 248 名患者），部分患者因外周血管解剖结构不能匹配大型鞘管，则选择经心尖途径的 TAVR 或 SAVR（分别为 104 名和 103 名患者）。两组队列的主要终点均为全因死亡，队列 B 的结果表明在试验过程中 TAVR 优于标准治疗，而队列 A 中 TAVR 对比 SAVR 在 1 年时表现为非劣性结果。在这两项研究中，所有患者至少随访 1 年后再进行主要终点及其他结局的评估。到目前为止，无法手术队列已有 5 年的随访结果[53]，而高手术风险队列有 3 年的随访结果[52]。

在无法手术队列中，患者平均年龄 83 岁，超过一半为女性，平均 STS 评分为 11.7%，多数有多种合并症（包括体质虚弱和慢性阻塞性肺疾病），超过 90% 的患者心功能 NYHA Ⅲ 级或 Ⅳ 级，而在标准治疗组中近 80% 的患者接受过至少一次球囊主动脉瓣成形术。1 年主要终点分析显示标准治疗组患者的全因死亡率为 50.8%，而经股动脉 TAVR 组则降至 30.7%（P ＜ 0.0001，图 29-5A），仅 5 名患者需要治疗[47]。

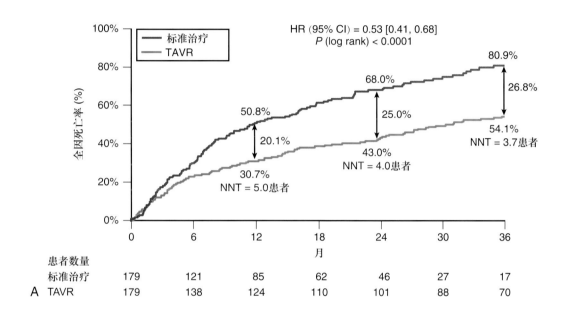

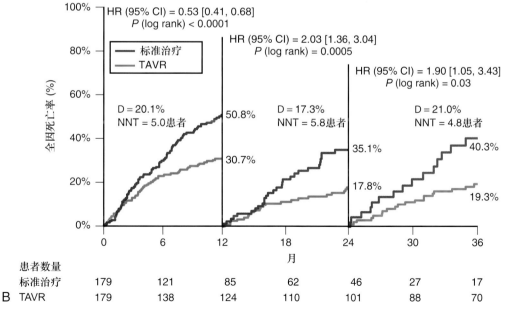

图 29-5　PARTNER 试验的 3 年结果。A. 随机分配至 TAVR 或标准治疗组患者全因死亡率累积风险曲线（队列 B）。B. 队列 B 的全因死亡率的界标分析。左侧一栏显示两组术后第 1 年随访的累积死亡率。中间一栏显示术后第 2 年死亡率，以第 1 年生存为前提条件。右侧一栏显示术后第 3 年死亡率，以第 2 年生存为前提条件。C. 随机分配至 TAVR 或 SAVR 的患者全因死亡率累积风险曲线（队列 A）。D. 队列 A 全因死亡率的界标分析。左侧栏显示两组术后第 1 年的累积死亡率。右侧栏显示了两组术后第 2、3 年的死亡率，以第 1 年生存为前提条件

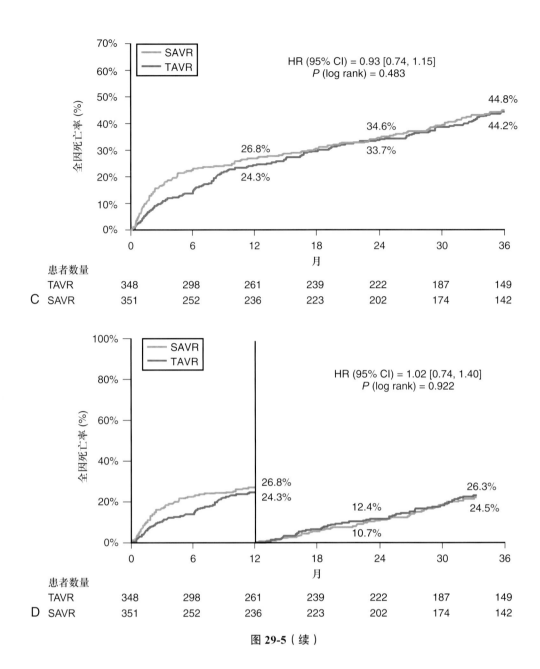

图 29-5（续）

TAVR 在术后能持续降低死亡率，界标分析显示这一优势可以持续到术后第 3 年（图 29-5B）[49, 51, 53]。值得一提的是，标准治疗组患者中未接受 TAVR 交叉治疗（1 年后允许进行）或方案外换瓣治疗的仅有 1 人存活 5 年，这也说明了"未经治疗"的重度 AS 预后极差。所有年龄组的患者在接受 TAVR 治疗后死亡率均得到改善，但基线 STS 评分最高组（＞ 15%）的患者改善作用有限[53]。对于不可手术的患者，TAVR 治疗相关的其他优势还包括明显减少再次入院率以及心功能改善后生活质量的提高[47, 49, 51, 53, 55]。TAVR 治疗相关的突出并发症包括：

- 大血管并发症和大型输送鞘相关的出血。
- 卒中发生率增加（6.7% vs. 1.7%）。

- 瓣周漏。

在经过住院治疗后，TAVR 亚组卒中风险不会持续增加[51, 53]。超声心动图核心实验室分析表明TAVR 术后患者左心功能得到改善，左心室肥大发生逆行改变，主动脉瓣口面积持续增大的同时跨瓣压力阶差持续降低，而瓣周漏则不会恶化。在目前 5 年的随访观察中，未出现瓣膜结构性退化。

PARTNER 试验高手术风险队列的患者同样为高龄（平均年龄 84 岁），男性更多（57%），平均 STS 评分为11.7%，且＞ 90% 的患者心功能 NYHA 分级为Ⅲ级或Ⅳ级。TAVR 对比 SAVR 在术后 30 天死亡率方面仅有轻微改善（治疗意向性分析：3.4% vs. 6.5%，P = 0.07），两组 1 年死亡率相近（TAVR 24.2% vs. SAVR 26.8%，

$P = 0.44$）且满足非劣性标准（图 29-5C，D）[48]。接受经股动脉 TAVR 治疗的患者术后 30 天和 1 年的死亡率优于经心尖入路 TAVR，这与之前的研究结论一致。截至目前，3 年的随访结果显示 TAVR 和 SAVR 治疗死亡率相近[52]。尽管 TAVR 术后 30 天和 1 年卒中率更高（30 天 4.6% *vs.* 2.4%，$P = 0.12$；1 年 6.0% *vs.* 3.2%，$P = 0.08$），但两种治疗方法的术后 3 年卒中发生率相近（TAVR 8.2% *vs.* SAVR 9.3%，$P_{log\ rank} = 0.76$）。两种治疗方法在并发症方面的其他不同之处还包括：TAVR 治疗的血管并发症和瓣周漏更多见，而 SAVR 治疗出血事件和新发心房颤动更多见，两种治疗方法术后 1 个月永久起搏器植入率相近（TAVR 6.4% *vs.* SAVR 5.0%，$P = 0.44$）。经股动脉 TAVR 治疗后入住重症监护治疗病房周期、住院周期更短，症状改善更快（30 天内），但两种治疗方法在治疗后 6 个月和 1 年症状的改善程度同样明显[56]。PARTNER 试验 1 年成本–效益分析显示，经股动脉 TAVR 对比 SAVR 针对高手术风险患者有更好的成本效益（花费较少的同时质量调整寿命年延长）[56]。超声心动图评估两种瓣膜置换术后瓣膜的血流动力学表现相近，但 TAVR 术后瓣周漏更严重。在随访中，即使是 TAVR 术后轻度的瓣周漏也会明显增加晚期死亡率[50]。然而，在 TAVR 或 SAVR 术后 3 年并没有发现瓣膜结构性退化的表现，TAVR 术后瓣周漏的程度在随访中没有变化[52]。

几个来源于 PARTNER 试验的子研究已经发表，其结果同样值得关注。合并外周血管疾病的老年患者中，大血管并发症的发生率较高（近 15%）。大血管并发症与死亡的密切联系已经引起关注[57]，研究人员正致力于减小 TAVR 系统的规格并开发更有效的股动脉穿刺点闭合技术。同样，SAVR 治疗更常见的出血事件在长期以来未得到足够重视，而研究表明出血事件会显著影响死亡率[58]。一项 PARTNER 试验（高危组）的性别研究显示，女性患者接受 TAVR 治疗后 1 年和 2 年的死亡率较 SAVR 组更低（$P = 0.05$），这种差异在接受经股动脉入路 TAVR 治疗的患者中进一步放大（$P = 0.02$），而在男性患者中却没有这种差异[59]。另外，我们在 PARTNER 试验的糖尿病患者中发现了一种显著的治疗交互作用。糖尿病患者接受 TAVR 治疗后 1 年死亡率低于 SAVR（18.0% *vs.* 27.4%，$P_{log\ rank} = 0.04$），这种交互作用同样体现在经股动脉和经心尖入路 TAVR 治疗的亚组中[60]。最后，对于术前合并中度或重度二尖瓣反流的患者，无论接受 TAVR 还是 SAVR 治疗，大部分在术后 30 天时二尖瓣反流的情况都得到了明显改善（SAVR69.4%，TAVR57.6%）[61]，而术前合并二尖瓣关闭不全是 SAVR 队列术后晚期死亡的预测因子。

PARTNER Ⅱ 试验是一项致力于评价小规格 SAPIEN XT TAVR 系统在不同条件下安全性和有效性的多重研究。一期试验（PARTNER Ⅱ B，图 29-4B）于 2010 年开始招募，是一项针对重度主动脉瓣狭窄无法手术患者的前瞻性、多中心的临床试验，有 28 家美国中心参与。共有 560 名患者按 1∶1 的比例随机分配，分别接受原始的 Edwards SAPIEN 或新一代 SAPIEN XT 经股动脉 TAVR 治疗。主要终点是一个无序的复合终点，包括 1 年时间的全因死亡、致残性卒中和反复入院治疗，运用非劣性研究方法。主要终点的结果已经发表[62]，两组的 30 天死亡率均较低（Edwards SAPIEN 5.1%，SAPIEN XT 3.5%），1 年时两组复合结局发生率相似（Edwards SAPIEN 34.7%，SAPIEN XT 33.9%）。SAPIEN XT 系统的主要优势在于较小的规格，减少了大血管并发症（从 15.5% 降至 9.6%，$P = 0.04$）、致残性出血事件（从 12.6% 降至 7.8%，$P = 0.06$）、血管穿孔和严重夹层。

PARTNER Ⅱ 二期试验是一项大型的多中心随机临床试验，研究对象是 STS 评分 ≥ 4%（或 ≥ 3% 且合并心脏团队确定的并发症）的外科手术中危的主动脉瓣狭窄患者（PARTNER Ⅱ A，图 29-4B）。来自 50 多个美国中心的超过 2000 名中危主动脉瓣狭窄患者被随机分配（1∶1）至经股动脉 SAPIEN XT TAVR 或 SAVR 治疗，或若患者外周血管解剖结构不宜使用导管，则用经心尖或经主动脉的 SAPIEN XT TAVR 与 SAVR 进行对比。主要终点是 2 年的全因死亡和致残性卒中，运用非劣性研究的方法。另外，一系列 PARTNER Ⅱ B 嵌套注册研究通过收集分析数据进行不同方向的探究，包括较大的 29 mm 瓣膜、直接主动脉入路 TAVR 和针对生物瓣衰败的主动脉瓣中瓣注册研究。最近（开始于 2013 年），PARTNER Ⅱ 试验又将最新的 SAPIEN 3 TAVR 纳入，开展了两项大型注册研究：550 名高手术风险或无法手术的患者和 1080 名中度手术风险的患者。

自膨式瓣膜

技术概述

　　自膨式经导管瓣膜为上述的球囊扩张瓣膜技术补充了另一种治疗选择。其中，第一个自膨式瓣膜即为美敦力公司在 2009 年研制出的 CoreValve ReValving 系统（Medtronic，Inc.，Minneapolis，Minnesota）。这项设计包括一个自膨式镍钛合金框架，从左心室流出道延伸至主动脉根部（参见图 29-2C）。这个框架包含 3 个不同的功能结构：

　　1. 流入道部分，提供一个在自体瓣膜上强大的径向力从而密封瓣环与支架之间的区域。

　　2. 限制区域，避免冠状动脉闭塞。

　　3. 流出道部分，提供较小的径向力，帮助稳定并校准支架系统在主动脉中的方向。

　　在限制区域框架内有猪心包组织制成的瓣膜，位置在瓣环之上。这种设计使得瓣膜即使在非圆形的瓣环结构内也能在瓣叶结合点的位置保持圆形结构，在理论上达到血流动力学的最优化。

　　第一代器械使用牛心包组织并通过 24 Fr 输送系统进行输送。2004 年 7 月 Jean-Claude Laborde 在印度为一名 62 岁的严重 AS 并有多种合并症的男性患者进行了第一列 CoreValve 瓣膜植入[63]。尽管这次植入取得了成功，但患者在术后第 4 天由于多器官功能衰竭死亡。第二代器械使用猪心包组织，由于减少了卷曲，可以通过 21 Fr 鞘管输送。第一个运用第一、二代系统的人体试验表明，短期器械成功率为 88% 而住院死亡率高达 20%[64]。最初的这些操作在体外循环的支持下进行，并通过手术切开获得血管路径（通常为髂动脉、股动脉或锁骨下动脉）。第三代器械进一步缩小规格至 18 Fr，可以在无血流动力学支持的情况下完全经皮输送。另外，框架结构将上端部分扩大使得支架系统在升主动脉内的稳定性进一步提升。一项应用第二、三代器械的多中心研究表明短期器械成功率达 88%，操作死亡率为 6%[65]。6 名患者因瓣膜错位转至外科行紧急瓣膜置换手术。30 天的死亡率为 12%，MAACE（死亡和严重心血管不良事件，包括死亡、卒中和心肌梗死）的发生率为 22%。瓣膜显著降低平均压力阶差，血流动力学表现出色。超声心动图和造影评估的平均主动脉瓣反流情况较基线水平没有变化。无患者出现中重度（3＋）至重度（4＋）主动脉瓣反流。

　　基于这些初始数据，美敦力 CoreValve 在 2007 年取得了欧盟 CE 标志。2010 年，更新升级的输送系统及减少释放过程中移动的 AccuTrak Stability Layer 也取得了 CE 标志。2014 年 1 月，该器械取得了美国食品和药品监督管理局（FDA）批准用于无法手术的患者，并在 2014 年 6 月将对象扩大至手术高危患者。CoreValve ReValving 系统目前可以使用的规格有：23 mm、26 mm、29 mm 和 31 mm。

　　接下来一代 CoreValve 是具有 EnVeo R 输送系统的 Evolut R，它在 2014 年 9 月取得 CE 标志[66]（图 29-3B）。这代瓣膜在原始 CoreValve 的基础上进行了多处改进，在解剖结构匹配、瓣环的封闭和持久性上都有所提升。不同大小的瓣膜在经过设计的镍钛合金框架内都能更好地固定在瓣环上，因为降低对于传导系统的压力而减少了永久起搏器的植入率。Evolut R 框架的高度同样较前一代 CoreValve 少了大约 10%。除此之外，心包围裙结构延伸至流入道以提高瓣环的密封程度，减少瓣周漏的发生。最后，输送系统有了很大的改动，瓣膜支架在最终释放前可以重复回收和调整位置。另外，鞘管被整合到输送导管上，整个系统的外径仅 18 Fr，等同于一个 14 Fr 输送鞘。瓣膜目前有 23 mm、26 mm 和 29 mm 的规格，31 mm 的瓣膜也即将面世。关于美敦力 CoreValve 系统的设计改进是否能改善临床结局还不得而知，相关的临床试验正在进行中。

CoreValve 植入的操作细节

　　CoreValve 植入的标准输送路径为经股动脉入路，需要两名术者操作，各个穿刺点的方法大致相同。尽管全身麻醉不是必需的（TAVR 越来越多的不在全麻下进行），但全麻下使用经食管超声心动图可帮助评估和处理瓣周漏[67]。所有患者在手术开始阶段均通过静脉途径放置临时起搏器，并保留到术后 24 ～ 48 h。通常，我们利用右侧颈内静脉，以方便患者的转运。绝大多数经皮操作在"预先放置动脉缝合装置"技术下进行，另外有一些案例运用外科手术止血[28]。放置猪尾巴导管至无冠窦最低点造影，确定瓣膜释放时透视的角度位置。术前 CT 可用于提前确定透视角度。

　　余下的操作包括以下步骤：

　　1. 股动脉入路放置一个 18 Fr 的输送鞘。

2. 跨主动脉瓣，将预先塑形的加硬导丝通过猪尾巴导管送至左心尖。

3. 用小尺寸的球囊行主动脉瓣成形术，这不是必需的步骤[8]。

4. CoreValve 器械跨过主动脉瓣，基于鞘管远端的标记点调整透视角度以确保瓣膜的同轴释放。

5. 瓣膜定位使得第一"节点"在瓣环位置，然后转动输送系统旋钮使得瓣膜缓慢脱鞘。

6. 瓣膜展开的过程中进行主动脉造影确保器械在瓣环下 4 mm 左右释放。

7. 以 100～120 次 / 分起搏心室可以帮助稳定瓣膜位置。

8. 一旦瓣膜接触到瓣环（1/3 释放），可迅速释放至 2/3 位置（因为瓣膜阻塞流出道在此时血压下降）。

9. 瓣膜在完全抽出鞘管后释放。

10. 应用多种方法（血流动力学评估、主动脉造影、超声心动图）评估主动脉瓣反流情况[69-70]。

11. 若出现显著的瓣周漏，可以用适宜大小球囊进行后扩张，通常以 3D 重建测得的最小瓣环内径为准。但是，球囊后扩张只有在没有瓣环破裂高危因素（如左心室流出道严重钙化）的情况下才可以进行。

可选择的手术入路

对于无法获得髂、股动脉入路的患者，CoreValve 瓣膜支架可以通过锁骨下动脉或直接主动脉入路放置[71-72]，目前还没有针对 CoreValve 系统的经心尖输送系统。经锁骨下动脉植入首先需要暴露前胸壁三角肌胸大肌肌间沟内的动脉。在放置荷包缝合线后，用 Seldinger 技术将 6 Fr 鞘插入血管。接着，通过交换导管将加硬导丝放至降主动脉。在成功扩张动脉后，将 18 Fr 输送系统通过锁骨下动脉放至降主动脉，接下来的瓣膜放置按照标准术式进行。在操作结束时拔出鞘管，收紧荷包缝合线。应用锁骨下动脉入路前需要仔细筛查，确保血管有足够大小（最小直径 6 mm）且尽量没有血管扭曲或钙化。万一患者有未闭锁的内乳动脉供应冠状动脉血流，我们要尤其注意保证锁骨下动脉在此水平应有足够大的内径，使得在有鞘管存在的情况下仍有血流能流至内乳动脉。

当髂、股动脉或锁骨下动脉入路不能进行

CoreValve 的植入，我们可以通过右前胸部小切口或向上"J"型半开胸手术直接经主动脉进行手术。在暴露升主动脉后，放置好带垫片的荷包缝线。术者必须注意保证预计的穿刺点与主动脉瓣之间有足够的距离（7 cm 左右），6 Fr 鞘在荷包缝线内用改良的 Seldinger 技术穿刺插入，常规方法跨主动脉瓣后将猪尾巴导管放置至左心室。预先塑形的加硬导丝放置在左心尖，6 Fr 的鞘交换为 18 Fr 的输送鞘。无需预先扩张瓣膜，瓣膜支架按照标准术式释放，荷包缝线在直视下收紧，外科常规关胸。

注册研究数据和 ADVACE 研究的概述

已经有数个注册研究报道了第三代 CoreValve 瓣膜支架短期、中期和长期的效果。在获得 CE 标志的许可后，Piazza 等首先发表了一项包含 646 名患者的欧洲多中心注册研究，对瓣膜支架的表现和临床结局进行了评估。在早期经验下，手术操作的成功率为 97%，30 天的全因死亡率为 8%[73]。随后，又有一项意大利的注册研究发表，此研究的患者来自 14 个不同中心，共计 663 名，30 天死亡率 5.4%，6 个月死亡率 12.2%，1 年死亡率 15.0%[74]。操作并发症被发现与 30 天早期死亡有显著相关性，而合并症和术后主动脉瓣瓣周漏≥ 2 ＋是影响晚期结局的主要因素。近期，又有一项意大利注册研究发表，181 名患者术后 1 年、2 年、3 年的全因死亡率分别为 23.6%，30.3% 和 34.8%[75]，心血管死亡率分别为 11.2%、12.1% 和 13.5%，说明主要死亡原因是非心血管病因。术后第 1、2、3 年无死亡、大卒中、心肌梗死和威胁生命出血的生存率分别为 69.6%、63.5% 和 59.7%。大多数患者都有不同程度的瓣周漏，但没有发现瓣膜结构性退化。

一份新西兰和澳大利亚的 CoreValve 注册研究纳入了来自 10 个中心的 441 患者，报道了 2 年的结局[76]。在第 1 和第 2 年，全因死亡率为 12% 和 22.1%，卒中概率为 5.8% 和 8.2%。在这项研究中，共有 28.6% 的患者植入永久起搏器。这些早期的注册研究说明，CoreValve 瓣膜支架的植入是可行的且有较高的操作成功率，在特定筛选的患者中死亡率可以接受。另外，这些研究发现了一些重要的操作并发症，尽管没有最终确定。

关于 CoreValve 瓣膜支架最大型的注册研究即 ADVANCE 研究，共招募了 12 个国家 44 个中心共

1015 名患者[77]。这项研究有一些独特的特点，首先，所有中心都有丰富的治疗经验，在参加前至少进行了 40 例操作。其次，所有患者均被密切监测，由一个临床事件小组鉴定主要终点。最后，有一个核心实验室对超声心动图和血管造影进行评价。该研究的操作成功率为 97.5%，40 名患者（4%）需要两个瓣膜支架，主要因为第一个瓣膜支架移位。基于瓣膜学术研究协会的标准，第三天 MAACE（即死亡和主要心血管事件）发生率为 8.0%，全因死亡率为 4.5%。1 年主要终点 MAACE 的发生率为 21.2%，全因死亡率为 17.9%，卒中率为 4.5%。患者生存情况由于基线 EuroSCORE 评分的不同而有显著差别，评分 > 20 分的患者 1 年生存率（76.4%）比评分 < 10 分患者的生存率（88.9%）明显更低。17.9% 的患者存在中重度瓣周漏，且与 1 年高死亡率独立相关（HR1.63）。术后 30 天和 1 年需要植入永久起搏器的概率分别为 26.3% 和 29.2%。

CoreValve 植入后常出现心脏传导异常。几项研究中，CoreValve 植入后新发左束支传导阻滞的概率为 35% ~ 57%[78-80]，明显高于 Edwards Sapien 瓣膜支架[80-82]。然而，关于左束支传导阻滞对于临床结局的影响还有争论。尽管一项研究说明新发左束支传导阻滞会增加 1 年死亡率[81]，但后来的一些研究并没有得出同样结论[79, 82-83]。除此之外，已经由数个报道表明新发左束支传导阻滞的患者左心室功能没有明显改善[82]。早期研究中，CoreValve 瓣膜植入后永久起搏器植入的需求明显高于 Sapien 经导管瓣膜[84]。但是，新植入的永久起搏器并不影响晚期死亡率[85-86]。

CoreValve US Pivotal 试验

CoreValve US Pivotal 试验目的是比较经导管主动脉瓣置换术和标准治疗方法治疗高外科手术风险或极端风险的主动脉瓣狭窄患者（图 29-4C）。起初，该试验为高风险和极端风险组患者设计了两个独立的随机对照试验[87-88]。但是，PARTNER B 队列研究数据说明了 TAVR 对比药物治疗的生存优势后，该试验随机分配患者至药物治疗组被认为不符合伦理要求。因此，该试验设计更改为注册研究，近 500 名手术极端风险患者接受经髂股动脉入路 CoreValve 植入的 TAVR 治疗，通过一个客观表现指标（OPG，即调整后的全因死亡率和大卒中概率）与同期的 7 个

瓣膜球囊成形研究以及 PARTNER B 队列标准治疗组进行比较。同期还有一个包含 150 名经非髂股动脉 TAVR 的注册研究。极端风险指患者接受外科主动脉瓣置换有 > 50% 可能死亡或出现不可逆的病理情况。风险评估由当地的心脏病团队进行，并且通过电话会议的形式由试验审查委员会的成员进行确认。高风险定义为手术死亡率 ≥ 15%，该组患者随机分配至 SAVR 或 CoreValve TAVR 治疗。极端风险组主要终点为 12 个月的全因死亡和大卒中，高风险组主要终点则为 12 个月时的全因死亡。

在 2011 年 2 月至 2012 年 8 月期间，极端风险研究从美国 41 个中心招募患者，489 名患者尝试进行经髂股动脉 TAVR[88]。该试验的患者人群与 PARTNER 试验相似：高龄（平均年龄 83.2 岁），女性比例更高（52.1%）以及手术风险高（平均 STS 10.3%）。患者有一系列重要的并发症，包括严重肺疾病（29.9%）、外周血管疾病（35.2%）、冠状动脉疾病（81.8%）、糖尿病（41.5%）和心房颤动（46.8%）。另外，研究人员首次对体质虚弱的详情进行收集，进一步阐明了该类患者极其虚弱的体质。486 名患者成功植入瓣膜支架，该试验 1 年时的全因死亡和大卒中概率为 26.0%，明显低于 43% 的 OPG（图 29-6A）。在 1 个月时，卒中的概率为 4.0%，在 1 年时仍为 7% 的较低水平。其他重要的并发症包括大血管并发症（8.2%）、大出血或威胁生命的出血（36.7%）。心脏传导异常较常见，30 天时 21.6% 的患者需要植入永久起搏器。瓣膜的血流动力学表现良好，12 个月时压力阶差下降至 8.9 mmHg，有效瓣口面积为 1.9 cm²。有 13.8% 的患者出院时有中度或重度主动脉瓣反流。只有重度主动脉瓣反流会增加 1 年的死亡率。有趣的是，瓣周漏随着时间推移会逐渐减少，82.8% 出院时为中度瓣周漏的患者在 1 年时瓣周漏得到改善。患者的心功能状态也有明显提高，心功能 NYHA 分级平均改善 1.6±0.9。由于该试验中 CoreValve 瓣膜支架表现出来的有效性和安全性，2014 年 1 月 FDA 批准 CoreValve 用于治疗无法手术的重度主动脉瓣狭窄患者。

在 2011 年 2 月至 2012 年 9 月，CoreValve 高危试验招募了美国 45 个中心 795 名患者接受 TAVR 或 SAVR[87]。在外科手术组，41 名患者（10.2%）在随机分配后退出，最终参与试验的有 747 名患者（390 名 TAVR，357 名 SAVR）。虽然患者同样为高龄人群

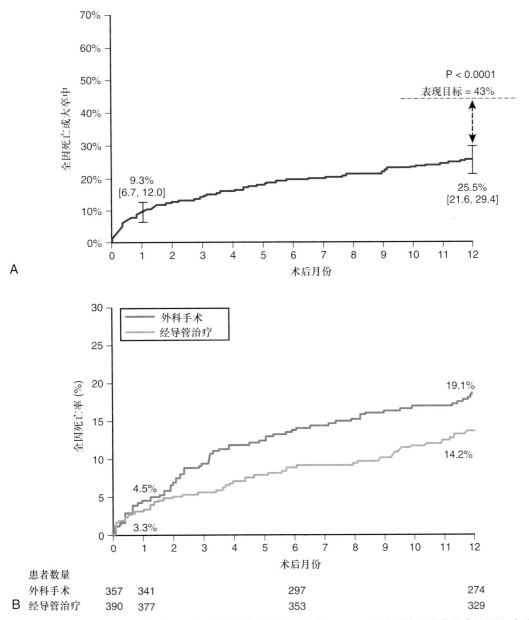

图 29-6 CoreValve US Pivotal 研究 1 年结果。**A.** 与预计客观手术指标相比，TAVR 极端风险组患者的全因死亡或重大卒中事件累积风险曲线。**B.** 经 TAVR 或 SAVR 的高手术风险患者的全因死亡累积风险曲线

（平均年龄 83.2 岁），但 STS-PROM 风险评分要低于 PARTNER 高手术风险队列（7.4% vs. 11.7%）。同前，由心脏团队进行风险评估，需要整合 STS-PROM 风险评分和其他未被列入计算的风险因素。主要终点分析显示，TAVR 组全因死亡率明显低于 SAVR 组（14.2% vs. 19.1%，非劣性检验 $P < 0.001$，优效性检验单侧 $P = 0.04$）（图 29-6B）。CoreValve 高危试验是第一个阐明对于高外科手术风险患者 TAVR 优于 SAVR 的试验。对于次要终点的分层检验中，无论是瓣膜功能的超声心动图指数，生活质量还是功能状态，TAVR 均不劣于 SAVR。不同于 PARTNER 试验，该试验分析并未表明 TAVR 对比 SAVR 会增

加卒中的风险。TAVR 组大血管并发症和永久起搏器植入更多见，而出血、急性肾损伤和心房颤动则更多见于外科手术组。基于有力数据证据，Medtronic CoreValve 在 2014 年 7 月被批准用于手术高危患者。

真实世界的注册研究和其他研究（CHOICE 和 TVT 注册研究）

几个大型真实世界注册研究，即一些欧洲国家许可的研究，针对球囊扩张和自膨胀瓣膜支架 TAVR 系统进行了研究。这些研究包括 UK-TAVI、FRANCE-2、GARY、PRAGMATIC 和 TVT[89-93]。

UK-TAVI 前瞻性注册研究入组了 1620 名患者经股动脉或经心尖入路进行 Edwards SAPIEN 瓣膜支架 TAVR 或经股动脉、经锁骨下动脉入路进行 CoreValve 瓣膜支架 TAVR[89]。接受 SAPIEN 瓣膜经心尖入路 TAVR 的患者在 30 天（11.2% vs. 4.4%，P < 0.01）、1 年（28.7% vs. 18.1%）、2 年（56% vs. 43.5%）的死亡率均高于经股动脉入路。关于 CoreValve 瓣膜支架，经股动脉和经锁骨下动脉 TAVR 治疗的死亡率没有明显差异。SAPIEN（n = 812）和 CoreValve（n = 808）瓣膜支架在任何时间点的死亡率均有显著差别。患者接受 CoreValve 瓣膜支架植入后永久起搏器的植入率更高（23.1% vs. 7.2%），术后超声心动图发现 2 级及以上的主动脉瓣反流更多（13.0% vs. 7.3%）。

FRANCE-2 注册研究招募了来自 33 个法国中心的 3195 名手术高危的主动脉瓣狭窄患者（平均年龄 82 岁，logistic EuroSCORE 21.8%），植入 SAPIEN（66.9%）或 CoreValve（33.1%）TAVR 系统（经股动脉 75%，经心尖 18%，经锁骨下动脉 6%）[90]。总体上，30 天和 1 年的死亡率分别为 9.7% 和 24%。在接受两种瓣膜支架治疗的患者之间，各个时间点的死亡率或卒中率（一年时间的总体发生率为 4.1%）没有差别，但 CoreValve 瓣膜植入术后永久起搏器的植入率更高（24.0% vs. 11.8%）。在多因素模型中，更高的 logistic EuroSCORE 得分、NYHA 心功能 Ⅲ 级或 Ⅳ 级、经心尖入路 TAVI 和大量的瓣周漏与生存率减少密切相关。

德国主动脉瓣注册研究（GARY）对接受 TAVR 或 SAVR 的主动脉瓣狭窄患者进行了综合分析，在 2011 年间招募了 78 个中心（选自德国 96 个中心）的共 13 860 名患者[91]。6523 名患者行常规 SAVR，3464 名患者同时行 SAVR 和冠状动脉旁路移植术，2695 名患者行经血管入路的 TAVI，1181 名患者行经心尖入路的 TAVI，目前已经对患者住院结局[94]和 1 年随访的数据[95]进行了总结（译者注：文献中注明，由于有几个中心是在 2011 年加入，故分析人数总和与德国中心手术人数不符）。接受常规外科手术治疗的患者住院死亡率为 2.1%（单纯 SAVR）和 4.5%（SAVR + CABG），接受新型经导管治疗方法的患者住院死亡率为 5.1%（经血管入路 TAVI）和 7.7%（经心尖入路 TAVI）。所有组患者卒中发生率均较低，SAVR 组为 1.3%，SAVR + CABG 组为 1.9%，经血管入路 TAVI 组为 1.7%，经心尖入路 TAVI 为 2.3%。接受经导管治疗的患者年龄更大、手术风险更大。使用

新研发的 German-AV risk score[96]对患者进行风险分级，SAVR 组和经血管入路 TAVI 组中最高危组患者的结局相近。GARY 试验 1 年的结果（已知 > 98% 患者的主要状态）指示，SAVR 术后总体死亡率（单纯 SAVR6.7%，SAVR + CABG 为 11.0%）较 TAVI 术后更低（经血管入路 20.7%，经心尖入路 28.0%），但是将患者分为 4 个不同风险层次后，SAVR 组和经血管入路 TAVI 组中最高危组患者的死亡率相近。

PRAGMATIC 注册研究招募了来自欧洲 4 个中心的 793 名患者，目的为比较自膨胀 CoreValve 瓣膜（n = 453）和球囊扩张 SAPIEN、SAPIEN XT（n = 340）经导管心脏瓣膜的治疗结局[92]。为了处理临床基线特点的不同，该试验使用了倾向性评分匹配，每个治疗组有 240 对匹配的患者。除了 CoreValve 瓣膜植入后永久起搏器植入率更高外（22.5% vs. 5.9%，P < 0.001），两种瓣膜在 30 天的全因死亡和心血管死亡、卒中、器械成功率、大血管并发症或威胁生命的出血方面没有差别。1 年时，全因和心血管死亡仍没有差别。

比较球囊扩张和自膨胀瓣膜的试验（CHOICE）是唯一一个比较两种瓣膜支架 TAVR 系统的随机对照试验[97]。CHOICE 试验是研究者发起的临床试验，将来自德国 5 个不同中心的 241 名患者随机分配至 SAPIEN XT 瓣膜支架治疗（121 名患者）或 CoreValve 瓣膜支架治疗（120 名患者）。该研究有力地证实了瓣膜在"器械成功"上的不同点，器械成功是瓣膜学术研究协会定义的一个综合概念，包括了成功输送以及单个瓣膜在合适位置释放并发挥理想作用（期望的有效瓣口面积且无中度或重度主动脉瓣反流）。虽然这些人群被描述为高风险的主动脉瓣狭窄患者，但球囊扩张组的平均 STS 评分仅为 5.6%，而自膨胀组为 6.2%。死亡率、卒中发生率或其他重大手术并发症（主要血管或出血事件）发生率在不同瓣膜类型之间没有差异。然而，球囊扩张与自膨胀主动脉瓣瓣膜相比，主要器械成功终点率更高（95.9% vs. 77.5%，P < 0.001）。这种差异归因于自膨胀瓣膜组中度或重度主动脉瓣关闭不全发生率更高（18.3% vs. 4.1%，P < 0.001）和植入多个瓣膜的可能性更大（5.8% vs. 0.8%，P = 0.03）。自膨胀瓣膜组对永久起搏器的需求量也更高（37.6% vs. 17.3%，P = 0.001）。

在 USFDA 批准 TAVR 治疗高风险 AS 患者后，

STS 和 ACC 联合开发了一个全面的国家批准后注册系统，经导管瓣膜治疗（TVT）注册管理系统[93]，以满足医疗保险覆盖，促进成果评估和与其他国际注册研究的比较。这个综合登记系统数据库统一了手术 STS 数据库和 VARC（1 和 2）定义，并要求进行长期随访、生活质量评估。在 Edwards-SAPIEN TAVR 系统经过商业批准后，2011 年 11 月至 2013 年 5 月期间，共有 7710 名患者被招募进入 TVT 注册系统下的 224 个参与中心。无法施行手术的患者占 20%，高风险但仍可手术的患者占 80%。平均年龄为 84 岁，49% 为女性，中位 STS 评分为 7%。最常见的入路途径为股动脉（64%），其次是经心尖（29%）。在院期间的临床结局包括死亡率 5.5%，卒中发生率 2.0%，透析依赖性肾衰竭概率 1.9%，主要血管损伤概率 6.4%。30 天随访时，3133 名患者中，死亡率为 7.6%，卒中发生率为 2.8%，0.5% 的患者需要二次干预。近期有 5980 例患者接受了 1 年随访[98]。患者的全因死亡率为 26.2%，卒中发生率为 3.6%，与 PARTNER 报道的结果相当。1 年死亡率的基线预测因子包括年龄、男性、严重 COPD、终末期肾脏疾病、STS 评分和非经股动脉入路途径。尽管大型注册管理系统存在很多限制，但 TVT 注册管理系统正在进行的研究将有助于监测美国患者中接受 TAVR 治疗的人口统计学变化、临床结果进展和 TAVR 的普及性。

新的临床适应证

一旦 TAVR 被纳入重度主动脉瓣狭窄患者治疗，可以预测出，许多未被纳入早期研究中但仍处于高风险或未经外科置换瓣膜的患者将被视为潜在的候选人群。因此，合并二尖瓣病变的主动脉瓣狭窄、生物瓣膜、主动脉瓣狭窄合并冠心病患者的初步数据正在积累。同样地，一旦 TAVR 的安全性和耐久性问题得到妥善解决，向低风险主动脉瓣狭窄患者中推广 TAVR 也将引起很多争议。重要的是，目前 TAVR 的成功源于具有循证基础的临床研究和技术进化，这两个因素将刺激 TAVR 在未来扩展出更多新的临床适应证。

生物瓣膜衰退

多年来，TAVR 技术是否能够潜在应用于外科术后生物瓣膜衰退的患者，是一直被人们所考虑的。

2007 年报道了首例经皮导管主动脉瓣置换术治疗外科生物瓣膜置换失败病例，本患者再次行外科换瓣手术的风险极高，于是将 CoreValve 自膨式假体置于退化的生物主动脉瓣膜中[99]。随后，几项案例及小型注册研究中心不仅证实了对于外科主动脉瓣生物瓣膜置换术后瓣膜衰退（包括狭窄及反流）患者，经股动脉和经心尖入路下自膨式及球囊扩张瓣膜的可行性和安全性[100-104]，同时对于外科术后二尖瓣退化患者其也适用[101, 103-106]。此外，病例报告及小型研究也曾报道了瓣膜球囊扩张术治疗外科三尖瓣生物瓣膜治疗失败的高危患者[104-105]。同样也有应用于二尖瓣成形术失败病例中的报道[107]。成功的瓣膜植入有三个必要条件。第一，生物假体瓣膜与患者植入前个体化分析，包括内部瓣膜尺寸（不仅仅是瓣膜注册的大小），支架位置，缝合环的位置，瓣膜支架内部或外部瓣叶，以及透视外观。第二，经食管超声心动图和 MSCT 成像技术对精确测量瓣膜大小及解剖细节和定量数据至关重要。第三，这些程序步骤需要熟练的操作技能，由具有丰富经验的中心和技术员来执行，以避免严重并发症的发生。

最大及最为权威的主动脉瓣膜置换术的全球瓣膜注册中心评估来自 38 个心脏中心的 202 例外科术后瓣膜退化患者[101]，分析出生物瓣膜衰退形式中 42% 为瓣膜狭窄，34% 为瓣膜反流，同时 24% 合并狭窄及反流，最终通过以 TAVR 形式植入 CoreValve 者占 61%，植入 Edwards SAPIEN 者占 39%。整体手术成功率为 93.1%，其中最为常见的手术不良结局为初始植入瓣膜错位（占 15.3%）。在瓣中瓣术式中，术后冠状动脉开口阻塞更为常见（3.5%），其很大程度上是由于主动脉窦内外科瓣叶结构造成，尤其当瓣叶镶嵌于支架外缘时。瓣中瓣术后出现跨瓣压差升高较为常见，28% 患者术后平均压力梯度 ≥ 20 mmHg。尽管 Corevalve 与 Edwards SAPIEN 术后结局较为相似，但是当选择较小的生物瓣膜（直径 < 20 mm）时，CoreVavle 自膨式的设计能够有效降低术后跨瓣压差，这可能是由于生物猪心包瓣膜能够固定在支架更靠上的位置。术后 30 天，总体全因死亡率为 8.4%，2% 患者出现脑卒中，84% 患者症状显著改善（NYHA Ⅰ级或Ⅱ级）。通过对比得出的两个重要结论是新型永久起搏器植入比例降低，重度瓣周反流比例低；95% 患者有主动脉反流 ≤ +1 度。将 TAVR 临床适应证扩展至外科术后生物瓣膜

衰退患者似乎使人们看到希望，并且在将来，主动脉瓣狭窄患者在置换机械还是生物瓣膜的选择方面有了相应的调整。

中度风险患者

TAVR 适应证扩大后，使其成为大部分外科换瓣术的替代方案，这种转变备受争议，并已投入到临床的实际应用中。自从 2007 年、2011 年将 TAVR 分别引进欧洲、美国以来，危险分层定义被下调，多学科心脏瓣膜团队个体化决策相对于传统的手术风险评分显得更为重要。既往 STS 评分＞ 8% 被认为是高风险，4% ～ 8% 为中等风险，但在目前的临床实践中，特别是在美国以外地区，所谓的"高风险"主动脉瓣狭窄患者常规接受 TAVR 治疗，尽管其 STS 评分＜ 8%。这也反映在最近几个临床试验和大型注册研究中。在 CoreValve US Pivotal 研究的高风险队列中平均 STS 评分为 7.4%，TVT 登记中高风险和不能耐受手术患者的中位 STS 评分为 7%，CHOICE 研究中高风险患者平均 STS 评分为 5.9%。由于风险分析在逻辑上更符合连续函数，而不是二分类分层，因此风险界限随着时间的推移会降低，这是自然而然的，因为人们对 TAVR 操作安全性有更大的信心，能更好地了解哪些患者最有可能受益，依此进行评估筛选。有两项欧洲研究仔细研究了 TAVI 在高风险和低风险主动脉瓣狭窄患者中的结果，如人们所预测的结果那样，在低风险人群中 TAVI 后 30 天死亡率显著降低[108-109]。此外，还有三项欧洲研究使用风险调整倾向匹配法比较中度主动脉瓣狭窄患者的手术和 TAVI 结局。在所有这些试验中，SAVR 和 TAVI 患者的 30 天死亡率和卒中发生率相似，而在评估 1 年结果的两项试验中，两种治疗策略的死亡率再次相似。

由于中度风险患者约占所有符合手术适应证 AS 患者的 1/4 ～ 1/3，所以将 TAVR 作为 SAVR 的可接受替代方案的明确建议需要来自严格的前瞻性随机试验的支持数据。如前所述，球囊扩张型 SAPIENT XT 瓣膜和自膨式 CoreValve 正在完成两项大型随机试验，即比较中等风险患者（PARTNER Ⅱ，SURTAVI）中 TAVR 与 SAVR 的相同主要终点——死亡率和卒中发生率。毫无疑问，在这些中等风险研究中随机分配的 4000 多名患者的结局将对更低风险 AS 患者进行 TAVR 的价值提供更有意义的结论。

针对二叶式主动脉瓣的 TAVR

在二叶式主动脉瓣的患者人群中进行 TAVR 是目前正处于研究进程中的领域。因为这些患者已经从 TAVR 试验和注册研究中被统一排除，目前关于二叶式主动脉瓣长期安全性和有效性的证据仍然十分有限。二叶式主动脉瓣固有的解剖学特征，如环状偏心、高叶状接合和广泛的不对称钙化，让很多临床医生对这类患者接受 TAVR 风险产生巨大的担忧，包括瓣膜脱位、假体扩张不均匀、假体周围渗漏、瓣叶退行性变加速、冠状动脉阻塞和冠状窦破裂。这些不良后果在其他类型的通过外科手术植入支架瓣膜病例中有过类似报道，在这些手术中，二叶式主动脉瓣的不良事件发生率远高于三叶式主动脉瓣[114]。

尽管如此，鉴于二叶式主动脉瓣的患者占总人口的 2% 以上，其中超过 30% 的患者将陆续发展为心脏瓣膜疾病[115]，大批临床医学专家仍然开始探索该亚组行 TAVR 的可能性。

来自单个病例的研究数据和部分纳入高风险、不可手术患者的小样本研究已经证实了 TAVR 在这个亚组中的可行性[116-120]。此外，在对已发表的有关二叶式主动脉瓣患者行 TAVR 的数据进行系统回顾时，其与三叶式主动脉瓣者相比，器械植入成功率、短期内患者死亡率、卒中或主要血管并发症发生率的总体差异不大[121]。但是，在本研究中 68.5% 的患者出现瓣周漏，80% 为轻度瓣周漏。在一项纳入欧洲 12 个中心的研究中，共纳入 143 例行 TAVR 的二叶式主动脉瓣患者。与单纯超声心动图相比，使用 CT 进行瓣膜尺寸测量可显著降低瓣周漏发生率［优势比（OR）0.17，95% CI，0.05 ～ 0.53；P ＝ 0.002］[122]，提示二叶式主动脉瓣狭窄患者在 TAVR 前应常规进行 CT 检查。

迄今为止的研究数据显示高风险和不能耐受手术的二叶式主动脉瓣患者接受 TAVR 是有希望的，但这需要更多的前瞻性数据来证实。

自发性主动脉瓣反流患者的 TAVR

虽然 TAVR 已被批准用于治疗高风险和不能耐受手术的严重主动脉瓣狭窄患者，但它目前也逐渐被用于孤立性严重自发性主动脉瓣反流患者的治疗中。这类患者 TAVR 成功与否与其解剖结构相关，包括瓣环大小，定位和固定位置钙化程度，及其他多变的主动脉解剖结构。尽管存在这些挑战，但通过 TAVR 治疗自体主动脉瓣反流的案例已有报道。

在意大利的一项纳入 1500 个患者的多中心研究中，约有 26 名主动脉瓣反流患者在术前评估不能耐受外科手术后，接受了 Core-Valve TAVR[123]。与接受 TAVR 的重度主动脉瓣狭窄患者相比，重度主动脉瓣反流的患者手术成功率较低（79% vs. 96%，P = 0.006），30 天内患者总体死亡率较高 [23% vs. 5.9%；OR 4.22（3.03 ~ 8.28）；P < 0.001]。在另一项纳入 43 例患者的研究中，主动脉瓣反流的患者器械置入成功率更高（97.7%），但是由于术后残余瓣周漏，8 例患者进行二次介入下瓣膜置入。12 个月时全因死亡率分别为 9.3% 和 21.4%。鉴于严重主动脉瓣反流患者的预后极差，因此，TAVR 可能是这类不能耐受手术的高风险患者合理的替代治疗方案。目前，已出现专门针对主动脉瓣反流的新型主动脉瓣装置，例如 Jena Valve，这类瓣膜已陆续进入实验阶段[124]。

TAVR 的并发症

TAVR 等新疗法在发展和提高病患接受度历程中的一项重要环节是阐明和有效处理该术式临床相关并发症。因此，确切定义临床不良并发症，确定其发生频率和可能的病因，以及针对其制订出处理操作以及技术改进至关重要[125]。与 TAVR 有关的主要并发症包括卒中、瓣周漏、传导异常、血管并发症和出血，以及其他不常见但非常重要的事件，如冠状动脉闭塞或窦体破裂。

卒中

卒中仍然是最可怕也是最致命的 TAVR 相关并发症。目前，不同研究中，患者在 TAVR 术后 30 天卒中发生率大约为 2% ~ 6%[48-49, 126-128]。在一项涉及 10 000 名 TAVR 患者的大型 meta 分析中[126]，术后 30 天，患者卒中和短暂性脑缺血发作率为 3.3%，其中死亡率达到 25.5%，而无卒中患者的 30 天死亡率仅为 6.9%（P < 0.001）。该研究已经系统地证实了 TAVR 手术后几天内患者卒中发生率达到顶峰，但是前 2 周仍可能出现延迟性卒中，而合并有心房颤动的老年患者的晚期卒中（30 天后）更是较

为常见。不同研究的 TAVR 后 1 年卒中发生率大约为 3.6% ~ 13.8%，在大型 meta 分析中，卒中发生率达到 5.2%。一些研究表明，由于 TAVR 术式适应证的调整，接受该术式患者的筛选流程不断完善，操作技术的改进，操作者经验的增加以及 TAVR 系统的更新，近年来 TAVR 术后的卒中发生率逐年下降[129]。其中，球囊扩张式瓣膜与自膨式瓣膜相比，经心尖入路与经股动脉入路途径相比，患者术后卒中发生率无明显统计学差异[129]。

TAVR 术后有多种潜在的卒中病因。早期卒中绝大多数是由于手术操作过程中，输送导丝，气囊导管和经导管瓣膜时，从主动脉、原生瓣膜小叶或左心室脱落的栓塞性碎屑。在既往有脑血管疾病史的患者中，若在手术过程中的任何一个瞬间出现持续性低血压或低灌注（如在快速右心室起搏时出现该情况），都有可能导致缺血性梗死。TAVR 术后增加卒中概率的另一个公认病因是为了降低瓣周漏的幅度在瓣膜植入术后进行后扩张[127-129]。最后，多达 1/3 的患者在 TAVR 后可能有新发心房颤动，这也可能进一步导致心源性血栓形成和卒中。

与 TAVI 术后卒中概率相比，亚临床脑损伤更为多见。TAVR 术后弥散加权磁共振成像（MRI）研究显示，高达 84% 的 TAVR 患者有新的弥散限制性病灶，显示栓塞性病变，超过 75% 的病变有多个病灶[131]。然而，尽管较多患者通过 MRI 发现有新的栓塞性病变，绝大多数人并没有明显的临床后遗症，并未出现认知功能下降、生活质量恶化或 1 年死亡率增加。尽管如此，最近有研究结果支持了这项神经影像学研究，在纳入研究的 40 例患者中，75% 的患者通过双重过滤器脑栓塞保护装置捕获到了 TAVR 期间释放的可见物质[132]。在 52% 的患者中发现了血栓性物质，在 52% 的患者中也发现了与主动脉瓣叶或主动脉壁同源的组织碎片。目前，在瓣膜输送导管上安装有三种不同的过滤器或导流板，被设计用于保护大脑免于术中残余物栓塞。通过这些设备，已有小型注册研究报告早期弥散加权 MRI 后平均病灶体积有所减小，更多确定性随机试验正在进行中。显然，在 TAVR 之后仍有许多与卒中预防有关的问题有待解答，包括：

1. 缩小 TAVR 装置大小以及减少球囊扩张的影响（TAVR 之前和之后）。

2. 神经影像学研究灌注缺损的重要性及其与神

经认知功能测定的关系。

3. 对新发心房颤动进行严格的检测和药物治疗。

4. TAVR 期间系统性或选择性的新型脑保护装置应用的价值。

瓣周漏

在经外科主动脉瓣植入术后，瓣周漏发生率极为罕见，但是，TAVI 术后，由于难以实现金属支架与不对称、扭曲和严重钙化主动脉瓣环和瓣叶的位置完全匹配，无论是球囊扩张式还是自膨式主动脉瓣瓣膜，瓣周漏都较为常见。瓣周漏发生与患者瓣膜自身条件、术中相关因素、评估方式及瓣膜的类型息息相关。尽管所报道的 TAVR 术后瓣周漏发生的频率和严重程度在各项研究中差异很大，但多数人普遍认为至少有 50% 的 TAVR 病例存在瓣周漏，大约 10% ~ 15% 的病例存在中度或严重的瓣周漏[133-137]。瓣周漏报告事件的差异可能是由于成像评估技术（血管造影 vs. 超声心动图 vs. 心脏 MR）的非标准化应用以及瓣周漏严重程度分级标准的不精确性和主观性。但是，目前普遍认为 TAVR 术后中度或重度瓣周漏对于 TAVR 患者来说是有害的，这些患者随访的死亡率显著增加[133, 136, 138]。在 PARTNER 试验的最新分析中，共纳入 2434 例球囊扩张型 TAVR 病例，多因素分析表明存在中度或重度瓣周漏（HR 2.18；95%CI 1.57 ~ 3.02；$P < 0.001$），甚至仅轻度瓣周漏（HR 1.37；95%CI 1.14 ~ 1.90；$P = 0.012$）的患者，术后 1 年死亡率增加[136]。

各种 TAVR 系统中瓣周漏频率和严重程度各有不同，但均没有确定的解决方案。在单中心和多中心注册中心，在比较自膨式 CoreValve 和球囊扩张式 SAPIEN 时，瓣周漏的严重程度在使用 CoreValve[139-140] 的患者中有所增加。同样，在包括 12 926 例患者的大型 meta 分析中，中度或重度瓣周漏在使用的 CoreValve 的 TAVR 术后发生率为 16.0%，而使用 SAPIEN 的 TAVR 术后，瓣周漏的发生率为 9.1%（$P < 0.005$）[133]。这些发现与先前进行的 CHOICE 随机试验[97]一致，基于多模态成像评估，它也表明 SAPIEN 较 CoreValve TAVR 术后，瓣周漏发生率明显下降。

在上述 meta 分析中，TAVR 术后对瓣周漏的预测因素包括瓣膜植入深度，瓣膜尺寸选择过小和平均 Agatston 钙化评分[133]。这些发现强调了瓣周漏发生的三个主要病因：

1. 经导管瓣膜植入位置不佳（太高或太低），导致框架"密封区域"（包含内裙部）与环状物不对齐。

2. 相对于瓣环植入物的尺寸选用的瓣膜尺寸过小。

3. 严重的瓣膜、瓣环钙化导致不可变形的支撑框架不能与植入物平齐接触。

MSCT 和超声心动图研究都发现瓣周漏与主动脉和瓣膜钙化的总体范围、不对称的钙化分布模式和脆弱的钙化位置（主动脉壁、瓣膜连合部、左心室流出道和瓣膜着陆区）之间存在联系[141-143]。选择适合的瓣膜尺寸是预防 TAVR 术后瓣周漏的重要决定因素[144-145]。使用标准化图像采集流程进行 3D MSCT 辅助成像，并使用特定的定量算法进行分析，可为瓣膜大小提供最一致的主动脉瓣环测量结果，包括评估瓣环几何形状，主轴和副轴的直径、面积和周长。由于每种瓣膜类型在尺寸要求方面可能不同，这些数据可对每个患者进行评估，并为其推荐最佳瓣膜型号。很多情况下，单一 MSCT 并不是最佳的影像学选择，临床上常以互补的方式结合其他附加诊断手段，如通过对比球囊大小测量和三维超声心动图来最终确定合适的瓣膜尺寸。

瓣膜植入后瓣周漏的评估是有争议的。大多数中心使用血流动力学和影像学评估（最好是主动脉造影和超声心动图）。由经过专门培训的专家进行经食管超声心动图检查无疑是最敏感的影像学检查，可以在 TAVR 后立即确定瓣周漏的位置和严重程度。主动脉瓣反流严重度的血流动力学评估也有辅助意义，特别是计算稳定心率患者的无量纲主动脉瓣反流指数[69]。此外，有资料显示，对于球囊扩张式和自膨式 TAVR 装置，在瓣膜植入后的前 30 min 内瓣周漏的严重程度可以自行缓解[146]，因而除非有极其严重的血流动力学损害，TAVR 术后即刻修复疗法不被推荐。一旦 TAVR 术后发生严重的瓣周漏，往往治疗手段极其有限。通过大量的试验研究，选择合适大小的球囊进行后扩张已经被证明是降低瓣周漏程度的一种有效手段[128, 146]，但它会同时增加栓塞性卒中和对主动脉根部和瓣环造成过度创伤的风险。如果是由于瓣膜错位造成严重的瓣周漏，此时可以在预设释放位置重新释放一个新的经导管瓣膜（位于第一瓣膜的上方或下方）。在 PARTNER 试验中，

36.1% 使用 Edwards SAPIEN 瓣膜后出现中度或重度瓣周漏的患者需要瓣中瓣手术。然而，第二个瓣膜的植入也导致 1 年内心血管死亡率更高（$P = 0.041$）[147]。最后，如果 TAVR 术后瓣周漏持续存在且大大影响患者临床预后（引发心力衰竭恶化等），这类患者可经常规经导管封堵器植入术进行修复。

毫无疑问，如何有效防止与经导管瓣膜置换相关瓣周漏的关键在于仔细地通过 3D MSCT 成像评估患者自身瓣膜解剖结构，运用新型 TAVR 器材，进行瓣环下方固定或通过空间填充外部材料来填充框架之间的间隙。

传导阻滞与心律失常

与外科主动脉瓣手术类似，TAVR 后经常发生传导阻滞。这类新发的传导阻滞在病理生理学上常源于左心室隔膜最上部的左束支的超表面位置，它紧邻主动脉瓣环。新发生的左束支传导阻滞是最常见的传导异常，据报道，使用 CoreValve 生物瓣的左束支传导阻滞发生率为 29% ～ 65%，而 SAPIEN 瓣膜发生率为 6% ～ 18%[78, 82, 148-149]。但是，约一半的 TAVR 术后发生左束支传导阻滞患者在 30 天内传导阻滞自行消失。虽然有一项研究证实 TAVR 后新发左束支传导阻滞与 1 年死亡率增加存在联系[81]，但多项其他研究[82-83]表明，新发左束支传导阻滞患者与未发生左束支传导阻滞患者晚期死亡率相似。重要的是，在这些研究中有一个一致的发现，即 TAVR 后新发左束支传导阻滞与左心室功能减退和新安装心脏起搏器的需求增加有关[82-83]。

两种大型 meta 分析[150-151]观察到 TAVR 术后新安装起搏器的需求率为 13% ～ 15%：CoreValve 术后需求率约 25%，SAPIEN 术后约有 6% 的患者新安装起搏器（$P < 0.001$）。TAVR 术后是否需要新安装心脏起搏器，有三个主要的预测因素，包括基线右束支传导阻滞，经导管瓣膜放置较低，左心室流出道狭窄（或选择过大的瓣膜）。CoreValve 术后起搏器植入需求率较高的原因可能是由于支架较长，导致瓣膜植入深度延长至左心室流出道，造成左束支分支的接触区域扩大并使其遭到破坏。研究表明，如果 CoreValve 的植入深度减小，可降低永久起搏器的植入率。由于新发左束支传导阻滞概率和对永久起搏器的需求增加，现在往往建议，所有植入 CoreValve 瓣膜（无基线起搏器）的患者，在瓣膜植入后 24 ～ 48 h 内，都应留置临时起搏器进行观察。TAVR 术后新安装永久性起搏器与晚期死亡率增加并没有关系，但与没有新安装起搏器的患者相比，这类患者重复住院率上升，左心室功能下降[152]。

在 TAVR[47-48, 130] 术后的患者中，18% ～ 32% 的患者有新发心房颤动，其相关预测因子为中度或重度左心房扩大和经心尖入路。部分报道表明，TAVR 术后短暂的新发心房颤动与早期和晚期卒中风险增加都有关，但与心源性死亡率无关[130]。对于 TAVR 术后新发心房颤动患者，需要给他们更严密的心律失常监测以及更严格的药物治疗。其他值得关注的争议在于 TAVR 术后发生传导阻滞、仍有心力衰竭的患者是否需要行心脏再同步化治疗以及通过更复杂的电生理学评估来判断患者是否需要植入永久起搏器来应对 TAVR 术后的传导异常。

血管并发症和出血

从最早的 TAVR 经验来看，血管并发症的频繁发生已经影响了临床结局，引发了手术技术的变化，并推动了下一代器械的发展。根据特定的定义，文献中报道血管并发症发生率在 5% 至 50% 之间。VARC[46, 54] 有助于明确并将这些定义分为两个主要类型：①"严重"血管并发症，包括心室、主动脉或外周血管的严重受损（如破裂、穿孔或严重夹层），导致血流动力学受累和（或）失血（≥ 4 个单位），通常需要介入或手术矫正修复；②"轻微"血管并发症，通常可以控制而无持久有害的临床结局，包括不严重的血肿、夹层和其他血管事件。

SOURCE[36]、PARTNER[47-48] 研究和早期的一个 meta 分析[125]显示，在脆弱的解剖基础上（常伴有外周血管疾病的老年患者）使用较大尺寸的器械（大于 20 Fr）以及术者经验的相对缺乏导致了 10% ～ 15% 的严重血管并发症。在 PARTNER 研究中，30 天内有 15.3% 的患者发生严重血管并发症，11.9% 的患者发生了轻度血管并发症，这些并发症包括严重夹层（62.8%）、穿孔（31.3%）和穿刺入路大血肿（22.9%）[57]。严重血管并发症与增加的大出血、需要透析的肾衰竭以及 30 天和 1 年死亡有关。严重血管并发症可识别的唯一独立预测因子为女性[57]与更大的鞘 / 股动脉比值[153-154]。随着时间的推移、术者经验的提高，发明了新的手术方法以更好地保护血管入路，并且改进了处理血管并发症的技术（例如带膜支架的应用）[155]，以及更小尺寸 TAVR 系统的出现[62]，使得严重和轻微的血管并发症发生率均显著下降。目前，在大的 TAVR 中心，使用现有的小尺寸 TAVR 器械专门进行完全的经皮手术，严重血管并发症的预期发生率小于 5%。重要的是，血管入路、闭合和并发症管理方面的先进介入技术对于达到最佳临床结局是绝对必要的。

介入和手术过程中大出血的严重性以及其与之后增加的死亡率的关系在过去几年已经凸显。PARTNER 中 SAVR 后大出血发生率为 22.7%，经股动脉 TAVR 后为 11.2%（P = 0.0004），同样，手术患者输血和输血≥ 4 单位的需要增加[58]。大出血的预测因子在 SAVR 和 TAVR 患者中是不同的。基线血红蛋白是 SAVR 和 TAVR 严重血管并发症的最强预测因子。SAVR 术后大出血患者 1 年死亡率是无大出血患者的 2 倍（大出血者 40.5%，无大出血者 21.2%，$P_{log rank}$ < 0.0001），而 TAVR 术后几乎没有变化（大出血者 27.6%，无大出血者 23.3%，$P_{log rank}$ = 0.55）。更重要的是，经股动脉 TAVR 患者的大出血发生率、输血需求率以及大出血的长期影响随着患者风险降低和操作者经验的增加而降低。在 PARTNER 研究的 1 年死亡率（含卒中在内）的所有独立预测因素中，尤其在 SAVR 后，大出血对晚期死亡率影响最大，提示需清晰认识和认真预防手术相关大出血的重要性（HR 2.36，P < 0.0001）[58]。最近，有争议的报告指出，TAVR 后晚期出血（> 30 天）最多为胃肠道出血，且可因心房颤动的存在而使这一趋势放大，导致 1 年死亡率明显增加，人们意识到 TAVR 相关出血易感性可能与辅助药物治疗有关，这必须在未来进一步探索。

其他不常见并发症

有几种罕见但临床上重要的与 TAVR 相关的并发症。在这组不太常见的并发症中，值得一提的是冠状动脉阻塞和主动脉根部断裂。其他近期被报道的并发症包括延迟性经导管瓣膜血栓形成和左心室流出道动态梗阻。已有几例个案报道描述了晚期（指术后 2 ～ 12 个月）瓣膜血栓形成[156-157]，对瓣膜运动正常的患者使用华法林可出现类似早期瓣膜结构退化的表现（早期瓣膜运动受损及跨主动脉瓣压差增大）。显然，在这些个案报道中，瓣叶增厚和无法活动主要是由于难以解释的血栓形成。TAVR 后

的另一个罕见的并发症是出现动态流出道梗阻，表现为梗阻性肥厚型心肌病伴低血压和"自杀"心室，这些患者已经接受积极的容量替代治疗和酒精间隔消融[158]。

TAVR 术中冠状动脉阻塞是一种罕见但可怕的并发症，是由于自身主动脉瓣叶进入冠状动脉口导致突然的假性梗阻从而产生相关的临床后遗症。在一个大型多中心 TAVR 登记研究中（包含 6688 例患者），有 44 例症状性冠状动脉阻塞（0.66%）[159]。与冠状动脉阻塞有关的基线和手术变量包括：老年，女性，既往无冠状动脉旁路移植术史，使用球囊扩张瓣膜和既往主动脉生物瓣膜手术史。左冠状动脉最常受累（88.6%），低位冠状动脉口和缩窄的 Vslsalva 窦直径都是相关的解剖因素。多数患者存在持续的严重低血压（68.2%）和心电图改变（56.8%）。这些病例中有 75% 尝试行经皮冠状动脉介入治疗（81.8% 成功），30 天死亡率为 40.9%。对于高危病例（低位冠状动脉和狭窄的主动脉窦），许多术者通过放置导丝、球囊，甚至支架来"保护"冠状动脉口，一旦发现冠状动脉阻塞，可以立即处理。

另一个 TAVR 术中罕见但具有巨大潜在危害的并发症是局限性或非局限性左心室流出道、瓣环或主动脉的破裂。一项研究纳入了 16 个中心连续 31 例球囊扩张的 TAVR 相关破裂的病例（其中 11 例包含局限性的主动脉周围血肿），研究分析了这些病例的解剖和操作特点[160]。出现主动脉根部破裂的患者瓣下或流出道钙化程度更重，瓣膜面积超过瓣环面积≥ 20% 的概率更大，球囊后扩张应用的更多。虚弱、低 BMI 指数、主动脉钙化严重、冠状窦狭窄或消失以及长期接受皮质醇激素治疗的患者有发生主动脉破裂的倾向。球囊扩张的 TAVR 系统比自膨式 TAVR 系统出现主动脉破裂的风险更大。绝大多数非局限性主动脉破裂会造成迅速或进行性血流动力学崩溃，需要紧急心包穿刺和开胸修复，患者的生存时间通常很短。

新型 TAVR 器械

概述

尽管"第一代"TAVR 系统取得了成功，但在

器械设计上仍存在较多的缺陷，限制了 TAVR 的实施，从而无法得到满意的临床结果。既往，大直径 TAVR 输送系统造成了股动脉-输送鞘在大小上明显不匹配，使得很多患者出现大血管并发症以及使用非股动脉路径。将来，为了让绝大多数可接受 TAVR 的患者（尤其女性患者）安全成功地经股动脉入路接受治疗，推荐使用直径小于 18 Fr 且适合所有规格瓣膜的外鞘。小规格的 TAVR 系统可以更好地适应扭曲的血管走行，对于跨瓣、减少主动脉及瓣膜的损伤也至关重要。小规格的 TAVR 系统在瓣膜释放前可以选择不进行预扩张，也可改善植入过程中的同轴和准确定位。瓣膜不能在理想的释放区进行统一且精确的定位，最终导致瓣膜移位、冠状动脉梗阻（释放位置过高）、干扰传导系统或二尖瓣（释放位置过低）、增加瓣周漏（位置释放过高或过低），这是早期和目前 TAVR 系统存在的另一个重要限制。理想状态下，我们更倾向于缓慢且有控制地释放，允许在最终植入前进行位置调整。部分或完全瓣膜回收功能目前正整合到新型自膨式 TAVR 系统中，如果瓣膜在最初未取得最佳定位，操作者可以有第二次机会进行尝试。瓣周漏的发生率和严重程度是 SAVR 与 TAVR 之间最重要的不同之一。为了解决这一问题，新型 TAVR 器械对瓣下固定和同轴性进行了改进，同时增加外周空间的填充材料从而减少或杜绝瓣膜支架与瓣环之间的不完全贴合。最后，支架和瓣膜本身的持久性同样值得关注，在年轻患者中植入尤其需要进一步的考虑。除了球囊扩张的 SAPIEN3 系统和自膨式 CoreValve EVOLUT R 系统，其他新型 TAVR 系统也在尝试解决上述提到的设计缺陷，这些系统或已经在临床应用或处于临床研究初期（图 29-3）。

自膨式 TAVR 系统

大多数新型 TAVR 器械有一个含有镍钛合金的自膨式支撑框架并通过一个可回收鞘系统释放。

CENTERA（Edwards Lifescience，Irvine，California）是一个"短支架"的自膨式瓣膜，包含一个经过处理的牛心包组织瓣叶附着在镍钛合金支架内，瓣膜设计固定在瓣环内。瓣膜经单人操作的全自动操作系统进行输送，该系统可完全回收，兼容 14 Fr 的扩张鞘管。CENTERA TAVR 系统已经完成首例人体研究[161]，正在欧洲进行安全性和性能研究。

PORTICO（St. Jude's Medical Inc.，St. Paul，Minnesota）是近期研发的"长支架"自膨式 TAVR 系统（图 29-3C）。该系统在某些方面与 CoreValve 有着相似之处，但也有其自身特点，包括牛心包瓣叶下方有一个猪心包的袖状封闭结构，更大的支架网格改善了解剖结构的兼容性且保全了冠状动脉开口，释放过程中瓣膜是可以完全回收的。欧洲 6 个中心 83 名患者经股动脉入路的研究取得了良好的临床结局，瓣膜的血流动力学稳定，植入新起搏器的概率比预计的更低（10.8%），中重度瓣周漏的发生较少（5%）[162]。PORTICO 系统可选择的路径包括经股动脉、经锁骨下动脉、直接主动脉以及即将测试的经心尖入路。

ACURATE（Symetis Inc.，Ecublens，Switzerland）瓣膜（图 29-3D）包含一个主动脉内保持同轴的弓形结构。冠状结构的自膨式支架内包含一个环上的猪心包瓣膜，下方波浪状的结构外包裹一个可部分重新装载的纤维裙状结构（图 29-3D）。支架的连接部分为一个不透 X 线的环状结构，从而使得支架连接部分可以与自体瓣膜同轴。支架的下方部分可以根据瓣环的几何形状自行调整，在瓣下形成一个固定区域从而减少瓣周漏。经心尖入路的 28 Fr TA ACURATE 系统在 40 名患者的试验中取得了极好的结果，死亡率和瓣周漏发生率低，较少需要植入新的起搏器[163]。与此同时，在巴西和德国的 5 个中心的 80 名患者接受了经股动脉入路治疗，同样取得了满意的结果[164]。

ENGAGER（Medtronic Inc.，Minneapolis，Minnesota）TAVR 系统（图 29-3E）是经心尖入路的器械，包含一个短镍钛合金的自膨式支架和聚酯的围裙结构、放置在自体瓣叶外周的操控臂、一个瓣上的牛心包瓣膜以及联合同轴结构。一项包含 125 名高危 AS 患者的注册研究显示了较好的临床结局，轻中重度瓣周漏的发生率非常低（< 5%），但由于传导系统异常而植入新起搏器的概率较高（30%）[165]。

其他 TAVR 概念

DIRECT FLOW MEDICAL（Direct Flow Medical，Inc.，Santa Rosa，California）主动脉瓣膜是一个装载在两个可充盈的聚酯环上的牛心包瓣膜（图 29-3F）。该瓣膜系统不含金属成分，通过设计为适应左心室流出道和主动脉瓣环的结构而最大程度地减少瓣周漏。在释放过程中，聚酯环充盈盐水和造影剂，通过 3 条平行线进行定位。在缩小聚酯环后，可以调整方向进行重新定位和完全回收。一旦瓣膜定位在最佳位置，将聚酯环内的盐水造影剂混合物更换为快速固化聚合物，从而使得瓣膜在该位置固定。Discover 试验在欧洲 10 个中心纳入了 100 名患者，结果显示低死亡率和卒中率，很少患者出现中重度瓣周漏（2%）及植入新起搏器，较其他 TAVR 系统跨瓣压差稍高[166]。

JENA VALVE（Jena Valve Inc.，Munich，Germany）包含一个短的自膨式镍钛合金支架，内部有取自猪心包材料的瓣膜。该系统同时有一猪心包的围裙结构和一个起到稳固作用的向上的冠状结构。臂或"触须"定位在自体瓣叶的后方，使得瓣叶夹在支架下方（图 29-3G）。当该系统取得合适的联合同轴、保留冠状动脉开口以及避开传导系统时，则认为获得了理想的定位。Jupiter 多中心研究纳入了 126 名患者，均经心尖入路治疗，结果显示出非常低的死亡率和卒中率，瓣周漏及植入新起搏器同样非常少见[167]。在一项小型的注册研究中，该瓣膜系统同样应用于显著的主动脉瓣反流[124]。经股动脉入路的 JENA VALVE 植入在欧洲已经开始了临床评估。

LOTUS（Boston Scientific Inc.，Natick，Massachusetts）TAVR 系统是一个镍钛合金编织的框架，内含一个牛心包瓣膜，该系统可通过缩短而锁定在特定位置（图 29-3H）。该系统是可完全回收的，外有自适应膜减少瓣周漏。Reprise Ⅱ 临床试验在澳大利亚和欧洲的 14 个中心招募了 120 名患者，经股动脉入路植入 SADRA LOTUS TAVR 系统[168]。30 天的临床结果显示，全因死亡率为 4.2%，卒中发生率为 5.9%，中重度瓣周漏发生率为 1%，28.6% 的患者需要植入起搏器。

展望

TAVR 是一个具有突破性意义的新技术平台，扩展了主动脉瓣狭窄患者尤其是传统手术高危患者器械治疗的方法。多学科的心脏团队在筛选合适病例以及指导治疗方面起决定性作用。目前，已经有许多随机对照临床试验和注册研究验证 TAVR 的有效性。

尽管 TAVR 已经取得令人瞩目的发展，我们仍然面对很多挑战，与此同时，我们也有很多进一步扩大 TAVR 临床应用及改善患者结局的机遇。这一微创瓣膜置换术最终会起到什么角色主要取决于以下三个待解决的问题：

1. 与外科手术相比在主要临床终点上等价或更优，尤其是特定人群的死亡和卒中发生率。

2. 进一步减少 TAVR 操作相关的主要并发症（如瓣周漏、血管和出血事件）。

3. 同样困扰外科瓣膜的瓣膜持久性问题。

如这些问题都能得到解决并支持 TAVR，则大多数重度主动脉瓣狭窄患者不论风险评估结果如何都将成为 TAVR 治疗的适宜人群。基于解剖的考虑可能会出现例外，如二叶式主动脉瓣、主动脉瓣狭窄合并严重冠状动脉疾病或者其他瓣膜疾病，血管入路存在禁忌。其他临床情况如外科生物瓣（主动脉瓣和二尖瓣）衰退，严重无症状主动脉瓣狭窄，低流速-低压力阶差主动脉瓣狭窄也可能从微创瓣膜置换方法中获益。

临床应用扩大至低危主动脉瓣狭窄患者队列同样需要进一步调整操作步骤，改善操作者友好性并保证安全性。下一代 TAVR 系统已不断减小了导管规格，这对于消除血管并发症十分必要，同时也可以让大多数患者接受完全的经股动脉入路（更佳的入路）操作。其他操作方面可以改进的方面包括减少预扩张或后扩张的需要，加强大脑保护以减少卒中，改善线上的辅助成像从而优化瓣膜定位以及减少全身麻醉的使用。联合其他操作的 TAVR——冠状动脉成形，左心耳封堵或修复中重度二尖瓣反流的 MitraClip——目前都在研究中。最后，改善 TAVR 术后药物辅助治疗方案需要通过细致的临床试验进一步探索。

结语

显然，新 TAVR 技术的激增包括第一代器械的更迭，已经成为改善临床结局的重要促进因素。开发创新性的设计从而彻底根除瓣周漏并提高定位准确性，无疑将成为未来数年经常讨论的话题。在不久的将来，3D 打印技术也即将应用于 TAVR。我们通过 3D 生物打印病变的自体瓣膜生成真实解剖模型，进行精确的病例设计试验从而为特定患者选择最合适的瓣膜设计和大小。十多年前 Alain Cribier 的先驱精神和眼光为我们提供了一种新型经导管治疗主动脉瓣狭窄的方法，这一方法目前已经成为现实。我们相信随着未来的发展成熟，TAVR 技术将成为多数重度 AS 患者首选的标准治疗方法。

参考文献

1. Cribier A, Savin T, Saoudi N, et al: Percutaneous transluminal valvuloplasty of acquired aortic stenosis in elderly patients: an alternative to valve replacement? *Lancet* 1(8472):63–67, 1986.
2. Cribier A, Eltchaninoff H, Bash A, et al: Percutaneous transcatheter implantation of an aortic valve prosthesis for calcific aortic stenosis: first human case description. *Circulation* 106(24):3006–3008, 2002.
3. Sakata Y, Syed Z, Salinger MH, et al: Percutaneous balloon aortic valvuloplasty: antegrade transseptal vs. conventional retrograde transarterial approach. *Catheter Cardiovasc Interv* 64(3):314–321, 2005.
4. NHLBI Balloon Valvuloplasty Registry Participants: Percutaneous balloon aortic valvuloplasty. Acute and 30 day follow-up results in 674 patients from the NHLBI Balloon Valvuloplasty Registry. *Circulation* 84(6):2383–2397, 1991.
5. Otto CM, Mickel MC, Kennedy JW, et al: Three-year outcome after balloon aortic valvuloplasty. Insights into prognosis of valvular aortic stenosis. *Circulation* 89(2):642–650, 1994.
6. McKay RG: The Mansfield Scientific Aortic Valvuloplasty Registry: overview of acute hemodynamic results and procedural complications. *J Am Coll Cardiol* 17(2):485–491, 1991.
7. Ben-Dor I, Pichard AD, Satler LF, et al: Complications and outcome of balloon aortic valvuloplasty in high-risk or inoperable patients. *JACC Cardiovasc Interv* 3(11):1150–1156, 2010.
8. Eltchaninoff H, Durand E, Borz B, et al: Balloon aortic valvuloplasty in the era of transcatheter aortic valve replacement: acute and long-term outcomes. *Am Heart J* 167(2):235–240, 2014.
9. Nishimura RA, Otto CM, Bonow RO, et al: 2014 AHA/ACC guideline for the management of patients with valvular heart disease: a report of the American College of Cardiology/American Heart Association Task Force on Practice Guidelines. *Circulation* 2014, 48(1):e1–e132.
10. American College of C, American Heart Association Task Force on Practice G, Society of Cardiovascular A, et al: ACC/AHA 2006 guidelines for the management of patients with valvular heart disease: a report of the American College of Cardiology/American Heart Association Task Force on Practice Guidelines (Writing Committee to Revise the 1998 guidelines for the management of patients with valvular heart disease) developed in collaboration with the Society of Cardiovascular Anesthesiologists endorsed by the Society for Cardiovascular Angiography and Interventions and the Society of Thoracic Surgeons. *J Am Coll Cardiol* 48(3):e1–e148, 2006.
11. Vahanian A, Alfieri O, Andreotti F, et al: Guidelines on the management of valvular heart disease (version 2012): the Joint Task Force on the Management of Valvular Heart Disease of the European Society of Cardiology (ESC) and the European Association for Cardio-Thoracic Surgery (EACTS). *Eur J Cardiothorac Surg* 42(4):S1–S44, 2012.
12. Leon MB: A review of new aortic valvuloplasty systems: InterValve, Loma Vista, CardioSculpt, and Pi-Cardia. In Transcatheter Cardiovascular Therapeutics 25th Annual Scientific Symposium, San Francisco, California, 2013.
13. Connolly HM, Oh JK, Orszulak TA, et al: Aortic valve replacement for aortic stenosis with severe left ventricular dysfunction. Prognostic indicators. *Circulation* 95(10):2395–2400, 1997.
14. Iung B, Cachier A, Baron G, et al: Decision-making in elderly patients with severe aortic stenosis: why are so many denied surgery? *Eur Heart J* 26(24):2714–2720, 2005.
15. Kuntz RE, Tosteson AN, Berman AD, et al: Predictors of event-free survival after balloon aortic valvuloplasty. *N Engl J Med* 325(1):17–23, 1991.
16. Davies H: Catheter-mounted valve for temporary relief of aortic insufficiency. *Lancet* 1(7379):250, 1965.
17. Andersen HR, Knudsen LL, Hasenkam JM: Transluminal implantation of artificial heart valves. Description of a new expandable aortic valve and initial results with implantation by catheter technique in closed chest pigs. *Eur Heart J* 13(5):704–708, 1992.
18. Bonhoeffer P, Boudjemline Y, Saliba Z, et al: Percutaneous replacement of pulmonary valve in a right-ventricle to pulmonary-artery prosthetic conduit with valve dysfunction. *Lancet* 356(9239):1403–1405, 2000.
19. Leon MB, Gada H, Fontana GP: Challenges and future opportunities for transcatheter aortic valve therapy. *Prog Cardiovasc Dis* 56(6):635–645, 2014.
20. Nashef SA, Roques F, Hammill BG, et al: Validation of European System for Cardiac Operative Risk Evaluation (EuroSCORE) in North American cardiac surgery. *Eur J Cardiothorac Surg* 22(1):101–105, 2002.
21. O'Brien SM, Shahian DM, Filardo G, et al: The Society of Thoracic Surgeons 2008 cardiac surgery risk models: part 2—isolated valve surgery. *Ann Thorac Surg* 88(1 Suppl):S23–S42, 2009.
22. Dewey TM, Brown D, Ryan WH, et al: Reliability of risk algorithms in predicting early and late operative outcomes in high-risk patients undergoing aortic valve replacement. *J Thorac Cardiovasc Surg* 135(1):180–187, 2008.
23. Piazza N, Wenaweser P, van Gameren M, et al: Relationship between the logistic EuroSCORE and the Society of Thoracic Surgeons Predicted Risk of Mortality score in patients implanted with the CoreValve ReValving system—a Bern-Rotterdam Study. *Am Heart J* 159(2):323–329, 2010.
24. Babaliaros V, Devireddy C, Lerakis S, et al: Comparison of transfemoral transcatheter aortic valve replacement performed in the catheterization laboratory (minimalist approach) versus hybrid operating room (standard approach): outcomes and cost analysis. *JACC Cardiovasc Interv* 7(8):898–904, 2014.
25. Cribier A, Eltchaninoff H, Tron C, et al: Early experience with percutaneous transcatheter implantation of heart valve prosthesis for the treatment of end-stage inoperable patients with calcific aortic stenosis. *J Am Coll Cardiol* 43(4):698–703, 2004.
26. Webb JG, Chandavimol M, Thompson CR, et al: Percutaneous aortic valve implantation retrograde from the femoral artery. *Circulation* 113(6):842–850, 2006.
27. Kasel AM, Cassese S, Leber AW, et al: Fluoroscopy-guided aortic root imaging for TAVR: "follow the right cusp" rule. *JACC Cardiovasc Imaging* 6(2):274–275, 2013.
28. Sharp AS, Michev I, Maisano F, et al: A new technique for vascular access management in transcatheter aortic valve implantation. *Catheter Cardiovasc Interv* 75(5):784–793, 2010.
29. Lichtenstein SV, Cheung A, Ye J, et al: Transapical transcatheter aortic valve implantation in humans: initial clinical experience. *Circulation* 114(6):591–596, 2006.
30. Kodali SK, O'Neill WW, Moses JW, et al: Early and late (one year) outcomes following transcatheter aortic valve implantation in patients with severe aortic stenosis (from the United States REVIVAL trial). *Am J Cardiol* 107(7):1058–1064, 2011.
31. Lefevre T, Kappetein AP, Wolner E, et al: One year follow-up of the multi-centre European PARTNER transcatheter heart valve study. *Eur Heart J* 32(2):148–157, 2011.
32. Svensson LG, Dewey T, Kapadia S, et al: United States feasibility study of transcatheter insertion of a stented aortic valve by the left ventricular apex. *Ann Thorac Surg* 86(1):46–54, discussion 54–55, 2008.
33. Walther T, Kasimir MT, Doss M, et al: One-year interim follow-up results of the TRAVERCE trial: the initial feasibility study for trans-apical aortic-valve implantation. *Eur J Cardiothorac Surg* 39(4):532–537, 2011.
34. Kodali S: Pooled Analysis with Extended Follow-up from the REVIVE II and REVIVAL II Transfemoral Feasibility Registries. In Transcatheter Cardiovascular Therapeutics 20th Annual Scientific Symposium, Washington, DC, October 12-17, 2008.
35. Thomas M, Schymik G, Walther T, et al: One-year outcomes of cohort 1 in the Edwards SAPIEN Aortic Bioprosthesis European Outcome (SOURCE) registry: the European registry of transcatheter aortic valve implantation using the Edwards SAPIEN valve. *Circulation* 124(4):425–433, 2011.
36. Thomas M, Schymik G, Walther T, et al: Thirty-day results of the SAPIEN aortic Bioprosthesis European Outcome (SOURCE) Registry: a European registry of transcatheter aortic valve implantation using the Edwards SAPIEN valve. *Circulation* 122(1):62–69, 2010.
37. Wendler O, Walther T, Nataf P, et al: Trans-apical aortic valve implantation: univariate and multivariate analyses of the early results from the SOURCE registry. *Eur J Cardiothorac Surg* 38(2):119–127, 2010.
38. Wendler O, Walther T, Schroefel H, et al: Transapical aortic valve implantation: mid-term outcome from the SOURCE registry. *Eur J Cardiothorac Surg* 43(3):505–511, discussion 511–512, 2013.
39. Rodes-Cabau J, Webb JG, Cheung A, et al: Transcatheter aortic valve implantation for the treatment of severe symptomatic aortic stenosis in patients at very high or prohibitive surgical risk: acute and late outcomes of the multicenter Canadian experience. *J Am Coll Cardiol* 55(11):1080–1090, 2010.
40. Rodes-Cabau J, Webb JG, Cheung A, et al: Long-term outcomes after transcatheter aortic valve implantation: insights on prognostic factors and valve durability from the Canadian multicenter experience. *J Am Coll Cardiol* 60(19):1864–1875, 2012.
41. Sack S: The PREVAIL XT (TF and TA) Registries. In Transcatheter Cardiovascular Therapeutics 24th Annual Scientific Symposium, Miami, FL, October 22-26, 2012.
42. Thomas M: The SOURCE Multicenter EU Registries (including XT). In Transcatheter Cardiovascular Therapeutics 24th Annual Scientific Symposium, Miami, FL, October 22-26, 2012.
43. Walther T, Thielmann M, Kempfert J, et al: PREVAIL TRANSAPICAL: multicentre trial of transcatheter aortic valve implantation using the newly designed bioprosthesis (SAPIEN-XT) and delivery system (ASCENDRA-II). *Eur J Cardiothorac Surg* 42(2):278–283, discussion 283, 2012.
44. Walther T, Thielmann M, Kempfert J, et al: One-year multicentre outcomes of transapical aortic valve implantation using the SAPIEN XT valve: the PREVAIL transapical study. *Eur J Cardiothorac Surg* 43(5):986–992, 2013.
45. Windecker S: One-year outcomes from the SOURCE XT post-approval study. In EuroPCR Annual Scientific Symposium, Paris, France, 2013.
46. Leon MB, Piazza N, Nikolsky E, et al: Standardized endpoint definitions for Transcatheter Aortic Valve Implantation clinical trials: a consensus report from the Valve Academic Research Consortium. *J Am Coll Cardiol* 57(3):253–269, 2011.
47. Leon MB, Smith CR, Mack M, et al: Transcatheter aortic-valve implantation for aortic stenosis in patients who cannot undergo surgery. *N Engl J Med* 363(17):1597–1607, 2010.
48. Smith CR, Leon MB, Mack MJ, et al: Transcatheter versus surgical aortic-valve replacement in high-risk patients. *N Engl J Med* 364(23):2187–2198, 2011.
49. Makkar RR, Fontana GP, Jilaihawi H, et al: Transcatheter aortic-valve replacement for inoperable severe aortic stenosis. *N Engl J Med* 366(18):1696–1704, 2012.
50. Kodali SK, Williams MR, Smith CR, et al: Two-year outcomes after transcatheter or surgical aortic-valve replacement. *N Engl J Med* 366(18):1686–1695, 2012.
51. Kapadia SR, Tuzcu EM, Makkar RR, et al: Long-term outcomes of inoperable patients with aortic stenosis randomized to transcatheter aortic valve replacement or standard therapy. *Circulation* 130(17):1483–1492, 2014.
52. Thourani VH: Three-year outcomes after transcatheter or surgical aortic valve replacement in high-risk patients with severe aortic stenosis. In American College of Cardiology Annual Scientific Session, San Francisco, CA, 2013.
53. Kapadia SR: Five-year outcomes of transcatheter aortic valve replacement (TAVR) in "inoperable" patients with severe aortic stenosis: the PARTNER trial. In Transcatheter Cardiovascular Therapeutics 26th Annual Symposium, Washington, DC, 2014.
54. Kappetein AP, Head SJ, Genereux P, et al: Updated standardized endpoint definitions for transcatheter aortic valve implantation: the Valve Academic Research Consortium-2 consensus document. *J Thorac Cardiovasc Surg* 145(1):6–23, 2013.
55. Reynolds MR, Magnuson EA, Lei Y, et al: Health-related quality of life after transcatheter aortic valve replacement in inoperable patients with severe aortic stenosis. *Circulation* 124(18):1964–1972, 2011.
56. Reynolds MR, Magnuson EA, Wang K, et al: Health-related quality of life after transcatheter or surgical aortic valve replacement in high-risk patients with severe aortic stenosis: results from the PARTNER (Placement of AoRTic TraNscathetER Valve) trial (Cohort A). *J Am Coll Cardiol* 60(6):548–558, 2012.
57. Genereux P, Webb JG, Svensson LG, et al: Vascular complications after transcatheter aortic valve replacement: insights from the PARTNER (Placement of AoRTic TraNscathetER Valve) trial. *J Am Coll Cardiol* 60(12):1043–1052, 2012.
58. Genereux P, Cohen DJ, Williams MR, et al: Bleeding complications after surgical aortic valve replacement compared with transcatheter aortic valve replacement: insights from the PARTNER I trial (Placement of Aortic Transcatheter Valve). *J Am Coll Cardiol* 63(11):1100–1109, 2014.
59. Williams M, Kodali SK, Hahn RT, et al: Sex-related differences in outcomes after transcatheter or surgical aortic valve replacement in patients with severe aortic stenosis: insights from the PARTNER trial (Placement of Aortic Transcatheter Valve). *J Am Coll Cardiol* 63(15):1522–1528, 2014.
60. Lindman BR, Pibarot P, Arnold SV, et al: Transcatheter versus surgical aortic valve replacement in patients with diabetes and severe aortic stenosis at high risk for surgery: an analysis of the PARTNER trial (Placement of Aortic Transcatheter Valve). *J Am Coll Cardiol* 63(11):1090–1099, 2014.
61. Barbanti M, Webb JG, Hahn RT, et al: Impact of preoperative moderate/severe mitral regurgitation on 2-year outcome after transcatheter and surgical aortic valve replacement: insight from the Placement of Aortic Transcatheter Valve (PARTNER) trial Cohort A. *Circulation* 128(25):2776–2784, 2013.
62. Leon MB: A randomized evaluation of the SAPIEN XT transcatheter valve system in patients with aortic stenosis who are not candidates for surgery: PARTNER II, inoperable cohort. In American College of Cardiology Annual Scientific Session, San Francisco, CA, 2013.
63. Lal P, Upasani P, Kanwar S, et al: First-in-man experience of percutaneous aortic valve replacement using self-expanding CoreValve prosthesis. *Indian Heart J* 63(3):241–244, 2011.
64. Grube E, Laborde JC, Gerckens U, et al: Percutaneous implantation of the CoreValve self-expanding valve prosthesis in high-risk patients with aortic valve disease: the Siegburg first-in-man study. *Circulation* 114(15):1616–1624, 2006.
65. Grube E, Schuler G, Buellesfeld L, et al: Percutaneous aortic valve replacement for severe aortic stenosis in high-risk patients using the second- and current third-generation self-expanding CoreValve prosthesis: device success and 30-day clinical outcome. *J Am Coll Cardiol* 50(1):69–76, 2007.
66. Piazza N, Martucci G, Lachapelle K, et al: First-in-human experience with the Medtronic CoreValve Evolut R. *EuroIntervention* 9(11):1260–1263, 2014.
67. Oguri A, Yamamoto M, Mouillet G, et al: Clinical outcomes and safety of transfemoral aortic valve implantation under general versus local anesthesia: subanalysis of the French Aortic National CoreValve and Edwards 2 registry. *Circ Cardiovasc Interv* 7(4):602–610, 2014.
68. Grube E, Naber C, Abizaid A, et al: Feasibility of transcatheter aortic valve implantation without balloon pre-dilation: a pilot study. *JACC Cardiovasc Interv* 4(7):751–757, 2011.

520

第 6 部分　结构性心脏病的介入治疗

69. Sinning JM, Hammerstingl C, Vasa-Nicotera M, et al: Aortic regurgitation index defines severity of peri-prosthetic regurgitation and predicts outcome in patients after transcatheter aortic valve implantation. *J Am Coll Cardiol* 59(13):1134–1141, 2012.
70. Zoghbi WA, Chambers JB, Dumesnil JG, et al: Recommendations for evaluation of prosthetic valves with echocardiography and doppler ultrasound: a report from the American Society of Echocardiography's Guidelines and Standards Committee and the Task Force on Prosthetic Valves, developed in conjunction with the American College of Cardiology Cardiovascular Imaging Committee, Cardiac Imaging Committee of the American Heart Association, the European Association of Echocardiography, a registered branch of the European Society of Cardiology, the Japanese Society of Echocardiography and the Canadian Society of Echocardiography, endorsed by the American College of Cardiology Foundation, American Heart Association, European Association of Echocardiography, a registered branch of the European Society of Cardiology, the Japanese Society of Echocardiography, and Canadian Society of Echocardiography. *J Am Soc Echocardiogr* 22(9):975–1014, quiz 1082–1084, 2009.
71. Moynagh AM, Scott DJ, Baumbach A, et al: CoreValve transcatheter aortic valve implantation via the subclavian artery: comparison with the transfemoral approach. *J Am Coll Cardiol* 57(5):634–635, 2011.
72. Reardon MJ, Adams DH, Coselli JS, et al: Self-expanding transcatheter aortic valve replacement using alternative access sites in symptomatic patients with severe aortic stenosis deemed extreme risk of surgery. *J Thorac Cardiovasc Surg* 148(6):2869–2876, 2014.
73. Piazza N, Grube E, Gerckens U, et al: Procedural and 30-day outcomes following transcatheter aortic valve implantation using the third generation (18 Fr) CoreValve Revalving system: results from the multicentre, expanded evaluation registry 1-year following CE mark approval. *EuroIntervention* 4(2):242–249, 2008.
74. Fiorina C, Barbanti M, De Carlo M, et al: One year clinical outcomes in patients with severe aortic stenosis and left ventricular systolic dysfunction undergoing transcatheteter aortic valve implantation: results from the Italian CoreValve Registry. *Int J Cardiol* 168(5):4877–4879, 2013.
75. Barbanti M, Ussia GP, Cannata S, et al: 3-year outcomes of self-expanding CoreValve prosthesis—the Italian Registry. *Ann Cardiothorac Surg* 1(2):182–184, 2012.
76. Meredith IT: The Australia-New Zealand TAVR Registry. In Transcatheter Cardiovascular Therapeutics 24th Annual Scientific Symposium, Miami, FL, 2012.
77. Linke A: 1-Year outcomes in real-world patients treated with transcatheter aortic valve implantation: the ADVANCE study. In EuroPCR, Paris, France, 2013.
78. Khawaja MZ, Rajani R, Cook A, et al: Permanent pacemaker insertion after CoreValve transcatheter aortic valve implantation: incidence and contributing factors (the UK CoreValve Collaborative). *Circulation* 123(9):951–960, 2011.
79. Testa L, Latib A, De Marco F, et al: Clinical impact of persistent left bundle-branch block after transcatheter aortic valve implantation with CoreValve Revalving System. *Circulation* 127(12):1300–1307, 2013.
80. Franzoni I, Latib A, Maisano F, et al: Comparison of incidence and predictors of left bundle branch block after transcatheter aortic valve implantation using the CoreValve versus the Edwards valve. *Am J Cardiol* 112(4):554–559, 2013.
81. Houthuizen P, Van Garsse LA, Poels TT, et al: Left bundle-branch block induced by transcatheter aortic valve implantation increases risk of death. *Circulation* 126(6):720–728, 2012.
82. Nazif TM, Williams MR, Hahn RT, et al: Clinical implications of new-onset left bundle branch block after transcatheter aortic valve replacement: analysis of the PARTNER experience. *Eur Heart J* 35(24):1599–1607, 2014.
83. Urena M, Mok M, Serra V, et al: Predictive factors and long-term clinical consequences of persistent left bundle branch block following transcatheter aortic valve implantation with a balloon-expandable valve. *J Am Coll Cardiol* 60(18):1743–1752, 2012.
84. van der Boon RM, Nuis RJ, Van Mieghem NM, et al: New conduction abnormalities after TAVI—frequency and causes. *Nat Rev Cardiol* 9(8):454–463, 2012.
85. Buellesfeld L, Stortecky S, Heg D, et al: Impact of permanent pacemaker implantation on clinical outcome among patients undergoing transcatheter aortic valve implantation. *J Am Coll Cardiol* 60(6):493–501, 2012.
86. De Carlo M, Giannini C, Bedogni F, et al: Safety of a conservative strategy of permanent pacemaker implantation after transcatheter aortic CoreValve implantation. *Am Heart J* 163(3):492–499, 2012.
87. Adams DH, Popma JJ, Reardon MJ, et al: Transcatheter aortic-valve replacement with a self-expanding prosthesis. *N Engl J Med* 370(19):1790–1798, 2014.
88. Popma JJ, Adams DH, Reardon MJ, et al: Transcatheter aortic valve replacement using a self-expanding bioprosthesis in patients with severe aortic stenosis at extreme risk for surgery. *J Am Coll Cardiol* 63(19):1972–1981, 2014.
89. Moat NE, Ludman P, de Belder MA, et al: Long-term outcomes after transcatheter aortic valve implantation in high-risk patients with severe aortic stenosis: the U.K. TAVI (United Kingdom Transcatheter Aortic Valve Implantation) Registry. *J Am Coll Cardiol* 58(20):2130–2138, 2011.
90. Gilard M, Eltchaninoff H, Iung B, et al: Registry of transcatheter aortic-valve implantation in high-risk patients. *N Engl J Med* 366(18):1705–1715, 2012.
91. Beckmann A, Hamm C, Figulla HR, et al: The German Aortic Valve Registry (GARY): a nationwide registry for patients undergoing invasive therapy for severe aortic valve stenosis. *Thorac Cardiovasc Surg* 60(5):319–325, 2012.
92. Chieffo A, Buchanan GL, Van Mieghem NM, et al: Transcatheter aortic valve implantation with the Edwards SAPIEN versus the Medtronic CoreValve Revalving system devices: a multicenter collaborative study: the PRAGMATIC Plus Initiative (Pooled-RotterdAm-Milano-Toulouse In Collaboration). *J Am Coll Cardiol* 61(8):830–836, 2013.
93. Mack MJ, Brennan JM, Brindis R, et al: Outcomes following transcatheter aortic valve replacement in the United States. *JAMA* 310(19):2069–2077, 2013.
94. Hamm CW, Mollmann H, Holzhey D, et al: The German Aortic Valve Registry (GARY): in-hospital outcome. *Eur Heart J* 35(24):1588–1598, 2013.
95. Mohr FW, Holzhey D, Mollmann H, et al: The German Aortic Valve Registry: 1-year results from 13,680 patients with aortic valve diseasedagger. *Eur J Cardiothorac Surg* 46(5):808–816, 2014.
96. Kotting J, Schiller W, Beckmann A, et al: German Aortic Valve Score: a new scoring system for prediction of mortality related to aortic valve procedures in adults. *Eur J Cardiothorac Surg* 43(5):971–977, 2013.
97. Abdel-Wahab M, Mehilli J, Frerker C, et al: Comparison of balloon-expandable vs self-expandable valves in patients undergoing transcatheter aortic valve replacement: the CHOICE randomized clinical trial. *JAMA* 311(15):1503–1514, 2014.
98. Holmes DR, Brennan Jm, Rumsfeld JS, et al: One year outcomes from the STS/ACC Transcatheter Valve Therapy (TVT) Registry. In American College of Cardiology Annual Scientific Session, Washington, DC, 2014.
99. Wenaweser P, Buellesfeld L, Gerckens U, et al: Percutaneous aortic valve replacement for severe aortic regurgitation in degenerated bioprosthesis: the first valve in valve procedure using the CoreValve Revalving system. *Catheter Cardiovasc Interv* 70(5):760–764, 2007.
100. Bapat V, Attia R, Redwood S, et al: Use of transcatheter heart valves for a valve-in-valve implantation in patients with degenerated aortic bioprosthesis: technical considerations and results. *J Thorac Cardiovasc Surg* 144(6):1372–1379, discussion 1379–1380, 2012.
101. Dvir D, Webb J, Brecker S, et al: Transcatheter aortic valve replacement for degenerative bioprosthetic surgical valves results from the global valve-in-valve registry. *Circulation* 126(19):2335–2344, 2012.
102. Sarkar K, Ussia GP, Tamburino C: Transcatheter aortic valve implantation for severe aortic regurgitation in a stentless bioprosthetic valve with the CoreValve revalving system-technical tips and role of the Accutrak system. *Catheter Cardiovasc Interv* 78(3):485–490, 2011.
103. Seiffert M, Conradi L, Baldus S, et al: Transcatheter mitral valve-in-valve implantation in patients with degenerated bioprostheses. *JACC Cardiovasc Interv* 5(3):341–349, 2012.
104. Webb JG, Wood DA, Ye J, et al: Transcatheter valve-in-valve implantation for failed bioprosthetic heart valves. *Circulation* 121(16):1848–1857, 2010.
105. Cerillo AG, Chiaramonti F, Murzi M, et al: Transcatheter valve in valve implantation for failed mitral and tricuspid bioprosthesis. *Catheter Cardiovasc Interv* 78(7):987–995, 2011.
106. Seiffert M, Franzen O, Conradi L, et al: Series of transcatheter valve-in-valve implantations in high-risk patients with degenerated bioprostheses in aortic and mitral position. *Catheter Cardiovasc Interv* 76(4):608–615, 2010.
107. Descoutures F, Himbert D, Maisano F, et al: Transcatheter valve-in-ring implantation after failure of surgical mitral repair. *Eur J Cardiothorac Surg* 44(1):e8–e15, 2013.
108. Lange R, Bleiziffer S, Mazzitelli D, et al: Improvements in transcatheter aortic valve implantation outcomes in lower surgical risk patients: a glimpse into the future. *J Am Coll Cardiol* 59(3):280–287, 2012.
109. Wenaweser P, Stortecky S, Schwander S, et al: Clinical outcomes of patients with estimated low or intermediate surgical risk undergoing transcatheter aortic valve implantation. *Eur Heart J* 34(25):1894–1905, 2013.
110. D'Errigo P, Barbanti M, Ranucci M, et al: Transcatheter aortic valve implantation versus surgical aortic valve replacement for severe aortic stenosis: results from an intermediate risk propensity-matched population of the Italian OBSERVANT study. *Int J Cardiol* 167(5):1945–1952, 2013.
111. Latib A, Maisano F, Bertoldi L, et al: Transcatheter vs surgical aortic valve replacement in intermediate-surgical-risk patients with aortic stenosis: a propensity score-matched case-control study. *Am Heart J* 164(6):910–917, 2012.
112. Piazza N, Kalesan B, van Mieghem N, et al: A 3-center comparison of 1-year mortality outcomes between transcatheter aortic valve implantation and surgical aortic valve replacement on the basis of propensity score matching among intermediate-risk surgical patients. *JACC Cardiovasc Interv* 6(5):443–451, 2013.
113. Daneault B, Kirtane AJ, Kodali SK, et al: Stroke associated with surgical and transcatheter treatment of aortic stenosis: a comprehensive review. *J Am Coll Cardiol* 58(21):2143–2150, 2011.
114. Zegdi R, Lecuyer L, Achouh P, et al: Increased radial force improves stent deployment in tricuspid but not in bicuspid stenotic native aortic valves. *Ann Thorac Surg* 89(3):768–772, 2010.
115. Svensson LG: Aortic valve stenosis and regurgitation: an overview of management. *J Cardiovasc Surg (Torino)* 49(2):297–303, 2008.
116. Chiam PT, Chao VT, Tan SY, et al: Percutaneous transcatheter heart valve implantation in a bicuspid aortic valve. *JACC Cardiovasc Interv* 3(5):559–561, 2010.
117. Hayashida K, Bouvier E, Lefevre T, et al: Transcatheter aortic valve implantation for patients with severe bicuspid aortic valve stenosis. *Circ Cardiovasc Interv* 6(3):284–291, 2013.
118. Himbert D, Pontnau F, Messika-Zeitoun D, et al: Feasibility and outcomes of transcatheter aortic valve implantation in high-risk patients with stenotic bicuspid aortic valves. *Am J Cardiol* 110(6):877–883, 2012.
119. Kochman J, Huczek Z, Koltowski L, et al: Transcatheter implantation of an aortic valve prosthesis in a female patient with severe bicuspid aortic stenosis. *Eur Heart J* 33(1):112, 2012.
120. Wijesinghe N, Ye J, Rodes-Cabau J, et al: Transcatheter aortic valve implantation in patients with bicuspid aortic valve stenosis. *JACC Cardiovasc Interv* 3(11):1122–1125, 2010.
121. Yousef A, Simard T, Pourdjabbar A, et al: Performance of transcatheter aortic valve implantation in patients with bicuspid aortic valve: systematic review. *Int J Cardiol* 176(2):562–564, 2014.
122. Mylotte D: Transcatheter aortic valve replacement in bicuspid aortic valve disease. In American College of Cardiology (ACC)/i2 Scientific Session, Washington, DC, 2014.
123. Testa L, Latib A, Rossi ML, et al: CoreValve implantation for severe aortic regurgitation: a multicentre registry. *EuroIntervention* 10(6):739–745, 2014.
124. Seiffert M, Diemert P, Koschyk D, et al: Transapical implantation of a second-generation transcatheter heart valve in patients with noncalcified aortic regurgitation. *JACC Cardiovasc Interv* 6(6):590–597, 2013.
125. Genereux P, Head SJ, Van Mieghem NM, et al: Clinical outcomes after transcatheter aortic valve replacement using valve academic research consortium definitions: a weighted meta-analysis of 3,519 patients from 16 studies. *J Am Coll Cardiol* 59(25):2317–2326, 2012.
126. Eggebrecht H, Schmermund A, Voigtlander T, et al: Risk of stroke after transcatheter aortic valve implantation (TAVI): a meta-analysis of 10,037 published patients. *EuroIntervention* 8(1):129–138, 2012.
127. Hahn RT, Pibarot P, Webb J, et al: Outcomes with post-dilation following transcatheter aortic valve replacement: the PARTNER I trial (placement of aortic transcatheter valve). *JACC Cardiovasc Interv* 7(7):781–789, 2014.
128. Nombela-Franco L, Rodes-Cabau J, DeLarochelliere R, et al: Predictive factors, efficacy, and safety of balloon post-dilation after transcatheter aortic valve implantation with a balloon-expandable valve. *JACC Cardiovasc Interv* 5(5):499–512, 2012.
129. Athappan G, Gajulapalli RD, Sengodan P, et al: Influence of transcatheter aortic valve replacement strategy and valve design on stroke after transcatheter aortic valve replacement: a meta-analysis and systematic review of literature. *J Am Coll Cardiol* 63(20):2101–2110, 2014.
130. Amat-Santos IJ, Rodes-Cabau J, Urena M, et al: Incidence, predictive factors, and prognostic value of new-onset atrial fibrillation following transcatheter aortic valve implantation. *J Am Coll Cardiol* 59(2):178–188, 2012.
131. Kahlert P, Knipp SC, Schlamann M, et al: Silent and apparent cerebral ischemia after percutaneous transfemoral aortic valve implantation: a diffusion-weighted magnetic resonance imaging study. *Circulation* 121(7):870–878, 2010.
132. Van Mieghem NM, Schipper ME, Ladich E, et al: Histopathology of embolic debris captured during transcatheter aortic valve replacement. *Circulation* 127(22):2194–2201, 2013.
133. Athappan G, Patvardhan E, Tuzcu EM, et al: Incidence, predictors, and outcomes of aortic regurgitation after transcatheter aortic valve replacement: meta-analysis and systematic review of literature. *J Am Coll Cardiol* 61(15):1585–1595, 2013.
134. Genereux P, Head SJ, Hahn R, et al: Paravalvular leak after transcatheter aortic valve replacement: the new Achilles' heel? A comprehensive review of the literature. *J Am Coll Cardiol* 61(11):1125–1136, 2013.
135. Hahn RT, Pibarot P, Stewart WJ, et al: Comparison of transcatheter and surgical aortic valve replacement in severe aortic stenosis: a longitudinal study of echocardiography parameters in cohort A of the PARTNER trial (placement of aortic transcatheter valves). *J Am Coll Cardiol* 61(25):2514–2521, 2013.
136. Kodali S, Pibarot P, Douglas PS, et al: Paravalvular regurgitation after transcatheter aortic valve replacement with the Edwards SAPIEN Valve in the PARTNER trial: characterizing patients and impact on outcomes. *Eur Heart J* 2014. pii: ehu384 [Epub ahead of print].
137. Lerakis S, Hayek SS, Douglas PS: Paravalvular aortic leak after transcatheter aortic valve replacement: current knowledge. *Circulation* 127(3):397–407, 2013.
138. Tamburino C, Capodanno D, Ramondo A, et al: Incidence and predictors of early and late mortality after transcatheter aortic valve implantation in 663 patients with severe aortic stenosis. *Circulation* 123(3):299–308, 2011.
139. Nombela-Franco L, Ruel M, Radhakrishnan S, et al: Comparison of hemodynamic performance of self-expandable CoreValve versus balloon-expandable Edwards SAPIEN aortic valves inserted by catheter for aortic stenosis. *Am J Cardiol* 111(7):1026–1033, 2013.
140. Watanabe Y, Hayashida K, Yamamoto M, et al: Transfemoral aortic valve implantation in patients with an annulus dimension suitable for either the Edwards valve or the CoreValve. *Am J Cardiol* 112(5):707–713, 2013.
141. Gripari P, Ewe SH, Fusini L, et al: Intraoperative 2D and 3D transoesophageal echocardiographic predictors of aortic regurgitation after transcatheter aortic valve implantation. *Heart* 98(16):1229–1236, 2012.

142. John D, Buellesfeld L, Yuecel S, et al: Correlation of device landing zone calcification and acute procedural success in patients undergoing transcatheter aortic valve implantations with the self-expanding CoreValve prosthesis. *JACC Cardiovasc Interv* 3(2):233–243, 2010.

143. Marwan M, Achenbach S, Ensminger SM, et al: CT predictors of post-procedural aortic regurgitation in patients referred for transcatheter aortic valve implantation: an analysis of 105 patients. *Int J Cardiovasc Imaging* 29(5):1191–1198, 2013.

144. Detaint D, Lepage L, Himbert D, et al: Determinants of significant paravalvular regurgitation after transcatheter aortic valve: implantation impact of device and annulus discongruence. *JACC Cardiovasc Interv* 2(9):821–827, 2009.

145. Schultz C, Rossi A, van Mieghem N, et al: Aortic annulus dimensions and leaflet calcification from contrast MSCT predict the need for balloon post-dilatation after TAVI with the Medtronic CoreValve prosthesis. *EuroIntervention* 7(5):564–572, 2011.

146. Daneault B, Koss E, Hahn RT, et al: Efficacy and safety of postdilatation to reduce paravalvular regurgitation during balloon-expandable transcatheter aortic valve replacement. *Circ Cardiovasc Interv* 6(1):85–91, 2013.

147. Makkar RR, Jilaihawi H, Chakravarty T, et al: Determinants and outcomes of acute transcatheter valve-in-valve therapy or embolization: a study of multiple valve implants in the U.S. PARTNER trial (Placement of AoRTic TraNscathetER Valve Trial Edwards SAPIEN Transcatheter Heart Valve). *J Am Coll Cardiol* 62(5):418–430, 2013.

148. Aktug O, Dohmen G, Brehmer K, et al: Incidence and predictors of left bundle branch block after transcatheter aortic valve implantation. *Int J Cardiol* 160(1):26–30, 2012.

149. Piazza N, Onuma Y, Jesserun E, et al: Early and persistent intraventricular conduction abnormalities and requirements for pacemaking after percutaneous replacement of the aortic valve. *JACC Cardiovasc Interv* 1(3):310–316, 2008.

150. Erkapic D, De Rosa S, Kelava A, et al: Risk for permanent pacemaker after transcatheter aortic valve implantation: a comprehensive analysis of the literature. *J Cardiovasc Electrophysiol* 23(4):391–397, 2012.

151. Khatri PJ, Webb JG, Rodes-Cabau J, et al: Adverse effects associated with transcatheter aortic valve implantation: a meta-analysis of contemporary studies. *Ann Intern Med* 158(1):35–46, 2013.

152. Urena M, Webb JG, Tamburino C, et al: Permanent pacemaker implantation after transcatheter aortic valve implantation: impact on late clinical outcomes and left ventricular function. *Circulation* 129(11):1233–1243, 2014.

153. Genereux P, Kodali S, Leon MB, et al: Clinical outcomes using a new crossover balloon occlusion technique for percutaneous closure after transfemoral aortic valve implantation. *JACC Cardiovasc Interv* 4(8):861–867, 2011.

154. Hayashida K, Lefevre T, Chevalier B, et al: True percutaneous approach for transfemoral aortic valve implantation using the Prostar XL device: impact of learning curve on vascular complications. *JACC Cardiovasc Interv* 5(2):207–214, 2012.

155. Stortecky S, Wenaweser P, Diehm N, et al: Percutaneous management of vascular complications in patients undergoing transcatheter aortic valve implantation. *JACC Cardiovasc Interv* 5(5):515–524, 2012.

156. Cota L, Stabile E, Agrusta M, et al: Bioprostheses "thrombosis" after transcatheter aortic valve replacement. *J Am Coll Cardiol* 61(7):789–791, 2013.

157. Latib A, Messika-Zeitoun D, Maisano F, et al: Reversible Edwards SAPIEN XT dysfunction due to prosthesis thrombosis presenting as early structural deterioration. *J Am Coll Cardiol* 61(7):787–789, 2013.

158. Sorajja P, Booker JD, Rihal CS: Alcohol septal ablation after transaortic valve implantation: the dynamic nature of left outflow tract obstruction. *Catheter Cardiovasc Interv* 81(2):387–391, 2013.

159. Ribeiro HB, Webb JG, Makkar RR, et al: Predictive factors, management, and clinical outcomes of coronary obstruction following transcatheter aortic valve implantation: insights from a large multicenter registry. *J Am Coll Cardiol* 62(17):1552–1562, 2013.

160. Barbanti M, Yang TH, Rodes Cabau J, et al: Anatomical and procedural features associated with aortic root rupture during balloon-expandable transcatheter aortic valve replacement. *Circulation* 128(3):244–253, 2013.

161. Ribeiro HB, Urena M, Kuck KH, et al: Edwards CENTERA valve. *EuroIntervention* 8(Suppl Q):Q79–Q82, 2012.

162. Urena M, Doyle D, Rodes-Cabau J, et al: Initial experience of transcatheter aortic valve replacement with the St. Jude Medical Portico valve inserted through the transapical approach. *J Thorac Cardiovasc Surg* 146(4):e24–e27, 2013.

163. Kempfert J, Treede H, Rastan AJ, et al: Transapical aortic valve implantation using a new self-expandable bioprosthesis (ACURATE TA): 6-month outcomes. *Eur J Cardiothorac Surg* 43(1):52–56, discussion 57, 2013.

164. Mollmann H, Diemert P, Grube E, et al: Symetis ACURATE TF aortic bioprosthesis. *EuroIntervention* 9(Suppl):S107–S110, 2013.

165. Holzhey D, Linke A, Treede H, et al: Intermediate follow-up results from the multicenter engager European pivotal trial. *Ann Thorac Surg* 96(6):2095–2100, 2013.

166. Schofer J, Colombo A, Klugmann S, et al: Prospective multicenter evaluation of the direct flow medical transcatheter aortic valve. *J Am Coll Cardiol* 63(8):763–768, 2014.

167. Ensminger S: First results of the JUPITER Registy on long-term performance and safety of the transapical JenaValve. In EuroPCR, Paris, France, 2013.

168. Meredith IT: REPRISE II: A prospective registry study of transcatheter aortic valve replacement with a repositionable transcatheter heart valve in patients with severe aortic stenosis. In PCR London Valves, London, U.K., 2013.

Saif Anwaruddin and Howard C. Herrmann

潘文志 译 葛均波 审校

第 1 节: 二尖瓣狭窄

引言

正常的二尖瓣解剖

要理解二尖瓣复杂的解剖和生理特性, 先要了解二尖瓣复合体的概念。二尖瓣可分为几个组成部分, 每个部分对于保持瓣膜的正常功能都很重要。二尖瓣的两个瓣叶, 可分为三个明显褶皱的后叶和一个更大的前叶。二尖瓣的两个瓣叶是延续的, 在交界处相连。前瓣叶与升主动脉及室间隔膜部相连。瓣叶通过前外侧和后内侧两组乳头肌与心肌相连。前外侧乳头肌通常较大。乳头肌与瓣叶之间通过腱索连接。

左心室 (LV) 收缩时, 乳头肌通过牵引腱索使瓣膜关闭。腱索连接于瓣叶组织的下方。血流从左心房穿过腱索之间流到左心室腔内。

两个二尖瓣瓣叶附在左心房底部, 形成一个薄薄的卵圆形膜——二尖瓣环。二尖瓣环本身是一个非平面的马鞍形结构, 它的功能可影响瓣膜的功能[1]。在靠近二尖瓣环的前部有两个纤维三角, 被中间的纤维间隔区分开。然而, 瓣环的后部并没有被任何纤维组织所包围, 而是分隔了心室和心房组织。

冠状窦一般位于二尖瓣瓣环的后侧附近。这种解剖关系是经皮二尖瓣环成形术应用的基础。瓣环和冠状窦的关系具有易变性, 且受左心房大小和其他因素的影响。在进行二尖瓣经皮介入治疗时, 必须要考虑冠状窦和左回旋支之间的走行关系。心脏 CT 显示, 大多数患者的左回旋支在二尖瓣环和冠状窦之间走行, 但常存在着与冠状静脉交叉位点的变异[2]。

二尖瓣疾病可以是原发瓣膜病, 或也可继发于其他情况, 尤其是影响心肌的情况。二尖瓣疾病的标准治疗方式主要是手术治疗。但是目前, 几种经皮二尖瓣疾病的治疗技术已经出现, 特别是对于那些不适合手术的患者, 这些治疗技术已经作为手术的可能替代方案在不断发展。因此, 了解二尖瓣解剖结构的复杂性, 对于理解如何和为何进行经皮二尖瓣治疗是必要的。

二尖瓣疾病: 二尖瓣狭窄

二尖瓣狭窄的病因

二尖瓣狭窄导致的主要问题是阻碍心脏舒张时血流从左心房流入左心室。在世界范围内, 二尖瓣狭窄的主要病因是风湿性心脏病。风湿性病理变化可影响二尖瓣本身以及瓣下结构。不常见的病因包括: 先天性异常, 如三房心和降落伞样二尖瓣; 非先天性病因, 包括左心房黏液瘤 (LA)、心内膜炎、类癌、黏多糖病、类风湿关节炎、系统性红斑狼疮等。

鲁登巴赫综合征是指同时存在继发孔房间隔缺损和风湿性二尖瓣狭窄。在老年人群中, 严重的二尖瓣环钙化可导致不同程度的二尖瓣狭窄和二尖瓣反流。本章中关于二尖瓣狭窄及其经皮球囊二尖瓣成形术的讨论仅关注风湿性二尖瓣狭窄。

风湿性二尖瓣狭窄的病理学

如前所述，在世界范围内二尖瓣狭窄最常见的病因是风湿性心脏病。风湿性二尖瓣狭窄患者中，有一半以上的患者没有明显的风湿热病史。急性风湿热发作后，二尖瓣狭窄的发生可能需要数年时间，而且要等到多年后才会出现症状。疾病进展和临床症状的发展与风湿热发作次数有关[3]。持续的炎症反应损伤瓣膜并可能导致最终的临床表现。

链球菌感染后二尖瓣狭窄的发病机制是分子模拟。其原因是链球菌细菌 M 蛋白和人心脏蛋白（肌球蛋白和其他蛋白）之间的结构有很大的相似性。体液和细胞反应在发病机制中起重要作用，而 CD4 ＋ T 细胞反应是影响心脏组织分子模拟反应的主要原因[4]。

风湿性二尖瓣狭窄包括钙化沉积与二尖瓣瓣叶弥漫性纤维性增厚等病理变化。除了纤维性增厚，也会出现瓣叶连接处的融合以及二尖瓣腱索变短。瓣叶钙化程度存在个体差异。此外，这一钙化的过程并不局限于瓣膜，因为它同时影响心脏的三层组织结构并增加其纤维组织数量。

风湿性二尖瓣狭窄的病理生理学

除了二尖瓣狭窄在瓣膜上的特征性改变外，可能伴随钙化病变。结合起来，这些改变导致二尖瓣开口显著受限。因此，二尖瓣口外观尺寸严重减少，导致经常被描述为"鱼嘴"的漏斗形孔。另外，瓣叶纤维化和瓣下结构（包括腱索）缩短引起瓣叶对合不良，可导致二尖瓣关闭不全。

这些变化对二尖瓣复合体的最终影响结果是限制流经二尖瓣口的血流。正常的二尖瓣口面积为 4 ～ 6 cm²。二尖瓣狭窄是一种缓慢进展的疾病，恶化病程长达数年。随着二尖瓣口面积的减少，跨瓣压力梯度逐渐增大，从而增加了左心房压。随后升高的左心压力传递到肺血管中，最终导致肺静脉压力的升高。长期的二尖瓣狭窄和左心房压力增加可导致严重的、不可逆的肺动脉高压，过程性表现为左心房压力升高到肺血管痉挛，最后发生肺动脉闭塞。

随着时间的推移，长期和未治疗的二尖瓣狭窄伴发肺动脉高压患者会出现右心室扩张和功能障碍。接着伴发严重的三尖瓣关闭不全，并将出现右心衰竭的症状和体征。大多数患者在二尖瓣口面积（MVA）为 1 ～ 1.5 cm² 时开始出现症状。重要的是要了解这个病程会影响到其他瓣膜和心肌，导致心室功能障碍，加速症状的产生。

二尖瓣狭窄的临床表现

临床表现

患者通常在风湿热初次发作几年到几十年后才会出现二尖瓣狭窄的症状。发展中国家的患者，由于风湿热反复发作，狭窄的临床症状可能会更早发生。随着症状的发展，患者长期生存率受到严重影响。

根据世界卫生组织的报道，风湿热的准确发病率和患病率数据还不清楚。然而，据报道，发展中国家每年的发病率差异很大，从每 10 万名学龄儿童 1 人到每 10 万名学龄儿童超过 150 人不等。发达国家风湿性心脏病的患病率每 1000 名学龄儿童 0.5 人，其他发展中国家每 1000 名学龄儿童超过 70 人。据报道，即使在发展中国家，发病率报道也有所不同，住院伴风湿性心脏病人群比例介于 12% 至 65%[5]。

风湿热的诊断基于琼斯标准，该标准首先由 T. Duckett Jones 博士于 1944 年提出，后来又进行了修正。标准要求必须有两个主要标准，或者同时存在一个主要标准和两个次要标准。主要标准包括心脏炎、多发性关节炎、边缘性红斑、舞蹈病、皮下结节。次要标准基于 A 组 β 溶血性链球菌咽喉感染的背景下发生发热、关节痛、红细胞沉降率（血沉）升高、C 反应蛋白升高和 PR 间期延长。

虽然二尖瓣狭窄的进展速度存在变异，但据估计瓣膜面积每年约减少 0.1 cm²[6]。发病的临床表现也因人而异。二尖瓣狭窄的主要症状是劳力性呼吸困难继发左心房压力升高、肺静脉和肺动脉压力升高。这常伴有端坐呼吸、咳嗽、喘息。即使当二尖瓣狭窄进展缓慢，在合并有贫血、妊娠、感染、心房颤动、劳累或发热时，由于减少了舒张期充盈时间、增加狭窄的二尖瓣口的血流量，亦可诱发症状的出现。

随着病情的进展，患者可出现肺水肿、心房颤动、支气管扩张静脉破裂致肺出血和胸痛。其他不常见的症状包括全身性栓塞和右心衰竭的临床症状和体征，并由于出现肺动脉扩张、淋巴结肿大或左心房增大，出现左喉返神经受压的症状（奥特纳综合征）。

临床评估

病史及体格检查

风湿性二尖瓣狭窄患者往往既往没有明确的风湿热病史。此外，由于病情发展缓慢，许多患者报告症状时否认明显的劳力性呼吸困难。需要注意的是，考虑到病情进展缓慢，患者可出现活动耐力降低但无症状。

患有严重二尖瓣狭窄的患者会在脸颊上出现紫色和粉红色斑点，称为"二尖瓣面容"[7]。要注意的是，在重度二尖瓣狭窄时，左心室的功能可能正常，充盈压可发生降低或正常。因此，触诊左心室可能会显示正常的心尖搏动。触诊左胸骨旁右心室膨隆有时可提示肺动脉高压。而右心室功能不全时颈静脉压升高。

严重二尖瓣狭窄患者的听诊将显示二尖瓣本身的几个特点。听诊的特征性征象是响亮的 S1，开瓣音（OS）和隆隆的舒张中期杂音。开瓣音紧随 A2 后面，在左胸骨下缘最容易听到。柔韧性的二尖瓣前叶是 OS 的来源。开瓣音通常在 A2 后 0.04 ～ 0.12 s 出现。呼气时，可以将第二心音的生理分裂与 OS 区分开来，因为此时是先出现 S2，再出现 OS。A2 和 OS 之间的间隔时间也是疾病严重程度的标志。具体来说，压力梯度或左心房压力的升高会导致二尖瓣在舒张期迅速打开。因此，在较高的二尖瓣压力和重度二尖瓣狭窄的情况下，A2 和 OS 之间的持续时间将明显缩短。降低静脉血回流的动作可增加 A2 至 OS 间期。

二尖瓣狭窄舒张期杂音在患者左侧卧位时最容易听到，经常被描述为在心尖低沉的隆隆样杂音。杂音的持续时间是疾病严重程度的标志，因为它是由左心房和心室的梯度驱动的。呼气动作可加重二尖瓣狭窄的杂音，Valsalva 动作由于跨二尖瓣血流减少可以减少舒张期杂音的强度。

用诊断工具进行临床评估

二尖瓣狭窄患者的诊断检查主要依靠超声心动图。心电图（ECG）和胸部 X 线片有时也有用，但诊断主要还是依赖于那些无创瓣膜成像的结果。心电图常常显示出与 LA 扩大一致的发现，胸部 X 线片可以显示 LA 扩大，有时是肺血管扩张和肺水肿。

超声心动图

经胸超声（TTE）或经食管超声心动图（TEE）可用于诊断和确定二尖瓣狭窄的严重程度（图 30-1AB）。TTE 有助于评估二尖瓣的形态、活动性以及二尖瓣本身的功能。二尖瓣前叶特征性的增厚隆起或"曲棍球棒"的表现可以通过 TTE 在胸骨旁左心室长轴进行评估。TTE 可发现瓣叶的活动度减少，也可以用来量化二尖瓣反流时的严重程度。此外，TTE 可以用于评估二尖瓣瓣下结构、瓣膜钙化程度、交界情况以及肺动脉压力、合并瓣膜疾病情况。

于二尖瓣球囊扩张术前确定二尖瓣的形态和瓣下结构十分重要。可以用威尔金斯准则确定瓣膜是否适合开展二尖瓣球囊成形术，该准则对瓣膜的 4 个特征，包括瓣叶的流动性、瓣叶增厚、瓣叶钙化、瓣下钙化和增厚进行评分。每项 1 ～ 4 分（总分最大值为 16），得分高者预测二尖瓣成形术的效果

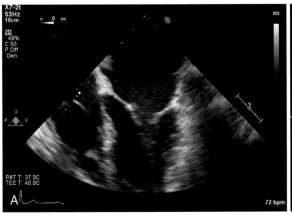
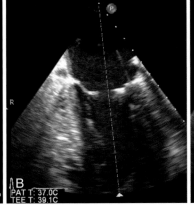
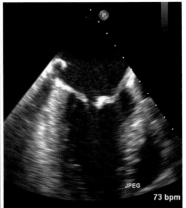

图 30-1 **A.** 经食管超声心动图（TEE）显示风湿性二尖瓣狭窄。注意瓣叶增厚和瓣叶活动受限。**B.** 风湿性二尖瓣狭窄患者二尖瓣口开放时的 TEE 表现

不佳[8]。

为获得最准确的二尖瓣跨瓣压力梯度，最好在TTE下心尖四腔心切面用与二尖瓣血流平行的多普勒光束进行评估。TTE评估二尖瓣口面积（MVA）可以用面积、连续性方程，或压力减半时间（PHT）。二尖瓣口面积是采用胸骨旁短轴切面进行测量的，在心尖开始成像并向上移动以确定最小的二尖瓣口十分关键。如果成像平面没有接近真实的最小瓣口，或者二尖瓣口的孔本身不规则，这种方法有时会导致MVA被高估。

PHT是基于瓣膜两端的峰值梯度下降一半所需的时间来评估MVA的流量依赖性方法（图30-2）。这种下降引起的斜率与狭窄程度有关。更严重狭窄的梯度较大和瓣口较小，压力下降时间和PHT更长。此时，可用如下公式计算MVA：

$$MVA = 220/PHT$$

在左心房或左心室压力发生改变的情况下，PHT测量是不可靠的。在左心室功能不全伴随左心室舒张末期压力（LVEDP）升高的情况下，PHT会缩短，从而高估MVA。在重度主动脉瓣反流患者中，左心室舒张末期压力升高也可导致PHT缩短和MVA被高估。

TEE可用于进一步评估二尖瓣的形态和瓣下结构。在导管介入之前，TEE可用于评估心房颤动患者的左心房或左心耳附壁血栓。TEE还可用来指导导管介入，包括使其安全地穿过房间隔穿刺，以及评估球囊扩张成形术后二尖瓣的形态。

运动负荷超声心动图也可用于评估二尖瓣狭窄的严重程度。它可以用来评估无症状的二尖瓣狭窄患者的运动耐受性，或评估其他症状明确的轻度二

尖瓣狭窄患者的严重程度。运动测试也可以用肺动脉导管进行。肺动脉（PA）收缩压或平均二尖瓣梯度显著增加可以帮助确定可能受益于二尖瓣成形术的患者[9]。

心导管及造影

虽然超声心动图仍然是主要的诊断手段，心导管检查可以作为一种验证性的诊断方法，因为它能够解释临床症状与无创性影像学结果之间的差异，在二尖瓣手术术前评估冠状动脉粥样硬化程度。同时，它也有助于确定二尖瓣狭窄对并发肺部疾病的患者的影响。

二尖瓣梯度评价可采用LV猪尾巴导管，并可用PA导管测量肺毛细血管楔压（PCWP）替代左心房压。PCWP往往高估跨二尖瓣的压力梯度。使用PCWP对于有肺静脉闭塞性疾病的患者可能是不可靠的。左心房（LA）压力也可以在透视下穿过房间隔或在超声心动图指导下进行直接测量。准确的梯度可以通过直接的LA和LV压力测量进行计算（图30-3AB）。

MVA可以用格林公式进行计算。心排血量可以用右心导管热稀释法或菲克法测量进行计算。对于低心排血量或伴反流瓣膜病变的患者，心排血量的菲克法测量结果可能更准确。格林公式如下：

$$MVA（cm^2）=$$
$$（SV/DFP）/（K×\sqrt{平均二尖瓣梯度}）$$

其中，SV等于每搏量，DFP等于舒张充盈期（s），K是一个常数，对于MV是37.7。

哈吉公式也可以用来计算MVA，如下所示：

$$MVA（cm^2）= CO/\sqrt{平均二尖瓣梯度}$$

在二尖瓣狭窄合并心房颤动患者中，平均二尖瓣梯度应测量超过10个心动周期。梯度的测量和瓣膜面积的计算高度依赖于流量和心率。在心动过速或舒张充盈期减少的情况下，会出现高梯度。

二尖瓣狭窄的处理

二尖瓣狭窄的内科治疗

抗生素治疗是风湿热患者的主要治疗方法，对某些人群可以预防并减少复发的风险。在风湿性心脏病患者中，药物治疗的目的是改善症状和减少导致心动过速的情况。利尿剂和严格限制钠摄入量可

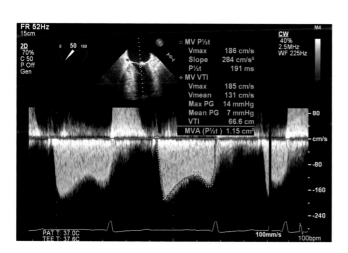

图 30-2 使用压力半衰期公式计算风湿性二尖瓣狭窄患者的二尖瓣口面积

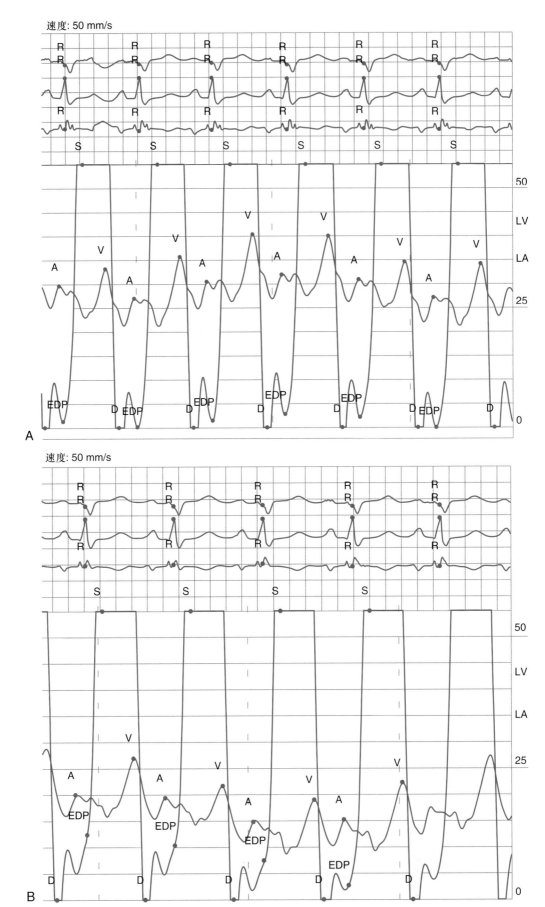

图 30-3 **A.** 直接左心房（LA）和左心室（LV）压力曲线显示来自风湿性二尖瓣狭窄患者的 23 mmHg 梯度。**B.** 在与 A 同一个患者的经皮球囊二尖瓣成形术中，随着球囊的单次扩张，直接测得的左心房和左心室压力曲线。平均梯度为 11 ～ 12 mmHg。EDP，舒张末期压力

用于治疗有症状患者的肺水肿和肺静脉充血。治疗贫血、脱水、伴发甲状腺疾病、发热、感染或其他疾病，有助于减轻二尖瓣狭窄患者的症状。

使用 β 受体阻滞剂和钙通道阻滞剂可以降低心率，增加舒张期充盈时间。在心房颤动（二尖瓣狭窄患者中并不少见）情况下，治疗的目标应该是用 β 受体阻滞剂、钙通道阻滞剂、地高辛控制心率，或用 TEE 排除 LA 血栓后考虑电复律。在心房颤动伴室性心动过速血流动力学耐受性不好的情况下，即使 LA 血栓评价缺失，紧急复律可能也是必要的。如果没有其他禁忌证，任何二尖瓣狭窄和心房颤动患者都应开始抗凝治疗。考虑到全身栓塞的风险，即使没有心房颤动的证据，二尖瓣狭窄患者也应该建议进行抗凝治疗。根据美国心脏病学会 / 美国心脏协会（ACC/AHA）指南，抗凝治疗是有心房颤动、栓塞前事件和有血栓形成证据患者的 I 类适应证。抗凝治疗是有严重二尖瓣狭窄和左心房扩大或自发显影证据患者的 II b 类推荐[10]。二尖瓣介入治疗术后，心房颤动会持续存在，需要妥善处理。

二尖瓣狭窄的经导管治疗

经导管治疗的适应证

20 世纪 80 年代中期，经皮二尖瓣球囊成形术（PMBV）作为风湿性二尖瓣狭窄的治疗手段分别由 Inoue 和 Lock 首次描述。在此之前，外科手术是唯一的治疗方式。PMBV 的适应证是患者有症状、至少中度到重度二尖瓣狭窄、瓣膜形态良好、没有左心房（LA）血栓或中重度二尖瓣反流。在无症状的、有中度至重度二尖瓣狭窄、二尖瓣形态良好的患者人群中，如果没有 LA 血栓或中重度二尖瓣反流，PMBV 可以用于治疗有肺动脉高压的患者［休息时肺动脉收缩压（PASP）至少 50 mmHg 或运动时 PASP > 60 mmHg］。在瓣膜钙化活动度小、外科手术高风险或不合适的患者人群中，PMBV 对于有中度到重度 MS、有症状的患者来说也是一个合理的选择。

根据 ACC/AHA 的瓣膜指南更新，在排除 LA 血栓或中重度二尖瓣反流后，可考虑为中度至重度二尖瓣狭窄伴有新发心房颤动的无症状患者行 PMBV（推荐类别 II b）。在有症状和轻度二尖瓣狭窄（MVA > 1.5 cm²）的患者人群中，如果运动时有显著的二尖瓣狭窄证据，可考虑行 PMBV（推荐类别 II b）[10]。

PMBV 获益的机制是其使得瓣膜交界分离，通过降低梯度、增加 MVA 来减轻血流梗阻。

患者的选择

任何经皮或外科手术成功的关键是最佳的患者选择。在二尖瓣狭窄病例中，二尖瓣及瓣下结构对确保 PMBV 的理想结果非常重要。前面提到的威尔金斯回声准则是一种广泛应用于确定二尖瓣是否适合于 PMBV 的评估工具。瓣叶的活动度、瓣叶钙化、瓣叶增厚、瓣下结构增厚和钙化情况，每项按 1 ~ 4 级单独打分。通常情况下，分数 > 8 分预测结果不良[8]。

应该指出的是，对瓣下结构进行仔细的无创性评估也是一个需要考虑的问题。超声显示有瓣下结构畸形或 LA 压力波形的 c- 波消失可以表明瓣膜严重畸形。重度二尖瓣畸形可能影响 PMBV 效果[11]。

PMBV 的绝对禁忌证包括 LA 血栓或中度至重度二尖瓣反流。对有 LA 血栓的患者，抗凝治疗疗程为 3 个月，应溶解血栓后再考虑 PMBV。

手术

静脉房间隔穿刺顺行实施 PMBV 是最常用的进入左心房的路径。两种主要经皮技术已被推广使用。Inoue 技术于 1982 年首次使用，在 1984 年记录推广[12]。Inoue 技术利用特殊的球囊、使用分段充气技术完成。双球囊技术利用放置于左心室的导丝使用 2 个外周动脉球囊跨二尖瓣完成手术，现在已不常用。

房间隔穿刺导管置入术

通过房间隔穿刺路径安全进入左心房是成功实行 PMBV 的基础。该技术被开发出来并于 20 世纪 50 年代和 60 年代后期得到改进。仔细了解房间隔解剖结构对实施手术很有必要（图 30-4AB）。虽然透视是引导手术的主要手段，TEE 和心腔内超声心动图（ICE）辅助成像在解剖和手术安全性方面也颇具价值。

患者处于仰卧位时，房间隔在 1 点钟跨至 7 点钟的位置。卵圆窝位于主动脉根部后面［通常在右前斜位（RAO）最容易观察到］，被褶皱（角膜缘）环绕。房间隔的位置和卵圆窝在各种疾病状态下会发生扭曲形变。二尖瓣狭窄时，房间隔平面会变得更水平、更扁。

房间隔穿刺使用 Mullins 鞘、扩张器进行操作，两者通过 0.032 英寸 J 型导丝导入。导丝应放置到上腔静脉（SVC），传送 Mullins 鞘 / 扩张器到 SVC。

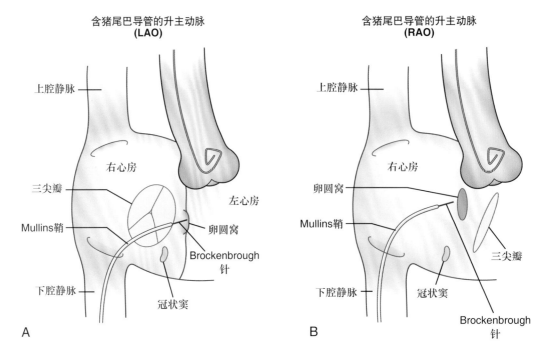

图 30-4　房间隔穿刺的解剖示意图。左前斜位（LAO）（**A**）和右前斜位（RAO）（**B**）投影。（引自 Early M：Heart，95：85-92，2009.）

穿刺针是可以在 Mullins 鞘内走行并进行房间隔穿刺的弯针，近端有箭头指示针尖的弯曲方向。手术时箭头尖与针尖方向应是对齐的。

当 Mullins 鞘放置于 SVC 时，撤出导丝，小心地推进穿刺针直到针尖端位于扩张器内。保持扩张器的近端和穿刺针的柄大约 2 cm 的间距（大约两个手指的宽度）。此时，移除针的近端针筒，并将针近端连接到压力传感器上。许多术者会通过 4 Fr 或 5 Fr 的股动脉路径将猪尾巴导管放置入右冠状窦，帮助标示主动脉的位置。

在穿刺之前，检查针的位置，确保鞘和扩张器作为一个整体很重要。然后，通常在后前位（PA）的位置，整个装置顺时针旋转直到穿刺针箭头在四点钟位置。下一步是将该整体撤到卵圆窝。在撤退时，这个动作有三个连续的位置转换：首先是 SVC/右心房交界，其次是升主动脉，最后是卵圆窝缘。结合透视和超声成像获得最好的切面，术者应确认 Mullins 鞘、扩张器、穿刺针的位置。

一旦位置得到确认，整个装置应推入卵圆窝内，直到右心房压力波形变缓为止。一些术者会通过穿刺针注射少量造影剂以显示房间隔的帐篷样凸起。此时，这个器械向前推进，通常在左前斜位（LAO）投射，针应指向右边的屏幕，在压力波和成像引导下确认进入左心房。使用造影剂有助于确定左心房

的位置，排除误入主动脉或心包的可能性。一旦证实进入左心房，采用血流动力学和影像学引导让整个器械被推进约 1 cm，直到 Mullins 扩张器的尖端进入左心房。这时候，移去针，重新插入 0.032 英寸 J 形导丝，放置在左心房。用导丝引导下推进鞘、扩张器，然后取出导丝和扩张器。仔细冲洗鞘，开始用肝素进行全身抗凝。

在使用心内或经食管超声心动图引导房间隔穿刺手术之前，人们只是用透视操作。虽然可以使用单一的平面透视，使用双向透视能够更理想地开展手术，以确定在 PA 和侧视图上的理想位置。尽管双向透视比单一平面透视更有优势，仅使用透视引导手术有若干局限性。使用超声心动图作为辅助比单独使用透视有几个明显的优点。使用超声心动图引导，在穿刺前确认合适的针头位置，可以提高手术的安全性。能够确定穿刺的确切部位也有助于更复杂的手术，如经皮二尖瓣修补术，其中房间隔入路的位置对手术本身很重要。使用 MitraClip 系统进行经皮二尖瓣修复时，进入房间隔所需的位置比较高、在卵圆窝的后部，这样才能允许器械操作和传送。

虽然 TTE 是房间隔穿刺指导工具，但是使用 TEE 提供了更好的房间隔与周围结构的可视性。此外，它能够帮助精确地定位跨间隔，以易于更复杂的手术开展。术中，使用 TEE 需要增加额外的操作

人员并且需要大量镇静或全身麻醉，应视为手术计划的一部分（图 30-5ABC）。

ICE 也可以用来进行卵圆窝成像和帮助引导房间隔穿刺。除了能够利用直接的可视化引导准确进入外，ICE 提供了良好的房间隔影像。除了更优异的成像效果外，与 TEE 不同，它不需要全身麻醉、大量的镇静或额外的操作人员（图 30-6AB）。ICE 管需要 8 Fr 或 9 Fr 静脉通路进行传送。

使用细致的技术和辅助成像能够指导房间隔穿刺安全和有效地完成。随着超声成像、血流动力学和透视的使用，房间隔穿刺置管术可实施诊断和复杂的治疗操作，并且手术并发症的风险明显减少。决定使用哪个辅助成像方式取决于术者的偏好和（最终）房间隔穿刺后计划实施的手术类型（见下面的"术中影像技术"部分）。

Inoue 技术

这种 Inoue 球囊是用尼龙网包裹的自我定位乳胶球囊。Inoue 球囊有几种尺寸，不同顺应性的球囊直径尺寸可以相差达 4 mm。球囊大小是基于患者的身高进行选择的。导管阀门经股静脉插入后被拉长。

房间隔穿刺导管和房间隔扩张之后，给予患者

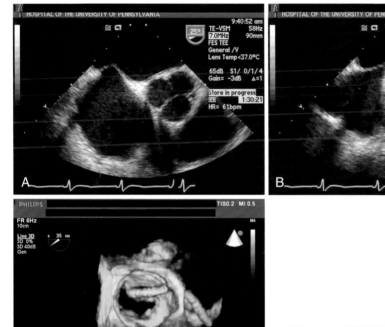

图 30-5　房间隔穿刺的经食管超声心动图（TEE）。**A.** 房间隔穿刺针穿过房间隔、邻近主动脉瓣的经食管超声心动图（TEE）影像。**B.** TEE 腔静脉切面显示穿刺针顶在房间隔。**C.** TEE 三维视图显示房间隔穿刺后在左心房的 Mullins 鞘

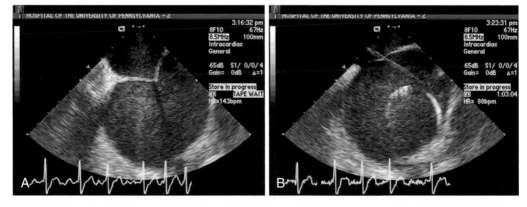

图 30-6　房间隔穿刺的心内超声图像。**A.** 穿刺针顶在房间隔的 ICE 图像，**B.** Mullins 鞘和导丝穿过房间隔进入左心房的 ICE 图像

静脉肝素抗凝治疗，把导丝放在左心房以方便放置球囊。一旦球囊进入左心房，它可穿过二尖瓣狭窄瓣口。扩张球囊时，球囊的末端先扩张，然后才是整个球囊。球囊呈特征性的哑铃或沙漏型，以便定位并保持位置稳定。球囊是顺应性的，球囊膨胀后尺寸可增大，而不需要更换更大尺寸的球囊。

一旦 Inoue 球囊穿过房间隔，导丝可以转换为插入球囊导管的可扭转的跨瓣导丝。在右前斜（RAO）20°～30°的位置，通过逆时针（前偏转）旋转，跨瓣导丝可使得球囊与二尖瓣口同轴。此时，球囊导管可越过二尖瓣口，然后扩张球囊的远端部分。随着球囊的远端部分扩张（已通过二尖瓣口），轻轻地后退球囊直到它位于二尖瓣口（使用透视和 TEE 指导）。此时充分扩张球囊 4～5 s，迅速放气后，球囊撤退至左心房（图 30-7ABC）。

在使用球囊扩张后，退出跨瓣导丝，球囊导管可以连接到压力传感器（小心，不要引入空气）以监测 LA 压力。TEE 可以用来评估瓣膜的梯度、形态和二尖瓣反流程度。用导管直接测量 LA 和左心室（LV）的压力梯度以提供残余梯度的信息。平均二尖瓣梯度减少 50% 或 MVA 增加 1.5 cm² 可以认为是手术成功的标志。尽管仍有残余梯度，二尖瓣反流增加超过 1 级后球囊扩张应该终止。因此，术前仔细评估交界处的钙化程度很重要。钙化不会随球囊扩张而分开，但增加了撕裂瓣叶的可能性，从而引起二尖瓣反流。

双球囊技术

双球囊技术较少广泛使用，大部分被 Inoue 技术取代，部分归因于使用 Inoue 球囊时的左心室穿孔风险较低。房间隔穿刺和抗凝之后，使用端孔球囊导管通过房间隔跨越二尖瓣。将导管放置到左心室心尖部，定位后，将一个 260 cm 的导丝放置在心尖部。这种导丝也可以被追踪并放入降主动脉，但是这会耗费更多的时间。使用类似的技术或使用双腔导管放置第二根导丝。沿着每根导丝送入 18 mm 或 20 mm 扩张球囊，穿过二尖瓣口同时扩张瓣膜[13-14]。

结论

在选择性患者中使用 PMBV 的最初成功率（MVA > 1.5 cm²，LA 压力 < 18 mmHg 降低，无并发症）超过 80%。PMBV 后长期生存和无事件生存率受瓣膜形态（威尔金斯超声准则评分是否大于 8）的影响。在 PMBV 后、平均随访（4.2±3.7）年的 879 例患者中，威尔金斯超声准则评分 < 8 的患者 PMBV 术后 MVA 有更多的增加（P < 0.000），长期生存率更高（82% vs. 57%；P < 0.0001）。超声得分较高的这些患者长期事件率更高，包括需要重复 PMBV、需要二尖瓣手术和死亡。在多变量分析中，年龄、PMBV 术后二尖瓣反流≥ 3 ＋、先前分离术、心功能Ⅳ级症状和 PMBV 后肺动脉收缩压升高均与不良预后独立相关[15]。

PMBV 之前，外科闭式分离术是有症状的二尖瓣狭窄患者的手术治疗手段。随着体外循环的出现，分离术是作为外科手术开展的。有两项关于外科分离术和 PMBV 比较的长期比较性研究。Cotrufo 等研究了 193 例做 PMBV 或外科分离术的患者（其中 111 例行应用 Inoue 技术的 PMBV），平均随访（37±22.9）个

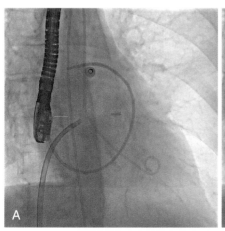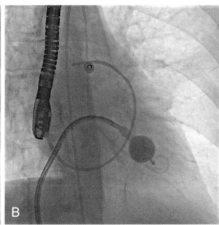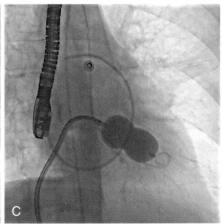

图 30-7 **A.** 透视图示 Inoue 球囊经房间隔定位于左心房。同时，注意在左心室的猪尾巴导管，右肺动脉的漂浮导管，和为手术成像的 TEE 超声探头。**B.** Inoue 球囊远端的膨胀透视图，和跨二尖瓣口完全膨胀前的球囊。**C.** 球囊二尖瓣成形术过程中在一个狭窄的二尖瓣中球囊完全扩开时的 Inoue 球囊透视图

月，平均年龄（46.5±13.8）岁。PMBV组的平均威尔金斯超声准则得分为（7.63±1.9）分，手术组的威尔金斯超声准则得分为（8.18±1.93）分。随访中两组有类似的风险和并发症发生率；然而，那些做手术的患者有更大的 MVA 和更好的功能恢复[16]。一项由 Ben Farhat 等开展的研究比较了 PMBV、外科分离术和闭式分离术。在这项研究中，患者的平均年龄较低，且平均威尔金斯超声准则评分低于 Cotrufo 研究。在 7 年的随访时间内，在倾向于 PMBV 术的人群中，实际进行外科分离术（30 例）和 PMBV（30 例）有类似的随访结果。

PMBV 最常见的并发症是严重的二尖瓣关闭不全，术中发生率为 2%～10%。PMBV 后，Inoue 技术和双球囊技术在术后严重二尖瓣反流发生率方面没有显著差异[18]。总手术死亡率大约是 1%。其他较少见的手术并发症包括心脏压塞、栓塞事件、血管并发症、心律失常、出血、卒中、心肌梗死、残余房间隔缺损和 LA 穿孔。由于手术在技术上具有挑战性，在考量手术成功率和并发症发生率时应考虑术者的经验。

术中影像技术

使用除透视外的手术影像技术可以协助介入手术者安全、有效地开展 PMBV 手术。影像对于评估术后结果（如急性重度二尖瓣反流并发症）也有帮助。TEE 是指导介入手术的常用工具。理想的 TEE 视角可以帮助 PMBV 术中球囊定位。此外，TEE 可用于确认残余梯度和评估二尖瓣扩张后二尖瓣反流情况。这对于决定是否需要再次进行球囊扩张十分有参考价值。三维 TEE（3D TEE）可以提供关于二尖瓣和融合交界处的"外科的视角"。在减少透视时间和从第一次房间隔穿刺至第一次球囊扩张的时间方面，使用 3D TEE 已被证明优于 TTE[19]。用于 3D TEE 的评分系统也已被开发出来，以评估二尖瓣结构是否适合 PMBV[20]。

TEE 之外另一种选择是心腔内超声心动图（ICE）。ICE 导管可放置在对侧股静脉鞘内，置于右心房或右心室，帮助指导房间隔穿刺和 PMBV（图 30-8）。此外，通过动脉入路将 ICE 放置在主动脉已被证明是安全的，在大多数情况下比位于静脉系统的 ICE 更利于手术[21]。理想状态下，使用何种手术影像应基于术者的经验和舒适度，以及与患者相关的因素。理想

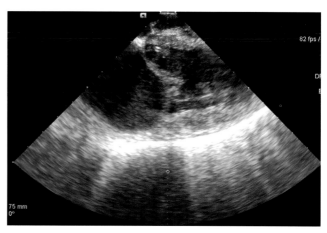

图 30-8 ICE 显示左心房、左心室和经皮二尖瓣球囊成形术治疗（PMBV）之前风湿性狭窄的二尖瓣。注意，ICE 导管位于右心室以获得此视图

的影像指导对手术成功至关重要。

特别注意的情况——妊娠

一些与患者有关的潜在问题，增加了复杂性风湿性二尖瓣狭窄的治疗难度。由于在许多人群中风湿性心脏病发病年龄很小，患者在怀孕期间会出现症状。因血浆容量增加和贫血，妊娠会加重轻度或中度二尖瓣狭窄患者的症状。由此产生的血流动力学改变包括缩短舒张充盈期和增加平均跨瓣压差。对有症状的患者的药物治疗主要包括利尿剂和心率控制。必须谨慎选择可用于妊娠期的安全药物。有重度二尖瓣狭窄的妊娠患者应在分娩前到有经验的中心考虑行 PMBV。分娩过程中发生的血流动力学变化和液体移位可能导致急性肺水肿，需要在分娩时对患者进行适当仔细的监测。

第 2 节：二尖瓣关闭不全

病理生理学

与二尖瓣狭窄由风湿热引起不同，二尖瓣反流（MR）是由二尖瓣复合体任何一个部分，包括二尖瓣、腱索、瓣环和左心室功能紊乱引起的一种更为多样的疾病。它可进一步分为累及瓣叶的原发性（器质性或退行性）的关闭不全（如肌纤维发育不良、二尖瓣脱垂、风湿性疾病）和继发性（缺血或功能）的关闭不全（如心房和心室疾病，包括缺血性功能障碍和扩张型心肌病）。无论是否出现症状，

重度 MR 患者的存活率下降，因此通常推荐患者进行手术[22-24]。对于 LV 功能保留的无症状患者人群，可以考虑"观察等待"的方法，直到出现症状、左心室功能不全、肺动脉高压或发生心房颤动[25]。目前指南推荐为有症状的患者和左心室功能异常的无症状患者进行手术治疗，当修复成功的可能性很高时，也可以考虑为左心室功能正常的无症状患者进行手术[26]。

经导管治疗的原理

观察性研究表明，外科手术治疗提高了患者的生存率[27]，但伴随而来的是 1%～5% 的死亡率和 10%～20% 的致残率，包括卒中、再手术、肾衰竭、长期痛风[28]。老年人或有左心室功能不全的患者手术风险特别高。在一项针对 30 000 多名行二尖瓣置换术患者的研究中年龄小于 50 岁的患者死亡率为 4.1%，高龄患者的死亡率较之增加了 17%[29]。鉴于外科手术的风险高，并考虑到术后的致残率较高和患者倾向性，人们开始尝试微创的手术方式[30]。

在考虑使用经皮或经导管二尖瓣修复方法时，根据需要解决的主要结构异常进行区分是很有帮助的[31]。外科有广泛的二尖瓣手术器械，而导管操作的方法更加有限，往往只能够解决导致 MR 的失调瓣膜的单一的主要元素。表 30-1 列出了一些设备及它们的制造商、目前的发展状况和一些可查到的报道。

用 MitraClip 器械修复瓣叶

MitraClip（Abbott Vascular，Redwood City，California）是第一个获得 CE 批准的经导管二尖瓣修复技术，现在也获得 FDA 批准用于原发性（退行性）、高手术风险的 MR 患者（图 30-9）。本系统模拟阿尔菲（Alfieri）缝合术，它将前叶和后叶的中间扇形部分缝合起来形成双口二尖瓣。虽然通常辅助进行人工瓣环成形术，单纯实施这个手术（没有行瓣环成形术）已被证明对各种各样的病变患者是有效和持久的[32-33]。

实验已经证实了该器械的可行性［血管内瓣膜缘对缘修复研究（EVEREST）Ⅰ］，其安全性、有效性也被与手术修复对比的随机对照试验（EVERESTⅡ）证实，该研究提供了丰富的技术数据[34-35]。这个手术是使用从右股静脉穿刺的标准导管技术实施的[36]。夹子输送系统通过 24 Fr 鞘进入左心房，它

可以在 TEE 的引导下使用一系列的旋钮通过二尖瓣进入左心室。适当对齐和旋转夹子，使其放置在 P2 和 A2 段，从心室一侧抓取形成瓣叶对合。经超声心动图证实瓣叶吻合后，可释放夹子。如果瓣膜捕获不满意，可以释放瓣叶，第二次抓取尝试重新捕获。此外，为了在最大程度上减少二尖瓣反流，可以根据需要放置第二个或更多的夹子[36]。

在 2∶1 的 EVERESTⅡ 随机临床试验中，184 例患者接受 MitraClip 治疗，95 例患者接受手术修复或手术换瓣。这些患者的年龄几乎比开展常规手术和有更多并发症的患者大 10 岁（平均年龄 67 岁）。MitraClip 治疗的 30 天主要不良事件发生率明显少于手术（9.6% vs. 57%；P＜0.0001），虽然大部分的差异可以归因于手术需要输血[37]。手术组 12 个月内免于死亡或二尖瓣手术、MR 大于 2 级的有效终点率（73%）均高于 MitraClip 组（55%，P＝0.0007）。重要的是，在即刻 MitraClip 治疗成功的患者中，后期进行二尖瓣外科手术的概率很低。

该数据库的后续分析显示采用 Mitraclip 治疗可持续性降低 MR 等级，改善纽约心脏协会（NYHA）功能级别，减小 LV 尺寸[37]。其他研究也证实 MitraClip 不引起二尖瓣狭窄，对心脏节律没有影响，并且能够使高风险人群获益[38-40]。

最近，Lim 和他的同事报道了 127 例有退行性 MR 的患者 1 年随访情况[41]。患者是老年人（平均年龄 82 岁），手术风险高（STS 评分 13.2）。30 天死亡率低于预测值（6.3%），83% 的存活患者在 1 年时 MR＜2＋，左心室体积减小，生活质量改善。重要的是，与 1 年前置入 MitraClip 时相比，1 年后 MitraClip 患者因心力衰竭住院率减少了 73%。

虽然 EVERESTⅡ 试验未能在多风险和多病因组患者中证实 MitraClip 的效果与外科手术相当，EVEREST 高风险注册和禁忌亚组分析以及美国以外的经验提示它更适合于继发性功能性和缺血性 MR 高危患者。一项新的随机对照试验［高风险手术患者的 MitraClip 经皮治疗的临床疗效评价（COAPT）］正在比较这些患者的器械与药物治疗效果。最后，还有一些其他的为修复瓣叶而设计的器械，包括处于临床前或临床一期的 NeoChord、Mitra-Spacer 和 MitraFlex。

间接瓣环成形术

心脏的静脉解剖对于治疗 MR 特别重要，因为

表 30-1　经导管二尖瓣治疗设备

瓣叶/腱索	MitraClip	Abbott Vascular，Abbott Park，Ill.	CE 认证 临床三期（美国）
	NeoChord DS1000 System	Neochord，Inc.，Eden Prairie，Minn.	临床一期 （美国之外）
	Mitra-Spacer	Cardiosolutions，Inc.，West Bridgewater，Mass.	临床一期 （美国之外）
	MitraFlex	TransCardiac Therapeutics，LLC，Atlanta，Ga.	临床前
间接瓣环成形术	CARILLON XE2 Mitral Contour System	Cardiac Dimensions，Inc.，Kirkland，Wis.	CE 认证
	Kardium MR	Kardium，Inc.，Richmond，British Columbia，Canada	临床前
	Cerclage annuloplasty	National Heart，Lung，and Blood Institute，Bethesda，Md.	临床前
直接或左心室瓣环成形术	Mitralign Percutaneous	Mitralign，Inc.，Tewksbury，Mass.	临床一期 （美国之外）
	Annuloplasty System GDS Accucinch System	Guided Delivery Systems，Santa Clara，Calif.	临床一期 （美国之外）
	Boa RF Catheter	QuantumCor，Inc.，Laguna Niguel，Calif.	临床前
	Cardioband	Valtech Cardio，Or-Yehuda，Israel	临床前
	Millipede system	Millipede LLC，Ann Arbor，Mich.	临床前
杂交外科	Adjustable annuloplasty ring	Mitral Solutions，Fort Lauderdale，Fla.	临床一期
	Dynaplasty ring	MiCardia Corporation，Irvine，Calif.	临床一期
左心室重建	The Basal Annuloplasty of the Cardia Externally（BACE）	Mardil Medical，Minneapolis，Minn.	临床一期
	Tendyne Repair	Tendyne Holdings，Inc.，Baltimore，Md.	临床前
瓣膜替换	Endovalve	Micro Interventional Devices，Inc.，Langhorne，Pa.	临床前
	CardiAQ	CardiAQ Valve Technologies，Inc.，Irvine，Calif.	临床前
	Lutter	Universitatsklinikum，Kiel，Germany	临床前
	Tiara	Neovasc，Inc.，Richmond，British Columbia，Canada	临床前
	Ventor Embracer	Medtronic，Inc.，Minneapolis，Minn.	临床前
	PCS Mitral Valve	Percutaneous Cardiovascular Solutions，Pty，Ltd，Newcastle，New South Wales，Australia	临床前

引自 Chapter 22：Transcatheter mitral valve repair and replacement. In Otto and Bonow：Valvular heart disease，a companion to Braunwald's heart disease，ed 4，Table 22-1，page 343.

它易于从右颈内静脉进入，且心脏大静脉的位置靠近二尖瓣环。一些针对 MR 的非手术治疗尝试通过在冠状窦放置器械来模拟手术瓣环成形术，即所谓的间接或经皮冠状窦瓣环成形术。这种方法的目的是通过箍紧心脏大静脉或从静脉挤压后瓣环来重建后瓣环，以改善瓣叶的对合程度。

CARILLON XE2 二尖瓣轮廓系统（Cardiac Dimensions，Inc. Kirkland，Washington）已获 CE 认证，并采用新型锚放置，该装置植入在冠状窦两端并互相牵拉，以减少二尖瓣环的大小（图 30-10）。在进行早期评价的 Amadeus 研究中，植入器械的 48 例患者中有 30 例患者的 MR 定量得到适度改善，15% 患者出现冠状动脉压迫并有 1 例死亡，结果证实了其可行性[42]。最近，一个重新设计的二尖瓣轮廓系统正通过经导管二尖瓣置入成形术器械研究（TITAN）进行测试[43]。在 65 例有继发性 MR（62% 缺血性）受试者中，有 36 例成功地置入该器械，平均年龄 62 岁，平均射血分数 29%，NYHA 心功能分级Ⅲ

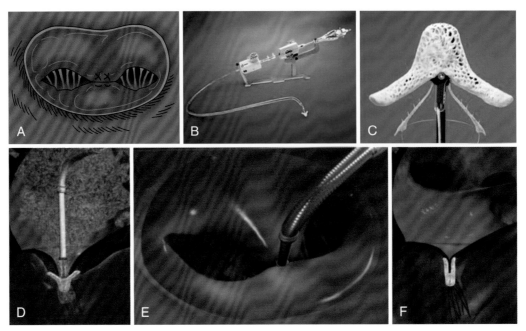

图 30-9　MitraClip 瓣叶对合系统。这个器械（Abbott Vascular，Inc.）在二尖瓣 P2 和 A2 段之间构成了一个桥梁样结构（A），类似于 Alfieri 缝合术中使用的夹子输送系统（B）和 MitraClip（C）。D 和 E. 在捕获瓣叶之前，夹子打开时在二尖瓣口推进时的侧视图和左心房视图。F. 释放夹子和移除输送系统后的最后结果。（From Chapter 22：Transcatheter mitral valve repair and replacement. In Otto and Bonow：Valvular heart disease，a companion to Braunwald's heart disease，ed 4. Figure 22-2，page 342.）

级，MR 分级 为 2 ＋（30%）、3 ＋（55%）或 4 ＋（15%）。对比 6 个月和 12 个月 MR 定量测量结果显示，接受器械植入的患者结果比未接受器械植入的 17 例患者更好。

一般情况下，间接成形术器械可以使患者的 MR 适度降低，但或许低于手术能达到的水平。这种程度的疗效是否能够带来足够的症状改善和左心室重塑以证明这一手术的合理性还需要进一步研究。冠状窦与瓣环位置相对接近（后者可在头端方向高于前者达 10 mm）、个体解剖变异巨大以及瓣环部分重建的有限收益限制了该治疗的疗效[44-45]。因此，一些解剖结构适合于间接成形术治疗的"超反应"患者能够在术前进行甄别。

还必须考虑这种方法的风险。除了有损伤心脏静脉系统的风险外，在这个位置置入器械会压迫大部分患者横跨冠状窦和二尖瓣环之间的左回旋支或对角支冠状动脉[46]。

对此，人们进一步研究出了一种能够减少间隔-侧壁的横向尺寸的间接方法——瓣环环扎成形技术（图 30-10）。这种方法从冠状窦通过间隔穿支静脉进入右心房或心室放置一个缝线，它从右心房端被捕获和拉回，并与房间隔右心房处的装置接合，以创造一个更完整的闭合荷包缝合[47]，手术在心脏磁共振引导下进行，使用的新型刚性保护器械避免了冠状动脉受压。

直接瓣环成形术和左心室重构技术

对于能够直接重塑二尖瓣环的器械研究，部分是由于如上所述的间接瓣环成形术的效果有限（图 30-11）。Mitralign 经皮瓣环成形术系统（Mitralign，Inc.，Tewksbury，Massachusetts）最初基于潘氏后缝合折叠的外科技术[48]。在这项手术中，导管经主动脉进入左心室，并输送 2 个纱布锚，通过同时拉锚定在后环的这 2 个纱布锚来缩短（折叠）瓣环（最大幅度大 17 mm）。在 1 期临床试验的 16 例患者中，间隔横向尺寸减小度可以达到 8 mm[44]。CE 试验正在计划中。Accucinch（Guided Delivery Systems，Santa Clara，California）器械利用类似的导管方法沿后二尖瓣环的心室表面放置 12 个锚。穿过锚的线缆被拉紧折叠瓣环。在以后的研发中，锚被放置在瓣膜平面下面的心室肌里（经皮心室成形术）。该器械被更多地看作是环形心室重构的方法而不是一个真正的瓣环成形术（见图 30-11）。

除了已进入临床研究的这些器械，值得一提的临床前器械是 QuantumCor 器械（QuantumCor Inc.，Lake Forest，California）。该器械通过经导管输送

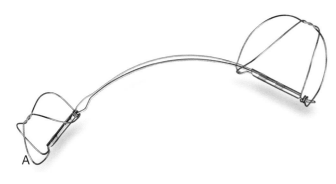

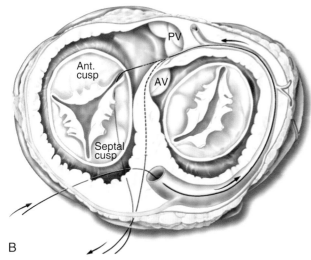

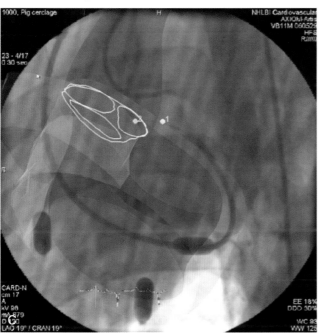

图 30-10　若干间接成形器械。**A.** CARILLON XE2 二尖瓣轮廓系统（Cardiac Dimension Inc.，Kirkland，Washington）冠状窦牵拉器械。捆绑技术，原理如图 **B** 所示。**C.**叠加的磁共振成像造影。（B 和 C 引自 from Kim JH，Kocaturk O，Ozturk C，et al：Mitral Cerclage annuloplasty，a novel transcatheter treatment for secondary mitral valve regurgitation：initial results in swine. J Am Coll Cardiol 54：638-651，2009.）（其他引自 Chapter 22：Transcatheter mitral valve repair and replacement. In Otto and Bonow：Valvular heart disease，a companion to Braunwald's heart disease，ed 4. Figure 22-7B，F，G，page 346.）

（BOA 射频导管）较低的射频能量以收缩在二尖瓣环内的胶原组织。在动物身上，前-后尺寸减少了 20% ～ 25%，耐受期为 6 个月。一项首次在心脏直视手术中进行的研究正在计划中。

最后，Cardioband（Valtech Cardio，Or-Yehuda，Israel）是一个可调节的、导管输送、无缝线器械，经中隔或经心房置入和锚定在环心房侧并可以进行后续的调节（见图 30-11）。最近报道三个欧洲国家中心将此器械第一批成功地置入 11 例患者中[49]。

通过改善左心室形态治疗 MR 的器械其设计原理是基于继发性缺血性或功能性 MR 的病理生理学改变。梗死引起的左心室下、侧壁的结构变化可导致后叶牵拉，使前叶相对的覆盖，导致 MR[50-51]。类似的，由于 LV 球形扩大造成环形扩张导致瓣叶不能对合是扩张型心肌病 MR 的主要机制[52]。虽然瓣环成形术通常可以改善由 LV 形变导致的 MR，专门解决潜在的 LV 病理改变的手术也可能是有益的。心外的基底成形（BACE）器械（Mardil，Inc.，Morrisville，North Carolina）是一种在 CABG 血运重建时在心外放置张力带用于治疗缺血性 MR 的器械。在印度 11 例病例的初步报告中，MR 等级从 3.3 急剧地下降为 0.6[53]。经导管改善乳头肌功能的临床前研究也在进行中（Tendyne Repair，Tendyne Holdings，Ins.，Baltimore，Maryland）。

经导管二尖瓣置换术

经导管二尖瓣置换术的基本原理来自于外科瓣膜置换术[54]。外科瓣膜置换术是可靠地减少 MR 的最有效的方法。这和外科修复手术相比，经导管修复似乎不能同等程度地降低 MR。尽管外科手术有疗效，其风险可能包括与切口和需要体外循环相关的显著的发病率和死亡率升高[28-29]。

置换修复手术最受追捧的优势之一是与更好的 LV 重塑相关的生存率的改善[27]。然而，这些观察性研究的比较结果可能因为患者的基线特征和合并症的差异所混淆。在最近的一项随机试验中，251 例重度缺血性 MR 患者行手术修复或腱索保留的置换术[55]。12 个月内，修复组主要终点——LA 的收缩末容积指数和 MR 的复发率（中 / 重度 MR 率为 32.6%，二尖瓣置换率为 2.3%），与置换组比并无差异。这一发现促使学界考虑在这一人群中以经导管二尖瓣置换术作为开放手术修复的替代方法。

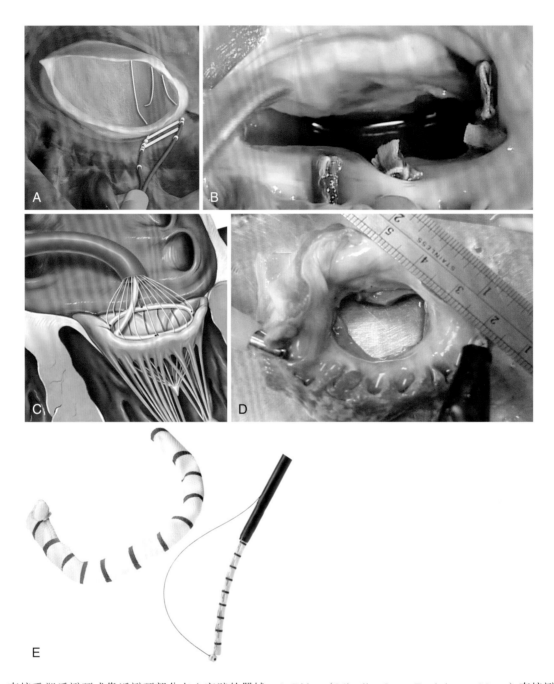

图 30-11　直接重塑后瓣环或靠近瓣环部分左心室壁的器械。**A.** Bident（Mitralign Inc.，Tewksbury，Mass.）直接瓣环成形系统和动物瓣环的结果（**B**）；**C.** 基于 QuantrumCor 的 BOA 射频胶原重建导管；**D.** 在体外对动物的瓣环进行热重构的结果。**E.** Cardioband（Valtech Cardio，Or-Yehuda，Israel）。（**A** 至 **E** 引自 Chapter 22：Transcatheter mitral valve repair and replacement. In Otto and Bonow：Valvular heart disease，a companion to Braunwald's heart disease，ed 4. Figure 22-8，page 347-348.）

　　经导管二尖瓣假体可能首先应用于老年人和手术风险高而且修复益处未被证明的患者。对此，通过对外科术后瓣膜退化的患者再次使用经导管主动脉瓣置入术（TAVI）进行治疗的早期经验证实了这种方法的可行性（表 30-2）。球囊扩张假体被置入在退化的生物假体中[56-61]，既往外科瓣膜成形环[62-64]主要经心尖途径。然而，经房间隔穿刺[57，63-64]和经心房穿刺[57，59]已被证明是可行的。虽然包括瓣膜栓塞、出血、死亡在内的并发症已有报道，但早期结果显示了 MR 等级的出色下降和二尖瓣残余梯度降低。

　　尽管这些早期证据说明二尖瓣瓣中瓣置入术具有可行性，但在原有的瓣膜中重新置入这类器械可能更具挑战性。此类器械需要比大部分的主动脉器械更大，有病变的二尖瓣器械的固定点将受到大量限制，包括瓣膜更大、更复杂，潜在定位点缺少钙化，需要旋转定位，和非圆形的环形形状等。瓣周

表 30-2　经导管二尖瓣瓣中瓣置入研究

第一作者 （年份）	n	入路途径	成功人数 （n/ 总数）	术后二尖瓣 反流	残余压差 （mmHg）	30 天死亡率 （%）	补充
Seiffert（2010）[56]	1	经心尖	1/1	0-1＋	2	100	
Webb（2010）[57]	7	穿房间隔（1）， 经主动脉（1）， 经心尖（5）	6/7	0-1＋	8	29	
Cerillo（2011）[58]	3	经心尖	2/3	1＋	5	33	
Cheung（2011）[59]	11	经主动脉（1）， 经心尖（10）	9/10	0-1＋	7	10	包括部分病例[57]
Van Garsse（2011）[60]	1	经心尖	1/1	0	3	0	
De Weger（2011）[62]	1	经心尖	1/1	1＋	4	0	瓣环成形术后
Himbert（2011）[63]	1	穿房间隔	1/1	1＋	8	0	瓣环成形术后
Gaia（2012）[61]	1	经心房	1/1	0	5	0	
Vahanian（2012）[64]	8	穿房间隔					瓣环成形术后 （n = 6）

引自 Chapter 22：Transcatheter mitral valve repair and replacement. In Otto and Bonow：Valvular heart disease，a companion to Braunwald's heart disease，ed 4.

漏已经证明会降低 TAVI 术后的存活率，在二尖瓣病变患者中瓣周漏的耐受性会更差，因为血流压力更高和溶血发生更普遍。最后，所有这些器械都需要保护瓣下结构，不产生左心室流出道梗阻。目前设计使用的支架基础的生物瓣是自膨式和经房间隔穿刺的（CardiAQ Valve Technologies，Inc.，Winchester，Massachusetts）或经心尖穿刺的（Tiara；Neovasc，Inc.，Richmond，British Columbia，Canada，and The Engager Aortic Valve Bioprosthesis；Medtronic，Inc.，Minneapolis，Minnesota）。

不依赖于径向力固定瓣环（Lutter）的器械可能有利于减少流出道梗阻的风险。经皮非体外循环、自膨式支架的猪模型的初步实验已经被报道，强调了这种方法的挑战性。8 只动物中有 7 只死于瓣周漏、定位不理想或固定失败[65]。随后的有心室牵拉系统的牛心包瓣膜设计减少了栓塞发生，但位置异常及心室内固定失败导致 8 只动物中 6 只死亡[66]。

CardiAQ 瓣膜技术公司正在研发有可缩短框架和锚钩的经房间隔穿刺器械。这种器械部分装置位于左心房，比瓣环要大得多，这一特性阻碍了实验评估。尽管如此，研究者报道了 82 只有急性和亚慢性 MR 的病猪，36% 因输送系统致手术失败，在剩下完成手术的猪模型中，21% 置入位置不成功[67]。首次人体试验显示了该器械的可行性，但患者没有存活，

器械正在重新设计。

最后，几种经皮输送的自膨式牛心包材料也在研发中：Tiara（Neovasc，Inc.）和 Ventor Engager（Medtronic，Inc.）。这些器械将从经皮 TAVI[68] 和瓣周漏封堵[69] 的成长经历中获益。此外，有几家公司正在研发经心尖闭合器械以简化经导管置入主动脉瓣和二尖瓣假体的过程。

未来穿刺房间隔和经心尖置入二尖瓣对手术高风险的患者来说可能都是有吸引力的选择。这种方法的潜在优点包括避免手术切口和体外循环的影响。这种器械可以完全保留瓣下结构和降低 MR 等级，达到与外科瓣膜置换术的同等效果。

结语

二尖瓣器械的复杂性和引发 MR 的各种原因导致二尖瓣瓣膜置换术比其他瓣膜疾病的治疗进展缓慢。欧洲 MR 器械和世界范围内治疗主动脉瓣狭窄的器械相继推出，使新的经导管瓣膜疗法得到了新的发展。在人口老龄化的美国[70]，心力衰竭的患病率日益增长——大多数老年心力衰竭患者有明显的 MR——在医生和工程师的聪明才智的辅助下，经导管二尖瓣治疗也可能成为此类患者的一个可行的选择。

538

第6部分 结构性心脏病的介入治疗

参考文献

1. Gorman JH, 3rd, Jackson BM, Enomoto Y, et al: The effect of regional ischemia on mitral valve annular saddle shape. *Ann Thorac Surg* 77(2):544–548, 2004.
2. Choure AJ, Garcia MJ, Hesse B, et al: In vivo analysis of the anatomical relationship of coronary sinus to mitral annulus and left circumflex coronary artery using cardiac multidetector computed tomography: implications for percutaneous coronary sinus mitral annuloplasty. *J Am Coll Cardiol* 48(10):1938–1945, 2006.
3. Chandrashekar Y, Westaby S, Narula J: Mitral stenosis. *Lancet* 374:1271–1283, 2009.
4. Guilherme L, Fae KC, Oshiro SE, et al: Rheumatic Fever: how S. pyogenes-primed peripheral T cells trigger heart valve lesions. *Ann N Y Acad Sci* 1051:132–140, 2005.
5. WHO: *Rheumatic fever and rheumatic heart disease*, WHO Technical Report Series no 923, Geneva, 2001, www.who.int/cardiovascular_diseases/resources/en/cvd_trs923.pdf.
6. Gordon SP, Douglas PS, Come PC, et al: Two-dimensional and Doppler echocardiographic determinants of the natural history of mitral valve narrowing in patients with rheumatic mitral stenosis: implications for follow-up. *J Am Coll Cardiol* 19:968–973, 1992.
7. Zipes DP, Libby P, Bonow RO, et al: *Braunwald's Heart Disease: a Textbook of Cardiovascular Medicine*, ed 7, Philadelphia, 2005, Elsevier Saunders, pp 1553–1564.
8. Wilkins GT, Weyman AE, Abascal VM, et al: Percutaneous balloon dilatation of the mitral valve: an analysis of echocardiographic variables related to outcome and the mechanism of dilatation. *Br Heart J* 60:299–308, 1988.
9. Aviles RJ, Nishimura RA, Pellikka PA, et al: Utility of stress Doppler echocardiography in patients undergoing percutaneous mitral balloon valvotomy. *J Am Soc Echocardiogr* 14:676–681, 2001.
10. Bonow RO, Carabello BA, Chatterjee K, et al: 2008 focused update incorporated into the ACC/AHA 2006 Guidelines for the management of patients with valvular heart disease: a report of the American College of Cardiology/American Heart Association Task Force on Practice Guidelines (Writing Committee to revise the 1998 guidelines for the management of patients with valvular heart disease). Endorsed by the Society of Cardiovascular Anesthesiologists, Society for Cardiovascular Angiography and Interventions, and Society of Thoracic Surgeons. *J Am Coll Cardiol* 52:e1–e142, 2008.
11. Palacios IF, Block PC, Wilkins GT, et al: Follow-up of patients undergoing percutaneous mitral balloon valvotomy. Analysis of factors determining restenosis. *Circulation* 79:573–579, 1989.
12. Inoue K, Owaki T, Nakamura T, et al: Clinical application of transvenous mitral commissurotomy by a new balloon catheter. *J Thorac Cardiovasc Surg* 87:394–402, 1984.
13. Al Zaibag M, Al Kasab S, Ribiero RA, et al: Percutaneous double-balloon mitral valvotomy for rheumatic mitral valve stenosis. *Lancet* 1:757–761, 1986.
14. Palacios IF, Block PC, Brandi S, et al: Percutaneous balloon valvotomy for patients with severe mitral stenosis. *Circulation* 75:778–784, 1987.
15. Palacios IF, Sanchez PL, Harrell LC, et al: Which patients benefit from percutaneous mitral valvuloplasty? Prevalvuloplasty and postvalvuloplasty variables that predict long-term outcome. *Circulation* 105:1465–1471, 2002.
16. Cotrufo M, Renzulli A, Ismeno G, et al: Percutaneous mitral commissurotomy versus open mitral commissurotomy: a comparative study. *Eur J Cardiothorac Surg* 15:646–651, 1999.
17. Ben Farhat M, Ayari M, Maatouk F, et al: Percutaneous balloon versus surgical closed and open mitral commissurotomy: seven-year follow-up results of a randomized trial. *Circulation* 97:245–250, 1998.
18. Ruiz CE, Zhang HP, Macaya C, et al: Comparison of Inoue single-balloon versus double-balloon technique for percutaneous mitral valvotomy. *Am Heart J* 123:942–947, 1992.
19. Eng MH, Salcedo EE, Kim M, et al: Implementation of real-time three-dimensional transesophageal echocardiography for mitral balloon valvuloplasty. *Catheter Cardiovasc Interv* 82:994–998, 2013.
20. Anwar AM, Attia WM, Nosir YF, et al: Validation of a new score for the assessment of mitral stenosis using real-time three-dimensional echocardiography. *J Am Soc Echocardiogr* 23:13–22, 2010.
21. Akkaya E, Vuruskan E, Zorlu A, et al: Aortic intracardiac echocardiography-guided septal puncture during mitral valvuloplasty. *Eur J Cardiovasc Imaging* 15:70–76, 2014.
22. Bursi F, Enriquez-Sarano M, Nkomo VT, et al: Heart failure and death after myocardial infarction in the community: the emerging role of mitral regurgitation. *Circulation* 111:295–301, 2005.
23. Trichon BH, Felker GM, Shaw LK, et al: Relation of frequency and severity of mitral regurgitation to survival among patients with left ventricular systolic dysfunction and heart failure. *Am J Cardiol* 91:538–543, 2003.
24. Enriquez-Sarano M, Avierinos JF, Messika-Zeitoun D, et al: Quantitative determinants of the outcome of asymptomatic mitral regurgitation. *N Engl J Med* 352:875–883, 2005.
25. Rosenhek R, Rader F, Klaar U, et al: Outcome of watchful waiting in asymptomatic severe mitral regurgitation. *Circulation* 113:2238–2244, 2006.
26. Bonow RO, Carabello BA, Chatterjee K, et al: 2008 focused update incorporated into the ACC/AHA 2006 guidelines for the management of patients with valvular heart disease: a report of the American College of Cardiology/American Heart Association Task Force on Practice Guidelines (Writing Committee to revise the 1998 guidelines for the management of patients with valvular heart disease). Endorsed by the Society of Cardiovascular Anesthesiologists, Society for Cardiovascular Angiography and Interventions, and Society of Thoracic Surgeons. *J Am Coll Cardiol* 52:e1–e142, 2008.
27. Enriquez-Sarano M, Schaff HV, Orszulak TA, et al: Valve repair improves the outcome of surgery for mitral regurgitation: a multivariate analysis. *Circulation* 91:1022–1028, 1995.
28. Gammie JS, O'Brien SM, Griffith BP, et al: Influence of hospital procedural volume on care process and mortality for patients undergoing elective surgery for mitral regurgitation. *Circulation* 115:881–887, 2007.
29. Mehta RH, Eagle KA, Coombs LP, et al: Influence of age on outcomes in patients undergoing mitral valve replacement. *Ann Thorac Surg* 74:1459–1467, 2002.
30. Masson JB, Webb JG: Percutaneous treatment of mitral regurgitation. *Circ Cardiovasc Interv* 2:140–146, 2009.
31. Chaim PTL, Ruiz CE: Percutaneous mitral valve repair: a classification of the technology. *J Am Coll Cardiol Interv* 4:1–13, 2011.
32. Alfieri O, Maisano F, DeBonis M, et al: The double-orifice technique in mitral valve repair: a simple solution for complex problems. *J Thorac Cardiovasc Surg* 122:674–681, 2001.
33. Maisono F, Caldarola A, Blasio A, et al: Midterm results of edge-to-edge mitral valve repair without annuloplasty. *J Thoracic Cardiovasc Surg* 126:1987–1997, 2003.
34. Feldman T, Wasserman HS, Herrmann HC, et al: Percutaneous mitral valve repair using the edge-to-edge technique: six-month results of the EVEREST Phase 1 Clinical Trial. *J Am Coll Cardiol* 46:2134–2140, 2005.
35. Herrmann HC, Feldman T: Percutaneous mitral valve edge-to-edge repair with the Evalve MitraClip System: rationale and phase 1 results. *EuroIntervention* 1(Suppl A):A36–A39, 2006.
36. Silvestry FE, Rodriguez LL, Herrmann HC, et al: Echocardiographic guidance and assessment of percutaneous repair for mitral regurgitation with the Evalve MitraClip: lessons learned from EVEREST 1. *J Am Soc Echocardiogr* 20:1131–1140, 2007.
37. Feldman T, Foster E, Glower D, et al: Percutaneous repair or surgery for mitral regurgitation. *N Engl J Med* 364:1395–1406, 2011.
38. Herrmann HC, Kar S, Siegel R, et al: Effect of percutaneous mitral repair with the MitraClip device on mitral valve area and gradient. *EuroIntervention* 4:437–442, 2009.
39. Herrmann HC, Gertz ZM, Silvestry FE, et al: Effects of atrial fibrillation on treatment of mitral regurgitation in the EVEREST II Randomized Trial. *J Am Coll Cardiol* 59:A17–A20, 2012.
40. Whitlow PL, Feldman T, Pedersen WR, et al: Acute and 12-month results with catheter-based mitral valve leaflet repair. *J Am Coll Cardiol* 59:130–139, 2012.
41. Lim DS, Reynolds MR, Feldman T, et al: Improved functional status and quality of life in prohibitive surgical risk patients with degenerative mitral regurgitation after transcatheter mitral valve repair. *J Am Coll Cardiol* 64:182–192, 2014.
42. Schofer J, Siminiak T, Haude M, et al: Percutaneous mitral annuloplasty for functional mitral regurgitation: results of the Carillon Mitral Annuloplasty Device European Union Study. *Circulation* 120:326–333, 2009.
43. Goldberg S: Presentation at TransCatheter Therapeutics 23rd Annual Scientific Symposium, November 7-11, 2011, San Francisco.
44. Choure AJ, Barcia MJ, Hesse B, et al: In vivo analysis of the anatomical relationship of coronary sinus to mitral annulus and left circumflex coronary artery using cardiac multidetector computed tomography. *J Am Coll Cardiol* 48:1938–1945, 2006.
45. Maselli D, Guarracino F, Chiaramonti F, et al: Percutaneous mitral annuloplasty: an anatomic study of human coronary sinus and its relation with mitral valve annulus and coronary arteries. *Circulation* 114:377–380, 2006.
46. Spongo S, Bertrand OF, Philippon F, et al: Reversible circumflex coronary artery occlusion during percutaneous transvenous mitral annuloplasty with the Viacor system. *J Am Coll Cardiol* 59:288, 2012.
47. Kim JH, Kocaturk O, Ozturk C, et al: Mitral Cerclage annuloplasty, a novel transcatheter treatment for secondary mitral valve regurgitation: initial results in swine. *J Am Coll Cardiol* 54:638–651, 2009.
48. Tibayan FA, Rodriguez F, Liang D, et al: Paneth suture annuloplasty abolishes acute ischemic mitral regurgitation but preserves annular and leaflet dynamics. *Circulation* 108(Suppl II):II-128–II-133, 2003.
49. Maisano F: TCT 2013 presentation.
50. Chaput M, Handschumacher MD, Tournoux F, et al: Mitral leaflet adaptation to ventricular remodeling: occurrence and adequacy in patients with functional mitral regurgitation. *Circulation* 118:845–852, 2008.
51. Silbinger JJ: Mechanistic Insights into Ischemic Mitral regurgitation: echocardiographic and surgical implications. *J Am Soc Echocardiogr* 24:707–719, 2011.
52. Komeda M, Glasson JR, Bolger AF, et al: Geometric determinants of ischemic mitral regurgitation. *Circulation* 96(Suppl):II-128–II-133, 1997.
53. Raman J: Presentation at TransCatheter Therapeutics 23rd Annual Scientific Symposium, November 7-11, 2011, San Francisco.
54. Herrmann HC: Transcatheter mitral valve implantation. *Cardiac Interventions Today* August/September:82–85, 2009.
55. Acker MA, et al: *NEJM* 370:23–32, 2014.
56. Seiffert M, Franzen O, Conradi L, et al: Series of transcatheter valve-in-valve implantations in high-risk patients with degenerated bioprostheses in aortic and mitral position. *Cath Cardiovasc Interv* 76:608–615, 2010.
57. Webb JG, Wood DA, Ye J, et al: Transcatheter valve-in-valve implantation for failed bioprosthetic heart valves. *Circulation* 121:1848–1857, 2010.
58. Cerillo AG, Chiaramonti F, Murzi M, et al: Transcatheter valve in valve implantation for failed mitral and tricuspid bioprostheses. *Cath Cardiovasc Interv* 78:987–995, 2011.
59. Cheung AW, Gurvitch R, Ye J, et al: Transcatheter transapical mitral valve-in-valve implantations for a failed bioprosthesis: a case series. *J Thorac Cardiovasc Surg* 141:711–715, 2011.
60. Van Garsse LAFM, Gelsomino S, Van Ommen V, et al: Emergency transthoracic transapical mitral valve-in-valve implantation. *J Interv Cardiol* 24:474–476, 2011.
61. Gaia DF, Palma JH, de Souza JAM, et al: Transapical mitral valve-in-valve implant: an alternative for high risk and multiple reoperative rheumatic patients. *Int J Cardiol* 154:e6–e7, 2012.
62. de Weger A, Ewe SH, Delagado V, et al: First in man implantation of a transcatheter aortic valve in a mitral annuloplasty ring: novel treatment modality for failed mitral valve repair. *Eur J Cardiothorac Surg* 39:1054–1056, 2011.
63. Himbert D, Brochet E, Radu C, et al: Trans-septal implantation of a transcatheter heart valve in a mitral annuloplasty ring to treat mitral repair failure. *Circ Cardiovasc Interv* 4:396–398, 2011.
64. Himbert D, Descoutures F, Brochet E, et al: Transvenous mitral valve replacement after failure of surgical ring annuloplasty. *J Am Coll Cardiol* 60:1205–1206, 2012.
65. Lozonschi L, Quaden R, Edwards NM, et al: Transapical mitral valved stent implantation. *Ann Thorac Surg* 86:745–748, 2008.
66. Lozonschi L, Bombien R, Osaki S, et al: Transapical mitral valved stent implantation: a survival series in swine. *J Thorac Cardiovasc Surg* 140:4220–4226, 2010.
67. Mack M: Presentation at TransCatheter Therapeutics 23rd Annual Scientific Symposium, November 7-11, 2011, San Francisco.
68. Dewey TM, Thourani V, Bavaria JE, et al: Transapical aortic-valve replacement for critical aortic stenosis: results from the nonrandomized continued-access cohort of the PARTNER trial. Presented to Society of Thoracic Surgeons 48th Annual Meeting, January 30, 2012, Fort Lauderdale, Florida.
69. Sorajja P, Cabalks AK, Hagler DJ, et al: Percutaneous repair of paravalvular prosthetic regurgitation: acute and 30-day outcomes in 115 patients. *Circ Cardiovasc Interv* 4:314–321, 2011.
70. Roger VL, Go AS, Lloyd-Jones DM, et al: Heart disease and stroke statistics-2011 update. A report from the American Heart Association. *Circulation* 123:e18–e209, 2011.

31 肥厚型心肌病

Shikhar Agarwal and E. Murat Tuzcu

陈学颖　译　马剑英　审校

概述和流行病学

肥厚型心肌病是一种复杂的心脏疾病，近半个世纪以来成为科学研究的热点。肥厚型心肌病是一种独特的心脏疾病，它有可能在整个生命阶段出现，从婴儿期到 90 岁都可能罹患。尽管其症状和患者年龄表现多样，青年患者的突然和非预期死亡可能是这种疾病最具破坏性的特点。虽然这一领域有丰富的研究数据，但在肥厚型心肌病患者的诊断标准、临床进程以及最优化治疗策略方面仍存在争议。

从肥厚型心肌病在 1958 年[1] 被第一次描述起，它就被冠以各种名称，反映了我们在认识这种复杂疾病和它的临床异质性方面存在着不足。特发性肥厚性主动脉瓣下狭窄（*idiopathic hypertrophic subaortic stenosis*，IHSS）或梗阻性肥厚型心肌病（*hypertrophic obstructive cardiomyopathy*，HOCM）这样的名称存在误导性，因为它们仅涵盖了一部分存在左心室流出道梗阻（LVOT）的患者。实际上，大约 3/4 的患者在静息状态下没有左心室流出道压差，1/3 的患者静息状态下或激发状态下均没有任何左心室流出道压差[2]。基于对此疾病的临床异质性的深入理解，肥厚型心肌病这一称谓更适合用来涵盖它的所有疾病谱。

肥厚型心肌病是一种全球性疾病，且是最常见

的遗传性心血管疾病。目前其在成人中的发病率约为 0.2%（1 : 500 成人）[3]，在世界各地区发病率相似。大约有 600 000 名成人目前被认为患有肥厚型心肌病。然而，肥厚型心肌病患者在常规的心血管疾病门诊患者中所占比例仅为不到 1%，提示有很大一部分患者尚未得到诊断[4]。由于肥厚型心肌病患者相对低的发病率，大多数心血管门诊医生仅针对一部分肥厚型心肌病患者，且可能没有重视此种复杂疾病的现代管理。这促进建立专门临床中心，称之为"肥厚型心肌病中心"，包括熟悉此疾病现代诊断和治疗的心血管专科医生和心脏外科医生。其管理应包括全面的病史和体格检查、经胸超声心动图（TTE）、心脏磁共振成像（CMR）、室间隔心肌切除术（SM）和酒精消融术（ASA）、心律失常的处理、埋藏式心脏复律除颤器（ICD）植入、基因检测和咨询。

特点和鉴别诊断

肥厚型心肌病被定义为一种无法解释的左心室肥厚不伴有心腔扩张且无其他可导致心肌肥厚的心脏或者全身系统性的疾病状态，需要说明的是，基因阳性的患者可能表型阴性、没有明显的左心室肥厚。肥厚型心肌病通常被认为是超声心动图检查下间隔最肥厚处 ≥ 15 mm，尤其是存在其他信息如肥厚型心肌

病的家族史。左心室间隔部厚度 13 ～ 14 mm 被认为是临界状态。大多数目前此领域的文献使用超声心动图作为左心室间隔部厚度的测量工具，虽然近些年来心脏磁共振成像发展迅猛[5]，未来几年很可能出现新的研究数据。对儿童来说，左心室间隔厚度增加定义为厚度≥年龄、性别、体型均数的 2 倍标准差。尽管有这些广泛应用的界值，我们必须理解的是任何程度的左心室壁增厚是与肥厚型心肌病的遗传基质一致的。在广泛的临床谱之中一个新出现的亚型人群可能由具有肌节突变但没有疾病表型证据的家庭成员组成[6-9]。这些个体通常被认为是"基因型阳性或表型阴性"，或者称为"亚临床肥厚型心肌病"。并且，多种模式的左心室肥厚，包括左心室节段性或弥漫性肥厚，都被描述为左心室肥厚[5]。有可能左心室壁肥厚仅局限于很小的孤立节段，此时，使用超声心动图标准化的测量方法可能测出的是正常的左心室壁厚度。

肥厚型心肌病最常见的鉴别诊断包括高血压性心脏病和运动员中的心脏生理性重构（运动员心脏）[10-14]。肥厚型心肌病的轻微形态表现，或临界性肥厚型心肌病，对这些疾病造成最大程度的混淆。在另一些个体，肥厚型心肌病甚至可能与高血压性心脏病合并存在，这可能给进一步诊断带来挑战。当存在以下情况时肥厚型心肌病的可能性增加：与临床表现相关的肌节突变，或者左心室厚度 > 25 mm 和（或）存在左心室流出道梗阻伴有二尖瓣前叶收缩期前向运动（SAM）。肥厚型心肌病中病理性左心室肥厚与运动员中生理性左心室肥厚的重要区别在于后者通常伴有心腔的增大（通常是左心室和右心室），且通常在高水平运动终止后恢复。除了心室的尺寸，详细的家族史回顾、肌节突变、舒张功能不全及左心室肥厚的模式都可能帮助区分这两种状态。

一些代谢性和浸润性疾病在婴儿、儿童、青年中的表现类似于肥厚型心肌病。例如，线粒体疾病[15-16]、Fabry 病[17]、编码单磷酸腺苷（AMP）激活的蛋白激酶（PRKAG2）的 γ-2 调节亚基的基因突变或 X 连锁溶酶体相关膜蛋白基因（LAMP2，Danon 病）突变导致的贮积性疾病[18-21]。其他类似于肥厚型心肌病的包括多系统疾病如 Noonan 综合征（颅面与先天性心脏畸形）、Rat 肉瘤（RAS）途径基因突变导致的左室肥厚[5, 22]及特有的心肌病如 Pompe 病（糖原贮积症 Ⅱ，由于 α-1，4- 葡萄糖苷酶缺陷所致）[23-27]。

疾病自然进程和临床表现

对肥厚型心肌病的自然病程的认识受到了显著的文献选择偏倚的影响。早期的三级和四级中心的研究发现每年死亡率高达 3% ～ 6%[3]。近来，区域和社区研究发现年死亡率在 1% 左右[28-29]。具有高危特征或有症状的特定亚组人群可能有较高的年死亡率，平均为 5% 左右[3]。在回顾死亡率时，重要的是考虑构成分母的人群。

在大多数情况下，肥厚型心肌病的临床进程是不可预测的。并且，目前没有治疗方法能预防此疾病的进展。尽管如此，大多数患者有正常的预期寿命，没有致残或者甚至不需要进行侵入性治疗干预。另一方面，肥厚型心肌病的进展可能导致严重的并发症造成过早死亡。那些有症状的患者具有此种疾病的三种临床表现。

- 由非可预测性和顽固性室性心律失常导致的心脏性猝死（SCD）。经常在 35 岁以下年轻无症状患者（包括竞技运动员）中出现。

- 心力衰竭伴或不伴心绞痛：这导致逐步恶化的劳力性呼吸困难。肥厚型心肌病早期的特点是舒张性心力衰竭而没有收缩功能不全。如果未加治疗，它可进展至终末期，表现为继发于广泛心肌瘢痕的左心室重构和收缩功能不全。

- 室上性心动过速包括心房颤动（AF），可为阵发性或永久性，增加包括卒中在内的系统性血栓栓塞风险。心房颤动伴快心室率可能导致无症状患者的突然失代偿。

在目前这个时代，许多治疗干预能改变肥厚型心肌病的自然病程：ICD 植入预防心脏性猝死、药物治疗改善心力衰竭症状、室间隔心肌切除术（SM）或酒精消融术（ASA）治疗左心室流出道梗阻进展、抗心律失常或消融治疗心房颤动及最后心脏移植治疗终末期难治性症状和收缩功能不全。

病理生理学

肥厚型心肌病的病理生理学复杂，涉及多个因素的相互作用。认识和量化以下每一机制对每一患者表型的作用非常重要，因为处理策略很大程度上基于这些病理生理学机制。

左心室流出道梗阻

肥厚型心肌病患者中，静息状态下左心室流出道梗阻被证明是一种强烈的独立预测因子，可预测疾病进展为严重心力衰竭和死亡[30]。肥厚型心肌病中，瞬时峰值压差而不是平均压差对预后更有价值并且影响治疗决定。基于梗阻的程度，肥厚型心肌病患者被分为三组。第一组静息状态下存在梗阻（定义为左心室流出道压差 ≥ 30 mmHg）。第二组具有不稳定的生理性激发时的压差（定义为静息状态下左心室流出道压差 < 30 mmHg 且在生理性激发时 ≥ 30 mmHg）[2]。最后一组为非梗阻性肥厚型心肌病，静息和激发状态下左心室流出道压差均 < 30 mmHg。静息状态下或激发时显著的压差 ≥ 50 mmHg，如果症状无法单独用药物控制，此时应作为常规的侵入性处理的阈值。

肥厚型心肌病中左心室流出道梗阻是动态的，随负荷状态及心室的负荷状态变化而变化[28]。增加心肌收缩力、减少心室容量或减少后负荷能增加左心室流出道梗阻的程度。静息时左心室流出道压差低的患者可通过运动、Valsalva 动作或亚硝酸异戊酯药物激发[31-32]（图 31-1）来显著增加左心室流出道梗阻程度。每天的日常活动，即使是前后几分钟的差异，或心率和血压变化，或食物、饮酒都有可能使左心室流出道梗阻的程度波动。在进食后症状恶化不常见[33]。

LVOT 梗阻导致左心室收缩压力增加。这反过来又导致了心室舒张期的延长、左心室舒张末期压力升高、二尖瓣反流（MR）恶化、心肌缺血以及心输出量的降低。虽然，早先人们认为 LVOT 梗阻是由肥厚的室间隔基底部在收缩时压缩妨碍了 LVOT 造成的，但是新近研究表明，二尖瓣瓣叶在 LVOT 梗阻中的作用更显著。LVOT 梗阻同时是由于二尖瓣前叶收缩期前向运动（SAM）以及由此引起的二尖瓣室间隔接触所致（图 31-2）。肥厚型心肌病心室收缩时对二尖瓣前叶造成一个异常的牵拉，将前叶"吸"入 LVOT，造成流出道梗阻。在一些情况下，肥大的乳头肌出现在室间隔旁或异常插入二尖瓣前叶，此时便可造成严重的左心室腔中部梗阻[34-35]。

二维超声心动图和连续波多普勒常用于评价 LVOT 梗阻的发生和程度（图 31-1）。收缩末期峰值流速的瞬时峰值梯度可反映主动脉瓣下的梗阻情况。若舒张期流出道压力梯度 < 50 mmHg，可采取适当

的刺激措施以验证是否可以获得更高的压力梯度，例如运动（负荷超声心动图试验）、Valsalva 动作或吸入亚硝酸异戊酯。在临床表现与超声心动图结果差异巨大的情况下，可经心导管行异丙肾上腺素灌注，有助于进一步引发更明显的压力梯度[36]。

舒张功能不全

舒张功能不全是肥厚型心肌病主要的病理生理机制，会导致心室松弛障碍及心腔僵硬。前者是由于收缩以对抗梗阻的左心室流出道，心室收缩和松弛不一致，及异常的细胞内钙再摄取而导致延迟失活。左心室壁显著增厚导致心室松弛障碍和心腔僵硬度增加。弥漫性心肌缺血也使肥厚型心肌病出现舒张功能不全。运动时，舒张充盈时间缩短、心肌缺血增加，会导致舒张功能不全进一步恶化且可能增加肺毛细血管楔压，最终导致呼吸困难。

心肌缺血

肥厚型心肌病患者中约有 80% 出现胸痛，包括典型和不典型胸痛[37]。许多病例做了心导管检查发现冠状动脉正常。尽管如此，有一些研究发现，使用单光子发射计算机断层成像（SPECT）、正电子发射显像（PET）及心脏磁共振技术等缺血的功能性评估手段，均证实肥厚型心肌病患者中存在可逆和非可逆性心肌灌注缺损[37-41]。尸检资料显示肥厚型心肌病患者中有 15% 发现有心肌梗死，这可能是亦可能不是死亡的原因。以上这些不一致的结果提示小血管功能障碍在这些患者心肌缺血的发展过程中可能起了很重要的作用。小血管功能障碍的病因很可能是多因素的。部分是由于小动脉中层肥厚，导致管腔内径减少和冠状动脉血管舒张反应受损。另外，左心室流出道梗阻导致不利的负荷状态及心室异常肥厚，存在血流供需不匹配。

自主神经功能障碍

大约 1/4 的肥厚型心肌病患者运动负荷试验时证实血压反应异常，其特征是运动极量时收缩压增加不超过 20 mmHg，或者收缩压下降[42-43]。这些患者与其他患者相比预后较差[43-44]。除左心室流出道压差动态变化以外，推测自主神经调节功能障碍导致全身血管扩张在此现象中起了重要作用。自主神经调节功能障碍存在于这些患者中，血压下降和相关

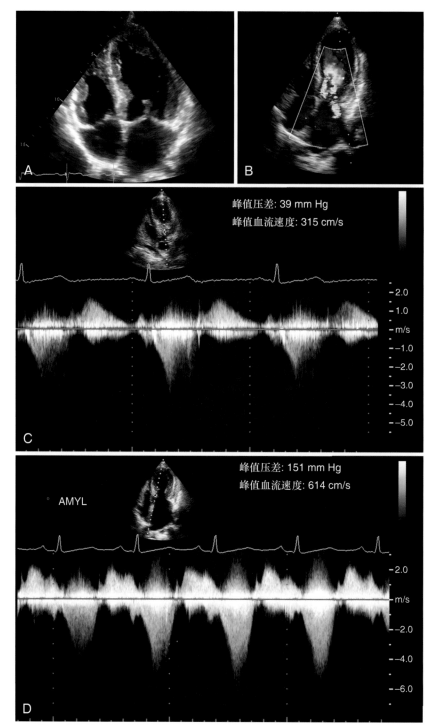

图 31-1　显示连续多普勒测定左心室流出道压差。**A.** 心尖四腔心切面显示显著室间隔基底段肥厚。**B.** 彩色多普勒显示左心室流出道血流增加及向后的二尖瓣反流。**C.** 静息峰值跨左心室流出道压差为 39 mmHg。**D.** 给予亚硝酸异戊酯后，跨左心室流出道峰值压差为 151 mmHg

的心动过缓，有可能是继发于左心室流出道梗阻的异常性反射反应。

二尖瓣反流

　　肥厚型心肌病患者中二尖瓣反流（MR）常见，其在引起呼吸困难的症状中可能起了主要作用（图

31-3）。详细的机制研究和室间隔心肌切除术（SM）解除二尖瓣反流均提示二尖瓣反流是大多数肥厚型心肌病患者中的继发性表现[31-32, 45]。二尖瓣反流通常是由二尖瓣收缩期前移（SAM）引起阻力导致二尖瓣结构变形。在这种情况下，二尖瓣反流一般位于后侧方（图 31-3）。前方或前中间部位的反流提示

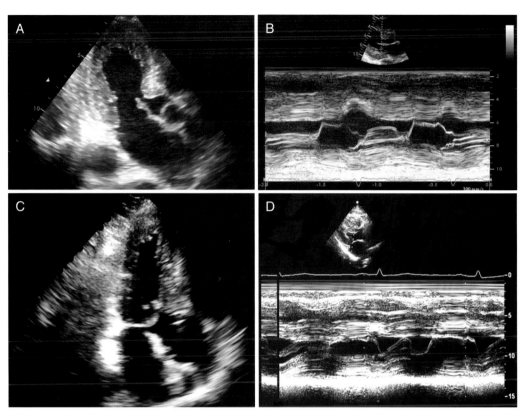

图 31-2　显示二尖瓣前叶收缩期前向运动（SAM）引起左心室流出道显著梗阻。**A.** 和 **B.** 心尖长轴切面和 M 型超声显示一轻微 SAM 患者的二尖瓣瓣叶。B 清晰显示二尖瓣瓣叶前向运动。**C.** 心尖长轴切面和 M 型超声显示一严重 SAM 患者的二尖瓣瓣叶。**D.** 收缩期二尖瓣-间隔部接触时清晰显示二尖瓣前向运动

二尖瓣结构本身的异常。如果二尖瓣反流的机制直接与左心室流出道梗阻导致的 SAM 相关，心室负荷和收缩力改变将会影响二尖瓣反流的程度。确定二尖瓣本身的异常（脱垂或瓣叶连枷）至关重要，因为这种发现将影响治疗策略的选择。

心肌纤维化

肥厚型心肌病的心肌组织病理学检查证实显著肥厚的心肌细胞中心肌纤维排列混乱、旋转和分叉，纤维量增加，尤其是在进展性病例中。推测这些细胞排列紊乱减少了受累部位心肌的收缩力，进而刺激心肌细胞肥大进程。纤维化可用生物学指标和心脏影像学检查例如超声心动图和心脏磁共振成像来评估。肥厚型心肌病中，细胞外基质流动也是心脏重构的决定性因素。因此，Ⅰ型前胶原羧基末端肽（PICP，一种胶原合成的标志）与Ⅰ型胶原羧基末端肽（胶原降解产物）的比值在肥厚型心肌病患者中增加，提示胶原合成超过了其降解[46]。心脏磁共振延迟钆增强（LGE）显像可显示受累心肌存在纤维化（图 31-4）。延迟钆增强显像能发现造影剂积聚在纤维组织中，因为造影剂在这些细胞外基质中

代谢缓慢，大量分布。然而，值得注意的是，不是所有延迟钆增强的部位都代表瘢痕，尤其是在肥厚型心肌病中[47]。肥厚型心肌病患者中 40%～80% 的延迟钆增强部位可帮助诊断肥厚型心肌病而不是其他原因导致的左心室壁增厚。除了心脏磁共振成像之外，新型超声心动图显像如组织多普勒显像和斑点追踪也有助于确定肥厚型心肌病的纤维化程度。低间隔组织速度（＜ 5 cm/s，正常时＞ 8 cm/s）表示早期纤维化的间隔部舒张僵硬度增加（图 31-5）。斑点追踪常显示间隔部收缩力显著减弱，与纤维化较少的侧壁正常收缩功能形成对比。

基因学和基因检测

基因研究已经证实肥厚型心肌病由编码肌节或相邻的 Z 盘中厚和薄的收缩肌丝蛋白成分的 11 个或更多个基因中任一一个显性突变造成的[48]。基因鉴定的患者中，约 70% 以下两个基因有突变：β-肌球蛋白重链（MYH7）和肌球蛋白结合蛋白 C（MYBPC3）。肌钙蛋白 T（TNNT2）、肌钙蛋白 I（TNNI3）和其他一些基因占 5% 或更少。尽管很大部分的病例是由

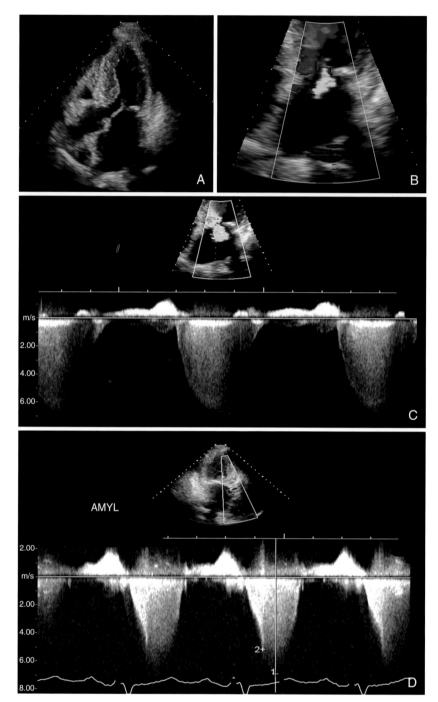

图 31-3　显示在严重二尖瓣反流时准确评估左室流出道压差的重要性。很重要的是，切勿将二尖瓣反流的 MR 多普勒频谱显像等同于左心室流出道流出速度，仅仅因为两者在空间方向上很接近。**A.** 心尖切面证实显著的室间隔基底段肥厚。**B.** 彩色多普勒现象显示跨左心室流出道和二尖瓣后向血流增加。**C.** 跨二尖瓣连续多普勒追踪二尖瓣血流的多普勒频谱。**D.** 多普勒频谱显示左心室流出道血流速度。注意它会被二尖瓣多普勒频谱干扰，因为两者非常相似。标 "1" 的速度（614 cm/s）代表了二尖瓣血流峰值速度，可能会误导错误地高估左心室流出道压差。正确的左心室流出道速度应是 "2"（420 cm/s）表示的，是覆盖二尖瓣频谱的早期密集频谱峰值

于这些很少的基因突变，但有超过 1400 个突变（很多是错义突变）被确定可能造成肥厚型心肌病。其中部分基因包括 α - 肌球蛋白重链（MYH6）、肌联蛋白（TTN）、肌 LIM 蛋白（CSRP3）、视松蛋白（TCAP）、黏着斑蛋白（VCL）、亲联蛋白 2（JPH2）。

基因突变导致肥厚型心肌病是常染色体显性遗传的，提示每个后代有 50% 的概率遗传此病。散发病例可能源于新生突变。存在于不同病例中的表型异质性表明，肌节突变很可能不是肥厚型心肌病表型的唯一决定因素。有可能修饰基因或者环境因素

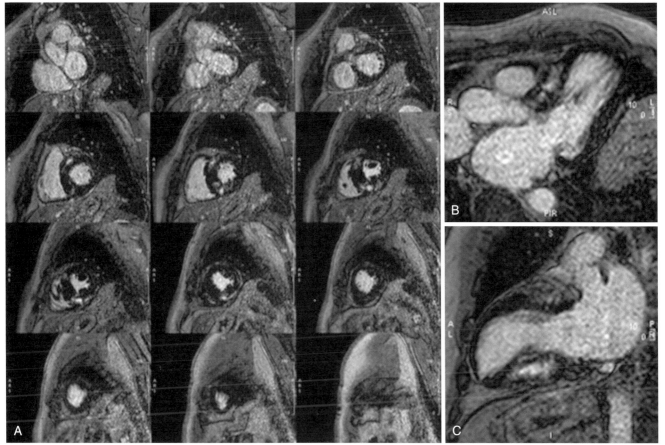

图 31-4　心脏磁共振延迟钆增强（LGE）显像显示广泛心肌纤维化。左侧的 **A** 图显示心脏短轴显像；右上方的 **B** 图显示四腔图；右下方 **C** 图显示两腔图。这些图片综合起来显示大量瘢痕累及心脏室间隔基底段和下壁

共同影响了最后的表型。年龄相关的外显率有时导致成人阶段左心室肥厚延迟出现。然而，在中年和较大年纪时出现的左心室壁肥厚通常来说其厚度比较适中。在较大年龄中出现极度左心室肥厚很少见。

迅速、自动的 DNA 测序能提供全面的基因检测并能确定肥厚型心肌病的突变。然而，致病性突变仅能在不到一半的临床诊断先证者中确定。而且，DNA 检测常常发现新的 DNA 序列变异，但其致病性尚不清楚。这些模糊的变异对家系筛查几乎没有临床用处，且会导致基因检测结果解释混乱。

美国心脏病学会（ACC）和美国心脏协会（AHA）推荐在所有确诊的肥厚型心肌病患者中进行基因检测来评估家族遗传性（推荐类别Ⅰ）[49]。基因检测的患者也应该接受心血管基因学专家咨询来审查检测结果的含义（推荐类别Ⅰ）[49]。所有肥厚型心肌病患者的一级亲属推荐进行基因和（或）临床筛查来发现尚未诊断的疾病（推荐类别Ⅰ）[49]。因为家族性肥厚型心肌病是显性遗传疾病，患者遗传给每个后代的风险是 50%。由于肥厚型心肌病基因突变是高度

渗透性的，一种突变表达有极大的风险（＞95%）造成疾病的表现。根据目前的指南，基因检测用于评估肥厚型心肌病患者心脏性猝死的风险其作用尚不明确（推荐类别Ⅱ b）[49]。基因检测不推荐用于没有确定致病性基因突变患者的亲属（推荐类别Ⅲ）[49]。

诊断

超声心动图

二维超声心动图是最常用的诊断肥厚型心肌病的方法，它通过确定左心室肥厚不伴有心脏扩大并排除其他可能导致左心室肥厚的合并情况来确定诊断。根据最新的 ACC/AHA 指南，经胸超声心动图推荐用于所有怀疑肥厚型心肌病患者的初次评估（推荐类别Ⅰ）[49]。并且，经胸超声心动图推荐作为肥厚型心肌病患者家族成员筛查手段的一个组成部分（推荐类别Ⅰ）[49]。12 ～ 21 岁的家族成员，应每12 ～ 18 个月进行一次筛查。21 岁以上的亲属，影像学检查应该早于症状出现前或者可能的话每 5 年

检查一次。当存在恶性临床进程或迟发出现的肥厚型心肌病家族史，家庭成员更频繁地进行检查可能更合适。12 岁以下的儿童，是否实施筛查是可选的，除非这个儿童是在进行高强度训练的竞技运动员，或有症状，或有恶性肥厚型心肌病导致过早死亡的家族史，或存在其他不良并发症。

虽然肥厚型心肌病的典型病例是累及上间隔，但它能导致任何形式的左心室肥厚[50]。虽然室壁最厚处 > 15 mm 是传统的超声心动图诊断肥厚型心肌病的阈值，但左心室肥厚程度常常有相当大的变化。重要的是认识到经胸超声心动图上特征性的左心室肥厚 > 15 mm 是存在不足的，因为没有除外肥厚型心肌病的基因突变。一系列超声心动图检测常常有助于监测左心室肥厚的进展和左心室流出道梗阻。而且，在年轻和年老患者中左心室受累的形式有相当大差异。年老患者常常被发现有椭圆形的心室腔，其肥厚局限于间隔基底部。相应地，年轻患者常常有室间隔弥漫性肥厚导致的月牙形左心室腔[51]。

大约在 1/3 的肥厚型心肌病患者中静息状态下存在左心室流出道梗阻。主动脉瓣下梗阻通常是动态的而且是继发于二尖瓣前叶收缩期前向运动（SAM），其导致收缩中期二尖瓣-间隔接触。另有三分之一患者中静息状态下没有流出道梗阻但是能被药物（如亚硝酸异戊酯药物）激发或者生理性激发（如 Valsalva 动作、运动）。显著的二尖瓣反流与SAM 一起导致瓣膜结构扭曲和二尖瓣前叶和后叶收缩期关闭不全。肥厚型心肌病患者中约有 30% 二尖瓣本身存在异常如瓣叶脱垂、腱索断裂或瓣叶钙化 / 纤维化。不常见的是，由于前侧乳头肌不规则地直接插入二尖瓣前叶或过度增生的心室中部乳头肌组织成为类似室间隔的结构，从而导致心腔中部存在

压差。很重要的是，不要将二尖瓣反流的多普勒频谱与左心室流出道速度混淆，因为它们空间方向上接近（图 31-3）。SAM 时，二尖瓣反流常常从后侧方进入左心房，并且通常难以区分它是来自于左心室流出道的血流。从前至后扫描持续观察多普勒波形变化有助于区分这两种血流。

鉴于肥厚型心肌病中左心室肥厚的程度，不常用超声心动图来观察舒张功能不全。舒张功能不全可用以下表现来确定：舒张早期（E 峰）最大血流速度降低、等容舒张时间延长、心房至心室充盈增加（A 峰）。进一步说，组织多普勒显像可证实上间隔部血流速度下降，提示间隔纤维化僵硬（图 31-5）。这些变化常见于无显著左心室流出道梗阻的患者，提示舒张功能不全可能是此疾病过程中间隔部病变的早期临床表现。

心电图

虽然与左心室肥厚相一致的电压增加和早期复极异常在肥厚型心肌病中常见，其心电图表现相当复杂。尽管 > 90% 患者存在心电图异常，却没有非常高的特异性表现。除了电压增加和复极异常，还可能存在电轴左偏、左心房增大、T 波倒置或非特异性 ST 段异常。左心室肥厚的程度与经胸超声心动图的肥厚分级无关。在局限于心尖部肥厚的日本患者中，巨大的 T 波倒置常见于前壁导联；它们常被称为心尖肥厚型心肌病（也称为 Yamaguchi 病）[52]。约 50% 的肥厚型心肌病患者中可见下侧壁导联病理性 Q 波。而且，电生理研究发现约 1/3 的患者有希氏束-浦肯野传导延迟，可能归因于前部肌束上的压力，此压力作用于肥厚的心室上。

根据最新 ACC/AHA 指南，推荐 24 h 动态心电图

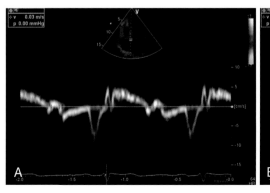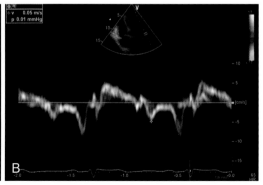

图 31-5　一肥厚型心肌病患者的组织多普勒显像。**A.** 二尖瓣环中部水平显著低的舒张早期组织速度（3 cm/s）。**B.** 二尖瓣侧环水平显著低的舒张早期组织速度（5 cm/s）

监测用于肥厚型心肌病患者的初次评估以检测室性心动过速（VT）和确定是否需要 ICD 治疗（推荐类别Ⅰ）[49]。并且，24 h 动态心电图监测或事件记录仪推荐用于肥厚型心肌病伴有心悸或头晕患者（推荐类别Ⅰ）[49]。此外，12 导联心电图推荐作为肥厚型心肌病患者一级亲属的筛查手段（推荐类别Ⅰ）[49]。未植入 ICD 的患者、稳定的患者、基线时 Holter 和 12 导联心电图未发现心律失常的患者，每 2 年进行 1 次动态心电图监测被认为是合理的（推荐类别Ⅱa）[49]。

负荷试验

用踏车试验来确定肥厚型心肌病患者对治疗的功能变化和反应被认为是合理的（推荐类别Ⅱa）[49]。肥厚型心肌病患者静息时左心室流出道压差 < 50 mmHg 者，运动超声心动图检测和定量运动导致的动态左心室流出道梗阻是合理的（推荐类别Ⅱa）[49]。运动试验有助于评估肥厚型心肌病患者，因为对运动的异常血压反应（定义为收缩压增加不超过 20 mmHg 或在峰值运动时收缩压下降）与心脏性猝死风险相关[43-44, 49, 53-54]。负荷试验包括使用 Bruce 方案的自行车运动、踏车试验，或心肺代谢试验，在运动时或运动刚结束时检测压差。

心脏磁共振成像

心脏磁共振成像（CMR）有多种优势，能显示经胸超声心动图无法很好观察到的或易漏掉的左心室肥厚部位。这些优势包括能出众地分辨其清晰的形态学特征、增强组织对比能力、三维成像。目前 ACC/AHA 推荐当超声心动图无法确定诊断的疑似肥厚型心肌病患者时，使用心脏磁共振成像（推荐类别Ⅰ）[49]。而且，心脏磁共振成像用于肥厚型心肌病的患者需要进一步了解相关信息来决定是否需要进行侵入性处理，如超声心动图不能充分显示的肥厚组织的大小和分布、二尖瓣结构的解剖或乳头肌情况（推荐类别Ⅰ）[49]。心脏磁共振成像可用于疑似 Yamaguchi 病患者以确定心尖部肥厚（推荐类别Ⅱa）[49]。

最近几年心脏磁共振延迟钆增强（LGE）显像的使用增长迅速，它能确定肥厚型心肌病患者心肌纤维化的部位（图 31-4）。有非常高比例的肥厚型心肌病患者由 LGE 发现纤维化区域可能占据左心室心肌的很大一部分[35, 55]。心脏磁共振成像有 LGE 的患者趋向于存在更多心脏性猝死的风险标志，如动态监测发现非持续性室性心动过速[56-57]。目前推测 LGE 部位是恶性快速性室性心律失常的基质，而它可能导致心脏性猝死。有些研究发现存在 LGE（而不是其程度）有可能与肥厚型心肌病患者的不良心血管事件有关[58-59]。目前的证据支持在心脏性猝死风险分层不能确定时，心脏磁共振 LGE 作为 ICD 一级预防的临床决定指标。

侵入性血流动力学评估

由于上述非侵入性的手段能得到大量诊断和预后信息，诊断肥厚型心肌病通常不需要心导管检查。侵入性评估通常用于以下 4 种情况：

- 非侵入性成像不足以定性、定量地确定左心室流出道梗阻的程度。
- 在伴有典型胸部不适的患者中除外合并的冠状动脉疾病，尤其是存在传统的动脉粥样硬化性心脏病的心血管危险因素（冠状动脉疾病可能性中等–高度可疑）（推荐类别Ⅰ）[49]。
- 在拟行室间隔心肌切除术患者中术前评估是否有冠状动脉疾病。
- 在拟行室间隔酒精消融术的患者中术前评估间隔穿支的解剖。

通常肥厚型心肌病患者不存在冠状动脉阻塞。由于间隔部位的显著肥厚，有可能在收缩期导致前降支受压迫，产生典型的所谓的"锯鳐"表现（sawfish 狭窄）[60]。有近 40% 的肥厚型心肌病患者中可能存在心肌桥（或隧道）[61]。心肌桥可能导致无显著心外膜冠状动脉狭窄的患者出现心绞痛。虽然心肌桥导致的间歇性缺血有可能是肥厚型心肌病患者猝死的潜在机制[62]，在成人或儿童患者中尚无确切证据来支持这一推测[63-64]。左心室造影可证实收缩时心腔闭塞、二尖瓣反流和肥厚的间隔部偶尔脱垂至左心室流出道。通过在左心室心尖部放置端孔导管然后慢慢回撤同时连续监测压力波形，可直接测量和定位压差。通过指引导管放置导丝有助于在回拉过程中保持稳定，并且更精确地测定梗阻程度。与主动脉狭窄相反，在跨过主动脉瓣前，压差减小。跨左心室流出道压差测定也可由下述方法来测定：放置一根猪尾巴导管至主动脉根部，另一根猪尾巴导管通过穿刺路径经二尖瓣放入左心室，同时测定主动脉和左心室压力波形，这种方法通常比前述的方法更精确。

548

第6部分 结构性心脏病的介入治疗

由于跨左心室流出道压差一般不稳定，许多生理性和药物方法能增加左心室流出道梗阻。典型的体征之一被描述为 Brockenbrough-Braunwald-Morrow 征，或称期外收缩后增强[65]，即在室性期前收缩后的心动周期中，左心室流出道梗阻增加，导致左心室压力增加伴有主动脉收缩压和脉压同时降低（图31-6）。期外收缩后左心室和主动脉之间压差增加也存在于主动脉瓣狭窄中，但不像肥厚型心肌病，脉压（反映每搏量）并不降低。这是由于主动脉瓣狭窄时，期外收缩后更高的每搏量导致更高的压差而没有增加梗阻程度。

肥厚型心肌病的处理

肥厚型心肌病患者的处理要求对此复杂疾病的

病理生理学有彻底的了解且常常需要对每一个患者进行个体化治疗。处理策略要基于梗阻的生理学、症状和持续性、左心室收缩功能、外科干预的可能性、合并疾病及患者的意愿。

无症状患者

很大比例的肥厚型心肌病患者无症状且其中大多数一般来说能达到正常的预期寿命。所有肥厚型心肌病患者，无论是否有症状，都必须进行精确的心脏性猝死危险分层。患者教育非常重要，有必要告知所有患者及其家庭成员此病的进程、筛查所有一级亲属并且竞技运动员要避免剧烈运动[66]。根据目前的 ACC/AHA 指南，推荐对于导致动脉粥样硬化性疾病的共患疾病如高血压、糖尿病、高脂血症

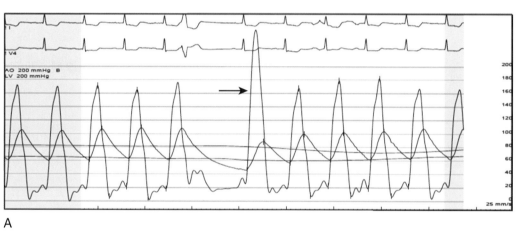

A

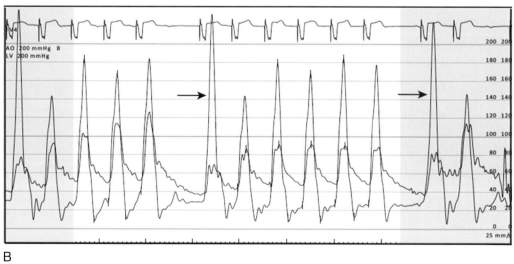

B

图 31-6　显示 Brockenbrough-Braunwald-Morrow 征。在两图中血流动力学测定显示用两根导管同时测量左心室压力波形和主动脉压力波形。A. 在室性期前收缩之后的心动周期（黑色箭头），左心室流出道梗阻加重，伴随主动脉收缩压和脉压降低，左心室压力显著增加的典型征象。B. 在一植入双腔起搏器的患者进行"心房感知心室起搏"时，这一征象改善。能清晰显示继发于不规则的心房激动的不同 RR 间期。红色箭头显示异常的长 RR 间期之后的心搏。血流动力学监测模拟典型征象，即在长 RR 间期的心动过程中，左心室压力增加，主动脉瓣收缩压和脉压降低

和肥胖应予强化治疗（推荐类别Ⅰ）[49]。这是因为合并冠状动脉性疾病显著影响肥厚型心肌病患者的生存率[67]。低强度的有氧运动是合理的达到最佳心血管健康状态的方法[49, 68]。

在所有静息状态或激发性左心室流出道有压差的无症状患者中，应避免脱水和促进血管扩张的环境因素。因此，高剂量利尿剂和血管扩张剂应避免用于肥厚型心肌病患者，因为它们会导致左心室腔变小、恶化梗阻的程度。虽然β受体阻滞剂和钙通道阻滞剂在无症状患者中尚不确定能改变此病的自然进程，但这两种药物可用于治疗相关的合并症如高血压（推荐类别Ⅱb）[49]。动物模型中一些初步的结果已经证实，血管紧张素转化酶抑制剂或他汀类药物或钙通道阻滞剂可使左心室肥厚进展停止[69]。然而，类似的结果并没有在人类中呈现。因此，这些药物不应被用来改善肥厚型心肌病患者相关的临床预后，而仅用于控制其症状和相关的合并症。

室间隔减薄手术目前不推荐用于无症状、有正常运动耐量的肥厚型心肌病患者，无论其左心室流出道梗阻程度如何（推荐类别Ⅲ）[49, 53-54]，目前的适应证是改善药物无效、显著影响生活质量的患者的症状。因而，它不应仅基于静息或激发性左心室流出道压差的程度而用于无症状患者。

有症状患者

药物治疗

药物治疗应作为有症状的肥厚型心肌病患者的初始治疗手段。由于相对少的病例，肥厚型心肌病的药物治疗大部分基于专家意见、临床经验和回顾性观察性分析。左心室流出道梗阻的患者占有症状性梗阻患者的最大部分。除了这些有显著梗阻的患者，有大量无梗阻的患者也可能出现舒张功能不全导致的不良后果如心力衰竭、心绞痛和心房颤动[66]，这些需要药物治疗。由于目前越来越多地利用基因标志和超声心动图诊断肥厚型心肌病，我们越来越明确大部分患者长期无症状。绝大部分研究结果建议此类人群不需要经验性治疗，除非出现症状。

β受体阻滞剂

根据最近的ACC/AHA指南，β受体阻滞剂应用于成人肥厚型心肌病患者有或无梗阻者，作为初始药物治疗来控制症状，但在伴有窦性心动过缓或严重传导系统疾病患者中应用时须注意（推荐类别Ⅰ）[49]。如果低剂量β受体阻滞剂控制症状无效，常增加剂量至静息心率 < 60 ~ 65 次 / 分（直至一般接受和推荐的单药最大剂量）（推荐类别Ⅰ）[49]。β受体阻滞剂的有效性是由于它的负性肌力作用及它能减少肾上腺素诱发的心动过速。这些作用显著减少心肌需氧量，因而减少心肌缺血。降低静息心率能延长舒张充盈期，使更多心肌收缩蛋白高效失活，从而改善心肌舒张力学[60-71]。由于它有负性变时能力，因此特别对室上性心动过速的患者有效。第一个被用于初始治疗的药物是普萘洛尔，现在已经大部分被新一代、长效、心脏选择性的药物所替代，如美托洛尔。

钙通道阻滞剂

非二氢吡啶类钙通道阻滞剂维拉帕米是传统的用于肥厚型心肌病患者的药物。依据目前的指南，针对β受体阻滞剂无效或者β受体阻滞剂使用有不良反应或禁忌的有或无梗阻的肥厚型心肌病患者，推荐使用维拉帕米（从低剂量开始增加至 480 mg/d）改善症状（推荐类别Ⅰ）[49]。有症状的患者，通常临床上是用β受体阻滞剂而不是维拉帕米作为起始治疗。如果患者不耐受β受体阻滞剂的不良反应或者尽管已经使用了足量的β受体阻滞剂仍然持续有症状，可以考虑改用（或者加用）维拉帕米。然而，目前而言，没有证据表明β受体阻滞剂和维拉帕米合用比单用β受体阻滞剂或维拉帕米更有效。如果决定合用，应该非常谨慎，因其有潜在的致高度房室传导阻滞的作用。

维拉帕米通过拮抗细胞内钙离子流动来起到负性肌力和负性变时的作用。由于它延长舒张期充盈时间、增强舒张期心室松弛而不影响收缩功能，同时能减少心肌氧耗[72-73]，因而它能改善患者的症状。并且，维拉帕米能在药物负荷试验中增加心肌绝对血流、减少缺血负荷、改善运动耐量[74-75]。虽然维拉帕米已被用于梗阻性或非梗阻性肥厚型心肌病患者，但仍应谨慎用于静息状态下左心室流出道压差大的患者，因为有报道发现其会严重影响血流动力学而导致心源性休克和肺水肿[49]。目前的指南对梗阻性肥厚型心肌病患者伴有低血压或严重呼吸困难时不推荐使用维拉帕米（推荐类别Ⅲ）[49]。

虽然一些初步动物实验结果发现地尔硫䓬可用

于预防左心室肥厚，但少量人类研究发现它对肥厚型心肌病无效[69]。然而，对于无法耐受β受体阻滞剂或维拉帕米的患者，可考虑使用地尔硫䓬（推荐类别Ⅱb）[49]。在静息状态或可激发的左心室流出道有压差的肥厚型心肌病患者中使用硝苯地平或其他二氢吡啶类钙通道阻滞剂改善症状可能有潜在危害（推荐类别Ⅲ）[49]。这是由于它的血管扩张作用可能恶化流出道梗阻，导致症状恶化。

丙吡胺

丙吡胺作为治疗肥厚型心肌病的药物已经有超过30年的历史了。它是ⅠA类抗心律失常药物，同时其负性肌力作用也导致全身血管阻力的相对增加。目前ACC/AHA指南推荐在β受体阻滞剂或维拉帕米单药治疗无效的有症状的梗阻性肥厚型心肌病患者中，β受体阻滞剂或维拉帕米联合使用丙吡胺治疗是合理的（推荐类别Ⅱa）[49]。丙吡胺对舒张功能没有任何作用，对其他治疗无效的患者，丙吡胺有效减少由于SAM导致的流出道梗阻以改善症状[76-78]。丙吡胺治疗应在住院期间心脏监护下开始使用，因其有延长QT间期导致心律失常的可能。如发生抗胆碱的副作用如口干、尿潴留、便秘，可减量使用。单用丙吡胺不用β受体阻滞剂或维拉帕米对肥厚型心肌病合并心房颤动的患者有潜在危害，因为丙吡胺可能加快房室传导而增加心房颤动时的心室率（推荐类别Ⅱa）[49]。

胺碘酮

目前研究发现肥厚型心肌病中使用胺碘酮有争议，胺碘酮可用于高危非持续性室性心动过速患者来减少心脏性猝死的风险，改善生存率[79]。虽然一些研究证实它有效改善症状和功能，但它可能有致心律失常作用，理论上可能导致室性心动过速引起心脏性猝死的风险增加[80-81]。然而，目前研究表明，在反复非持续性室性心动过速的高危患者中长期低剂量胺碘酮治疗（200 mg/d）与长期死亡率无关[82]。而正是使用这一剂量，胺碘酮被证实能有效治疗和预防肥厚型心肌病患者的室性心动过速[83]。在更明确的研究结果出现前，谨慎选择长期使用胺碘酮来减少室性心动过速，尤其是考虑到它的不良反应。

其他药物

虽然大剂量利尿剂因其脱水作用一般是禁用的，但在梗阻性或非梗阻性肥厚型心肌病患者中，已经使用β受体阻滞剂或维拉帕米或两者联用后仍持续有呼吸困难的症状时，考虑加用小剂量口服利尿剂是合理的（推荐类别Ⅱa）[49]。利尿剂常常能缓解肺水肿患者的症状，但合理使用显然是必要的。血管紧张素转化酶抑制剂或血管紧张素受体拮抗剂用于治疗有症状的收缩功能保留的肥厚型心肌病患者的有效性尚未完全确定，这些药物应该谨慎使用于静息或可激发的左心室流出道梗阻患者（推荐类别Ⅱa）[49]。推荐静脉使用去氧肾上腺素治疗梗阻性肥厚型心肌病对静脉补液治疗无效的急性低血压患者（推荐类别Ⅰ）[49]。不推荐使用去甲肾上腺素、多巴胺、多巴酚丁胺或其他正性肌力药物治疗有症状的肥厚型心肌病患者的低血压，因其具有潜在危害（推荐类别Ⅲ）[49]。

有创处理

目前ACC/AHA指南推荐室间隔减薄治疗应用于伴有严重的药物治疗无效的症状及左心室流出道梗阻患者，下列为合适的入选患者的主要标准。

- 临床方面：尽管已经使用了足量药物治疗，仍有严重心绞痛或呼吸困难（NYHA Ⅲ/Ⅳ级）或影响日常活动或生活质量的其他症状如晕厥或近似晕厥。
- 血流动力学方面：与间隔部肥厚和二尖瓣SAM有关的静息或可激发的左心室流出道压差大于50 mmHg。
- 解剖方面：经过术者的判断，间隔部厚度足以保证操作的安全性和有效性。

间隔减薄治疗不应用于无症状、有正常活动耐量的患者或者其症状已经通过优化药物治疗减轻的患者（推荐类别Ⅲ）[49]。间隔减薄治疗包括室间隔心肌切除术（SM）和酒精消融术（ASA）。虽然从方法上来说它们是不同的操作和干预，但它们在ACC/AHA指南和欧洲指南中的地位类似[84]，因为它们都是减轻左心室流出道梗阻患者症状的手段。在适用人群的个体化治疗方面，它们有细微差别，这点将在后面的章节中详述。SM已经被使用了近50年，能减少左心室流出道梗阻，且在有经验的中心，围术期发病率和死亡率很低[85-86]。因为长时间的经验、长期的结果及明确的安全性，SM被认为是绝大多数肥厚型心肌病达到侵入性处理标准的患者的治疗选择。考虑选择 SM 的因素包括更年轻、更厚的室间隔厚度及合并需要手术纠正的心脏疾病如二尖瓣瓣膜本身的疾病或冠状动脉疾病。二尖瓣结构的特殊异常能导致左心室流出道压差产生，提示额外的外科手术（如折叠术、乳头肌再定位术、瓣膜成形术）的潜在价值。虽然 ASA 仅被使用了大约近 20 年，但用此方法的患者数量已经超过了近 50 年来行心肌切除术的患者总数。ASA 在室间隔基底部造成局部心肌梗死，由此减轻收缩并最终导致室间隔基底部变薄而使左心室流出道变宽。在符合间隔减薄治疗主要标准的患者中，选择 ASA 而不是 SM 的考虑因素有年龄大、显著的非心脏合并症导致外科手术风险增加，以及在充分讨论这两种选择后患者不愿进行开胸手术。

在肥厚型心肌病患者的综合性临床治疗中，推荐这两种方法应由有经验的术者来操作。ACC/AHA 指南定义的有经验的术者是累积手术病例数至少 20 例或术者所在的专门的肥厚型心肌病治疗中心至少累积总病例数有 50 例[49]。并且，基于有经验的中心的数据，术者应将经治的肥厚型心肌病患者死亡率＜1%、主要并发症发生率＜3%，且显著改善血流动力学和症状作为目标。因此，间隔减薄治疗应该仅被作为肥厚型心肌病患者的专业的纵向和多学科治疗的一部分[49]。

室间隔心肌切除术

跨主动脉室间隔心肌切除术（SM）目前是大部分梗阻性肥厚型心肌病伴有严重药物难治性症状患者的金标准。虽然文献证实在近几十年来外科干预的结果能有相当大程度的改善，但是这些数据仅限于相对而言非常少的一部分经验丰富、专门治疗肥厚型心肌病的医学中心。从起初 1960 年时 Cleland[87] 的孤立性室间隔心肌切除术，到现代广泛应用的 Morrow 切除术[88]，外科治疗取得了显著进展。Morrow 切除术通过跨主动脉途径因此可见近段间隔，从主动脉瓣根部至二尖瓣远端区域直至二尖瓣-间隔连接部切除 5～15 g 心肌组织，可去除二尖瓣前叶收缩期前向运动（SAM），因而使左心室流出道变大[88-89]。非常重要的是，准确确定左心室间隔部受累的部分且切除足够的心肌来减轻左心室流出道压差。因此，大多数有经验的中心使用经食管超声心动图（TEE）来帮助定位要切除的部位，并术中监测切除后对左

心室流出道压差改善的作用。

改良的经典 Morrow 术更激进，包括切除更多心肌，切除和调整部分乳头肌。此术式减轻左心室流出道梗阻、减少二尖瓣瓣下结构的固定及更个体化地基于患者左心室肥厚程度和部位进行外科切除。在合并有心房颤动或冠状动脉疾病的患者，SM 可与附加的心房颤动外科处理（MAZE）或冠状动脉旁路移植术联合。在少部分患者中，二尖瓣结构的异常如瓣叶延长和弯曲常常加重左心室流出道梗阻的程度。这些患者常常能从心肌切除手术同时进行瓣叶折叠获益，它能更有效减少 SAM 导致的左心室流出道梗阻及减少相关的二尖瓣反流。二尖瓣置换一般来说用于显著原发性瓣膜异常的患者，如黏液瘤变性导致二尖瓣脱垂或严重二尖瓣反流。术中手术取样应该进行组织病理学检查，不仅可确诊肥厚型心肌病的诊断，而且可做特殊染色来排除其他类似于肥厚型心肌病的贮积类疾病。

患者选择。 由于 SM 是有症状的梗阻性肥厚型心肌病的处理金标准，临床医生对于所有合适的患者应该首选此手术。临床医生客观评估手术风险常导致对风险过高估计，最后患者拒绝 SM 手术[90]。考虑选择 SM 的因素包括比较年轻、室间隔的厚度较厚及合并需要手术纠正的心脏疾病如二尖瓣瓣膜本身的疾病或冠状动脉疾病。二尖瓣结构的特殊异常可显著增加左心室流出道压差，提示附加的手术处理可有潜在价值（如折叠、乳头肌复位、瓣膜成形术）。

早期结果。 基于数个有经验的中心的结果，在有症状的肥厚型心肌病患者已使用最大耐受剂量药物治疗情况下，SM 已成为最有效的逆转心力衰竭、减轻左心室流出道梗阻及改善活动能力和提高生活质量的方法[91-97]。成功的 SM 可改善踏车时间、最大负荷、峰值氧耗、心肌需氧量及冠状动脉血流[54, 98-99]。SM 使基底部间隔变薄、左心室流出道区域变大，这可以改变前向血流方向，并消除拖拽和 Venturi 效应对二尖瓣的影响，导致 SAM 和二尖瓣-间隔部接触消失[100-102]。二尖瓣反流通常消除而无需额外的二尖瓣手术[2]。SM 后，左心房尺寸（提示心房颤动的风险）减小，左心室舒张末压、左心室壁压力正常[54, 85, 103-105]。在有经验的中心，手术风险非常低，约为＜1%[106]。

远期结果。 SM 后左心室流出道梗阻可延长肥厚型心肌病患者的寿命[85]。虽然随机对照研究比较 SM 和药物治疗并未发现，但非随机研究证实 SM

可使患者获得与普通人群类似的长期生存。SM 后，1 年、5 年、10 年的切除术后生存率分别为 99%、98%、95%。这样的生存率与普通美国人群的预期生存率无差别，且高于未行 SM 的梗阻性肥厚型心肌病患者[85]。虽然 SM 后心脏性猝死发生率或 ICD 的不必要放电率非常低（< 0.9%），但 SM 并不能消除心脏性猝死的风险及在高危患者考虑植入 ICD 的需求。

并发症。在有经验的术者，SM 是非常安全的。手术死亡率 < 1%。虽然术后左束支传导阻滞相对常见，但 SM 相关的完全性房室传导阻滞发生率约 2%。在有右束支传导阻滞或既往做过室间隔酒精消融的患者中发生率更高。既往做过 ASA 的患者，完全性房室传导阻滞的发生率高达 50% ~ 80%[107]。因治疗引起的室间隔穿孔罕见，发生率 < 1%。最后，主动脉瓣或二尖瓣损伤的风险也很低（< 1%），尤其是由有经验的术者操作时。

重要的考虑。二尖瓣结构的异常可在术前或术中通过经胸超声心动图来确定。包括不规则的前侧乳头肌插入二尖瓣前叶或冗长的二尖瓣瓣叶。这些异常通常能通过改良的二尖瓣修复或扩大的心肌切除而无需瓣膜置换来矫正。基于扩大 SM 治疗梗阻性肥厚型心肌病有良好的近期和远期结果，二尖瓣置换变得越来越少[89]。合并的二尖瓣变性疾病可通过心肌切除术同时行二尖瓣修复来治疗。在肥厚型心肌病中，应根据异常的二尖瓣对左心室流出道梗阻或二尖瓣反流的影响程度来改良二尖瓣修复技术。

当间隔减薄治疗被判断为不安全或被认为无效时，二尖瓣置换已经很少做。当间隔基底部轻微肥厚时（< 16 mm），过多的心肌切除导致医源性室间隔穿孔或切除不足导致术后残余左心室流出道梗阻的风险均大幅度增加。对这些少部分患者来说，二尖瓣置换可能是一个选择[108-109]。

室间隔酒精消融术（ASA）

1995 年由 Sigwart 第一次报道[110]，ASA 针对的患者为：有症状的不愿意行侵入性开胸手术，或因合并症而不是手术的最适宜人群，或处于外科手术经验不足的地区。通过选择性地将 100% 酒精注入第一或第二穿隔支动脉，ASA 模拟传统的 Morrow 心肌切除术的效果，它通过可控的在肥厚间隔基底部造成心肌梗死，使其形成瘢痕、变薄和收缩力消失，导致左心室流出道压差显著降低及 SAM 减轻。虽然目

前没有随机对照研究来比较 ASA 和 SM 或药物治疗，但短期观察性研究已经证实其能使左心室流出道压差显著下降，改善症状和运动能力，且有报道称其死亡率与 SM 类似或更低[98, 111-115]。短期有效及其最小化的侵入性特点使 ASA 在有症状的梗阻性肥厚型心肌病的治疗中显著增长。世界范围内，在有症状的肥厚型心肌病患者中减轻左心室流出道梗阻，ASA 更常用，使用数量是 SM 的 15 ~ 20 倍[66, 116-117]。

患者选择。因 ASA 具有最小化的侵入性特点，它没有外科切除和全身麻醉，整体上来说不适感更小，恢复时间及住院时间更短，所以它使患者更满意。已经明确心脏外科疾病的围术期风险和并发症随着年龄增加而增加，因此 ASA 在年龄大、有合并症而导致外科风险高的患者中提供了一种选择性优势。ASA 目前不推荐用于儿童。

在选择 ASA 而不是 SM 时，有很多需考虑的方面临床医生应该与患者探讨。消融后需要植入永久性心脏起搏器的概率比 SM 高出 4 ~ 5 倍。SM 术后恢复后可立即获得临床和血流动力学获益，但是对于 ASA 则可能要延迟到术后 3 个月；虽然大部分患者在 ASA 术后短期即能获得显著的症状改善。而且，对于严重间隔肥厚（> 30 mm）的患者，ASA 获益有限或者无获益。在有经验的术者，外科心肌切除术几乎总是有效的。然而，ASA 的成功与否却部分取决于消融的靶血管间隔支及间隔区域的血供。在开始选择 ASA 前，应该彻底寻找是否有需外科治疗的合并症，包括不规则的乳头肌插入二尖瓣，二尖瓣瓣叶冗长的解剖异常，合并存在冠状动脉疾病，原发性瓣膜疾病包括二尖瓣、主动脉瓣、主动脉瓣下膜或血管翳，上述情况都不宜选择 ASA。另外，异常冗长和弯曲的二尖瓣前叶会导致结合线前移，左心室流出道梗阻将不能通过 ASA 纠正，而需要 SM 加折叠术来纠正[118]。此外，可介入治疗的适当的间隔部解剖对于 ASA 术的成功来说至关重要。

手术操作。此手术一般来说是在清醒镇静状态下进行的，当酒精注射到间隔部穿隔支时，特别需要注意镇痛。第一步操作是先进行一个标准的诊断性冠状动脉造影来清晰确定冠状动脉的解剖和评估合并的动脉粥样硬化疾病（图 31-7）。为了最清楚地显示穿过室间隔基底部的间隔部解剖特点，C 臂必须置于右前斜位（RAO）加头位或后前位（PA）加头位。有时，间隔部解剖有可能有变异，一个分支可

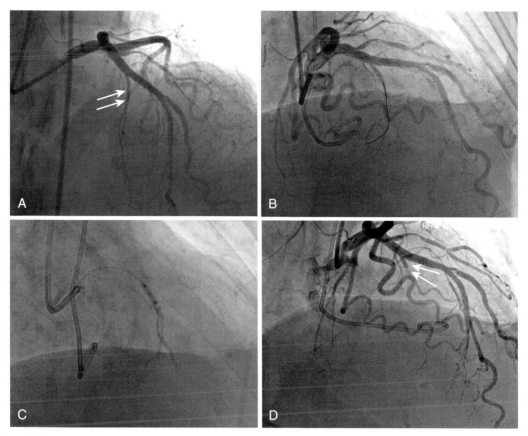

图 31-7　一名 52 岁有严重症状的肥厚型心肌病女性患者行室间隔酒精消融术。**A.** 后前位加头位行左冠状动脉血管显像清晰显示间隔部解剖。白色箭头显示选择第一间隔支进行消融。**B.** 0.014 英寸冠状动脉导丝置入此间隔支。**C.** OTW 球囊充气后用血管造影剂显影远端间隔支。注意造影剂仅显影远端间隔支，没有回流到其他部位。**D.** 注射无水酒精后成功使此间隔支消失（白色箭头）

能沿间隔的左侧面走行而另一个沿右侧面走行。左前斜位（LAO）加头位常常有助于确定间隔血管沿间隔部的走行（向左或向右）。选择左侧分支是明智的，因为相比右侧分支，酒精注射到左侧分支发生完全性房室传导阻滞的可能性显著降低。虽然大多数情况下，间隔支发自左前降支（LAD），但大量解剖变异情况被发现，它可能发自左主干（LMT）、中间支（RI）、左回旋支（LCX）、对角支，甚至是右冠状动脉（RCA）的分支[119]。一旦图像采集完成后，术者应选择合适的间隔支来消融。

诊断性冠状动脉造影完成后，作为预防性措施，经静脉植入临时起搏器，以防术中或术后发生完全性房室传导阻滞。一些术者更喜欢从右颈内静脉植入螺旋的主动固定电极。由于常规使用肝素抗凝，应该注意在动脉鞘放置和起搏器植入时最小化出血风险。在成功放置鞘管和起搏器后，静脉使用肝素使活化凝血时间 ≥ 300 s 来预防指引导管或导丝的血栓形成。

除了以上提到的注意事项外，在选择间隔支消融时，还有重要的几点必须考虑。包括血管尺寸、血管成角、间隔支分叉及血管供应的心肌范围。血管成角 > 90° 常常技术上面临挑战，在将球囊送入血管时有相当大的难度，可造成导丝频繁脱入 LAD 中段[119]。用导管控制远端角度（Venture catheter，St. Jude Medical，Minnesota）的特殊技术可能对这些少见的病例有用。评估间隔支供应的心肌范围，对于避免造成非目标部位的心肌梗死来说非常重要。已经证实，与正常对照相比，肥厚型心肌病患者的间隔支解剖有相当大变异。血管造影和尸检发现，第一间隔支可能供应除了间隔基底部以外的区域，包括右心室[119-120]。有时，它可能不完全供应间隔基底部血供，而是与第二间隔支共同供应[119-120]。精确评估间隔支供应心肌范围时，可采用在造影图像采集时选择性注射造影剂同时使用超声心动图伴注射造影剂的方法（图 31-7）。

在血管造影评估间隔部解剖后，用指引导管（通常是 6 Fr 或 7 Fr XB 导管）进入左主干。接着，将 0.014 英寸的软头导引导丝送入选定的间隔支。短的 over-the-wire（OTW）球囊，通常是 1.5～2 mm 直径，将球囊送入经导引导丝送入选定的间隔支。有时，难以推送球囊进入选定的间隔支，可选用更硬的导引导丝来解决。在球囊进入血管后，扩张球囊完全堵住间隔支。必须确保球囊进入足够深且完全打开以确保注入的酒精不反流至前降支。但是，如果球囊进入穿隔支非常深，可能注射的酒精无法进入间隔基底部，导致手术不成功。

此时，确认选定的间隔支所供应的心肌范围非常重要，因为肥厚型心肌病患者的间隔部解剖存在很大变异。血管造影和超声心动图确认必须在酒精注射前完成，术者可以通过 OTW 球囊注射 1～2 ml 造影剂进行血管造影确认（图 31-7）。注射造影剂时需要缓慢，以模拟酒精的注射。注射造影剂时必须观察三件事。第一，术者应该确认选定的间隔支确实供应造成左心室流出道梗阻的室间隔基底部；第二，造影剂不会反流入左前降支中段；第三，造影剂不会通过间隔的侧支到达右冠状动脉造成下壁心肌梗死。

在血管造影确认之后，通过超声心动图造影进一步评估间隔部的血供。在通过心尖四腔心和胸骨旁长轴切面仔细观察间隔部后，以 1～2 ml Albumex 通过 OTW 球囊注入间隔支（图 31-8）。Albumex 是第一代超声心动图造影剂，在一些国家已经不再使用，被第二、第三代产品替代。这些新的造影剂被证明不是最优的，因为它们快速通过毛细血管床，于不透明的心室产生大量的超声心动图阴影。在我们导管室，造影剂特意在使用前 10～15 min 打开以减少这种效应。之后，在注射时，造影剂进一步用无菌盐水稀释成 1：5 到 1：10。选择低机械指数的脉冲多普勒来避免微泡的破坏而产生高频持续超声波。术者应该预期在室间隔基底段出现超声造影，它导致最大程度的间隔-二尖瓣接触。室间隔远端、右心室或其他部位心肌出现造影剂是酒精注射的禁忌证（图 31-8）。作为最终确认的方法，在选定的间隔支扩张球囊后，左心室流出道压差降低 > 30% 是可靠的。

在注射酒精前，术者应于透视下确定球囊没有移

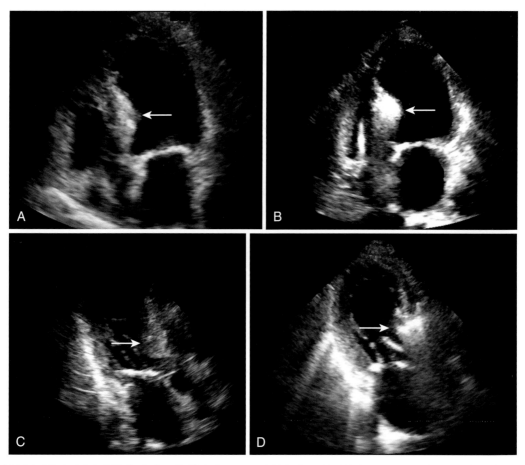

图 31-8　显示拟行酒精消融的间隔部靶分支血管供应的心肌区域的超声心动图特点。**A** 和 **C.** 分别为注射超声造影剂前心尖四腔和长轴切面，显示严重的室间隔肥厚。**B** 和 **D.** 分别为注射超声造影剂后的图像，显示间隔部靶分支血管供应的心肌区域。白色箭头指出室间隔基底段肥厚的部位

位及经静脉临时起搏器起搏阈值良好。之后，术者可以进行酒精注射。大多数有经验的中心用 1～2 ml 无水酒精。注射量可根据室间隔解剖和造影剂洗脱程度来调整。已证实少量酒精注射（1～2 ml）引起较好的临床和血流动力学的中期结果，并发症发生率降低，尤其是需要植入永久性心脏起搏器的发生率降低[121]。在因存在间隔支的侧支循环而造影剂迅速洗脱的部位，酒精注射的速度和剂量都应减少以预防酒精通过侧支到达非理想部位的心肌。一般酒精注射超过 1～5 min，同时球囊保持充气状态。在初次注射后，静息下左心室流出道压差＞50 mmHg 者下降至＜30 mmHg，或可激发的压差下降＞50% 意味着手术成功（图 31-9）。从间隔支血管撤出球囊前，放置导引导丝进入间隔支以促进平稳和快速地撤出球囊。最后一步，行左冠状动脉造影来记录间

隔血管阻塞和确认剩余冠状动脉循环的完整信息。

术后，所有患者应在 ICU 中进行监护至少 48 h。如果没有缓慢性心律失常或心脏阻滞需要更长时间观察或需要植入永久性心脏起搏器，经静脉起搏导线可在 48 h 后拔除。虽然由于注入的酒精量、血管尺寸及酶检测方法的不同而存在差异，但消融术后 CK-MB 升高范围在 800～1200 IU/L。在大多数中心，患者出院前，应转到普通病房再观察 2～3 天以查看是否有术后并发症。

结果。 ASA 后左心室流出道压差减小会经历三相反应，有可能需要 3 个月时间来完全评估它对左心室流出道压差的影响[122]。左心室流出道压差在成功的 ASA 后急性降低，然后一般来说会在之后 3 天内较基线升高，再后来是在 3 个月内降低至消融术后即刻的水平。左心室流出道压差急性降低表明间

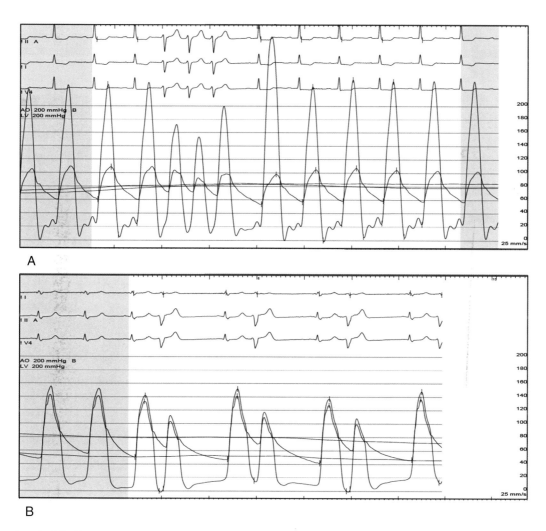

图 31-9 显示血流动力学监测。**A** 和 **B.** 分别为一名 52 岁有严重症状的肥厚型心肌病女性患者行室间隔酒精消融成功之前和之后的图像。血流动力学监测在两图中显示用两根导管同时测定左心室压力波形和主动脉压力波形。上方的图显示期外收缩后增强（Brockenbrough-Braunwald-Morrow 征）的左心室流出道压差。在室间隔酒精消融成功后，左心室流出道压差及 Brockenbrough-Braunwald-Morrow 征彻底消失（**B**）

隔部收缩力因间隔部心肌缺血、坏死和顿抑而下降。ASA 术后压差早期恢复反映了间隔部心肌从顿抑、心肌水肿和坏死中恢复。在接下来的 3 个月中，梗死的间隔部变薄，左心室流出道重构，导致持续和更永久的压差降低。左心房压力下降，可减少心房颤动的发生率和减轻肺高压[123]。有报道称，ASA 有益的结果几乎可维持至术后 5 年，包括改善功能和心绞痛分级，运动能力及生活质量[111, 113-114, 124-126]。然而，血流动力学和症状改善与导管插入和消融供应二尖瓣-间隔接触部位的间隔支的效果有关。

并发症。 与 SM 相比，ASA 并发症发生率相对低。与 SM 术后常见左束支传导阻滞相比，ASA 后约 80% 的患者有右束支传导阻滞[112, 119]。在大多数有经验的中心，完全性房室传导阻滞发生率为 12% ～ 15%[112-113, 119]。原本存在的左束支传导阻滞或消融时快速注射负荷量酒精已被发现与高度房室传导阻滞需要植入永久性心脏起搏器相关。造影剂回流或渗出进入前降支中段少见，但其造成的并发症是灾难性的，可导致中远段前壁心肌梗死。指引导管致冠状动脉夹层，经静脉起搏致右心室穿孔心脏压塞及大量注射酒精致室间隔破裂是其他少见的并发症。术中术后可见室性心律失常。与 SM 不同，ASA 导致大量心肌瘢痕，可引起恶性室性心律失常。然而，这个假设还没有得到实质性的证据支持。

室间隔酒精消融和室间隔心肌切除术的比较

虽然没有随机对照研究比较 SM 和 ASA，以后也很有可能不会，但 meta 分析已有的观察性研究发现 3 ～ 5 年后两者均有相似的血流动力学和功能改善[127]。至今所有的比较这两种治疗的研究其治疗分配都不是随机的。尽管两组间年龄不同，临床中 ASA 患者平均年龄大 10 岁左右，但短期和中期死亡率两者是相似的[127]。ASA 术后发生右束支传导阻滞和完全性房室传导阻滞需行永久性起搏器植入的比例，相比 SM 术后显著增高[127]。观察性研究比较 ASA 和 SM 的 meta 分析发现两者有相似的 NYHA 心功能分级。虽然 meta 分析证实 SM 术后左心室流出道压差较 ASA 术后即刻显著下降，但应强调的是 ASA 使左心室流出道压差下降的完全获益常常在术后几个月出现，它源自瘢痕收缩和左心室流出道重构[122]。目前推荐在选择治疗前，应与患者进行广泛的讨论来解释此两种治疗方法的风险和获益。

双腔起搏的作用

双腔起搏在 20 世纪 90 年代被看作为 SM 的一种替代，因其创伤性更小，当时数个观察性研究发现左心室流出道压差显著下降，功能状态和生活治疗改善[128-130]。虽然确切机制不明，但右心室心尖部激动会导致室间隔收缩不同步，短期产生左心室流出道压差下降和长期引起正性心室重构[131]。然而，有 3 个随机交叉试验在接受双腔起搏（DDD）2 ～ 3 个月并以 AAI 模式备份（不起搏）作为对照[132-134]。所有的左心室流出道压差下降程度是中度的（25% ～ 40%），个体间存在显著差异。虽然 DDD 起搏后客观测量发现功能改善，但与没有起搏的对照组相比没有显著差异。这表明在 DDD 起搏的患者中，安慰剂效应和训练反应很可能导致起初的症状改善。总之，有持续症状改善的患者的比例变异相当大（30% ～ 80%）[99, 135-137]。DDD 起搏在获得完全成功（即达到症状改善和左心室流出道压差下降）方面不如 SM。DDD 起搏后左心室流出道压差平均下降 10 mmHg 左右，而 SM 术后则可下降 40 ～ 50 mmHg[128, 132-133, 136]。

基于这些发现，ACC/AHA 推荐肥厚型心肌病患者因非肥厚型心肌病原因植入双腔起搏器者，尝试双腔心房心室起搏（右心室心尖部）以减轻左心室流出道梗阻引起的症状是合理的（推荐类别 II a）[49]。此外，永久性心脏起搏可考虑用于药物治疗无效、有症状且不是最适合行室间隔减薄治疗的梗阻性肥厚型心肌病患者（推荐类别 II b）[49]。然而，永久性起搏器植入以降低左心室流出道压差不应用于无症状或药物治疗可控制症状的肥厚型心肌病患者（推荐类别 III）[49]。并且，永久性心脏起搏不应作为一线治疗用于减轻药物治疗无效但可行室间隔减薄治疗的肥厚型心肌病患者因左心室流出道梗阻引起的症状（推荐类别 III）[49]。此外，双腔起搏对于非梗阻性肥厚型心肌病患者未显示有获益[138]。

为实现双腔起搏的血流动力学获益有一些考虑很重要。优化 AV 间期很必要，因为非常短的 AV 间期引起血流动力学恶化，而非常长的 AV 间期无心室导线的预先激动则会导致不充分的治疗效果。右心室导线的位置也很重要，应确保使远端心尖部夺获以优化血流动力学。并且，有必要程控为频率适应性，这样可保证运动中心室完全预先激动。

心房颤动的处理

心房颤动是肥厚型心肌病患者的重要的合并症。诊断心房颤动常常需要心电图或动态心电图 Holter 检查。维生素 K 拮抗剂（华法林，使国际标准化比值达到 2.0 ～ 3.0）抗凝用于阵发性、持续性或永久性心房颤动伴肥厚型心肌病患者（推荐类别Ⅰ）[49]。使用直接凝血酶抑制剂如达比加群抗凝可作为另一个治疗选择以减少血栓栓塞风险，但是在肥厚型心肌病患者中目前尚无数据支持。高剂量 β 受体阻滞剂或非二氢吡啶类钙通道阻滞剂可用于肥厚型心肌病伴有快速心室率者的心室率控制（推荐类别Ⅰ）[49]。目前的指南认为二氢吡啶类或胺碘酮可作为肥厚型心肌病患者抗心律失常治疗的节律控制（推荐类别Ⅱa）[49]。索他洛尔、决奈达龙和多非利特可以考虑作为肥厚型心肌病患者抗心律失常的替代治疗，尤其是在植入 ICD 的患者（推荐类别Ⅱb）[49]。射频消融可能对有顽固性症状或无法服用抗心律失常药物的患者有益（推荐类别Ⅱa）[49]。对肥厚型心肌病伴有心房颤动史的患者，MAZE 手术加切除或结扎左心耳是合理的，无论是于 SM 术中或作为单独的手术用于特定的患者（推荐类别Ⅱa）[49]。

收缩功能不全的处理

肥厚型心肌病收缩功能不全不常见，应该进一步检查左心室功能不全的已知原因如冠状动脉疾病、不相关的心脏瓣膜疾病或代谢异常。肥厚型心肌病患者收缩功能不全可能是长期疾病未得到治疗，它代表了肥厚型心肌病自然病程的终末期。大多数随机对照研究评价心力衰竭治疗的有效性时均排除了肥厚型心肌病的患者。尽管缺乏这些患者的数据，但没有明确证据显示高效的、基于指南的收缩功能不全的治疗不能用于合并收缩功能不全的肥厚型心肌病患者。

目前的 ACC/AHA 指南推荐非梗阻性肥厚型心肌病患者左心室功能不全、射血分数 < 50% 者应该给予与其他形式的收缩性心力衰竭成人循证医学治疗一样的治疗，包括 β 受体阻滞剂、血管紧张素转化酶抑制剂、血管紧张素受体拮抗剂及其他有效的药物（推荐类别Ⅰ）[49]。对于优化药物治疗下，射血分数仍 < 50% 的晚期心力衰竭（NYHA Ⅲ / Ⅳ级）和非梗阻性肥厚型心肌病患者，即使无其他 ICD 适应证，也可安装 ICD（推荐类别Ⅱb）[49]。肥厚型心肌病患者出现左心室功能不全时，可以考虑再次评估既往使用的负性肌力药物是否适用以及是否停止使用这些药物（推荐类别Ⅱb）[49]。

心脏移植的作用

根据现有的指南，心脏移植应考虑用于非梗阻性肥厚型心肌病伴有射血分数 < 50% 的进展性心力衰竭而无法行其他干预治疗的患者（推荐类别Ⅰ）[49]。大多数行心脏移植评估的患者有广泛左心室重构，包括弥漫性心肌瘢痕导致的心腔扩大、室壁变薄。虽然射血分数降低不是心脏移植的标准，但这项治疗策略很少推荐用于射血分数保留的患者。伴有限制性生理改变的有症状的肥厚型心肌病儿童，若对其他治疗干预无效或不适合行其他治疗时也应该考虑心脏移植（推荐类别Ⅰ）[49]。心脏移植不应用于任何年龄的仅有轻微症状的肥厚型心肌病患者（推荐类别Ⅲ）[49]。

心脏性猝死的预防

所有肥厚型心肌病患者应该在初始评估时，进行全面的心脏性猝死的危险分层。已知的心脏性猝死的危险因素是：

- 既往有心室颤动、心脏性猝死病史或持续性室性心动过速含室性心律失常的 ICD 正规治疗史（推荐类别Ⅰ）。
- 有心脏性猝死家族史（推荐类别Ⅰ）。
- 无法解释的晕厥史（推荐类别Ⅰ）。
- 记录到非持续性室性心动过速，即心电图监测到 3 个或以上心动频率 > 120 次 / 分（推荐类别Ⅰ）。
- 左心室壁最大厚度 ≥ 30 mm（推荐类别Ⅰ）。
- 运动中异常血压反应（推荐类别Ⅱa）。

其他心脏性猝死的潜在风险包括[49]：
- 左心室流出道梗阻程度（推荐类别Ⅱb）。
- 心脏磁共振 LGE 显像（推荐类别Ⅱb）。
- 左心室心尖部室壁瘤（推荐类别Ⅱb）。
- "恶性"基因突变，包括双倍和复合突变（推荐类别Ⅱb）。

除了心搏骤停的病史，其他心脏性猝死的危险因素只有较低的阳性预测值（每个约 10% ～ 20%）和适度的高阴性预测值（约 85% ～ 95%）。多种危险因素并存于一个个体可能表明更高的心脏性猝死风险；然而，大部分具有 1 个或 1 个以上危险因素的患者在他们一生中将不会经历心脏性猝死事件。在国际性注册研究 HCM-ICD 中[139]，在植入 ICD 的可能的高危患者中，危险因素的数量与正确的 ICD 放电无关。这说明单个危险因素在某些患者中可能不足以确定是否行 ICD 植入，但是应该个体化地做出决定，应基于年龄、危险因素的强度和 ICD 疗法的终身风险与获益[139-140]。有创心脏电生理检查作为肥厚型心肌病患者常规心脏性猝死的危险分层工具目前来说不推荐也不应进行（推荐类别Ⅲ）[49]。

参加竞技运动

对于参加竞技体育或休闲运动，肥厚型心肌病患者参加低强度竞技运动（比如，打高尔夫、保龄球等）是合理的（推荐类别Ⅱa）[49]。然而，肥厚型心肌病患者无论年龄、性别、种族、左心室流出道梗阻程度、既往间隔减薄治疗或 ICD 植入状态，都不应参加剧烈竞技运动。ACC 和欧洲心脏病协会（ESC）指南指出，在剧烈竞技运动过程中心脏性猝死风险增加，避免这些运动可能显著降低这些患者的风险[49, 84]。这个原则是肥厚型心肌病患者免于高中和大学时期进行体育运动的基础。然而，应注意，这些对竞技运动的建议与那些非竞技性、非正式娱乐休闲活动的建议是相对独立的。

一般推荐非正式的休闲运动应该基于患者的意愿和能力。有一些指南，帮助医生向这些患者提供推荐。

- 与等长运动相比，有氧运动更可取。
- 患者一般应避免参与剧烈的、模拟竞技体育的休闲运动。
- 突然用力（如短跑），会触发心率突然增加，不如游泳或骑自行车明智。
- 患者应该避免在炎热、寒冷或高湿度的特定环境下进行强体力活动，同时应注意保持水充足。

植入 ICD 的作用

在患者中做出植入 ICD 的决定应包括应用个人的临床判断，通过讨论证据强度、获益和风险，并使患者在做出决定中知情和积极参与。ICD 植入推荐用于既往明确有心搏骤停、心室颤动或血流动力学异常的室性心动过速患者（推荐类别Ⅰ）[49]。在有以下这些情况的肥厚型心肌病患者中考虑植入 ICD 是合理的[49]：

- 一个或更多一级亲属猝死很可能是由于肥厚型心肌病（推荐类别Ⅱa）。
- 最大左心室室壁厚度 ≥ 30 mm（推荐类别Ⅱa）。
- 非持续性室性心动过速（尤其是 < 30 岁），伴有其他心脏性猝死的危险因素（推荐类别Ⅱa）。
- 运动时异常血压反应，伴有其他心脏性猝死的危险因素（推荐类别Ⅱa）。

有高危因素如无法解释的晕厥、严重左心室肥厚或心脏性猝死家族史的肥厚型心肌病儿童，在考虑了长期 ICD 植入后相对高的并发症发生率基础上，考虑植入 ICD 是合理的（推荐类别Ⅱa）[49]。在某些情况下，ICD 的益处是不确定的，特别是当仅存在一个危险因素时。在肥厚型心肌病患者伴有孤立的非持续性室性心动过速发作而没有其他心脏性猝死的危险因素时，植入 ICD 的有效性是不确定的（推荐类别Ⅱb）[49]。同样，ICD 植入的有效性在肥厚型心肌病患者伴有运动时异常血压反应而没有其他危险因素时也是不确定的（推荐类别Ⅱb）[49]。ICD 植入不作为一种常规治疗策略推荐用于心脏性猝死危险未增加的患者（推荐类别Ⅲ）[49]。此外，无临床表现的肥厚型心肌病患者植入 ICD 有潜在危害且不应该植入（推荐类别Ⅲ）[49]。并且，不推荐将植入 ICD 作为一种策略使肥厚型心肌病患者能参加剧烈竞技运动（推荐类别Ⅲ）[49]。

在有适应证的患者植入 ICD 时，单腔 ICD 用于较年轻的、无需心房或心室起搏的患者是合理的（推荐类别Ⅱa）[49]。双腔 ICD 应考虑用于有窦性心动过缓或阵发性心房颤动的患者（推荐类别Ⅱa）[49]。在肥厚型心肌病有 ICD 植入适应证的患者中，双腔 ICD 可能是合理的，对于左心室流出道压差 > 50 mmHg 且有显著心力衰竭症状有可能从右心室起搏中获益的患者（最常见 > 65 岁，但不限于 > 65 岁），植入双腔起搏器是合理的（推荐类别Ⅱa）[49]。此外，ICD 植入应考虑用于所有 NYHA Ⅲ/Ⅳ级症状、在最优药物治疗基础上射血分数 ≤ 50% 而没有其他 ICD 适应证的患者（推荐类别Ⅱb）[49]。

结语

肥厚型心肌病是一种复杂的、具有多种不同表型和临床表现的遗传疾病。由于疾病有相当大的异质性且此领域缺乏随机对照研究，世界范围内在肥厚型心肌病患者的治疗方面存在差异。肥厚型心肌病患者的治疗应该关注以下这些方面：

- 控制心力衰竭症状。
- 评估猝死风险和适当风险处理。
- 心房颤动的处理。
- 有适应证时，使用侵入性技术处理左心室流出道梗阻。
- 家庭成员筛选。

虽然目前指南提供了帮助评估和治疗肥厚型心肌病患者的重要框架，但是每一个患者的特殊性质和意愿应在治疗策略选择和决定中起关键性作用。

尽管在最近几十年，对此疾病的病理生理学认识有显著进步，但在改善这些患者的治疗方面，仍有相当大的差距需要加以解决。ASA 的长期结果将会确定它在药物治疗无效的肥厚型心肌病患者中与心肌切除术相比的确切作用。改进心脏性猝死的危险分层将会更准确评估肥厚型心肌病患者的心脏性猝死风险。皮下和无导线 ICD 系统的发展将很可能减少并发症及降低年轻患者植入器械的"门槛"。当基因鉴定变得更便宜和方便时，基因检测的作用将同样变得更清晰。为使肥厚型心肌病的基因鉴定有更多和更广泛的临床应用，需要更深入的研究来更彻底地理解此病的基因基础。

参考文献

1. Teare D: Asymmetrical hypertrophy of the heart in young adults. *Br Heart J* 20(1):1–8, 1958.
2. Maron MS, Olivotto I, Zenovich AG, et al: Hypertrophic cardiomyopathy is predominantly a disease of left ventricular outflow tract obstruction. *Circulation* 114(21):2232–2239, 2006.
3. Maron BJ: Hypertrophic cardiomyopathy: a systematic review. *JAMA* 287(10):1308–1320, 2002.
4. Maron BJ, Peterson EE, Maron MS, et al: Prevalence of hypertrophic cardiomyopathy in an outpatient population referred for echocardiographic study. *Am J Cardiol* 73(8):577–580, 1994.
5. Maron MS, Maron BJ, Harrigan C, et al: Hypertrophic cardiomyopathy phenotype revisited after 50 years with cardiovascular magnetic resonance. *J Am Coll Cardiol* 54(3):220–228, 2009.
6. Christiaans I, Lekanne dit Deprez RH, van Langen IM, et al: Ventricular fibrillation in MYH7-related hypertrophic cardiomyopathy before onset of ventricular hypertrophy. *Heart Rhythm* 6:1366–1369, 2009.
7. Ho CY, Sweitzer NK, McDonough B, et al: Assessment of diastolic function with Doppler tissue imaging to predict genotype in preclinical hypertrophic cardiomyopathy. *Circulation* 105:2992–2997, 2002.
8. Ho CY, Lopez B, Coelho-Filho OR, et al: Myocardial fibrosis as an early manifestation of hypertrophic cardiomyopathy. *N Engl J Med* 363:552–563, 2010.
9. Nagueh SF, McFalls J, Meyer D, et al: Tissue Doppler imaging predicts the development of hypertrophic cardiomyopathy in subjects with subclinical disease. *Circulation* 108:395–398, 2003.
10. Maron BJ, Pelliccia A, Spirito P: Cardiac disease in young trained athletes: insights into methods for distinguishing athlete's heart from structural heart disease, with particular emphasis on hypertrophic cardiomyopathy. *Circulation* 91:1596–1601, 1995.
11. Maron BJ, Pelliccia A: The heart of trained athletes: cardiac remodeling and the risks of sports, including sudden death. *Circulation* 114:1633–1644, 2006.
12. Maron BJ: Distinguishing hypertrophic cardiomyopathy from athlete's heart physiological remodelling: clinical significance, diagnostic strategies and implications for preparticipation screening. *Br J Sports Med* 43:649–656, 2009.
13. Pelliccia A, Kinoshita N, Pisicchio C, et al: Long-term clinical consequences of intense, uninterrupted endurance training in Olympic athletes. *J Am Coll Cardiol* 55:1619–1625, 2010.
14. Pelliccia A, Di Paolo FM, De Blasiis E, et al: Prevalence and clinical significance of aortic root dilation in highly trained competitive athletes. *Circulation* 122:698–706, 2010.
15. Cox GF, Sleeper LA, Lowe AM, et al: Factors associated with establishing a causal diagnosis for children with cardiomyopathy. *Pediatrics* 118:1519–1531, 2006.
16. Scaglia F, Towbin JA, Craigen WJ, et al: Clinical spectrum, morbidity, and mortality in 113 pediatric patients with mitochondrial disease. *Pediatrics* 114:925–931, 2004.
17. Monserrat L, Gimeno-Blanes JR, Marin F, et al: Prevalence of Fabry disease in a cohort of 508 unrelated patients with hypertrophic cardiomyopathy. *J Am Coll Cardiol* 50:2399–2403, 2007.
18. Alcalai R, Seidman JG, Seidman CE: Genetic basis of hypertrophic cardiomyopathy: from bench to the clinics. *J Cardiovasc Electrophysiol* 19:104–110, 2008.
19. Arad M, Maron BJ, Gorham JM, et al: Glycogen storage diseases presenting as hypertrophic cardiomyopathy. *N Engl J Med* 352:362–372, 2005.
20. Maron BJ, Roberts WC, Arad M, et al: Clinical outcome and phenotypic expression in LAMP2 cardiomyopathy. *JAMA* 301:1253–1259, 2009.
21. Yang Z, McMahon CJ, Smith LR, et al: Danon disease as an underrecognized cause of hypertrophic cardiomyopathy in children. *Circulation* 112:1612–1617, 2005.
22. Maron BJ, Semsarian C: Emergence of gene mutation carriers and the expanding disease spectrum of hypertrophic cardiomyopathy. *Eur Heart J* 31:1551–1553, 2010.
23. Colan SD, Lipshultz SE, Lowe AM, et al: Epidemiology and cause-specific outcome of hypertrophic cardiomyopathy in children: findings from the Pediatric Cardiomyopathy Registry. *Circulation* 115:773–781, 2007.
24. Gelb BD, Tartaglia M: Noonan syndrome and related disorders: dysregulated RAS-mitogen activated protein kinase signal transduction. *Hum Mol Genet* R220–R226, 2006.
25. Montalvo AL, Bembi B, Donnarumma M, et al: Mutation profile of the GAA gene in Italian patients with late onset glycogen storage disease type II. *Hum Mutat* 27:999–1006, 2006.
26. Pandit B, Sarkozy A, Pennacchio LA, et al: Gain-of-function RAF1 mutations cause Noonan and LEOPARD syndromes with hypertrophic cardiomyopathy. *Nat Genet* 39:1007–1012, 2007.
27. van den Hout HM, Hop W, van Diggelen OP, et al: The natural course of infantile Pompe's disease: 20 original cases compared with 133 cases from the literature. *Pediatrics* 112:332–340, 2003.
28. Braunwald E, Lambert CT, Rockoff SD, et al: Idiopathic hypertrophic subaortic stenosis, I: a description of the disease based upon an analysis of 64 patients. *Circulation* 30:119, 1964.
29. Maron BJ: Hypertrophic cardiomyopathy: an important global disease. *Am J Med* 116:63–65, 2004.
30. Maron MS, Olivotto I, Betocchi S, et al: Effect of left ventricular outflow tract obstruction on clinical outcome in hypertrophic cardiomyopathy. *N Engl J Med* 348(4):295–303, 2003.
31. Wigle ED, Sasson Z, Henderson MA, et al: Hypertrophic cardiomyopathy: the importance of the site and the extent of hypertrophy: a review. *Prog Cardiovasc Dis* 28:1–83, 1985.
32. Wigle ED, Rakowski H, Kimball BP, et al: Hypertrophic cardiomyopathy: clinical spectrum and treatment. *Circulation* 92:1680–1692, 1995.
33. Geske JB, Sorajja P, Ommen SR, et al: Left ventricular outflow tract gradient variability in hypertrophic cardiomyopathy. *Clin Cardiol* 32:397–402, 2009.
34. Falicov RE, Resnekov L, Bharati S, et al: Mid-ventricular obstruction: a variant of obstructive cardiomyopathy. *Am J Cardiol* 37:432–437, 1976.
35. Maron BJ, Nishimura RA, Danielson GK: Pitfalls in clinical recognition and a novel operative approach for hypertrophic cardiomyopathy with severe outflow obstruction due to anomalous papillary muscle. *Circulation* 98:2505–2508, 1998.
36. Elesber A, Nishimura RA, Rihal CS, et al: Utility of isoproterenol to provoke outflow tract gradients in patients with hypertrophic cardiomyopathy. *Am J Cardiol* 101:516–520, 2008.
37. Maron BJ, Epstein SE, Roberts WC: Hypertrophic cardiomyopathy and transmural myocardial infarction without significant atherosclerosis of the extramural coronary arteries. *Am J Cardiol* 43(6):1086–1102, 1979.
38. Dilsizian V, Bonow RO, Epstein SE, et al: Myocardial ischemia detected by thallium scintigraphy is frequently related to cardiac arrest and syncope in young patients with hypertrophic cardiomyopathy. *J Am Coll Cardiol* 22(3):796–804, 1993.
39. Choudhury L, Mahrholdt H, Wagner A, et al: Myocardial scarring in asymptomatic or mildly symptomatic patients with hypertrophic cardiomyopathy. *J Am Coll Cardiol* 40(12):2156–2164, 2002.
40. Basso C, Thiene G, Corrado D, et al: Hypertrophic cardiomyopathy and sudden death in the young: pathologic evidence of myocardial ischemia. *Hum Pathol* 31(8):988–998, 2000.
41. Schwartzkopff B, Mundhenke M, Strauer BE: Alterations of the architecture of subendocardial arterioles in patients with hypertrophic cardiomyopathy and impaired coronary vasodilator reserve: a possible cause for myocardial ischemia. *J Am Coll Cardiol* 31(5):1089–1096, 1998.
42. Frenneaux MP, Counihan PJ, Caforio AL, et al: Abnormal blood pressure response during exercise in hypertrophic cardiomyopathy. *Circulation* 82:1995–2002, 1990.
43. Sadoul N, Prasad K, Elliott PM, et al: Prospective prognostic assessment of blood pressure response during exercise in patients with hypertrophic cardiomyopathy. *Circulation* 96:2987–2991, 1997.
44. Olivotto I, Maron BJ, Montereggi A, et al: Prognostic value of systemic blood pressure response during exercise in a community-based patient population with hypertrophic cardiomyopathy. *J Am Coll Cardiol* 33:2044–2051, 1999.
45. Wigle ED, Adelman AG, Auger P, et al: Mitral regurgitation in muscular subaortic stenosis. *Am J Cardiol* 24:698–706, 1969.
46. Fassbach M, Schwartzkopff B: Elevated serum markers for collagen synthesis in patients with hypertrophic cardiomyopathy and diastolic dysfunction. *Z Kardiol* 94(5):328–335, 2005.
47. Kuribayashi T, Roberts WC: Myocardial disarray at junction of ventricular septum and left and right ventricular free walls in hypertrophic cardiomyopathy. *Am J Cardiol* 70(15):1333–1340, 1992.
48. Richard P, Charron P, Carrier L, et al, EUROGENE Heart Failure Project: Hypertrophic cardiomyopathy: distribution of disease genes, spectrum of mutations, and implications for a molecular diagnosis strategy. *Circulation* 107(17):2227–2232, 2003.
49. Gersh BJ, Maron BJ, Bonow RO, et al, American College of Cardiology Foundation/American Heart Association Task Force on Practice Guidelines: 2011 ACCF/AHA Guideline for the Diagnosis and Treatment of Hypertrophic Cardiomyopathy: a report of the American College of Cardiology Foundation/American Heart Association Task Force on Practice Guidelines. Developed in collaboration with the American Association for Thoracic Surgery, American Society of Echocardiography, American Society of Nuclear Cardiology, Heart Failure Society of America, Heart Rhythm Society, Society for Cardiovascular Angiography and Interventions, and Society of Thoracic Surgeons. *J Am Coll Cardiol* 58(25):e212–e260, 2011.
50. Klues HG, Schiffers A, Maron BJ: Phenotypic spectrum and patterns of left ventricular hypertrophy in hypertrophic cardiomyopathy: morphologic observations and significance as assessed by two-dimensional echocardiography in 600 patients. *J Am Coll Cardiol* 26(7):1699–1708, 1995.
51. Lever HM, Karam RF, Currie PJ, et al: Hypertrophic cardiomyopathy in the elderly. Distinctions from the young based on cardiac shape. *Circulation* 79(3):580–589, 1989.
52. Yamaguchi H, Ishimura T, Nishiyama S, et al: Hypertrophic nonobstructive cardiomyopathy with giant negative T waves (apical hypertrophy): ventriculographic and echocardiographic features in 30 patients. *Am J Cardiol* 44(3):401–412, 1979.
53. Maron BJ: Hypertrophic cardiomyopathy: a systematic review. *JAMA* 287:1308–1320, 2002.
54. Maron BJ, McKenna WJ, Danielson GK, et al: American College of Cardiology/European Society of Cardiology clinical expert consensus document on hypertrophic cardiomyopathy. *J Am Coll Cardiol* 42:1687–1713, 2003.
55. Maron MS, Appelbaum E, Harrigan CJ, et al: Clinical profile and significance of delayed enhancement in hypertrophic cardiomyopathy. *Circ Heart Fail.* 1:184–191, 2008.
56. Adabag AS, Maron BJ, Appelbaum E, et al: Occurrence and frequency of arrhythmias in hypertrophic cardiomyopathy in relation to delayed enhancement on cardiovascular magnetic resonance. *J Am Coll Cardiol* 51:1369–1374, 2008.
57. Rubinshtein R, Glockner JF, Ommen SR, et al: Characteristics and clinical significance of late gadolinium enhancement by contrast-enhanced magnetic resonance imaging in patients with hypertrophic cardiomyopathy. *Circ Heart Fail.* 3:51–58, 2010.
58. O'Hanlon R, Grasso A, Roughton M, et al: Prognostic significance of myocardial fibrosis in hypertrophic cardiomyopathy. *J Am Coll Cardiol* 56:867–874, 2010.
59. Bruder O, Wagner A, Jensen CJ, et al: Myocardial scar visualized by cardiovascular magnetic resonance imaging predicts major adverse events in patients with hypertrophic cardiomyopathy. *J Am Coll Cardiol* 56:875–887, 2010.
60. Brugada P, Bär FW, de Zwaan C, et al: "Sawfish" systolic narrowing of the left anterior descending

coronary artery: an angiographic sign of hypertrophic cardiomyopathy. *Circulation* 66(4):800–803, 1982.

61. Basso C, Thiene G, Mackey-Bojack S, et al: Myocardial bridging, a frequent component of the hypertrophic cardiomyopathy phenotype, lacks systematic association with sudden cardiac death. *Eur Heart J* 30:1627–1634, 2009.
62. Yetman AT, McCrindle BW, MacDonald C, et al: Myocardial bridging in children with hypertrophic cardiomyopathy: a risk factor for sudden death. *N Engl J Med* 339:1201–1209, 1998.
63. Sorajja P, Ommen SR, Nishimura RA, et al: Myocardial bridging in adult patients with hypertrophic cardiomyopathy. *J Am Coll Cardiol* 42:889–894, 2003.
64. Mohiddin SA, Begley D, Shih J, et al: Myocardial bridging does not predict sudden death in children with hypertrophic cardiomyopathy but is associated with more severe cardiac disease. *J Am Coll Cardiol* 36:2270–2278, 2000.
65. Brockenbrough EC, Braunwald E, Morrow AG: A hemodynamic technic for the detection of hypertrophic subaortic stenosis. *Circulation* 23:189–194, 1961.
66. Spirito P, Seidman CE, McKenna WJ, et al: The management of hypertrophic cardiomyopathy. *N Engl J Med* 336:775–785, 1997.
67. Sorajja P, Ommen SR, Nishimura RA, et al: Adverse prognosis of patients with hypertrophic cardiomyopathy who have epicardial coronary artery disease. *Circulation* 108:2342–2348, 2003.
68. Maron BJ, Chaitman BR, Ackerman MJ, et al: Recommendations for physical activity and recreational sports participation for young patients with genetic cardiovascular diseases. *Circulation* 109:2807–2816, 2004.
69. Semsarian C, Ahmad I, Giewat M, et al: The L-type calcium channel inhibitor diltiazem prevents cardiomyopathy in a mouse model. *J Clin Invest* 109:1013–1020, 2002.
70. Alvares RF, Goodwin JF: Non-invasive assessment of diastolic function in hypertrophic cardiomyopathy on and off beta adrenergic blocking drugs. *Br Heart J* 48:204–212, 1982.
71. Bourmayan C, Razavi A, Fournier C, et al: Effect of propranolol on left ventricular relaxation in hypertrophic cardiomyopathy: an echographic study. *Am Heart J* 109:1311–1316, 1985.
72. Bonow RO, Dilsizian V, Rosing DR, et al: Verapamil-induced improvement in left ventricular diastolic filling and increased exercise tolerance in patients with hypertrophic cardiomyopathy: short- and long-term effects. *Circulation* 72(4):853–864, 1985.
73. Bonow RO, Rosing DR, Bacharach SL, et al: Effects of verapamil on left ventricular systolic function and diastolic filling in patients with hypertrophic cardiomyopathy. *Circulation* 64(4):787–796, 1981.
74. Gistri R, Cecchi F, Choudhury L, et al: Effect of verapamil on absolute myocardial blood flow in hypertrophic cardiomyopathy. *Am J Cardiol* 74(4):363–368, 1994.
75. Udelson JE, Bonow RO, O'Gara PT, et al: Verapamil prevents silent myocardial perfusion abnormalities during exercise in asymptomatic patients with hypertrophic cardiomyopathy. *Circulation* 79(5):1052–1060, 1989.
76. Pollick C: Muscular subaortic stenosis: hemodynamic and clinical improvement after disopyramide. *N Engl J Med* 307(16):997–999, 1982.
77. Matsubara H, Nakatani S, Nagata S, et al: Salutary effect of disopyramide on left ventricular diastolic function in hypertrophic obstructive cardiomyopathy. *J Am Coll Cardiol* 26(3):768–775, 1995.
78. Sherrid M, Delia E, Dwyer E: Oral disopyramide therapy for obstructive hypertrophic cardiomyopathy. *Am J Cardiol* 62(16):1085–1088, 1988.
79. McKenna WJ, Oakley CM, Krikler DM, et al: Improved survival with amiodarone in patients with hypertrophic cardiomyopathy and ventricular tachycardia. *Br Heart J* 53(4):412–416, 1985.
80. Fananapazir L, Leon MB, Bonow RO, et al: Sudden death during empiric amiodarone therapy in symptomatic hypertrophic cardiomyopathy. *Am J Cardiol* 67(2):169–174, 1991.
81. Prasad K, Frenneaux MP: Hypertrophic cardiomyopathy: is there a role for amiodarone? *Heart* 79(4):317–318, 1998.
82. Cecchi F, Olivotto I, Montereggi A, et al: Prognostic value of non-sustained ventricular tachycardia and the potential role of amiodarone treatment in hypertrophic cardiomyopathy: assessment in an unselected non-referral based patient population. *Heart* 79(4):331–336, 1998.
83. Almendral JM, Ormaetxe J, Martínez-Alday JD, et al: Treatment of ventricular arrhythmias in patients with hypertrophic cardiomyopathy. *Eur Heart J* 14(Suppl J):71–72, 1993.
84. Maron BJ, McKenna WJ, Danielson GK, et al, American College of Cardiology Foundation Task Force on Clinical Expert Consensus Documents; European Society of Cardiology Committee for Practice Guidelines: American College of Cardiology/European Society of Cardiology Clinical Expert Consensus Document on Hypertrophic Cardiomyopathy. A report of the American College of Cardiology Foundation Task Force on Clinical Expert Consensus Documents and the European Society of Cardiology Committee for Practice Guidelines. *Eur Heart J* 24(21):1965–1991, 2003.
85. Ommen SR, Maron BJ, Olivotto I, et al: Long-term effects of surgical septal myectomy on survival in patients with obstructive hypertrophic cardiomyopathy. *J Am Coll Cardiol* 46:470–476, 2005.
86. Smedira NG, Lytle BW, Lever HM, et al: Current effectiveness and risks of isolated septal myectomy for hypertrophic obstructive cardiomyopathy. *Ann Thorac Surg* 85(1):127–133, 2008.
87. Goodwin JF, Hollman A, Cleland WP, et al: Obstructive cardiomyopathy simulating aortic stenosis. *Br Heart J* 22:403–414, 1960.
88. Morrow AG: Hypertrophic subaortic stenosis. Operative methods utilized to relieve left ventricular outflow obstruction. *J Thorac Cardiovasc Surg* 76(4):423–430, 1978.
89. Maron BJ, Dearani JA, Ommen SR, et al: The case for surgery in obstructive hypertrophic cardiomyopathy. *J Am Coll Cardiol* 44(10):2044–2053, 2004.
90. Bach DS, Siao D, Girard SE, et al: Evaluation of patients with severe symptomatic aortic stenosis who do not undergo aortic valve replacement: the potential role of subjectively overestimated operative risk. *Circ Cardiovasc Qual Outcomes.* 2:533–539, 2009.
91. Theodoro DA, Danielson GK, Feldt RH, et al: Hypertrophic obstructive cardiomyopathy in pediatric patients: results of surgical treatment. *J Thorac Cardiovasc Surg* 112:1589–1597, 1996.
92. McCully RB, Nishimura RA, Tajik AJ, et al: Extent of clinical improvement after surgical treatment of hypertrophic obstructive cardiomyopathy. *Circulation* 94:467–471, 1996.
93. Cohn LH, Trehan H, Collins JJ: Long-term follow-up of patients undergoing myotomy/myectomy for obstructive hypertrophic cardiomyopathy. *Am J Cardiol* 70:657–660, 1992.
94. McIntosh CL, Maron BJ: Current operative treatment of obstructive hypertrophic cardiomyopathy. *Circulation* 78:487–495, 1988.
95. Mohr R, Schaff HV, Puga FJ, et al: Results of operation for hypertrophic obstructive cardiomyopathy in children and adults less than 40 years of age. *Circulation* 80:I191–I196, 1989.
96. Robbins RC, Stinson EB: Long-term results of left ventricular myotomy and myectomy for obstructive hypertrophic cardiomyopathy. *J Thorac Cardiovasc Surg* 111:586–594, 1996.
97. Schulte HD, Borisov K, Gams E, et al: Management of symptomatic hypertrophic obstructive cardiomyopathy: long-term results after surgical therapy. *Thorac Cardiovasc Surg* 47:213–218, 1999.
98. Firoozi S, Elliott PM, Sharma S, et al: Septal myotomy-myectomy and transcoronary septal alcohol ablation in hypertrophic obstructive cardiomyopathy: a comparison of clinical, haemodynamic and exercise outcomes. *Eur Heart J* 23:1617–1624, 2002.
99. Ommen SR, Nishimura RA, Squires RW, et al: Comparison of dualchamber pacing versus septal myectomy for the treatment of patients with hypertrophic obstructive cardiomyopathy: a comparison of objective hemodynamic and exercise end points. *J Am Coll Cardiol* 34:191–196, 1999.
100. Schoendube FA, Klues HG, Reith S, et al: Long-term clinical and echocardiographic follow-up after surgical correction of hypertrophic obstructive cardiomyopathy with extended myectomy and reconstruction of the subvalvular mitral apparatus. *Circulation* 92(Suppl 9):II122–II127, 1995.
101. Maron BJ, Harding AM, Spirito P, et al: Systolic anterior motion of the posterior mitral leaflet: a previously unrecognized cause of dynamic subaortic obstruction in patients with hypertrophic cardiomyopathy. *Circulation* 68:282–293, 1983.
102. Spirito P, Maron BJ, Rosing DR: Morphologic determinants of hemodynamic state after ventricular septal myotomy-myectomy in patients with obstructive hypertrophic cardiomyopathy: Mmode and two-dimensional echocardiographic assessment. *Circulation* 70:984–995, 1984.
103. Yu EH, Omran AS, Wigle ED, et al: Mitral regurgitation in hypertrophic obstructive cardiomyopathy: relationship to obstruction and relief with myectomy. *J Am Coll Cardiol* 36:2219–2225, 2000.
104. Sherrid MV, Chaudhry FA, Swistel DG: Obstructive hypertrophic cardiomyopathy: echocardiography, pathophysiology, and the continuing evolution of surgery for obstruction. *Ann Thorac Surg* 75:620–632, 2003.
105. Nishimura RA, Holmes DR: Clinical practice. *N Engl J Med* 350:1320–1327, 2004.
106. Maron BJ: Controversies in cardiovascular medicine. *Circulation* 116:196–206, 2007.
107. Redberg RF, Benjamin EJ, Bittner V, et al: ACCF/AHA 2009 performance measures for primary prevention of cardiovascular disease in adults. *J Am Coll Cardiol* 54:1364–1405, 2009.
108. Krajcer Z, Leachman RD, Cooley DA, et al: Mitral valve replacement and septal myomectomy in hypertrophic cardiomyopathy: ten-year follow-up in 80 patients. *Circulation* 78:I35–I43, 1988.
109. McIntosh CL, Greenberg GJ, Maron BJ, et al: Clinical and hemodynamic results after mitral valve replacement in patients with obstructive hypertrophic cardiomyopathy. *Ann Thorac Surg* 47:236–246, 1989.
110. Sigwart U: Non-surgical myocardial reduction for hypertrophic obstructive cardiomyopathy. *Lancet* 346:211–214, 1995.
111. Faber L, Meissner A, Ziemssen P, et al: Percutaneous transluminal septal myocardial ablation for hypertrophic obstructive cardiomyopathy: long term follow up of the first series of 25 patients. *Heart* 83(3):326–331, 2000.
112. Gietzen FH, Leuner CJ, Raute-Kreinsen U, et al: Acute and long-term results after transcoronary ablation of septal hypertrophy (TASH). Catheter interventional treatment for hypertrophic obstructive cardiomyopathy. *Eur Heart J* 20(18):1342–1354, 1999.
113. Lakkis NM, Nagueh SF, Dunn JK, et al: Nonsurgical septal reduction therapy for hypertrophic obstructive cardiomyopathy: one-year follow-up. *J Am Coll Cardiol* 36(3):852–855, 2000.
114. Knight C, Kurbaan AS, Seggewiss H, et al: Nonsurgical septal reduction for hypertrophic obstructive cardiomyopathy: outcome in the first series of patients. *Circulation* 95(8):2075–2081, 1997.
115. Ruzyłło W, Chojnowska L, Demkow M, et al: Left ventricular outflow tract gradient decrease with non-surgical myocardial reduction improves exercise capacity in patients with hypertrophic obstructive cardiomyopathy. *Eur Heart J* 21(9):770–777, 2000.
116. Chimenti C, Pieroni M, Morgante E, et al: Prevalence of Fabry disease in female patients with late-onset hypertrophic cardiomyopathy. *Circulation* 110:1047–1053, 2004.
117. Andersen PS, Havndrup O, Hougs L, et al: Diagnostic yield, interpretation, and clinical utility of mutation screening of sarcomere encoding genes in Danish hypertrophic cardiomyopathy patients and relatives. *Hum Mutat* 30:363–370, 2009.
118. Klues HG, Maron BJ, Dollar AL, et al: Diversity of structural mitral valve alterations in hypertrophic cardiomyopathy. *Circulation* 85(5):1651–1660, 1992.
119. Holmes DR, Jr, Valeti US, Nishimura RA: Alcohol septal ablation for hypertrophic cardiomyopathy: indications and technique. *Catheter Cardiovasc Interv* 66(3):375–389, 2005.
120. Singh M, Edwards WD, Holmes DR, Jr, et al: Anatomy of the first septal perforating artery: a study with implications for ablation therapy for hypertrophic cardiomyopathy. *Mayo Clin Proc* 76(8):799–802, 2001.
121. Veselka J, Duchonová R, Procházková S, et al: Effects of varying ethanol dosing in percutaneous septal ablation for obstructive hypertrophic cardiomyopathy on early hemodynamic changes. *Am J Cardiol* 95(5):675–678, 2005.
122. Yoerger DM, Picard MH, Palacios IF, et al: Time course of pressure gradient response after first alcohol septal ablation for obstructive hypertrophic cardiomyopathy. *Am J Cardiol* 97(10):1511–1514, 2006.
123. Sorajja P, Nishimura RA, Ommen SR, et al: Effect of septal ablation on myocardial relaxation and left atrial pressure in hypertrophic cardiomyopathy an invasive hemodynamic study. *J Am Coll Cardiol Intv.* 1:552–560, 2008.
124. Fernandes VL, Nielsen C, Nagueh SF, et al: Follow-up of alcohol septal ablation for symptomatic hypertrophic obstructive cardiomyopathy: the Baylor and Medical University of South Carolina experience 1996 to 2007. *J Am Coll Cardiol Intv.* 1:561–570, 2008.
125. Kim JJ, Lee CW, Park SW, et al: Improvement in exercise capacity and exercise blood pressure response after transcoronary alcohol ablation therapy of septal hypertrophy in hypertrophic cardiomyopathy. *Am J Cardiol* 83:1220–1223, 1999.
126. Serber ER, Sears SF, Nielsen CD, et al: Depression, anxiety, and quality of life in patients with obstructive hypertrophic cardiomyopathy three months after alcohol septal ablation. *Am J Cardiol* 100:1592–1597, 2007.
127. Agarwal S, Tuzcu EM, Desai MY, et al: Updated meta-analysis of septal alcohol ablation versus myectomy for hypertrophic cardiomyopathy. *J Am Coll Cardiol* 55(8):823–834, 2010.
128. Fananapazir L, Epstein ND, Curiel RV, et al: Long-term results of dual-chamber (DDD) pacing in obstructive hypertrophic cardiomyopathy: evidence for progressive symptomatic and hemodynamic improvement and reduction of left ventricular hypertrophy. *Circulation* 90:2731–2742, 1994.
129. Jeanrenaud X, Goy JJ, Kappenberger L: Effects of dual-chamber pacing in hypertrophic obstructive cardiomyopathy. *Lancet* 339:1318–1323, 1992.
130. McDonald K, McWilliams E, O'Keeffe B, et al: Functional assessment of patients treated with permanent dual chamber pacing as a primary treatment for hypertrophic cardiomyopathy. *Eur Heart J* 9:893–898, 1988.
131. Posma JL, Blanksma PK, Van Der Wall EE, et al: Effects of permanent dual chamber pacing on myocardial perfusion in symptomatic hypertrophic cardiomyopathy. *Heart* 76(4):358–362, 1996.
132. Nishimura RA, Trusty JM, Hayes DL, et al: Dual-chamber pacing for hypertrophic cardiomyopathy: a randomized, double-blind, crossover trial. *J Am Coll Cardiol* 29(2):435–441, 1997.
133. Maron BJ, Nishimura RA, McKenna WJ, et al: Assessment of permanent dual-chamber pacing as a treatment for drug-refractory symptomatic patients with obstructive hypertrophic cardiomyopathy: a randomized, double-blind, crossover study (M-PATHY). *Circulation* 99:2927–2933, 1999.
134. Kappenberger L, Linde C, Daubert C, et al: Pacing in hypertrophic obstructive cardiomyopathy: a randomized crossover study. *Eur Heart J* 18:1249–1256, 1997.
135. Erwin JP, Nishimura RA, Lloyd MA, et al: Dual chamber pacing for patients with hypertrophic obstructive cardiomyopathy: a clinical perspective in 2000. *Mayo Clin Proc* 75:173–180, 2000.
136. Slade AK, Sadoul N, Shapiro L, et al: DDD pacing in hypertrophic cardiomyopathy: a multicentre clinical experience. *Heart* 75:44–49, 1996.
137. Gadler F, Linde C, Daubert C, et al: Significant improvement of quality of life following atrioventricular synchronous pacing in patients with hypertrophic obstructive cardiomyopathy: data from 1 year of follow-up. *Eur Heart J* 20:1044–1050, 1999.
138. Ralph-Edwards A, Woo A, McCrindle BW, et al: Hypertrophic obstructive cardiomyopathy: comparison of outcomes after myectomy or alcohol ablation adjusted by propensity score. *J Thorac Cardiovasc Surg* 129:351–358, 2005.
139. Maron BJ, Spirito P, Shen WK, et al: Implantable cardioverter-defibrillators and prevention of sudden cardiac death in hypertrophic cardiomyopathy. *JAMA* 298:405–412, 2007.
140. Lin G, Nishimura RA, Gersh BJ, et al: Device complications and inappropriate implantable cardioverter defibrillator shocks in patients with hypertrophic cardiomyopathy. *Heart* 95:709–714, 2009.

32 卵圆孔未闭、房间隔缺损、左心耳和室间隔缺损封堵术

Sachin S. Goel，Lourdes R. Prieto，and Samir R. Kapadia

张蕾 译 管丽华 审校

卵圆孔未闭

引言

1877 年 Cohnheim 首次描述了卵圆孔未闭（PFO）和脑卒中之间潜在的因果关系[1]，在过去的 20 年里，多项研究已经表明 PFO 在隐源性缺血性卒中、偏头痛、直立性低氧血症、减压病中的作用[2-4]。经皮 PFO 封堵术在过去的十年内已成为一种可选择的治疗方法，但围绕其适应证存在极大的争议。经导管 PFO 封堵的随机临床试验结果直至近期才有报道。

房间隔胚胎发育解剖（图 32-1）

胎儿期心房只有一个腔。原发隔（septum primum，SP）从原始心房腔上部的心房壁向心内膜垫生长，从而将单个心房腔分为左右两个腔。SP 和心内膜垫之间的区域称为原发孔（ostium primum，OP）。随后 SP 组织自行吸收并逐步融合形成继发孔（ostium secundum，OS）。OS 的存在允许氧合后的血液由右

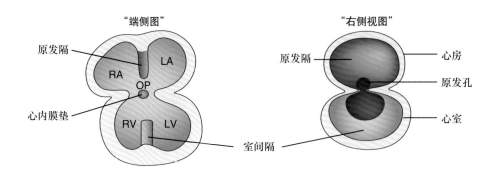

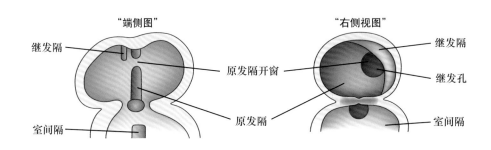

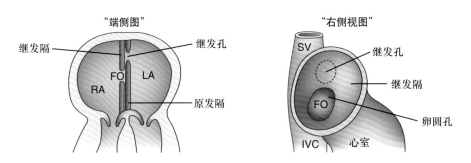

图 32-1 房间隔的发育。FO，卵圆孔；IVC，下腔静脉；LA，左心房；LV，左心室；RA，右心房；RV，右心室；SV，上腔静脉

向左分流。在 SP 的右侧，另一个间隔称为继发隔（septum secundum，SS），随后发育覆盖了 OS，在大部分情况下 SS 也会覆盖 OP。两间隔之间形成的片状阀门瓣膜样结构即为 PFO，PFO 的存在使得含氧的胎盘血在胎儿的宫内生命时期从右心房流入左心房。2 岁左右时约 75% 的个体 SP 和 SS 自发融合，导致 PFO 关闭。其余的人群中，有一个斜行的新月形的类似隧道的缺陷，称为 PFO[5]。根据尸检探针的研究，PFO 的患病率约为 27% 并随年龄每增长 10 年而逐步下降。

临床表现

来源于盆腔或下肢静脉的血栓引起的反常栓塞，已被揭示为 PFO 所致缺血性卒中的机制。与病因明确的卒中患者相比，隐源性卒中和 PFO 患者中发现盆腔深静脉血栓形成（DVT）的比例明显较高[6]。一些PFO 的患者中，SP 和 SS 之间有较长的重叠形成类似隧道样结构。在一些报道中，经胸超声心动图（TTE）和经食管超声心动图（TEE）检查可发现"过境"的血栓通过 PFO[7-8]。这种现象导致了一种推测：在 PFO 类似隧道样结构处瘀滞的血液易导致血栓形成，从而血栓栓塞至体循环，这通常也被理解为"潜伏血块理论"[9]。有些研究也表明了房间隔瘤（atrial septal aneurysm，ASA）与卒中风险之间的相关性[4, 10-11]。

斜位呼吸-直立性低氧血症是一种罕见的临床综合征，其特征为直立位血氧饱和度下降、呼吸困难而平卧或斜躺后可缓解。在缺乏右心压力升高或肺部疾病等情况下，这可能是由于解剖异常所导致通过 PFO 的右向左分流引起的，解剖的异常可包括：突出的静脉瓣使得血流从下腔静脉（inferior vena cava，IVC）

直冲房间隔、主动脉瘤，或是扩张或拉长的横向主动脉根部，扭曲了房间隔从而诱发在直立位时的右向左分流。坐位行 TTE 或 TEE 检查需彩色多普勒证实有穿间隔的血流，如仰卧位检查结果阴性时需行造影剂造影检查。心脏磁共振成像（magnetic resonance imaging，MRI）或计算机化断层扫描（computed tomography，CT）有助于显示主动脉异常。经导管 PFO 封堵术已被证实对症状有显著改善[12]。

减压病发生于潜水员潜水后上升时，通常在肺部弥散的氮气气泡进入静脉循环系统，通过右向左分流源（如 PFO）可进入体循环系统，从而栓塞至脑部导致缺血性病变。近期有一项前瞻性研究，纳入了有重大减压病病史的 104 名潜水员，发现经导管 PFO 封堵术可预防症状性和无症状性（MRI 显示的缺血性脑病变）减压病[13]。

偏头痛这一常见疾病影响着大约 10% 的成年人，在女性人群中更为常见。在过去的 20 年间，研究显示 PFO 和偏头痛、尤其是有预兆的偏头痛之间有关联[14]。一些回顾性、观察性研究报道了 PFO 封堵后偏头痛得以改善[15-16]。然而，唯一的已完成的前瞻性随机双盲试验（以 STARFlex 技术干预偏头痛——MIST 试验）显示，在主要出于控制偏头痛而接受 PFO 封堵术的患者中，PFO 封堵术对于偏头痛终止的主要终点事件、偏头痛改善的次要终点事件改善方面与假手术组相比均无显著差异[17]。然而 MIST 研究有一些局限性，包括不切实际地把偏头痛终止作为终点事件，封堵时缺乏 PFO 筛查证据如 TTE 检查不充分，和随访时间不足。这表明有一部分患者可从器械封堵中获益，而部分患者是否获益仍有待确认。近期的研究显示，PFO 封堵对于巨大 PFO［基于经颅多普勒（TCD）］和亚临床脑 MRI 损伤的患者可显著减少偏头痛发作频率、降低发作严重程度[18]。这些脑损伤可能意味着无症状血栓栓塞，这些患者可能是未来栓塞事件发生的高危人群。同样，Rigatelli 和他的同事们最近发现，对于具有高风险特征 PFO 的患者，PFO 封堵可显著减少偏头痛发作，高风险特征包括：TCD 和 TEE 显示窗帘样分流（这意味着更大程度的分流），正常呼吸时有右向左分流，ASA 和静脉瓣的存在[19]。不是所有偏头痛患者都有 PFO，也不是所有 PFO 患者都受偏头痛困扰。将来临床试验的主要任务是确定哪些患者将从 PFO 封堵中获益最大，这主要依赖于高风险 PFO 的形态学和亚临床病变的脑成像结果，形态学

评估的最佳手段是 TEE。

诊断

PFO 能通过不同的超声技术手段来诊断，包括 TTE、TEE 和 TCD。最近，三维超声心动图（3DE）、CT 和 MRI 也可作为诊断手段，它们尽管在日常工作中并不作为主要诊断工具。振荡生理盐水常用于右向左分流的辅助诊断。虽然 TTE 和 TEE 对于造影剂试验阳性的定义存在争议，但通常将右向左分流诊断标准定为：在右心房完全乳浊化 3 个周期内自发的或经咳嗽、Valsalva 动作诱发后，在左心房内出现至少三个微小气泡（图 32-2）[4]。诱发动作增进了右心房充盈，从而提高了右心房压力使得卵圆孔开放。Valsalva 动作具有可量化的特点（通过呼吸量测定维持 40 mmHg 的张力并持续 10 s）[20]。与 TTE 或 TCD 检查相比，有时 TEE 检查过程中很难让患者完成良好的 Valsalva 动作，尤其当患者镇静较深时。有研究显示，同肘静脉相比，从股静脉注射造影剂，PFO 检测敏感性显著增高[21-22]，很可能是由于通过股静脉注射后造影剂流入右心房的方式不同。造影剂经过下腔静脉直接流向房间隔，下腔静脉瓣常可增强这一效果（图 32-2）；而当造影剂通过上腔静脉时则直接流向三尖瓣。在评估隐源性卒中的 PFO 患者时，需要考虑 PFO 的不同形态学特征，如大小、分流程度、隧道长度（图 32-2）[23]。注射造影剂后 TCD 检查大脑中动脉对于诊断右向左分流具有类似的价值。

诊断 PFO 时，TEE 与尸检的相关性很好，其敏感性和特异性接近 100%[24]。基于 TEE 具有高敏感性和对房间隔区域有较好的图像分辨率，可以显示 PFO 形态学特征，目前 TEE 是诊断和描述 PFO 特征的金标准（图 32-2）。半侵袭性和患者需镇静而无法良好地完成 Valsalva 动作是 TEE 检查的不足之处。

3DE 使用重建和实时分析技术可用来评估多种疾病，包括 PFO。近来有一项对比研究，发现实时 3D TTE 与声学造影 TTE 相比，其诊断准确性明显增高：敏感性 83% vs. 44%（P < 0.001），十分接近声学造影 TEE[25]。

有一些小样本的研究，发现造影剂增强 MRI 和心脏 CT（图 32-2）诊断 PFO 与 TEE 具有较好的一致性。然而，较大样本的研究发现上述两种检查在

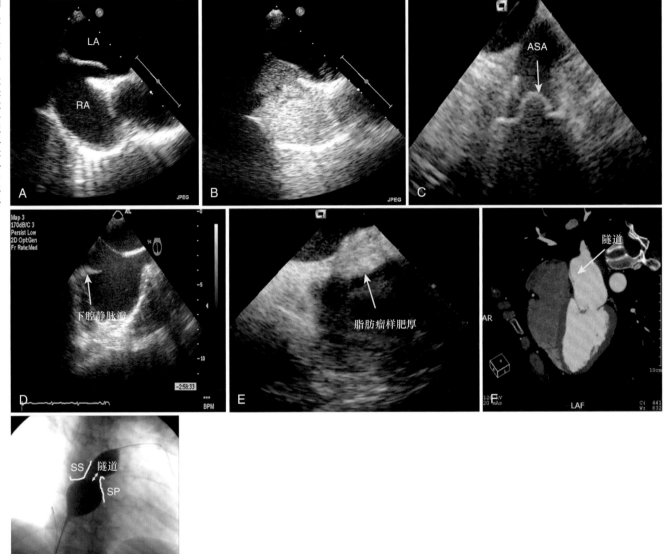

图 32-2 PFO 的诊断和相关形态学特征。**A.** TEE 显示的 PFO。**B.** 通过 TEE 发泡试验阳性显示 PFO。**C.** 房间隔瘤。**D.** 下腔静脉瓣。**E.** 房间隔脂肪瘤样肥厚。**F.** CT 显示 PFO 隧道。**G.** 经导管封堵时 PFO 隧道被球囊堵塞的透视图像。LA：左心房；RA：右心房

检测发现 PFO 方面较 TEE 差[26-27]。

治疗

　　目前对于 PFO 患者脑卒中的一级和二级预防的治疗方式仍有争议。有数据表明，隐源性卒中患者与病因明确的缺血性卒中患者相比 PFO 更为多见[2]。然而，在没有卒中的"对照"人群中，PFO 也相当常见（患病率约 25%），同样"隐源性卒中"也有很多未知的原因。治疗方式包括抗血小板治疗、华法林抗凝治疗、经导管封堵和外科手术关闭。并不是所有的 PFO 都是 PTE（译者注：前文未提及 PTE 是何名称缩写，译者推测为 paradoxical thromboembolism，反常性血栓栓塞）的"罪魁祸首"，尤其是在普通人群中 PFO 的患病率较高。最近有一项 meta 分析的数据支持这一说法：隐源性卒中患者中发现的 PFO 约有 1/3 是伴随发生的，封堵并不能使其获益，故对于治疗决策的选择而言患者的选择尤其重要[28]。

药物治疗

　　目前，对于合并 PFO 的隐源性卒中患者抗血小板与抗凝治疗孰优孰劣没有共识，这点从已发表

的 PFO 封堵的随机临床试验的异质性上即可反映出来。来自华法林-阿司匹林卒中复发研究（WARSS）的大样本队列研究数据显示：对于隐源性卒中患者，在预防缺血性卒中复发或死亡方面华法林或阿司匹林两者作用无显著差异[29]。隐源性卒中患者的 PFO 研究（PICSS）是 WARSS 研究的子研究，PFO 的诊断使用 TEE 检查，结果显示：对于合并 PFO 的隐源性卒中患者，华法林治疗和抗血小板治疗相比，前者有降低 2 年卒中和死亡风险的趋势，但两者差异无统计学意义（9.5% vs. 17.9%；风险比 HR 0.52，可信区间 CI 0.16 ~ 1.67）[30]。在 PFO-ASA 研究，共入组超过 580 名不明原因的缺血性卒中患者，无论有无阿司匹林治疗，PFO 合并 ASA 的患者较单独 PFO 或单独 ASA 的患者而言，其复发性卒中更为普遍（FPO 合并 ASA 的 HR4.17，CI 1.47 ~ 11.84），此研究表明，预防的策略除了阿司匹林之外，此类具有高危解剖风险的 PFO 应纳入考虑[4]。近来有一项针对回顾性研究的 meta 分析结果也表明，对于合并 PFO 的隐源性卒中患者，预防再发神经系统事件而言，抗凝治疗较抗血小板治疗更能获益[31]。

经导管卵圆孔未闭封堵术

回顾性研究和 meta 分析显示，PFO 封堵对于隐源性卒中患者可能是有益的[31]，然而已完成的前瞻性、随机研究未能证实这一益处，后文详述。这表明，在实际操作中选择 PFO 相关 PTE 致卒中风险高的高危患者进行手术或可使其获益。当然，来自回顾性研究、meta 分析和随机临床试验的结果，包括研究的局限性都必须与患者进行讨论。期待在未来的研究中，应基于患者的偏爱和 PFO 致再发卒中风险的评估，来制订个体化的治疗决策。

针对隐源性卒中患者的卵圆孔未闭封堵的随机临床试验

CLOSURE 1 研究是关于 PFO 封堵的第一个随机试验，旨在评估 STARFlex 间隔封堵系统，在推测因 PFO 所致反常栓塞引起的卒中和（或）短暂性脑缺血发作（TIA）的患者中的疗效，共有 909 名隐源性脑卒中或 TIA 患者随机分为药物治疗组或使用 STARFlex 器械经导管 PFO 封堵组。封堵成功率为 89%，但封堵治疗与药物治疗相比，再发卒中

（2.9% vs. 3.1%，P = 0.79）或 TIA（3.1% vs. 4.1%，P = 0.44）等发生率无差异[32]。CLOSURE 1 试验有许多不足，研究中绝大多数的再发事件（封堵组 23 例中的 20 例、药物治疗组 29 例中的 22 例）与 PTE 并不相关，对于再发的神经系统事件同样观察到许多可解释的病因，包括心房颤动、腔隙性脑梗死、主动脉弓粥样硬化斑块、复杂性偏头痛、血管炎等，这说明初发的神经系统事件或许与 PFO 及 PTE 并不相关。因此认为，CLOSURE 1 试验中的患者或许不是 PFO 封堵的理想患者。该试验中仅有 1/3 的患者具有高危的特征如 ASA，只有约一半的患者可见显著分流。对于不显著或附带的 PFO 进行封堵可能降低了 PFO 封堵的有益效果。该研究排除了高凝或者 DVT 的患者，换言之排除了可能机制为 PTE 相关的卒中。而且，尽管 CLOSURE 1 试验被视为"阴性"试验，但 PFO 封堵仍可作为药物治疗外减少卒中的有效方案。

在 RESPECT 研究（评价 PFO 封堵和已建立的标准治疗对于卒中再发预防的随机对照研究）中，980 名隐源性卒中患者被随机分为药物治疗组和 PFO 封堵组[33]。意向性治疗队列显示，封堵组有 9 例患者、药物治疗组有 16 例患者再发卒中（封堵组危险比 0.49；95%CI 0.22 ~ 0.11；P = 0.08）。相反，符合方案队列（per-protocol cohort）分析（HR0.37，95%CI 0.14 ~ 0.96，P = 0.03）和为处理队列（as treated cohort）分析（HR0.27，95% 可信区间 0.10 ~ 0.75，P = 0.007）显示，PFO 封堵组患者再发卒中率有令人满意的显著性下降。此外，对于有房间隔瘤合并重度右向左分流的患者，PFO 封堵具有更大的获益 RESPECT 研究较 CLOSURE 1 研究有更好的说明力度，包括：更长的随访时间，对于 TIA 和腔隙性脑梗死的患者有更为严格的入组和排除标准定义，使用具有更好封堵效果和器械相关并发症（如血栓形成、心房颤动）发生率较低的 Amplatzer PFO 封堵器械。RESPECT 研究的局限性有：高退出率（药物治疗组 17%，封堵组 9%），部分患者对方案的依从性差从而对结果有重要的影响意义［在意向性治疗分析中封堵组 9 例缺血性卒中复发者中有 3 例患者，在缺血性卒中复发时为无植入状态（未携带器械）］。

PC 研究（对于隐源性栓塞患者，比较 Amplatzer PFO 封堵器经皮封堵 PFO 和药物治疗的效果）共入选了 414 名患者，随机分入经导管封堵组和药物治

疗组[34]。封堵治疗组较药物治疗组有较低的缺血性卒中再发率，但两者无统计学差异（0.5% vs. 2.4%，HR0.20，95%CI 0.02 ~ 1.72，P = 0.14）。封堵治疗与药物治疗相比也没有减少 TIA 再发（2.5% vs. 3.3%；HR0.71，95% CI 0.23 ~ 2.24，P = 0.56）。PC 研究的不足之处是主要终点包括把 TIA 作为入选标准，在较长的招募患者期间很难招募到患者。

尽管随机临床试验数据未能显示 PFO 封堵较药物治疗对于减少神经系统事件再发方面有益，但对于有选择的高危患者人群（如 ASA 和较大的分流），PFO 封堵仍可看到其益处。目前仍在进行的随机临床试验始终在任何有可能的时候招募隐源性卒中合并 PFO 的患者，这些试验包括卵圆孔未闭封堵治疗或抗凝治疗或抗血小板治疗预防卒中复发的临床研究（CLOSE 研究，ClinicalTrials.gov 编号，NCT00562289），高危卵圆孔未闭合并隐源性卒中患者的器械封堵与药物治疗对比研究（DEFENSE-PFO研究，NCT01550588），Gore Helex 间隔封堵器和Gore 间隔封堵器治疗 PFO 的对比研究（REDUCE 研究，NCT00738894）等。

经导管卵圆孔未闭封堵的指征

美国食品药物监督管理局（FDA）并未批准经导管 PFO 封堵在临床应用。正如前文所述，由于随机临床试验的结果并不一致，且为回顾性研究，所以对这一技术的应用仍有争议。有一项在多种疾病（包括隐源性卒中、与 PFO 相关的反常栓塞、斜位呼吸-直立性低氧血症、减压病和偏头痛）人群中开展的开放标签的 PFO 封堵试验，研究者发现，具有植入性心脏器械（如起搏器、除颤器）的 PFO 患者与没有植入性心脏器械的 PFO 患者相比，卒中的风险无差异[35]。另一研究则发现，具有植入性心脏器械的 PFO 患者较没有植入性心脏器械的 PFO 患者有较高的卒中 /TIA 风险[36]。这两项研究的区别在于，前者的主要研究目标是观察植入性心脏器械是否对 PFO 患者人群的卒中发生有影响[35]。此外，后一项研究入选了已有卒中 /TIA 的患者，而研究者们并未说明已有卒中 /TIA 是否是未来卒中的重要预测因子。研究者们还发现，PFO 患者合并或不合并心房颤动在卒中风险上无差异[37]。因而，对于具有心脏起搏器、埋藏式除颤器和心房颤动的 PFO 患者不推荐 PFO 封堵。

封堵器械

开放标签的经导管 PFO 封堵试验所用的器械采用的是经导管房间隔缺损（ASD）封堵器械（图 32-3），包括 Helex 封堵器（WL Gore，Flagstaff，Arizona），Amplatzer 房间隔封堵器（ASO）（St. Jude Medical），Amplatzer 多孔型或筛孔型 ASO。此外，也有研究使用 Amplatzer PFO 封堵器、CardioSEAL、STARFlex 和 Premere PFO 封堵器械。目前在美国仅采用 Amplatzer 和 Helex 封堵系统。

Amplatzer 器械

在 RESPECT 和 PC 研究中所运用的 Amplatzer PFO 封堵器是一种自膨式、双盘样器械，由直径为 0.005 英寸的镍钛金属丝和缝合于盘上的聚酯纤维片构成，可阻断分流（图 32-3）。较细的腰部可活动，右心房盘面较左心房盘面大，这点与 Amplatzer ASO 正好相反。根据右心房盘面的大小，可供选择的器械有三种尺寸——18 mm、25 mm 和 35 mm。器械的大小取决于 PFO 与 SVC 及主动脉的距离，绝大部分病例选择的是 25 mm 大小的封堵器。用于多孔的继发型 ASD 封堵的 Amplatzer 筛孔型封堵器也可用于 PFO 的封堵，这种封堵器腰部较细，左右房盘面大小一致，有 4 种规格可供选择——18 mm、25 mm、30 mm 和 35 mm。Amplatzer ASO 器械将在"房间隔缺损"部分讨论。

Helex 器械

Helex 器械是非自膨式中央双盘型器械，单股镍钛金属丝编制，表面聚四氟乙烯涂层，左心房面、中央及右心房面各有一小孔（图 32-3）。FDA 批准这一器械用来封堵直径大于 18 mm 的继发孔型 ASD，从 15 mm 至 35 mm，各种尺寸型号间隔 5 mm。灰色导管紧贴右心房孔眼从而可进行器械的回收和释放。轴心对准左心房孔眼，由锚定圈组成，当推出轴心时封堵器即释放于相应位置。

操作细节

经导管 PFO 封堵在心脏导管室完成，清醒镇静（咪达唑仑和芬太尼）状态下在透视和超声［TEE，或目前常用的心腔内超声心动图（ICE）］指引下完成（图 32-4 和图 32-5）。通常在术前给予患者阿司匹林 300 mg、手术结束时给予氯吡格雷负荷剂

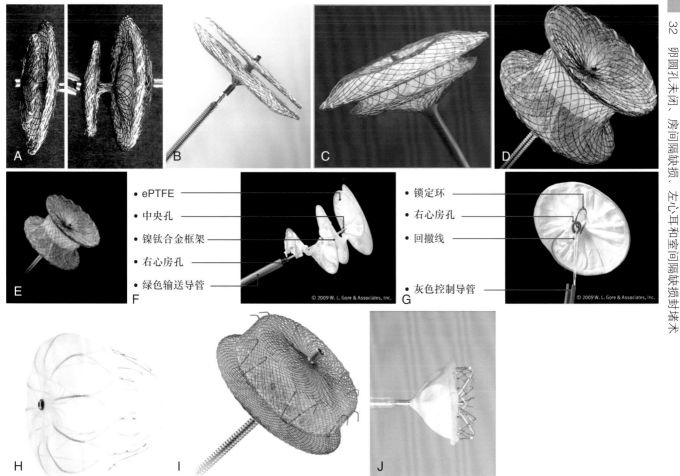

图 32-3 本章讨论的卵圆孔未闭（PFO）、房间隔缺损（ASD）、左心耳（LAA）和室间隔缺损（VSD）的经导管封堵器械。**A.** Amplatzer PFO 封堵器；**B.** Amplatzer 多孔的"筛孔型"封堵器；**C.** Amplatzer 间隔封堵器；**D.** Amplatzer 肌部 VSD 封堵器；**E.** Amplatzer 心肌梗死后 VSD 封堵器；**F，G.** Helex 间隔封堵器；**H.** Watchman LAA 封堵器；**I.** Amplatzer Cardiac Plug；**J.** Coherex WaveCrest 封堵器

量 600 mg。使用 8 Fr 或 9 Fr 鞘管在双侧腹股沟各建立一处股静脉通路（或可在同一静脉内置入两处鞘管），其中一处用来安置 ICE。安置 ICE 的鞘管时最好选用 30 cm 的长鞘，可较易通过髂静脉到达下腔静脉，尤其是在使用左侧静脉时。ICE 导管需要放至右心房以便足够探查到心房间隔，从对侧股静脉鞘内行发泡试验。在 0.035 英寸 J 型头端导丝的指引下将 Goodale-Lubin（GL）导管放至上腔静脉。撤出导丝后 GL 导管与医用旋塞阀相接，之后如果需要可行右心房造影。在 ICE 和透视指引下，无论有无 0.035 英寸 J 型头端导丝的协助，将 GL 导管指向房间隔从而通过 PFO。一旦通过 PFO，静脉给予肝素并维持 ACT > 250 s。导管和导丝放至左上肺静脉内，注意保证不让导丝头端进入左心耳以免造成心脏穿孔。0.035 英寸 J 型头端导丝交换为 0.035 英寸 J 型头端

Amplatz 超硬导丝，交换过程中再次注意确保导丝头端不进入左心耳。继而使用测量球囊测量 PFO 的直径，注意打开球囊时力求动作轻柔以免撕裂房间隔（图 32-4 和图 32-5）。之后的步骤有赖于所选用的器械。

以 Helex 器械为例，按照制造商要求将器械系统准备及冲洗好，推荐器械和球囊延伸径之比至少 2：1。使用 9 Fr 输送鞘可不用导引导丝，但使用 11 Fr 输送鞘则需在导引导丝引导下进行。上述步骤准备好后，绿色输送鞘管经 0.035 英寸超硬导丝放至左心房。撤出超硬导丝后，在透视和 ICE 引导下使用"推-捏-拉"技术释放左心房盘片，需确保伞片位于左心房并远离心房顶部和心耳。整个输送系统向房间隔左侧逆向拉动，随之释放右心房盘片。在 ICE 和左前斜（LAO）投照位透视下确定封堵器已

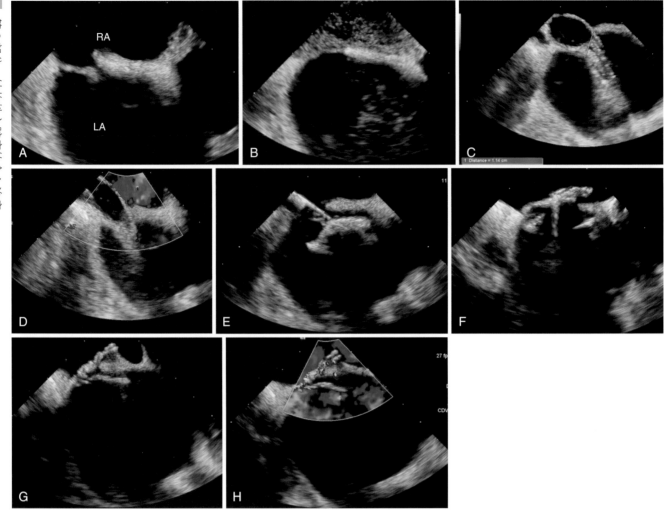

图 32-4　使用 Helex 封堵器经导管封堵 PFO 时的心腔内超声心动图（ICE）图像。**A.** ICE 显示的 PFO。**B.** 发泡试验。**C** 和 **D.** 球囊尺寸测量。**E.** 释放左心房伞盘。**F.** 释放右心房伞盘。**G.** 释放后最终的封堵器位置。**H.** 封堵器跨 PFO 的彩色多普勒图像

到位且左右心房盘片骑跨于房间隔上（图 32-4 和图 32-5）。一旦封堵器位置确认可接受，则退出轴心，将锁定环从左心房孔眼移至右心房孔眼周围。在锁定结构松开之前，封堵器可反复回收及重新放置。如果封堵效果不满意，即便锁定结构已松开，封堵器还是可以从体内回收。如确定位置良好，封堵器即可释放。

　　对 Amplatzer 封堵器而言，最初的步骤和 Helex 器械相类似。封堵器装载于输送钢缆上，并根据每个制造商的说明书进行准备确保输送系统内没有气体。封堵器经装载器送入放置于左心房中部的输送鞘内，在透视下推送封堵器时应仔细确保输送鞘内没有气泡。一旦封堵器推送至输送鞘的头端，在透视和 ICE 指引下将输送鞘轻轻回撤露出左心房盘片，确认左心房盘片在左心房足够打开后，整个输送系

统向房间隔左侧逆向拉动直至使左心房盘片紧贴房间隔。随后回撤输送鞘，继续在透视和 ICE 引导下在右心房侧释放右心房盘。经透视和 ICE 确认封堵器位置良好、稳定、充分展开，且没有压迫或侵犯周围结构时，可将封堵器释放。可在手术最后行发泡试验或者右心房造影。拔除股静脉鞘后手动压迫止血。

术后处理

　　笔者的经验为，在术后间隔 12 h 给予两剂抗生素，患者当晚需心电监护，术后第一天需复查胸部 X 线片和于 TTE 下行发泡试验以确认封堵器位置良好。嘱患者服用阿司匹林 81 mg/d 和氯吡格雷 75 mg/d 持续 6 个月。术后 6 个月复查 TTE 及发泡试验，建议术后 6 个月注意预防心内膜炎。

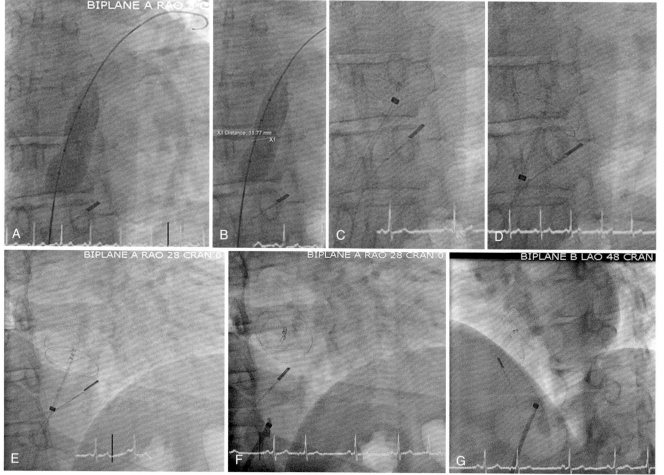

图 32-5 使用 Helex 封堵器经导管封堵 PFO 时的透视图像。**A** 和 **B.** 球囊测量。**C ～ E.** 封堵器放置。**F** 和 **G.** 释放后最终的封堵器位置

并发症

经导管 PFO 封堵术是安全的手术操作，而其中 1% ～ 4% 的患者会出现并发症，绝大多数的并发症是轻微的[31, 33-34]。报道最常见的 PFO 封堵后的并发症是房性心律失常，包括心房颤动（atrial fibrillation，AF）和心房扑动。在回顾性研究中观察到新发 AF 者可达 3.9%[31]，而在 RESPECT 研究中 AF 发生率极低，仅 0.2%。封堵器血栓形成发生率为 0.6%[31]，封堵器栓塞发生率为 0.07%[38]。老一代的封堵器产品可有器械断裂的发生而新一代的产品极其罕见。RESPECT 研究和 PC 研究中，血管并发症所导致的严重出血发生率 ≤ 0.5%。有报道称心包积液或心脏压塞的发生率为 0.3%[31, 33]。气体栓塞是一种潜在灾难性并发症，多由于输送系统冲洗不充分或发生于将封堵器装载至输送鞘时。仔细冲洗输送系统、在输送鞘内推送封堵器时在透视下谨慎观察极有可能避免这一并发症。

房间隔缺损

引言

ASD 是成人最常见的先天性心脏缺损，仅次于二叶式主动脉瓣畸形，占出生时所有缺损的 6% ～ 10%。女性的患病率为男性的 2 倍。心房水平的左向右分流致使右心容量负荷增加，最终引起肺血管病变和肺动脉高压而出现临床症状。自 2001 年 11 月 FDA 批准了一种经导管 ASD 封堵器械后，由于 ASD 封堵在治疗患者中所体现的出色效果和良好预后，ASD 的治疗已从外科手术修补逐步转为经导管封堵。

解剖

房间隔的发育于 PFO 部分已详述（图 32-1）。根据部位不同 ASD 可分为 4 种类型：最常见的是继发孔型 ASD（占所有 ASD 的 75%），缺损位于卵圆

窝。原发孔型 ASD（占 15% ～ 20%）的缺损位于房间隔靠下的部位、临近心脏十字交叉，因心内膜垫缺损而产生。原发孔型 ASD 通常合并二尖瓣前叶裂缺或室间隔缺损（常为房室间隔缺损）。静脉窦型 ASD（占 5% ～ 10%）的缺损位于房间隔的上部或下部，靠近上腔静脉或下腔静脉流入右心房处。上腔静脉窦型 ASD 常合并肺静脉异位引流至右心房。冠状静脉窦间隔缺损（＜ 1%）位于分隔冠状静脉窦开口和左心房的间隔处。只有继发孔型 ASD 可通过经导管封堵术治疗，其余类型均需要外科手术修补。ASD 常伴发唐氏综合征（尤其见于原发孔型 ASD）、心－手综合征（Holt-Oram 综合征）、DiGeorge 综合征。除上述情况外，其他可合并 ASD 的疾病包括二尖瓣脱垂和肺动脉瓣狭窄。

病理生理

ASD 导致的心内分流位于心房水平，分流的大小和方向取决于缺损的大小和心室的相对顺应性。通常由于右心室顺应性较高，分流方向为左心房至右心房。随着年龄的上升，左心室顺应性下降、左心房压力升高，左心房向右心房的分流量增加，这会导致右心房、右心室和肺动脉容量负荷增加和心腔扩大。随着时间的推移，多年的肺血管血流增加会导致肺血管床重构、肺血管阻力增加和肺动脉高压。如果不加干预，肺血管病变将变为不可逆，导致严重肺高血压，右心压力负荷增加，分流方向逆转为右向左分流。

临床表现

在儿童时期，ASD 患者通常没有症状，可能在常规体检时偶尔发现肺动脉流出道的杂音和第二心音固定分裂。有些儿童可表现为反复呼吸道感染或甚至是心力衰竭。一般而言，年轻患者可有一较长的无症状期。随着年龄增加，进行性的左向右分流导致左心室顺应性下降和左心房压力上升，可出现活动耐力下降、进行性的劳力性呼吸困难和心力衰竭。室上性心律失常、心房颤动或心房扑动等心律失常可有临床体征。也可出现反常性栓塞导致卒中或其他脏器系统的缺血。未治疗的 ASD 在没有其他原因的情况下可导致肺血管病变和肺动脉高压，且通常发病于成年之前。

诊断

对 ASD 诊断具有价值的体格检查发现主要包括：右心室搏动和增大，第二心音固定分裂（由于肺动脉瓣关闭延迟）、胸骨左缘可闻及喷射样收缩期杂音（反映出流经肺动脉瓣的血流增加），肺动脉高压患者可闻及第二心音的肺动脉瓣成分增强。原发孔型 ASD 可伴有二尖瓣和三尖瓣反流的杂音。心电图表现包括：继发孔型 ASD 可见右心房增大（肺型 P 波）、心电轴右偏、右心室肥大（V$_1$ 导联 R 波高）和不完全性右束支传导阻滞（V$_1$ ～ V$_3$ 导联呈 rSR′ 或 rsR′ 型），原发孔型 ASD 可见心电轴左偏，所有类型 ASD 均有可能见到一度房室传导阻滞。胸部 X 线表现有：右心房和右心室增大，肺动脉扩张和肺血增多。

超声心动图是诊断 ASD 的可选工具（图 32-6）。在儿童 TTE 检查即可提供大部分信息，然而在成人，TEE 才是全面评估的重要方法。TTE 检查通常可在经肋下房间隔切面或经心尖四腔心切面观察到缺损。TTE 有一重大不足是间隔回声缺失，这会导致 ASD 诊断"假阳性"。在大多数病例，盐水造影超声心动图可做出准确的诊断。除诊断外，TTE 也可提供右心房和右心室增大依据，能根据三尖瓣反流束流速来估测肺动脉压力；还可以通过非侵入性的肺 / 体循环血流比（Qp/Qs）来计算左向右分流量，但这一方法因误差较大而较少使用。此外，TTE 可用于评估伴发的先天性心脏畸形如肺动脉瓣疾病、二尖瓣脱垂、肺静脉异位引流。在 ASD 经导管封堵术前，TEE 或 ICE（通常在术中封堵之前）的全面评估十分重要（图 32-6），需要评估一些常在 TTE 检查中被忽视的情况，如不同的边缘距离是否足够用于封堵，所有 4 根肺静脉引流位置，排除静脉窦型 ASD；如存在二尖瓣病变时需仔细评估病情。近来已有使用三维超声心动图评估 ASD（图 32-6）的报道。如超声心动图不能提供所需的 ASD 相关信息，MRI 作为无创的检查方法不失为一种选择。MRI 可直接观察缺损、肺静脉引流、计算分流量、量化右心室容积和功能。造影剂增强心脏 CT 检查能提供类似的解剖信息。

心导管检查

当前有多种非侵入性的方法来诊断 ASD，故心

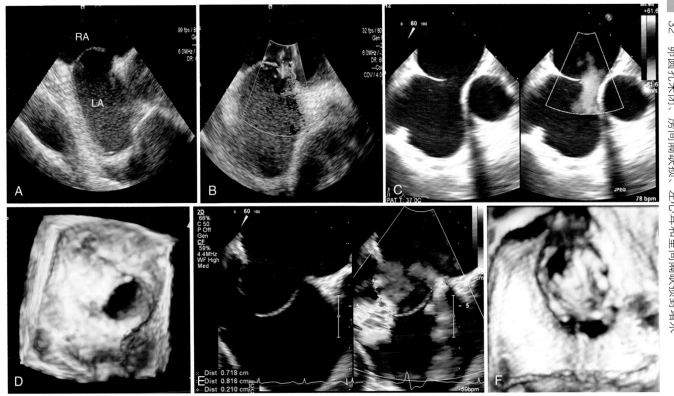

图 32-6 超声心动图诊断房间隔缺损（ASD）。**A.** 心腔内超声心动图（ICE）显示的继发孔型 ASD。**B.** ICE 上继发孔型 ASD 的彩色多普勒图像。**C.** 经食管超声心动图（TEE）显示前缘不足的继发孔型 ASD。**D.** 三维超声心动图显示的继发孔型 ASD。**E.** 房间隔瘤合并筛孔样 ASD。**F.** 三维超声心动图显示的筛孔样 ASD

导管检查对于诊断而言不是必需的。大于 40 岁的患者，通常在准备行经导管封堵时同时行冠状动脉造影以及右心导管检查测量血氧饱和度、分流量和肺动脉压力。笔者常在封堵同时行肺血管造影以确定不合并肺静脉异位引流。当超声心动图检查对于血流动力学意义并不明确，以及存在肺动脉高压需要测定肺血管阻力（PVR）和肺血管反应性时，需要进行有创检查测量分流大小。

房间隔缺损的治疗和经导管房间隔缺损封堵的适应证

直径 < 5 mm 的小 ASD 如无右心室容量负荷过重依据时，由于对疾病的自然病程无显著影响，可不必行封堵术。有显著分流的未修补的 ASD 会导致右心容量超负荷，伴随有进行性加重的心力衰竭、心律失常、有血流动力学影响的三尖瓣反流、肺动脉高压，从而降低生存率。目前 ACC/AHA 指南建议有右心容量超负荷表现的 ASD 患者，即右心室或右心房扩张的有症状或无症状的患者行封堵术（推荐类别 I）[39]。封堵治疗可预防症状和右心增大

的进一步恶化，并有助于扩大的右心恢复正常。对 ASD 封堵的自然史研究显示，超过 24 岁或合并肺动脉高压（肺动脉收缩压 ≥ 40 mmHg）的患者封堵后的生存率也有降低[40]。此外，40 岁以上的患者行封堵术后，与药物治疗组相比尽管对于症状和死亡率均有改善，但并未降低心房颤动的发生率[41]。因此，对于合适的患者应及时行 ASD 封堵从而预防远期并发症。除继发孔型 ASD 以外的 ASD 均应外科手术修补。对于一些特殊的患者，无论有无右心容量负荷增加的表现均应考虑行 ASD 封堵，如专业潜水员、行心脏起搏器植入术的患者，主要原因是存在反常栓塞的风险。同样，应在妊娠之前考虑行 ASD 封堵。对于肺动脉高压患者，应行肺血管扩张试验来测试肺动脉高压是否可逆和 ASD 试封堵。常用的肺血管扩张药物为吸入性一氧化氮。血管反应试验阳性的定义为：平均肺动脉压下降幅度 > 10 mmHg 伴平均肺动脉压 < 40 mmHg，并且心排血量没有下降。如为单纯左向右分流、肺动脉压 < 2/3 体循环压水平、肺血管阻力 < 2/3 体循环阻力水平，或肺血管反应试验或封堵试验阳性的患者，是可以行封堵术的。

封堵试验理想的反应是指：封堵后平均肺动脉压下降、不伴有心排血量的下降和右心房压的上升。如封堵试验反应不理想，应给予患者肺动脉扩张剂并于数月后再次行血流动力学评估。对于有反常栓塞和有记录的斜位呼吸-直立性低氧血症患者也应予以考虑。不可逆的 PAH 和无左向右分流表现者是 ASD 封堵的绝对禁忌证（推荐类别Ⅲ）。

房间隔缺损封堵器械

对于绝大部分形态合适、不合并其他心脏畸形的继发孔型 ASD，由于经皮导管封堵术具有良好的效果和较低的并发症发生率，已在很大程度上替代了外科手术。已获批准用于 ASD 封堵的器械有两种，Amplatzer ASO（AGA Medical Corporation，Golden Valley，Minnesota）和 Helex 间隔封堵器（已在卵圆孔未闭部分中讨论）。Amplatzer ASO 是由镍钛合金网编织成的自膨式双盘设备，紧密编织成的 2 个盘片之间有 3 ～ 4 mm 的连接腰（图 32-3）。镍钛合金的超弹性特性允许器械拉伸后可通过 6 ～ 8 Fr 的输送鞘。封堵器的尺寸由腰部直径决定，范围为 4 ～ 40 mm（4 ～ 20 mm 者每 1 mm 增量一个规格，22 ～ 40 mm 者每 2 mm 增量一个规格，40 mm 规格的器械在美国不提供）。伞盘的直径随着尺寸的增加而增加，并且根据封堵器尺寸，左心房盘比右心房盘大 6 ～ 8 mm，因为分流是从左到右。与装置分开提供的 Amplatzer 输送系统包括装载器，具有延伸管和止回阀的止血阀，不同尺寸和长度的输送鞘（取

决于要使用的器械尺寸），扩张器和输送钢缆。所有输送鞘均具有 45°尖端（45° TorqVue 输送鞘）。也有 180°转弯的输送鞘，但通常不适用于 ASD 封堵。可以使用 60° 角度的 Hausdorf 输送鞘（Cook Medical，Bloomington，Indiana），用于后下边缘不足的 ASD。

操作细节

ASD 封堵通常在心导管室进行，有意识的镇静下、在 ICE 和透视引导下完成（图 32-7 和图 32-8）。对于房间隔解剖结构复杂的，如多个 ASD，可能优选 TEE。ICE 优于 TEE 的优势包括不需要全身麻醉或额外的心脏专家来进行手术，可更好地观察房间隔的后下部分，并缩短手术时间。大多数术者使用 AcuNav ICE 导管（Siemens Medical Solutions distributed by Biosense Webster，Diamond Bar，California）。最初的步骤与 PFO 封堵相似，通常在手术前给予阿司匹林 325 mg，在手术结束时给予氯吡格雷 600 mg 负荷量。在双侧腹股沟建立股静脉通路，每侧通路置入 8 Fr 或 9 Fr 鞘（或在同一静脉中 2 付鞘），其中一侧为 ICE。我们更倾向于使用 9 Fr 35 cm 的 ICE 输送鞘管，以便更容易地将 ICE 导管从髂静脉送至下腔静脉，特别是左股静脉置入时。给予肝素以维持 ACT > 250 s，并且在封堵器置入之前使用一剂静脉内抗生素。

首先进行完整的右心导管术，以测量体肺分流比、肺动脉压力和肺毛细血管楔压。40 岁以上的患者还需行冠状动脉造影。我们还用左心室时相显影

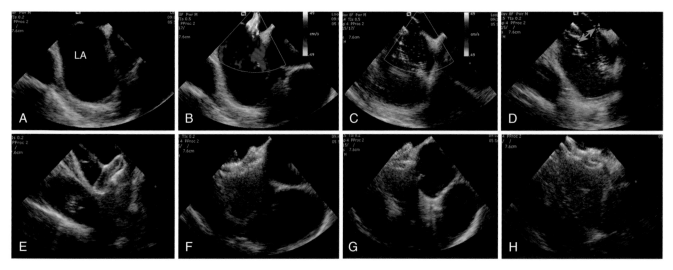

图 32-7 使用 Amplatzer ASO 器械行经导管继发孔型 ASD 封堵时的 ICE 图像。**A** 和 **B.** ICE 检查继发孔型 ASD 的二维和彩色多普勒图像。**C** 和 **D.** 球囊的止流直径，彩色多普勒与二维图像。**E.** 释放左心房伞盘。**F.** 释放右心房伞盘。**G.** 封堵器在主动脉旁呈张开状态。**H.** 封堵器的最终位置

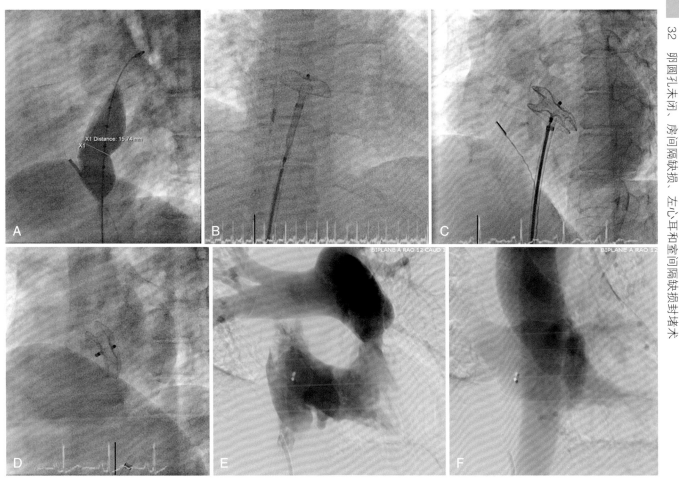

图 32-8 使用 Amplatzer ASO 器械行经导管继发孔型 ASD 封堵时的透视图像。**A.** 球囊测量。**B.** 释放左心房伞盘。**C.** 释放右心房伞盘。**D.** 封堵器的最终位置。**E** 和 **F.** 右心房造影的左心显影时相图像显示封堵器固定良好

进行肺血管造影，以评估所有四支肺静脉是否均引流至左心房。一些术者在 35° LAO 头位投影下行右上肺静脉血管造影，可提供房间隔的造影路线图以便于闭合。

将 ICE 导管送至右心房和房间隔处，长度需足够用于评估各处边缘，测量缺损尺寸并确认肺静脉引流。如果边缘长度小于 5 mm 则认为边缘不足，如果边缘长度 ≤ 1 mm 则可认为是边缘缺乏。不应该有边缘不足（除前缘外，因为许多患者缺乏前缘，这并不是禁忌证）。ICE 引导信息中包括一个"警告"，主动脉边缘不足可能会增加磨损的风险，但数据不足，见下文所述。在完成血流动力学评估、血管造影和 ICE 评估之后，将 Goodale-Loubin（GL）导管用 0.035 英寸 J 型导丝导入 SVC。在 ICE 和透视引导下将 GL 导管向尾端移动至指向房间隔处，在使用或不使用 0.035 英寸 J 型导丝引导下通过 ASD。将导管和导丝放置在左上肺静脉中，注意确保导丝头端不

在左心耳以避免穿孔。将 0.035 英寸的 J 型导丝更换为 0.035 英寸 1 cm Amplatz 超硬导丝，同时注意确保头端不在左心耳中。下一步是球囊尺寸测量，通常使用 AGA 测量球囊或 NuMed 测量球囊。在透视和 ICE 引导下，将气囊导管通过超硬导丝引导放至缺损中，将球囊轻轻充盈，直到 ICE 成像上没有彩色多普勒穿房间隔血流（图 32-7 和图 32-8）。当达到止住血的大小时（止流直径），重要的是停止球囊充盈以避免缺损尺寸测量过大。在 ICE 上以及透视上测量该直径。对于 ASO 的选择，封堵器尺寸应等于但不大于止流直径的 1 ～ 2 mm。Helex 间隔封堵器尺寸应至少为止流直径的两倍。对于缺陷 > 18 mm 者，ASO 优于 Helex 封堵器。

接下来的步骤取决于所使用的器械。对于 ASO 封堵器，根据所选择的封堵器尺寸，输送鞘管的尺寸范围为 6 Fr 至 12 Fr。撤出测量球囊导管，留下 0.035 英寸的导丝。输送钢缆通过装载管，并将封堵

器拧到输送钢缆的头端。将设备和装载管浸入无菌盐水溶液中，并在侧管冲洗同时将封堵器拉入装载管。准备好输送鞘并将扩张器插入鞘中，撤出股静脉中的短鞘，然后将输送鞘/扩张器推进到已经放置在左上肺静脉中的 0.035 英寸导丝上。一旦扩张器到达右心房就可以撤出并将输送鞘排气。输送鞘随之通过导丝引导进到左心房，注意避免输送系统中的气体进入。导丝撤出后仔细冲洗输送鞘。然后将装载好的封堵器附接到输送鞘上。在透视引导下输送封堵器，仔细观察输送系统中的任何气体迹象。一旦封堵器送至左心房的输送鞘尖端处，在透视和超声心动图引导下，通过固定输送钢缆、回撤输送鞘来展开左心房盘。将封堵器轻轻地拉到房间隔上并且保持输送钢缆一定的紧张度，输送鞘进一步缩回以展开右心房盘。封堵器展开后，由 ICE 检查封堵器位置是否良好，如果需要可以使输送钢缆进行温和的"往返"运动（明尼苏达摆动），以确保稳定的位置。ICE 评估应包括多普勒血流，仍可以发现通过封堵器腰部的血流（但不应存在于封堵器盘周围），以及评估邻近结构包括房室瓣是否受阻。如果封堵器位置不满意或对相邻结构有影响，则封堵器可被回收到输送鞘中，并根据需要重新放置或更换新的封堵器。封堵器定位也可以通过 LAO 头位投影来确认，这一透视角度下左心房和右心房恰好分开。如封堵器侵袭或缩进主动脉根部的情况下，可能会有较高的磨损风险。一旦确定了满意的位置，则通过将塑料钳附接到输送钢缆并逆时针旋转来释放该封堵器。关于 Helex 间隔封堵器的放置在卵圆孔未闭部分讨论。

术后处理

封堵器释放后，取出输送鞘，并予止血。相隔 12 h 予患者两剂抗生素。患者在遥测监护下过夜，第二天早上进行胸部 X 线检查和 TTE 发泡试验以确认封堵器位置。6 个月时使用 TTE 对右心室大小和封堵器进行重新评估。建议心内膜炎预防性治疗 6 个月。

边缘不良的巨大房间隔缺损

大于 25 mm 的 ASD 通常合并边缘长度不足。Helex 封堵器不能用于关闭巨大 ASD，因此对于此类 ASD 封堵的数据主要来源于 ASO 封堵器。在巨大 ASD 合并前上或后下缘不足，在正常放置封堵器时

封堵器左心房盘片会从缺损处滑脱。针对此类情况已报道了几种技术来增加成功的概率。对于具有前缘或后缘不足的大 ASD 可使用肺静脉释放途径，输送鞘置于左上或右上肺静脉，左心房盘部分在肺静脉中释放[42]。然后回撤鞘，封堵器的其余部分快速释放，保持输送钢缆的固定和稳定。这种技术允许伞盘平行于房间隔。类似的有左心房顶部释放方法，将输送鞘放置在右上肺静脉附近（不在肺静脉内），左心房伞盘在左心房的顶部（盘垂直于脊柱）释放。通过撤回输送鞘来释放右心房伞盘。这使得封堵器的其余部分在放置时，左心房伞盘的后边缘固定于左心房内。用于封闭具有边缘不足的巨大 ASD 的其他方法包括输送鞘塑形或使用特殊输送鞘。Hausdorf 输送鞘（Cook Medical，Bloomington，Indiana）是具有倾斜尖端的双曲线形鞘，可保持封堵器伞盘平行于房间隔并远离主动脉边缘。有学者报道了使用塑形后的 Mullins 输送鞘来封堵前缘或后侧缘不足的巨大 ASD，输送鞘的远端弯曲部分被切断塑形成直的侧孔（SSH）输送鞘[43]。切割后的输送鞘需修剪尖端以减少心脏穿孔的风险。SSH 技术使得封堵器以平行于房间隔的角度离开输送鞘的尖端。针对缺损后缘不足的巨大 ASD 的其他封堵技术包括使用右 Judkins 导管技术或使用可导向的弯曲指引导管如 Agilis 导管（St Jude Medical Inc.，Minneapolis，Minnesota）。球囊辅助技术包括使用球囊作为支撑，在释放期间防止左心房盘从 ASD 处滑脱[44]。

多发缺损或筛孔型缺损

10% 的病例存在多发缺损，这些通常可以用单个封堵器来处理。如果主要缺损和次要缺损之间的距离为 7 mm 或更大，则通常需要第二个封堵器。使用单个封堵器闭合的其他方法包括使用非自动定心封堵器，如 Helex 封堵器或 Amplatzer 筛状封堵器。

并发症

经导管 ASD 封堵的绝大多数并发症很轻微。ASO（St. Jude Medical Inc.，St. Paul，Minnesota）和 HSO（W. L. Gore and Associates，Flagstaff，Arizona）的多中心关键研究均显示，继发孔型 ASD 的手术和器械闭合之间的效果有差异，而安全性结果有差异（译者注：此处原文有误，结合下文推测应为：有效性无差异、安全性有差异。）。ASO 关键性临床试验

中，器械组 442 例，手术组 152 例，器械组主要不良心血管事件（MACE）发生率为 1.6%，而手术组为 5.2%[45]。同样，在 Helex 关键性临床试验中，在器械组招募了 119 例患者，外科手术组有 128 例患者，器械组 MACE 率低于手术组（5.9% vs. 10.9%）[46]。使用 ASO 装置行 ASD 封堵时最可怕的、可危及生命的并发症是心脏磨损[47]。与 Helex 装置有关的心脏磨损情况尚无病例报道。据报道，ASO 装置的磨损发生率为 0.1% ～ 0.3%（每 1000 例植入物发生 1 ～ 3 例）[47-48]。磨损最常发生于心房顶部或主动脉。较大的装置尺寸和缺乏前缘或上缘已证实是与磨损相关的危险因素[47-48]。具有边缘不足的 ASD 植入大封堵器的情况下，缺乏摆动空间可导致封堵器边缘对心房或主动脉组织的不断碰撞。位于房间隔上部的巨大型缺损、靠近主动脉的缺损边缘缺失或缺损边缘小到几乎可忽略不计的情况，具有较高的磨损风险。根据 AGA 专家小组的调查结果，他们就磨损提出了建议，包括球囊测量时避免过度拉伸房间隔，使用"止流"技术进行尺寸测量，评估稳定性时"往返"动作要轻柔，以及对巨大 ASO（大于自身 ASD 大小的 1.5 倍）和在主动脉根部 ASO 器械有变形、主动脉边缘封堵器显著分开的情况需进行更密切的随访。这些都是以专家意见为依据，并没有确定前瞻性临床试验依据支持。对磨损风险的意见仍然存在分歧。先天性心血管病国际研究联合会（CCISC）成员调查显示，71.7% 的人认为，封堵器伞盘相互接近、不呈张开的形态下接触 / 突入主动脉是发生磨损的最高风险[49]。FDA 的循环系统器械专家组于 2012 年 5 月 24 日举行会议，讨论目前关于 Amplatzer ASO 和 Gore Helex ASD 封堵器用于继发孔型 ASD 封堵的安全性和有效性。自 1998 年获得 CE 认证以来，在使用标签为 ASO 器械的患者中，全球有 97 例被确认或推定为发生磨损的病例。在 97 例磨损事件中，有 8 例死亡。几乎 90% 的磨损发生在器械植入的 1 年内，除了 1 个病例是在植入器械后 8.5 年报道的。所有报告的死亡发生在植入后 16 个月内，16 岁以下的患者未发生死亡。专家组就封堵后第一年更频繁的随访做出相关建议，因为磨损事件经常发生在 12 个月内，建议收集正在进行的器械数据以确定磨损的危险因素，建议与患者充分讨论风险和获益。

任何 ASD 封堵都有发生器械错位 / 栓塞的可能性。原因多种多样，包括巨大缺损、偏心缺损、缺损边缘不足、大小不合适以及与术者相关的技术问题。栓塞是最常见的并发症，发生率为 0.5% ～ 3%[50]。据 FDA 的 MAUDE（制造商和用户设备器械经验）数据库对器械栓塞的报告分析显示，在 77% 的情况下可使用经导管方法取出封堵器，17% 的病例需要手术取出[51]。与器械栓塞相关的死亡事件有 2 例。大多数栓塞发生在封堵器释放时或手术后 24 h 内。操作者必须熟练掌握使用鹅颈样圈套器或活检钳的经导管取出封堵器的技术。最常见的栓塞部位为左心房，其次为右心房、肺动脉、右心室、左心室和主动脉[50]。如果封堵器卡在心室并缠绕在房室瓣膜结构内，应转至手术取出。与 ASO 器械相比，Helex 器械的封堵器栓塞现象似乎更为常见。

其他并发症包括 Helex 封堵器有骨架断裂的情况，封堵器上的血栓形成，新发房性心律失常以及包括房室瓣膜在内的相邻结构受影响。

临床试验数据

Amplatzer 和 Helex 封堵器临床试验的结果非常出色。使用 Amplatzer ASO 器械的 1 年随访闭合率 ≥ 95%，Helex 封堵器闭合率 > 91%[46, 52-53]。安全性结果和并发症前文已经讨论过。总体而言，与外科手术相比，经导管闭合方法的并发症风险较低[45, 54]。

左心耳封堵

引言

心房颤动（AF）是影响美国 700 万患者的最常见的心律失常[55]。在 40 岁以上男性和女性中，发生 AF 的终身风险是 1/4。卒中是 AF 最可怕和严重的并发症，在美国是第三大死亡原因，也是致残的主要原因。与普通人群相比，AF 患者的卒中风险要高 5 倍。卒中风险随年龄增长，有 AF 者在 50 ～ 59 岁时卒中风险为 1.5%，80 ～ 89 岁时几乎 > 20%[56]。与非 AF 相关的卒中相比，AF 相关的卒中致残率和死亡率更高。

心房颤动预防卒中的药物治疗

已经研发了许多风险模型来对 AF 患者卒中的风险进行分层。例如，最广泛使用的 CHADS2 评分系统组成中，年龄大于 75 岁、充血性心力衰竭病史、高血压、糖尿病史各计 1 分，既往栓塞事件计 2 分[57]，分为0～6分，卒中风险随着评分的增加而增加（不应用华法林的情况下，评分0分者年卒中风险0.5%，评分6分者年卒中风险近乎7%）[58]。直到最近，AF患者预防卒中的唯一药物选择是抗凝药华法林，其与安慰剂相比，可使卒中风险降低60%，而与单用阿司匹林相比，使卒中风险降低30%～40%[59]。值得注意的是，与阿司匹林相比，华法林的颅内和颅外出血风险更高。与阿司匹林和氯吡格雷的双重抗血小板治疗相比，华法林预防卒中也显示出优势[60]。尽管效果好，华法林也有几个缺点。它的治疗剂量范围窄，需要频繁的血液检测来进行监测。与华法林使用有关的大出血风险高达每年10%以上[61]。另外，由于与食物和其他药物的相互作用，抗凝效果会有所变化；尽管经常进行监测和剂量调整，但使用华法林治疗的患者中，能将国际标准化比值（INR）维持在2.0～3.0的治疗范围内者仅有不到50%。此外，40%的AF患者有使用华法林的禁忌证[62]。

最近几年出现了新型的抗凝药物。口服的直接凝血酶抑制剂达比加群的效果在长期抗凝治疗随机评估试验（RELY试验）中得到评估[63]。本研究中，18 113例卒中风险增加（平均CHADS2评分为2分）的AF患者随机分为华法林治疗或达比加群（110 mg或150 mg每日两次）治疗，这一研究是以卒中或全身栓塞为主要终点的非劣效性研究设计。就主要终点而言，达比加群的110 mg剂量被证明不逊色于华法林，而大出血较少；而150 mg剂量主要终点事件发生率较低而大出血率相似。最近一项来源于RELY试验的分析表明，在≥75岁的患者中，颅内出血风险较低，但两种剂量的达比加群与华法林相比，颅外出血风险相似或更高[64]。同样，其他新型的药物如阿哌沙班和利伐沙班也有针对AF患者卒中预防的研究，然而，这些药物也具有出血的风险以及更高的成本[65-66]。

左心耳解剖学

左心耳（LAA）是一个重要的心脏结构，位于左心室和左上肺静脉之间的房室沟前外侧。它起源于原始心房组织，由小梁梳状肌组成，梳状肌主要在LAA的中段和远端。LAA的形状、分叶数和体积变异较大。对500例心脏的解剖研究显示，54%的LAA具有两个分叶，而23%具有三个分叶，与年龄或性别无关[67]。通常LAA椭圆形的开口部位是没有肌小梁的。在窦性心律时，左心耳具有收缩功能，

其血流排空速度可以通过TEE清晰记录。在AF时，由于左心房扩大伴随收缩力减小，以至于LAA血液淤滞从而导致血栓形成。经超声心动图证实，左心耳是绝大多数非瓣膜性AF患者（＞90%）发生血栓栓塞事件的血栓来源[68]。由于上述抗凝治疗的几个问题，出现了外科手术和新近发展的经皮LAA封堵术。

外科左心耳移除

LAA缝扎手术已可与AF患者接受心脏手术（如伴随迷宫手术的主动脉瓣或二尖瓣手术）同时进行。LAA移除术有几种手术方式，包括LAA切除或LAA缝扎。切除术是通过剪刀或缝合装置去除LAA[69]。LAA缝扎是通过缝合线或缝合器闭合LAA的开口[70]。据一项报道，术后使用TEE评估左心耳的通畅情况，成功关闭左心耳的仅有40%，其中切除术成功率（73%）高于缝扎术（23%）[71]。另外，外科手术LAA缝扎或切除后出血增加仍值得关注。

经皮左心耳封堵

已有许多器械用于经皮LAA封堵。下文总结了这些器械和数据。

左心房封堵的影像学

经皮LAA封堵需在透视和TEE指导下进行。虽然这些模式提供"实时"成像，但它们受所获数据的二维（2D）特性的限制。在结构性心脏病介入治疗（如经导管主动脉瓣置换术，TAVR）中，与二维图像相比，多排CT（MDCT）可获得三维数据集，可重建图像并为更精确的手术操作提供信息。最近的一项研究概述了使用MDCT进行LAA封堵的术前准备[72]，在这项研究中，TEE测量与MDCT测量的结果之间相关性较差。已提出经皮LAA封堵的LAA解剖学评估策略并包括各种测量定义，例如：三个切面中从卵圆窝到LAA开口的距离，LAA到周围结构的距离，LAA开口的球形度评估，LAA与横断面的角度，以及预测在经皮LAA封堵过程中最佳的透视角度。可能通过MDCT更好地评估三维解剖将有助于选择LAA封堵装置的最佳尺寸，并通过最小化左心房中导丝和器械的操作来减少并发症的发生。

PLAATO 器械

经皮左心耳经导管封堵（PLAATO）装置

（Appriva Medical，Plymouth，Massachusetts）是首先研发的一种器械[73]。该器械是一种表面覆以聚四氟乙烯膜的自膨式镍钛合金笼状结构，并具有倒钩，可在 LAA 中锚定。Ostermayer 等学者报告了使用 PLAATO 装置对 111 例有抗凝治疗禁忌的 AF 患者行 LAA 封堵结果[74]。97.3% 患者的器械植入成功，3 例发生心包积液需行心包穿刺。6 个月随访，98% 患者 TEE 观察到成功的 LAA 封堵。年卒中率为 2.2%（相应 CHADS2 预测的年卒中率为 6.3%），卒中相对风险降低 65%。5 年卒中率为 3.8%（相应 CHADS2 预计的年卒中率为 6.6%）[75]。该装置已不再可用，目前已经开发了用于经皮 LAA 封堵的更新的装置，详见下文讨论。

Watchman 封堵器

Watchman 封堵器（Boston Scientific，Natick，Massachusetts）具有自膨式镍钛合金骨架，具有固定的倒钩和覆盖在左心房侧框架上的聚酯膜。该封堵器有 5 种尺寸，直径从 21 mm 到 33 mm。Watchman 封堵器在全球已植入超过 2000 例，是研究最多的经皮 LAA 封堵器械。该器械已在 PROTECT-AF 试验、CAP 注册研究和 PREVAIL 试验中进行了评估。

操作过程

手术需在 TEE 和透视引导下进行（图 32-9）。经标准方式穿刺房间隔（位置偏后、不能过高）后，猪尾巴导管进入 LAA 行 LAA 造影。综合血管造影、TEE（和如上所述的术前 CT）检查，确定要使用的封堵器的适当尺寸。LAA 开口通常为椭圆形[72]，而封堵器尺寸通常比 LAA 开口大 10% ~ 20%。封堵器通过 12 Fr 的穿房间隔鞘（外径 14 Fr）进行输送。封堵器在释放前通过透视和 TEE 进行定位和稳定性验证。

Watchman 封堵器的临床数据

PROTECT-AF（WATCHMAN 左心耳封堵系统对

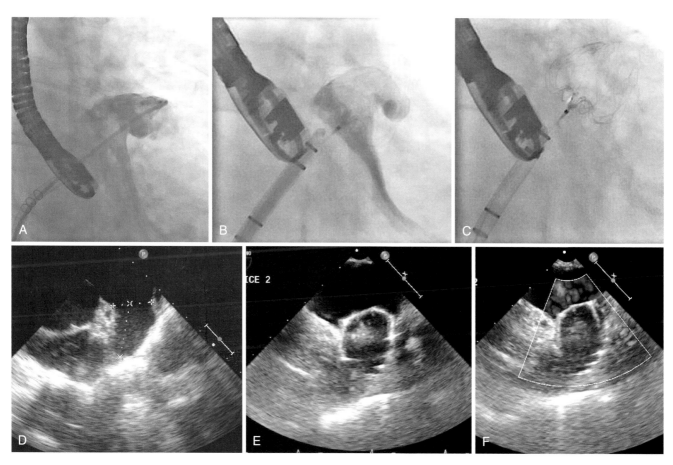

图 32-9 使用 Watchman 器械经导管左心耳（LAA）封堵的透视和经食管超声心动图（TEE）图像。A. 猪尾巴导管行 LAA 造影。B. Watchman 封堵器放置于 LAA 后的 LAA 造影。C. 封堵器释放。D. TEE 测量 LAA 封堵器尺寸。E 和 F. Watchman 封堵器在 LAA 内的二维和彩色多普勒 TEE 图像

心房颤动患者栓塞预防）研究是第一项前瞻性随机对照试验，对于非瓣膜性 AF 患者，检验经皮 LAA 封堵与华法林抗凝治疗相比的安全性和有效性（非劣效性研究）[76]。18 岁以上的阵发性、持续性或永久性 AF 和 CHADS2 评分 ≥ 1 岁的患者入选该研究。有华法林应用禁忌证、LAA 血栓、伴有 ASA 和右向左分流的 PFO、不稳定的动脉粥样斑块和症状性颈动脉疾病的患者被排除。707 名患者以 2∶1 的比例随机分配至经皮 LAA 封堵组（干预组，$n = 463$）和华法林治疗组（对照组，$n = 244$），干预组在封堵术后 45 天停止使用华法林，之后双重抗血小板治疗 6 个月，随后使用阿司匹林单药治疗，对照组目标 INR 控制在 2.0 ～ 3.0。随访期限为 1065 患者-年（平均每个患者随访 18 个月），干预组主要有效终点事件发生率（包括卒中复发、心血管死亡和体循环栓塞）为 3.0/100 患者-年（95%CI，1.9 ～ 4.5），而对照组为 4.9/100 患者-年（95%CI，2.8 ～ 7.1），封堵治疗不劣于华法林治疗［风险比（RR），0.62；95%CI，0.35 ～ 1.25］。干预组与对照组相比，主要复合安全终点（出血或手术相关并发症如严重心包积液、器械栓塞、手术相关性卒中）发生率更高（7.4/100 患者-年，95%CI，5.5 ～ 9.7 vs. 4.4/100 患者-年，95%CI，2.5 ～ 6.7；RR 1.69，1.01 ～ 3.19）。干预组最常见的并发症是严重的心包积液（定义为需经皮或手术引流），有 22 例（4.8%）患者发生，其中 15 例患者接受心包穿刺治疗，7 例接受手术治疗。3 例患者（0.6%）发生器械栓塞，5 例（1.1%）发生手术相关卒中。学习曲线反映为随着每个中心术者经验增加，严重的心包积液发生率下降。由于排除了不适合华法林治疗的患者，PROTECT-AF 没有解决经皮 LAA 封堵对华法林禁忌患者的作用。

继续入选的 AF 患者注册研究（CAP 注册研究），是在 PROTECT-AF 研究完成后，用 Watchman 封堵器评估了 460 名接受 LAA 封堵的患者，该研究显示随着术者经验的增加，手术相关并发症发生率显著下降[77]。CAP 注册研究显示严重心包积液（2.2%，与 PROTECT-AF 研究相比 RR 减少 58%），手术相关卒中（0%）和总体手术/器械相关安全不良事件（3.7%）均有显著下降。PREVAIL（心房颤动患者评估 LAA 封堵器械与长期华法林治疗）随机临床试验也对 Watchman 器械进行了评估。

ASAP（Watchman 左心耳封堵后阿司匹林和波立维治疗可行性）研究是第一个评估不适宜华法林治疗的非瓣膜性 AF 患者 LAA 封堵的安全性和有效性的研究[78]。在这项多中心、前瞻性、非随机研究中，150 名 CHADS2 评分 ≥ 1 分的 AF、由于有出血史或出血高危而不适宜华法林治疗的患者，使用 Watchman 封堵器进行 LAA 封堵。平均随访（14.4±8.6）个月，全因卒中或系统性栓塞发生率为每年 2.3%，缺血性卒中发生率每年 1.7%，出血性卒中每年 0.6%。平均 CHADS2 评分为 2.8，据此单用阿司匹林治疗预计年缺血性卒中率为 7.3%，而观察率为 1.7%，风险比降低了 77%。1.3% 的患者发生心包积液致心脏压塞需经皮引流，1.3% 患者发生器械栓塞。ASAP 研究表明，使用 Watchman 封堵器的 LAA 封堵可以安全地进行，无需华法林过渡，可用于出血高危且无法耐受口服抗凝的 AF 患者。

Amplatzer Cardiac Plug（ACP）

Amplatzer Cardiac Plug（ACP）（St. Jude Medical，Minneapolis，Minnesota）是由镍钛合金金属线编织成的自膨式封堵器，其远端叶片和近端盘片经铰接腰部相连而成。有 8 种尺寸，范围从 16 mm 到 30 mm，对应于叶片的直径。叶片的固定长度为 6.5 mm，盘片的直径为 20 ～ 36 mm。叶片最多有 6 个稳定钩，有助于将封堵器固定在 LAA 中。根据尺寸大小，封堵器可以通过 9 Fr、10 Fr 或 13 Fr 输送鞘进行输送。ACP 封堵器较 Watchman 封堵器的主要潜在优点是：能够重新定位，其固定叶片长度为 6.5 mm 的形状以及宽的盘片允许植入在不同解剖结构的 LAA（包括浅 LAA 和宽直径的 LAA）中[79]。

ACP 封堵器的临床数据

欧洲首次在 143 例患者中使用 ACP 装置闭合 LAA 的经验显示：手术成功率为 96%，主要并发症发生率为 7%，其中有 3 例缺血性卒中、2 例器械栓塞、5 例有显著临床表现的心包积液患者[80]。一项单中心的 10 年经验报道，植入 ACP 的 120 例非瓣膜性 AF 患者，随访期间复合死亡终点——卒中和系统性栓塞的发生率为 7%，围术期并发症（包括心包积液、器械栓塞、手术相关性卒中和大出血）的发生率为 6.7%[81]。同样，比利时的登记研究评估了 7 个中心的 90 例接受 ACP 装置 LAA 闭合的患者，技术成功率为 95%，围术期并发症发生率为 4.4%，包括 3 例心脏压塞（有 1 例死亡）[82]。在这项研究中，30 天和 1 年生存率分别为 99% 和 94%，在随访期间没有与 ACP 装置相关的死亡，并且根据 CHA2DS2-VASc 评分，每年的卒中预期发生率为 5.08%，观察到的卒中发生率为每年 2.14%[82]。有项单个术者的注册研究，100 名有抗凝药物禁忌证的患者行 ACP 装置的 LAA 闭合术，其手术成功率为 100%，只有 1 例心脏压塞和 1 例围术期肺水肿[83]。最近加拿大的一项多中心研究，报道了 52 例有抗凝治疗禁忌的非瓣膜性 AF 患者使用 ACP 装置进行 LAA 闭合[84]，平均年龄为 74 岁，CHADS2 评分中位数为 3 分，98% 的患者获得了手术成功。平均随访 20 个月，死亡、卒中、系统性栓塞、心包积液和大出血发生率分别为 5.8%、1.9%、0%、1.9% 和 1.9%。

LARIAT 器械

LARIAT（Sentre HEART，Redwood City，California）是用于 LAA 缝扎的经皮心外膜缝合装置。它由 0.025 英寸和 0.035 英寸的磁头引导线（FindrWire），15 mm 顺应性封堵气囊导管（EndoCATH）和 12 Fr 缝合输送装置（Lariat）组成。术前行 CTA 在评估 LAA 的大小、形状和方向以及心包通路的指导方面非常有用。由于 LARIAT 器械的宽度是 40 mm，所以 LAA 宽度＞ 40 mm 是应用这种装置的禁忌。其他禁忌证包括非常高位的 LAA 或顶端指向肺动脉干后的 LAA。第一步是建立经皮心包通路，可使用 17 G（gauge）硬膜外穿刺针通过中线方法穿刺获得。通常用猪尾巴导管放至右心室心尖部，将针保持在心脏表面的前方。一旦通过小剂量造影剂注射确认心外膜通路建立，将 0.035 英寸的导丝送入心包腔。扩张后，放置 14 Fr 软尖端的心外膜鞘管。下一步是在透视和 TEE 指导下进行房间隔穿刺、穿刺部位以房间隔下部和后部为佳。然后将 8.5 Fr SL1 导管（St. Jude Medical，St. Paul，Minnesota）推送到 LAA 开口。随后将 0.025 英寸心内膜导丝通过气囊导管送至 LAA 的尖端。通过气囊导管的内腔进行 LAA 造影。再将 0.035 英寸心外膜导丝通过 14 Fr 心外膜鞘，以实现与心内膜导线的端对端磁连接。该连接在前后侧向投射体位上可视，然后将 LARIAT 装置通过心外膜导丝推进到 LAA。气囊随之在 LAA 中充盈打开，并用于将圈套器定位在 LAA 开口。确认位置后，收紧圈套器。进行 LAA 造影以确认 LAA 已闭合。然后去除心内膜导丝和气囊，最后收紧缝合线。取出 LARIAT 装置并使用 LARIAT 缝合线切割机在 LAA 口附近切断缝合线。心包引流管继续留置一晚。

有一项单中心前瞻性系列研究报道，89 例具有华法林禁忌的非瓣膜性 AF 患者使用 LARIAT 装置进行 LAA 缝扎术，85 例（96%）患者成功完成了手术，81 例患者即刻完全闭合（定义为彩色血流多普勒探及的血流束＜ 1 mm）[85]。观察到有 98% 的患者 1 年随访时 LAA 完全闭合。有 3 例手术通路相关的并发症发生——2 例与心包通路、1 例与导管穿刺房间隔有关。2 例患者术后发生严重心包炎。其他较小系列的研究已经显示出类似的可行性和较低的并发症发生率[86-87]。需要进一步的研究来确定应用 LARIAT 装置进行 LAA 缝扎术的安全性和有效性。

下一代左心耳闭合装置

Watchman 第 5 代

Watchman 第 5 代装置具有封闭的远端，其可能会减少损伤，从而降低心脏压塞的风险。它可以重新回收并安置。它将提供更多的尺寸，从而允许更大范围的 LAA 得以处理。

Amulet 装置

Amulet 装置（St. Jude Medical，Minneapolis，Minnesota）是一种自膨式装置，远端叶片缝有两个聚酯贴片，由镍钛合金以及通过短腰与近端的伞盘连接而成，2013 年在欧洲获得 CE 认证。Amulet 装置与 ACP 相比有几个差异，它具有更大的伞盘直径，更长的分叶和腰部长度，更多的尺寸（最大 34 mm），以及更坚固的稳定导线系统。Amulet 装置还具有凹入式的端螺钉，以减少血栓形成的风险，具有更稳定的导线，可在输送系统中被预加载。这些改进用以改善器械植入和密封性。

Coherex

Coherex WaveCrest 左心耳封堵器（Coherex Medical，Salt Lake City，Utah）由镍钛合金框架支撑的聚氨酯泡沫和 ePTFE 膜组成。有独立和可收缩的锚定器以稳定装置，远端有注射口可评估植入过程中的装置稳定性。首先装置到位，随后推出锚定器。有 3 种尺寸（22 mm、27 mm 和 32 mm）可适合 18 ～ 30 mm 大小的 LAA。

室间隔缺损

引言

室间隔缺损（VSD）是出生时最常见的先天性心脏缺陷，发生率接近4例/1000活产儿[88]。患病率随检测年龄而变化，因为出生时存在许多小缺陷可能随时间而自发闭塞。VSD通常是复杂先天性异常的一部分，如法洛四联症、大血管转位、主动脉缩窄等。通常在儿童期可被诊断和治疗。本部分将重点介绍单纯VSD。

解剖学

VSD根据其在心室间隔中的位置分类（图32-10）[39]。1型VSD位于右心室流出道部分，也称为肺动脉瓣下、漏斗部、嵴上型，或双动脉下型VSD，这类VSD约占6%，很少自发闭合。2型VSD的缺损位于邻近三尖瓣隔瓣的膜部室间隔，或称为膜周部VSD，此类占所有VSD的近80%，并且由于缺损和三尖瓣隔瓣相粘连，会形成室间隔袋样结构或"膜部瘤"。3型或流入道VSD发生在分隔二尖瓣和三尖瓣的室间隔流入道区域，也称为房室间隔缺损。4型或肌部VSD（占VSD的5%～20%）可以位于肌部间隔的任何位置，周围围绕心肌肌肉组织。这些类型之间可以有重叠，自发闭合是常见的。获得性肌部VSD通常与急性心肌梗死（MI）或创伤有关。前壁心肌梗死多可能引起心尖部VSD，下壁或

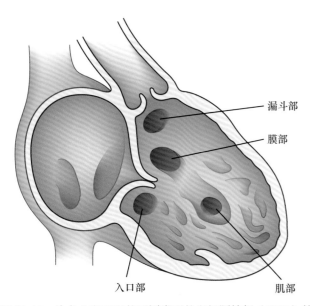

图32-10 从右心室面观的不同类型的室间隔缺损（VSD）的部位

外壁心肌梗死更可能引起室间隔和后壁交界的基底部缺损。

病理生理学

VSD导致心室水平分流，影响VSD血流动力学的因素包括缺损的大小、右心室和左心室的压力以及肺和全身血管床的相对阻力。小于主动脉环直径25%的小缺损具有较小的单纯左向右分流，有时被称为限制性缺损。对于较大或非限制性缺损，分流量主要由缺损的大小和肺血管阻力决定。出生时由于肺血管阻力较高，左右分流可能很小。随着肺血管阻力的下降，左右分流增加，缺损在临床上变得明显。在没有肺动脉高压或右心室流出道梗阻的情况下，分流方向是从左到右，其结果是左心房和左心室容量超负荷。在肺动脉高压或右心室流出道梗阻的情况下，分流可能是从右到左，取决于压力差异。长期的左向右分流最终导致艾森门格综合征，其特征是肺血管的结构变化导致不可逆的肺动脉高压和逆向分流，从而导致体循环系统缺氧和发绀。与VSD相关的继发性异常包括：漏斗部VSD可有主动脉瓣右冠瓣脱垂，导致主动脉瓣反流；膜周部VSD因三尖瓣瓣叶脱入粘连形成膜部瘤。心肌梗死后的VSD，急剧发生的左向右大量分流，通常导致血流动力学不稳定和循环衰竭，这取决于缺损的大小、右心室梗死的存在以及容量超负荷引起的右心室顿抑。

临床表现

成年VSD患者通常先前已有诊断和（或）评估。VSD可能有几种临床表现：限制性VSD的患者由于具有较小的左向右分流，可能无症状而只存在收缩期杂音；中等大小VSD的患者在儿童期可保持无症状或出现心力衰竭的症状；巨大型VSD的患者通常在婴儿期出现心力衰竭症状。其他表现包括感染性心内膜炎、漏斗部VSD由于继发于主动脉瓣脱垂的主动脉瓣反流而出现新的舒张期杂音，童年晚期或成年期出现伴有发绀、杵状指和明显运动耐力受限的艾森门格综合征。

诊断

胸骨左下缘收缩期杂音是体格检查的特征性表现。杂音的强度和持续时间取决于VSD的大小和右心室压力，较小的缺损杂音更响。右心室压力低时

杂音通常为全收缩期杂音。肺动脉高压和右心室压力增高通常伴有右心室搏动增强，第二心音肺动脉瓣成分增强，杂音降低或无杂音。小型 VSD 患者心电图表现可正常。巨大型 VSD 的患者中，可能存在左心容量超负荷的依据，表现为左心室肥大（left ventricular hypertrophy，LVH），伴有肺动脉高压者可有双心室肥大的心电图表现。

超声心动图是诊断 VSD 的主要影像学手段。TTE 可用于：描述缺陷的位置、大小、数量，通过估测右心室压力来评估缺损对血流动力学的影响，测量左心室和右心室的大小和功能，以及检查伴随的心脏异常如主动脉瓣反流、三尖瓣反流和右心室或左心室流出道梗阻。TTE 成像不佳的患者需要行 TEE 检查。三维超声心动图可用于量化分流量和评估二维超声心动图难以发现的缺损。MRI 可用于评估 VSD 合并的复杂先天性病变和计算分流分数。

心导管检查建议用于 VSD 合并肺动脉高压患者，以准确测量肺血管阻力、肺血管反应性和分流程度[39]。血管造影术可以显示缺损的位置，但因超声心动图可良好显示缺损位置而不需要常规开展。

室间隔缺损的治疗和封堵适应证

VSD 患者的治疗取决于缺损的大小和类型、肺动脉压力和阻力，以及相关的获得性并发症包括双腔右心室和主动脉瓣反流。没有症状或左心室容量超负荷依据的小型 VSD 不需要任何干预。无左心容积超负荷表现的 VSD 患者需要密切随访和监测。建议在巨大型缺损和不可逆性肺动脉高压或艾森门格综合征患者中进行医疗管理。这些患者应该在具有管理疾病过程中可能出现的广泛医疗状况专业知识的专业中心得到照护。血管扩张剂治疗是重要的辅助手段，可提供功能改善。在目前时代，大多数成年人的未行修补的 VSD 为没有左心室容量超负荷的小缺损，或者前期手术后的残余分流。根据 ACC/AHA 指南，VSD 闭合指征包括：

Ⅰ级：肺循环与体循环血流比（Qp/Qs）为 2 或以上和有右心室容量超负荷的临床证据，感染性心内膜炎史。

Ⅱa级：对于肺动脉压低于全身血压的 2/3、肺血管阻力小于全身血管阻力 2/3、Qp/Qs 大于 1.5 且存在单纯左向右分流的患者，或 Qp/Qs 大于 1.5 合并左心室收缩或舒张功能衰竭的患者，VSD 的闭合是合理的。

Ⅲ级：严重不可逆的肺动脉高压患者不推荐 VSD 闭合。

最初 VSD 的外科手术修复包括使用合成材料（例如，涤纶、聚四氟乙烯）进行补片闭合，以及如果存在合并缺损时的伴随修复，例如针对双腔右心室行右心室流出道梗阻部位切除术，针对主动脉瓣反流行主动脉瓣修复或瓣膜置换术。术中 TEE 用于评估是否有额外的缺损并评估修复的充分性。观察资料表明手术修补可将心内膜炎的风险降低至少 50%，降低肺动脉压力，改善长期生存[89-91]。在 PVR 不高的情况下，早期死亡率较低，心室功能正常情况下晚期存活率很高[92]。在一共有 516 例患者的系列报道中，接受 VSD 手术修复的患者，25 年生存率为 83%[92]。然而，在行修复术时已达老年或肺动脉高压者，长期生存率显著降低[90-91]。尽管简单的 VSD 患者术后预后良好，但远期后遗症仍有可能发生，包括心律失常、VSD 残余分流、心内膜炎、三尖瓣和主动脉瓣反流、心室功能障碍和肺动脉高压。

在过去十年中，VSD 经导管封堵技术已有长足的进展。经导管 VSD 封堵的适应证包括肌部 VSD，特别是当缺损远离三尖瓣和主动脉，并有左心室容量超负荷依据时[39]。其他适应证包括手术后 VSD 残余分流，创伤性或主动脉瓣置换术后医源性缺损，高手术风险的患者，以前有多次心脏手术治疗者，以及不易达到的肌部 VSD[39]。在美国 FDA 未批准经导管 VSD 封堵用于膜周部 VSD。

经导管室间隔缺损封堵器械

目前主要有 3 种器械用于经导管 VSD 封堵——Amplatzer 肌部 VSD 封堵器，Amplatzer 膜部 VSD 封堵器和 Amplatzer 心肌梗死后肌部 VSD 封堵器（St. Jude Medical）（图 32-3），在美国后两者未被批准使用。Amplatzer 肌部 VSD 封堵器是由镍钛合金金属网制成的自扩张对称双盘装置，双盘之间连接的腰部长 7 mm，腰部直径与 VSD 的大小相对应。可用的腰部直径（也称装置尺寸）范围为 4 mm 至 18 mm，每 2 mm 递增。输送鞘的直径范围为 6 Fr 至 9 Fr，具体取决于封堵器的直径。Amplatzer 膜部 VSD 封堵器由两个伞盘组成，中间有长为 1.5 mm 的腰。左侧盘是不对称的，主动脉端比腰部大 0.5 mm，心室端比腰部大 5.5 mm。左侧盘的心室端具有铂标记，用于指导封堵器的正确安置。右侧盘上的螺钉具有平坦部分，该部分应与输送钢缆囊上的平坦部分对齐，以确保正确的定位，使得左侧盘上的铂标记指向左心室心尖部。该器械的尺寸范围为 4 mm 至 18 mm（腰部直径），每 1 mm 递增，根据不同的尺寸可通过 7 Fr 至 9 Fr 鞘输送。Amplatzer 心肌梗死后 VSD 封堵器具有两个对称的磁盘，连接的腰部长度为 10 mm，尺寸范围为 16 ～ 24 mm，每 2 mm 递增。根据封堵器不同尺寸，可以通过 9 Fr 或 10 Fr 鞘输送。

封堵禁忌证（肌部室间隔缺损）

Amplatzer 肌部 VSD 封堵器禁用于缺损与主动脉瓣、肺动脉瓣、二尖瓣或三尖瓣距离小于 4 mm 的患者，以及不可逆性肺动脉高压、膜周部 VSD 或心肌梗死后 VSD、活动性心内膜炎、抗血小板药物有禁忌证患者。

操作细节（肌部室间隔缺损）

VSD 封堵通常在心脏导管室进行，在全身麻醉或清醒镇静和 TEE 指导下完成。初始步骤与 ASD 封堵的步骤相类似。建立股静脉或颈静脉和股动脉通路。通常，室间隔靠上部的 VSD 可以从股静脉途径完成封堵，而较低 / 心尖部的缺损可能更适合于通过颈静脉途径封堵。给予肝素以维持 ACT ＞ 250 s，并且在封堵器安置之前给予一剂静脉内抗生素。行右心导管和左心导管术计算分流和评估 PVR。行双平面左心室造影（通常为 LAO 头位投影，并且根据 VSD 解剖结构进行直线横向或正交投影）以评估缺损的位置、大小和数量（图 32-11）。TEE 可提供额外的影像信息和引导封堵器的放置。所选的 Amplatzer 肌部 VSD 封堵器尺寸大小应比 TEE 或舒张末期心室造影测得的缺损大小最多大 2 mm。导丝（通常是成角度的超滑导丝）通过 VSD，根据 VSD 位置不同可使用动脉途径或静脉途径（上腔静脉或下腔静脉）。一旦通过缺损，可将导丝送至肺动脉，在肺动脉内将导丝圈套住并通过颈静脉或股静脉途径拉出体外，从而建立动静脉环路。沿着动静脉环

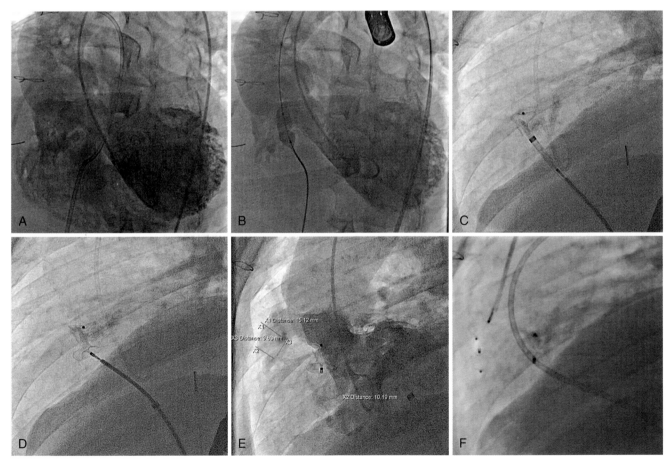

图 32-11　经导管室间隔缺损（VSD）封堵时的透视图像。**A.** 左心室造影显示 VSD 补片漏和主动脉瓣下 VSD。**B.** 测量球囊。**C** 和 **D.** Amplatzer 肌部 VSD 封堵器的放置。**E.** 左心室造影显示主动脉瓣下第二处 VSD。**F.** 使用 Amplatzer 血管封堵器对第二处 VSD 封堵

路，输送鞘和扩张器通过右心室穿过缺损到左心室。输送钢缆通过装载器，将 Amplatzer 肌部 VSD 封堵器通过顺时针旋转装载于钢缆头端，旋至最后再逆时针旋转 1/8 圈。将封堵器和装载器浸入无菌盐水溶液中，然后将封堵器缩回到装载器中。轻轻回撤扩张器和导丝，使得回血将系统中气体排出。将装载器连接到输送鞘并且前进到输送鞘的尖端。使用 TEE 和透视指导，输送鞘被缓慢撤回，释放远端盘。将整个系统（输送鞘和钢缆）拉至并紧贴缺损处，随后将输送鞘回撤以展开腰部。在超声心动图和（或）血管造影确认封堵器到位后，输送鞘可被进一步回撤以释放近端盘。一旦确定封堵器已到适当的位置，则通过逆时针旋转输送钢缆，指导其与封堵器分离从而释放封堵器。超声心动图和血管造影再次评估封堵器、残留分流、额外的病变（如果存在）和瓣膜功能等情况。

并发症

经导管 VSD 封堵期间可能发生多种并发症。最常见的并发症包括心脏节律或传导异常。据报道，接受经皮膜周部 VSD 封堵术的患者中，有 5.7% 的患者可发生完全性心脏传导阻滞而需要植入永久性心脏起搏器[93]。其他相对罕见的并发症包括器械栓塞 / 移位、继发于导丝导致的心脏穿孔和心包积液、溶血和封堵器导致的瓣膜反流。圈套技术对于封堵器栓塞的情况很有帮助。但是在经皮圈套取出封堵器时可能会导致房室瓣受损的情况下，应考虑手术取出。

临床试验数据

据报道，对于有选择的、适合的患者，通过经导管路径成功封堵 VSD 者可达 95% ～ 100%[94-95]。在多中心欧洲注册研究中，有 430 例接受经导管 VSD 封堵治疗的患者，手术成功率达 95%[96]。另一研究中，109 例膜周部 VSD 患者接受经导管 VSD 封堵，手术成功率为 96%[93]。然而，由于完全心脏阻滞的发病率相对较高，膜周部 VSD 封堵技术未能被美国批准。

心肌梗死后室间隔穿孔

MI 后 VSD 的发生率在急性再灌注治疗策略——包括溶栓治疗和直接经皮冠状动脉介入治疗（PCI）——出现后，已从 1% ～ 3% 降至约 0.2%[97]。然而，MI 后 VSD 患者的死亡率仍然很高（40% ～ 80%）[97-98]。在 GUSTO-1（全球冠状动脉堵塞的链激酶和 TPA 溶栓治疗）试验以及 APEX-AMI（急性心肌梗死患者的培克珠单抗治疗评估）等当代系列临床试验中，MI 后 VSD 的中位诊断时间小于 24 h[97, 99]。MI 后 VSD 的危险因素包括高龄、女性、卒中史、心力衰竭和慢性肾脏疾病[98, 100]。透壁性心肌梗死，前壁和下 / 侧壁梗死发生 VSD 的概率相同。前壁梗死通常导致心尖部室间隔发生缺损，下 / 侧壁梗死引起室间隔和后壁交界处的基底段发生缺损。临床表现可以从血流动力学稳定到迅速的血流动力学崩溃，取决于缺损的大小、右心室梗死的存在、进行性的 RV 缺血和右心室容量超负荷所致的右心室顿抑。临床上可能存在粗糙的收缩期杂音或可触及震颤，但当存在心源性休克或低心排血量状态时可能难以检测。诊断通常有赖于二维超声心动图或右心导管术中心室水平的氧饱和度升高。即使在心导管室已行紧急血运重建的患者，如持续处于休克状态，应该考虑 LAO 投影下行左心室造影以明确有无穿过室间隔的分流。

治疗

治疗应包括迅速血运重建，应用硝普钠和主动脉内球囊反搏以降低心脏后负荷，以及咨询外科是否需紧急手术修复。针对病因的手术是治疗的选择，然而这是一项具有挑战性的手术，具有较高的早期死亡率。手术修复涉及跨梗死心室切开术，随后清除梗死组织，并使用适当尺寸的贴片以避免修复组织张力过大。后壁的 VSD 修补更具挑战性，因为这需要抬高心脏以使其充分暴露，而降主动脉后壁与后内侧乳头肌紧密相邻。无论前壁和后壁 VSD，对于心室切开术可直接关闭或用贴片封闭。

STS（胸外科医师协会）数据库最近的一项综述显示，2876 例接受 MI 后 VSD 手术修复的患者手术死亡率为 43%[101]。重要的是，死亡率随外科手术时间而异。7 天内接受手术的患者的死亡率为 54.1%，如果修复延迟至 7 天后死亡率为 18.4%。这可能是由于幸存者偏差。在早期阶段，梗死的心肌是脆弱的，尽管行修补术也很有可能缝合不良，增加了撕裂的风险。早期手术最有可能在情况最危急的患者中进行，而延迟手术的更好结果可能代表了梗死的修复和组织的稳定性增加，导致更有效的修复。STS 数据库中的 2876 例患者中只有 886 例（30.8%）是在手术后 7 天以上进行手术，表明只有少数患者可存活至择期手术。此外，被认为不符合手术的患者人数未知。GUSTO-1 实验中，34 例接受了早期手术修复（中位时间 3.5 天）的患者中 30 天死亡率为 47%，而未手术治疗的 35 例患者中死亡率为 94%[97]。使用体外膜肺氧合（ECMO）、左心室辅助装置（LVAD）或 Tandem Heart 作为手术或心脏移植桥接者仅限于病例报告[102-104]。在没有大规模数据的情况下，必须在多学科团队指导下、个体化衡量紧急手术与延迟手术的风险。

经导管心肌梗死后室间隔缺损封堵

近来已经出现经导管技术用于 MI 后 VSD 的封堵[105-110]。这些技术主要用于外科修补手术高危的患者，无论是作为病因性治疗还是稳定治疗后与手术修补间的桥接治疗。

在美国，没有可用于 MI 后 VSD 封堵的专门器械。用于 ASD 和肌部 VSD 封堵的器械有报道被用于 MI 后 VSD 的封堵。Amplatzer 的 MI 后 VSD 封堵器在美国并未被批准使用［尽管它可以在 HDE（译者注：上文未见全称，猜测是：Humanitarian Device Exemption，HDE）下使用］。决定植入器械的类型和尺寸时，应考虑几个因素。通常，由于可用的器械尺寸和室间隔尺寸，缺损大小 < 15 mm 者被认为是经导管封堵的最佳选择。下壁 / 后壁缺损由于缺乏足够的边缘和毗邻三尖瓣隔瓣，经导管封堵是非常具有挑战性的。另外匍行性缺陷在技术上也很难封堵。最大的 Amplatzer ASO 封堵器（38 mm），左侧盘片直径为 54 mm，而最大的 MI 后 VSD 封堵器（24 mm），左侧盘片直径为 32 mm。在美国，最大的（18 mm）Amplatzer 肌部 VSD 封堵器的左侧圆盘直径为 26 mm，这可能太小而无法完全覆盖 MI 后 VSD。腰围长度范围从 Amplatzer ASO 器械的 4 mm 到 Amplatzer 肌部 VSD 封堵器的 7 mm，Amplatzer MI 后 VSD 封堵器的腰围长度为 10 mm。Amplatzer 筛孔型封堵器具有两个相同直径的盘，具有固定的较短的腰长和直径，封堵器尺寸是基于盘直径（18 mm、25 mm、30 mm 和 35 mm）的。重要的是要记住，MI 后 VSD 的周围坏死心肌通常是脆弱易

碎的，导管和（或）导丝在传送封堵器时可能会撕裂室间隔。此外，具有宽腰的装置例如肌部 VSD 封堵器或 ASO 装置，可能对缺损边缘施加压力并撕裂边界。由于大小原因，肌部 VSD 封堵器可能不足以完全关闭 VSD。MI 后 VSD 通常较为复杂，除了较薄的间隔外，往往还有多个出口。如果缺损不规则以及有多处缺损，那么 Amplatzer 筛孔型封堵器往往非常有用，封堵器可放置于最大或最中心的缺损处（图 32-12）。据报道 Amplatzer ASO 装置右侧盘不完全释放时会有持续分流现象（眼镜蛇现象）[106]。因此，使用穿房间隔途径首先通过"推出"来释放右侧盘，对预防上述并发症有帮助，也对预防因固定三尖瓣隔瓣造成的三尖瓣反流有帮助。随着愈合的进展，VSD 有时可能会扩大，导致封堵器移位或栓塞，主要发生在右心室。超声心动图成像（TTE、TEE，有时 ICE）在评估解剖特征以确定经导管封堵的可行性、决定使用何种封堵器类型和尺寸等方面至关重要。

介入治疗的途径是选择跨主动脉瓣的逆行方法还是穿房间隔后跨 MV 的方法，需根据缺损的位置来决定。使用软的 0.035 英寸导丝如 Wholey 导丝从 LV 通过缺损到 RV。之后通过颈静脉或股静脉途径将导丝从肺动脉内套住并拉出体外。作者更喜欢股静脉途径。输送鞘可以从静脉侧跨越 VSD 进入 LV，或从 LA 穿过 VSD 进入 RV，因此释放封堵器可以从右心室或左心室进行，两者各有优缺点。使用穿房间隔途径释放封堵器可能因 MR 导致血流动力学不稳定，而出现"眼镜蛇现象"或 TR 的可能性较小。有一替代方法需行杂交手术，即在经过标准开胸术或直接可视化之后，在透视的引导下将导引器直接放置在 RA 或 RV 中之后使用封堵器封堵缺损处。杂交手术的优势包括：方法直接，对三尖瓣影响小，可使用额外的缝线或补片来保护封堵器。心脏停搏的患者通常在体外循环、透视引导下安置封堵器。与常规手术相比，该方法避免了左心室切开和修复。

据报道，MI 后 VSD 经导管封堵术后 30 天死亡率波动在 23% ~ 65%[105-106, 111]。经导管封堵技术也可用于外科手术后残余分流。

治疗 MI 后 VSD 患者有几个挑战。重要的是以多学科的方式（基于血流动力学状态和合并症）来讨论患者是否适合手术修复，如果是，进一步讨论

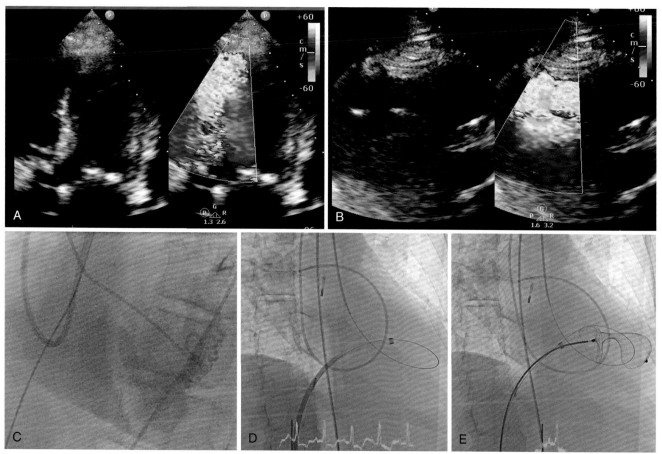

图 32-12　经食管超声心动图（TEE）显示心尖部心肌梗死（MI）后室间隔缺损（VSD），使用 Amplatzer 筛孔型封堵器行经导管 MI 后 VSD 封堵的透视图像。**A 和 B.** 经胸超声心动图四腔切面和胸骨旁短轴切面显示心尖部 MI 后 VSD。**C.** LAO 透视位下行左心室造影显示 VSD。**D.** 通过 VSD 建立动静脉导丝轨道。**E.** 通过 VSD 放置封堵器

手术时间。在稳定的 MI 后 VSD 患者中，可考虑延迟选择性手术。如果患者不适合紧急手术，应考虑经导管封堵和（或）支持性措施，如 ECMO 和经皮心室辅助装置。经导管封堵对不适合紧急手术的患者可能提供了一次稳定病情的机会，尽管目前数据有限，需要进一步研究封堵器械和封堵输送技术，以及开展多中心的临床试验，进而为 MI 后 VSD 患者找到最佳的治疗策略。

结语

随着结构性心脏病介入领域的不断成熟，PFO、ASD、LAA 和 VSD 封堵正在迅速发展。此类器械的持续改进、技术水平的提高以及更好的辅助成像技术不断提高着这类手术的安全性。正在进行的研究将有助于明确哪些特定类型的患者可从这些技术中获益最大。PFO、ASD、LAA 和 VSD 封堵已成为介入心脏病学的重要组成部分。

参考文献

1. Schrader R: Indication and techniques of transcatheter closure of patent foramen ovale. *J Interv Cardiol* 16:543–551, 2003.
2. Handke M, Harloff A, Olschewski M, et al: Patent foramen ovale and cryptogenic stroke in older patients. *N Engl J Med* 357:2262–2268, 2007.
3. Lechat P, Mas JL, Lascault G, et al: Prevalence of patent foramen ovale in patients with stroke. *N Engl J Med* 318:1148–1152, 1988.
4. Mas JL, Arquizan C, Lamy C, et al: Recurrent cerebrovascular events associated with patent foramen ovale, atrial septal aneurysm, or both. *N Engl J Med* 345:1740–1746, 2001.
5. Hara H, Virmani R, Ladich E, et al: Patent foramen ovale: current pathology, pathophysiology, and clinical status. *J Am Coll Cardiol* 46:1768–1776, 2005.
6. Cramer SC, Rordorf G, Maki JH, et al: Increased pelvic vein thrombi in cryptogenic stroke: results of the Paradoxical Emboli from Large Veins in Ischemic Stroke (PELVIS) study. *Stroke* 35:46–50, 2004.
7. Meacham RR, 3rd, Headley AS, Bronze MS, et al: Impending paradoxical embolism. *Arch Intern Med* 158:438–448, 1998.
8. Srivastava TN, Payment MF: Images in clinical medicine. Paradoxical embolism—thrombus in transit through a patent foramen ovale. *N Engl J Med* 337:681, 1997.
9. Meier B, Lock JE: Contemporary management of patent foramen ovale. *Circulation* 107:5–9, 2003.
10. Cabanes L, Mas JL, Cohen A, et al: Atrial septal aneurysm and patent foramen ovale as risk factors for cryptogenic stroke in patients less than 55 years of age. A study using transesophageal echocardiography. *Stroke* 24:1865–1873, 1993.
11. Lamy C, Giannesini C, Zuber M, et al: Clinical and imaging findings in cryptogenic stroke patients with and without patent foramen ovale: the PFO-ASA Study. Atrial Septal Aneurysm. *Stroke* 33:706–711, 2002.
12. Guerin P, Lambert V, Godart F, et al: Transcatheter closure of patent foramen ovale in patients with platypnea-orthodeoxia: results of a multicentric French registry. *Cardiovasc Intervent Radiol* 28:164–168, 2005.
13. Billinger M, Zbinden R, Mordasini R, et al: Patent foramen ovale closure in recreational divers: effect on decompression illness and ischaemic brain lesions during long-term follow-up. *Heart* 97:1932–1937, 2011.
14. Schwedt TJ, Demaerschalk BM, Dodick DW: Patent foramen ovale and migraine: a quantitative systematic review. *Cephalalgia* 28:531–540, 2008.
15. Wilmshurst PT, Nightingale S, Walsh KP, et al: Effect on migraine of closure of cardiac right-to-left shunts to prevent recurrence of decompression illness or stroke or for haemodynamic reasons. *Lancet* 356:1648–1651, 2000.
16. Reisman SC, Christofferson RD, Jesurum J, et al: Migraine headache relief after transcatheter closure of patent foramen ovale. *J Am Coll Cardiol* 45:493–495, 2005.
17. Dowson A, Mullen MJ, Peatfield R, et al: Migraine Intervention With STARFlex Technology (MIST) trial: a prospective, multicenter, double-blind, sham-controlled trial to evaluate the effectiveness of patent foramen ovale closure with STARFlex septal repair implant to resolve refractory

migraine headache. *Circulation* 117:1397–1404, 2008.

18. Vigna C, Marchese N, Inchingolo V, et al: Improvement of migraine after patent foramen ovale percutaneous closure in patients with subclinical brain lesions: a case-control study. *JACC Cardiovasc Interv* 2:107–113, 2009.

19. Rigatelli G, Dell'Avvocata F, Ronco F, et al: Primary transcatheter patent foramen ovale closure is effective in improving migraine in patients with high-risk anatomic and functional characteristics for paradoxical embolism. *JACC Cardiovasc Interv* 3:282–287, 2010.

20. Desai AJ, Fuller CJ, Jesurum JT, et al: Patent foramen ovale and cerebrovascular diseases. *Nat Clin Pract Cardiovasc Med* 3:446–455, 2006.

21. Gin KG, Huckell VF, Pollick C: Femoral vein delivery of contrast medium enhances transthoracic echocardiographic detection of patent foramen ovale. *J Am Coll Cardiol* 22:1994–2000, 1993.

22. Hamann GF, Schatzer-Klotz D, Frohlig G, et al: Femoral injection of echo contrast medium may increase the sensitivity of testing for a patent foramen ovale. *Neurology* 50:1423–1428, 1998.

23. Goel SS, Tuzcu EM, Shishehbor MH, et al: Morphology of the patent foramen ovale in asymptomatic versus symptomatic (stroke or transient ischemic attack) patients. *Am J Cardiol* 103:124–129, 2009.

24. Schneider B, Zienkiewicz T, Jansen V, et al: Diagnosis of patent foramen ovale by transesophageal echocardiography and correlation with autopsy findings. *Am J Cardiol* 77:1202–1209, 1996.

25. Monte I, Grasso S, Licciardi S, et al: Head-to-head comparison of real-time three-dimensional transthoracic echocardiography with transthoracic and transesophageal two-dimensional contrast echocardiography for the detection of patent foramen ovale. *Eur J Echocardiogr* 11:245–249, 2010.

26. Nusser T, Hoher M, Merkle N, et al: Cardiac magnetic resonance imaging and transesophageal echocardiography in patients with transcatheter closure of patent foramen ovale. *J Am Coll Cardiol* 48:322–329, 2006.

27. Hur J, Kim YJ, Lee HJ, et al: Cardiac computed tomographic angiography for detection of cardiac sources of embolism in stroke patients. *Stroke* 40:2073–2078, 2009.

28. Alsheikh-Ali AA, Thaler DE, Kent DM: Patent foramen ovale in cryptogenic stroke: incidental or pathogenic? *Stroke* 40:2349–2355, 2009.

29. Mohr JP, Thompson JL, Lazar RM, et al: A comparison of warfarin and aspirin for the prevention of recurrent ischemic stroke. *N Engl J Med* 345:1444–1451, 2001.

30. Homma S, Sacco RL, Di Tullio MR, et al: Effect of medical treatment in stroke patients with patent foramen ovale: patent foramen ovale in Cryptogenic Stroke Study. *Circulation* 105:2625–2631, 2002.

31. Agarwal S, Bajaj NS, Kumbhani DJ, et al: Meta-analysis of transcatheter closure versus medical therapy for patent foramen ovale in prevention of recurrent neurological events after presumed paradoxical embolism. *JACC Cardiovasc Interv* 5:777–789, 2012.

32. Furlan AJ, Reisman M, Massaro J, et al: Closure or medical therapy for cryptogenic stroke with patent foramen ovale. *N Engl J Med* 366:991–999, 2012.

33. Carroll JD, Saver JL, Thaler DE, et al: Closure of patent foramen ovale versus medical therapy after cryptogenic stroke. *N Engl J Med* 368:1092–1100, 2013.

34. Meier B, Kalesan B, Mattle HP, et al: Percutaneous closure of patent foramen ovale in cryptogenic embolism. *N Engl J Med* 368:1083–1091, 2013.

35. Poddar KL, Nagarajan V, Krishnaswamy A, et al: Risk of cerebrovascular events in patients with patent foramen ovale and intracardiac devices. *JACC Cardiovasc Interv* 7:1221–1226, 2014. Accepted for publication.

36. DeSimone CV, Friedman PA, Noheria A, et al: Stroke or transient ischemic attack in patients with transvenous pacemaker or defibrillator and echocardiographically detected patent foramen ovale. *Circulation* 128:1433–1441, 2013.

37. Nagarajan V, Goel SS, Kapadia SR: Is patent foramen ovale (PFO) and independent risk factor for stroke in patients with atrial fibrillation? *Circulation* 126:A18026, 2012.

38. Goel SS, Aksoy O, Tuzcu EM, et al: Embolization of patent foramen ovale closure devices: incidence, role of imaging in identification, potential causes, and management. *Tex Heart Inst J* 40:439–444, 2013.

39. Warnes CA, Williams RG, Bashore TM, et al: ACC/AHA 2008 guidelines for the management of adults with congenital heart disease: a report of the American College of Cardiology/American Heart Association Task Force on Practice Guidelines (Writing Committee to Develop Guidelines on the Management of Adults With Congenital Heart Disease). Developed in Collaboration With the American Society of Echocardiography, Heart Rhythm Society, International Society for Adult Congenital Heart Disease, Society for Cardiovascular Angiography and Interventions, and Society of Thoracic Surgeons. *J Am Coll Cardiol* 52:e143–e263, 2008.

40. Murphy JG, Gersh BJ, McGoon MD, et al: Long-term outcome after surgical repair of isolated atrial septal defect. Follow-up at 27 to 32 years. *N Engl J Med* 323:1645–1650, 1990.

41. Gatzoulis MA, Freeman MA, Siu SC, et al: Atrial arrhythmia after surgical closure of atrial septal defects in adults. *N Engl J Med* 340:839–846, 1999.

42. Amin Z: Transcatheter closure of secundum atrial septal defects. *Catheter Cardiovasc Interv* 68:778–787, 2006.

43. Kutty S, Asnes JD, Srinath G, et al: Use of a straight, side-hole delivery sheath for improved delivery of Amplatzer ASD occluder. *Catheter Cardiovasc Interv* 69:15–20, 2007.

44. Dalvi BV, Pinto RJ, Gupta A: New technique for device closure of large atrial septal defects. *Catheter Cardiovasc Interv* 64:102–107, 2005.

45. Du ZD, Hijazi ZM, Kleinman CS, et al: Comparison between transcatheter and surgical closure of secundum atrial septal defect in children and adults: results of a multicenter nonrandomized trial. *J Am Coll Cardiol* 39:1836–1844, 2002.

46. Jones TK, Latson LA, Zahn E, et al: Results of the U.S. multicenter pivotal study of the HELEX septal occluder for percutaneous closure of secundum atrial septal defects. *J Am Coll Cardiol* 49:2215–2221, 2007.

47. Amin Z, Hijazi ZM, Bass JL, et al: Erosion of Amplatzer septal occluder device after closure of secundum atrial septal defects: review of registry of complications and recommendations to minimize future risk. *Catheter Cardiovasc Interv* 63:496–502, 2004.

48. Crawford GB, Brindis RG, Krucoff MW, et al: Percutaneous atrial septal occluder devices and cardiac erosion: a review of the literature. *Catheter Cardiovasc Interv* 80:157–167, 2012.

49. El-Said HG, Moore JW: Erosion by the Amplatzer septal occluder: experienced operator opinions at odds with manufacturer recommendations? *Catheter Cardiovasc Interv* 73:925–930, 2009.

50. Levi DS, Moore JW: Embolization and retrieval of the Amplatzer septal occluder. *Catheter Cardiovasc Interv* 61:543–547, 2004.

51. DiBardino DJ, McElhinney DB, Kaza AK, et al: Analysis of the US Food and Drug Administration Manufacturer and User Facility Device Experience database for adverse events involving Amplatzer septal occluder devices and comparison with the Society of Thoracic Surgery congenital cardiac surgery database. *J Thorac Cardiovasc Surg* 137:1334–1341, 2009.

52. Masura J, Gavora P, Podnar T: Long-term outcome of transcatheter secundum-type atrial septal defect closure using Amplatzer septal occluders. *J Am Coll Cardiol* 45:505–507, 2005.

53. Fischer G, Stieh J, Uebing A, et al: Experience with transcatheter closure of secundum atrial septal defects using the Amplatzer septal occluder: a single centre study in 236 consecutive patients. *Heart* 89:199–204, 2003.

54. Butera G, Carminati M, Chessa M, et al: Percutaneous versus surgical closure of secundum atrial septal defect: comparison of early results and complications. *Am Heart J* 151:228–234, 2006.

55. Roger VL, Go AS, Lloyd-Jones DM, et al: Heart disease and stroke statistics—2011 update: a report from the American Heart Association. *Circulation* 123:e18–e209, 2011.

56. Wolf PA, Abbott RD, Kannel WB: Atrial fibrillation as an independent risk factor for stroke: the Framingham Study. *Stroke* 22:983–988, 1991.

57. Gage BF, Waterman AD, Shannon W, et al: Validation of clinical classification schemes for predicting stroke: results from the National Registry of Atrial Fibrillation. *JAMA* 285:2864–2870, 2001.

58. Go AS, Hylek EM, Chang Y, et al: Anticoagulation therapy for stroke prevention in atrial fibrillation: how well do randomized trials translate into clinical practice? *JAMA* 290:2685–2692, 2003.

59. Hart RG, Benavente O, McBride R, et al: Antithrombotic therapy to prevent stroke in patients with atrial fibrillation: a meta-analysis. *Ann Intern Med* 131:492–501, 1999.

60. Connolly S, Pogue J, Hart R, et al: Clopidogrel plus aspirin versus oral anticoagulation for atrial fibrillation in the Atrial fibrillation Clopidogrel Trial with Irbesartan for prevention of Vascular Events (ACTIVE W): a randomised controlled trial. *Lancet* 367:1903–1912, 2006.

61. Wysowski DK, Nourjah P, Swartz L: Bleeding complications with warfarin use: a prevalent adverse effect resulting in regulatory action. *Arch Intern Med* 167:1414–1419, 2007.

62. Bungard TJ, Ghali WA, Teo KK, et al: Why do patients with atrial fibrillation not receive warfarin? *Arch Intern Med* 160:41–46, 2000.

63. Connolly SJ, Ezekowitz MD, Yusuf S, et al: Dabigatran versus warfarin in patients with atrial fibrillation. *N Engl J Med* 361:1139–1151, 2009.

64. Eikelboom JW, Wallentin L, Connolly SJ, et al: Risk of bleeding with 2 doses of dabigatran compared with warfarin in older and younger patients with atrial fibrillation: an analysis of the randomized evaluation of long-term anticoagulant therapy (RE-LY) trial. *Circulation* 123:2363–2372, 2011.

65. Granger CB, Alexander JH, McMurray JJ, et al: Apixaban versus warfarin in patients with atrial fibrillation. *N Engl J Med* 365:981–992, 2011.

66. Patel MR, Mahaffey KW, Garg J, et al: Rivaroxaban versus warfarin in nonvalvular atrial fibrillation. *N Engl J Med* 365:883–891, 2011.

67. Veinot JP, Harrity PJ, Gentile F, et al: Anatomy of the normal left atrial appendage: a quantitative study of age-related changes in 500 autopsy hearts: implications for echocardiographic examination. *Circulation* 96:3112–3115, 1997.

68. Blackshear JL, Odell JA: Appendage obliteration to reduce stroke in cardiac surgical patients with atrial fibrillation. *Ann Thorac Surg* 61:755–759, 1996.

69. Gillinov AM, Pettersson G, Cosgrove DM: Stapled excision of the left atrial appendage. *J Thorac Cardiovasc Surg* 129:679–680, 2005.

70. Healey JS, Crystal E, Lamy A, et al: Left Atrial Appendage Occlusion Study (LAAOS): results of a randomized controlled pilot study of left atrial appendage occlusion during coronary bypass surgery in patients at risk for stroke. *Am Heart J* 150:288–293, 2005.

71. Kanderian AS, Gillinov AM, Pettersson GB, et al: Success of surgical left atrial appendage closure: assessment by transesophageal echocardiography. *J Am Coll Cardiol* 52:924–929, 2008.

72. Krishnaswamy A, Patel NS, Ozkan A, et al: Planning left atrial appendage occlusion using cardiac multidetector computed tomography. *Int J Cardiol* 158:313–317, 2012.

73. Sievert H, Lesh MD, Trepels T, et al: Percutaneous left atrial appendage transcatheter occlusion to prevent stroke in high-risk patients with atrial fibrillation: early clinical experience. *Circulation* 105:1887–1889, 2002.

74. Ostermayer SH, Reisman M, Kramer PH, et al: Percutaneous left atrial appendage transcatheter occlusion (PLAATO system) to prevent stroke in high-risk patients with non-rheumatic atrial fibrillation: results from the international multi-center feasibility trials. *J Am Coll Cardiol* 46:9–14, 2005.

75. Block PC, Burstein S, Casale PN, et al: Percutaneous left atrial appendage occlusion for patients in atrial fibrillation suboptimal for warfarin therapy: 5-year results of the PLAATO (Percutaneous Left Atrial Appendage Transcatheter Occlusion) Study. *JACC Cardiovasc Interv* 2:594–600, 2009.

76. Holmes DR, Reddy VY, Turi ZG, et al: Percutaneous closure of the left atrial appendage versus warfarin therapy for prevention of stroke in patients with atrial fibrillation: a randomised non-inferiority trial. *Lancet* 374:534–542, 2009.

77. Reddy VY, Holmes D, Doshi SK, et al: Safety of percutaneous left atrial appendage closure: results from the Watchman Left Atrial Appendage System for Embolic Protection in Patients with AF (PROTECT AF) clinical trial and the Continued Access Registry. *Circulation* 123:417–424, 2011.

78. Reddy VY, Mobius-Winkler S, Miller MA, et al: Left atrial appendage closure with the Watchman device in patients with a contraindication for oral anticoagulation: the ASAP study (ASA Plavix Feasibility Study With Watchman Left Atrial Appendage Closure Technology). *J Am Coll Cardiol* 61:2551–2556, 2013.

79. Rodes-Cabau J, Champagne J, Bernier M: Transcatheter closure of the left atrial appendage: initial experience with the Amplatzer cardiac plug device. *Catheter Cardiovasc Interv* 76:186–192, 2010.

80. Park JW, Bethencourt A, Sievert H, et al: Left atrial appendage closure with Amplatzer cardiac plug in atrial fibrillation: initial European experience. *Catheter Cardiovasc Interv* 77:700–706, 2011.

81. Nietlispach F, Gloekler S, Krause R, et al: Amplatzer left atrial appendage occlusion: single center 10-year experience. *Catheter Cardiovasc Interv* 82:283–289, 2013.

82. Kefer J, Vermeersch P, Budts W, et al: Transcatheter left atrial appendage closure for stroke prevention in atrial fibrillation with Amplatzer cardiac plug: the Belgian Registry. *Acta Cardiol* 68:551–558, 2013.

83. Meerkin D, Butnaru A, Dratva D, et al: Early safety of the Amplatzer Cardiac Plug for left atrial appendage occlusion. *Int J Cardiol* 168:3920–3925, 2013.

84. Urena M, Rodes-Cabau J, Freixa X, et al: Percutaneous left atrial appendage closure with the AMPLATZER cardiac plug device in patients with nonvalvular atrial fibrillation and contraindications to anticoagulation therapy. *J Am Coll Cardiol* 62:96–102, 2013.

85. Bartus K, Han FT, Bednarek J, et al: Percutaneous left atrial appendage suture ligation using the LARIAT device in patients with atrial fibrillation: initial clinical experience. *J Am Coll Cardiol* 62:108–118, 2013.

86. Massumi A, Chelu MG, Nazeri A, et al: Initial experience with a novel percutaneous left atrial appendage exclusion device in patients with atrial fibrillation, increased stroke risk, and contraindications to anticoagulation. *Am J Cardiol* 111:869–873, 2013.

87. Stone D, Byrne T, Pershad A: Early results with the LARIAT device for left atrial appendage exclusion in patients with atrial fibrillation at high risk for stroke and anticoagulation. *Catheter Cardiovasc Interv* 2013.

88. Hoffman JI, Kaplan S: The incidence of congenital heart disease. *J Am Coll Cardiol* 39:1890–1900, 2002.

89. Gersony WM, Hayes CJ, Driscoll DJ, et al: Bacterial endocarditis in patients with aortic stenosis, pulmonary stenosis, or ventricular septal defect. *Circulation* 87:I121–I126, 1993.

90. Ellis JH, Moodie DS, Sterba R, et al: Ventricular septal defect in the adult: natural and unnatural history. *Am Heart J* 114:115–120, 1987.

91. Otterstad JE, Erikssen J, Froysaker T, et al: Long term results after operative treatment of isolated ventricular septal defect in adolescents and adults. *Acta Med Scand Suppl* 708:1–39, 1986.

92. Kidd L, Driscoll DJ, Gersony WM, et al: Second natural history study of congenital heart defects. Results of treatment of patients with ventricular septal defects. *Circulation* 87:I38–I51, 1993.

93. Butera G, Carminati M, Chessa M, et al: Transcatheter closure of perimembranous ventricular septal defects: early and long-term results. *J Am Coll Cardiol* 50:1189–1195, 2007.

94. Fu YC, Bass J, Amin Z, et al: Transcatheter closure of perimembranous ventricular septal defects using the new Amplatzer membranous VSD occluder: results of the U.S. phase I trial. *J Am Coll Cardiol* 47:319–325, 2006.

95. Arora R, Trehan V, Thakur AK, et al: Transcatheter closure of congenital muscular ventricular septal defect. *J Interv Cardiol* 17:109–115, 2004.

96. Carminati M, Butera G, Chessa M, et al: Transcatheter closure of congenital ventricular septal defects: results of the European Registry. *Eur Heart J* 28:2361–2368, 2007.

97. Crenshaw BS, Granger CB, Birnbaum Y, et al: Risk factors, angiographic patterns, and outcomes in patients with ventricular septal defect complicating acute myocardial infarction. GUSTO-I (Global Utilization of Streptokinase and TPA for Occluded Coronary Arteries) Trial Investigators. *Circulation* 101:27–32, 2000.

98. Moreyra AE, Huang MS, Wilson AC, et al: Trends in incidence and mortality rates of ventricular septal rupture during acute myocardial infarction. *Am J Cardiol* 106:1095–1100, 2010.

99. French JK, Hellkamp AS, Armstrong PW, et al: Mechanical complications after percutaneous coronary intervention in ST-elevation myocardial infarction (from APEX-AMI). *Am J Cardiol* 105:59–63, 2010.

100. Menon V, Webb JG, Hillis LD, et al: Outcome and profile of ventricular septal rupture with cardiogenic shock after myocardial infarction: a report from the SHOCK Trial Registry. SHould we emergently revascularize Occluded Coronaries in cardiogenic shocK? *J Am Coll Cardiol* 36:1110–1116, 2000.

101. Arnaoutakis GJ, Zhao Y, George TJ, et al: Surgical repair of ventricular septal defect after myocardial infarction: outcomes from the Society of Thoracic Surgeons National Database. *Ann Thorac Surg* 94:436–443, discussion 43–44, 2012.

102. Loyalka P, Cevik C, Nathan S, et al: Closure of post-myocardial infarction ventricular septal defect with use of intracardiac echocardiographic imaging and percutaneous left ventricular assistance. *Tex Heart Inst J* 39:454–456, 2012.

103. Tsai MT, Wu HY, Chan SH, et al: Extracorporeal membrane oxygenation as a bridge to definite surgery in recurrent postinfarction ventricular septal defect. *ASAIO J* 58:88–89, 2012.

104. Kar B, Gregoric ID, Basra SS, et al: The percutaneous ventricular assist device in severe refractory cardiogenic shock. *J Am Coll Cardiol* 57:688–696, 2011.

105. Assenza GE, McElhinney DB, Valente AM, et al: Transcatheter closure of post-myocardial infarction ventricular septal rupture. *Circ Cardiovasc Interv* 6:59–67, 2013.

106. Thiele H, Kaulfersch C, Daehnert I, et al: Immediate primary transcatheter closure of postinfarction ventricular septal defects. *Eur Heart J* 30:81–88, 2009.

107. Maltais S, Ibrahim R, Basmadjian AJ, et al: Postinfarction ventricular septal defects: towards a new treatment algorithm? *Ann Thorac Surg* 87:687–692, 2009.

108. Bialkowski J, Szkutnik M, Zembala M: Ventricular septal defect closure—importance of cardiac surgery and transcatheter intervention. *Kardiol Pol* 65:1022–1024, 2007.

109. Demkow M, Ruzyllo W, Kepka C, et al: Primary transcatheter closure of postinfarction ventricular septal defects with the Amplatzer septal occluder—immediate results and up-to 5 years follow-up. *EuroIntervention* 1:43–47, 2005.

110. Holzer R, Balzer D, Amin Z, et al: Transcatheter closure of postinfarction ventricular septal defects using the new Amplatzer muscular VSD occluder: Results of a U.S. Registry. *Catheter Cardiovasc Interv* 61:196–201, 2004.

111. Jones BM, Kapadia SR, Smedira NG, et al: Ventricular septal rupture complicating acute myocardial infarction: a contemporary review. *Eur Heart J* 35:2060–2068, 2014. Accepted for publication.

33 重度心力衰竭的介入治疗

Navin K. Kapur and Marwan F. Jumean

崔晓通 译 周京敏 审校

引言

迄今为止，心脏病仍然位列美国致死病因的首位。在过去的 50 年里，在心血管危险因素药物治疗方面的进展，以及在对包括急性心肌梗死（AMI）在内的各种冠状动脉疾病治疗器械方面的革新与发展，极大地改变了心脏病诊疗领域的面貌。AMI 院内病死率已经下降到 10% 以内，这使其不再被视为一种终末期疾病，同时越来越多的患者在经历了 AMI 的打击之后存活了下来。然而，在 AMI 的心肌损伤之后大约 25% 的患者会发展为慢性心力衰竭，在导管室中被成功抢救的患者越来越多，其后出现心力衰竭的患者数量也随之逐渐增长[1-2]。

心力衰竭被定义为"一种由于心功能不全导致的综合征，多由心肌丢失或功能不全造成，以心室（左心室）扩大和（或）肥厚为特征"[3]。在每年急诊就诊的 1050 万急性心力衰竭患者中，大约 50% 收缩功能正常。到 2030 年，美国心力衰竭患者数量将会超过 800 万（每 33 人中的 1 人），相应由其造成的直接和间接成本将从 2012 年的 310 亿美元增加到 2030 年的 700 亿美元[4]。心力衰竭患者的增多增加了冠状动脉和非冠状动脉手术的数量，这些患者

大多同时合并高龄、射血分数低、肾功能不全、血流动力学不稳定等高危因素。对高危患者施行介入治疗需要更好地理解其心力衰竭状态。当前形势下，对熟悉心力衰竭、机械辅助支持、心脏移植项目，掌握重度心力衰竭处理前沿技术，接受过有创血流动力学检查和监测培训的医生的需求越来越大。

重度心力衰竭的定义

心力衰竭的症状可以继发于心肌、心内膜、心包、心脏瓣膜、全身血管系统以及代谢或神经内分泌应激等疾病。目前存在多种心力衰竭分类体系。其一，心力衰竭可以大致分为射血分数降低的心力衰竭（HFrEF）和射血分数保留的心力衰竭（HFpEF）。HFrEF 指者具有心力衰竭症状同时左心室射血分数（LVEF）≤ 40%。而 HFpEF 可进一步分为舒张性心力衰竭（LVEF > 50%）、临界范围的 HFpEF（LVEF 介于 41% ~ 49%）以及改善的 HFpEF（既往曾是 HFrEF）。其二，纽约心功能分级（NYHA）基于患者症状的严重程度进行分级和分类（表 33-1）。其三，美国心脏病学会和美国心脏协会按照疾病的进展程度将心力衰竭分为不同的阶段，

Kapur 博士曾受到 Heartware 公司和 CardiacAssist 公司提供的临床前研究支持，并且是 Maquet and Thoratec 公司的发言人和顾问。

表 33-1　心力衰竭的定义、分期和纽约心功能分级

	心力衰竭定义	LVEF %	描述
基于射血分数的心力衰竭定义	射血分数降低的心力衰竭，HFrEF	≤ 40	所谓"收缩性心力衰竭"
	射血分数保留的心力衰竭，HFpEF	≥ 50	所谓"舒张性心力衰竭"
	射血分数临界范围的心力衰竭	41 ~ 49	预后似与 HFpEF 相仿
	射血分数改善的心力衰竭	> 40	由 HFrEF 转变为 HFpEF 的一个亚组
ACC/AHA 心力衰竭分期	阶段 A：具有心力衰竭的危险因素，但无结构性心脏病证据或心力衰竭症状		
	阶段 B：患有结构性心脏病但无心力衰竭的症状或体征		
	阶段 C：患者已有结构性心脏病，以往或目前有心力衰竭的症状或体征		
	阶段 D：难治性心力衰竭，需要特殊干预		
纽约心功能分级	I 级：活动不受限，日常体力活动不引起明显的心力衰竭症状		
	II 级：活动轻度受限。日常活动可引起明显的心力衰竭症状		
	III 级：活动明显受限。轻于日常活动即可引起显著心力衰竭症状		
	IV 级：休息时也有症状，任何体力活动均会引起不适		
ESC 心力衰竭定义	HFrEF 的诊断需要满足以下 3 个条件	● 典型的心力衰竭的症状 ● 典型的心力衰竭的体征 ● LVEF 降低	
	HFpEF 的诊断需要满足以下 4 个条件	● 典型的心力衰竭的症状 ● 典型的心力衰竭的体征 ● LVEF 正常或轻微降低，LV 无扩大 ● 具有相关的结构性心脏病：LV 肥厚，LA 扩大和（或）舒张功能不全	

HF：心力衰竭；HFrEF：射血分数降低的心力衰竭；HFpEF：射血分数保留的心力衰竭；LA：左心房；LV：左心室；LVEF：左心室射血分数

各阶段对应不同的治疗目标和策略，便于对不同程度的心力衰竭患者进行针对性管理（表 33-1）。欧洲心脏病协会使用了数条标准对重度心力衰竭给予定义（表 33-2）。对于需要考虑外科植入心室辅助装置的 D 期心力衰竭患者，机械辅助循环支持跨部门注册研究（INTERMACS）进一步制订了针对不同类型患者的风险分层（表 33-3）[5-7]。

心力衰竭的血流动力学

几乎所有治疗心力衰竭的方法都会降低心室壁应力，拉普拉斯定律（Laplace）定义其为心室压力和容积（如左心室内径）的乘积，并与室壁厚度成反比（图 33-1）。在心力衰竭发生、发展的所有阶段，从触发事件（如心肌梗死）到慢性扩张型心肌病，左心室压力和容积增加均会导致左心室壁应力增高。室壁应力增高反过来激活多个级联信号，刺激心肌肥大、纤维化和炎症反应。心力衰竭的药物和机械治疗均通过降低左心室容积和压力来限制室壁应力。

心力衰竭的血流动力学以及治疗干预的效果可以使用通过心导管获得的数据在压力-容积域中表示。每个压力-容积环代表一个心动周期（图 33-2）。

表 33-2　重度心力衰竭的定义

重度心力衰竭的标志（ACC/AHA）	● 在过去的 12 个月中有 ≥ 2 次因 HF 住院或急诊就诊 ● 持续性 NYHA IV 级症状 ● 进行性体重减轻 ● 低血压 ● 不能耐受 ACE 抑制剂或 β 受体阻滞剂，需要增加利尿剂的剂量 ● 进行性肾功能减退 ● 进行性低钠血症 ● 频繁的 ICD 放电
ESC 定义的重度心力衰竭	● 持续性 NYHA III ~ IV 级症状 ● 过去 6 个月 ≥ 1 次因 HF 住院 ● 静息时体液潴留和（或）全身低灌注 ● 严重心功能不全的证据 　● LVEF < 30% 　● 二尖瓣血流图呈假性正常化或限制型改变 　● 平均 PCWP > 16 mmHg 和（或）CVP > 12 mmHg 　● 高血浆水平 BNP 或 NT-proBNP ● 功能耐量受损 　● 无法运动 　● VO₂ 峰值 < 12 ~ 14 ml/（kg·min） 　● 6 mim 步行距离 < 300 m

ACE：血管紧张素转化酶；BNP：脑钠肽；CVP：中心静脉压；HF：心力衰竭；ICD：埋藏式心脏复律除颤器；LVEF：左心室射血分数；NT-proBNP：N 末端脑钠肽前体；NYHA：纽约心功能分级；PCWP：肺毛细血管楔压

表 33-3　机械辅助循环支持跨部门注册研究（INTERMACS）对重度心力衰竭患者分层——更新版

INTERMACS 水平	定义
水平 1	尽管不断升级支持，仍有严重的心源性休克
水平 2	尽管使用正性肌力药物，功能仍进行性下降
水平 3	临床上稳定，但仍依赖正性肌力药物
水平 4	反复发作的非难治性重度心力衰竭
水平 5	运动不耐受，静息时无不适
水平 6	运动受限，能够进行轻度体力活动
水平 7	NYHA Ⅲ级

NYHA：纽约心功能分级

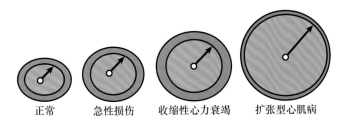

$$\text{心室壁应力} = \frac{\text{压力} \times \text{半径}}{2 \times \text{心室壁厚度}} = \frac{ESP \times EDV}{LV 质量}$$

图 33-1　心力衰竭的血流动力学。心肌重构是一个广义的术语，主要指心脏结构和功能在遭受心肌损伤后的变化。无论损伤的机制如何（例如心肌梗死、高血压性心脏病、心脏瓣膜疾病、心肌炎、原发性心肌细胞衰竭等），心室功能的减退都会激活交感神经系统和肾素-血管紧张素-醛固酮系统，增加左心室收缩末压力（ESP）和舒张末压力。持续的神经内分泌激活加剧收缩功能不全，并能导致扩张型心肌病，后者左心室舒张末容积（EDV）增加。心室后负荷定义为收缩期射血期间产生的压力。Laplace 定律量化了心室壁应力，可以表示为 ESP 和 EDV 的乘积。EDV：舒张末容积；ESP：收缩末压力；LV：左心室

心力衰竭药物干预措施多种多样，例如通过液体复苏增加前负荷，通过血管加压药物增加后负荷，抑或增加心肌收缩力等，都能够不同程度地调节压力-容积关系。在大多数情况下，这些干预措施足以稳定血流动力学，增加心输出量和重要器官的灌注。然而，这些措施同时也会产生增加左心室室壁应力的净效应（图 33-3），导致心肌需氧量增加，加重心肌缺血，甚至诱发室性心律失常。

1914 年，Ernest Starling 将 Otto Frank 的研究结果进行了拓展并定义了 Frank-Starling 机制，其中描述了心脏根据左心室压力或容积增加来提升每搏量的内在能力。诸多研究已经证实了这些早期观察

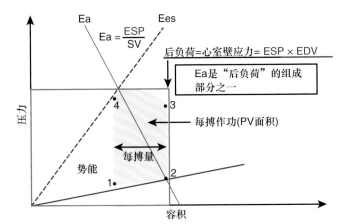

图 33-2　压力-容积域反映的心脏血流动力学。每一个压力-容积环代表一个心动周期。从等容舒张末期开始（点 1），左心室（LV）容积在舒张期增加（阶段 1 到 2）。在舒张末期（点 2），LV 容积达到最大，同时等容收缩开始（阶段 2 到 3）。在等容收缩的最高峰，LV 压力超过主动脉压，血液开始从 LV 流入主动脉（点 3）。在收缩射血阶段，左心室容积减小直到主动脉压超过 LV 压，主动脉瓣关闭，即达到所谓的收缩末压力-容积点（ESPV）（点 4）。每搏量由压力容积（PV）环的宽度表示，即舒张末和收缩末容积差（点 1—点 2）。与负荷无关的收缩性，也被称为收缩末弹性（Ees），被定义为在各种负荷条件下 ESPV 点的最大斜率，亦即 ESPV 关系（ESPVR）。有效动脉弹性（Ea）定义为收缩期压力与每搏量之比。在稳定状态下，当 Ea：Emax 比值接近 1 时，会达到理想的左心室泵效率。动脉弹性是后负荷的组成部分，后负荷定义为整个收缩期左心室的射血阻力，可以表示为收缩末压力（ESP）和舒张末容积（EDV）的乘积。EDV：舒张末容积；ESP：收缩末压力；LV：左心室；PV：压力-容积；SV：每搏量

结果并且进一步表明，在心力衰竭中，由左心室压力和容积定义的操作曲线的斜率是减小的，左心室压力或容积的微小变化即可导致低血压或肺部充血（图 33-4）。在心力衰竭发展的不同阶段（急性心力衰竭、稳定的慢性心力衰竭以及失代偿性心力衰竭或心源性休克），治疗的目标都是提高心输出量，减少心内容积和压力超负荷，同时保持足够的平均动脉压来支持末端器官组织灌注。选择合适的治疗时机和治疗手段能够影响患者的临床结局。有创性诊断、评估和监测方法能够对重度心力衰竭的治疗起到重要的指导作用（表 33-4）。

经皮机械循环支持

通过手术植入左心室辅助装置可以作为患者过渡到康复的手段或心脏移植前的桥接，或者作为一种姑息疗法，这为常规治疗无效的重度心力衰竭患者开创了新的机会。指南对于 D 阶段重度心力衰竭

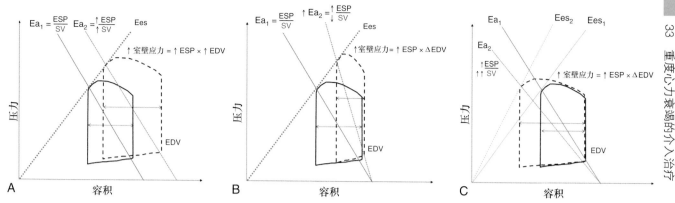

图 33-3 调节前负荷、后负荷以及收缩力对左心室压力-容积关系的影响。**A.** 增加前负荷能够增加左心室（LV）每搏量（SV；水平箭头）以及收缩末压力（ESP）和舒张末容积（EDV），同时并不改变收缩末弹性（Ees）和动脉弹性（Ea）。其产生的净效应是由于 ESP 和 EDV 增加而使左心室壁应力（例如后负荷）增加。**B.** 血管升压药物增加 ESP、降低 SV 而不影响 EDV 和 Ees。由于 ESP 升高，Ea 和左心室壁应力均增加。**C.** 正性肌力药物增加心肌收缩力（Ees）、ESP 和 SV，而不影响 EDV。由于 SV 增加，Ea 会下降，但左心室壁应力由于 ESP 升高而增加。正性肌力药物还能增加心率、提升心肌需氧量。实线代表基线状态（1）。虚线代表调节后状态（2）

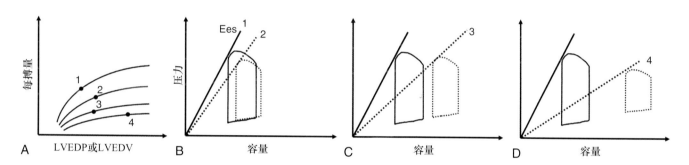

图 33-4 与心脏损伤阶段和治疗状况相关的血流动力学。**A.** Frank-Starling 曲线代表心搏量（或心输出量）与左心室舒张末压力或舒张末容积（LVEDP 或 LVEDV）之间的关系。**B-D.** 压力-容积（PV）曲线代表左心室（LV）压力和容积的关系。A-D 中的静息状态由斜率 1 和实线 PV 曲线环表示。**B.** 急性心脏损伤使 Frank-Starling 曲线（斜率 2）以及收缩末弹性（Ees；虚线的环）降低，使舒张末容积和压力升高。**C.** 慢性收缩性心力衰竭与 Frank-Starling 曲线（斜率 3）和 Ees 降低有关。代偿性收缩性心力衰竭患者可能表现为每搏量（PV 环的宽度）尚正常，LVEDV 增加，LVEDP 正常或轻微增加。LVEDP 和 LVEDV 增加与每搏量稍增加有关。**D.** 失代偿性收缩性心力衰竭或心源性休克与 Ees 降低以及 Frank-Starling 曲线平坦有关（斜率 4）。在这种情况下，LVEDP 或 LVEDV 升高不会使每搏量增加

表 33-4 肺动脉导管技术在重度心力衰竭患者中的使用指南

建议	推荐类别
对呼吸窘迫或循环灌注受损的患者，当临床评估不足时，应该进行肺动脉导管监测	I
急性心力衰竭患者持续存在症状，不论血流动力学状况是否清楚都可以对患者有选择性地进行有创血流动力学监测	IIa
若缺血参与心力衰竭，进行冠状动脉造影是合理的	IIa
若诊断不清且诊断能够影响心力衰竭患者的治疗，则可以进行心肌活检	IIa
不推荐对血压正常的急性心力衰竭患者常规进行有创血流动力学监测	III：没有获益
心肌活检不能用于心力衰竭的评估	III：有害

经允许引自：Yancy CW, Jessup M, Bozkurt B, et al: 2013 ACCF/AHA Guideline for the Management of Heart Failure: a report of the American College of Cardiology Foundation/American Heart Association Task Force on Practice Guidelines. J Am Coll Cardiol 62: e147-e239, 2013.

的治疗推荐考虑正性肌力药物、机械支持或心脏移植（表 33-5）[7]。仅在美国每年就有接近 2000 例左心室辅助装置植入[5]。左心室辅助装置已经从体积庞大的脉动系统发展为更小、紧凑、完全可植入的连续血流（CF）泵，这使得其在最佳运行状态时产生最小的脉动血流。这种连续血流左心室辅助装置使用旋转动力泵将动能从循环叶轮转移到血流，从而产生前向血流。连续血流左心室辅助装置可以分为轴流式和离心式两类。这两类装置均是通过连接到左心室心尖部的插管将血液吸入泵的叶轮，然后通过连接到升主动脉或降主动脉的流出套管将血液输送到体循环（图 33-5）。

在外科植入左心室辅助装置发展的同时，经皮植入机械循环支持系统（pMCS）也从最初简单的球囊反搏系统发展为了离心驱动电路系统或经导管安装的轴流泵。不论左心室辅助装置还是 pMCS，其运转、功能都会受到心脏前负荷和后负荷改变的影响。由于容量不足、低血压、肺动脉栓塞或心脏瓣膜疾病等导致的左心室前负荷不足会降低血流输出量。同样，高血压、全身血管阻力升高及心脏瓣膜疾病等也可导致装置血流输出量减少。因此，在 pMCS 启动前后以及运行过程中仔细进行血流动力学监测对于装置保持最佳功能至关重要。

使用 pMCS 系统的总体目标包括：①增加重要组织器官灌注；②增加冠状动脉灌注；③降低心室容积和充盈压，从而降低室壁应力、每搏作功量以及心肌氧耗量。这些装置通常用于心源性休克、急性心肌梗死后机械并发症、高危冠状动脉和非冠状动脉介入治疗以及高风险电生理消融等临床情况。经皮循环支持装置可以根据泵的类型分为脉动型和连续型血流装置。每一种装置都以其独特的方式影响心室功能，并且需要足够的前负荷以保证达到最佳疗效。

主动脉内球囊反搏

主动脉内球囊反搏（IABP）是最广泛使用的机

表 33-5　D 阶段重度心力衰竭患者管理指南

建议	推荐类别	证据等级	引文中参考文献
正性肌力支持			
抗心源性休克明确的治疗方案	I	C	无
对 GDMT 难治性的 D 期心力衰竭进行 BTT 或 MCS	Ⅱa	B	647，648
对严重的 D 期 HFrEF 住院患者危及生命的终末器官功能障碍进行短期支持	Ⅱb	B	592，649，650
对 D 期心力衰竭患者进行选择性长期连续输注姑息治疗支持	Ⅱb	B	651～653
常规经静脉使用，不论连续性还是间断性，均对 D 期心力衰竭患者有潜在危害	Ⅲ：有害	B	416，654～659
对没有休克或危及生命的终末器官功能障碍的住院患者短期静脉使用有潜在危害	Ⅲ：有害	B	592，649，650
MCS			
MCS 能使部分慎重选择*的、有明确治疗方案计划（如心脏移植）的 D 期心力衰竭患者获益	Ⅱa	B	660～667
非持久的 MCS 作为一种康复前的"桥接治疗"或做出下一步决策前的"过渡治疗"用于慎重选择*的心力衰竭和急性严重疾病的患者是合理的	Ⅱa	B	668～671
持久性 MCS 用于慎重选择*的 D 期 HFrEF 患者有助于延长生存	Ⅱa	B	672～675
心脏移植			
评估进行心脏移植适用于 GDMT、器械以及手术治疗无效的慎重选择的 D 期心力衰竭患者	I	C	680

BTT：桥梁移植；GDMT：指南指导的医学治疗；HFrEF：射血分数降低的心力衰竭；MCS：机械循环支持。

* 尽管 MCS 治疗的最佳患者选择仍是一个活跃的研究领域，但 MCS 治疗的适应证一般包括 LVEF ＜ 25%、尽管使用了包括 CRT 在内的 GDMT 治疗，心功能仍为 NYHA Ⅲ～Ⅳ的患者，此类患者未来 1～2 年预期死亡率较高（例如由峰值氧耗量显著降低或其他临床模型预测）或对连续肠外正性肌力支持药物依赖。患者选择需要一个由在重度心力衰竭和移植方面经验丰富的心脏病专家、心胸外科医生、护士以及社会和临终关怀工作者组成的多学科团队。经允许引自：Yancy CW, Jessup M, Bozkurt B, et al：2013 ACCF/AHA Guideline for the Management of Heart Failure：A Report of the American College of Cardiology Foundation/American Heart Association Task Force on Practice Guidelines. J Am Coll Cardiol 62：e147-e239，2013.

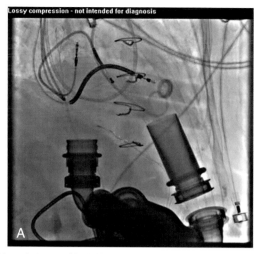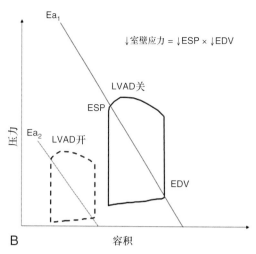

图 33-5 连续血流左心室辅助装置（CF-LVAD）的血流动力学特征。**A.** HeartMate-Ⅱ CF-LVAD（Thoratec Corp., Pleasanton, Calif.）的透视图像。**B.** 启动连续血流 LVAD 降低左心室收缩末压力、舒张末压力以及舒张末容积，同时并不引起动脉弹性的明显变化，但是显著降低了室壁应力。Ea：动脉弹性；EDV：舒张末容积；ESP：收缩末压力；LVAD：左心室辅助装置

械循环支持系统，具有超过 40 年的临床使用经验和注册数据支持[8-12]。IABP 是一种经导管安装的气囊，通过舒张期充气增加脉动血流量，其扩张的气囊起到降主动脉血容量的作用，保持舒张期平均主动脉压力，从而潜在增加冠状动脉血液灌注。而在收缩期，IABP 收缩产生压力槽，使心脏射出的血液充盈主动脉。IABP 的理想功能应该能够增加舒张期主动脉压，降低主动脉和左心室收缩期压力，增加全身平均动脉压，从而达到降低左心室舒张容积和舒张期压力、增加冠状动脉灌注压的效果。IABP 的血流动力学效应可以通过控制面板获得的追踪信号直接测量，以确定收缩期卸载和舒张期加载的幅度（图 33-6）。

Kantrowitz、Weber、Janicki、Sarnoff、Schreuder、Kern 等的开创性工作已经明确，球囊反搏的血流动力学影响主要由以下四个因素决定：①舒张压增加的幅度；②收缩压降低的幅度；③容积替代的幅度；以及④球囊充气和放气的时机[11-18]。IABP 球囊通气的容量范围一般在 34 ml 至 50 ml。更大容量的 IABP 可能比标准 40 ml IABP 提供更好的血流动力学支持[19]。除了球囊容量之外，IABP 的血流动力学效应还受其通放气的频率和时机，球囊在降主动脉的位置、形状及闭塞性，心率，血压以及主动脉顺应性等生物学因素的影响[20-23]。

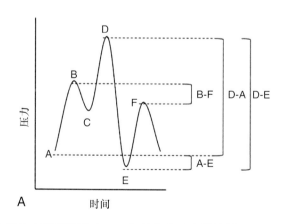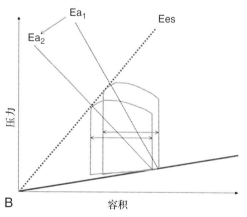

图 33-6 主动脉内球囊反搏（IABP）的血流动力学特征。**A.** IABP 示踪图在球囊与心跳以 1∶2 比例搏动的情况下可以识别非增强的舒张压（A）、收缩压（B）、重搏压（C）、增强的舒张压（D）、降低的主动脉舒张末压力（E）以及增加或减低的收缩压（F）。收缩期卸载能够通过计算增加和非增加的收缩压的差异得出（B-F）。舒张期增强是增加的与非增加的舒张压之间的差值（D-A）。舒张期卸载能够由非增加的舒张压和降低的主动脉舒张末压力之间的差异计算得出（A-E）。球囊放气时主动脉压力的变化（放气压）可以通过测量比较增加的舒张压和降低的主动脉舒张末压力（D-E）得出。放气压斜率由放气压除以时间得到。**B.** 理想的 IABP 功能降低左心室收缩末压力（ESP）和舒张末容积（EDV），同时增加每搏量。由于每搏量增加、ESP 降低，因此动脉弹性也降低。室壁应力因 ESP 和 EDV 降低而减小

IABP 的优点主要包括与其他辅助装置相比成本相对较低，易于植入且植入技术广泛普及。然而，其在心源性休克和失代偿性心力衰竭的应用中，早期使用效果最好。在 Benchmark 注册登记研究的 16 909 例患者中，急性肢体缺血、严重出血、IABP 失效或漏气、与 IABP 植入直接有关的死亡等主要并发症发生率为 2.6%[24]。医生专业性更强、使用无鞘植入技术以及更小的 IABP 可能有助于减少血管并发症[25-26]。

经皮动力泵

Impella（Abiomed Inc., Danvers, Massachusetts）和 TandemHeart（CardiacAssist Inc., Pittsburgh, Pennsylvania）设备都属于旋转动力泵，在最佳运行状态时产生连续的、最小程度脉动的血流。Impella 装置是经导管安装的轴流泵，其以逆行方式穿过主动脉瓣植入左心室。泵将动能从循环叶轮传递到血流，产生从左心室到升主动脉的持续血流。Impella 2.5 LP 和 CP 装置可以不必通过外科手术植入，而 Impella 5.0 需要经外科血管通路植入（图 33-7）。目前，美国植入 CP 装置的经验越来越丰富。相比之下，TandemHeart 装置作为一种体外离心血流泵，其通过两套插管将左心房富含氧的血液转移到降主动脉以降低左心室前负荷，这两套插管分别是左心房血液流入套管和股动脉血液流出套管。这些装置的净效果是降低左心室容积和压力，同时增加平均动脉压，而不会对心室后负荷产生很大影响（图 33-8）。Impella 2.5 和 CP 装置的优点是易于通过单一的股动脉通路进行植入，而 TandemHeart 装置的优点在于无需通过外科血管通路即可对血流动力学提供巨大的支持力度（表 33-6）。迄今还没有头对头的研究对这些连续血流装置进行比较。

其他离心式泵包括 Centrimag（Thoratec Inc., Pleasanton, California Group, Waync, New Jersey）、Rotaflow（Maquet Getinge Inc., Pleasanton, California Group, Wayne, New Jersey）以及 Biomedicus（Medtronic, Minneapolis, Minnesota）泵，其通常经外科手术植入或用于为经静动脉体外膜氧合装置（VA-ECMO）提供血流。VA-ECMO 更常用于增加心肺衰竭或双心室衰竭期间的全身氧合。VA-ECMO 的主要作用是将血液从静脉系统氧合、置换到动脉循环。其结果是，左右心室容积减少，伴随着平均动脉压、左心室收缩压和舒张压增加。这一左心室后负荷或室壁应力的增加与 Impella 和 TandemHeart 装置不同，因为左心室与 VA-ECMO 之间并没有直接气体连通（图 33-9）。因此，研究者已将 VA-ECMO 与 IABP、Impella 或经室间隔左心房套管组合，以抵消 VA-ECMO 支持期间增加的左心室后负荷的影响（图 33-10）。VA-ECMO 的优点包括相对容易植入，支持全身氧合或支持双心室衰竭能力强，在室性心动过速或心室颤动时能够提供较强的心肺支持（表 33-7）。

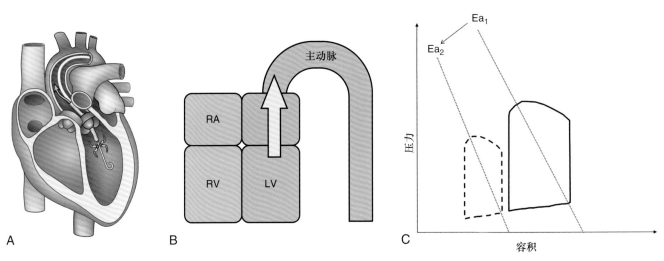

图 33-7　Impella 泵的血流动力学特征。**A** 和 **B.** Impella 泵是通过经皮或手术入路安装到动脉循环中的体内轴向流动导管，其横跨主动脉瓣，将血液从 LV 抽出到升主动脉。**C.** Impella 泵的理想功能是降低左心室 ESP 和 EDV，同时通过直接从 LV 抽取血液降低左心室本身的每搏量。Ea 由于每搏量下降而略有增加，然而由于 ESP 和 EDV 下降，LV 后负荷或室壁应力下降。Ea：动脉弹性；EDV：舒张末容积；ESP：收缩末压力；LV：左心室；RA：右心房；RV：右心室

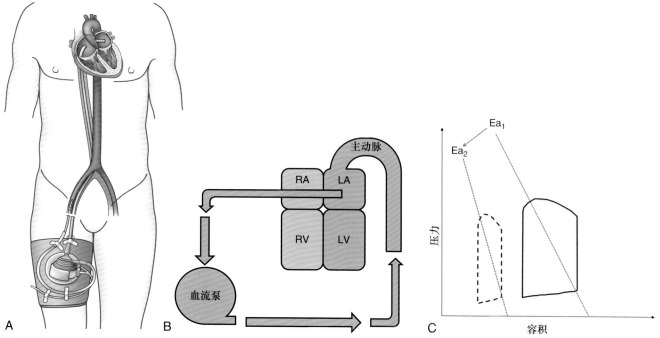

图 33-8 TandemHeart 泵的血流动力学特征。**A** 和 **B**. TandemHeart 泵是一种体外离心血流泵，通过穿间隔的入流套管将富含氧的血液从 LA 引出，进一步通过股动脉流出套管输送到体循环。**C**. 理想的 TandemHeart 泵功能是降低 LV ESP 和 EDV，通过降低 LV 前负荷减少左心室本身的每搏量。Ea 由于每搏量降低而轻微增加；然而，LV 后负荷或室壁应力由于 ESP 和 EDV 降低而降低。Ea：动脉弹性；EDV：舒张末容积；ESP：收缩末压力；LA：左心房；LV：左心室；RA：右心房；RV：右心室

表 33-6　经皮机械循环支持治疗装置的优缺点

经皮支持装置	优点	缺点
IABP	• 易于植入 • 植入技术被广泛熟悉 • 与其他器械相比成本相对较低 • 可在床旁操作 • 改善冠状动脉灌注 • 推荐使用抗凝剂，但不是必需的	• 对中重度心源性休克仅能提供中度血流动力学支持 • 禁用于重度主动脉瓣关闭不全患者
Impella 装置	• 提供最高 3.5 L/min 的流量（手术植入的 5.0 版本能够提供 5.0 L/min） • 易于植入 • 改善冠状动脉灌注	• 需要在透视下安装 • Impella 5.0 需要手术切割安装 • 需要全身抗凝 • 禁用于机械主动脉瓣或重度主动脉瓣狭窄 • 禁用于左心室血栓患者
TandemHeart	• 提供高达 5.0 L/min 的流量 • 可用于支持左心室或右心室 • 可用于重度主动脉瓣关闭不全 • 放置时不需要外科切割 • 改善冠状动脉灌注	• 需要在透视下放置 • 为支持 LV 需进行间隔穿刺 • 需要全身抗凝
VA-ECMO	• 易于植入 • 不需要在透视下安装 • 提供完整的心肺支持	• 需要全身抗凝 • LV 后负荷急剧增加，需要排空 LV • 需要位于床边的灌注师 • 不改善冠状动脉灌注

IABP：主动脉内球囊反搏；LV：左心室；VA-ECMO：静动脉体外膜氧合装置

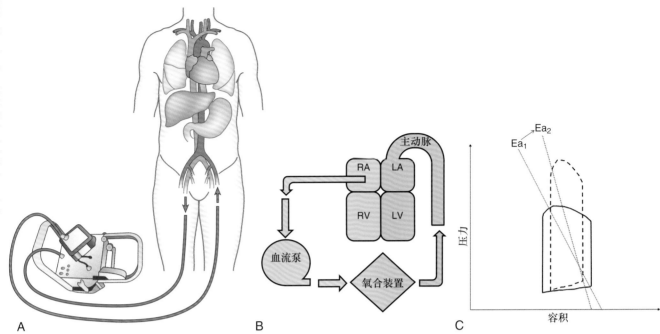

图 33-9　静动脉体外膜氧合装置的血流动力学特征。**A** 和 **B.** 静动脉体外膜氧合装置（VA-ECMO）是一种体外离心血流泵，其能够将血液从静脉系统利用流入套管引出，经过氧合装置后再将血液通过股动脉流出套管输送到体循环。**C.** 理想的 VA-ECMO 泵功能是降低 LV 每搏量，增加 ESP 和 EDP。Ea 和 LV 后负荷或室壁应力由于 ESP 增加而显著升高。Ea：动脉弹性；ESP：收缩末压力；LA：左心房；LV：左心室；RA：右心房；RV：右心室

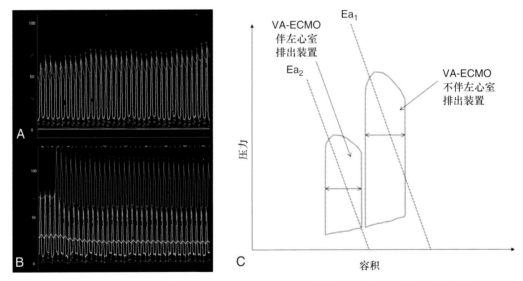

图 33-10　伴或不伴左心室排出装置的静动脉体外膜氧合装置的血流动力学特征。**A.** 静动脉体外膜氧合装置（VA-ECMO）激活期间双腔猪尾巴导管显示收缩压升高、主动脉脉压降低。**B.** IABP 联合 VA-ECMO 显示 LV 收缩压（通气）降低、主动脉舒张压升高。**C.** 在 VA-ECMO 支持期间使用 IABP、Impella 或经房间隔插管排出 LV 血流能够降低 LV 收缩压和舒张末容积。Ea：动脉弹性；LV：左心室

表 33-7　经皮机械循环支持装置的血流动力学效应

	ESP	EDV	室壁应力	每搏功	MAP	EDP
IABP	↓	↓	↓	↓	↑	↓
Impella 5.0	↓↓	↓	↓↓	↓↓	↑↑	↓
TandemHeart	↓	↓↓	↓↓	↓↓	↑↑	↓↓
VA-ECMO	↑↑	←	↑	↑	↑↑	↓

IABP：主动脉内球囊反搏；VA-ECMO：静动脉体外膜氧合装置；ESP：收缩末压力；EDV：舒张末容积；MAP：平均动脉压；EDP：舒张末压力

心源性休克和重度心力衰竭的循环支持

心源性休克（CS）是全球急性心肌梗死（AMI）患者发病死亡的主要原因之一。任何原因导致的休克都以组织低灌注为特征，导致末端器官损伤。心源性休克定义为在循环容量和左心室充盈压充足的情况下，继发于心力衰竭的组织低灌注。具体来说，心源性休克的血流动力学标准包括：收缩压＜ 90 mmHg或平均动脉压下降＞ 30 mmHg 超过 30 min，无血流动力学支持下心脏指数（CI）＜ 1.8L/min（m²）或在血流动力学支持下 CI ＜ 2.2L/min（m²）并且肺毛细血管楔压（PCWP）＞ 15 mmHg[27]。

急性心肌梗死后心源性休克的发生率在过去 30 年中保持相对稳定，约为 7% ～ 9%[28-29]。美国国家心肌梗死注册研究最近报告称，1995 年 6 月至 2004 年 5 月期间心肌梗死（定义为 ST 段抬高或新出现的左束支传导阻滞）患者心源性休克发生率为 8.6%。在这项研究中，仅 29% 的心源性休克出现在心肌梗死刚发生时，而 71% 的患者则是在入院后发生心源性休克[28]。在标志性的 SHOCK 研究中注册登记的从急性心肌梗死到心源性休克的时间为 7 h[30]。在群多普利心脏评估（TRACE）注册登记研究中，入院 48 h 内早期发生的心源性休克 30 天死亡率明显低于晚发心源性休克的患者[31]。

心源性休克死亡率很高。在 SHOCK 注册研究中，心源性休克院内死亡率高达 60%。这一结果与 NRMI 研究报告的一致，后者发现心源性休克院内死亡率在 1995 年为 60.3%，2004 年降为 47.9%[28, 30]。重要的是，心源性休克既可以继发于 ST 段抬高型心肌梗死（STEMI），也可发生在非 ST 段抬高型心肌梗死（NSTEMI）。开通闭塞冠状动脉全球策略（GUSTO）- Ⅱ b 研究报道，分别有 4.2% 的 STEMI 患者和 2.5% 的 NSTEMI 患者发生心源性休克。STEMI 后心源性休克的平均发生时间为 9.6 h，而 NSTEMI 后平均为 76.3 h。尽管心源性休克的发生时间不同，但两组之间的院内死亡率并没有显著差别。[32]

AMI 后心源性休克的评级、分类方案包括 Killip 分级和 Forrester 分级等。Killip 分级于 1967 年在一项针对 250 例无心搏骤停的 AMI 患者的观察性研究中被首次定义，其中 Killip Ⅳ 级被定义为心源性休克，其 30 天病死率为 67%[33]。1977 年，Forrester 和同事扩展了 Killip 分级的定义，纳入了肺毛细血管楔压、心脏指数等血流动力学参数[34]。鉴于 AMI 治疗方面的不断发展以及心力衰竭患者的数量不断增多，对机械循环支持更适用和常用的分类系统还包括纽约心功能分级（NYHA）和机械辅助循环支持跨部门注册研究（INTERMACS）分级[5]。目前还没有预测工具或分级方案能够早期识别哪些重度心力衰竭或心源性休克患者应该使用经皮机械循环支持。

临床研究目前还没有证实高危 PCI 或心源性休克患者中使用经皮循环支持装置能够降低院内病死率。迄今也还没有大型的随机研究对重度心力衰竭患者使用经皮机械循环支持装置的有效性进行验证。既往曾有注册研究支持使用 IABP[9, 35-36]，然后近期进行的试图在高危 PCI、AMI 以及心源性休克患者中验证 IABP 有效性的研究并没有显示出选择性 IABP 植入能够带来明显获益。CRISP-AMI 研究发现对急性前壁心肌梗死患者在血运重建之间立即植入 IABP 不能减小梗死面积或提高短期生存率[37]。IABP-SHOCK Ⅱ 研究显示并非所有血压偏低合并低灌注临床表现的 ACS 患者都能从 IABP 中获益[38]。一项在接受高危 PCI 治疗的患者中比较 Impella 2.5 和 IABP 有效性的前瞻性随机研究（PROTECT Ⅱ 研究）显示 IABP 和 Impella 2.5 两者在主要不良心血管事件方面没有显著差别[39]。BCIS-1 研究显示在施行高危 PCI 之前植入 IABP 不能降低近期死亡率，但随访数据提示在 PCI 后 5 年可能显示出长期获益[40-41]。

对于 Impella 装置，最近发表的 PROTECT Ⅱ 研究因为无效而被提前终止。在高危 PCI 的患者植入 IABP 或 Impella 2.5 在主要不良心血管事件发生率方面无差异[39]。PROTECT Ⅱ 研究的后续分析对于高危 PCI 患者植入装置的时机的选择，以及多支血管血运重建伴机械循环支持的潜在益处催生出了重要的见解。未来需要更多的研究来验证这些观察结果。此外，一项包含数个小型研究的 meta 分析显示，Impella 和 TandemHeart 装置较 IABP 能够改善心源性休克患者的血流动力学状态，但是对短期死亡率无影响[42]。在可逆性疾病导致的长时间心搏骤停以及严重的心源性休克患者中使用 VA-ECMO 已经被一些观察性研究和小的病例系列研究证实具有可喜的结果，能够使患者存活率达到 20% ～ 40%[43-47]。

右心衰竭的介入治疗

　　虽然大多数临床和临床前研究都集中在左心衰竭，但右心衰竭的重要性在过去几十年中日益显露。右心衰竭的病因大致可以分为三种：①心肌梗死、心肌炎或心脏手术导致的直接右心室心肌细胞损伤；②继发于右心瓣膜功能不全或放置左心室辅助装置（LVAD）的容量超负荷；③由于肺动脉高压、肺动脉瓣狭窄或肺栓塞引起的压力超负荷。不论机制如何，右心室功能不全都是运动耐量和预后的一个重要决定因素。

　　一些研究已经探索了右心衰竭在 AMI 中的临床重要性。急性下壁心肌梗死（IWMI）患者超声心动图上呈现右心室功能不全的概率高达 50%[48-50]。其中，15% ～ 25% 的患者会表现出右心室参与的血流动力学不稳定，虽然急性 IWMI 患者仅有 3% ～ 5% 出现右心室游离壁组织学梗死[51]。一项 SHOCK 研究的亚组研究显示，尽管由右心室主导参与的心源性休克患者年龄更小、前壁心肌梗死的概率更低、较多为单支血管病变，但其造成的院内死亡率与左心室导致者相仿（53.1% *vs.* 60.8%，*P* = 0.3）[52]。此外，一项 meta 分析显示，若 AMI 累及右心室，则会导致显著增高的院内死亡率、休克发生率、更多的室性心律失常以及高度房室传导阻滞[53]。

　　急性右心衰竭可以发生在冠状动脉闭塞或心脏开放手术导致的心肌缺血的情况下，也可以继发于心肌炎导致的直接心肌细胞损伤（图 33-11）。在这些情形下，右心衰竭的特点是既有右心室收缩功能不全，又有双心室舒张功能不全。更常见的是右冠状动脉（RCA）近端急性闭塞后，右心室游离壁和室间隔心肌缺血使右心室输出量减少，进而导致左心前负荷降低[54]。右心室心肌缺血也会损害右心室舒张功能，其与右心室收缩功能障碍相结合导致右心室压力和容量超负荷，随之出现右心室扩张[55]。LVAD 植入后，静脉回心血量增加可能造成容量超负荷，导致右心室扩张[56]。在原发性或继发性肺动脉高压中，右心室后负荷增加会导致右心室肥大及纤维化，最终引起不良的心脏重构和进行性右心衰竭。不论右心衰竭的原因为何，在心包完整的情况下，右心室扩张会压迫左心室，从而平衡双心室舒张期充盈压。右心室收缩功能不全合并双心室舒张功能不全，其结果是降低了体循环心输出量，使肾和肝

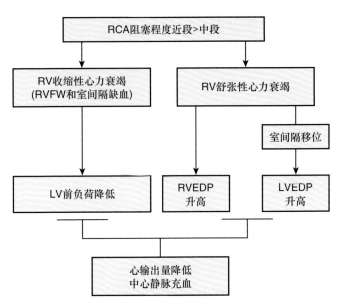

图 33-11　右心室心肌梗死的病理生理学。LV：左心室；LVEDP：左心室舒张末压力；RCA：右冠状动脉；RV：右心室；RVEDP：右心室舒张末压力；RVFW：右心室游离壁

充血加重，而冠状动脉血流量整体减少。

　　当前右心衰竭的处理措施主要包括逆转病因、容量复苏、正性肌力药物以及扩张肺血管，这些措施能够分别帮助维持右心前负荷，增强右心室收缩力，降低后负荷[57]。难治性右心衰竭的治疗选择主要局限在外科植入右心室辅助装置（RVAD）、VA-ECMO、房间隔造口术，以及心脏移植。经皮循环支持治疗是右心衰竭治疗中一个新兴的领域，包括主动脉内球囊反搏（IABP）、TandemHeart 离心血流泵以及植入 Impella RP 轴流导管[58]。在选择合适的患者与器械，器械治疗开始的时机与脱机参数，每一种装置的血流动力学的效应等方面仍有很多未知问题，这代表了重度心力衰竭患者经皮治疗一个新的时代。

　　在过去的三十年中，右心衰竭的机械支持装置经历了几代发展。第一代手术植入的右心室泵是脉动式的，其阀门位于流入道和流出道[59]。专用于右心室支持的早期器械包括使用肺动脉球囊反搏（PABCP）降低右心室后负荷，其需要外科手术植入，因此限制了临床应用[60]。到 20 世纪 90 年代初期，持续血流的 RVAD 与脉动式装置相比，给右心衰竭患者带来了更好的血流动力学效果和临床结局[61]。第二代和第三代外科器械包括旋转动力泵，其将旋转动能传递到血流，包括多运动部件（叶轮和轴承）或单运动部件（叶轮）等形式[59]。

专门用于治疗右心衰竭的经皮植入辅助装置是比较新的。历史上，右心衰竭的经皮机械支持装置仅限于IABP。Nordhaug和同事进行了少数临床前研究中的一项，用以探索IABP用于右冠状动脉微栓塞导致的急性右心衰竭模型的效果。在这项研究中，IABP的使用引起了轻微但具有统计学意义的全身平均动脉压、总心输出量以及双心室每搏容积的升高，同时降低了左右心室的后负荷。此外，研究还观察到IABP的使用也能增加右冠状动脉的血流量。这些数据支持在急性右心室心肌梗死患者中使用IABP，然而，其引起的血流动力学影响较小，不能提供理想的右心室卸载[62]。

2006年，使用TandemHeart离心血流泵首次对AMI后右心衰竭的患者成功经皮植入了RVAD[63]（图33-12）。此后，TandemHeart右心室辅助装置（TH-RVAD）已经在AMI后右心衰竭[64]、LVAD植入后[65]、严重肺动脉高压[66]、原位心脏移植后心脏排斥反应[67]中得到了应用。作为利用最小的低振幅脉动组件产生连续血流的离心泵，TH-RVAD可能更接近于原生右心室功能，并且可能具有比更常用的经手术植入的脉动式RVAD更多的血流动力学优势。此外，经皮应用机械循环支持装置提供了在不需要外科手术的情况下早期干预难治性右心衰竭的机会。

急性右心衰竭治疗的另外一种机械支持选择是VA-ECMO，其在心脏呼吸衰竭期间增强全身的氧合，降低右心室每搏作功，同时能够维持足够的平均肺动脉压和左心室前负荷。VA-ECMO在双心室衰

竭或难治性室性心律失常的情况下使用格外有益。

最近，Impella RP（Abiomed Inc.，Danvers，Massachusetts）轴流导管已经开发出来，目前正在对其是否能够作为右心衰竭的一种支持治疗选择进行评估[68]。轴流式和离心式泵哪一种能够为右心衰竭提供更好的支持还没有定论。旨在检验Impella RP导管安全性和可行性的Recover Right研究正在进行。离心泵的一个潜在优点是能够将氧合装置接合到电路中，从而在卸载右心室时提供ECMO支持；而Impella RP的优点可能是通过一个静脉穿刺部位即可对装置进行植入和应用。

目前，探索经皮植入右心室支持装置临床应用效果的研究和数据较少。有几项研究已经显示了经外科手术或杂交手术植入Centrimag（Thoratec Inc.，Pleasanton，California）[69]和Rotaflow（Maquet Getinge Group，Wayne，New Jersey）[70]等离心泵在右心衰竭中的潜在益处。我们最近报道了在9例难治性右心衰竭患者中经皮植入TH-RVAD治疗的单中心经验，发现与术前相比，平均动脉压[（57±7）mmHg vs.（75±19）mmHg；P < 0.05]、右心房压[（22±3）mmHg vs.（15±6）mmHg；P < 0.05]、心脏指数[（1.5±0.4）L/（min·m²）vs.（2.3±0.5）L/（min·m²）；P < 0.05]、混合静脉血氧饱和度（40%±14% vs. 58%±4%；P < 0.05）以及右心室每搏作功[（3.4±3.9）J vs.（9.7±6.8）J；P < 0.05]均在TH-RVSD植入后24 h内显著提高。9位患者住院期间死亡率为44%（n = 4）。出院时仍存活患者自入院到植入TH-RVSD的时间较短[存活

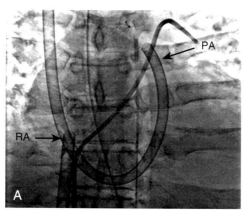
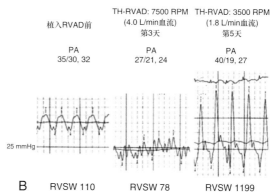

图33-12 TandemHeart泵作为右心室支持装置（TH-RVAD）的血流动力学特征。**A.** TandemHeart泵是一种体外离心血流泵，可将血液从右心房（RA）绕过右心室（RV）输送到肺动脉（PA）。**B.** PA波形图在RVAD植入前显示为窄脉压和低RV每搏作功（RVSW）。在TH-RVAD支持期间，PA脉压进一步变窄，平均PA压和RVSW均下降。RV功能恢复后，TH-RVAD装置降级为低流量设置，此时显示出PA脉压和RVSW改善

者与死亡者相比：（0.9±0.8）天 *vs.* （4.8±3.5）天；
P = 0.04]。在这项研究中，装置植入过程中及植入
后没有观察到机械并发症，表明 TH-RVAD 临床可行
并且并未同时带来过多风险[71]。

THRIVE 研究是美国一项由 8 家三级医院参加、
纳入 46 例因右心衰竭接受 TH-RVAD 治疗的回顾性、
观察性注册研究。该研究的主要发现是，通过手术
途径或经皮途径植入 TH-RVAD 在临床上都是可行
的，并且 TH-RVAD 治疗与各种临床表现的右心衰
竭的血流动力学改善有关。这项研究还发现，临床
实践中对右心衰竭的评估并不总涉及右心室功能的
定量检测，也不总是包含对左心室功能不全的综合
评估与管理。在应用 TH-RVAD 的不同右心室机械
支持适应证中，患者院内死亡率不同，其中 AMI 或
LVAD 植入后右心衰竭的患者死亡率最低。高龄、双
心室衰竭、TIMI 主要出血[颅内出血或临床可见出血
（包括影像学诊断，伴血红蛋白浓度下降 ≥ 5 g/dl）]
在未能存活出院的患者中更常见[72]。

由于 TH-RVAD 提供从右心房至肺动脉的离心血
流，所以需要进行插管搭桥绕过功能衰竭的右心室。
密切监测导管有无移位非常重要，可以通过在皮肤
切口部位标记导管插入深度、使患者制动、在转运
期间固定导管等措施来预防导管移位。超声心动图
检查以及每日 X 线胸片检查确认导管位置都能有助
于减少导管移位的发生。导管前向移位进入肺动脉
二级分支可能表现为低氧性呼吸衰竭、血胸、咯血、
心输出量减少、TH-RVAD 血流量急剧下降。导管逆
行移位到右心室可能由于三尖瓣反流导致心输出量减
少、TH-RVAD 血流量减少或室性心律失常。虽然导
管前向和反向移位是可能的，但在 THRIVE 研究中没
有参与机构报道将其作为器械相关并发症[72]。TIMI
大出血是与 TH-RVSD 相关的最常见并发症，可能继
发于装置植入后连续抗凝以及导管无鞘。通过密切
监测抗凝、尽量减少患者活动可最大限度控制出血。
TH-RVSD 相关的机械并发症很少见，仅有个别病例
在手术时出现主要肺动脉损伤以及外周静脉插管后
腹膜后出血。尽管装置运行期间抗凝，仍有 3 例患
者出现深静脉血栓，可能由于严重多器官功能障碍
或下腔静脉插管导致局部静脉阻塞所致。

随着右心室支持治疗的引入，经皮机械循环支
持成为重度心力衰竭治疗的一种重要手段，并且为
单心室或双心室（图 33-13）提供了快速的机械支

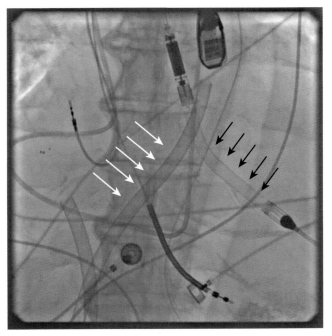

图 33-13　经皮双心室循环支持。透视图像为通过腋动脉跨越
主动脉瓣植入的 Impella 5.0 心室辅助装置（黑色箭头），以及
植入的 TandemHeart 心室辅助装置同时支持右心室，其在下
腔静脉 / 右心房交界处插入流入套管，在肺动脉干连接流出
套管（白色箭头）

持，作为向后续治疗的过渡，或者成为冠状动脉介
入治疗、心脏手术、肺动脉高压、心脏移植等的康
复手段。心室辅助装置（VAD）技术为心源性休克
患者提供了更多治疗选择。

新兴的经皮循环支持器械

重度心力衰竭在器械治疗方面的创新不断涌
现。新兴的用于急性循环支持的器械包括经皮心脏
泵（PHP，Thoratec 公司），其是一个经导管安装
的自膨式轴流泵，可通过 13 Fr 动脉穿刺点产生最
高 4.5L/min 的血流量（图 33-14）。微创设备治疗
的目标范围也已扩大到 C 期、NYHA Ⅲ～Ⅳ级以及
INTERMACS 3 型和 4 型的患者。对这些慢性疾病患
者可供选择的新兴治疗设备包括 Procyrion（Taxas）、
NuPulse（Arizona）、Sunshine Heart（Minnesota）、
Symphony（Abiomed，Massachusetts）以及 CircuLite
装置等。Procyrion 装置是安装在降主动脉的植入式、
支架式轴流泵，旨在降低左心室后负荷。NuPulse、
Symphony 和 Sunshine Heart 分别是使用可植入气囊
代替血液容积的反搏技术。CircuLite 是一种植入式、
混合型、轴向离心式血流泵，可将血液从左心房转
移到升主动脉。

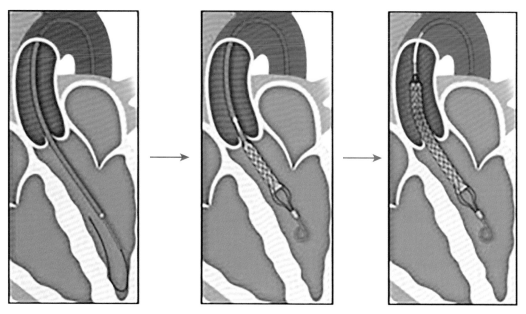

图 33-14 新兴的经皮循环支持装置。经皮心脏泵（PHP；Thoratec 公司）是一种经导管安装的自膨式轴流泵。此装置处在研究阶段

心力衰竭患者的经皮冠状动脉介入治疗（PCI）

有关冠心病和结构性心脏病合并重度心力衰竭的外科和介入治疗的指南近期已经公布（表 33-8）。

缺血性心肌病是发达国家 HFrEF 的最常见病因。过去二十年中引入的存活心肌评估方法提高了识别可能从冠状动脉血运重建治疗中获益的患者的能力。依据不同的评估方式，观察性研究估计 LVEF 降低患者心肌存活率高达 50%[73-74]。在 STICH（缺血性

表 33-8 重度心力衰竭患者合并冠心病、心脏瓣膜疾病或心室扩张的治疗指南

建议	推荐类别	证据等级	引文中参考文献
建议对已经 GDMT 治疗但仍有缺血症状且冠状动脉解剖合适的 HF 患者进行 CABG 或经皮介入治疗，尤其是左主干狭窄或与之相当的病变	I	C	10，12，14，848
对轻中度 LV 收缩功能不全的患者，若合并显著的多支病变 CAD 或 LAD 近段病变且存在存活心肌者，进行 CABG 改善生存预后是合理的	IIa	B	848～850
对严重 LV 功能不全（EF < 35%）且合并显著 CAD 的 HF 患者进行 CABG 或医学治疗改善合并症和死亡率是合理的	IIa	B	309，851
对合并严重主动脉瓣狭窄且手术预期死亡率不超过 10% 的患者进行外科主动脉瓣置换是合理的	IIa	B	852
对合并严重主动脉瓣狭窄且不适合外科手术的患者进行经导管主动脉瓣置换是合理的	IIa	B	853
对合并缺血性心脏病、严重 LV 收缩功能不全、冠状动脉解剖可操作的患者，不论是否有存活心肌，可以考虑 CABG	IIb	B	307～309
经导管二尖瓣修复或二尖瓣外科手术治疗功能性二尖瓣关闭不全获益不确切	IIb	B	854～857
某些包括难治性 HF 和室性心律失常在内的特定 HFrEF 患者可以考虑外科心室重建或 LV 室壁瘤切除术	IIb	B	858

CABG：冠状动脉旁路移植术；CAD：冠心病；EF：射血分数；GDMT：指南指导的医学治疗；HF：心力衰竭；HFrEF：射血分数降低的心力衰竭；LAD：左前降支；LV：左心室。

经允许引自：Yancy CW，Jessup M，Bozkurt B，et al：2013 ACCF/AHA Guideline for the Management of Heart Failure：a report of the American College of Cardiology Foundation/American Heart Association Task Force on Practice Guidelines. J Am Coll Cardiol 62：e147-e239，2013.

心力衰竭手术治疗）研究之前发表的几项研究报道，对存活心肌进行血运重建能够改善患者症状、心功能分级，降低死亡率[75-78]。一项包含几项非随机研究、超过3000例平均LVEF 32%（±8%）患者的meta分析揭示，对依据非侵入性方法评估认为具备存活心肌的患者进行血运重建比单纯药物治疗能够进一步降低79.6%的年死亡率（16% vs. 3.2%，卡方=147；$P < 0.0001$）[79]。此外，具有存活心肌的患者其左心室功能不全的严重程度与血运重建的益处直接相关（$P < 0.001$）[79]。STICH随机对照研究纳入了1212例LVEF ≤ 35%的冠心病患者，给予其冠状动脉旁路移植术（CABG）合并理想的药物治疗，或单纯理想的药物治疗，发现两组之间在56个月随访时全因死亡率并无差异。然而，在次要终点（全因死亡或再入院）方面CABG优于药物治疗[80]。与既往进行的观察性研究和meta分析研究相反，STICH研究没有发现CABG比单纯药物治疗能够带来更多获益。STICH之后进行的数项非随机研究，发现在血运重建之前进行心肌活力评估能够带来获益，对使用FDG-PET和心脏磁共振成像等新技术评估的具有存活心肌的患者进行血运重建能够改善预后[82-84]。

上述研究中大多数患者接受CABG作为血运重建的主要手段。在LVEF降低的患者中评估PCI治疗相对有效性的研究很少。BARI（Bypass Angioplasty Revascularization Investigation）研究报道，对LVEF降低（平均41%±6%）的三支病变患者采用CABG或经皮球囊血管成形术作为血运重建的方法对生存率的影响并无显著差异（70% vs. 74%，$P = 0.6$）。若把糖尿病患者排除在外，不论LVEF高低，CABG和经皮球囊血管成形术治疗的两组生存率也没有显著差异[85]。同样，AWESOME随机研究包含454例在规范的药物治疗后仍有难治性、不稳定缺血症状的患者，在对其94例平均LVEF 25%的患者进行的事后分析中发现，CABG与PCI治疗在死亡率方面没有差异。对非随机AWESOME注册研究中LVEF < 35%的患者的分析结果与此相同[86]。

对左心室功能不全患者进行PCI被认为是"高危"PCI治疗。多项研究表明对LVEF降低的患者进行PCI之后死亡率、心肌梗死、支架内血栓形成以及靶病变血运重建均有增加[87-91]。O'Keefe等对700例患者进行冠状动脉球囊成形术后随访发现，与左心室功能保留相比，LVEF ≤ 40%是住院期间死亡

率和5年生存率的预测因素（生存率89% vs. 81%，$P = 0.05$）[92]。另外，对超过55 000例接受选择性PCI患者的回顾性研究发现，随着PCI前LVEF的逐级降低，患者院内死亡率逐步升高。与LVEF保留的患者相比，LVEF 36% ~ 45%的患者院内死亡率比值比为1.56［95%可信区间（CI）1.06 ~ 2.30］，LVEF ≤ 25%者比值比为3.85（95%CI 2.46 ~ 6.01）（图33-15）[89]。

术前仔细准备能够降低与PCI有关的风险，提高完成手术的能力，改善临床结局。根据患者的临床特征、冠状动脉解剖以及临床表现确定哪些是高危患者对于评估PCI的技术、操作过程以及临床成功率至关重要。多年来已经开发和验证了多个多变量风险模型用于评估包括死亡和主要不良心血管事件（MACE）在内的围术期风险，这些模型都将LVEF作为危险因素之一[93-98]。梅奥诊所通过分析1996—1999年5463例PCI术得出的能预测MACE或死亡发生的风险模型包含5个临床指标和3个血管造影指标，包括（预测能力降序排列）心源性休克、左主干病变、肾功能不全、紧急或急诊手术、NYHA分级≥Ⅲ级、血栓、多支病变以及高龄[98]。同样，美国国家心肺血液研究所（NHLBI）血流动力学注册研究对4448例患者分析得出7个预测变量，其中5个与梅奥研究大致相同，包括（预测能力降序排列）心源性休克、肾功能不全、活动性心力衰竭、冠状动脉靶血管完全闭塞、紧急或急诊手

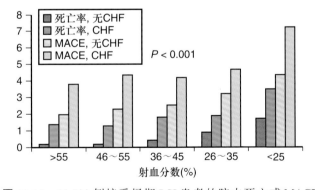

图33-15 55 709例接受择期PCI患者的院内死亡或MACE情况。左心室射血分数降低增加了院内死亡或MACE的风险。CHF：慢性心力衰竭；MACE：主要不良心血管事件。（经允许引自：Wallace TW，Berger JS，Wang A，et al：Impact of left ventricular dysfunction on hospital mortality among patients undergoing elective percutaneous coronary intervention. Am J Cardiol 103：355-360，2009.）

术、靶病变的数量以及高龄[96]。其他一些在准确性方面接近梅奥模型的包括纽约模型[94]、北新英格兰模型[95]以及克利夫兰诊所模型[93]。梅奥诊所后续进行的对2000—2005年7640例患者进行的9035次PCI手术分析得到了2个能够成功预测MACE和住院期间死亡率风险的模型。该模型包含7个基线临床和非侵入性检查指标，包括年龄、过去24 h内的心肌梗死（MI）、手术前休克、血清肌酐、LVEF、心力衰竭以及外周动脉疾病[97]。

现有的风险计算器无法捕捉到对需要进行高危PCI的重度心力衰竭患者评估和管理的重要因素。首先，许多心力衰竭患者已经与心力衰竭或移植医生建立联系，并讨论了有关心脏、循环支持或姑息疗法等各种可供选择的治疗方法。需要与患者和家属详细讨论PCI的风险、益处以及替代方案，包括手术或经皮循环支持的潜在可能性。其次，任何血流动力学不稳定的情况都应在PCI之前予以解决，包括对全身低灌注、肺水肿、低血压以及心律失常的治疗等。为使患者在PCI之前达到相对稳定的状态，可能需要静脉使用利尿剂、正性肌力药物、血管加压药物、血管舒张药物甚至气管插管。再次，大多数风险计算器使用LVEF作为心力衰竭严重程度的衡量标准，然而，一些LVEF轻度降低（40%～50%）的患者在高负荷的情况下可能出现严重的充盈压升高，从而在接受高危PCI时处在心肌灌注受损或肺充血的高风险状态。未来需要更多研究探索侵入性血流动力学监测方法在高危PCI期间的作用。最后，重度心力衰竭患者PCI术后的管理与术前和术中的管理同等重要。成功的冠状动脉血运重建之后间歇性的心肌缺血也会导致血流动力学紊乱。因此，应考虑在PCI术后继续评估血流动力学状态。如果使用pMCS装置对PCI进行支持，则将装置调到较低的支持设置并且在导管室监测血流动力学状态能够帮助确定患者是否稳定并可以脱离pMCS系统。

重度心力衰竭患者的心脏瓣膜介入治疗

重度心力衰竭患者的经导管主动脉瓣置换术

在过去的几年里，经导管主动脉瓣置换术（TAVR）已成为部分严重症状性主动脉瓣狭窄（AS）

患者传统外科瓣膜置换手术的替代治疗，这些患者多由于技术方面的限制或评估具有高度手术风险而不宜进行外科手术[99]。LVEF降低是疾病进展的标志，并且预示严重主动脉瓣狭窄患者预后不良[100]。低排血量（定义为左心室每搏量指数 ≤ 35 ml/m²）、低压差（跨瓣压差 ≤ 40 mmHg）的严重主动脉瓣狭窄可以出现于左心室收缩功能障碍、LVEF降低的患者中，也可以出现于LVEF保留、左心室容积减少、左心室肥厚的患者中[101]。使用多巴酚丁胺或硝普钠药物干预后，对心输出量增加后的血流动力学改变进行仔细评估可以用来区分真性或假性主动脉瓣狭窄。对于LVEF保留但心排血量降低的患者应特别关注，因为这些患者的预后比心排血量正常者差（图33-16）[102-103]。

LVEF降低作为重度主动脉瓣狭窄患者的不良预后指标已经在一些研究中得到证实。意大利一项多中心前瞻性研究连续入选663例接受第三代18 Fr Core-Valve装置（Medtronic Inc., Minnesota）进行TAVR治疗的患者，其30天累积死亡率为5.3%，1年死亡率为15%。除主要穿刺部位并发症、糖尿病、卒中病史以及中重度瓣周漏之外，LVEF降低（＜40%）也是本研究中死亡的独立预测因素，比值比（OR）为3.51[104]。

在PARTNER研究的971例患者中，55%存在低心排血量，23%存在低心排血量合并LVEF＜50%，15%的患者低心排量、低LVEF以及低压力梯度同时

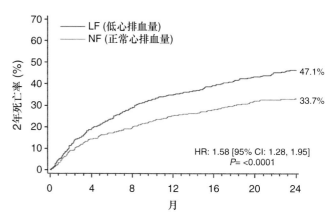

图33-16　低心排血量和正常心排血量患者2年Kaplan-Meier全因死亡率分析。CI：可信区间；HR：心率。（经允许引自：Herrmann HC, Pibarot P, Hueter I, et al：Predictors of mortality and outcomes of therapy in low-flow severe aortic stenosis：a Placement of Aortic Transcatheter Valves（PARTNER）trial analysis. Circulation 127：2316-2326，2013.）

存在。低心排血量患者 2 年死亡率明显高于心排血量正常的患者（47% *vs.* 34%，HR 1.5，95% CI 1.25 ～ 1.89，*P* = 0.006）。有趣的是，低心排血量是所有患者死亡的独立预测因素，但低 LVEF 或低压力梯度不是[105]。同样，在 334 例接受 TAVR 的严重主动脉瓣狭窄的患者中，也发现低心排血量而非低 LVEF 或低压力梯度是 30 天和 2 年死亡的独立预测因素[106]。

如果患者存在血流动力学异常则应进行详尽的术前和术中计划。这包括使用右心导管进行血流动力学评估以避免血容量不足、保持充足的充盈压，对心输出量减少或合并肺动脉高压的患者使用正性肌力支持，确保在快速心室起搏之前平均动脉压 > 75 mmHg。对 LVEF 降低、处在血流动力学紊乱边缘的患者，应考虑直接瓣膜置换而不是先进行球囊瓣膜成形术，以避免多次快速起搏带来的弊端。此外，在经心尖 TAVR 期间仔细定位导丝至关重要，这可以避免对二尖瓣瓣下结构牵拉导致的急性二尖瓣反流。最后，应该针对可能出现的血流动力学紊乱情况制订应急方案，包括经皮机械支持和体外循环等。

功能性二尖瓣反流的经皮介入治疗

与退行性二尖瓣疾病（DMR）的原发性瓣膜解剖病变导致瓣膜反流不同，扩张型心肌病患者的功能性二尖瓣反流（FMR）是由左心室几何形状改变以及二尖瓣与其瓣下结构正常的空间关系扭曲造成的，其中包括进行性二尖瓣环扩张、心尖和外侧乳头肌移位以及二尖瓣瓣叶的束缚和牵拉[107-109]。此外，FMR 介导进一步的心室重塑，因其造成左心室容量超负荷，导致心室进行性离心性肥大和扩张，而这又会加剧 FMR 的程度[107, 110-111]。

几乎所有扩张型心肌病患者都可见不同程度的 FMR[112-113]。然而，中到重度 FMR 存在于 17% ～ 50% 的 LVEF 降低的患者中[114-116]，并且在一项对超过 1200 例患者的回顾性调查中被证实是 1 年死亡率的独立预测因素（HR 1.85）[112]。此外，FMR 还与 5 年生存率降低、运动耐量下降以及心力衰竭恶化加重有关（图 33-17）[114, 117-120]。

经皮二尖瓣修复术为手术高危的患者提供了有效的替代方法。基于通过缝合二尖瓣瓣叶的中间部分造成双二尖瓣口的 Alfieri 技术[121]，使用 MitraClip（Abbott Vascular，Illinois）方法进行经皮二尖瓣修复最近已经被引入欧洲的临床实践以治疗 DMR 和

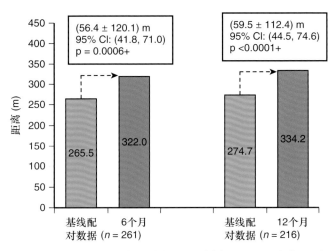

图 33-17　Mitra Clip 术后功能性二尖瓣反流和退行性二尖瓣疾病患者从基线到 6 个月和 12 个月的 6 min 步行距离变化。（经允许引自：Maisano et al., JACC 2013, license number 3372110267854.）

FMR，美国也正在进行试验性使用[122-123]。在透视和经食管超声心动图指导下，将 4 mm 宽的钴铬植入物经皮输送到瓣膜反流点[124-126]。在对 EVERST Ⅱ 研究中 65 例 FMR 患者的亚组分析中，随机分配到经皮二尖瓣修复组与外科手术修复组的患者 12 个月时主要终点（死亡、二尖瓣手术、3 ＋或 4 ＋二尖瓣反流）没有显著差异[124]。尽管与外科二尖瓣修复术相比结果并不理想，但迄今为止的数据证实 FMR 经皮二尖瓣修复能够提高患者运动耐量、减轻残余二尖瓣的反流程度。然而，涉及生存获益方面的数据，尤其是对于合并严重左心室收缩功能不全的患者，外科手术修复 FMR 更好还是经导管修复更优仍然存在争议。因此，2013 年美国心脏病学会（ACC）/美国心脏协会（AHA）手术或经皮修复 FMR 指南没有提出正式建议，而是认为对于这种 FMR 的干预应该给予个体化考虑[7]。

心力衰竭的新兴介入治疗

经皮心室减容术

如前所述，目前所有药物和器械治疗都是通过优化左心室容积和压力来降低心室负荷。左心室容积的预后意义由 White 和 Wild 在 20 世纪 80 年代确立，他们报道左心室收缩末期容积指数（LVESVI）> 60 ml/m² 是心肌梗死患者生存的预测指标[127]。更近一点由 Kramer 和 Udelson 进行的 meta 分析发现收缩末容积（ESV）和舒张末容积（EDV）等重构

指标也能预测慢性收缩性心力衰竭介入治疗后的死亡风险[128]。一旦 LVESVI 超过 25 ml/m²，对心力衰竭最佳的医学治疗也只能提供有限的获益[129]。基于这些观察结果，数项研究探索了利用外科心室减容术（SVR）减小左心室腔的体积对缺血性心肌病患者预后的改善作用[129]。尽管有大量的注册研究数据支持 SVR 的潜在益处，但 STICH（Surgical Treatment for Ischemic Heart Failure）研究没有能够显示 CABG + SVR 能够比单纯 CABG 治疗带来任何益处[115]。随后的分析显示 STICH 研究存在的主要局限性包括：①入选的患者左心室射血分数相对保留（>35%）且既往无心肌梗死病史；②左心室容积测量方法不一致；③很少有患者实现 LVESVI 较术前降低 > 30%[129]。

降落伞装置（CardioKinetix Inc.，California）是一种经皮输送的左心室分隔系统，用于减小左前降支梗死导致的慢性心力衰竭患者的 ESV 和 EDV。该装置主要由三部分组成：自膨式镍钛框架，可膨胀聚四氟乙烯（ePTFE）膜以及一个心尖部定位脚。在慢性缺血性心肌病的绵羊模型中的研究显示，该装置能够降低左心室容积，提高左心室机械效率（定义为转化为外部功的总机械能的百分比）（图 33-18）。基于这些发现，一些早期临床研究已经完成。PARACHUTE 队列 A（14 例植入）和 PARACHUTE US 可行性研究（17 例植入）显示在植入 12 个月后血流动力学和功能状态改善。PARACHUTE 队列 B 和欧盟上市后研究（PARACHUTE Ⅲ）的患者入选已经结束，目前美国关键性试验（PARACHUTE Ⅳ）

正在进行[130]。

射血分数保留的心力衰竭的介入治疗

在美国近 600 万心力衰竭患者中，约有一半射血分数在 40% 以上。对射血分数保留的心力衰竭（HFpEF）患者的干预更常见于老年人（70 岁以上）、女性、合并症较多者，后者包括高血压、糖尿病、冠心病、慢性肾功能不全以及肥胖者[7, 131-133]。HFpEF 的死亡率接近 HFrEF，然而，还没有专门针对 HFpEF 的治疗。缺乏有效治疗可能主要归因于对 HFpEF 背后的发病机制还缺乏认识。既往提出的发病机制包括：缺血，心肌过度纤维化，心肌肥厚，心肌细胞僵硬度增加，氧化应激，以及钙处理异常等[132-133]。除原发性心脏病因外，容量超负荷和血管功能障碍也通过促进心室功能不全而参与 HFpEF。

HFpEF 的介入治疗方法正在出现，可能包括使用沿房间隔放置的单向阀门来减轻左心房的容量负担[134]。此外，肾交感神经去神经术作为治疗系统性高血压的方法可能有助于限制 HFpEF 的发生和发展[135]。未来需要更多研究对这些新方法进行验证。

需要左心室辅助装置（LVAD）支持患者的侵入性方法

随着支持心脏功能的器械的使用增多，器械相关的并发症也逐渐引起重视。心导管室提供了使用侵入性血流动力学方法评估越来越多的介入治疗带来的各种并发症的平台（表 33-9）。介入心脏病学一

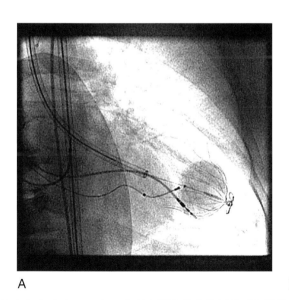

A

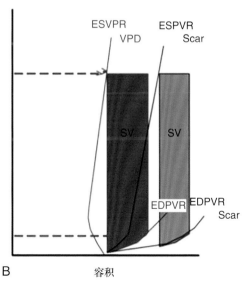

B　　容积

图 33-18 经皮心室重建。**A.** 左心室研究性降落伞装置的透视图像。**B.** 该左心室分流装置（VPD）的安装主要是为了减小左心室容积，从而改善舒张末压力-容积关系（EDPVR）的斜率，增加每搏量（SV）

个不断发展的领域是开发可以经皮处理这些并发症的技术。LVAD 支持的重度心力衰竭患者治疗的新方法包括经导管 LVAD 血栓溶栓、对 LVAD 流出道阻塞进行支架治疗（图 33-19）、对 LVAD 支持期间的活动性缺血进行冠状动脉血运重建、主动脉瓣关闭不全的经皮主动脉瓣置换术、经皮封堵房间隔缺损、对 LVAD 支持期间的室性心律失常进行消融治疗。需要更大规模的研究来更好地确定侵入性方法在需要长期 LVAD 支持患者治疗中的作用。

表 33-9　在 LVAD 受者中进行心导管术的新的适应证和禁忌证

诊断性适应证

- 左心衰竭
- 右心衰竭
- 胸痛
- LVAD 报警
- 反复发作心律失常
- 低血压
- 心脏瓣膜疾病（例如主动脉瓣关闭不全）

介入治疗

- 经皮右心室支持
- 经皮冠状动脉血运重建
- 经导管腔内溶栓
- 流出道置入支架
- 经皮主动脉瓣治疗
- 室性心动过速消融
- 房间隔缺损封堵

禁忌证

- 主动脉瓣或根部血栓
- 抗凝治疗中
- 无法防止导管或导丝滞留在泵转子中

LVAD：左心室辅助装置

结语

心力衰竭一度被认为是终末诊断，管理重点集中在缓解症状以及极少数机会进行心脏移植。随着对心力衰竭血流动力学机制理解的深入，以及更好的侵入性诊断和治疗方法的出现，重度心力衰竭患者所处的黑暗隧道尽头逐渐显现希望之光。介入心脏病学专家作为重度心力衰竭治疗团队不可或缺的一部分，其承担的责任和发挥的作用将通过以下途径不断提升：①施行全面的侵入性血流动力学检查和血管造影以评估患者复杂的病理生理学状态；②对诊断结果的临床意义给予更好的理解和沟通；③对各阶段和各类型心力衰竭施行高级治疗策略以作为团队治疗的重要部分。鉴于心力衰竭人群日渐庞大，可选择的治疗方案越来越多，未来新一代介入医生需要像心力衰竭专家一样处理这一复杂患者群体。

支架治疗前	支架治疗后
LVOT植入物至主动脉压差: 50 mm Hg	LVOT植入物至主动脉压差<5 mm Hg

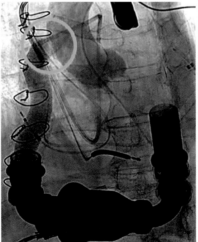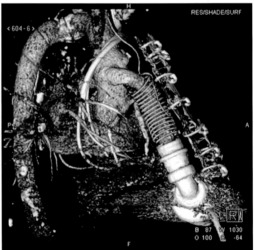

图 33-19　一例由 HeartMate- II 连续血流左心室辅助装置（CF-LVAD）支持患者的左心室流出道（LVOT）植入物狭窄。LVOT 植入物吻合口处到主动脉的压差为 50 mmHg。经皮支架治疗后，LVOT 植入物狭窄解除，压差降至不到 5 mmHg。图片显示了 LVOT 植入物内支架的电脑断层重建图像

参考文献

1. Roger VL, Go AS, Lloyd-Jones DM, et al: Executive summary: heart disease and stroke statistics–2012 update: a report from the American Heart Association. *Circulation* 125(1):188–197, 2012.
2. Loehr LR, Rosamond WD, Chang PP, et al: Heart failure incidence and survival (from the Atherosclerosis Risk in Communities study). *Am J Cardiol* 101(7):1016–1022, 2008.
3. Roger VL, Go AS, Lloyd-Jones DM, et al: Heart disease and stroke statistics–2012 update: a report from the American Heart Association. *Circulation* 125(1):e2–e220, 2012.
4. Heidenreich PA, Albert NM, Allen LA, et al: Forecasting the impact of heart failure in the United States: a policy statement from the American Heart Association. *Circ Heart Fail* 6(3):606–619, 2013.
5. INTERMACS Interagency Registry for Mechanically Assisted Circulatory Support quarterly statistical report. Implant dates: June 23 M, 2011. Available from: http://www.uab.edu/ctsresearch/intermacs/DocumentLibrary/INTERMACS Federal Partners Quarterly Report 03 2011 web site.pdf.
6. McMurray JJ, Adamopoulos S, Anker SD, et al: ESC guidelines for the diagnosis and treatment of acute and chronic heart failure 2012: the Task Force for the Diagnosis and Treatment of Acute and Chronic Heart Failure 2012 of the European Society of Cardiology. Developed in collaboration with the Heart Failure Association (HFA) of the ESC. *Eur J Heart Fail* 14(8):803–869, 2012.
7. Yancy CW, Jessup M, Bozkurt B, et al: 2013 ACCF/AHA Guideline for the Management of Heart Failure: a report of the American College of Cardiology Foundation/American Heart Association Task Force on Practice Guidelines. *J Am Coll Cardiol* 62(16):e147–e239, 2013.
8. Cohen M, Urban P, Christenson JT, et al: Intra-aortic balloon counterpulsation in US and non-US centres: results of the Benchmark Registry. *Eur Heart J* 24(19):1763–1770, 2003.
9. Stone GW, Ohman EM, Miller MF, et al: Contemporary utilization and outcomes of intra-aortic balloon counterpulsation in acute myocardial infarction: the benchmark registry. *J Am Coll Cardiol* 41(11):1940–1945, 2003.
10. Williams DO, Korr KS, Gewirtz H, et al: The effect of intraaortic balloon counterpulsation on regional myocardial blood flow and oxygen consumption in the presence of coronary artery stenosis in patients with unstable angina. *Circulation* 66(3):593–597, 1982.
11. Kern MJ, Aguirre F, Bach R, et al: Augmentation of coronary blood flow by intra-aortic balloon pumping in patients after coronary angioplasty. *Circulation* 87(2):500–511, 1993.
12. Kern MJ, Aguirre FV, Tatineni S, et al: Enhanced coronary blood flow velocity during intraaortic balloon counterpulsation in critically ill patients. *J Am Coll Cardiol* 21(2):359–368, 1993.
13. Braunwald E, Sarnoff SJ, Case RB, et al: Hemodynamic determinants of coronary flow: effect of changes in aortic pressure and cardiac output on the relationship between myocardial oxygen consumption and coronary flow. *Am J Physiol* 192(1):157–163, 1958.
14. Sarnoff SJ, Braunwald E, Welch GH, Jr, et al: Hemodynamic determinants of oxygen consumption of the heart with special reference to the tension-time index. *Am J Physiol* 192(1):148–156, 1958.
15. Sarnoff SJ, Case RB, Welch GH, Jr, et al: Performance characteristics and oxygen debt in a nonfailing, metabolically supported, isolated heart preparation. *Am J Physiol* 192(1):141–147, 1958.
16. Welch GH, Jr, Braunwald E, Case RB, et al: The effect of mephentermine sulfate on myocardial oxygen consumption, myocardial efficiency and peripheral vascular resistance. *Am J Med* 24(6):871–881, 1958.
17. Schreuder JJ, Castiglioni A, Donelli A, et al: Automatic intraaortic balloon pump timing using an intrabeat dicrotic notch prediction algorithm. *Ann Thorac Surg* 79(3):1017–1022, discussion 22, 2005.
18. Schreuder JJ, Maisano F, Donelli A, et al: Beat-to-beat effects of intraaortic balloon pump timing on left ventricular performance in patients with low ejection fraction. *Ann Thorac Surg* 79(3):872–880, 2005.
19. Majithia A, Jumean M, Shih H, et al: The hemodynamic effects of the MEGA intra-aortic balloon counterpulsation pump. *J Heart Lung Transplant* 32(4S):S226, 2013.
20. Charitos CE, Nanas JN, Kontoyiannis DA, et al: The efficacy of the high volume counterpulsation technique at very low levels of aortic pressure. *J Cardiovasc Surg (Torino)* 39(5):625–632, 1998.
21. Weber KT, Janicki JS, Walker AA: Intra-aortic balloon pumping: an analysis of several variables affecting balloon performance. *Trans Am Soc Artif Intern Organs* 18(0):486–492, 1972.
22. Papaioannou TG, Mathioulakis DS, Nanas JN, et al: Arterial compliance is a main variable determining the effectiveness of intra-aortic balloon counterpulsation: quantitative data from an in vitro study. *Med Eng Phys* 24(4):279–284, 2002.
23. Stamatelopoulos SF, Nanas JN, Saridakis NS, et al: Treating severe cardiogenic shock by large counterpulsation volumes. *Ann Thorac Surg* 62(4):1110–1117, 1996.
24. Ferguson JJ, 3rd, Cohen M, Freedman RJ, Jr, et al: The current practice of intra-aortic balloon counterpulsation: results from the Benchmark Registry. *J Am Coll Cardiol* 38(5):1456–1462, 2001.
25. Eltchaninoff H, Dimas AP, Whitlow PL: Complications associated with percutaneous placement and use of intraaortic balloon counterpulsation. *Am J Cardiol* 71(4):328–332, 1993.
26. Erdogan HB, Goksedef D, Erentug V, et al: In which patients should sheathless IABP be used? An analysis of vascular complications in 1211 cases. *J Card Surg* 21(4):342–346, 2006.
27. Reynolds HR, Hochman JS: Cardiogenic shock: current concepts and improving outcomes. *Circulation* 117(5):686–697, 2008.
28. Babaev A, Frederick PD, Pasta DJ, et al: Trends in management and outcomes of patients with acute myocardial infarction complicated by cardiogenic shock. *JAMA* 294(4):448–454, 2005.
29. Jeger RV, Radovanovic D, Hunziker PR, et al: Ten-year trends in the incidence and treatment of cardiogenic shock. *Ann Intern Med* 149(9):618–626, 2008.
30. Hochman JS, Buller CE, Sleeper LA, et al: Cardiogenic shock complicating acute myocardial infarction–etiologies, management and outcome: a report from the SHOCK Trial Registry. SHould we emergently revascularize Occluded Coronaries for cardiogenic shocK? *J Am Coll Cardiol* 36(3 Suppl A):1063–1070, 2000.
31. Lindholm MG, Boesgaard S, Torp-Pedersen C, et al: Diabetes mellitus and cardiogenic shock in acute myocardial infarction. *Eur J Heart Fail* 7(5):834–839, 2005.
32. Holmes DR, Jr, Berger PB, Hochman JS, et al: Cardiogenic shock in patients with acute ischemic syndromes with and without ST-segment elevation. *Circulation* 100(20):2067–2073, 1999.
33. Killip T, 3rd, Kimball JT: Treatment of myocardial infarction in a coronary care unit. A two year experience with 250 patients. *Am J Cardiol* 20(4):457–464, 1967.
34. Forrester JS, Diamond G, Chatterjee K, et al: Medical therapy of acute myocardial infarction by application of hemodynamic subsets (second of two parts). *N Engl J Med* 295(25):1404–1413, 1976.
35. Abdel-Wahab M, Saad M, Kynast J, et al: Comparison of hospital mortality with intra-aortic balloon counterpulsation insertion before versus after primary percutaneous coronary intervention for cardiogenic shock complicating acute myocardial infarction. *Am J Cardiol* 105(7):967–971, 2010.
36. Curtis JP, Rathore SS, Wang Y, et al: Use and effectiveness of intra-aortic balloon pumps among patients undergoing high risk percutaneous coronary intervention: insights from the National Cardiovascular Data Registry. *Circ Cardiovasc Qual Outcomes* 5(1):21–30, 2012.
37. Patel MR, Smalling RW, Thiele H, et al: Intra-aortic balloon counterpulsation and infarct size in patients with acute anterior myocardial infarction without shock: the CRISP AMI randomized trial. *JAMA* 306(12):1329–1337, 2011.
38. Thiele H, Schuler G, Neumann FJ, et al: Intraaortic balloon counterpulsation in acute myocardial infarction complicated by cardiogenic shock: design and rationale of the Intraaortic Balloon Pump in Cardiogenic Shock II (IABP-SHOCK II) trial. *Am Heart J* 163(6):938–945, 2012.
39. O'Neill WW, Kleiman NS, Moses J, et al: A prospective, randomized clinical trial of hemodynamic support with Impella 2.5 versus intra-aortic balloon pump in patients undergoing high-risk percutaneous coronary intervention: the PROTECT II study. *Circulation* 126(14):1717–1727, 2012.
40. Perera D, Stables R, Clayton T, et al: Long-term mortality data from the balloon pump-assisted coronary intervention study (BCIS-1): a randomized, controlled trial of elective balloon counterpulsation during high-risk percutaneous coronary intervention. *Circulation* 127(2):207–212, 2013.
41. Perera D, Stables R, Thomas M, et al: Elective intra-aortic balloon counterpulsation during high-risk percutaneous coronary intervention: a randomized controlled trial. *JAMA* 304(8):867–874, 2010.
42. Cheng JM, den Uil CA, Hoeks SE, et al: Percutaneous left ventricular assist devices vs. intra-aortic balloon pump counterpulsation for treatment of cardiogenic shock: a meta-analysis of controlled trials. *Eur Heart J* 30(17):2102–2108, 2009.
43. Shin TG, Choi JH, Jo IJ, et al: Extracorporeal cardiopulmonary resuscitation in patients with inhospital cardiac arrest: a comparison with conventional cardiopulmonary resuscitation. *Crit Care Med* 39(1):1–7, 2011.
44. Chen YS, Lin JW, Yu HY, et al: Cardiopulmonary resuscitation with assisted extracorporeal life-support versus conventional cardiopulmonary resuscitation in adults with in-hospital cardiac arrest: an observational study and propensity analysis. *Lancet* 372(9638):554–561, 2008.
45. Combes A, Leprince P, Luyt CE, et al: Outcomes and long-term quality-of-life of patients supported by extracorporeal membrane oxygenation for refractory cardiogenic shock. *Crit Care Med* 36(5):1404–1411, 2008.
46. Massetti M, Tasle M, Le Page O, et al: Back from irreversibility: extracorporeal life support for prolonged cardiac arrest. *Ann Thorac Surg* 79(1):178–183, discussion 83–84, 2005.
47. Younger JG, Schreiner RJ, Swaniker F, et al: Extracorporeal resuscitation of cardiac arrest. *Acad Emerg Med* 6(7):700–707, 1999.
48. Alam M, Wardell J, Andersson E, et al: Right ventricular function in patients with first inferior myocardial infarction: assessment by tricuspid annular motion and tricuspid annular velocity. *Am Heart J* 139(4):710–715, 2000.
49. Engstrom AE, Vis MM, Bouma BJ, et al: Right ventricular dysfunction is an independent predictor for mortality in ST-elevation myocardial infarction patients presenting with cardiogenic shock on admission. *Eur J Heart Fail* 12(3):276–282, 2010.
50. Masci PG, Francone M, Desmet W, et al: Right ventricular ischemic injury in patients with acute ST-segment elevation myocardial infarction: characterization with cardiovascular magnetic resonance. *Circulation* 122(14):1405–1412, 2010.
51. O'Rourke RA, Dell'Italia LJ: Diagnosis and management of right ventricular myocardial infarction. *Curr Probl Cardiol* 29(1):6–47, 2004.
52. Jacobs AK, Leopold JA, Bates E, et al: Cardiogenic shock caused by right ventricular infarction: a report from the SHOCK registry. *J Am Coll Cardiol* 41(8):1273–1279, 2003.
53. Mehta SR, Eikelboom JW, Natarajan MK, et al: Impact of right ventricular involvement on mortality and morbidity in patients with inferior myocardial infarction. *J Am Coll Cardiol* 37(1):37–43, 2001.
54. Greyson CR: Pathophysiology of right ventricular failure. *Crit Care Med* 36(1 Suppl):S57–S65, 2008.
55. Goldstein JA: Acute right ventricular infarction: insights for the interventional era. *Curr Probl Cardiol* 37(12):533–557, 2012.
56. John R, Lee S, Eckman P, et al: Right ventricular failure–a continuing problem in patients with left ventricular assist device support. *J Cardiovasc Transl Res* 3(6):604–611, 2010.
57. Piazza G, Goldhaber SZ: The acutely decompensated right ventricle: pathways for diagnosis and management. *Chest* 128(3):1836–1852, 2005.
58. Haddad F, Doyle R, Murphy DJ, et al: Right ventricular function in cardiovascular disease, part II: pathophysiology, clinical importance, and management of right ventricular failure. *Circulation* 117(13):1717–1731, 2008.
59. Patel SM, Allaire PE, Wood HG, et al: Methods of failure and reliability assessment for mechanical heart pumps. *Artif Organs* 29(1):15–25, 2005.
60. Flege JB, Jr, Wright CB, Reisinger TJ: Successful balloon counterpulsation for right ventricular failure. *Ann Thorac Surg* 37(2):167–168, 1984.
61. Taylor AJ, Edwards FH, Macon MG, et al: A comparative evaluation of pulmonary artery balloon counterpulsation and a centrifugal flow pump in an experimental model of right ventricular infarction. *J Extra Corpor Technol* 22(2):85–90, 1990.
62. Nordhaug D, Steensrud T, Muller S, et al: Intraaortic balloon pumping improves hemodynamics and right ventricular efficiency in acute ischemic right ventricular failure. *Ann Thorac Surg* 78(4):1426–1432, 2004.
63. Atiemo AD, Conte JV, Heldman AW: Resuscitation and recovery from acute right ventricular failure using a percutaneous right ventricular assist device. *Catheter Cardiovasc Interv* 68(1):78–82, 2006.
64. Prutkin JM, Strote JA, Stout KK: Percutaneous right ventricular assist device as support for cardiogenic shock due to right ventricular infarction. *J Invasive Cardiol* 20(7):E215–E216, 2008.
65. Takagaki M, Wurzer C, Wade R, et al: Successful conversion of TandemHeart left ventricular assist device to right ventricular assist device after implantation of a HeartMate XVE. *Ann Thorac Surg* 86(5):1677–1679, 2008.
66. Rajdev S, Benza R, Misra V: Use of Tandem Heart as a temporary hemodynamic support option for severe pulmonary artery hypertension complicated by cardiogenic shock. *J Invasive Cardiol* 19(8):E226–E229, 2007.
67. Bajona P, Salizzoni S, Brann SH, et al: Prolonged use of right ventricular assist device for refractory graft failure following orthotopic heart transplantation. *J Thorac Cardiovasc Surg* 139(3):e53–e54, 2010.
68. Cheung A, Freed D, Hunziker P, et al: TCT-371 First clinical evaluation of a novel percutaneous right ventricular assist device: the Imeplla RP. *J Am Coll Cardiol* 60(17S): 2012. doi: 10.1016/j.jacc.2012.08.399.
69. Hsu PL, Parker J, Egger C, et al: Mechanical circulatory support for right heart failure: current technology and future outlook. *Artif Organs* 36(4):332–347, 2012.
70. Loor G, Khani-Hanjani A, Gonzalez-Stawinski GV: Use of RotaFlow (MAQUET) for temporary right ventricular support during implantation of HeartMate II left ventricular assist device. *ASAIO J* 58(3):275–277, 2012.
71. Kapur NK, Paruchuri V, Korabathina R, et al: Effects of a percutaneous mechanical circulatory support device for medically refractory right ventricular failure. *J Heart Lung Transplant* 30(12):1360–1367, 2011.
72. Kapur NK, Paruchuri V, Jagannathan A, et al: Mechanical circulatory support for right ventricular failure. *JACC Heart Fail* 1(2):127–134, 2013.
73. Ragosta M, Beller GA, Watson DD, et al: Quantitative planar rest-redistribution 201Tl imaging in detection of myocardial viability and prediction of improvement in left ventricular function after coronary bypass surgery in patients with severely depressed left ventricular function. *Circulation* 87(5):1630–1641, 1993.
74. Auerbach MA, Schoder H, Hoh C, et al: Prevalence of myocardial viability as detected by positron emission tomography in patients with ischemic cardiomyopathy. *Circulation* 99(22):2921–2926, 1999.
75. Di Carli MF, Asgarzadie F, Schelbert HR, et al: Quantitative relation between myocardial viability and improvement in heart failure symptoms after revascularization in patients with ischemic cardiomyopathy. *Circulation* 92(12):3436–3444, 1995.

76. Marwick TH, Zuchowski C, Lauer MS, et al: Functional status and quality of life in patients with heart failure undergoing coronary bypass surgery after assessment of myocardial viability. *J Am Coll Cardiol* 33(3):750–758, 1999.

77. Pagley PR, Beller GA, Watson DD, et al: Improved outcome after coronary bypass surgery in patients with ischemic cardiomyopathy and residual myocardial viability. *Circulation* 96(3):793–800, 1997.

78. Meluzin J, Cerny J, Frelich M, et al: Prognostic value of the amount of dysfunctional but viable myocardium in revascularized patients with coronary artery disease and left ventricular dysfunction. Investigators of this Multicenter Study. *J Am Coll Cardiol* 32(4):912–920, 1998.

79. Allman KC, Shaw LJ, Hachamovitch R, et al: Myocardial viability testing and impact of revascularization on prognosis in patients with coronary artery disease and left ventricular dysfunction: a meta-analysis. *J Am Coll Cardiol* 39(7):1151–1158, 2002.

80. Velazquez EJ, Lee KL, Deja MA, et al: Coronary-artery bypass surgery in patients with left ventricular dysfunction. *N Engl J Med* 364(17):1607–1616, 2011.

81. Bonow RO, Maurer G, Lee KL, et al: Myocardial viability and survival in ischemic left ventricular dysfunction. *N Engl J Med* 364(17):1617–1625, 2011.

82. Kwon DH, Hachamovitch R, Popovic ZB, et al: Survival in patients with severe ischemic cardiomyopathy undergoing revascularization versus medical therapy: association with end-systolic volume and viability. *Circulation* 126(11 Suppl 1):S3–S8, 2012.

83. Gerber BL, Rousseau MF, Ahn SA, et al: Prognostic value of myocardial viability by delayed-enhanced magnetic resonance in patients with coronary artery disease and low ejection fraction: impact of revascularization therapy. *J Am Coll Cardiol* 59(9):825–835, 2012.

84. Ling LF, Marwick TH, Flores DR, et al: Identification of therapeutic benefit from revascularization in patients with left ventricular systolic dysfunction: inducible ischemia versus hibernating myocardium. *Circ Cardiovasc Imaging* 6(3):363–372, 2013.

85. Chaitman BR, Rosen AD, Williams DO, et al: Myocardial infarction and cardiac mortality in the Bypass Angioplasty Revascularization Investigation (BARI) randomized trial. *Circulation* 96(7):2162–2170, 1997.

86. Sedlis SP, Ramanathan KB, Morrison DA, et al: Outcome of percutaneous coronary intervention versus coronary bypass grafting for patients with low left ventricular ejection fractions, unstable angina pectoris, and risk factors for adverse outcomes with bypass (the AWESOME Randomized Trial and Registry). *Am J Cardiol* 94(1):118–120, 2004.

87. Sardi GL, Gaglia MA, Jr, Maluenda G, et al: Outcome of percutaneous coronary intervention utilizing drug-eluting stents in patients with reduced left ventricular ejection fraction. *Am J Cardiol* 109(3):344–351, 2012.

88. Goto M, Kohsaka S, Aoki N, et al: Risk stratification after successful coronary revascularization. *Cardiovasc Revasc Med* 9(3):132–139, 2008.

89. Wallace TW, Berger JS, Wang A, et al: Impact of left ventricular dysfunction on hospital mortality among patients undergoing elective percutaneous coronary intervention. *Am J Cardiol* 103(3):355–360, 2009.

90. Keelan PC, Johnston JM, Koru-Sengul T, et al: Comparison of in-hospital and one-year outcomes in patients with left ventricular ejection fractions <or = 40%, 41% to 49%, and >or = 50% having percutaneous coronary revascularization. *Am J Cardiol* 91(10):1168–1172, 2003.

91. Lindsay J, Jr, Grasa G, Pinnow EE, et al: Procedural results of coronary angioplasty but not late mortality have improved in patients with depressed left ventricular function. *Clin Cardiol* 22(8):533–536, 1999.

92. O'Keefe JH, Jr, Rutherford BD, McConahay DR, et al: Multivessel coronary angioplasty from 1980 to 1989: procedural results and long-term outcome. *J Am Coll Cardiol* 16(5):1097–1102, 1990.

93. Ellis SG, Weintraub W, Holmes D, et al: Relation of operator volume and experience to procedural outcome of percutaneous coronary revascularization at hospitals with high interventional volumes. *Circulation* 95(11):2479–2484, 1997.

94. Hannan EL, Racz M, Ryan TJ, et al: Coronary angioplasty volume-outcome relationships for hospitals and cardiologists. *JAMA* 277(11):892–898, 1997.

95. O'Connor GT, Malenka DJ, Quinton H, et al: Multivariate prediction of in-hospital mortality after percutaneous coronary interventions in 1994–1996. Northern New England Cardiovascular Disease Study Group. *J Am Coll Cardiol* 34(3):681–691, 1999.

96. Holmes DR, Selzer F, Johnston JM, et al: Modeling and risk prediction in the current era of interventional cardiology: a report from the National Heart, Lung, and Blood Institute Dynamic Registry. *Circulation* 107(14):1871–1876, 2003.

97. Singh M, Rihal CS, Lennon RJ, et al: Bedside estimation of risk from percutaneous coronary intervention: the new Mayo Clinic risk scores. *Mayo Clin Proc* 82(6):701–708, 2007.

98. Singh M, Lennon RJ, Holmes DR, Jr, et al: Correlates of procedural complications and a simple integer risk score for percutaneous coronary intervention. *J Am Coll Cardiol* 40(3):387–393, 2002.

99. Zajarias A, Cribier AG: Outcomes and safety of percutaneous aortic valve replacement. *J Am Coll Cardiol* 53(20):1829–1836, 2009.

100. Lund O, Flo C, Jensen FT, et al: Left ventricular systolic and diastolic function in aortic stenosis. Prognostic value after valve replacement and underlying mechanisms. *Eur Heart J* 18(12):1977–1987, 1997.

101. Bonow RO, Carabello BA, Chatterjee K, et al: 2008 Focused update incorporated into the ACC/AHA 2006 guidelines for the management of patients with valvular heart disease: a report of the American College of Cardiology/American Heart Association Task Force on Practice Guidelines (Writing Committee to Revise the 1998 Guidelines for the Management of Patients With Valvular Heart Disease): endorsed by the Society of Cardiovascular Anesthesiologists, Society for Cardiovascular Angiography and Interventions, and Society of Thoracic Surgeons. *Circulation* 118(15):e523–e661, 2008.

102. Clavel MA, Dumesnil JG, Capoulade R, et al: Outcome of patients with aortic stenosis, small valve area, and low-flow, low-gradient despite preserved left ventricular ejection fraction. *J Am Coll Cardiol* 60(14):1259–1267, 2012.

103. Hachicha Z, Dumesnil JG, Bogaty P, et al: Paradoxical low-flow, low-gradient severe aortic stenosis despite preserved ejection fraction is associated with higher afterload and reduced survival. *Circulation* 115(22):2856–2864, 2007.

104. Tamburino C, Capodanno D, Ramondo A, et al: Incidence and predictors of early and late mortality after transcatheter aortic valve implantation in 663 patients with severe aortic stenosis. *Circulation* 123(3):299–308, 2011.

105. Herrmann HC, Pibarot P, Hueter I, et al: Predictors of mortality and outcomes of therapy in low-flow severe aortic stenosis: a Placement of Aortic Transcatheter Valves (PARTNER) trial analysis. *Circulation* 127(23):2316–2326, 2013.

106. Le Ven F, Freeman M, Webb J, et al: Impact of low flow on the outcome of high-risk patients undergoing transcatheter aortic valve replacement. *J Am Coll Cardiol* 62(9):782–788, 2013.

107. Lancellotti P, Marwick T, Pierard LA: How to manage ischaemic mitral regurgitation. *Heart* 94(11):1497–1502, 2008.

108. Trichon BH, O'Connor CM: Secondary mitral and tricuspid regurgitation accompanying left ventricular systolic dysfunction: is it important, and how is it treated? *Am Heart J* 144(3):373–376, 2002.

109. Yiu SF, Enriquez-Sarano M, Tribouilloy C, et al: Determinants of the degree of functional mitral regurgitation in patients with systolic left ventricular dysfunction: a quantitative clinical study. *Circulation* 102(12):1400–1406, 2000.

110. Spoor MT, Geltz A, Bolling SF: Flexible versus nonflexible mitral valve rings for congestive heart failure: differential durability of repair. *Circulation* 114(1 Suppl):I67–I71, 2006.

111. Romano MA, Bolling SF: Update on mitral repair in dilated cardiomyopathy. *J Card Surg* 19(5):396–400, 2004.

112. Koelling TM, Aaronson KD, Cody RJ, et al: Prognostic significance of mitral regurgitation and tricuspid regurgitation in patients with left ventricular systolic dysfunction. *Am Heart J* 144(3):524–529, 2002.

113. Strauss RH, Stevenson LW, Dadourian BA, et al: Predictability of mitral regurgitation detected by Doppler echocardiography in patients referred for cardiac transplantation. *Am J Cardiol* 59(8):892–894, 1987.

114. Agricola E, Stella S, Figini F, et al: Non-ischemic dilated cardiopathy: prognostic value of functional mitral regurgitation. *Int J Cardiol* 146(3):426–428, 2011.

115. Jones RH, Velazquez EJ, Michler RE, et al: Coronary bypass surgery with or without surgical ventricular reconstruction. *N Engl J Med* 360(17):1705–1717, 2009.

116. Bouma W, van der Horst IC, Wijdh-den Hamer IJ, et al: Chronic ischaemic mitral regurgitation. Current treatment results and new mechanism-based surgical approaches. *Eur J Cardiothorac Surg* 37(1):170–185, 2010.

117. Lamas GA, Mitchell GF, Flaker GC, et al: Clinical significance of mitral regurgitation after acute myocardial infarction. Survival and Ventricular Enlargement Investigators. *Circulation* 96(3):827–833, 1997.

118. Bursi F, Enriquez-Sarano M, Nkomo VT, et al: Heart failure and death after myocardial infarction in the community: the emerging role of mitral regurgitation. *Circulation* 111(3):295–301, 2005.

119. Grigioni F, Detaint D, Avierinos JF, et al: Contribution of ischemic mitral regurgitation to congestive heart failure after myocardial infarction. *J Am Coll Cardiol* 45(2):260–267, 2005.

120. Grigioni F, Enriquez-Sarano M, Zehr KJ, et al: Ischemic mitral regurgitation: long-term outcome and prognostic implications with quantitative Doppler assessment. *Circulation* 103(13):1759–1764, 2001.

121. Alfieri O, Maisano F, De Bonis M, et al: The double-orifice technique in mitral valve repair: a simple solution for complex problems. *J Thorac Cardiovasc Surg* 122(4):674–681, 2001.

122. Fann JI, St Goar FG, Komtebedde J, et al: Beating heart catheter-based edge-to-edge mitral valve procedure in a porcine model: efficacy and healing response. *Circulation* 110(8):988–993, 2004.

123. St Goar FG, Fann JI, Komtebedde J, et al: Endovascular edge-to-edge mitral valve repair: short-term results in a porcine model. *Circulation* 108(16):1990–1993, 2003.

124. Feldman T, Foster E, Glower DD, et al: Percutaneous repair or surgery for mitral regurgitation. *N Engl J Med* 364(15):1395–1406, 2011.

125. Feldman T, Kar S, Rinaldi M, et al: Percutaneous mitral repair with the MitraClip system: safety and midterm durability in the initial EVEREST (Endovascular Valve Edge-to-Edge REpair Study) cohort. *J Am Coll Cardiol* 54(8):686–694, 2009.

126. Silvestry FE, Rodriguez LL, Herrmann HC, et al: Echocardiographic guidance and assessment of percutaneous repair for mitral regurgitation with the Evalve MitraClip: lessons learned from EVEREST I. *J Am Soc Echocardiogr* 20(10):1131–1140, 2007.

127. White HD, Norris RM, Brown MA, et al: Left ventricular end-systolic volume as the major determinant of survival after recovery from myocardial infarction. *Circulation* 76(1):44–51, 1987.

128. Kramer DG, Trikalinos TA, Kent DM, et al: Quantitative evaluation of drug or device effects on ventricular remodeling as predictors of therapeutic effects on mortality in patients with heart failure and reduced ejection fraction: a meta-analytic approach. *J Am Coll Cardiol* 56(5):392–406, 2010.

129. Buckberg G, Athanasuleas C, Conte J: Surgical ventricular restoration for the treatment of heart failure. *Nat Rev Cardiol* 9(12):703–716, 2012.

130. Costa MA, Pencina M, Nikolic S, et al: The PARACHUTE IV trial design and rationale: percutaneous ventricular restoration using the parachute device in patients with ischemic heart failure and dilated left ventricles. *Am Heart J* 165(4):531–536, 2013.

131. Bench T, Burkhoff D, O'Connell JB, et al: Heart failure with normal ejection fraction: consideration of mechanisms other than diastolic dysfunction. *Curr Heart Fail Rep* 6(1):57–64, 2009.

132. Borlaug BA, Paulus WJ: Heart failure with preserved ejection fraction: pathophysiology, diagnosis, and treatment. *Eur Heart J* 32(6):670–679, 2011.

133. Grossman W, Paulus WJ: Myocardial stress and hypertrophy: a complex interface between biophysics and cardiac remodeling. *J Clin Invest* 123(9):3701–3703, 2013.

134. Søndergaard L, Reddy V, Kaye D, et al: Transcatheter treatment of heart failure with preserved or mildly reduced ejection fraction using a novel interatrial implant to lower left atrial pressure. *Eur J Heart Fail* 16(7):796–801, 2014.

135. Bernard S, Maurer MS: Heart failure with a Normal Ejection Fraction: treatments for a complex syndrome? *Curr Treat Options Cardiovasc Med* 14(4):305–318, 2012.

34 心内膜心肌活检

James B. Young and Deepak L. Bhatt

陈佳慧 译 王齐兵 审校

引言

心肌活检被广泛用于心血管疾病的诊断、治疗及预后判断。我们回顾了心肌活检的发展历史、手术操作方法、操作安全性及其临床价值,从而有助于更好地理解这一有创检查在临床工作中所扮演的角色。评估心肌活检风险/获益比主要依赖于对这一操作过程中所存在的细微差异的理解,所以临床医师、科研人员和专业团队都强调了心肌活检的重要性。此外,文中包含了有助于提高临床实践的指南。尽管如此,仍有些人认为心肌活检仅仅是"一个寻找征象的操作",事实并非如此。

心肌活检的发展历史——历史发展的维度

心外科手术取得心脏大体标本或组织标本,从中所获得的病理学信息使我们对心肌病理有了深入的了解[1]。将这些发现与临床实际情况联系起来是医学实践的基础。通过病理、组织生物化学、免疫组化和蛋白组学等手段能够更精准地分析心脏组织并判断患者的死因,这在临床诊断存在挑战的情况下尤其重要。然而,当时只能在胸部或心脏手术中获得心脏组织后进行活检。19世纪50年代,可使用局部开胸手术获得心肌标本。19世纪50年代末报道了第一例经皮经胸微创粗针穿刺心脏活检术[2-4]。但因为心肌活检发生心脏压塞、冠状动脉穿孔、气胸等潜在并发症的发生率为10%,直接经皮心脏穿刺活检也受到这些问题的限制。此外,使用相对细小的肝及肾穿刺针或切割器械也无法进行心脏穿刺或获得足够的组织样本。对血流充盈、不断跳动的心脏进行穿刺定位是非常困难的。多次心脏活检可以获得足够的组织标本,但又会增加手术风险。Sutton关于经皮经胸穿刺的报道中提到,近1/4的病例中患者组织标本量不足[5]。术中通常不能获得足量的心肌组织。活检钳的发明使心肌活检可以经血管进行,穿刺动脉进入左、右心室或经股静脉、左侧腋静脉、股动脉进入心脏,从而可一次性获得足够的心内膜心肌组织标本,这有助于尸检后诊断或直接手术修复活检标本[6]。Sakakibara和Konno使用一种柔韧、可伸缩的生物活检钳通过血管进入左心室,切下远端部分心肌组织。随后,Caves改良了Konno活检钳(被称为Stanford Caves-Shulz活检钳,后来发展为Scholten器械),从而只需局部麻醉即可通过右侧颈内静脉快速获得组织标本[6]。改良后大大提高了活检操作的安全性和成功率[7-10]。诊断心脏异体移植后排斥反应从而改善免疫抑制反应,是推动活检器械改进的动力,从而改善移植心脏的功能,并预防或治疗潜在的灾难性排斥反应。活检钳可反复使用,经过不断改进,使组织活检技术成为心脏移植患者的标准诊疗方案,进而变成现今可反复使用的一次性器械[11]。Stanford Caves-Shulz活检钳因其无须通过切开而进入隐静脉或贵要静脉(或者当左心室作为靶病灶时选择股动脉、肱动脉入路)而优于Konno活检钳[7-8]。在射线或超声引导下,活检钳可以安全到达心内膜表面,此时活检钳末端开口闭合,轻轻回撤导管则开口打开,再次前送导管至心内膜表面(出现室性早搏、异位搏动或短阵非持续性室性心动过速通常是导管进入心室的标志），扣紧后轻轻回撤闭合的活检钳，多可顺利取出几立方毫米的组织。除非活检部位有严重的心内膜纤维化，否则获取心肌组织并不困难，且多可获得足量所需的心脏标本。Stanford Caves-Shulz 活检钳无需重新修理或抛光即可多次重复使用（多大于 50 次）。后来，改良的支气管镜活检钳——King 活检钳被广泛使用[12]。它是一个韧性杆状活检钳，可以通过导管进入右心室或左心室，利用上述操作技术在心脏数次舒缩运动中从心室位移较小的位置取样。随后又进一步改进了活检导管而提高了灵活性，不再是单一用途的活检钳，从而使导管更好地经皮定位和移动，且移动度更大[11]。

操作技术

目前活检主要选择穿刺右颈内静脉进行右心室心肌活检[13-16]。但是有些术者会选择股静脉入路，术中需要选用较长的活检钳及导管系统[11]。上述这种方法存在一个缺点，即术后患者需要保持仰卧位以避免穿刺点出血，而经颈或锁骨下入路的患者术后通常无须制动。此外，因为股动脉入路时需要使用较长的导管，所以如何选择合适的活检部位进行活检变得更富有挑战性。利用颈内静脉超声成像技术可明显降低心肌活检的难度[17]。静脉穿刺成功率、是否出现并发症以及手术持续的时间共同决定了活检的尝试次数。因为现在可以通过显影颈部和纵隔腔的大静脉帮助确定靶部位血管的大小、是否通畅以及随呼吸的变化情况，从而使得活检成功率得到提高[17-20]。当然，也可在超声引导下进行股静脉穿刺，对那些股骨三角解剖结构变异或有瘢痕的患者来说，超声引导尤其有意义。有些术者在中心静脉穿刺时将患者处于头低脚高位，或者在患者脚下垫一些物品以使颈内静脉扩张。这些物品必须在穿刺成功后移除，尤其是需要评估右心血流动力学时。嘱患者穿刺时做 Valsalva 动作，从而使颈内静脉进一步扩张，有助于提高穿刺的安全性和成功率。在操作过程中监测患者的心电、血压和血氧。如果颈内静脉系统因某些原因出现狭窄或阻塞，则可选择锁骨下静脉入路。虽然左、右侧锁骨下静脉入路均可使用，但是因为活检钳本身的 C 型设计，选择左锁骨下静脉可能更合适。如需活检左心室，通常

选择股动脉入路[11]。在操作过程中需要保持持续正压，尤其是当导管终端位于左心室或主动脉弓上时，避免鞘管内血液淤滞或血栓形成。器械通过主动脉瓣到达心腔内，可使用活检钳反复取样，操作时应注意避免空气栓塞或血栓栓塞。

活检通常是在心导管室或介入手术室进行，在射线引导下将导管送入心脏，但是也可以使用二维超声心动图引导检查[18-19]。便携式超声心动图及移动放射检查装置使心肌活检可以在床边进行，这通常用于重症监护室的重症患者。放射检查毫无疑问比超声心动图可提供更多的临床信息（临床上使用的部分活检钳于超声下回声不强）。将患者置于后前位，可在透视下观察活检钳通过三尖瓣或主动脉瓣，然后进入左、右心室（图 34-1）。可在透视下调整到左前斜（LAO）位，以确认活检钳正对室间隔，而不是左心室游离壁（图 34-2）。超声引导下心内膜活检最主要的挑战是如何显示活检钳，尤其是开口，活检钳可以具有超声显像功能，同时也可对特定患者进行超声检查。如可成功显像，心肌活检将变得更加安全，并可提供靶部位更好的图像。超声心动图下四腔心切面可获得右心室图像，并有助于活检钳开口定位于靶部位。尤其需要注意的是，活检时需避开右心室游离壁以降低心室穿孔的可能性，这对于非心脏移植的患者来说尤为重要。此外，对于需要多次活检的心脏同种异体移植手术而言，超声心动图能够识别乳头肌，进一步了解腱索的位置，从而可避免在这些部位进行活检（尤其是乳头肌顶端）。另一种减少活检导致三尖瓣关闭不全的方法是

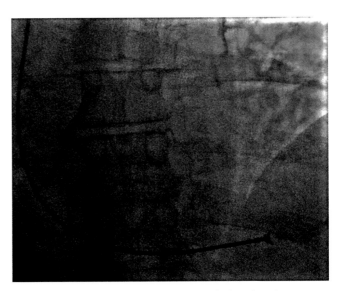

图 34-1　后前位造影将活检钳定位于右心室

使用长鞘管，鞘可将导管直接送过三尖瓣，所以可以避免坚硬的活检钳损伤瓣膜。这一点对心脏同种异体移植手术的患者来说或许更重要，但也有人认为这对自体心脏活检更重要。然后活检过程中当鞘穿过三尖瓣时，会降低活检钳的灵活性，妨碍其定位至右心室靶位置。活检钳在射线或超声引导下到达室间隔时，通常会出现室性早搏，此时应快速、稳定地夹住心肌，然后动作轻柔地切取标本。

使用透视和超声心动图确认活检的标本位于心室的目标位置（图34-3）。活检术前进行计算机化断层显像（CT）或心脏磁共振成像（CMR）检查可能对后期明确病理诊断有帮助。室间隔靠近上、下腔静脉时，CT及CMR检查可为术者提供详细的心脏解剖信息，有助于精确定位活检的目标区域[14-16, 20-24]。大家已注意到，采用多种成像技术了解解剖关系可

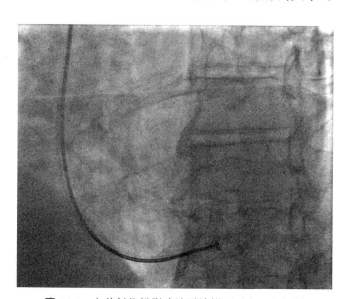

图34-2 左前斜位投影确认活检钳面对右心室间隔

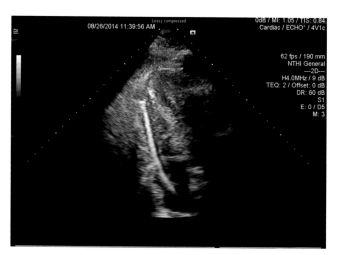

图34-3 超声心动图显示活检钳指向右心室游离壁，需要向右心室间隔部重新定位

降低射线引导下意外活检右心室壁的风险，从而降低右心室穿孔，以及随后出现的心包积液和心脏压塞的可能性。但需要注意的是，使用MRI协助定位有可能影响活检钳顺利到达靶病灶。三维超声心动图可以避免透视检查，现也已作为手术的辅助措施，但目前比较这一方法与其他方法优劣的数据有限。

心内膜活检的安全性

目前绝大多数心肌活检都为了监测心脏移植后的排斥反应[14-15, 23-25]。通过活检可以了解同种异体移植排斥反应的大小、手术的相对安全性以及诊断准确性。和任何有创操作一样，出现突发状况或不良事件的可能性与术者及团队的手术经验是否丰富有关[14-15, 25]。此外也受患者病情发展阶段、疾病是否稳定、活检钳的使用、血管入路的选择、左束支传导阻滞出现与否、活检的位置以及潜在疾病的影响。表34-1总结了心内膜活检术中潜在的困难。快速进展的风险与血管穿刺相关，如误穿中央或周围动脉、活检部位血肿形成、周围血管动静脉瘘。如今，绝大多数的心肌活检都为了监测心脏移植后的排斥反应。心脏动静脉瘘与冠状动脉损伤相关[14-15, 18, 23-26]。血管入路上的浸润麻醉沿着动脉-静脉组织鞘进入纵隔，进而导致喉返神经麻痹，但神经损伤通常是一个暂时性的小问题。术中可以出现室性或室上性心律失常，包括阵发性室上性心动过速、心房颤动（多为阵发性）、孤立性室性心律失常、持续性室性心动过速、心室颤动和心脏停搏（较罕见）。在心脏仍然处于神经支配的非心脏移植人群中可能会发生血管迷走反应，但是人们很少关注移植后的患者体内神经再支配是否发生。可以出现突发的心脏传导阻滞，这在合并左束支传导阻滞或合并右束支传导阻滞的三束支传导阻滞患者中更常见。手术存在出现气胸和血胸的风险，但可通过使用颈部和纵隔超声来降低这些风险，超声可显示静脉并引导导管置入。可能出现肺栓塞，包括气体栓塞。术者必须警惕这一潜在风险，尤其是在患者深吸气时并避免空气进入静脉系统。长期来看，最具灾难性的问题可能是破坏了三尖瓣的完整性，特别是心脏移植患者，因其在随访期间会多次进行右心室心内膜心肌活检。实际上三尖瓣的瓣膜可以被鞘、活检钳、腱索活检或从乳头肌顶端切除组织而刺穿或撕裂，从而导致器

第 6 部分　结构性心脏病的介入治疗

表 34-1　心内膜心肌活检的风险

潜在困难

- 血管穿刺
  - 穿刺静脉时无意穿破动脉
  - 霍纳综合征（声嘶伴单侧上睑下垂、眼裂减小、瞳孔缩小，患侧额部无汗或少汗），这是由于局部麻醉时意外注入颈动脉-颈内静脉血管鞘，影响交感、副交感神经反射
  - 血管迷走反射
  - 颈静脉穿刺时出现空气栓塞
  - 穿刺部位出血和颈部血肿
  - 气胸
- 活检
  - 无名静脉穿孔
  - 三尖瓣损伤
    - 三尖瓣叶损伤/穿孔
    - 三尖瓣腱索断裂
    - 三尖瓣叶连枷样改变
    - 三尖瓣反流
  - 心律失常/传导阻滞
    - 房性和室性早搏
    - 心房颤动/心房扑动
    - 非持续性/持续性室性心动过速
    - 心室颤动
    - 束支传导阻滞
    - 分支阻滞
    - 心室游离壁穿孔（伴有/不伴有疼痛）
    - 心包积液
    - 心脏压塞
    - 心脏停搏
- 死亡
- 无法获得组织/样本不足

质性的三尖瓣关闭不全。使用长鞘通过三尖瓣进入右心室，可降低损伤三尖瓣的风险，但即便如此风险还是存在的。术者必须警惕存在心包出血的可能，尤其是在右心室游离壁破裂时，这将会导致心脏压塞。幸运的是因为心肌富有弹性，在导管被拉回心室时右心室穿孔处可以自行闭合。然而对那些右心室游离壁较薄或有瘢痕的患者而言，出现穿孔时处理起来会具有挑战性。此外，必须警惕术后及延迟出血，包括穿刺处出血（尤其是操作过程中不慎穿刺到动脉，或患者在服用抗凝或抗血小板药物）、心脏压塞、穿刺处静脉血栓形成、严重的三尖瓣关闭不全引起血流动力学改变。远期不良事件（如三尖瓣反流等）的发生率尚不明确。

研究资料可供深入了解右心室心肌活检时的并发症[14-16, 20, 24-26]。总之，大型注册研究数据显示穿刺并发症的发生率为 2% ～ 3%，而实际活检中发生率约为 3% ～ 4%（表 34-1）。最常见的并发症是局麻针、导管或活检钳不慎刺破动脉（约 2%），血管迷走神经性反应（少于 1%），以及移除鞘管及活检钳后静脉穿刺处持续渗血（低于 1%）。活检时最常见的不良反应是心律失常，不包括孤立性早搏（如包含传导异常，则发生率约为 2%）。不明原因的穿孔表现为胸痛（发生率少于 1%，更多的是取标本时出现剧烈疼痛或胸膜疼痛）、心包积液和罕见的心脏压塞（也远低于 1%）。值得注意的是，尽管心室穿孔的发生率不高，但合并心脏压塞或血流动力学不稳定的恶性心律失常时会导致死亡。合并右心室收缩压升高、凝血功能异常、服用抗凝剂或抗血小板药物、右心室增大的患者发生心室穿孔的风险较高，这可能与右心室壁变薄有关。如果担心中心静脉通路撤除前患者会由于疼痛、低血压或心动过速而出现心肌穿孔，可在患者离开诊室前做超声心动图检查明确是否存在心包积液，并记录血流动力学受损的影像学证据。在心内膜活检术中如明确出现心包积液，尤其是在影响血流动力学的情况下，所有手术中心应具备立即手术的能力。

如前所述，在超声引导下进行穿刺或使用导管引导可以降低手术风险，选择穿刺点位置较高的颈内静脉穿刺技术也可避免操作时活检钳进入锁骨上静脉。手术导致永久性的心脏传导阻滞十分少见，但对于存在左束支传导阻滞的患者而言，当活检钳或指引导管插入右心室并压在室间隔上时就可发生传导阻滞。大多数情况下只要回撤鞘管或活检钳就可以恢复正常传导，只有极少数患者需要使用临时起搏器。出现霍纳（Horner）综合征时可有声带麻痹，也可有膈肌限制，将大剂量利多卡因注入颈动静脉鞘内通常可迅速缓解，也不会造成持续性损伤。穿刺针本身也会导致这一问题，并且可能会造成永久性的损伤。心脏移植患者一个令人担忧的问题是三尖瓣功能不全进展，或因连续多次活检而恶化[25]。

心内膜活检组织标本的处理

根据既往习惯，为获得 5 个标本通常需要进入心室 5 ～ 10 次进行活检。标本的大小通常是 1 ～ 2 mm[16]。欧洲心血管病理学协会和心血管病理学会在 2011 年发表的《关于心内膜心肌活检的共识声明》中建议

应该活检至少 3 个、最好 4 个 1 ～ 2 mm 大小的组织，然后立即固定在 10% 甲醛（福尔马林）溶液中，并保存在室温下以防止组织皱缩[16]。此外，应额外"快速"冻存 1 ～ 2 个额外的标本在液氮中，用于分子检测，或根据患者的临床症状进行其他复杂染色。最后，共识指出应固定一个标本在 2.5% 戊二醛或卡诺夫斯基溶液中，必要情况下可用于分析细胞超微结构。

病理检查包括常规福尔马林固定、石蜡包埋、HE 染色后在光镜下观察，还包括其他各种染色技术，以便进行更多特异性检查。其他染色包括 Masson 或 Mallory 三色染色、Movat 五色染色，以及针对胶原蛋白和弹力蛋白的 Weigert-Van Gieson 染色。PAS（过碘酸雪夫反应）染色和非淀粉酶染色有助于评估糖原贮积症，糖原贮积症的组织标本最好在冰冻切片机上制备。淀粉样变性是心内膜心肌活检一个常见适应证，可以使用刚果红、阿利新蓝或 S/T 硫索蛋白染色。PERLS 铁染色有助于评估是否存在浸润性心肌病。组织学、组织形态学和免疫组织化学染色特别是在可能存在炎症性心肌炎或细胞浸润时意义较大[27]。有些免疫组织化学染色有助于心脏移植患者的监测，这些染色内容包括 CD45、20、3、4、8、68，以及 HLA-DR 和 -ABC。转甲状腺素蛋白、κ 和 λ 链、载脂蛋白和淀粉样蛋白 A 染色有助于淀粉样蛋白的分型。一些患者中，某些特异性抗体可通过显现肌营养不良蛋白、层粘连蛋白 A/C、结合蛋白、珠蛋白和 N- 钙粘蛋白而显示肿瘤和某些遗传性心肌病的特征。淀粉样浸润时可使用冰冻组织进行免疫组织化学检查进行分型。使用冰冻组织进行肌营养不良蛋白和 HLA-ABC 免疫组织化学分析在某些特定情况下会使结果更可靠。

由于心肌炎是引起急性和慢性心肌病的一个重要原因，对心肌中病毒基因组"足迹"的分子检测已引起了广泛关注，这可能意味着一种特殊病毒感染心脏后导致收缩功能损害[27-31]。大量研究证明可以感染心肌的病毒包括肠道病毒、腺病毒、巨细胞病毒、单纯疱疹病毒和 EB 病毒。最常见的有腺病毒和肠道病毒基因组。然而，因为这些研究的敏感性并不显著，所以对病毒基因组数据的理解存在明显的局限性。例如聚合酶链反应（PCR）试验阳性似乎具有诊断价值，但阴性结果不能完全排除病毒性疾病的病理改变。此外，一些患者的病毒载量非常小，临床意义尚不清楚。将病毒入侵与在体内持续存在的证据联系起来可能不能完全解释心肌病综合征的病因。2007 年美国心脏协会（AHA）、美国心脏病学会（ACC）和欧洲心脏病学会（ESC）发表的声明指出，由于这些不确定性，在病毒载量分析技术方面缺乏经验的中心应该避免使用这种方式进行研究[14]。此外，急性和慢些病毒性心肌炎患者的治疗缺乏共识，所以这种方法在当今的价值有限[28-31]。

需要重视使用戊二醛或卡诺夫斯基固定的标本进行透射电子显微镜检查的价值，这对例如阿霉素引起的心肌病等复杂情况意义重大，进行这类分析时尤其需要注意组织标本的妥善保存。

心内膜心肌活检的适应证

2011 年心内膜心肌活检的共识重点强调了可能从该手术中获益的三大类患者及情况[16]。在第一类患者中，首要问题是诊断心力衰竭特定病因。在采用了其他诊断方法并排除了其他各种疾病之后仍无法确定病因时，心内膜心肌活检可以提供明确的临床诊断（表 34-2）。第二类患者情况包括就获得明确诊断的重要性做出决定的必要性，用于决定采用某种特异的治疗方法（例如针对急性心肌炎），而不是非特异的治疗方法（肾上腺素类药物或血管紧张素受体阻滞剂）或临床管理方案（例如在以前使用过蒽环类药物治疗的复发性恶性肿瘤患者中再次使用蒽环类药物的安全性）。第三类患者情况与前两个类别有关，因为将临床诊断与治疗计划相联系起来十分重要。这一类着重针对不明原因的新发心力衰竭（不到 6 个月）、可能与心肌炎或结节病相关的心律失常、由肥厚型或限制性疾病引起的慢性心力衰竭患者的管理，此外还包括心脏肿瘤的研究以及心脏移植排斥反应的评估。表 34-2 总结了 2011 年共识中阐述的心内膜心肌活检在诊断方面存在的潜力[16]，指出何时可以获得明确、可能性较大及可能的诊断。

2007 年 AHA/ACC 和欧洲心脏病学会（ESC）的心内膜活检声明采取了一种不同的方法[15]。使它在 14 种临床场景中的作用要具体得多，这些场景描述了临床医生在考虑所有特定情况下的心内膜心肌活检时可能出现的最常见的患者表现。共识包括支持这类建议的"推荐类别"和"证据等级"，使用了 AHA/ACC 的通用方法。推荐类别 I 即有证据或普遍同意操作是有益、有用和有效的。推荐类别 II 是存

表 34-2　心内膜心肌活检的潜在诊断价值：2011 年共识声明

明确诊断：

- 心脏结节病：非干酪性肉芽肿
- 心脏淀粉样变性：心肌淀粉样浸润
- 血色素沉着病：细胞胞内铁沉积
- Desmin 心肌病：心肌细胞胞质和 Z 带结蛋白中间丝肉芽肿异常聚集
- 营养不良型心肌病（Duchenne 营养不良）：心肌细胞膜中缺乏抗肌萎缩蛋白
- Loeffler 心内膜炎（急性期）/ 心内膜纤维化：存在心肌纤维化增厚及心内膜下心肌细胞异常证据的嗜酸性粒细胞心内膜心肌浸润及心内膜血栓
- 心脏肿瘤：病理提示肿瘤
- 同种心脏移植：急性细胞排斥反应、抗体介导的排斥反应、移植后淋巴增生性疾病、异常感染（弓形虫、巨细胞病毒包涵体）

可能性较大的诊断：

- "中毒性"心肌病（蒽环类）/ 过敏性疾病：嗜酸性粒细胞浸润性心肌炎和线粒体出现包涵体的心肌细胞变性
- Anderson-Fabry 病：收缩素移位至心肌细胞周围的肥大空泡细胞
- 线粒体心肌病：电镜观察到的形态改变的线粒体
- 糖原贮积症（Pompe 病、Cori 病、Anderson 病、Danon 病）：弥漫性胞内糖原沉积
- 心律失常性右心室心肌病：右心室流出道活检发现心肌被纤维或纤维脂肪替代以及心肌萎缩

可能的诊断：

- 肥厚型心肌病：心肌细胞肥大，可能是肌细胞排列紊乱、间质纤维化或替代性纤维变性
- 特发性扩张型心肌病：心肌细胞肥大、核改变、核周晕伴 / 无纤维化
- 特发性限制型心肌病：正常心肌和（或）纤维化和（或）紊乱
- 层状病变（层蛋白 A/C）：间质 / 替代性纤维变性、心肌细胞肥大及空泡化、核增大且不规则

在相互矛盾的证据或对操作实用性意见不同，进一步细分为 II 类 A 级——证据等级（level of evidence，LOE）支持有用；B 级——操作的实用性不肯定。推荐类别 III 建议认为，有证据或普遍支持一种操作是无用的，甚至可能有害。A 级证据通常是从多个随机临床试验中获得的最高级别或争议最少的证据。B 级证据通常来自少数随机试验、非随机注册研究。C 级是最低的证据等级，来自专家意见。

我们将 2007 年与 2011 年基于临床场景提出推荐的共识放在一起，来看看专业组织意见在哪些共识中是一致的[15-16]。2007 年专家共识对于 2 周内新发心力衰竭的左心室大小正常或扩大且血流动力学

受损患者进行心肌活检推荐级别最高，为 I 类推荐，LOE B 级证据。该推荐类别和证据等级也包括对 2 周至 3 个月的新发心力衰竭同时伴有左心室扩大和新的室性心律失常，二度或三度心脏传导阻滞，或在 1～2 周内对常规治疗反应不佳的患者进行心肌活检。当然，在决定是否进行心内膜心肌活检时，临床医生应该根据指导医生明确的诊断信息来权衡手术的风险和获益，从而决定治疗计划。II a 类推荐但只有"专家意见"（LOE C 级）包括：心力衰竭时间超过 3 个月、伴有左心室扩大和新的室性心律失常，二度或三度心脏传导阻滞，或在 1～2 周内对常规治疗反应不佳的患者。归入此推荐类别和证据等级的情况还包括与扩张型心肌病相关的心力衰竭［见于疑似过敏反应和（或）嗜酸性粒细胞增多症］、疑似蒽环类药物相关心肌病致心力衰竭、不明原因限制型心肌病致心力衰竭、疑似心脏肿瘤和不明原因的心脏肿瘤患者；此外，还包括儿童心肌病。II b 类推荐指有证据支持或意见一致的情况下，心内膜心肌活检是无用的，在某些情况下可能有害。这种情况包括 2 周至 3 个月内新发、并伴有左心室扩张的心力衰竭，无新发室性心律失常或二度 / 三度心脏传导阻滞，在 1～2 周内对常规治疗有反应，或持续超过 3 个月的心力衰竭伴心室扩张但无新发室性心律失常或二度 / 三度传导阻滞，在 1～2 周内对治疗有反应。此外，与不明原因的肥厚型心肌病、疑似心律失常的右心室发育不良以及不明原因的室性心律失常相关的心力衰竭也属于 II b 类推荐。对于那些不明原因的心房颤动患者心肌活检没有意义，是 III 类推荐。"基于临床场景提出推荐"的共识一个明显问题是建议中时间定义不够精确，然而以少于或超过"3 个月""2 周至 3 个月"来界定似乎也不够严谨。

2011 年的共识声明列出了几个可以依据心肌活检明确心脏病诊断的疾病（表 34-2）。大多数情况下，诊断难点出现在"明确诊断"组别的患者中，此时需要有病变特征的组织，但这些组织在心肌中分布可能不均，因此在获取活检标本时容易出现取样误差。

另一方面，随着时间的推移，心脏移植排斥反应广泛出现，因此心内膜心肌活检获得越来越多的关注。从这些组织标本中获得的数据不仅有助于明确诊断，还可用于排斥反应严重程度的分期。心脏活检病理检查可发现一些给免疫抑制患者带来临床

困境的问题，如移植后淋巴增生性疾病和一些机会性感染。除了常规组织染色外，CD4 免疫组化和免疫荧光染色用于检测抗体介导的排斥反应，而非淋巴细胞或细胞介导的排斥反应。然而，有时候会出现严重的心功能障碍与进展不显著的心内膜活检病理结果相矛盾的令人困惑的情况[25]。目前，随访心脏移植患者发生同种异体排斥反应最佳和最有价值的方法仍然是连续心内膜活检。

淀粉样蛋白浸润、细胞外间隙扩张和胶原纤维沉积是心脏淀粉样变性的组织学表现，出现这样的病理改变即可确诊，也可见胞浆空泡化和肌原纤维减少。推荐使用刚果红染色、改良硫酸化硫酸染色或硫黄素 -T 染色，免疫显微镜检查、蛋白质测序或质谱检查是确定淀粉样蛋白类型所必需的[16]。近年来，CMR 成像技术在心脏淀粉样变性的诊断和预后中的应用取得了长足的发展，该技术有望替代对因限制型心肌病导致的心力衰竭常规进行的心内膜心肌活检术[23, 32-36]。虽然超声心动图能帮助我们评估是否存在心脏淀粉样变性，但敏感性和特异性并不高，不能完全依赖超声心动图进行诊断。然而，因为心脏淀粉样变性的患者往往植入过起搏器或除颤器，所以并非所有疑诊的患者都能接受 CMR 检查。此外，正如 Kwong 和 Jerosch-Herold 所指出的，还需要做更多工作来确定诊断、分型和判断预后的精确参数[36]。

当病理提示非干酪性肉芽肿性心肌炎时，可诊断为心脏结节病，其特征是心脏有点状或片状浸润。如果活检部位位于未被肉芽肿浸润的区域，则无法做出诊断[20]。有人认为，CT 或 CMR 成像结合超声心动图可确定室壁运动异常的区域，从而帮助术者定位。理论上说是可行的[21-22]，然而现实中这种情况的实现非常受限。

当活检部位位于心脏肿瘤浸润的区域时可以确诊，有些免疫组织化学染色有助于肿瘤的分型。和结节病一样，很难将活检钳精确定位在可疑肿瘤的位置。此外，术者活检时应注意心腔内的无蒂肿块，因为这些肿块可能是血栓，且存在栓塞的风险。具有黏液瘤外观的肿块通常很难用现有的活检钳进行活检。

可以根据超微结构表现确诊结蛋白性心肌病，包括心肌细胞质中结蛋白型中间丝的异常颗粒丝状聚集和出现 Z 带。此外，有必要应用电子显微镜，可以通过免疫电子显微技术使这些聚集体形成结蛋白。

肌细胞肌膜中缺乏肌营养不良蛋白可确诊为杜氏肌营养不良症，而肌细胞膜广泛出现不规则、不连续性的肌营养不良蛋白为诊断 Becker 型肌营养不良提供了依据。此外，免疫组织化学和免疫荧光检查是必要的，这些综合征的临床诊断也至关重要。

心脏铁过载可以通过观察铁染色的胞内铁沉积来确定。建议对所有原因不明的扩张型心肌病患者的心内膜心肌活检标本进行常规铁染色。

Loeffler 心内膜炎出现心内膜嗜酸性粒细胞浸润及纤维化可确诊为急性期，出现心内膜纤维性增厚和心内膜下心肌细胞异常提示进入慢性期。活检的时机与诊断概率密切相关，所以活检的价值会随着时间的推移而降低。

当淋巴细胞、粒细胞、多形性细胞、嗜酸性细胞、坏死性嗜酸细胞、巨细胞和肉芽肿形成伴随或不伴心肌细胞坏死或损害时，可确诊为心肌炎[27]。表 34-3 概述了心肌炎的诊断标准和分类。1986 年，人们为心肌炎治疗试验制定了"Dallas 标准"，该标准与更复杂的免疫组织化学试验或"病毒印迹"法没有关联。在使用 Dallas 标准时，诊断时观察者之间存在较大的差异。此外，心肌炎治疗试验中的患者，根据活检确定诊断方案的患者与未服用免疫抑制剂的患者相比，效果不佳[37]。在疾病发展过程中，心肌活检的时机可能会影响诊断的敏感性和特异性。尽管如此，Dallas 标准仍然适用于诊断心肌炎。

心肌活检可对如 Anderson-Fabry 病等做出"可能性较大的诊断"，如果心肌活检发现肥大的空泡细胞与肌细胞周围收缩元件错位，即有可能为 Fabry 病。电镜检查评估电子致密同心圆层状结构可协助诊断。

当右心室流出道组织中发现纤维或纤维蛋白-脂肪组织以及心肌萎缩时，提示可能做出"可能性较大的诊断"——致心律失常性右心室心肌病。遗憾的是，病理上倾向于活检流出道的组织，而来自室间隔的心内膜活检信息量不足，但流出道通常非常薄，是活检的危险区域。

"可能性较大的诊断"中的药物引起的"中毒性"心肌病可与超敏性心肌炎或超量蒽环类物质暴露有关，电镜对于诊断蒽环类药物性心肌病是必不可少的。

当发现弥漫性胞内糖原储存异常时，可做出

表 34-3　"Dallas" 心肌炎的病理诊断标准与分类

定义：心肌炎性浸润伴邻近心肌细胞坏死和（或）变性，而非冠状动脉疾病所致的缺血性损伤。

Dallas 标准和分类：

- 首次活检
  - 心肌炎伴 / 不伴纤维化
  - 边界性心肌炎
  - 无心肌炎
- 后续活检
  - 进行性（持续性）的心肌炎伴或不伴纤维化
  - 解决（正在治愈）的伴或不伴纤维化的心肌炎
  - 已解决（已治愈）的伴或不伴纤维化的心肌炎
- 描述
  - 腹腔注射丙酸酯
    - 分布——焦点、汇合、扩散
    - 程度——轻度、中度、重度
    - 类型——淋巴细胞、嗜酸性细胞、肉芽肿、巨细胞、中性粒细胞、混合细胞
  - 纤维化
    - 分布——心内膜、间质
    - 程度——轻度、中度、重度
    - 类型——血管周围，替代

存在的问题：

- 样本检验过程中观察者间或观察者内部存在本质性差异
- 局部炎性浸润造成的采样误差
- 与其他病毒或免疫反应标记结果不一致
- 心肌炎治疗试验的治疗方案并未改善患者的预后
- 标准不够严谨，无法敏感识别由病毒致病的患者
- 标准（源于 1986 年心肌炎治疗试验）与后续发展起来的静息的免疫组织化学试验及 "病毒印记" 法无紧密关联

"可能性较大的诊断"——糖原贮积症，包括 Pompe 病（Ⅱ 型糖原）、Cori 病（Ⅲ 型糖原）、Anderson 病（Ⅴ 型糖原）和 Danon 病。电镜和组织化学染色有助于评估所观察到的细胞内沉积物的类型。

电镜下发现心肌细胞增大和广泛的胞浆空泡化对诊断线粒体心肌病有一定价值。

"核纤层蛋白病" 会在心肌活检标本中发现间质性纤维化，伴心肌细胞肥大和空泡化，并伴有体积增大和不规则的细胞核。

"可能的诊断" 条目中包含肥厚型心肌病，表现为心肌细胞肥大、间质纤维化、所谓的肌细胞紊乱和小血管病变。特发性限制型心肌病在血流动力学受限的情况下出现间质纤维化，但心肌细胞正常。在限制型心肌病的诊断上做出准确的判断有一定困难。表 34-4 总结了心肌活检可以为临床提供线索的情况。特发性扩张型心肌病与心肌细胞肥大、核改

表 34-4　心内膜活检对限制型心肌病的诊疗提供临床思路

心肌病：

- **浸润性心肌病**：淀粉样变，*脂肪浸润，*Gaucher 病，*Hurler 病，结节病*
- **非浸润性心肌病**：糖尿病心肌病，家族性肥厚型心肌病，特发性心肌病，弹力纤维性假黄瘤，硬皮病
- **其他**：血色沉着病，*Fabrey 病，糖原贮积症*

心内膜疾病

- **表现**：心内膜纤维化，*嗜酸性粒细胞增多症，*类癌性心脏病，转移性肿瘤，*辐射，蒽环类药物的毒性作用*
- **引起纤维性心内膜炎的药物**：白消安，麦角胺，汞剂，二甲麦角新碱，5- 羟色胺

* 根据 2011 年欧洲心血管病理学协会和心血管病理学会关于心内膜活检的一致声明，心内膜活检可明确诊断。

来源：Leone O, Veinot JP, Angelini A, et al: 2011 Consensus statement on endomyocardial biopsy from the Association for European Cardiovascular Pathology and the Society for Cardiovascular Pathology. Cadiovasc Pathol 21: 245-275, 2012.

变、核周晕等相关，并不总表现为显著的心肌纤维化。在肥厚型心肌病、特发性限制型心肌病和特发性扩张型心肌病中心肌活检特异性不高，这些患者不常规进行心内膜心肌活检。

心内膜活检在心脏移植中的应用

国际心肺移植学会于 1990 年制定了心脏移植后急性细胞介导的排斥反应的诊断和分期方案。最近一次修订是在 2004 年[25]。这些分期标准已成为国际化标准，被心脏移植机构所采用，可用于患者的日常管理以及免疫抑制策略的研究。急性细胞性排斥反应，在无细胞浸润时为 0 级。1R 级表现为 "轻度" 急性细胞排斥反应，以间质性和（或）血管周围炎性浸润为特征，有一个心肌细胞损害灶。2R 级或 "中度" 排斥反应时，可见 2 个或更多与心肌细胞损伤相关的炎性浸润灶。3R 级为严重的急性细胞排斥反应，表现为弥漫性炎性浸润伴多灶性心肌细胞损害和（或）水肿、出血和血管炎。目前，当免疫组织化学染色阴性时，抗体介导的排斥反应为 0 级。当出现心肌毛细血管损伤（内皮细胞肿胀和血管内巨噬细胞）、间质水肿和出血、毛细血管内及周围的中性粒细胞、血管内血栓和心肌细胞坏死的组织学特征时为 1 级。抗体介导排斥反应的免疫荧光或免疫过氧化物酶染色应包括：免疫球蛋白染色 [IGG、IGM 和（或）IGA]、在毛细血管和巨噬细胞（CD 68）上沉积 C3D、C4D 和（或）C1q，以及免

疫组织化学方法中在毛细血管内皮上沉积 C4D。

心肌活检也可发现移植后"无排斥"心肌损伤。所谓"慢性"同种异体排斥反应实际基本是小血管动脉粥样硬化，反映了长期干扰免疫状态可导致缺血性损伤。由于供体器官取出过程中需要冷藏保存，所以术后首次活检中也可发现早期围术期缺血性损伤。中性粒细胞、淋巴细胞、巨噬细胞和嗜酸性粒细胞的混合炎性浸润可能影响这一特殊过程和急性细胞排斥反应的鉴别。晚期缺血性损伤可观察到小血管闭塞、缺血区域大量瘢痕形成。有一个独特的现象被称为"Quilty"反应，以斯坦福大学第一例心脏移植患者的名字命名[25]。该反应是浸润心内膜的一个结节状病灶，结节状的特征性表现延伸到下层心肌，有或没有明显的心肌细胞损伤。心内膜浸润常伴有明显丰富的血供和淋巴细胞蜂窝状外观。心脏移植术后即使出现 Quilty 反应，其与实际病理差异的关系尚不清楚。

专家实践总结

心内膜心肌活检是一种有价值的诊断方法，同时也会引起严重的并发症，甚至导致死亡。它主要用于评估心肌组织，特别是用于心脏移植患者的监测。在某些时候，心内膜心肌活检有助于炎症性心脏病、药物性心肌病、不明原因或隐源性心肌病、某些心律失常、全身疾病继发性心肌疾病以及心脏占位或心肌肿瘤浸润的诊断。心内膜心肌活检可明确诊断很多类疾病，尤其是心脏移植后的排斥反应、心肌炎、浸润性及"心肌贮积"性疾病。有些疾病因其病灶特性（如结节病），当活检找到此种病理情况存在时心肌活检的意义就已不大了。为了更好地管理患淀粉样变性、血色素沉着症、Anderson-Fabrey 病和心肌炎的患者，心内膜心肌活检仍是必不可少的。虽然多模式心脏成像在诊断疑难疾病中的地位提高，但活检获取组织进行病理检查似乎仍是更好的选择。表 34-5 总结了一项新型临床研究的数据，该研究通过对 851 例非心脏移植患者进行病理诊断及治疗后改变的活检来评估心内膜心肌活检的临床应用价值。这些患者根据 ACC/AHA 关于心内膜心肌活检的作用的 14 个临床情景进行分类[20]。该研究证实总体上来说活检是安全的，可提供明确的诊断，从而改变了约 26% 的治疗计划。诊断成功

表 34-5　851 例非心脏移植患者心内膜心肌活检的诊断率及临床应用

临床应用的分类	% 活检诊断	% 活检调整的治疗方案
可疑蒽环类药物中毒（24）	50	38
急性 HF 伴或不伴有 HYD 紊乱（109）	39	28
DCM 伴可疑变态反应（9）	33	33
限制型心肌病（286）	29	26
原因不明的心肌肥厚（28）	25	29
原因不明的室性心律失常（8）	25	13
可疑致心律失常性右心室心肌病（62）	24	39
可疑心脏肿瘤（4）	25	25
新诊断的 DCM 伴心律失常且反应性差（29）	21	28
慢性 DCM 伴心律失常且反应性差（26）	19	12
原因不明的小儿心肌病（29）	17	26
慢性稳定型 DCM 不伴心律失常（134）	16	13
新发的 DCM 不伴心律失常（100）	14	11
原因不明的心房颤动（3）	0	
总计（共 851 例）	26	26

DCM，扩张型心肌病；HF，心力衰竭；HYD，血流动力学紊乱。
数据整理来源：Bennett MK, Gilotra NA, Harrignton C, et al: Evaluation of endomyocardial biopsy in 851 patients with unexplained heart failure from 2000-2009. Circ Heart Failure 6：676-684，2013.

率从 0%（原因不明的心房颤动患者）上升到 50%（疑似蒽环类药物中毒患者）不等，以活检结果为导向的医疗决策改变率从 11%（新发无心律失常型扩张型心肌病）上升到 38%（疑似蒽环类药物中毒患者）。

结语

虽然心内膜心肌活检术随着时间的推移发生了巨大的变化，且安全性相对较高，但主要并发症和少见的死亡事件均发生在手术期间或术后不久。术者需要高度重视重复活检的远期后遗症，特别是心脏移植后的患者，以及器质性三尖瓣功能不全的患者出现右心室功能恶化的情况。心肌活检不是"寻找适应证"的

过程，是在符合适应证的特定患者中使用的过程，而且心内膜心肌活检应由经验丰富且配备有精良设备的术者完成，因为他们有足够的器械设备来开展手术，同样重要的是有条件进行病理学检查。

参考文献

1. McManus BM: *Atlas of Cardiovascular Pathology for the Clinician*, ed 2, New York, 2008, Springer.
2. Melvin KR, Mason JW: Endomyocardial biopsy: it's history, techniques and current indications. *Can Med Assoc J* 126:1381–1386, 1982.
3. Brock R, Milstein BB, Ross DN: Percutaneous left ventricular puncture in the assessment of aortic stenosis. *Arch Surg* 76:825–829, 1958.
4. Weinberg M, Fell EH, Lynfield J: Diagnostic biopsy of the pericardium and myocardium. *AMA Arch Surg* 76:825–829, 1958.
5. Sutton DC, Sutton GC, Kent G: Needle biopsy of the human ventricular myocardium. *Q Bull Northwest Univ Med Sch* 30:212, 1969.
6. Sakakibara S, Konno S: Endomyocardial biopsy. *Jpn Heart J* 3:537–543, 1962.
7. Konno S, Sekiguchi M, Sakakibara S: Catheter biopsy of the heart. *Radiol Clin North Am* 3:491–510, 1971.
8. Caves PK, Stinson EB, Billingham M, et al: Percutaneous transvenous endomyocardial biopsy in human heart recipients. *Ann Thorac Surg* 16:325–336, 1973.
9. Mackay EH, Littler WA, Sleight P: Critical assessment of diagnostic value of endomyocardial biopsy. *Br Heart J* 40:69–78, 1978.
10. Shirey EK, Proudfit WL, Hawk WA: Primary myocardial disease: correlation with clinical findings, angiographic and biopsy diagnosis. *Am Heart J* 99:198–207, 1980.
11. Scholten Surgical Instruments, Inc. <http://bioptome.com> accessed 2/13/2014.
12. Richardson PJ: King's endomyocardial bioptome. *Lancet* 303:660–661, 1974.
13. Fowler NO: Classification and differential diagnosis of the myocardiopathies. *Prog Cardiovasc Dis* 7:1–16, 1964.
14. Yancy CW, Jessup M, Bozkurt B, et al: 213 ACCF/AHA Guideline for the management of heart failure: a report of the American College of Cardiology Foundation/American Heart Association Task Force on Practice Guidelines. *Circulation* 128:e240–e327, 2013.
15. Cooper LT, Baughman KL, Feldman AM, et al: The role of endomyocardial biopsy in the management of cardiovascular disease: a scientific statement from the American Heart Association, the American College of Cardiology, and the European Society of Cardiology. *Circulation* 116:2216–2233, 2007.
16. Leone O, Veinot JP, Angelini A, et al: 2011 Consensus statement on endomyocardial biopsy from the Association for European Cardiovascular Pathology and the Society for Cardiovascular Pathology. *Cadiovasc Pathol* 21:245–275, 2012.
17. Keenan SP: Use of ultrasound to place central lines. *J Crit Care* 17:126–137, 2002.
18. Miller LW, Labovitz AJ, McBride LA, et al: Echocardiography guided endomyocardial biopsy: a 5-year experience. *Circulation* 78(Pt 2):III99–III104, 1988.
19. Jang SY, Cho Y, Song JH, et al: Complication rate of transfemoral endomyocardial biopsy with fluoroscopic and two-dimensional echocardiographic guidance: a 10 year experience of 228 consecutive procedures. *J Korean Med Sci* 28:1323–1328, 2013.
20. Bennett MK, Gilotra NA, Harrignton C, et al: Evaluation of endomyocardial biopsy in 851 patients with unexplained heart failure from 2000-2009. *Circ Heart Fail* 6:676–684, 2013.
21. Patel MR, Cawley PJ, Heitner JF, et al: Detection of myocardial damage in patients with sarcoidosis. *Circulation* 120:1969–1977, 2009.
22. Blankstein R, Osborne M, Naya M, et al: Cardiac positron emission tomography enhances prognostic assessments of patients with suspected cardiac sarcoidosis. *J Am Coll Cardiol* 63:329–336, 2014.
23. Aljaroudi WA, Desai MY, Tang WH, et al: Role of imaging in the diagnosis and management of patients with cardiac amyloidosis: state of the art review and focus on emerging nuclear techniques. *J Nucl Cardiol* 21:271 283, 2014.
24. Aaron M, Maleszewski JJ, Rihal CS: Current status of endomyocardial biopsy. *Mayo Clin Proc* 86:1095–1102, 2011.
25. Writing Committee for the International Society of Heart and Lung Transplantation: Guidelines for the care of heart transplant recipients. *J Heart Lung Transplant* 29:914–956, 2010.
26. Chimenti C, Frustaci A: Contribution and risks of left ventricular endomyocardial biopsy in patients with cardiomyopathies. *Circulation* 128:1531–1541, 2013.
27. Basso C, Calabrese F, Angelini A, et al: Classification and histological, immunohistochemical, and molecular diagnosis of inflammatory myocardial disease. *Heart Fail Rev* 18:673–681, 2013.
28. Kindermann I, Barth C, Mahford F, et al: Update on myocarditis. *J Am Coll Cardiol* 59:779–792, 2012.
29. Mason JW: Basic research on myocarditis. *J Am Coll Cardiol* 19:1746–1747, 2013.
30. Hazebrock MR, Everaerts K, Heymans S: Diagnostic approach of myocarditis: strike the golden mean. *Neth Heart J* 22:80–84, 2014. published on line 08 January 2014.
31. Baughman KL: Diagnosis of myocarditis: death of the dallas criteria. *Circulation* 113:593–595, 2006.
32. Dungu JN, Valencia O, Pinney JH, et al: CMR-based differentiation of AL and ATTR cardiac amyloidosis. *JACC Cardiovasc Imaging* 7:133–142, 2014.
33. White JA, Kim HW, Shah D, et al: CMR imaging with rapid visual T1 assessment predicts mortality in patients suspected of cardiac amyloidosis. *JACC Cardiovasc Imaging* 7:143–156, 2014.
34. Fontana M, Banypersad MB, Treible TA, et al: Native T1 mapping in transthyretin amyloidosis. *JACC Cardiovasc Imaging* 7:157–165, 2014.
35. Kwong RY, Jerosch-Herold M: CMR and amyloid cardiomyopathy. Are we getting closer to the biology? *JACC Cardiovasc Imaging* 7:166–168, 2014.
36. Hahn EA, Artz VL, Moon TE, et al: The myocarditis treatment trial: design methods and patient enrollment. *Eur Heart J* 16(Suppl O):162–167, 1995.
37. Mason JW, O'Connell JB, Herskowitz A, et al: A clinical trial of immunosuppressive therapy for myocarditis. *N Engl J Med* 333:269–275, 1995.

35 心包穿刺和心包介入治疗

Ronan Margey and Igor F. Palacios

陈佳慧　译　王翔飞　审校

引言

从急性心包炎到心脏压塞等诸多疾病均称为心包疾病。与冠状动脉疾病、心力衰竭及心脏瓣膜疾病不同，很少有随机临床试验数据能够指导临床医生和介入医生管理心包疾病。美国心脏病学会没有关于心包疾病的管理指南，目前只有欧洲心脏病学会指南可用于指导心包疾病的诊断和治疗[1]。

心包积液临床表现多变，部分患者可完全无症状，而有些患者则可能出现心脏压塞和血流动力学紊乱[2-4]。心包穿刺是一种基于导管的操作技术，通常在心电图（EKG）监测下，通过透视和（或）超声心动图引导、利用穿刺针抽出心包积液。经皮球囊心包切开术是一种较新的导管技术，切口比传统手术更小，因而更少发生复发性心包积液或恶性胸腔积液。过去20年，因为心包穿刺技术的革新及术中心包镜的使用，促使新的介入技术不断涌现并应用到许多操作中来：包括经皮心包活检、心外膜电生理消融手术，对于永久性心房颤动合并抗凝禁忌的患者，可通过经皮左心耳结扎术来预防卒中。

本章将详细讨论这些心包相关操作技术、适应证和支持性临床证据以及手术并发症。

正常心包

心包是包裹在心脏表面、相对无血管的纤维浆膜囊状结构，由脏层和壁层两层组成，脏、壁两层间有一腔隙，称为心包腔，内有15～35 ml淡黄色心包液[3]。脏层心包由黏附在心肌表面的一层间皮细胞组成。壁层心包属于纤维组织，主要由胶原和少量弹性蛋白组成。

由于其纤维弹性小，正常心包压力-体积曲线相对较陡。心包内容物体积小时心包有可扩张的潜能，但当心包伴随内容物体积增大到一定程度时不能无限扩张。存在心包积液时，心包内压力取决于积液的绝对体积、积液产生速度与心包内在弹力之间的关系。因此，心包积液的临床表现不仅取决于积液量，还取决于积液产生的速度[5-6]。

心包积液和心脏压塞

心包积液的病因很多（表35-1）。渗出液是由于淋巴管阻塞引起的，继发于炎症、感染、恶性肿瘤或自身免疫性疾病，不同地区的发病率各不相同。在发达国家，恶性肿瘤和感染是心包积液最常见的原因，约60%患者的心包积液与已知的全身性疾病有关[7-9]。

表 35-1　心包积液的原因

感染性	肿瘤性	严重性	代谢性和其他
病毒：柯萨奇病毒、埃可病毒、巨细胞病毒、EB 病毒、疱疹、水痘、肝炎	原发性间皮瘤、纤维肉瘤	急性风湿热	特发性
细菌：结核分枝杆菌、葡萄球菌、链球菌、革兰氏阴性菌、淋球菌、立克次体	转移性肺癌、黑色素瘤、乳腺癌、淋巴瘤、白血病	类风湿关节炎	黏液腺瘤
真菌：组织胞浆菌、球孢子菌、念珠菌、曲霉菌、芽孢菌、放线菌		系统性红斑狼疮	尿毒症
寄生虫：内变形虫、棘球蚴、弓形虫、锥虫		系统性硬化	药物不良反应
		成人 Still 病	辐射
		心肌梗死后综合征	外伤
		其他血管炎	主动脉夹层
		混合结缔组织病	心脏外科术后
			乳糜心包积液
			心肌梗死

心包积液的患者可无任何不适，也可表现出许多非特异性临床症状。患者可能出现心包炎相关胸痛，通常坐位时缓解、仰卧位和深呼吸时加重。最常见的心悸原因是房性心律不齐。此外，患者可能表现出非特异性症状，如呼吸困难和咳嗽、晕厥前兆或晕厥、吞咽困难、腹胀、焦虑、发绀和发热。无炎症体征和症状的大量心包积液通常是由肿瘤引发的[10]。

心脏压塞是由心包积液影响心室舒张期充盈而引起的可危及生命的疾病[6]。当心包内压力超过心室内压时，心腔受压而不能完全舒张。由于右心室压力较低，故更容易受压。心包内压取决于积液量、积液出现的速度和心包弹性[11]。由于心包无法在短期内快速扩张，迅速产生的积液即便量不多，也会引起心脏压塞。当积液产生较慢时，心包顺应性逐渐增加，心包容积增大（多达 2～3 L）。恶性肿瘤是心包积液合并压塞最常见的原因（约 50%）。

通过心包穿刺和引流迅速清除心包积液是所有心脏压塞患者的初始治疗[8]。再次出现积液较为常见，特别是恶性心包积液，是外科手术心包开窗的指征。尸检和外科研究表明，与恶性积液相关心脏压塞的患者中存在心肌或心包转移灶的比例约 50%。尽管压塞患者的短期生存率取决于早期诊断和及时治疗，但长期生存取决于潜在原发疾病的预后，与采用外科手术开窗还是介入手术穿刺引流无关[7, 12]。

心脏压塞的临床诊断

提示心脏压塞的临床表现包括：

- Beck 三联征：低血压、心音遥远、颈静脉扩张。
- 奇脉：吸气时心输出量减少，收缩压降低超过 10 mmHg。吸气时胸内负压增加，静脉回心血流和右心室充盈增加，室间隔左偏，进而左心室充盈和输出量减少。正常呼吸时使用手动血压计袖带听诊柯氏音对其进行量化。随着袖带压力缓慢降低，柯氏音最初是间歇性出现，后随着袖带压力进一步降低而变得连续。从首次闻及到连续性闻及柯氏音的压力差定义为脉冲。
- 颈静脉压力升高，颈静脉脉冲 Y 波下降。

心包摩擦与急性心包炎相关，可能伴有渗出。患者前倾位时，通常在其胸骨左缘可闻及高调的心包摩擦音。心包摩擦音分为三部分，即心室收缩、心室舒张和心房收缩，而通常只可闻及其中一到两个部分。此外，患者可能出现心动过速和气促的表现并伴有腹水、肝脾大和下肢水肿等静脉淤血征象[8]。

伴有心包积液的心包炎可能会表现出典型的心电图改变：

- 广泛的 ST 段抬高（＞ T 波高度的 25%）。
- PR 段压低（通常在 aVR 导联抬高）。
- 低电压，多提示大量心包积液。

- 大量心包积液时可出现心脏摆动，心电图会出现电交替。

心包穿刺术的适应证

经导管抽吸、引流心包积液的技术称为心包穿刺。对于心包炎合并心包积液、慢性心包积液、缩窄性心包积液和心脏压塞的患者，心包穿刺具有诊断价值，也是潜在的治疗方法。

大多数不伴有血流动力学紊乱的无症状心包积液患者无需心包穿刺，除非需要进行体液检查辅助诊断。但心包积液的性质对心包积液病因的诊断价值较低。特发性慢性心包积液患者的前瞻性长期随访结果表明，尽管心脏压塞发生风险不可预测，但大多数患者可长期耐受心包积液。虽然心包穿刺术可以使心包积液迅速减少，但通常心包积液也会再次产生。如出现这种情况，建议患者早期进行心包切开术或心包开窗术[10, 13-14]。

紧急心包穿刺引流是存在心脏压塞或有潜在压塞风险患者的有效抢救方法，可避免发生血流动力学紊乱及心搏骤停。

如发生循环衰竭或严重压塞，可以通过解剖学定位进行盲穿，但如果病情相对稳定，仍建议在心电监护、超声心动图和透视引导下进行[3, 15]。

心包穿刺时应达到以下几个目标：

1. 如果存在心脏压塞，可缓解压塞症状。
2. 获得足量的心包积液用于分析诊断。
3. 对于渗出性-缩窄性心包炎患者，在心包积液引流前后评估其心包及右心血流动力学变化。

选择性心包穿刺术的禁忌证包括：正在服用抗栓药物、血小板或凝血功能障碍、血小板计数低于 50 000/μl 及疑似急性主动脉壁夹层形成出血性心包积液。此外，心包穿刺应慎用于广泛或包裹性心包积液、术前存在明显心包粘连的患者。这些情况应考虑心包切开术或采用心包镜辅助。

心包穿刺技术

心包穿刺通常在导管室透视引导下进行，术中使用心电监护。如果有超声心动图引导，床旁心包穿刺也是安全的。有些手术医生更喜欢在透视和超声心动图的同时引导下进行操作[15]。

最常见的是剑突下入路，也可选择心尖和胸骨旁入路。没有超声心动图引导时，剑突下入路是最安全的。

剑突下区域皮肤备皮，用消毒液进行局部消毒，然后铺巾，术中对患者进行连续心电、血压监测。如果患者对青霉素过敏或对甲氧西林金黄色葡萄球菌有耐药性，围术期应单次预防性注射第二代或第三代头孢菌素抗生素或万古霉素等广谱抗生素。

使用短吻鳄夹将心电图（ECG）电极连接到长度至少为 5 cm 的大口径穿刺针上。大部分术者使用硬脊膜穿刺针或 Pajunk 针穿刺心包，采用 Seldinger 穿刺技术。

局麻后慢慢向心包间隙进针。采用剑突下入路时，穿刺针在剑突与左肋缘相交的夹角处，穿刺方向与腹部成 45°夹角，向左肩方向进针。采用心尖入路时，利用超声心动图定位心包最接近体表的位置，从肋间隙向右肩部方向进针 1 cm。采用胸骨旁入路时，通常在第 5 肋间隙紧贴胸骨旁、沿着胸骨下缘进针，从而避开血管。

无论采用何种穿刺方法和入路，都需缓慢进针，并不断回抽。进针时特别注意心电图的变化，当针触及心肌时可见 ST 段或 PR 段抬高，有时可见房性早搏、室性早搏。如出现这种情况慢慢回撤穿刺针但确保针尖在心包腔内，直至心电图改变恢复。

进入心包腔后常能感觉到跳动的心脏。穿刺针一旦进入心包腔，可以在透视下使用造影剂或超声心动图下注射盐水来确认针尖位置（图 35-1）。尤其是当抽出血性心包积液时，推荐使用上述方法确认针尖位置。另一种方法是，将抽出的血性液体打在容器中。如果是心包积液则是血性不凝液体，如抽出液体凝固提示抽出液体为心腔内血液。

通过穿刺针将硬导丝送入心包腔，使用扩张器扩张皮肤软组织，然后通过硬导丝送入猪尾巴心包引流导管（图 35-2）。若为在导管室中进行此操作，应通过心包导管转导记录心包内压力。此外，还可以通过导管注射造影剂确定导管在心包腔内的位置及活动度。然后再抽出心包积液。

表 35-2 概述了应针对心包积液进行的基本生物化学、微生物学和病理学检查。手术结束后，重新评估心包内压力，进而记录心脏压塞改善的程度。将心包穿刺导管固定在合适的位置以便持续引流。穿刺导管可作为经皮心包开窗和（或）灌注硬化或化疗药物的通道，在这种情况下应在体表缝合固定

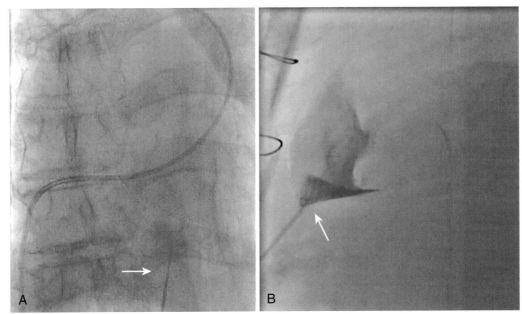

图 35-1　心包穿刺的剑突下入路。**A** 和 **B**，前后位、侧面投影指导针尖送入心包腔。通过穿刺针注射造影剂，在透视下（箭头）可确认穿刺针成功进入心包腔。另一种方法是注射搅动过的生理盐水，在超声心动图上可视

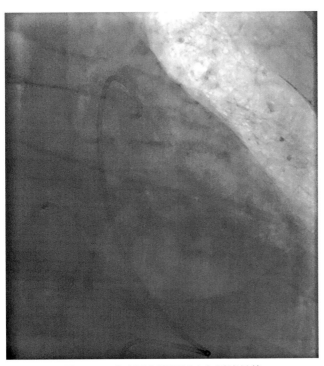

图 35-2　成功置入猪尾巴心包引流导管

导管，并在其表面敷盖无菌敷料。

超声心动图引导下心包穿刺术是一种可替代传统心电图和透视导引下心包穿刺且安全有效的方法。1979—1998 年，梅奥诊所对 977 例患者实施了共计 1127 次超声引导下心包穿刺，手术成功率为 97%，并发症发生率为 4.7%。超声心动图引导对弥漫性心包积液具有重要价值，在超声心动图引导下通常采用经左前胸壁入路，而不是常规剑突下入路[3]。

心包穿刺术后的导管管理

大部分患者心包穿刺术后积液不会完全消失，通常保留导管至术后 24 ～ 72 h。

持续引流心包积液，直到 24 h 内引流量小于 50 ml 后再结束引流。术后应尽快拆除导管，以减少心包腔内感染发生的风险。

一般情况下应对患者进行持续心脏监护，并记录导管引流量及引流速度。心包引流管可通过重力作用连续引流，也可每隔 4 ～ 8 h 在无菌操作下人工引流。每次抽液后使用肝素化生理盐水（2 ～ 3 ml）冲洗引流管。在随访中，超声心动图能够提高引流液的分辨率，有一定的临床意义。如保留引流导管，则需要静脉注射抗生素以预防心包感染。作者所在医院的诊疗规范是使用头孢噻肟 1 g 每 8h，如果患者有青霉素过敏或耐甲氧西林金黄色葡萄球菌感染，则使用万古霉素 500 ～ 1000 mg 每 12h。

保留心包置管 3 天后，如患者每日引流量仍大于 75 ～ 100 ml，或复发性心脏压塞，应则联合其他治疗策略，包括心包内注射硬化剂或化疗药物、放疗、经皮球囊心包开窗（如下文所述）和外科手术心包开窗。

心包穿刺术的并发症

虽然心包穿刺术比较安全，但仍可造成周围结

表 35-2　心包积液分析：心包积液典型的生物化学、微生物学和病理检验

渗出物的生物化学特征	微生物学	病理学	专项检查
总蛋白，积液：血清 > 0.5	革兰氏染色	液基细胞学	病毒 PCR
LDH 积液：血清 > 0.6 和（或）血清 LDH > 300 U/dl	需氧和厌氧菌培养	液基免疫组织化学	结核 PCR
LDH： 积液 > 2/3 正常血清水平上限	抗酸杆菌染色		腺苷脱氨酶
葡萄糖： 积液：血清 < 1	结核培养		肿瘤标志物
比重 > 1.015	分离病毒		
总蛋白 > 3.0 mg/dl			

LDH，乳酸脱氢酶；PCR，聚合酶链反应

构损伤、心脏穿孔、冠状动脉或静脉穿孔。

　　在心包穿刺术中采用剑突下入路时，心脏穿孔多累及右心室。由于右心室压力相对较低，穿入右心室导致的出血通常并不严重。然而由于右心室壁较薄，易出现撕裂，常导致大出血。这一并发症尤其易发生在肺动脉高压和右心室功能不全的患者中。

　　当心包穿刺针接触心肌或刺入心肌时，可出现异位房室搏动，或出现少见的持续性心律失常。

　　冠状动脉损伤或痉挛等并发症也可发生。剑突下入路时易出现右冠状动脉穿孔或撕裂。左前降支及其分支在心尖穿刺过程中也可发生类似的损伤。胸骨旁入路和剑突下入路时分别易损伤内乳动脉和膈下动脉。

　　若心包积液减压过快，在少数情况下会诱发急性肺水肿。左侧胸膜穿刺时可导致气胸，在置管时漏入空气可发生心包积气。与此同时，如果无意中空气进入心腔，可能会引发全身空气栓塞。肋间动脉、内乳动脉或膈动脉的损伤可导致血胸。此外，还有有关穿刺针穿破下腔静脉、肝、胃和结肠的报道。

恶性、复发性或持续引流心包积液

　　处理慢性和复发性心包积液对于心脏内科和外科医生来说都是一个挑战，因为通常情况下，患者生命垂危。在发达国家，慢性和复发性心包积液多为恶性（25% ～ 50%）或感染性（27%）[7, 10, 16]。

　　引起心包积液的恶性肿瘤按发病率高低分别是肺癌、乳腺癌、淋巴瘤或白血病、胰腺癌、卵巢癌、不明原因的肿瘤和黑色素瘤。原发性心包肿瘤如纤维肉瘤或间皮瘤罕见。

　　恶性肿瘤患者确诊的尸检结果表明，心包转移概率高达 15% ～ 30%。然而，只有 20% 的恶性心包疾病患者存在积液，而高达 2/3 的患者可能是由于其他非恶性机制所致。

　　恶性肿瘤通过多种机制产生心包积液：直接浸润、远处转移、淋巴管梗阻、化疗或放疗毒副作用（如环磷酰胺诱发皮肌炎或放疗后缩窄性心包炎）或化疗导致免疫抑制诱发机会性感染［如结核、真菌或巨细胞病毒（CMV）心包炎］。

　　在留置引流管后，15% ～ 50% 的恶性肿瘤患者会再发心包积液。此外，大约 5% 剑突下心包开窗术后的患者会再发恶性积液。无论心包置管引流还是外科手术开窗都未被证实可以降低死亡率（由原发恶性肿瘤的死亡率决定）[10, 12, 17]。

　　持续心包引流指 24 h 引流量 > 100 ml 且持续 3 天以上。指南建议对持续引流或反复出现的心包积液的患者应采用更积极的治疗方式，包括化疗或硬化剂、经皮球囊心包切开术或外科心包切开术（推荐类别 Ⅱ b，证据等级 B）[1]。

　　留置导管引流后，联合全身放、化疗可防止再次出现恶性心包积液，可将再发率降低至 30% ～ 40%。

　　此外，也可使用心包内化疗或注射硬化剂，这些药物包括四环素、博来霉素、顺铂、氮芥、氟尿嘧啶、替尼泊苷和塞替派，不同药物降低心包积液再发生的概率不同。据报道，心包内治疗与外科手术和经皮手术相比的优势在于心包内注射可避免恶性肿瘤细胞扩散到其他体腔内。但总体而言，恶性

肿瘤心包积液再发的概率仍高达 40%[10]。

恶性心包积液的手术方法有三种：①剑突下心包切开术，②开胸胸膜心包开窗术，③开胸心包剥离术。外科手术的另一个优点是可以同时取得组织标本协助诊断。然而据报道，即便外科手术成功，技术水平差异导致的心包积液再发占比高达 15%，大量心包积液的发病率为 30%，死亡率为 13.8%。晚期恶性肿瘤的患者通常不适合全麻和手术。此外，营养不良和化疗相关副作用增加了感染和其他围术期并发症的风险[14]。

这类患者的总体预后较差，病例报告与潜在恶性肿瘤相关的死亡率约为 80%，与外科手术相关的住院时间增加可能会影响患者的生存质量。

1991 年 Palacios 等首次提出局麻下行微创经皮球囊心包开窗术，可以作为外科手术的替代方法[18]。

单球囊经皮球囊心包切开术

术前应告知患者经皮球囊心包切开术中可能出现疼痛不适，可导致心腔损伤、冠状动脉或静脉损失、气胸、胸腔积液、心律失常、感染、出血、需紧急心脏外科手术，甚至死亡等潜在并发症，并获取患者的知情同意。

术前需完善血常规、肾功能（以了解造影剂使用和血小板功能障碍情况）和凝血全套。需要仔细研究患者近期超声心动图的检查结果。心包粘连或包裹性心包积液优选外科手术开窗。

青霉素过敏或耐甲氧西林金黄色葡萄球菌感染的患者术前常预防性使用广谱头孢菌素抗生素或万古霉素。

经皮球囊心包切开术（PBP）在球囊充气过程中可引起明显的疼痛，并可引发心包炎型胸痛。建议保持患者清醒状态下局部体表充分麻醉并镇静。

PBP 可以应用于需保留引流导管和持续心包引流的患者，也可用于首次接受心包穿刺的患者。可使用 0.035 英寸或 0.038 英寸的 Amplatz 导丝置换出已留置心包引流管患者的猪尾巴导管。保留导丝于心包腔内，与心包穿刺术一样，通过导丝在心包腔内围绕呈环状来确认导丝位置（图 35-3）。

充分扩张皮肤切口，通常需要置入 10 Fr 鞘以确保球囊扩张导管可以顺利通过，这个过程会引起疼痛。

通常使用直径 12 ～ 20 mm、长度 3 ～ 4 cm 的

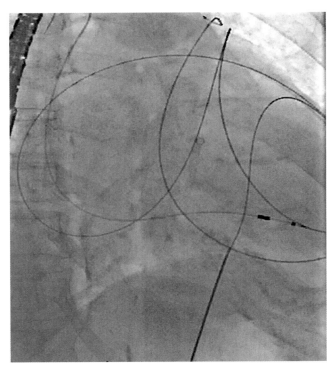

图 35-3 穿刺针成功进入心包。该图突出的地方是由环绕心包的导丝在心包内形成的导丝环，可证实导丝在心包空间内。如果针头无意中进入心腔，可能会出现心电图上可见的损伤电流，此外，导丝可能穿过心脏边界进入肺动脉

球囊（Maxi 球囊，Cordis）进行球囊扩张。已在该手术的标准操作流程基础上衍生出不同操作方法，包括心尖部穿刺，并排预置两个心包球囊，双球囊心包切开术，Inoue 球囊心包切开术以及组合使用长短扩张球囊[19-24]。

但最重要的是要确保球囊近端在皮下，如果在皮内会导致患者出现极度不适感。常常通过轻度扩张球囊以确认球囊腰部在心包处，该位置为球囊的理想位置。然后充分扩张球囊直至球囊腰部消失。我们建议扩张 2 ～ 3 次，以确保 PBP 成功（图 35-4）。

如条件允许，可采用两个垂直体位透视确认球囊位置是否合适。如果无法识别壁层心包，可注射 5 ～ 15 ml 造影剂来帮助分辨，左前斜体位时球囊中点应位于心包壁层上方。

如果心包壁黏附于胸腔，近端球囊膨胀失败，可采用反向牵拉法，随着球囊向前推进，将皮肤和组织向反向牵拉。

球囊扩张后，从 0.035 英寸导丝上取下球囊导管，换上新的猪尾巴导管，缝合固定。

如在心包穿刺术同时行心包切开术，则以标准

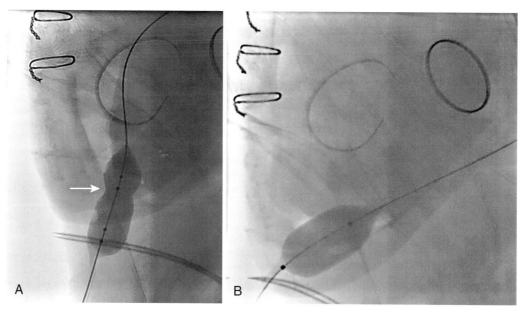

图 35-4　采用单球囊技术的经皮球囊心包切开术。**A** 和 **B**，该病例中使用 20 mm×40 mm 球囊的单球囊技术进行经皮心包开窗。注意造影剂注射到心包腔和球囊残余腰部（白色箭头）形成心包轮廓，球囊位于心包层壁层

手术方法刺入心包，放置引流管，以便测量心包内压力。心腔内保留少量心包积液便于确认球囊扩张导管的位置，测完心包压力后，需吸除大部分心包积液。

心包穿刺术后心包管应按照心包穿刺术标准流程进行管理。无法持续引流出心包积液（＜75～100 ml/24 h）时即可拔除导管。在拔除导管 48 h 后应复查超声心动图。此外，还应拍摄胸片评估 PBP 引流术后是否出现胸腔积液。

PBP 的机制目前尚不清楚。可能是心包局部开放后，在心包间隙和胸膜间隙和（或）腹膜之间产生一定的空间。既往行心包镜检查和影像学造影分析显示心包和胸膜腔之间相通[25]。但 Chow 等使用 23 mm Inoue 球囊在心包上扩张出一个 18.6 mm×16.4 mm 椭圆形开口，发现通道不会持续开放[22, 26]。引流心包积液容易使内脏、心包发生炎性粘连。

双球囊经皮球囊心包切开术

近年来，双球囊技术已成为球囊心包切开术的首选术式。双球囊技术理论上可以获得更大的心包窗口。患者对于双球囊术的疼痛耐受程度比单球囊或 Inoue 球囊造成的疼痛耐受程度更高。此外，球囊破裂的发生率较低，进一步降低了球囊破裂后卡在皮下以及球囊碎片残留于体内的风险[27]。

与单球囊技术类似，患者在进行超声心动图检查的基础上，还应进行术前检查，包括血常规、肾功能、凝血全套，同样，避免应用于包裹性心包积液的患者。

手术并发症与心包穿刺及单球囊技术相似，包括出血、感染、急诊心脏手术、气胸、心包积气、持续性左侧胸腔积液、血胸、心静脉及冠状动脉损伤、心腔穿孔等。

应该尽早给患者预防性使用抗生素，并给予适当的围术期疼痛管理。

心包穿刺的方法很多，在心电图、超声心动图和（或）透视引导下，使用 4 Fr 微穿刺针、硬膜外穿刺针或 Pajunk 针穿刺心包。针尖进入心包腔时注入生理盐水，通过超声心动图或造影观察，确保穿刺针在心包腔内。

扩张皮肤后将 7 Fr 13 cm 带侧孔鞘管置入心包腔内。

再将两根 0.035 英寸导丝送入心包腔内，透视确认其位置。笔者建议使用软头 Amplatz 硬或超硬导丝（Cook Medical，Bloomington，Indiana）或 Supracore 导丝（Abbott Vascular，Santa Clara，California）。

确认导丝在心包腔内后，撤出 7 Fr 鞘后置入两个适合球囊尺寸的鞘管。一根导丝上放置 8～12 mm×20 mm 的球囊，另一根导丝上放置 8～12 mm×40 mm 球囊。

透视下两根导丝开始分开的地方代表壁层心包。前送球囊至壁层心包。

确认位置后给两个球囊缓慢充气，确保它们在

心包壁层而不在皮下。然后即刻充分充气，直到球囊腰部消失。用长球囊锚定，再反复多次扩张短球囊以扩张心包。

放气后撤回球囊，通过导丝留置猪尾巴引流导管。根据术者的偏好，可以通过心包切口注入造影剂，观察是否流入胸腔，此时可撤出另一根导丝。

固定心包引流管直到引流量减少。患者继续预防性服用抗生素，并在术后完善胸部 X 线检查，以明确有无气胸发生。

经皮球囊心包切开术后的效果

Palacios 等首次报道了 8 例恶性心包积液、心脏压塞患者的 PBP 治疗经验。手术成功率达 100%，未出现即刻及远期手术并发症。新发左侧胸腔积液或积液量显著增加的平均出现时间为（2.9±0.4）天。患者平均随访了（6±2）个月，未出现复发性心包积液或心脏压塞。然而，这些患者的预后与他们原发病不平行，有 5 例患者最终死亡[18]。

随后的多中心注册研究中，1987—1996 年在 16 个中心入组了 130 名 PBP 患者，评估 PBP 的治疗效果。其中 85% 的患者确诊为恶性肿瘤（多数为肺癌），58% 的患者已发生心脏压塞并已行心包穿刺。如果超声心动图证实无积液复发，且无手术并发症，则表明 PBP 手术成功。研究结果表明，手术成功率为 85%（111/130），平均随访了（5±5.8）个月，没有患者出现心包积液复发。15% 已存在胸腔积液的患者中需放置胸管引流，而没有胸腔积液的患者中术后需要放置胸管的比例为 9%。104 名恶性肿瘤的患者中有 86 人在 PBP 术后（3.8±3.3）个月死亡。尚未发现存活或免于积液复发的预测因素[28]。

存在包裹性心包积液的患者应避免 PBP，因为这种情况下积液不能通过手术彻底引流干净，心包内注射尿激酶或使用导丝和猪尾巴导管机械破坏纤维条索的方法目前仍存在争议。

此外，对于肺功能较差的患者应避免进行 PBP，因为它可能引起左侧大量胸腔积液，进一步影响患者的肺功能。

经皮心包活检

如前所述，大量心包积液是许多疾病共同且常见的临床表现，明确诊断的第一步是进行心包穿刺。

穿刺虽然具有诊断价值，但只能明确 25% 病例的病因。最容易漏诊的是肺结核。在恶性心包积液中，50% ～ 85% 的病例液基细胞学检测呈阳性，尽管可以通过免疫组织化学染色提高诊断率，但无法进行细胞分型，此时常需进行心包活检。

既往活检需要在全身麻醉下进行[16]。有记载以来，经皮活检获得多个心包样本的历史已有 20 余年。

1988 年，Endrys 等首次开展了经皮心包活检术，共 18 例因大量心包积液需要心包穿刺的患者接受了该手术[29]。术者使用剑突下入路的方法将 7 Fr 聚四氟乙烯鞘管送入心包腔，并引流心包积液。然后更换为 8 Fr 聚四氟乙烯鞘管，其尖端弯曲，带有多个侧孔。经鞘管置入心内膜活检钳，注射空气进入心包以勾勒出心包脏层及壁层。每位患者平均取得 8 个活检组织，没有并发症出现。在手术结束时抽出空气，常规放置引流管。18 例患者中有 9 例患者通过活检标本确诊。

Mehan 等注意到，由于活检钳材质较软，从而很难定位至心包腔内合适的位置，因此他们改良 Endrys 技术，用 9 Fr Judkins 冠状动脉导管远端指引导管到达特定的靶位置[30]。

随后，Ziskind 等在类似的透视方法下，使用中心针尖样、锯齿状的心包活检钳。他们未向心包腔内注入空气，而是手术刚开始时保留少量心包液，以分离心包脏层和壁层。研究共纳入 15 名患者，所有患者都获取到足够量的组织标本以进行诊断。对于有恶性疾病病史的患者，细胞学检查结合活检可使诊断率从 46% 提高到 62%[31]。Selig 等进一步改进了活检方法，用超声心动图取代透视引导进行活检[32]。

后来，Margey 等报道了 7 例疑似恶性积液患者的心包活检结果。在透视及心电监护下引流心包积液，使用猪尾巴导管代替 23 cm 的 8 Fr 鞘，随后送入 7 Fr BiPal 活检钳（Cordis, Johnson and Johnson, New Jersey），使心影与外层心包分离。所有手术均未出现并发症，每次手术获得 5 个标本，并证明了心包活检仅在细胞学层面就提高了确诊率。其中 4 名已确诊恶性肿瘤的患者证实心包未受累，此外，1 例患者确定为淋巴细胞性心包炎，2 例确定为组织性心包炎[33]。

因此，经皮心包穿刺活检术比外科心包穿刺活检术的损伤更小，对提升心包积液的诊断范围帮助较大，特别是恶性和结核性心包疾病。

经皮心包活检技术

可在心包积液引流后通过留置的猪尾巴导管进行心包活检，也可在心包穿刺同时进行心包活检。

标准心包穿刺术按上述方法进行，但需要注意的是，不能将心包积液彻底引流。最佳的方法是用超声心动图引导或于心包腔内注入 5～15 ml 造影剂。

心包镜（如下文所示）可以明确心包病变的范围，通过直视下对靶病灶进行活检来提高心包活检的成功率。

通过 0.035 寸 J 型头端或 0.038 寸 Amplatz 硬导丝更换导管，将 7 Fr 或 8 Fr 23 cm 鞘管置换为猪尾巴导管。将鞘送入心脏后方的心包间隙，随后抽吸、冲洗。局部注射造影剂可以显示心包轮廓。

随后通过鞘管送入 7 F BiPal 心脏活检钳，远离心影、面向壁层心包，打开活检钳头端并旋转至合适的角度。理想情况下可通过两个透视平面确认位置，通常采用前后位和侧位投影（图 35-5）。因此，双平面血管造影对活检有帮助。术者一旦确认活检钳开口未直接指向脏层心包即可进行心包活检，最多可取 5 个标本。

活检成功后，导丝穿过鞘管送入心包腔，置入新的引流猪尾巴导管。如前所述，24 h 内心包积液引流总量需小于 75～100 ml。

虽然经皮心包穿刺活检的创伤比外科手术小，但仍可能出现严重的不良事件，尤其在没有心包镜指导时。如果不能将心包脏层和壁层分离，就可能发生心脏破裂或穿孔、冠状动脉或静脉损伤。此外，也可能出现室性异位节律、疼痛和发热。

心包活检的作用

Seferovic 等报道了他们在心包镜联合心包活检提高单透视引导活检诊断率方面的经验[34]。共有 49 例经皮穿刺活检的大量心包积液患者，其中 12 例采用标准透视法指导活检，每个患者取 3～6 个活检标本（单独透视组）。22 个患者在 16 Fr 内窥镜引导下通过心包镜获取 4～6 个活检标本。最后，对 15 例患者进行心包镜引导下大量采样（大量取样组），每位患者采集 18～20 个样本。心包镜与透视指导活检相比检出率大大提高（84.9%，84.2% vs. 43.7%）。大量取样组心包活检在明确病因方面比单独透视组明显提高（53.3% vs. 8.3%；$P < 0.05$），且额外使用的 16 Fr 内窥镜没有导致任何并发症。

因此，对心包浸润或沉积性疾病进行直视化取样有助于直接在病变部位活检，同时将医源性损伤的风险降至最低。

经皮心外膜通路的电生理学研究和消融

心外膜瘢痕相关折返环被认为是室性心动过速

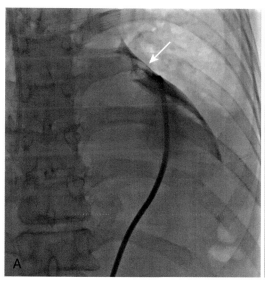
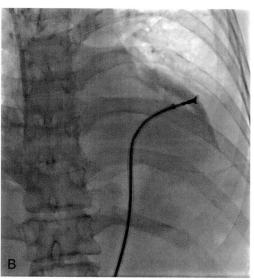

图 35-5 经皮心包活检。图 **A** 中通过 8 Fr 鞘注射造影剂标示心包壁层。图 **B** 中通过鞘放置的 BiPal 活检钳，直接指向心包壁层，远离心脏表面

的重要形成原因之一[35-36]。约30%的非缺血性心肌病（包括肥厚型心肌病和扩张型心肌病）患者、10%～15%缺血性心肌病患者室速由心外膜瘢痕所致。此外，致心律失常型右心室心肌病和Chagas心肌病的室速以心外膜基质为主[37-39]。1996年Sosa等发明了基于导管的心腔内介入技术作为标测和消融室速的一种方法，此后该技术得到广泛关注[40]。

此外，心外膜标测和消融在部分房室折返性心动过速，房颤（如果无法通过心内膜入路进行透壁消融，或者由于心包反射而无法完全隔离肺静脉），房性心动过速（尤指由左心房赘生物引起的心动过速），和不恰当窦性心动过速中也发挥了作用[36]。

近期，一个美国多中心注册研究和欧洲注册研究数据表明，三级转诊的医疗中心中12%～17%的室性心动过速（VT）消融患者接受采用心外膜通路消融[41]。

心外膜标测和消融既往被推荐用于心内膜消融失败的室性心动过速或折返，如心外膜起源的Chagas病。但近年来，心外膜或联合心内膜消融的方法作为一线治疗被推荐用于心电图符合心包膜起源或心腔内心电图提示心外膜折返或存在心内血栓或机械瓣膜除外心内膜来源的室性心动过速等情况下[35, 42-43]。近期多中心注册研究数据使术者越来越有信心把心外膜消融作为一线治疗，研究中35%的患者选择心外膜标测和消融作为一线治疗，剩余65%患者既往心内膜消融失败。70%～75%接受心外膜消融术的患者长期随访未发生室性心动过速[41]。

既往手术引起严重心包粘连的患者是该手术的禁忌证。然而，如果心包镜检查或复合性手术切除剑突下心包窗，则可将心包粘连分开，从而成功实施心外膜消融[44-45]。

心包入路及心外膜定位消融技术

最常用的心包穿刺方式是标准剑突下穿刺。根据电生理解剖位置（瘢痕下方、前方、外侧）的不同可采用沿膈面前、下方进行穿刺。

无论是使用带有套管的Tuohy针还是Pajunk针都可减少损伤。在透视和（或）超声心动图引导下将穿刺针送入心包。通常术者在左前斜（LAO）体位进行操作，同时不断在右前斜（RAO）体位影像上进行确认。操作需避开有冠状动脉和静脉走行的

心底部和心尖，选择右心室中部穿刺，但有可能限制导管的操作。术中可使用单个或双平面投影（图35-6）。

一旦出现突破感，提示穿刺针进入心包间隙，即可取下针芯接上含有造影剂的Luer-Lok注射器。在心包腔内注入少量造影剂，可见特征性的液体分层，但不可注入过多造影剂，这会使得继续操作时无法确认针尖的位置。

在高达17%的概率下，会意外穿刺进入右心室，如能及时发现很少导致出血，尤其是在只有针尖进入心室壁时。然而，如果没能及时发现，大约一半患者会出现大量心包出血，并可能发生心脏压塞。

确定成功进入心包腔后即可移除注射器，将标准0.032英寸或0.035英寸Amplatz导丝送入心包腔内，此时典型表现包括导丝常规活动、无室性早搏、LAO投影可见导丝穿过心包两侧。

Laham等在该标准方法基础上稍加变化，在大型动物心外膜通路上进行试验。使用剑突下入路方法在透视引导下，维持20～30 mmHg持续正压，通过穿刺针注入盐水推开右心室壁避免触碰穿刺针，并为穿刺创造一个潜在空间。49头猪接受了该手术，没有不良事件发生，也没有出现右心室损伤。然而，这种技术并没有被广泛应用于临床实践[46]。

通常在确认导丝位置后，将软头7 Fr或8 Fr鞘放置于心包腔。建议使用尖端柔软的鞘管以避免出现外源性冠状动脉或静脉损伤。此外，一些作者建

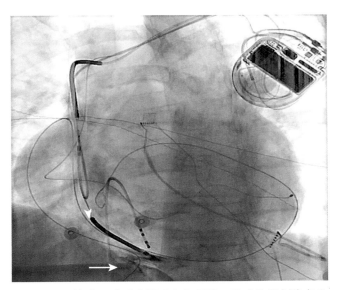

图35-6　心外膜心动过速消融心包通路。注意造影剂染色和分层以区分壁层心包的位置（白色箭头）。还要注意J型导丝盘绕在心包（白色箭头）内。（图片由康涅狄格州哈特福德医院电生理学家Edmond Cronin博士提供）

议避免将穿刺鞘管单独留置在心包内，以防损伤冠状动脉。导丝或猪尾巴导管可以通过鞘管进入心包腔。弯折的穿刺鞘更容易导致心脏损伤或穿孔，故应避免。如需定向支撑，可以选用尖端可弯曲的穿刺鞘，例如 Agilis EPI 导管（St. Jude Medical, Minneapolis, Minnesota）。

电解剖定位可以使用标准心内膜定位系统或经心包鞘管引入一根定位导管进行。灌注射频消融导管是首选，因其输出功率高及热损伤较少。然而，为了预防连续向心包腔内注射生理盐水所致液体积聚和心脏压塞，应间歇通过鞘管侧孔回抽液体。冷冻消融导管也用于心外膜消融[47]。

消融结束后，通常保持鞘管不动，在心包间隙留一根猪尾巴导管以减少心脏损伤。如果手术过程中出血较少且回抽无心包积液，则可将其取出，否则可留置导管 24 h。

大多数术者在心包腔内注入激素以减少鞘管和消融引起的炎症以及心包炎。

心包入路及心外膜消融的局限性和潜在并发症

心外膜消融术存在一些技术上的局限性。由于心包反射，可能无法都送入到心包后侧间隙。即使使用目前的心内膜和心外膜方法和技术，一些由心肌中层引起的室性心动过速也可能无法消融。心外膜脂肪可使心电图信号减弱，并绝缘下层肌肉，使其无法有效地向下层心肌输送消融能量。

患者于术后普遍存在剑突下和胸骨后疼痛和不适；30% 的患者在心外膜手术后会发生心包炎。这可能与心包积液甚至出血性心包积液有关。经证实，心包内注射类固醇激素可减轻术后疼痛和心包炎[48]。

约 5% 病例出现严重并发症，7%～8% 病例出现轻微并发症。并发症可与心包入路、标测或消融术有关[49]。

主要并发症包括右心室穿孔和心包出血合并压塞。多达 17% 的病例是因为穿刺针贯穿右心室导致的，也有报道继发于鞘尖损伤的右心室游离壁破裂。其他主要并发症包括需急诊手术的冠状动脉或静脉损伤所致心外膜出血、冠状动脉痉挛和心肌缺血、膈动脉损伤伴腹膜血肿、肝破裂和肝血肿、肝穿孔伴腹膜血肿、右心室假性神经麻痹，以及极少发生

的右心室腹腔瘘。对于任何原因不明的进行性低血压，如超声心动图未发现心包积液，应进一步检查评估有无心包内血栓或腹腔出血。

多数术者主张在消融术前先行冠状动脉造影，以减少消融术中损伤冠状动脉的风险。也存在膈神经损伤的风险，大多数操作者会通过消融导管进行高输出起搏膈神经刺激试验，以确保在输送能量前没有刺激膈神经。

轻微并发症包括术后疼痛、可引流的心包积血、仅误穿入右心室而无出血、罕见左束支传导阻滞或短暂性全心传导阻滞。

然而，富有经验的心外膜消融术者越来越多，手术变得更加安全。

用于经导管左心耳结扎的经皮经心包入路

心房颤动（房颤，AF）是世界上最常见的心律失常，美国超过 300 万成年人患房颤[50]。预计 2050 年约有（1200～1600）万美国人诊断为房颤[51]。房颤显著增加发病率和死亡率，栓塞性卒中是最严重的表现[52-53]。房颤患者卒中的风险增加了 5 倍，房颤引起卒中的风险随年龄增长，1.5% 发病年龄在 50～59 岁，23.5% 在 80～89 岁。未经治疗的房颤患者每年的卒中发生率为 4.5%。

左心耳（LAA）是房颤血栓的主要来源，占心律失常患者血栓来源的 90%[54]。

目前，口服抗凝是预防卒中最有效的治疗方案（推荐类别 I，证据等级 A）[55]。但遗憾的是符合华法林应用条件的患者中，只有 50%～60% 在进行抗凝治疗，且华法林存在多种药物和饮食相互作用，长期服药依从性较低。新型口服抗凝药包括达比加群、阿哌沙班和利伐沙班等，其在预防卒中方面不劣于和（或）优于华法林，无需定期进行血液监测。然而，这些药物仍有出血风险，而且这些药物没有拮抗剂或逆转剂可用[56]。

强烈推荐抗凝的高危人群应用包含充血性心力衰竭、高血压、年龄＞75 岁、糖尿病、卒中、血管疾病、年龄 65～74 岁、性别分类的 CHADS2-Vasc 危险评分确定[57-58]。

抗凝能有效预防卒中，但也存在出现致命和非致命出血并发症的风险。出血并发症的风险随着年

龄的增长而增加，因而从卒中预防中获益最大的患者也是最容易发生出血并发症的患者。

对于存在抗凝禁忌或出血高危的患者，如复发性晕厥和跌倒患者，需要采取其他预防卒中的方法[59-61]。

因此，隔离 LAA 已成为一种潜在的治疗选择。对于抗凝不能耐受的患者，作为外科迷走神经消融术的一部分，或在冠状动脉旁路移植术同时，或在接受二尖瓣手术的同时，主张手术隔离 LAA。有许多不同的手术技术和设备可供选择，包括简单的缝合结扎、应用吻合器、微创胸腔辅助或使用心房夹闭系统（AtriCureatriclip 系统，AtriCure Cincinnati，Ohio）的机器人辅助心外膜 LAA 封闭。然而，封闭成功率从 60% 到 80% 不等，存在残余栓塞卒中的风险。此外，手术结扎与术后出血、围术期卒中和 LAA 撕裂的风险相关。

因此，多种经皮 LAA 封堵应运而生。目前至少有三种 LAA 封堵闭合装置完成临床试验及正在进行临床试验——Watchman 器械（Boston Scientific，Natick，Massachu setts），Amplatz（St. Jude Medical，Minneapolis，Minnesota）和已经不再生产的 PLAATO 装置（eV3 Medical，Plymouth，Minnesota）。这些装置对具有合适形态 LAA 的患者来说，与华法林长期抗凝一样有效且安全。然而这些设备存在栓塞、设备老化、感染和静脉内血栓形成的风险，妨碍其在临床广泛应用。

2009 年，Bartus 等发明了一种心内膜和心外膜的新方法，研究者在 26 只犬身上进行缝合介导的 LAA 隔离术[62]。100% 有效地隔离 LAA。LARIAT（SentreHeart，Redwood，California）经皮缝合结扎，获得了美国食品和药物管理局（FDA）在软组织闭合中使用的许可，临床上主要用于 LAA 隔离。目前正在进行大型、单中心、观察研究，该研究纳入 119 名患者以评估 LAA 隔离手术的有效性及手术安全性。由于解剖禁忌或心内血栓，最终只有 85 例患者接受 LAA 隔离装置。96% 的 LAA 结扎导致 LAA 完全闭合，其余病例在术后 1 年超声心动图随访中发现小于 2 mm 的裂隙[63-64]。

术前注意事项

由于该手术需要进入心包前间隙，因此，既往有心脏手术史、放疗或炎症性心包疾病所导致的心包疾病、心包粘连和瘢痕的患者不能进行该手术。

所有患者术前均需完善计算机化断层显像心血管造影（CTA）及 LAA 三维重建。这有助于确认左心耳的形状和大小。如果心耳直径大于 40 mm，器械无法通过 LAA 体部结扎 LAA 颈部或口部。但在不久的将来，会有更大的器械适用于宽达 50 mm 的 LAA。此外，CT 还能帮助确定心耳的具体方向，对于位于肺动脉干后方的 LAA，若心耳向前则存在手术禁忌。此外，超过 40 mm 的二叶式或多叶式 LAA，各叶朝向不同方向时也不适用该器械。

最后，术前 CT 扫描有助于介入医生确定 LAA 的方向后决定向前或从侧面置入指引鞘管，以便直送到心耳远端，定位 LAA 口缝合位置。此外，CTA 还有助于确定 LAA 最深点，以便使 LAA 血管内导丝尽可能位于最佳位置。

术前和术中经食管超声心动图不仅有助于评估封堵效果，对于术前评估是否存在心内血栓和 LAA 血栓来说也很重要，或者说是更为重要。存在心内血栓是该手术的禁忌。

经皮经心包左心耳隔离术

在大部分医院该手术是在导管室中进行的，患者需全麻，并在经食管超声心动图引导下进行。可采用单平面或双平面透视。

对于青霉素过敏或耐甲氧西林金黄色葡萄球菌的患者，应预防性使用第二代或第三代头孢菌素或万古霉素等广谱抗生素。患者应在手术前停止抗凝。

LARIAT 设备由三部分组成：

1. 一个 15 ~ 20 mm 的兼容封堵球囊——EndoCath 球囊。

2. 0.025 英寸和 0.035 英寸磁头导丝（FindrWIRE）。

3. 12 ~ 14 Fr 带锁套的缝合传送装置（LARIAT）。

这个过程包括四个基本步骤：

1. 建议心包和房间隔通道。

2. 将导丝磁性头端置于 LAA 的顶点，并确认球囊位于 LAA 开口。

3. 连接心外膜和心内膜磁头导丝以固定 LAA。

4. 套住 LAA 并确认封堵，释放预缝合线圈套。

建立心包通路的方法与前面描述的类似。透视引导下，使用 Tuohy 针或 Pajunk 针于标准剑突下入路向心包推进。确保进入心包壁层，右心室造影可以帮助识别右心室边界作为标志。进入心包时可以注射少量造影剂来观察典型的对比图像。前后和侧面的透视投影有助于显影。进入心包腔后，插入标准 0.035 英寸 Amplatz 导丝，透视确认。经导丝扩皮后置入 6 Fr 鞘。送入第二根导丝，以防需要紧急心包引流（图 35-7）。此时，可先送入 12 ～ 14 Fr 软头传送指引导管至心包腔。经食管超声心动图可确定位置并评估鞘管有无渗漏或压迫右心房。

随后，经超声心动图引导下穿刺房间隔进入左心房，手术理想位置比常规穿刺位置略向后、前。进入左心房后立即肝素化，活化凝血时间（ACT）目标值大于 250 s。可以使用 SL-1 鞘指向 LAA 方向，用猪尾巴导管勾勒左心房图像。通常在 RAO 体位透视下进行，以帮助识别 LAA 的开口和体部（图 35-8）。

左心房通路建立后，将 0.025 英寸、稍弯便于操控的 FindrWIRE（SentreHeart Inc.，Redwood，California）撤回到 EndoCath（SentreHeart Inc.，Redwood，California）的气囊导管中，均在透视引导下送到 LAA 的顶点。将 FindrWIRE 推进到 LAA 的远端，近端球囊标志物应放在冠状窦和环状冠状动脉的远端。

然后将 0.035 英寸的 FindrWIRE 磁头导丝送入心包鞘内，并将心内导丝送入 LAA，形成 LARIAT 圈套器的输送通道。

导丝到位后，放置 LARIAT 于心外膜导丝上

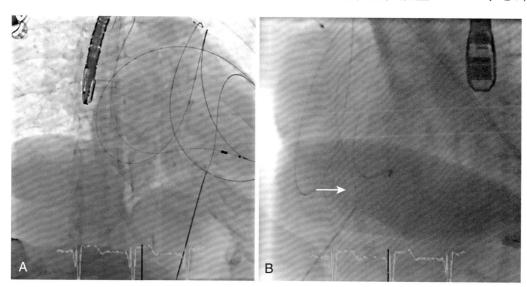

图 35-7 经皮经心包左心耳封堵——穿刺针进入心包位置的重要性。图 A 和图 B 示穿刺针成功进入心包，导丝盘绕在心包腔内。注意通路前方位置和轨迹（白色箭头）。这有助于经心外膜送鞘，最终将圈套器送到左心耳

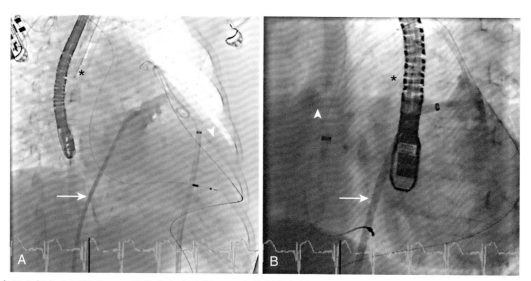

图 35-8 经皮经心包左心耳结扎——基线左心房造影。**A.** 右前斜位投影；**B.** 左前斜位投影。注意经房间隔的 SL-1 鞘（白色箭头）放置在左心耳开口处。注意心包腔（白色箭头）中 LARIAT 传递系统的软头引导鞘。值得注意的是，在这里使用猪尾巴导管以将医源性冠状动脉血管损伤风险降到最低。该手术通常在经食管引导下进行（星号）。最后注意心包内有第二根导丝，出现紧急并发症时使用，以帮助心包引流

（图 35-9）。向 LAA 方向送入 LARIAT，打开圈套器并套住 LAA，远端圈套环应与近端球囊标记线对齐。球囊用造影剂和盐水按 1 : 1 配成的液体扩张，再使用经食管超声心动图来确定 LAA 开口，然后完全收紧 LARIAT 圈套器。复查造影和经食管超声心动图，确认是否闭合成功，并调整圈套器位置（图 35-10）。

0.025 英寸的 FindrWIRE 回撤到球囊顶端，球囊放气，整体回撤 EndoCATH 和 FindrWIRE 系统。

LARIAT 放置位置满意后，释放、收紧套索，然后用缝合拉力计［TenSURE 装置（SentreHeart, Redwood, California）］进行最后的两次紧固。

经食管超声心动图、于 RAO 和 LAO 体位进行左心房造影可评估闭合效果。一旦 LAA 被完全隔离封堵，圈套器完全打开，被剪掉的红色缝合释放标签会从 LAA 撤出体外。从指引导管中取出 LARIAT 输送系统和 0.035 英寸 FindrWIRE 导丝，并用缝合器切割残余缝合线头。

大多数中心建议保留心包引流导管至少 6 h。如果 6 h 后没有引流液，即可安全移除心包置管。如果有意外右心房损伤或出血性心包积液的迹象，应保留引流管。患者常出现心包炎和心包炎相关的心包积液，除了常规全身使用非甾体抗炎药，也可向心

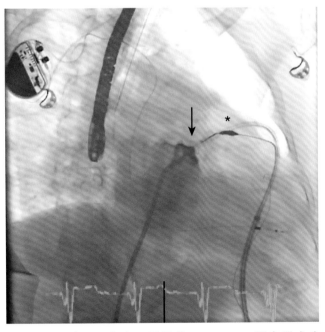

图 35-9　经皮经心包左心耳结扎——LARIAT 圈套器成功与导丝连接，被送到左心耳。0.025 英寸和 0.035 英寸磁头 FindrWIRE 导丝连接至 LAA 顶部（星号），软头 LARIAT 传送系统和圈套器通过导丝前送，并避开膨胀的 EndoCATH 球囊，确保圈套在真正 LAA 开口（箭头）。左心房造影可以帮助输送系统定位

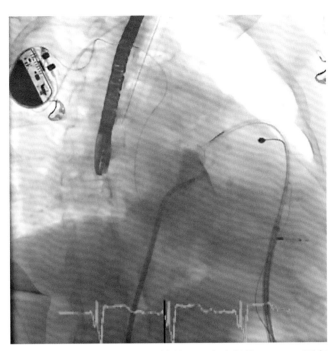

图 35-10　经皮经心包左心耳结扎——成功释放 LARIAT 圈套器，完成左心房造影。经透视、心房造影、经食管超声心动图定位确认满意后，收紧缝合器，断开套扎输送系统并将其撤出心包腔

包注入类固醇激素。有病例报告显示小的残余 LAA 漏中有血栓形成，故建议在术后 1 个月和 6 个月随访经食管超声心动图。

手术相关并发症

最常见的手术副作用是严重心包炎，据报道 30% 的患者术后会发生。并且可进一步导致心包炎相关的心包积液，但鲜有缩窄性心包炎的报告[63-64]。与其他心包介入技术一样，该手术可能损伤心腔、冠状动脉和心静脉，导致出血性积液、压塞和紧急心脏手术。心外膜通路存在膈动脉、肝静脉或下腔静脉穿刺出血的风险，也存在损伤 LAA、需要紧急心脏手术的风险。此外，有 LARIAT 闭合后持续性 LAA 渗漏的个案报道，需要心内装置闭塞，也有 LAA 表面血栓形成的报告，这种情况通常在 LAA 有小的残余腔隙时发生[65-70]。

结语

在过去的二十年中，结构性心脏病和电生理学方面的经心包入路和介入技术都发展迅速，并确立了其主流地位。今后使用心包通路进入心脏的技术

将结合局部药物释放、心脏再同步化治疗的起搏器导联植入、心包内超声，及心外膜电生理和结构性心脏病介入治疗技术进一步发展[71-72]。因而，所有介入医生都应该熟练掌握心包穿刺这项基本技能。

参考文献

1. Maisch B, Seferovic PM, Ristic AD, et al: Guidelines on the diagnosis and management of pericardial diseases executive summary; the task force on the diagnosis and management of pericardial diseases of the European Society of Cardiology. *Eur Heart J* 25(7):587–610, 2004.
2. Hoit BD: Management of effusive and constrictive pericardial heart disease. *Circulation* 105(25):2939–2942, 2002.
3. Jneid H, Maree A, Palacios I: Pericardial tamponade: clinical presentation, diagnosis and catheter-based therapies. In Parillo J, Dellinger P, editors: *Critical Care Medicine*, ed 3, Philadelphia, 2008, Elsevier.
4. Little WC, Freeman GL: Pericardial disease. *Circulation* 113(12):1622–1632, 2006.
5. Reddy PS, Curtiss EI, O'Toole JD, et al: Cardiac tamponade: hemodynamic observations in man. *Circulation* 58(2):265–272, 1978.
6. Roy CL, Minor MA, Brookhart MA, et al: Does this patient with a pericardial effusion have cardiac tamponade? *JAMA* 297(16):1810–1818, 2007.
7. Flannery EP, Gregoratos G, Corder MP: Pericardial effusions in patients with malignant diseases. *Arch Intern Med* 135(7):976–977, 1975.
8. Jneid H, Maree A, Palacios I: Acute pericardial disease: pericardiocentesis and percutaneous pericardiotomy. In Mebazza A, Gheorghiade M, Zannad F, et al, editors: *Acute Heart Failure*, New York, 2008, Springer.
9. Sagrista-Sauleda J, Angel J, Permanyer-Miralda G, et al: Long-term follow-up of idiopathic chronic pericardial effusion. *N Engl J Med* 341(27):2054–2059, 1999.
10. Shepherd FA, Morgan C, Evans WK, et al: Medical management of malignant pericardial effusion by tetracycline sclerosis. *Am J Cardiol* 60(14):1161–1166, 1987.
11. Sagrista-Sauleda J, Angel J, Sambola A, et al: Low-pressure cardiac tamponade: clinical and hemodynamic profile. *Circulation* 114(9):945–952, 2006.
12. Laham RJ, Cohen DJ, Kuntz RE, et al: Pericardial effusion in patients with cancer: outcome with contemporary management strategies. *Heart* 75(1):67–71, 1996.
13. Soler-Soler J, Sagrista-Sauleda J, Permanyer-Miralda G: Management of pericardial effusion. *Heart* 86(2):235–240, 2001.
14. Fontenelle LJ, Cuello L, Dooley BN: Subxiphoid pericardial window. A simple and safe method for diagnosing and treating acute and chronic pericardial effusions. *J Thorac Cardiovasc Surg* 62(1):95–97, 1971.
15. Callahan JA, Seward JB: Pericardiocentesis guided by two-dimensional echocardiography. *Echocardiography* 14(5):497–504, 1997.
16. Selig MB: Percutaneous transcatheter pericardial interventions: aspiration, biopsy, and pericardioplasty. *Am Heart J* 125(1):269–271, 1993.
17. Marcy PY, Bondiau PY, Brunner P: Percutaneous treatment in patients presenting with malignant cardiac tamponade. *Eur Radiol* 15(9):2000–2009, 2005.
18. Palacios IF, Tuzcu EM, Ziskind AA, et al: Percutaneous balloon pericardial window for patients with malignant pericardial effusion and tamponade. *Cathet Cardiovasc Diagn* 22(4):244–249, 1991.
19. Bahl VK, Bhargava B, Chandra S: Percutaneous pericardiotomy using Inoue balloon catheter. *Cathet Cardiovasc Diagn* 36(1):98–99, 1995.
20. Bertrand O, Legrand V, Kulbertus H: Percutaneous balloon pericardiotomy: a case report and analysis of mechanism of action. *Cathet Cardiovasc Diagn* 38(2):180–182, 1996.
21. Chow WH, Chow TC, Cheung KL: Nonsurgical creation of a pericardial window using the Inoue balloon catheter. *Am Heart J* 124(4):1100–1102, 1992.
22. Chow WH, Chow TC, Yip AS, et al: Inoue balloon pericardiotomy for patients with recurrent pericardial effusion. *Angiology* 47(1):57–60, 1996.
23. Fakiolas CN, Beldekos DI, Foussas SG, et al: Percutaneous balloon pericardiotomy as a therapeutic alternative for cardiac tamponade and recurrent pericardial effusion. *Acta Cardiol* 50(1):65–70, 1995.
24. Thanopoulos BD, Georgakopoulos D, Tsaousis GS, et al: Percutaneous balloon pericardiotomy for the treatment of large, nonmalignant pericardial effusions in children: immediate and medium-term results. *Cathet Cardiovasc Diagn* 40(1):97–100, 1997.
25. Sugimoto JT, Little AG, Ferguson MK, et al: Pericardial window: mechanisms of efficacy. *Ann Thorac Surg* 50(3):442–445, 1990.
26. Chow LT, Chow WH: Mechanism of pericardial window creation by balloon pericardiotomy. *Am J Cardiol* 72(17):1321–1322, 1993.
27. Iaffaldano RA, Jones P, Lewis BE, et al: Percutaneous balloon pericardiotomy: a double-balloon technique. *Cathet Cardiovasc Diagn* 36(1):79–81, 1995.
28. Ziskind AA, Pearce AC, Lemmon CC, et al: Percutaneous balloon pericardiotomy for the treatment of cardiac tamponade and large pericardial effusions: description of technique and report of the first 50 cases. *J Am Coll Cardiol* 21(1):1–5, 1993.
29. Endrys J, Simo M, Shafie MZ, et al: New nonsurgical technique for multiple pericardial biopsies. *Cathet Cardiovasc Diagn* 15(2):92–94, 1988.
30. Mehan VK, Dalvi BV, Lokhandwala YY, et al: Use of guiding catheters to target pericardial and endomyocardial biopsy sites. *Am Heart J* 122(3 Pt 1):882–883, 1991.
31. Ziskind AA, Rodriguez S, Lemmon C, et al: Percutaneous pericardial biopsy as an adjunctive technique for the diagnosis of pericardial disease. *Am J Cardiol* 74(3):288–291, 1994.
32. Selig MB: Percutaneous pericardial biopsy under echocardiographic guidance. *Am Heart J* 122(3 Pt 1):879–882, 1991.
33. Margey R, Suh W, Witzke C, et al: Percutaneous pericardial biopsy—a novel interventional technique to aid diagnosis and management of pericardial disease. TCT 477 poster presentation, transcatheter therapeutics 2010. *J Am Coll Cardiol* 56(Suppl):B110, 2010. [TCT 477].
34. Seferovic PM, Ristic AD, Maksimovic R, et al: Diagnostic value of pericardial biopsy: improvement with extensive sampling enabled by pericardioscopy. *Circulation* 107(7):978–983, 2003.
35. Berruezo A, Mont L, Nava S, et al: Electrocardiographic recognition of the epicardial origin of ventricular tachycardias. *Circulation* 109(15):1842–1847, 2004.
36. d'Avila A, Koruth JS, Dukkipati S, et al: Epicardial access for the treatment of cardiac arrhythmias. *Europace* 14(Suppl 2):ii13–ii18, 2012.
37. Tung R, Michowitz Y, Yu R, et al: Epicardial ablation of ventricular tachycardia: an institutional experience of safety and efficacy. *Heart Rhythm* 10(4):490–498, 2013.
38. Sarkozy A, Tokuda M, Tedrow UB, et al: Epicardial ablation of ventricular tachycardia in ischemic heart disease. *Circ Arrhythm Electrophysiol* 6(6):1115–1122, 2013.
39. Pisani CF, Lara S, Scanavacca M: Epicardial ablation for cardiac arrhythmias: techniques, indications and results. *Curr Opin Cardiol* 29(1):59–67, 2014.
40. Sosa E, Scanavacca M, d'Avila A, et al: A new technique to perform epicardial mapping in the electrophysiology laboratory. *J Cardiovasc Electrophysiol* 7(6):531–536, 1996.
41. Della Bella P, Brugada J, Zeppenfeld K, et al: Epicardial ablation for ventricular tachycardia: a European multicenter study. *Circ Arrhythm Electrophysiol* 4(5):653–659, 2011.
42. Arenal A, Perez-David E, Avila P, et al: Noninvasive identification of epicardial ventricular tachycardia substrate by magnetic resonance-based signal intensity mapping. *Heart Rhythm* 11(8):1456–1464, 2014.
43. Fernandez-Armenta J, Berruezo A: How to recognize epicardial origin of ventricular tachycardias? *Curr Cardiol Rev* 10(3):246–256, 2014.
44. Tschabrunn CM, Haqqani HM, Cooper JM, et al: Percutaneous epicardial ventricular tachycardia ablation after noncoronary cardiac surgery or pericarditis. *Heart Rhythm* 10(2):165–169, 2013.
45. Soejima K, Couper G, Cooper JM, et al: Subxiphoid surgical approach for epicardial catheter-based mapping and ablation in patients with prior cardiac surgery or difficult pericardial access. *Circulation* 110(10):1197–1201, 2004.
46. Laham RJ, Simons M, Hung D: Subxyphoid access of the normal pericardium: a novel drug delivery technique. *Catheter Cardiovasc Interv* 47(1):109–111, 1999.
47. Nagashima K, Watanabe I, Okumura Y, et al: Epicardial ablation with irrigated electrodes—effect of bipolar vs. unipolar ablation on lesion formation. *Circ J* 76(2):322–327, 2012.
48. Dyrda K, Piers SR, van Huls van Taxis CF, et al: Influence of steroid therapy on the incidence of pericarditis and atrial fibrillation following percutaneous epicardial mapping and ablation for ventricular tachycardia. *Circ Arrhythm Electrophysiol* 7:992, 2014.
49. Koruth JS, Aryana A, Dukkipati SR, et al: Unusual complications of percutaneous epicardial access and epicardial mapping and ablation of cardiac arrhythmias. *Circ Arrhythm Electrophysiol* 4(6):882–888, 2011.
50. Wolf PA, Abbott RD, Kannel WB: Atrial fibrillation as an independent risk factor for stroke: the Framingham study. *Stroke* 22(8):983–988, 1991.
51. Miyasaka Y, Barnes ME, Gersh BJ, et al: Secular trends in incidence of atrial fibrillation in Olmsted County, Minnesota, 1980 to 2000, and implications on the projections for future prevalence. *Circulation* 114(2):119–125, 2006.
52. Benjamin EJ, Wolf PA, D'Agostino RB, et al: Impact of atrial fibrillation on the risk of death: the Framingham Heart Study. *Circulation* 98(10):946–952, 1998.
53. Risk factors for stroke and efficacy of antithrombotic therapy in atrial fibrillation. analysis of pooled data from five randomized controlled trials. *Arch Intern Med* 154(13):1449–1457, 1994.
54. Thambidorai SK, Murray RD, Parakh K, et al: Utility of transesophageal echocardiography in identification of thrombogenic milieu in patients with atrial fibrillation (an ACUTE ancillary study). *Am J Cardiol* 96(7):935–941, 2005.
55. Fuster V, Ryden LE, Cannom DS, et al: 2011 ACCF/AHA/HRS focused updates incorporated into the ACC/AHA/ESC 2006 guidelines for the management of patients with atrial fibrillation: a report of the American College of Cardiology Foundation/American Heart Association task force on practice guidelines. *Circulation* 123(10):e269–e367, 2011.
56. Eikelboom JW, Wallentin L, Connolly SJ, et al: Risk of bleeding with 2 doses of dabigatran compared with warfarin in older and younger patients with atrial fibrillation: an analysis of the randomized evaluation of long-term anticoagulant therapy (RE-LY) trial. *Circulation* 123(21):2363–2372, 2011.
57. Gage BF, Waterman AD, Shannon W, et al: Validation of clinical classification schemes for predicting stroke: results from the national registry of atrial fibrillation. *JAMA* 285(22):2864–2870, 2001.
58. Puwanant S, Varr BC, Shrestha K, et al: Role of the CHADS2 score in the evaluation of thromboembolic risk in patients with atrial fibrillation undergoing transesophageal echocardiography before pulmonary vein isolation. *J Am Coll Cardiol* 54(22):2032–2039, 2009.
59. Al-Saady NM, Obel OA, Camm AJ: Left atrial appendage: structure, function, and role in thromboembolism. *Heart* 82(5):547–554, 1999.
60. Veinot JP, Harrity PJ, Gentile F, et al: Anatomy of the normal left atrial appendage: a quantitative study of age-related changes in 500 autopsy hearts: implications for echocardiographic examination. *Circulation* 96(9):3112–3115, 1997.
61. Faletra FF, Nucifora G, Regoli F, et al: Anatomy of pulmonary veins by real-time 3D TEE: implications for catheter-based pulmonary vein ablation. *JACC Cardiovasc Imaging* 5(4):456–462, 2012.
62. Lee RJ, Bartus K, Yakubov SJ: Catheter-based left atrial appendage (LAA) ligation for the prevention of embolic events arising from the LAA: initial experience in a canine model. *Circ Cardiovasc Interv* 3(3):224–229, 2010.
63. Bartus K, Bednarek J, Myc J, et al: Feasibility of closed-chest ligation of the left atrial appendage in humans. *Heart Rhythm* 8(2):188–193, 2011.
64. Bartus K, Han FT, Bednarek J, et al: Percutaneous left atrial appendage suture ligation using the LARIAT device in patients with atrial fibrillation: initial clinical experience. *J Am Coll Cardiol* 62(2):108–118, 2013.
65. Baker MS, Paul Mounsey J, Gehi AK, et al: Left atrial thrombus after appendage ligation with LARIAT. *Heart Rhythm* 11(8):1489, 2014.
66. Briceno DF, Fernando RR, Laing ST: Left atrial appendage thrombus post LARIAT closure device. *Heart Rhythm* 11(9):1600–1601, 2014.
67. Keating VP, Kolibash CP, Khandheria BK, et al: Left atrial laceration with epicardial ligation device. *Ann Thorac Cardiovasc Surg* 2013.
68. Koneru JN, Badhwar N, Ellenbogen KA, et al: LAA ligation using the LARIAT suture delivery device: tips and tricks for a successful procedure. *Heart Rhythm* 11(5):911–921, 2014.
69. Koranne KP, Fernando RR, Laing ST: Left atrial thrombus after complete left atrial appendage exclusion with LARIAT device. *Catheter Cardiovasc Interv* 2014.
70. Mosley WJ, 2nd, Smith MR, Price MJ: Percutaneous management of late leak after LARIAT transcatheter ligation of the left atrial appendage in patients with atrial fibrillation at high risk for stroke. *Catheter Cardiovasc Interv* 83(4):664–669, 2014.
71. d'Avila A, Neuzil P, Thiagalingam A, et al: Experimental efficacy of pericardial instillation of anti-inflammatory agents during percutaneous epicardial catheter ablation to prevent postprocedure pericarditis. *J Cardiovasc Electrophysiol* 18(11):1178–1183, 2007.
72. Laham RJ, Hung D, Simons M: Therapeutic myocardial angiogenesis using percutaneous intrapericardial drug delivery. *Clin Cardiol* 22(1 Suppl 1):I6–I9, 1999.

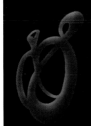

第7部分
先天性心脏病

36 先天性心脏病

John F. Rhodes, Jr.

张晓春 译 周达新 审校

引言

先天性心脏病（先心病）的发生率约为0.8%，即每1000例新生婴儿中约有8人出现心脏先天缺陷[1]。这些缺陷常源于胎儿发育早期，胚胎心血管解剖结构异常或发育不完善。目前，在美国，有近一百万成年人患有先心病[2]，尽管许多成人先心病患者只有部分轻微症状，但是有些严重的病情一旦未经及时治疗很可能危及生命。此外，一大部分先心病患者，在儿童或成年后[3]，常常需要经历手术、微创介入等治疗干预。因此，本章将描述一些重要的经导管介入治疗方法。

先心病患者的微创介入手术常采用阿片类药物和苯二氮䓬类药物介导的全身麻醉或中度镇静，穿刺股静脉和（或）股动脉进行。其他可选的静脉通路包括颈内静脉（高或低入路）、锁骨下静脉，右心房穿刺或经肝静脉入路。上肢动脉（桡动脉、腋动脉）或颈动脉也是可选择的动脉入路途径。术中将根据所要进行的术式，每千克体重给予100单位（最大5000～7000单位）肝素进行抗凝，使活化凝血时间（ACT）≥200～250 s。需要器械植入或发生细菌性心内膜炎风险较高的患者术前需使用抗生素。

通常，基线血流动力学指标是在室内氧环境中获得的，而不需要肺静脉氧饱和度。因此，肺血流量（Q_p）与体循环血流量（Q_s）的比值可以根据以下公式获得：$Q_p/Q_s = [(Ao_2 - MVo_2)/(PVo_2 - Pao_2)]$，其中$Ao_2$是主动脉血氧饱和度，$MVo_2$是混合静脉血氧饱和度，$Pao_2$是肺动脉血氧饱和度，而$PVo_2$是肺静脉血氧饱和度。在计算分流量之后，临床上常进一步行血管造影以更清晰地描绘解剖结构的变异以及严重程度。在微创介入治疗术中，导管穿过目标区域，例如狭窄部位或异常分流处，然后将导丝穿过导管，以提供一个输送鞘、植入装置的运送轨道。球囊常直接沿导丝向心腔内输送，而支架和其他封堵装置则需在长输送套管保护下到达释放位点。

先天性心脏病的介入治疗方法

主动脉缩窄或再缩窄干预

主动脉缩窄占先天性心脏缺陷的8%[4-5]。主动脉缩窄常常在儿童早期被诊断，但仍有许多患者直到成年才发现患有该疾病。该病的自然史提示孤立性缩窄可能是弥漫性动脉病变的一部分表现。弥漫性动脉壁僵硬和肾血流灌注不足会导致肾素-血管紧张素系统重新调定，形成高肾素状态，且这种状态即使在主动脉缩窄缓解之后也无法恢复正常[6]。此外，小部分主动脉缩窄的患者在缩窄改善之前与之后都出现了由颅底动脉瘤破裂导致的脑血管事件[7-8]。在主动脉缩窄患者中有 50% ～ 85% 的患者存在相关的二叶式主动脉瓣[9]，在确定治疗方案前应排除主动脉压力梯度过大的情况。若主动脉狭窄未经有效治疗，患者预期寿命超过六十岁者非常罕见，如果缩窄没有得到缓解，平均存活寿命约为 35 岁[10]。缩窄部位通常位于锁骨下动脉起始部的峡部，横跨动脉韧带壶腹部。侧支循环绕过阻塞的主动脉节段，向下身提供血流。这些侧支的最常见来源是从通过锁骨下动脉发出的胸廓内动脉和甲状颈干和肋颈干。这些血管与肋间动脉连通，在阻塞的主动脉节段远端灌注降主动脉从而缓解主动脉缩窄。

在介入手术前与之后的随访期间，经食管超声心动图（TEE）评估降主动脉，若出现收缩期静息峰值速度 ≥ 3.2 m/s 或舒张期静息峰值速度 ≥ 1.0 m/s，则提示主动脉梗阻。超声心动图还可用于主动脉瓣与升主动脉根部的测量。近期，磁共振成像（MRI）在术前、术后主动脉情况的监测、狭窄部分及主动脉瓣结构的评价中都有广泛应用（图 36-1）。若有 MRI 禁忌证（植入心脏起搏器或幽闭恐怖症），计算机断层成像（CT）成为了一种新的备选方法。尤其是多维 CT 的出现，使 CT 效果进一步类似于磁共振血管造影方法所作的三维重建。

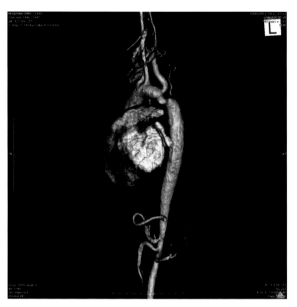

图 36-1　先天性主动脉缩窄的三维超声心动图图像

无症状患者若经导管化实验室测量，在缩窄部位两端压差达到 20 ～ 30 mmHg 的峰-峰梯度时需要手术干预。有明显症状的患者，若出现心输出量下降、上肢高血压、左心室肥大，即使峰-峰梯度未达到 20 mmHg，也应考虑手术治疗。其他适应证包括主动脉瘤和典型的 Wills 瘤的出现。患有主动脉狭窄的女性患者由于怀孕时胎盘血流量往往不足，危险性极高。

主动脉手术修复后的主动脉缩窄被称为"再狭窄"，这不是原生病变，往往发生在峡部端对端手术修复后，很可能由于手术部位内或手术部位邻近的横弓处狭窄。这些继发性的梗阻性病变被分为近端横弓（无名动脉和左颈动脉之间）病变或远端横弓（左颈动脉和左锁骨下动脉之间）病变。虽然关于横向主动脉弓内支架血管成形术的数据很少，但普遍认为这是一种安全有效的手术[11]。临床上常通过右上肢放置动脉监测导管，主要经右桡动脉穿刺置入 4 Fr 鞘，将 4 Fr 猪尾巴导管送入主动脉，从而监测远端横弓的支架血管成形术期间的动脉压力并通过血管造影确定左颈动脉以远支架释放的位置是否合适。经导管支架血管成形术治疗术后主动脉再缩窄已被证实是安全有效的[4-5, 12]。这项技术常以股动脉为入路，将交换导丝放置在升主动脉或右锁骨下动脉，选用与狭窄周围正常主动脉段的直径（远端横弓或峡部）和（或）膈肌附近下降的胸主动脉的直径相等或偏小的球囊进行预扩张，支架被安装在此血管成形术球囊上，经比球囊输送要求大 1 Fr 至 2 Fr 的鞘管进行输送。支架长度取决于病变的长度，在老年患者中，支架长度一般为 35 mm 至 40 mm。支架可以一次性完全扩张，但有部分学者认为 4 ～ 6 个月进行主动脉缩窄处二次扩张会更安全。

经皮血管成形术早在 1982 年起就开始用于治疗主动脉缩窄，而近年来，支架置入术的出现则大大改善了患者的预后状况。经皮介入手术现在已成为主动脉缩窄术后再狭窄患者的首选治疗方法[4]。目前，支架的可供选择范围愈来愈广泛，进一步降低了血管成形术后主动脉回缩并发症的发生率（图 36-2）。支架的直径不会比原生动脉管径更大。血管内超声有助于确定支架与主动脉壁是否充分贴合。峰值梯度降低到接近零或小于 5 mmHg 常常被定义为一个支架手术是否成功的标志[13]。

以前，在治疗原发性主动脉缩窄时，由于血管成

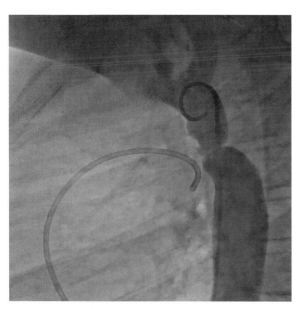

图 36-2 主动脉造影延迟显像显示先天性主动脉缩窄

形术后动脉瘤发生率较高，常推荐外科手术干预[11]。近年来，随着支架器材的不断推陈出新，经导管介入术后出现并发症的概率明显下降，只要结构解剖通过术前预先评估，原发性和继发性的主动脉缩窄都适用于经皮血管成形术。但是总体而言，原发性主动脉缩窄患者，仍然需要在充分考虑未来动脉瘤形成的风险下，慎重考虑治疗手段（图 36-3）[13]。同时，支架置入术后长期效果目前仍不明朗，我们期待更多的临床研究能对该技术的安全性和有效性提供证据[10]。

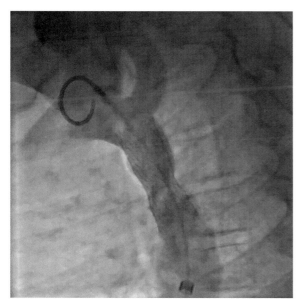

图 36-3 与图 36-2 同一主动脉缩窄患者，主动脉造影延迟显像显影支架

动静脉瘘或畸形

冠状动脉瘘

冠状动脉瘘（CAF）是指冠状动脉与心腔或大血管之间出现异常通道，形成心肌毛细血管床"旁路"。CAF 常孤立性出现（往往不合并其他先天性心脏病），目前 CAF 临床发病率仍是个未知数。临床上，CAF 通常通过常规冠状动脉造影检查发现，往往不表现出任何临床症状，也无需特殊治疗[14]。一半以上的 CAF 起源于右冠状动脉近端，其次为左前降支冠状动脉（占 1/3），其他常见的起源有冠状动脉近端回旋支[15]。大部分 CAF 一端起自冠状动脉，一端到达心脏的右侧。右心室（RV）是最常见的引流部位，其次是右心房、冠状静脉窦和肺动脉。

由于大多数 CAF 患者不表现出任何临床症状，若在常规或由于其他原因检查期间发现持续性杂音时，常常考虑到该病发生的可能性。在少数情况下，冠状动脉瘘通过窃血可能导致心绞痛症状。这种远端冠状动脉灌注通常可以在运动成像中显示出来。临床上，冠状动脉瘘出现大量的左向右分流是极其罕见的，即使在造影时出现较大的瘘管，经导管检查术中血氧饱和度也没有明显的变化[16]。临床上，已发现 CAF 引起的心肌缺血、血栓形成和栓塞、心力衰竭、心房颤动、破裂、动脉内膜炎和心律失常[17-21]。其他报道的罕见并发症包括由于瘘管内血栓形成导致的急性心肌梗死、房室心律失常和动脉瘤瘘的自发性破裂引起的心包积血[22]。

CAF 的治疗可经股动脉或桡动脉入路。若术前评估认为经动脉途径导管易弯折或无法顺利到达瘘口，则应通过静脉通路逆行封堵。选择性冠状动脉血管造影可诊断并显示 CAF 的解剖结构（图 36-4），而造影时，选择多方位多角度观察，对于安全有效的 CAF 治疗更是至关重要。

出现冠状动脉窃血或其他临床症状是冠状动脉瘘介入治疗的适应证（表 36-1）。CAF 封堵术中，为预防血管栓塞，常根据瘘管的大小和形状，选用不同的植入器材，如各种类型的弹簧圈或血管塞（图 36-5）[18]。CAF 封堵时应尽量避免残余分流，在经导管封堵时，应调整封堵器材的位置，使其尽量靠近瘘口而远离正常的冠状动脉以免引起阻塞而影响正常心肌的功能活动。

经导管介入治疗 CAF 时，通过穿刺鞘管，将适

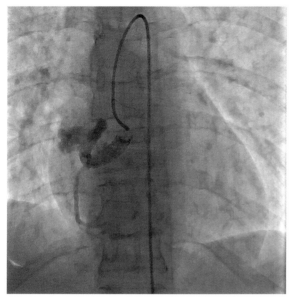

图 36-4　对右侧巨大冠状动脉瘘（右冠状动脉至右心房）患者进行的选择性冠状动脉造影

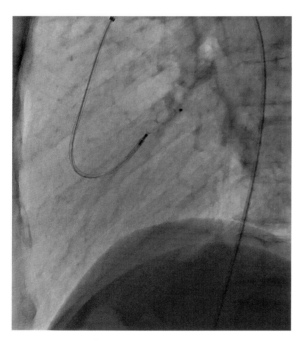

图 36-5　二代 Amplatzer 血管塞封堵冠状动脉瘘

当大小和形状（通常为 6 Fr 至 8 Fr）的冠状动脉指引导管送至冠状动脉瘘开口，在该指引导管内具有第二导管（4 Fr 或 5 Fr 血流动力导管），以在 CAF 内向远侧推进导线。通常需穿刺静脉，以导轨技术来确保导线的位置。然后将一个端孔楔形气囊导管穿过该导丝（逆行或顺行），使引导导管留在冠状动脉口。将气囊定位在最末端心肌分支血管的远端，并充气使球囊膨胀以形成对比，暂时阻塞血管 5 ～ 10 min 以评估瘘闭塞的缺血风险。对于较大的 CAF 这可能无法完成。如果没有发现可察觉的缺血性改变，则根据 CAF 的大小和形状，选择相应的封堵装置，包括弹簧圈、封堵器械等。如果选择了线圈，通常按照退行方向释放（从位于远端的输送导管内的指引导管开始），并且如果选择了封堵器，则通常将导丝从股静脉或颈静脉抓捕至体外，封堵器沿适当尺寸的输送鞘送至冠状动脉瘘处。指引导管通过选择性注射造影剂可定位封堵器释放部位，并寻找其他瘘血管。

95% 的冠状动脉瘘患者都可以得到完全的封堵（图 36-6），其余患者，若残余瘘很小，一般不需要进一步处理。手术相关严重并发症较少，主要包括栓塞（冠状动脉内）、神经系统事件（体循环栓塞）、短暂性束支传导阻滞和心肌梗死[21]。弹簧圈或血栓移位脱落仍然是最常见的严重不良事件，因此最近的建议是考虑使用可拆卸的弹簧圈，并使用抗血小板药物或阻塞后抗凝，以防止血栓形成及脱落后导致的冠状动脉主干闭塞。目前，以经导管冠状动脉瘘封堵术替代外科手术被认为是安全有效的[3]。

肺动静脉瘘

肺动静脉畸形（PAVM）是肺动脉和肺静脉之间的异常通路[23]。PAVM 既可以是先天性的也可以是后天性的，但往往难以区分。PAVM 在肺血流量不足

表 36-1　成人先天性心脏病的血管封堵治疗

	适应证	治疗方法	即时成功率	备注
冠状动脉瘘	冠状动脉窃血	弹簧圈封堵	较高	并发症包括封堵累及正常冠状动脉分支或是栓塞形成
肺动静脉瘘	发绀，交叉性栓塞	弹簧圈封堵，瘘管较大时可选用 Amplatzer 或其他封堵器	选择性病变时成功率较高	多个小瘘管出现，不适于弹簧圈封堵。动静脉瘘再发率较高
静脉异常连接	全身性低氧血症或系统性栓塞	瘘管较小时以弹簧圈封堵，瘘管较大时，用 Amplatzer 血管塞或 PDA 封堵器封堵	选择性病变时成功率较高	远期成功率较高，并发症包括残余分流、溶血和栓塞事件

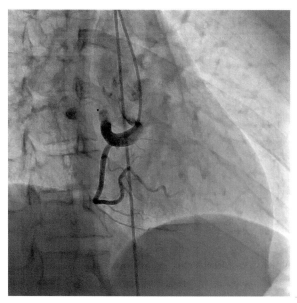

图 36-6 选择性冠状动脉造影示冠状动脉瘘已被完全封堵

的系统性肝静脉反流患者中尤其常见。PMAV 出现时常合并其他先天性心脏病，尤其见于单心室患者双向 Glenn 术后［上腔静脉（SVA）与右肺动脉吻合后］[24]。PAVM 在遗传性出血性毛细血管扩张症（Osler-Weber-Rendu 综合征）患者中也特别常见[24-26]，在近 5% 有先兆偏头痛患者中发现有 PAVM[27]。多发性肺动脉小瘘管也可见于肝肺综合征[24]。PMAV 患者有的不表现出任何不适，但也有部分出现严重临床症状。PMAV 最常见的临床表现包括鼻出血、呼吸困难和咯血。若出现右向左分流，患者会出现系统性低氧血症，这种分流可能导致异常血栓形成，引起卒中或短暂性脑缺血发作（TIA）。

当 PAVM 足够大（> 2.5 ～ 3.0 mm）和（或）产生全身性低氧血症或系统性栓塞时，可通过经导管封堵术治疗[25-26, 28-30]（图 36-7）。PAVM 的经导管封堵是该病的主要治疗手段[28-30]，与冠状动脉瘘的手术步骤类似。弹簧圈与血管塞也是常用的封堵器材。为了防止畸形血管术后再通，所有瘘管都必须完全封堵。随着封堵器材的更新换代，封堵装置的移位脱落发生率已大幅降低。

导致全身低氧血症的异常静脉通路

异常静脉通路常见于全身静脉压升高的患者（如 Glenn 或 Fontan 术后患者）或全身大静脉狭窄或闭塞的患者。这些"侧支"通常将左侧或右侧无名静脉或其他全身静脉结构连接至肺静脉或直接连接至左心房（图 36-8）。同开窗术后的患者一样，有静脉异常通路的患者临床上常表现为静止或运动状态下的全身性低氧血症，该通路也可作为系统性栓塞的发生途径。评估这些畸形的系统静脉回路的标准血管造影检查包括在肝静脉远端的下腔静脉中进行的 10 ～ 25 ml 双平面血管造影检查，在 Fontan 或 Glenn 通路的近端吻合处的双平面血管造影检查，右侧 Glenn 分流患者的左侧无名静脉的双平面血管造影检查以及双侧 Glenn 分流患者的双侧锁骨下静脉血管造影检查。如果这些血管造影检查无法解释患者全身低氧血症或栓塞事件的发生，我们建议在行 TEE 或经胸超声心动图的同时，在左、右肺动脉近端注射生理盐水，以评估患者两边肺部的微小动静脉畸形。静脉瘘管或更大的动静脉畸形可使用 Gianturco 线圈、血管塞或血管阻塞装置完成经导管介入封堵[31]。血管造影或注射充满微气泡的盐水试验可判断静脉异常通路是否闭合，通过监测休息或运动期间的全身血氧饱和度，可评价和确认效果并预测未来栓塞事件

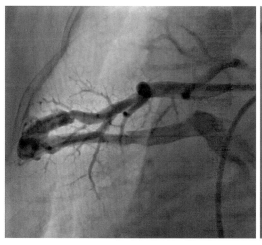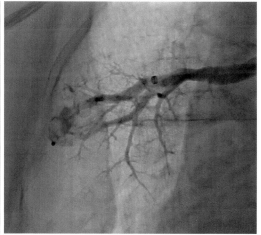

图 36-7 肺动静脉畸形经 Amplatzer 二代血管塞封堵的术前术后造影对比

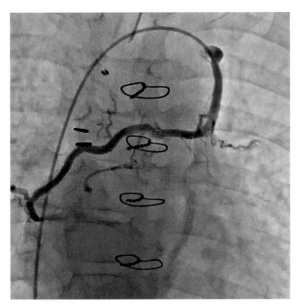

图 36-8　左侧无名静脉远端静脉侧支的前后位影像，患者为单心室，其分出一血管汇至右侧肺静脉，并有永存左上腔静脉（SVA）引流至冠状静脉窦

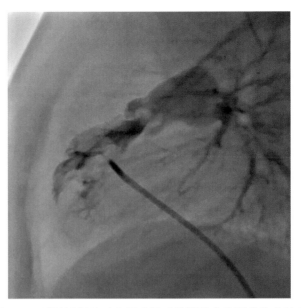

图 36-9　延迟显影显示有严重肺动脉瓣狭窄的婴儿体内肺动脉瓣瓣叶粘连增厚，活动性较差

的可能性。目前，经弹簧圈封堵静脉异常连接已广泛用于临床，大大降低了右向左分流。

继发于先天发育异常的心脏瓣膜疾病

肺动脉瓣成形术

孤立性肺动脉瓣狭窄占先天性心脏病的 10%。狭窄的瓣膜通常呈圆形，弥漫性增厚、相互粘连。自 20 世纪 80 年代初首次报道经导管球囊肺动脉瓣成形术治疗以来[32-33]，球囊 / 瓣环比率常设置为 120%。轻度至中度肺动脉瓣狭窄患者往往无临床症状，通常是在体检时在肺动脉瓣听诊区闻及收缩期杂音才被发现。重度肺动脉瓣狭窄患者可能在运动时出现呼吸困难，但有些患者无论狭窄严重程度如何，都不出现任何临床症状。无症状的患者若跨瓣压差大于 40 ～ 60 mmHg，或有症状的患者出现右心室功能障碍（无论跨瓣压差大小），均应给予治疗。常经股静脉穿刺后，行右心导管检查评估血流动力学情况。一般较少涉及股动脉入路。在新生儿危重肺动脉瓣狭窄时，可经脐静脉入路。通过前后向和侧向右心室造影可使肺动脉瓣显像并进一步测量瓣环大小（在桥接点之间）（图 36-9）。

报道统计，肺动脉瓣成形术的成功率 > 90%，主要不良事件发生率 < 1%[3]。血流动力学测量指标包括与全身动脉压相比的右心室压力和肺动脉瓣峰-峰梯度。球囊肺动脉瓣成形术的适应证为中度及以

上肺动脉瓣狭窄，临床上常依据 "50 规则"，定义为右心室收缩压峰值 > 50 mmHg 或 > 50% 外周压力和跨肺动脉瓣峰-峰压差 > 50 mmHg。

球囊常选择直径小于瓣环直径的 1.2 倍。气囊端孔导管推进到右侧或左侧肺动脉远端。然后将交换导丝置于分支肺动脉中。沿该导丝送入球囊导管，在左侧位透视下置球囊中心于肺动脉瓣口，气囊位置可以通过重复小压力通气、判断腰部位置来验证。然后迅速充气至狭窄形成的切迹消失，迅速回抽减压至球囊完全回缩后撤出。如果扩张情况不理想，则可以重新定位气囊位置并重复前面的步骤。如果没有达到最佳效果并且未发现肺动脉瓣反流加重，则可以使用较大的球囊尺寸来进行二次扩张。

经导管肺动脉瓣置换

与孤立性肺动脉瓣狭窄类似，右心室流出道阻塞也是肺动脉瓣疾病中常见的一种机制，并且常表现为肺动脉闭锁、共存动脉干或重度阻塞（法洛四联症），常通过管道或生物瓣膜进行右心室流出道手术重建。但是，钙化或瘢痕形成常导致瓣膜功能障碍，管道的耐用性有限，进行性导管功能障碍可能导致肺动脉瓣流出道狭窄和（或）反流[34]。经导管肺动脉瓣置换术已成为替代外科导管[35]或生物瓣膜置换术[36]的可行方案。在此基础上，更多新型先天性和结构性介入心脏病学技术手段应运而生。尽管临

床上已成功完成一大批经导管肺动脉瓣置换术，但是这一技术仍面临严峻的挑战，包括 18 Fr 至 24 Fr 的输送系统，瓣膜"着陆区"的选择以及确定预防右心室功能障碍出现的最佳时机，术后房性或室性心律失常常继续存在等问题仍等待临床工作者们的进一步探究。

心脏磁共振成像（CMR）能够量化右心室射血分数、心室容积和肺动脉瓣反流程度，已被用于确定肺动脉瓣干预时机的选择。根据最新资料，目前外科手术干预的指标是右心室舒张末期容积（RVEDV）> 150 ml/m²，有研究表明 RVEDV 超过 150 ml/m² 可能导致不可逆的右心室扩张[37]。

2000 年，Bonhoeffer 等报道了在羊模型中，通过安装在球囊自膨式支架上的瓣膜完成经导管肺动脉瓣置换的概念[38]。在此研究中，11 只羊中有 7 只经颈内静脉入路并成功完成了手术。虽然由于瓣膜晚期功能失调，总体成功率仅为 36%，但这些尝试为第一次人体经皮导管植入术提供了基础[39]。Bonhoeffer 设计的瓣膜最终由美敦力收购并更名为 Melody 瓣膜（Medtronic Inc. Minneapolis，Minnesota）。近期，如何进一步提高经导管肺动脉瓣手术的安全性、有效性及有效时限成为了研究热点。

Melody 瓣膜由牛颈静脉瓣制成，瓣叶顺应性、伸缩活动性良好。它被缝制在铂铱支架上，并保存在专门的戊二醛和酒精灭菌剂中[38-40]。瓣膜的尺寸一致，直径为 18 mm，长度为 28 mm，可被卷曲至 6 mm，重新扩展至 22 ~ 24 mm。该公司报道过数例瓣膜释放直径小于 12 mm 的成功案例。

经皮肺动脉瓣置换术常在全麻下，经股静脉穿刺。但手术也可以通过颈内静脉入路。给患者静脉注射肝素后，目标 ACT 大于 200 ~ 250 s。行右心导管检查术以评估术前血氧饱和度、压力以及功能障碍管道两端的压差。之后，以后前位加头位 20° ~ 30° 进行血管造影。在右心室流出道（RVOT）管道中放置非顺应性血管成形术球囊（> 8 ~ 10 atm）的同时行冠状动脉造影。术者必须确保从充气球囊边缘到左冠状动脉起点有足够的血管造影距离（至少 10 mm），这才能够安全放置瓣膜而不会压迫冠状动脉。血管造影能有效评估 RVOT 的狭窄程度、解剖结构以及右心室功能，这对瓣膜的正确输送、释放至关重要。在植入 Melody 瓣膜时，在瓣膜释放前，用裸金属支架标志右心室流出道已成为该术式的标准方案（可有效减少支架破裂的发生率）。裸金属支架通常搭载在 BiB（球囊内）导管上（NuMED Inc.，Hopkinton，New York），经由硬导丝，Meier 导丝（Boston Scientific Corporation，Natick，Massachusetts）或 Lunderquist 导丝（Cook Medical，Bloomington，Indiana），到达左肺动脉（图 36-10）。在球囊扩张前应进行多次血管造影，以确保支架释放的位置正确。

美敦力集成输送系统（Medtronic Inc. Minneapolis，Minnesota）包括一个由聚四氟乙烯（PTFE）制成的输送套管，该输送套管包含一个 BiB 导管，瓣膜在前端装载后用手旋紧。只有确定了瓣膜处于球囊导管的正确位置，才能确保瓣膜血流的流入和流出的方向适当。一旦确认了球囊的方位，瓣膜经由输送鞘送至鞘管头端。有三种尺寸的外部气囊可供选择：18 mm、20 mm 和 22 mm。

临床研究已经报道了经导管肺动脉瓣置换术在改

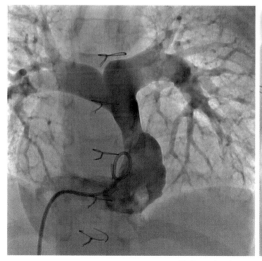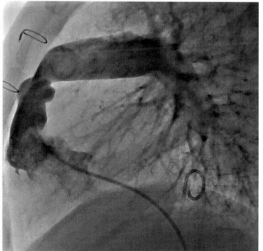

图 36-10 后前位和侧位造影显示右心室肺动脉流出道狭窄

善肺动脉瓣流出道狭窄或瓣膜反流，延缓右心室扩大以及改善心功能（NYHA）分级[36-41]（图 36-11）方面是安全有效的。此外，一项多中心前瞻性美国临床试验显示，在 1 年的随访中，95.4% 的患者未出现 Melody 瓣膜功能障碍或二次手术干预。阶段性手术成功比例高达 124/136，且患者的 NYHA 心功能分级得到明显改善[35]。

术后通过加压或在插入大护套（预关闭）之前进行 Perclose 缝合（Abbott Vascular，Abbott Park，Illinois）或仅通过 8 字缝合技术即可实现止血[42-43]。

手术后，患者须被送入重症监护治疗病房进行密切观察。患者出院前需要进行全面的体格检查、心电图、X 线胸片和超声心动图检查。术后患者需服用阿司匹林 81 mg，维持至少 3～6 个月，出院后 1 个月、6 个月和 12 个月需进行随访。6 个月回访时患者需完成 X 线胸片检查，以查找瓣膜 / 支架的位置，观察是否有潜在的支架破裂。每次随访时都应行常规超声心动图，评估右心室功能、瓣膜反流和（或）狭窄，CT 或 CMR 检查在有临床指征时也应及时完成。

经导管肺动脉瓣置换术一旦出现并发症，很可能在术中需要中途转为开胸手术，其并发症包括瓣膜移位、同种异体移植物破裂、远端分支肺动脉导丝损伤、三尖瓣损伤和心律失常。在早期的研究中，不良事件的发生率高达 12%[38-39]。但在最近的研究中，经导管肺动脉瓣置换术的主要并发症发生率已下降了 5%～6%[40-41]。Bonhoeffer 团队在 2008 年发表的一项研究报告提到，在他们的前 50 名研究患者

中，手术并发症发生率从 6% 下降到 2.9%[40]。

CT/MRA，通过判断冠状动脉与主动脉瓣的位置可以解决该问题。但是，由于支架置入后原有的解剖结构会扭曲先前存在的解剖结构，CT/MRA 的影像学结果不能作为定位标志。在尝试支架 / 瓣膜植入之前必须完成右心室流出道内非顺应性球囊扩张联合选择性冠状动脉造影。

带瓣导管的破裂及心内膜炎的不良事件已在多项研究中被报道[41]，但其风险因素未知。在导管破裂的情况下，使用自膨式支架可封闭破裂点并防止出血[46]。

总之，现在许多患者正在使用 Melody 瓣膜进行经导管瓣膜植入术。Melody 瓣膜植入术的多中心研究已证实该瓣膜的安全性和有效性。FDA 在 2010 年 1 月通过人道主义器械豁免审批途径[35]批准了 Melody 瓣膜在经导管肺动脉瓣置换术中的应用。2010 年美国心脏病学会儿科心脏病介入治疗指南中也纳入了经导管肺动脉瓣植入术，推荐类别为 Ⅱa[3]。

主动脉瓣

约有 3%～6% 的先天性心脏病患者发生主动脉瓣狭窄（AS）[47]。通常，主动脉瓣狭窄源自轻度至重度的主动脉瓣先天性发育不良，伴有瓣膜组织增厚和僵硬、瓣叶粘连等。代偿性心室肥厚与瓣叶梗阻程度成正比。严重的心室肥厚，瓣叶阻塞，心肌缺血可能与心输出量下降、冠状动脉灌注减少和心肌耗氧量增加有关。瓣膜性主动脉瓣狭窄可分为

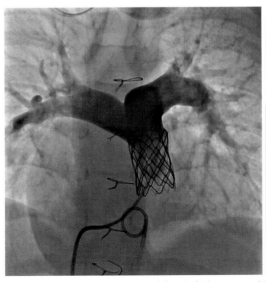
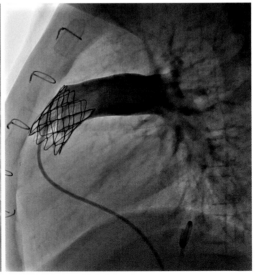

图 36-11 与图 36-10 同一患者在 Melody 瓣膜置换后前后位和侧位的最终造影图像

两类：出生后或 1 ～ 2 岁内即发生严重症状的患者，和 2 岁后才发现且进展缓慢者[48]。相比而言，年轻患者的死亡率更高，这类人群需尽早发现并及时进行干预治疗。与肺动脉瓣狭窄类似，非侵入性的影像学手段在微创介入前即可基本提供瓣膜解剖及功能学的全部相关信息，当确定瓣膜需要进行干预或是已有的影像学结果不足时才会进行导管介入检查治疗。

主动脉瓣狭窄分为以下几类：轻微、轻度、中度、重度和极重度。极重度主动脉瓣狭窄并不是由特定的压力梯度或瓣膜口径来定义的，而是基于生理学。如果狭窄程度使得患者不能产生和保持足够的心输出量，此时这些患者必须得到及时有效的治疗。对于这类患者而言，由于心功能下降和心输出量较低，其超声心动图测得的压力梯度往往也较低。尽管针对这类患者最有效的治疗方法（手术瓣膜切开术 vs. 经皮球囊瓣膜成形术）仍存在争议，但大多数中心都采用经皮球囊瓣膜成形术作为首选治疗方法。这类主动脉瓣狭窄的患者不能耐受任何手术，但经导管球囊瓣膜成形术能立即获得与手术相当的疗效（跨瓣压差降低，相应的瓣膜反流减少），而且，术后短期重症监护治疗病房入住时间和整个住院时间明显缩短。球囊瓣膜成形术与手术瓣膜切开术相比，需要二次手术风险增加，常常继发于瓣膜的再次狭窄或反流加重[47-50]。考虑到球囊瓣膜成形术后可能残留的主动脉瓣疾病，特别是瓣膜的反流，会随着时间的推移而不断进展，目前业界对于该术式的态度趋向保守，主动脉瓣扩张的最大球囊直径（环的 80% ～ 100%）普遍小于肺动脉瓣扩张的最大球囊直径（100% ～ 120%）。主动脉瓣膜可以经股动脉（更常见）或颈动脉入路，从主动脉逆行送至主动脉根部，使用软尖的 J 形导丝穿过狭窄的瓣膜口，也可以顺行通过已有的心房水平通道或者经房间隔穿刺进入左心系统，进入左心室后，行左心室造影来测量主动脉瓣环直径以及确定瓣膜成形术球囊固定的位置。球囊的大小不能超过主动脉瓣环直径的 80% ～ 90%。与相同直径肺动脉瓣环相比，主动脉瓣扩张使用的球囊越小，越容易减少球囊扩张导致的瓣膜撕裂以及瓣膜反流的情况发生。许多中心都采用了在球囊扩张的同时行右心室快速起搏。这种快速起搏可以瞬间降低心输出量，同时也减少球囊扩张时主动脉瓣环对球囊的剪切力。这样可以减少易损主动脉

瓣的活动量以便防止瓣膜过度损伤以及出现主动脉瓣反流。球囊扩张以后复查造影和超声心动图不仅可以评估瓣膜成形术是否成功也可以监测有无瓣膜反流以及其他手术并发症。无创超声心动图测量主动脉瓣瓣口面积和跨瓣压差可以帮助非极重度瓣膜狭窄进行分类。正常主动脉瓣瓣口面积为 $2 \ cm^2/m^2$。轻度主动脉瓣狭窄瓣口面积小于 $2 \ cm^2/m^2$ 而大于 $0.7 \ cm^2/m^2$，重度主动脉瓣狭窄瓣口面积小于 $0.5 \ cm^2/m^2$。多普勒超声心动图测出的平均主动脉瓣跨瓣压差可以很好地预测心导管测出的主动脉瓣跨瓣压差。主动脉瓣跨瓣压差小于 25 mmHg 为轻微 AS，25 ～ 50 mmHg 为轻度 AS，50 ～ 75 mmHg 为中度 AS，大于 75 mmHg 为重度 AS。对 AS 进行分类的前提是心功能和心输出量正常。不推荐对轻微、轻度 AS 行心导管检查。对于中度和重度 AS 首选主动脉瓣球囊成形术。

先天性心脏病相关的肺动脉高压

概述

对于先心病患者而言，肺血管的改变是常见的。这些改变与左向右分流有关，也与分流或者其他原因导致肺血管迂曲有关[51]。右心导管和肺动脉造影检查经常用于排除有无肺动脉分支狭窄（近端、远端、双侧或单侧），评估肺毛细血管楔压，评估肺血管对血管扩张试验的反应以及排除有无肺静脉闭塞性疾病。心导管检查有助于判断患者是否适合进行心脏或者心、肺联合移植（表 36-2）。如果患者有继发孔型房间隔缺损合并肺血管阻力升高或左心室舒张功能障碍，行器械封堵之前应慎重评估封堵利弊。可以利用球囊扩张的方法封堵缺损估测封堵后心输出量和左心房压力变化。对于房间隔造口术后合并大动脉转位以及肺动脉高压的患者而言，肺静脉阻

表 36-2 血流动力学评估临床指南

肺动脉高压：
　　轻度：肺动脉平均压 > 20 mmHg
　　中度：肺动脉平均压 > 30 mmHg
　　重度：肺动脉平均压 > 45 mmHg
全肺阻力：正常为 1 ～ 4 Wood/m²
高危水平全肺阻力：大于 7 Wood/m² 时往往认为不能手术
对肺血管扩张剂的血管活性反应：全肺阻力下降 > 20%，肺动脉平均压 < 45 mmHg
分流量：Qp/Qs > 1.5/1 时可介入治疗，当有反向分流或左向右分流 Qp/Qs < 1.5/1 时不能手术干预

塞或肺静脉漏必须排除。

艾森门格综合征 / 继发性肺动脉高压

未矫正左向右分流的先天性心脏病可能会导致长期肺循环血流量增加。这种高血流状态随着时间的推移会导致肺血管床发生变化[52]。这些变化包括中膜增厚、内皮损伤和原位血栓形成，肺血管床面积减少和血管收缩导致肺血管阻力增加。随着肺血管阻力继续增加，左向右分流将减少，最终出现右向左分流导致全身低氧血症和发绀。艾森门格综合征是指因肺血管疾病进展使得左向右分流逆转为右向左分流。这些患者可以有晕厥、发绀、心悸、高黏血症、咯血、卒中或脑脓肿等表现。

可以通过发绀、右胸骨旁隆起、P2亢进、肺动脉瓣反流导致的舒张期杂音等体征诊断这一疾病。右心室可以出现收缩和舒张功能障碍，进而出现右心衰竭表现，三尖瓣反流加重。

建议患者避免脱水、重体力劳动或使用血管扩张剂，因为这些情况会加重右向左分流。如果计划进行外科手术，应仔细进行麻醉管理（心脏麻醉），并在所有静脉通路中使用空气过滤器以避免空气栓塞。

防止低血压很重要，否则会加重右向左分流，加重低氧血症，增加死亡风险。如果必须行冠状动脉造影检查，经验丰富的术者应减少造影剂的用量以减少肾衰竭发生的风险。发绀患者在使用造影剂、非甾体消炎药或其他药物如氨基糖苷类抗生素时更易发生肾功能不全[52]。

未来方向

覆膜支架技术

COAST Ⅰ和COAST Ⅱ临床研究已完成注册，正等待FDA批准先天性或反复性缩窄的支架血管成形术（图36-12）[5]。这些前瞻性数据是对几个大型回顾性研究包括单独行球囊扩张术或者球囊扩张后支架置入术的数据补充，单独血管成形术或球囊支架成形术的成功率在65%到100%之间，严重不良事件发生率小于3%[12]。监测的问题包括介入部位的再狭窄、动脉瘤形成以及持续血压升高。老年患者和先天性二叶式主动脉瓣患者更易出现长期并发症[7]。预防心内膜炎也要重视。

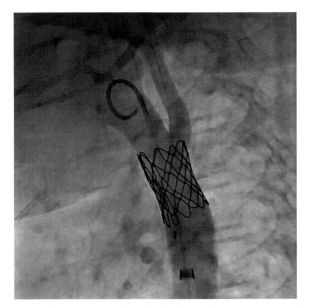

图 36-12　特纳综合征及二叶式主动脉瓣患者放置COAST覆膜支架后的血管显影

研究中的经导管肺动脉瓣技术

SAPIEN（Edwards Lifesciences，Irvine，California）经导管心脏瓣膜由三个大小相等的牛心包手工缝合在不锈钢球囊扩张支架上（图36-13）。瓣膜保存在低浓度缓冲戊二醛溶液中，并经Edwards Thermafix（Edwards Lifesciences，Irvine，California）抗钙化处理，这一处理也用于Carpentier-Edwards PERIMOUNT Magna（Edwards Lifesciences，Irvine，California）外科瓣膜。这一过程包括对戊二醛中的组织进行热处理。该瓣膜直径23 mm，支架高14.3 mm；或瓣膜直径26 mm，支架高度16 mm[53]。瓣膜安装在一个定制的3 cm长自膨式球囊上。Retroflex 3输送系统（Edwards Lifesciences，Irvine，California）由球囊导管、可弯折指引导管和一个22 Fr（23 mm瓣膜）、一个24 Fr（26 mm瓣膜）亲水性35 cm输送鞘管组成。专门的爱德华卷曲机将瓣膜对称地包裹在球囊上。

对于重度钙化性主动脉瓣狭窄的老年患者，SAPIEN经导管心脏瓣膜植入术是一种可替代外科主动脉瓣置入术的可行选择[53]，美国最早报道在2006年成功行肺动脉瓣膜植入术[54]，前瞻性临床试验（COMPASSION研究）报道了肺动脉瓣植入术有效降低了右心室跨瓣压差，改善患者临床症状，并且持续6个月随访的肺动脉瓣功能得到改善。这一临床试验正在招募患者使用爱德华导管瓣膜行肺动脉瓣植入术。

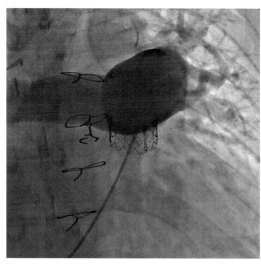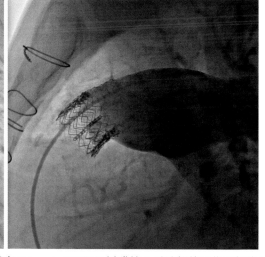

图 36-13　1 例肺动脉闭锁伴室间隔缺损（VSD）修补后患者在 Edwards SAPIEN 瓣膜植入后肺部前后位及侧位的透视图像

PARTNER Ⅱ试验目前正在评估下一代瓣膜，支架材料已从不锈钢转变为钴铬合金，允许更小的输送系统和鞘管。目前，这种瓣膜仅欧洲有，瓣膜直径为 29 mm，支架高度 19.1 mm。其输送系统，Novoflex catheter（Edwards Lifesciences，Irvine，California）是独特的，因为在满足装载球囊瓣膜的前提下它减少了输送鞘的大小。这一瓣膜对于肺动脉瓣的效果目前没有可用的数据。

每种瓣膜都有自己的优点，虽然 SAPIEN 瓣膜的型号更大，高度更矮，能适用于管道更大、解剖复杂的患者，但它的输送系统比 Melody 瓣膜更粗，输送难度高，同时，SAPIEN 瓣膜在释放后重回收难度极高。另一方面，Melody 系统体积较小，配备一个可回收鞘管，能保护瓣膜直至其释放，但是 22 mm 的最大型号限制了它在大管道患者群体中的应用。

该项技术已被逐步推广用于治疗有右心室流出道扩张的患者，目前已有关于早期应用自膨式瓣膜的报道。在发展中国家，该项技术的临床应用必须考虑到患者及家庭是否能承受所需的费用。

结语

成人先天性心脏病相较其他人群，往往不能得到足够有效的医疗护理。虽然儿童时期先心病手术的方式不断改进，这些患者在进入成年后，大部分仍需要进一步药物治疗。经导管介入术往往不能完全治愈先心病，其术后也需要长期护理。设计一个将儿童先心病患者在成年后转至有组织的、区域性先心病中心的临床系统将有助于简化这部分患者的就诊流程。随着导管技术在先心病治疗应用中的不断发展，越来越多的患者将来到导管室，接受保守治疗，如器械封堵或支架瓣膜血管成形术等。

先心病的心脏导管技术在早期仅作为一种独立的诊断工具，而今其已逐渐发展至针对包括成人和儿童先心病的蓬勃发展治疗领域。医疗界和工业界有着长期的合作历史，不断推动该一领域向前发展，在使器械更小、更安全的同时，不断探索解决难题的新方法。介入心脏病专家和心胸外科医生已经真正成为一个有组织的医疗团队，为不同患病人群提供医疗服务，延长其生存周期，提高其生活质量。

本章总结了先心病介入导管室使用的一部分介入技术。成人先心病的治疗是一个不断发展的领域，从事这方面干预治疗的术者需要熟悉心脏的解剖结构、生理功能、病理机制，才能对患者制订出正确的治疗方案。

介入心脏病学在成人或儿童先心病患者中的实践需要特殊的培训和设备齐全的导管室，以最大限度地降低这类手术的风险。在任何进行先心病介入治疗的机构中，心外科的后备力量均至关重要。最后，心脏介入是一项迅速发展和扩大的领域，目前刚刚涉及经皮瓣膜的放置和修复。近期这一领域会有其他进一步的研究发展。

致谢

向来自迈阿密儿童医院的 Amanda Green，MSN，ARNP 为这篇文章所给予的帮助表示感谢。

参考文献

1. Hoffman JI, Kaplan S, Liberthson RR: Prevalence of congenital heart disease. *Am Heart J* 147:425–439, 2004.
2. Warnes CA, Liberthson R, Danielson GK, et al: Task force 1: the changing profile of congenital heart disease in adult life. *J Am Coll Cardiol* 37:1170–1175, 2001.
3. Feltes TF, Bacha E, Beekman RH, et al: Indications for cardiac catheterization and intervention in pediatric cardiac disease: a scientific statement from the American Heart Association. *Circulation* 123(22):2607–2652, 2011. 10.1161/CIR.0b013e31821b1f10.
4. Forbes TJ, Garekar S, Amin Z, et al: The Congenital Cardiovascular Interventional Study Consortium (CCISC): procedural results and acute complications in stenting native and recurrent coarctation of the aorta in patients over 4 years of age: a multi-institutional study. *Catheter Cardiovasc Interv* 70(2):276–285, 2007.
5. Forbes TJ, Moore P, Pedra CA, et al: Intermediate follow-up following intravascular stenting for treatment of coarctation of the aorta. *Catheter Cardiovasc Interv* 70(4):569–577, 2007.
6. de Divitiis DM, Pilla C, Kattenhorn M, et al: Ambulatory blood pressure, left ventricular mass, and conduit artery function late after successful repair of coarctation of the aorta. *J Am Coll Cardiol* 41(12):2259–2265, 2003.
7. Oliver JM, Gallego P, Gonzalez A, et al: Risk factors for aortic complications in adults with coarctation of the aorta. *J Am Coll Cardiol* 44(8):1641–1647, 2004.
8. Connolly HM, Huston J, Brown RD, et al: Intracranial aneurysms in patients with coarctation of the aorta: a prospective magnetic resonance angiographic study of 100 patients. *Mayo Clin Proc* 78(12):1491–1499, 2003.
9. Fernandes SM, Khairy P, Sanders SP, et al: Bicuspid aortic valve morphology and interventions in the young. *J Am Coll Cardiol* 49(22):2211–2214, 2007.
10. Mathew P, Moodie DS, Blechman G, et al: Long-term follow-up of aortic coarctation in infants, children, and adults. *Cardiol Young* 3:20–26, 1993.
11. Cowley CG, Orsmond GS, Feola P, et al: Long-term, randomized comparison of balloon angioplasty and surgery for native coarctation of the aorta in childhood. *Circulation* 111(25):3453–3456, 2005.
12. Fawzy ME, Awad M, Hassan W, et al: Long-term outcome (up to 15 years) of balloon angioplasty of discrete native coarctation of the aorta in adolescents and adults. *J Am Coll Cardiol* 43(6):1062–1067, 2004.
13. Zabal C, Attie F, Rosas M, et al: The adult patient with native coarctation of the aorta: balloon angioplasty or primary stenting? *Heart* 89(1):77–83, 2003.
14. Harikrishnan S, Jacob SP, Tharakan J, et al: Congenital coronary anomalies of origin and distribution in adults: a coronary arteriographic study. *Indian Heart J* 54(3):271–275, 2002.
15. Wilde P, Watt I: Congenital coronary artery fistulae: six new cases with a collective review. *Clin Radiol* 31:301–311, 1980.
16. Lacombe P, Rocha P, Marchand X, et al: High flow coronary fistula closure by percutaneous coil packing. *Cathet Cardiovasc Diagn* 28(4):342–346, 1993.
17. Skimming JW, Walls JT: Congenital coronary artery fistula suggesting a "steal phenomenon" in a neonate. *Pediatr Cardiol* 14:174–175, 1993.
18. Qureshi SA: Coronary arterial fistulas. *Orphanet J Rare Dis* 1:51, 2006.
19. Ramo OJ, Totterman KJ, Harjula AJ: Thrombosed coronary artery fistula as a cause of paroxysmal atrial fibrillation and ventricular arrhythmia. *Cardiovasc Surg* 2:720–722, 1994.
20. Alkhulaifi AM, Horner SM, Pugsley WB, et al: Coronary artery fistulas presenting with bacterial endocarditis. *Ann Thorac Surg* 60:202–204, 1995.
21. Kharouf R, Cao QL, Hijazi ZM: Transcatheter closure of coronary artery fistula complicated by myocardial infarction. *J Invasive Cardiol* 19:E146–E149, 2007.
22. Bauer HH, Allmendinger PD, Flaherty J, et al: Congenital coronary arteriovenous fistula: spontaneous rupture and cardiac tamponade. *Ann Thorac Surg* 62:1521–1523, 1996.
23. White RI, Jr, Lynch-Nyhan A, Terry P, et al: Pulmonary arteriovenous malformations: techniques and long-term outcome of embolotherapy. *Radiology* 169:663–669, 1988.
24. Vettukattil JJ: Pathogenesis of pulmonary arteriovenous malformations: role of hepatopulmonary interactions. *Heart* 88:561–563, 2002.
25. Rath PC, Tripathy MP, Panigrahi NK, et al: Successful coil embolization and follow-up result of a complex pulmonary arterio-venous fistula. *J Invasive Cardiol* 11(2):83–86, 1999.
26. Bialkowski J, Zabal C, Szkutnik M, et al: Percutaneous interventional closure of large pulmonary arteriovenous fistulas with the Amplatzer duct occluder. *Am J Cardiol* 96(1):127–129, 2005.
27. Dowson A, Mullen M, Peatfield R, et al: Migraine Intervention With STARFlex Technolody (MIST) trial. *Circulation* 117:1397–1404, 2008.
28. Dutton JA, Jackson JE, Hughes JM, et al: Pulmonary arteriovenous malformations: results of treatment with coil embolization in 53 patients. *AJR Am J Roentgenol* 165:1119–1125, 1995.
29. Lee DW, White RI, Jr, Egglin TK, et al: Embolotherapy of large pulmonary arteriovenous malformations: long-term results. *Ann Thorac Surg* 64:930–940, 1997.
30. Mager JJ, Overtoom TT, Blauw H, et al: Embolotherapy of pulmonary arteriovenous malformations: long-term results in 112 patients. *J Vasc Interv Radiol* 15:451–456, 2004.
31. Beekman RH, III, Shim D, Lloyd TR: Embolization therapy in pediatric cardiology. *J Interv Cardiol* 8(5):543–556, 1995.
32. Lababidi Z, Wu JR: Percutaneous balloon pulmonary valvuloplasty. *Am J Cardiol* 52:560–562, 1983.
33. Kan JS, White RI, Jr, Mitchell SE, et al: Percutaneous transluminal balloon valvuloplasty for pulmonary valve stenosis. *Circulation* 69:554–560, 1984.
34. Kaza AK, Lim HG, Dibardino DJ, et al: Long-term results of RV outflow tract reconstruction in neonatal cardiac surgery: options and outcomes. *J Thorac Cardiovasc Surg* 138(4):911–916, 2005.
35. McElhinney DB, Hellenbrand WE, Zahn EM, et al: Short-and medium-term outcomes after transcatheter pulmonary valve placement in the expanded multicenter US Melody valve trial. *Circulation* 122:507–516, 2010.
36. Gillespie MJ, Rome JJ, Levi DS, et al: Melody valve implant within failed bioprosthetic valves in the pulmonary position: a multicenter experience. *Circ Cardiovasc Interv* 5(6):862–870, 2012.
37. Buechel ER, Dave HH, Kellenberger CJ: Remodeling of the right ventricle after early pulmonary valve replacement in children with repaired tetralogy of Fallot: assessment by cardiovascular magnetic resonance. *Eur Heart J* 26:2721–2727, 2005.
38. Bonhoeffer P, Boudjemline Y, Saliba Z, et al: Percutaneous placement of pulmonary valve in a right-ventricle to pulmonary artery prosthetic conduit with valve dysfunction. *Lancet* 356:1403–1405, 2000.
39. Bonhoeffer P, Boudjemline Y, Quereshi S, et al: Percutaneous insertion of the pulmonary valve. *J Am Coll Cardiol* 39:1664–1669, 2002.
40. Lurz P, Coats L, Khambadkone S, et al: Percutaneous pulmonary valve implantation. Impact of evolving technology and learning curve on clinical outcome. *Circulation* 117:1964–1972, 2008.
41. Zahn EM, Hellenbrand WE, Lock JE, et al: Implantation of the Melody transcatheter pulmonary valve in patients with a dysfunctional RV outflow tract conduit. *J Am Coll Cardiol* 54:1722–1729, 2009.
42. Mahadevan VS, Jimeno S, Benson LN, et al: Pre-closure of femoral venous access sites used for large-sized sheath insertion with the Perclose device in adults undergoing cardiac intervention. *Heart* 94:571–572, 2008.
43. Cilingiroglu M, Salinger M, Zhao D, et al: Technique of temporary subcutaneous "figure-of-eight" sutures to achieve hemostasis after removal of large-caliber femoral venous sheaths. *Catheter Cardiovasc Interv* 78(1):155–160, 2001.
44. Morray BH, McElhinney DB, Cheatham JP, et al: Risk of coronary artery compression among patients referred for transcatheter pulmonary valve implantation: a multicenter experience. *Circ Cardiovasc Interv* 6(5):535–542, 2013.
45. McElhinney DB, Benson LN, Eicken A, et al: Infective endocarditis after transcatheter pulmonary valve replacement using the Melody valve: combines results of 3 prospective North American and European studies. *Circ Cardiovasc Interv* 6:292–300, 2013.
46. Sosnowski C, Kenny D, Hijazi Z: Bail out use of the Gore Excluder following pulmonary conduit rupture during transcatheter pulmonary valve replacement. *Catheter Cardiovasc Interv* 81(2):331–334, 2013.
47. Miyague NI, Cardoso SM, Meyer F, et al: Epidemiological study of congenital heart defects in children and adolescents. *Arq Bras Cardiol* 80:269–278, 2003.
48. Vida VL, Bottio T, Milanesi O, et al: Critical aortic stenosis in early infancy: surgical treatment for residual lesions after balloon dilation. *Ann Thorac Surg* 79:47–52, 2005.
49. Moore P, Egito E, Mowrey H, et al: Midterm results of balloon dilation of congenital aortic stenosis: predictors of success. *J Am Coll Cardiol* 27:1257–1263, 1996.
50. Pedra CA, Sidhu R, McCrindle BW, et al: Outcomes after balloon dilation of congenital aortic stenosis in children and adolescents. *Cardiol Young* 14:315–321, 2004.
51. Deanfield J, Thaulow E, Warnes C, et al: Management of grown up congenital heart disease. Task Force on the Management of Grown Up Congenital Heart Disease, European Society of Cardiology; ESC Committee for Practice Guidelines. *Eur Heart J* 24(11):1035–1084, 2003.
52. Berman EB, Barst RJ: Eisenmenger syndrome: current management. *Prog Cardiovasc Dis* 45(2):129–138, 2002.
53. Garay F, Webb J, Hijazi ZM: Percutaneous replacement of pulmonary valve using the Edwards-Cribier percutaneous heart valve: first report in a human patient. *Catheter Cardiovasc Interv* 67:659–662, 2006.
54. Kenny D, Hijazi Z, Kar S: Percutaneous implantation of the Edwards Sapien Transcatheter Heart Valve for Conduit Failure in the Pulmonary Position: early phase I results from an international multicenter clinical trial. *J Am Coll Cardiol* 58(21):2248–2256, 2011.

索 引

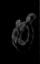